WIESEL 骨科手术学
创伤外科

Operative Techniques in Orthopaedic Trauma Surgery
2nd Edition

WIESEL 骨科手术学
Operative Techniques Surgery, 2nd Edition
总主编·Sam W. Wiesel ｜ 总主译·张长青 ｜ 总主审·曾炳芳

WIESEL 骨科手术学·足踝外科
主编·Mark E. Easley
主译·施忠民 ｜ 梅国华 ｜ 顾文奇

WIESEL 骨科手术学·小儿骨科
主编·John M. Flynn ｜ Wudbhav N. Sankar
主译·张长青 ｜ 陈博昌

WIESEL 骨科手术学·创伤外科
主编·Paul Tornetta III
主译·李晓林 ｜ 孙玉强 ｜ 罗从风

WIESEL 骨科手术学·肩肘外科
主编·Gerald R. Williams Jr. ｜ Matthew L. Ramsey ｜ Brent B. Wiesel
主译·张长青 ｜ 张伟 ｜ 陈云丰

WIESEL 骨科手术学·运动医学
主编·Mark D. Miller
主译·赵金忠

WIESEL 骨科手术学·关节重建外科
主编·Javad Parvizi ｜ Richard H. Rothman
主译·张先龙 ｜ 盛加根 ｜ 沈灏

WIESEL 骨科手术学·手腕肘外科
主编·Thomas R. Hunt III
副主编·Brian D. Adams
主译·柴益民

WIESEL 骨科手术学·脊柱外科
主编·John M. Rhee ｜ Scott D. Boden
主译·张长青 ｜ 徐建广

WIESEL 骨科手术学·骨肿瘤外科
主编·Martin M. Malawer ｜ James C. Wittig ｜ Jacob Bickels
主译·董扬

总主编
Sam W. Wiesel

总主译 张长青 | 总主审 曾炳芳

WIESEL 骨科手术学

创伤外科

Operative Techniques in Orthopaedic Trauma Surgery
2nd Edition

主 编
Paul Tornetta III

主 译
李晓林 | 孙玉强 | 罗从风

上海科学技术出版社

Wolters Kluwer

图书在版编目（CIP）数据

WIESEL骨科手术学. 创伤外科 /（美）山姆·威塞尔
(Sam W. Wiesel) 总主编；张长青总主译. -- 上海：
上海科学技术出版社，2022.1
书名原文：Operative Techniques in Orthopaedic
Trauma Surgery，2nd edition
ISBN 978-7-5478-5545-4

Ⅰ. ①W… Ⅱ. ①山… ②张… Ⅲ. ①创伤外科学—外
科手术 Ⅳ. ①R68

中国版本图书馆CIP数据核字（2021）第220424号

This is a translation of Operative Techniques in Orthopaedic Trauma Surgery, 2nd Edition by Paul Tornetta Ⅲ; Sam W. Wiesel, editor-in-chief.
Wolters Kluwer Health did not participate in the translation of this title and therefore it does not take any responsibility for the inaccuracy or errors of this translation.
Published by arrangement with Wolters Kluwer Health Inc., USA.

本书提供了药物的适应证、不良反应以及剂量用法的准确资料，但这些信息可能会发生变化，故强烈建议读者查阅书中所提药物的制造商提供的产品说明书。本书力求提供准确的信息以及已被广泛接受的技术和方法。但是，作者、编辑和出版者不保证书中的信息完全没有任何错误；对于因使用本书中的资料而造成的直接或间接的损害也不负有任何责任。

上海市版权局著作权合同登记号　图字：09-2017-460号

WIESEL骨科手术学·创伤外科

总主编　Sam W. Wiesel
主　编　Paul Tornetta Ⅲ
总主译　张长青
总主审　曾炳芳
主　译　李晓林　孙玉强　罗从风

上海世纪出版（集团）有限公司
上海科学技术出版社　出版、发行
（上海市闵行区号景路159弄A座9F-10F）
邮政编码201101　www.sstp.cn
浙江新华印刷技术有限公司印刷
开本889×1194　1/16　印张46.5
字数1 400千字
2022年1月第1版　2022年1月第1次印刷
ISBN 978-7-5478-5545-4/R·2421
定价：428.00元

本书如有缺页、错装或坏损等严重质量问题，请向工厂联系调换

内容提要

美国著名出版公司 Lippincott Williams & Wilkins 2011 年推出骨科手术学巨著 *Operative Techniques in Orthopaedic Surgery*，上海科学技术出版社于 2013 年引进并出版其中文版，此番再次引进第二版。第二版在保持原有学科框架的基础上，对临床骨科各亚学科的各项手术技术进行了更新和补充，正文内容扩充了 3500 多面、800 多万字，细分为足踝外科、小儿骨科、创伤外科、肩肘外科、运动医学、关节重建外科、手腕肘外科、脊柱外科、骨肿瘤外科 9 个分册。同时，第二版传承了第一版诸多先进的编写理念，以大量的手术实例图片配合简明、精练的文字，一步步（step-by-step）向读者阐明怎样做手术（how-to-do），版式新颖，图文并茂；在手术原则和技术细节方面言简意赅，没有长篇赘述，而是使用项目符号引领，方便读者阅读和查找；每项手术操作结束后都有高度概括的"要点与失误防范"，系作者多年临床经验的高度浓缩，也是本书的精华所在。本套书内容全面、系统，实用性强，适合各级临床骨科医生及研究生阅读使用。

本套书包括 9 个分册：

足踝外科 · 手术技术涵盖足踝部创伤、骨病、矫形和运动损伤，从常见疾病手术到复杂重建手术的指征、手术相关解剖、手术切口选择、手术技巧及术后处理等，全方位阐释相关手术技术的要点和诀窍，并按手术步骤提供高清图示。

小儿骨科 · 论述儿童创伤、先天性和发育性肢体畸形疾患的诊断与治疗，详细阐述了临床适用的各种手术操作程序、手术技术要点、使用的材料、常见手术陷阱及相关并发症等。

创伤外科 · 详细阐述四肢与骨盆创伤及并发症与后遗症的手术方式，包括骨折的内固定与外固定术、关节融合术、关节置换术、跟腱修补技术、骨折畸形愈合的矫正、骨筋膜室综合征切开术等。

肩肘外科 · 论述肩肘关节创伤、运动损伤及关节相关疾患的诊断与治疗，详细阐述临床适用的各种手术操作程序、手术技术要点、使用的材料、常见手术陷阱及相关并发症等。

运动医学·全面介绍肩、肘、髋、膝等关节运动损伤的解剖基础、发病机制、诊断与治疗，重点论述关节镜在治疗肩、肘、髋、膝等关节运动损伤中的临床应用。

关节重建外科·论述常见髋关节和膝关节疾病的发病机制、诊断与鉴别诊断、相关应用解剖，常用保髋、保膝手术的适应证及手术技术，髋、膝关节置换术的手术原则与技术细节，术后常见并发症的处理，以及复杂髋、膝关节翻修手术中常用的重建技术。

手腕肘外科·论述手、腕、肘部疾病的手术方式，包括骨折脱位、关节不稳定、肌腱神经血管损伤病变、关节炎、感染、挛缩、热损伤、软组织缺损、肿瘤及先天性疾病等。

脊柱外科·以颈椎和胸腰椎各种术式为主线，论述脊柱退变、创伤、畸形、肿瘤及小儿脊柱相关疾患的诊断与治疗，详细阐述了临床适用的各种手术操作程序、手术技术要点、使用的材料、常见手术陷阱及相关并发症等。

骨肿瘤外科·论述了所有肢体、骨盆和肩胛带肿瘤，以及腹部和躯干部位骨与软组织肿瘤的流行病学、临床症状、影像学特征、病理学、治疗方案、手术方法和注意事项等。

献　词

谨将本书献给我的母亲 Phyllis。她总能看到人们的优点，且富有同情心。她的洞察能力、在我成长过程中给予的指导和爱，让我相信"万事皆有可能"。

——Paul Tornetta Ⅲ

译者名单

总主译
张长青

总主审
曾炳芳

执行秘书
陈　醇

创伤外科·译者名单

主　译
李晓林　孙玉强　罗从风

副主译
贾伟涛　谢雪涛　朱珍宏　张　弛

参译人员
（以姓氏笔画为序）

王　伟	王驭凯	占　宇	朱　奕	朱珍宏	安智全	孙　源
孙玉强	芮碧宇	李小溪	李晓林	邹　剑	张　弛	张　闻
张　增	陆晟迪	陈　帅	陈宇杰	林　森	郁诗阳	罗从风
姚　晨	贾伟涛	徐　俊	徐正良	徐佳明	高　洪	陶诗聪
黄晶焕	曹家庆	程鹏飞	谢雪涛			

学术秘书
张　增

编者名单

主编

Paul Tornetta III, MD
Professor and Vice Chairman
Boston University
Director of Orthopaedic Trauma
Boston Medical Center
Boston, Massachusetts

With select chapters from:

Shoulder and Elbow edited by
Gerald R. Williams, Jr., MD
Matthew L. Ramsey, MD
Brent B. Wiesel, MD

Hand Wrist and Forearm edited by
Thomas R. Hunt III, MD, DSc

Foot and Ankle edited by
Mark E. Easley, MD

总主编

Sam W. Wiesel, MD
Chairman and Professor
Department of Orthopaedic Surgery
Georgetown University Medical School
Washington, DC

编著者

Animesh Agarwal, MD
Professor
Division of Orthopaedic Trauma
UT Health Science Center San Antonio
Department of Orthopaedics
Traumatologist Orthopaedic
University Hospital
San Antonio, Texas

Owen L. Ala, MD
Orthopedic Surgeon
Orthopedic Physicians Anchorage

Anchorage, Alaska

Jeff Anglen, MD, FACS
Professor of Orthopaedics
Indiana University School of Medicine
Senior Consultant in Orthopaedic Trauma
Eskenazi Health Center
Indianapolis, Indiana

Carl Basamania, MD, FACS
The Polyclinic Madison Center

Seattle, Washington

Michael R. Baumgaertner, MD
Professor
Chief, Orthopaedic Trauma Service
Department of Orthopaedics
Yale University School of Medicine
New Haven, Connecticut

Asheesh Bedi, MD
Harold and Helen W. Gehring Early Career

Professor of Orthopaedic Surgery
Assistant Professor of Sports
Medicine and Shoulder Surgery
Department of Orthopaedic Surgery
University of Michigan
Ann Arbor, Michigan

Pedro K. Beredjiklian, MD
Associate Professor of Orthopaedic
Surgery
Thomas Jefferson University Hospital
Chief of Hand Surgery
Rothman Institute
Philadelphia, Pennsylvania

Kamal I. Bohsali, MD, FACS
Chief
Department of Orthopedics
Memorial Hospital
Jacksonville, Florida

Pascal Boileau, MD
Professor of Orthopaedic Surgery and
Traumatology
Head of the Department of
Orthopaedic Surgery and
Traumatology
L'Archet 2 Hospital, University
Hospital Center
Nice, France

Christopher Born, MD
Intrepid Heroes Professor of
Orthopedic Surgery
Warren Alpert Medical School of
Brown University
Chief of Orthopaedic Trauma
Rhode Island Hospital
Providence, Rhode Island

David J. Bozentka, MD
Chief of Hand Surgery
Associate Professor
Department of Orthopaedic Surgery
Perelman School of Medicine at the
University of Pennsylvania
Philadelphia, Pennsylvania

Joanna G. Branstetter, MD
Orthopaedic Surgeon
Madigan Army Medical Center
San Antonio, Texas

Brian Campfield, MD
Orthopaedic Surgery Resident
Stony Brook University Medical
Center
Stony Brook, New York

James B. Carr, MD[†]
Associate Clinical Professor
Department of Orthopedic Surgery
University of South Carolina
Columbia, South Carolina

Michael P. Clare, MD
Director of Fellowship Education
Foot and Ankle Fellowship
Florida Orthopaedic Institute
Tampa, Florida

Jason M. Clark
University of Southern Florida

J. Dean Cole, MD
Medical Director
Florida Hospital Fracture Care Center
Orlando, Florida

Cory Collinge, MD
Orthopedic Traumatologist
Director of Orthopedic Trauma
Texas Health Harris Methodist Fort
Worth Hospital
Staff Physician
John Peter Smith/University of North
Texas
Orthopedic Surgery Residency
Fort Worth, Texas

Brett Crist, MD
Associate Professor
Department of Orthopaedic Surgery
University of Missouri
Columbia, Missouri

John R. Dawson, MD
Assistant Professor
Chief of Orthopedics, Ben Taub
General Hospital
Joseph Barnhart Department of
Orthopedic Surgery
Baylor College of Medicine
Houston, Texas

Niloofar Dehghan, MD
Department of Orthopaedic Surgery
St. Michael's Hospital
University of Toronto
Toronto, Ontario, Canada

James K. DeOrio, MD
Associate Professor
Duke University
Associate Professor Emeritus
Mayo Clinic
Codirector
Duke Foot and Ankle Fellowship
Duke University
Durham, North Carolina

Mark T. Dillon, MD
Department of Orthopaedic Surgery
Kaiser Permanente
Sacramento Medical Center
Sacramento, California

Nicholas Divaris, MD
Assistant Professor
Orthopaedic Surgery
Department of Orthopaedics
State University of New York at Stony
Brook
Stony Brook, New York

Thomas d'Ollonne, MD
Department of Orthopaedic Surgery
and Sports Traumatology
L'Archet 2 Hospital
Nice, France

Derek J. Donegan, MD
Assistant Professor of Orthopaedic
Surgery

---
†: Deceased.

Hospital of the University of
Pennsylvania
Philadelphia, Pennsylvania

Christopher Doumas, MD
Orthopaedic Surgeon
Hand & Upper Extremity Surgery
University Orthopaedic Associates
Somerset, New Jersey

Jonathan G. Eastman, MD
Assistant Professor
Department of Orthopaedic Surgery
University of California, Davis
Sacramento, California

Kenneth A. Egol, MD
Professor and Vice Chairman
Orthopaedic Surgery
Hospital for Joint Diseases
NYU Langone Medical Center
New York, New York

Thomas Ellis, MD
Associate Professor
Chief, Hip Preservation Division
Department of Orthopaedic Surgery
The Ohio State University
Wexner Medical Center
Columbus, Ohio

John J. Fernandez, MD
Assistant Professor
Rush University Medical Center
Chicago, Illinois

Diego Fernandez, MD
Specialist in Orthopaedic Surgery and
Surgery of the Hand (FMH)
Department of Orthopaedic Surgery
Lindenhof Hospital
Bern, Switzerland

John C. P. Floyd, MD, FACS
The Hughston Clinic
Assistant Professor
Mercer University School of Medicine
Columbus, Georgia

Darin Friess, MD
Assistant Professor
Department of Orthopaedics &
Rehabilitation
Oregon Health & Science University
Portland, Oregon

Andrew Furey, MSc, MD, FRCSC
Assistant Professor
Department of Surgery
Memorial University of Newfoundland
St. John's, Newfoundland, Canada

Leesa M. Galatz, MD
Professor of Orthopedic Surgery
Chief, Shoulder and Elbow Service
Washington University Orthopedics
Barnes-Jewish Hospital
St. Louis, Missouri

Matthew J. Garberina, MD
Department of Orthopaedics/Sports
Medicine
Summit Medical Group
Berkeley Heights, New Jersey

William B. Geissler, MD
Alan E. Freeland Chair of Hand
Surgery
Professor and Chief
Division of Hand and Upper
Extremity Surgery
Chief, Section of Arthroscopic
Surgery and Sports Medicine
Director, Hand and Upper Extremity
Fellowship
Department of Orthopaedic Surgery
and Rehabilitation
The University of Mississippi Medical
Center
Jackson, Mississippi

Charles L. Getz, MD
Associate Professor
Thomas Jefferson University Hospital
Rothman Institute
Philadelphia, Pennsylvania

Mohit Gilotra, MD
Assistant Professor of Orthopaedics
Department of Orthopaedic Surgery
University of Maryland Medical
Center
Baltimore, Maryland

David L. Glaser, MD
Chief, Shoulder and Elbow Service
Associate Professor of Orthopaedic
Surgery
Hospital of the University of
Pennsylvania
Philadelphia, Pennsylvania

Peter Goljan, MD
Clinical Research Fellow
The Philadelphia Hand Center
Philadelphia, Pennsylvania

Thomas P. Goss, MD
Chief, Shoulder Surgery
UMass Memorial Medical Center
Professor of Orthopedics and Physical
Rehabilitation
University of Massachusetts Medical
School
Worcester, Massachusetts

Stephen B. Gunther, MD
Orthopedic Surgeon
Martha Jefferson Hospital
Orthopedics & Sports Medicine
Charlottesville, Virginia

Andrea Halim, MD
Resident
Department of Orthopaedics &
Rehabilitation
Yale New Haven Hospital
New Haven, Connecticut

Yung Han, MD
Orthopaedic Surgeon
Kerlan-Jobe Orthopaedic Clinic
Los Angeles, California

Douglas P. Hanel, MD
Professor of Orthopaedics and Sports

Medicine
University of Washington
Head, Pediatric Hand Surgery Program
Children's Hospital Medical Center
Seattle, Washington

George Frederick Hatch III, MD
Assistant Professor of Orthopaedic
Surgery
Department of Orthopaedic Surgery
Keck School of Medicine of the
University of Southern California
Los Angeles, California

Levi Hinkelman, MD
Orthopedic Surgery Resident
Grand Rapids Medical Education
Partners
Michigan State University College of
Human Medicine
Grand Rapids, Michigan

Asif M. Ilyas, MD, FACS
Program Director of Hand and Upper
Extremity Surgery Fellowship
Rothman Institute
Associate Professor of Orthopaedic
Surgery
Thomas Jefferson University
Philadelphia, Pennsylvania

John M. Itamura, MD
Associate Professor
Clinical Professor of Orthopaedic
Surgery
Keck School of Medicine of the
University of Southern California
Orthopaedic Surgeon
Kerlan-Jobe Orthopaedic Clinic
Los Angeles, California

Peter J.L. Jebson, MD
Associate Professor
Michigan State College of Human
Medicine
Clinical Instructor
Grand Rapids Medical Education
Partners
Department of Orthopaedic Surgery

Spectrum Health Medical Group
Grand Rapids, Michigan

Jesse B. Jupiter, MD
Hansjorg Wyss/AO Professor of
Orthopaedic Surgery
Harvard Medical School
Massachusetts General Hospital
Boston, Massachusetts

Michael S. H. Kain, MD
Lahey Hospital & Medical Center
Burlington, Massachusetts

David E. Karges, DO
Professor
Chief of Foot and Ankle
Department of Orthopaedic Surgery
St. Louis University
St. Louis, Missouri

Nayoung Kim, BS
Research Fellow
The Rothman Institute Hand and Wrist
Research
Philadelphia, Pennsylvania

Philipp Kobbe, MD
Professor
Department of Orthopaedic Trauma
Surgery
University Hospital RWTH Aachen
Aachen, Germany

Scott J. Koenig, MD
Department of Orthopedics & Sports
Medicine
ProHEALTH Care Associates
Lake Success, New York

Sanjit R. Konda, MD
Assistant Professor
Associate Director of Trauma
Jamaica Hospital Medical Center
Department of Orthopaedic Surgery
NYU Hospital for Joint Diseases
NYU Langone School of Medicine
New York, New York

Stephen A. Kottmeier, MD
Professor of Clinical Orthopaedic
Surgery
Director of Orthopaedic Trauma
Service
State University of New York Health
Sciences Center at Stony Brook
Stony Brook, New York

Erik Noble Kubiak, MD
Associate Professor
Department of Orthopaedics
University of Utah
Salt Lake City, Utah

Graham J. W. King, MD, MSc, FRCSC
Director, Roth | McFarlane Hand and
Upper Limb Centre
Chief of Surgery, St. Joseph's Health
Centre
Professor of Orthopaedic Surgery and
Biomedical Engineering
Western University
London, Ontario, Canada

Sameh A. Labib, MD
Associate Professor of Orthopedic
Surgery
Emory University
Director Foot and Ankle Service
Department of Orthopedic Surgery
Emory Sports Medicine Center
Atlanta, Georgia

Ronald Lakatos, MD
OhioHealth Orthopedic Surgeons
Columbus, Ohio

Phillip Langer, MD
Orthopaedic Surgeon
Atlanta Sports Medicine and
Orthopaedic Center
Atlanta, Georgia

Mark A. Lee, MD
Associate Professor
Director, Orthopaedic Trauma
Fellowship

Department of Orthopaedic Surgery
UC Davis Health System
Sacramento, California

Frank A. Liporace, MD
Associate Professor
Department of Orthopaedic Surgery
NYU Langone Medical Center
New York, New York

Steven B. Lippitt, MD
Professor
Department of Orthopaedics
Northeast Ohio Medical University
Akron General Medical Center
Akron, Ohio

Fred Liss, MD
Hand and Wrist Surgeon
Rothman Institute
Thomas Jefferson University
Philadelphia, Pennsylvania

Kevin J. Malone, MD
Assistant Professor
Department of Orthopaedic Surgery
MetroHealth Medical Center
Case Western Reserve University
School of Medicine
Cleveland, Ohio

Paul A. Martineau, MD, FRCSC
Assistant Professor
Section of Sport Medicine
Section of Upper Extremity Surgery
Department of Orthopaedic Surgery
McGill University Health Center
Montreal, Quebec, Canada

Michael D. McKee, MD, FRCS(c)
Professor
Upper Extremity Reconstructive
Service
Department of Surgery
Division of Orthopaedics
St. Michael's Hospital and the
University of Toronto
Toronto, Ontario, Canada

Robert J. Medoff, MD
Associate Clinical Professor
John A. Burns School of Medicine
University of Hawai'i at Mānoa
Honolulu, Hawaii

Samir Mehta, MD
Assistant Professor
Department of Orthopaedic Surgery
Hospital of the University of
Pennsylvania
Philadelphia, Pennsylvania

Stuart D. Miller, MD
Orthopaedic Surgeon
Department of Orthopaedic Surgery
Union Memorial Hospital
Baltimore, Maryland

Bryan W. Ming, MD
Staff Physiatrist
University of North Texas Health
Science Center
John Peter Smith Hospital
Fort Worth, Texas

Mark Morrey, MD
Orthopedic Surgeon
Department of Orthopedic Surgery
Mayo Clinic
Rochester, Minnesota

Brian Mullis, MD
Chief
Orthopaedic Trauma Service
Wishard Hospital
Associate Professor
Indiana University School of Medicine
Indianapolis, Indiana

Aaron Nauth, MD, MSc
Assistant Professor
Division of Orthopaedic Surgery
University of Toronto
Toronto, Ontario, Canada

Robert Ostrum, MD
Professor
Department of Orthopaedic Surgery
University of North Carolina at
Chapel Hill
Chapel Hill, North Carolina

Robert V. O'Toole, MD
Associate Professor
Department of Orthopaedic Surgery
University of Maryland School of
Medicine
Baltimore, Maryland

Brett D. Owens, MD
Professor
Uniformed Services University
Faculty
Warren Alpert Medical School of
Brown University
Providence, Rhode Island

Hans Christoph Pape, MD, FACS
F. Pauwels Professor and Chairman
Department of Orthopaedic Trauma
and Rehabilitation
University of Aachen Medical Center
Aachen, Germany

George Partal, MD
Orthopaedic Trauma Surgery
Eastern Maine Medical Center
Bangor, Maine

Laura S. Phieffer, MD
Associate Professor
Department of Orthopaedics
Director of Orthopaedic Trauma
Medical Director, Perioperative
Services
Wexner Medical Center at The Ohio
State University
Columbus, Ohio

Michael Prayson, MD
Professor
Department of Orthopaedics
Boonshoft School of Medicine
Wright State University
Dayton, Ohio

Michael Quackenbush, DO
Assistant Professor
Department of Orthopaedics
Division of Orthopaedic Trauma
Wexner Medical Center at The Ohio State University
Columbus, Ohio

George E. Quill, Jr., MD
Assistant Clinical Professor
Orthopedic Surgery
University of Louisville School of Medicine
Director, Foot and Ankle Services
Louisville
Orthopedic Clinic and Sports Rehabilitation Center
Louisville, Kentucky

Vimala Ramachandran, MD
Northern Arizona Orthopaedics
Flagstaff, Arizona

Matthew L. Ramsey, MD
Professor and Vice Chairman of Orthopaedic Surgery
Sidney Kimmel College of Medicine at Thomas Jefferson University
Chief, Shoulder and Elbow Service
Rothman Institute
Philadelphia, Pennsylvania

Saqib Rehman, MD
Associate Professor of Orthopaedic Surgery
Director of Orthopaedic Trauma
Department of Orthopaedic Surgery
Temple University School of Medicine
Philadelphia, Pennsylvania

Lee M. Reichel, MD
Assistant Professor
Joseph Barnhart Department of Orthopedic Surgery
Baylor College of Medicine
Houston, Texas

William M. Ricci, MD
Professor

Department of Orthopaedic Surgery
Washington University School of Medicine
St. Louis, Missouri

David Ring, MD, PhD
Chief of Hand Surgery
Massachusetts General Hospital
Professor of Orthopaedic Surgery
Harvard Medical School
Boston, Massachusetts

Michael Rivlin, MD
Orthopaedic Surgeon
Department of Orthopaedic Surgery
Thomas Jefferson University Hospital
Rothman Institute
Philadelphia, Pennsylvania

Yishai Rosenblatt, MD
Head of the Elbow Service
The Unit of Hand Surgery, Division of Orthopaedic Surgery
Tel-Aviv Sourasky Medical Center
Tel Aviv, Israel

Steven D. K. Ross, MD
Clinical Professor of Orthopaedics
University of California, Irvine
Irvine, California

Thomas A. Russell, MD
Professor Emeritus
Campbell Clinic—University of Tennessee
Department of Orthopaedic Surgery
University of Tennessee Health Science Center
Memphis, Tennessee

Henry Claude Sagi, MD
Orthopedic Trauma Service
Florida Orthopedic Institute
University of South Florida
Tampa, Florida

Joaquin Sanchez-Sotelo, MD, PhD
Consultant and Professor of Orthopedic Surgery

Director, Shoulder and Elbow Fellowship
Vice Chair, Adult Reconstruction
Mayo Clinic
Rochester, Minnesota

Roy W. Sanders, MD
Professor and Chairman
Department of Orthopaedic Surgery
University of South Florida
Director of Orthopaedic Trauma Services
President
Florida Orthopaedic Institute
Editor-in-Chief
Journal of Orthopaedic Trauma
Tampa, Florida

Emil H. Schemitsch, MD, FRCSC
Professor of Surgery
Term Chairman in Fracture Care
St. Michael's Hospital
University of Toronto
Toronto, Ontario, Canada

Eon K. Shin, MD
Assistant Professor
Department of Orthopaedic Surgery
Thomas Jefferson University Hospital
Philadelphia, Pennsylvania

Jodi Siegel, MD
Assistant Professor
Department of Orthopaedics and Physical Rehabilitation
University of Massachusetts Medical School
UMass Memorial Medical Center
Worcester, Massachusetts

Matthew D. Smith, MBChB, MRCS (Edin)
Specialist Registrar
Aberdeen Royal Infirmary
Aberdeen, Scotland

Steven D. Steinlauf, MD
Private Practice
The Orthopaedic Foot and Ankle

Institute of South Florida
Hollywood, Florida
Clinical Assistant Professor
Department of Orthopaedics and Rehabilitation
The University of Miami
Miami, Florida

Iain Stevenson, MBChB, FRCS (Tr & Orth)
Consultant Surgeon
Department of Orthopaedics and Trauma Surgery
Aberdeen Royal Infirmary
Aberdeen, Scotland

Philipp N. Streubel, MD
Assistant Professor
Hand and Upper Extremity Surgery
Shoulder and Elbow Surgery
Department of Orthopaedic Surgery and Rehabilitation
University of Nebraska College of Medicine
Omaha, Nebraska

Jane S. Tan, MD
Orthopaedic Surgeon
Resurgens Orthopaedics
Covington, Georgia

David C. Templeman, MD
Professor
Department of Orthopaedics
Hennepin County Medical Center
Minneapolis, Minnesota

Paul Tornetta III, MD
Professor and Vice Chairman
Boston University
Director of Orthopaedic Trauma
Boston Medical Center
Boston, Massachusetts

Stephen Torres, MD
Resident
Department of Orthopaedics
Perelman School of Medicine at the University of Pennsylvania
Philadelphia, Pennsylvania

Thomas F. Varecka, MD
Assistant Professor of Orthopaedic Surgery
University of Minnesota
Director, Hand and Microsurgery
Hennepin County Medical Center
Minneapolis, Minnesota

John J. Walsh IV, MD
Professor and Chairman
Department of Orthopaedics
University of South Carolina School of Medicine
Columbia, South Carolina

J. Tracy Watson, MD
Professor and Chief
Orthopaedic Trauma Service
Department of Orthopaedic Surgery
St. Louis University School of Medicine
St. Louis, Missouri

Michael A. Wirth, MD
Professor
Department of Orthopaedics
The University of Texas Health Science Center at San Antonio
San Antonio, Texas

Andrew Wong, MD
Assistant Clinical Professor
Loma Linda University Medical Center
Loma Linda, California
Orthopaedic Surgeon
Arrowhead Orthopaedics
Riverside, California

Benjamin S. Zellner, MD, BA
Medical Resident
Orthopedic Surgery
Baylor College of Medicine
Houston, Texas

Bruce H. Ziran, MD, FACS
Director of Orthopaedic Trauma
The Hughston Clinic at Gwinnett Medical Center
Lawrenceville, Georgia

Navid M. Ziran, MD
Hip and Pelvis Institute
Saint John's Health Center
Santa Monica, California

中文版前言

《WIESEL骨科手术学》是一部比肩世界骨科学巨著《坎贝尔骨科学》的扛鼎之作，在国内外都有巨大的影响力。2010年前后，上海科学技术出版社引进《WIESEL骨科手术学》英文版第一版，我组织我科有经验的专家和骨干医生，开始了该书的翻译工作。2013年该书中文版在大陆地区出版和发行，受到国内广大骨科医生的欢迎，已成为骨科医生最重要的手术学参考工具书之一。我自己也将该书作为案头书，遇到有困惑的手术，就翻开看一看，我感觉该书的实用性与其他骨科学术著作相比有明显优势。

近十年是中国骨科学发展最迅猛的时期，一大批年轻骨科医生在实践中成长，技术水平有非常大的提高，一些亚专业技术也逐渐发展至国际领先水平。然而也必须看到，我国骨科的临床水平还存在着巨大的不平衡，各级医院临床医生的技术能力还有较大差距，所以在学习国际先进技术的同时，加强临床规范，依然任重道远。

正如Sam W. Wiesel教授所言，每位手术者计划开展一项手术时，都需思考三个主要问题：为何要做该手术？何时是最佳手术时机？采用哪些手术技巧比较合适？作为一位从事骨科专业学术研究和临床工作三十多年的老医生，我依然在临床一线耕耘，能够充分理解学无止境的道理，每次手术对我来说都是一次学习之旅。面对患者，我们必须认真思考：需要手术治疗吗？采用哪些手术方法或技巧更合适呢？

在当前，如何把握手术指征、减少非必要手术，是我们需要直面和解决的问题。同时，不断提升手术的精确性，提高手术的技巧，让手术更加完美，这也是骨科医生追求的目标。

希望该套书中文版的出版，能助力提高中国骨科医生技术水平。也希望中国骨科医生研发新技术，为骨科事业的发展提供中国的解决方案。

张长青
2021年8月

英文版前言（第二版）

修订 *Operative Techniques in Orthopaedic Surgery* 的宗旨一如既往：希望能够紧密结合临床，深度呈现"如何做好"骨科手术的步骤与各项细节。

尽管外科医生知道"为什么"和"何时"做手术，但本书中每个手术章节的前面，都对此有提纲挈领的阐述。

第二版九个分册的内容和图表都经仔细审阅并更新过。每个分册主编添加了一些手术章节，且内容更加侧重于手术操作，更便于获取和检索。

每位分册主编和章节编者都是其所在学术领域的知名专家，他们不惜耗费大量的时间和精力编写本书。我为能和这些了不起的专家共事而备受鼓舞，并为能参与这项有意义的工作而感到荣幸之至。

我还要感谢 Wolters Kluwer 出版公司的所有员工。Dave Murphy 对初版和新版都提出了很多中肯的建议，让我获益匪浅。我同时还要感谢 Bob Hurley，他是本书第一版的大力推动者，对本书再版依然给予了大力支持。

最后，特别感谢 Brian Brown，本套书新任的文字编辑，非常有幸能和他共事，本书的出版离不开他出色的工作。

Sam W. Wiesel，MD
2015年2月2日

英文版前言（第一版）

每位手术者在计划进行手术时，都必然要思考三个主要的问题：为何要做这个手术（目的），根据疾病的进程何时最适合手术（时机），以及要采用哪些手术技术（技巧）。本书以一种细致和分步讲述的风格，详细介绍了绝大多数骨科手术的具体技巧。至于手术的目的和时机，在每一种手术的开篇部分以提要的形式进行简述。当然，所有手术者都应充分理解有关手术目的和时机的基本原则，并针对具体的病例选择恰当的手术。本书的重点是回顾和阐明所要开展的手术的具体步骤。

《WIESEL 骨科手术学》有别于其他学术专著的特点在于让人一目了然，每种手术既以系统的统一格式进行描述，又充分体现每位作者的原创性和特色。一旦开卷，读者可以尽览各种手术的各个重要步骤。

本书共分为九个部分：运动医学，骨盆与下肢创伤，成人重建外科，小儿骨科，骨肿瘤外科，手、腕和前臂，肩肘外科，足踝外科，以及脊柱外科。每个部分均由本专业学科领域享有盛誉且临床经验丰富的专家负责编纂。他们力邀学界精英参与每一章的编写并负责最终的审校，为此耗费了巨大心力。我一直为身处如此完美和才华横溢的团队中而备受鼓舞，并为能参与如此有益的工作而深感荣幸。

最后，我想感谢为本书的出版作出卓越贡献的每个人。特别感谢 Dovetail Content Solutions 公司的 Grace Caputo 以及 Lippincott Williams & Wilkins 公司的 Dave Murphy 和 Eileen Wolfberg，感谢他们在本书成书过程中的无私参与和帮助指导。最后要感谢 Lippincott Williams & Wilkins 公司的 Bob Hurley，他富有效率的工作使本书原稿定稿后得以在第一时间出版发行。

Sam W. Wiesel, MD
2010 年 1 月 1 日

目 录

第1篇　手、腕及前臂 HAND, WRIST, AND FOREARM

第1章　腕掌关节骨折脱位的手术治疗　*1*
Operative Treatment of Finger Carpometacarpal Joint Fracture-Dislocations

第2章　前臂骨干骨折的切开复位内固定治疗　*9*
Open Reduction and Internal Fixation of Diaphyseal Forearm Fractures

第3章　盖氏骨折下尺桡关节的复位及固定　*21*
Reduction and Stabilization of the Distal Radioulnar Joint following Galeazzi Fractures

第4章　桡骨远端骨折的克氏针内固定治疗及外固定支架的辅助使用　*31*
K-Wire Fixation of Distal Radius Fractures with and without External Fixation

第5章　关节镜下复位固定治疗桡骨远端及尺骨茎突骨折　*41*
Arthroscopic Reduction and Fixation of Distal Radius and Ulnar Styloid Fractures

第6章　掌侧钢板固定桡骨远端骨折　*53*
Volar Plating of Distal Radius Fractures

第7章　桡骨远端骨折的髓内固定和背侧钢板固定　*66*
Intramedullary and Dorsal Plate Fixation of Distal Radius Fractures

第8章　桡骨远端骨折特殊骨块的固定　*75*
Fragment-Specific Fixation of Distal Radius Fractures

第9章　桥接钢板固定桡骨远端骨折　*94*
Bridge Plating of Distal Radius Fractures

第10章　切开复位内固定治疗尺骨茎突、头部及干骺端骨折　*101*
Open Reduction and Internal Fixation of Ulnar Styloid, Head, and Metadiaphyseal Fractures

第11章　经皮内固定治疗急性舟骨骨折　*112*
Percutaneous Fixation of Acute Scaphoid Fractures

第12章　切开复位内固定治疗舟骨骨折　*119*
Open Reduction and Internal Fixation of Scaphoid Fractures

第 13 章 截骨矫形术治疗尺桡骨干畸形愈合 *128*
Corrective Osteotomy for Radius and Ulna Diaphyseal Malunions

第 14 章 尺桡骨干骨不连的手术治疗 *135*
Operative Treatment of Radius and Ulna Diaphyseal Nonunions

第 15 章 截骨矫正术治疗桡骨远端畸形愈合 *142*
Corrective Osteotomy for Distal Radius Malunion

第 2 篇　肩和肘 SHOULDER AND ELBOW

第 16 章 锁骨骨折的钢板固定 *152*
Plate Fixation of Clavicle Fractures

第 17 章 锁骨骨折的髓内固定 *156*
Intramedullary Fixation of Clavicle Fractures

第 18 章 肱骨近端骨折的经皮穿针固定 *166*
Percutaneous Pinning for Proximal Humerus Fractures

第 19 章 肱骨近端骨折的切开复位内固定 *175*
Open Reduction and Internal Fixation of Proximal Humerus Fractures

第 20 章 肱骨近端骨折的髓内固定 *184*
Intramedullary Fixation of Proximal Humerus Fractures

第 21 章 肱骨近端骨折的半肩关节置换 *201*
Hemiarthroplasty for Proximal Humerus Fractures

第 22 章 肱骨干骨折的钢板内固定 *211*
Plate Fixation of Humeral Shaft Fractures

第 23 章 肱骨干骨折的髓内固定 *220*
Intramedullary Fixation of Humeral Shaft Fractures

第 24 章 肩胛骨关节外骨折的切开复位内固定 *230*
Open Reduction and Internal Fixation of Nonarticular Scapular Fractures

第 25 章 肩胛骨关节内骨折的切开复位内固定 *236*
Open Reduction and Internal Fixation of Intra-articular Scapular Fractures

第 26 章 肱骨髁上骨折和肱骨髁间骨折的切开复位内固定 *243*
Open Reduction and Internal Fixation of Supracondylar and Intercondylar Fractures

第 27 章 单纯肱骨小头和肱骨小头-滑车剪切型骨折的切开复位内固定 *252*
Open Reduction and Internal Fixation of Capitellum and Capitellar-Trochlear Shear Fractures

第 28 章 桡骨头和桡骨颈骨折的切开复位内固定 *260*
Open Reduction and Internal Fixation of Radial Head and Neck Fractures

第29章 桡骨头置换 271
Radial Head Replacement

第30章 尺骨近端骨折的切开复位内固定 282
Open Reduction and Internal Fixation of Fractures of the Proximal Ulna

第31章 肘关节骨折脱位合并复杂性不稳的切开复位内固定治疗 292
Open Reduction and Internal Fixation of Fracture-Dislocations of the Elbow with Complex Instability

第32章 成人孟氏骨折的切开复位内固定 302
Open Reduction and Internal Fixation of Monteggia Fractures in Adults

第3篇 骨盆和髋关节 PELVIS AND HIP

第33章 骨盆外固定支架 309
External Fixation of the Pelvis

第34章 耻骨联合的切开复位内固定 326
Open Reduction and Internal Fixation of the Symphysis

第35章 骶髂关节和骶骨的切开复位内固定 337
Open Reduction and Internal Fixation of the Sacroiliac Joint and Sacrum

第36章 髋臼后壁的切开复位内固定 355
Open Reduction and Internal Fixation of the Posterior Wall of the Acetabulum

第37章 股骨头骨折的切开复位内固定 366
Open Reduction and Internal Fixation of Femoral Head Fractures

第38章 股骨颈骨折的切开复位内固定及闭合复位经皮固定 374
Open Reduction and Internal Fixation and Closed Reduction and Percutaneous Fixation of Femoral Neck Fractures

第4篇 股骨与膝关节 FEMUR AND KNEE

第39章 股骨近端髓内钉 387
Cephalomedullary Nailing of the Proximal Femur

第40章 股骨转子区骨折的切开复位内固定 402
Open Reduction and Internal Fixation of Peritrochanteric Hip Fractures

第41章 全髋关节假体周围/远端骨折的固定 415
Fixation of Periprosthetic Fractures About/Below Total Hip Arthroplasty

第42章　全膝关节置换术后股骨假体周围骨折的固定　*427*
Fixation of Periprosthetic Fractures Above Total Knee Arthroplasty

第43章　股骨逆行髓内钉　*438*
Retrograde Intramedullary Nailing of the Femur

第44章　股骨顺行髓内钉　*449*
Antegrade Intramedullary Nailing of the Femur

第45章　股骨远端的切开复位内固定　*465*
Open Reduction and Internal Fixation of the Distal Femur

第46章　髌骨骨折的切开复位内固定　*492*
Open Reduction and Internal Fixation of the Patella

第47章　胫骨平台双髁骨折的切开复位内固定　*502*
Open Reduction and Internal Fixation of Bicondylar Plateau Fractures

第48章　外侧胫骨平台骨折　*511*
Lateral Tibial Plateau Fractures

第49章　经后方入路固定胫骨平台后侧骨折　*519*
Fixation of Posterior Plateau Fractures via Posterior Approaches

第5篇　小腿 LEG

第50章　胫骨外固定支架　*530*
External Fixation of the Tibia

第51章　胫骨髓内钉　*547*
Intramedullary Nailing of the Tibia

第52章　髓内钉治疗胫骨近端和远端干骺端骨折　*564*
Intramedullary Nailing of Metaphyseal Proximal and Distal Fractures

第53章　小腿筋膜切开术治疗急性骨筋膜室综合征　*573*
Fasciotomy of the Leg for Acute Compartment Syndrome

第54章　跟腱断裂的切开修补术　*586*
Open Achilles Tendon Repair

第6篇　足踝 FOOT AND ANKLE

第55章　Pilon骨折的切开复位内固定　*593*
Open Reduction and Internal Fixation of the Pilon

第56章 踝关节骨折的切开复位内固定 *609*
Open Reduction and Internal Fixation of the Ankle

第57章 距骨骨折的切开复位内固定 *621*
Open Reduction and Internal Fixation of the Talus

第58章 跟骨骨折的手术治疗 *639*
Surgical Treatment of Calcaneal Fractures

第59章 Lisfranc损伤的切开复位内固定 *660*
Open Reduction and Internal Fixation of Lisfranc Injury

第60章 Jones骨折的切开复位内固定 *670*
Open Reduction and Internal Fixation of Jones Fractures

第61章 使用髓内钉进行胫距跟关节固定术 *677*
Tibiotalocalcaneal Arthrodesis Using a Medullary Nail

第62章 使用髓内钉进行胫距跟融合 *689*
Tibiotalocalcaneal Fusion Using an Intramedullary Nail

创伤外科体格检查表 *701*
Exam Table for Orthopaedic Trauma Surgery

索 引 *714*
Index

第 1 章 腕掌关节骨折脱位的手术治疗
Operative Treatment of Finger Carpometacarpal Joint Fracture-Dislocations

John J. Walsh IV

定义

- 第2～5腕掌关节骨折脱位包括掌骨基底部位的关节内骨折以及腕掌关节的单纯脱位,骨折可累及掌骨基底部或小多角骨、头状骨以及钩骨的关节面。
- 这类骨折脱位可能导致关节稳定性下降以及关节面不匹配(图1)。

解剖

- 腕掌关节连接掌骨和远排腕骨。
- 各腕掌关节的关节面形态以及活动范围不尽相同。
  - 由于第2腕掌关节的解剖形态和周围维持稳定的软组织关系,第2、3腕掌关节活动范围较小[4]。维持稳定的软组织包括桡侧腕屈肌腱、桡侧腕长伸肌腱、桡侧腕短伸肌腱以及坚韧的关节囊。这些结构维持了手部桡侧柱的稳定,并且使应力可从手部顺利传递到桡骨(图2A)。
  - 第4、5掌骨近端与钩骨形成滑动关节,从而便于手指的屈曲活动,其对手指握力十分重要。但该关节的解剖形态容易受损伤。尺侧腕伸肌腱止于第5掌骨的基底部[4]。
- 尺神经的运动深支从尺侧绕过钩骨基底至其桡侧,之后沿腕掌关节的掌侧走行(图2B),该分支在受创伤或行内固定操作时容易受损。

发病机制

- 腕掌关节的损伤可分为两大类。
  - 第一类:应力屈腕状态下传导,该类是最常见类型。通常导致第4、5掌骨近端一起相对于钩骨向背侧移位,该损伤可能是单纯脱位或者合并钩骨的边缘撕脱骨折[8]。
  - 第二类:轴向应力导致关节面的粉碎性骨折(图3A)。严重的碾压伤可能导致腕掌关节部位的多发骨折脱位[1,7](图3B、C)。

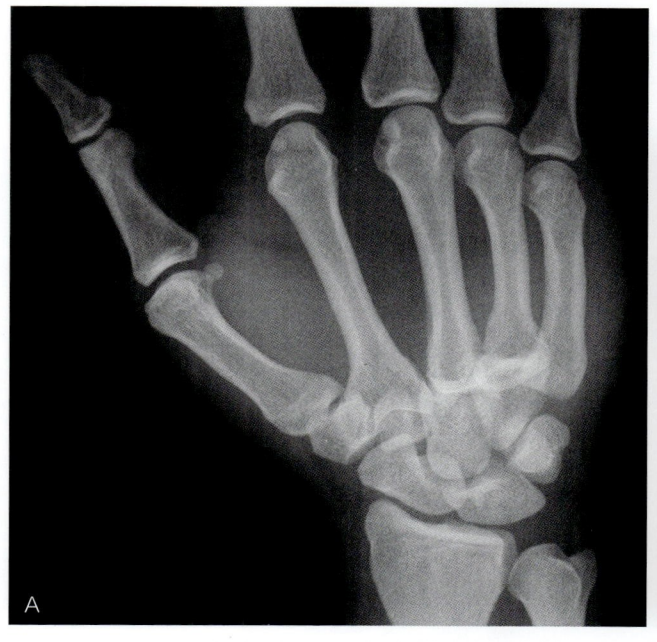 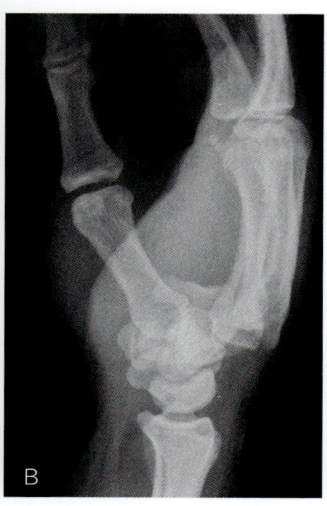

图1　A、B. 多发腕掌关节背侧脱位,累及第4、5掌骨。

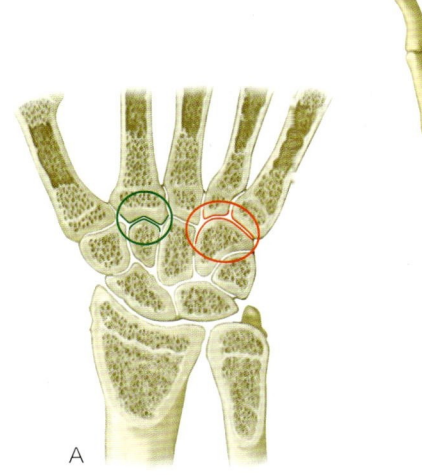
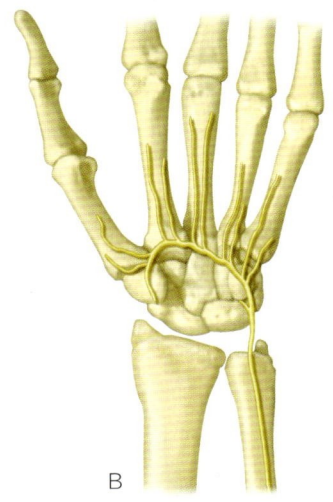

图2　A. 不同腕掌关节的关节面匹配形态。B. 尺神经的运动深支紧贴掌骨基底。

自然病程

- 未经治疗的腕掌关节骨折脱位会发展为累及关节的进行性关节炎，主要病因是关节之间的进行性半脱位以及关节面不匹配（图4A～D）。

病史和体格检查

- 患者的病史对于损伤机制的判断尤为重要，病史还可以提供可能存在的同侧肢体合并损伤的线索。
- 检查患手的压痛以及局部肿胀情况。
- 评估患肢神经血管完整性，尤其是尺神经运动深支支配的功能（第1骨间背侧肌的收缩）。
- 检查患肢是否合并其他损伤。
- 通过体检来发现其他相关损伤，并通过相关影像学检查确诊。
- 注意术前记录相关感觉和运动功能，并在复位固定前后进行比较。

影像学和其他诊断性检查

- 腕掌关节的影像学检查需要在正确体位下评估各关节。
  - 掌横弓的存在使得第2、3腕掌关节在第4、5指正位片时的投影呈斜位，反之亦然（图5A）。

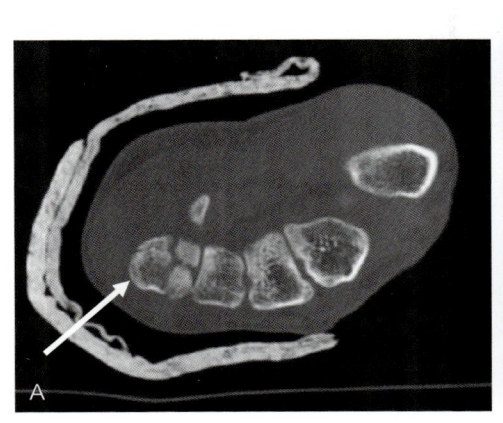
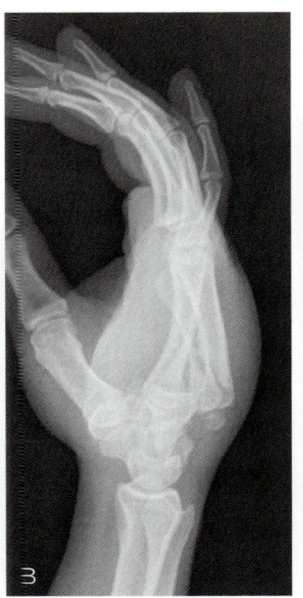
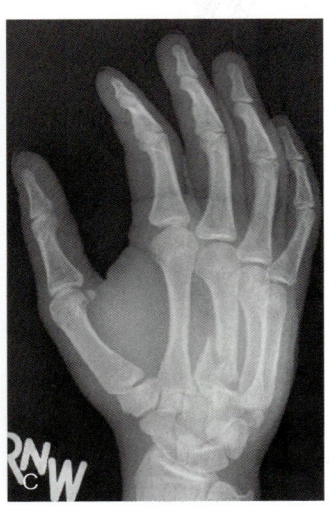

图3　A. 第5掌骨基底的粉碎性骨折。箭头处为其骨折部位。B、C. 手腕尺侧区域多发骨折脱位。

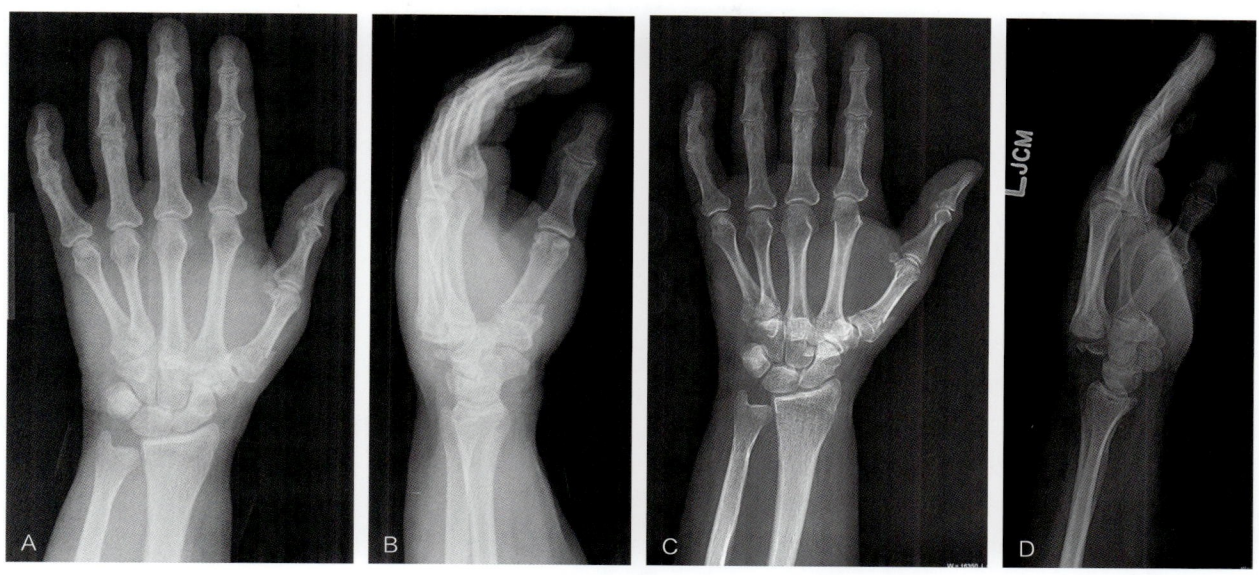

图4　A. 正位片显示第2～5掌骨基底半脱位以及第1掌骨基底骨折。B. 侧位片显示掌骨多发半脱位。C. 同一患者损伤两周正位片显示第2～5腕掌关节完全脱位。D. 侧位片同样显示腕掌关节完全脱位。

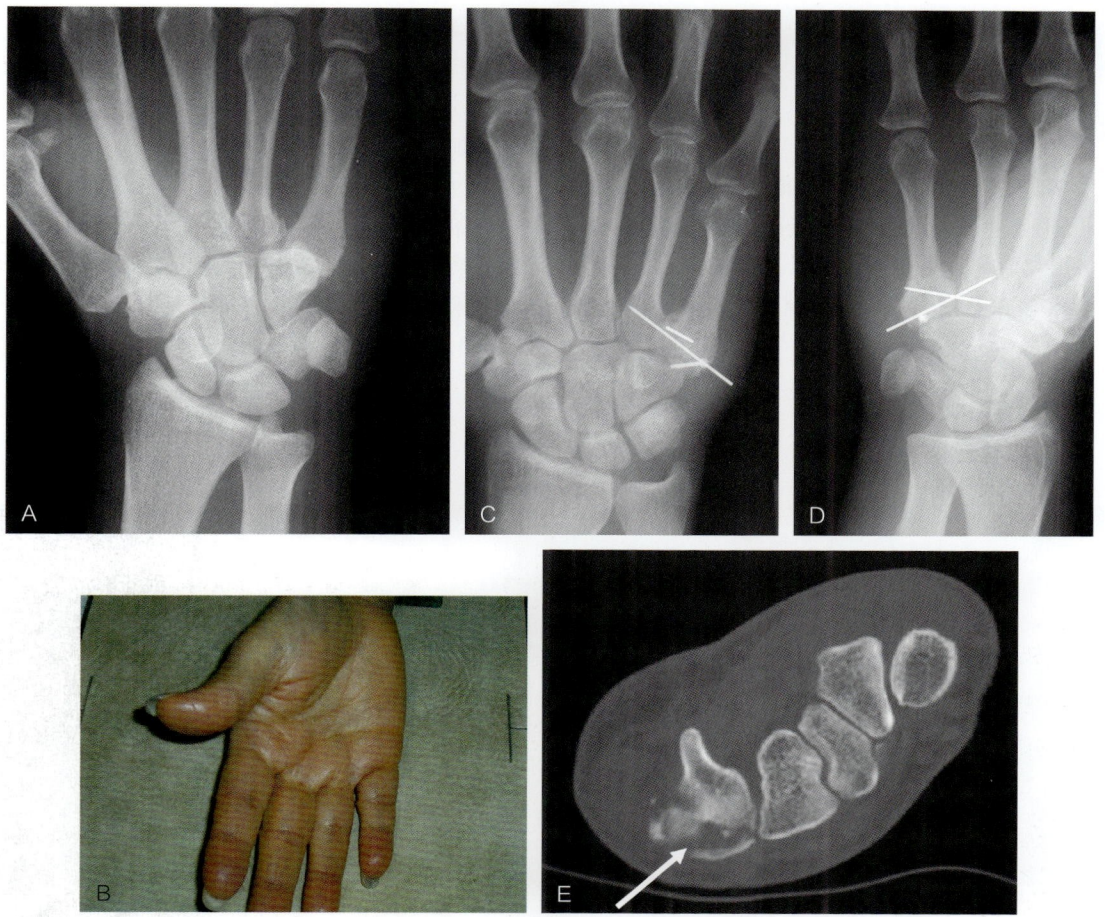

图5　A. 手部标准后前位片在第4、5掌骨基底部为斜位投影。B. 调整手的位置后可得到第4、5腕掌关节的标准正位片。C. 第4、5腕掌关节脱位经过切开复位内固定后的后前位片。D. 和图C同一患者标准正位投影片可见关节已获得复位。E. CT检查发现钩骨的背侧缘骨折。箭头所示钩骨粉碎性骨折且背侧缘移位。

- 拍摄真正的正位片时,可以将手背放置在胶片盒(或球管)上从而通过前后位透视获得。累及的腕掌关节需要放置在胶片盒的中央(图5B)。这样可以获得受累关节较为准确的影像,尤其是评估骨折情况以及检查内固定术后情况时。
- 观察第4、5腕掌关节面的透视方法和标准正位片拍摄方法不同(图5C),胶片盒的放置位置也不同(图5D)。
  - 透视方法和侧位片的透视原则相同,在半旋后位可以获得满意的第2、3腕掌关节面影像[5],在半旋前位可以获得满意的第4、5腕掌关节面影像[2]。
- 大部分患者都需进行CT检查从而评估关节面损伤情况。CT检查还有助于发现压缩的关节面骨块。对于有移位的骨折或者合并骨折的脱位进行初次复位后行CT检查,是观察和判断骨折形态的最好方法(图5E)[10]。

鉴别诊断

- 掌骨骨折。
- 腕骨骨折。
- 腕掌关节骨折脱位。
- 骨折合并神经血管损伤。

非手术治疗

- 未移位的腕掌关节骨折可通过短臂石膏进行固定,石膏需要同时固定受累手指以及邻近手指[5,9]。需要注意的是,在石膏固定时需要使手处于韧带张力位。掌指关节的关节囊在掌指关节伸直位固定时容易发生快速挛缩。
- 石膏固定后需再次拍片检查背侧半脱位是否已经复位,并在随后的2周内每周拍片复查以免发生畸形愈合。
- 这类损伤,尤其是合并脱位的,在复位后大多有再次背侧半脱位的倾向,大部分需要进行手术治疗[2,4,9]。一些学者认为保守治疗可用于关节内骨折移位或者存在短缩畸形以外的病例[4,12]。

手术治疗

术前计划

- 仔细回顾患者的影像学资料有助于规划手术入路以及内植物的放置。

体位

- 患者取仰卧位,并将患肢放置于标准手术床配套的搁手台。
- 术者一般在搁手台靠近患者头侧操作方便。因为术者位于手术台腋侧位时,患者手臂外旋,术者需越过手术台观察术野,可能引起术者颈部扭伤(图6A)。

入路

- 背侧的扩大切口可以充分暴露所有腕掌关节。
- 可以在两个关节之间做切口以便在同一切口显露两个相邻关节。
- 如果手术需要可以在腕部做延长的斜行切口。
- 在术前标记切口周围的神经分支有助于术中保护(图6B)。

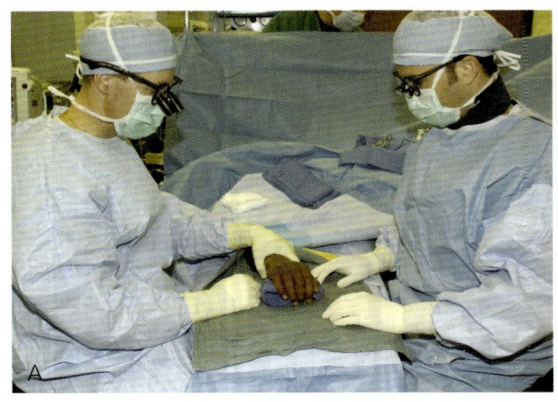
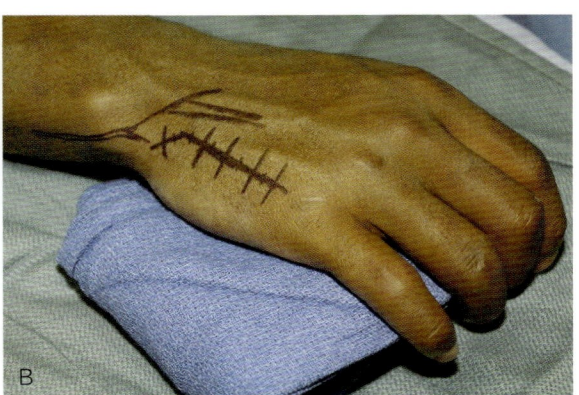

图6 A. 术者(左)及助手(右)的位置。B. 皮肤切口以及神经走行标记。

背侧皮下显露

- 皮肤切开后在浅筋膜层仔细探查、分离并保护背侧皮神经分支。
  - 在显露第4、5腕掌关节时通常会遇到尺神经的感觉支(技术图1),而在显露第2、3腕掌关节时一般会遇到桡神经的感觉支。
- 在显露过程中游离指伸肌腱并向一侧牵拉。

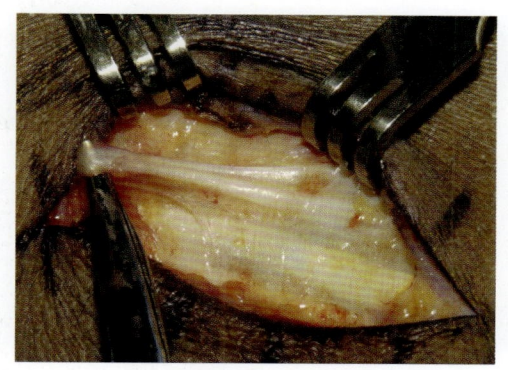

技术图1　尺神经背侧皮支在切口下方穿过。

骨折端显露

- 在分离骨折块时应该尽量减少周围软组织的剥离。
- 可借助Beaver刀片、牙科刮匙以及滑膜咬骨钳来帮助操作。
  - 滑膜咬骨钳非常实用,可以去除骨折端的血肿以及骨痂。

骨折复位

- 骨块复位后用合适直径的克氏针进行临时复位(技术图2A)。在置入克氏针前术者需要计划并预留好内植物放置位置,以免和克氏针位置发生冲突。
  - 通过临时克氏针将掌骨基底骨块和其对应的腕骨关节面固定在一起,有助于复位不稳定的基底骨块(技术图2B)。
- 传统的技术方法是将关节面部分先重建固定,然后将其作为整体再与骨干部分固定起来,这种方法目前为止仍实用。
  - 在最终固定前可通过术中透视来确保临时复位的效果(技术图2C)。
- 可将累及的掌骨基底对应的腕骨关节面作为模板来复位基底关节面。
  - 这种复位方法不仅限于掌骨基底骨折,也同样适用于腕骨远端关节面骨折(技术图2D)。

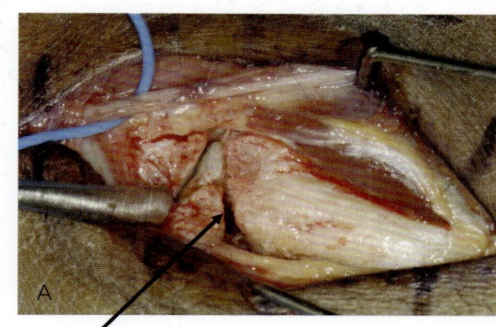
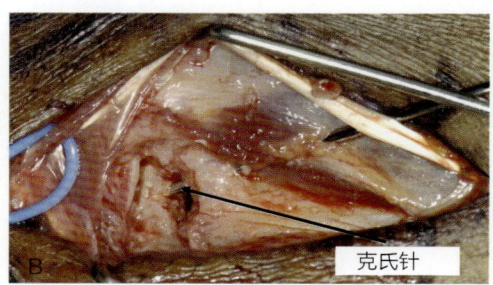

技术图2　A. 以钩骨关节面作为模板来复位掌骨基底后进行临时固定。B. 初步复位骨干,固定关节面骨块。

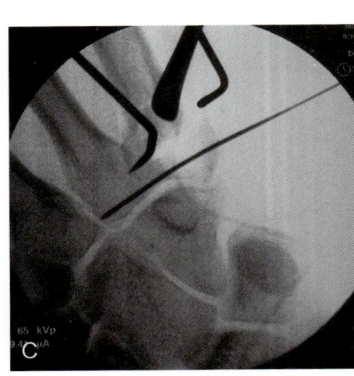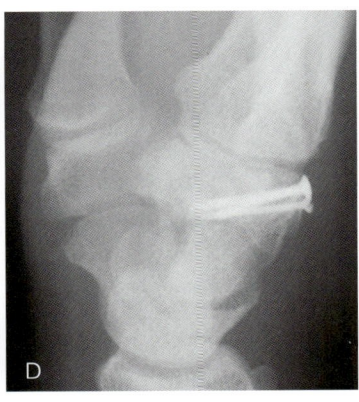

技术图 2（续） C. 术中透视可见关节面复位情况。D. 通过 3 枚螺钉固定钩骨背侧撕脱骨块。

最终固定

- 如果骨折块体积较大，可用螺钉替代克氏针进行固定（技术图 3A）。
  - 建议手动加压骨折块，并采用拉力螺钉技术进行固定，在置入拉力螺钉时需要在近端皮质扩大开口，因此需要注意可能导致医源性骨折加重。
- 单枚克氏针固定已经可以满足腕掌关节骨折伴脱位的强度要求（技术图 3B）。
  - 克氏针的进针点应该远离骨折脱位所累及的存在软组织碾挫肿胀的区域。

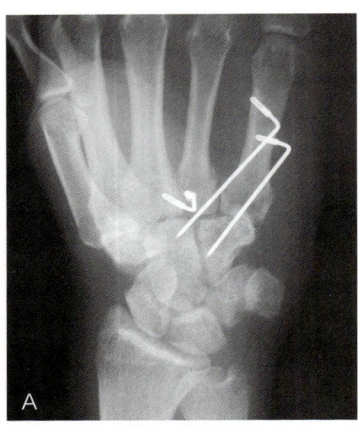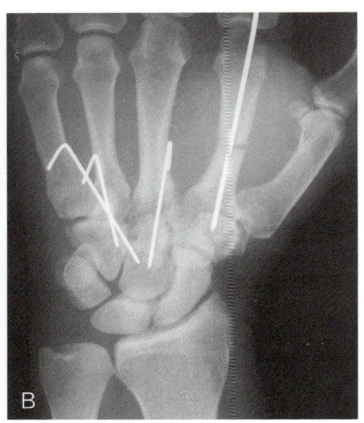

技术图 3 A. 采用钢针和螺钉固定第 4、5 掌骨基底骨折脱位。B. 克氏针经皮固定第 2 掌骨干骨折以及多发腕掌关节脱位。

辅助技术

- 在复位时可以将累及的掌骨做轻度的牵引，并将其和邻近掌骨进行临时固定。
- 此外，由于尺侧腕伸肌的牵拉作用所导致的向近端移位的撕脱骨折块，可以在固定开始时先将其固定在第 5 掌骨基底，并在其他固定完成后再将其加固于钩骨，这样做的目的是减少肌腱对第 5 掌骨基底骨块的牵拉作用。
  - 笔者尚未使用过上述的操作技术，但该技术对于陈旧的损伤，特别是对于肌腱短缩后引起的肌肉收缩情况有所帮助。

要点与失误防范

影像学	• 确保在术中反复透视检查复位和固定情况 • 如有必要,可行 CT 扫描
体位	• 术者通常坐在搁手台靠近患者头侧的位置会使视野和操作较方便,而坐在腋侧会由于肩部的内旋角度限制导致手术视野受限
切口暴露	• 在暴露第 4、5 腕掌关节时,尺神经的背侧皮支通常斜向穿过切口的皮下,如果在术中误伤该神经后,尽管麻木症状大多数患者可以耐受,但神经瘤的发生率较高
骨折端处理	• 由于骨块的体积较小,过多的骨膜剥离可能导致骨块缺血坏死。应尽可能从骨折线来显露关节面。应用牙科刮匙、合适直径的克氏针操纵杆,以及在最终固定前使用克氏针临时固定都能使整个手术操作过程更加方便。检查力线时可通过复位时将邻近手指握在一起来避免旋转对位畸形。掌骨基底轻度的旋转畸形可能导致远端指骨交错重叠
术后保护	• 考虑将累及掌骨和邻近掌骨用克氏针在牵引状态下固定,并在骨折端愈合后取出,可减少对关节面的压力负荷

术后处理

- 术后处理一般分为三个阶段:急性肿胀控制以及伤口愈合期(10~14 天),骨折巩固期以及关节被动活动维持期(4~6 周),手功能及肌力恢复期(2~6 个月)。
- 术后即刻锻炼内容包括严格的患肢抬高训练以及全活动度被动训练[4]。如此可以改善肿胀,减轻疼痛,同时预防可能导致康复进程减慢的蛋白水肿。
- 患肢开始主动训练的时间取决于多项因素,包括原始损伤的程度、固定的强度、患者依从性、是否从事特殊职业或者体育运动的特殊要求。
- 技术图 2D 的 X 线片为一个康复患者的手部,其在坚强固定的基础上可以术后短时间内就开始进行主动训练,并且达到 1 lb(0.45 kg)内的持重训练,如此便可继续他的专科培训。
  - 与此相对的是,对于依从性不好的患者需要给予 6 周的石膏制动期(技术图 3B)。
- 需要告知患者肌力完全恢复往往是康复的最后一步,通常需要数月时间[2]。随访中有患者主诉术后长时间握手时感到疼痛的并不少见。

预后

- 影响预后的因素在很多成功的病例中不尽相同。关于腕掌关节骨折脱位应行手术治疗还是保守治疗呈两极分化。Kjaer-Peterson 等[6]研究发现,不管采用何种治疗方法,平均 4.3 年的长期随访中有长期症状的患者占 38%。
- Petrie 和 Lamb[12]研究发现若允许患者术后即刻无限制的活动,其在平均 4.5 年的随访后即便掌骨存在短缩以及关节面的畸形愈合,整个研究仅有 1 例患者出现工作方面的活动限制。
- 另一项研究发现疼痛主要因素是关节面不匹配造成的创伤性关节炎,因此建议术中对关节面行解剖复位以及坚强固定[11]。
- Lawliss 和 Gunther[7]回顾了多发腕掌关节脱位的病例,发现其中第 2、3 腕掌关节脱位(常常由高能量损伤导致)的患者预后较差,且这些患者常常合并尺神经损伤。

并发症

- 并发症和其他关节周围骨折的常见并发症相似:
  - 伤口不愈合。
  - 血肿形成。
  - 血管神经损伤。
  - 术后神经瘤形成。
  - 肌腱粘连。
  - 术后创伤性关节炎。
  - 骨折不愈合或畸形愈合。
  - 关节僵硬。
  - 肌力下降。
- 在某些情况下,较小的关节面骨块会被吸收,导致关节塌陷以及关节不匹配(图 7)。
- 对于陈旧损伤合并骨性关节炎的患者可以通过关节融合术来治疗[4]。

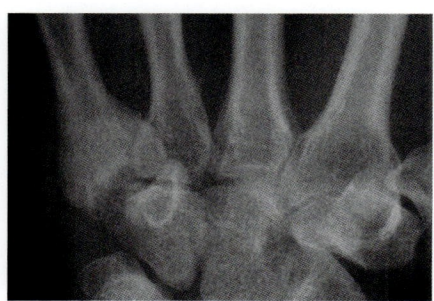

图 7　第 5 腕掌关节骨折脱位采用克氏针固定数月后的 X 线表现。关节面骨块因体积太小无法用螺钉固定最终导致被吸收。

- 此外,将创伤性关节炎累及的关节切除后应用掌长肌肌腱做生物填充,这种关节成形技术和治疗第1掌骨基底关节面的方法类似[3]。
- 近期有报道关于3例患者使用近节指间关节硅胶假体用来填充第5腕掌关节骨性关节炎切除后间隙[13]。但目前其随访周期较短(平均20个月),而硅胶假体的常见长期并发症为假体断裂,将影响能否将硅胶假体应用到该类关节炎患者中。

(陆晟迪 译,贾伟涛 审校)

参考文献

[1] Bergfield TG, DuPuy TE, Aulicino PL. Fracture-dislocations of all five carpometacarpal joints: a case report. J Hand Surg Am 1985;10:76-78.

[2] Bora FW Jr, Didizian NH. The treatment of injuries to the carpometacarpal joint of the little finger. J Bone Joint Surg Am 1974;56:1459-1463.

[3] Gainor BJ, Stark HH, Ashworth CR, et al. Tendon arthroplasty of the fifth carpometacarpal joint for treatment of posttraumatic arthritis. J Hand Surg Am 1991;16:520-524.

[4] Glickel SZ, Barron OA, Catalano LW. Dislocations and ligament injuries in the digits. In: Green DP, Hotchkiss RN, Pederson WC, et al, eds. Green's Operative Hand Surgery, ed 5. Philadelphia: Churchill Livingstone, 2005:364-366.

[5] Hsu JD, Curtis RM. Carpometacarpal dislocations on the ulnar side of the hand. J Bone Joint Surg Am 1970;52:927-930.

[6] Kjaer-Petersen K, Jurik AG, Petersen LK. Intra-articular fractures at the base of the fifth metacarpal: a clinical and radiographical study of 64 cases. J Hand Surg Br 1992;17:144-147.

[7] Lawliss JF III, Gunther SF. Carpometacarpal dislocations. J Bone Joint Surg Am 1991;73:52-59.

[8] Lilling M, Weinberg H. The mechanism of dorsal fracture dislocation of the fifth carpometacarpal joint. J Hand Surg Am 1979;4:340-342.

[9] Lundeen JM, Shin AY. Clinical results of intraarticular fractures of the base of the fifth metacarpal treated by closed reduction and cast immobilization. J Hand Surg Br 2000;25:258-261.

[10] Marck KW, Klasen HJ. Fracture-dislocation of the hamatometacarpal joint: a case report. J Hand Surg Am 1986;11:128-130.

[11] Papaloizos MY, Le Moine PH, Prues-Latour V, et al. Proximal fractures of the fifth metacarpal: a retrospective analysis of 25 operated cases. J Hand Surg Br 2000;25:253-257.

[12] Petrie PW, Lamb DW. Fracture-subluxation of the base of the fifth metacarpal. Hand 1974;6:82-86.

[13] Proubasta IR, Lamas CG, Ibañez NA, et al. Treatment of little finger carpometacarpal posttraumatic arthritis with a silicone implant. J Hand Surg Am 2013;38(10):1960-1964.

第2章 前臂骨干骨折的切开复位内固定治疗
Open Reduction and Internal Fixation of Diaphyseal Forearm Fractures

Lee M. Reichel and John R. Dawson

定义

- 前臂骨干骨折包括单纯尺骨或桡骨骨折以及尺桡骨同时骨折（前臂双骨折）。骨折的部位从肘关节远端至腕关节近端。
- 无论在术前、术中还是术后均需要检查下尺桡关节以及肱桡关节的关系，避免漏诊盖氏骨折和孟氏骨折。
- 选择的固定技术应根据患者的年龄以及骨折的形态和位置来个性化定制。
- 在恢复患肢的力线和长度，并给予坚强的固定后通常可以获得满意的功能效果以及愈合率。

解剖

- 充分掌握前臂神经、血管以及各肌肉的解剖是十分必要的，尤其是神经的解剖位置，原因是前臂神经损伤几乎无法完全恢复。神经损伤会导致功能损失，即暂时或者永久的手部运动和感觉障碍。
- 损伤：
  - 桡神经、骨间背侧神经、正中神经、骨间掌侧神经以及尺神经尽管损伤发生率不高，但都有可能在外伤时累及。术前对神经的检查最好通过测两点辨别觉来完成。急性外伤情况下，由于外伤后疼痛的原因使得运动功能的检查变得困难。如果在术前怀疑有神经损伤，那么需要在手术时探查外伤区域的神经连续性。尽管大多数情况下神经的连续性尚完整，但还是需要在术前做好骨折固定后进行一期修复神经或神经移植的准备。
  - 除非在术前发现有神经系统损伤，否则很少会在术中直接暴露桡神经、正中神经或尺神经。如果术中暴露了神经，那么术者需要警惕是否解剖入路发生问题。
  - 骨折后的肌肉损伤需格外注意。除拇长屈肌腱以外其他肌肉的损伤大多数临床表现并不明显，甚至是很多严重外伤导致肌肉失用性损伤也是如此，使得很难在术前检查时和骨间掌侧神经损伤相互鉴别。
- 桡骨骨折入路（图1）：
  - 桡神经的浅层有5块肌肉（旋后肌、指浅屈肌、旋前圆肌、拇长屈肌、旋前方肌）。当软组织损伤较为严重时，各个肌肉不同的体积、肌纤维的走行以及腱性部分的止点（尤其是旋前圆肌）可以帮助术者术中进行。其中，旋后肌无论在掌侧入路还是背侧入路都可以很好地帮助术者判断桡骨的正确入路，从而避免损伤骨间背侧神经。其肌纤维相对于其他垂直走行的屈肌、伸肌肌纤维呈斜向走行。
  - 在掌侧或前侧入路中，通常会遇到前臂外侧皮神经、桡神经感觉支的浅支、骨间掌侧神经以及骨间背侧神经。其中前臂外侧皮神经大多数是在术者切皮后用剪刀分离皮下筋膜时暴露的。而桡神经浅支近端通常在肱桡肌的深面走行，因此需避免在该处使用自动皮肤撑开器。
  - 桡动脉在桡骨的入路中必然会暴露，其近端1/3在肱桡肌的深面走行，随后在肱桡肌和桡侧腕屈肌肌纤维分离处的深筋膜层深面可探查到其中段部分。在靠前臂近端的入路中，可在肱二头肌粗隆附近探查到静脉网以及桡动脉的返支。
  - 前臂掌侧和背侧的浅静脉管径较粗，损伤后可发生大出血，因此需要注意对浅静脉的结扎。
  - 在前臂的背侧或后侧入路中，可能会碰到骨间背侧神经以及桡神经感觉支的浅支。
- 尺骨骨折入路（见图1）：
  - 尺神经的背侧皮支从背侧向掌侧斜向在浅筋膜层走行，在远端尺骨茎突的入路中最常暴露。然而在有些病例中，该神经的解剖位置会发生变异，其从背侧跨过尺骨至掌侧的平面会更靠近端。因此在前臂远端的入路中，需要在皮下尽可能钝性分离浅筋膜层以免伤及该神经。
  - 整个尺骨靠近皮下，骨膜下剥离可以提供充分的暴露需要。尺侧腕屈肌和桡侧腕屈肌附着在尺骨的掌侧和背侧处，如此覆盖仅需要在尺骨中段进行简单的肌间隙内分离就可以充分暴露尺骨干部分。
- 固定：
  - 无论是掌侧入路还是背侧入路，骨间掌侧神经和骨间背侧神经都距离桡骨仅数毫米。无论是固定钢板还是复位骨折端，在使用持骨器时都有可能损伤这些神经。此外，需要避免在桡背尺侧使用单极电凝。当遇

- 在骨质疏松型骨折，建议使用锁定钢板。
- 锁定钢板同样适用于合并骨缺损或者骨折一段长度较短的病例，6枚骨皮质螺钉内固定不适用。
- 需要注意避免钢板和螺钉置入后影响近端和远端尺桡关节的活动。有些情况下可使用单皮质锁定螺钉，从而避免螺钉头部穿入关节。术中动态透视可以检查靠近上、下尺桡关节的螺钉是否进入关节。此外，可通过旋转前臂来判断钢板的放置是否对两头关节造成撞击。
- 植骨：
  - 对于新鲜骨折是否进行自体骨移植尚存在争议，而对于粉碎骨折合并失活的骨段可考虑进行植骨[6,7]。
- 关闭伤口：
  - 关闭伤口前必须松开止血带并进行细致的止血。
  - 皮下浅筋膜层和皮肤逐层关闭，深筋膜无需缝合。
  - 当前臂肿胀明显导致缝合张力过高时，应该延迟一期闭合伤口，并通常在72小时后再关闭伤口。
  - 使用厚实的软纱布垫对患肢进行无张力的包扎可以减少术后骨筋膜室综合征的发生。
- 特殊情况：
  - 如果发现患者存在明显的骨筋膜室综合征的体征和临床表现，需尽快安排手术，至少给予前臂及腕管筋膜切开减张。通常情况下，单一掌侧切口下进行浅层和深层的筋膜切开可达到减压的目的。桡侧间室、背侧伸肌间室以及手部间室的压力都需要在掌侧切口中进行仔细的评估，如果怀疑这些间室有骨筋膜室综合征的表现应该马上进行切开减压。
  - 若合并大段骨缺损，应该使用桥接钢板来维持长度。考虑到内植物强度的因素，建议使用不锈钢钢板，而不是钛合金钢板。
    - 尽可能减少骨段的切除以免造成二期重建困难，若决定要二期进行带血供的骨移植，那在一期手术中应避免进行血管的游离，从而避免对二期重建所需的血管蒂造成损伤。

术前计划

- 术者需要在术前决定采用的入路及需要的内植物。
- 入路：
  - 桡骨中段和远端1/3骨折可通过掌侧切口进行复位固定。
  - 近端1/3骨折可采用掌侧或者背侧入路。近端1/3骨折需显露桡骨颈，可采用背侧入路。
- 内植物：
  - 桡骨钢板的选择取决于多方面因素，包括骨折的位置、骨折的形态、是否合并骨缺损、患者的骨质、患者依从性以及患者的体型。
  - 在桡骨近端骨折，骨折近端的长度往往只能允许2枚螺钉置入。靠近桡骨粗隆的骨段大部分以骨松质为主，如此大大降低了螺钉把持力。因此在该部位使用锁定接骨板可以提供坚强稳定的固定效果。如果将钢板放置在掌侧的话需要检查前臂旋前时是否在该水平撞击到尺骨和肱二头肌腱。如果存在撞击会在前臂旋前时听到明显声响，检查到存在撞击后需要重新调整钢板位置，但通常由于受到骨折近端长度限制导致固定困难。
  - 对于简单的中段骨折，3.5 mm直型加压钢板在骨折端两侧各6个骨皮质螺钉就可满足固定要求。通常选择7孔钢板的原因是需要将中间的一孔预留给骨折端部位（除非在经过骨折端的螺钉孔可置入骨块间拉力螺钉）。
  - 桡骨远端1/3部位的骨折可以通过关节周围的锁定钢板进行固定，其中有些钢板还带预塑形的桡侧弓。此外，还能使用3.5 mm的加压钢板并进行塑形来贴附桡骨远端干骺端部分的解剖形态。另外，普通螺钉对桡骨远端的骨松质部分把持力不足，需要置入锁定螺钉来增加强度和稳定性。

体位

- 患者通常取仰卧位，并将患肢放置在可透视的搁手台上。患肢上臂用弹力绷带或者纱布垫保护后给予非无菌止血带。如考虑在一期进行自体骨移植，那么消毒范围需要包括同侧髂前上棘周围的区域。

入路

- 桡骨骨折通常采用掌侧Henry入路[5]或背侧Thompson入路[10]。
- 除去累及桡骨头和桡骨颈骨折，其他所有的桡骨骨折都可以通过掌侧入路复位固定。对于桡骨近端入路的选择，需考虑以下几点：
  - 掌侧入路时桡骨的位置相对于背侧入路更加深面，因此会影响手术显露。
  - 掌侧入路需要通过屈肌腱之间的肌间隔，而屈肌腱几乎都以肱骨中段为起点，且肱二头肌腱止于桡骨粗隆，如此大大限制了软组织的活动度，造成显露困难。
  - 主干动脉以及静脉网也是造成掌侧显露困难的原因之一。
  - 若能够成功显露并保护骨间背侧神经，背侧入路可以很好地显露桡骨的张力侧。但由于骨间背侧神经在桡骨近端跨过桡骨，从而造成钢板的置入难度提高，且如果要取出内植物的话会使手术操作更加困难。

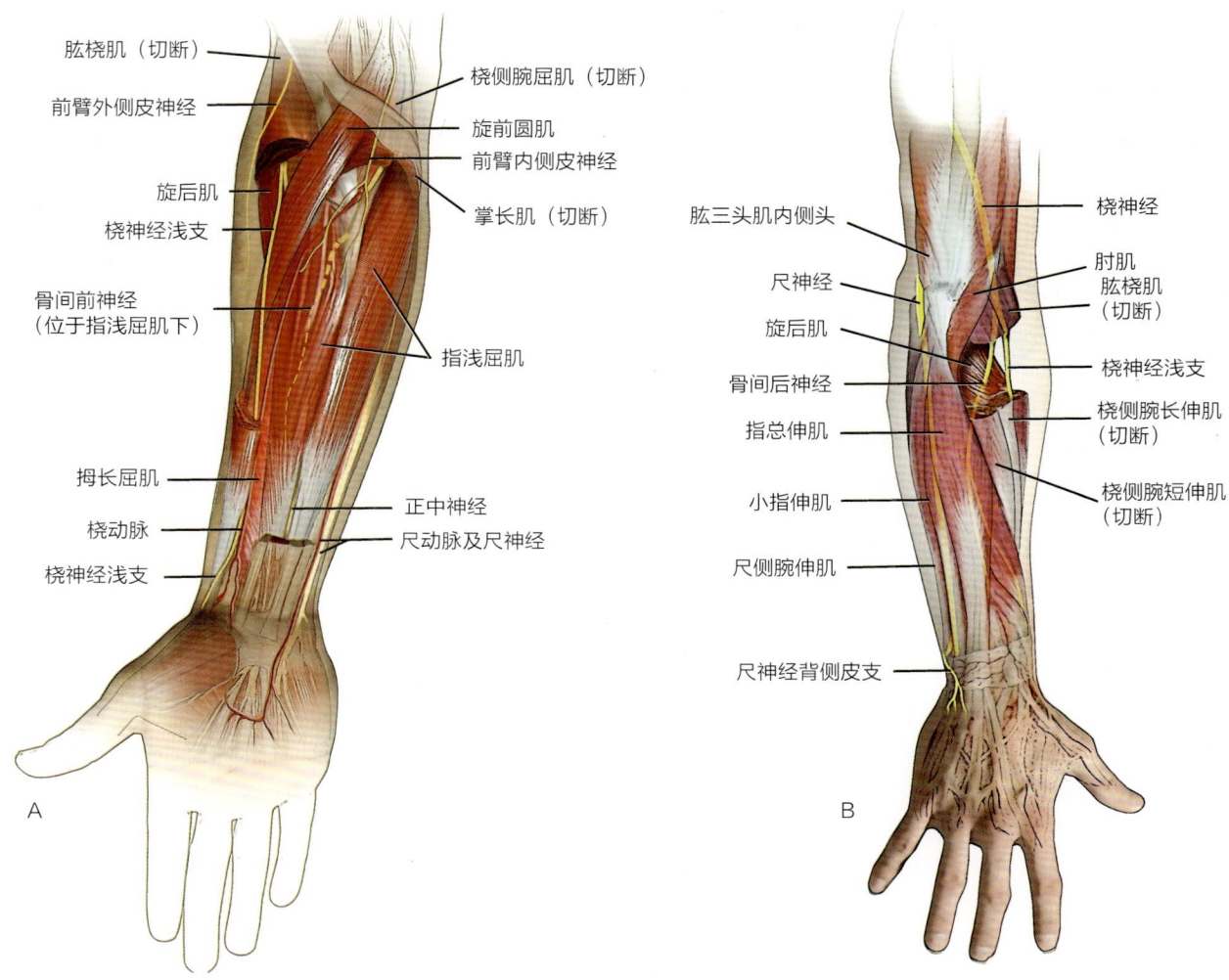

图1 前臂肌肉以及血管神经解剖。A. 在前臂掌侧入路中，可能会遇到桡动脉、桡神经浅支、骨间前血管神经以及骨间后血管神经结构。需要充分掌握其解剖位置、显露方法，从而避免在术中，尤其是外伤可能导致其解剖位置发生改变时，对这些结构造成损伤。B. 背侧入路时可能在近端遇到骨间背侧神经，在远端遇到桡神经浅支。在远端尺侧切口中，尺神经的背侧皮支可能因解剖变异使其出现在切口下方的概率提高。

到骨间掌侧动脉出血时，需要将其和骨间掌侧神经分离开再进行止血，可采用双极电凝或者微血管夹。

- 骨形态学：
  - 由于桡侧弓和矢状弓的存在，桡骨的形态学较复杂。桡侧弓的角度大约是10°，位于中段的冠状平面。矢状弓角度约5°，位于桡骨近端[9]。在前路放置钢板时需要根据矢状弓塑形，常用的解剖钢板会根据桡侧弓来设计。
  - 尺骨在矢状位几乎笔直，而在冠状位存在弓形结构（除近端的桡侧弓以外，有些患者在鹰嘴处还有轻度的背侧弓）[8]。在前臂中段和远段，可将钢板放置在前侧或者背侧，以免发生内植物对皮肤的激惹。在尺骨近端的骨干骨折可以将钢板靠在皮质近皮下侧边缘摆放，如此尽管会对皮肤有一定刺激，但是可以省

去对钢板的塑形过程。此外，这样放置钢板可以对抗肘关节屈伸活动中对前臂的杠杆作用。

发病机制

- 直接暴力（遭遇正面打击时防御面部所遭受的暴力、枪伤）。
- 非直接暴力（机动车碰撞、跌倒）。
- 前臂双骨折合并其他外伤的发生率较高。在一项研究中，87例送往创伤中心患者中有40%的患者合并多发伤（25%合并闭合头颅损伤，26%合并同侧肢体的其他部位损伤）[3]。

自然病程

- 桡骨骨折和前臂双骨折保守治疗一般效果不佳[1]。

第2章 前臂骨干骨折的切开复位内固定治疗
Open Reduction and Internal Fixation of Diaphyseal Forearm Fractures

Lee M. Reichel and John R. Dawson

定义

- 前臂骨干骨折包括单纯尺骨或桡骨骨折以及尺桡骨同时骨折（前臂双骨折）。骨折的部位从肘关节远端至腕关节近端。
- 无论在术前、术中还是术后均需要检查下尺桡关节以及肱桡关节的关系，避免漏诊盖氏骨折和孟氏骨折。
- 选择的固定技术应根据患者的年龄以及骨折的形态和位置来个性化定制。
- 在恢复患肢的力线和长度，并给予坚强的固定后通常可以获得满意的功能效果以及愈合率。

解剖

- 充分掌握前臂神经、血管以及各肌肉的解剖是十分必要的，尤其是神经的解剖位置，原因是前臂神经损伤几乎无法完全恢复。神经损伤会导致功能损失，即暂时或者永久的手部运动和感觉障碍。
- 损伤：
  - 桡神经、骨间背侧神经、正中神经、骨间掌侧神经以及尺神经尽管损伤发生率不高，但都有可能在外伤时累及。术前对神经的检查最好通过测两点辨别觉来完成。急性外伤情况下，由于外伤后疼痛的原因使得运动功能的检查变得困难。如果在术前怀疑有神经损伤，那么需要在手术时探查外伤区域的神经连续性。尽管大多数情况下神经的连续性尚完整，但还是需要在术前做好骨折固定后进行一期修复神经或神经移植的准备。
  - 除非在术前发现有神经系统损伤，否则很少会在术中直接暴露桡神经、正中神经或尺神经。如果术中暴露了神经，那么术者需要警惕是否解剖入路发生问题。
  - 骨折后的肌肉损伤需格外注意。除拇长屈肌腱以外其他肌肉的损伤大多数临床表现并不明显，甚至是很多严重外伤导致肌肉失用性损伤也是如此，使得很难在术前检查时和骨间掌侧神经损伤相互鉴别。
- 桡骨骨折入路（图1）：
  - 桡神经的浅层有5块肌肉（旋后肌、指浅屈肌、旋前圆肌、拇长屈肌、旋前方肌）。当软组织损伤较为严重时，各个肌肉不同的体积、肌纤维的走行以及腱性部分的止点（尤其是旋前圆肌）可以帮助术者术中进行。其中，旋后肌无论在掌侧入路还是背侧入路都可以很好地帮助术者判断桡骨的正确入路，从而避免损伤骨间背侧神经。其肌纤维相对于其他垂直走行的屈肌、伸肌肌纤维呈斜向走行。
  - 在掌侧或前侧入路中，通常会遇到前臂外侧皮神经、桡神经感觉支的浅支、骨间掌侧神经以及骨间背侧神经。其中前臂外侧皮神经大多数是在术者切皮后用剪刀分离皮下筋膜时暴露的。而桡神经浅支近端通常在肱桡肌的深面走行，因此需避免在该处使用自动皮肤撑开器。
  - 桡动脉在桡骨的入路中必然会暴露，其近端1/3在肱桡肌的深面走行，随后在肱桡肌和桡侧腕屈肌肌纤维分离处的深筋膜层深面可探查到其中段部分。在靠前臂近端的入路中，可在肱二头肌粗隆附近探查到静脉网以及桡动脉的返支。
  - 前臂掌侧和背侧的浅静脉管径较粗，损伤后可发生大出血，因此需要注意对浅静脉的结扎。
  - 在前臂的背侧或后侧入路中，可能会碰到骨间背侧神经以及桡神经感觉支的浅支。
- 尺骨骨折入路（见图1）：
  - 尺神经的背侧皮支从背侧向掌侧斜向在浅筋膜层走行，在远端尺骨茎突的入路中最常暴露。然而在有些病例中，该神经的解剖位置会发生变异，其从背侧跨过尺骨至掌侧的平面会更靠近端。因此在前臂远端的入路中，需要在皮下尽可能钝性分离浅筋膜层以免伤及该神经。
  - 整个尺骨紧近皮下，骨膜下剥离可以提供充分的暴露需要。尺侧腕屈肌和桡侧腕屈肌附着在尺骨的掌侧和背侧处，如此覆盖仅需要在尺骨中段进行简单的肌间隙内分离就可以充分暴露尺骨干部分。
- 固定：
  - 无论是掌侧入路还是背侧入路，骨间掌侧神经和骨间背侧神经都距离桡骨仅数毫米。无论是固定钢板还是复位骨折端，在使用持骨器时都有可能损伤这些神经。此外，需要避免在桡背尺侧使用单极电凝。当遇

桡骨骨折前方（掌侧）入路

- 在止血带充气前通过抬高患肢或者用消毒皮条轻度加压来轻度驱血。
- 切口以骨折部位为中心向近远端分别沿肱桡肌的外侧缘切开，切口长度取决于骨折粉碎程度，一般来说，切口长度为前臂长度的1/3（技术图1A）。
- 切皮时应仅切开表皮和真皮层，随后在筋膜层做钝性分离，并注意显露前臂外侧皮神经（技术图1B）（笔者通常使用刀片仅切开表皮，随后使用针式电灼刀切开真皮层起到止血作用）。
  - 通常会牺牲前臂外侧皮神经的小分支来弥补神经主干在手术区的活动范围。
- 需要时可用纱布来剔除深筋膜层表面的脂肪组织。
- 采用组织剪来分离切开深筋膜层。
- 分离深筋膜层后需要暴露并游离桡动脉及其伴行静脉。在前臂近端1/3，桡动脉走行于肱桡肌肌腹的深层，在该层面桡动脉接近前臂掌侧的中线走行。
- 采用双极电凝结扎桡动脉至肱桡肌的穿支血管，有助于将桡动脉向尺侧游离。
- 在前臂的中段部分，桡动脉走行更接近表浅，通常在深筋膜深面的一层脂肪内，即肱桡肌和桡侧腕屈肌肌腹之间（技术图1C）。同样地，在该部位将桡动脉分离后向尺侧牵拉。
- 在前臂远端1/3部分，通常可以安全地将桡动脉向桡侧牵拉。在前臂远端靠近腕部处，可以从桡侧腕屈肌的腱鞘表面进入，从而避开桡动脉。
- 在前臂近端部分，肌肉层次较多，在分离时应该沿肱桡肌的内侧缘向深面分离。
- 在分离时需要暴露桡神经浅支，在术中应该仔细保护该分支，避免用拉钩直接牵拉。
- 旋后肌可以从其具有特点的斜向走行的肌肉纤维进行鉴别，术中需要留意骨间背侧神经，其由近端靠内侧向远端的外侧走行，其方向和旋后肌的肌纤维方向呈90°。
  - 在桡骨骨折时，通常很难做到将前臂近端充分旋后来保护骨间背侧神经。
  - 如果在旋后肌的远端暴露骨折端时，可以让助手将近端的桡骨部分旋后进行复位，并直接用复位钳来固定骨折端。这种情况下可以用骨膜剥离器或者刀片直接将肌肉从内侧向外侧剥离，从而将骨间背侧神经牵向外侧予以保护。
  - 另一种方案是将骨间背侧神经充分游离暴露，但大多数情况下不需要如此。
- 在肱二头肌粗隆周围分离时，当分离到肱二头肌止点时有时会见到清亮稠状的组织液，该组织液来自肱二头肌的滑囊。见到滑液有助于术者在术中定位其正在剥离的解剖位置。在肱二头肌止点近端有大量的血管网，在术中尽可能不要在该处进行分离，如果需要的话可以用钝头的拉钩将其作为整体进行牵拉。

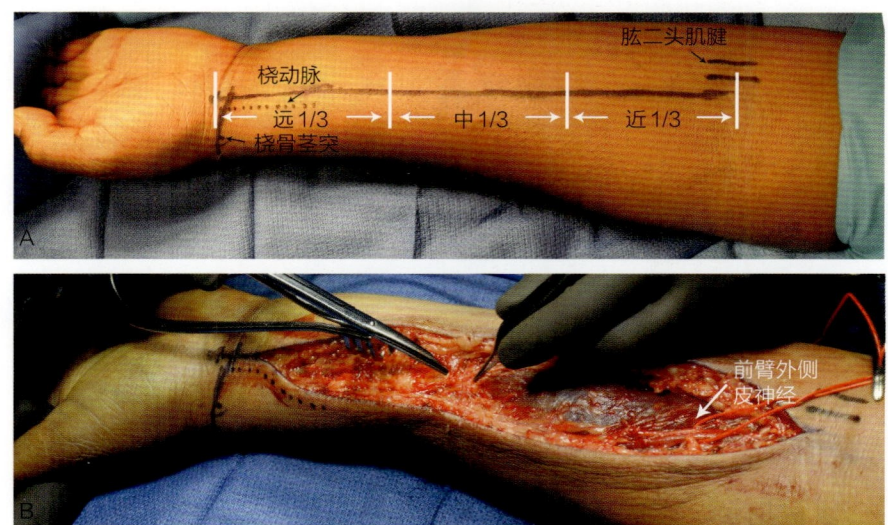

技术图1 桡骨掌侧入路。A. 前臂被人为划分成三部分，每部分都有其特殊的解剖结构，需要在入路中进行辨认。切口可从肱二头肌止点延伸至桡骨茎突。桡骨远端骨折可以通过桡侧腕屈肌腱鞘上方切口进入。B. 在浅筋膜层需要进行钝性分离，辨认前臂外侧皮神经并对其保护。

- 在桡骨中1/3和远端1/3部分,通过简便迅速的分离方法可以直接向下分离至其外侧缘。而在近端部分,旋后肌在桡骨近端内侧缘部分影响了骨间背侧神经的暴露。
  - 在桡骨中段部分,指深屈肌腱和旋前圆肌都可将其从外侧向内侧锐性剥离。
  - 旋前圆肌可在切开后行Z字延长,或者直接从骨膜下全层剥离。或者,如果要求尽可能微创治疗,可以从其腱性部分将其切断,留小部分止点在桡骨处,剥离时将肌性部分完全剥离下来,在内植物固定完成后再将其腱性部分原位缝合(技术图1D)。笔者所采用的处理方法是后者。
  - 在切口的远端部分,可用刀将拇长屈肌和旋前方肌沿桡骨外侧缘向内侧缘剥离。
- 骨折内固定技术在下文中会给出介绍(技术图1G)。
- 关闭伤口时需松开止血带,若在切口分离过程中使用双极电凝仔细止血,一般松止血带后很少会有出血。
- 通常深筋膜不做缝合,而对于浅筋膜层可以用单股的可吸收线做间断缝合,最后用3-0的尼龙线来缝合皮肤。

技术图1(续) C. 在中1/3部分,桡动脉(Rad. Art)及其伴行静脉可在肱桡肌(Br)和桡侧腕屈肌(FCR)之间辨认。通过轻度的驱血可更好地辨认血管结构。桡神经浅支(SRN)通常在肱桡肌和桡侧腕屈肌之间走行。D. 上方图显示了旋前圆肌(P.T.)在桡骨的止点位置。中间图所示在钢板孔内钻孔留置缝线并将旋前圆肌重新缝至桡骨(下方图)。E. 一桡骨节段性骨折病例中可见骨间掌侧神经血管紧贴骨折近端骨块。

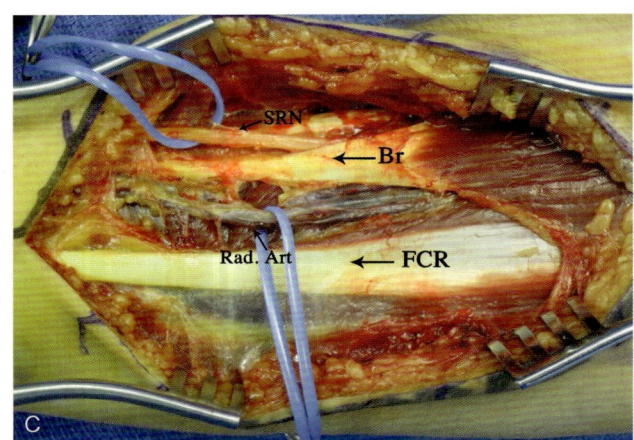
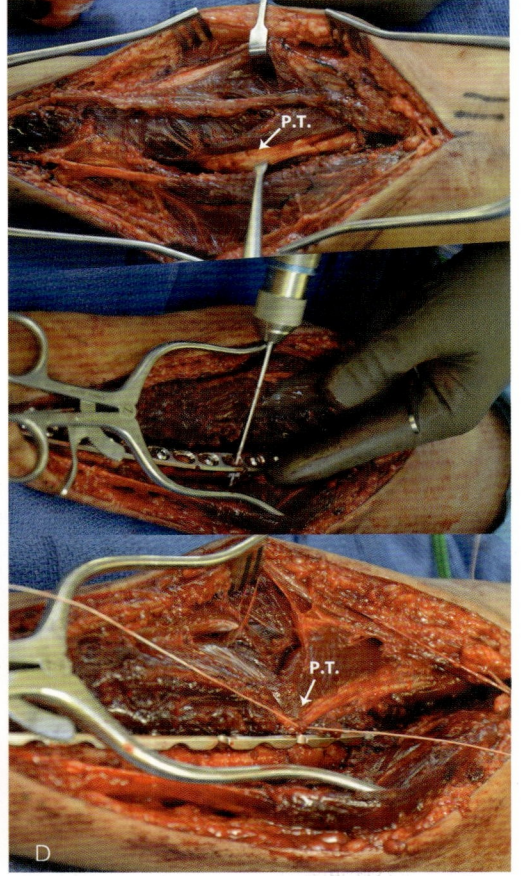
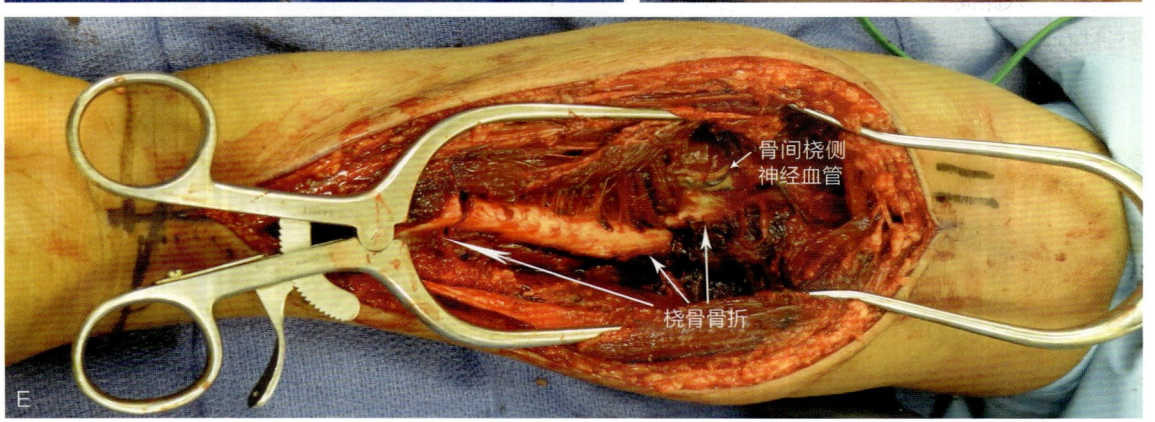

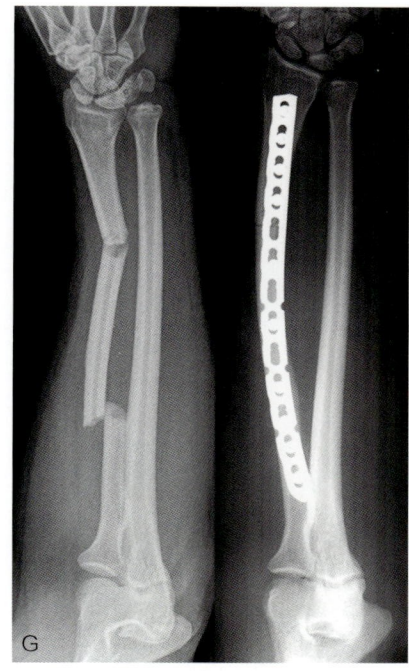
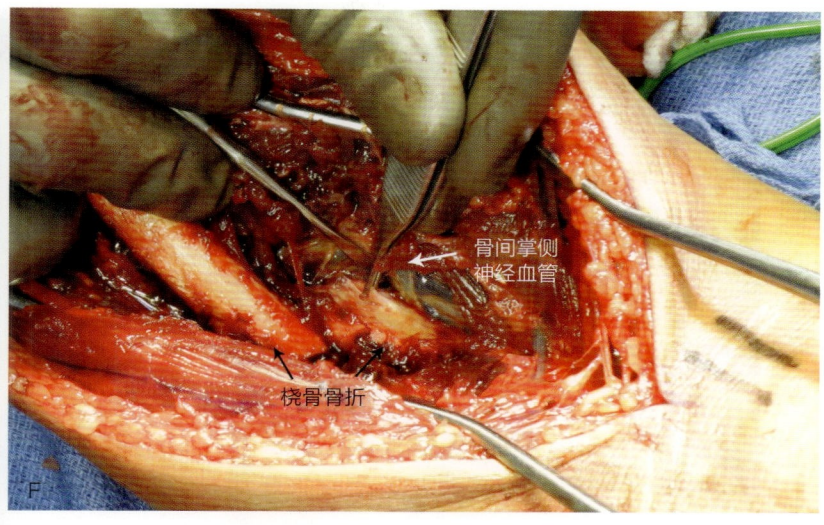

技术图1（续） F. 用小拉钩轻轻牵拉血管后可安全暴露桡骨骨面。G. 通过解剖钢板固定桡骨节段性骨折并恢复桡骨旋转弓。

桡骨骨折背侧入路

- 背侧入路通常用于桡骨干中段或者近端1/3部分骨折，以下将介绍通过延长切口来显露桡骨中段和近端部分。
- 切口以骨折部位为中心，沿肱骨外上髁至Lister结节连线为轴。
  - 切口一般以骨折处为中心，长度约为整个桡骨长度的1/3（技术图2A）。
  - 切开皮肤后进行钝性分离直至深筋膜，并将两侧的筋膜皮瓣在深筋膜浅层分离。分离中从深层发出至筋膜层的穿支血管可将其电凝结扎。
  - 在近端处，其入路间隙位于指总伸肌白色腱性部位与桡侧腕短伸肌肌腹前缘之间（技术图2B）。
  - 需要注意辨认指总伸肌腱的腱性起点，因为外侧副韧带复合体的桡侧束止点位于其止点的深层。
  - 沿指总伸肌白色较厚的腱性部位前缘切开，并用剥离器将其肌性部分拨开。
  - 用剪刀由远端向近端剪开深层筋膜组织，显露旋后肌，可通过其不同的肌纤维走行方向辨认（技术图2C）。
  - 骨间背侧神经和旋后肌以90°的夹角穿入该肌肉，通过钝头的拉钩将桡侧腕伸肌和肱桡肌从旋后肌浅层提起后，术者便可轻松辨认骨间背侧神经进入旋后肌部位。
  - 另一种方法是从远端辨认骨间背侧神经后沿着旋后肌向近端分离（技术图2D、E）。
- 在桡骨中段1/3部分，辨认拇长展肌和拇短伸肌后将其从桡骨表面锐性剥离并牵拉至一侧。

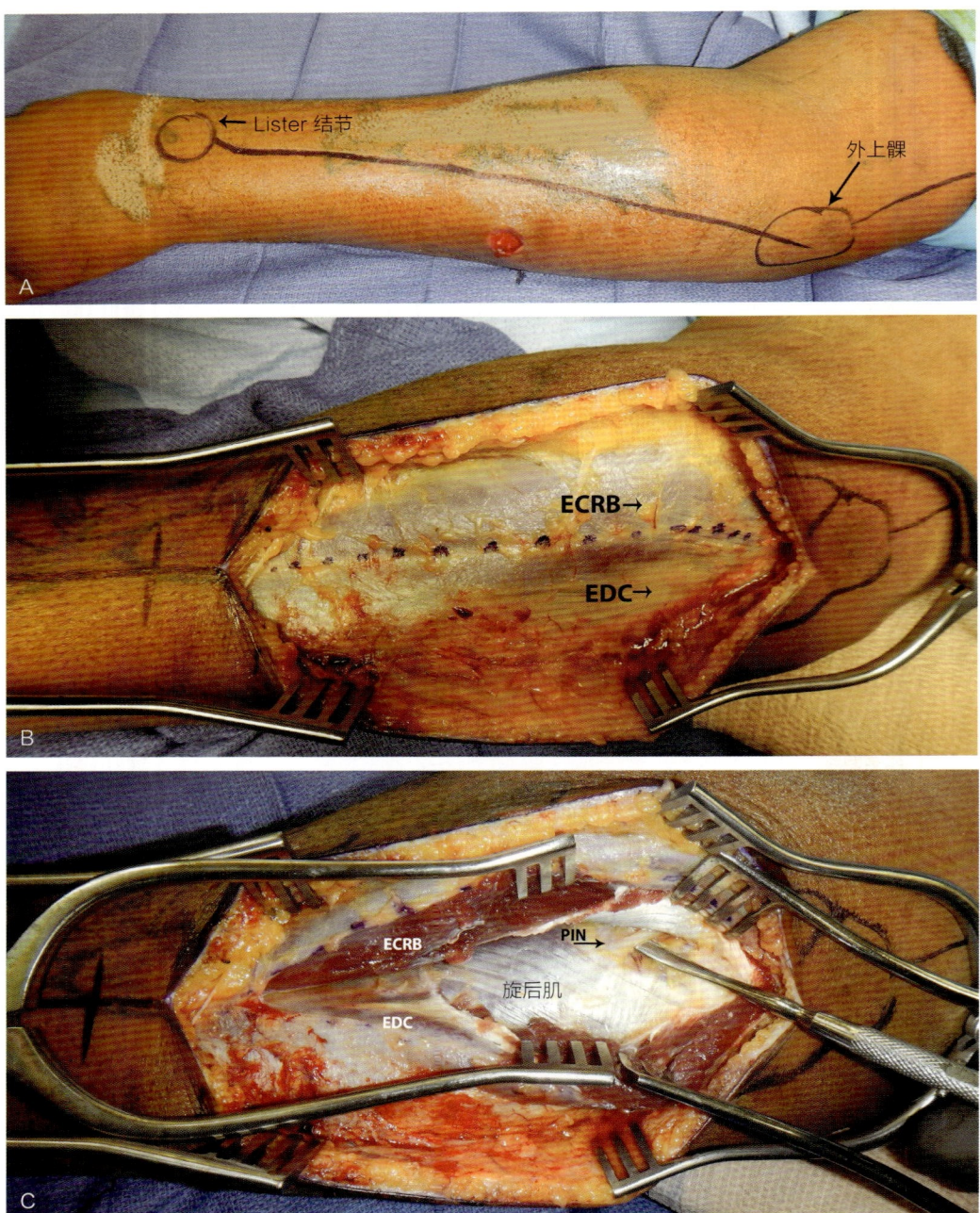

技术图2 桡骨背侧入路。A. 从肱骨外上髁至Lister结节的延长切口。B. 近端的入路间隙为指总伸肌（EDC）和桡侧腕短伸肌（ECRB）之间。C. 指总伸肌和桡侧腕短伸肌的深筋膜层被打开，可见旋后肌特有的斜向的肌纤维走行。还可见骨间背侧神经（PIN）从近端以和肌纤维垂直的方向进入肌纤维中。

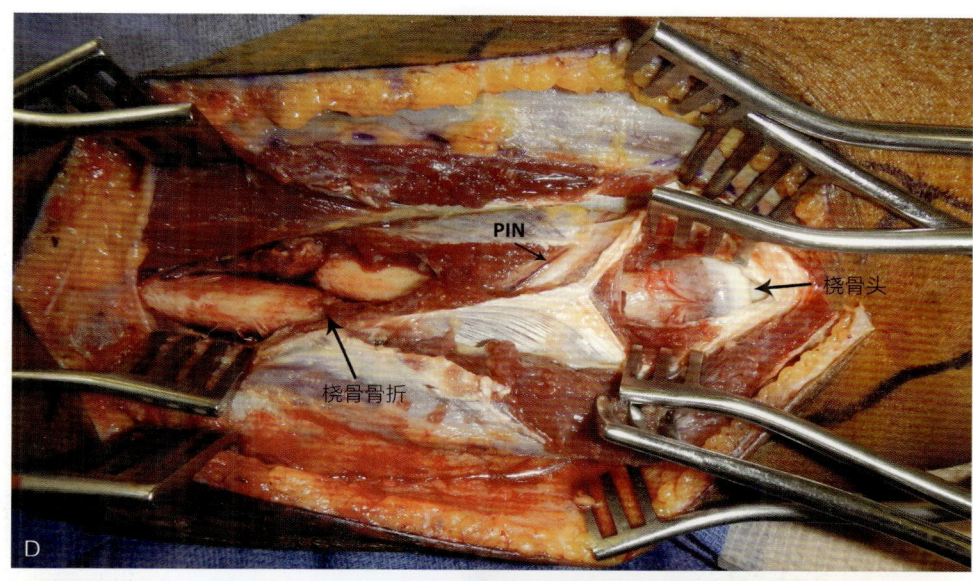

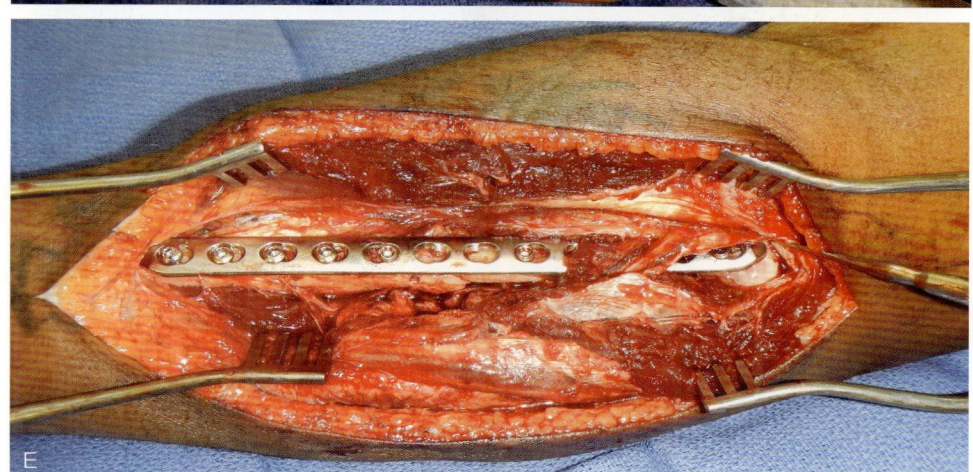

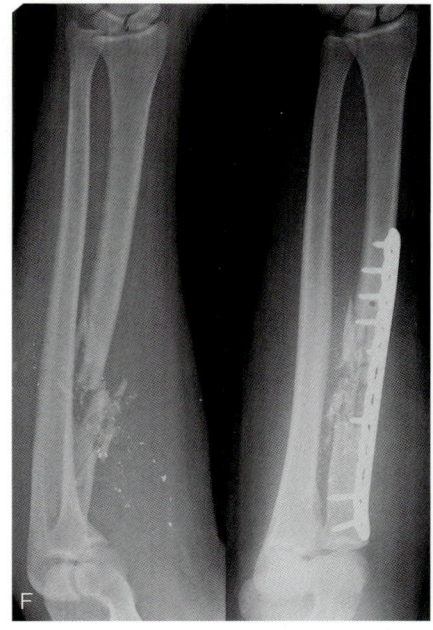

技术图 2（续） D. 部分分离旋后肌以暴露骨间背侧神经走行。在近端可见桡骨头，在远端可见骨折端。E. 3.5 mm 锁定加压钢板用于桡骨近段。在该病例中，近端只能置入两枚螺钉，因此选择使用锁定螺钉。F. 术前及术后 X 线可见通过桥接钢板模式固定粉碎桡骨近端骨折。所使用的是 3.5 mm 锁定钢板。近端放置钢板时需要仔细检查是否在旋前、旋后动作时发生撞击。按笔者的经验，这种类型骨折存在较高的感染以及骨不连发生率。因此考虑感染风险后不建议行一期植骨。

尺骨入路

- 切口以骨折部位为中心,沿鹰嘴至尺骨茎突连线。
- 切开皮肤,钝性分离皮下组织至尺骨干表面(技术图3A)。
- 在尺骨远端部分,分离时需要注意避免损伤尺神经的背侧皮支,该分支一般在尺骨茎突远端的浅筋膜层内,从近端靠近掌侧斜向远端靠近背侧处,有少数情况该分支在更近端的平面跨过尺骨。
- 一旦尺骨暴露后,锐性分离需要进行复位和放置钢板部分的骨膜(技术图3B、C)。

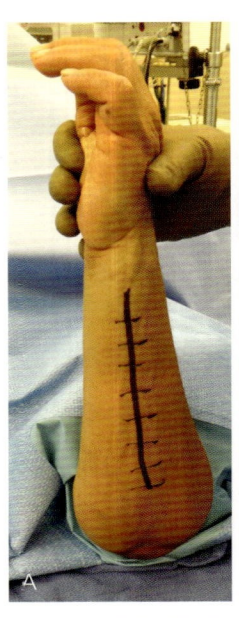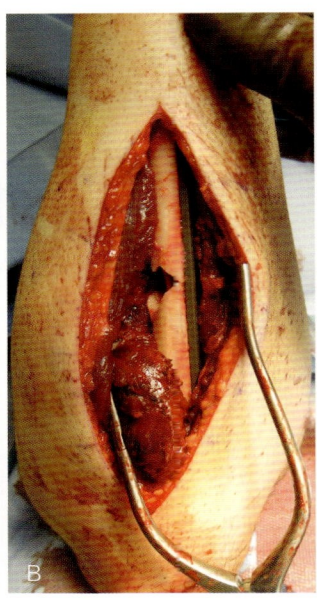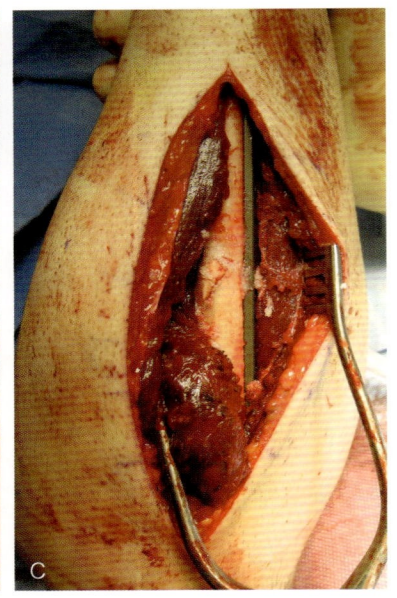

技术图3 尺骨入路。A. 沿尺骨紧贴皮肤部位做切口。B. 通过背侧放置钢板复位固定合并粉碎蝶形骨块的尺骨中段骨折。C. 粉碎性蝶形骨块以及异体骨移植辅助填充骨缺损处(对于这种情况可考虑使用自体骨移植,如果有必要对于闭合骨折可进行一期植骨)。

骨折固定

- 在固定横行骨折或短斜行骨折时,首先将钢板和远端骨段固定,远端骨段固定时先置入离骨折端最远的螺钉,再置入离骨折端最近的螺钉。
  - 接着将骨折近端的骨块复位后通过复位钳临时和钢板固定,同时在标准流程下置入近端的加压螺钉。
  - 常规使用的是7孔3.5 mm加压钢板,在骨折端两侧各3枚双皮质非锁定螺钉,中间孔预留给骨折处。
  - 钢板在置入前可给予一定的预弯,如此置入后可以对钢板对侧的皮质也起到轴向加压的效果。
- 对于存在蝶形骨块的横行骨折,笔者常规的操作是将蝶形骨块在钢板外通过一枚螺钉和一侧骨块进行固定,通常选用的螺钉是2.4 mm的骨皮质螺钉。
  - 通常来说,除非蝶形骨块较大,否则在固定蝶形骨块时一般不使用拉力螺钉的置入技术。蝶形骨块一般可以用点式复位钳进行复位,然后置入双皮质螺钉。选择单纯骨皮质螺钉的原因是其两侧皮质的把持力较强,且通过点式复位钳固定时已经达到加压的效果。如果尝试使用拉力螺钉失败的话,那几乎将不可能再固定该蝶形骨块。
  - 通过骨皮质螺钉的固定可以将原来的三部分骨折简化为二部分骨折,后面的操作和之前二部分骨折操作类似,但需要注意不要过度加压以免造成已经固定好的蝶形骨块发生移位。
  - 笔者的经验是,即便蝶形骨块没有血供,通过合理的固定也能达到愈合的效果。
- 严重的粉碎性骨折可以通过解剖型钢板来桥接固定。
- 同样地,将钢板首先固定在粉碎性桡骨骨折端的一侧,随后助手通过手法牵引直到术中透视确定长度恢复,再将钢板和另一侧骨段进行固定。
  - 如果手法牵引和钢板固定的操作较困难,可以在靠近下尺桡关节处通过1枚1.6 mm或者2 mm的不锈钢钢针将尺桡骨固定在同一高度,随后再将钢板和远端骨段进行固定。

- 在旋后位拍摄健侧的尺桡骨全长片有助于术中判断患肢尺桡骨的正常长度（或者当术前没有拍摄健侧全长时可以在术中拍摄）。尺骨的变异征是判断高度的重要标志。
- 加长型的桡骨远端解剖钢板可用于治疗靠近远端的桡骨干骨折，尤其是骨量较差或者固定时需要固定工作距离较长的情况。
  - 如果使用3.5 mm的加压钢板固定掌侧偏远端的桡骨干骨折，那么需要将钢板进行塑形来贴附桡骨远端掌侧斜坡。
  - 在桡骨远端大部分以骨松质为主，因此选择骨松质螺钉会增加螺钉的把持力。
- 尽管会出现钢板对皮肤及周围软组织刺激症状，尺骨近端的钢板通常还是会放置在皮下的面。
  - 尺骨靠近皮下的面在矢状面几乎没有任何弧度，且能在肘关节屈伸活动时抵抗成角的应力。
- 中段和远端1/3的尺骨骨折可以将钢板放置在掌侧或者背侧。
- 同样地，通常可以将钢板先和骨折端较细的一侧进行固定，然后再通过螺钉加压技术固定另一侧。
- 结合钢板［3.5 mm动力管型钢板（DCP）-1/3管型钢板］很好地结合了钢板强度的需要以及钢板远端低切迹的需要。在靠近极远端的尺骨骨折中，可以使用掌指骨锁定钢板结合2.5 mm或者其他更大尺寸的锁定钢板以垂直角度放置来提高固定强度。
- 当使用较大尺寸钢板来固定桡骨时（以桥接模式固定或者合并蝶形骨块的固定），需要注意术中要恢复桡骨旋转弓的弧度来恢复前臂的旋转功能。
  - 可以通过对钢板预塑形或者直接使用解剖型钢板来达到目的。

要点与失误防范

骨筋膜室综合征	• 避免在损伤数天内进行内固定时或者患肢有明显肿胀情况下使用区域麻醉，以防镇痛效果掩盖骨筋膜室综合征的症状 • 不要在缝合时关闭深筋膜层，注意在术前和患者沟通术中不能一期关闭伤口的可能性，告知患者在张力高的情况下需要延期2~3天二期关闭创面 • 如果发现骨筋膜室综合征，应立即行筋膜切开减压和内固定治疗，可在一期关闭尺骨的切口，掌侧的切口应延迟闭合
轻度驱血	• 轻度驱血可以在术中更好地辨认血管，方便对其进行游离和结扎，从而减少术后出血的风险（见技术图1C、E）
横行骨折	• 该类型的骨折很难通过复位钳维持复位。因此可以先按照远端—近端螺钉的顺序用钢板固定一侧骨段。最后将另一侧固定通过钢板的加压孔进行复位加压
合并蝶形骨块的斜行骨折	• 首先将蝶形骨块和骨折端一侧固定，从而将三部分骨折转化为二部分骨折。如果骨折的形态迫使固定的蝶形骨块的螺钉和最后放置钢板的位置在同一个面，那么可以将固定蝶形骨块的螺钉从钢板孔置入从而避免螺钉影响钢板置入
粉碎性骨折	• 拍摄健侧的X线片来评估骨折部位正常的形态以及尺骨的变异征。强烈建议采用解剖型钢板用于辅助骨折复位以及桡骨弓的恢复
骨质疏松骨折	• 选择比常规尺寸更长的钢板，且在加压后使用锁定螺钉进行固定
在背侧入路恢复桡侧旋转弓	• 如果背侧入路下需要使用解剖型钢板，可以将直型加压钢板以一块解剖型前侧钢板为模具在置入前塑形，以达到恢复桡侧旋转弓的目的

术后处理

- 将敷料以松垮的方式进行包扎，或者松松地缠上石膏垫，并在术后用颈腕吊带悬吊患肢。
- 术后鼓励患者即刻主动活动患侧的肩部、肘部、前臂、腕部以及手指各关节。由于旋前旋后功能是最难恢复的功能，因此推荐患者术后在医生指导下进行规律的前臂旋前旋后训练。
- 对于疼痛耐受能力较差的患者，可在手术结束后用长臂石膏托将前臂固定在中立位，手指各关节不予固定并在术后主动活动。在术后第一次查房即解除所有制动措施。
- 对于自我训练不能提高活动度的患者建议其在医生指导下进行功能锻炼。

预后

- Anderson 等[1]的经典研究表明,术后骨折愈合后腕关节或肘关节会丧失最多10°的活动范围,以及最多25%的前部旋转范围。他们报道了在106例前臂双骨折的患者中最后有54%的患者获得了满意结果[1]。在同样的判断标准下,Chapman 等[3]报道了前臂双骨折后86%的患者获得满意结果。
- 近期 Goldfarb 等[4]通过 DASH 评分以及 MFA 标准来评估使用3.5 mm 加压钢板治疗前臂双骨折患者的效果。
  - 结果发现患侧的旋前功能与健侧相比明显降低。
  - 此外,通过功能相关的调查问卷发现,当前臂和腕部较对侧相比活动度降低时,会造成整体功能明显下降。总体来看,通过 DASH 评分以及 MFA 标准评价的效果较为满意[4]。

并发症

- 大样本的临床研究显示约有2%的术后感染发生率[3]。
- 其他术后并发症包括骨筋膜室综合征、神经损伤、尺桡骨骨桥、内固定失效以及内植物激惹症状。使用4.5 mm 的加压钢板可能会导致内固定取出后再骨折发生率增加,主要是由于4.5 mm 钢板残留的钉道较大造成的[3]。
- 骨不连在尺桡骨的简单骨折中并不常见。但合并节段性缺损的情况将可能发生骨不连,因此需严密随访。通过戒烟以及代谢优化可减少骨不连的发生。
- 桡骨骨折发生旋转畸形愈合将明显限制旋前旋后活动,且这种畸形很难纠正。
- 桡神经浅支所支配的感觉或运动障碍在桡骨干骨折后并不少见,但大部分术后均能缓解,其主要原因可能是由于掌侧入路手术暴露骨折端时拉钩过度牵拉造成的。
- 术中使用单极电凝剥离桡骨的尺侧缘时可能医源性损伤骨间掌侧神经(因此建议使用双极电凝)。
  - 此外,还可能是由于使用复位钳复位桡骨时未紧贴骨膜操作而造成该神经损伤。
- 桡骨近端掌侧钢板可能和桡骨、尺骨或者肱二头肌腱发生撞击,在术中进行旋前旋后试验可发现是否存在撞击。
  - 不幸的是,由于骨折近端长度限制,很难在固定后重新调整钢板位置。因此碰到以上情况需要做好内植物取出的计划。
- 当在前臂远端关节周围放置钢板时,尤其是长钢板时,需要特别注意使钢板尽可能贴附骨面,否则容易发生内植物激惹软组织症状。
- 在任何情况下都应在内固定完成后松止血带并进行严密止血。
  - 浅筋膜层出血即便是深筋膜未关闭的情况下也可能导致骨筋膜室综合征。

(陆晟迪 译,贾伟涛 审校)

参考文献

[1] Anderson LD, Sisk TD, Tooms RE, et al. Compression-plate fixation in acute diaphyseal fractures of the radius and ulna. J Bone Joint Surg Am 1975;57(3):287-297.

[2] Cai XZ, Yan SG, Giddins G. A systematic review of the non-operative treatment of nightstick fractures of the ulna. J Bone Joint Surg Br 2013;95-B(7):952-959.

[3] Chapman MW, Gordon JE, Zissimos AG. Compression-plate fixation of acute fractures of the diaphysis of the radius and ulna. J Bone Joint Surg Am 1989;71(2):159-169.

[4] Goldfarb CA, Ricci WM, Tull F, et al. Functional outcome after fracture of both bones of the forearm. J Bone Joint Surg Br 2005;87(3):374-379.

[5] Henry AK. Extensile Exposure, ed 2. Baltimore: Williams & Wilkins, 1970.

[6] Moed BR, Kellam JF, Foster RJ, et al. Immediate internal fixation of open fractures of the diaphysis of the forearm. J Bone Joint Surg Am 1986;68(7):1008-1017.

[7] Ring D, Rhim R, Carpenter C, et al. Comminuted diaphyseal fractures of the radius and ulna: does bone grafting affect nonunion rate? J Trauma 2005;59:438-441.

[8] Rouleau DM, Faber KJ, Athwal GS. The proximal ulna dorsal angulation: a radiographic study. J Shoulder Elbow Surg 2010;19(1):26-30.

[9] Rupasinghe SL, Poon PC. Radius morphology and its effects on rotation with contoured and noncontoured plating of the proximal radius. J Shoulder Elbow Surg 2012;21:568-573.

[10] Thompson JE. Anatomical methods of approach in operations on the long bones of the extremities. Ann Surg 1918;68:309-329.

[11] Trousdale RT, Linscheid RL. Operative treatment of malunited fractures of the forearm. J Bone Joint Surg Am 1995;77(6):894-902.

第3章 盖氏骨折下尺桡关节的复位及固定
Reduction and Stabilization of the Distal Radioulnar Joint following Galeazzi Fractures

Benjamin S. Zellner, John R. Dawson, and Lee M. Reichel

定义

- 盖氏骨折指桡骨干远端1/3处骨折合并下尺桡关节脱位(图1A、B)。
- 众所周知,一般在桡骨干骨折解剖复位坚强固定后可获得稳定的下尺桡关节,因此可通过制动措施对下尺桡关节行保守治疗。
- 如果桡骨骨折经过解剖复位以及加压钢板固定后,下尺桡关节仍然复位困难或者复位后不稳定,那就需要对下尺桡关节进行手术固定。
- 儿童盖氏骨折不在本章节讨论范围内。

解剖

- 下尺桡关节:
  - 下尺桡关节的稳定性由桡骨乙状切迹和尺骨头之间的骨性关节匹配、周围韧带以及肌肉稳定结构来维持[5]。
  - 尺骨头桡侧的弧度较乙状切迹小,这种解剖特征可以使前臂在旋前旋后时尺桡骨之间可以同时进行旋转以及轴向滑动。并且,这种灵活的解剖结构尤其需要软组织来提供关节稳定性[5]。
- 三角纤维软骨复合体(TFCC):
  - TFCC所包含的掌侧以及尺侧下尺桡骨韧带是维持下尺桡关节的主要结构[18]。
  - 在尺骨窝中的下尺桡韧带深层纤维束结构止于尺骨茎突的基底部。
  - 基于上述解剖关系,对于一部分合并尺骨茎突骨折的盖氏骨折,可以通过固定尺骨茎突骨块来恢复下尺桡关节稳定性。
- 远端的骨间膜和远端骨间膜的斜束:
  - 远端的骨间膜位于旋前方肌的深层,并连接尺骨和桡骨(图2A)。
  - 生物力学试验结果显示远端骨间膜的膜性结构是维持下尺桡关节稳定的次要软组织结构[14,20]。
  - 若骨间膜斜束没有先天缺如,其一般起于尺骨远端,止于桡骨乙状切迹的下缘并和下尺桡关节的关节囊组织互相融合[18]。大体研究结果表明骨间膜斜束存在于40%的样本中(图2B)[15]。
  - Moritomo[14]曾提出假设,即在盖氏骨折的下尺桡关节脱位时,如果骨间膜斜束仅发生松弛但无撕裂时,可以通过解剖复位桡骨来恢复下尺桡关节稳定性。
  - 即便TFCC有损伤,在桡骨复位后骨间膜斜束的张力也随即恢复,即可恢复下尺桡关节的稳定性。如果桡骨骨折复位后下尺桡关节持续存在不稳定便要考虑骨间膜斜束撕裂[14]。
- 桡骨:
  - 大部分盖氏骨折脱位的桡骨骨折发生在其远端1/3部分,但也存在可能发生在桡骨其他任何一处[12]。
  - 超过50%的距离桡骨远端关节面7.5 cm以内的桡骨远端骨折合并下尺桡关节损伤,而仅有6%的距桡骨远端关节面7.5 cm以远的桡骨干骨折合并下尺桡关节损伤[17]。

发病机制

- 损伤机制:
  - 前臂过度旋前时,轴向力量通过伸直的手臂将力量向上传导。另外也有报道直接外力作用于前臂桡背侧[12]。
  - 盖氏骨折在高能量损伤中较常见,且常有合并损伤(30%~50%)[13]。

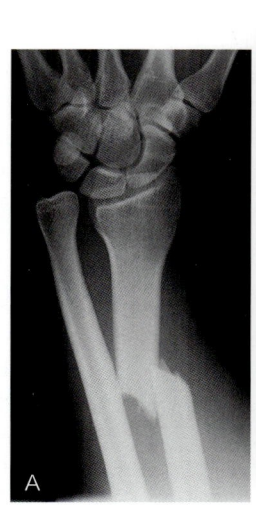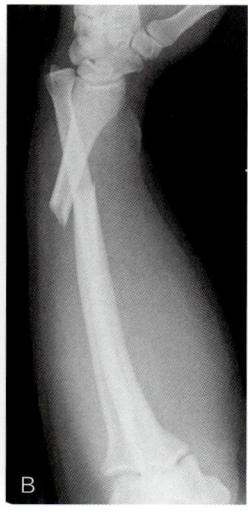

图1 经典盖氏骨折。A. 桡骨远端1/3处骨折合并骨折端向尺侧成角,桡骨发生短缩,下尺桡间隙增宽。B. 桡骨干骨折处向背侧成角,尺骨头向背侧脱位。

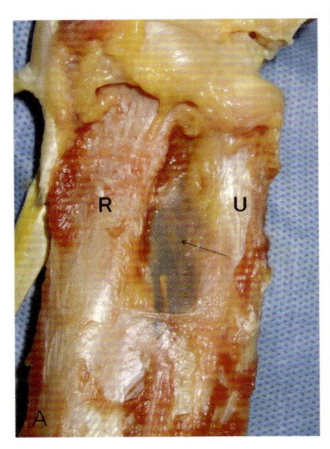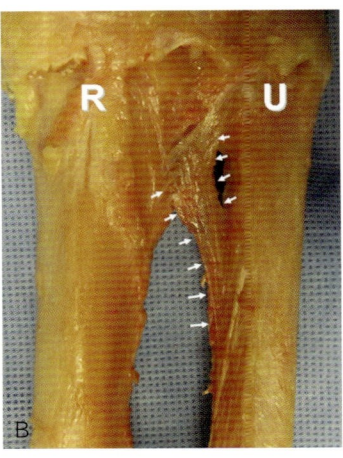

图2 骨间膜斜束。A. 骨间膜中斜束缺如。B. 骨间膜斜束是从靠近端的尺骨至远端桡骨之间的较厚的纤维束带（白色箭头）。R，桡骨；U，尺骨［经Elsevier允许引自 Moritomo H. The distal interosseous membrane: current concepts in wrist anatomy and biomechanics. J Hand Surg Am 2012;37（7）：1501-1507］。

- 桡骨骨折后发生短缩，短缩是由于TFCC从其尺骨头窝的附着点撕脱后造成的（或是尺骨茎突基底骨折但TFCC仍附着在其止点），短缩后进一步造成下尺桡关节脱位。
- 盖氏骨折合并难复性下尺桡关节（桡骨已固定）：
  - 当下尺桡关节无法复位时，需要考虑软组织卡顿。此时，关节囊、TFCC和（或）伸肌腱等都有很大概率发生卡顿（尺侧伸腕肌、小指伸肌、指总伸肌）[2,4]。
- 盖氏骨折合并下尺桡不稳（桡骨已固定）：
  - 众所周知盖氏骨折脱位通常合并TFCC损伤（或者其附着点随尺骨茎突基底骨折一同撕脱）[17]。TFCC损伤和骨间膜以及骨间膜斜束损伤（前文中有介绍）不同，即便在桡骨固定后还是常常导致持续显著不稳定。

自然病程

- 盖氏骨折脱位占所有前臂闭合性骨折的6%，以成年男性多见[13]。
- 保守治疗将会导致桡骨背侧突起的畸形愈合以及尺骨头向背侧突起。常常造成前臂旋前、旋后以及腕关节屈伸受限。而患者常常因为尺骨头的突起引起尺侧疼痛。
- 相对地，早期通过手术解剖复位桡骨并稳定下尺桡关节往往可以获得理想或满意的功能效果。

病史和体格检查

- 很大概率合并其他损伤，因此需要先检查是否有危及生命的合并伤。
- 患者自诉前臂和腕关节剧烈疼痛，查体可见尺骨头明显突起。
- 有时可表现为尺桡骨开放性损伤，此时需要仔细评估皮肤软组织情况。
- 神经血管损伤以及骨筋膜室综合征在盖氏骨折中报道并不常见，但即便无症状时也需要检查相关症状并记录下来。因此，在体检时需要去除所有的夹板、辅料以及衣物来进行彻底详尽的视触诊以及神经血管检查。
- 在手术前检查健侧下尺桡关节有助于判断患者下尺桡关节的自然松弛程度，尤其是在患侧旋前旋后检查被限制的情况下。

影像学和其他诊断性检查

- 对于盖氏骨折脱位的诊断需要拍摄腕部、前臂以及肘关节的正侧位片。
- 伤后的影像学表现主要包括：
  - 正位片上可见桡骨骨折短缩以及下尺桡间隙增宽。
  - 骨折后正位片上可见骨折端向尺侧成角，远端骨块桡偏畸形。
  - 侧位片可见骨折端向背侧成角，远端骨块发生掌倾畸形。
  - 可能合并尺骨茎突的基底骨折。
- 下尺桡关节半脱位有时很容易被漏诊。
  - 术后如果怀疑下尺桡关节未完全复位，可以拍摄腕关节的计算机断层（CT）扫描或磁共振成像（MRI）。
  - 下尺桡关节在横断面可以判断是否存在脱位或半脱位。
  - CT影像中有多种评估方法来判断并量化下尺桡关节半脱位程度（Mino标准、匹配法、中心法和桡尺比）[11]。但文献中还没有总结出标准判断方法（图3A~C）。
  - 尽管CT、MRI等特殊影像学检查有许多优势，但这些检查方法并不是必需的，对于盖氏骨折的软组织损伤是可以通过X线来直接判断的。

鉴别诊断

- 单纯桡骨干骨折。
- 桡骨头或桡骨颈骨折合并下尺桡关节损伤（Essex-Lopresti损伤）。

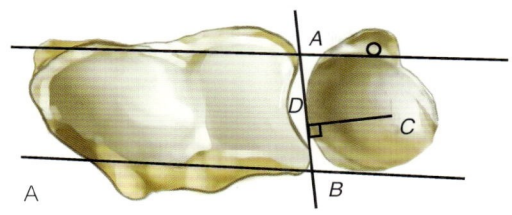

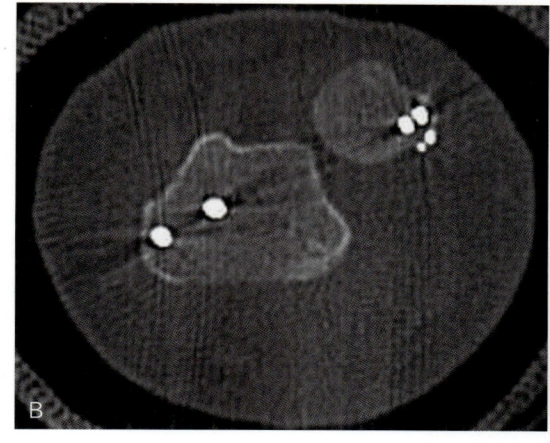

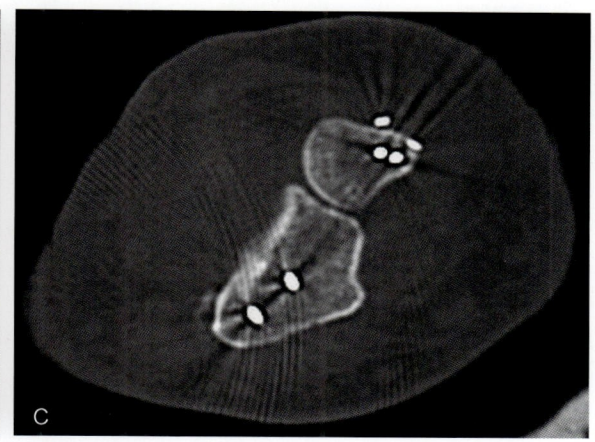

图3 A. 通过在CT横断面测量桡尺比来判断下尺桡是否半脱位。B. CT横断面可见尺骨茎突骨折切开复位内固定后仍存在背侧脱位。C. CT横断面见经过复位以及尺桡骨固定后下尺桡关节完全复位（图A经允许引自 Lo IK, MacDermid JC, Bennett JD, et al. The radioulnar ratio: a new method of quantifying DRUJ subluxation. J Hand Surg Am 2001;26:236-243）。

- 桡骨远端骨折合并下尺桡关节损伤。
- 尺侧部分腕骨或者韧带结构损伤。

非手术治疗

- 对于所有可耐受手术的患者都不建议采用非手术治疗方法。Hughston[7]经典研究发现38例采取非手术治疗患者中有35例以失败告终。

手术治疗

- 盖氏骨折脱位需要尽早治疗。拖延治疗超过10天将有可能影响前臂最终的活动范围[13]。
- 下尺桡关节是否需要固定取决于术中在桡骨固定后下尺桡关节的稳定性。

术前计划

- 术者需要在术前决定好手术入路以及桡骨固定的方式，且要提前为术中可能发现的下尺桡关节不稳及TFCC损伤做好准备。
  - 关于桡骨骨折入路和固定方法的相关临床决策和技术在第2章中进行了详细介绍。
- 需要在麻醉后进一步对健侧腕部进行检查。
- 根据术中查体结果，术者需做一系列相关准备：固定尺桡骨、探查下尺桡关节背侧韧带以及采用切开或者关节镜技术修复TFCC。
- 在桡骨固定后判断下尺桡关节稳定性。
  - 对于桡骨固定后下尺桡关节不稳定该采用何种固定方法目前仍不统一。而且目前没有相关文献指出评估下尺桡关节稳定性的标准方法。
  - 下尺桡关节稳定性的检查必须要在桡骨固定之后进行。
  - 通常在肘关节屈曲90°的情况下通过评估尺骨在前臂旋前位、中立位以及旋后位的掌侧应力试验和背侧应力试验来判断下尺桡关节松弛情况，以及是否存在半脱位或者脱位。需要了解的是，即便是检查了健侧的下尺桡关节，也很难量化非脱位的患侧下尺桡关节松弛度。
  - Giannoulis 和 Sotereanos[4]建议以固定桡骨后尺骨头（前臂完全旋后状态下）仍能从乙状切迹脱出作为诊断下尺桡不稳的标准。
  - Jupiter[8]认为下尺桡不稳在移位的桡骨远端骨折中普遍存在；此外，传统的通过给尺骨头施加掌侧和背侧应力的判断方法主观性太强，且缺少观察者间一致性评价。他建议术者可以在固定桡骨骨折后旋转手腕部，当有明确的弹响发生时便可诊断下尺桡不稳，同样可诊断骨间膜斜束发生撕裂。

体位

- 患者取仰卧位，将患肢放置在射线可透的搁手台上，上臂给予非无菌止血带。
- 如果计划使用腕关节镜评估下尺桡稳定性，需要将上臂和搁手台固定，否则牵引架将无法使用。

入路

- 桡骨骨折的复位固定可通过 Henry[6] 介绍的掌侧入路以及 3.5 mm 加压钢板固定。
  - 对桡骨解剖复位以恢复桡骨的长度、力线以及纠正旋转畸形,有助于恢复下尺桡关节稳定性。
  - 桡骨干的固定在第 2 章中已有详细描述。
- 尽管术前影像学检查可对下尺桡损伤进行判断(如尺骨茎突骨折、下尺桡关节半脱位/脱位、下尺桡间隙增宽),最终固定与否还是需要根据术中检查来决定(图 4)。
- 桡骨固定后对不伴尺骨骨折的下尺桡不稳的治疗:
  - 目前尚无相关文献提出关于桡骨固定后下尺桡不稳的标准治疗方法。
  - 在下尺桡复位状态下将桡骨和尺骨采用钢针固定是目前大部分病例报道中常用的方法,其最终结果也比较满意[6,12]。近期有报道,在 40 例患者中采用单枚 1.2 mm 或 1.6 mm 不锈钢钢针,在患肢旋后位时在乙状切迹近端固定尺桡骨 4~6 周,以治疗桡骨固定后下尺桡关节不稳。在平均 6.8 年随访中,没有患者需要二期下尺桡关节重建手术或者持续下尺桡不稳。此外,还可以考虑采用夹板在旋后位固定前臂 4~6 周。
- 桡骨固定后对合并尺骨茎突基底骨折的下尺桡不稳的治疗:
  - 盖氏骨折中合并尺骨茎突基底骨折的下尺桡不稳并不常见,有相关文献报道可以通过对尺骨茎突基底进行固定来恢复下尺桡稳定性[10]。常规采用的固定方法包括螺钉以及张力带。
- 桡骨固定后难复性下尺桡的治疗:
  - 如果在桡骨解剖复位后下尺桡关节仍无法复位,需要警惕软组织嵌顿可能。此时需要切开清理软组织并修复 TFCC[10]。

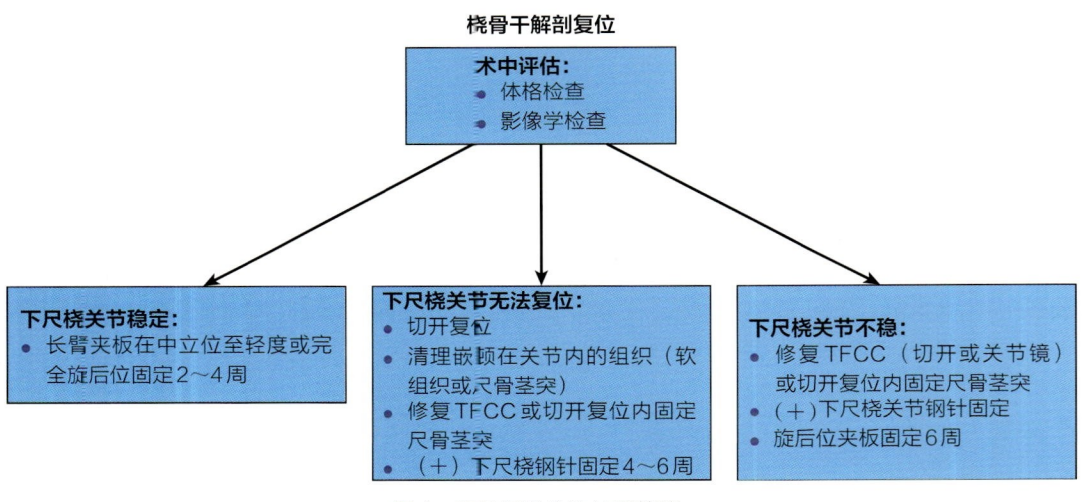

图 4 下尺桡脱位的处理策略。

尺桡骨横向贯穿固定

- 适用于桡骨固定后不合并尺骨骨折的下尺桡不稳的治疗。
- 桡骨干固定后,将肘关节屈曲 90°,前臂完全旋后。从桡骨切口中维持桡骨在固定位置。在尺骨头掌侧或背侧施加应力有发生脱位或者半脱位即可认为下尺桡不稳。此外,也可用 Jupiter[8] 介绍的检查方法来评估下尺桡稳定性。
- 将肘关节伸直,准备好术中透视设备,首先在皮肤上标记不锈钢钢针的进针点。尺桡骨贯穿钢针需要放置在乙状切迹的近端平面。在桡骨的桡侧切开皮肤并钝性分离至骨面。
- 在直视下用套筒放置到桡骨骨面,钻入一枚不带螺纹的钢针穿过桡骨后接触到尺骨后停止。
- 将前臂固定在 20° 的旋后位,助手捏紧尺桡骨干部使其相互靠拢,随后再将钢针穿过尺骨(此外,根据下尺桡不稳定的程度可将尺桡骨固定于完全旋后位)。
- 可将该钢针穿过尺骨后从对侧皮肤穿出。
- 采用同样流程置入第二枚钢针。
- 将两枚钢针多余的部分剪断后将尺桡侧两头折弯,以便钢针断裂时可以从任意一头取出(技术图 1A)。
- 另一种方法是将钢针从尺骨置入桡骨。
  - 在这种情况下,需要在钢针从桡骨穿出的部位先将皮肤切开,探查桡神经浅支并给予保护,且应该在直视

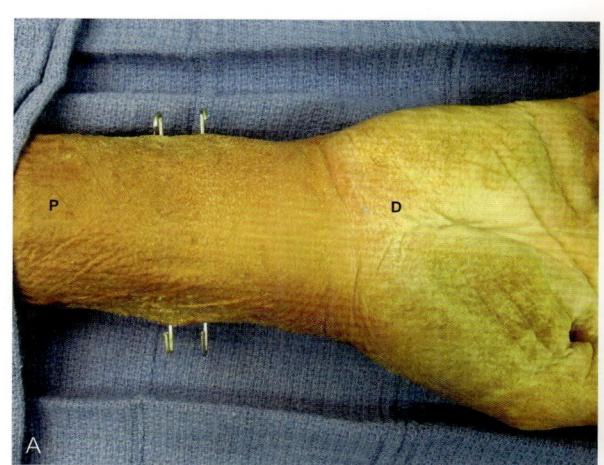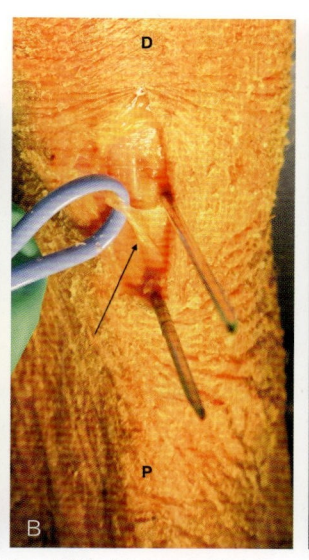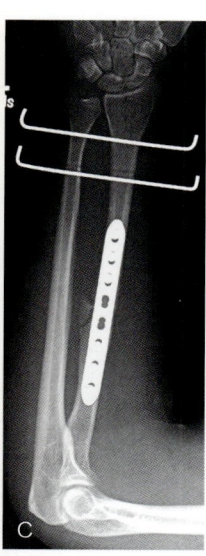

技术图 1 下尺桡固定。A. 从前后位角度见钢针放置平面及方向。钢针（1.6 mm 或 2.0 mm）从尺侧及桡侧两侧皮肤穿出（在碰到钢针断裂时方便取出）。B. 在桡侧面靠近钢针出口位置容易碰到桡神经浅支（箭头以及血管套）。P，近端；D，远端。C. 正位片可见钢针在下尺桡关节近端平面置入。

- 下将钢针从桡骨骨面穿出（技术图 1B）。
  - 如果术者不希望钢针从切口穿出，可以在钢针即将穿出皮质时将周围正常皮肤在针尖部位拉紧，使钢针在皮肤上的新孔穿出。
  - 将钢针从尺骨穿向桡骨的优点是若从直径较小的骨向直径较大的骨固定可减少钢针从近端骨穿出后未能穿过远端骨段的风险（技术图 1C）。
  - 而其缺点就是钢针在从桡骨穿出部位可能损伤桡神经浅支。
- 术中透视检查下尺桡复位后才能结束手术。
- 在用覆盖保护钢针尾部后将患肢用长臂后托进行保护。

下尺桡关节切开复位以及三角纤维软骨复合体的修复

- 适用于桡骨固定后难复性下尺桡脱位。
- 若桡骨解剖复位内固定后下尺桡仍无法复位，需要高度怀疑存在软组织嵌顿。需要通过切开来清理软组织，以及复位下尺桡关节并修复 TFCC 损伤[10]。
- 以下部分的介绍以假设解剖结构并无损伤发生为前提，但往往如果在下尺桡关节无法复位而需要切开进一步手术时，那肯定会由于嵌顿造成正常结构的损伤，如关节囊撕裂等。因此需要仔细辨认损伤的组织以及将其复位并修复，并且在复位后将其进行固定。
- 通常是在尺骨远端背侧做 2~3 cm 稍有弧度的纵行切口，切开后钝性分离皮下组织，将小的血管用双极电凝进行结扎止血（技术图 2A）。
- 在分离过程中辨认尺神经的背侧皮支，并给予保护。
- 在第 4、5 伸肌腱间室之间纵行切开伸肌支持带（技术图 2B）[3]。
  - 注意避免在从桡侧向尺侧剥离时破坏切口皮瓣血供。
  - 注意避免损伤尺侧腕伸肌的腱鞘。
- 将小指固有伸肌从第 5 间室内游离后向桡侧牵拉。
- 在尺侧切开关节囊（技术图 2C）。
  - 关节囊的横行切口沿桡腕背侧韧带从尺侧向桡侧切开，从尺侧腕伸肌腱至第 5 间室表面。
  - 横行切开关节囊后沿第 5 间室表面向近端继续纵向切开至尺骨颈水平。
  - 需要注意避免损伤下尺桡背侧韧带以及三角纤维软骨。
  - 通过皮肤撑开器牵开切开的关节囊可以避免损伤下方的三角纤维软骨。
  - 最后在尺骨颈平面做关节囊近端横行切口至尺侧腕伸肌腱。
- 如果需要增加暴露范围或增加操作空间，可以将连接三角纤维软骨和腕尺关节的尺侧半月板切除来达到以上目的。
  - 切开后可使用双极电凝进行止血[3]。

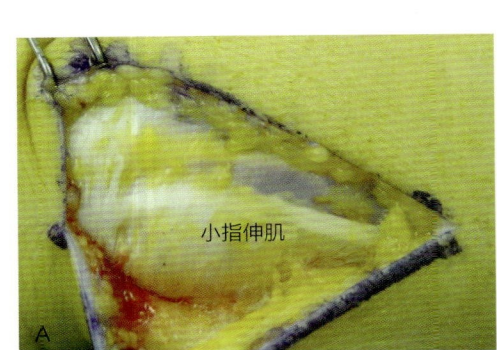
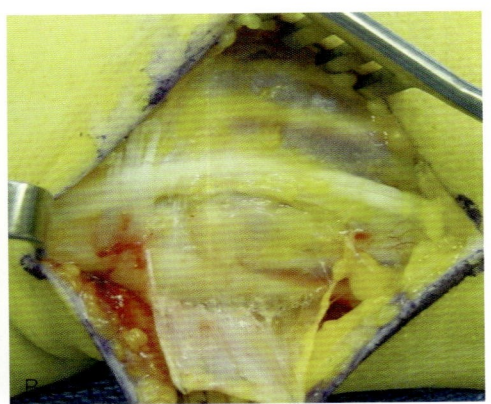
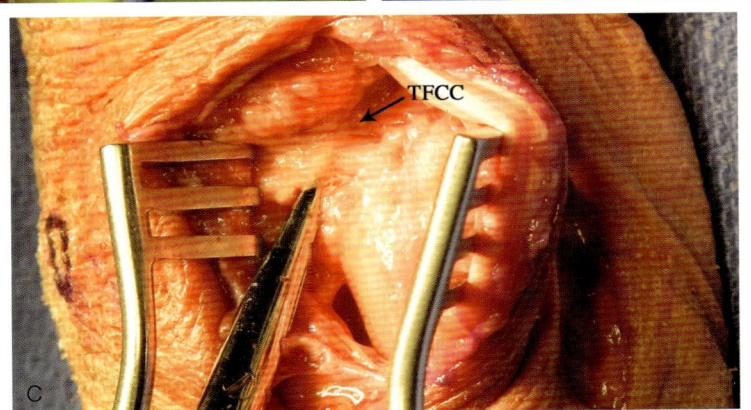
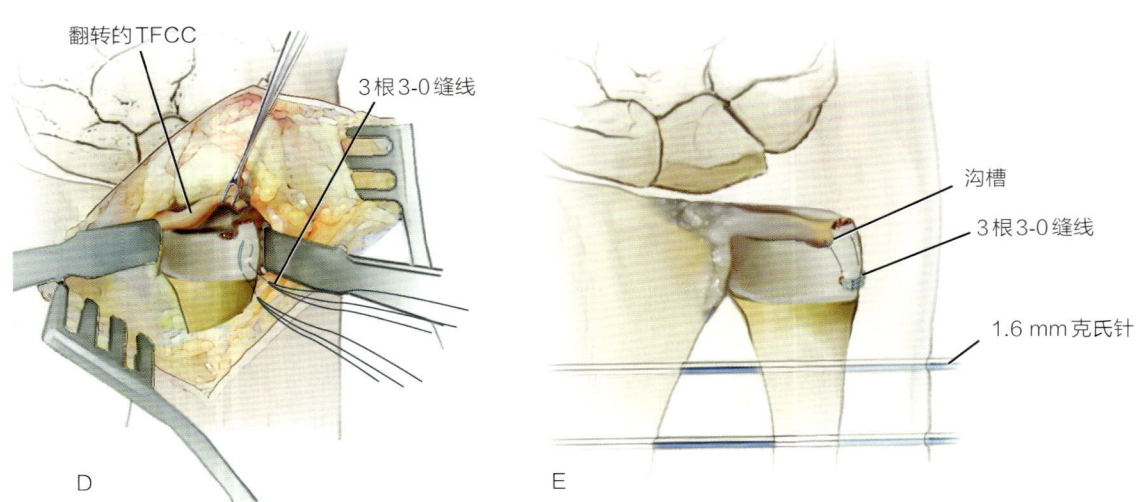

技术图2 下尺桡关节/TFCC的显露和修复。A. 切口。B. 打开伸肌支持带显露第5间室。C. 显露下尺桡关节和TFCC。D. 使用3-0不可吸收缝线穿过TFCC以及骨隧道。E. 缝线固定后最终置入2枚1.6 mm克氏针固定尺桡骨。

- 完整切除尺侧半月板的目的是暴露各个结构的边缘，以便在逐层关闭时能够对各个层次的结构进行修复。
- 随后使用小刮匙在尺骨窝挖出小骨槽暴露下方的骨松质。
- 使用1枚0.045 in（1.1 mm）光滑的不锈钢针从尺骨窝至尺侧内侧间隔1 cm钻出2条骨隧道。
  - 随后将3条3-0不可吸收缝线依次穿过其中一条骨隧道，再穿过三角纤维软骨后从另一个骨隧道返回至尺侧内侧缘（双隧道单进单出）（技术图2D）[9]。
- 在打结前先将下尺桡复位并用2枚1.6 mm或者2.0 mm不锈钢钢针固定。
- 最后将缝线在隧道的尺骨尺侧骨面打结。
- 固定后逐层缝合皮肤和皮下组织，可以将三角纤维软骨连接的下尺桡背侧韧带缝合至关节囊（技术图2E）。

关节镜下修复三角纤维软骨复合体

- 当考虑使用该技术来治疗盖氏骨折脱位时,需要了解的是目前发表的文献尚无有关该技术的效果研究。
- 术者坐在正对显示器的位置,手指套套在示指和中指上,施加15 lb(6.8 kg)的牵引重量(技术图3A、B)。
- 常规需要3个通道操作来进行TFCC的修复(第3、4间室之间插入监视器,第4、5间室之间进行操作,第6间室引流)。根据体表的骨性标志来做切口标记(桡骨茎突、尺骨茎突、Lister结节),在止血带充气前建立各个通道。
- 在建立3-4通道时,在距Lister结节远端1 cm的位置做标记。
  - 插入18号针头,调整角度使其顺着桡骨远端的矢状面坡度,随后注射4 mL生理盐水(或者1%利多卡因加入1:100 000肾上腺素)用来扩张桡腕关节。
  - 在计划的通道处做4 mm的切口,用蚊式分离钳钝性分离至关节囊层面。
  - 使用钝头套管针穿透关节囊同时避免损伤软骨,随后将1.9 mm摄像头从该通道插入至桡腕关节。
- 引流通道则用18号针头从尺侧腕伸肌的尺侧缘插入至腕尺关节。
- 建立4-5操作通道的方法和3-4通道顺序一致。
- 随后在4-5通道插入探针来检查TFCC的完整性。
  - 盖氏骨折脱位通常伴有尺骨窝处的撕脱,且撕脱部位也较容易辨认。
- 在开始修复TFCC之前,将2 mm刨刀插入4-5操作通道,将断缘进行彻底清创。
- 随后在尺骨远端的内侧缘做2 cm纵行切口,钝性分离至骨面,将一枚0.062 in(1.6 mm)钢针从尺骨内侧缘斜穿至尺骨窝,可通过关节镜直视下确认钢针远端从尺骨窝穿出。
- 随后用3.0 mm空心钻通过钢针扩大该隧道。
- 将带线的尖头过线器从尺骨骨隧道的尺侧缘插入,在合适的位置穿过TFCC,将缝线穿过TFCC后在4-5通道用抓线器拉出。
- 将另一套带镍钛钢缆套的过线器从尺骨隧道进入,再从TFCC其他部位穿出,随后再从4-5通道用抓线器将镍钛钢缆套拉出,再用钢缆套套住之前的缝线将其从骨隧道拉出。如此便在TFCC上做了褥式缝合(技术图3C)。
- 将拉钩放置在缝线上检查固定强度,如果有需要还可以增加其他缝线固定。
- 在打结之前,用2枚1.6 mm或者2.0 mm钢针如同之前介绍的操作顺序一样固定下尺桡关节。
- 在尺骨内侧缘骨隧道开口的近端用钻头准备锚钉开口。

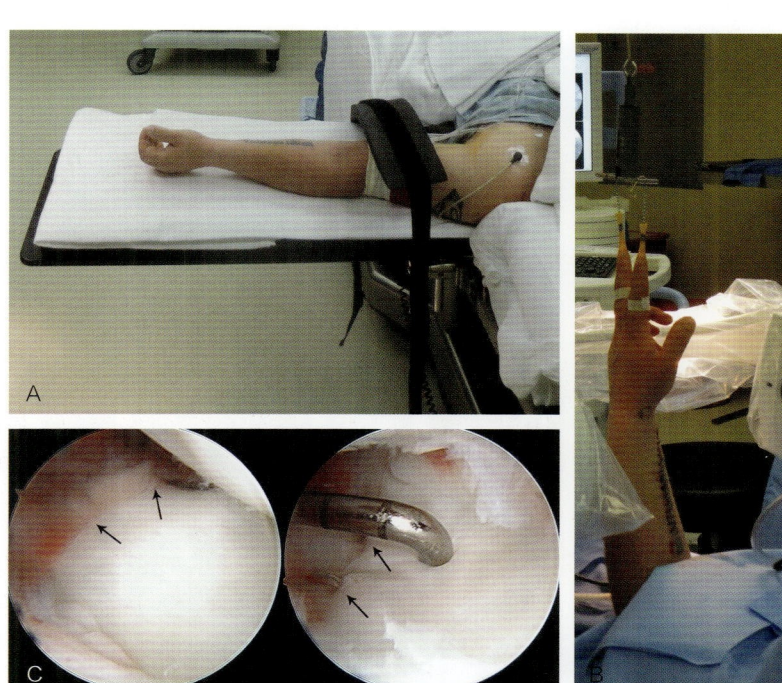

技术图3 通过腕关节镜修复TFCC。A. 患者取仰卧位并将患肢放置在搁手台上,使用束带将患肢固定。将悬吊杆放置在搁手台另一侧。B. 手指套固定手指后施加牵引力,准备术中透视设备检查下尺桡复位情况。C. 可见ⅠB型TFCC损伤,该患者采用两道褥式缝合进行修补。

- 可将结打在锚钉处,并通过镜头直视TFCC来判断缝线张力。
- 将锚钉置入孔内。
- 关闭创面,无菌敷料覆盖创面以及长臂后托给予保护。

切开复位内固定治疗尺骨茎突骨折

- 适用于桡骨固定后合并尺骨茎突基底骨折的下尺桡不稳。
- 有两种入路可供选择:
  - 一种是之前介绍的修补TFCC所用的入路,该入路的优点是可以判断TFCC是否是从尺骨茎突骨块上撕脱的。
  - 如果不需要暴露很多范围时,可选择另一种入路,即直接从尺骨茎突贴近皮肤处切开,该入路的优点是对下尺桡周围的软组织影响最小。
  - 切口从尺骨茎突远端1 cm至近端尺骨颈平面。
  - 切开后钝性分离至尺骨茎突,期间分离出从掌侧跨过尺骨至背侧的尺神经的背侧皮支并给予保护,该分支常出现在尺骨茎突远端平面。
- 通常在尺骨茎突骨折部位会有软组织嵌顿,可以用小的血管钳或者牙钩清理断端。清理后将前臂轻轻旋前或旋后调整,直到尺骨茎突骨块复位至骨折面处。
- 3.5 mm钻头套筒大小通常正合适尺骨茎突尖部大小,并且还可以用套筒对茎突进行加压。加压后用两枚0.045 in(1.1 mm)或0.054 in(1.4 mm)钢针穿过茎突至尺骨对侧皮质,穿透后将钢针轻轻地从对侧皮质略退回一部分(技术图4A)。
- 将2 mm钻头套筒从背侧向掌侧放置在尺骨颈平面近端位置,随后将27号钢缆穿过TFCC及其在茎突的附着处。
  - 将钢缆进行8字捆扎,一头从掌侧至背侧穿过近端骨隧道,另一端从背侧至掌侧穿过。
  - 将钢缆收紧加压,同时将钢针多余的部分剪除后折弯。将折弯的部分转向桡侧,并用小的骨锤向尺骨茎突处敲入,从而使钢针折弯部分扣住钢缆(技术图4B)。
- 另一种方法:在钢针固定好之后,在尺骨颈平面置入带2-0缝线的锚钉,将缝线两头分别从两个方向绕过尺骨茎突,最后在尺骨干内侧缘骨面上打结,同时将钢针和之前描述的方法一样进行折弯(技术图4C)。
- 使用钢板和螺钉固定也可以达到支撑效果,但同时需要考虑内植物在该处容易形成皮肤突起(技术图4D)。
- 有报道建议使用无头加压螺钉来固定尺骨茎突。但笔者在操作时发现其存在较高的固定失效比例以及畸形愈合率。如果要使用该螺钉,需要注意使螺钉把持两层皮质(技术图4E)。
- 如果固定后下尺桡关节仍然不稳定,便需要进一步用钢针固定下尺桡关节。
- 完成后缝合伤口,无菌敷料覆盖以及长臂后托给予保护。

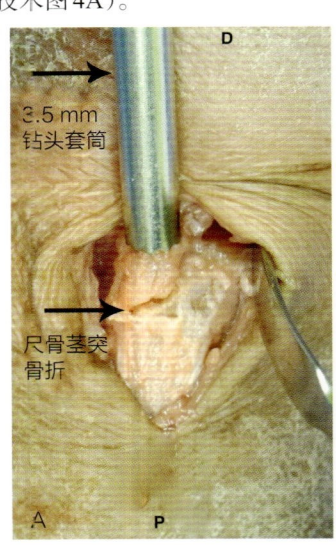
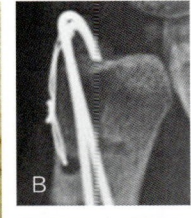
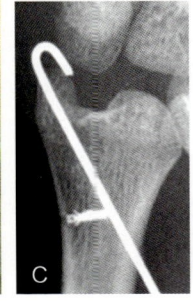
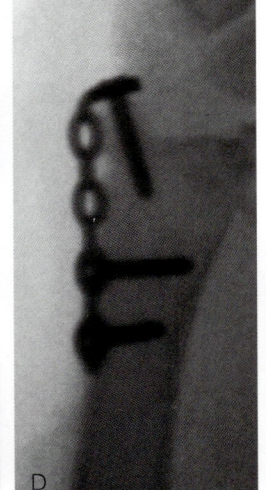
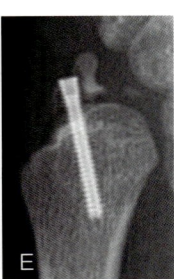

技术图4 尺骨茎突骨折的固定。A. 暴露尺骨茎突后用3.5 mm钻头套筒进行复位,并引导置入克氏针。B. 正位片见通过张力带方法固定。C. 采用带缝线锚钉来进行张力带固定。D. 采用钢板和螺钉固定。E. 采用无头加压螺钉后发生固定失效。

要点与失误防范

桡骨固定后下尺桡关节已经稳定	• 通过术中透视确定复位和固定。通过长臂石膏或者夹板将前臂固定在中立至轻度旋后位并维持2～4周直到TFCC愈合
桡骨解剖复位固定后下尺桡关节无法复位	• 进一步切开清理嵌顿在下尺桡关节内的软组织后进行复位,复位后修补TFCC,钢针跨尺桡骨固定
桡骨解剖复位固定后下尺桡关节不稳	• 进一步钢针跨尺桡骨固定4～6周,或者旋后夹板固定6周 • 考虑切开手术或者关节镜手术对TFCC进行修补,修补后钢针跨尺桡骨固定
随访检查	• 在每次随访时摄片检查下尺桡关节复位情况。如果怀疑有半脱位,进一步拍摄CT通过横断面图像评估

术后处理

- 桡骨坚强固定且下尺桡关节稳定。
    - 长臂夹板将前臂固定在中立位保持2周。
    - 一项回顾性研究发现,对于桡骨固定后下尺桡关节稳定的患者给予旋后位固定4周与中立位固定较短时间相比无明显优势[16]。
- 桡骨内固定且下尺桡已加强固定(下尺桡固定或切开修复TFCC)。
    - 长臂夹板将前臂固定在中立位至轻度旋后范围内4～6周。
    - 如果使用钢针固定尺桡骨,需告知患者每2～3周前来随访检查钉道情况。
    - 长臂夹板制动后可全范围活动肩关节。至少要求患者进行肩关节的钟摆运动,以及手指各关节活动。
    - 在每次术后随访中,需要摄片确认下尺桡关节复位情况。如果怀疑下尺桡关节不在位时需要进行CT检查。
    - 固定尺桡骨的钢针在4～6周后取出。取出后鼓励患者开始前臂的旋前旋后训练,且建议该训练在医生指导下进行。

预后

- 一项样本量为17例的研究比较了在桡骨干接近解剖复位后,10例下尺桡无脱位和7例下尺桡脱位的患者,结果发现最后功能预后相似。该研究平均随访时间为19年,所有患者均未给予下尺桡固定以及TFCC修补[19]。
    - 特别的是,两组之间MMWS和DASH评分无明显差异,且和健侧相比发现下尺桡松弛程度在两组之间无明显差异[16]。
- 下尺桡复位后将尺桡骨固定是目前最为常用的治疗措施,很多大样本的病例研究都报道了理想的效果[10,17]。
    - 近期有报道对40例患者在桡骨固定后以及前臂旋后位时使用单枚1.2 mm或1.6 mm钢针在乙状切迹近端平面固定尺桡骨来维持下尺桡稳定。在平均6.8年随访中,未发现其中有患者需要行二期下尺桡相关手术,且无患者发现有持续下尺桡不稳表现[10]。
- 盖氏骨折中下尺桡不稳合并尺骨茎突骨折并不多见。有报道称通过切开复位尺骨茎突基底可维持下尺桡关节稳定[16]。通常会使用螺钉或张力带进行固定。
- 传统认为,满意的结果即Mikić[12]所定义的桡骨愈合、力线和长度恢复、下尺桡关节无半脱位以及旋前旋后不受限。在这个标准下,Rettig和Raskin[17]报道了40例盖氏骨折脱位治疗后满意率达到95%。其中27例患者仅通过桡骨固定便获得下尺桡关节稳定,有10例下尺桡关节不稳患者采用2枚1.6 mm钢针固定尺桡骨,3例下尺桡关节难复患者给予切开清理、TFCC修补以及下尺桡钢针固定。所有下尺桡不稳以及下尺桡难复患者均无不良预后。
- 尽管在各种文献中报道的比例和数量有所不同,但还是有较多的报道称患者术后有旋前旋后功能受限以及腕关节屈曲受限表现。

并发症

- 对于盖氏骨折脱位,下尺桡半脱位或脱位时常发生。而其主要的原因是桡骨未能解剖复位恢复正常力线。
- 固定尺桡骨的钢针断裂以及钉道感染也可能发生。
- 和前臂其他类型骨折相似,尽管合理地使用加压钢板可避免畸形愈合以及骨不连,但其在盖氏骨折中也仍有一定比例发生。
- 无论是切开手术还是关节镜修补TFCC,两种方法都有可能损伤尺神经的背侧皮支导致相关症状。需要注意的是,有文献报道尺神经背侧皮支并发症在开放手术要多于关节镜修复[1]。

(陆晟迪 译,贾伟涛 审校)

参考文献

[1] Anderson ML, Larson AN, Moran SL, et al. Clinical comparison of arthroscopic versus open repair of triangular fibrocartilage complex tears. J Hand Surg Am 2008;33(5):675-682.

[2] Cetti NE. An unusual cause of blocked reduction of the Galeazzi injury. Injury 1977;9(1):59-61.

[3] Garcia-Elias M, Hagert E. Surgical approaches to the distal radioulnar joint. Hand Clin 2010;26(4):477-483.

[4] Giannoulis FS, Sotereanos DG. Galeazzi fractures and dislocations. Hand Clin 2007;23(2):153-163.

[5] Hagert E, Hagert CG. Understanding stability of the distal radioulnar joint through an understanding of its anatomy. Hand Clin 2010;26(4):459-466.

[6] Henry AK. Extensile Exposure, ed 2. Baltimore: Williams & Wilkins, 1970.

[7] Hughston JC. Fracture of the distal radial shaft; mistakes in management. J Bone Joint Surg Am 1957;39-A(2):249-264.

[8] Jupiter JB. Commentary: the effect of ulnar styloid fractures on patient-rated outcomes after volar locking plating of distal radius fractures. J Hand Surg Am 2009;34(9):1603-1604.

[9] Kleinman WB. Repairs of chronic peripheral tears/avulsions of the triangular fibrocartilage. In: Blair WF, ed. Techniques in Hand Surgery. Baltimore: Williams & Wilkins, 1996.

[10] Korompilias AV, Lykissas MG, Kostas-Agnantis IP, et al. Distal radioulnar joint instability (Galeazzi type injury) after internal fixation in relation to the radius fracture pattern. J Hand Surg Am 2011;36(5):847-852.

[11] Lo IK, MacDermid JC, Bennett JD, et al. The radioulnar ratio: a new method of quantifying distal radioulnar joint subluxation. J Hand Surg Am 2001;26(2):236-243.

[12] Mikic' ZD. Galeazzi fracture-dislocations. J Bone Joint Surg Am 1975;57(8):1071-1080.

[13] Moore TM, Klein JP, Patzakis MJ, et al. Results of compression-plating of closed Galeazzi fractures. J Bone Joint Surg Am 1985;67(7):1015-1021.

[14] Moritomo H. The distal interosseous membrane: current concepts in wrist anatomy and biomechanics. J Hand Surg Am 2012;37(7):1501-1507.

[15] Noda K, Goto A, Murase T, et al. Interosseous membrane of the forearm: an anatomical study of ligament attachment locations. J Hand Surg Am 2009;34(3):415-422.

[16] Park MJ, Pappas N, Steinberg DR, et al. Immobilization in supination versus neutral following surgical treatment of Galeazzi fracture-dislocations in adults: case series. J Hand Surg Am 2012;37(3):528-531.

[17] Rettig ME, Raskin KB. Galeazzi fracture-dislocation: a new treatmentoriented classification. J Hand Surg Am 2001;26(2):228-235.

[18] Thomas BP, Sreekanth R. Distal radioulnar joint injuries. Indian J Orthop 2012;46(5):493-504.

[19] van Duijvenbode DC, Guitton TG, Raaymakers EL, et al. Long-term outcome of isolated diaphyseal radius fractures with and without dislocation of the distal radioulnar joint. J Hand Surg Am 2012;37(3):523-527.

[20] Watanabe H, Berger RA, Berglund LJ, et al. Contribution of the interosseous membrane to the distal radioulnar joint constraint. J Hand Surg Am 2005;30(6):1164-1171.

第4章 桡骨远端骨折的克氏针内固定治疗及外固定支架的辅助使用

K-Wire Fixation of Distal Radius Fractures with and without External Fixation

Christopher Doumas, Owen L. Ala, and David J. Bozentka

定义

- 桡骨远端骨折发生在桡骨的末端,起于干骺端,常延伸至桡腕关节和下尺桡关节(DRUJ)。
- 桡骨远端骨折可分为稳定骨折和不稳定骨折,或关节外骨折和关节内骨折,指导临床决策。
- 骨折可呈背侧或掌侧成角,可能有严重粉碎,这取决于造成损伤的能量和骨的质量。
- 经皮克氏针(以下简称经皮针),通常为 0.062 in(1.6 mm)或 0.045 in(1.1 mm),可用于治疗简单关节内或关节外骨折,可伴轻度粉碎且无骨质疏松。
- 经皮克氏针能以微创方式帮助骨折复位和临时稳定碎骨片。
- 经皮针可以支撑桡骨远端软骨下区域,在高度粉碎性骨折中维持关节复位,可与其他固定方法结合使用。
- 不带螺纹的经皮针也可以放置在骨骺处,其造成儿童生长停滞的风险相对来说较小。
- 高度粉碎性骨折较难固定,通常需要结合外固定和(或)内固定来维持愈合过程中所需的对线对位。
- 外固定支架可以是铰接的或静态的,可跨越或不跨越腕关节。
- 在过去几年里,克氏针固定治疗关节外骨折和简单关节内骨折得到了更多的临床证据的支持,一些前瞻性随机临床试验比较了克氏针固定和掌侧钢板固定,结论提示术后1年的疗效没有显著差异。

解剖

- 桡骨远端有三个关节面:舟骨窝、月骨窝和乙状切迹。
- 韧带整复术有助于关节内骨折和粉碎性骨折的复位。
  - 掌侧外源性韧带包括桡舟头韧带、长桡月韧带和短桡月韧带。
  - 背侧外源性韧带包括桡三角韧带。
- 第2掌骨的桡背侧是第1骨间背侧肌和桡神经感觉支的终末分支。
- 桡神经感觉支位于桡骨远端的浅表处,在组织分离和克氏针固定时应予以保护。
- 桡神经感觉支出现在肱桡肌和桡侧腕长伸肌(ECRL)之间(图1)。
- 前臂外侧皮神经的终末分支位于前臂桡腕筋膜浅表。
- 在桡骨茎突区域,第1、2间室之间有一处裸露的骨面。
- 肱桡肌腱止点为桡骨茎突,在第1间室的深层。
- ECRL和桡侧腕短伸肌(ECRB)位于肱桡肌的背侧,在第2间室。
- Lister结节位于桡骨背侧,拇长伸肌(EPL)腱位于其尺侧,在第3间室。

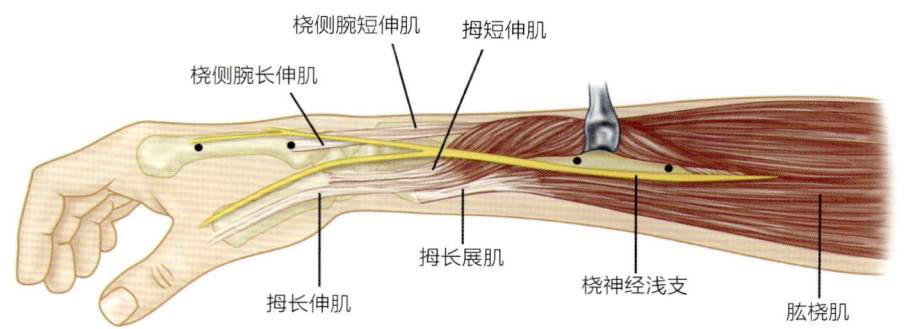

图1 前臂桡神经感觉支及周围解剖。

- 指总伸肌腱位于桡骨远端尺背侧的第4间室。
- 小指伸肌位于DRUJ,在第5间室。

发病机制

- 桡骨远端骨折是成人上肢最常见的骨折,约占急诊骨折的20%[22]。
- 通常是因摔倒时手处于伸展位置并受轴向负荷冲击导致,其他常见原因包括交通事故或病理性骨折。
- 更高的能量损伤会导致粉碎、成角和移位程度的增加。
- 骨质疏松、肿瘤和代谢性骨病是桡骨远端病理性骨折的危险因素。
- 在儿童中,骨折通常沿着骨骺方向,因为与周围组织相比,骨骺的强度相对较弱。

自然病程

- 桡骨远端骨折一般来说无需复位,而复位后稳定的桡骨远端骨折一般功能恢复良好,造成长期后遗症的概率较小。
- 影响预后的三个因素包括骨折的关节面台阶、成角和短缩[21,26]。
  - 桡骨远端的不平整超过2 mm可能导致退行性改变、疼痛和关节僵硬。
  - 背侧成角会导致活动度减小,以及增加尺骨的负荷。
  - 桡骨缩短会导致活动度减小,腕关节疼痛,以及尺腕撞击。

病史和体格检查

- 桡骨远端骨折患者最常见的病史是跌倒时伸手撑地。
- 交通事故和骨质疏松是最常见的导致粉碎性骨折的原因。
- 检测骨质疏松相关指标对临床决策有指导意义。
- 腕部疼痛、压痛、肿胀、骨擦感、畸形、瘀斑和活动度减小是典型症状,需结合放射学检查。
- 体格检查应包括以下内容:
  - 检查皮肤的完整性、手指的活动、骨折移位方向和是否有肿胀。
  - 通过寻找最大触痛点以区分桡骨远端损伤及腕骨或韧带损伤。
  - 触诊腕部和手的特定区域以鉴别远端关节内、DRUJ和腕骨损伤。
  - 两点辨别觉:超过正常值(5 mm)提示进行性神经功能障碍、急性腕管综合征或尺神经病变。
  - 被动伸直手指有助于诊断骨筋膜室综合征。
  - 需要评估EPL肌腱功能。
    - EPL评估:评估患者拇指指间关节的静息位置以及是否能将拇指抬起,以确定肌腱的连续性。
  - 触诊前臂和肘部,评估伴随损伤。
  - 必须评估DRUJ是否存在移位或不稳定。
  - 必须仔细评估骨解剖形态,避免遗漏微骨折,这种骨折不经治疗可能发生移位。
  - 仔细评估皮肤,避免遗漏开放性骨折。
  - 监测肿胀,以便早期诊断骨筋膜室综合征。
  - 监测感觉变化,以便诊断急性腕管综合征。

影像学和其他诊断性检查

- 影像学检查应包括后前(PA)位、侧位和斜位,以评估移位、成角、粉碎和关节内受累情况,并可进行影像学测量[18,22],通常需要比较未受伤的对侧腕部。
  - 掌倾角(图2A)在侧位观察,是桡骨干与关节边缘切线之间的夹角。通常为11°。
  - 尺倾角(图2B)通常在后前位测量,尺侧关节缘作一条垂直于桡骨干的垂线,经桡骨茎突与尺侧关节缘作一切线,其为二者间的夹角。通常是22°。
  - 尺骨变异(图2B)在后前位测量,是桡尺关节面之间的距离。需要与对侧比较。

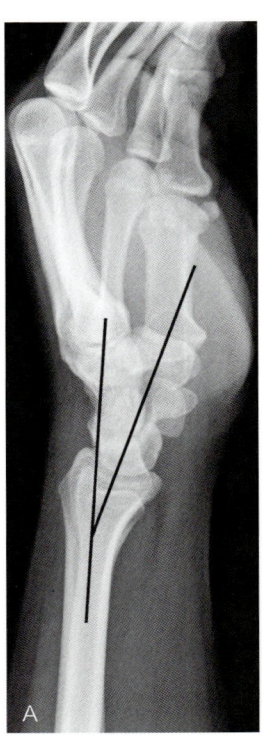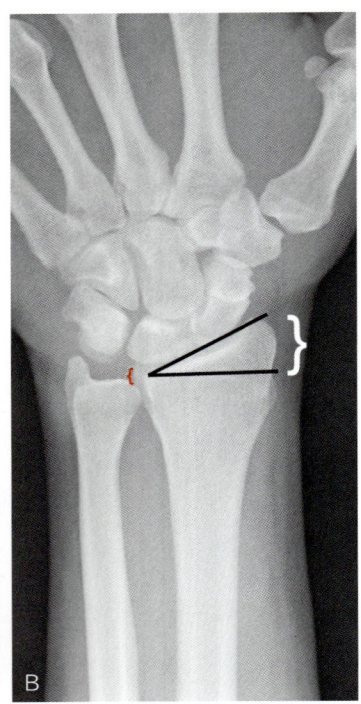

图2 A. 侧位片展示掌倾角(黑色线)。B. 正位展示尺倾角(黑色线)、尺骨变异(红色括号)、桡骨高度(白色括号)。

- 牵引下的X线片有助于评估关节内受累、腕部韧带损伤以及通过韧带修复可复位的骨块。
- CT扫描对于诊断是有帮助的，可充分显示骨折解剖形态，包括是否有嵌插、粉碎程度和碎片大小等。
  - CT扫描的结果通常会改变最初的治疗计划[14]。
- MRI很少急诊检查，但可诊断合并的韧带损伤、三角纤维软骨损伤和隐匿腕骨骨折。

鉴别诊断

- 骨挫伤。
- 桡腕关节脱位。
- 舟骨或其他腕骨骨折。
- 月骨周围脱位或月骨骨折伴脱位。
- 尺骨远端骨折。
- 腕部韧带或三角纤维软骨复合体损伤。
- DRUJ损伤。

非手术治疗

- 非手术治疗包括夹板或石膏，使用三点支撑稳定骨折。
- 适用于非手术治疗的骨折，包括复位后稳定的骨折，其干骺端粉碎、短缩、成角和移位的程度都很小。
  - 观察2～3周，注意在肿胀消退时是否继发移位。
- 如果不手术固定，一些不稳定的骨折类型会发生移位。
  - 非手术治疗不适合高度粉碎性骨折。
- 在决定是否需要手术治疗时，应考虑患者的年龄、基础疾病和功能情况。
- 非制动关节的早期活动是必要的，可防止挛缩和僵硬的发生。
  - 石膏或夹板不能超过掌指关节，不能影响手指活动。

手术治疗

- 手术治疗可防止畸形愈合，有助于控制疼痛和恢复活动度，缩短功能恢复所需的周期。
- 手术适用于不稳定骨折，包括显著移位、关节内骨折、粉碎性骨折或严重成角，以及在尝试闭合复位后依然移位的骨折。
- 经皮针可以通过微创的方式复位骨折和维持复位。
- 外固定支架可以维持桡骨长度，但不能控制成角和移位。因此，通常需要辅以经皮针[2]。
- 在粉碎性骨折中，外固定支架可进一步增强经皮针和钢板固定的稳定性。
  - 如果侧位片上，骨折粉碎超过桡骨周径50%，或存在明显的掌侧皮质粉碎的情况，应考虑辅以外固定。
- 由于骨折复位后牵引力下降，外固定支架可作为一种中和装置使用。
- 外固定支架在"损伤控制"中也很有用，在合并复杂开放伤时，可以临时稳定腕部骨折。
- 对于非跨关节外固定，必须有至少1 cm的掌侧皮质完整，且骨块足够大以允许置针。
- 对于单纯克氏针内固定或辅以外固定支架，一个相对禁忌证是掌侧剪切损伤，该损伤需要用掌侧钢板和螺钉来支撑和稳定。

术前计划

- 术前应仔细检查所有X线片并带入手术室。
- 通过分析骨折碎块的形态和评估稳定性，判断经皮内固定（辅以或不辅以外固定）是否合适。
- 对于关节内骨折，必须在术前确定需要复位和固定的骨块，避免关节面复位的失败。
- 如果骨折情况与预期不同，必须更改手术方案。因此手术室应备有多种备选固定器械。

体位

- 患者取仰卧位，配备可透过射线的搁手台。
- 在腋窝附近绑缚止血带（图3）。
- 在整个手术过程中，应使用术中透视来确认复位和固定情况。
- 肩关节和肘关节必须有足够的活动度，才能获得标准的前后（AP）位、侧位和斜位影像。

入路

- 多种入路可用于外固定支架固定和经皮针固定。
- 外固定支架远端半钉可放置于第2掌骨或其他掌骨（若存在第2掌骨损伤时）。若为非跨关节固定，可以放置在桡骨远端。

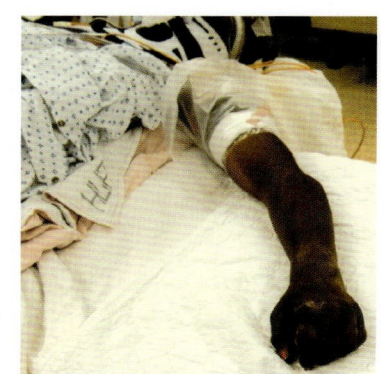

图3　患者仰卧位，前臂置于搁手台，并缚以止血带。

- 经皮针可从第1、2间室之间穿过桡骨茎突,可穿过Lister结节,可穿过第4、5间室之间,也可横穿DRUJ(图4)。
  - 注意避免损伤肌腱和神经,避免穿透关节面。

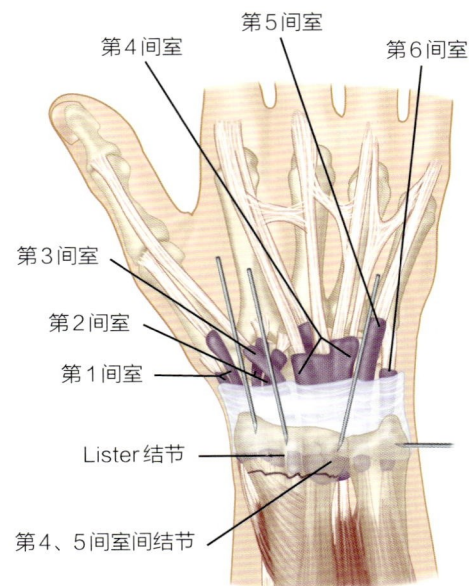

图4 桡骨远端克氏针的置入区域。

桡骨远端骨折闭合复位

- 固定前,应通过牵引和掌屈,对桡骨远端骨块和腕关节进行闭合复位[1]。
- 使用衬垫或毛巾卷将有助于复位(技术图1)。
- 由于掌侧韧带短而坚固,过度牵引会导致背侧成角增加[1]。
- 过度的掌屈可以恢复掌倾,但会导致关节僵硬和腕管综合征的发病率增加。
- 是否过度牵引,可以通过测量腕高指数、测量桡舟间隙和腕中关节间隙、检查手指向掌侧的屈曲度或评估示指伸肌松紧度来评估[9]。

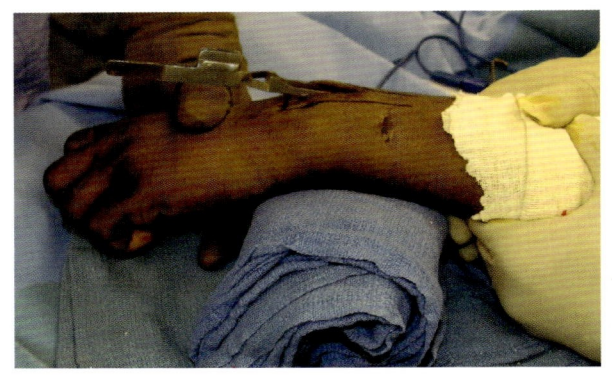

技术图1 毛巾卷上使用牵引和掌屈,实现闭合复位。

Kapandji经皮针技术

- 使用软垫支撑行闭合复位,术中透视检查确认骨折复位情况。
- 这项技术用于<55岁的患者,无明显粉碎。不应该用于骨质疏松、老年患者或严重粉碎等增加复位失败风险的患者。在这些患者群体中,外固定应作为经皮针的补充[27]。
- 桡侧切开,将0.062 in(1.6 mm)的克氏针插入骨折部位,注意保护桡神经感觉支和第1间室背侧肌腱(技术图2A)。
  - 克氏针向远端倾斜,通过撬拨,将骨块撬回正常位置并纠正尺倾角(技术图2B)。并进一步用动力向近端向尺侧穿出对侧皮质。克氏针维持复位的作用类似扶壁支撑(技术图2C)。
- 第二个切口位于背侧,将第二个克氏针插入骨折部位(技术图2D)。
  - 克氏针向远端倾斜,撬动骨块回到正常位置,恢复掌倾(技术图2E)。克氏针维持复位的作用同样类似扶壁支撑(技术图2F)。
- 使用改良技术,动力插入第三根克氏针,起自桡骨茎突,穿过位于骨折线近端尺侧的皮质。
- 将克氏针剪断并埋在皮下,然后缝合皮肤。
  - 替代方案为,弯曲克氏针后留在皮肤外面。
- 用针帽或抗生素纱布覆盖。
- 用无菌敷料包扎后用夹板固定。

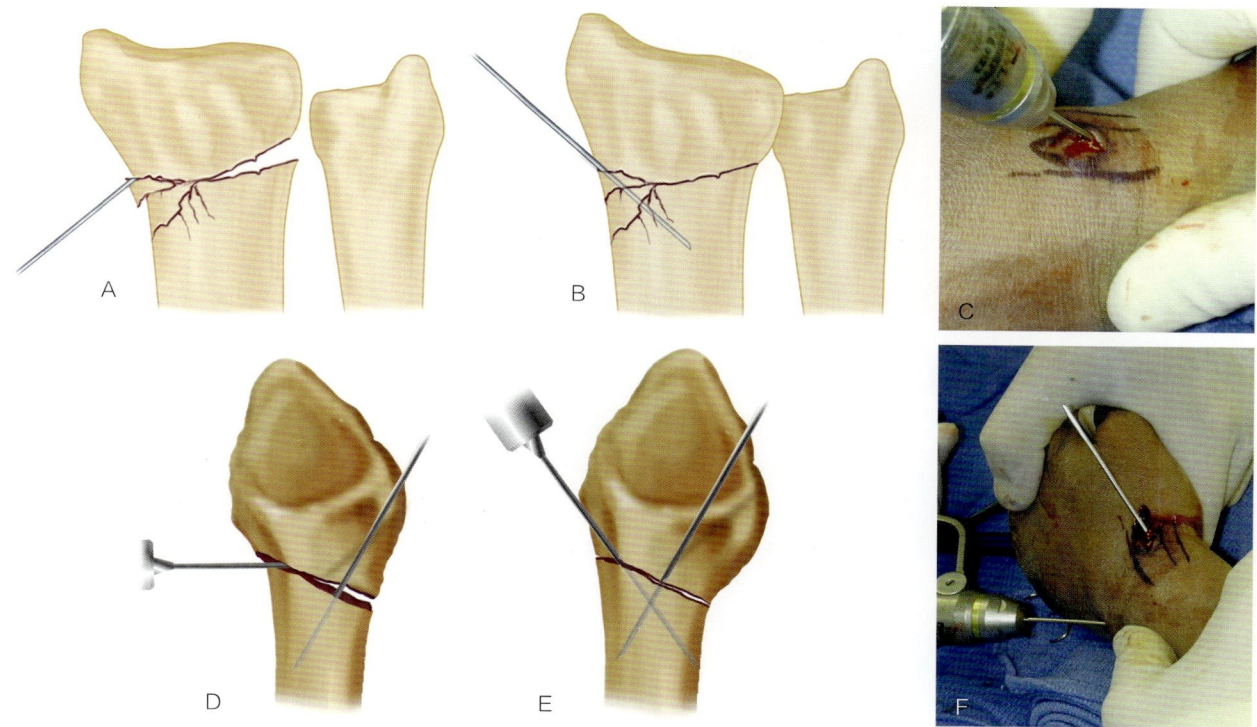

技术图2　A. 在桡骨茎突处做一切口，将克氏针插入骨折部位。B. 克氏针向远端撬拨以纠正桡偏。C. 用动力将克氏针打入对侧皮质。D. 在Lister结节处做一个切口，将克氏针插入骨折处。E、F. 克氏针向远端倾斜撬拨，纠正掌倾角，并用动力穿过对侧皮质。

笔者推荐的经皮针技术

- 使用软垫支撑行闭合复位，术中透视检查复位情况（技术图3A、B）。
- 在第1、2间室之间深层，桡骨茎突的皮质裸露区做一个小切口（技术图3C）。
- 两枚0.062 in（1.6 mm）不带螺纹的克氏针从桡骨茎突，以不同的角度，向近端穿过已复位的骨折线，并穿过对侧皮质（技术图3D、E）。
- 在第4、5间室之间做一个小切口。
- 从桡骨远端尺、背侧逆行打入1根或2根克氏针，穿过已经复位的骨折线，并穿过对侧的皮质（技术图3F～H）。
- 在皮下切断克氏针，用5-0尼龙缝线缝合。
- 替代方案为：折弯克氏针并留置于皮外（技术图3I）。
- 用无菌敷料和夹板固定。

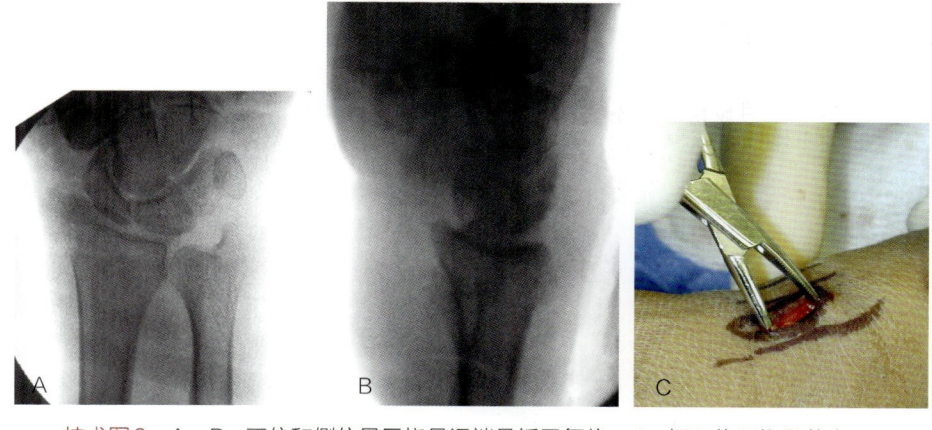

技术图3　A、B. 正位和侧位显示桡骨远端骨折已复位。C. 切口位于桡骨茎突。

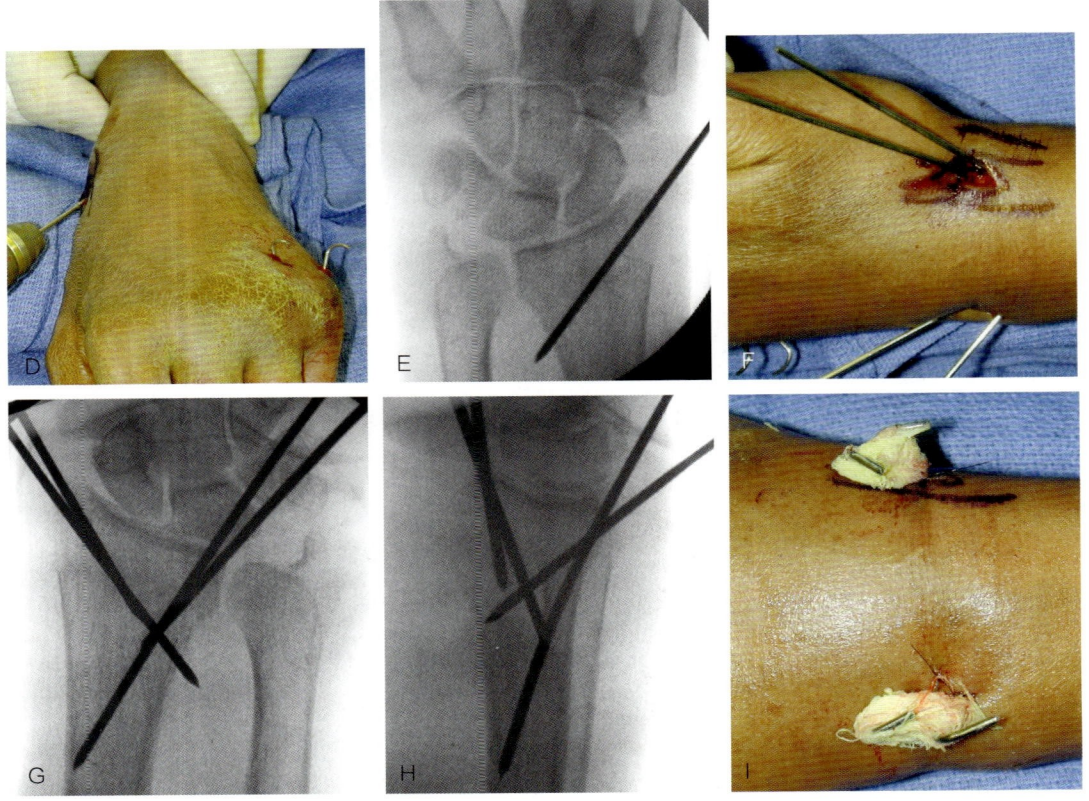

技术图3（续） D. 一根克氏针逆行打入桡骨茎突。E. 正位片显示桡骨茎突克氏针的走向。F. 茎突两枚克氏针和背侧两枚克氏针就位。G. 正位片显示克氏针的走向和固定情况。H. 侧位片确定克氏针走向和固定情况。I. 克氏针折弯并剪断，留置于皮外，并用敷料包扎。

外固定支架跨关节固定

远端钉放置

- 在第2掌骨背侧做一个3 cm的切口，暴露掌骨近端的2/3。
- 拉开桡神经感觉支，拉开第1骨间背侧肌，确定ECRL的位置（技术图4A）。
- 屈掌指关节以保护矢状束和第1骨间背侧肌的腱膜。
- 导向器置于第2掌骨桡侧基底部。使用3～4 mm带螺纹钉钻入（可预钻）。
- 长螺纹钉穿过第2和第3掌骨基底，获得三个固定点。
- 注意不要进入腕掌关节。
- 平行导向器的一个套筒放置在第一根针上，并用第二个套筒钻入远端短螺纹钉（技术图4B、C）。
- 透视确认钉的位置和长度。

近端钉的放置和支架搭建

- 在前臂桡侧第1间室近端做一个4～5 cm的切口，分离皮下组织，避开前臂外侧皮神经分支。
- 切开覆盖在肱桡肌和ECRL之间的筋膜，拉开桡神经感觉支（技术图5A）。
  - 也可选择ECRL和ECRB之间的间隙，避免损伤感觉支。
- 平行导向器放置于桡骨干，位于肱桡肌和桡侧腕伸肌之间，或位于ECRL和ECRB之间（技术图5B）。
- 钻入3～4 mm带螺纹钉，可预先钻孔或不钻孔。
  - 复位骨折，并将钉与掌骨钉平行放置，以方便对骨折进行对位。
  - 近端钉应穿过双层皮质，位于旋前圆肌肌腱远端。
  - 然后，通过平行导向器远端套筒钻入下一枚带螺纹钉。
- 透视确认钉的位置和长度。
- 用尼龙缝线关闭切口，确保穿钉处的皮肤没有张力。
- 在带螺纹钉上使用夹-棒系统或可调固定器，实现复位的维持（技术图5C）。
- 完成外固定之前或之后，可添加额外的克氏针（技术图5D）。

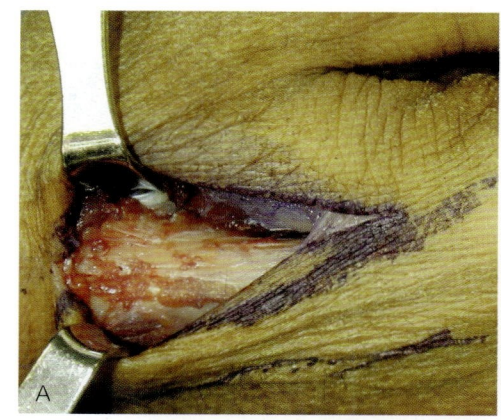
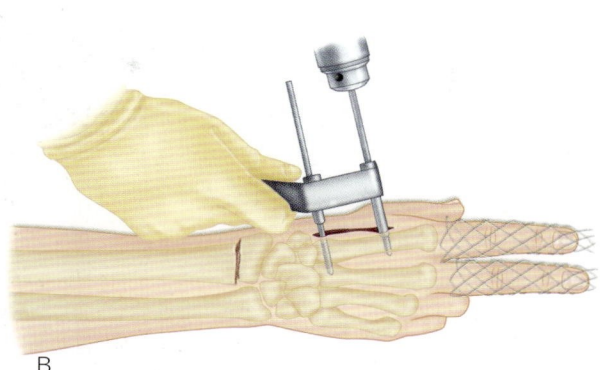
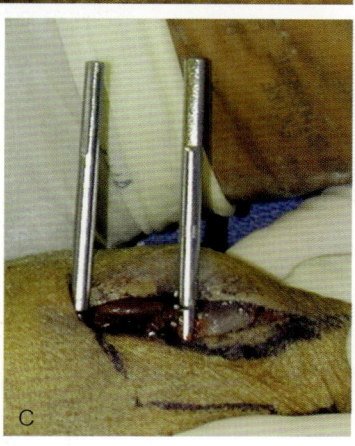

技术图4　A. 在第2掌骨基底部切口，显露第1骨间背侧肌和桡神经感觉支（拇指在照片的顶部）。B. 钉在第2掌骨干和第2、3掌骨基底部的位置。C. 平行放置两个掌骨钉。

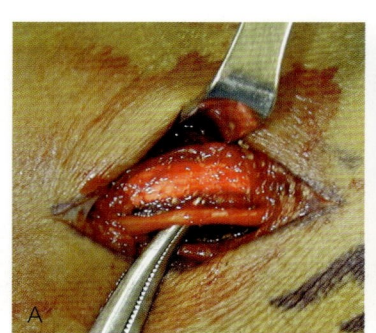
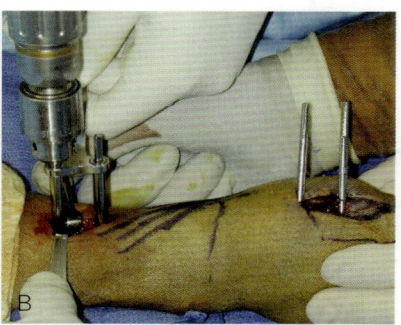
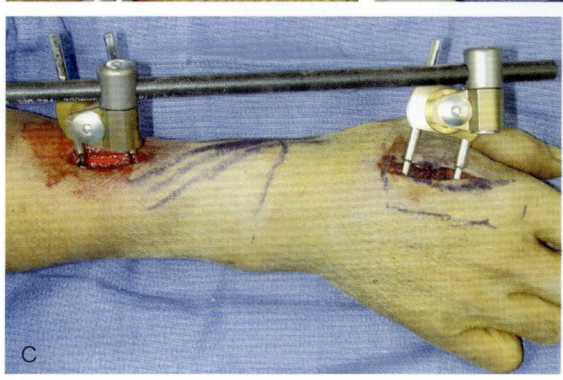
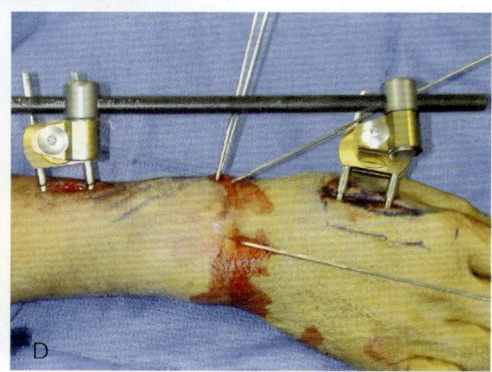

技术图5　A. 前臂桡侧切口，显露桡神经感觉支（手在右边）。B. 平行套筒放置于桡骨干。C. 最后使用夹-棒系统维持复位。D. 必要时可辅以克氏针。

不跨关节的外固定支架应用

- 插入远端钉后可以直接控制远端碎片，从而进行骨折复位。
- 腕部摆放在侧位透视的位置，在桡腕关节和骨折线的中点做切口标记。贴近桡腕关节近端，使用短横行切口切开。
- 然后沿Lister结节纵行切开支持带，并保护EPL。
- 在关节面和骨折的中点，用动力打入第一根远端钉，侧位上须平行于桡腕关节（技术图6A）。
- 第二根远端钉放置在桡侧腕伸肌和EPL肌腱之间，即第2、3间室之间。
- 该针与第一根钉平行放置，位于在桡腕关节和骨折线中间。
- 使用前面部分介绍过的技术，放置两枚近端针。
- 关闭切口，装上夹子，但不拧紧。
- 复位是通过操作远端钉和夹子来实现的。
  - 在背侧/掌侧平面上推远端钉可以纠正背侧移位。
  - 调整钉-夹可以纠正尺倾角。
- 用透视确认复位后，拧紧夹子（技术图6B）。

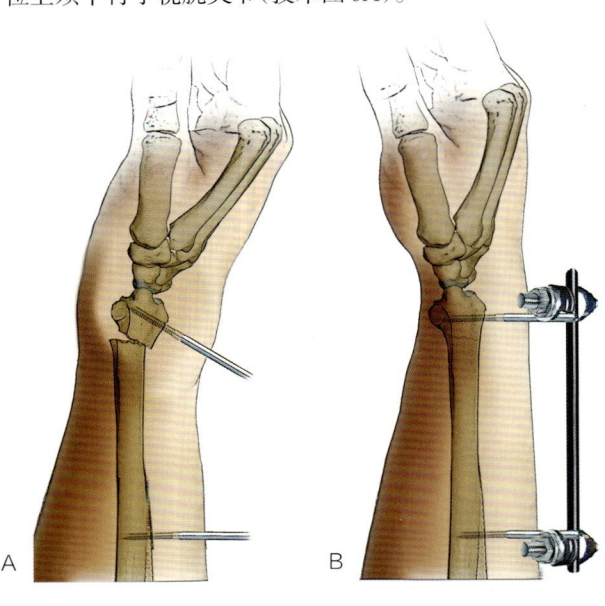

技术图6　A. 远端钉的放置。B. 最终的复位与非跨关节固定。

要点与失误防范

指征	- 确定稳定性 - 确定粉碎情况，必要时辅以外固定或内固定
手术入路	- 切开皮肤放置带螺纹钉，以避免损伤感觉神经、肌腱和血管 - 充分显露前臂和手部的桡神经感觉支，避免损伤
固定物放置	- 选择合适直径的带螺纹钉 - 必要时使用外固定或内固定辅助固定 - 不要穿出皮质超过1～2 mm，不要穿入关节 - 如果掌骨近端螺钉放置在干骺端，要确保穿透三层皮质 - 不要往回拧锥形螺钉，会导致固定丢失 - 固定后评估DRUJ稳定性 - 克氏针埋皮下取出成本高，需要二次手术，但感染率较低。因此，如果需要长时间固定，可选择将针埋入皮下 - 必须避免过度牵引，因为可能引起慢性疼痛综合征和骨不连
术后处理	- 保证充分固定 - 尽可能早地鼓励手指、肘关节和肩关节的活动 - 教育患者克氏针卫生护理知识 - 只有在愈合完成且活动范围恢复到最大时才开始增强锻炼

术后处理

- 经皮针固定后,手腕用短臂夹板固定,以允许一定程度的肿胀和保持稳定。消肿后打石膏。
- 单纯桡骨茎突骨折可以用克氏针固定后,放置在腕部掌侧夹板中。
- 虽然可以给患者使用前臂掌侧的Orthoplast夹板(Johnson & Johnson, Langhorne, PA),但外固定支架通常不需要额外的制动。
- 夹板或石膏要持续4~8周,直到愈合并去除克氏针。
- 克氏针和带螺纹钉应定期使用肥皂水或稀释的双氧水清洁。
- 术后立即开始手指、肘关节和肩关节的活动,骨折愈合后开始手腕的活动。

预后

- 多项前瞻性随机试验表明,与闭合复位经皮钉固定相比,掌侧钢板固定能更快地恢复功能,但1年后功能没有差异[12,13,20,28]。
- 关节外骨折和简单关节内骨折采用掌侧钢板固定与闭合复位经皮内固定在功能和费用上的比较显示,掌侧钢板固定只显著增加了费用,而在功能上没有差异。这项研究对掌侧钢板固定的额外产生的费用提出了质疑。使用外固定支架将增加治疗成本,并可能抵消经皮针节约的成本[5]。
- 一项前瞻性随机试验在经皮针固定后,比较石膏与外固定支架加辅助固定(如钢针、螺钉、植骨),发现在轻微关节移位骨折中,临床结果没有显著差异[10]。
- 在>60岁的患者中,经皮针固定仅比单纯的石膏固定提供了影像学上的改善,但与临床预后没有明显相关性[4]。
- Ebraheim等[6]报道了采用骨折线周围克氏针固定技术和经桡骨茎突固定技术,得到了良好的临床结果。
- 对经皮针结果进一步评估发现:干骺端骨折取得了最佳疗效,关节内骨折的治疗效果良好,最糟的结果出现在伴有尺骨茎突骨折的桡骨远端骨折和老年人骨折中[19]。
- 一项回顾性研究比较切开复位内固定(掌侧和背侧)与外固定的影像学和临床预后,结果显示除了采用钢板能更有效地恢复掌倾外,无显著差异[29]。
- 一项meta分析发现,对于不稳定的桡骨远端骨折,没有证据支持内固定优于外固定[16]。

- 55岁以上桡骨远端关节内不稳定骨折患者外固定治疗后继发性移位率较高,但功能结果尚可接受[11]。
- 55岁以上的患者外固定加克氏针内固定比单纯克氏针内固定效果更好。有粉碎性骨折的年轻患者,采用辅助外固定支架也有较好的效果[27]。
- 非跨关节外固定在维持掌倾和腕关节对位对线方面优于跨关节外固定,术后1年功能明显改善[17]。
- 对于60岁以上桡骨远端中度或严重移位的患者,非跨关节外固定没有临床优势[3]。
- 一项前瞻性随机临床试验表明,跨关节与不跨关节外固定的结果显示,不跨关节外固定的并发症更多,而跨关节外固定的疗效更好[23]。
- 一项前瞻性研究比较了复位尺骨茎突骨折和不复位尺骨茎突骨折,发现临床预后无显著差异,但该研究没有对DRUJ稳定性进行评估[24]。

并发症

- 感染(针道或深部)。针道感染发生在10%~30%的患者中,一直存在如何治疗的问题[9,10]。
- 针道感染可以通过缩短针的保留时间,或将针埋在皮肤下来减少发生率[15,25]。
- 一项研究表明,如果将针仅保留30天,取出后再打2周石膏,则可以将感染发病率降低到2%。
- 如果克氏针要放置超过30天,手术时应将其埋在皮肤下,以防止针道感染。
- 经皮技术造成的肌腱、血管和神经的损伤。如果肌腱被刺穿可能导致僵硬,桡神经感觉支可能被损伤。
- 桡神经感觉支损伤可引起疼痛性神经瘤,应避免。
- 活动度丢失。
- 创伤后关节炎。
- 抓捏功能受损。
- 腱鞘炎和肌腱断裂。
- 畸形愈合或不愈合。
- 骨筋膜室综合征。
- 腕管综合征。
- 固定失效。
- 骨不连(与使用外固定架过度撑开有关)。
- 复杂区域疼痛综合征(CRPS)[30]。
- 维生素C可预防CRPS(500 mg一天一次,50天)。

(张闻 陶诗聪 译,贾伟涛 审校)

参考文献

[1] Agee JM. Distal radius fractures. Multiplanar ligamentotaxis. Hand Clin 1993;9(4):577-585.

[2] Anderson JT, Lucas GL, Buhr BR. Complications of treating distal radius fractures with external fixation: a community experience. Iowa Orthop J 2004;24:53-59.

[3] Atroshi I, Brogren E, Larsson GU, et al. Wrist-bridging versus non-bridging external fixation for displaced distal radius fractures: a randomized assessor-blind clinical trial of 38 patients followed for 1 year. Acta Orthop 2006;77(3):445-453.

[4] Azzopardi T, Ehrendorfer S, Coulton T, et al. Unstable extra-articular fractures of the distal radius: a prospective, randomised study of immobilisation in a cast versus supplementary percutaneous pinning. J Bone Joint Surg Br 2005;87(6):837-840.

[5] Dzaja I, MacDermind JC, Roth J, et al. Functional outcomes and cost estimation for extra-articular and simple intra-articular distal radius fractures treated with open reduction and internal fixation versus closed reduction and percutaneous Kirschner wire fixation. Can J Surg 2013;56(6):378-384.

[6] Ebraheim NA, Ali SS, Gove NK. Fixation of unstable distal radius fractures with intrafocal pins and trans-styloid augmentation: a retrospective review and radiographic analysis. Am J Orthop 2006;35(8):362-368.

[7] Gupta A. The treatment of Colles' fracture. Immobilisation with the wrist dorsiflexed. J Bone Joint Surg Br 1991;73(2):312-315.

[8] Gupta R, Bozentka DJ, Bora FW. The evaluation of tension in an experimental model of external fixation of distal radius fractures. J Hand Surg Am 1999;24:108-112.

[9] Hargreaves DG, Drew SJ, Eckersley R. Kirschner wire pin tract infection rates: a randomized controlled trial between percutaneous and buried wires. J Hand Surg Br 2004;29(4):374-376.

[10] Harley BJ, Scharfenberger A, Beaupre LA, et al. Augmented external fixation versus percutaneous pinning and casting for unstable fractures of the distal radius—a prospective randomized trial. J Hand Surg Am 2004;29(5):815-824.

[11] Hegeman JH, Oskam J, Vierhout PA, et al. External fixation for unstable intra-articular distal radial fractures in women older than 55 years. Acceptable functional end results in the majority of the patients despite significant secondary displacement. Injury 2005;36(2):339-344.

[12] Jeudy J, Steiger V, Boyer P, et al. Treatment of complex fractures of the distal radius: a prospective randomized comparison of external fixation "versus" locked volar plating. Injury 2012;43(2):174-179.

[13] Karantana A, Downing ND, Forward DP, et al. Surgical treatment of distal radial fractures with a volar locking plate versus conventional percutaneous methods: a randomized controlled trial. J Bone Joint Surg Am 2013;95(19):1737-1744.

[14] Katz MA, Beredjiklian PK, Bozentka DJ, et al. Computed tomography scanning of intra-articular distal radius fractures: does it influence treatment? J Hand Surg Am 2001;26(3):415-421.

[15] Lakshmanan P, Dixit V, Reed MR, et al. Infection rate of percutaneous Kirschner wire fixation for distal radius fractures. J Orthop Surg 2010;18:85-86.

[16] Margaliot Z, Haase SC, Kotsis SV, et al. A meta-analysis of outcomes of external fixation versus plate osteosynthesis for unstable distal radius fractures. J Hand Surg Am 2005;30(6):1185-1199.

[17] McQueen MM. Redisplaced unstable fractures of the distal radius. A randomised, prospective study of bridging versus nonbridging external fixation. J Bone Joint Surg Br 1998;80(4):665-669.

[18] Nana AD, Joshi A, Lichtman DM. Plating of the distal radius. J Am Acad Orthop Surg 2005;13(3):159-171.

[19] Rosati M, Bertagnini S, Digrandi G, et al. Percutaneous pinning for fractures of the distal radius. Acta Orthop Belg 2006;72(2):138-146.

[20] Rozental TD, Blazar PE, Franko OI, et al. Functional outcomes for unstable distal radial fractures treated with open reduction and internal fixation or closed reduction and percutaneous fixation. A prospective randomized trial. J Bone Joint Surg Am 2009;91(8):1837-1846.

[21] Short WH, Palmer AK, Werner FW, et al. A biomechanical study of distal radial fractures. J Hand Surg Am 1987;12(4):529-534.

[22] Simic PM, Weiland AJ. Fractures of the distal aspect of the radius: changes in treatment over the past two decades. Instr Course Lect 2003;52:185-195.

[23] Sommerkamp TG, Seeman M, Silliman J, et al. Dynamic external fixation of unstable fractures of the distal part of the radius. A prospective, randomized comparison with static external fixation. J Bone Joint Surg Am 1994;76(8):1149-1161.

[24] Souer JS, Ring D, Matschke S, et al. Effect of an unrepaired fracture of the ulnar styloid base on outcome after plate and screw fixation of a distal radius fracture. J Bone Joint Surg Am 2009;91(4):830-838.

[25] Subramanian P, Kantharuban S, Shilston S, et al. Complications of Kirschner-wire fixation in distal radius fractures. Tech Hand Up Extrem Surg 2012;16(3):120-123.

[26] Trumble TE, Schmitt SR, Vedder NB. Factors affecting functional outcome of displaced intra-articular distal radius fractures. J Hand Surg Am 1994;19(2):325-340.

[27] Trumble TE, Wagner W, Hanel DP, et al. Intrafocal (Kapandji) pinning of distal radius fractures with and without external fixation. J Hand Surg Am 1998;23(3):381-394.

[28] Wei DH, Raizman NM, Bottino CJ, et al. Unstable distal radial fractures treated with external fixation, a radial column plate, or a volar plate. A prospective randomized trial. J Bone Joint Surg Am 2009;81(7):1568-1577.

[29] Westphal T, Piatek S, Schubert S, et al. Outcome after surgery of distal radius fractures: no differences between external fixation and ORIF. Arch Orthop Trauma Surg 2005;125(8):507-514.

[30] Zollinger PE, Tuinebreijer WE, Breederveld RS, et al. Can vitamin C prevent complex regional pain syndrome in patients with wrist fractures? A randomized, controlled, multicenter dose-response study. J Bone Joint Surg Am 2007;89(7):1424-1431.

第5章 关节镜下复位固定治疗桡骨远端及尺骨茎突骨折
Arthroscopic Reduction and Fixation of Distal Radius and Ulnar Styloid Fractures

William B. Geissler and Jason M. Clark

定义

- 桡骨远端骨折患者的年龄分布呈双峰分布（即年轻人与老年人），而且他们的损伤机制往往不同。
- 65岁及以上的患者，每1 000人中每年发生桡骨远端骨折8~10例。
  - 女性的发病率是男性的7倍。
  - 16%的白人女性和23%的白人男性在50岁后会经历桡骨远端骨折。
- 桡骨远端骨折是骨科最常见的骨折之一。
- 在急诊的所有骨折中，该类损伤占1/6。
- 移位的关节内桡骨远端骨折是桡骨骨折的一个独特亚型[25]。
  - 这些骨折是高能量损伤。
  - 这种高能损伤导致粉碎性骨折。
  - 这些骨折不太适合传统的闭合手法复位和石膏固定。
- 这些骨折的预后取决于桡骨缩短的长度，桡腕和桡尺关节一致性，以及相关的软组织损伤[31]。

解剖

- 桡骨远端是支撑腕关节的平台。
- 桡骨远端有三个关节面：舟骨窝、月骨窝和乙状切迹。
- 桡骨远端关节面尺倾角平均为22°，掌倾角平均为11°。
- 掌侧及背侧韧带从桡骨远端发出支撑腕关节。
- 桡骨远端乙状切迹与尺骨头相连，围绕尺骨头旋转。
  - 下尺桡关节（DRUJ）主要由三角纤维软骨复合体（TFCC）稳定。
- 乙状切迹角向背侧和内侧的角度平均为22°。

发病机制

- 每种骨折类型的生物力学特征取决于损伤机制。
- Fernandez 和 Geissler[11]根据损伤机制制定了分型。他们指出，相关韧带病变、半脱位和相关腕骨骨折与桡骨远端所受到的能量直接相关。
  - Ⅰ型骨折是一种干骺端弯曲性骨折，其中一侧皮质层由于拉伸应力而断裂，而另一侧皮质则发生一定程度的粉碎（如关节外Smith或Colles骨折）。
  - Ⅱ型骨折为关节面剪切骨折（如桡骨茎突骨折、Barton骨折）。
  - Ⅲ型骨折是关节面压缩性骨折，伴有软骨下骨和干骺端骨松质压缩（如关节内粉碎性骨折）。
  - Ⅳ型骨折是韧带附着的撕脱骨折，包括桡骨茎突和尺骨茎突骨折，并伴有桡腕关节骨折脱位。
  - Ⅴ型骨折是一种高能损伤，涉及弯曲、挤压、剪切和撕脱或骨质丢失。
- 多项研究表明，桡骨远端关节内移位骨折的相关软组织损伤发生率较高[16,18-20,24,26,29]。
  - 关节镜研究显示TFCC损伤发生率高，其次是舟月骨间韧带（SLIL），然后是月三角骨间韧带（LTIL）。
  - 骨间韧带会发生一系列损伤并最终撕裂，腕骨之间的旋转度会增加。
  - Geissler等[15]定义了关节镜下骨间韧带撕裂的分型，有助于确定韧带损伤程度和继发性不稳定，并提出了治疗方案（表1）。

自然病程

- 桡骨远端关节内骨折有两种病理：相关软组织损伤和仅骨本身损伤。
- 桡骨远端关节内骨折的自然史取决于解剖的恢复以及任何相关软组织损伤的检测和处理[4,11]。
- Knirk和Jupiter[20]证明了关节面的复位比关节外的复位对桡骨远端骨折预后的影响更加重要。
  - 确凿证据证明可容忍的最大的关节面台阶为2 mm。
  - 他们证明关节面修复得越好，临床结局越好。
- 桡骨长度减少2.5 mm将使通过尺骨的正常负荷从20%增加到42%，这可能导致尺腕撞击综合征。
- SLIL和TFCC损伤常合并于桡骨远端骨折，X线片可能漏诊。
  - 在一项研究中，近1/3的骨折都有SLIL损伤，超过60%有TFCC损伤[1]。

表1　关节镜下腕关节不稳定的Geissler分型

分型	定义	关节镜下表现	处理
Ⅰ型	桡腕关节可见腕骨间韧带变薄/出血。腕中关节无腕骨错位	腕骨排列的正常凹形弧度减小。从桡腕关节可见腕骨间韧带变薄并突出。腕中关节可见腕骨间隙仍然紧密排列,没有台阶	制动
Ⅱ型	桡腕关节可见腕骨间韧带变薄/出血。腕中关节可见腕骨间排列错位,有台阶,腕骨之间可能有轻微的间隙	腕骨之间可能会有轻微的间隙(小于探钩宽度)。桡腕关节可见腕骨间韧带进一步变薄且突起。在腕中关节,受累腕骨间出现台阶。在舟月不稳定中,与月骨相比,舟骨背侧缘呈掌屈。在月三角不稳定中,当用探钩触诊时,可以看到三角骨和月骨之间活动度增加	关节镜下复位和克氏针固定
Ⅲ型	桡腕和腕中关节均可见腕骨排列不一致,有台阶	骨间韧带已经开始撕裂,通常从掌侧到背侧。桡腕关节可见腕骨之间的间隙,探钩通常可以用来确定受累的腕骨。在腕中关节,腕骨之间可放入一个2 mm的探钩并旋转	关节镜下/切开复位和克氏针固定
Ⅳ型	桡腕和腕中关节均可见腕线不一致,有台阶。可观察到严重的不稳定性	2.7 mm的关节镜可通过腕骨间隙。腕骨间韧带在受累腕骨之间完全分离。此时关节镜可以从桡腕关节通过裂口自由进入腕中关节	切开复位和修补

- 在另一项研究中,SLIL损伤超过一半,LTIL超过1/3,TFCC在60%。只有17%的患者没有上述伴发损伤[28]。
- 若不及时处理与桡骨茎突骨折高度相关的SLIL完全性撕裂,可能进一步发展为舟月进行性塌陷。

病史和体格检查

- 应该获得一个完整的病史,包括周围组织的损伤和任何其他部位损伤的情况。
  - 神经系统疾病。
  - 心脏疾病。
  - 确定患者的自理能力、优势手、辅助设备使用情况、工作、活动功能等。
- 体格检查,除了着重于腕部,也应该包括手、肘和肩,以检查伴随损伤。
  - 手、腕、前臂、上臂和肩膀必须仔细检查是否有开放性损伤,注意破伤风和感染的风险,必要时可进行抗生素预防。
  - 系统检查远端感觉和运动功能。
  - 血管应同时检查桡动脉、尺动脉搏动及毛细血管充盈时间。
  - 精确的触诊可确定潜在的损伤区域。
- 感觉减退,苍白,毛细血管充盈时间改变,软组织肿胀增加,疼痛与损伤不成比例,应怀疑骨筋膜室综合征。

影像学和其他诊断性检查

- 正侧位片和斜位片是治疗桡骨远端骨折的主要影像学依据。
- 同时拍摄未受损伤的对侧肢体有助于比较尺倾、尺骨变异和乙状切迹。
- 正位片可用于评估尺倾、桡骨高度、DRUJ间隙增宽及关节内受累情况(图1A)。
  - 桡骨远端标准影像学参数包括:尺倾角22°(13°～30°),桡骨高度12 mm(8～18 mm),掌倾角11°(1°～21°)。
  - 测量尺骨变异,肩关节外展90°,肘关节屈曲90°,前臂旋转中立位。
- 侧位用于评估远端骨块的掌倾或背倾情况,DRUJ或掌骨脱位或半脱位情况,月骨角,背侧粉碎程度等(图1B)。
- 改良侧位X线片,其光束近端呈10°～30°倾斜角,可提高关节面的可视性,并可评估月骨窝掌侧缘。
- 额外的头侧30°前后位摄片可用于评估桡骨远端尺侧缘。

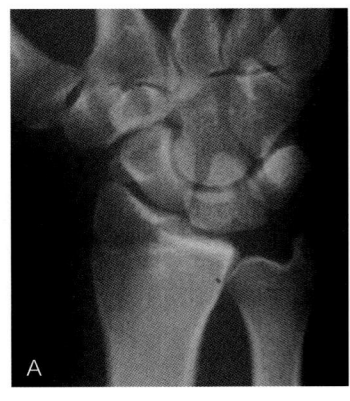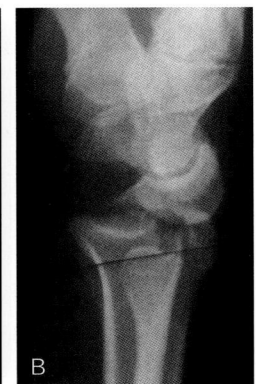

图1　A. 正位片显示桡骨茎突骨块轻微移位。B. 侧位片显示腕关节完全骨折脱位。

- 斜位片是非常有用的，因为主要的骨折碎片可能会因旋转发生移位。
- CT扫描，特别是三维CT，可以进一步描绘碎片位置、关节面压缩和旋转的情况。
- MRI对于评估相关软组织损伤，如TFCC撕裂，腕骨间韧带损伤和腕骨骨折，有重要的提示作用。
- 显示桡骨远端骨折潜在的不稳定及闭合复位容易失败的影像学征象包括以下情况：
  - 侧位向背侧倾斜＞20°。
  - 背侧粉碎＞侧位宽度的50%。
  - 碎片初始移位＞1 cm。
  - 掌侧移位＞2 mm。
  - 初始桡骨缩短＞5 mm。
  - 关节内台阶＞2 mm。
  - 伴有尺骨骨折。
  - 严重的骨质疏松症。
  - 年龄＞60岁。

鉴别诊断

- 腕骨骨折。
- 掌骨或指骨骨折。
- DRUJ分离。
- Essex-Lopresti损伤。
- 骨间韧带撕裂。
- 腕关节脱位（月骨周围）。

非手术治疗

- 麻醉利于桡骨远端骨折复位。
  - 了解损伤机制有助于指导手法复位。施加的力需与导致骨折的力相反。
  - 牵引是必要的，使骨折碎片间松弛，然后掌倾和桡偏腕关节。
  - 将桡骨关节面围绕完好的皮质旋转，通过掌倾恢复掌倾角。
  - 在复位操作过程中必须小心避免皮肤损伤，特别是皮肤菲薄的老年患者。
- 复位后夹板固定。目前对于腕部或前臂的摆放位置、长臂托还是短臂托、夹板还是石膏，还没有形成共识。
  - 应避免极度屈腕和尺倾。
  - 复位后在佩戴石膏的情况下透视拍片。
- 根据骨折的稳定性，大多数非手术治疗的患者，在前3周每周都应该复查一次，以监测骨折复位情况。
- 在65岁以上的患者中，1/3的最初未移位的骨折，后期随访发现有不同程度的骨折塌陷。
  - 一项对桡骨远端中度移位骨折的老年患者的研究发现，在5周后，通过闭合性手法所获得的复位中，有2/3患者发生复位丢失。
- 桡骨远端较小移位或无移位骨折的患者必须被告知其可能引发的并发症，包括拇长伸肌腱断裂、腕管综合征和骨筋膜室综合征。
- 老年患者通常能接受非手术治疗。
  - 年龄＞65岁的患者非手术治疗，与手术治疗相比，尽管术后影像学检查结果稍差，但治疗效果接近手术患者[2,3]。

手术治疗

- 无严重干骺端粉碎的桡骨远端骨折，适合关节镜辅助下用克氏针或空心螺钉固定[14,15,22]。
  - 桡骨茎突骨折。
  - 嵌插骨折。
  - Die-punch骨折。
- 三部分T型骨折和四部分干骺端粉碎性骨折，最好采用掌侧钢板固定。腕关节镜检查是一个辅助手段，用于微调关节复位，评估相关软组织损伤。
- 即使是轻微移位的桡骨远端骨折，也可伴发严重软组织损伤。可在关节镜辅助下进行固定，以稳定骨折，更重要的是，可以评估和治疗急性伴发软组织损伤。
- 有关尺骨茎突骨块的固定目前仍然存在争议[20]。腕关节镜检查提供了一个手段，可以帮助复位固定尺骨茎突骨块。

术前计划

- 回顾之前所有的X线片。
- 关节镜治疗和骨折复位固定所需的器械要准备妥当。
  - 在关节镜辅助下桡骨远端骨折治疗中，小型手术器械是必不可少的。关节镜直径约2.7 mm，如有需要，甚至可以使用更小的关节镜。此外，一个小的刨刀（3.5 mm或更小），可以用于清理骨折碎片和血肿。
- 关节镜辅助下桡骨远端骨折固定的理想时机是受伤后的3～10天[13]。
  - 太早会因为软组织水肿和出血而导致关节镜视野受限，增加手术难度。
  - 10天后，骨折碎片间会出现粘连，更难实现经皮撬拨、复位。

体位

- 关节镜辅助下摆放桡骨远端骨折的手臂时,可将手臂垂直悬挂在牵引塔上,或水平悬挂在牵引塔中,或使用指套利用重力将上肢悬吊于搁手台边缘。
  - 水平摆放进行腕关节镜检查,可以更容易同时实现关节镜观察和术中透视观察。然而,这种摆放方式不允许同时从掌侧进行操作。
  - 用牵引塔将手腕牵拉在垂直方向,可以同时操作手腕掌侧和背侧。当使用腕关节镜辅助桡骨远端骨折掌侧钢板固定时,这是很有优势的摆放方式。
- 一种新设计的牵引塔,可同时使用关节镜和术中透视(图2A)。
  - 术者可以压钢板稳定桡骨远端粉碎性骨折,同时在关节镜下对复位情况进行评估。
  - 牵引塔可以在垂直方向或水平方向牵引手腕,这取决于术者的偏好(图2B)。

入路

- 手腕悬吊在牵引塔上,入路为标准的3-4观察入路,4-5或6R操作入路,6U注水入路。
- 在传统的关节镜检查中,由于患肢肿胀,桡骨远端骨折的患者很难触摸到正常的伸肌腱标志[17]。但是通常仍可触诊到骨性标志。这些骨性标志包括掌骨基底、桡骨背侧缘和尺骨头。
- 3-4入路与中指的桡侧缘在同一直线上。在做皮肤切口之前,建议在3-4入路的位置插入18号针头。
  - 如果通道太近端,关节镜可能会进入骨折线内。如果通道太远端,会损伤腕骨的关节面。
- 一旦找到了理想位置,用11号刀片切开皮肤,用止血钳钝性分离,关节镜和钝性关节镜套管插入3-4入路。
  - 减少对皮神经造成损伤的可能性。
- 必须彻底冲洗关节,清理血肿和碎片。入水口可直接使用关节镜插管,或另外通过14号针头插入6U入路建立。
  - 建议另外建立6U通道。小型关节镜套管与关节镜之间空间有限,对通过套管进入的流量有限制。
  - 出水口可通过静脉输液管连接到关节镜插管建立。
- 4-5入路与第4掌骨中线在同一直线上。6R位于尺侧腕伸肌腱桡侧。
- 在关节处放置一根18号针头,位于关节面的远端。
- 由于桡骨远端是一斜坡,4-5或6R入路通常比3-4入路更加靠近近端。
- 最近,del Piñal等[7]描述了一种干式关节镜技术,避免液体冲洗关节腔造成骨筋膜室综合征的风险。
  - 虽然器械放置相似,但因为没有液体冲洗关节腔,操作会更加困难。

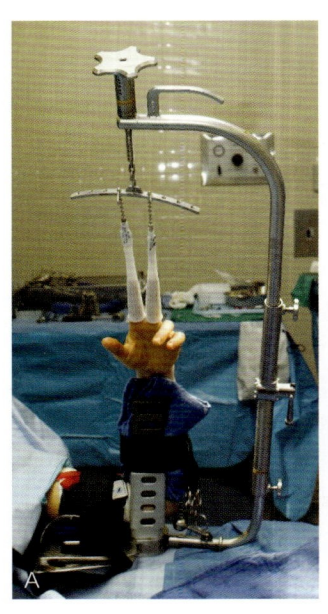 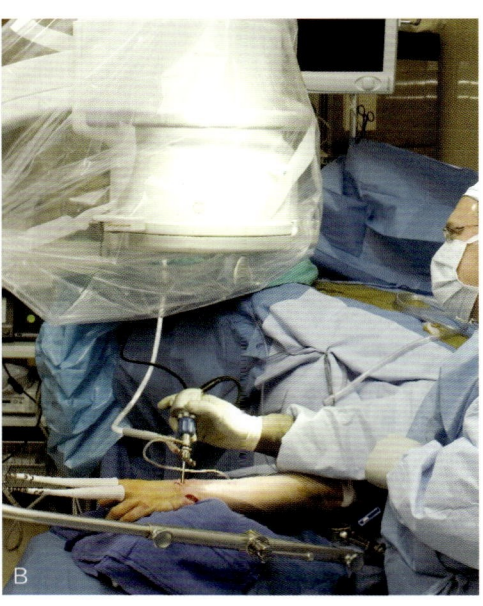

图2 A. 这种牵引塔在侧面而不是掌侧安装了一根固定杆。不仅可以方便地通过术中透视评估骨折复位情况,也可以对腕部掌侧和背侧进行操作。B. 根据术者的喜好,可以将塔放置于水平位置。

- 为了避免使关节镜起雾,关节镜在放入腕关节前应该用盐水加热,或者在关节镜的末端使用防雾剂。
- 关节镜阀门保持开放,防止负压造成关节囊塌陷,6R 入路插入一把刨刀,清除碎片和血液。
- 仍需要偶尔用生理盐水冲洗关节,清除血肿和碎屑,获得足够好的视野。

桡骨茎突骨折

- 单纯的桡骨茎突骨折,适合用关节镜治疗。特别适合刚起步需要积累经验的外科医生,练习关节镜辅助下桡骨远端骨折固定。
- 此外,桡骨茎突骨折伴SLIL损伤的发生率很高,关节镜是最好的评估手段。
- 使用振动模式钻孔,经皮打入1或2根空心螺钉导针,穿过桡骨茎突,不要插入骨折线。
  - 透视下评估导针位置,确保位于桡骨茎突骨块的中心。
- 将手悬吊在牵引塔上,建立标准的关节镜入口。
- 将关节镜插入3-4入路,清除关节内的碎片和血肿。
- 将关节镜移至6R或4-5入路,观察腕关节,判断桡骨茎突骨块的旋转和复位情况。
- 使用之前放置的导针作为操纵杆,在关节镜下复位骨折碎块。
  - 可以通过3-4入路插入关节镜套管,进一步帮助复位桡骨茎突骨块(技术图1A、B)。

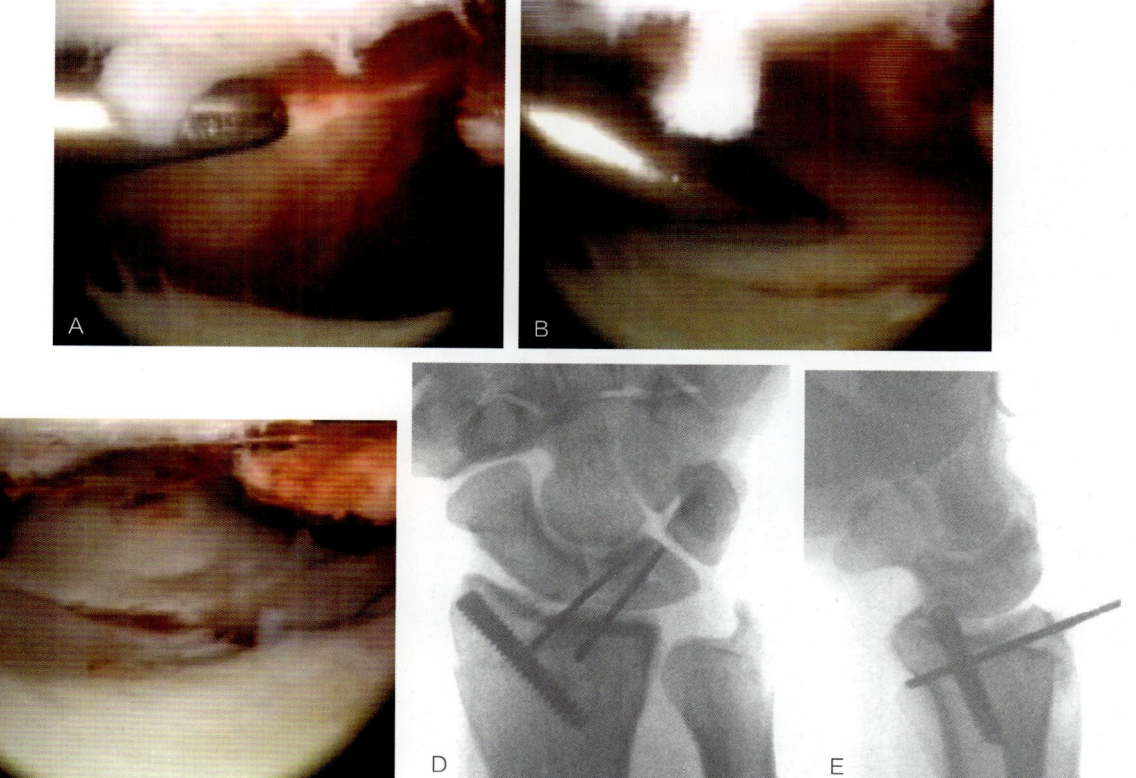

技术图1 A. 在关节镜下观察图1中描述的病例。关节镜放置在6R入路,在3-4入路置入钝的关节镜套管。移位的桡骨茎突骨块清晰可见。B. 联合使用插入桡骨茎突骨块的操纵杆和插入到3-4入路的关节镜套管,解剖复位移位的桡骨茎突骨块和桡腕关节。C. 镜下见桡骨茎突骨块解剖复位(无旋转移位)并稳定固定。D. 正位片显示桡骨茎突骨块解剖复位,空心螺钉埋入骨中,避免对软组织的刺激。E. 侧位片显示桡骨茎突骨块解剖复位和桡腕关节解剖复位。

- 骨折解剖复位后,将导针穿过骨折线进入桡骨干,术中透视评估(技术图1C)。
  - 在许多病例中,透视下看起来可能已经解剖复位,但在关节镜下观察,可以看到桡骨茎突骨块轻微旋转[2]。
- 虽然导针可以稳定骨折,但还是推荐使用空心螺钉固定(带头或不带头)(技术图1D、E)。
  - 与克氏针相比,空心钉减少了对软组织的刺激和针道感染的风险。

三部分骨折

- 三部分骨折包括桡骨茎突移位骨块和月骨窝骨块,无干骺端粉碎,适合关节镜辅助复位(技术图2A、B)。
- 在透视引导下用导针复位和暂时稳定桡骨茎突骨块。
  - 桡骨茎突作为一个解剖标志,帮助后续月骨窝骨块的复位。
- 将手悬吊在牵引塔上,建立通道,清理骨折碎片和血肿。
  - 通过3-4入路,在关节镜下可见月骨窝关节面骨块(技术图2C、D)。
- 关节镜引导下,经皮将18号针直接插在塌陷的骨块上。
- 在18号针头近端约2 cm处插入一根克氏针,抬高塌陷的月骨窝关节面骨块。

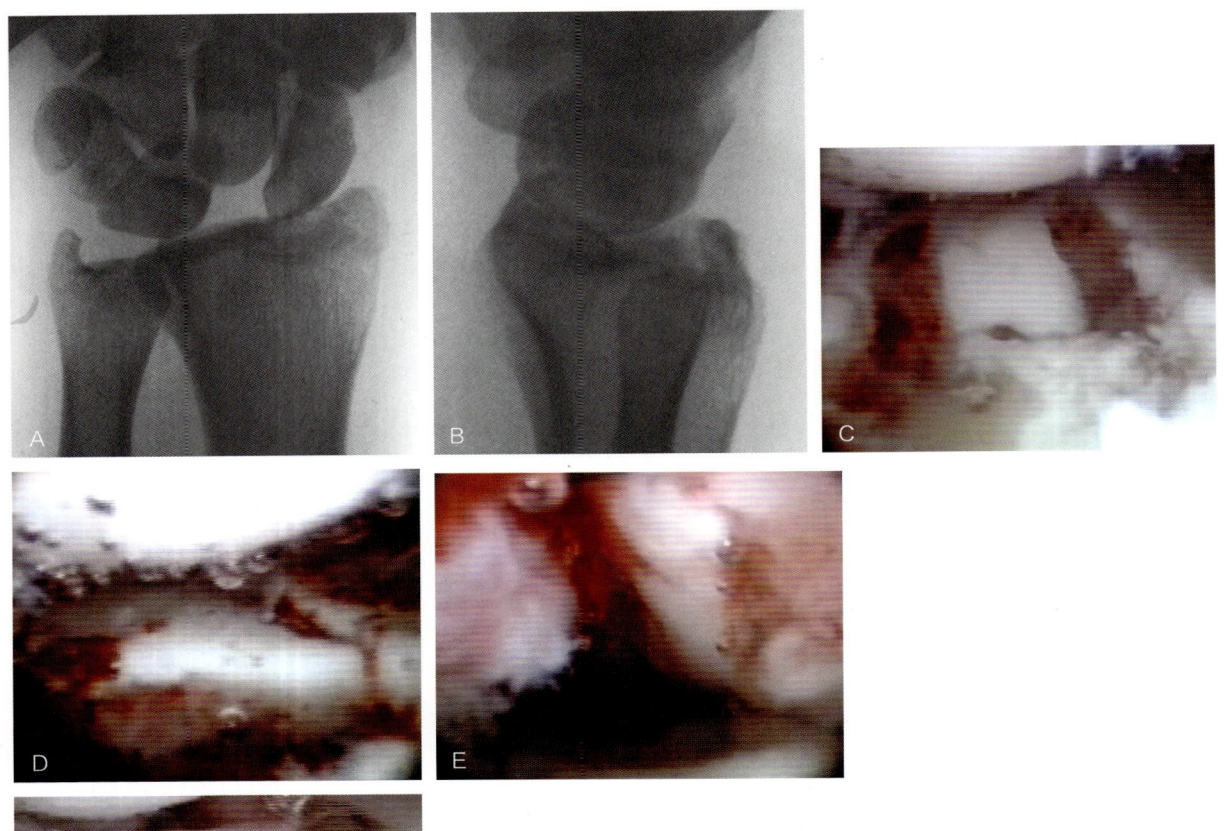

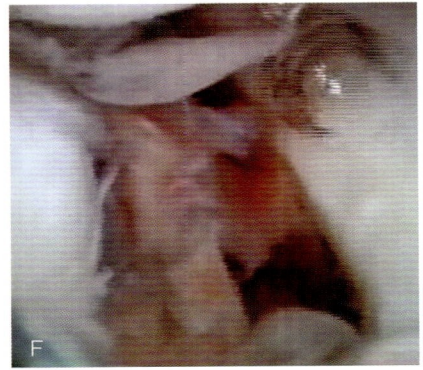

技术图2 A. 正位片显示舟骨窝嵌插骨折伴SLIL损伤。B. 侧位片显示骨折块背侧缘。C. 6R入路置入关节镜,观察到舟骨窝骨折碎片。通过切开复位很难观察到,但在关节镜的光源和放大倍数的帮助下可以很好地观察到。D. 舟骨窝骨块被抬升,以掌侧缘作为判断旋转的标志物。E、F. Geissler Ⅲ型撕裂,SLIL损伤。通过3-4入路观察(E)。通过桡腕中入路观察(F)。

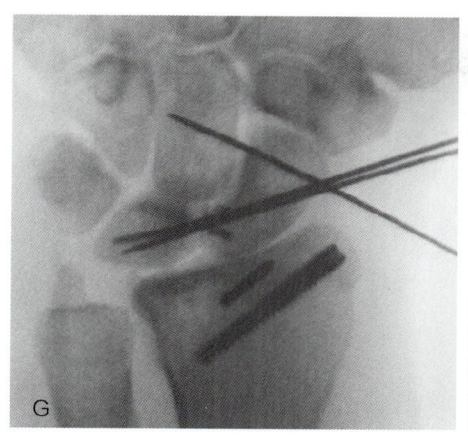 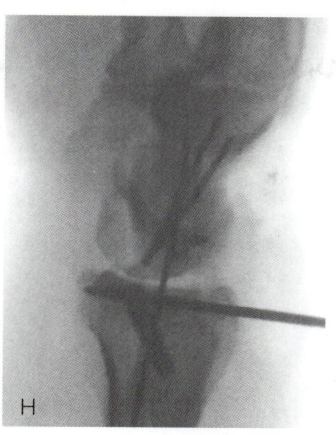

技术图2（续） G、H. 正侧位片显示舟骨窝嵌插骨折解剖复位（SLIL损伤也得到了修复）。

- 使用骨钩进一步复位桡骨茎突和月骨窝骨块之间的间隙。
- 将导针从桡骨茎突横向穿至已经解剖复位的月骨窝骨块的软骨下骨。
  - 在放置好横向导针后，必须将手腕旋前和旋后，以确保导针没有影响DRUJ。仅使用影像学进行评估是很困难的。
- 考虑使用骨移植物来支撑月骨窝，避免迟发性塌陷。
  - 在第4、5间室之间做一个小切口。
  - 使用同种异体骨松质或骨替代物。
  - 如果可行，放置无头空心螺钉来稳定桡骨茎突和月骨窝骨块（技术图2E～H）。

三部分、四部分骨折伴干骺端粉碎

- 如果存在干骺端粉碎，可采用切开复位（使用掌侧钢板进行固定）联合关节镜辅助关节复位（技术图3）。
- 相比克氏针和无头空心钉，掌侧钢板固定是非常稳定的，可早期活动和康复锻炼。

切开复位与固定

- 标准掌侧入路，不要打开桡腕关节囊（技术图4A）。
- 桡骨茎突骨块和掌尺侧骨块在直视下进行复位。桡骨茎突骨块用克氏针临时固定。
- 应用桡骨远端掌侧锁定钢板固定掌侧骨折块（技术图4B）。

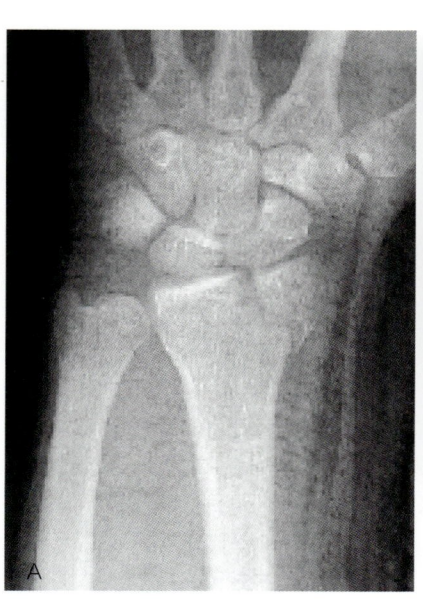 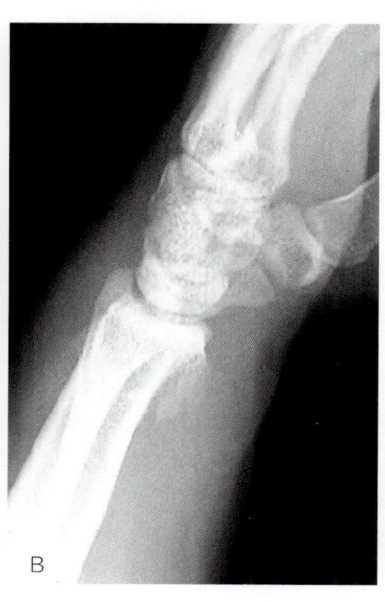

技术图3 A. 正位片显示桡骨茎突骨折移位。B. 侧位片提示干骺端粉碎，并伴有桡骨茎突骨块移位。由于干骺端粉碎，使用掌侧钢板固定骨折。

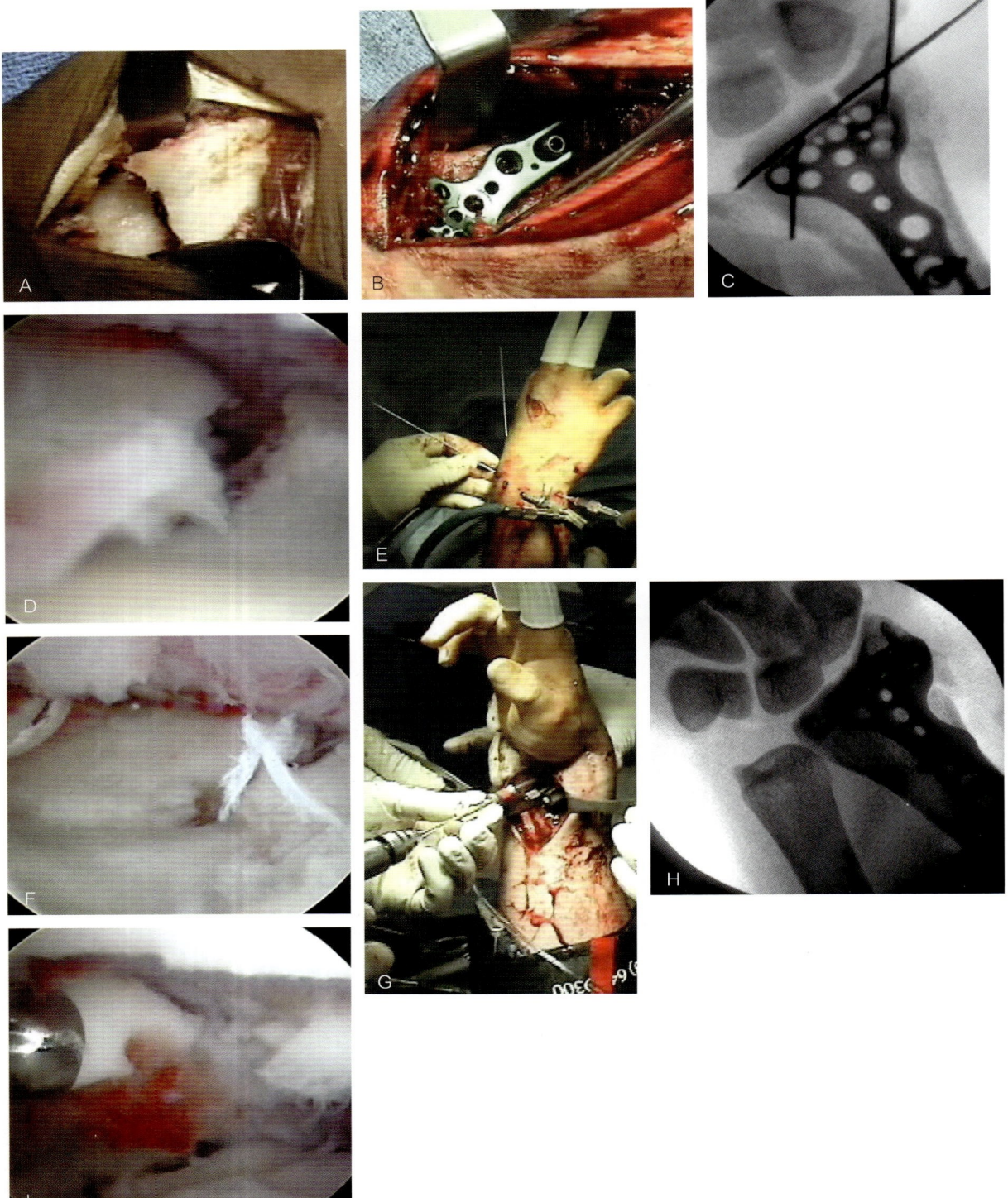

技术图4 A. 采用标准掌侧入路，以桡侧腕屈肌腱为中心，显露骨折部位。B. 应用桡骨远端掌侧锁定钢板。第一颗普通钉拧入钢板近端孔，以将钢板固定到骨干上。C. 在透视下观察关节内复位并临时固定。移位的关节内骨块仍可见。D. 关节镜位于3-4入路，可见掌侧关节囊阻碍桡骨茎突骨块复位。E. 然后使月插入桡骨茎突骨块的操纵杆来控制和解剖复位桡骨茎突骨块。F. 从6R入路置入关节镜观察，桡骨茎突骨块解剖复位。G. 一旦关节镜和透视确定关节面解剖复位，打入钢板远端螺钉。H. 透视示桡骨远端关节面解剖复位。I. 患者伴有月骨软骨损伤，X线片上不可见。关节镜下摘除游离的碎片。

- 首先在板的近端放置一个螺钉,将板固定到骨干上。
- 通过钢板临时固定远端骨块。
- 在透视下调整关节骨块以尽可能获得解剖复位(技术图4C、D)。
- 将手悬吊在牵引塔上,关节镜下复位关节内骨折块(技术图4E、F)。
  - 如果关节没有解剖复位,取出临时固定的克氏针并调整复位。
- 一旦骨折解剖复位,通过钢板远端螺钉进行固定(技术图4G~I)。
  - 重要的是骨折块要紧贴钢板,钢板和骨块之间不要有间隙。可以通过屈腕,并在插入锁定螺钉之前,先使用普通螺钉来实现。
- 解剖复位后,在透视和关节镜检查下打入剩余的近端和远端螺钉。

复位和固定背侧die-punch骨块

- 当用钢板复位固定时,通过掌侧入路不可能看到背侧die-punch骨块。但使用关节镜在这种情况下是可以观察到的。
- 如前所述插入掌侧板,并将临时固定在桡骨上。
  - 通常,背侧碎片可能相对于桡骨干偏向近端。
- 关节镜通过6R入路可以很好地看到die-punch骨块。
- 建立掌桡侧入路,镜头从桡舟头韧带和长桡月韧带之间进入,可以直接观察到die-punch骨折块[23]。
- 关节镜下经皮抬升并解剖复位背侧die-punch骨块。
- 一旦复位,关节镜观察同时拧入钢板螺钉,确保背侧die-punch骨块稳定。

尺骨茎突骨折

- 桡骨远端骨折解剖复位后,从3-4入路置入关节镜,6R入路置入探钩,检查TFCC关节盘张力。
  - 张力良好表明大部分TFCC纤维完整,仍然附着在尺骨近端。
  - 当发现关节盘周围撕裂时,可以用关节镜修复。
- 探查见关节盘松弛且未见明显撕裂时,考虑固定尺骨茎突骨块(技术图5)。
  - 在这种情况下,TFCC的大部分纤维附着在移位的尺骨茎突骨块上。
- 在尺侧腕伸肌腱和尺侧腕屈肌腱之间做一个小切口,确定骨折线。
- 探查远端骨块,其常向远端桡侧移位。
- 15号刀片松解茎突骨块,注意保护TFCC。
- 直视下解剖复位骨块,逆向打入导针,临时固定。
- 使用张力带技术(钢丝和两根克氏针)固定尺骨茎突骨块,或用无头小空心钉。
- 透视检查骨折复位和内固定物的情况。
- 从3-4入路插入关节镜,6R入路插入探钩,检查TFCC张力是否恢复。

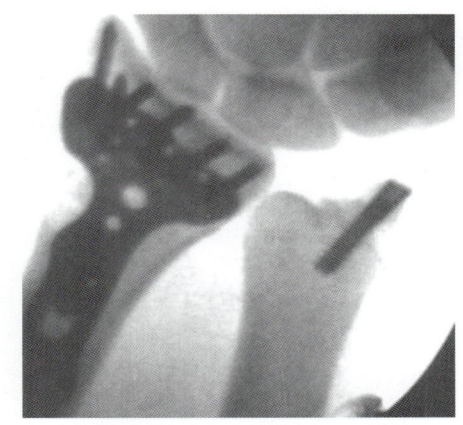

技术图5 该例桡骨远端骨折复位后,探查见TFCC松弛,但无明显撕裂。用小型Acutrak螺钉将尺骨茎突骨块复位。

桡骨远端关节内骨折畸形愈合

- 桡骨远端骨折的畸形愈合可迅速导致关节退变。
- 必须立即纠正畸形愈合,阻止关节退变。
- 最近del Piñal等[5,6]表示,关节镜下对畸形愈合进行矫正,术中既可观察关节表面的形态,又可以确保骨折的解剖复位,长期观察效果良好。
- 安装牵引塔,采用标准的3-4和6R入路,如前所述。

- 将关节镜从 3-4 入路置入,观察关节表面。
  - 如果发现严重的软骨缺损,则应考虑关节成形术或关节融合术。
  - 关节内经常充满滑膜炎组织和纤维瘢痕组织。将刨刀从 6R 入路置入,清除关节碎片,获得充分的视野。
- 撤去牵引,如前所述,通过掌侧入路放置掌侧板并附着于骨干。
- 将手放回牵引塔,关节镜放入 6R 入路观察畸形骨块。可建立掌桡侧通道,与 3-4 入路一起置入所需器械。
- 通过 3-4 通道和掌桡侧通道插入骨刀,骨刀方向需与肌腱平行,进入关节后旋转。
- 骨刀沿外骨痂推进,将各骨块松解游离。
  - 骨刀松解时注意不要骨刀进入太深而破坏关节面,也不要滑向掌侧或背侧,以免造成肌腱断裂。
- 然后用探钩或经皮针抬升骨块。
- 当碎片被抬升后,如前所述,用钢板完成固定。

关节镜下关节成形术

- 严重腕关节软骨缺失的患者应考虑采取如全腕关节融合术或关节成形术。
- 尽管只是早期研究成果,但 del Piñal 等[8]证明,通过切除骨块使得关节表面平整,可以显著缓解疼痛和恢复活动功能。对有活动要求的患者可作为一种临时治疗方案,对要求较低的患者而言可以是最终治疗。
- 首先进行关节镜诊断。必须对腕中进行探查,排除该部位的病变。
- 关节内常有大量的碎片和滑膜炎性组织,必须用刨刀清除,使术野清晰。
- 将磨钻置入桡腕关节,打磨隆起的畸形,使缺损区松质表面光滑,高度略低于正常软骨表面。
- 腕骨上损伤的区域可用同样方式获得一个光滑的表面。
- 除非受其他手术的限制,否则患者术后可立即开始活动度锻炼。

要点与失误防范

复位时机	关节镜辅助下桡骨远端骨折在伤后 3~10 天内复位是最理想的。3 天内通常会伴有出血,导致术野模糊。损伤 10 天后经皮骨折复位非常困难,因早期骨愈合而导致复位失败
关节镜视野	要花时间彻底冲洗和清除血肿和碎片,对于观察骨块的旋转有非常大的帮助,把 6U 入路作为入水口冲洗会很有帮助。将 Coban 绷带(3M, St. Paul, MN)绕前臂一周,可以减少液体外渗进入周围软组织
器械	过大的器械会损伤关节软骨。可活动的牵引塔在关节镜辅助桡骨远端骨折的治疗中非常有用
固定	• 关节镜治疗患者固定不牢固是不允许的。应根据骨折的特点选择合适的固定方法。例如,当掌侧钢板是首选时,克氏针不应用于稳定掌侧 Barton 骨折。虽然克氏针使用便捷,但它们阻碍康复锻炼,且有感染风险 • 关节镜下固定桡骨远端骨折而不伴有干骺端粉碎时,推荐使用空心钉 • 多发性腕骨骨折和韧带损伤可以在手术中一同治疗(图 3A、B) • 当干骺端粉碎时,推荐掌侧钢板固定 • 在拧入钢板远端螺钉时,关节镜的优点是可以看到螺钉穿透骨折块,从而确保固定的牢靠度。尤其是对于有万向孔的掌侧锁定钢板,可确保螺钉不穿透关节
观察	关节镜辅助下桡骨远端和桡腕关节复位后必须对腕中关节进行评估。腕中关节是评价腕关节稳定性最敏感、最理想的部位。此外,偶尔还能看到来自头状骨或钩骨的游离体。特别适用于月骨 die-punch 骨折。关节镜检查也有助于确定是否需要固定尺骨茎突

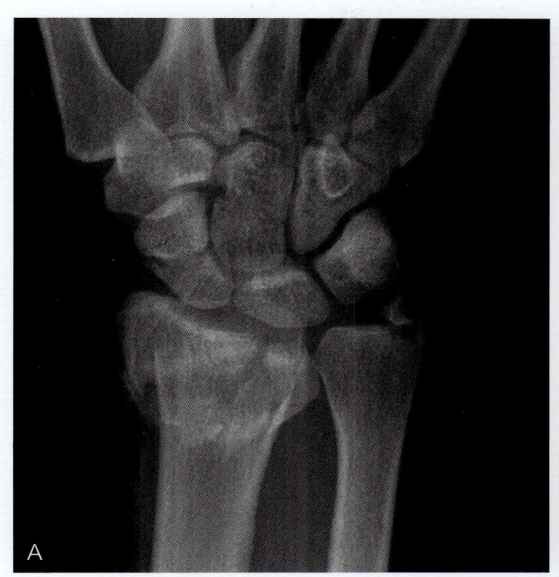 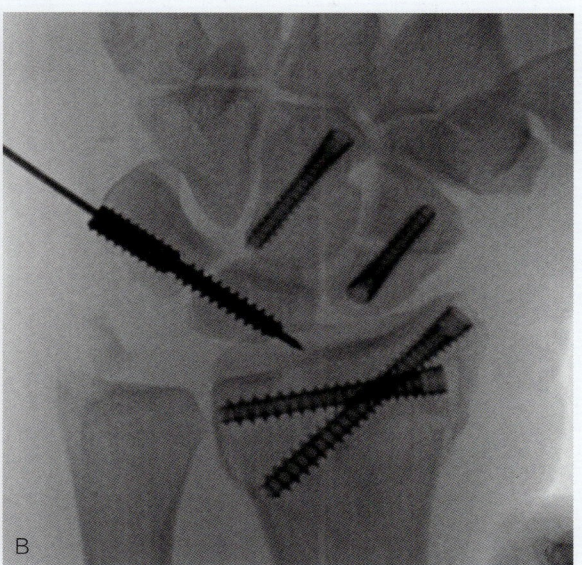

图3 A. 正位显示桡骨远端关节内三部分骨折,舟骨横向骨折,头状骨微小骨折。B. 术中正位片显示两枚 Acutrack 空心加压钉（Acumed, Hillsboro, OR）固定桡骨远端骨折。头状骨和舟骨也用 Acutrack 空心钉固定。术中发现月三角韧带损伤,用 Acumed 舟月腕中螺钉跨关节固定三角骨和月骨。

术后处理

- 术后制动的程度取决于许多因素,包括骨折固定的方式、内固定骨的质量、固定的稳定性,以及在关节镜评估中对相关软组织损伤的处理情况。
- 对于骨质量良好且钢板固定牢靠的患者,手指和腕部可早期活动。
- 对于骨质疏松掌侧钢板固定的患者,应立即开始进行手指活动度练习,但腕关节活动需延迟到3~4周后,等骨折有初始愈合。
  - 疏松的骨可能会在坚硬的钢板周围发生塌陷。
- 无干骺端粉碎的患者中,关节镜辅助下空心钉治疗,只要患者能耐受,就应该开始活动度练习。
- 采用经皮克氏针治疗的患者,通常在术后4~6周将克氏针拔除。
- DRUJ不稳的患者,做了TFCC修补或尺骨茎突复位固定,需要限制旋转2~4周。

预后

- 关于关节镜辅助下桡骨远端关节内移位骨折复位固定的文献相对较少[9,10,12,13,22,27,30]。
- 一项对照研究对比了12例切开复位和12例关节镜复位的粉碎型骨折病例（AO Ⅶ型、Ⅷ型）,发现用关节镜复位相对于切开复位,患者活动度恢复情况更好[32]。

- 另一项38例病例对关节镜辅助复位固定和切开复位的对照研究发现,关节镜辅助组有更好的预后和更佳的活动度[3]。
- 一项研究比较了15例关节镜辅助复位和15例闭合复位外固定[30]。10例用关节镜的患者发现了TFCC损伤,其中7例伴下尺桡韧带损伤并进行了修补。随访中没有发现DRUJ不稳定的征象。15例外固定患者中,4例出现了DRUJ不稳定,很可能是漏诊了TFCC损伤造成的。
- Ono等[27]评估了未使用关节镜辅助的切开复位内固定术后的患者关节面裂隙和台阶情况。通过术前CT扫描和术后关节镜检查,发现70例患者中40例有≥1 mm的关节面裂隙,15例有≥1 mm的台阶。

并发症

- 固定失效。
- 固定后塌陷。
- 屈伸肌腱激惹。
- 因疼痛需要取出内固定。
- 桡神经和尺神经的手背感觉支神经瘤。
- 腕管综合征。
- 反射性交感神经萎缩症。
- 腕、手僵硬。

（张闻　陶诗聪　译,贾伟涛　审校）

参考文献

[1] Abe Y, Yoshida K, Tominaga Y. Less invasive surgery with wrist arthroscopy for distal radius fractures. J Orthop Sci 2013;18:398-404.

[2] Arora R, Gabl M, Gschwentner M, et al. A comparative study of clinical and radiologic outcomes of unstable colles type distal radius fractures in patients older than 70 years: nonoperative treatment versus volar locking plating. J Orthop Trauma 2009;23(4):237-242.

[3] Arora R, Lutz M, Deml C, et al. A prospective randomized trial comparing nonoperative treatment with volar locking plate fixation for displaced and unstable distal radial fractures in patients sixty-five years of age and older. J Bone Joint Surg Am 2011;93(23):2146-2453.

[4] Bradway JK, Amadio PC, Cooney WP. Open reduction and internal fixation of displaced comminuted intra-articular fractures of the distal end of the radius. J Bone Joint Surg Am 1989 71(6):839-847.

[5] del Piñal F, Cagigal L, García-Bernal FJ, et al. Arthroscopically guided osteotomy for management of intra-articular distal radius malunions. J Hand Surg Am 2010;35(3):392-397.

[6] del Piñal F, García-Bernal FJ, Delgado J, et al. Correction of malunited intra-articular distal radius fractures with an inside-out osteotomy technique. J Hand Surg Am 2006;31(6):1029-1034.

[7] del Piñal F, García-Bernal FJ, Pisani D, et al. Dry arthroscopy of the wrist: surgical technique. J Hand Surg Am 2007;32(1):119-123.

[8] del Piñal F, Klausmeyer M, Thams C, et al. Arthroscopic resection arthroplasty for malunited intra-articular distal radius fractures. J Hand Surg Am 2012;37(12):2447-2455.

[9] Doi K, Hattori T, Otsuka K, et al. Intra-articular fractures of the distal aspect of the radius arthroscopically assisted reduction compared with open reduction and internal fixation. J Bone Joint Surg Am 1999;81(8):1093-1110.

[10] Edwards CC II, Haraszti CJ, McGillivary GR, et al. Intra-articular distal radius fractures: arthroscopic assessment of radiographically assisted reduction. J Hand Surg Am 2001 26(6):1036-1041.

[11] Fernandez DL, Geissler WB. Treatment of displaced articular fractures of the radius. J Hand Surg Am 1991;16:375-384.

[12] Geissler WB. Arthroscopically assisted reduction of intra-articular fractures of the distal radius. Hand Clin 1995;11:19-29.

[13] Geissler WB Intra-articular distal radius fractures: the role of arthroscopy? Hand Clin 2005;21:407-416.

[14] Geissler WB, Freeland AE. Arthroscopically assisted reduction of intraarticular distal radial fractures. Clin Orthop Relat Res 1996;(327):125-134.

[15] Geissler WB, Freeland AE, Savoie FH, et al. Intracarpal soft-tissue lesions associated with an intra-articular fracture of the distal end of the radius. J Bone Joint Surg Am 1996;78(3):357-365.

[16] Geissler WB, Savoie FH. Arthroscopic techniques of the wrist. Mediguide Orthop 1992;11:1-8.

[17] Hanker GJ. Wrist arthroscopy in distal radius fractures. Proceedings of the Arthroscopy Association North America Annual Meeting, Albuquerque, NM, October 7-9, 1993.

[18] Hixon ML, Fitzrandolph R, McAndrew M, et al. Acute ligamentous tears of the wrist associated with Colles fractures. Proceedings of the Annual Meeting of the American Society for Surgery of the Hand, Baltimore, 1989.

[19] Hollingworth R, Morris J. The importance of the ulnar side of the wrist in fractures of the distal end of the radius. Injury 1976;7:263-266.

[20] Knirk JL, Jupiter JB. Intra-articular fractures of the distal end of the radius in young adults. J Bone Joint Surg Am 1986;68(5):647-659.

[21] Lafontaine M, Hardy D, Delince P. Stability assessment of distal radius fractures. Injury 1989;20:208-210.

[22] Levy HJ, Glickel SZ. Arthroscopic assisted internal fixation of intraarticular wrist fractures. Arthroscopy 1993;9:122-124.

[23] Lindau T. Treatment of injuries to the ulnar side of the wrist occurring with distal radial fractures. Hand Clin 2005;21:417-425.

[24] Melone CP Jr. Articular fractures of the distal radius. Orthop Clin North Am 1984;15:217-236.

[25] Mohanti RC, Kar N. Study of triangular fibrocartilage of the wrist joint in Colles fracture. Injury 1979;11:321-324.

[26] Mudgal CS, Jones WA. Scapholunate diastasis: a component of fractures of the distal radius. J Hand Surg Br 1990;15:503-505.

[27] Ono H, Katayama T, Furuta K, et al. Distal radial fracture arthroscopic intraarticular gap and step-off measurement after open reduction and internal fixation with a volar locked plate. J Orthop Sci 2012;17(4):443-449.

[28] Oqawa T, Tanaka T, Yanai T, et al. Analysis of soft tissue injuries associated with distal radius fractures. BMC Sports Sci Med Rehabil 2013;5(1):19.

[29] Ruch DS, Vallee J, Poehling GG, et al. Arthroscopic reduction versus fluoroscopic reduction in the management of intra-articular distal radius fractures. Arthroscopy 2004;20:225-230.

[30] Short WH, Palmer AK, Werner FW, et al. A biomechanical study of distal radial fractures. J Hand Surg Am 1987;12:529-534.

[31] Stewart NJ, Berger RA. Comparison study of arthroscopic as open reduction of comminuted distal radius fractures. Abstract. Presented at the 53rd Annual Meeting of the American Society for Surgery of the Hand, January 11, 1998, Scottsdale, AZ.

[32] Trumble TE, Schmitt SR, Vedder NB. Factors affecting functional outcome of displaced intra-articular distal radius fractures. J Hand Surg Am 1994;19:325-340.

第6章 掌侧钢板固定桡骨远端骨折
Volar Plating of Distal Radius Fractures

John J. Fernandez and Philipp N. Streubel

定义

- 桡骨远端骨折是指累及桡骨远端干骺端的骨折。
- 评价桡骨远端骨折基于骨折类型、力线及稳定性：
  - 关节内或关节外的。
  - 可复位或不可复位的。
  - 稳定或不稳定的。
- 无法复位或不稳定的骨折需要接受手术复位及稳定的固定。
- 掌侧钢板固定术是治疗掌侧剪切型骨折的传统选择。
  - 近年发展起来的角度稳定钢板正成为绝大多数桡骨远端骨折的最佳治疗方法之一。

解剖

- 桡骨远端支撑近排腕骨，并将75%～80%的应力传递至前臂。
  - 剩余20%～25%的应力通过尺骨远端及三角纤维软骨复合体（TFCC）传递至前臂。
- 桡骨远端关节面的软骨厚≤1 mm[16]。
- 背侧：
  - 桡骨远端是背侧桡腕韧带的起点。
  - 它是伸肌间室纤维-骨连接部的底部，包含Lister结节，参与拇长伸肌腱的功能（图1A）。
  - 伸肌腱和桡骨远端背侧关节面直接相接触。
- 掌侧：
  - 桡骨远端是腕骨间韧带的起点，包括桡舟头韧带、长桡月韧带和短桡月韧带。
  - 它也是旋前方肌的起点。
  - 屈肌腱在桡骨远端被旋前方肌分隔。
- 尺侧：
  - 桡骨远端是三角纤维软骨桡侧部分的起点（图1A）。
  - 它也包含与远端尺骨头相关节的乙状切迹，参与前臂的旋转。
- 远端：
  - 关节面被分为一个三角形的舟骨窝和一个四边形的月骨窝，分别和其对应腕骨相关节（图1B）。
- 远端关节面在冠状面上向尺侧倾斜约22°，在矢状面上向掌侧倾斜约11°（图1C、D）。
- 干骺端的定义是从包含有关节面的桡骨远端起，至和腕关节最宽部分距离等长的一段区域。
- 背侧骨皮质相对于掌侧薄弱，往往造成桡骨远端特征性的背伸型骨折。

发病机制

- 桡骨远端骨折的受伤机制是一个轴向暴力作用于腕关节。骨折类型取决于骨密度、受伤时腕关节的位置、暴力的大小及方向。
- 绝大多数桡骨远端骨折均为跌倒时，腕关节在背伸旋前位时撑地造成，为背伸型损伤。
  - 和相对较薄弱的背侧皮质在压力下容易塌陷相比，较强壮的掌侧皮质在张力作用下断裂，形成一个特征性的"三角形"骨块，其尖端在掌侧皮质，而背侧往往更加粉碎。
- Jupiter和Fernandez[6]还提出了其他骨折类型的受伤机制，包括：
  - 屈曲。
  - 轴向压缩。
  - 剪切。
  - 撕脱。
  - 复合型。
- 骨折累及关节面的程度及骨折本身的严重程度是骨折分型的基础，例如AO/OTA分型[10]和Melone分型[12]。
- 累及关节面的骨折将桡骨远端分成独立与桡骨干分离的关节面骨块（图2）：
  - 舟骨窝骨块。
  - 月骨窝骨块。更严重的暴力可将月骨窝骨块再分裂成掌侧半和背尺侧半[11]。

自然病程

- 临床结果通常但并非总是和畸形程度相关。
  - 残留的畸形能被对功能要求不高的患者所接受。
- 因为当畸形增加时，生理功能就逐渐发生改变。
  - 关节面移位1～2 mm，骨关节炎的发生率将上升[3,7]。
  - 桡骨缩短>3～5 mm，尺骨复合体的承受压力将增加[1,15]。

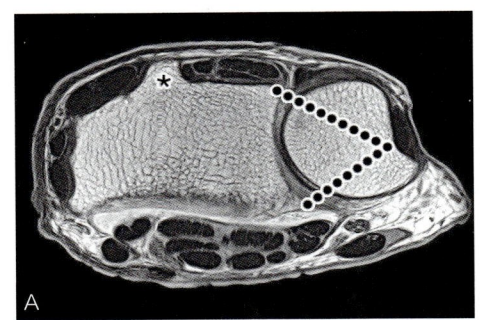
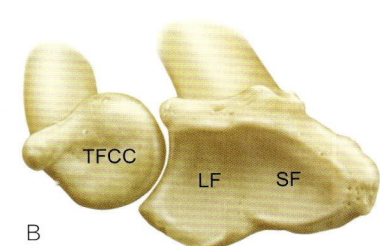
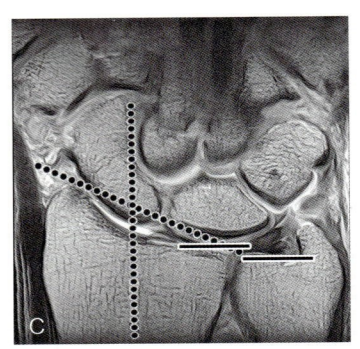
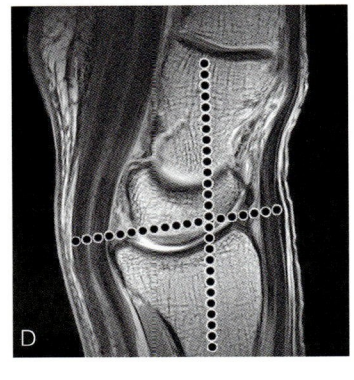

图1 A. 腕关节在桡骨远端平面的轴向MRI图像。Lister结节用星号表示。虚线表示三角纤维软骨的掌侧及背侧边界，其作用是帮助稳定下尺桡关节。桡骨远端背侧是背侧伸肌间室鞘的附着点。B. 桡骨远端的关节面被分成三角形的舟骨窝（SF）和四边形的月骨窝（LF）。尺骨远端及TFCC参与尺骨对腕关节的支持。C. 桡骨远端MRI冠状切面。桡骨远端关节面相对于前臂长轴向尺侧倾斜约22°（虚线）。桡骨远端的尺侧部分（月骨窝）通常位于尺骨远端的远侧（尺骨变异为负数）。注意实线表示尺骨变异。D. 桡骨远端MRI矢状切面。桡骨远端关节面相对于前臂长轴向掌侧倾斜约11°（虚线）。近端背侧骨皮质薄于掌侧骨皮质。

- 向背侧成角＞10°，接触力就会转移至背侧舟骨窝及尺骨复合体，导致不稳定性增加[17,20]。
- 相应腕关节内损伤的发生率和骨折的严重程度成正比。此类损伤往往导致较差的预后，原因是此类损伤在早期往往不被发现，也无法进行相关的治疗所致[4,18]。
  - TFCC撕裂。
  - 舟月韧带和月三角韧带撕裂。
  - 累及腕骨关节面的软骨损伤。
  - 下尺桡关节损伤。
  - 尺骨远端骨折。

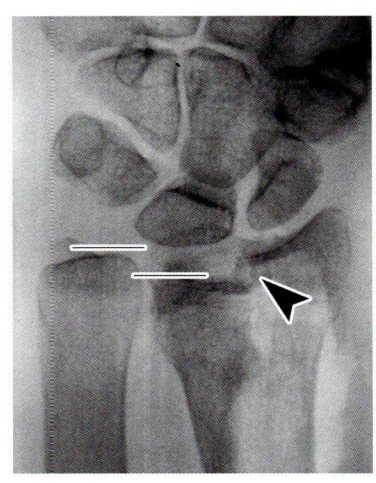

图2 箭头所指为关节面劈裂。可见舟骨窝骨块向桡侧移位，而月骨窝骨块向尺侧移位并在外形上有明显缩短（尺骨变异为正，如实线所示）。

- 预测桡骨远端骨折的稳定性，能将畸形及并发症降至最低。LaFontaine等[8]提出以下几种情况提示不稳定的骨折：
  - 背侧（或掌侧尖端）成角＞20°。
  - 背侧粉碎。
  - 关节内骨折。
  - 伴随尺骨骨折。
  - 患者年龄＞60岁。

病史和体格检查

- 应试图明确受伤机制，这有助于评估创伤的能量和程度。
- 伴随的损伤并不少见，应仔细排除。
  - 手、腕及前臂的损伤，包括其他部位的骨折或脱位。
  - 其他肢或者头、颈、躯干的损伤。
- 了解患者对功能和职业上的要求。
- 明确其他同时存在的影响预后的因素，如吸烟或糖尿病。
- 判断是否有增加麻醉及手术风险的疾病，如心脏病。
- 查体应包括以下几个方面：
  - 周围软组织的状态（皮肤及皮下组织）。
  - 血管灌注情况及脉搏。
  - 神经功能完整性。
  - 两点辨别觉试验及感觉阈试验。
  - 手部内在肌，包括大鱼际肌及小鱼际肌的运动功能。

- 检查尺骨远端、TFCC 及下尺桡关节，排除撕裂及不稳定。
- 针对腕骨可靠的查体通常是非常困难的，根据腕部的影像学检查再结合局部查体更为重要及可行。

影像学和其他诊断性检查

- 影像学检查能确定骨折的严重程度，帮助判断骨折的稳定性，指导手术入路及内固定选择。
- 复位前及复位后均应拍摄X线片，包括后前位（前臂中立位）、侧位及两个不同位置的斜位片。
  - 斜位片能帮助评估累及的关节面，特别是月骨窝骨块（图3A、B）。
  - 根据前臂的位置，拍摄侧位片可倾斜15°~20°，以便看清关节面形态（图3C；见技术图5B、C）。
- 术中透视能提供腕关节周围完整的图像，在牵引状态下，也有助于评估腕骨的损伤。
- CT扫描有助于确定受累的关节面骨块，有助于发现较小或压缩的骨块，而这些在X线片上可能并不明显，特别是位于桡骨远端关节面中心位置的骨块更容易被漏诊（图3D、E）。

鉴别诊断

- 通过X线片就能直接给出诊断。
- 密切注意伴随的损伤。
  - 病理性骨折（如相关的肿瘤、感染）。
  - 腕骨的相关损伤（如舟骨骨折、舟月韧带损伤）。

非手术治疗

- 非手术治疗适用于按前述评估标准为可复位的和稳定的桡骨远端骨折。
- 非手术治疗的目的是在可接受的力线范围内维持腕关节制动，直至骨折愈合。

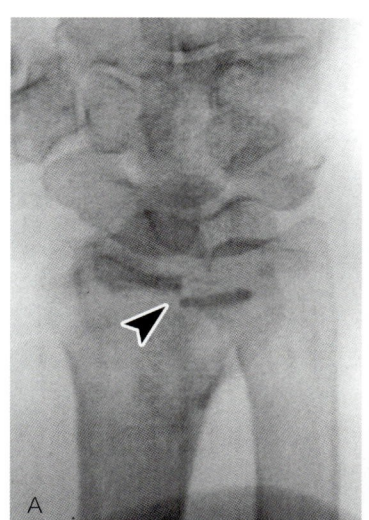
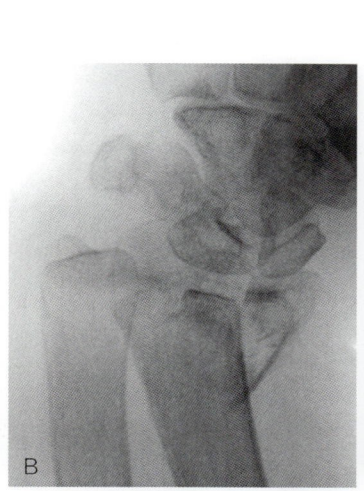
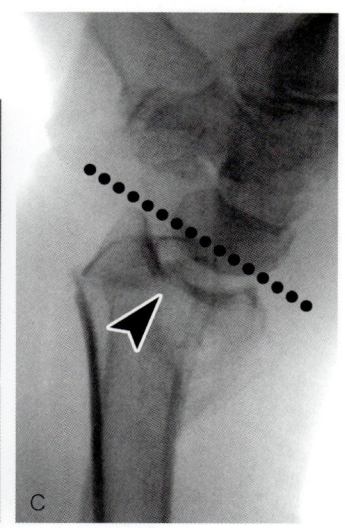
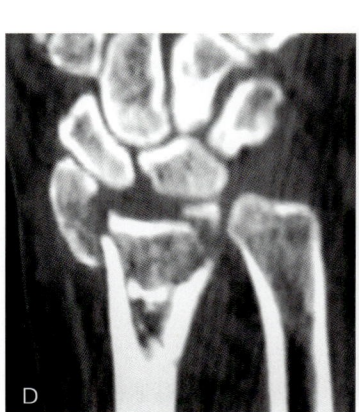
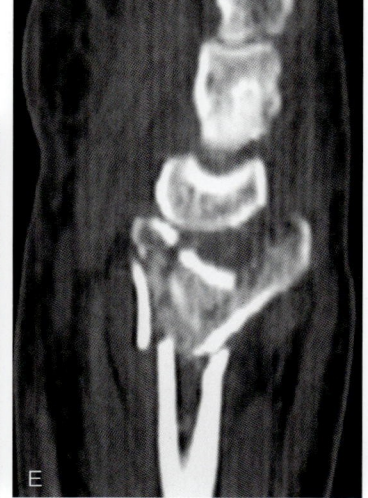

图3　A. 旋前位片突出显示背侧关节面的不平整（箭头）以及移位的骨块。B. 旋后位片突出了移位的桡骨茎突骨块。C. 在侧位片上，箭头所指显示关节面分离及移位的月骨窝骨块。注意背伸角度及塌陷（虚线）。同时可见掌侧皮质明显厚于背侧。D、E. 桡骨远端骨折的正位及侧位CT切面图，显示粉碎的范围及中央型的塌陷，这在X线片上并不容易被发现。

- 可接受的力线范围包括[9]：
  - 尺倾＞10°。
  - 尺骨变异＜＋3 mm。
  - 掌倾角控制在向背侧10°或向掌侧20°范围内。
  - 关节面的台阶或间隙＜2 mm。

手术治疗

- 手术治疗的目的是获得可接受的力线及稳定的固定。
- 固定方式多样：克氏针、外固定支架、髓内装置和钢板（掌侧、背侧、特殊骨块固定）。

术前计划

- 术前针对合并症的治疗及麻醉评估应充分准备。
- 停用抗凝血药（非甾体抗炎药，如阿司匹林）。
- 准备所需设备，包括C臂机及动力设备。
- 术前确认所准备的内植物系统可用及完整（包括合适的钻头、钢板及螺钉）。
- 应备有应急方案及额外的固定方法（外固定支架、同种骨或骨代替物）。
- 仔细研究所有的影像学资料。
- 决定一种区域麻醉用于术后镇痛。

体位

- 患者仰卧位，患肢外展置于搁手台上。
- 上肢使用止血带，最好是无菌止血带。
- 可使用重力牵引系统牵开骨折（图4）。
- 术者坐在手术台侧方，肘部朝向患者躯干，特别是当术者是右利手时。
- 助手坐在术者对侧。
- 透视机放在手术台边缘。

入路

- 如需要，行背侧入路，可直视关节面。
- 背侧粉碎往往更严重，行整体复位更为困难。

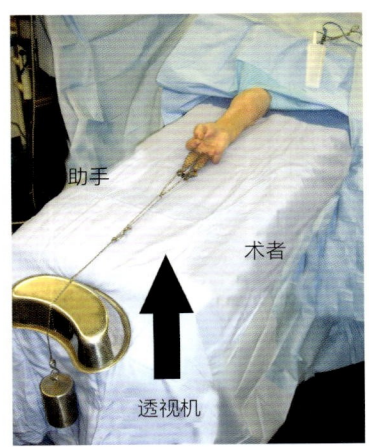

图4 在搁手台上，通过指套及重力悬吊牵引。术者坐在患肢掌侧，助手坐在对面。透视机放置应可从任一侧进入，最好是在术者的对侧。

- 掌侧皮质较厚，粉碎程度较低，准确的复位及骨块的固定更为可行。
- 有时，需同时行掌侧及背侧切开暴露并恢复关节面完整性，再行掌侧复位内固定。
- 行扩大掌尺侧入路处理孤立月骨窝骨块时，同时应行腕管松解术。
- 此章所述的掌侧入路治疗桡骨远端骨折，为Henry入路（图5）。

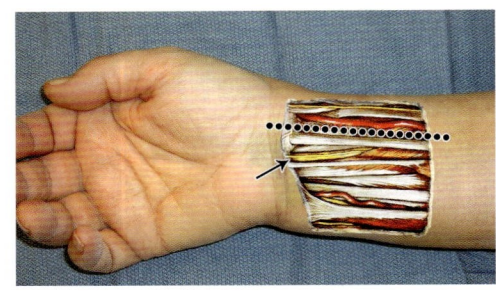

图5 虚线代表掌侧切口，位于腕横纹近侧及桡侧腕屈肌桡侧。避免分离桡侧腕屈肌的尺侧，以免误伤正中神经的掌皮支（箭头）。

掌侧固定角度钢板治疗桡骨远端骨折

切口及暴露

- 在腕掌侧触及桡侧腕屈肌腱,从近侧横纹开始做一4~8 cm的纵行切口,并沿肌腱桡侧向近端延伸。
- 如有必要,做Z字形切口跨腕横纹。
- 仔细操作避免损伤正中神经的掌皮支,它位于桡侧腕屈肌腱尺侧、腕横纹10 cm范围内。
  - 桡神经背侧支与前臂外侧皮神经有时会出现在切口范围内,应同时注意保护。
- 在切口的远端,注意保护掌深弓的掌侧分支。
  - 通常并不需要游离桡动脉(技术图1A)。
- 切开桡侧腕屈肌腱的前方腱鞘,并将肌腱牵向尺侧以保护正中神经(技术图1B)。
- 切开桡侧腕屈肌腱的后方腱鞘。
  - 深部组织会由于局部肿胀及骨折血肿的压力向外突出。
  - 正中神经位于伤口尺侧部分的皮下组织内(技术图1C、D)。
  - 拇长屈肌腱位于伤口的桡侧。
- 纱布套于手指做钝性分离,将神经及肌腱牵向尺侧。
  - 用自动拉钩时应注意保护桡侧的桡动脉和尺侧的屈肌腱及正中神经。
  - 此时伤口底部为旋前方肌。
- 在其桡侧附着点处切开旋前方肌,保留两边的筋膜以便手术结束后缝合。同样方式,找到旋前方肌的远端及近端并做平行切口(技术图1E)。
  - 旋前方肌的远侧缘沿"泪滴"和分水岭线附着于桡骨远端掌侧缘的远侧。
  - 桡侧缘位于第1背侧间室肌腱及肱桡肌的近侧。

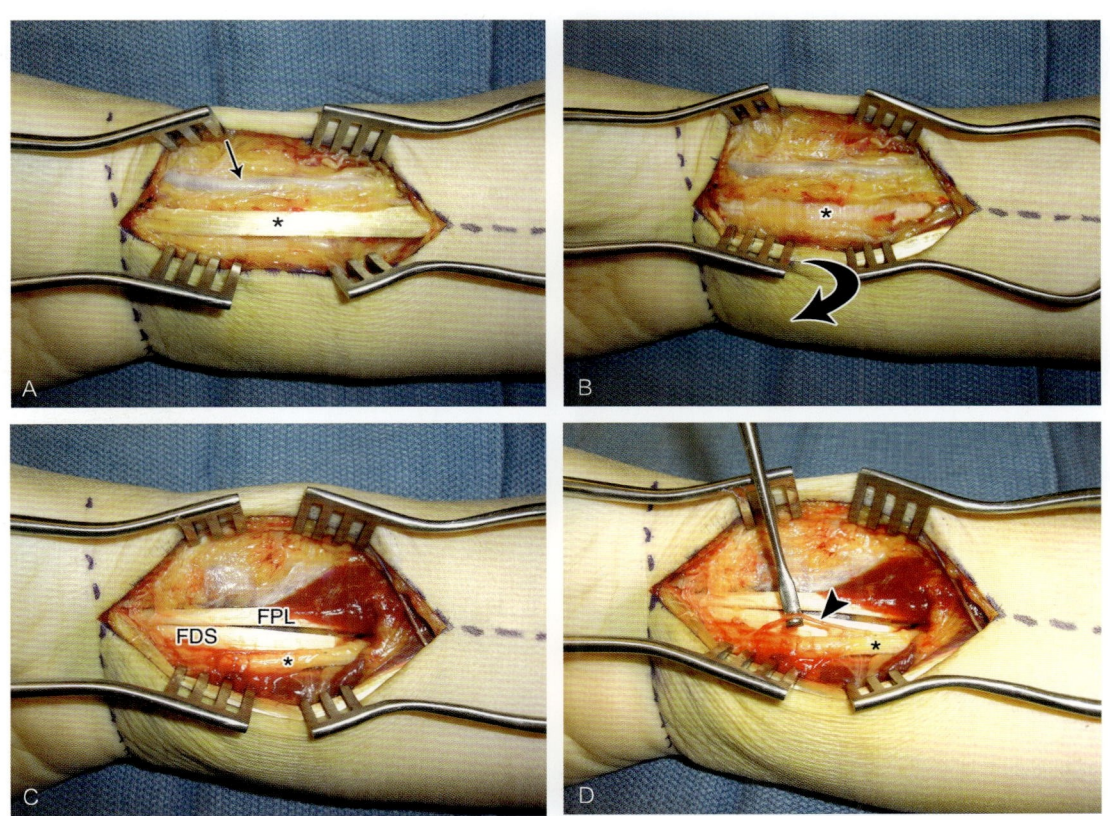

技术图1 A. 可见桡动脉(箭头)及桡侧腕屈肌腱(*)之间的间隙。B. 将桡侧腕屈肌腱(箭头)向尺侧牵开后,可见其后方腱鞘(*)。深层分离时应小心操作,因为肿胀及血肿会使腱鞘下方的正中神经位置发生偏移。C. 切开桡侧腕屈肌腱的后方腱鞘之后,可见深层肌腱,包括拇长屈肌腱(FPL)及示指的指浅屈肌腱(FDS),同样也可见正中神经(*)。D. 在此入路中,正中神经(*)及其掌皮支(箭头)均易被误伤,在软组织分离、放置自动拉钩及内植物时,均应注意保护。

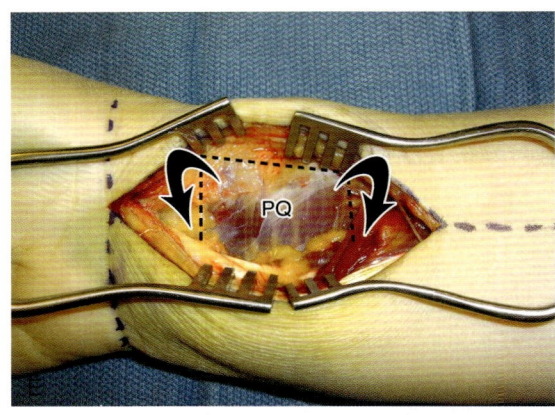 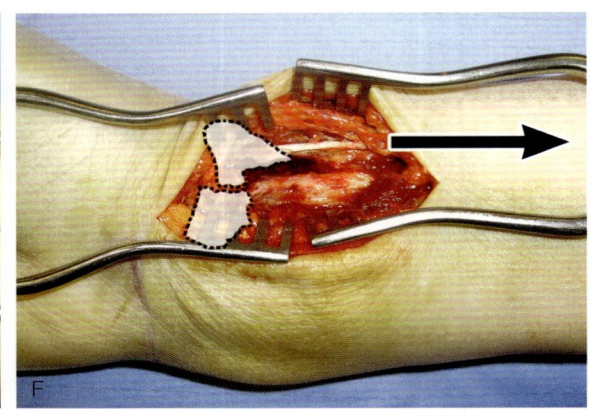

技术图 1（续） E. 切开旋前方肌（PQ）的远端、桡侧及近端，剥离其掌侧面并牵向尺侧。F. 肱桡肌（箭头）可成为一个变形力，特别是当骨折粉碎或此类骨折延迟治疗时。如有需要，此肌腱可被游离。

- 骨膜下分离，完全切断旋前方肌的桡侧、远端及近端，使之能像尺侧带蒂皮瓣一样被掀离桡骨远端掌侧面。
- 与屈肌腱及正中神经一起，将旋前方肌牵向尺侧。
- 当桡侧的骨块有明显缩短时，可切断肱桡肌宽阔的附着点以消除变形力（技术图 1F）。
  - 在松解肱桡肌之前应先松解第 1 背侧间室的肌腱。
  - 在手术结束时，可相应做肱桡肌的 Z 字延长修复。

骨折复位及临时固定

- 在伤口的最近端，使用爪形针垂直桡骨的掌侧面抓住桡骨干（技术图 2A）。
  - 这样能最好地控制近端骨干的旋转和平移，能在纠正骨折成角背侧塌陷时提供最佳的反作用力。
  - 这样也能帮助牵开软组织。
- 暴露骨折端，远端牵引复位，牵开被压缩的骨折块。
- 仔细清除骨折端内的肌肉、筋膜、血肿或是骨痂，以清晰显露骨块的轮廓。
- 在掌侧有明显粉碎的骨折，可使用克氏针复位及临时固定骨块。
  - 打入克氏针时应预留放置钢板的位置。
- 如需要，应首先复位关节面。
- 在 C 臂机引导下，使用骨膜剥离器、骨刀或克氏针插入骨折端对关节面骨块进行复位（技术图 2B、C）。
  - 在此复位阶段，纵向牵引很重要，可通过助手的手法或搁手台重力加指套牵引完成。
  - 如果为关节面骨块，特别是关节面中心的骨块出现明显的嵌压，就不能用此关节外复位技术，此时就立即采用背侧暴露技术复位关节面的骨块。
- 从桡骨茎突骨块向月骨窝骨块打入克氏针，维持关节面的复位（技术图 2D）。
  - 克氏针应尽可能位于关节软骨下（技术图 2E、F）。
- 远端关节面复位完成后，即可作为一个整体与近端骨干进行复位。
- 插入的克氏针应能维持远端骨块和近端骨干之间的临时固定。
  - 如果桡侧块的塌陷及移位很明显，可从骨折的桡远侧向近尺侧插入一根较粗的克氏针，其作用类似于撬拨原理，通过向尺侧推挤桡侧骨块以提供对桡侧的支撑。
  - 相同的技术可通过背侧的骨折来复位掌倾的骨块。

钢板应用

- 使用固定角度掌侧钢板置于桡骨端的掌侧骨面。钢板的放置不仅要适应其独特的设计特征，也要依据骨折块的具体位置而定。
  - 每套钢板内固定系统均有其独一无二的特征，钢板也有其最佳的放置位置。
  - 理论上，钢板放置的最佳位置是尽可能靠近关节面，并且没有螺钉进入关节。
  - 当骨折尚未被完全复位，就更应注意钢板的位置。
  - 应避免将钢板放置于分水岭线远端以降低屈肌腱断裂的风险。
- 用前述的爪形钳夹住钢板的近侧，以确保其在桡骨干的中心位置。
- 用临时固定的克氏针穿过钢板以维持其位置（技术图 3）。术中透视确定钢板在远、近端及尺、桡侧均保持良好的位置。
  - 钢板位置是否合适应通过真正的正位片来判断，此时下尺桡关节应清晰可见。
  - 在拧入螺钉之前，克氏针可在钢板上做细微调整。

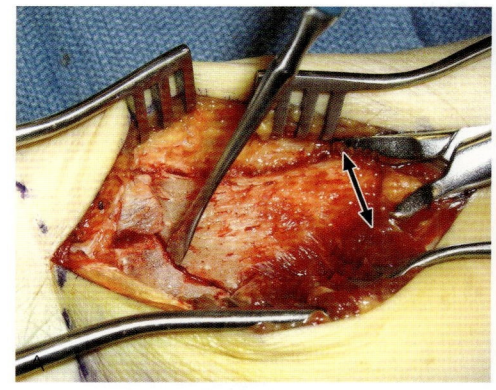
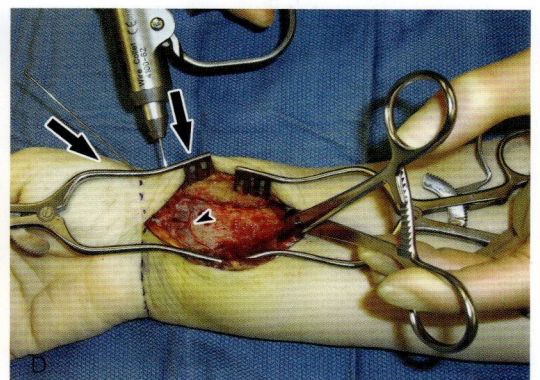
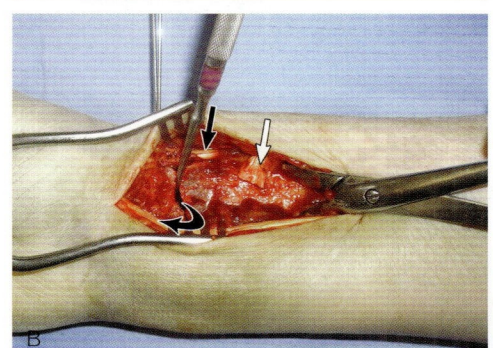
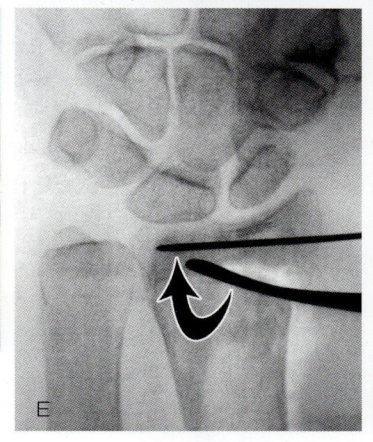
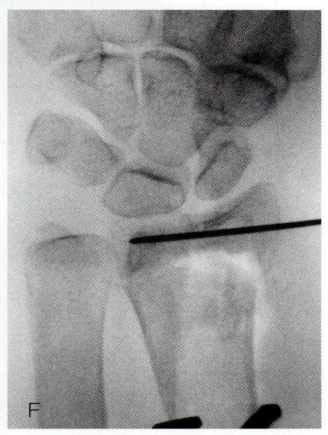
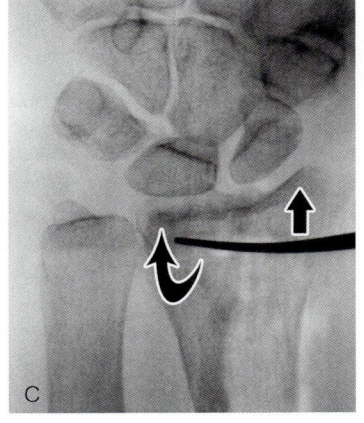

技术图2 A. 使用爪形钳（双箭头）固定在桡骨干的近端。它能帮助术者在复位时很好地控制桡骨，也能用于辨别桡骨的边界。用一个小号的骨膜剥离器插入骨折端，小心撬起被嵌压的骨块以帮助复位。B. 肱桡肌腱（白色箭头）已经被游离，底部可见第1间室的伸肌腱（黑色箭头）。此时可插入器械帮助复位（箭头）。C. 使用小号的骨膜剥离器复位骨块。在此病例中，关节内骨块的台阶已被纠正，正在恢复桡骨的高度和倾斜角。D. 经桡骨茎突打入一枚克氏针至已复位的尺侧骨块。助手通常应维持牵引，爪形钳可起到强大的杠杆作用。如骨折不涉及关节面，则克氏针可打入干骺端或近侧的骨干部位。E. 克氏针应尽可能位于关节软骨下，避免粉碎的区域。F. 克氏针应能维持关节面的复位而无需其他支持。

- 在钢板椭圆滑动孔内钻孔，拧入一枚临时螺钉。
  - 对于有骨量减少的患者，应选择一枚相对较长的螺钉以确保螺纹能拉住两层皮质。否则，就不能保证钢板能稳定固定在骨面上，复位也有可能丢失。当拧入钢板上的其余螺钉之后，第一枚偏长的螺钉应被换成合适的长度。
- 至少额外拧入一枚近端螺钉后，去除临时固定的克氏针。

远端骨块复位

- 钢板的近端一旦获得固定，就可开始其他的骨折复位了。
  - 一块设计良好的钢板除了能起到极好的支撑作用之外，也能纠正远端骨块的掌倾（技术图4A）。

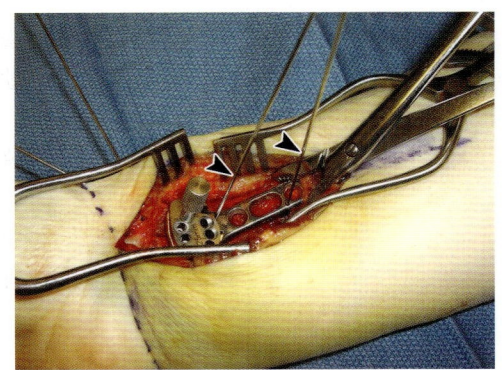

技术图3 钢板应位于桡骨干的中心，并尽可能靠近远端。爪形钳可协助将钢板置于骨干的中心。克氏针（箭头）有助于临时固定，在透视确定骨折复位及拧入螺钉之后，去除克氏针。

- 在远端的手腕部向掌侧推挤和掌屈的时候，应将固定近端骨干的爪形钳向相反的背侧方向施压固定（技术图 4B）。
  - 复位手法是将桡骨远端靠近钢板，通过推挤月骨，使之顶向桡骨远端掌侧缘以纠正掌倾（技术图 4C、D）。
- 额外的牵引及尺倾用于纠正桡侧的塌陷及桡偏丢失。

钢板固定

- 骨折得到复位满意之后，在钢板的远端钻孔（技术图 5A）。
  - 有些钢板内固定系统允许在钢板上用克氏针做临时固定。
  - 钻头不应穿透背侧皮质，以保护背侧的伸肌腱。
- 首先应打入远端尺侧的螺钉，然后是桡侧近端。
- 使用相同倾斜角度钻孔精确拧入螺钉，需要避免交叉穿入钢板而减少稳定性。
- 透视下多角度确定远端所有螺钉的位置及长度。
  - 透视时放射球管应放置一个标准的侧位角度，即投照角度与桡骨干的垂直线应成20°夹角（技术图 5B、C）。这可以通过固定肘部的同时抬高手腕部，使前臂与搁手台成20°夹角来轻松实现（技术图 5D、E）。
  - 螺钉穿出皮质的最大风险是可能造成拇长伸肌腱的损伤甚至断裂。
  - Lister结节常被误判为背侧皮质，导致螺钉长度过长。
  - 背侧水平位片可以帮助评估背面螺钉长度。通过手腕过度屈曲使透视沿着桡骨长轴。
- 在钢板近端螺钉固定完成之后，再按顺序拧入远端螺钉（技术图 5F）。
- 如有需要，可通过钢板周围对骨折部位进行植骨（同种骨或人工骨），或者也可通过背侧小切口进行植骨。
- 钢板固定完成之后，应仔细评估骨折的稳定性。如恰当，应去除临时固定的克氏针。
  - 如果认为克氏针对骨折的稳定性至关重要，则应将其留置，待4～8周之后再行拔除。
  - 如骨折尚不稳定，则可额外使用克氏针、外固定支架、背侧钢板或多种固定联合使用，以增加其稳定性。

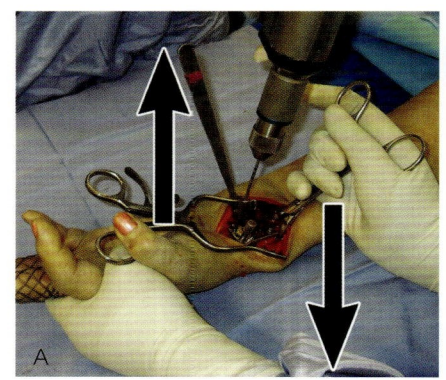
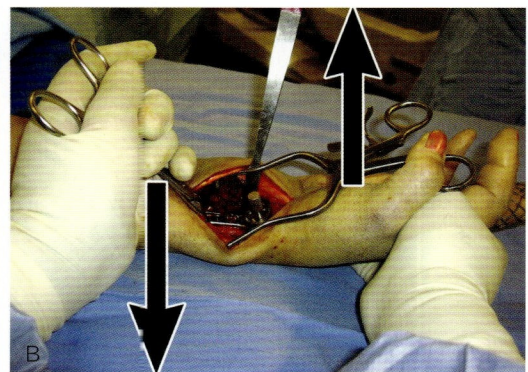

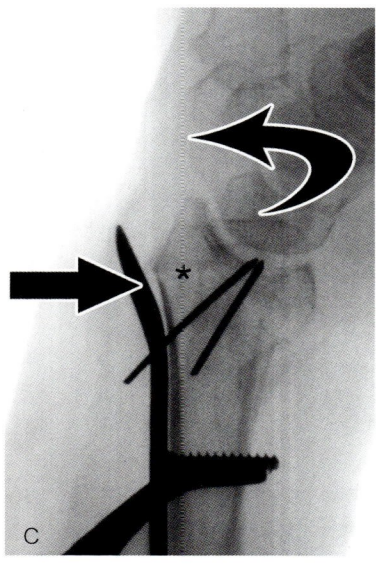
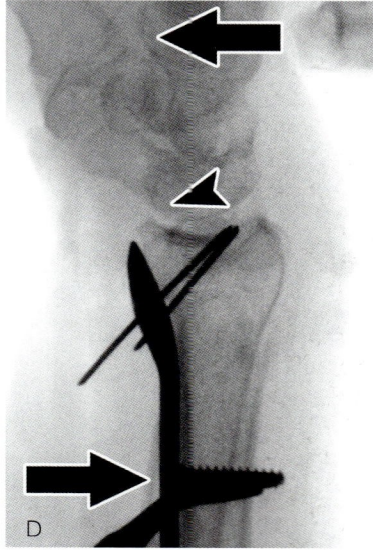

技术图4 A. 最终的复位靠手法牵引，近端骨干靠骨钳把持。一旦透视确定骨折复位，助手打入远端螺钉或克氏针。B. 在使用骨钳夹住桡骨干时，术者应抬起患肢手部（不是指明显的掌屈）。C、D. 复位前（C）及复位后（D）的透视图像显示向掌侧平移的复位手法。掌侧钢板作为一个强力的支撑（箭头），允许移位的月骨推挤桡骨远端（*），纠正背侧的成角畸形。

第6章 掌侧钢板固定桡骨远端骨折　61

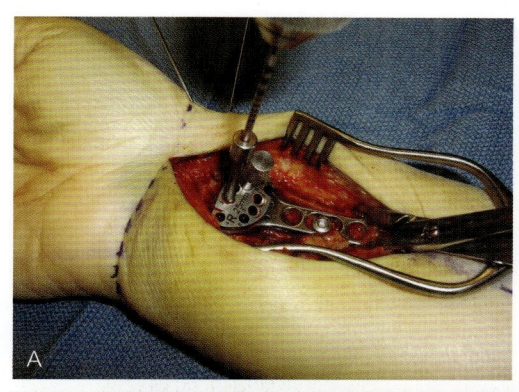
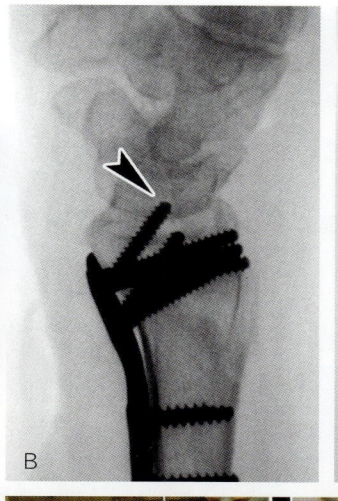
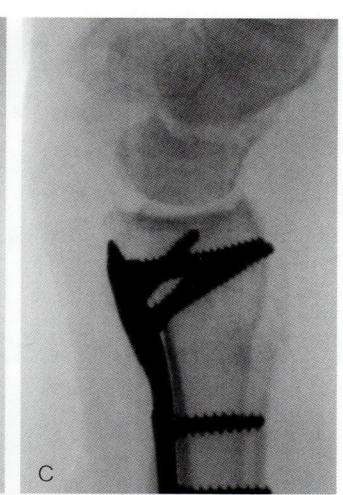
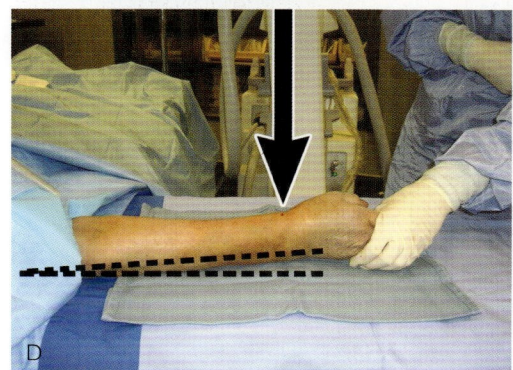
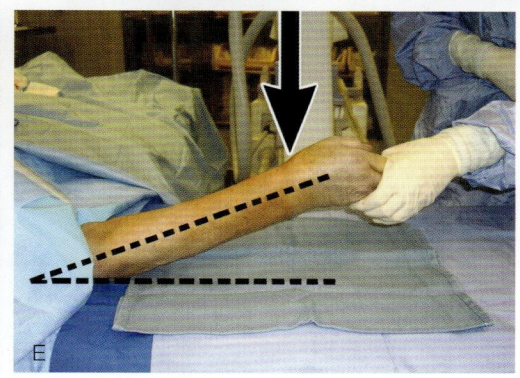
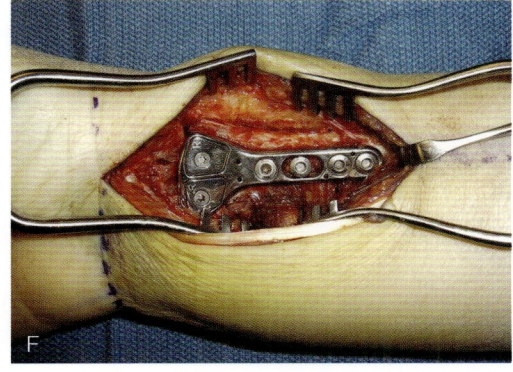

技术图5　A. 按需要,在钢板远端余下的孔上打入螺钉。B. 这枚螺钉（箭头）似乎穿透了关节,但实际上这只是投照角度造成的错觉。C. 必须通过标准的侧位片来判断远端螺钉的位置。D. 图示的投照角度似乎与腕关节面平行（箭头）,但这并不是真正的侧位片,因为正常的桡骨远端关节面的角度为尺倾20°。E. 将手腕部抬高20°,就能得到真正的侧位片。此时投照的方向与远端关节面完全平行（箭头）。F. 拧入其余螺钉。

关闭伤口

- 使用3-0可吸收线,采用水平褥式缝合,在止点处修复旋前方肌（技术图6A）。
  - 在许多病例中,旋前方肌往往无法修复,原因是其肌肉及筋膜菲薄或已有损伤。此时,应修整肌肉或将其留于原处。
- 关闭皮肤前,应做最终透视（技术图6B、C）,并评估下尺桡关节的稳定性。
- 如预计出血多,应在术后放置引流。
- 应设法尽量减轻术后疼痛。
  - 术后使用镇痛泵。
  - 注射长效局麻药。
- 皮下组织使用4-0可吸收线缝合,缝合皮肤使用4-0或5-0尼龙线或进行间断皮内缝合。
- 使用双层纱布或非自粘式纱布覆盖伤口,用厚的Webril（Kendall, Mansfield,MA）包裹腕部和前臂,腕关节中立位短臂石膏托固定使掌指关节可全方位活动（技术图6D）。
  - 如果有腕关节尺侧的损伤(如尺骨茎突骨折、下尺桡关节损伤),应改用旋后过肘位石膏或Munster支具固定。

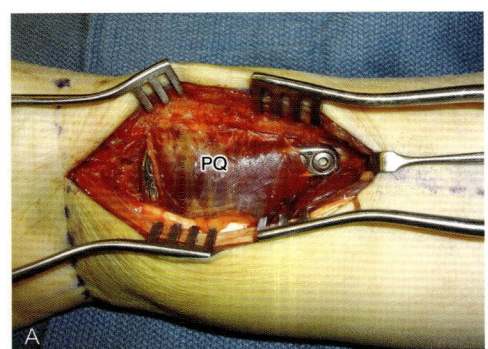
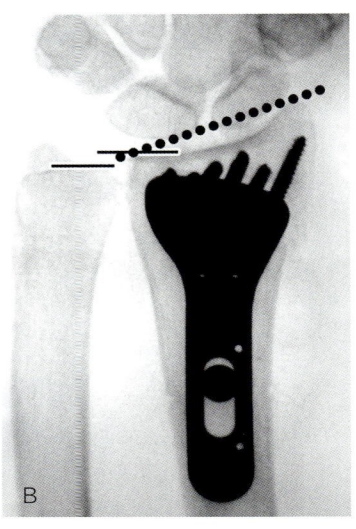
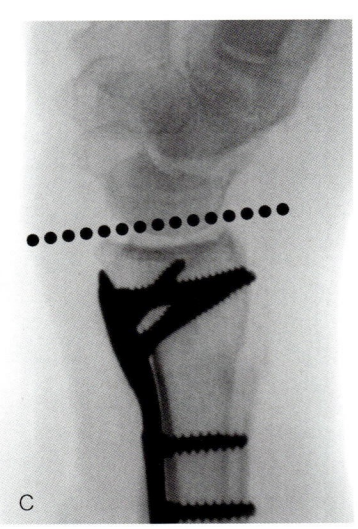
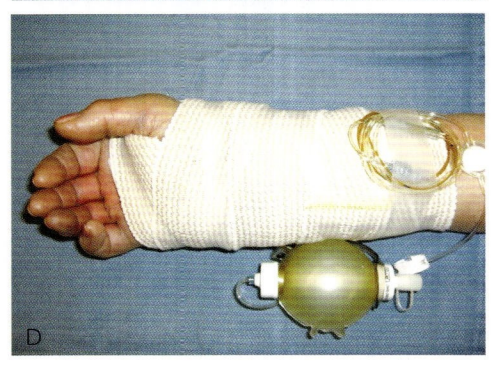

技术图6 A. 旋前方肌（PQ）已被修复。B. 正位片显示关节面、桡骨高度（实线）及尺倾（虚线）已经恢复。C. 侧位片显示掌倾（虚线）已经恢复。D. 大量敷料结合掌侧石膏托固定腕关节于中立位。另可见一个镇痛泵控制疼痛。

使用掌侧固定角度钢板作为复位工具

- 笔者不推荐在紧急情况下使用掌侧固定角度钢板作为复位工具。此钢板是治疗骨折畸形愈合或仅轻微累及关节面时的最佳选择。
  - 此技术对术者要求高，原因是必须在骨折复位前就兼顾钢板横向及纵向的位置。
- 按前述做手术入路。
- 首先复位任何累及远端关节面的骨块，并用克氏针临时固定。
- 将钢板紧贴远端骨块固定，固定之前必须考虑一旦骨折获得复位之后钢板相对于近侧桡骨干的位置。
- 拧入钢板远端螺钉，使其在侧位片上平行于关节面（技术图7A、B）。
- 在正位片上，钢板放置应和远端关节面连线（20°）垂直（技术图7C、D）。
- 远端固定完成之后，小心将钢板近端凑向近侧骨干完成复位。
- 按前述关闭伤口及石膏固定。

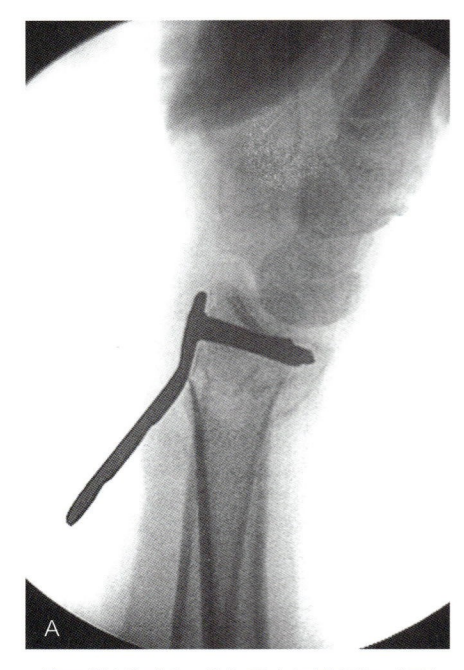

技术图7 A. 使用掌侧钢板，首先固定远端螺钉（平行于远端关节面）。

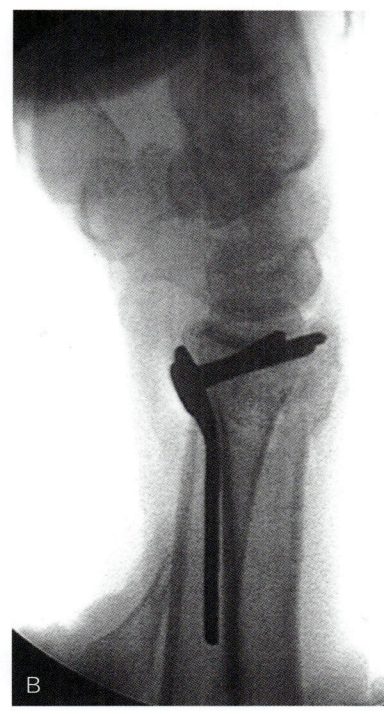
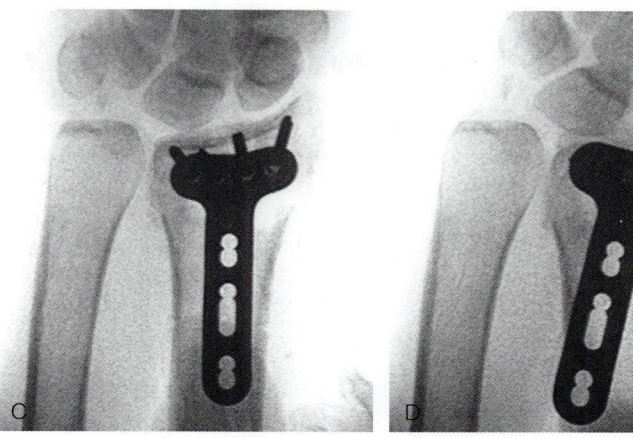

技术图 7（续） B. 将钢板凑向近侧骨干以完成复位。C. 钢板置于相对远端关节面约成20°夹角的位置。D. 将钢板近端靠近骨干，纠正远端成角。

要点与失误防范

术前准备	• 应获得多张不同角度的X线片（如不同角度的斜位片），特别是粉碎部位及关节内部分 • 如X线片难以确诊，应行CT扫描明确诊断
手术入路	• 避免跨越远侧腕横纹 • 避免暴露桡侧腕屈肌的尺侧半 • 对有血肿及显著肿胀的深层分离应格外小心
骨折复位	• 使用器械或重力做腕关节牵引 • 使用爪形钳夹住近侧骨干控制前臂，并以此作为桡骨边界的参考 • 通过掌侧、背侧或直接通过骨折部位，使用器械复位关节面骨块 • 置板前应通过克氏针临时固定已经复位的骨块
钢板放置	• 术中透视标准正位（前臂旋后，下尺桡关节间隙可见），确定钢板近端位于桡骨干的中心（不偏向尺侧或桡侧） • 术中透视标准侧位（前臂与搁手台成20°夹角），确定钢板远端的最佳位置 • 尽可能将钢板置于远端，一直可到掌侧泪滴（分水岭线） • 使用360°透视，确定远端螺钉是否穿透关节面
钢板固定	• 使用克氏针将钢板临时固定于近侧桡骨 • 第一个椭圆孔的螺钉长度应比实测的稍长，以确保钢板能很好地固定于桡骨
术后处理	• 不强求缝合旋前方肌，但应尽量保留肌肉并减少创伤 • 为减轻肿胀，术后即开始手指活动度训练

术后处理

- 石膏固定腕关节于中立位,露出手指。
  - 如骨折极其脆弱或伴有腕关节尺侧损伤,应使用长臂石膏或Munster支具固定。
- 建议每天服用500~1 500 mg维生素C,持续6周以减少复杂区域性疼痛综合征的发生[22]。
- 指导患者每个小时进行主动的手指活动度操练,鼓励患者至少在3日内进行严格的抬举前臂运动。
  - 强调预防肿胀及术后即开始手指活动度操练的重要性。
- 术后1周后,去除支具,检查伤口。
- 如肿胀持续,应给予一个塑料的矫形支具(Johnson & Johnson Orthopedics, New Brunswick, NJ)让患者长时间佩戴。
- 术后1周开始腕关节主动活动度训练。
- 术后4~6周,增加抓力训练。
- 术后6~8周,去除支具固定,开始渐进性力量训练。
- 如果需要,可开始渐进性被动活动度操练,包括使用动态支具。
- 术后10~12周,允许患者在可忍受的范围内进行所有的主动活动。
- 老年桡骨远端骨折患者可能发生其他骨质疏松相关骨折,建议于骨质疏松门诊就诊。

预后

- 在关节活动度、力量及预后评分上,总体优良率达到80%[13,14,19,21]。
- 到目前为止,研究显示掌侧固定较其他固定方法(外固定支架、克氏针、背侧钢板等)类似,没有更具优势。
  - 有些患者在早期功能恢复较好,但最终结果和其他固定组并无显著差异。
  - 一些研究也提出了相对于其他固定方式更好的维持固定的方法。

并发症

- 曾有报道并发症的发生率高达27%。
- 可按照内植物、骨折、软组织、神经及肌腱将并发症进行分类[2]。
- 内植物(钢板、螺钉)可发生疲劳断裂,但罕见。通常是由其他原因造成,如骨不愈合。
- 少部分患者有不能忍受的内植物异常突出。
  - 此并发症只有当局部软组织肿胀消退,骨再塑形后才会显现。
  - 最常见的部位包括腕背侧使用螺钉时或腕桡侧使用钢板时。
  - 小心放置螺钉及钢板并通过术中透视确认,能有效避免此并发症。
- 骨不愈合及延迟愈合不常见。骨髓炎或其他高危因素如吸烟等可引起。
- 复位及固定丢失可见,绝大多数由骨质稀疏或关节面粉碎引起。
  - 早期多随访,复查X线片可避免。
  - 如发现有不稳定,加用管型石膏。
  - 如在手术室发现不稳定,应额外使用其他固定(如外固定支架、克氏针、植骨)。
- 软组织并发症与受伤时的能量有关。
- 必须对开放伤口进行局部处理。
- 明显肿胀时应在早期积极处理。肿胀会导致其他并发症,如关节僵硬及肌腱粘连。
- 神经损伤可由创伤引起,也可能是手术造成。
  - 术前评估及记录神经状况。
  - 术中使用拉钩牵引时应避免加重神经损伤。
  - 在手术切口及组织分离过程中可伤及正中神经掌皮支。
  - 术后神经瘤能导致疼痛及瘢痕周围感觉障碍。
  - 切口应选择在桡侧腕屈肌的桡侧以避开其尺侧的神经,小心深层分离。
- 术后肿胀同样能导致正中神经麻痹。如有怀疑,应立即行腕管松解。
- 肌腱并发症包括粘连及断裂。
- 大多数肌腱粘连累及背侧伸肌腱,导致伸肌腱紧缩感。
- 屈肌腱粘连不常见,主要累及拇长屈肌腱。
- 肌腱断裂在前面章节已经阐述,常见于拇长屈肌腱及拇长伸肌腱,分别是由于钢板及螺钉突出引起的。
  - 远端螺钉一定不能突出对侧骨皮质,在钻孔时应小心操作。
  - 应考虑选用钢板在矢状面及冠状面的外形,有些钢板会非常突起并向桡侧延伸。

(张增 译,贾伟涛 审校)

参考文献

[1] Aro HT, Koivunen T. Minor axial shortening of the radius affects outcome of Colles' fracture treatment. J Hand Surg Am 1991;16(3):392-398.

[2] Arora R, Lutz M, Hennerbichler A, et al. Complications following internal fixation of unstable distal radius fracture with a palmar lockingplate. J Orthop Trauma 2007;21(5):316-322.

[3] Fernandez JJ, Gruen GS, Herndon JH. Outcome of distal radius fractures using the short form 36 health survey. Clin Orthop Relat Res 1997;(341):36-41.

[4] Geissler WB, Freeland AE, Savoie FH, et al. Intracarpal soft-tissue lesions associated with an intra-articular fracture of the distal end of the radius. J Bone Joint Surg Am 1996;78(3):357-365.

[5] Joseph SJ, Harvey JN. The dorsal horizon view: detecting screw protrusion at the distal radius. J Hand Surg Am 2011;36(10):1691-1693.

[6] Jupiter JB, Fernandez DL. Comparative classification for fractures of the distal end of the radius. J Hand Surg Am 1997;22(4):563-571.

[7] Knirk JL, Jupiter JB. Intra-articular fractures of the distal end of the radius in young adults. J Bone Joint Surg Am 1986;68(5):647-659.

[8] Lafontaine M, Hardy D, Delince P. Stability assessment of distal radius fractures. Injury 1989;20(4):208-210.

[9] Lichtman DM, Bindra RR, Boyer MI, et al. American Academy of Orthopaedic Surgeons clinical practice guideline on: the treatment of distal radius fractures. J Bone Joint Surg Am 2011;93(8):775-778.

[10] Marsh JL, Slongo TF, Agel J, et al. Fracture and dislocation classification compendium-2007: Orthopaedic Trauma Association classification, database and outcomes committee. J Orthop Trauma 2007;21(10 suppl):S1-S133.

[11] Medoff RJ. Essential radiographic evaluation for distal radius fractures. Hand Clin 2005;21(3):279-288.

[12] Melone CP Jr. Articular fractures of the distal radius. Orthop Clin North Am 1984;15(2):217-236.

[13] Musgrave DS, Idler RS. Volar fixation of dorsally displaced distal radius fractures using the 2.4-mm locking compression plates. J Hand Surg Am 2005;30(4):743-749.

[14] Orbay JL, Fernandez DL. Volar fixed-angle plate fixation for unstable distal radius fractures in the elderly patient. J Hand Surg Am 2004;29(1):96-102.

[15] Pogue DJ, Viegas SF, Patterson RM, et al. Effects of distal radius fracture malunion on wrist joint mechanics. J Hand Surg Am 1990;15(5):721-727.

[16] Pollock J, O'Toole RV, Nowicki SD, et al. Articular cartilage thickness at the distal radius: a cadaveric study. J Hand Surg Am 2013;38(8):1477-1481.

[17] Porter M, Stockley I. Fractures of the distal radius. Intermediate and end results in relation to radiologic parameters. Clin Orthop Relat Res 1987;(220):241-252.

[18] Richards RS, Bennett JD, Roth JH, et al. Arthroscopic diagnosis of intra-articular soft tissue injuries associated with distal radial fractures. J Hand Surg Am 1997;22(5):772-776.

[19] Rozental TD, Blazar PE, Franko OI, et al. Functional outcomes for unstable distal radial fractures treated with open reduction and internal fixation or closed reduction and percutaneous fixation. A prospective randomized trial. J Bone Joint Surg Am 2009;91(8):1837-1846.

[20] Short WH, Palmer AK, Werner FW, et al. A biomechanical study of distal radial fractures. J Hand Surg Am 1987;12(4):529-534.

[21] Wright TW, Horodyski M, Smith DW. Functional outcome of unstable distal radius fractures: ORIF with a volar fixed-angle tine plate versus external fixation. J Hand Surg Am 2005;30(2):289-299.

[22] Zollinger PE, Tuinebreijer WE, Breederveld RS, et al. Can vitamin C prevent complex regional pain syndrome in patients with wrist fractures? A randomized, controlled, multicenter dose-response study. J Bone Joint Surg Am 2007;89(7):1424-1431.

第 7 章　桡骨远端骨折的髓内固定和背侧钢板固定
Intramedullary and Dorsal Plate Fixation of Distal Radius Fractures

Nayoung Kim, Fred Liss, Christopher Doumas, and Pedro K. Beredjiklian

定义

- 桡骨远端骨折多发生在桡骨干骺端，偶尔累及桡腕关节和下尺桡关节（DRUJ）。
- 这些骨折可以是稳定或不稳定的，关节内或者关节外的，并可伴有腕关节周围骨和软组织损伤。
- 最常见的桡骨远端骨折为向背侧移位或掌侧成角。
- 治疗方法取决于骨折的稳定性、粉碎程度、关节骨块的移位程度、关节面的移位程度和患者的功能需求。
- 骨折稳定性与以下因素相关：骨折的初始移位、闭合复位后残留的成角、背侧粉碎程度、患者年龄、相关的尺骨远端骨折和延伸至关节内的骨折[9,11]。

解剖

- 桡骨远端和舟骨窝、月骨窝和乙状切迹相关节。
- 正常的骨性解剖包括掌倾 10°、桡骨高度 11 mm 和尺倾 22°。
- 尺骨变异（在乙状切迹处桡骨相对于尺骨头之间的距离）的数值是可变的，而且因人而异。
- 背侧韧带结构包括腕骨背侧间韧带和桡腕背侧韧带。
- 桡腕背侧韧带起自桡骨背唇，止于尺侧腕骨。
- 腕骨间背侧韧带为腕骨背侧的关节囊增厚，韧带纤维与桡骨长轴垂直。
- 掌侧韧带包括桡舟头韧带、长桡月韧带、短桡月韧带等。
- 三角纤维软骨复合体（TFCC）包括三角纤维软骨、掌侧桡尺韧带和背侧桡尺韧带。
- 掌侧桡尺韧带和背侧桡尺韧带分别起自乙状切迹的掌侧缘和背侧缘，最终汇合止于尺骨茎突基底。
- 伸肌支持带位于伸肌腱与皮下组织之间，形成 6 个背侧间室（图 1）。
  - 第 1 间室位于桡骨茎突上，包含拇长展肌和拇短伸肌（每条均可包含多束）。
  - 第 2 间室位于 Lister 结节桡侧，包含桡侧腕长伸肌和桡侧腕短伸肌。
  - 第 3 间室位于 Lister 结节尺侧，包含拇长伸肌（EPL）。
  - 第 4 间室位于桡骨远端的尺背侧，包含示指固有伸肌和指总伸肌。
  - 第 5 间室位于 DRUJ 上，包含小指固有伸肌。
  - 第 6 间室位于尺骨远端上，包含尺侧腕伸肌。

发病机制

- 桡骨远端骨折通常发生于跌倒时腕部撑地。
- 当轴向暴力超过骨皮质和骨小梁的承受能力时，即发生骨折[14]。
- 骨折类型取决于暴力的强度和方向，以及受伤时手的位置[5,13]。
- 当腕关节中立或伸直位，轴向的或向背侧的暴力作用于腕部，引起向背侧移位或掌侧成角的骨折。
- 骨质疏松、代谢性骨病以及骨肿瘤可增加骨折风险。

自然病程

- 桡骨远端骨折可以是稳定或不稳定的。
- 位置满意的稳定骨折，经非手术治疗后，在关节活动度、有无疼痛、力量和功能方面都能取得满意的预后[1]。
  - 非手术治疗包括用石膏或夹板固定以限制腕关节向背侧移位。

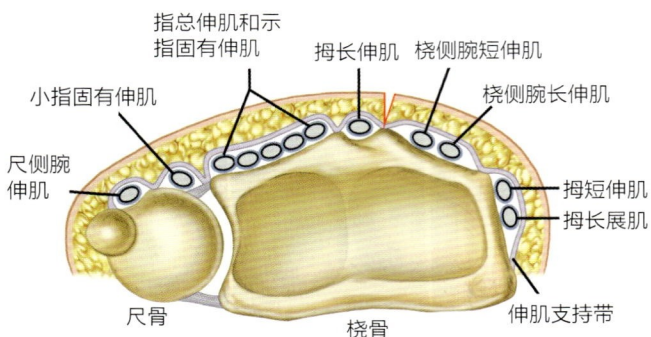

图 1　桡骨远端的解剖。在伸肌支持带水平的 6 个背侧间室。

- 有移位的、不稳定的、粉碎的骨折通常需要手术治疗。
- 手术治疗的目标是提供稳定性和纠正力线,以达到缓解疼痛、增加关节活动度和改善功能的目的[1,8]。
- 年轻患者关节面台阶超过2 mm会导致提前出现关节退变[8,12]。
- 背倾超过10°(向背侧成角超过20°)是不可接受的,并可能导致疼痛、活动度丧失以及握力下降。
- 复位后尺倾角减少超过3°是不满意的,因为这将使尺腕关节应力增加,导致疼痛性尺骨撞击综合征。

病史和体格检查

- 绝大多数患者有明确外伤史,但病理性骨折可由较小暴力造成。
- 患者主诉局部疼痛,主要体征包括局部肿胀、关节活动受限及瘀斑。
- 警惕有既往骨折史的老年患者,是否有潜在骨质疏松。
- 仔细检查皮肤以排除开放性骨折,在手术或石膏前应评估局部肿胀情况。如果腕关节明显肿胀,或者预期有肿胀可能,应改石膏固定为夹板固定。
- 神经系统症状诸如麻木、针刺感、前臂向手指放射性疼痛均提示有急性腕管综合征(属于急诊手术的指征)的可能。应仔细评估神经系统以排除进行性神经障碍。
- 如果怀疑急性腕管综合征,应立刻检查:
  - 去除所有夹板及敷料,完全暴露皮肤。
  - 触诊有压痛和畸形的部位。触诊鼻烟窝。
  - 观察和触诊肘部的肿胀、瘀斑、压痛、捻发音及畸形。
  - 观察和触诊手掌和手指的肿胀、瘀斑、压痛、捻发音及畸形。
  - 使用两点辨别觉工具分别检查每个手指的桡侧半和尺侧半。两点辨别觉大于正常值(5 mm)即表示有进行性神经障碍,强烈提示急性或慢性腕管综合征的可能。

影像学和其他诊断性检查

- 对所有怀疑有桡骨远端骨折的患者均应行正、侧、斜位X线摄片。
  - 可以考虑拍摄健侧腕关节,作为患侧手术重建的参考。
  - 绝大多数患者均应行肘关节摄片,特别是当出现压痛、肿胀或畸形时。
- 正位片(图2A)上的影像学参数包括[14,24]:
  - 尺倾角,是指桡骨干长轴的垂直线和桡骨远端关节面连线之间的夹角。
    - 正常为21°。
  - 桡骨高度,指尺骨远端关节缘切线和经桡骨茎突最高点并与桡骨长轴垂直的连线之间的距离。
    - 正常为9~11 mm[4]。
  - 尺骨变异,是指经桡骨乙状切迹并与桡骨长轴垂直的连线和尺骨远端关节面切线之间的距离。
    - 正常为0 mm[4]。
- 关节面侧倾角(掌倾角)是指在侧位片上,桡骨远端关节面的连线和桡骨干长轴的垂直线之间的夹角。
  - 正常为掌倾11°(图2B)[4,14,24]。
- CT扫描能看清所有的骨折,特别是关节面的中断或不连续,通过了解骨折的位置和粉碎程度,亦有助于决定手术入路。
  - CT扫描增加了术前计划的可靠性,事实上也确实改变了一部分根据X线片制订的治疗方案[7]。

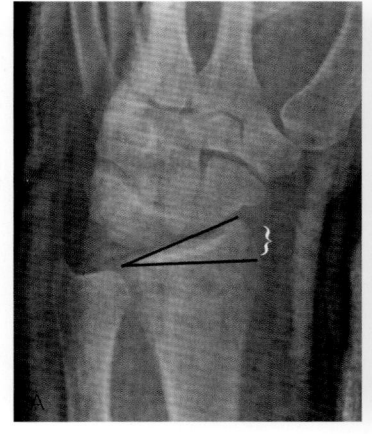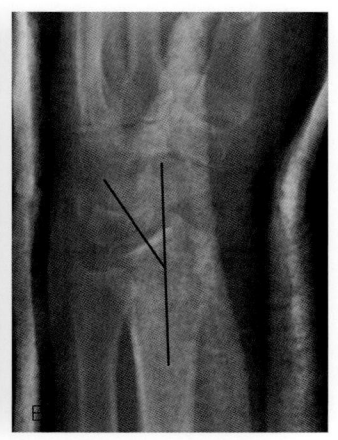

图2 A. 腕关节正位X线片显示尺倾角(黑色线)、尺骨变异(红色括号)及桡骨高度(白色括号)。B. 侧位片显示掌倾角(黑色线)。

- CT 的轴位提供了清晰的 DRUJ 的图像，有助于发现半脱位、脱位、骨碎块和下尺桡韧带撕脱骨折[19]。
- MRI 可应用于某些骨折诊断不明确的病例[19]。
  - MRI 也有助于评估伴随的韧带损伤、TFCC 损伤、应力骨折以及隐匿性的腕骨骨折。

鉴别诊断

- 骨挫伤。
- 腕关节脱位。
- 舟骨或其他腕骨骨折。
- 腕骨间不稳定或脱位。
- 尺骨远端骨折。
- 腕关节韧带或 TFCC 扭伤或撕裂。

非手术治疗

- 闭合复位可在急诊室进行（在 1% 利多卡因血肿阻滞后），轴向牵引下，给予腕骨向掌侧的推力。使用塑性良好的短臂前后石膏托或夹板固定。亦可给患者提供静脉镇静或全身麻醉下复位的选项。
- 石膏是治疗桡骨远端骨折最常用的方法，特别是对于那些没有或仅有微小移位的、手法复位后具有良好稳定性的骨折（掌倾恢复，背侧不粉碎）。三点模具可维持骨折复位。
- 可脱卸式夹板适用于完全没有移位且具有骨折稳定性的年轻患者。
- 若选择非手术治疗，在复位后最初 3 周内，应每周扫摄一次 X 线片，以确定复位没有丢失，并积极更换石膏。
- 任何有背侧移位的迹象均提示骨折不稳定，应考虑手术治疗。
- 立即开始手指功能锻炼。一旦骨折愈合即可改用可脱卸式夹板，并开始腕关节功能锻炼。

手术治疗

- 背侧钢板切开复位内固定能成功地用于治疗有移位的、不稳定的、粉碎性的且闭合复位治疗失败的桡骨远端骨折。
  - 背侧支撑钢板能纠正骨折畸形并维持骨折复位。
  - 新设计的髓内装置能减轻由传统背侧钢板固定所造成的并发症，微创治疗向背侧移位的骨折（图 3A、B）。
- 背侧钢板固定的适应证包括：
  - 初始骨折严重向背侧移位（与正常掌倾角相比移位超过 20°，即 10°背倾）[10]。
  - 严重的背侧粉碎（在侧位片上达到桡骨干直径的 50%）。
  - 复位后背倾超过 10°。
  - 复位后桡骨高度缩短 3 mm[10]。
  - 背侧关节内骨块移位或台阶超过 2 mm[10]。
- 髓内装置固定适用于不累及广泛关节面的桡骨远端骨折，具有小切口、操作简单的特点（见技术图 4E）[3]。
  - 掌侧干骺端粉碎是使用背侧髓内装置的相对禁忌证。
  - 髓内固定不应用于治疗边缘骨折、矢状位关节面剪切骨折或关节内有移位骨块的骨折[3,15]。
- 术者应该有术中改变治疗方案的准备，术前必须备好其他内植物及器械，譬如经皮克氏针或外固定支架。

术前计划

- 术前阅读所有影像学资料。
- 将患侧腕关节的 X 线片和健侧做对比是有益的。
- CT 是有价值的，必须辨识所有关节内的移位骨块。

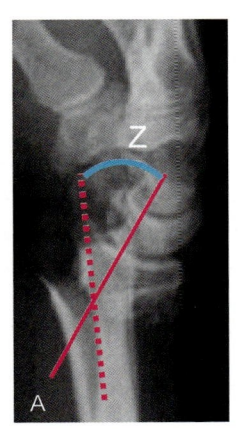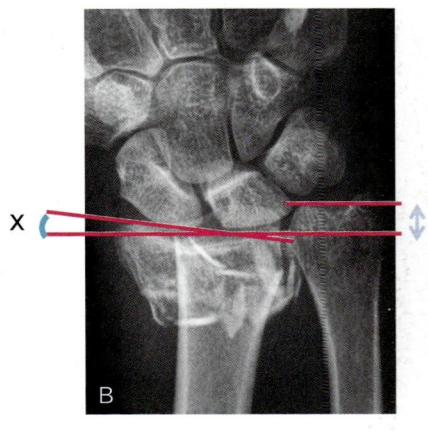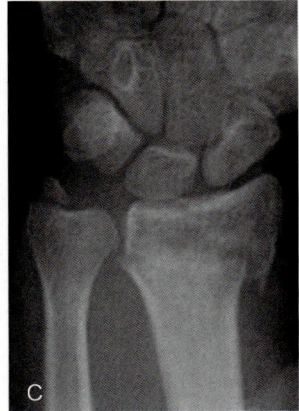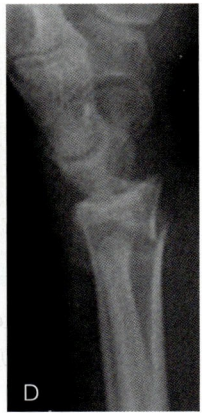

图 3　A、B. 正位片（A）和侧位片（B）显示一例用髓内装置治疗后愈合的桡骨远端骨折。C、D. 正侧位片显示不稳定的桡骨远端干骺端骨折（图 C、D 经允许引自 Thomas R. Hunt Ⅲ, MD）。

- 根据背侧粉碎情况判断骨折的稳定性及是否需要植骨。
- 需确定骨折线的位置与远端关节面的距离,以保证支撑钢板发挥作用。
- 评估骨的质量,如骨量减少、骨质疏松、骨肿瘤。

体位

- 患者仰卧位。
- 上臂靠近腋下绑止血带。
- 麻醉后,将患肢置于可透射线的手术台上(图4)。
- 保证肩肘的活动度应允许术中复位的需要。
- 术中透视,以评估骨折复位和内植物放置情况。

入路

- 桡骨远端的背侧入路通过第3间室,并在骨膜下掀起邻近间室以获得足够大的暴露用于放置钢板,同时保护伸肌腱免于钢板螺钉的潜在摩擦,从而降低肌腱粘连、腱鞘炎和肌腱断裂的风险。
- 放置髓内装置的入路取决于内植物的特性以及骨折的位置和程度。
  ○ 背侧髓内装置可以通过一个背侧小切口经第3间室放置。
  ○ 桡侧髓内装置可以通过一个桡侧小切口放置,需仔细保护桡神经感觉支。

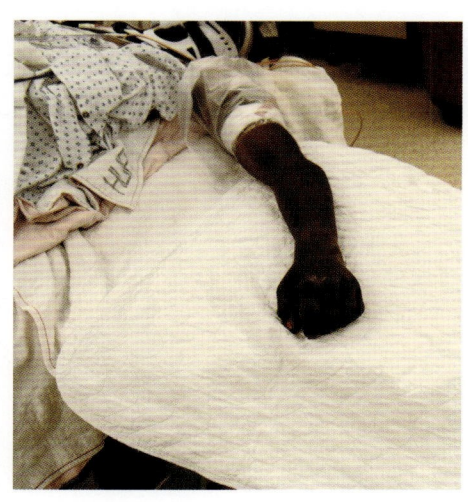

图4 患者取仰卧位,患肢外展于搁手台,上臂使用止血带。

背侧钢板固定桡骨远端骨折

切口及暴露

- 以Lister结节为中心做皮肤切口(技术图1A)。
- 分离皮下组织直至伸肌支持带,使用双极电凝止血时仔细保护感觉神经(技术图1B)。
- 在Lister结节尺侧切开伸肌支持带,暴露EPL肌腱(技术图1C)。
- 清除血肿,切开第3间室的鞘膜,游离EPL肌腱(技术图1D)。
- 将EPL肌腱从第3间室牵开,以避免其在后续的手术操作中被误伤。
- 用手术刀片在骨膜下分别向尺侧和桡侧掀起伸肌间室,从而暴露桡骨远端的背侧皮质(技术图1E、F)。
  ○ 如果恰当保护,伸肌间室的骨膜可以在放置钢板后被修复,从而作为背侧钢板和伸肌腱之间的屏障。

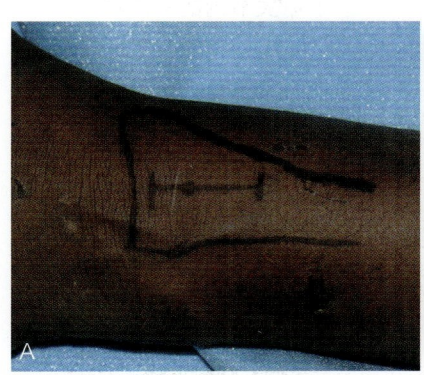 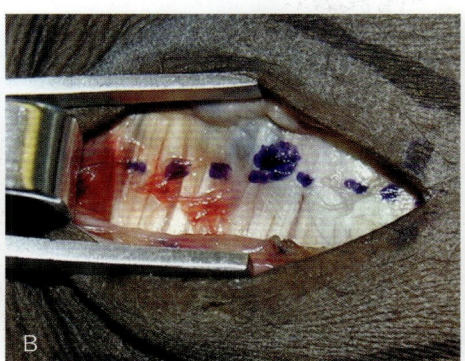 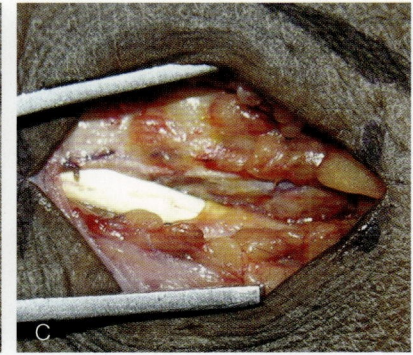

技术图1 A.根据Lister结节的位置,在皮肤上画切口。B.切开皮肤至伸肌支持带,图中显示为Lister结节的位置及支持带切开的位置。C.支持带已切开,清除血肿,暴露EPL肌腱。

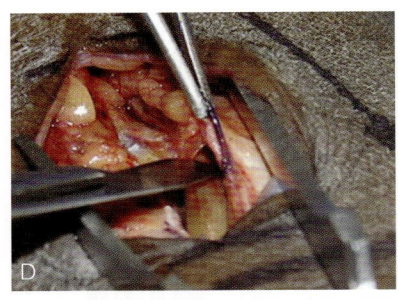
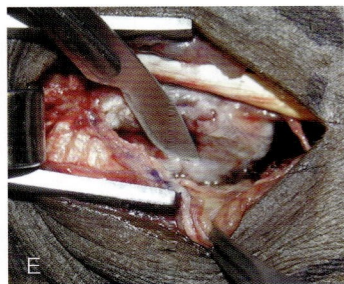
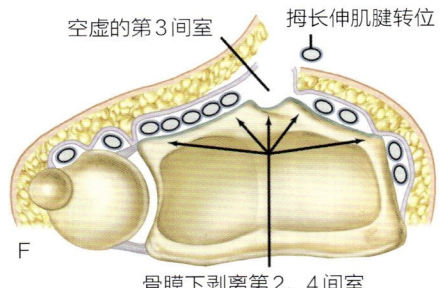
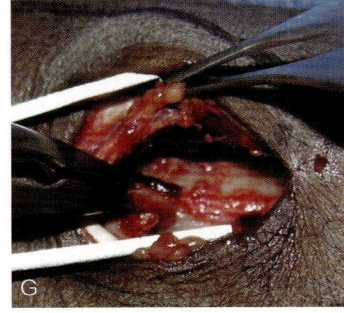
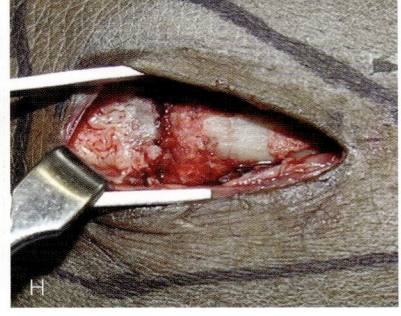

技术图1（续） D. 切开第3间室隔膜，暴露EPL肌腱。E. 骨膜下剥离第2、4间室。F. 图解EPL肌腱转位及伸肌间室下剥离。G. 咬除Lister结节。H. 骨膜剥离器暴露桡骨干。

- 骨折通常会累及Lister结节，应使用咬骨钳将Lister结节完全咬平（技术图1G）。
- 使用骨膜剥离器暴露桡骨干（技术图1H）。

复位和钢板固定

- 在轴向牵引下在腕部施加一个向掌侧的力以复位骨折（技术图2A）。
- 如果需要复位关节面骨块，则可将背侧桡腕韧带在桡骨起点处锐性剥离，从而可在直视下复位关节面。
- 可用克氏针进行临时固定。
- 可植骨来支撑复位的关节面骨块，背侧钢板直接放置于桡骨背侧（技术图2B）。
- 通过钢板的椭圆形滑动孔打入第一枚双皮质螺钉。
- 骨折复位和钢板位置在透视下进行确认。
- 在远端骨块上打入1或2枚骨松质螺钉以固定钢板。根据内植物的不同，术者应避免打入远端尺侧螺钉，因为突出的钉帽会激惹位于上方的第4间室的指伸肌腱。
- 在桡骨干打入其余骨皮质螺钉。

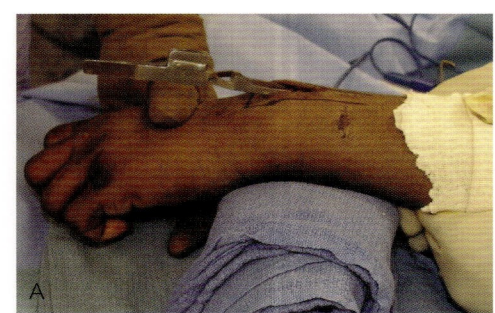
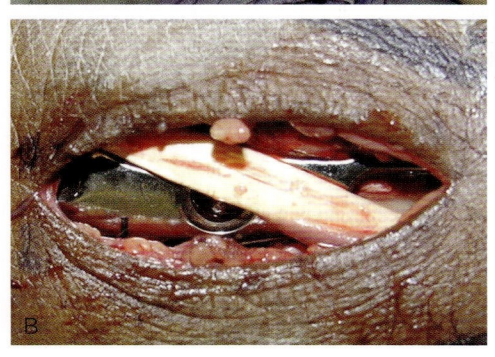
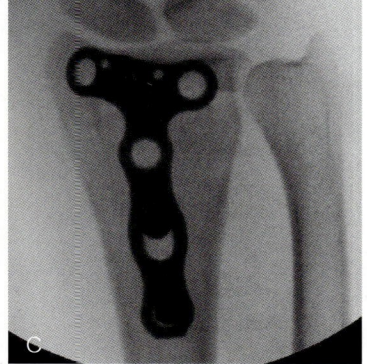
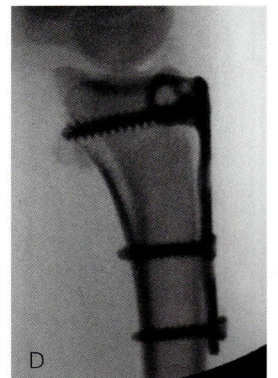

技术图2 A. 手法复位。将腕关节置于腕枕上轴向牵引并掌倾。B. 钢板放置。钢板应放置在拇长伸肌腱的深面，和桡骨远端的关节面对齐。C、D. 复位的图像。C. 正位片显示最终的复位和良好的钢板位置。D. 侧位片显示最终的复位及合适的螺钉长度。钢板对骨折形成良好的背侧支撑，掌倾角恢复。

- 确认复位和固定的稳定性(技术图2C、D)。

伤口关闭
- 充分冲洗伤口。
- 在转位的EPL肌腱深面缝合伸肌支持带,联合骨膜层共同形成伸肌间室的底部(技术图3A)。
- 用尼龙线缝合皮肤(技术图3B)
- 最后,掌侧夹板固定。应注意夹板长度应到掌横纹,但不超过掌横纹,以减少术后手内肌和手指关节的挛缩。

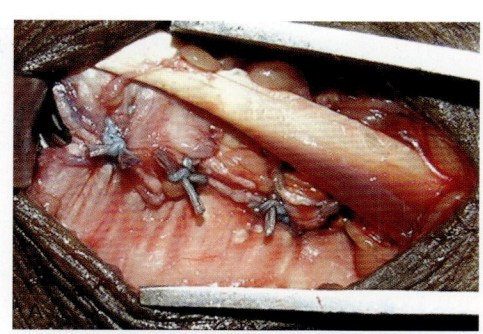
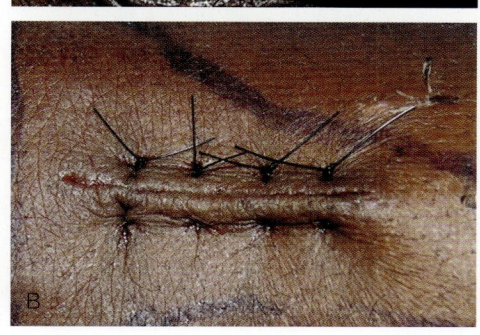

技术图3　A. 缝合支持带。在拇长伸肌腱深面,用不可吸收线缝合伸肌支持带。B. 缝合皮肤。采用横向褥式缝合,皮缘外翻。

背侧髓内装置(Tornier)固定桡骨远端骨折

- 按前述背侧置板方式有限切开皮肤并暴露骨折(技术图4A)。
  - 在Lister结节尺侧切开伸肌支持带,暴露EPL肌腱。
  - 切开第3间室的鞘膜,游离EPL肌腱。
  - 牵开EPL肌腱,以免在后续的手术操作中被误伤。
- 用手术刀片在骨膜下向桡侧和尺侧掀起第2、4伸肌间室。
  - 暴露桡骨远端的背侧皮质,为内植物的髓外部分准备好空间。
- 用咬骨钳咬掉Lister结节,用骨锥在背侧皮质上开孔作为进针点(技术图4B)。
  - 这通常包含骨折线的一部分。
- 将骨锥完全插入形成隧道(技术图4C)。
- 使用连接杆插入髓内装置并控制好方向(技术图4D)。
  - 通常,插入髓内装置后骨折即能复位,因为其支撑作用和在髓腔内产生的三点固定原理。
- 如有需要,可使用拉力螺钉,并用锁定螺钉固定以产生角稳定性。
- 术中透视确认骨折复位和固定的稳定性(技术图4E、F)。
- 按前述方法关闭伤口及使用夹板固定。

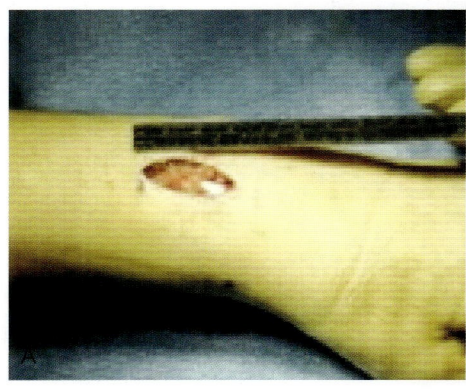
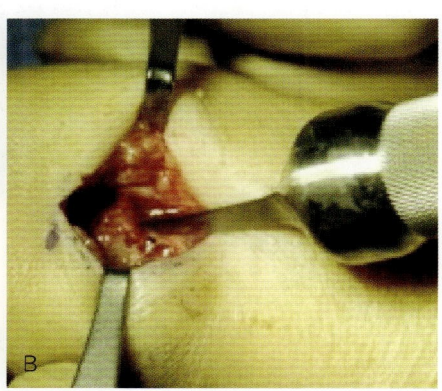

技术图4　A. 在背侧做一个2.5 cm的皮肤切口。B. 咬除Lister结节,通过骨折部位插入骨锥。

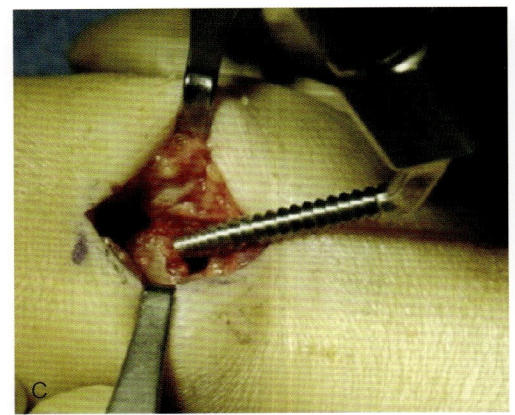
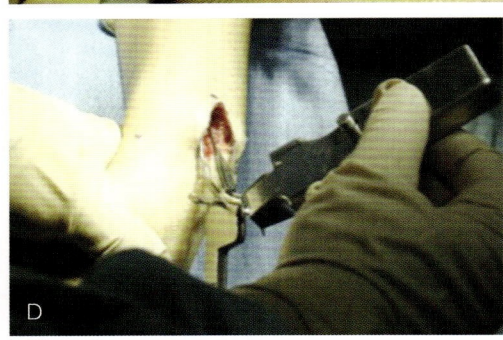
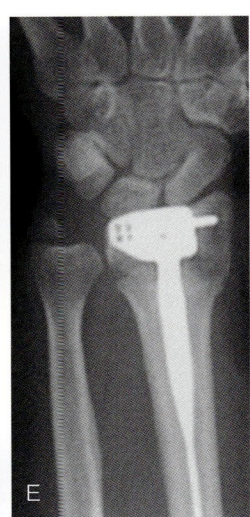
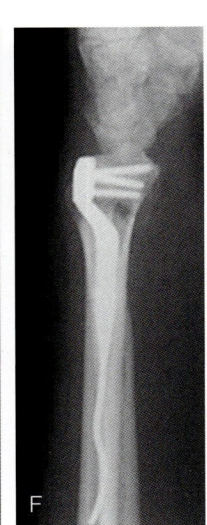

技术图4（续） C. 使用骨锉扩髓。D. 使用配套装置置入内植物，以便于在固定时控制方向。E、F. 图示一个干骺端不稳定的桡骨远端骨折使用背侧髓内装置（Tornier Corp）固定（图 E、F 经允许引自 Thomas R. Hunt Ⅲ, MD）。

桡侧髓内装置（Wright Medical）固定桡骨远端骨折

- 在桡骨茎突上，第1、2伸肌间室之间，做一个2~3 cm的皮肤切口。
- 注意保护桡神经感觉支。
- 在桡腕关节近侧2~3 mm处，使用空心钻在皮质上钻孔以建立进针点。
- 从进针点插入骨锥后，应在术中透视下完成扩髓，以确保所开的隧道和髓腔相一致。
- 用连接杆插入内植物，确保其沉入桡骨茎突平面以下。
- 使用连接杆及背侧小切口拧入近侧的交锁螺钉。
- 最后拧入远端的交锁螺钉。
  - 此时可对桡骨高度及倾斜角进行微调。
- 术中透视确认骨折复位和固定的稳定性。
- 按前述方法关闭伤口及使用夹板固定。

要点与失误防范

适应证	• 确定骨折稳定的方向
	• 确定骨折粉碎的范围程度
	• 确认未发生急性腕管综合征
手术入路	• 锐性切开伸肌支持带以便于修补
	• 仅暴露第3背侧间室
	• 去除Lister结节以便于放置钢板

内植物选择和放置	• 选择能提供固定骨折所需的弹性的低切迹内植物系统 • 将钢板尽可能往远端放置以使其产生支撑作用 • 第一枚螺钉应通过钢板的椭圆形滑动孔固定 • 勿将钢板放置在桡骨远端背侧唇以远的位置 • 避免使用远端尺侧螺钉 • 尽管钛金属的内植物及碎屑可产生腱鞘炎及其他肌腱病变,但尚无科学证据予以证实
术后处理	• 避免长期石膏固定 • 鼓励早期腕关节及手指主动活动度锻炼 • 避免使用前臂吊带以防止不必要的肩、肘僵硬 • 关节活动范围恢复前,不要开始力量训练

术后处理

- 术后用宽松敷料包扎,以利手指、肩、肘关节的功能锻炼。如果固定强度不够,可使用掌侧静息位石膏托保护腕关节。
- 鼓励患者术后立即开始手指活动度锻炼。
- 术后7~10日伤口拆线,贴外科免缝胶带,并允许伤口沾水。
- 患者经专业理疗师评估,用一个热塑性支具,根据骨折稳定性,开始主动和辅助主动的活动度锻炼。
- 术后约6周骨折愈合后,可开始轻柔被动关节活动度及力量训练。
- 有证据表明,桡骨远端骨折后50天内每天300 mg维生素C有助于预防复杂性区域疼痛综合征的发生[27]。

预后

- 对于背侧不稳定骨折,背侧钢板固定近年来被证明在生物力学上比掌侧钢板固定更坚固[23]。
- 背侧钢板固定相关的并发症发生率高于其他固定方式[2,14,18]。
- 伸肌腱腱鞘炎和肌腱断裂在过去较为多见,主要原因是内植物体积较大。
- 由于使用低切迹解剖钢板后肌腱相关并发症较低,对桡骨远端骨折背侧钢板固定又重新产生兴趣[6,18,20]。
- 最近研究显示在总体并发症方面,掌侧钢板固定和背侧钢板固定之间没有统计学差异[16,25,26]。
  ○ 掌侧钢板有更高的神经相关的并发症发生率[26]。
  ○ 术后1年随访,掌侧钢板的并发症发生率为21%,而背侧钢板为14%[26]。
- 临床报道显示,为取得满意的临床疗效,低切迹系统对于背侧钢板固定更重要,并发症发生率也更低[18,26]。
- 和健侧相比,低切迹背侧钢板固定可至少恢复80%腕关节活动度,80%~90%手部握力,超过90%手指捏力,极少发生肌腱断裂[6,20]。
- 目前研究显示髓内固定能提供稳定固定[15,17,22]:
  ○ 术后3个月平均握力和腕部活动恢复到76%,术后1年恢复到91%[15]。
  ○ 这一稳定性允许了患腕的早期活动,避免了肌肉僵硬和萎缩[22]。
- 髓内植入物比钢板的并发症更低[15,17,21]:
  ○ 软组织并发症更低,因为内植物位于髓腔内,不与软组织直接接触[15,17,21]。
  ○ 髓内固定不破坏骨折块的血运,因此不需要切一段骨膜来覆盖骨折线[22]。

并发症

- 感染(钉道或深部)。
- 肌腱、血管及神经损伤。
- 关节僵硬。
- 创伤后关节炎。
- 握力或捏力降低。
- 腱鞘炎或肌腱断裂。
- 畸形愈合或不愈合。
- 骨筋膜室综合征。
- 腕管综合征。
- 迟发性肌腱断裂,与内植物设计和材质潜在相关。

- 内植物失效。
- Ⅰ型复杂区域疼痛综合征。
- TFCC损伤。
- 桡骨短缩。
- DRUJ不稳定。
- 复位丢失。
- 关节活动度下降。

信息披露

Beredjiklian医生是Tornier公司的股东。

（张增　译，贾伟涛　审校）

参考文献

[1] Glowacki KA, Weiss AP, Akelman E. Distal radius fractures: concepts and complications. Orthopedics 1996;19:601-608.

[2] Grewal R, Perey B, Wilmink M, et al. A randomized prospective study on the treatment of intra-articular distal radius fractures: open reduction and internal fixation with dorsal plating versus mini open reduction, percutaneous fixation, and external fixation. J Hand Surg Am 2005;30(4):764-772.

[3] Ilyas AM. Intramedullary fixation of distal radius fractures. J Hand Surg Am 2009;34(2):341-346.

[4] Ipaktchi K, Livermore M, Lyons C, et al. Current concepts in the treatment of distal radial fractures. Orthopedics 2013;36:778-784.

[5] Jupiter JB, Fernandez DL. Comparative classification for fractures of the distal end of the radius. J Hand Surg Am 1997;22(4):563-571.

[6] Kamath AF, Zurakowski D, Day CS. Low-profile dorsal plating for dorsally angulated distal radius fractures: an outcomes study. J Hand Surg Am 2006;31(7):1061-1067.

[7] Katz MA, Beredjiklian PK, Bozentka DJ, et al. Computed tomography scanning of intra-articular distal radius fractures: does it influence treatment? J Hand Surg Am 2001;26(3):415-421.

[8] Knirk JL, Jupiter JB. Intra-articular fractures of the distal end of the radius in young adults. J Bone Joint Surg Am 1986;68(5):647-659.

[9] Lafontaine M, Hardy D, Delince P. Stability assessment of distal radial fractures. Injury 1989;20:208-210.

[10] Lichtman DM, Bindra RR, Boyer MI, et al. Treatment of distal radius fractures. J Am Acad Orthop Surg 2010;18:180-189

[11] Mackenney PJ, McQueen MM, Elton R. Prediction of instability in distal radial fractures. J Bone Joint Surg Am 2006;88(9):1944-1951.

[12] Meyer C, Chang J, Stern P, et al. Complications of distal radial and scaphoid fracture treatment. J Bone Joint Surg Am 2013;95(16):1517-1526.

[13] Murray J, Gross L. Treatment of distal radius fractures. J Am Acad Orthop Surg 2013;21:502-505.

[14] Nana AD, Joshi A, Lichtman DM. Plating of the distal radius. J Am Acad Orthop Surg 2005;13:159-171.

[15] Nishiwaki M, Tazaki K, Shimizu H, et al. Prospective study of distal radial fractures treated with an intramedullary nail. J Bone Joint Surg Am 2011;93(15):1436-1441.

[16] Rausch S, Schlonski O, Klos K, et al. Volar versus dorsal latest-generation variable-angle locking plates for the fixation of AO type 23C 2.1 distal radius fractures: a biomechanical study in cadavers. Injury 2013;44:523-526.

[17] Rhee PC, Shin AY. Minimally invasive flexible insertion and rigid intramedullary nail fixation for distal radius fractures. Tech Hand Up Extrem Surg 2012;16:159-165.

[18] Rozental TD, Beredjiklian PK, Bozentka DJ. Functional outcome and complications following two types of dorsal plating for fractures of the distal part of the radius. J Bone Joint Surg Am 2003;85-A(10):1956-1960.

[19] Schneppendahl J, Windolf J, Kaufmann RA. Distal radius fractures: current concepts. J Hand Surg Am 2012;37:1718-1725.

[20] Simic PM, Robison J, Gardner MJ, et al. Treatment of distal radius fractures with a low-profile dorsal plating system: an outcomes assessment. J Hand Surg Am 2006;31(3):382-386.

[21] Tan V, Bratchenko W, Nourbakhsh A, et al. Comparative analysis of intramedullary nail fixation versus casting for treatment of distal radius fractures. J Hand Surg Am 2012;37(3):460-468.

[22] Tan V, Capo J, Warburton M. Distal radius fracture fixation with an intramedullary nail. Tech Hand Up Extrem Surg 2005;9:195-201.

[23] Trease C, McIff T, Toby EB. Locking versus nonlocking T-plates for dorsal and volar fixation of dorsally comminuted distal radius fractures: a biomechanical study. J Hand Surg Am 2005;30(4):756-763.

[24] Trumble TE, Culp RW, Hanel DP, et al. Intra-articular fractures of the distal aspect of the radius. Instr Course Lect 1999;48:465-480.

[25] Wei J, Yang TB, Luo W, et al. Complications following dorsal versus volar plate fixation of distal radius fracture: a meta-analysis. J of Int Med Res 2013;41:265-275.

[26] Yu YR, Makhni MC, Tabrizi S, et al. Complications of low-profile dorsal versus volar locking plates in the distal radius: a comparative study. J Hand Surg Am 2011;36(7):1135-1141.

[27] Zollinger PE, Tuinebreijer WE, Breederveld RS, et al. Can vitamin C prevent complex regional pain syndrome in patients with wrist fractures? A randomized, controlled, multicenter dose-response study. J Bone Joint Surg Am 2007;89(7):1424-1431.

第8章 桡骨远端骨折特殊骨块的固定
Fragment-Specific Fixation of Distal Radius Fractures

Robert J. Medoff

定义

- 特殊骨块的固定是指对复杂关节面骨折中的每一块主要骨块选用特定的内植物进行独立固定的治疗方法（图1）。
- 骨块特殊内植物通常是低切迹的,并有一定的"弹簧式"弹性。在不同平面对多个骨块进行独立固定,能够在不需要对特定小骨块进行钻孔的情况下恢复关节面解剖。
- 术前计划极为重要,决定采用单入路还是多入路进行固定。对于桡骨远端固定,应备齐能固定以下5个主要骨块的整套内植物：桡侧柱、尺侧角、掌侧缘、背侧壁以及压缩的关节面骨块。另外,也应辨识及治疗下尺桡关节（DRUJ）不稳定和尺侧柱损伤。
- 这种技术的基本原则是避免在小骨块上形成较大的钻孔,将小骨块压在近端稳定的同侧皮质上进行固定。
- 特殊骨块固定的目的是创建一个恢复关节面解剖复位的多平面应力分散的稳定结构,以便于术后即可开始功能锻炼[2,7,11]。

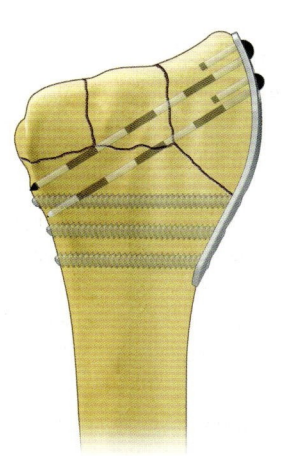
桡侧柱针-板系统

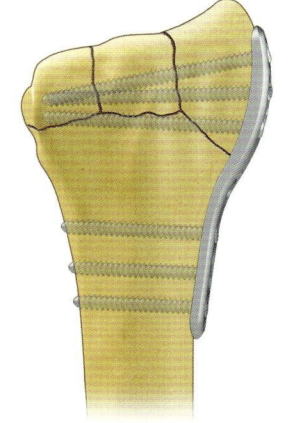
桡侧柱钢板

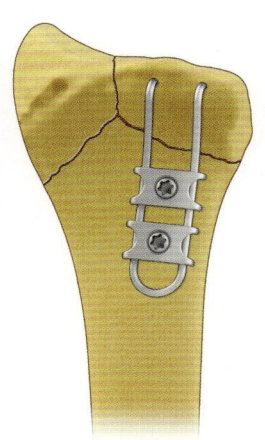
掌侧支撑钢板

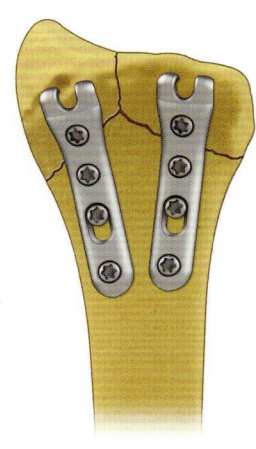
掌桡侧钩钢板

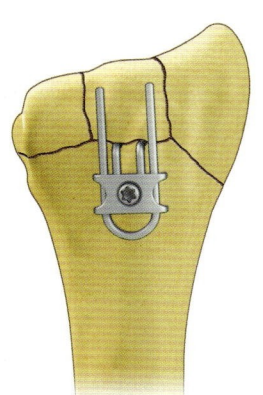
小骨折块钳

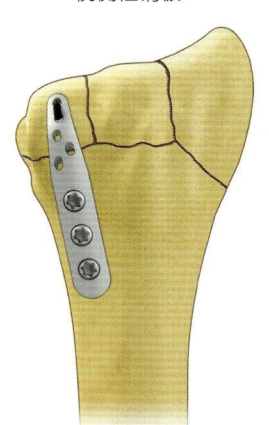
尺骨切迹针-板系统

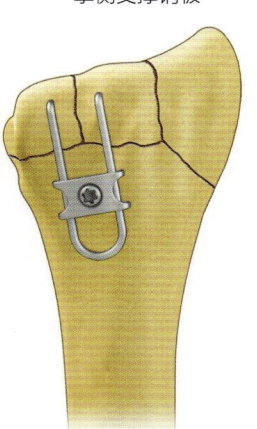
背侧支撑针

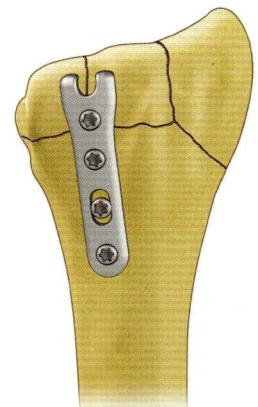
桡背侧钩钢板

图1 特殊骨块内植物。

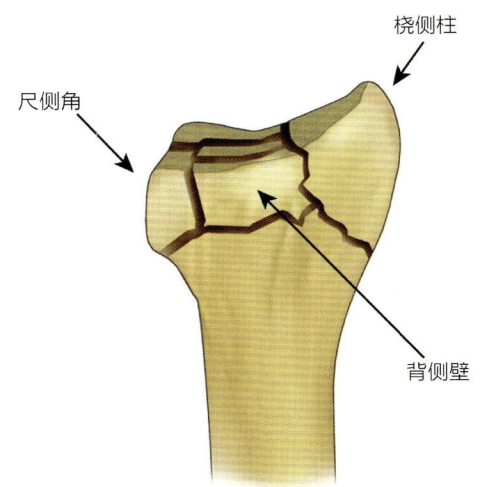
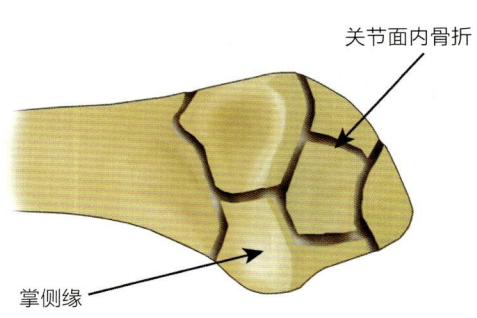

图2 关节骨折的骨块。

解剖

基础解剖

- 正中神经掌皮支通常位于桡侧腕屈肌（FCR）腱和掌长肌腱之间的皮下组织中；桡侧的皮肤切口不应该向远端延长至腕管入路，以避免损伤该神经。
- 前臂外侧皮神经的终末支和桡神经浅支位于桡动脉桡侧的皮下组织中。暴露桡侧柱时，沿着第1背侧间室的表面从近端向远端钝性分离桡侧皮肤和皮下组织有助于避免损伤这些结构。
- 旋前方肌止于桡骨远端分水岭；远端分离应不超过分水岭以远1~2 mm，以避免损伤重要的掌侧腕部韧带。

骨性解剖

- 结构上，腕关节存在三个柱：桡侧柱包括桡骨远端的桡侧缘和舟骨窝，中间柱包括桡骨干的中间和尺侧部分以及月骨窝，尺侧柱包括DRUJ、三角纤维软骨复合体（TFCC）和尺骨头。
- 桡侧柱骨块为沿桡骨远端桡侧缘的骨性支柱（图2）。恢复桡骨长度对于纠正腕骨的轴向位置非常重要，可以减少干扰中间柱复位的应力。肱桡肌止于桡侧柱骨块的基底，导致桡侧柱骨块向近端移位。桡侧柱基底处的干骺端粉碎也可能导致桡侧柱不稳定。虽然不常见，但桡侧柱继发冠状面骨折或向近端延伸至桡骨干的节段性粉碎骨折是极其不稳定的骨折类型。
- 月骨窝的掌侧缘是关节面主要的负荷承载结构。掌侧缘的不稳定发生在下列两种类型：
  - 在掌侧不稳定型，掌侧缘向近端和掌侧方向移位导致了腕骨向掌侧继发移位。
  - 在轴向不稳定型，腕骨的轴向应力使掌侧缘背伸，导致继发的轴向和背侧半脱位。
- 尺侧角骨块包括乙状切迹的背侧半，通常为月骨窝关节面的尺背侧角。这一骨块的形成是由月骨撞击关节面导致其向后侧和近端移位。尺侧角骨块的残留移位将导致DRUJ的不稳定和前臂旋转受限。
- 背侧壁骨块通常由背伸或轴向暴力形成。如果移位，这一骨块通常与腕骨向背侧半脱位和关节面向背侧成角相关。
- 游离关节面骨块可能被压缩进入干骺端中导致关节面不平整。掀开背侧壁骨块允许直接暴露和复位关节面游离骨块。

发病机制

- 桡骨远端骨折不尽相同，期待单一治疗方法对所有骨折类型都有效是错误的。仔细分析骨折类型和骨折移位方向通常能提供有关损伤机制和不稳定类型的信息[4]。
- 背伸损伤导致向背侧移位的关节外骨折（图3A）。背侧壁粉碎和压缩可导致背侧不稳定。
- 掌屈损伤导致向掌侧移位的关节外骨折（图3B）。有明显掌侧移位的骨折通常是不稳定的，需要一定形式的干预，使骨折能够维持复位直至愈合。
- 背侧剪切损伤表现为背侧缘的骨折，通常导致腕骨背

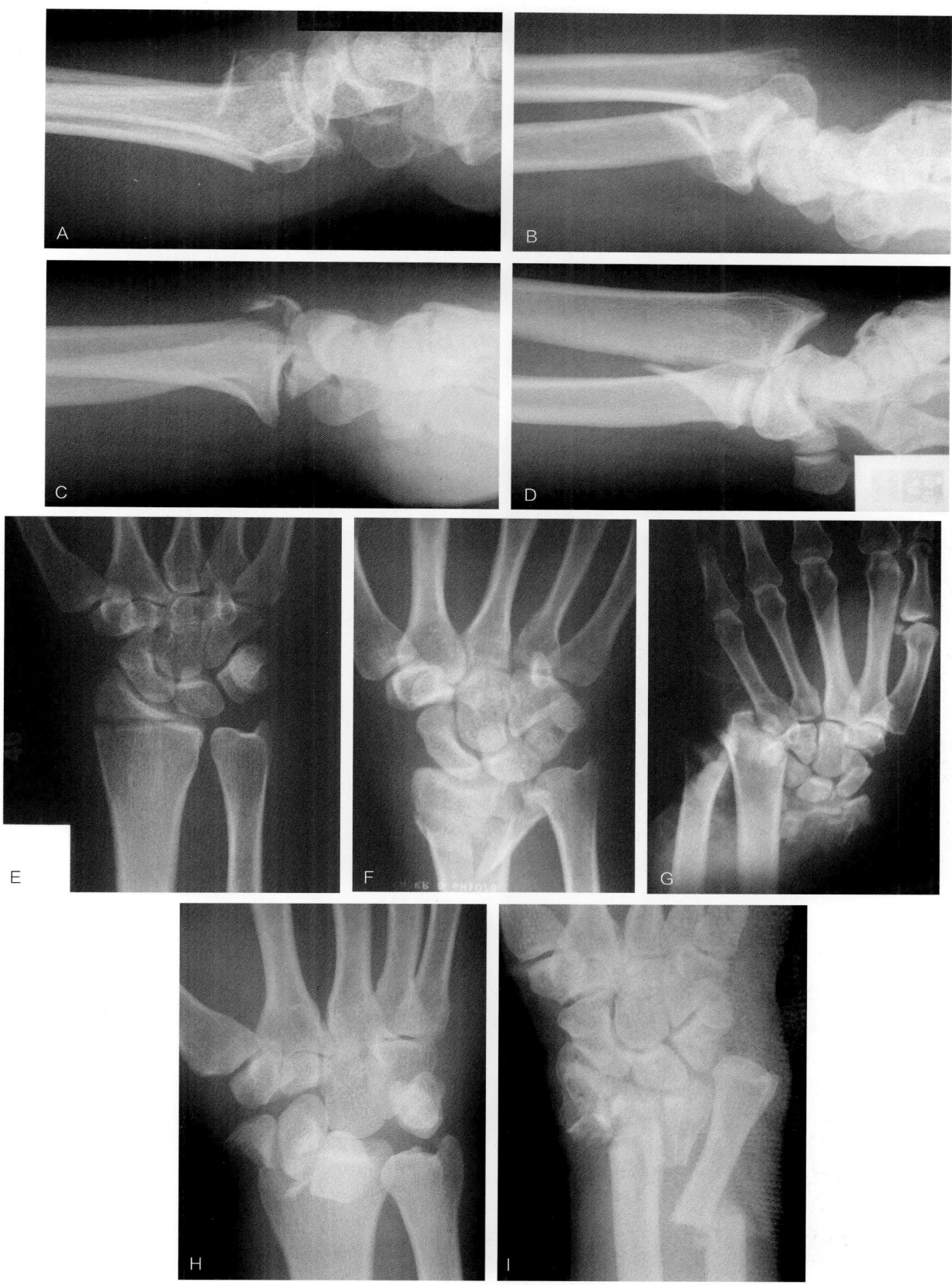

图3 桡骨远端骨折的损伤机制。A. 背伸。B. 掌屈。C. 背侧剪切。D. 掌侧剪切。E. 桡侧剪切。F. 关节内三部分骨折。G. 关节内粉碎性骨折。H. 腕骨撕脱骨折。I. 高能量损伤。

- 侧不稳定(图3C)。这类损伤常常有一个压缩的关节面骨块,可能还累及桡侧柱。
- 掌侧剪切损伤表现为移位的掌侧缘骨折,导致腕骨掌侧不稳定(图3D)。这类骨折通常伴有关节面粉碎且极不稳定,通常无法闭合复位和固定。
- 桡侧剪切骨折(司机骨折)以穿过桡骨茎突并延伸进入桡腕关节的横行骨折线为特征。这类损伤通常具有比影像学检查所发现的更广泛的软骨破坏(图3E)。
- 简单的三部分骨折是低能量轴向和背伸应力共同作用的结果(图3F)。这种骨折以乙状切迹背侧部分的尺侧角骨块、主要关节面骨块和近端的骨干骨块为特征。
- 复杂关节内骨折通常是中高能量的轴向应力作用的结果。除了关节面粉碎,这类骨折通常还会造成干骺端明显缺损或DRUJ分离(图3G)。
- 撕脱骨折/腕关节不稳定通常是腕骨的韧带损伤伴随桡骨远端撕脱骨折。骨块通常很小且位于很远端(图3H)。
- 高能量损伤表现为关节面粉碎并延伸到尺桡骨干的复杂骨折(图3I)。

影像学和其他诊断性检查

- 正位、标准侧位(图4A、B)和10°侧位X线片是评估桡骨远端骨折的常规位置。10°侧位X线片(图4C、D)从舟骨窝基底通过整个月骨窝清晰地看到尺侧2/3关节面。斜位片也能有助于评估损伤。
- 桡骨远端骨折的影像学特征包括[8]:
  ○ 腕骨面水平线(图5A、B)。正位片上的不透射线的水平线即掌侧缘和背侧缘。如果关节面有掌倾,则球管应与月骨面掌侧部分的软骨下骨平行,用来辨识掌侧缘。但是,如果关节面背倾,球管则应与月骨面背侧部分的软骨下骨平行,用来辨识背侧缘(未图示)。腕骨面水平线对应于在10°侧位片上可见的桡骨远端关节面的部分。
  ○ 泪滴角(正常70°±5°;图5C、D)。泪滴角通常用于辨识月骨面掌侧缘的背伸。泪滴角<45°提示月骨面掌侧缘向背侧旋转并被嵌压至干骺端内(掌侧缘轴向不稳定型)。这种情况还可同时伴有腕骨的轴向和背侧半脱位。恢复泪滴角必须首先纠正这一畸形。

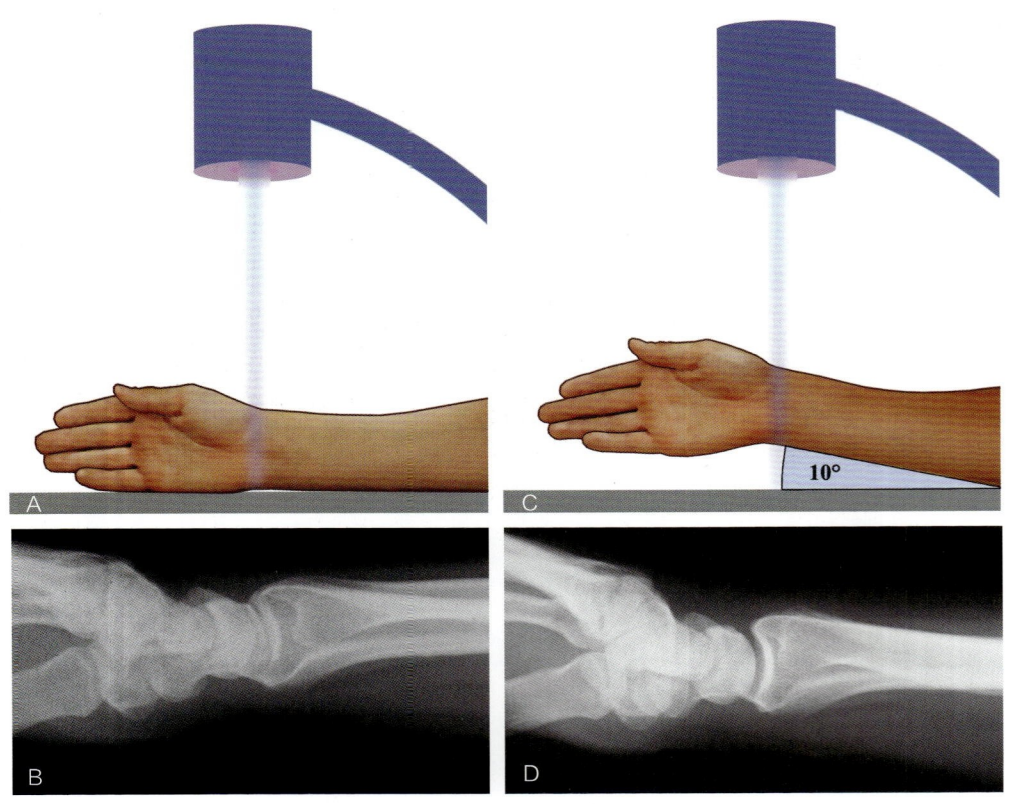

图4 A. 标准侧位片位置。B. 标准侧位片。C. 10°侧位片位置。D. 10°侧位片。注意舟骨面基底部及整个月骨面均清晰可见。

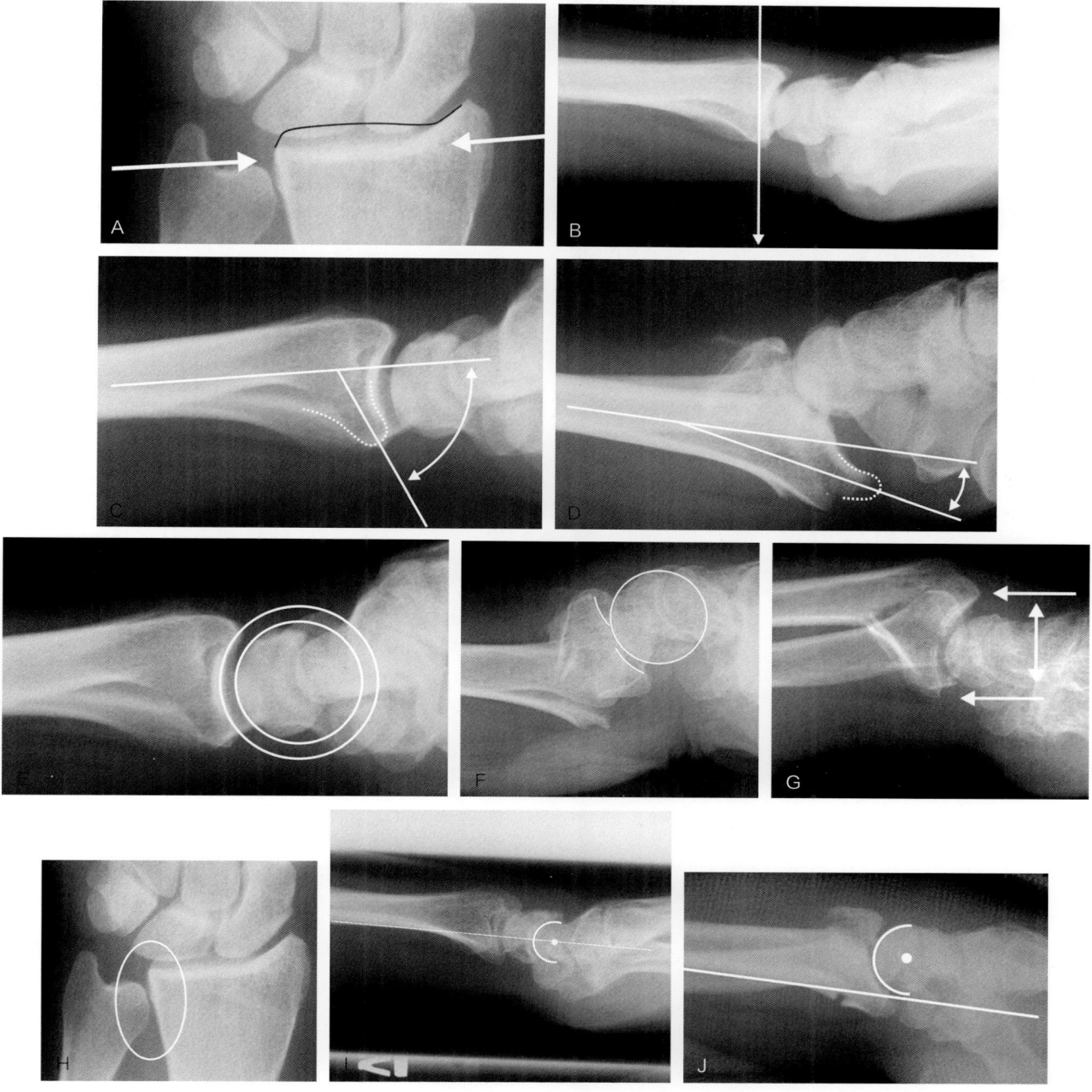

图5 A. 腕骨面水平线（箭头）。在正位片上用来区分掌侧缘及背侧缘。B. 原始的腕骨面水平线。当球管和关节面平行时即形成腕骨面水平线，它依赖于关节面是否有掌倾或背倾。C. 正常泪滴角。D. 泪滴角减小，在此病例是由掌侧缘的轴向不稳定引起。E. 正常的关节面同心度。F. 异常的关节面同心度，提示月骨面的掌侧及背侧关节面中断。G. 前后径是掌侧缘角与背侧缘角之间的距离。H. DRUJ间隙。I. 正常的侧位腕骨排列。J. 腕骨向背侧半脱位。

- 关节面的匹配度（图5E、F）。桡骨远端关节面软骨下骨与月骨基底关节面软骨下骨的轮廓相匹配。均匀的关节间隙应沿着整个桡月关节面存在。当绕月关节间隙不一致，即说明月骨面不连续或损伤。

- 前后径（正常为女性18±1 mm，男性20±1 mm；图5G）。前后径是月骨面掌侧缘到背侧缘的距离。在10°侧位片上测量最佳。前后径增宽提示月骨面掌侧部分和背侧部分分离。

- DRUJ间隙（图5H）。下尺桡关节间隙反映了尺骨头和乙状切迹之间的对合程度（正常为≤2 mm）。这一参数最好在前臂中立位测量。DRUJ间隙显著增宽提示DRUJ关节囊和TCFF的损伤。增宽的DRUJ间隙常提示桡骨远端骨块在冠状面上对位不良。
- 侧位腕骨排列（图5I、J）。在腕关节中立位的10°侧位片上，头骨的旋转中心位于桡骨干掌侧面连线的延长线上。掌侧缘向背侧旋转导致腕骨向背侧半脱位，使屈肌腱处于力学上的不利位置，影响手的握力。
- 除了伤后的摄片，骨折复位后的影像学评估同样重要，这能帮助辨识骨折的特点及特殊骨块。
- CT扫描具有更高的分辨率和清晰度，特别是对于高度粉碎的骨折。而在CT扫描之前尝试闭合手法复位有助于对骨折块更精准地判断。CT扫描对于评价DRUJ分离及关节内骨块有很大的帮助。
- 对于腕骨、骨间膜及肘部的体格检查和影像学检查通常能发现其他的伴随损伤，从而影响具体治疗方案。

手术治疗

手术适应证

- 基本参数：
  - 桡骨短缩＞5 mm。
  - 尺偏＜15°。
  - 背侧成角＞10°。
  - 关节面台阶＞1～2 mm。
  - 泪滴角＜45°。
- 掌侧不稳定。
- DRUJ不稳定。
- 有移位的关节内骨折。
- 年轻、较活跃的患者对残留畸形及错位的耐受程度较小。

术前计划

- 关节外骨折：多种选择。
  - 掌侧入路掌侧置板。
  - 背侧入路背侧置板。
  - 特殊骨块固定。
    - 通过有限切开或者标准掌侧入路的桡侧针板（TriMed, Inc., Valencia, CA）和掌侧支撑针板（TriMed, Inc.）固定。
    - 通过背侧或联合入路的桡侧针板以及尺背侧针板或背侧支持针固定。
    - 通过掌侧或桡背侧暴露的桡侧柱钢板。
    - 通过掌侧入路的掌侧钩钢板伴或不伴桡侧柱钢板。
- 关节内骨折：手术入路基于骨折类型。
  - 不稳定的掌侧缘骨块需要标准掌侧入路，或者有时候需要偏尺侧的掌侧入路。
  - 固定桡侧柱，既可以通过有限切开的掌桡侧入路（Henry入路），也可以是掌侧入路在前臂旋前位向桡侧扩展，抑或是背侧入路在前臂旋后位向桡侧扩展。
  - 背侧、尺侧角及关节内游离骨块的固定，可以通过背侧入路完成。

体位

- 患者仰卧位。
- 患肢外展，置于搁手台上。
- C臂机：
  - 如果搁手台可透射线，C臂机可置于搁手台下直接对腕关节进行透视。
  - 如果搁手台不透射线，C臂机应放置在搁手台的边缘进行透视。

手术步骤

- 首先通过牵引恢复桡侧柱的长度，并用克氏针经桡骨茎突临时固定以减轻月骨面的应力。
- 复位和固定掌侧缘骨块。对于复杂骨折，这一骨块是坚强固定的基石。
- 如有必要，复位和固定尺背侧角骨块。
- 如有必要，复位和固定关节内游离骨块和背侧壁骨块。
- 如果干骺端缺损明显，应进行植骨。
- 用桡侧柱钢板固定。
- 根据骨折情况，固定过程可能只需这些步骤中的一部分。

入路

- 可选择以下入路中的一种：
  - 有限切开的掌侧入路（Henry入路外侧缘）。
  - 背侧入路。
  - 掌侧扩展入路（FCR入路）。
  - 掌尺侧入路。

有限切开的掌侧入路

- 沿桡动脉桡侧做纵行皮肤切口。
- 将肌腱剪的尖部插入第1背侧间室鞘的表面,由近及远分离,掀起桡侧皮瓣。
- 前臂旋前,在第1、2背侧间室之间,锐性暴露桡骨茎突(技术图1A)。
- 保留远端1 cm长腱鞘,打开第1背侧间室,松解肌腱。剥离肱桡肌止点暴露桡侧柱(技术图1B)。
- 如有需要,可从切口底部继续分离暴露掌侧面。剥离旋前方肌的桡侧及远端止点。或者,形成一个在桡动脉尺侧的皮瓣,通过标准的掌侧入路继续显露。
- 此切口在显露掌侧缘的尺侧时可能困难,特别是个子较大的患者或存在明显肿胀时。

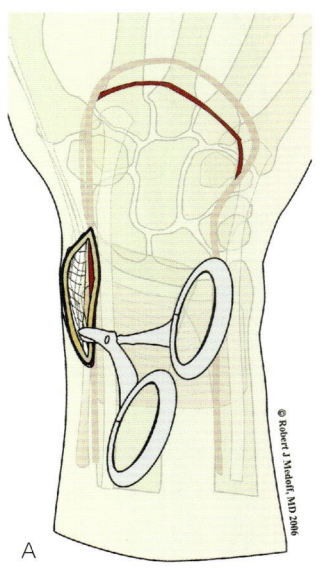
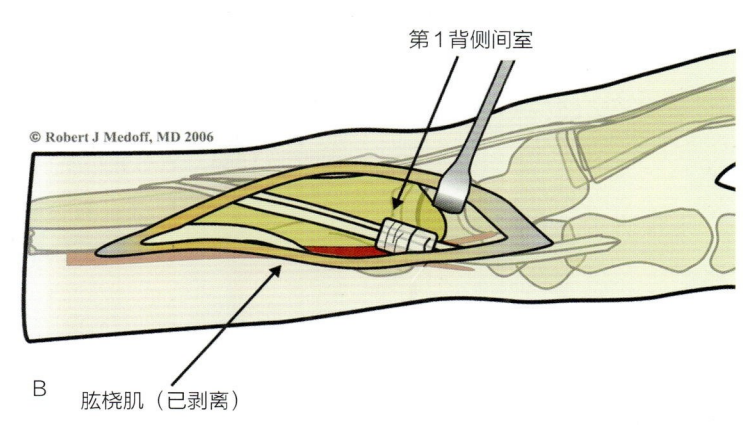

技术图1 有限切开的掌侧入路。A. 肌腱剪分离第1背侧间室,掀起桡侧皮瓣。B. 深层显露桡侧柱。

背侧入路

- 在背侧沿Lister结节的尺侧缘做纵行皮肤切口(技术图2A)。
- 在近端通过半透明的伸肌腱鞘辨识指总伸肌(EDC)腱,切开背侧支持带鞘。
- 在第3、4间室之间的间隙暴露背侧壁和被嵌压的关节内游离骨块。节段性切除骨间背侧神经的终末支(技术图2B)。
- 如需更广泛地显露,应将拇长伸肌(EPL)从Lister结节上转位。
- 从第4、5间室的伸肌腱间隙进入,可以到达尺侧角骨块。
- 如有需要,可切开背侧关节囊显露关节面及腕骨。
- 如要通过背侧切口暴露桡侧柱骨块,则应相应延长背侧切口,掀起桡侧皮下组织瓣,并旋后腕关节。
- 如要暴露尺骨远端,则需相应延长切口,掀起尺侧皮下组织瓣。

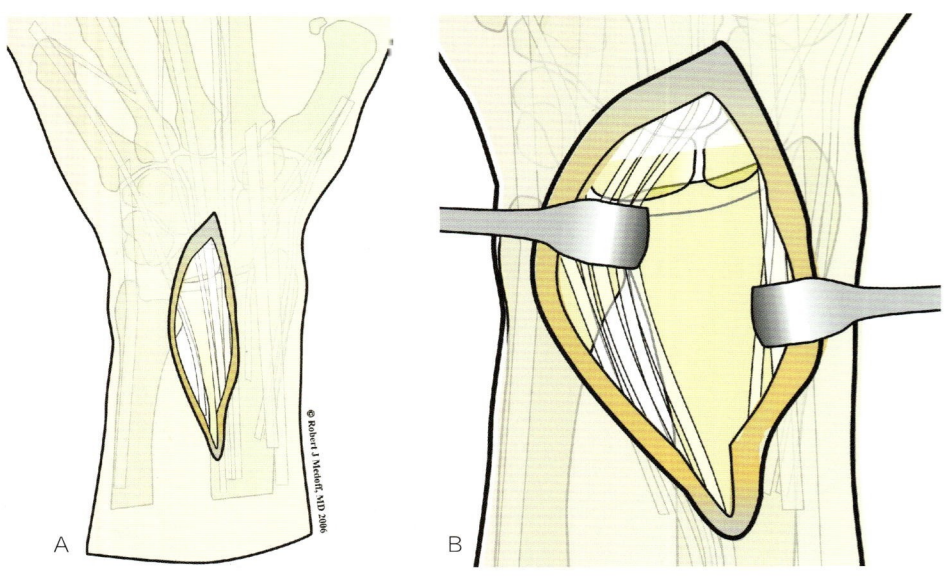

技术图2　背侧入路。A. 皮肤切口。B. 深层显露。

掌侧扩展入路

- 自舟骨远端做皮肤切口,至腕横纹桡侧缘后转向近端,并沿FCR肌腱继续向近端延伸(技术图3A)。
- 在FCR肌腱和桡动脉之间进行深层分离(技术图3B)。
- 用手指或纱布在腕管内容物和旋前方肌表面之间做钝性分离。将FCR、正中神经和屈肌腱拉向尺侧(技术图3B)。
- 剥离旋前方肌的远端及桡侧止点,并拉向尺侧。注意剥离勿超过分水岭远端1~2 mm的位置,以避免剥离腕关节掌侧关节囊韧带(技术图3C)。
- 如有需要,在远端骨块上剥离肱桡肌止点。可通过桡骨骨折缺损处进行植骨。
- 如需暴露桡侧柱骨块,应如有限切开的掌侧入路一样,在桡动脉浅层掀起皮下组织瓣至第1背侧间室的腱鞘表面。旋前腕关节,牵开桡侧皮瓣,即可暴露桡侧柱。

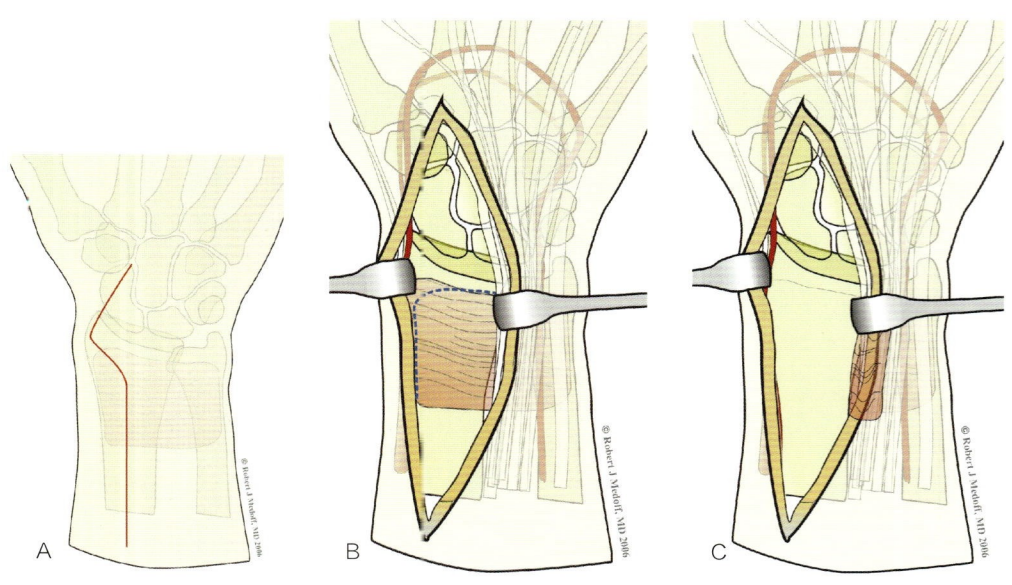

技术图3　掌侧扩展入路。A. 皮肤切口。B. 旋前方肌切开线。C. 深层显露。

掌尺侧入路

- 沿尺侧腕屈肌（FCU）的桡侧缘做纵行皮肤切口（技术图4A）。
- 将FCU肌腱、尺动脉和尺神经牵向尺侧（技术图4B）。
- 用手指或纱布做钝性分离，显露旋前方肌表面。
- 将腕管内容物牵向桡侧（技术图4C）。
- 剥离旋前方肌的远端和尺侧止点。注意剥离勿超过分水岭以远1～2 mm，以避免腕关节掌侧关节囊的剥离。

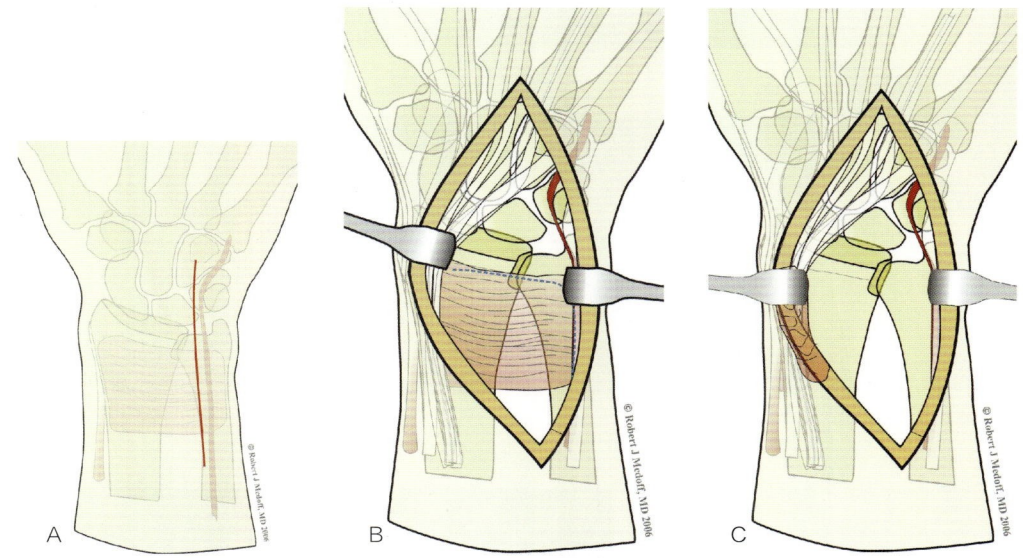

技术图4　掌尺侧入路。A. 切口。B. 浅层显露。C. 完全显露。

掌侧缘骨块

小骨块的钢板固定

- 小骨块的掌侧钢板固定适用于治疗掌侧不稳定的掌侧缘骨块。骨块大小应以置板后能在掌侧产生足够的支撑力为宜（技术图5A、B）。
- 如果掌侧缘骨块同时有轴向不稳定，则骨块应有足够的大小和强度来拧入锁定螺钉，以纠正背伸畸形。
- 使用合适的掌侧入路暴露掌侧缘骨块。如果存在桡侧柱短缩，应先恢复桡侧高度并用克氏针临时固定，以缓解月骨面的应力从而使掌侧缘骨块容易复位。
- 复位掌侧缘骨块。这应能恢复正常的腕骨对线。
- 采用一块小骨块掌侧钢板，近端用骨皮质螺钉固定。如有需要，远端骨块可用普通螺钉或锁定螺钉固定（技术图5C、D）。

掌侧支撑针固定

- 掌侧支撑针固定适用于掌侧缘骨块不稳定，尤其是远端小骨块或伴有轴向不稳定的掌侧缘骨块（泪滴角减小；技术图6A、B）。
- 使用合适的掌侧入路暴露掌侧缘骨块。如果存在桡侧柱短缩，应先恢复桡侧高度并用克氏针临时固定，以缓解月骨面的应力。
- 继续暴露至分水岭以远1～2 mm。尽可能复位掌侧缘骨块，在10°侧位片上注意泪滴的方向。
- 在分水岭以远1～2 mm处平行打入2枚0.045 in（1.1 mm）的克氏针。在侧位片上可以看到它们应该位于泪滴的中间（技术图6C）。使用C臂机确认克氏针的位置。
- 如有必要，掌侧支撑针可以塑形以适应桡骨远端掌侧面的形状。将针折成70°。留合适长度的针脚，注意尺侧针脚应比桡侧长2～3 mm（技术图6D）。
- 将支撑针的尺侧脚靠近尺侧克氏针的进针点，拔出尺侧克氏针并立刻插入支撑针的尺侧脚。以同样的方法插入桡侧脚。将支撑针在掌侧缘骨块上压紧。调整近端部分以纠正掌侧缘的背伸（技术图6E）。

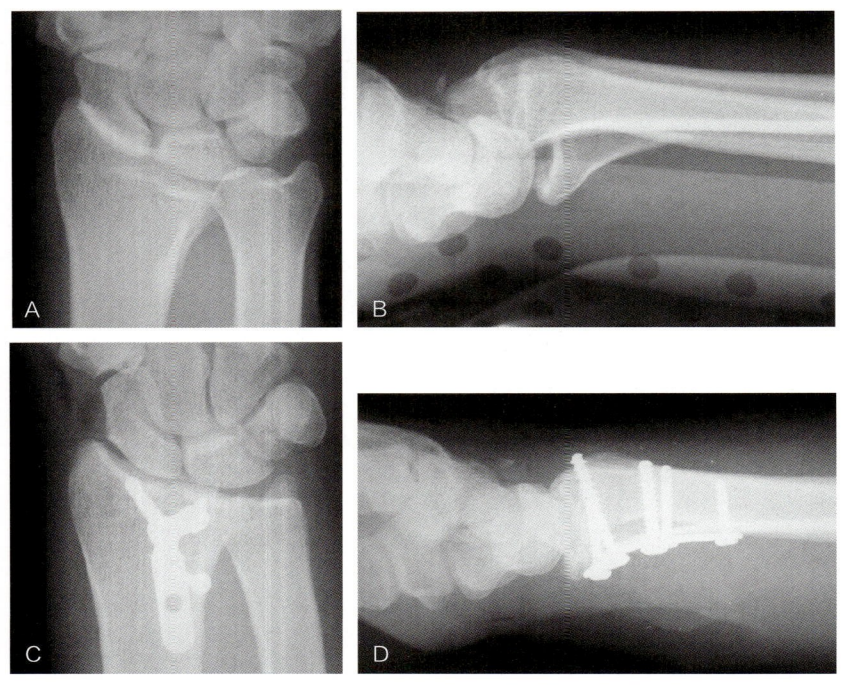

技术图5 小骨块钢板固定掌侧缘。A、B. 掌侧缘剪切骨折伴有掌侧不稳定。C、D. 用小骨块钢板固定。

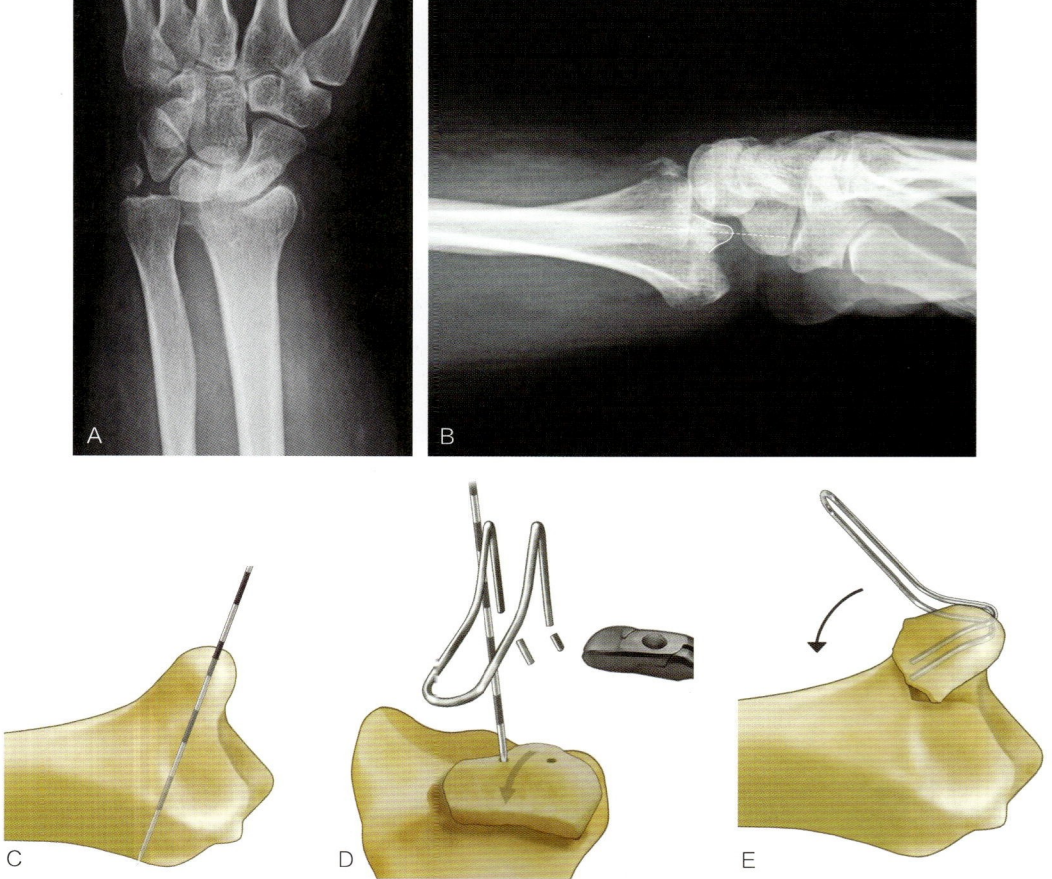

技术图6 用掌侧支撑针固定掌侧缘。A、B 关节内骨折伴有掌侧缘轴向不稳定。C. 插入克氏针。D. 剪断和插入针脚。E. 复位泪滴。

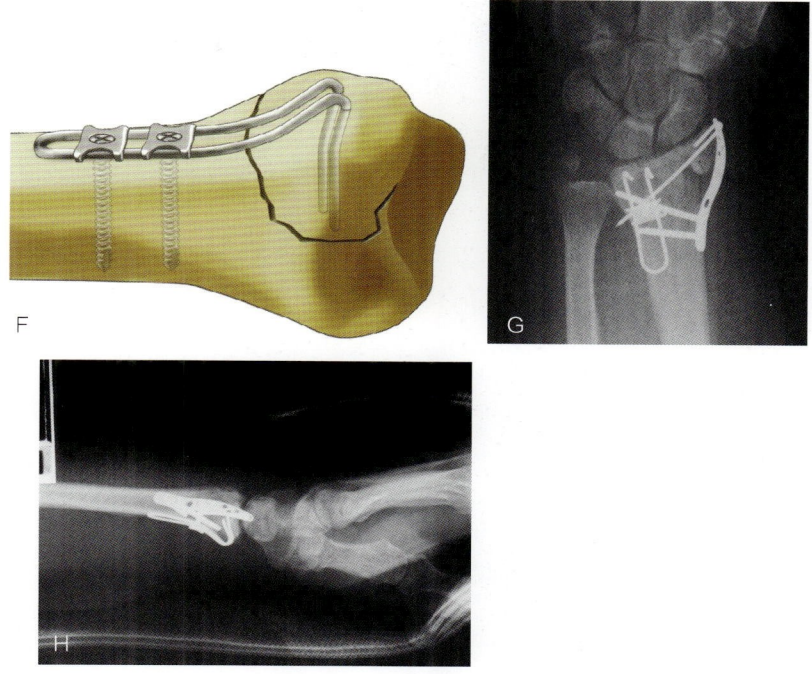

技术图6（续） F. 完成固定。G、H. 掌侧支撑针固定以控制掌侧缘骨块旋转对位。

- 微调复位，用至少2枚螺钉加垫片固定近端（技术图6F~H）。如有必要，可在支撑针近端置入一颗阻挡螺钉以防止骨块的短缩。也可以用线板在近端固定支撑针。

掌侧钩钢板固定

- 掌侧钩钢板是除掌侧支撑针以外另一个固定不稳定掌侧缘骨块的有效方法，特别是对于伴有轴向不稳定的远端小骨块或者掌侧剪切骨折。

- 暴露和复位掌侧缘骨块的技术同掌侧支撑针。如果可能，可用克氏针在桡侧缘和尺侧缘分别固定。
- 从泪滴中心沿钩钢板的预定路径置入0.045 in（1.1 mm）导针。用C臂机确认位置。
- 对于较硬的骨质，将空心钻头插入导针预钻一下骨皮质。对于骨质疏松性骨，这一步不是必需的。
- 插入掌侧钩钢板并贴近远端骨块（技术图7A~C）。用固定角度的钉导向器预钻之后，置入一个合适长度的远端锁定钉。近端用普通螺钉固定钢板。

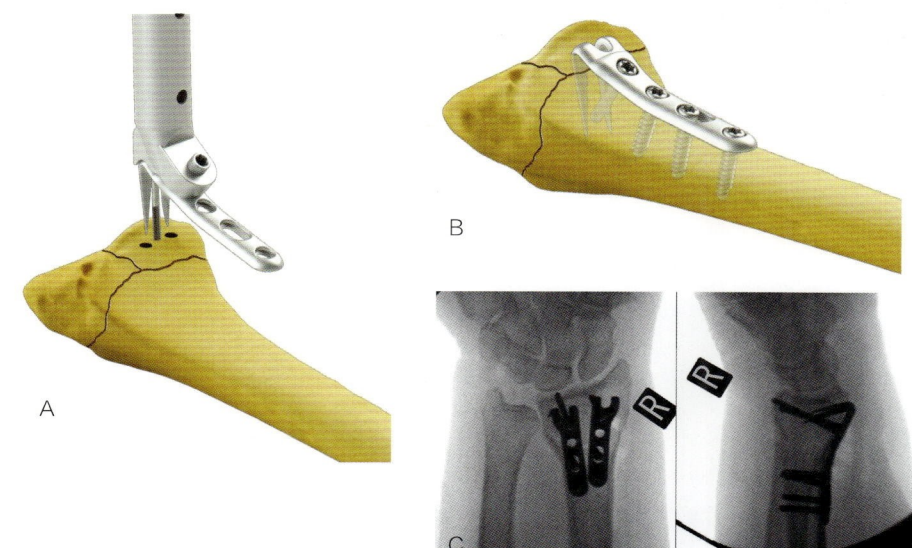

技术图7 用掌侧钩钢板固定掌侧缘。A. 经导针的钻孔插入掌侧钩钢板。B. 完成固定。C. 最终X线片显示两块掌侧钩钢板分别固定远端掌侧缘骨块。

桡侧钢板固定桡侧柱

- 使用前述任一入路暴露桡侧柱。通过第1、2背侧间室间隙,在桡骨茎突顶点上做锐性分离。在近端打开第1背侧间室的腱鞘,保留最后1 cm腱鞘完整。
- 在暴露远端时将第1背侧间室的肌腱拉向掌侧,在暴露近端时拉向背侧。剥离肱桡肌止点以完全暴露桡侧柱。
- 暴露骨折端后,应首先通过牵引及腕关节尺偏来恢复桡骨高度。如有必要,可通过桡骨骨折缺损处进行结构性植骨。
- 从桡骨茎突向近端骨块的对侧皮质方向,打入一枚0.045 in(1.1 mm)的克氏针(技术图8A)。当克氏针尖端顶到对侧皮质时,可使用钻头的套筒作为限深器,使克氏针长度限定在刚好穿出远侧皮质1~2 mm。
- 桡骨茎突克氏针临时固定后,在完全固定桡侧柱之前,应先复位及固定掌侧、背侧及关节面骨块。
- 选择一个远端针孔将桡侧针板套入经桡骨茎突的克氏针中。在近端,将钢板放置在第1背侧间室肌腱下方,并用一枚2.3 mm螺钉固定。
- 选择和第一枚克氏针不相邻的远端针孔,打入第二枚经过桡骨茎突的克氏针。使用和第一枚克氏针相同的技术,使第二枚克氏针的长度也限定在穿过对侧皮质1~2 mm。
- 在克氏针与钢板表面齐平的位置做一标记。将克氏针回抽1 cm,在1 cm或更长的位置剪断克氏针(技术图8B)。
- 将克氏针尾端折弯成钩状(技术图8C)。克氏针上的标记点应恰好在弯曲开始处,这保证了克氏针穿出对侧皮质1~2 mm。
- 使用克氏针钳完全折弯克氏针尾端,可轻度过弯以使克氏针尾端能插入相邻的针孔或贴于钢板边缘(技术图8D)。用一根0.045 in(1.1 mm)克氏针钻孔,以使克氏针尾端能插入。
- 将折弯成钩状的克氏针完全打入,并紧贴钢板(技术图8E)。用同样方法置入第二枚克氏针。
- 钢板近端用一枚2.3 mm骨皮质螺钉固定(技术图8F、G)。

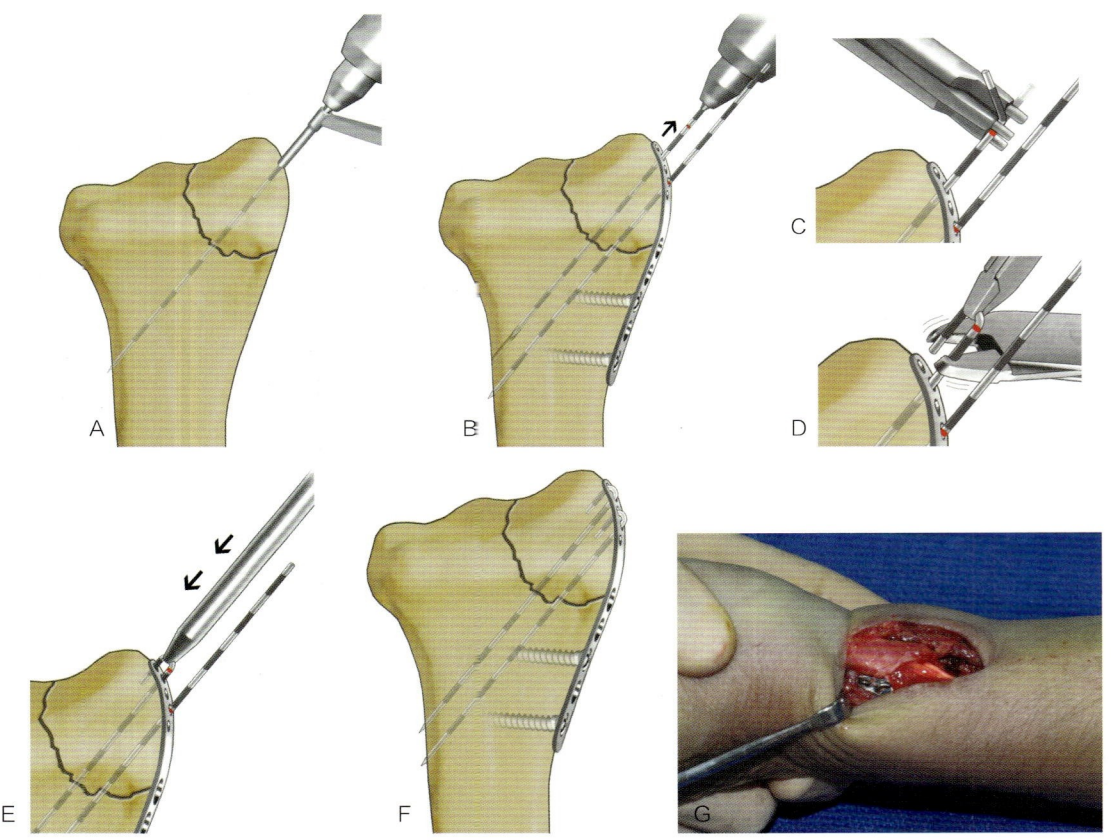

技术图8 用桡侧针板固定桡侧柱。A. 插入经桡骨茎突的克氏针。B、C. 折弯克氏针尾端成钩状。D、E. 埋入针钩。F、G. 完成桡侧柱固定。

固定角度的桡侧柱钢板固定桡侧柱

- 暴露和复位桡侧的技术如前所述。
- 放置固定角度的桡侧柱钢板，并用克氏针在近端和远端临时固定（技术图9A）。用C臂机确认骨折复位和钢板位置。
- 用固定角度套筒，钻孔，测深，在远端固定角度钉孔中拧入适当长度的锁定螺钉，在近端拧入普通螺钉（技术图9B～E）。

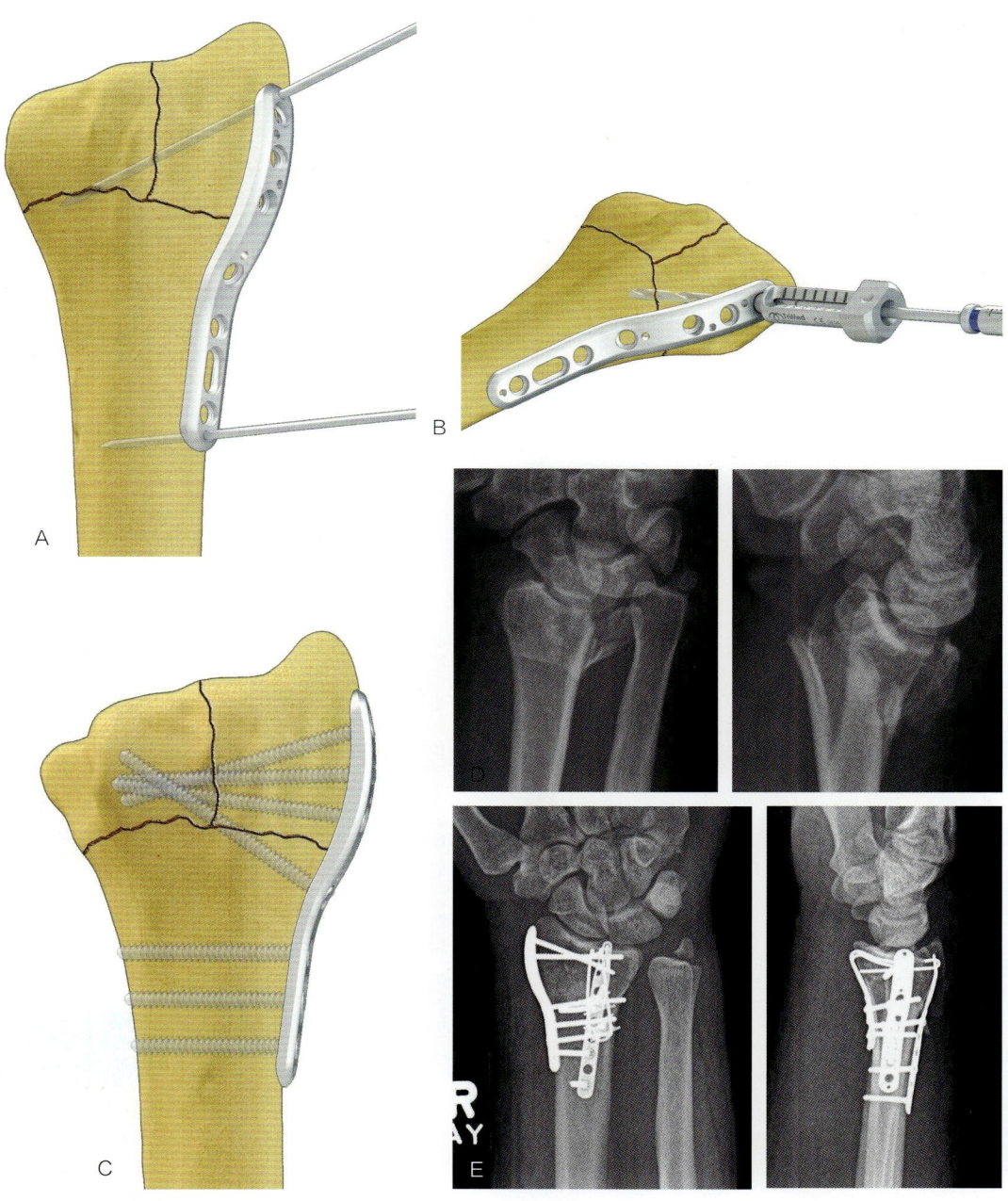

技术图9　用固定角度的桡侧柱钢板固定桡侧柱。A. 临时放置固定角度的桡侧柱钢板。B. 为远端固定角度的钉脚钻孔。C. 完成固定。D. 不稳定骨折伴有桡侧柱粉碎。E. 术后2个月。固定角度桡侧柱支撑用于避免桡侧柱短缩。

尺侧角和背侧壁的固定

尺侧针板

- 通过背侧入路，暴露及复位尺背侧角骨块和（或）背侧壁骨块。
- 将一枚 0.045 in（1.1 mm）的克氏针插入骨块，朝近端和桡侧到达近折端的对侧皮质（技术图 10A）。
- 如有干骺端缺损，则应进行结构性植骨以支撑关节面。
- 如果钢板沿桡骨干的尺侧缘放置，则应将钢板扭转 15°（钢板近端轻度旋后）。通常，钢板远端应轻度背伸（技术图 10B）。
- 通过克氏针放置钢板，近端用 2.3 mm 螺钉固定（技术图 10C）。
- 如果骨块较大，则应置入第二枚克氏针。按前述方法将克氏针尾端折弯成钩状并埋入（技术图 10D～F）。
- 如果克氏针近端穿出掌侧皮质，则应通过一个掌侧切口平骨面剪断克氏针。

背侧支撑针

- 通过背侧入路，暴露及复位背侧的尺侧角骨块和（或）背侧壁骨块。
- 如有干骺端缺损，则应进行结构性植骨以支撑关节面。
- 经背侧皮质在软骨下骨下打入 2 枚 0.045 in（1.1 mm）的克氏针，并用 C 臂机确认位置（技术图 11A）。这两枚克氏针应相距约 1 cm，并和骨干长轴垂直。在侧位上，如果进针点靠近后侧缘，克氏针应往近端方向打以避免穿入关节。插入克氏针时，可将背侧支撑针倒置于骨面，作为克氏针插入位置和方向的参考（技术图 11B）。应特别注意插入的角度是否应该有旋前或旋后，以避免支撑针在近端固定时扭转。

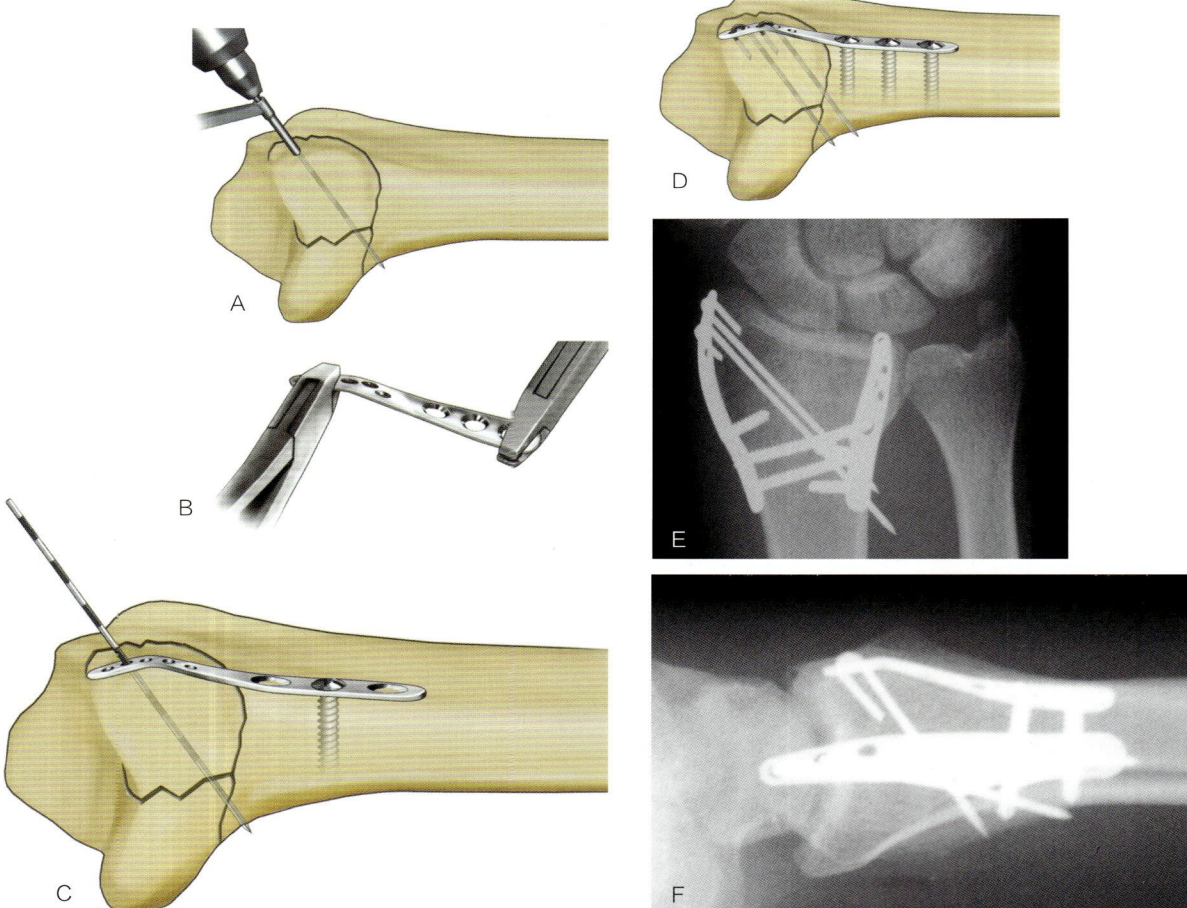

技术图 10 用尺侧针板固定尺侧角。A. 插入骨块间克氏针。B. 塑形钢板。C. 放置钢板并置入第一枚螺钉。D. 完成固定。E、F. 桡侧及尺侧针板固定三部分骨折（桡侧柱及尺侧角骨块）。

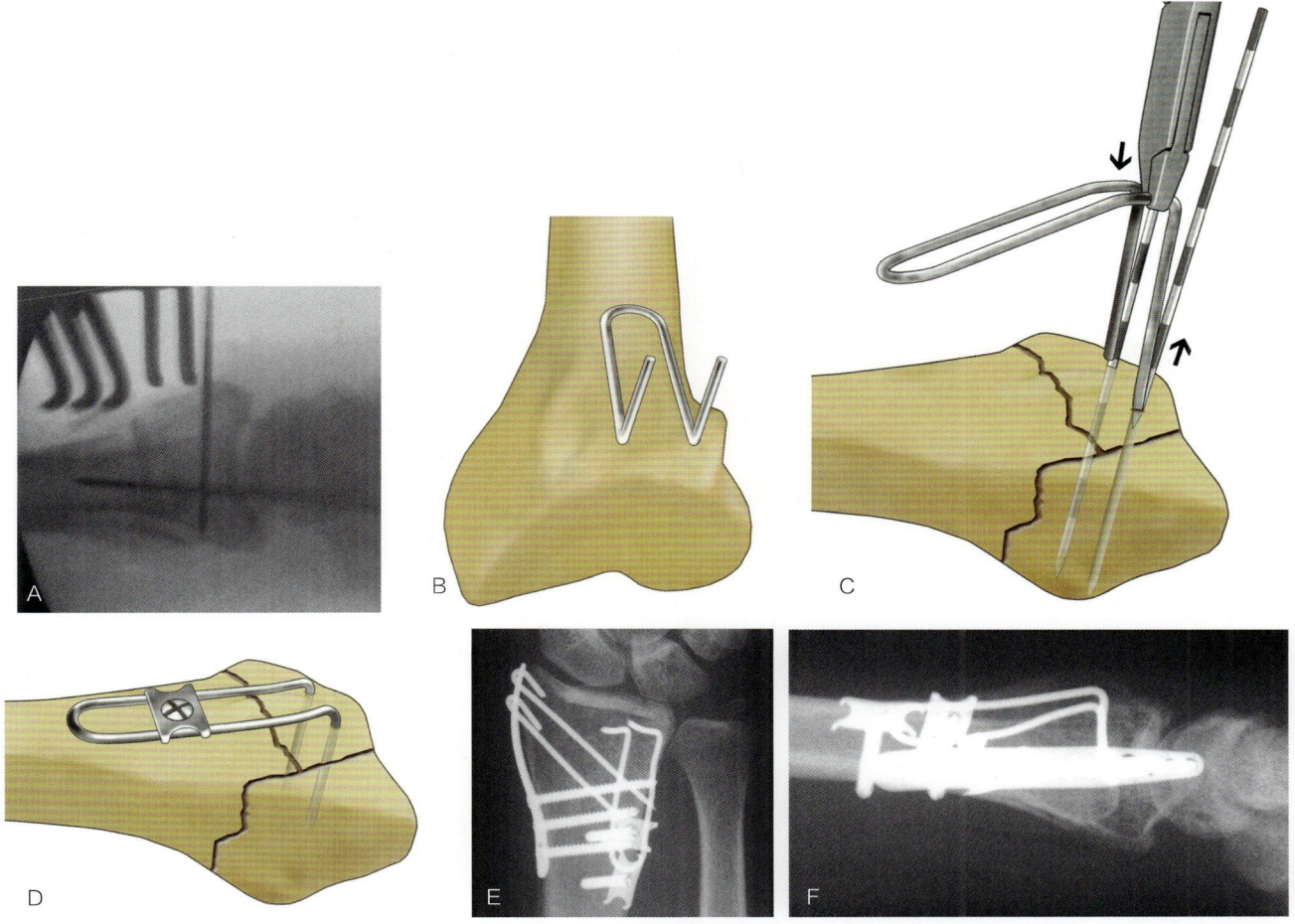

技术图 11　背侧支撑针固定。A. 在打入支撑针前，应用C臂机确认克氏针位置。B. 将支撑针倒置于骨面，作为克氏针插入位置和方向的参考。C. 插入背侧支撑针。D. 完成固定。E、F. 桡侧柱钢板及背侧支撑针固定三部分骨折（桡侧柱及尺侧角骨块）。

- 确保背侧支撑针的针脚笔直，并在合适长度剪断。尺侧针脚应比桡侧长2～3 mm，以使一次只插入一个针脚。如有必要，将针脚折向近端以匹配克氏针的角度。
- 将背侧支撑针的尺侧针脚靠近尺侧克氏针的进针孔，拔出克氏针并立即插入尺侧针脚（技术图11C）。同样方法插入桡侧针脚，并使支撑针紧贴骨面固定（技术图11D）。
- 微调复位，近端用1或2枚2.3 mm皮质螺钉加垫圈完成固定（技术图11E、F）。如有需要，可在支撑针近端的骨皮质上加一枚阻挡螺钉，防止骨块的短缩。

背侧钩钢板固定

- 背侧钩钢板是另一个固定背侧骨块的有效方法。
- 根据前述的方法，暴露和复位尺侧角和（或）背侧壁骨块。
- 沿钢板钩的预定路径置入1枚0.045 in（1.1 mm）的导针，并用C臂机确认位置。
- 如有需要，可预钻钩的插入孔。在骨质疏松性骨，钩可以轻松推入骨块（技术图12A）。
- 用C臂机确认钢板位置和复位情况，用近端螺钉完成固定（技术图12B）。

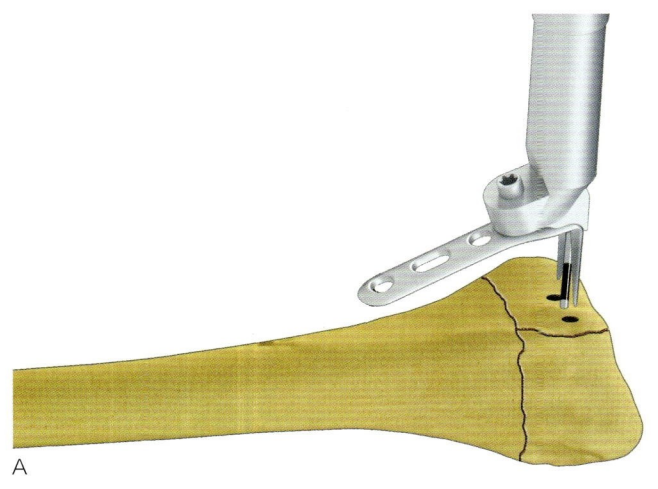
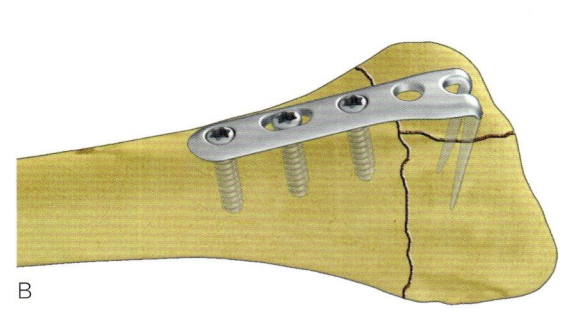

技术图 12　背侧钩钢板固定。A. 钩钢板放置。B. 完成固定。

支撑针支撑关节面游离骨块

- 关节面游离骨块被压缩至干骺端后，需复位骨块，并对骨块软骨下骨提供支撑，同时也需要固定周围骨反质。
- 在一些病例中，一块恰当的锁定钢板也能起到支撑关节面游离骨块的作用。
- 另一个方法是使用结构性植骨支撑关节内游离骨块，同时联合周围特殊骨块固定，以确保植骨被限制在干骺端内。
- 背侧支撑针也能直接用于被压缩的关节面骨块的软骨下骨支撑。支撑针的针脚被剪断后直接插入背侧缺损处，将关节面骨块推向远端，然后用螺钉和垫圈固定近端。关节面骨块此时就夹在月骨和支撑针的针脚之间（技术图13A～C）。

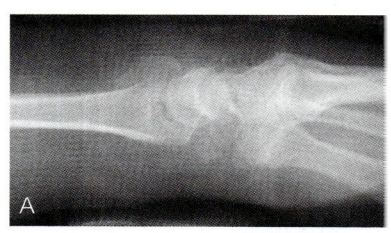
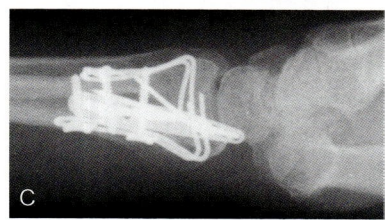
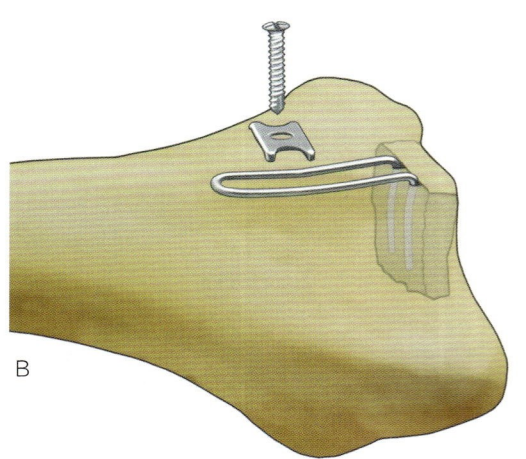

技术图 13　A. 被压缩的关节内骨块。B. 支撑针支撑关节内游离骨块。C. 背侧支撑针支撑关节面骨块。

要点与失误防范

在正位片上判断骨块在桡骨远端掌侧还是背侧	• 用侧位片校正腕骨关节面水平线有助于判断骨块位于掌侧还是背侧
	• 若关节面背倾,则腕关节面水平线位于背侧缘
	• 若关节面掌倾,则腕关节面水平线位于掌侧缘
不稳定骨折的复位	• 确定最能稳定腕骨解剖位置的骨块并复位。通常,复位月骨面掌侧缘骨块,特别注意恢复高度和纠正泪滴角,这是处理复杂关节内骨折的关键。另外,用经桡骨茎突临时固定的克氏针首先复位桡侧柱以恢复桡骨高度和减轻月骨面的应力
	• 结构性植骨有助于在手术固定时稳定复位,可通过桡侧柱基底部的骨折线处或背侧缺损处进行植骨
远端骨块在冠状面上对位不良伴DRUJ增宽	• 在完成掌侧固定前,通过对向桡侧移位的远端骨块进行复位以纠正冠状面上的对位不良
	• 轻度塑形过度的桡侧柱钢板能使矢状面的骨折间隙消失,并使乙状切迹贴紧尺骨头
	• 评估DRUJ的稳定性,如需要,可修补TFCC或固定尺骨茎突
小的或向背侧旋转的掌侧缘骨块;小掌尺侧骨块的固定丢失	• 确保掌尺侧角骨块的固定
	• 对于极远端的或向背侧旋转的掌侧缘骨块用掌侧支撑针或掌侧钩钢板固定
	• 避免松解腕掌关节囊。如需要,可将支撑针的针脚通过关节囊插入
	• 较大的骨块可用标准的掌侧钢板固定
未辨识的腕部韧带损伤	• 应始终警惕腕部韧带的损伤。可通过关节镜检查评估,特别对于有桡侧或背侧剪切骨折、腕骨撕脱不稳定型骨折、舟骨面和月骨面之间有明显台阶的关节内骨折更应高度怀疑
并发症	
骨块遗漏:术后骨折移位	• 复位之前及复位过程中仔细读片,必要时行CT检查
	• 术前计划选择入路时应兼顾到所有主要骨折块的直视下固定
	• 术前应准备好所有可能要用的内植物及器械
	• 在关闭手术切口前直视下活动关节评估固定的稳定性
桡骨高度丢失:关节面向近端移位	• 可行干骺端缺损的结构性植骨
	• 使用内植物支撑软骨下骨
DRUJ功能障碍:疼痛、不稳、前臂旋转受限	• 手术结束时评估DRUJ的稳定性
	• 使用桡侧柱钢板推挤桡侧骨块以使乙状切迹紧靠尺骨头
	• 评估及修复TFCC的损伤及关节囊的撕裂
	• 复位、固定尺侧角及掌侧缘骨块以恢复乙状切迹的完整性
	• 确保桡骨高度的恢复
	• 术后轻度腕关节尺侧疼痛通常在6~12月后自发缓解
关节僵硬:腕、前臂及手指活动受限或恢复缓慢,通常伴有疼痛	• 软组织的早期活动度和功能锻炼
	• 避免使用术后限制腕部活动的绷带,避免术后肿胀
	• 必要时可行作业治疗
肌腱炎或断裂:对抗运动时疼痛,肌腱功能丧失,有弹响声及疼痛	• 应使用远端低切迹的内植物
	• 对肌腱而言,应避免使用近端边缘锐利或厚的内植物
	• 如需要,应以支持带鞘膜覆盖钢板的远端
	• 如可能,应选用支撑针固定(远端极低切迹)
	• 术后去除所有退出或突出的钢针或钢钉
	• 确保掌侧钢板的远端不要超过分水岭
	• 避免使用长螺钉或钢针,特别是方向从掌侧至背侧时。远端螺钉通常应比测得的短2~4 mm

术后处理

- 手术结束时,须确认骨折固定和DRUJ的稳定性。
- 如果稳定,可使用一个可脱卸的腕关节支具,每天在可承受范围内进行至少两次的腕关节、手指、前臂轻柔的活动度锻炼。对于依从性差的患者或者肌腱损伤的患者,术后石膏固定2~3周或直至影像学骨折愈合。
- 在出现影像学愈合征象前,避免腕关节对抗阻力的活动,一般时间为术后4周左右。对于老年患者,术后应告知避免诸如从椅子上站起时撑扶手或提重物等动作。
- 如4周后出现持续性关节僵硬,应开始理疗及作业疗法。

预后

- Konrath和Bahler[5]报道了27例随访至少2年的患者:
  - 1例骨折出现复位丢失。
  - 患者满意度高(随访时平均DASH评分17分,PRWE评分19分)。
  - 3例取除内固定;无肌腱断裂发生。
- Schnall等[10]报道了2组病例:第1组为高能量损伤,第2组为低能量损伤。
  - 第1组病例复工的时间平均为6周,所有骨折均愈合,无复位丢失及畸形发生。
  - 第1组中有2例患者因疼痛而取出内植物。
  - 第2组病例随访时掌倾角平均丢失2°,尺骨变异平均丢失0.3 mm,无关节面连续性丢失。
  - 第2组病例的握力为健侧的67%。
- Benson等[3]报道了81例患者共85侧关节内骨折,平均随访32个月。
  - 最终随访,共有64例优和24例良,平均DASH评分为9分。
  - 最终随访,屈伸活动度分别达到健侧的85%和92%。
  - 最终随访,握力达到健侧的92%。
  - 术后6周,62%患者的屈伸幅度达到100°且前臂旋转功能正常。
  - 随访时的影像学力线维持术后位置。
  - 没有出现症状的关节炎的病例。
- Abramo等[1]报道了一个包含50例无法闭合治疗的不稳定骨折的前瞻性随机研究,随机化分组进行外固定治疗或特定骨块固定,并在术后1年[1]和5年[6]随访。
  - 术后1年,内固定组在握力和活动范围上优于外固定组。
  - 术后5年,两组在主观感觉上没有区别。
  - 外固定组中有5例畸形愈合,而特定骨块固定组中仅有1例畸形愈合。
  - 到术后5年时,两组间的握力差异逐渐消失。
- Saw等[9]报道了22例用特定骨块固定治疗的不稳定C2和C3桡骨远端骨折,至少随访6个月。
  - 在随访时,尺倾角恢复至平均25°,掌倾角8°。
  - 20例恢复了关节面的连续性,关节面台阶小于2 mm。
  - 平均屈伸活动度在50°~63°,平均旋前旋后弧在149°。
  - 随访时平均主观PRWE评分为20分。
  - 对于复杂骨折,这是一个很好的治疗方法,但是需要一个很长的学习曲线。

并发症

- 关节僵硬:通常在早期,在随访时较少。
  - 解剖复位并坚强固定时,可术后立即开始功能锻炼。骨和软组织创伤程度以及潜在生理因素,都是导致活动功能恢复缓慢或残留关节僵硬的重要因素。
- 骨折畸形愈合或不愈合:罕见。
  - 复位丢失有可能发生,特别是当主要骨折块被遗漏或未固定时。另外,骨质疏松、干骺端缺损未植骨和伴发DRUJ损伤均可导致复位丢失或骨折畸形愈合。
  - 针板系统能对抗骨块平移,但对防止高度丢失的作用有限;这需要近端和远端骨块的骨性接触,或用植骨或另一个内植物来支撑软骨下骨。
  - 骨折不愈合极其罕见。
- 肌腱炎或肌腱断裂:不常见。
  - 如果在术后发生克氏针退出,应将其取出。保留第1背侧间室远端1 cm的腱鞘完整,有助于避免肌腱和内植物直接接触。
  - 背侧使用低切迹内植物,内植物的远端用支持带鞘膜覆盖。
  - 应避免螺钉或钢针从桡骨远端的背侧面或掌侧面穿出。
- 内植物相关疼痛:罕见。
  - 内植物相关疼痛与钢针的位移或骨折向近端移位有关。将克氏针尾端过弯和用植骨或起支撑作用的内植物能避免这一问题的发生。
  - 如疼痛,应去除内植物。
- 迟发性骨关节炎不常见,可能与关节面复位的质量有关。
- 感染、出血、腕管综合征以及其他神经损伤不常见,通常与原发伤有关。
- 复杂性区域疼痛综合征不常见。

(张增 译,张弛 审校)

参考文献

[1] Abramo A, Kopylov P, Geijer M, et al. Open reduction and internal fixation compared to closed reduction and external fixation in distal radial fractures. Acta Orthop 2009;80(4):478-485.

[2] Barrie K, Wolfe S. Internal fixation for intraarticular distal radius fractures. Tech Hand Up Extrem Surg 2002;6:10-20.

[3] Benson LS, Minihane KP, Stern LD, et al. The outcome of intraarticular distal radius fractures treated with fragment-specific fixation. J Hand Surg Am 2006;31(8):1333-1339.

[4] Fernandez DL, Jupiter JB. Fractures of the Distal Radius, ed 2. New York: Springer, 2002:42-50.

[5] Konrath G, Bahler S. Open reduction and internal fixation of unstable distal radius fractures: results using the trimed fixation system. J Orthop Trauma 2002;16:578-585.

[6] Landgren M, Jerrhag D, Tägil M, et al. External or internal fixation in the treatment of non-reducible distal radial fractures? Acta Orthop 2011;82(5):610-613.

[7] Leslie BM, Medoff RJ. Fracture-specific fixation of distal radius fractures. Tech Orthop 2000;15:336-352.

[8] Medoff R. Essential radiographic evaluation for distal radius fractures. Hand Clin 2005;21:279-288.

[9] Saw N, Roberts C, Cutbush K, et al. Early experience with the TriMed fragment-specific fracture fixation system in intraarticular distal radius fractures. J Hand Surg Eur Vol 2008;33(1):53-58.

[10] Schnall SB, Kim BJ, Abramo A, et al. Fixation of distal radius fractures using a fragment specific system. Clin Orthop Relat Res 2006;445:51-57.

[11] Swigart C, Wolfe S. Limited incision open techniques for distal radius fracture management. Orthop Clin North Am 2001;32:317-327.

第9章 桥接钢板固定桡骨远端骨折
Bridge Plating of Distal Radius Fractures

Paul A. Martineau, Kevin J. Malone, and Douglas P. Hanel

定义

- 累及远端关节面广泛粉碎并延伸至近侧骨干的高能量桡骨远端骨折的治疗一直都具挑战性。常规钢板及手术技术都难以有效处理此类骨折。
- 在引入桥接钢板技术之前,此类损伤的治疗仅局限于管型石膏、外固定支架或同时合并使用克氏针。这些治疗往往伴随着不可接受的并发症发生。

解剖

- 桡骨远端关节面在前后位面上向尺侧倾斜21°,在侧位面上向掌侧倾斜5°~11°。
- 桡骨远端的背侧皮质增厚形成Lister结节。
- 关节面中央的隆起将桡骨远端关节面分隔成舟骨窝及月骨窝。
- 由于不同区域的骨皮质厚度及强度的差异,骨折好发于相对薄弱的干骺端以及关节内的月骨窝、舟骨窝之间的区域。
- 根据外力的角度、方向及大小,月骨窝骨块及舟骨窝骨块可在冠状面或矢状面上劈裂。

发病机制

- 桡骨远端骨折的两种不同亚型,需要两种完全不同的治疗方案:
  - 骨折延伸至桡骨干的高能量腕关节损伤的患者。
  - 需要借助患侧腕关节来辅助活动及护理的多发伤患者。

自然病程

- Lafontaine等[13]发现闭合复位治疗粉碎性桡骨远端骨折的最终结果类似于复位前的骨折,这不仅表现在骨折复位过程中,即便腕关节成功复位后亦是如此。
- 大量的研究明确表明桡骨远端骨折后正常解剖关系的恢复能获得更好的功能[4,6-8,10-12,14]。
- 没有获得解剖复位的患者,其功能评分差[4,15]。
- 桡骨远端畸形愈合很可能引起患者疼痛、关节僵硬、握力降低及腕关节不稳定[8]。长期随访显示,对于年轻患者,即使关节面移位很小,超过50%的患者可发生退行性骨关节炎[16]。
- 手术治疗能最大限度地纠正关节面的移位,维持复位,所以对于此类患者,无论年轻患者还是老年患者,都更倾向手术治疗。

病史和体格检查

- 处理高能量桡骨远端骨折,完整的病史应包括受伤机制。骨折多由对侧弯曲致轴向暴力作用于桡骨远端引起,大多为低速损伤。
- 仔细检查腕关节周围的皮肤及软组织以排除开放性骨折。
- 由于此类骨折多为高能量损伤,所以常伴有神经血管损伤。仔细查体,及时发现及记录即将发生的骨筋膜室综合征以及急性腕管综合征所造成的正中神经功能障碍。
- 应排除伴发的损伤,根据高级创伤生命支持指导原则,排除部分多发伤患者。

影像学和其他诊断性检查

- 手术之前应获得复位前及复位后的X线片,以评估骨折类型及排除伴随的损伤,如腕骨及下尺桡关节(DRUJ)。
- CT扫描有助于评估复杂桡骨远端关节内骨折。

非手术治疗

- 高能量粉碎性桡骨远端骨折目前无可接受的非手术治疗方案。

手术治疗

- Burke和Singer[3]介绍了内撑开钢板或桥接钢板内固定术在桡骨远端骨折中的应用。Ruch等[17]进一步发展此技术,他们描述了使用12~16孔的动力加压钢板(Synthes, Paoli, PA)放置于第4背侧间室的底部,而跨度从骨折未累及的桡骨干部分一直到第3掌骨[5,17]。
- 桥接钢板技术能提供坚强的固定,也能撑开被嵌压的关节骨块。

- 此技术也能与通过关节内骨折的扩展切口进行有限关节内固定的方法联合使用。
- Hanel等[9]又进一步描述了桡骨远端的桥接钢板技术。作者描述了不同的桥接钢板技术，使用2.4 mm的跨关节钢板，在第2背侧间室内，从未被骨折累及的桡骨干背侧直到第2掌骨（表1）。

表1 桥接钢板固定桡骨远端骨折的适应证

适应证	说　明
干骺端粉碎	难以用常规钢板治疗的广泛干骺端粉碎骨折
需上肢协助进行负重锻炼	伴有下肢损伤的患者需要上肢协助进行早期负重锻炼
多发伤	多发伤的护理需要，内固定往往比外固定更加方便
加强固定	对骨质疏松患者，桥接钢板能加强薄弱的固定
腕关节不稳定	腕关节不稳定特别是单纯腕关节不稳定，或伴有桡骨远端骨折，可以通过全跨度内固定维持在复位位置

术前计划
- 内固定器材可选用一块22孔2.4 mm下颌骨钛重建板（Synthes）或者为桡骨远端桥接（DRB）技术特别设计的2.4 mm不锈钢钢板（Synthes）。
- 下颌骨钛重建板外形为方头，具有圆齿状边缘，并有螺纹孔能使用锁定螺钉。笔者现在使用的DRB钢板是不锈钢材质，两头较尖以便于滑入背侧伸肌间室，同样能使用锁定螺钉。

体位
- 患者麻醉后取仰卧位，患肢外展于可透光的搁手台上。
- 患者示、中指戴上指套，使用4.5 kg的纵向牵引系统。
- C臂机能从上或从下进入搁手台（图1）。

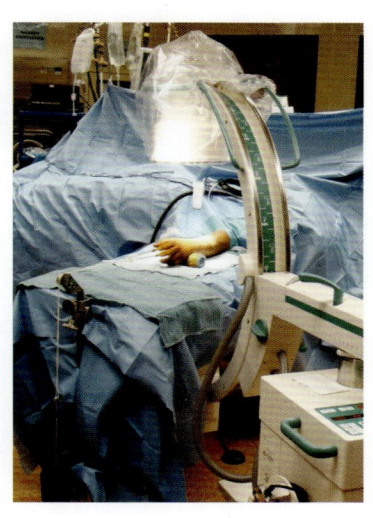

图1　手术配备。通过指套纵向牵引，C臂机可从搁手台的上面和下面引入。

入路
- Agee[1]描述了在透视下进行闭合手法复位的方法。
- 钢板跨关节穿行在第2背侧间室，从桡骨干的桡背侧面直到第2掌骨。
- 分离桡侧腕长伸肌（ECRL）和桡侧腕短伸肌（ECRB）之间的间隙，显露桡骨干。
- DRB钢板位于肌腹与骨膜之间，其远端位于ECRL及ECRB肌腱之间。

Agee闭合手法复位

- 首先使用纵向牵引恢复桡骨高度，评估通过韧带整复术恢复关节面台阶的优势（技术图1A、B）。
- 然后，将手腕部相对于前臂做向掌侧推挤的动作以恢复掌倾，评估桡骨掌侧唇的完整性（技术图1C～F）。
- 最后，手部相对于前臂做旋前动作以纠正旋后畸形。
- 一旦手法复位完成，就开始进行桥接钢板固定。

技术图1　A、B. 腕关节牵引前（A）及牵引后（B）的正位X线片。

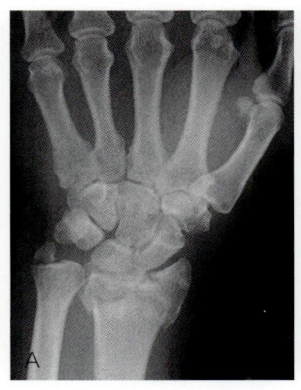 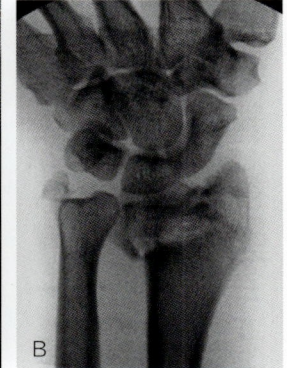

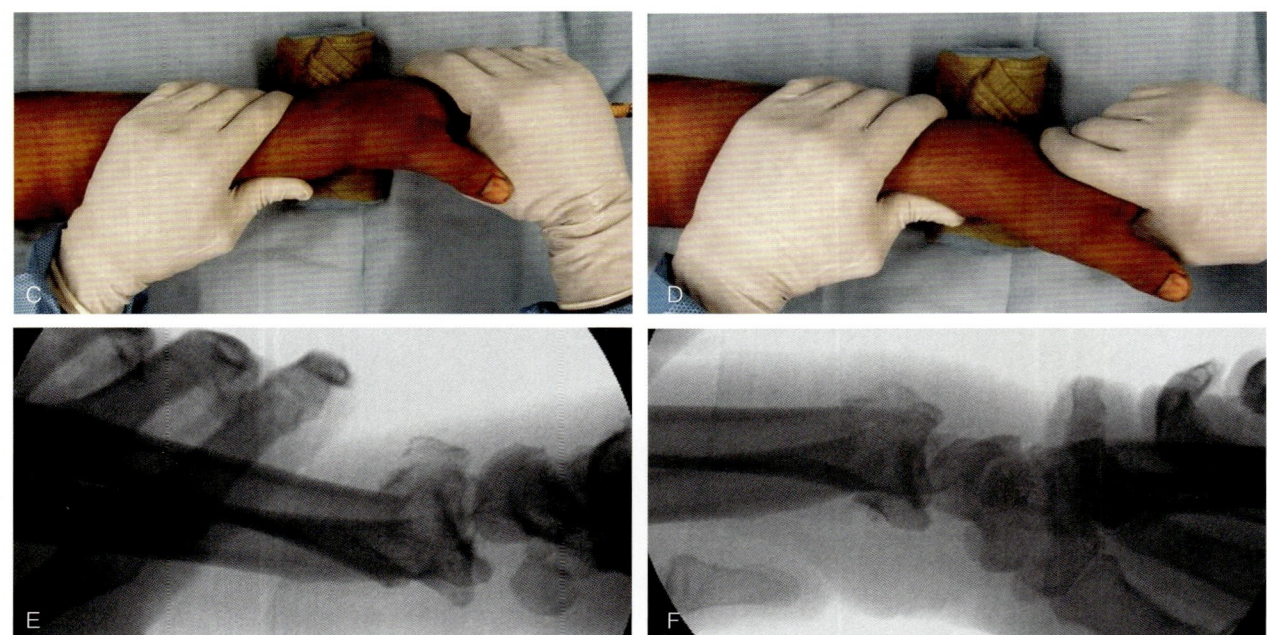

技术图1（续） C、D. 大体照片显示复位前（C）的腕关节畸形，实施Agee手法复位（D）并结合纵向牵引及掌侧推挤后的腕关节形态。E、F. X线片显示Agee手法复位前（E）及复位后（F）的腕关节形态。

入路及钢板插入

- 将DRB钢板置于皮肤上，从桡骨干开始经过远侧干骺端直至第2掌骨。通过透视确定钢板的位置，将钢板近端及远端4孔的位置在皮肤上做标记（技术图2A～C）。
- 皮下组织使用0.25%布比卡因注射液浸润麻醉，加肾上腺素促进止血。
- 从第2掌骨基底开始，沿第2掌骨干做5 cm的皮肤切口。在切口深部，ECRL及ECRB分别止于第2背侧间室远侧缘及第2、3掌骨基底部。
- 第二个切口位于突起的拇长展肌及拇短伸肌肌腹的近侧，在ECRL及ECRB肌腱延伸线上。分离ECRL及ECRB之间的间隙，显露桡骨干（技术图2D、E）。
- 将DRB钢板置于突出的肌腹与骨膜之间，其远端位于ECRL及ECRB肌腱之间（技术图2F）。
- 当钢板插向远端的时候会遇到一些阻力，但只要稍用

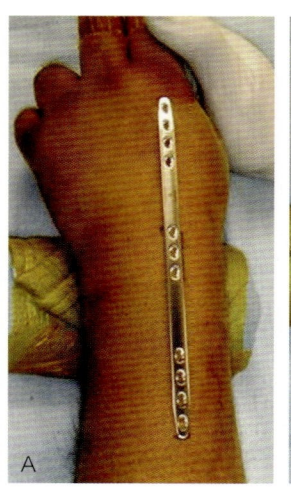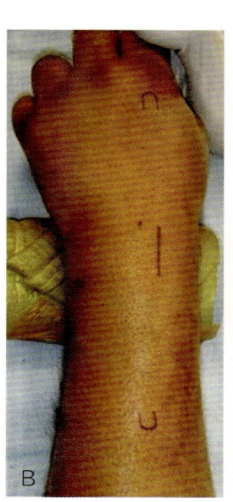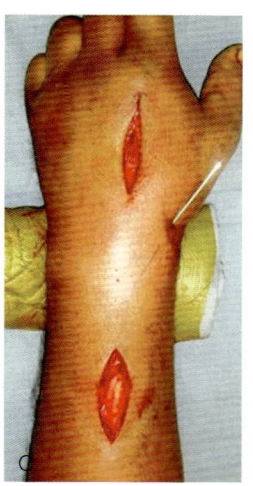

技术图2 A. 钢板置于前臂及手腕部。应通过X线确定钢板的位置。钢板的远近端应分别位于第2掌骨及桡骨干的中心，也就是ECRL延伸线。B. 标记钢板的位置。C. 分别在第2掌骨及桡骨上做切口。

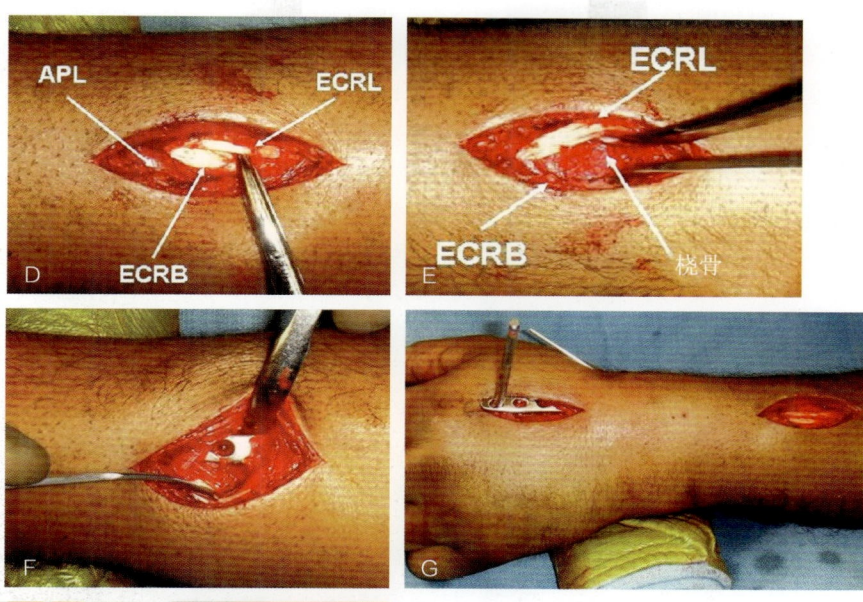

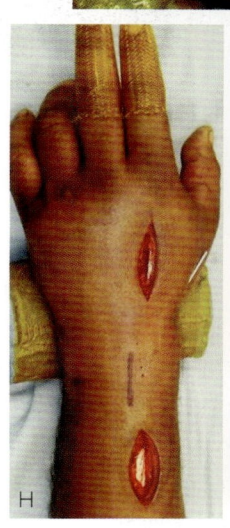 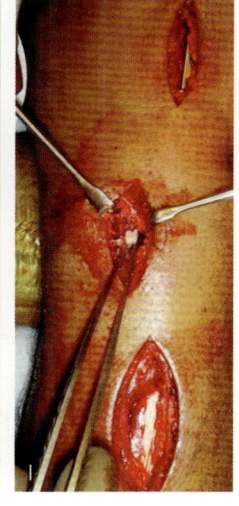

技术图2（续） D. 在前臂，ECRL及ECRB位于拇长展肌（APL）的近侧。E. 分离ECRL及ECRB肌腱之间的间隙，显露桡骨干。F. 钢板的近侧半位于桡骨干之上，ECRL及ECRB之间。重点强调钢板必须穿行于第2背侧间室内，而非位于第1、3伸肌间室的浅层。G. 钢板从近侧插入到远侧，位于第2掌骨之上。H. 标记第三个切口的位置，位于Lister结节的尺侧。I. 拇长伸肌腱已被从其所在间室内游离。紧贴桥接钢板的尺侧，通过背侧骨折线进行植骨。

力就能突破阻力完成钢板的放置（技术图2G）。
- 少数情况下，钢板并没有进入背侧间室。此时可用导针及粗线从背侧间室的远端穿行到近端，再将钢板与导线连接并回抽导线，钢板就能顺利地通过背侧间室，到达远端掌骨的位置。
- 偶尔当此措施也失败时，可直接在桡骨干骺端部位做第三个切口，切开第2间室的近侧半，钢板即可在直视下进入第2间室。
- 第三个经关节的切口，也可用于评估关节面，复位die-punch骨块以及植骨（技术图2H、I）。

钢板固定及关节面固定

- 在桥接钢板通过第2背侧间室到达第2掌骨之后，在钢板的最远端孔内打入一枚2.4 mm非锁定全螺纹骨皮质螺钉，将钢板固定在第2掌骨上，然后在前臂切口内确定钢板近端的位置。
- 如此时桡骨长度未恢复，可将固定在第2掌骨上的钢板向远侧推挤，直至桡骨长度恢复，并在钢板最近端孔内同样打入一枚2.4 mm非锁定全螺纹骨皮质螺钉。使用非锁定螺钉能使钢板很好地贴附于未受累骨干。

- 钢板沿桡骨纵轴的力线取决于钢板两端螺钉的位置。
- 钢板上剩余的钉孔使用全螺纹锁定钉，穿透两层皮质。
- 根据笔者经验，当钢板沿着桡骨干通过第2背侧间室并到达第2掌骨时，关节外骨块、桡骨远端关节面的尺偏及掌倾、桡骨高度会得到恢复。
- 关节内复位需通过经关节的小切口，在直视下进行关节骨块调整，软骨下植骨，腕骨间韧带损伤的修复，以及额外克氏针或关节周围钢板的加强固定。
- 有移位的掌侧中间区域骨块无法通过此技术来复位，可另做一个掌侧切口，选用合适的支撑钢板固定。
- 在生物力学稳定性方面，全跨度钢板坚强而稳定。Behrens和Johnson[2]研究了外固定支架的刚度，发现外固定支架与骨或骨折部位的距离越近，固定的稳定性越高。桥接钢板直接位于桡骨和掌骨上，优化了固定条件，因此能达到最佳的固定效果及最大的稳定性。
- DRB钢板在两端至少分别使用3枚螺钉。对于同一骨折而言，DRB钢板比外固定支架能显著提高固定的稳定性（技术图3）[18]。

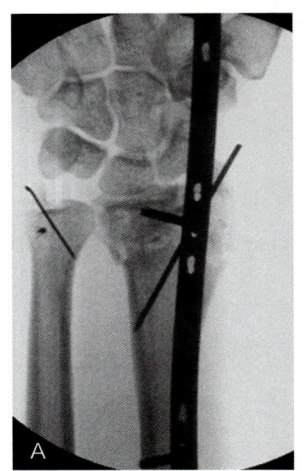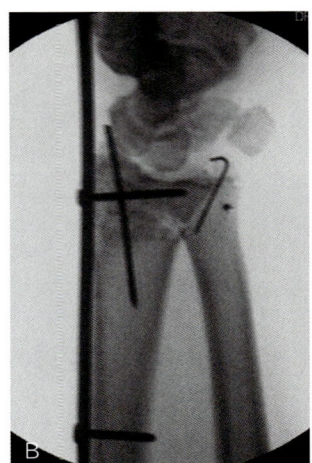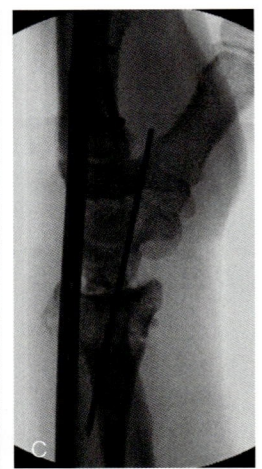

技术图3　A～C. 最终正位片（A）、斜位片（B）和侧位片（C）X线片。

下尺桡关节处理

- 桡骨复位后，应评估DRUJ的稳定性。如果稳定，则术后前臂旋后位长臂支具制动10～14日。
- 如DRUJ不稳定，同时患者能耐受长时间手术，则应行DRUJ及三角纤维软骨复合体的修复或重建。
- 如果患者的自身条件不允许延长手术，则应将尺骨头手法复位至乙状切迹，并使用2枚1.6 mm的克氏针在DRUJ近侧横向固定。

要点与失误防范

内固定取出	• 到了需要拆除钢板的时间，如使用的是下颌骨钛重建板，在取出螺钉之后应将钢板轴向旋转720°，以扭断钛钢板周围粘连的软组织及和圆齿状边缘紧密相连的骨痂；对于边缘光滑的DRB不锈钢板而言通常不需此步骤
	• 内植物取出后应使用可脱卸式短臂支具固定2～3周。开始功能锻炼，恢复手腕部的活动及力量

术后处理

- 术后24小时内开始手指活动度锻炼。前臂及肘部即可负重,对于无平衡障碍的患者同样也可使用平台杖。术后1个月可改用普通拐杖支撑协助负重行走。在骨折愈合前,提携力应严格控制在4.5 kg范围之内。
- 复位后2周评估DRUJ的稳定性及前臂的活动。如患者前臂能轻松旋后,则表明DRUJ稳定,此时可去除固定的支具,肢体允许轴向负重。
- 如患者前臂难以维持在旋后位,或已在急诊行DRUJ重建,则应给予可脱卸式长臂支具固定。
- 如果DRUJ采用克氏针固定,在术后3周应拔除克氏针,重新评估DRUJ稳定性。
- 额外固定在关节内的克氏针应在术后6周拔除。
- DRB钢板及螺钉的取出通常不应早于术后12周。

预后

- 一项回顾性研究连续调查了62例使用桥接钢板固定桡骨远端骨折的患者[9]。该组数据代表了一流创伤中心的资深作者在这一领域10年间的经验。在接受桥接钢板固定的患者中,大多数是合并广泛干骺端粉碎的桡骨远端骨折,另有13%则是由于桡骨远端骨折同时合并了其他肢体的损伤,而又需要早期使用患肢协助负重行走而进行手术治疗的。62例骨折全部愈合。
  - 所有病例的桡骨高度均控制在尺骨变异5 mm范围内,关节面尺偏>5°,掌倾最小为0°。
  - 所有病例的关节面台阶或间隙均不超过2 mm,DRUJ均稳定。
  - 钢板拆除的平均时间为术后112日。
  - 在62例中有41例患者最终回到原先的工作岗位,剩余的21例中有8例由于外伤而被解雇。
  - 13例患者为多发伤,工作及生活方式不得不随之改变。但只有其中的1例被认为是由于腕关节骨折的因素而失去工作。
  - 所有这些结果都好于Burke和Singer[3]以及Ruch等[17]的报道结果。
- 同样地,在前瞻性队列研究中,Ruch等[17]显示有64%的患者获得了优秀的影像学及功能结果,27%获得了良好的结果。
- 所有这些报道的作者均认为,撑开式钢板允许通过广泛的干骺端部位对骨折进行复位及固定,从而有效分散了骨折部位的应力。
- 使用桥接钢板治疗桡骨远端骨折避免了外固定的并发症。延长固定时间也不会对功能结果带来有害的影响。笔者研究组的所有患者均获得了可接受干骺端及关节内的力线。在多发伤的患者,使用桥接钢板允许患肢在术后早期就能协助参与下肢的负重行走,使患者能独立依靠助步器活动。桥接钢板在手术操作及手术时间上均优于外固定支架。

并发症

- 在报道组中,有1例发生了钢板断裂,原因是患者在最初拒绝了取出钢板的建议,并在钢板断裂之前从事了19个月的重体力工作。
- 没有出现术后手指过度僵硬或交感反射性营养不良。
- 这反映了所有文献报道中关于桥接钢板治疗桡骨远端骨折的极少见的并发症。事实上,在Burke和Singer[3]报道中没有并发症发生;在Ruch等[17]的报道中没有钢板断裂,仅有3例的手指伸指功能出现10°~15°的影响。

(张增 译,张弛 审校)

参考文献

[1] Agee JM. Distal radius fractures. Multiplanar ligamentotaxis. Hand Clin 1993;9:577-585.

[2] Behrens F, Johnson W. Unilateral external fixation. Methods to increase and reduce frame stiffness. Clin Orthop Relat Res 1989;(241):48-56.

[3] Burke EF, Singer RM. Treatment of comminuted distal radius with the use of an internal distraction plate. Tech Hand Up Extrem Surg 1998;2:248-252.

[4] Drobetz H, Bryant AL, Pokorny T, et al. Volar fixed-angle plating of distal radius extension fractures: influence of plate position on secondary loss of reduction: a biomechanic study in a cadaveric model. J Hand Surg Am 2006;31(4):615-622.

[5] Ginn TA, Ruch DS, Yang CC, et al. Use of a distraction plate for distal radial fractures with metaphyseal and diaphyseal comminution. Surgical technique. J Bone Joint Surg Am 2006;88 (suppl 1, pt 1):29-36.

[6] Gradl G, Jupiter JB, Gierer P, et al. Fractures of the distal radius treated with a nonbridging external fixation technique using multiplanar K-wires. J Hand Surg Am 2005;30(5):960-968.

[7] Graff S, Jupiter J. Fracture of the distal radius: classification of treatment and indications for external fixation. Injury 1994;25 (suppl 4): S14-S25.

[8] Handoll HH, Madhok R. Surgical interventions for treating distal radial fractures in adults. Cochrane Database Syst Rev 2003;(3): CD003209.

[9] Hanel DP, Lu TS, Weil WM. Bridge plating of distal radius fractures: the Harborview method. Clin Orthop Relat Res 2006; 445:91-99.

[10] Hastings H II, Leibovic SJ. Indications and techniques of open reduction. Internal fixation of distal radius fractures. Orthop Clin North Am 1993;24:309-326.

[11] Kamath AF, Zurakowski D, Day CS. Low-profile dorsal plating for dorsally angulated distal radius fractures: an outcomes study. J Hand Surg Am 2006;31:1061-1067.

[12] Konrath GA, Bahler S. Open reduction and internal fixation of unstable distal radius fractures: results using the Trimed fixation system. J Orthop Trauma 2002;16:578-585.

[13] Lafontaine M, Hardy D, Delince P. Stability assessment of distal radius fractures. Injury 1989;20:208-210.

[14] McQueen MM. Non-spanning external fixation of the distal radius. Hand Clin 2005;21:375-380.

[15] McQueen MM, Simpson D, Court-Brown CM. Use of the Hoffman 2 compact external fixator in the treatment of redisplaced unstable distal radial fractures. J Orthop Trauma 1999;13:501-505.

[16] Orbay JL, Touhami A. Current concepts in volar fixed-angle fixation of unstable distal radius fractures. Clin Orthop Relat Res 2006;445:58-67.

[17] Ruch DS, Ginn TA, Yang CC, et al. Use of a distraction plate for distal radial fractures with metaphyseal and diaphyseal comminution. J Bone Joint Surg Am 2005;87(5):945-954.

[18] Wolf JC, Weil WM, Hanel DP, et al. A biomechanic comparison of an internal radiocarpal-spanning 2.4-mm locking plate and external fixation in a model of distal radius fractures. J Hand Surg Am 2006;31:1578-1586.

第10章 切开复位内固定治疗尺骨茎突、头部及干骺端骨折

Open Reduction and Internal Fixation of Ulnar Styloid, Head, and Metadiaphyseal Fractures

Eon K. Shin and Peter Goljan

定义

- 尺骨远端是桡骨及手部围绕其活动时的支点[7](图1A)。
- 相对于和其相对应的桡骨远端来说,对尺骨远端骨折的治疗往往是不充分的(图1B、C)。
- 现有的资料中很少有对此类骨折及相关损伤处理的指导性意见[3,10,16,19,20]。

解剖

- 尺骨远端为一个支点,支撑着手部及桡骨[7](图2A)。
- 当前臂作旋后运动时,桡骨通过下尺桡关节(DRUJ)围绕尺骨头旋转[6,7]。
- 此关节通过一个复杂的韧带装置——三角纤维软骨复合体(TFCC)与腕骨相连接。
- 桡尺韧带支持由桡骨及尺骨头组成的乙状切迹,而DRUJ的稳定性则通过乙状切迹的完整性来维持[1,6](图2B)。
  - 组成DRUJ的两个关节面的曲率是不同的(图2C)。
  - 前臂中立位时DRUJ的关节面相接触的比例是60%[1]。
  - 在完全旋前位或完全旋后位时,关节面骨性接触的比例仅为10%[1]。
- 韧带起自尺骨头凹及尺骨茎突基底部,止于桡骨远端乙状切迹的掌侧及背侧边缘[1,15](见图2B)。

发病机制

- 单纯尺骨骨折多见于前臂受到物体直接击打时,故也称之为"夜盗(杖)骨折"。
- 尺骨远端骨折大多由于跌倒时手背伸位受力所致。
- 通常的理解是尺侧损伤是由于后仰跌倒时前臂旋后,前臂远端的尺侧以及腕部遭受暴力引起尺骨远端骨折、三角骨撕脱骨折及TFCC损伤等。
  - 相比之下桡侧损伤原因大多是向前跌倒,前臂桡侧和腕部受力,导致手部舟骨骨折以及桡骨远端骨折等。

自然病程

- 大多数尺骨远端骨折仅遗留很小的后遗症。
- 一部分尺骨远端畸形愈合导致DRUJ不匹配,并继发随后的不稳定或者前臂旋转障碍(图3),这就是为什么对这些具有迷惑性的骨折进行治疗非常重要的原因。
  - DRUJ稳定性是重要的治疗目标。

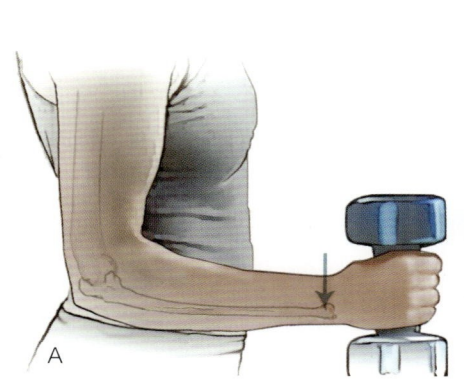
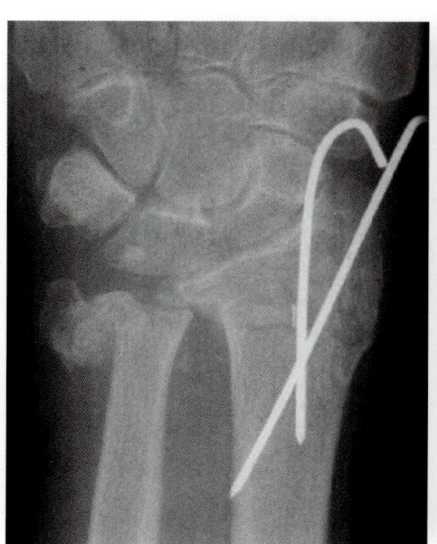
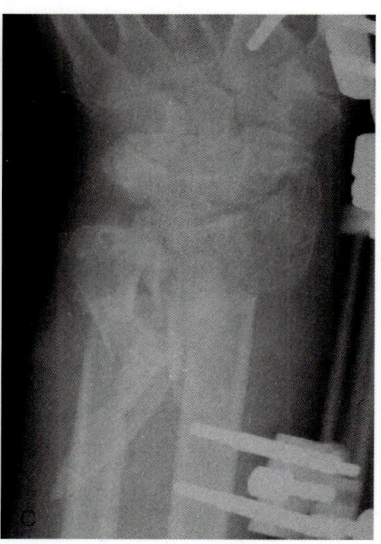

图1 A. 尺骨远端作为一个支点,承载着绝大多数手部的活动。B、C. 相对于和其相对应的桡骨而言,尺骨远端骨折往往被忽视,而对桡骨远端骨折的治疗往往更加积极。前臂远端骨折的治疗结果可能由于在治疗桡骨的同时对尺骨远端也积极治疗而提高。

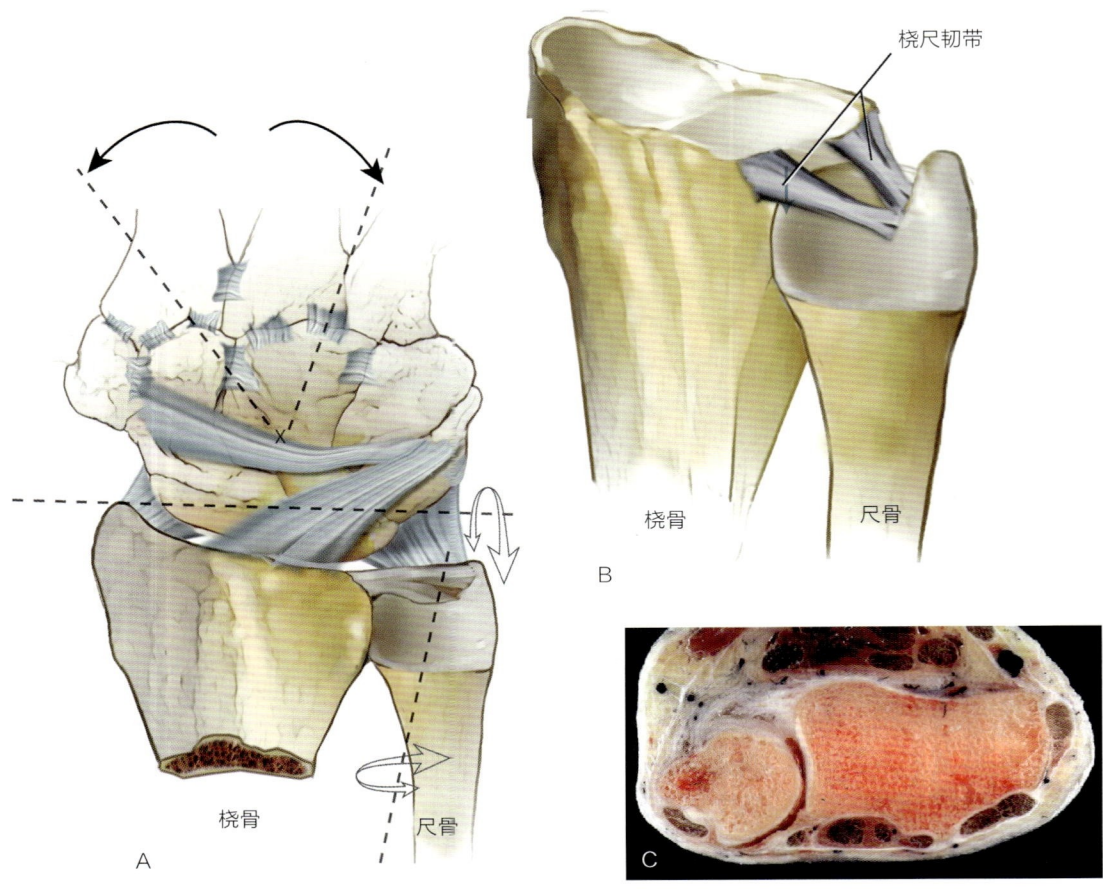

图2　A. 在旋前或旋后时桡骨围绕"支点"即尺骨远端旋转，尺骨远端通过尺腕韧带与手相连，完成手的日常活动。B. DRUJ 因为尺骨头和桡骨的乙状切迹之间的骨性匹配而具有稳定性。桡尺韧带起自尺骨茎突基底凹内，其背侧和掌侧的韧带分别止于乙状切迹的掌侧及背侧边缘。C. 两个球状的关节面曲率是不同的：尺骨头的曲率小于乙状切迹的曲率。

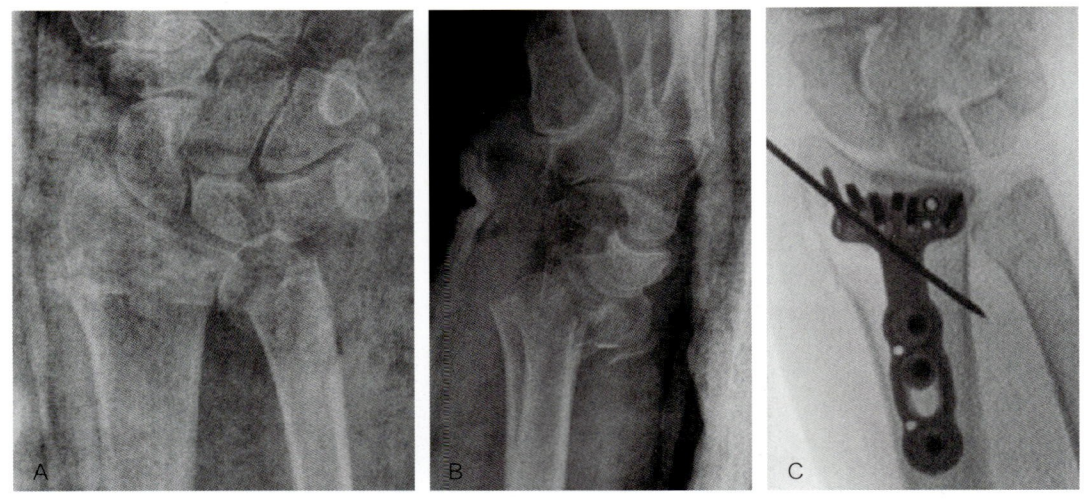

图3　A、B. X线片显示桡骨远端骨折合并尺骨头及尺骨茎突骨折。但复杂的尺侧损伤未正确评估。C. 桡骨远端骨折固定后，术中透视显示尺骨骨折移位及不稳定。

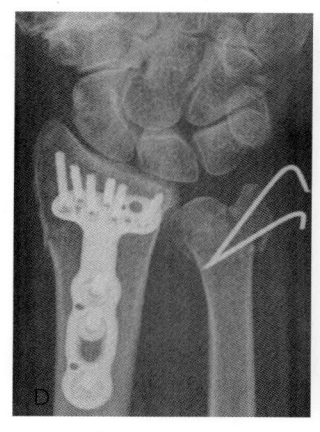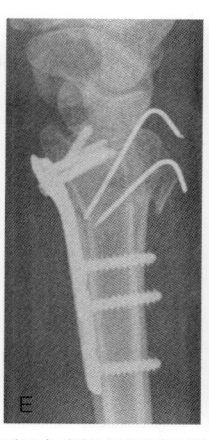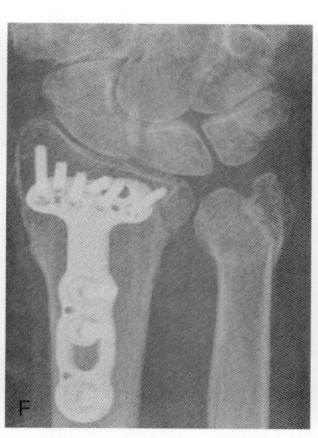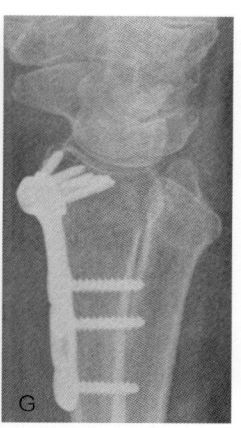

图3（续） D、E. 掌侧锁定钢板治疗桡骨远端骨折，尺骨头和尺骨茎突骨折部分复位，使用两枚克氏针固定。充分固定尺骨茎突骨折，但尺骨头骨折固定不充分且术后没有限制前臂旋转。F、G. 最终的X线片显示尺骨头畸形愈合导致DRUJ不稳定和旋转受限。此时就需要行尺骨头假体置换术来治疗。

影像学和其他诊断性检查

- 通常需进行正位、侧位和斜位X线摄片。
- CT扫描有助于检查尺骨头的关节内骨折。
- 有时需要行MRI来评估TFCC的完整性。
- 如果临床上怀疑有DRUJ分离，但又没有相关的影像学证据，如尺骨茎突基底骨折移位，此时可考虑行关节镜检查。
  - 尺骨茎突切除前行诊断性关节镜检查有助于评估TFCC完整性[16]。

手术治疗

阳性体征及适应证

下尺桡关节分离

- 放射线片偶尔会显示没有尺骨骨折的DRUJ分离（图4）。这是由桡尺韧带损伤导致的[12]（图5A）。
  - 桡尺韧带的损伤会导致DRUJ的松弛，更糟的结果则见于无骨质疏松患者发生桡骨远端骨折后[11]（图5B）。
  - 需要行关节镜辅助下修复或切开修复，使桡尺韧带重新附着于尺骨头凹来重建DRUJ的稳定性（图5C）。
  - 满意的DRUJ稳定被证实可以改善预后[3,10,20]。

尺骨茎突骨折

- 尺骨茎突骨折的重要性以及是否手术治疗有赖于附着于尺骨茎突基底部尺骨头小凹周围上的桡尺韧带损伤的累及范围（图6A）。
  - 最新的文献显示在固定桡骨并且不处理尺骨的情况下可以获得尺桡骨远端骨折后较为满意的结果[3,10,20]。
    - 尺骨茎突不愈合被证实不会引起尺侧腕关节的术后疼痛[20]。
  - 足够的证据显示维持DRUJ的稳定性在治疗过程中至关重要。
  - 一般情况下，如果骨折位于尺骨茎突基底部且移位超过2 mm，则需要手术治疗[13]（图6B、C）。
  - 由于桡尺韧带的牵拉，尺骨茎突在骨折后向桡侧移位。发生此种移位时的手术指征（图6D）超过骨折后发生轴向及向远端移位时（尺三角副韧带牵拉）。
  - 位于尺骨茎突顶端的骨折一般是稳定的，无需手术固定，因为此时桡尺韧带仍附着于尺骨茎突基底处的尺骨头部（图6E、F）。

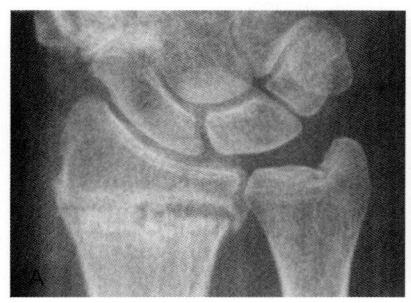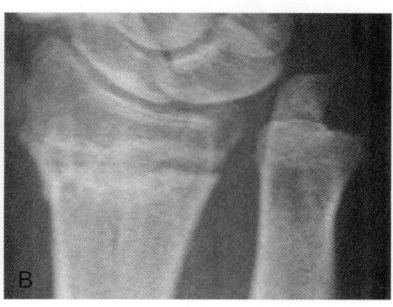

图4 A. 一例无移位的桡骨远端骨折伴不明显的尺骨远端病变。B. 对此骨折行应力试验检查DRUJ即可见明显的DRUJ分离，此亦作为无尺骨茎突骨折情况下桡尺韧带完全分离的征象。

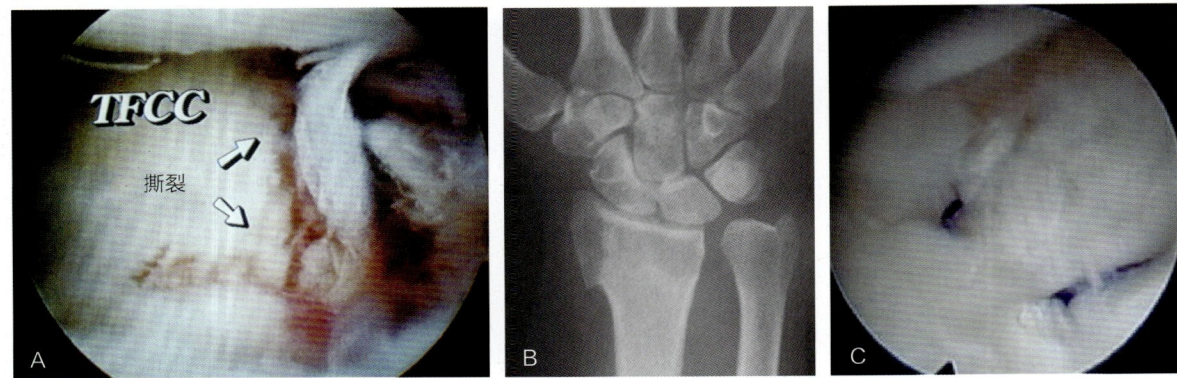

图5　A. 关节镜观察尺桡关节（TFCC周围）分离。月骨在上，桡骨在下，在分离的表面右侧有充血。B. 桡骨远端骨折后DRUJ分离，伴完全的桡尺韧带分离但不伴有任何的尺骨骨折。C. 关节镜修复和重建被撕脱的桡尺韧带止点。上方是月三角间隙，桡骨关节表面位于左下角。蓝色的缝线将韧带拉向尺骨头凹，在镜下不能直视。

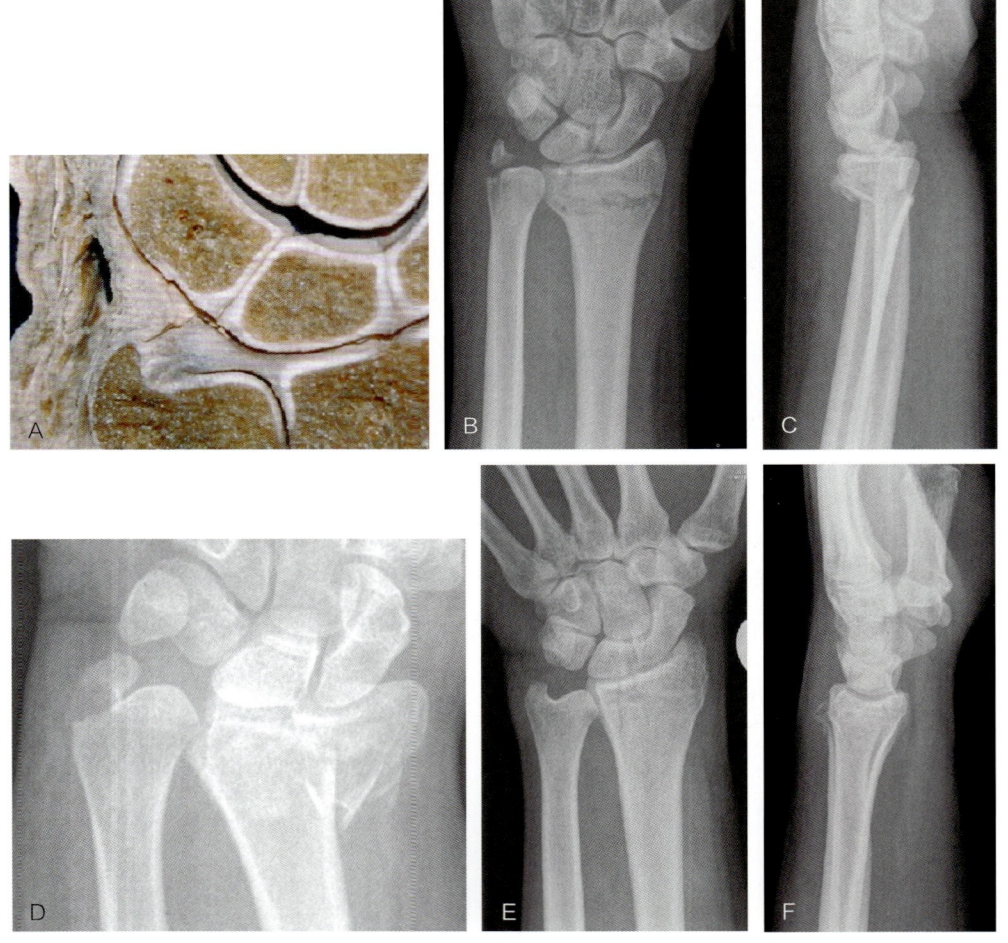

图6　A. 桡尺韧带由浅层及深层构成，嵌入尺骨头凹且部分附着于尺骨茎突基底部。因此，尺骨茎突基底部的骨折并不一定都会造成稳定DRUJ主要韧带的分离。B、C. 尺骨茎突基底部骨折可能造成桡尺韧带的分离，当出现DRUJ不稳定时，应采取手术治疗。D. 骨折向桡侧移位（桡尺韧带牵拉）时，手术适应证扩大。E、F. 尺骨茎突顶端的骨折即代表尺三角副韧带的撕脱骨折，无需进一步治疗。

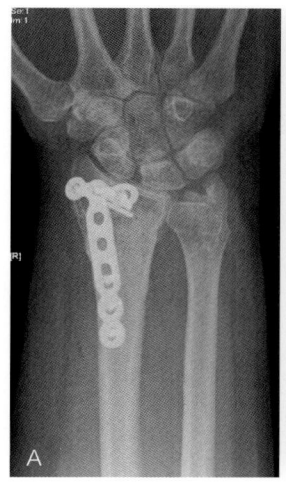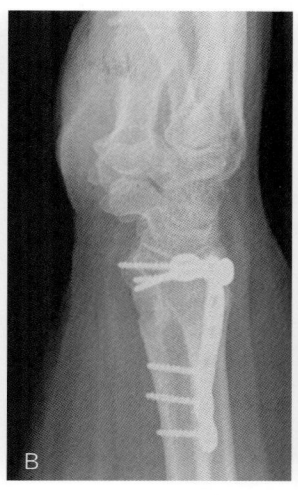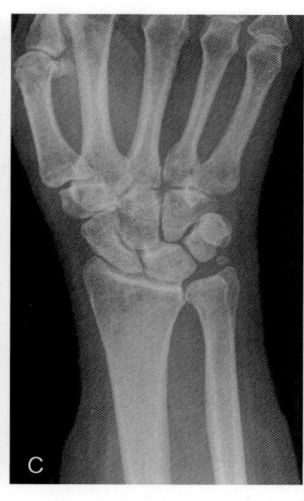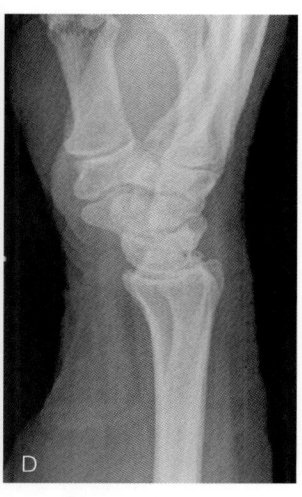

图7　A、B. 尺骨茎突与三角骨在腕尺侧骨桥连接。C、D. 尺骨茎突骨不愈合会引起如游离体等问题。

- 伴随有尺侧损伤的桡骨远端骨折在接受切开复位内固定手术之后,应仔细进行临床及放射学的评估。
  - 桡骨骨折治疗后通常能帮助尺骨骨折复位,也提高了DRUJ的稳定性。
  - 稳定的DRUJ意味着桡尺韧带没有附着在尺骨茎突的骨块上,所以可保守治疗。
  - DRUJ不稳定提示桡尺韧带分离并伴有茎突骨折。应将尺骨茎突复位固定或行韧带重建。

尺骨茎突骨不愈合

- 最新的文献研究评估了尺骨茎突不愈合对临床结果的影响。
  - 通过对比有无尺骨茎突骨折的患者,并未发现临床结果有差异[3,10,20]。
  - 有症状的尺骨茎突不愈合和TFCC的撕裂相关[16]。采用诊断性的腕关节镜在手术切除不愈合的骨折时,可有助于确定并修复可能存在的并发TFCC病理性损伤。
- 尺骨茎突骨不愈合主要阳性体征是腕尺侧疼痛、负重旋转时疼痛加重及尺骨茎突压痛[3,8]。尺骨茎突骨不愈合症状与下列因素相关:
  - 桡尺韧带功能障碍(TFCC周围分离)导致DRUJ不稳[8](见图5B)。
  - 覆盖其上的尺侧腕伸肌(ECU)腱撞击。
  - 腕骨骨桥连接[8](图7A、B)。
  - 游离体对软组织的刺激(图7C、D)。

尺骨头骨折

- 尺骨头骨折通常伴随桡骨远端骨折,而桡骨远端骨折的类型又对总体功能预后具有很大影响。
- 尺骨头骨折可单独发生,或同时累及关节外的尺骨远端部分、近侧骨干部分或包括尺骨茎突的远端部分(见图3A、B)。

尺骨远端颈和干部骨折

- 尺骨远端颈或干部骨折是指距离尺骨头顶部4 cm以内的骨折(图8A~D)。
- 一些合并有桡骨远端骨折的尺骨远端骨折,在桡侧骨折获得复位后,尺侧的骨折也能自动复位并且具有一定的稳定性[17,18]。
- 很难单纯应用石膏来固定不稳定的骨折。三点固定,甚至超肘关节的长臂石膏,都是无效的(图8E、F)。

粉碎性尺骨远端关节内骨折

- 复杂和不能重建的尺骨远端粉碎性骨折给诊治的外科医生带来了挑战[2,5,14,19]。
  - 如Darrach和Sauvé-Kapandji的拯救方法(图9A、B)取得了成功,并且已被用作首选[2,19]。
  - 合适的患者选择,如低要求和年长的患者,可能会更有效[2]。
- 在严重的年长的尺骨骨折患者中,固定桡骨而不固定尺骨被证实有效[14]。
- 总体治疗原则是恢复解剖关系,维持尺骨及远侧桡尺关节的整体力线。

入路

- 该入路适用延伸至尺骨远端颈或干部的所有尺骨远端骨折。
- 该入路能评估尺骨茎突部位的骨折或骨不愈合,同时也能显露、评估并允许治疗任何相关的TFCC损伤。

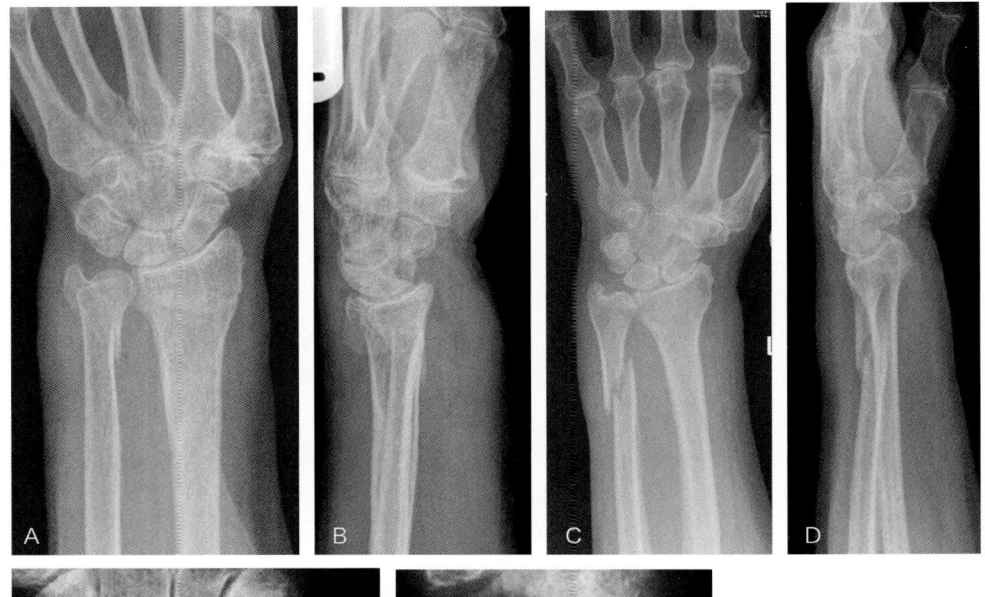

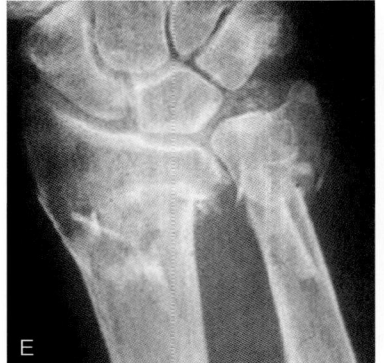
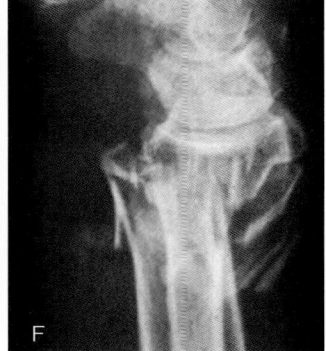

图8 A、B. 此处尺骨远端干部骨折的定义是指距离尺骨头远端顶部4 cm以内的骨折。C、D. 该尺骨干骨折更靠近端并且可被看作是单纯的尺骨骨折。然而，必须要考虑到DRUJ也可能被累及。在行切开复位内固定手术之后，应检查DRUJ的稳定性。E、F. 不稳定桡骨远端及尺骨远端骨折仅用石膏固定很难实现良好制动。正位及侧位X线片显示尺桡骨远端粉碎及向背侧移位。此类骨折不能采用保守治疗。

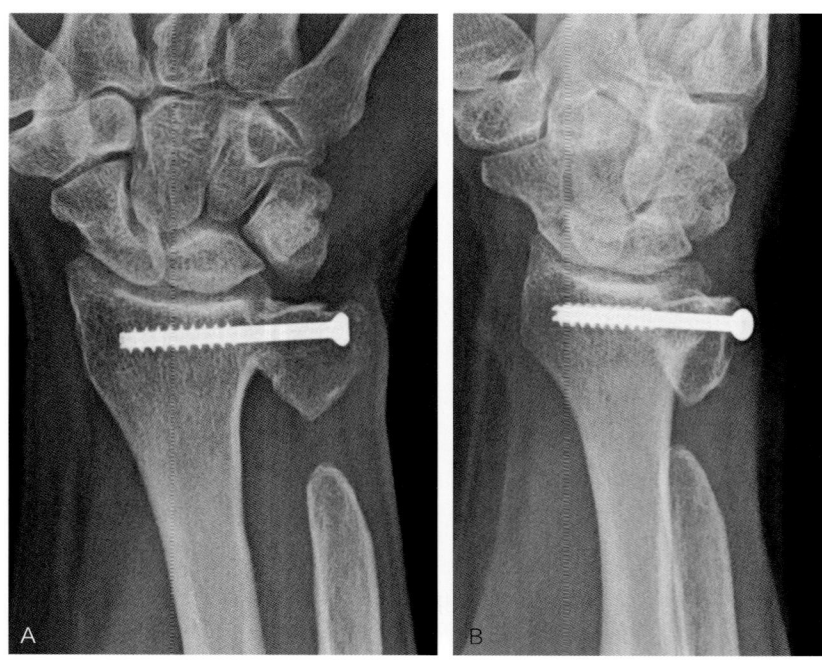

图9 A、B. 创伤后尺骨远端骨折Sauvé-Kapandji手术的正侧位片。

切开和暴露

- 以DRUJ为中心，在尺骨远端背侧做Z字切口（技术图1A、B）。
  - 该入路允许在关闭切口时重建所有重要的稳定结构。
  - 注意保护尺神经的背侧感觉支（技术图1C）。
- 切开第5伸肌间室上方的支持带（技术图1D）。
- 在伸肌支持带与ECU背侧腱鞘之间的间隙做分离，掀起尺侧支持带瓣。
  - 保持独立的ECU间室的完整性（技术图1E）。
- 从第4、5间室间掀起带尺侧蒂的关节囊瓣，以打开DRUJ的背侧关节囊（技术图1F）。
- 辨识第4、5间室间动脉。
- 从尺骨颈开始切开关节囊，并可向第4、5间室间动脉延伸，动脉采用电凝烧灼止血。
- 切口沿此线行至桡腕关节水平，然后沿背侧桡三角韧带至三角骨的方向，向远端及尺侧继续延伸。
  - 背侧桡尺韧带位于桡骨背侧皮质的平坦部分，所以其附着不受此切口影响。
- 随后即可直视DRUJ及横跨的TFCC，尺腕关节通常隐藏在半月板样软骨盘上的滑膜之后（技术图1G）。
  - 如有需要，可将滑膜移向背侧的桡尺韧带，显露尺骨茎突及尺腕关节。
- 如果远端尺骨颈骨折没有累及任何的关节或软组织，切口可仅至关节囊瓣的近侧，但仍需掀起支持带瓣以处理远端干骺部的骨折。

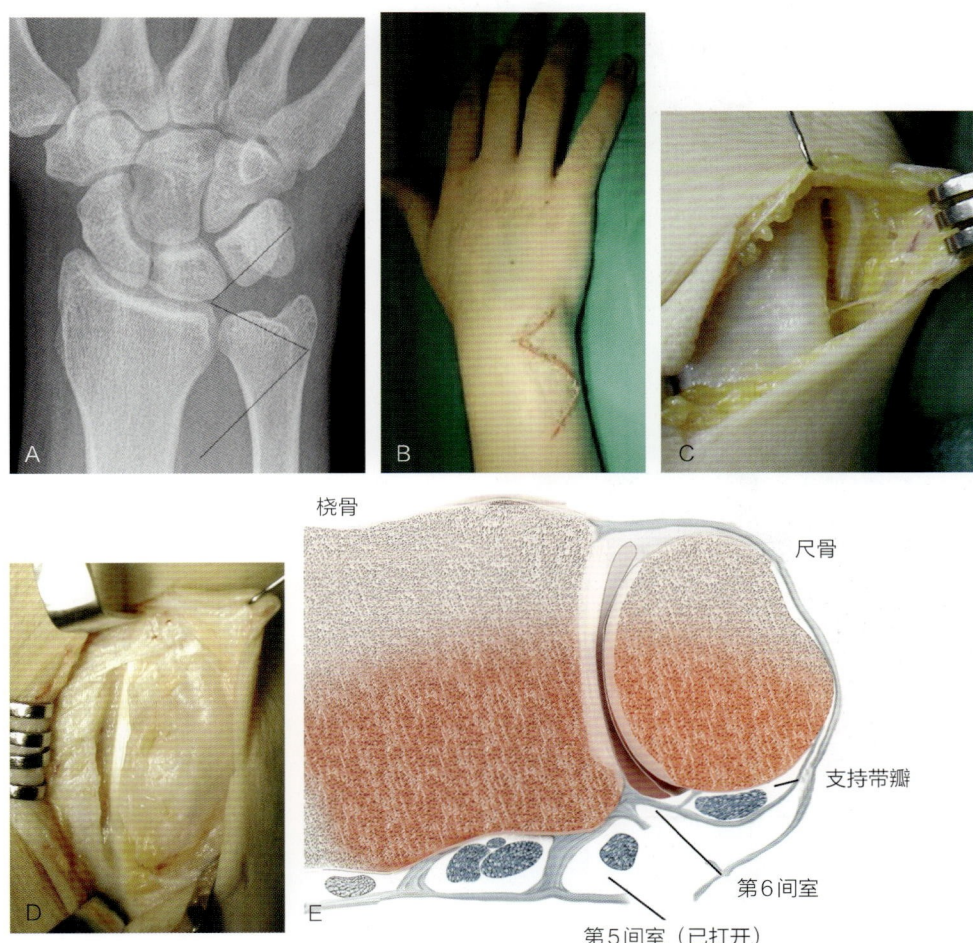

技术图1 适合所有尺骨远端骨折的手术入路。A、B. 背侧Z字切口，中心位于DRUJ。C. 行皮下组织分离，保护尺神经背侧感觉支。D. 辨认支持带，经第5伸肌间室做切口。E. 分离真性支持带与其下方的ECU肌腱之间的间隙，切开支持带但保留其尺侧部分，将支持带向尺侧掀起，这样ECU肌腱就能保留在其腱鞘内。

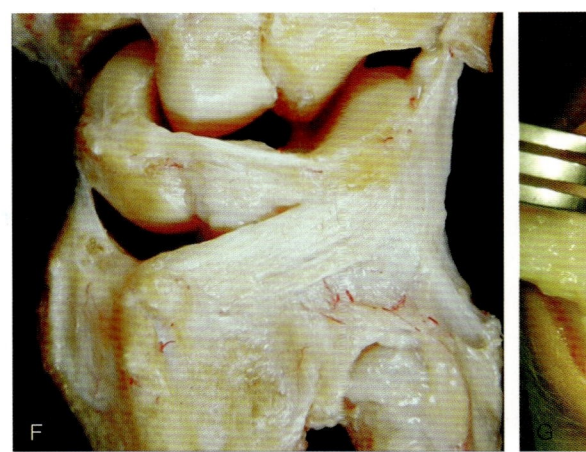
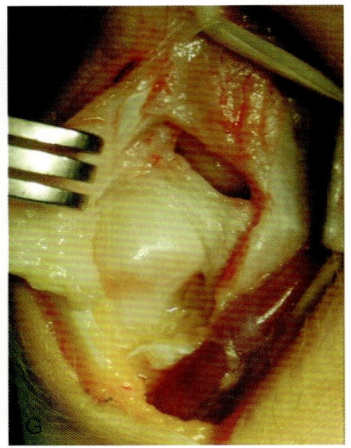

技术图1（续） F. 从第4、5间室间掀起带尺侧蒂的关节囊瓣，以到达尺骨远端。G. 如该样本所示，尺腕关节通常隐藏在半月板样软骨盘上的滑膜之后（图C、D经允许引自M.Garcia-Elias, Spain）。

尺骨茎突骨折

- 尺骨茎突基底部骨折可用如下方法固定：
  - 单枚或两枚克氏针（技术图2A、B）。
  - 张力带钢丝（技术图2C）。
  - 钢丝环扎或缝合。
  - 螺钉固定（技术图2D）。

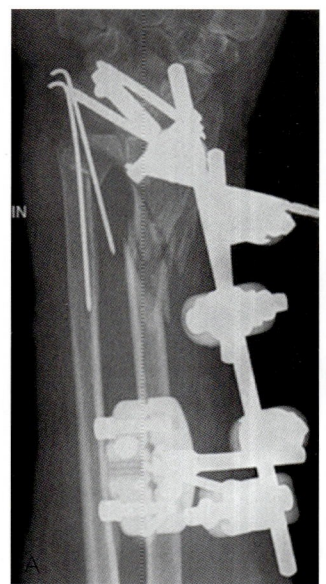
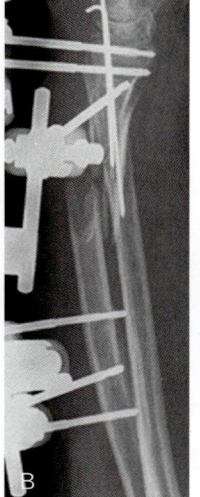
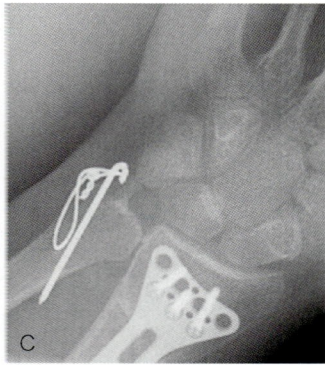
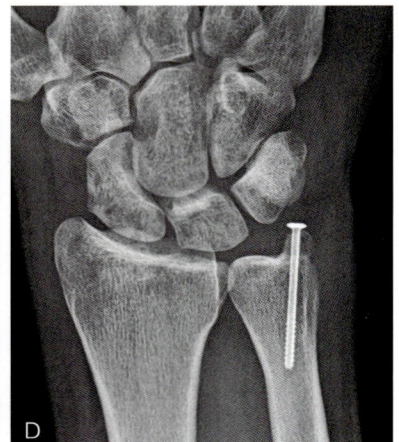

技术图2 尺骨茎突可采用多种方式固定来确保桡尺韧带复位，从而稳定DRUJ。A、B. 单枚（无旋转不稳定）或两枚克氏针固定。C. 张力带钢丝固定。D. 螺钉固定（无旋转不稳定）。

尺骨茎突骨不愈合

- 如骨折块较大,则应将其复位于尺骨头上[8]。
- 如骨折块较小,则可将其切除,并将桡尺韧带直接复位于尺骨头凹[8]。
- 如骨折块较小并且位于远端,同时不伴有DRUJ的不稳定,则可切除尺骨茎突,同时不进行任何相关的韧带处理[8]。
- 在切除茎突之前考虑使用腕关节镜手术以用来评估可能并发的TFCC病理性损伤(技术图3A、B)。

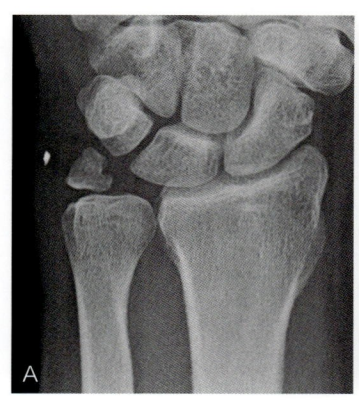
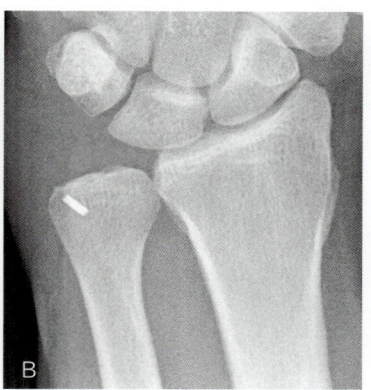

技术图3　在进行尺骨茎突不愈合茎突切除术时,术中对TFCC的评估至关重要。A. 术前尺骨茎突不愈合。B. 在尺骨茎突切除之后,采用缝合锚钉修复TFCC。

尺骨头骨折

- 不包含近侧关节外部分的尺骨头骨折:
  - 当骨折移位(关节面有台阶)或者不稳定的时候,可采用埋头加压螺钉[9]或克氏针进行切开复位内固定治疗。
  - 术后制动取决于骨折及其固定的稳定性。
- 累及近侧关节外部分的尺骨头骨折:
  - 复位和固定关节内部分。
  - 如果关节外部分向近侧延伸至远端尺骨颈部,推荐使用尺骨髁接骨板固定(技术图4);但如果关节外部分累及尺骨茎突,则建议使用张力带钢丝(见技术图2C)。
  - 术后制动取决于骨折及其固定的稳定性。

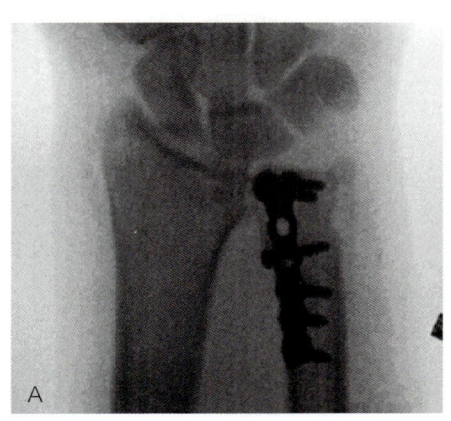
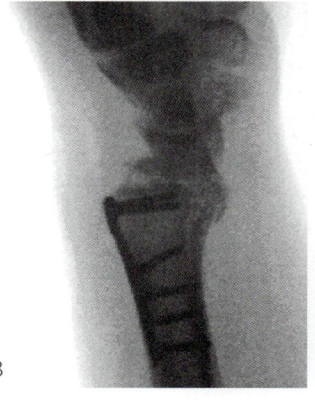

技术图4　A、B. 无法复位或不稳定的尺骨远端骨折需行切开复位内固定治疗[18]。正位及侧位X线片显示向背侧移位的尺骨远端骨折应用接骨板固定。

尺骨远端颈和干部骨折

- 无法复位或不稳定的骨折需行切开复位内固定治疗[18]。
- 可采用髁接骨板[18]（见技术图3）或张力带钢丝加骨块间螺钉固定治疗（技术图5）。

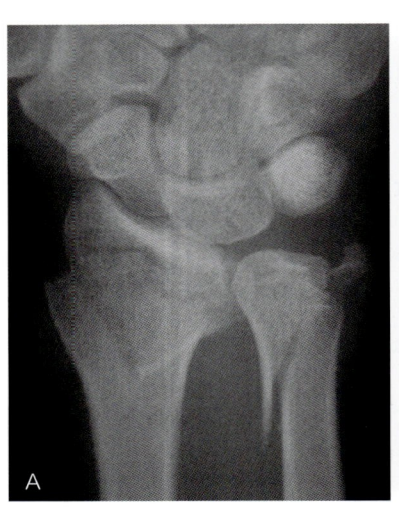 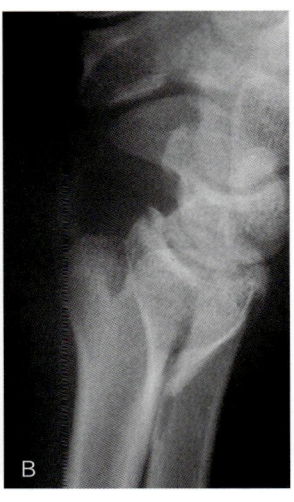 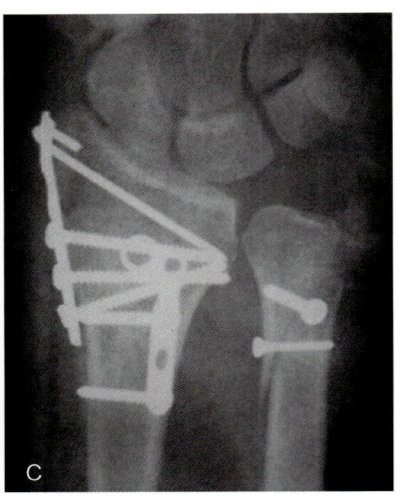

技术图5 A、B. 正位及侧位X线片显示一个向背侧移位的前臂远端骨折。采用桡背侧及桡尺侧双切口结合切开复位内固定治疗骨折。C. 因尺骨茎突基底部骨折粉碎，故采用环扎法缝合固定。

粉碎性尺骨远端关节内骨折

- 现有三种方法可治疗粉碎性尺骨远端关节内骨折：
  - 按前述方法恢复尺骨及DRUJ的解剖关系及总体力线。
    - 这可以通过手法复位和超肘关节石膏固定来实现，也可以通过外科手段诸如临时钢丝或外固定支架固定等来完成。
    - 用这种治疗方法可能出现腕部僵硬及前臂旋转受限等问题，而且以后的补救措施也无法纠正。
  - 远端尺骨头置换术[5]。
    - 理论上，其优势是减少了僵硬（因为可以早期运动）及DRUJ的疼痛。
  - 尺骨头全切或部分切除，与远侧尺骨颈切除的DRUJ固定术（Sauvé-Kapandji术）效果相当。
  - 远端尺骨切除并进行ECU肌腱固定术（Darrach方法）[4]。
  - 应注意切除不能超过乙状切迹近段。

术后处理

- 尺骨远端复合体在稳定的固定术后仍需采用前臂夹板保护。
- 对于尺骨远端复合体中等稳定的固定术后，需采用sugar-tong夹板或石膏保护4周，允许肘关节的屈伸活动，但应限制前臂的旋前和旋后。
- 内、外固定或非手术治疗后固定稳定性较差，需要超肘关节前臂中立位夹板保护，限制活动至少6周，否则有引起骨不愈合或畸形愈合的风险。

预后

- 随着不断增加对尺侧骨折结果的关注，显示不管有没有治疗或者是否存在茎突不愈合，其结果都趋于相同。
- DRUJ的稳定性被认为是术后患者满意度最重要的影

响因素。
- 随着对尺骨茎突、尺桡韧带和TFCC之间关系的更深理解，更好的临床疗效也指日可待。

并发症
- DRUJ僵硬伴旋前旋后受限。
- 内固定物突出。
- 感染。
- 骨不愈合。
- 畸形愈合。

（芮碧宇　译，张弛　审校）

参考文献

[1] af Ekenstam F, Hagert CG. Anatomical studies on the geometry and stability of the distal radio ulnar joint. Scand J Plast Reconstr Surg 1985;19:17-25.

[2] Arora R, Gabl M, Pechlaner S, et al. Initial shortening and internal fixation in combination with a Sauvé-Kapandji procedure for severely comminuted fractures of the distal radius in elderly patients. J Bone Joint Surg Br 2010;92:1158-1562.

[3] Buijze GA, Ring D. Clinical impact of united versus nonunited fractures of the proximal half of the ulnar styloid following volar plate fixation of the distal radius. J Hand Surg Am 2010;35:223-227.

[4] Darrach W. Partial excision of lower shaft of ulna for deformity following Colles's fracture. 1913. Clin Orthop Relat Res 1992;(275):3-4.

[5] Grechenig W, Peicha G, Fellinger M. Primary ulnar head prosthesis for the treatment of an irreparable ulnar head fracture dislocation. J Hand Surg Br 2001;26(3):269-271.

[6] Hagert CG. Current concepts of the functional anatomy of the distal radioulnar joint, including the ulnocarpal junction. In: Büchler U, ed. Wrist Instability. Berlin: Martin Dunitz, 1996:15-21.

[7] Hagert CG. The distal radioulnar joint in relation to the whole forearm. Clin Orthop Relat Res 1992;(275):56-64.

[8] Hauck RM, Skahen J III, Palmer AK. Classification and treatment of ulnar styloid nonunion. J Hand Surg Am 1996;21(3):418-422.

[9] Jakab E, Ganos DL, Gagnon S. Isolated intra-articular fractures of the ulnar head. J Orthop Trauma 1993;7:290-292.

[10] Kim JK, Koh YD, Do NH. Should an ulnar styloid fracture be fixed following volar plate fixation of a distal radial fracture? J Bone Joint Surg Am 2010;92:1-6.

[11] Lindau T, Adlercreutz C, Aspenberg P. Peripheral tears of the triangular fibrocartilage complex cause distal radioulnar instability after distal radius fractures. J Hand Surg Am 2000;25(3):464-468.

[12] Lindau T, Arner M, Hagberg L. Intraarticular lesions in distal fractures of the radius in young adults: a descriptive arthroscopic study in 50 patients. J Hand Surg Br 1997;22(5):638-643.

[13] May MM, Lawton JN, Blazar PE. Ulnar styloid fractures associated with distal radius fractures: incidence and implications for distal radioulnar joint instability. J Hand Surg Am 2002;27(6):965-971.

[14] Namba J, Fujiwara T, Murase T, et al. Intra-articular distal ulnar fractures associated with distal radial fractures in older adults: early experience in fixation of the radius and leaving the ulna unfixed. J Hand Surg Eur Vol 2009;34:592-597.

[15] Palmer AK, Werner FW. The triangular fibrocartilage complex of the wrist—anatomy and function. J Hand Surg Am 1981;6(2):153-162.

[16] Protopsaltis TS, Ruch DS. Triangular fibrocartilage complex tears associated with symptomatic ulnar styloid nonunions. J Hand Surg Am 2010;35:1251-1255.

[17] Richards TA, Deal DN. Distal ulna fractures. J Hand Surg Am 2014;39:385-391.

[18] Ring D, McCarty PL, Campbell D, et al. Condylar blade plate fixation of unstable fractures of the distal ulna associated with fractures of the distal radius. J Hand Surg Am 2004;29(1):103-109.

[19] Ruchelsman DE, Raski KB, Rettig ME. Outcome following acute primary distal ulna resection for comminuted distal ulna fractures at the time of operative fixation of unstable fractures of the distal radius. Hand 2009;4:391-396.

[20] Zenke Y, Sakai A, Oshige T, et al. The effect of an associated ulnar styloid fracture on the outcome after fixation of a fracture of the distal radius. J Bone Joint Surg Br 2009;91:102-107.

第 11 章 经皮内固定治疗急性舟骨骨折
Percutaneous Fixation of Acute Scaphoid Fractures

Peter J.L. Jebson, Jane S. Tan, and Andrew Wong

定义

- 舟骨位于腕骨近排，并且是近排腕骨和远排腕骨间的重要铰链，是腕骨骨折的最常见部位，其骨折发生率占急诊患者的1/100 000[17]。
- 舟骨骨折通常是由跌倒后手过伸或者比较少见的被迫性腕关节掌屈[16]，抑或在如拳击情况下弯曲的腕关节的轴向负荷增加而导致[14,16]。
  ○ 在美国每年约有345 000例舟骨骨折。

解剖

- 舟骨三维结构复杂，其外形曾被描述为"扭转的花生"[8]，解剖学上舟骨被分为近极、腰部和远极。
- 舟骨的大小在不同性别之间具有差异性：男性的舟骨比女性的通常更长更宽。除此之外，大部分商用标准螺钉的直径也比女性舟骨近段要大[13]。
- 舟骨和桡骨、月骨、头状骨、大多角骨和小多角骨相关节，其表面几乎为透明软骨覆盖。这种特征的临床意义包括置入克氏针或螺钉时对关节的干扰，其血供较少，缺乏骨膜。
  ○ 由于没有骨膜，舟骨骨折的愈合为一期骨愈合，愈合过程中只有少量骨痂形成，在愈合早期生物力学强度差[23]。
  ○ 桡动脉的分支通过两条途径进入舟骨提供血供[7]：
    - 由舟骨背侧嵴进入的背侧支是主要的血供来源，占全部血供的70%～80%，包括整个近极（通过骨内返支）。
    - 由舟骨结节进入的掌侧支提供远极的血供，占所有血供的20%～30%。
- 由于血液供应比较脆弱，舟骨腰部或近极骨折后骨不连发生率较高，舟骨近极可能发生缺血性坏死。

发病机制

- 舟骨骨折多见为年轻患者，典型的发病机制为跌倒腕部撑地。
  ○ 研究表明损伤过程中腕关节背伸超过95°并且桡偏超过10°会导致舟骨和桡骨远端撞击，从而发生骨折。
  ○ 舟骨骨折也可能会是在比如用拳击打物体时掌屈力引起腕部损伤[14,26]。
- 腰部骨折占70%～80%，近极骨折占10%～20%，远极和舟骨结节骨折占5%。
- 儿童舟骨骨折多见于远极[2]。
  ○ 尽管很少见，舟月韧带损伤的出现可能和舟骨骨折相关[15,22,28,31]。

自然病程

- 尚无有关未治疗的舟骨骨折的自然病程的文献报道[16]。一些回顾性研究显示，如果舟骨骨不连，则损伤后10年内会发生特定类型的腕关节关节炎[19,21]。
- 未诊断、未治疗或治疗不当的舟骨骨折有较高的骨不连和继发性腕关节不稳发生率。
- 近极骨折骨不连概率最高，其次为腰部骨折。
- 在不稳定型舟骨骨折，近端骨折块所受的伸展应力（通过长桡月韧带和桡舟头韧带）和远端骨折块所受的屈曲应力导致舟骨的屈曲（"驼背"）畸形。
  ○ 缺少了舟骨的支持，腕关节出现不稳定，最常见的是背侧插入部不稳定（DISI），最终导致腕关节炎。
- 舟骨腰部骨折后骨不连的发生率为5%～10%[18]。

病史和体格检查

- 急性或亚急性舟骨骨折患者的临床症状包括腕关节桡侧疼痛、肿胀，以及腕关节活动受限，尤其是背伸活动时。
- 典型的体征包括：
  ○ 腕关节桡背侧肿胀。
  ○ 背侧第1、3伸肌间室之间（鼻烟窝）的压痛。
  ○ 舟骨远端结节压痛。
  ○ 腕关节轴向压痛（舟骨挤压试验）。
  ○ 急性期在腕关节掌桡侧会有肿胀和瘀斑。

影像学和其他诊断性检查

- 疑似舟骨骨折的影像学检查应包括正位片、斜位片、侧位片以及舟骨位片。
  ○ 腕关节正位片可显示舟骨近端。

- 半旋前位片可显示舟骨的腰部和远端。
- 半旋后位片可显示舟骨的背侧嵴。
- 侧位片可显示成角情况、腕骨的排列情况以及不稳定性。
- 专门的舟骨影像是腕关节尺偏前后位。这样可以使舟骨处于伸直位置,可以更好地观察舟骨的全貌。
- 不稳定性舟骨骨折的诊断标准是:
  - 移位≥1 mm。
  - 成角移位>10°。
  - 粉碎性骨折。
  - 桡月角>15°。
  - 舟月角>60°。
  - 舟骨内角>35°。
- CT扫描有助于诊断急性舟骨骨折及评估是否存在骨不连。应对矢状面和冠状面做1 mm的薄层扫描。
- MRI有助于诊断舟骨隐匿性骨折,结合钆造影检查可用来评估舟骨近极的血运及有无缺血性坏死的发生。在MRI上发现的未合并骨折的骨挫伤可能最终有2%的患者存在隐匿性骨折[27]。
- 放射性核素锝扫描诊断舟骨隐匿性骨折的敏感度为100%,但是缺乏特异性,并且于伤后48小时具有最佳效果。

鉴别诊断

- 舟月损伤。
- 腕关节扭伤。
- 腕关节软组织挫伤。
- 其他腕骨骨折。
- 桡骨远端骨折。

非手术治疗

- 保守治疗(使用特殊的石膏固定)适用于舟骨远极无移位的急性骨折(不超过4周)。无移位的急性舟骨腰部骨折的最佳治疗方法(石膏固定或手术治疗)存有争议。
- 关于石膏固定的位置、范围和时间尚无共识[4]。
  - 临床研究表明固定拇指是无益的,腕关节固定的位置对于骨折的愈合率亦无影响。
  - 研究亦表明长臂石膏或短臂石膏固定骨折的愈合率没有差别,但是Gellman等[9]的小型前瞻性随机研究最初使用长臂石膏固定,骨折愈合时间较快并且骨不连和延迟愈合的发生率较低。
- 通常石膏固定的时间为远极骨折6周,腰部无移位骨折则需10～12周。
  - 需行连续摄片检查明确有无骨折线的模糊和骨小梁跨越骨折区域来确定骨折的愈合情况[6]。
- 如对骨折的愈合情况难以判断,可使用CT扫描来确诊。

手术治疗

- 手术治疗适用于不稳定或移位的骨折(见前述标准),并且治疗延误的患者[20]。
- 经皮内固定的适应证如下:
  - 舟骨腰部无移位骨折。
  - 舟骨腰部移位骨折。
  - 舟骨近极骨折。
- 经皮固定的舟骨骨折可以通过透视引导下的掌侧或者背侧路径。如果条件允许,可以采用背侧腕关节镜辅助下的复位固定术(AARF),这样可以更直接地观察骨折复位和固定[23,25]。
  - 不管使用哪种技术,螺钉应沿舟骨中央1/3或中轴线置入,以提供最好的稳定性和固定强度,这有助于改善骨折对位和加速骨折的愈合[1,29,30]。

术前计划

- 仔细复习所有影像学检查,明确骨折部位和舟骨的大小,两者都会影响内固定的选择。
- 使用X线片来评估所需的螺钉长度。
  - 在进行内固定手术时,必须要考虑到女性舟骨的尺寸更小,因为大部分商用的无头螺钉的直径要比舟骨近极大[13]。
- 所需的设备包括:
  - 便携式微型透视设备。
  - 克氏针。
  - 空心无头加压螺钉。
  - 腕关节镜设备以进行关节镜辅助复位固定。

体位

- 患者仰卧位,肩关节外展90°,患肢置于透X线的搁手台上。
- 上臂使用气囊止血带。
- 便携式透视设备位于搁手台的尾部。

背侧关节镜辅助复位固定

无移位的舟骨腰部或近极骨折

- 正确放置患肢以获得腕关节的正位影像。
- 在透视引导下，轻柔地旋前腕关节直到舟骨呈现椭圆形柱状，提示舟骨的近极和远极对位良好。
- 屈曲腕关节约45°直到舟骨的透视影像呈环状，环的中心便是舟骨的中轴线（技术图1）。
- 使用14号的血管套管作为导针导向器，将0.045 in（1.1 mm）的克氏针经套管沿舟骨中轴线打入舟骨近极，透视确定导针的位置[24,25]。
- 沿舟骨的中轴线将导针打入，注意保持腕关节三屈曲位以避免导针弯曲。
- 将导针经大多角骨穿出直到导针的尾部越过桡腕关节，便于伸直腕关节做关节镜检查。
- 使用透视确定导针的位置正确。
- 进行诊断性关节镜检查以评估可能合并的损伤和骨折复位情况[24,25]。
  - 使用桡侧腕中入路来评估舟骨骨折复位的准确程度。
  - 第3、4和第4、5伸肌间室间入路用来评估桡腕韧带和腕骨间韧带的完整性。
- 使用指套，以10 lb（4.5 kg）的力量将手垂直悬挂以牵开桡腕关节和腕中关节。
- 在每个入口处做小的纵行切口，使用血管钳做钝性分离至关节囊，使用钝性套管进入关节囊。
- 使用关节镜检查有无相关损伤以及评估骨折的复位情况。
- 去除牵引装置以置入螺钉。
- 调整腕关节的位置获得其环形透视影像，保持腕关节于屈曲位。
- 由背侧向掌侧垂直于骨折线打入导针，避免导针的末端穿透舟骨远端皮质（技术图2A～C）。
- 平行并紧邻第一枚导针插入一枚同样长度的导针至舟骨近端，露出皮外的导针长度便是舟骨的长度。
- 所需螺钉的长度应比测得的舟骨长度短至少4 mm。
- 在导针周围做一个小的纵行皮肤切口，钝性分离至关节囊，仔细地牵开拇长伸肌腱和指总伸肌腱。
- 使用空心扩孔器在邻近皮质扩髓。
- 拧入Acutrak 2或微型Acutrak 2螺钉（Acumed, Beaverton, OR），或其他合适长度（至少比测得的舟骨长度短4 mm）的空心无头加压螺钉，螺钉头部应位于远端骨面下方1～2 mm处。
  - 螺钉头部不能穿透远端关节面，螺钉尾部应在近端关节面下方2 mm处（技术图2D、E）。
- 透视确定螺钉位置和骨折复位良好，螺钉应沿舟骨中轴置入，如有疑问可使用关节镜检查确定螺钉是否完全埋于舟骨内部。
  - 第3、4伸肌间室间入路和桡侧腕中入路是确保骨折复位和腕中关节损害最小的入路。

移位的舟骨腰部骨折

- 垂直舟骨长轴经皮向远近端骨折块各打入一枚直径0.062 in（1.6 mm）的光滑克氏针做撬拨复位（技术图3A、B）。
- 腕关节的位置如前所述。
- 从近端背侧向远端骨折块中轴打入Acutrak 2螺钉系统（或术者选择的其他螺钉系统）导针。
  - 导针穿透远端骨折块并从掌侧皮肤穿出，然后从掌侧拔出导针直到导针只是位于远端骨折块内（技术图3C）[24,25]。

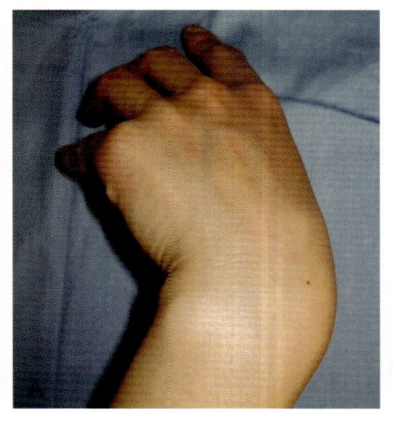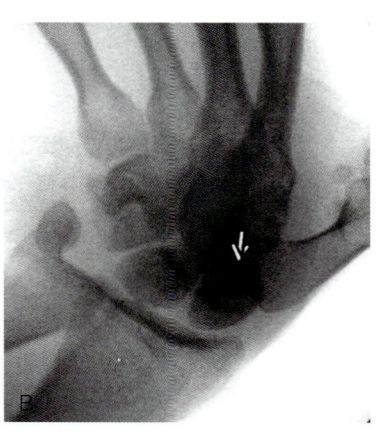

技术图1　舟骨圆环征提示舟骨的中轴线，后者对于准确置入空心加压螺钉非常关键。A、B. 腕关节处于屈曲旋前位，直到舟骨的透视影像呈环状（箭头）。沿环的中心打入0.045 in（1.1 mm）的导针。

第 11 章 经皮内固定治疗急性舟骨骨折

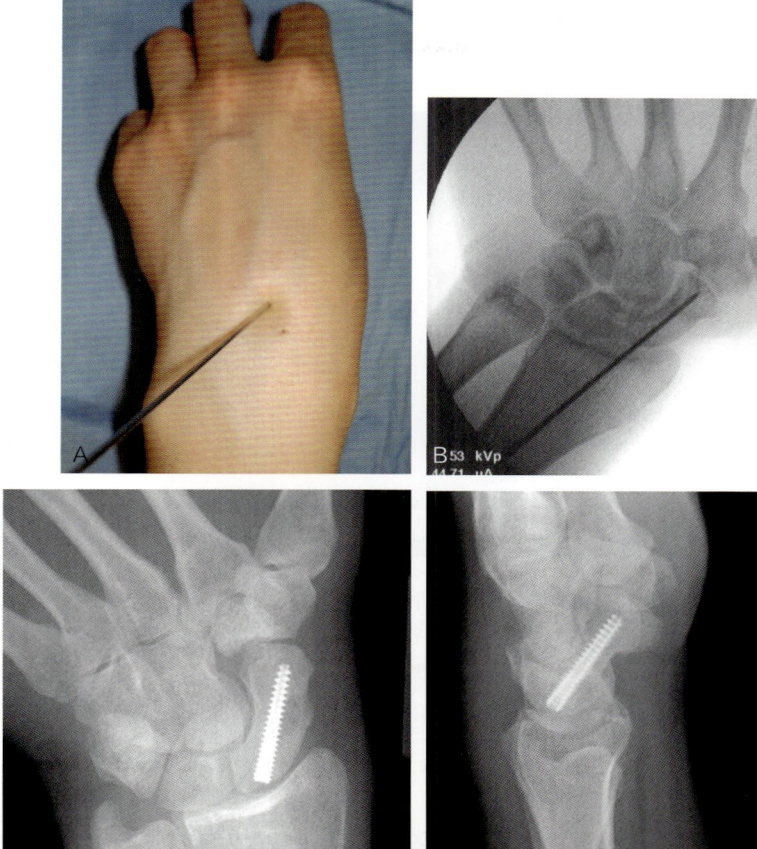

技术图 2 A～C. 螺钉拧入前，应改变克氏针的位置。应从背侧向掌侧打入克氏针直到克氏针远端位于软骨面下方。D、E. 使用背侧经皮技术螺钉固定轻度移位的舟骨骨折。螺钉头部位于远端皮质下方 1～2 mm 处。使用该技术可获得良好的骨折端加压。

- 使用撬拨克氏针复位近端骨折块。
  - 一旦骨折复位，将中轴克氏针从掌侧向背侧打入至近端骨折块进行固定（技术图 3D）[24,25]。
- 将导针向背侧拨出直到其远端位于远端关节面软骨下骨处，可使用前述的方法测量所需螺钉的长度。
- 平行导针打入另一枚 0.045 in（1.1 mm）的克氏针以防止扩髓及螺钉拧入时发生骨折块的旋转。
  - 使用透视确认螺钉拧入时和拧入后骨折复位良好，然后拔除所有的克氏针。

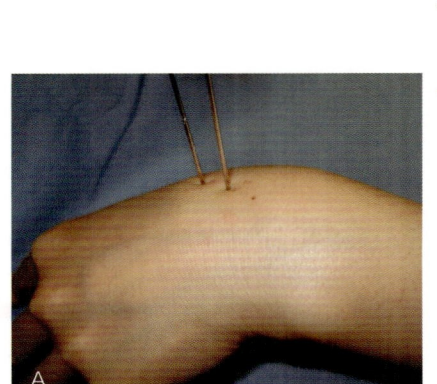
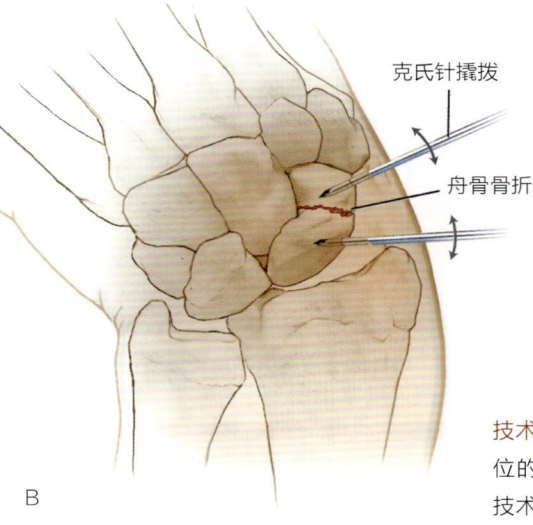

技术图 3 A. 使用克氏针撬拨复位移位的舟骨腰部骨折。B. 克氏针撬拨技术复位骨折。

参考文献

[1] Adams BD, Blair WF, Reagan DS, et al. Technical factors related to Herbert screw fixation. J Hand Surg Am 1988;13(6):893-899.

[2] Amadio PC, Moran SL. Fractures of the carpal bones. In: Green D, Hotchkiss R, Pederson WC, eds. Green's Operative Hand Surgery, ed 5. Philadelphia: Churchill Livingstone, 2005:711-740.

[3] Bond CD, Shin CA. Percutaneous cannulated screw fixation of acute scaphoid fractures. Tech Hand Up Extrem Surg 2000;4:81-87.

[4] Burge P. Closed cast treatment of scaphoid fractures. Hand Clin 2001;17:541-552.

[5] Chen AC, Chao EK, Hung SS, et al. Percutaneous screw fixation for unstable scaphoid fractures. J Trauma 2005;59:184-187.

[6] Dias JJ, Taylor M, Thompson J, et al. Radiographic signs of union of scaphoid fractures: an analysis of inter-observer agreement and reproducibility. J Bone Joint Surg Br 1988;70:299-301.

[7] Gelberman RH, Menon J. The vascularity of the scaphoid bone. J Hand Surg Am 1980;5:508-513.

[8] Gelberman RH, Wolock BS, Siegel DB. Fractures and non-unions of the carpal scaphoid. J Bone Joint Surg Am 1989;71A:1560-1565.

[9] Gellman H, Caputo RJ, Carter V, et al. Comparison of short and long thumb-spica casts for non-displaced fractures of the carpal scaphoid. J Bone Joint Surg Am 1989;71(3):354-357.

[10] Geurts G, van Riet R, Meermans G, et al. Incidence of scaphotrapezial arthritis following volar percutaneous fixation of nondisplaced scaphoid waist fractures using a transtrapezial approach. J Hand Surg Am 2011;36(11):1753-1758.

[11] Gürbüz Y, Kayalar M, Bal E, et al. Comparison of dorsal and volar percutaneous screw fixation methods in acute Type B scaphoid fractures. Acta Orthop Trauma Tur 2012;46(5):339-345.

[12] Haddad FS, Goddard NJ. Acute percutaneous scaphoid fixation. A pilot study. J Bone Joint Surg Br 1998;80(1):95-99.

[13] Heinzelmann AD, Archer G, Bindra RR. Anthropometry of the human scaphoid. J Hand Surg 2007;32(7):1005-1008.

[14] Horii E, Nakamura R, Watanabe K, et al. Scaphoid fracture as a "puncher's fracture." J Ortho Trauma 1994;8:107-110.

[15] Jørgsholm P, Thomsen NO, Björkman A, et al. The incidence of intrinsic and extrinsic ligament injuries in scaphoid waist fractures. J Hand Surg 2010;35(3):368-374.

[16] Kerluke L, McCabe SJ. Nonunion of the scaphoid: a critical analysis of recent natural history studies. J Hand Surg Am 1993;18(1):1-3.

[17] Kozin SH. Incidence, mechanism, and natural history of scaphoid fractures. Hand Clin 2001;17:515-524.

[18] Leslie IJ, Dickson RA. The fractured carpal scaphoid. Natural history and factors influencing outcome. J Bone Joint Surg Br 1981;63-B(2):225-230.

[19] Mack GR, Bosse MJ, Gelberman RH, et al. The natural history of scaphoid nonunion. J Bone Joint Surg Am 1984;66(4):504-509.

[20] Martus JE, Bedi A, Jebson PJ. Cannulated variable pitch compression screw fixation of scaphoid fractures using a limited dorsal approach. Tech Hand Upper Ext Surg 2005;9:202-206.

[21] Ruby LK, Stinson J, Belsky MR. The natural history of scaphoid non-union: a review of fifty-five cases. J Bone Joint Surg Am 1985;67(3):428-432.

[22] Schädel-Höpfner M, Junge A, Böhringer G. Scapholunate ligament injury occurring with scaphoid fracture—a rare coincidence? J Hand Surg Br 2005;30:137-142.

[23] Slade JF III, Dodds SD. Minimally invasive management of scaphoid nonunions. Clin Orthop 2006;445:108-119.

[24] Slade JF III, Gutow AP, Geissler WB. Percutaneous internal fixation of scaphoid fractures via an arthroscopically assisted dorsal approach. J Bone Joint Surg Am 2002;84:21-36.

[25] Slade JF III, Jaskwhich D. Percutaneous fixation of scaphoid fractures. Hand Clin 2001;17:553-574.

[26] Sutton PA, Clifford O, Davis TRC. A new mechanism of injury for scaphoid fractures: 'test your strength' punch-bag machines. J Hand Surg Eur Vol 2010;35(5):419-420.

[27] Thavarajah D, Syed T, Shah Y, et al. Does scaphoid bone bruising lead to occult fractures? A prospective study of 50 patients. Injury 2011;42:1303-1306.

[28] Thomsen L, Falcone MO. Lesions of the scapholunate ligament associated with minimally displaced or non-displaced fractures of the scaphoid waist. Which incidence? Chir Main 2012;31:234-238.

[29] Trumble TE, Clarke T, Kreder HJ. Non-union of the scaphoid. Treatment with cannulated screws compared with treatment with Herbert screws. J Bone Joint Surg Am 1996;78(12):1829-1837.

[30] Trumble TE, Gilbert M, Murray LW, et al. Displaced scaphoid fractures treated with open reduction and internal fixation with a cannulated screw. J Bone Joint Surg Am 2000;82(5):633-641.

[31] Wong TC, Yip TH, Wu WC. Carpal ligament injuries with acute scaphoid fractures: a combined wrist injury. J Hand Surg Br 2005;30:415-418.

[32] Yip HS, Wu WC, Chang RY, et al. Percutaneous cannulated screw fixation of acute scaphoid waist fracture. J Hand Surg Br 2002;27(1):42-46.

要点与失误防范

背侧入路	
损伤背侧结构	• 钝性分离可减少损伤的风险
导针位置不正确	• 旋前并屈曲腕关节直到出现"圆圈"征，圆圈的中心便是导针的进针点
螺钉穿透	• 选用的螺钉应比测得的舟骨长度短至少4 mm • 常见的错误是拧入螺钉并加压后螺钉过长 • 使用透视确认导针位于舟骨的中央
不稳定性骨折的复位	• 可使用克氏针撬拨复位 • 如果骨折不稳定，在扩髓及拧入螺钉前可先打入一枚防旋克氏针
近端骨折块非常小	• 使用微型Acutrak 2螺钉以免导致近端骨折块的碎裂
掌侧入路	
损伤掌侧结构	• 钝性分离可降低损伤的风险
导针位置不正确	• 舟骨远端结节部中央进针点会受到大多角骨的阻挡 • 可去除大多角骨掌侧部分骨质来获得正确的进针点，或者经过大多角骨打入导针
螺钉穿透	• 选用的螺钉应比测得的舟骨长度至少短4 mm • 使用透视确认导针位于舟骨中央

术后处理

- 术后使用前臂支具固定腕关节，应允许拇指和其他手指可进行不受限制的活动。
- 应告知患者抬高患肢和进行手指活动度锻炼的重要性。
- 术后2周拆除缝线，使用可拆除的支具继续固定，开始腕关节的活动度锻炼。
  - 如果患者的依从性不好，骨折不稳定或固定不理想，或骨质量不好，则应使用短臂石膏固定至少6周。
- 术后2周、6周、12周及24周复查X线片。
- X线片检查确认骨折愈合后可停止使用支具（或石膏）。无法确定骨折的愈合情况，可使用CT扫描来确定。
- 术后3个月方可开始无保护的剧烈活动或接触性体育运动。
  - 根据体育运动的种类、运动员的体位及固定的质量，可较早允许在支具的保护下进行接触性体育运动。

预后

- 现代经皮固定技术的临床效果非常好，和保守治疗相比，允许较早地进行腕关节活动及恢复运动，患者满意率较高[3,5,11,12,23,24,32]。
  - 手术入路（背侧或者掌侧经皮途径）并不会影响临床功能结果[11]。采用经大多角骨途径在中长期随访中并不会引起症状性的舟骨大多角骨骨关节炎[10]。
- 早期活动可避免肌肉萎缩和关节僵硬等并发症。
- 和传统开放手术相比，经皮固定技术可减少软组织的损伤[32]。
- 27例连续患者的骨折愈合率（使用CT扫描确认）达100%。骨折的平均愈合时间为12周，1例近极骨折发生延迟愈合[24]。

并发症

- 经皮固定技术的并发症较少，可减少切开复位内固定可能导致的腕关节韧带损伤以及损伤舟骨背侧血运等并发症。
- 可能的并发症包括[25]：
  - 骨不连。
  - 骨折畸形愈合。
  - 桡神经背侧感觉支损伤。
  - 伸肌腱损伤。
  - 感染。
  - 技术相关问题：螺钉穿透，螺钉位置不正确，导针弯曲或断裂。
  - 使用掌侧入路经皮空心螺钉固定时，可能磨损大多角骨以及发生螺钉头部刺激症状[32]。

（芮碧宇 译，张弛 审校）

参考文献

[1] Adams BD, Blair WF, Reagan DS, et al. Technical factors related to Herbert screw fixation. J Hand Surg Am 1988;13(6):893-899.

[2] Amadio PC, Moran SL. Fractures of the carpal bones. In: Green D, Hotchkiss R, Pederson WC, eds. Green's Operative Hand Surgery, ed 5. Philadelphia: Churchill Livingstone, 2005:711-740.

[3] Bond CD, Shin CA. Percutaneous cannulated screw fixation of acute scaphoid fractures. Tech Hand Up Extrem Surg 2000;4:81-87.

[4] Burge P. Closed cast treatment of scaphoid fractures. Hand Clin 2001;17:541-552.

[5] Chen AC, Chao EK, Hung SS, et al. Percutaneous screw fixation for unstable scaphoid fractures. J Trauma 2005;59:184-187.

[6] Dias JJ, Taylor M, Thompson J, et al. Radiographic signs of union of scaphoid fractures: an analysis of inter-observer agreement and reproducibility. J Bone Joint Surg Br 1988;70:299-301.

[7] Gelberman RH, Menon J. The vascularity of the scaphoid bone. J Hand Surg Am 1980;5:508-513.

[8] Gelberman RH, Wolock BS, Siegel DB. Fractures and non-unions of the carpal scaphoid. J Bone Joint Surg Am 1989;71A:1560-1565.

[9] Gellman H, Caputo RJ, Carter V, et al. Comparison of short and long thumb-spica casts for non-displaced fractures of the carpal scaphoid. J Bone Joint Surg Am 1989;71(3):354-357.

[10] Geurts G, van Riet R, Meermans G, et al. Incidence of scaphotrapezial arthritis following volar percutaneous fixation of nondisplaced scaphoid waist fractures using a transtrapezial approach. J Hand Surg Am 2011;36(11):1753-1758.

[11] Gürbüz Y, Kayalar M, Bal E, et al. Comparison of dorsal and volar percutaneous screw fixation methods in acute Type B scaphoid fractures. Acta Orthop Trauma Tur 2012;46(5):339-345.

[12] Haddad FS, Goddard NJ. Acute percutaneous scaphoid fixation. A pilot study. J Bone Joint Surg Br 1998;80(1):95-99.

[13] Heinzelmann AD, Archer G, Bindra RR. Anthropometry of the human scaphoid. J Hand Surg 2007;32(7):1005-1008.

[14] Horii E, Nakamura R, Watanabe K, et al. Scaphoid fracture as a "puncher's fracture." J Ortho Trauma 1994;8:107-110.

[15] Jørgsholm P, Thomsen NO, Björkman A, et al. The incidence of intrinsic and extrinsic ligament injuries in scaphoid waist fractures. J Hand Surg 2010;35(3):368-374.

[16] Kerluke L, McCabe SJ. Nonunion of the scaphoid: a critical analysis of recent natural history studies. J Hand Surg Am 1993;18(1):1-3.

[17] Kozin SH. Incidence, mechanism, and natural history of scaphoid fractures. Hand Clin 2001;17:515-524.

[18] Leslie IJ, Dickson RA. The fractured carpal scaphoid. Natural history and factors influencing outcome. J Bone Joint Surg Br 1981;63-B(2):225-230.

[19] Mack GR, Bosse MJ, Gelberman RH, et al. The natural history of scaphoid nonunion. J Bone Joint Surg Am 1984;66(4):504-509.

[20] Martus JE, Bedi A, Jebson PJ. Cannulated variable pitch compression screw fixation of scaphoid fractures using a limited dorsal approach. Tech Hand Upper Ext Surg 2005;9:202-206.

[21] Ruby LK, Stinson J, Belsky MR. The natural history of scaphoid non-union: a review of fifty-five cases. J Bone Joint Surg Am 1985;67(3):428-432.

[22] Schädel-Höpfner M, Junge A, Böhringer G. Scapholunate ligament injury occurring with scaphoid fracture—a rare coincidence? J Hand Surg Br 2005;30:137-142.

[23] Slade JF III, Dodds SD. Minimally invasive management of scaphoid nonunions. Clin Orthop 2006;445:108-119.

[24] Slade JF III, Gutow AP, Geissler WB. Percutaneous internal fixation of scaphoid fractures via an arthroscopically assisted dorsal approach. J Bone Joint Surg Am 2002;84:21-36.

[25] Slade JF III, Jaskwhich D. Percutaneous fixation of scaphoid fractures. Hand Clin 2001;17:553-574.

[26] Sutton PA, Clifford O, Davis TRC. A new mechanism of injury for scaphoid fractures: 'test your strength' punch-bag machines. J Hand Surg Eur Vol 2010;35(5):419-420.

[27] Thavarajah D, Syed T, Shah Y, et al. Does scaphoid bone bruising lead to occult fractures? A prospective study of 50 patients. Injury 2011;42:1303-1306.

[28] Thomsen L, Falcone MO. Lesions of the scapholunate ligament associated with minimally displaced or non-displaced fractures of the scaphoid waist. Which incidence? Chir Main 2012;31:234-238.

[29] Trumble TE, Clarke T, Kreder HJ. Non-union of the scaphoid. Treatment with cannulated screws compared with treatment with Herbert screws. J Bone Joint Surg Am 1996;78(12):1829-1837.

[30] Trumble TE, Gilbert M, Murray LW, et al. Displaced scaphoid fractures treated with open reduction and internal fixation with a cannulated screw. J Bone Joint Surg Am 2000;82(5):633-641.

[31] Wong TC, Yip TH, Wu WC. Carpal ligament injuries with acute scaphoid fractures: a combined wrist injury. J Hand Surg Br 2005;30:415-418.

[32] Yip HS, Wu WC, Chang RY, et al. Percutaneous cannulated screw fixation of acute scaphoid waist fracture. J Hand Surg Br 2002;27(1):42-46.

第 12 章 切开复位内固定治疗舟骨骨折
Open Reduction and Internal Fixation of Scaphoid Fractures

Asheesh Bedi, Peter J.L. Jebson, and Levi Hinkelman

定义

- 舟骨骨折是最常见的腕骨骨折,占所有急诊就诊患者的 1/100 000[15]。
- 舟骨骨折通常是由跌倒后手过伸或比较少见的强迫性腕关节掌屈[20],或在如拳击情况下屈曲的腕关节的轴向负荷而导致[12]。
- 舟骨骨折后骨不连或近极缺血性坏死(AVN)会导致严重的病损,并且有较高的腕关节炎发生率[18,21,25]。
- 由于舟骨解剖复杂并且血运薄弱,对其行切开复位内固定具有一定的技术难度[25]。

解剖

- 舟骨具有复杂的三维几何形态,像"扭转的花生"。舟骨可分为近极、腰部和远极。
- 舟骨是连接前臂和远排腕骨的桥梁,对于维持正常的腕关节活动具有关键性作用。
- 舟骨表面超过 70% 的面积为关节软骨,和桡骨的舟骨窝、月骨、头状骨、大多角骨和小多角骨相关节。
- Gelberman 和 Menon[8]描述了舟骨的血液供应,其主要血运来自桡动脉,后者通过两个主要分支进入舟骨:
  - 由背侧嵴进入的背侧支是主要的血供来源,占 70%~80%,通过骨内返支供应整个近极。
  - 由舟骨结节进入的掌侧支供应其余的 20%~30%,主要是舟骨远极和结节部。
- 舟骨腰部或近极骨折后,骨内返支血管容易受损,故近极具有较高的 AVN 风险。
- 由于血供薄弱,舟骨骨折的愈合几乎全部为一期愈合,很少有骨痂形成。
- 舟骨骨折内固定时应综合考虑舟骨的大小、形状及血供特征,仔细操作。舟骨的大小在不同性别之间具有差异性;男性的舟骨比女性通常更长更宽。除此之外,大部分商用标准螺钉的直径也比女性舟骨近段径要大[11]。

发病机制

- 舟骨骨折常见于年轻活跃男性患者[15]。
- 当腕关节背屈超过 95° 同时桡偏超过 10° 时,桡骨远端撞击舟骨导致其骨折[15]。
- 舟骨骨折也可能由如拳击物体导致腕关节被迫性掌屈[20],或屈曲腕关节的轴向负荷所导致[12]。
- 骨折大多数发生于腰部,近极骨折占 10%~20%。
- 近极骨折有较高的骨不连、延迟愈合和 AVN 发生率。
- 儿童舟骨骨折少见,好发于远极。

自然病程

- 未治疗或治疗不当的舟骨骨折有较高的骨不连发生率。舟骨骨折骨不连的发生率为 5%~10%,但是非手术治疗的腰部或近极移位骨折骨不连风险显著上升。
- 有关舟骨骨不连的自然病程存在争议,但是通常认为舟骨骨不连可以导致进行性的桡腕关节炎以及腕中关节炎[8,9,14,17,18,21,25]。
- 如果发生舟骨骨不连,舟骨远极会出现屈曲导致舟骨弓背畸形。舟骨完整性的破坏会导致腕关节不稳定和生物力学异常,最常见的类型是背侧插入部不稳定。
  - 腕关节不稳定和继发于不稳定性舟骨骨不连的关节炎被称为 SNAC 腕(舟骨骨不连进行性塌陷性腕关节炎)。
  - 在 SNAC 腕中,腕关节的高度丢失伴有头状骨向近端移位,舟骨屈曲及旋前,继发性腕中关节炎[21]。
- 舟骨骨不连的风险因素包括[17]:
  - 诊断或治疗延误。
  - 固定不充分。
  - 近极骨折。

○ 早期以及进行性骨折移位。
○ 粉碎性骨折。
○ 伴有其他腕关节损伤(如月骨周围损伤)。

病史和体格检查

- 舟骨骨折常见于年轻活跃成年患者。患者主诉腕关节桡侧疼痛。
- 典型阳性体征包括:
  ○ 腕关节桡背侧肿胀。
  ○ 鼻烟窝压痛。
  ○ 舟骨结节处压痛。
  ○ 腕关节轴向压痛(舟骨挤压试验)。
- 舟骨骨折可能是腕关节大弓损伤的一个部分。
  ○ 检查者应仔细检查整个腕关节有无疼痛及肿胀。
  ○ 仔细阅读X线片明确有无经舟骨的月骨骨折脱位相关的韧带损伤或腕中关节连续性中断。

影像学和其他诊断性检查

- 对于疑似舟骨骨折患者应常规做以下X线片检查:腕关节正位、斜位、侧位以及舟骨位。
  ○ 腕关节正位可显示舟骨近极。
  ○ 腕关节半旋前斜位片可最佳显示舟骨腰部和远极。
  ○ 腕关节半旋后斜位片显示舟骨背侧嵴。
  ○ 侧位片可评估骨折成角畸形、腕骨排列以及有无腕关节不稳定。
  ○ 舟骨位片是腕关节尺偏正位片,可伸展舟骨以便显示其全貌(图1A)。
- 根据X线片判断舟骨骨折移位或不稳定的标准如下[2,9,17]:
  ○ 移位≥1 mm。
  ○ 成角移位>10°。
  ○ 粉碎性骨折。
  ○ 桡月角>15°。
  ○ 舟月角>60°。
  ○ 舟骨内角>35°。
- 多平面重建CT扫描可用来诊断X线片阴性的急性舟骨骨折,并判断移位和粉碎的程度(图1B、C)。
  ○ CT评估舟骨骨不连或畸形愈合最具有价值[6]。
  ○ 由于X线片检查缺乏可靠性,可用CT扫描确诊舟骨骨不连。
- MRI检查可用来评估X线片检查阴性的疑似舟骨骨折(图1D、E)。MRI敏感性高,在伤后48小时内检查其特异性可达100%[16]。

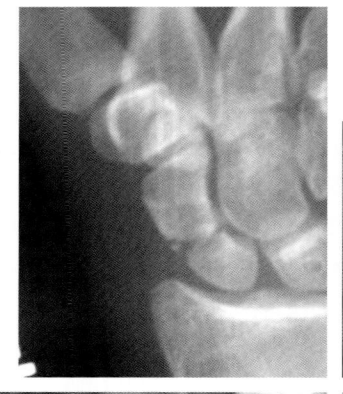
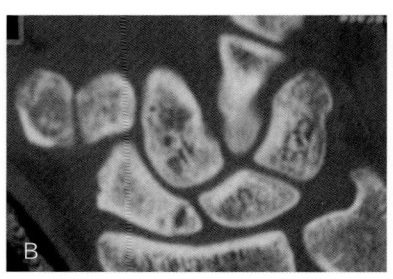
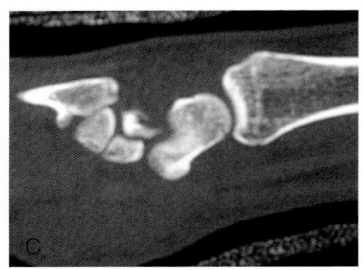
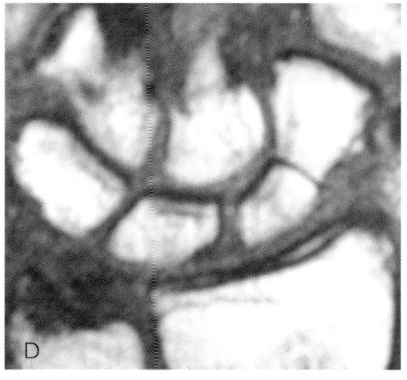
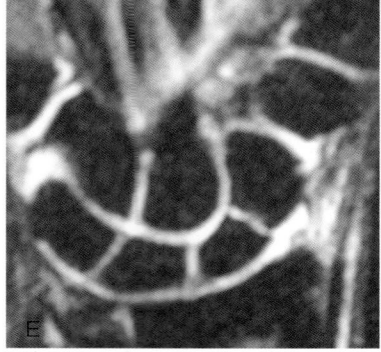

图1 A. 急性舟骨腰部移位粉碎性骨折的X线片(舟骨位片)。B、C. 轴位及矢状位CT扫描显示骨折位于舟骨近极。D、E. 磁共振T1和T2加权显影舟骨腰部无移位骨折(经允许引自Peter J.L. Jebson, MD)。

- 在MRI上发现的未合并骨折的骨挫伤可能最终有2%患者存在隐匿性骨折[23]。
- MRI钆对照检查有助于评估舟骨近极的血运,尤其是确诊舟骨骨不连患者。
• 同位素锝骨扫描诊断舟骨隐性骨折的敏感性达100%[27],但其特异性低并且伤后即刻检查阳性率低。

鉴别诊断

- 舟月损伤。
- 腕关节扭伤。
- 腕关节挫伤。
- 其他腕骨骨折。
- 腕关节大弓损伤。
- 桡骨远端骨折。

非手术治疗

- 非手术治疗适用于无移位的稳定的舟骨腰部或远极骨折。
- 研究表明不稳定性骨折以及舟骨近极无移位骨折保守治疗效果差,应采用手术治疗[2,4,17]。
- 有关石膏固定方法及时间尚存争议。笔者建议用长臂拇人字石膏固定,直至临床检查和影像学检查(通常用CT扫描)证实骨折愈合。若对患者依从性有担忧,笔者倾向于在早期(4~6周)进行长臂拇指石膏外固定。
  - 临床研究表明石膏固定包括拇指或其他的手指并无任何优势[2,4]。
  - 同样腕关节固定的位置亦不影响骨折的愈合。
- 许多研究表明长臂石膏和短臂石膏相比,骨折的愈合率无差别。然而Gellman等[10]所做的前瞻性随机研究显示最初阶段使用长臂石膏固定骨折愈合较快并且骨不连和骨折延迟愈合率较低。
- 非手术治疗尤其是石膏固定所带来的并发症令人关注,舟骨腰部骨折通常需长时间的石膏固定,有可能导致肌肉萎缩、僵硬、握力下降以及残留疼痛。另外石膏固定会造成患者的不便,影响患者的日常生活。长期的石膏固定对于年轻劳动者、运动员或军人的影响更大,这类人对功能康复有较高的要求[5,19,29]。
- 如果病史及体检提示舟骨骨折而影像学检查为阴性,则应固定腕关节2周后复查X线片,如果有骨折,局部可见骨吸收。如果腕关节疼痛和鼻烟窝压痛持续存在而影像学检查为阴性,则可作骨扫描检查[16,27]。
- 如果初诊时高度怀疑舟骨骨折,或需要了解舟骨的状态,可行CT或MRI检查。

手术治疗

- 切开复位内固定治疗舟骨骨折的指征如下[2,17]:
  - 任何舟骨近极骨折。
  - 舟骨腰部移位、不稳定性骨折。
  - 伴有腕关节不稳定或月骨周围不稳定。
  - 伴有桡骨远端骨折。
  - 未经治疗的慢性骨折(超过3~4周)。
  - 舟骨腰部无移位稳定性骨折,患者希望避免石膏固定的并发症。对于这些情况术前应充分告知患者和石膏固定相比较手术治疗的原理、风险及好处。

术前计划

- 仔细阅读所有影像学检查以明确骨折类型。
- 所需器械:
  - 便携式微型透视设备。
  - 克氏针。
  - 空心无头加压螺钉系统。笔者习惯使用Acutrak 2或微型Acutrak 2螺钉(Accumed, Beaverton, OR),所有可做关节面下方固定的空心钉均可使用。

体位

- 可使用全身或局部麻醉。
- 患者仰卧位,使用与肩等高的透X线手外科手术台。
- 透视设备做无菌包裹置于手外科手术台尾部。
- 手上臂使用气囊止血带。
- 止血带充气之前使用静脉抗生素作为预防治疗。
- 患肢消毒铺巾,然后使用橡皮绷带驱血后将止血带充气至250 mmHg。

入路

- 舟骨骨折的切开复位内固定可采用背侧或掌侧入路。
- 舟骨切开复位内固定可使用的入路包括:
  - 背侧切开入路[19]。
  - 掌侧切开入路。

背侧切开入路（笔者首选入路）

暴露

- 将前臂旋前，于腕关节背侧做2～3 cm的纵行切口，起自Lister结节近端，沿第3掌骨向远端延伸（技术图1A）。
  - 如果骨折无移位，可使用较小的切口和有限的囊切开术。
- 于伸肌支持带表面分离皮瓣。
- 紧靠Lister结节远端切开第3间室表面的伸肌支持带，仔细分离拇长伸肌（EPL）腱表面的筋膜，将EPL轻柔地牵开，采用相同的方法切开手背筋膜。
  - 轻柔地向尺侧牵指总伸肌（EDC）腱，将桡侧腕长伸肌（ECRL）腱、桡侧腕短伸肌（ECRB）腱和EPL向桡侧牵开便可显露下方的桡腕关节囊（技术图1B）。
- 对没有移位的骨折，在桡骨背侧缘的远端进行有限的横向关节囊切开术。
  - 去除骨折血肿。
  - 探查舟月韧带复合体相关的损伤[13,22,24,28]。
- 如果骨折移位，通常采取倒置的T形关节囊切除术，并且使纵向肢体和舟月韧带复合体直接置于一条线上（技术图1C）。延长的肢体纵向关节囊切开术，以暴露舟骨头状骨关节及腕骨间关节的桡侧。
  - Lister结节有助于舟月关节。
- 仔细掀起月骨和舟骨近端背侧的关节囊瓣，避免损伤舟月韧带的背侧间室。
  - 当掀起关节囊桡侧瓣时应避免剥离进入舟骨腰部的背侧嵴血管。

骨折复位和临时固定

- 纵向牵引示指、中指来牵开腕关节。
- 如果骨折移位，可于远近端骨折块各垂直打入一枚0.045 in（1.1 mm）的克氏针做撬拨复位（技术图2A）。
  - 可通过观察桡舟关节和舟头关节的匹配情况来判断骨折的复位精度。
- 复位满意后，用0.045 in（1.1 mm）的克氏针做临时固定。
  - 第一枚克氏针沿舟骨中轴背尺侧打入大多角骨来增加骨折的稳定性。
  - 如果还需进一步的稳定性，可沿舟骨中轴的掌桡侧打入第二枚克氏针防旋。
  - 临时固定的克氏针应不影响中轴导针的打入、扩髓及螺钉固定（技术图2B）。

置入导针

- 导针进针点位于舟月韧带起点的膜部（技术图3A、B）。
  - 对于非常靠近近端的骨折，导针进针点应尽量靠近近端并且位于舟月韧带复合体膜部的中央。这点很关键，可避免螺钉拧入时导致近端骨折块劈裂。
- 腕关节下方垫高以屈曲腕关节，沿第一掌骨方向于舟骨中轴打入导针。
  - 这一重要步骤应非常仔细耐心地操作，只有于正位、侧位和30°旋前侧位透视确认导针位于舟骨中轴后方可扩髓拧入螺钉（技术图3C）。
  - 应确保导针位于最佳的位置以避免螺钉进入腕中关节或穿透舟骨掌侧皮质。
  - 注意避免导针弯曲。
- 进一步打入导针但不进入舟骨大多角骨关节。

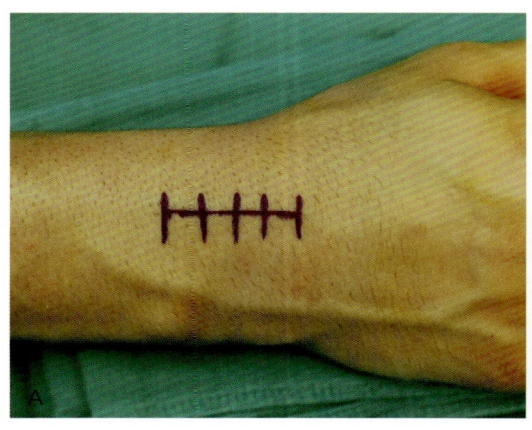
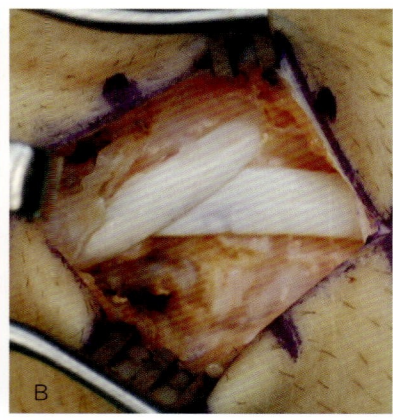
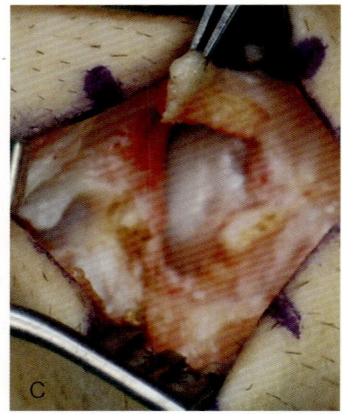

技术图1 A. 背侧入路行舟骨切开复位内固定的皮肤切口。B. 将拇指伸肌腱和腕伸肌腱牵向桡侧，将指总伸肌腱牵向尺侧，便于显露下方的关节囊。C. 关节囊做有限切开，显露舟骨近端和舟月韧带（经允许引自Peter J.L. Jebson, MD）。

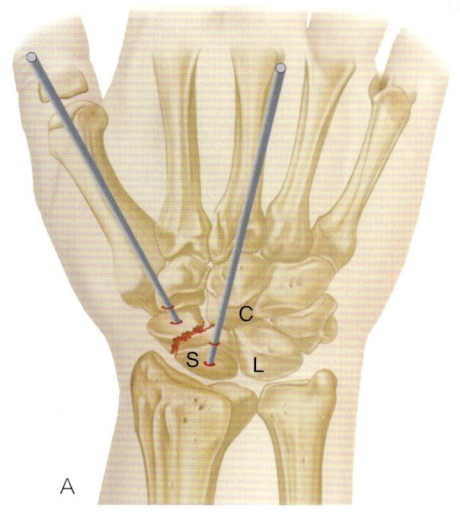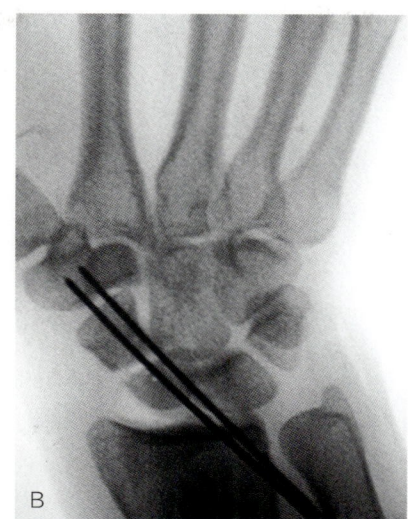

技术图2　A. 经皮向远近端骨折块打入克氏针有助于手法复位移位的骨折。S，舟骨；C，头状骨；L，月骨。B. 沿导针的掌背侧置入防旋克氏针固定移位的舟骨腰部骨折。防旋克氏针应不影响沿舟骨中轴置入的螺钉（经允许引自 Peter J.L. Jebson, MD）。

拧入螺钉

- 测量导针，决定所需螺钉长度（技术图4A）。
  - 如果骨折分离很少，测得长度减去4 mm以便于螺钉近端的埋头处理。
  - 如果骨折块分离较大，应根据所需的加压情况选取更短的螺钉。通常犯的错误为螺钉过长。
- 进一步将导针打入至大多角骨，避免扩髓时出现复位丢失。
- 使用空心钻（技术图4B），手动拧入螺钉（技术图4C、D）。

- 笔者尽可能使用大的Acutrak 2螺钉，但是如果舟骨较小，或骨折位于近极，拧入螺钉时会造成近端骨折块的劈裂，则需使用微型Acutrak 2螺钉。
- 取出导针使用相同位置透视评估螺钉的位置。
  - 如果骨折高度不稳定或者固定的质量不够理想，可以打入两颗微型Acutrak 2螺钉（或者相对应的螺钉）以增强稳定性。
  - 如果采取了有限关节囊切开术，不需要修补关节囊。关节囊修补通常在比较大的T形关节囊切开术时推荐进行。

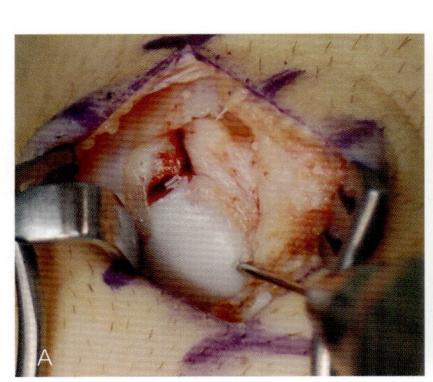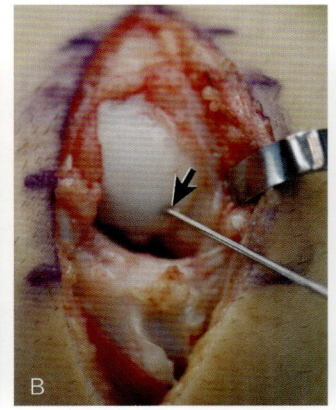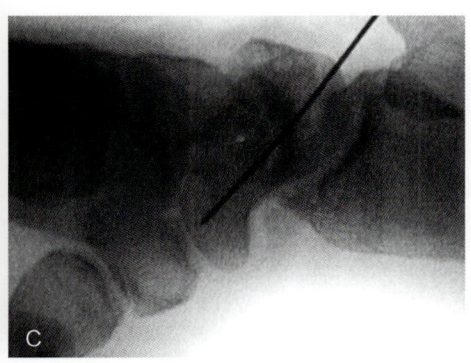

技术图3　A、B. 注意位于舟月韧带膜部的进针点（箭头）。C. 30°旋前斜位透视显示导针位于舟骨的中轴。A：上方是远端，下方是近端，左边是桡侧，右边是尺侧（经允许引自Peter J.L. Jebson, MD）。

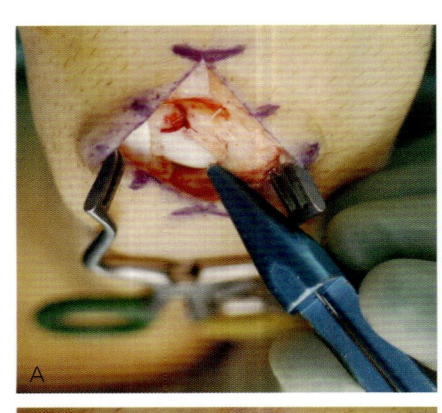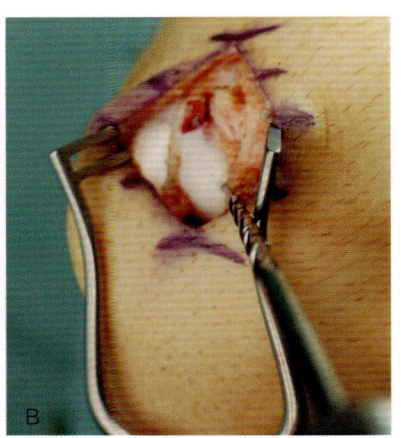
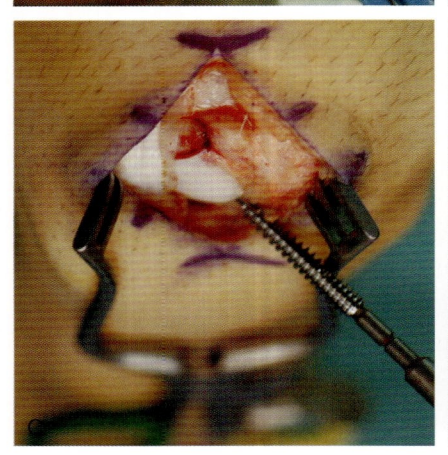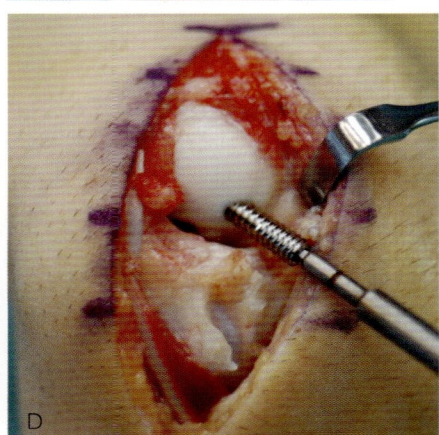

技术图 4　A. 测量所需螺钉的长度。B. 使用空心钻扩髓。C、D. 拧入螺钉。A：上方是远端，下方是近端，左边是桡侧，右边是尺侧（经允许引自 Peter J.L. Jebson, MD）。

掌侧切开入路

暴露

- 桡偏腕关节触摸舟骨结节。
- 以舟骨结节为中心做 3～4 cm 的切口，远端向拇指基底延伸，近端位于桡侧腕屈肌（FCR）腱鞘表面。可于腕掌侧横纹平面结扎桡动脉掌浅支。
- 打开 FCR 腱鞘并将肌腱牵向尺侧，打开腱鞘底部，显露下方的腕关节掌侧关节囊。
- 于切口远端舟骨及大多角骨表面鱼际肌群起点处沿肌纤维分离显露。
- 纵行切开关节囊，注意保护下方的关节面软骨。
  - 于切口近端切开增厚的桡月韧带和桡舟头韧带以显露舟骨近端。
- 辨明舟骨大多角骨关节间隙，并使用 Freer 剥离器做钝性分离。
  - 避免过多剥离舟骨桡侧缘以免损伤其背侧嵴血管。
- 冲洗骨折间隙，锐性剥离骨膜，清理骨折间隙的碎骨块和血肿组织。
  - 活动腕关节评估骨折稳定性。
  - 必须明确有无骨缺损，否则拧入螺钉骨折块间行加压固定时可能导致医源性短缩畸形。

骨折复位固定

- 手法复位，纵行牵引，纠正骨折对线。
  - 也可使用牙科钩针、点式复位钳或撬拨克氏针来获得骨折的解剖复位。
- 使用 0.045 in（1.1 mm）的克氏针临时固定，克氏针由掌侧远端向背侧近端逆行打入。
  - 临时固定克氏针应避免影响沿舟骨轴线的螺钉置入。
- 导针应按照上述原则沿舟骨中轴线置入。
- 可用剥离器将大多角骨撬向背侧，或用咬骨钳去除大多角骨近端掌侧部分骨质，以良好地显露所需的舟骨远端进针点（技术图 5）。

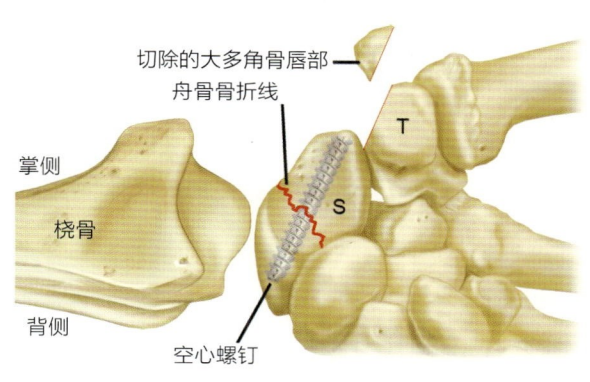

- 空心加压螺钉可徒手置入或使用专用的器械，后者可同时行骨折复位及置入导针。
  - 导针及螺钉置入过程中应使用透视确认其正确位置及骨折的复位情况。
- 使用不可吸收缝线仔细修补腕关节掌侧关节囊、桡月韧带及桡舟头韧带。

技术图5 从掌侧入路准确置入螺钉需去除大多角骨掌侧部分骨质，或将大多角骨向背侧移位以显露舟骨远端。

要点与失误防范

破坏舟骨血供	• 仔细有限切开分离关节囊，避免剥离舟骨背侧嵴
导针位置不正确	• 背侧入路时旋前屈曲腕关节以便准确定位，多平面透视确定导针沿舟骨中轴线置入
螺钉位置	• 若骨折块无分离移位，选用的螺钉应比所测得的长度短4 mm；否则应选用更短的螺钉
不稳定骨折的复位	• 垂直远近端骨折块打入克氏针做撬拨复位有助于复位 • 螺钉拧入前可使用额外克氏针临时固定，防止旋转，稳定骨折 • 注意骨折粉碎程度及有无骨缺损，以避免螺钉加压过程中发生短缩畸形
近端骨折块小	• 使用小螺钉（如微型Acutrak 2螺钉）有助于避免近端骨折块的碎裂 • 确保螺钉沿舟骨中轴线进入，尤其是舟骨近端

术后处理

- 术后使用短臂掌侧拇人字石膏固定，出院后嘱患者抬高患肢，并行手指活动度锻炼。
- 术后2周拆除缝线，开始腕关节活动度操练，使用可拆除前臂拇人字支具固定。术后4～6周去除支具。
  - 如果是舟骨近极骨折，或术中发现骨折严重粉碎影响骨折的稳定性，术后则需使用短臂石膏固定6～10周，通常这类骨折愈合所需的时间较长。
- 石膏拆除后需行正规的物理治疗，并密切随访，以获得良好的活动度、力量及功能。
- 术后2周、6周及12周摄片检查评估骨折愈合情况，骨折愈合的评估标准是骨折端进行性闭合并可见骨小梁越过骨折部位（图2）。
- 如果无法确定骨折的愈合情况，可于术后3个月或允许患者恢复无限制的体育运动前行CT扫描检查。

预后

- 舟骨骨折保守治疗的临床治疗效果并不令人满意，因此越来越多的学者主张对不稳定性、移位的舟骨骨折进行手术治疗[2,4,17]。坚强的内固定允许在骨折愈合的过程中进行早期的物理治疗，骨折的愈合更快，关节活动更好，功能恢复也更快[2,5,10,19,29]。许多文献表明，使用有限切开或经皮技术内固定治疗舟骨骨折可获得较高的骨折愈合率，以及很低的并发症发生率[1,3,5,10,26,29]。
- 最近的临床和生物力学研究证实固定舟骨骨折时螺钉的位置非常重要[7,25]。中置的螺钉更具有生物力学稳定性，强度较高[7]。Trumble等[25]证实在舟骨骨不连患者中使用中置螺钉固定骨折的愈合更快。

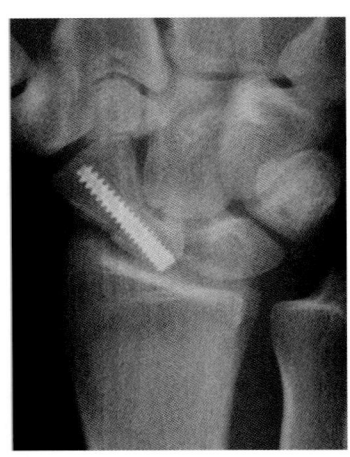

图2 一例腕舟骨骨折经由背侧入路切开复位内固定而治愈。螺钉看似稍长，这是由于在舟骨的远、近端均被覆透明软骨而在X线片中不显影（经允许引自Peter J.L. Jebson, MD）。

- 通常采用掌侧入路来进行螺钉固定，然而最近的研究表明使用掌侧入路螺钉偏心固定或损伤舟骨大多角骨关节面的发生率较高[29]。
- 笔者治疗舟骨近极或腰部骨折的首选方法是背侧入路加压螺钉固定[19]。这项技术操作简单，并且可获得可靠的进针点行螺钉的居中固定，比掌侧入路更具优势。笔者最近报道了治疗一系列无移位舟骨腰部骨折的临床经验[3]。

并发症

- 术后伤口感染少见，可使用常规术前抗生素预防治疗，术中进行彻底的伤口冲洗以及采用正确的软组织处理方法。
- 术中技术问题：
  - 打入导针后或扩髓时背屈腕关节可能导致导针弯曲甚至断裂。
  - 必须确保螺钉位于关节面下方，避免螺钉突出而磨损桡骨远端关节面。同样，如果术中选用的螺钉长度不正确也可能导致螺钉突出磨损舟骨大多角骨关节。
- 尽管使用加压螺钉固定，伴或不伴AVN的舟骨骨不连还是有可能发生，尤其是近极骨折或舟骨腰部移位骨折病例。应避免剥离舟骨背侧嵴血管。术中如有必要可于桡骨远端取骨松质植骨。
- 其他潜在少见并发症：
  - 瘢痕增生。
  - 桡神经浅支背侧支损伤。
  - 舟骨大多角骨关节损伤。
  - 近端骨折块碎裂。

（芮碧宇 译，张弛 审校）

参考文献

[1] Adams BD, Blair WF, Reagan DS, et al. Technical factors related to Herbert screw fixation. J Hand Surg Am 1988;13(6):893-899.

[2] Amadio PC, Moran SL. Fractures of the carpal bones. In: Green D, Hotchkiss R, Pederson WC, eds. Green's Operative Hand Surgery, ed 5. Philadelphia: Churchill Livingstone, 2005:711-740.

[3] Bedi A, Jebson PJ, Hayden RJ, et al. Internal fixation of acute, nondisplaced scaphoid waist fractures via a limited dorsal approach: an assessment of radiographic and functional outcomes. J Hand Surg Am 2007;32(3):326-333.

[4] Burge P. Closed cast treatment of scaphoid fractures. Hand Clin 2001;17:541-552.

[5] Chen AC, Chao EK, Hung SS, et al. Percutaneous screw fixation for unstable scaphoid fractures. J Trauma 2005;59:184-187.

[6] Dias JJ, Taylor M, Thompson J, et al. Radiographic signs of union of scaphoid fractures. An analysis of inter-observer agreement and reproducibility. J Bone Joint Surg Br 1988;70(2):299-301.

[7] Dodds SD, Panjabi MM, Slade JF III. Screw fixation of scaphoid fractures: a biomechanical assessment of screw length and screw augmentation. J Hand Surg Am 2006;31(3):405-413.

[8] Gelberman RH, Menon J. The vascularity of the scaphoid bone. J Hand Surg Am 1980;5(5):508-513.

[9] Gelberman RH, Wolock BS, Siegel DB. Fractures and non-unions of the carpal scaphoid. J Bone Joint Surg Am 1989;71A:1560-1565.

[10] Gellman H, Caputo RJ, Carter V, et al. Comparison of short and long thumb-spica casts for non-displaced fractures of the carpal scaphoid. J Bone Joint Surg Am 1989;71(3):354-357.

[11] Heinzelmann AD, Archer G, Bindra RR. Anthropometry of the human scaphoid. J Hand Surg Am 2007;32(7):1005-1008.

[12] Horii E, Nakamura R, Watanabe K, et al. Scaphoid fracture as a "puncher's fracture." J Orthop Trauma 1994;8:107-110.

[13] Jørgsholm P, Thomsen NO, Björkman A, et al. The incidence of intrinsic and extrinsic ligament injuries in scaphoid waist fractures. J Hand Surg Am 2010;35(3):368-374.

[14] Kerluke L, McCabe SJ. Nonunion of the scaphoid: a critical analysis of recent natural history studies. J Hand Surg Am 1993;18(1):1-3.

[15] Kozin SH. Incidence, mechanism, and natural history of scaphoid fractures. Hand Clin 2001;17:515-524.

[16] Kukla C, Gaebler C, Breitenseher MJ, et al. Occult fractures of the scaphoid. The diagnostic usefulness and indirect economic repercussions of radiography versus magnetic resonance scanning. J Hand Surg Br 1997;22(6):810-813.

[17] Leslie IJ, Dickson RA. The fractured carpal scaphoid. Natural history and factors influencing outcome. J Bone Joint Surg Br 1981;63-B(2):225-230.

[18] Mack GR, Bosse MJ, Gelberman RH, et al. The natural history of scaphoid nonunion. J Bone Joint Surg Am 1984;66(4):504-509.

[19] Martus J, Bedi A, Jebson PJL. Cannulated variable pitch compression screw fixation of scaphoid fractures using a limited dorsal approach. Tech Hand Up Extrem Surg 2005;9:202-206.

[20] Ritchie JV, Munter DW. Emergency department evaluation and treatment of wrist injuries. Emerg Med Clin North Am 1999;17:823-842.

[21] Ruby LK, Stinson J, Belsky MR. The natural history of scaphoid non-union. A review of fifty-five cases. J Bone Joint Surg Am 1985;67(3):428-432.

[22] Schädel-Höpfner M, Junge A, Böhringer G. Scapholunate ligament injury occurring with scaphoid fracture—a rare coincidence? J Hand Surg Br 2005;30:137-142.

[23] Thavarajah D, Syed T, Shah Y, et al. Does scaphoid bone bruising lead to occult fractures? A prospective study of 50 patients. Injury 2011;42:1303-1306.

[24] Thomsen L, Falcone MO. Lesions of the scapholunate ligament associated with minimally displaced or non-displaced fractures of the scaphoid waist. Which incidence? Chir Main 2012;31:234-238.

[25] Trumble TE, Clarke T, Kreder HJ. Non-union of the scaphoid: treatment with cannulated screws compared with treatment with Herbert screws. J Bone Joint Surg Am 1996;78(12):1829-1837.

[26] Trumble TE, Gilbert M, Murray LW, et al. Displaced scaphoid fractures treated with open reduction and internal fixation with a cannulated screw. J Bone Joint Surg Am 2000;82(5):633-641.

[27] Waizenegger M, Wastie ML, Barton NJ, et al. Scintigraphy in the evaluation of the "clinical" scaphoid fracture. J Hand Surg Br 1994;19(6):750-753.

[28] Wong TC, Yip TH, Wu WC. Carpal ligament injuries with acute scaphoid fractures: a combined wrist injury. J Hand Surg Br 2005;30:415-418.

[29] Yip HS, Wu WC, Chang RY, et al. Percutaneous cannulated screw fixation of acute scaphoid waist fracture. J Hand Surg Br 2002;27(1):42-46.

第13章 截骨矫形术治疗尺桡骨干畸形愈合
Corrective Osteotomy for Radius and Ulna Diaphyseal Malunions

Vimala Ramachandran and Thomas F. Varecka

定义

- 桡骨或者尺骨干的畸形愈合会导致腕关节或肘关节疼痛、活动度丢失、力量丧失和不稳定。
- 许多研究已证实旋转不良、成角畸形（尺桡骨间的骨间膜挛缩）、短缩和桡骨弓丢失会导致功能下降[4,5,8,10,12]。
- 虽然前臂的畸形愈合通常会影响下尺桡关节（DRUJ），但已报道随着长期的畸形上尺桡关节（PRUJ）会出现关节炎[11]。

解剖

- 前臂可看成一个环，由PRUJ、骨间膜和DRUJ连接而成（图1）。
- 力学传导通过骨间膜从桡骨远端传递到尺骨近端。
- 桡骨：
  ○ 前臂旋后时，桡骨平行于尺骨。旋前时，桡骨围绕尺骨旋转，但尺骨在前臂旋转时维持原位。
  ○ 桡骨干在横切面是三角形，三角形的顶点朝向骨间膜附着处。
  ○ 桡骨干包含三个面：前面、外侧面和后面。
  ○ 桡骨干有轻微的弧度，掌侧位凹面，背侧和外侧是凸面[1]。
  ○ Schemitsch和Richards[9]设计了一个公式，可以个体化地定位顶点，计算出桡骨弓的弧度大小（图2）。
- 尺骨[1]：
  ○ 尺骨是长管状骨，近端2/3横切面是三角形，远端横切面是圆形。
  ○ 尺骨有三个面：前面、后面和内侧面。
  ○ 尺骨近侧半的掌侧有轻微的凹面，远侧半相对平坦。
- PRUJ由桡骨头、尺骨桡切迹、环状韧带和方形韧带组成。
- DRUJ由乙状切迹、尺骨头、背侧和掌侧的桡尺韧带、尺侧腕伸肌（ECU）腱鞘和三角纤维软骨复合体（TFCC）组成。

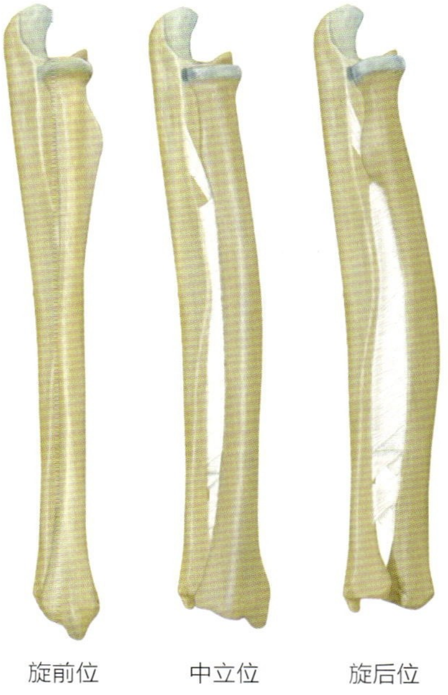

图1 桡骨和尺骨的侧位图。前臂旋转中骨间膜与桡骨和尺骨的相互关系。骨间膜在前臂中立位时最长，在旋前和旋后位时较短。

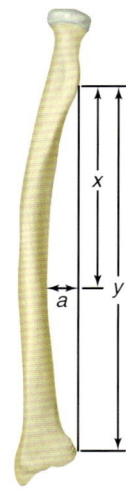

图2 桡骨弓的定位和大小测量。y代表从肱二头肌止点粗隆到远端桡骨尺侧缘的桡骨长度。a是从桡骨弧度最大的点向y画一垂直线，表示桡骨弓的大小（单位为mm）。x表示从肱二头肌止点粗隆到a线和y线交叉点的桡骨长度。桡骨弓的定位计算方式为 x/y × 100 ［经允许引自Schemitsch EH, Richards RR. The effect of malunion on functional outcome after plate fixation of fracture of both bones of the forearm in adults. J Bone Joint Surg Am 1992;74（7）:1068-1078］。

发病机制

- 前臂双骨折可通过多种机制发生,包括间接的创伤(例如手臂伸直位摔倒或机动车事故)和直接的创伤(例如直接撞击前臂)。
- 急性骨折闭合复位或者髓内钉治疗很有可能导致畸形愈合[7,8]。
- 桡骨畸形愈合比尺骨畸形愈合对前臂旋转功能影响更大[10,12]。
- 桡骨的畸形旋转超过30°将导致前臂运动明显丧失[4]。
- 骨间膜长度-张力曲线改变可能会导致旋转丧失[12]。

自然病程

- 前臂50°旋后和50°旋前是日常生活中必需的活动[6]。
- 前臂畸形愈合可能导致活动丧失,PRUJ或DRUJ不稳,腕关节疼痛,力量丧失,以及PRUJ关节炎[11]。此类症状的严重性取决于畸形愈合的程度和桡骨弓度数和位置的相应变化。
- 畸形愈合≤10°将会导致前臂旋转20°的丢失,因此具有临床意义[7]。
  - 桡骨或者尺骨成角畸形＞20°将导致明显的运动受限。成角畸形＞15°将导致日常生活中活动功能丧失[5,7,10]。
- 患者成角畸形＞15°或桡骨弓丢失一直未治疗将导致显著的活动和力量丢失。

病史和体格检查

- 前臂畸形愈合术前评估包括患者详细的功能受限评价,肘关节和腕关节的活动范围,前臂的旋前-旋后弧和PRUJ、DRUJ的稳定性。
- 体格检查:
  - 皮肤检查瘢痕或之前的切口位置。
  - 肌肉的大小和强度检查。
  - 触诊检查腕关节、肘关节和畸形愈合的部位是否有压痛。
- 活动度:
  - 肩关节前屈30°时检查肘关节的屈伸弧。
  - 上臂贴胸位固定肱骨干,肘关节屈曲90°时检查前臂的旋转功能。
  - 前臂在中立位时检查腕关节屈伸功能。
  - 关节活动缺失可能会提示病变的部位。
  - 严重的活动丢失将导致功能缺失。
- PRUJ和DRUJ:
  - PRUJ的稳定性通过被动旋前旋后的触诊评估。
  - DRUJ的稳定性是通过固定桡骨并按压掌侧和背侧的尺骨来评估。
  - 尺骨头或ECU半脱位在被动活动范围内评估(ECU半脱位试验)。
  - 钢琴键试验也能用于评估DRUJ不稳。钢琴键试验阳性的患者表现为,当一种微小的暴力直接作用于尺骨头导致尺骨头向掌侧移位,一旦暴力消除后,尺骨头反弹向背侧移位,就像弹钢琴键。
  - 挤压患者DRUJ也能提示DRUJ不稳或关节炎(DRUJ挤压试验)。
- 神经血管检查:
  - 应检查骨间掌侧神经(OK征),骨间背侧神经(PIN)(拇指过伸),尺神经功能(手指外展–内收)。
  - 不能完成指定任务即视为有神经损伤。

影像学和其他诊断性检查

- 要求双前臂的正位片和侧位片(图3A、B)。
  - 肱二头肌结节和桡骨茎突应该在影像图中充分显示。

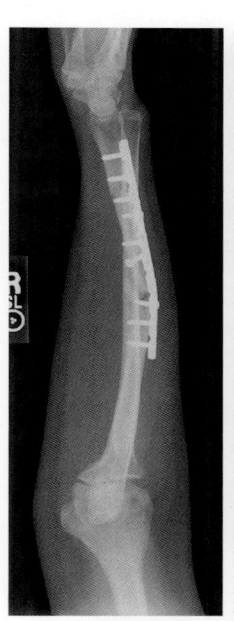
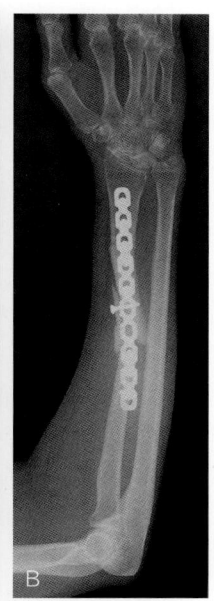
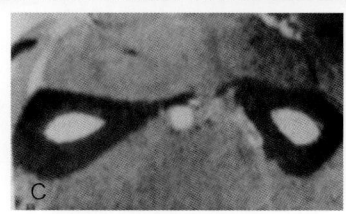

图3　A、B. 正位和侧位片显示桡骨干骨折切开复位内固定后两端畸形愈合。桡骨弓在长度和方向上均丢失,尺桡骨间隙变窄,尺骨远端向背侧突出,尺骨茎突基底部骨不连。患者前臂不能旋后至中立位,DRUJ不稳。C. CT扫描提示随着异位骨化形成,骨间隙变窄。

- 通过这些片子可以计算骨折成角程度和骨折粉碎程度。
- 对侧前臂的片子可以为短缩程度以及桡骨弓的定位和角度提供对照[9]。
- CT扫描（图3C）或MRI也能用于评价旋转畸形[2]。

鉴别诊断

- DRUJ损伤或不稳。
- PRUJ损伤或不稳。
- 前臂骨间膜损伤。
- 尺桡骨骨性连接。
- 骨折不愈合。

非手术治疗

- 非手术治疗主要取决于患者的临床症状，包括力量和活动度的康复治疗、佩戴可拆除的支具、非麻醉类药物治疗和定制的DRUJ矫形器。

手术治疗

- 手术治疗取决于患者的功能受限程度，而不是X射片上的畸形程度。
- 手术指征包括前臂旋转丢失导致的功能缺失（旋转弧度＜100°）、DRUJ不稳、无法接受的外观和骨折不愈合带来的疼痛。
- 手术风险包括血管损伤、神经损伤或感觉异常（特别是桡神经浅支损伤）、感染、骨折不愈合、延迟愈合、髂骨移植、骨桥形成、活动缺失和DRUJ不稳。
- 患者在最初损伤的一年内治疗可能会改善功能，并降低手术并发症发生率[11]。
- 桡骨和尺骨的畸形愈合通常采用开放入路，单骨或双骨截骨矫正，加压接骨板和骨移植。
  - 通常来说，首先矫正畸形严重的骨。如果首先矫正的骨处理后旋转仍然有问题，那么需要对第二根骨进行截骨。
  - 如果尺桡骨畸形程度相同，那么尺骨先截骨并临时内固定以便为桡骨提供工作长度。
- 桡骨弓的恢复将在很大程度上决定功能效果。
  - 如果患者的桡骨弓高度恢复至较对侧相差＜1.5 mm，并且定位差＜4.3%，那么将能获得80%的正常活动。
  - 如果桡骨弓定位较对侧相差5%以内，患者能恢复80%的握力[9]。
- 如果骨桥形成或软组织有明显的瘢痕和挛缩形成，那么尺桡骨的解剖力线恢复不能改善功能缺陷。
  - 隐匿性损伤或DRUJ、PRUJ挛缩必须在手术时鉴定和处理。

术前计划

- 回顾患侧和对侧肢的X线片。
  - CT扫描有助于评估旋转畸形。
- 使用标准AO技术计划三维矫形截骨（图4）。
- 通过短缩程度评估髂骨植骨的必要性。
- 如果在畸形愈合矫正后DRUJ仍不稳定，术者应熟悉DRUJ的重建或稳定技术。

体位

- 患者应仰卧位，手术床边放一张可透射线的手术桌，中心位于患者的腋窝处。患肢外展放在手术桌上，通过旋转肩关节能对桡骨做掌侧或背侧入路。
- 在肘关节屈曲或将手臂放在胸前时可见尺骨的皮下缘。
- 上臂可使用非无菌止血带。

入路

- 桡骨干畸形愈合可用掌侧或背侧入路。
- 掌侧（Henry）入路适合于桡骨干中段和远端畸形愈合。
  - 近端桡骨干可用掌侧入路；然而，桡骨上的旋后肌被剥离时可能会损伤PIN。
  - 该入路可延长，不仅可以暴露桡骨全长，还可以暴露腕关节[3]。
- 背侧（Thompson）入路常用于桡骨近端畸形愈合。
  - 此入路可达PIN，术者可游离该神经并予以牵开，以免后续受损。
  - 此入路对于暴露中段桡骨有价值，特别对于中段畸形

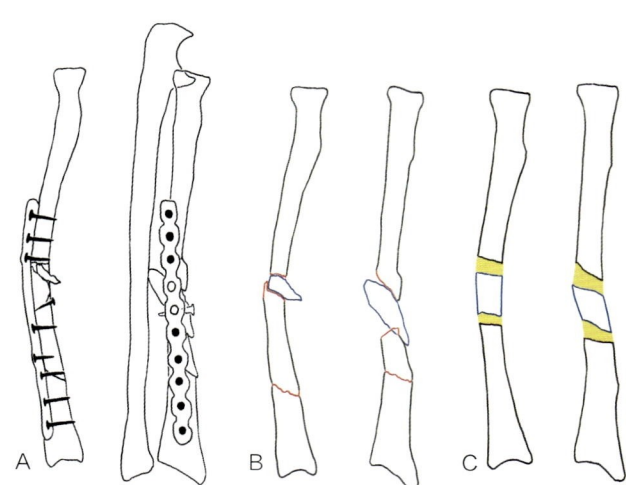

图4 术前使用AO技术用于纠正图3中的畸形愈合病例。A. 首先从术前X线片上勾画出畸形愈合。B. 画出每个骨折块。C. 在正位和侧位X线片上定位截骨点。通过计划的截骨点重新规划桡骨力线，然后植骨（黄色）恢复桡骨弓正常的高度和位置。

愈合(见图3A、B)。
- 通过此入路整个桡骨背侧可被暴露[3]。

- 尺骨沿着皮下尺骨缘切开。
  - 通过此入路尺骨全长很容易暴露。

桡骨掌侧入路

- 体表标志:肱二头肌腱,肱桡肌,桡骨茎突。
- 以畸形愈合处为中心做一纵行切开,起始于肱二头肌外侧缘,沿着肱桡肌内侧缘,远端止于桡骨茎突处。
  - 切口长度取决于需要暴露的畸形愈合的范围和截骨后接骨板的范围。
- 暴露中段骨干,仔细在肱桡肌和旋前圆肌近端分离(技术图1)。
  - 桡神经浅支位于肱桡肌下面,必须予以保护。
- 结扎桡动脉返支并将肱桡肌牵向外侧。
- 前臂旋前并松解旋前圆肌止点。
- 从外侧到内侧骨膜下分离旋前圆肌,暴露桡骨掌侧面。
- 为了暴露远端桡骨,分离间隙位于桡侧腕屈肌(FCR)和桡动脉之间。
- 将FCR向内侧牵拉,桡动脉向外侧牵拉,可暴露拇长屈肌(FPL)和旋前方肌。
- 将FPL向内侧牵拉。
- 将旋前方肌从桡骨上切断并仔细分离桡骨远端掌侧的肌腹。

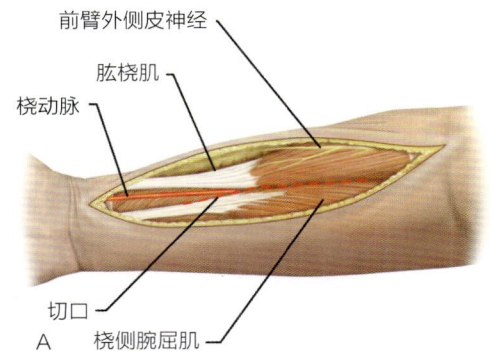
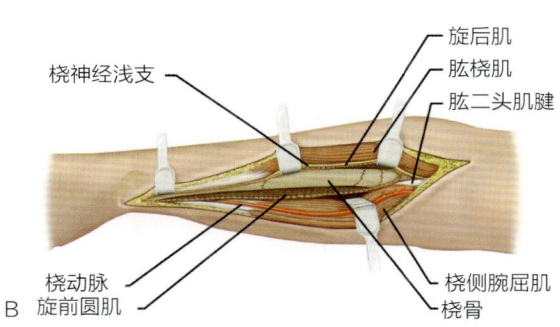
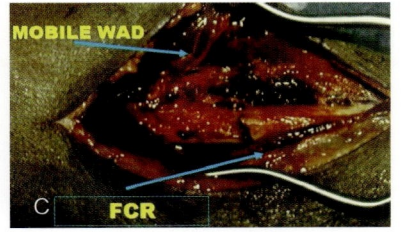

技术图1 A～C. 通过掌侧入路暴露桡骨干。此入路最适合于中段和远端骨干畸形愈合。

桡骨背侧入路

- 体表标志:外上髁,Lister结节。
- 以畸形愈合处为中心,切口略呈弧形,起始于外上髁前方,止于腕部Lister结节的远端和尺侧(技术图2A)。
- 沿皮肤切口切开筋膜。
- 近端在指总伸肌(EDC)和桡侧腕短伸肌(ECRB)之间分离。
- 前臂旋前。
- 辨认PIN,从旋后肌近端1 cm处直到肌肉远端的边缘(技术图2B)。
  - 沿着神经,通过旋后肌从远侧到近端分离,仔细保护运动分支。
- 当神经完全剥离并保护后,前臂旋后位,桡骨上从内侧到外侧松解旋后肌。
- 为了暴露桡骨背侧中段,必须要牵拉开拇长展肌(APL)和拇短伸肌(EPB),因为它们都通过桡骨干背侧跨向桡侧。
- 沿这两块肌肉的上、下缘切开筋膜,并将其从桡骨上抬起。
  - 根据需要,牵拉这些肌肉的远端或近端,以便于暴露畸形愈合端。

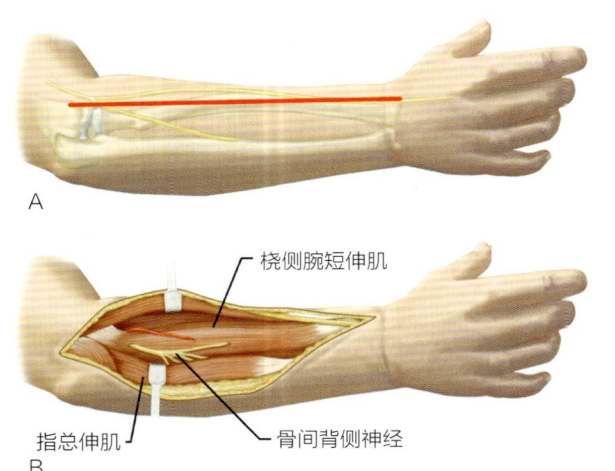

技术图2　通过背侧入路暴露桡骨。此入路最适合近端畸形愈合处理。A. 沿着外上髁到桡骨茎突的纵线切开皮肤。B. 通过旋后肌追踪PIN，保护其分支。

尺骨入路

- 体表标志：尺骨的皮下缘。
- 沿着尺骨皮下缘做纵行切口（技术图3A）。
- 沿着皮肤切口切开筋膜。
- 在背侧的ECU和掌侧的尺侧腕屈肌（FCU）之间分离（技术图3B）。
  - 仔细保护避免损伤尺骨头处的ECU远端腱鞘。

技术图3　尺骨的暴露。A. 沿着尺骨皮下缘切开皮肤。B. 在背侧的ECU和掌侧的FCU之间分离。

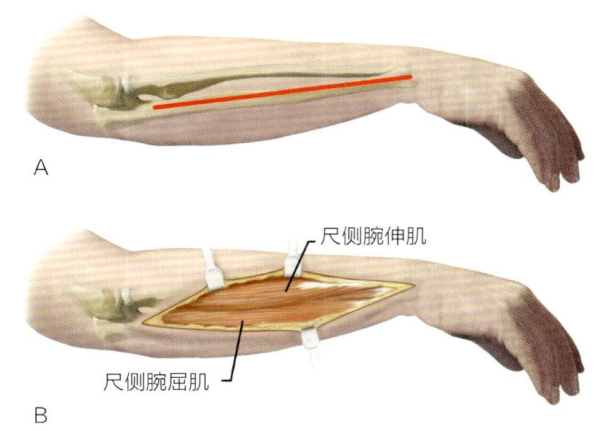

复位、接骨板和骨移植

- 基于术前的手术计划，联合使用水冷摆锯和骨刀，在畸形愈合处完成截骨。
- 牵拉开桡骨，恢复长度，根据需要植入移植骨（技术图4A）。
- 使用钢板模板以塑形至与桡骨弓匹配（技术图4B、C）。
- 使用3.5 mm加压钢板和AO加压技术放置接骨板（技术图4D～G）。
  - 畸形愈合处接骨板固定近端和远端需要至少6层皮质固定。
  - 对于瘦小患者，2.7 mm动力加压接骨板也可使用。

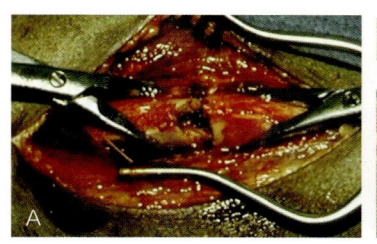 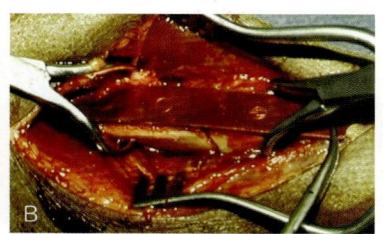 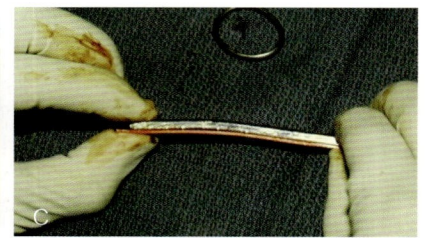

技术图4　A. 图3和图4中的患者通过掌侧入路对于桡骨畸形愈合处截骨后复位。鉴于畸形愈合处的特性，内固定需要通过掌侧和背侧入路联合完成。B. 金属模板放置于已纠正的桡骨掌侧。C. 金属模板需要精确的塑形，桡骨正常的弧度需要保留。

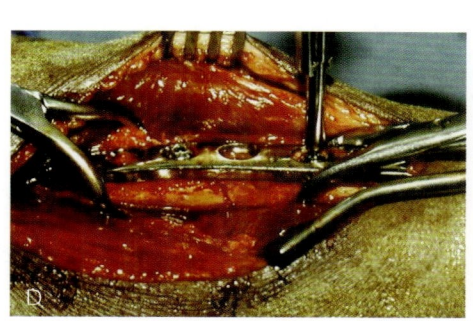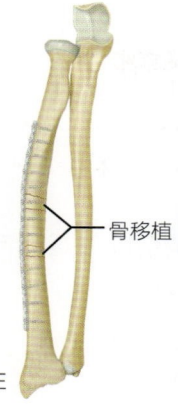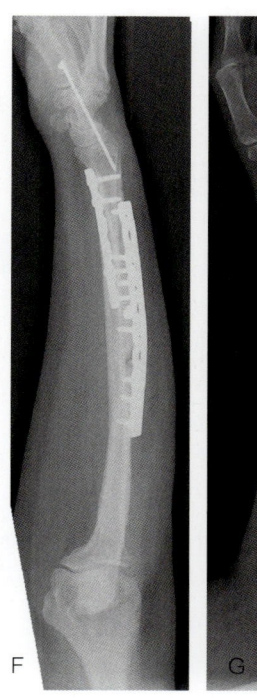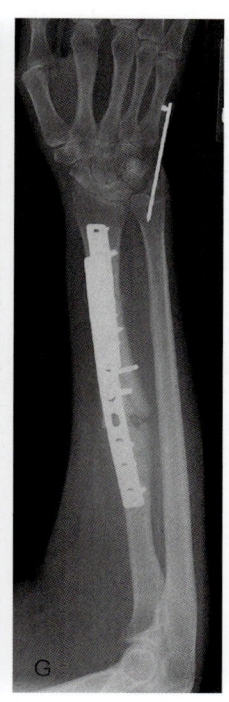

技术图4（续） D. 接骨板固定。E. 植骨和接骨板放置的示意图。F、G. 图3中的患者双钢板固定后的影像学。移植骨植入截骨的远近端，重建桡骨弓和恢复桡骨长度。DRUJ不稳通过固定尺骨茎突骨折来处理［使用一根0.062 in（1.6 mm）的克氏针］，并且术后旋后位固定。

- 固定后，前臂获得个完全旋后弧和旋前弧。
  - 阻碍活动的原因包括：尺骨畸形愈合未完全纠正，DRUJ不协调或不稳定，桡骨弓恢复失效，骨桥形成，软组织或骨间膜瘢痕挛缩。
- 如果尺骨需要截骨，接骨板放置在尺骨掌侧或放置在皮下缘，具体方式参考之前的详细描述。
- 如果DRUJ不稳定，可以考虑掌侧关节囊挛缩，肌腱移植重建，尺骨茎突基底部骨不连固定，或旋后位固定关节。
- 如果关节不协调或有关节炎，考虑尺骨短缩术、关节成形术、Darrach切除术或Sauvé-Kapandji术。
- 重建肌腱止点。例如，掌侧入路暴露桡骨远端，将旋前方肌的桡骨止点用可吸收线修复。
- 关闭皮下组织和皮肤。
  - 为了最大限度避免骨筋膜室综合征，不能缝合筋膜。
- 使用掌侧夹板。
  - 伴随有DRUJ不稳的患者，使用sugar-tong夹板将前臂完全旋后位固定。

要点与失误防范

适应证	• 评估DRUJ稳定性 • 确定运动的受限不是由于软组织挛缩、骨桥形成或者骨间膜挛缩，因为这些情况下畸形愈合重建后对功能无法改善
截骨术	• 获得对侧的前臂影像学资料来测量桡骨弓的定位和大小 • 如果考虑旋转畸形，需要行CT扫描或MRI检查 • 术前进行详细的制图来决定理想的截骨部位，矫形程度和方向，以及骨移植的必要性 • 获取骨移植的知情同意
入路	• 如果选择掌侧入路处理近端桡骨，避免损伤PIN，仔细沿着桡骨骨膜下剥离旋后肌并将其轻柔地向外牵拉，以避免牵拉性神经麻痹。避免将牵拉器放在桡骨颈处，这将压迫PIN（或者引起神经牵拉伤）。轻柔地牵拉桡神经浅支和桡动脉 • 当使用近端桡骨背侧入路时，在解剖过程中保护PIN。在25%患者中，神经正好位于骨背侧和肱二头肌粗隆的对侧。当在近端放置接骨板时避免将神经压至接骨板和骨之间
DRUJ	• 确认DRUJ在恢复力线关系后仍然不稳定的原因 • 制订能切实解决DRUJ不稳的方案

术后处理

- 对于依从性良好且固定稳定的患者，夹板可以在术后 5～7 天拆除，并立即开始活动度训练。
  - 接着穿戴可拆卸的矫形器 4～5 周。
- 术后 6 周开始力量训练。
  - 抗阻肌肉力量训练需要等到影像学愈合的证据（通常术后 8～12 周）。
- 当可靠的骨联合出现后时可允许正常活动。
- 成人一般不拆除接骨板。
- 如果出现伴随的 DRUJ 不稳定：
  - 在术后第一次随诊即予以 Munster 石膏固定，前臂完全旋后位固定 6 周。
  - 术后立即进行手指活动度训练和肘关节屈伸活动。
  - 术后 6 周，拔除 DRUJ 的钢针，并开始旋后-旋前练习。

预后

- Trousdale 和 Linsheid[11] 回顾性研究了 27 例前臂畸形愈合行截骨矫形术的患者。手术适应证包括旋转障碍（20 例）、DRUJ 不稳定（6 例）和外观整形需要（1 例）[11]。
  - 在 6 例 DRUJ 不稳的患者中，5 例在随访中获得了稳定的腕关节。3 例仅通过畸形矫形获得稳定，3 例需要掌侧关节囊缩紧和 DRUJ 克氏针临时固定。
  - 要求外观整形的患者虽然丢失了 10° 的旋转功能，但他对于整体外形和功能还是很满意。
  - 患者受伤时的年龄、畸形愈合的部位、单根或双根骨畸形都和最终的预后无直接相关性。
  - 从受伤到矫形手术的时间缩短（＜12 个月）与前臂旋转功能改善和并发症发生率降低有关。

并发症

- 在 Trousdale 和 Linsheid[11] 的研究中并发症发生率为 48%。
- 感染。
- 腕关节疼痛。
- 活动障碍。
- 异位骨化。
- DRUJ 不稳。
- 延迟愈合或骨不连。
- 桡神经浅支感觉异常。

（朱珍宏 译，张弛 审校）

参考文献

[1] Botte M. Skeletal anatomy. In: Doyle J, Botte M, eds. Surgical Anatomy of the Hand and Upper Extremity. Philadelphia: Lippincott Williams & Wilkins, 2003:3-91.

[2] Dumont CE, Pfirrmann CW, Ziegler D, et al. Assessment of radial and ulnar torsion profiles with cross-sectional magnetic resonance imaging. J Bone Joint Surg Am 2006;88(7):1582-1588.

[3] Hoppenfeld S, deBoer P. The forearm. In: Hoppenfeld S, deBoer P, eds. Surgical Exposures in Orthopaedics, ed 2. Philadelphia: Lippincott Williams & Wilkins, 1994:117-146.

[4] Kasten P, Krefft M, Hesselbach J, et al. How does torsional deformity of the radial shaft influence the rotation of the forearm? A biomechanical study. J Orthop Trauma 2003;17 57-60.

[5] Matthews LS, Kaufer H, Garver DF, et al. The effect on supination-pronation of angular malalignment of fractures of both bones of the forearm. J Bone Joint Surg Am 1982;64(1):14-17.

[6] Morrey BF, Askew LJ, Chao EY. A biomechanical study of normal functional elbow motion. J Bone Joint Surg Am 1981;63(6):872-877.

[7] Sarmiento A, Ebramzadeh E, Brys D, et al. Angular deformities and forearm function. J Orthop Res 1992;10:121-133.

[8] Schemitsch EH, Jones D, Henley MB, et al. A comparison of malreduction after plate and intramedullary nail fixation of forearm fractures. J Orthop Trauma 1995;9:8-16.

[9] Schemitsch EH, Richards RR. The effect of malunion on functional outcome after plate fixation of fractures of both bones of the forearm in adults. J Bone Joint Surg Am 1992;74(7):1068-1078.

[10] Tarr RR, Garfinkel AI, Sarmiento A. The effects of angular and rotational deformities of both bones of the forearm. An in vitro study. J Bone Joint Surg Am 1984;66(1):65-70.

[11] Trousdale RT, Linscheid RL. Operative treatment of malunited fractures of the forearm. J Bone Joint Surg Am 1995;77(6):894-902.

[12] Tynan MC, Fornalski S, McMahon PJ, et al. The effects of ulnar axial malalignment on supination and pronation. J Bone Joint Surg Am 2000;82-A(12):1726-1731.

第14章 尺桡骨干骨不连的手术治疗
Operative Treatment of Radius and Ulna Diaphyseal Nonunions

John R. Dawson and Lee M. Reichel

定义

- 如果前臂骨折没有一点愈合的可能（比如大块骨缺损）或骨折已经停止任何愈合的过程，那么应当当作骨不连来处理。
- 随着加压接骨板的出现，前臂骨不连的发生率较低，桡骨骨不连为2%，尺骨为4%[7]。

解剖

- 尺骨作为笔直、稳定的轴，桡骨围绕尺骨旋转。桡骨有桡侧和背侧两个弧度。
- 下尺桡关节（DRUJ）、前臂骨间膜（IOM）和上尺桡关节（PRUJ）将尺桡骨紧密连接在一起（图1）。
- 尺桡骨的关系决定了长度的变化：在完全旋后位时桡骨相对最长，在完全旋前位时相对最短。
- 虽然如此，但两个骨骼间保持着非常密切的长度协调，这对于前臂的功能非常重要。前臂自身可被认为是一种关节。
- 手部的浅层和深层屈伸肌腱起源于前臂，腕部的屈肌腱同样也来自前臂。此外，前臂为神经和血管提供了通道，这些给予手真正的功能。从病因学看，前臂骨不连将导致大量的瘢痕生成，阻止正常组织长入并导致手术分离困难。

发病机制

- 单根骨骼损伤（桡骨或尺骨）时，如果在骨折端有骨缺损，将会增加骨不连风险，因为未受伤的另一根骨骼的稳定长度将分散应力。
- 如为骨干部粉碎性骨折，尽管予以接骨板固定，骨不连发病率仍将增至12%[8]。枪击爆炸伤为常见的导致粉碎性骨折的原因。
- 虽然单纯桡骨骨折经手术治疗后能确保桡骨弓的重建，因为桡骨弓对前臂旋转非常重要，但是单纯尺骨干骨折常常保守治疗。
  - 即使保守治疗，大部分尺骨骨折都将愈合：骨不连发生率大概为3%[1]。
- 内固定必须能对抗前臂旋转时的扭转应力。固定不充分和拙劣的外科技术常常是肥大性骨不连的原因（图2A）。

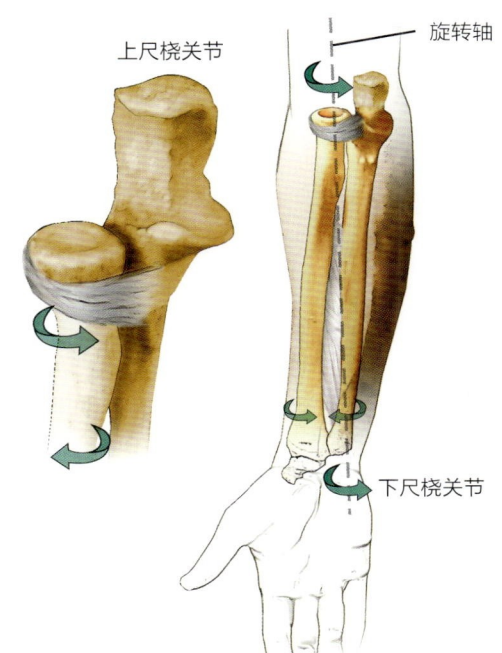

图1　前臂双骨骼作为一个功能单元，旋转轴从肱桡关节延伸到DRUJ。

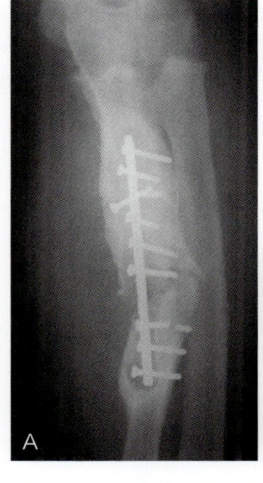

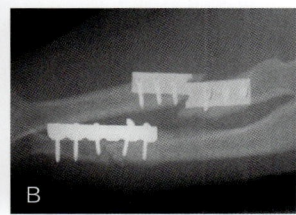

图2　A. X线片显示一个感染的肥大性骨不连。大量的骨痂形成提示生物活性骨不连。B. X线片显示一种萎缩性骨不连。骨折端完全缺乏骨痂，主要是缺乏生物活性刺激（经允许引自 Thomas R. Hunt Ⅲ, MD）。

- 许多导致骨不连的损伤是由于缺损;因此,前臂的大部分骨干骨不连本质上是萎缩性骨不连(图2B)[7]。
- 开放性前臂骨折和弹道损伤常常导致骨折部位骨缺损。
  - 骨膜剥离、骨折血肿块丢失、软组织和骨缺损和感染率增加等因素均将增加骨不连发生率。
  - 粉碎的开放性骨折端骨缺损发生骨不连的概率最高[4]。

自然病程

- 前臂骨不连没有手术干预无法愈合。
- 单根骨骼或双骨骼稳定性的丢失将会使前臂的旋前和旋后功能缺失。
- 因为PRUJ和DRUJ的活动与尺桡骨正常长度和旋转关节的关系非常复杂,前臂骨不连将影响这些关节活动。
- 如果不治疗,前臂骨不连导致的畸形可能会变成永久性。

病史和体格检查

- 虽然有些骨不连患者表现出明显的畸形,但有些患者只是主诉疼痛,以及前臂旋转受限。
  - 此外,随着尺骨短缩带来的明显变异会限制手腕和手指的活动功能。
- 手臂提和推会加重疼痛感,并且力量严重受损。
- 当前臂扭转加压时也会引起疼痛。
- 体格检查:
  - 评估皮肤和软组织的完整性。长时间感染的骨不连可能会出现窦道。
  - 通过血管检查观察血管是否病变。
  - 触诊骨不连的部位会引发疼痛。
  - 通过抵抗屈伸、旋前和旋后动作加压前臂。
  - 观察肘关节或腕关节的运动缺失。
  - 观察旋前或旋后的功能缺失。
- 感染是引起骨不连的常见原因,特别是对于受伤时是开放性骨折或患者骨折的前臂有手术史。
  - 如果患者有手术史,查清是否存在术后窦道或是否需要抗生素治疗。尽可能获得之前的记录。
- 对于任何骨不连患者,寻找影响骨愈合的原因,比如吸烟。完成详细的代谢检查,包括维生素D、白蛋白、前白蛋白、钙、碱性磷酸酶(ALP)、血红蛋白A1c(针对糖尿病患者)、促甲状腺激素(TSH)和睾酮。

影像学和其他诊断性检查

- 患侧和健侧前臂均需拍摄前臂中立位的正位片和侧位片。这可提供对比研究整体畸形情况。
- 如果怀疑骨不连可能,可用CT评估是否骨愈合。
  - CT同样也能显示旋转畸形,骨性愈合的存在和范围,和DRUJ、PRUJ的骨性连接关节。
- 所有患者都应进行感染诊断。包括检查红细胞沉降率(ESR)、C反应蛋白(CRP)和全血细胞计数(CBC)。
  - 如果实验室检查正常,但高度怀疑感染,考虑锝-99 m骨扫描,通过铟-111标记的白细胞扫描。
  - MRI或骨不连局部的活组织检查也同样用于评估感染。

鉴别诊断

- 感染。
- 前臂畸形愈合。
- 未确诊的PRUJ或DRUJ损伤。
- 内植物反应。
- IOM损伤。

非手术治疗

- 有症状的骨不连选择非手术治疗适用于那些手术效果不佳或者不配合治疗的患者。任何骨不连的治疗,对于患者和术者都是一个长时间、复杂且要求有耐心的过程。
  - 患者的参与是必需的,戒烟是首要的。在手术治疗前4周首先要戒烟,否则会抵消抗炎效果。
  - 通常,在外科手术前2周进行2种尼古丁试验以确认戒烟。
- 极少数患者存在稳定的纤维骨连接,可承受无痛活动。这些患者不需要手术。

手术治疗

- 首要目的是获得骨愈合。不一定能实现特别明显的活动幅度改善。在有些病例中前臂活动通过骨不连部位获得,因此骨愈合后会丢失一些活动。患者在手术前应了解这些。
  - 手术关注于PRUJ或DRUJ可能会改善活动。
- 先前的手术会带来严重的瘢痕,因此在手术中会增加神经血管损伤的风险。

术前计划

- 双侧前臂全长多角度的影像学资料需齐全以便于评估畸形。应该特别注意在完全旋后位健侧腕关节的正常变异。
- 骨不连类型需要确定,即肥大型还是萎缩型,这将决定治疗方法的选择。

- 如果患者已感染,需要考虑分期治疗,同时术中也需要评估感染。
  - 术前需要抗生素治疗直到进行术中培养。
  - 术中骨不连局部组织应进行有氧、厌氧、真菌和抗酸杆菌(AFB)培养。
  - 考虑将样本进行统计切片,并在高倍视野下检查是否有白细胞(WBC)。
  - 患者应该被告知,如果在手术中遇到严重化脓,手术可能会被取消或改为清创术,可能会使用抗生素水泥珠或垫片。
- 术前应将接骨板模板化。可采用动力加压接骨板(DCP)、有限接触动力加压接骨板(LC-DCP)、联合锁定接骨板和解剖接骨板。
  - 对于大多数骨折来说,骨折两端应该各有6个皮质层。
  - 通常情况下,骨质疏松患者会继发出现骨质量变差。对于这些患者,应该考虑使用更长的锁定接骨板进行锁定。
- 如果计划植骨,术前应确定植骨的来源,并与患者讨论其副作用和并发症。
  - 如果只需要松质植骨,患者可以参与选择植骨源[桡骨远端、髂前嵴、髂后嵴和铰刀/冲洗器/吸引器(RIA, Synthes, West Chester, PA)]。
  - 如果已发现或预期存在缺损,应向患者说明需要三面皮质髂骨自体骨移植、异体腓骨移植或带血管蒂的自体骨移植。
  - 应该详细说明每种移植物相关的并发症。
- 在麻醉后进行手术之前,应进行完整的双前臂体检。
- 确保所有可能需要的手术器械可用,包括全长解剖板、弧形刮匙、截骨刀和高速钻等特殊物品。
- 笔者不使用同种异体骨条作为扩充骨松质,除非获得的植骨非常糟糕。
- 当使用骨松质移植或Masquelet技术时,可以考虑使用骨形成蛋白(BMP),因为在这些情况下,BMP具有较高的愈合率[2]。

体位
- 仰卧位在射线可透的手术床上,附带射线可透的搁手桌。
- 在开始之前,应进行C臂成像测试,以确保前臂的全长成像没有困难。
  - 考虑保留对侧前臂旋转侧位成像,以便术中参考。
- 如果计划进行髂前嵴植骨,则应适当准备同侧髂嵴。
- 如果需要大量的植骨,作者建议用RIA获取对侧股骨,因为获取髂后嵴植骨(PICBG)需要有大幅的体位改变。

入路
- 如果前臂曾经做过手术,这些切口应该尽可能使用。
- 一般来说,应该坚持谨慎的剥离术,行最小的骨膜剥离和最小的肌肉牵拉。应尽可能减少破坏骨不连部位的可用血供。
  - 髓腔应该用钻头再扩髓,直到有血从髓腔中流出来(图3)。
  - 为了增加血流量,可以在骨不连任一侧的骨皮质上用骨刀去骨皮质化或用小直径钻或克氏针钻孔。

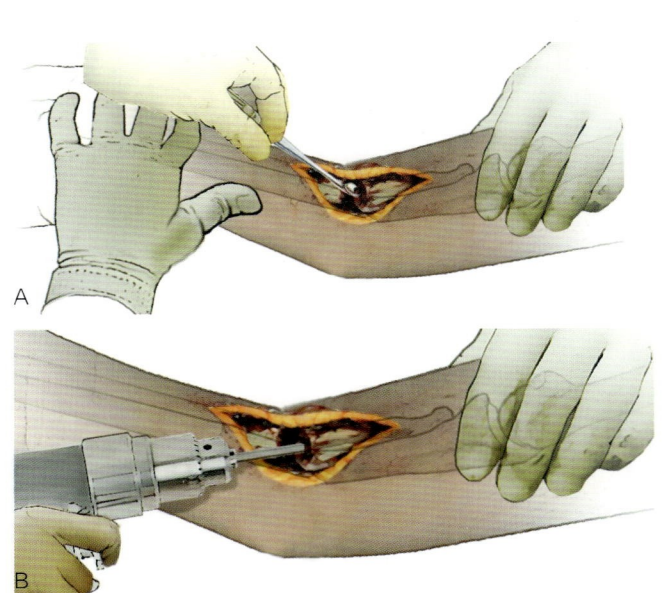

图3 A. 骨不连部位的彻底清创是重要的第一步。任何纤维组织或坏死组织必须清除,骨的两端也要清除。B. 髓腔使用增粗的钻头扩髓,以便血流灌注。

- 对于桡骨中端和远端，Henry 掌侧入路提供了极好的显露（详细内容请参考第 2 章）。
- 桡骨近端骨不连最好采用 Thompson 背侧入路。
- 尺骨可利用皮下缘入路沿着尺骨的整个长度暴露尺骨。尺神经尺背皮支在远端，应注意识别。

直接加压

- 在肥大性骨不连的情况下，通过加压骨不连端改善骨不连的稳定性是治疗的目标。
- 为了给钢板留出空间，用骨刀在骨膜下做最小的剥离以抬高肥大的骨痂，有效地形成带血管蒂的局部移植物。
- 必要时可以钻孔或切除形成一个小的皮层窗口，可以进入髓腔和骨不连部位。通常，只需要少量的自体移植骨，这些移植骨可以通过皮质窗填充到骨不连部位。桡骨远端是一个很好的自体骨移植源。
  - 若骨不连的方向允许，可放置拉力螺钉和中和钢板。
  - 使用钢板和将螺钉斜行插入远离骨不连部位的孔中都可以实现加压功能。
- 当桡骨和尺骨骨不连都存在时，两根骨头可以缩短相同的长度，以允许对骨端的直接加压。
  - 如有必要，可以考虑对未受伤的骨进行截骨、缩短以匹配骨不连的骨和加压固定。手术前应与患者进行长时间的交谈，包括潜在的第二次骨不连和肌腱功能障碍的风险。
- 在一个长期的远端骨不连合并 DRUJ 脱位的病例中，可考虑行远端尺骨切除和桡骨短缩（技术图 1A、B）。

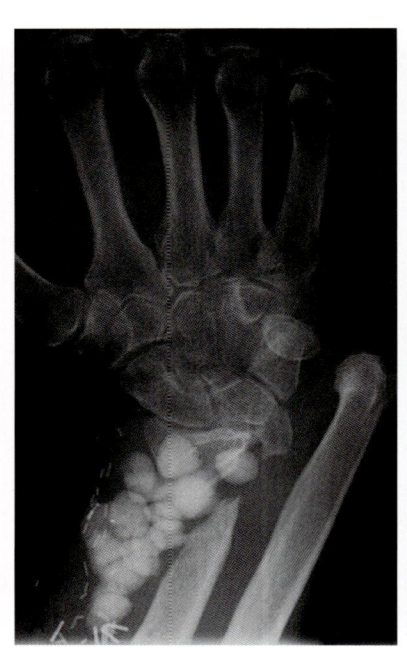 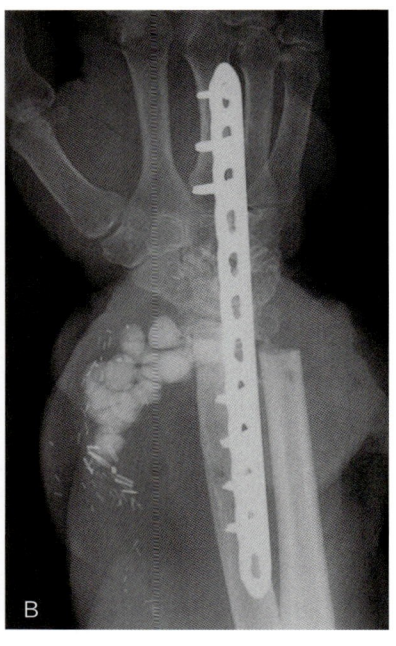

技术图 1　A. 该病例为桡骨远端骨干骨折，并有明显的骨缺损和 DRUJ 损伤。B. 缩短尺骨，在融合腕关节的同时对桡骨骨不连处加压钢板固定。

自体骨松质移植

- 用于修复萎缩型或有其他骨缺损的骨不连。
- 切除骨不连部位直至有出血的骨。
- 放置桥接板，通常在近端和远端至少使用一个或两个锁定螺钉进行固定。
  - 钢板需要在较长一段时间内代替骨骼发挥作用，增加锁定螺钉可以增加钢板的抗扭强度，从而延长钢板的使用寿命。
  - 考虑使用不锈钢钢板，因为它的强度更大。
  - 当给有骨缺损分离的两部分骨骼进行钢板固定时，必须特别小心。匹配每块骨块的旋转以及建立整体长度是有难度的。对侧前臂是一个很好的模板。骨模型也有助于理解有关骨骼学，特别是桡骨。

- 外固定支架、薄层撑开器或铰接式张紧器可以用于重建长度。
- 整个缺损用自体骨松质移植填充。通常不用骨替代品（技术图2A、B）。
- 确保松质移植物不放置在IOM内以形成骨联合的风险。
- 已有成功用于长度为6 cm的骨缺损的病例，但通常用于较小的<3 cm的骨缺损[7]。

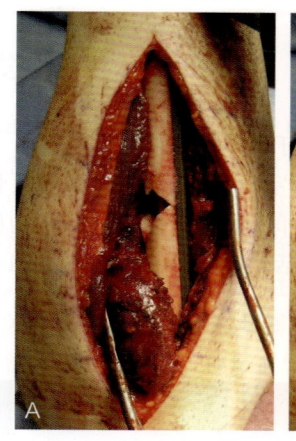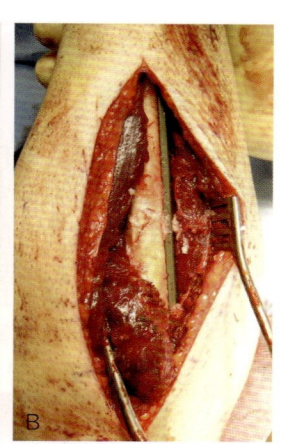

技术图2　A. 清创和放置钢板后部分骨缺损。B. 自体骨松质填充骨缺损。

自体髂骨三面皮质移植

- 用于修复萎缩型或有其他骨缺损的骨不连。
- 切除骨不连部位直至出血骨。骨不连部位的近端和远端骨使用水冷摆锯垂直骨长轴切除，以防止新切骨的热坏死。
- 髓腔内要打通。
- 测量骨缺损。
- 取比所需尺寸大的三面皮质髂骨移植物并切成合适大小以填充缺损。
- 钢板在骨缺损的近端和远端至少有三个孔。必要时，可以用一或两个单皮质锁定螺钉将植骨嵴固定在钢板上，但理论上需要避免。
- 然后，可以使用钢板或铰接式拉紧器对两个移植物-骨界面进行技术加压。结构移植被加压固定到位（技术图3）。
- 然后冲洗伤口并缝合。

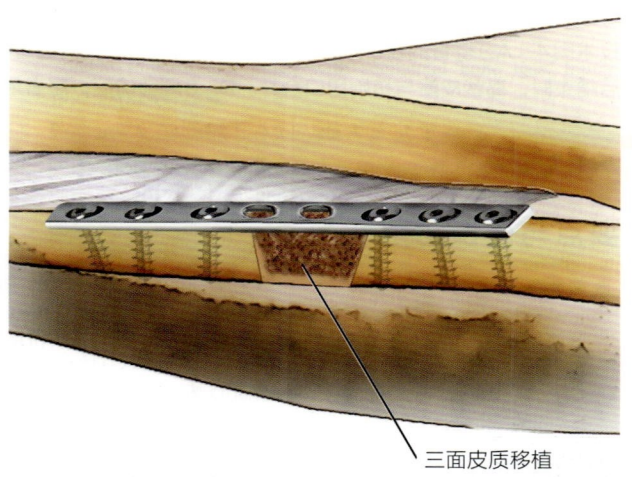

技术图3　改良Nicoll技术，三面皮质髂骨移植。移植物切角，使移植物在应用钢板时被加压。

Masquelet技术

- 在部分或节段缺损的情况下，可使用含抗生素的甲基丙烯酸甲酯水泥来修复缺损，并使用桥接板来跨越损伤区域。长度和旋转必须对照另一侧，同时保证旋前和旋后的活动范围。
- 骨不连部位的坏死骨和纤维组织全部清除。
- 与骨松质移植技术相似，必须小心地使用桥接板。
- 水泥应以使提取过程更容易的方式填充在缺陷中。
  - 对水泥进行预取芯可以使水泥更容易成块提取。
  - 骨水泥应该与切断的骨头末端重叠1～2 mm，以防止纤维组织在新切断的骨头上形成。
- 间隔6周后，通过原切口纵向切开假膜，移除水泥垫片。用自体骨松质移植（加或不加BMP）来修复骨空缺。同样，术前应估计所需的移植物数量，并选择最合适的移植物来源。

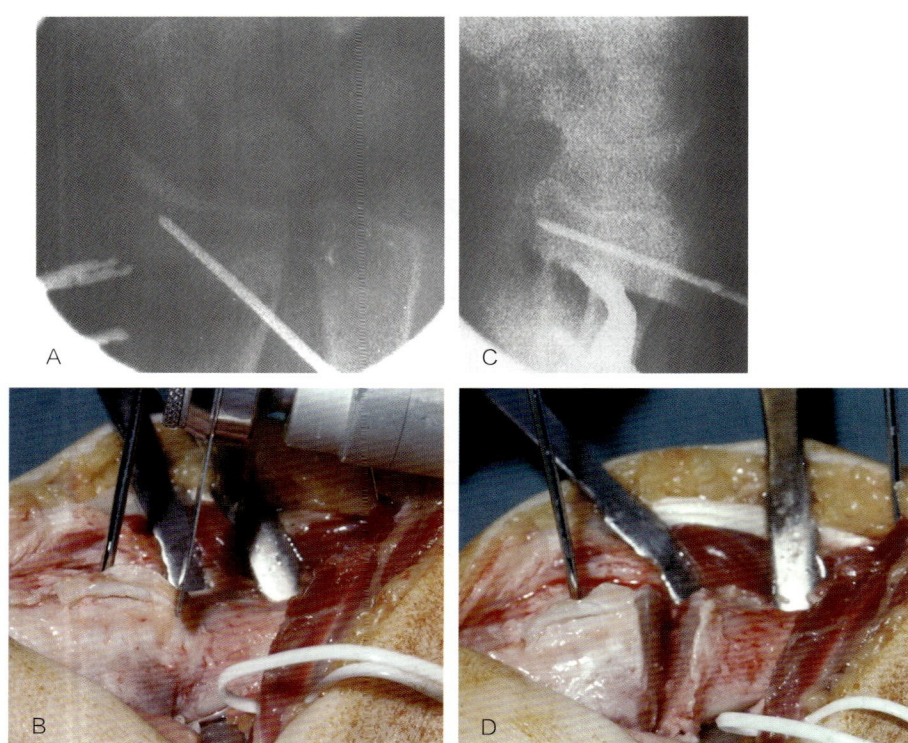

技术图2 A. 平行关节面打入一枚克氏针。透视下显示克氏针的位置。B. 在尽可能靠近原始骨折部位，使用电锯进行截骨。C. 侧位透视影像显示使用椎板撑开器矫正远端骨块。D. 截骨部位张开等待植骨（经允许引自Diego Fernandez, MD, PhD）。

- 撑开器或小型外固定支架有助于力线矫正及临时固定骨折。
  - 钻入的带螺纹的钢针在近侧应垂直桡骨骨干，并且不应妨碍到后续固定器械的使用。
  - 钻入的远侧钢针的角度应和术前设计的需要矫正的关节面侧倾的角度相等。这样当力线一旦获得矫正近侧及远侧的钢针应相互相平行。
  - 应选择带螺纹的钢针，这样也有助于恢复桡骨远端关节面合适的尺倾角度。
  - 需要矫正的角度可通过无菌几何模板进行测量。
- 在尽量靠近骨折线并和远侧钢针平行的位置，使用摆锯进行截骨（技术图2B）。
- 如果骨折尚未完全愈合（新近发生的畸形愈合，通常在伤后4个月内），则应在原发骨折的部位小心去除骨痂，重现原始骨折线。
  - 可保留这些骨痂用于植骨。
- 如果骨折已经完全愈合，应尝试找到原始骨折的位置，如无法确定原始骨折线，就应在干骺端选择一处进行截骨，要求能使远端骨块足够大以进行手法复位及内固定，同时在干骺端截骨的目的是有利于骨折愈合。
- 使用椎板撑开器也同样有助于力线矫正（技术图 2C、D）。
  - 对于骨质疏松的患者应小心操作。
- 置入1.6 mm的光滑克氏针用作临时固定。
- 如果单纯通过调整角度就能恢复尺骨变异，则可简单地折顶掌侧皮质，以维持一定的截骨稳定性。如果必须通过延长掌侧皮质来恢复尺骨变异，则应在另一平面（如桡侧）使用第2把撑开器来恢复并维持正常的力线。

植骨及固定

- 截骨并完成桡骨的力线矫正之后，应嵌入植骨块。
- 获取植骨块（技术图3A）。可使用带骨皮质的骨松质（结构性植骨）或是单纯骨松质进行植骨。
  - 使用结构性植骨的潜在性好处是立即获得结构性支撑（技术图3B），可以使用相对较小的内植物，从而避免了肌腱激惹。
  - 可使用环钻获取骨松质（技术图3C）进行植骨。这避免了结构性植骨时对带骨皮质的骨松质块进行外形修整时的冗长而困难的步骤，同时也避免了标准髂骨取骨的一些并发症。
- 可单独使用一块T形或π形钢板，也可使用两块2.0 mm或2.4 mm的钢板（一块置于背侧，位于Lister结节尺侧；另一块放在桡侧，位于第1、2背侧间室之间）。

第15章 截骨矫正术治疗桡骨远端畸形愈合
Corrective Osteotomy for Distal Radius Malunion

David Ring, Diego Fernandez, and Jesse B. Jupiter

定义

- 桡骨远端畸形愈合定义为桡骨远端力线不良且伴有功能障碍。
  - 对位对线未达到解剖复位并不一定会导致功能障碍，尤其是在老年患者以及对腕关节功能要求低下的患者中，耐受良好。
- 功能障碍包括腕关节僵硬、无力或者疼痛[1,2,5]。
- 疼痛是桡骨远端畸形愈合最难治疗的并发症，截骨术对于疼痛而言（事实上任何治疗疼痛的手术），其效果是不可预见的，所以必须审慎进行。腕关节力线不良、尺腕关节撞击以及下尺桡关节（DRUJ）力线不良均为潜在的导致疼痛的因素。
- 桡骨远端骨折畸形愈合和腕管综合征之间是否有关联目前尚存在争议。有专家认为两者间有直接关联，且仅用截骨术就可改善因桡骨远端畸形愈合而导致的腕管综合征。

解剖

- 力线丧失能在X线片上测量。
- 关节面角度能在侧位片上测量，是指在侧位片上桡骨远端关节面掌、背侧缘的连线与桡骨干长轴垂直线之间的夹角。
- 关节面尺偏角（也因关节面倾向尺侧而常被误称作桡倾角）可在正位片上测量，是指在正位片上桡骨远端关节面桡、尺侧边缘的连线与桡骨干长轴垂直线之间的夹角。
- 尺骨变异是更好地测量桡骨相对于尺骨高度的一个方法。在桡骨远端正位片上作两条桡骨干长轴的垂直线，分别位于月骨窝的最尺侧角平面和尺骨头的桡侧边缘平面，两条垂直线之间的距离即为尺骨变异。
  - 尺骨变异为正数代表尺骨长于桡骨，负数代表尺骨短于桡骨。
- 关节面的力线不良可在X线片上测量，通常表现为间隙、台阶或半脱位。
  - 在CT上测量关节面的力线不良往往更精确（图1）。
- X线片测量的差异包括摄片的差异、测量技术不精确或参照点选择不正确。

发病机制

- 桡骨远端骨折愈合快速。通常骨折畸形愈合可在伤后4～6周内确诊。
- 年龄>60岁、背侧成角>20°、干骺端背侧粉碎性骨折、累及干骺端掌侧的粉碎性骨折、累及尺骨骨折以及关节面移位骨折均是骨折不稳定、复位丢失和畸形愈合的危险因素。
- 骨折不稳定的危险因素包括年龄、干骺端粉碎、背侧成角、尺骨变异以及自主功能缺乏。
- 传统的手法复位石膏或夹板固定，易致骨折再移位，故应尽可能避免。
- 不恰当的治疗技术也会造成骨折畸形愈合。
  - 当有干骺端粉碎时，经皮单独使用克氏针不够维持骨折力线。
  - 单独使用外固定支架而没有辅助克氏针固定骨折。

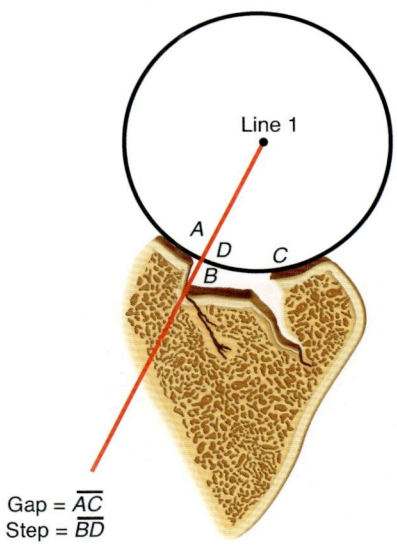

图1 圆弧法测量桡骨远端的关节面力线不良。B和D之间的距离是关节面台阶，A和C之间距离是最大关节面裂隙［经允许引自 Catalano LW III, Cole RJ, Gelberman RH, et al. Displaced intra-articular fractures of the distal aspect of the radius: long-term results in young adults after open reduction and internal fixation. J Bone Joint Surg Am 1997;79（9）:1290–1302］。

预后

- 与前臂骨折一样,手术治疗后前臂骨不连的发生率很高。上述方法的治愈率为95%～100%[3,5,7]。
- 在前臂骨不连的病例中,要么是由于早期手术技术不佳,要么是由于骨丢失,在骨不连手术中找到根本原因并解决问题通常会导致治疗成功。
  - 在那些因感染而导致骨不连的患者中,感染的复发是一个不良的预后指标。几乎所有骨不连修复失败的患者都有深部感染的复发。
- 总的来说,患者的满意度并不能反映骨愈合的成功与否。大约只有2/3的患者报告良好或优秀的结果[3,5,7]。这可能表现了患者对上肢的高要求以及在翻修手术中经常出现的前臂活动功能受限。

并发症

- 新的感染或以前的感染复发可同时发生。
- 通常,骨不连已经通过瘢痕组织和挛缩的形成改变了前臂的正常活动范围。不幸的是,修复骨不连会增加瘢痕组织和挛缩的形成,导致更多的运动丧失(幸运的是,疼痛和对肢体稳定性的主观感觉会有所改善)。
- 继发于骨不连修复所需暴露的范围扩大而导致相关的广泛瘢痕组织形成,神经血管损伤可能继发于"正常"组织平面的丧失。
- 复发性骨不连和内固定失败。
- 如果IOM区广泛剥离,就可能发生骨性连接。
- 供区疼痛或感觉迟钝。

(朱珍宏 译,张弛 审校)

参考文献

[1] Cai XZ, Yan SG, Giddins G. A systematic review of the non-operative treatment of nightstick fractures of the ulna. Bone Joint J 2013; 95(7):952-959.

[2] Calori GM, Colombo M, Mazza E, et al. Monotherapy vs. polytherapy in the treatment of forearm non-unions and bone defects. Injury 2013;44(suppl 1):S63-S69. doi:10.1016/S0020-1383(13)70015-9.

[3] Kamrani RS, Mehrpour SR, Sorbi R, et al. Treatment of nonunion of the forearm bones with posterior interosseous bone flap. J Orthop Sci 2013;18(4):563-568. doi:10.1007/s00776-013-0395-0.

[4] Moed BR, Kellam JF, Foster RJ, et al. Immediate internal fixation of open fractures of the diaphysis of the forearm. J Bone Joint Surg Am 1986;68(7):1008-1017.

[5] Moroni A, Rollo G, Guzzardella M, et al. Surgical treatment of isolated forearm non-union with segmental bone loss. Injury 1997;28(8):497-504.

[6] Pagnotta A, Taglieri E, Molayem I, et al. Posterior interosseous artery distal radius graft for ulnar nonunion treatment. J Hand Surg Am 2012; 37(12): 2605-2610. doi: 10.1016/j.jhsa. 2012. 09. 004.

[7] Ring D, Allende C, Jafarnia K, et al. Ununited diaphyseal forearm fractures with segmental defects: plate fixation and autogenous cancellous bone-grafting. J Bone Joint Surg Am 2004; 86-A(11):2440-2445.

[8] Ring D, Rhim R, Carpenter C, et al. Comminuted diaphyseal fractures of the radius and ulna: does bone grafting affect union rate? J Trauma 2005; 59(2): 438-441. doi: 10.1097/01.ta. 0000174839. 23348. 43.

- 克氏针拔除或外固定支架拆除过早。在伤后超过6周内植物拆除后仍可观察到骨折位置的改变,特别是对于伴有干骺端粉碎的桡骨远端骨折。
- 在骨量稀疏的干骺端区域使用非锁定钢板可能引起松动。
- 不应满足于最基本的治疗方案。许多老年患者对手术期望值很高,希望腕关节能达到解剖复位并且能恢复最佳的功能,此时,不能因为患者年龄大而降低手术要求,而应根据患者的期望值来制订治疗方案。

自然病程

- 腕关节尺侧疼痛可在桡骨远端骨折后1年或1年以后得以缓解,所以要有足够的耐心。
- 前臂旋转受限可能与关节囊挛缩或骨排列力线不良有关。对于轻微的畸形愈合,可通过自身功能训练得到改善。
- 然而,已有多篇关于关节外的桡骨远端畸形愈合进一步导致腕关节创伤性关节炎的报道,但尚无数据支持。
  - 若这种情况持续1~2年,则腕关节功能将无法恢复。
- 骨折未达到解剖复位或半脱位在未累及关节面时,相对于关节内骨折是可被接受的,但关节内对位对线差常导致关节病变、疼痛和功能障碍。发生这些障碍明确的时间目前尚无定论,症状的严重程度与X线片所示的解剖位置也无明确关系,关节病变的确诊目前也尚未建立标准。

病史和体格检查

- 询问疼痛的情况时一定要尽可能详细,应尽可能确定疼痛的具体部位及原因,感觉模糊、发散以及与骨折严重程度不相称的疼痛,不可盲目采用截骨治疗。仅有疼痛并不是截骨的指征,需明确手术可解除患者疼痛后方可行手术治疗。
- 活动受限的原因也需要明确,若活动受限是由于骨折力线不良时可行手术治疗,但若是由于疼痛或其他原因(如DRUJ不稳定),则需明确是否需要手术。
- 腕关节的活动范围需用量角器准确测量,包括:屈曲、伸直、桡偏、尺偏、旋前和旋后。
- 尺腕关节压缩:是指腕骨向尺侧偏移并压向尺骨。
  - 尺偏试验产生的持续性疼痛是由于尺腕关节受压。
- 试验者可通过固定桡骨并试图使尺骨远端从桡骨远端的乙状切迹内向掌侧或者背侧半脱位来检查DRUJ的稳定性。
  - 在相反方向的稳定性降低可能与症状性的DRUJ不稳定有关,但这是非常困难且很主观的试验。
- 舟骨移位试验:舟骨移位试验不稳定意味着舟月骨间韧带撕裂,这提示主要是由于腕骨间有分离趋势而不是腕骨对位不齐所导致的桡骨远端畸形愈合。
- 握力也是衡量腕关节障碍的指标之一,但握力会受疼痛影响,还可受心理因素影响。

影像学和其他诊断性检查

- 腕关节正位及侧位X线片(图2A~D)可明确腕关节的情况,对关节面作出充分的评估,尤其对可能出现的腕关节畸形愈合作出预判。
  - 应双侧对比,健侧腕关节的形态对于手术有重要的参考价值。
- CT,尤其是三维CT对准确评估关节面有重要的参考价值(图2E)。

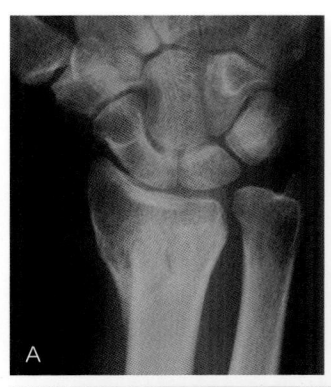
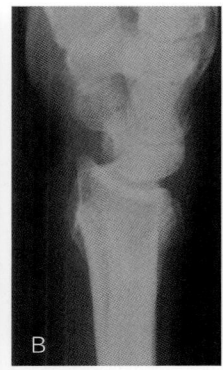
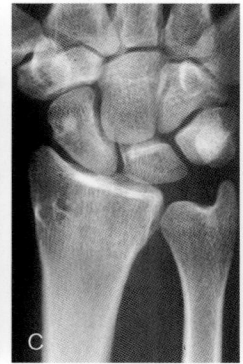
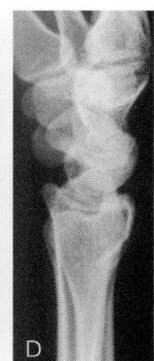
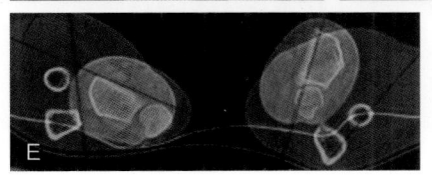

图2 A、B. 正位及侧位X线片显示关节外向掌侧成角的骨折畸形愈合。C、D. 正位及侧位X线片显示关节外背侧移位的骨折畸形愈合。E. CT显示旋转畸形伴随掌侧移位的关节外骨折(经允许引自Diego Fernandez, MD, PhD)。

- 神经肌电生理检查(包括肌电图和神经传导速度)对评估腕关节的神经症状和腕管综合征有一定的参考价值。

鉴别诊断

- 关节僵硬:包括关节囊硬化和肌腱粘连。
- 麻木:例如特发性腕管综合征。
- 疼痛:其他原因造成的疼痛,或者是特发性疼痛。

非手术治疗

- 非手术治疗适用于对功能要求较低以及全身状况不佳的患者,可采用石膏或者夹板固定,6周后拆除。患者可在6周后在理疗师或专科医生的指导下进行腕关节功能训练以最大可能恢复腕关节功能。一般功能可在3~4个月后得到恢复,若患侧腕关节在石膏拆除3~4个月后改善不明显,患者仍应继续随访。每2~4个月一次,直至最大限度地恢复腕关节功能。
- 医生应给予患者足够的鼓励,尤其是在因为关节外骨折而导致尺侧腕关节疼痛的患者。
  - 这是持续时间最长的一种疼痛,一般在骨折后可超过1年时间。

手术治疗

- 手术治疗适用于X线片显示的腕关节畸形,该畸形会导致患者腕关节功能障碍和关节病变,且矫正后可改善腕关节功能。
  - 患者必须了解手术的风险和益处。
  - 术者必须恰当地处理患者的疼痛,因为剧烈疼痛有可能是由于心理原因引起的,而只有当疼痛是由于畸形(尺骨撞击征)造成的,才可采用手术方法治疗。
- 当腕关节背倾<20°或尺骨变异<+5 mm,并且有腕关节活动受限时,可予非手术治疗。
- 对于"可接受的力线"的标准,目前还没有固定的数值或临界值。相对而言,腕关节的症状及功能障碍更为重要。
- 关节内截骨只有当纠正较为简单的骨折线时才被考虑。
  - 例如对于掌倾剪切型骨折而言,掌侧骨块力线不良且骨折块较大,关节内没有粉碎或压缩,背侧骨块尚为畸形愈合,可予以考虑。
- 桡骨远端截骨并非急诊手术,需在患者充分锻炼恢复至最大功能后且不伴有神经、肌腱功能障碍及水肿。
  - 对于关节内畸形骨折的病例,应尽早进行干预(最佳时间是10周内),这可能更重要。

术前计划

- 术前影像学检查对于术中纠正成角、旋转及短缩畸形是必不可少的,还应摄健侧腕关节以作对比(图3A、B)。
- 术前应做好重建的图纸及计划,尤其是对于复杂的畸形愈合(图3C~E)。这有助于术者更好地应对术中可能出现的意外。

体位

- 患者仰卧位,患肢外展置于搁手台上。
- 可使用不消毒的气囊止血带,在皮肤切口前应驱血并上止血带。

入路

- 依据畸形的部位及术前计划,手术可选择背侧或掌侧入路。

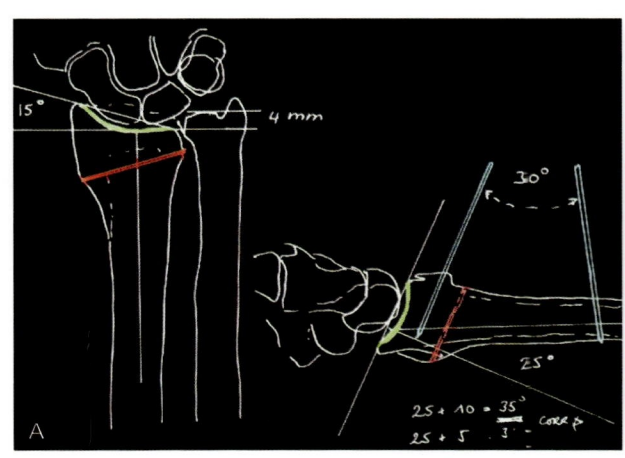 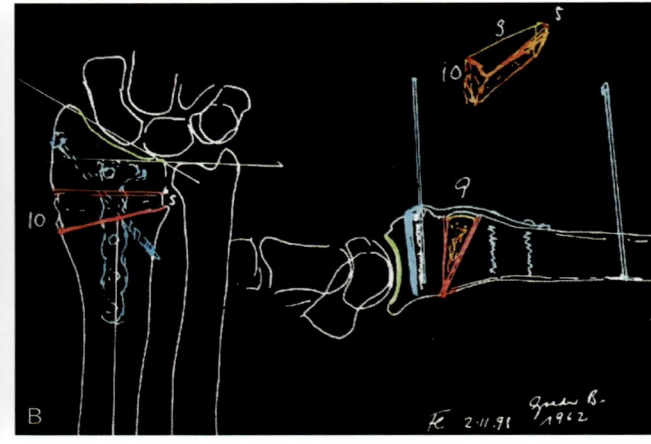

图3 A、B. 技术图1~3中患者接受背侧截骨的术前计划:截骨前计划(A)、截骨及带骨皮质的骨松质植骨后计划(B)。

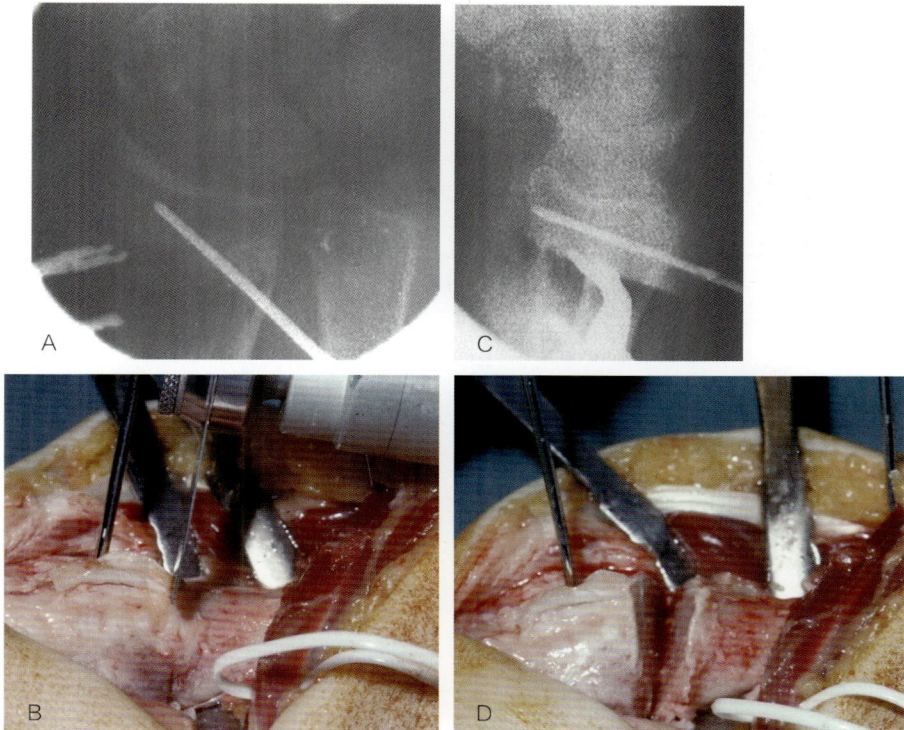

技术图2 A. 平行关节面打入一枚克氏针。透视下显示克氏针的位置。B. 在尽可能靠近原始骨折部位，使用电锯进行截骨。C. 侧位透视影像显示使用椎板撑开器矫正远端骨块。D. 截骨部位张开等待植骨（经允许引自Diego Fernandez, MD, PhD）。

- 撑开器或小型外固定支架有助于力线矫正及临时固定骨折。
  - 钻入的带螺纹的钢针在近侧应垂直桡骨骨干，并且不应妨碍到后续固定器械的使用。
  - 钻入的远侧钢针的角度应和术前设计的需要矫正的关节面侧倾的角度相等。这样当力线一旦获得矫正近侧及远侧的钢针应互相平行。
  - 应选择带螺纹的钢针，这样也有助于恢复桡骨远端关节面合适的尺倾角度。
  - 需要矫正的角度可通过无菌几何模板进行测量。
- 在尽量靠近骨折线并和远侧钢针平行的位置，使用摆锯进行截骨（技术图2B）。
- 如果骨折尚未完全愈合（新近发生的畸形愈合，通常在伤后4个月内），则应在原发骨折的部位小心去除骨痂，重现原始骨折线。
  - 可保留这些骨痂用于植骨。
- 如果骨折已经完全愈合，应尝试找到原始骨折的位置，如无法确定原始骨折线，就应在干骺端选择一处进行截骨，要求能使远端骨块足够大以进行手法复位及内固定，同时在干骺端截骨的目的是有利于骨折愈合。
- 使用椎板撑开器也同样能有助于力线矫正（技术图2C、D）。

- 对于骨质疏松的患者应小心操作。
- 置入1.6 mm的光滑克氏针用作临时固定。
- 如果单纯通过调整角度就能恢复尺骨变异，则可简单地折顶掌侧皮质，以维持一定的截骨稳定性。如果必须通过延长掌侧皮质来恢复尺骨变异，则应在另一平面（如桡侧）使用第2把撑开器来恢复并维持正常的力线。

植骨及固定

- 截骨并完成桡骨的力线矫正之后，应嵌入植骨块。
- 获取植骨块（技术图3A）。可使用带骨皮质的骨松质（结构性植骨）或是单纯骨松质进行植骨。
  - 使用结构性植骨的潜在性好处是立即获得结构性支撑（技术图3B），可以使用相对较小的内植物，从而避免了肌腱激惹。
  - 可使用环钻获取骨松质（技术图3C）进行植骨。这避免了结构性植骨时对带骨皮质的骨松质块进行外形修整时的冗长而困难的步骤，同时也避免了标准髂骨取骨的一些并发症。
- 可单独使用一块T形或π形钢板，也可使用两块2.0 mm或2.4 mm的钢板（一块置于背侧，位于Lister结节尺侧；另一块放在桡侧，位于第1、2背侧间室之间）。

第15章 截骨矫正术治疗桡骨远端畸形愈合　145

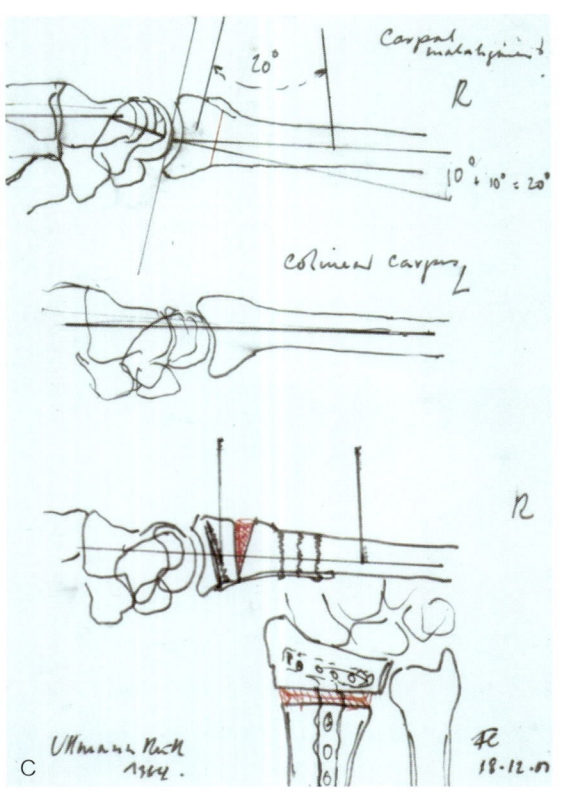

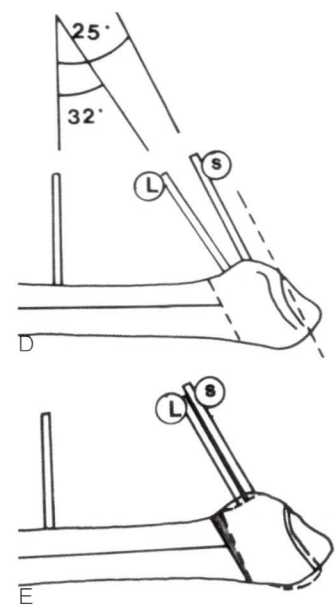

图3（续）　C. 术前计划通过掌侧入路对技术图4和技术图5中的患者进行关节外截骨术。D、E. 技术图6中骨折向掌侧成角畸形愈合行关节内截骨的术前计划（经允许引自 Diego Fernandez, MD, PhD）。

桡骨远端背侧关节外截骨：带皮质的骨松质植骨

暴露

- 经Lister结节和第3掌骨连线做纵行切口（技术图1A）。
- 掀开皮肤，在桡侧皮瓣注意保护桡神经浅支。
- 在第3伸肌间室上方切开伸肌支持带，游离拇长伸肌（EPL）肌腱并向桡侧牵开（技术图1B）。
  - 在手术结束后可将EPL肌腱留置于皮下。
- 从骨膜下掀开并游离第4背侧间室及肌腱。
  - 注意保护第4间室的完整性。
- 通常无法将第2背侧间室在骨膜下做游离。此时可简单切开第2间室，将桡侧腕长、短伸肌腱牵向桡侧。

截骨及力线矫正

- 平行关节面水平打入克氏针，有助于对力线矫正进行监测（技术图2A）。

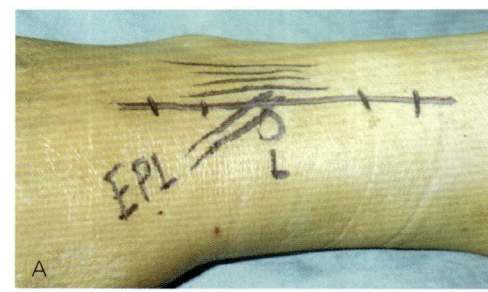

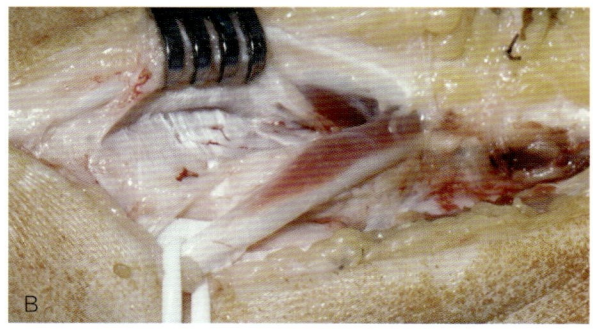

技术图1　图2A、B中患者关节外背角畸形愈合矫正。A. 直纵行皮肤切口。B. EPL被牵拉并向背侧转位到皮下组织（经允许引自Diego Fernandez, MD, PhD）。

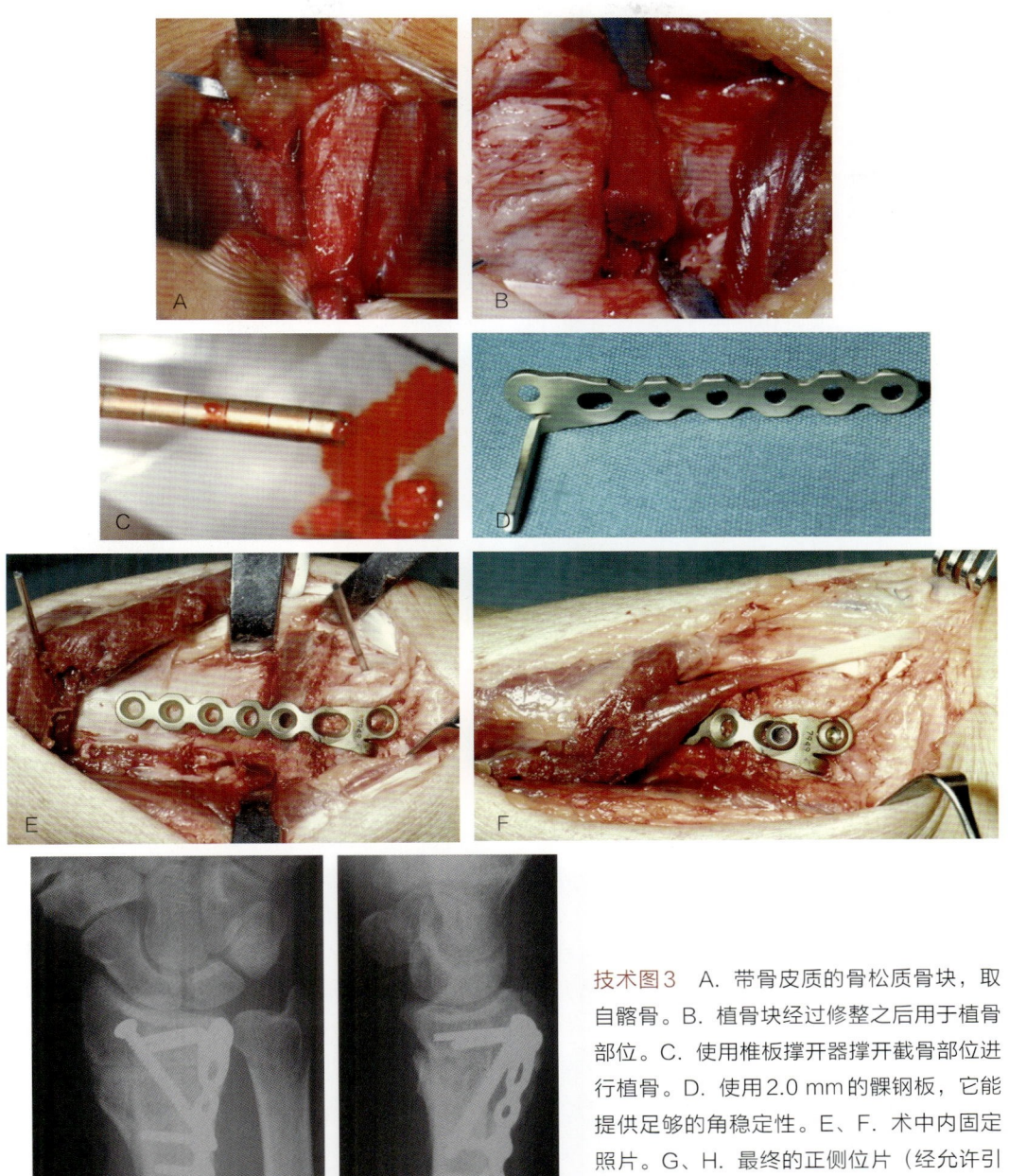

技术图3　A. 带骨皮质的骨松质骨块，取自髂骨。B. 植骨块经过修整之后用于植骨部位。C. 使用椎板撑开器撑开截骨部位进行植骨。D. 使用2.0 mm的髁钢板，它能提供足够的角稳定性。E、F. 术中内固定照片。G、H. 最终的正侧位片（经允许引自Diego Fernandez, MD, PhD）。

- 当使用带骨皮质的骨松质进行结构性植骨时，单独一块钢板或单块钢板加螺钉就足够了（技术图3D~H）。
- 使用带角稳定螺钉的钢板或角刃钢板来固定远端骨块比普通的钉板系统更加可靠，特别是当有骨质疏松或非结构性植骨时。
- 一旦内固定完成并确认其稳定性后，去除所有临时固定的装置。
- 所有的手术过程应在术中透视监控下完成，以确定合适的截骨位置、力线的矫正情况及内植物放置的位置。
- 使用可吸收线修复伸肌支持带。
  - 在一些病例，可将伸肌支持带瓣置于肌腱的深层，以增加内植物及伸肌腱之间的保护。
  - 笔者通常不关闭伸肌支持带，也不再做伸肌支持带瓣。
- 松止血带，彻底止血。
- 闭合皮肤。
- 厚敷料加掌侧石膏托固定。

桡骨远端掌侧关节外截骨

暴露

- 采用掌桡侧 Henry 入路[桡侧腕屈肌（FCR）入路]，适用于治疗桡骨远端掌侧或背侧成角的畸形愈合（见图 2C、D）。
- 沿 FCR 肌腱做 5~7 cm 的纵行皮肤切口，止于腕横纹。
  - 如果需要进一步暴露，应将切口向舟骨远极延伸，但应注意转向的角度至少为 45°。
- 切开 FCR 腱鞘，将肌腱牵向尺侧，切开腱鞘的底部。
- 不游离桡动脉，将桡动脉及周围组织保护在切口桡侧。
- 使用纱布或较宽的骨膜剥离器，将旋前方肌上方的脂肪组织连同指屈肌腱以及正中神经一起牵向尺侧。
- 在切口近侧，从桡骨远端的掌侧面剥离大部分的拇长屈肌腱起点（注意该区域动脉的止血），并用小号的 Hohmann 拉钩将其牵至桡骨的尺侧边缘。
- 用骨膜剥离器和 Hohmann 拉钩暴露桡骨的桡侧缘。
- 切开旋前方肌的桡侧及远侧（L 形切开），并从骨膜下掀起。
  - 保留骨膜和肌肉一起便于手术后期修补。
- 对于向掌侧成角的畸形愈合，松解桡侧及背侧的软组织便于力线矫正。
  - 肱桡肌腱做 Z 字延长，并在桡骨干近侧做骨膜下剥离。
- 按前述方式（背侧入路治疗畸形愈合）截骨后，将桡骨干的近侧旋前并使之突出于伤口，这样就能剥离并切开背侧骨膜。
  - 当肱桡肌及背侧骨膜被松解后，桡骨的力线矫正通常就类似于急性期的骨折。
- 绝大部分向背侧成角的畸形愈合通常不需要做广泛的软组织松解。当钢板的近侧螺钉固定之后，通过向钢板方向推挤远端骨块往往就很容易矫正力线。

力线矫正及临时固定

- 按前述方法矫正骨块的力线（技术图 4）。
  - 一旦周围软组织获得充分松解，就类似于对急性期骨折的处理。
- 使用固定角度的掌侧内植物。
- 邻近钢板或直接通过钢板，插入一枚临时固定的克氏针（技术图 4）。

钢板固定

- 钢板的放置应有助于近侧及远侧骨块的复位（技术图 5A、B）。
- 在钢板固定完成之后，去除所有的临时固定，在截骨部位进行骨松质植骨（技术图 5C~F）。
  - 良好的显露使得能从钢板的桡侧进行植骨。
- 松止血带，彻底止血。
- 如果可能，修复旋前方肌。
  - 可将其缝合在肱桡肌腱上。
- 闭合皮肤。
- 厚敷料加掌侧石膏托固定。

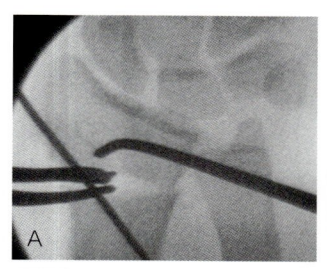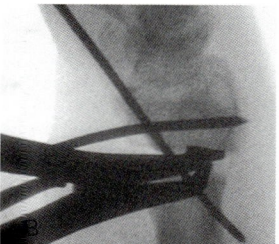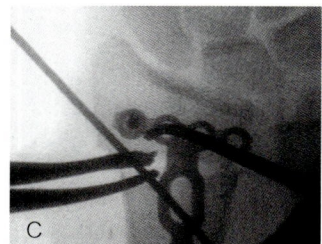
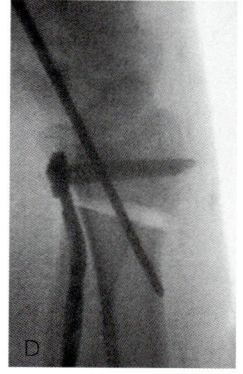

技术图 4 A~D. 对图 2C、D 所见关节外向掌侧成角的畸形愈合，行力线矫正及临时固定。

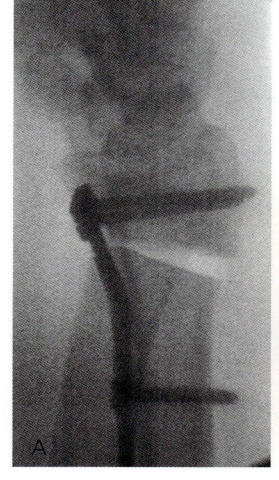 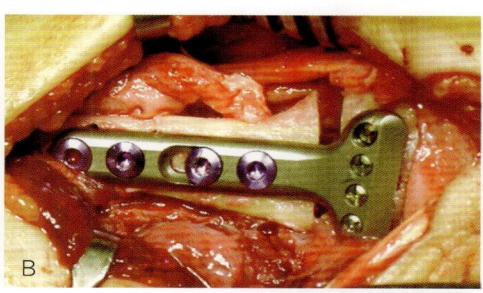 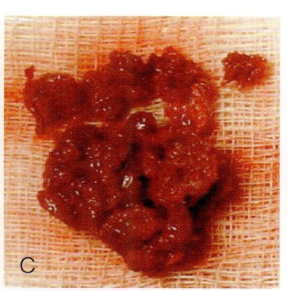 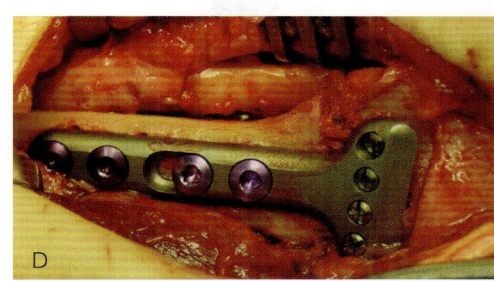 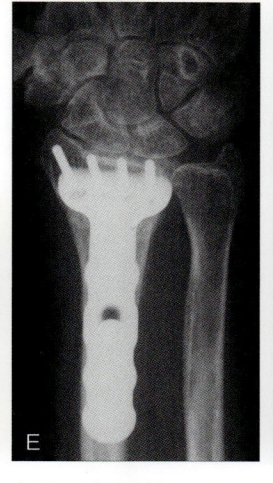 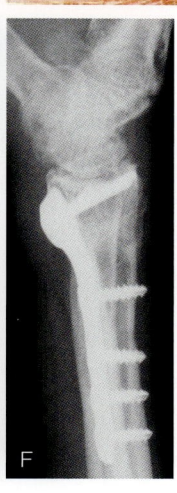

技术图5 A. 钢板固定及力线矫正的透视影像。B. 矫正后的骨缺损。C. 自体骨松质植骨块。D. 植骨块植入，显示最终结果的术中大体照。E、F. 最终的正侧位片（经允许引自Diego Fernandez, MD, PhD）。

桡骨远端关节内截骨

- 只有当一个简单骨折的骨折线在直视及透视下能被清晰辨认的时候，才能尝试关节内截骨术（技术图6A～C）。
  - 最好是不完全愈合的骨折（伤后3～4个月内）。
- 根据关节内骨块畸形愈合的位置，选择上述的背侧或掌侧入路。
  - 当选择背侧入路时，横行切开关节囊有助于监测关节内截骨及力线矫正。
  - 在选择掌侧入路的患者，不必切开关节囊，但应在截骨部位暴露关节。
- 应在原始骨折线的位置选择截骨，这可以通过手术直视及术中的透视影像确定。
- 通过周围软组织松解及对骨块直接的手法操作完成复位。在许多畸形愈合中，必须去除骨折部位的骨或骨痂才能对骨折块进行力线矫正，应尽可能去除骨或者骨痂，直至骨折块之间能良好对合（技术图6D）。
- 复位完成后，打入克氏针作为临时固定（技术图6E、F）。
- 使用内植物固定。
  - 在背侧，可单独使用一块T形或π形钢板，也可使用两块2.0 mm或2.4 mm钢板（一块置于背侧，位于Lister结节尺侧；另一块放在桡侧，位于第1、2背侧间室之间）（技术图6G、H）。
  - 掌侧通常选用一块T形钢板。
  - 钢板固定完成之后，拔除临时固定的克氏针。
- 整个手术过程应在透视监控下完成，以确保合适的截骨部位、正确的力线及内植物放置的位置。
- 按前述方法松止血带，止血，关闭伤口及掌侧石膏托固定。

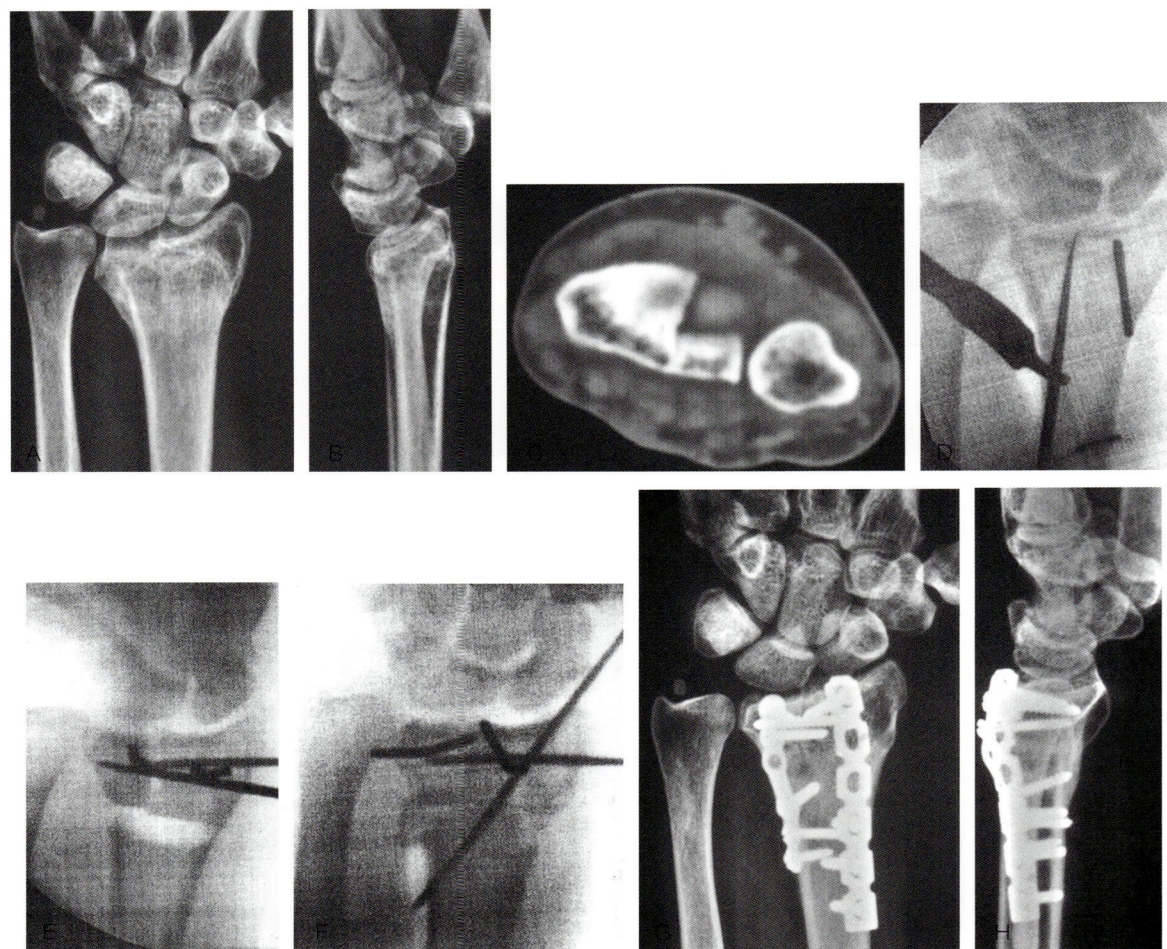

技术图6　A～C. 一个关节内向掌侧成角的畸形愈合病例的X线正、侧位片及CT图像。D. 透视下使用小号的骨膜剥离器对骨块进行复位。E、F. 术中透视影像显示临时复位及固定。G、H. 最终的钉板系统固定图像（经允许引自Diego Fernandez, MD, PhD）。

要点与失误防范

术前计划	• 不完善甚至极差的术前计划将增加手术的不确定性或令手术无法顺利进行。这将导致手术时间延长，手术进程反复，手术效果差 • 制订详尽的术前计划能提高手术效率，使患者获得更好的疗效
关节外畸形愈合	• 对于骨质量较差的患者，远端骨块的手法复位更显困难 • 撑开器或小型的外固定支架对力线矫正及骨块临时固定大有帮助 • 考虑在互相垂直的平面上使用两个撑开器（如背侧及桡侧）来帮助矫正及维持力线 • 对于成角畸形已经恢复的畸形愈合，要恢复其长度（指同时延长掌侧及背侧皮质）往往更加困难 • 截骨治疗向掌侧成角畸形愈合中，最难的部分是力线的矫正 • 延长FCR入路中，可行背侧骨膜松解及肱桡肌腱Z字延长，以便于桡骨力线矫正
关节内畸形愈合	• 对于关节内小骨块的处理显得棘手 • 每块骨块均能通过克氏针撬拨复位 • 当原始骨折线能被清晰辨认时，关节截骨相对容易 • 关节内畸形愈合应尽可能在伤后3个月内进行手术干预

术后处理

- 应鼓励患者在术后立即开始手指及前臂的主动及辅助主动的运动、可减轻肿胀的手指活动及肢体主动提拿轻物的练习。
- 术后2周用矫形塑料支具替代石膏夹板。
- 患者在术后4～6周逐步去除固定的支具,并开始腕关节主动及辅助主动的练习。
- 在影像学上出现早期的骨折愈合征象之前,应限制肢体强度及力量的训练。
- 当出现临床及影像学的骨折愈合征象后,方可解除对肢体活动的所有限制。

预后

- Fernandez[1,2]的文章描述了背侧截骨加带皮质的骨松质植骨,同时联合或不联合Bowers DRUJ成形术的结果,确定了这种技术对于改善有症状的桡骨远端畸形愈合患者肢体功能的价值。
  - 他报道患者优良率分别为80%和75%。他还注意到,良好的预后有赖于桡腕关节及腕骨间关节没有退行性变的发生,并且患者在截骨矫形手术前具有良好的腕关节活动度。
  - 仔细制订术前计划及使用带骨皮质的骨松质骨块进行结构性植骨,并非就能获得预期的矫正结果[12]。
  - 不愈合、复位丢失及其他主要的并发症未见于此系列的报道中。
- Jupiter和Ring[5]的报道显示早期矫正桡骨远端的畸形能缩短残疾的周期,且不增加并发症的发生率。同时,运用锁定钢板结合自体松质植骨的结果和使用带骨皮质的骨松质同样可靠[9]。
  - 不愈合、复位丢失及其他主要的并发症未见于此系列的报道中。
- 其他一些文章也证明了掌侧截骨治疗背侧移位骨折的安全性及疗效[4,6]。
- Shea等[10]证明了截骨矫正术治疗掌侧关节外畸形愈合的安全性及疗效。
- Fernandez等[3]证明了截骨矫正术治疗关节外桡偏畸形愈合的安全性及疗效。
- 另外一些文献报道也证明了关节内截骨的安全性及疗效[7,8,11]。

并发症

- 骨不愈合。
- 力线丢失。
- 固定失效。
- 感染。
- 伤口问题。
- 神经损伤。

(朱珍宏 译,张弛 审校)

参考文献

[1] Fernandez DL. Correction of post-traumatic wrist deformity in adults by osteotomy, bone grafting, and internal fixation. J Bone Joint Surg Am 1982;64(8):1164-1178.

[2] Fernandez DL. Radial osteotomy and Bowers arthroplasty for malunited fractures of the distal end of the radius. J Bone Joint Surg 1988;70(10):1538-1551.

[3] Fernandez DL, Capo JT, Gonzalez E. Corrective osteotomy for symptomatic increased ulnar tilt of the distal end of the radius. J Hand Surg Am 2001;26(4):722-732.

[4] Henry M. Immediate mobilisation following corrective osteotomy of distal radius malunions with cancellous graft and volar fixed angle plates. J Hand Surg Eur Vol 2007;32:88-92.

[5] Jupiter JB, Ring D. A comparison of early and late reconstruction of the distal end of the radius. J Bone Joint Surg 1996;78(5):739-748.

[6] Malone KJ, Magnell TD, Freeman DC, et al. Surgical correction of dorsally angulated distal radius malunions with fixed angle volar plating: a case series. J Hand Surg Am 2006;31(3):366-372.

[7] Marx RG, Axelrod TS. Intraarticular osteotomy of distal radial malunions. Clin Orthop Relat Res 1996;(327):152-157.

[8] Ring D, Prommersberger KJ, Gonzalez del Pino J, et al. Corrective osteotomy for intra-articular malunion of the distal part of the radius. J Bone Joint Surg Am 2005;87(7):1503-1509.

[9] Ring D, Roberge C, Morgan T, et al. Osteotomy for malunited fractures of the distal radius: a comparison of structural and structural autogenous bone grafts. J Hand Surg Am 2002;27(2):216-222.

[10] Shea K, Fernandez DL, Jupiter JB, et al. Corrective osteotomy for malunited, volarly displaced fractures of the distal end of the radius. J Bone Joint Surg Am 1997;79(12):1816-1826.

[11] Thivaios GC, McKee MD. Sliding osteotomy for deformity correction following malunion of volarly displaced distal radial fractures. J Orthop Trauma 2003;17:326-333.

[12] von Campe A, Nagy L, Arbab D, et al. Corrective osteotomies in malunions of the distal radius: do we get what we planned? Clin Orthop Relat Res 2006;450:179-185.

第16章 锁骨骨折的钢板固定
Plate Fixation of Clavicle Fractures

David Ring and Jesse B. Jupiter

定义
- 移位和粉碎性锁骨骨折可能出现骨折不愈合或畸形愈合[3,4,6,8,9,11]，可考虑使用钢板螺钉切开复位内固定治疗。

解剖
- 锁骨和肩胛骨通过坚强的喙锁韧带和肩锁韧带紧密连接，连接中轴骨和上肢。
- 锁骨目前只在有臂动物中出现，它有助于控制上肢远离躯干，增强上肢的灵活运动。
- 锁骨呈S形，一端位于前内侧，一端位于后外侧，类似音乐符号。内侧端弯曲度大，有利于神经血管束通过肋锁间隙从颈部通向上肢。
- 锁骨由非常致密的骨小梁组成，没有一个明确的骨髓腔。横截面上锁骨外侧端扁平，中段管状结构，逐步过渡到内侧膨大。
- 锁骨全长位于皮下，在颈部和上胸部的外观审美中具有重要作用。
- 锁骨上神经在颈阔肌浅层斜跨过锁骨，在手术暴露过程中应找到并保护之，否则会引起胸壁的感觉过敏或感觉迟钝。

发病机制
- 锁骨骨折通常由直接撞击肩部造成。
- 对年轻人通常是一个中等到高能量的损伤，对老年人而言也可能是一个低能量的、从站立高度摔倒造成的。

自然病程
- 锁骨骨干骨折总体不愈合率是4.5%[9]。
- 骨折不愈合风险随年龄、移位程度和粉碎程度的增加而升高，且女性高于男性[9]。
- 完全移位（无接触）和粉碎性骨折的骨不连风险在10%～20%之间（图1）[11]。
- 锁骨畸形愈合可导致肩胛带畸形和力量减弱[3,4,6,11]。
- 锁骨畸形愈合及骨不连可压迫臂丛。

病史和体格检查
- 应详细记录受伤的机制和时间。
- 详细的神经系统检查。
  - 锁骨骨折后晚期臂丛神经功能障碍是臂丛内侧束结构损伤引起的，而锁骨骨折引起臂丛的急性损伤通常是上颈干根部牵拉伤。这种根性牵拉伤往往是高能量损伤，预后相对较差。
- 在那些不能保护自己皮肤的人群中，骨折断端顶住皮肤非常危险（例如昏迷患者）。

影像学和其他诊断性检查
- 拍摄向头侧倾斜20°～60°的前后位X线片。
- 所谓的尖斜位片是指向头侧倾斜20°，向前倾斜45°，这有助于诊断轻度移位骨折（如产伤骨折、儿童骨折）。
- 肩外展前凸位片即肩关节外展超过135°，中央束射线向头侧倾斜25°，可评估内固定后锁骨情况。肩关节外展可使锁骨沿其长轴旋转，这也使钢板向上旋转，因此在钢板下方显露锁骨干及其骨折部位。
- 三维CT重建可以帮助理解骨折畸形的三维形态。

鉴别诊断
- 外侧或内侧锁骨骨折。
- 肩锁关节或胸锁关节脱位。

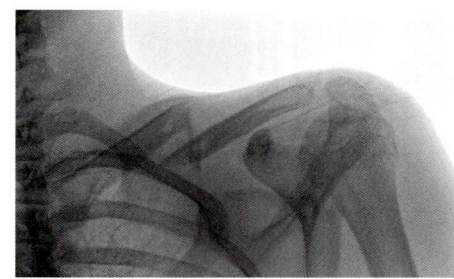

图1 前后位片显示超过100%的移位，骨折粉碎伴垂直方向的骨折块，锁骨短缩（经允许引自David Ring, MD）。

非手术治疗

- 锁骨骨折很少使用闭合复位,因为通常骨折不稳定,没有特别可靠的外固定支持。
- 一个简单的前臂吊带在骨折愈合期间可限制活动,让患者感觉舒适。8字绑带固定能让上肢自由活动,但它不能促进骨折对位。
- 没特别必要考虑肩关节僵硬,可鼓励患者将患肢置于一侧制动4～6周。
- 越来越多的随机对照试验证实手术治疗移位的锁骨干骨折发生的骨不连概率低于保守治疗,但术后长期的肩关节功能是否优于保守治疗仍不清楚[5,10]。鉴于手术治疗可能发生的一些并发症及弊端,保守治疗仍然是不错的选择。

手术治疗

- 虽然骨折无明显粉碎时可使用髓内固定,但是钢板-螺钉系统固定更好些。
- 钢板可置于锁骨上方或前方[1,2]。

术前计划

- 利用影像学资料进行术前计划可帮助手术医生制订手术方案,预测术中可能出现的问题和意外。

体位

- 患者仰卧位,根据术者的个人习惯将患者躯干调整到一定角度的屈曲(图2)。患侧上肢可以自由移动。

入路

- 平行于锁骨长轴沿其下方切开。

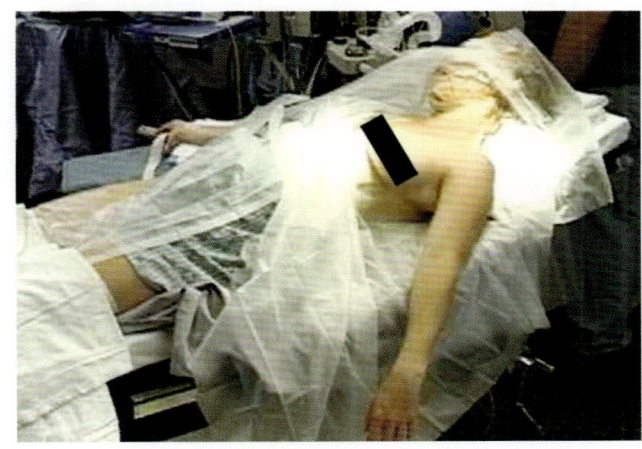

图2　患者取仰卧位,头和躯干轻度抬高(经允许引自David Ring, MD)。

锁骨上方钢板-螺钉固定

- 切口平行锁骨长轴并紧贴其下方(技术图1A)。局部注射稀释的肾上腺素有助于减少出血。
- 医用放大镜下找到跨切口的锁骨上神经并保护之(技术图1B)。
- 骨膜、肌肉附着等尽可能多保留。
- 使用小牵开器或外固定支架可调整对位和临时固定(技术图1C)。
- 3.5 mm的有限接触动力加压钢板(LC-DCP, Synthes, Paoli, PA)或预弯钢板置于锁骨上方(技术图1D)。主要骨折端的两侧最少3枚螺钉固定。如果骨折的类型合适,放置骨折片段之间的螺钉可以极大地增强内固定的稳定性。

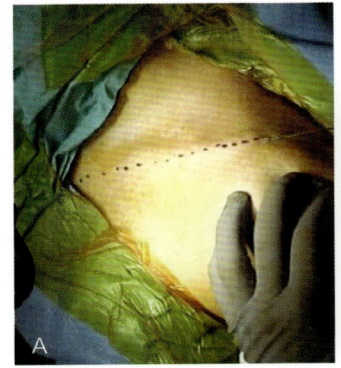 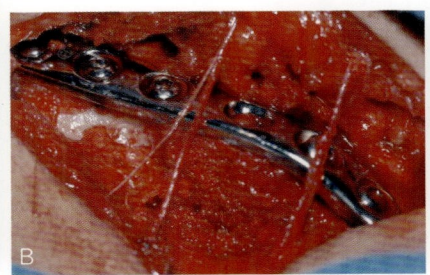 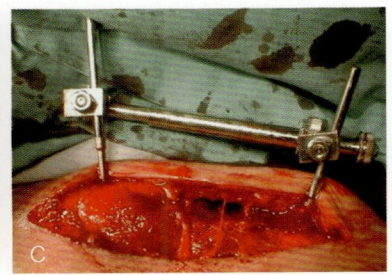

技术图1　A. 稀释的肾上腺素浸润后,平行于锁骨长轴沿其下方切开。B. 锁骨上神经跨过锁骨表面的颈阔肌,应尽量保护。C. 使用小牵开器或外固定支架可调整对位和临时固定。

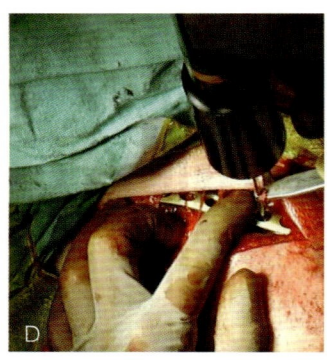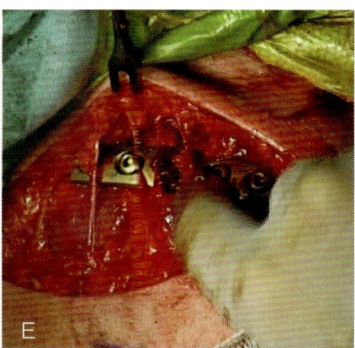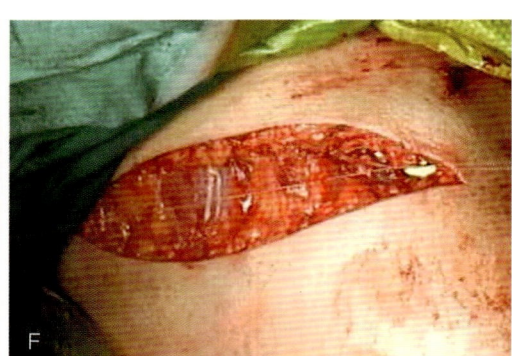

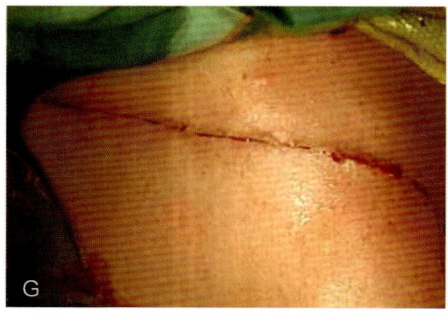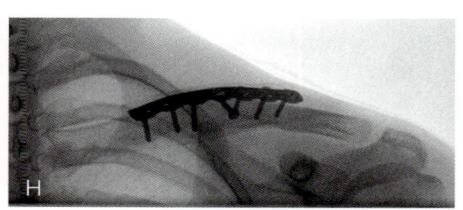

技术图1（续） D. 该患者应用锁骨上方3.5 mm LC-DCP钢板固定。使用摆动钻头以减少神经损伤的危险。E. 最后放置钢板。F. 缝合颈阔肌。G. 皮内缝合。H. 最后前后位片显示锁骨上方放置钢板，同时斜行骨折线予拉力螺钉固定（经允许引自David Ring, MD）。

- 如果保护了骨折的血运，则无需植骨（技术图1E）。当软组织大面积剥离或者钢板对侧的骨皮质出现裂缝，则需要考虑植入少量自体髂骨骨松质。
- 缝合颈阔肌（技术图1F）。
- 若皮肤条件合适，可用皮内缝合（技术图1G、H）。

锁骨前方钢板 – 螺钉固定

- 钢板前置方法是相同的，不同的是三角肌、胸大肌起点处会做部分骨膜外剥离（技术图2）。
- 前置钢板可减少突起，同时由于钻孔和螺钉是前后方向而不是上下方向，提高了手术安全性。

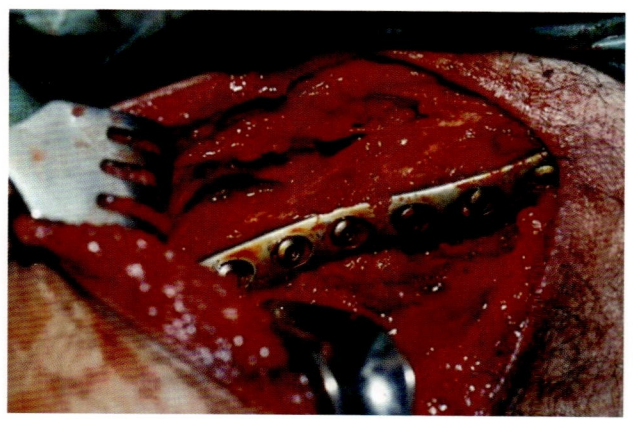

技术图2 另一种方法是钢板置于锁骨前方。这可减小钢板突起，但需要更多的剥离和掀起肌肉（经允许引自David Ring, MD）。

要点与失误防范

锁骨上神经瘤	• 辨别和保护这些神经可以防止发生
臂丛牵拉伤	• 应逐渐调整复位,可通过临时外固定器实施。避免将骨折片牵拉出伤口(如髓内固定扩髓)
内固定松动	• 骨折两边至少各3枚良好的双皮质螺钉固定
锁定螺钉轴向拔出	• 多见于使用锁骨上方钢板,在骨折外侧端骨块上使用锁定螺钉会有些问题
钢板顶于皮肤	• 使用前方钢板可减少这种现象发生

术后处理

- 鼓励患者术后即刻进行患侧手部活动。
- 在骨折早期愈合前,不要进行肩关节外展活动和上肢持重超过15 lb(6.8 kg)。
- 肩关节僵硬较为少见,通常肩部在训练后功能快速恢复。因此,肩关节功能训练可在确定骨折愈合后进行。

预后

- 钢板松动和骨不连发生率在3%~5%之间[7]。
- 骨折愈合后肩关节功能良好。

并发症

- 会发生感染和伤口并发症,但不常见。
- 神经血管损伤非常罕见,未见气胸报道。

(徐正良 译,安智全 审校)

参考文献

[1] Collinge C, Devinney S, Herscovici D, et al. Anterior-inferior plate fixation of middle-third fractures and nonunions of the clavicle. J Orthop Trauma 2006;20:680-686.

[2] Kloen P, Sorkin AT, Rubel IF, et al. Anteroinferior plating of midshaft clavicular nonunions. J Orthop Trauma 2002;16:425-430.

[3] McKee MD, Pedersen EM, Jones C, et al. Deficits following nonoperative treatment of displaced midshaft clavicular fractures. J Bone Joint Surg Am 2006;88A:35-40.

[4] McKee MD, Wild LM, Schemitsch EH. Midshaft malunions of the clavicle. J Bone Joint Surg Am 2003;85A:790-797.

[5] McKee RC, Whelan DB, Schemitsch EH, et al. Operative versus nonoperative care of displaced midshaft clavicular fractures: a meta-analysis of randomized clinical trials. J Bone Joint Surg Am 2012;94(8):675-684. doi: 10.2106/JBJS.J.01364.

[6] Nowak J, Holgersson M, Larsson S. Can we predict long-term sequelae after fractures of the clavicle based on initial findings? A prospective study with nine to ten years of follow-up. J Shoulder Elbow Surg 2004;13:479-486.

[7] Poigenfurst J, Rappold G, Fischer W. Plating of fresh clavicular fractures: results of 122 operations. Injury 1992;23:237-241.

[8] Robinson CM. Fractures of the clavicle in the adult: epidemiology and classification. J Bone Joint Surg Br 1998;80B:476-484.

[9] Robinson CM, Court-Brown CM, McQueen MM, et al. Estimating the risk of nonunion following nonoperative treatment of a clavicular fracture. J Bone Joint Surg Am 2004;86A:1359-1365.

[10] Virtanen KJ, Remes V, Pajarinen J, et al. Sling compared with plate osteosynthesis for treatment of displaced midshaft clavicular fractures: a randomized clinical trial. J Bone Joint Surg Am 2012;94(17):1546-1553.

[11] Zlowodzki M, Zelle BA, Cole PA, et al. Treatment of acute midshaft clavicle fractures: systematic review of 2144 fractures: on behalf of the Evidence-Based Orthopaedic Trauma Working Group. J Orthop Trauma 2005;19:504-507.

第17章 锁骨骨折的髓内固定
Intramedullary Fixation of Clavicle Fractures

Stephen B. Gunther and Carl Basamania

定义

- 锁骨是常见的骨折部位之一。
- 最常见骨折部位是中1/3[10]。
  - 锁骨中段是锁骨最薄弱、最狭窄的区域。
  - 这是唯一既没韧带也没肌肉附着的部位。
  - 这是横断面和弯曲弧度的移行区。
    - 这是横断面从外侧扁平至内侧更接近弯状的移行区。
- 由于锁骨呈S形,沿锁骨中段前方皮质的轴向负荷张力很高(轴向负荷对锁骨中段产生呈直角方向的作用力)。

解剖

- 锁骨是唯一膜内成骨和软骨内成骨相结合骨化而成的长骨[7]。
- 锁骨外形呈S形,双X形——内侧弧形突向前,外侧弧形突向后(图1A)。
- 内侧弧形宽大,为保护神经血管提供骨性结构。
- 锁骨由非常致密的骨小梁组成,缺乏真正意义的髓腔。
- 锁骨外侧横断面呈扁平状,中段逐渐过渡呈管状,内侧膨大为棱柱形。
- 锁骨全长位于皮下,仅被菲薄的颈阔肌覆盖。
- 锁骨上神经支配锁骨处皮肤的感觉,其位于颈阔肌深面。
- 坚韧的关节囊和囊外韧带内侧附着于胸骨端和第1肋,外侧附着于肩峰端和喙突。
- 近端肌肉附着包括胸锁乳突肌、胸大肌和锁骨下肌,远端肌肉附着包括三角肌和斜方肌(图1B)。
- 锁骨的骨架能维持长度,且与肩胛带肌肉相连,能为上肢产生和传递很大的力量。

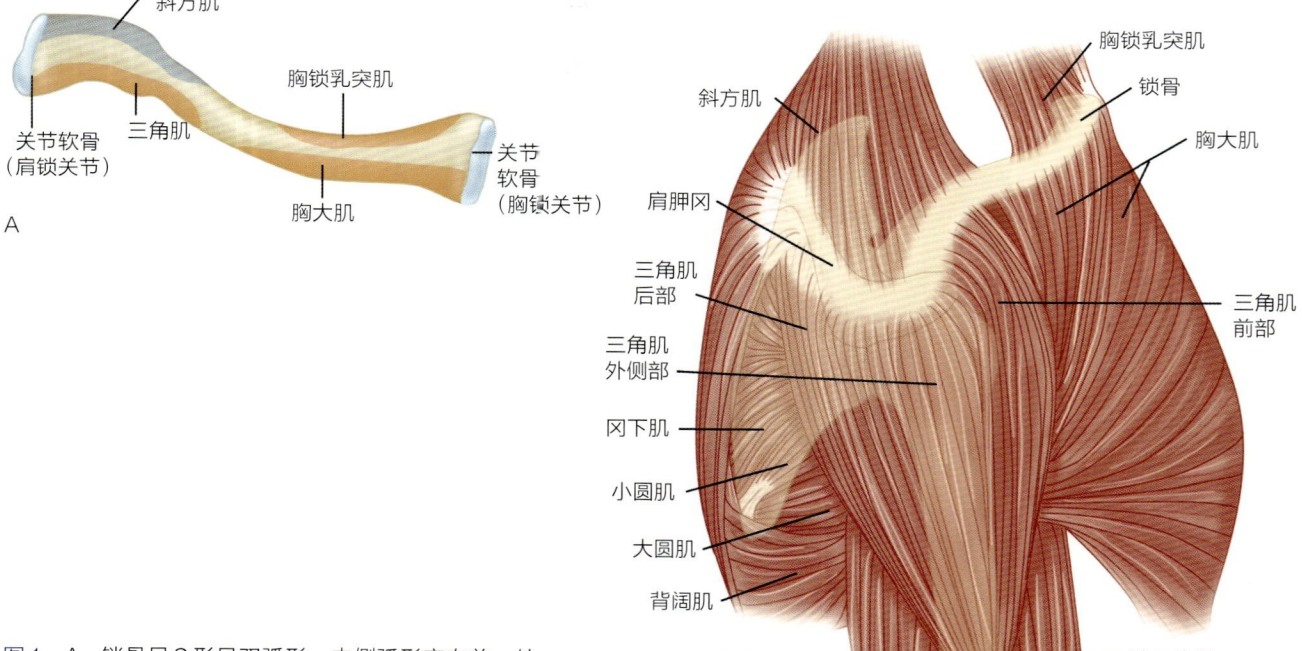

图1 A. 锁骨呈S形且双弧形,内侧弧形突向前,外侧弧形突向后。B. 近端肌肉附着包括胸锁乳突肌、胸大肌和锁骨下肌,远端肌肉附着包括三角肌和斜方肌。

发病机制

- 锁骨骨折的机制绝大多数是肩部受到直接暴力[11]。Stanley等[11]研究106名患者,87%为摔倒时肩部直接受撞击,7%为肩部直接被击伤,只有6%为摔倒时手掌撑地伤。
- Stanley认为,摔倒时手掌撑地,肩部作为间接与地面接触的支撑点,导致骨折。Stanley认为相当于体重的加压力将超过锁骨临界弯曲载荷,从而导致锁骨骨折。

自然病程

- 20世纪60年代,Neer[8]和Rowe[10]报道了大量的锁骨中段骨折的病例,结果非手术治疗并发骨不连率很低(0.1%和0.8%),而手术治疗并发骨不连率较高(4.6%和3.7%)。
- 最近的研究表明骨不连较先前报道的更常见,有相当数量的骨不连患者有症状。
- 短缩超过15~20 mm的畸形愈合也被证实伴有明显的肩关节功能障碍。
- McKee等[6]报道15例锁骨中段骨折经保守治疗后畸形愈合的患者,短缩均超过15 mm,均有临床症状和不满意,这些患者均接受截骨矫形术。术后15例患者的功能和满意度都得到改善。
- Hill等[5]回顾了52例完全移位的锁骨中段骨折,发现短缩超过20mm与骨不连和不满意的结果密切相关。
- Eskola等[4]报道了89例锁骨中段骨折畸形愈合患者,发现短缩超过15 mm会发生肩关节不适和功能障碍。

病史和体格检查

- 诊断通常简单直接,要通过完整的病史获得损伤发生的机制。
- 检查者通过视诊,常可见骨折处显著肿胀、瘀斑或锁骨畸形,如果骨折明显移位,肩关节向前下方垂落。视诊可见骨折处皮肤隆起,典型的擦伤和挫伤可提示直接撞击或安全带肩部损伤(图2A、B)。
- 触诊时骨折部位压痛,轻柔活动上肢或触摸锁骨可及骨擦音和反常活动。
- 临床上测量锁骨短缩,从肩锁关节到胸骨切迹之间直线距离(单位:cm),并注意两侧的差异(图2C),或者直接从X线片上数字化测量。
- 上肢完整的神经血管、骨骼肌肉检查和胸部听诊至关重要,可鉴别罕见的相关损伤。这些与高能量损伤更相关。
  - 肋骨和肩胛骨骨折。
  - 臂丛损伤(通常为上颈椎根部牵拉伤)。
  - 血管损伤(肩胛胸壁关节分离常伴锁骨下动脉或静脉损伤)。
  - 气胸和血胸。

影像学和其他诊断性检查

- 必须获得两个相互垂直的X线投射位摄片,可确定骨折类型和移位情况,理想的方法是头侧倾斜45°和尾端倾斜45°。
- 通常标准的前后位结合头侧45°倾斜位(图3)就足够了。
  - 临床上,向头侧倾斜20°~60°前后位片将减少胸部结构的干扰。
- X线片范围应足够大,包括肩锁关节、胸锁关节、肩胛骨、上肺野,以评估伴随损伤。

鉴别诊断

- 肩锁关节损伤。
- 胸锁关节损伤。
- 肋骨骨折。
- 肌肉损伤。
- Kehr征:横膈刺激,膈神经传导后引起左肩牵涉痛,源于横膈源性刺激或横膈周围疾病、肾结石、脾脏损伤或异位妊娠。

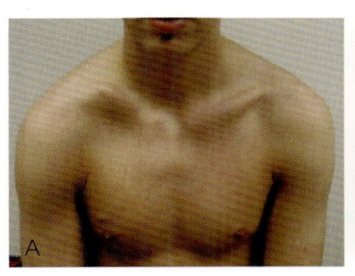 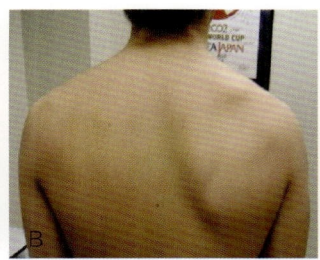 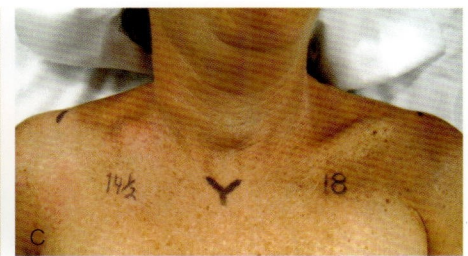

图2　A、B. 移位的右锁骨骨折的前后大体照,显示锁骨畸形,肩关节向前下方垂落。C. 移位的右锁骨骨折临床照片,显示从胸骨切迹到肩锁关节测量短缩达3.5 cm。

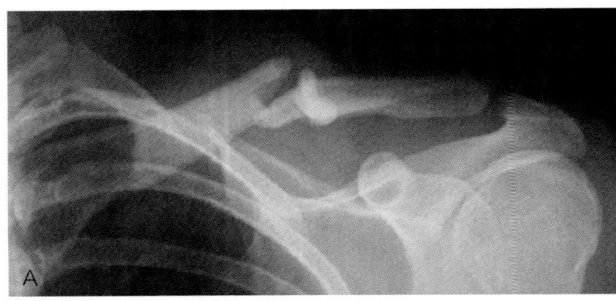

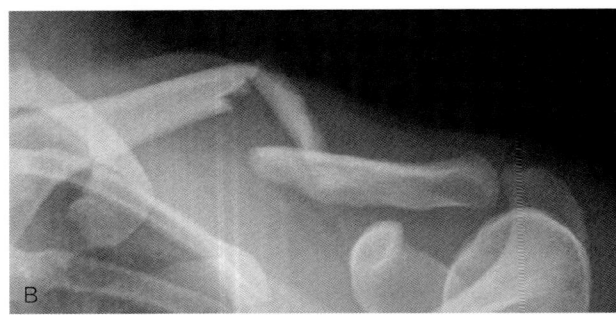

图3　A、B. 相同移位的左锁骨骨折不同的影像学显示，标准的前后位片（A）和向头侧倾斜45°片（B）。

非手术治疗

- 如果锁骨骨折对位可以接受，通常短缩不超过15mm，那么上肢固定的任何一种方法均是可行的，包括8字绷带、前臂吊带、Velpeau固定服等。
- Nordqvist等[9]报道35例锁骨骨折畸形愈合，其短缩不超过15 mm，所有患者均采用前臂吊带非手术治疗，患侧肩关节活动、肌力和功能与健侧相比均正常。
- 一项前瞻性随机研究[2]比较前臂吊带和8字绷带治疗锁骨骨折，发现8字绷带治疗患者中不满意的比例更高，而两组患者的总体骨折愈合情况和骨折对位方面无明显差异。该研究得出结论8字绷带对复位没有什么益处。

手术治疗

- 急性锁骨中段骨折的手术治疗的指征如下：
  - 开放性骨折。
  - 伴神经血管损伤。
  - 伴严重胸部损伤和多发伤：患者需要搬运和移动上肢。
  - "漂浮肩"。
  - 皮肤即将坏死。
  - 严重移位：短缩超过15～20 mm（特别是如果伴有肩胛带的延长或短缩）。
- Altamimi和McKee[1]开展了一项治疗移位的锁骨中段骨折的前瞻性多中心随机临床试验，结果表明与非手术治疗相比，手术治疗有更好的功能疗效，且骨不连和畸形愈合发生率更低。
- 锁骨骨折髓内固定相比钢板的潜在的优势，如下：
  - 软组织剥离少，因此能更好愈合。
  - 切口更小。
  - 更美观。
  - 更容易取出内固定。
  - 内固定取出后骨质强度下降程度低。
- 锁骨骨折髓内固定潜在的劣势，如下：
  - 抗旋转能力弱。
  - 顶破皮肤。
  - 髓内钉漂移。
- 最新的内固定设计和技术方法是为了防止内固定漂移，内固定的内侧端设计了曲度和抓手装置来稳定骨折内侧段，而内固定外侧用螺钉来固定骨折外侧段。

术前计划

- 确诊锁骨骨折需行内固定治疗后，术者必须评估该骨折类型是否适宜行髓内固定。
- 理想的骨折类型是锁骨中1/3的简单骨折。
- 髓内通道髓腔内径必须足够大以允许内植物的放置和通行。这个问题和儿童最相关。
- 粉碎性和蝶形骨片（通常在前方）是常见的，这不是使用髓内固定的禁忌证，只要内侧和远端的主要骨折块能有皮质接触即可。

体位

- 有两种合适的体位有利于术中进行C臂机透视（图4A、B）。
  - 患者置于沙滩椅位，肩关节置于体位架上，便于暴露肩关节后方，这是笔者喜欢的体位。
  - C臂机置于手术床头端，上下倒转，稍远离患肩，拍摄向头侧倾斜位片。C臂机也可以垂直放置于术者的对侧。如果是儿童患者，迷你C臂机也可以放置于术者侧。
  - 患肢消毒铺巾后可自由活动，手臂支撑架固定辅助骨折复位。
- 另外一种选择是患者仰卧于Jackson可透视手术床上，C臂机从健侧垂直放置，远离术者（图4C、D）。
  - 一个L形软垫置于患肩下方及肩胛骨内侧方，有利于骨折复位。
  - 术中可自由活动患肢，手臂支撑架固定辅助骨折复位。

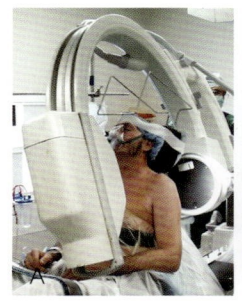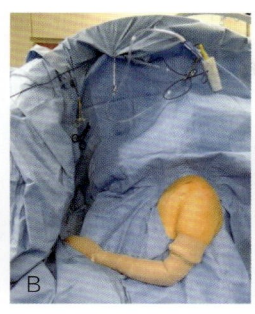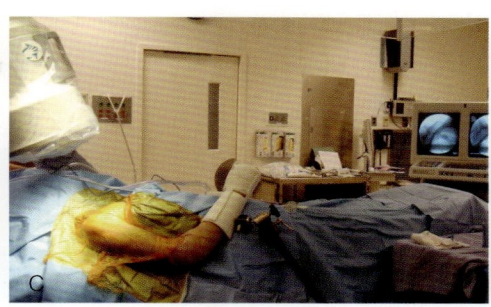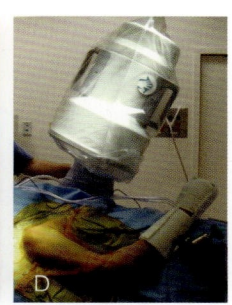

图4　A、B. 患者置于沙滩椅位，肩关节置于可透射线支架上。A. 患肢可自由活动，手臂支撑架固定辅助骨折复位。C臂机置于手术床头端，上下倒转，稍远离患肩，拍摄向头侧倾斜位片。B. 同一沙滩椅位图示C臂机用无菌封套包绕。C、D. 另一种方法是，患者仰卧于Jackson可透视手术台上。一个L形软垫置于患侧肩胛骨内侧，患肢消毒后可自由活动，手臂支撑架固定辅助骨折复位。C臂机于健侧垂直放置，远离术者，利于获得骨折部位相互垂直的X线图像：向尾端倾斜45°片（C）和向头端倾斜45°片（D）。

切口和分离

- 标记锁骨、骨折断端和周围的解剖结构（技术图1A）。
- 使用C臂机确定恰当的手术切口，切口跨过内侧骨折断端的远侧，在颈部正常皮纹的皮纹线（Langer线）上（技术图1B）。
- 于骨折部位行2～3 cm的切口。
- 切开皮下脂肪到颈阔肌（技术图1C）。
- 虽然通常皮下脂肪非常少，但是仍然要轻柔地切开皮肤、皮下组织，并于切口的周围制作全厚皮瓣以便暴露。
- 沿颈阔肌肌纤维钝性分离，确认、保护并牵开深层的锁骨上神经，其中央支常在锁骨中段附近（技术图1D、E）。
- 找到骨折部位同时尽量保护完整的骨膜。可以在骨折端轻微地抬高骨膜，但是没必要像做钢板内固定那样剥离骨膜。保持骨折断端的完整骨膜和血供是该技术的重要优势。
- 去除所有的碎骨片、血肿或嵌入骨折端的肌肉。
- 若有蝶形骨片，则应小心保留其附着的软组织。

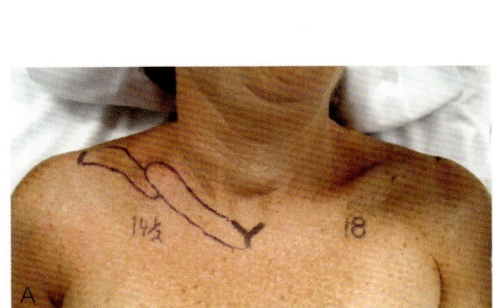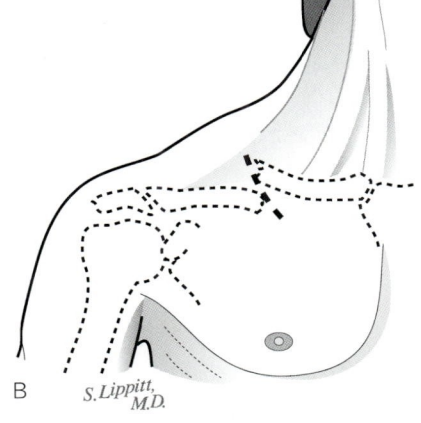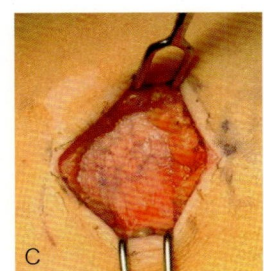

技术图1　A. 右锁骨移位骨折，锁骨和骨折部位已标记。B. 2～3 cm的切口位于颈部正常皮纹的皮纹线（Langer线）上，跨过内侧骨折断端的远侧。C. 骨折部位切开，显示包括皮肤、皮下组织的全层皮瓣，显露覆盖颈阔肌的筋膜。

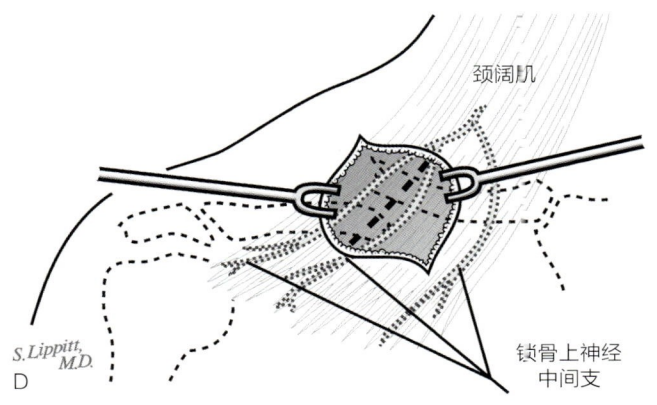
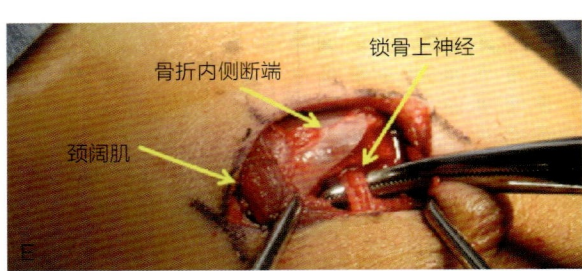

技术图1（续） D. 跨过移位骨折部位的手术切口，下方为颈阔肌和锁骨上神经中央支。E. 术中照片显示沿颈阔肌肌纤维钝性分离，用血管钳游离并找到其下方的锁骨上神经。在急性损伤时，骨折部位通常容易辨认，因为骨膜破裂，通常不需要进一步的分离。如照片所见，容易找到骨折内侧断端（图B、D经允许引自Steven B. Lippitt, MD）。

锁骨准备

- 以下方法将使用弹性髓内钉，内侧端在一个轻度弯曲的坚硬部位锁定，而外侧端则用交锁螺钉锁定（Sonoma Orthopedic Products, Santa Rosa, CA）（技术图2A）。

- 在切口内，使用复位钳或巾钳把持和提起锁骨内侧骨折端（技术图2B）。

- 使用2 mm钻头轻柔地打入内侧骨折端髓腔，C臂机辅助下判断钻头进入深度和方向（技术图2C）。
  - 术者必须保证钻头没有穿透锁骨皮质向锁骨下静脉或颈部方向行进。

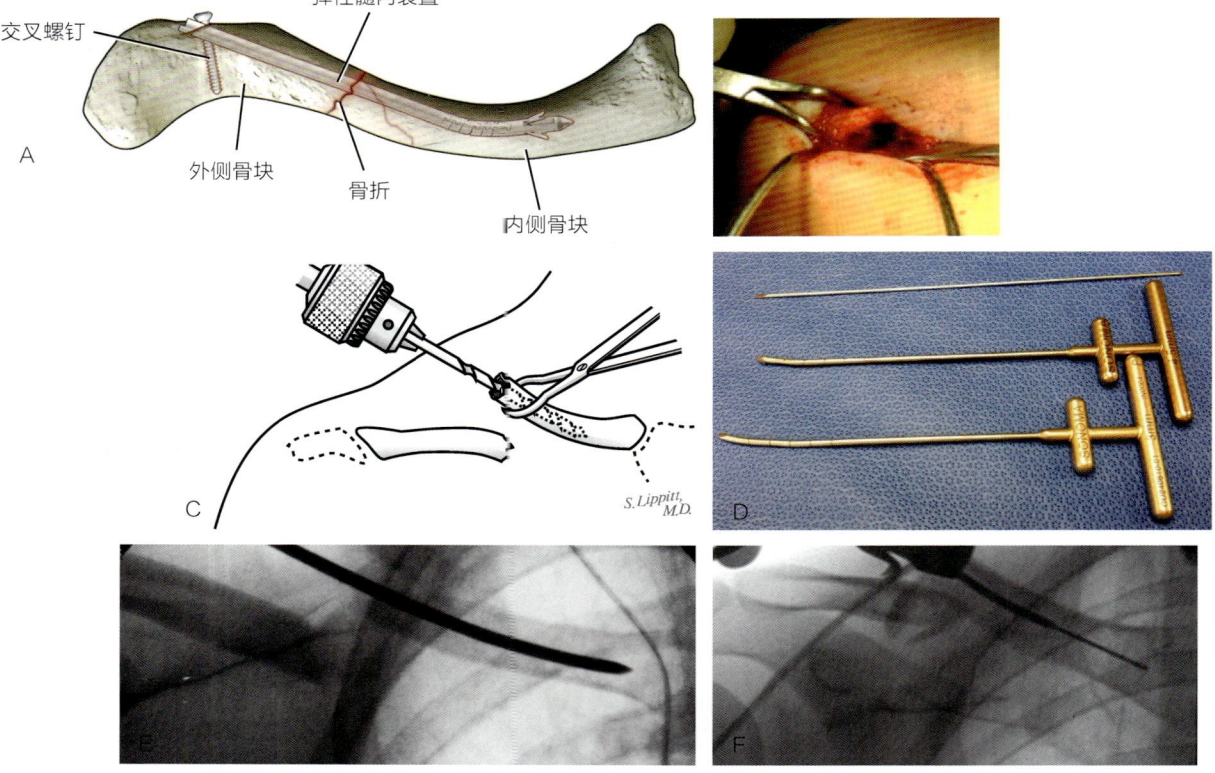

技术图2 A. Sonoma Orthopedics生产的锁骨髓内钉。B. 在切口内，使用复位钳提起锁骨内侧骨折端。C. 使用2 mm钻头轻柔地打入内侧骨折端髓腔。D. Sonoma Orthopedics生产的特殊锥子和导针。E. 用Sonoma Orthopedics工具（SOP）进行髓腔准备。F. 用尖头导针对内侧骨折段髓腔进行全长的置入，然后用扩髓钻进行扩髓。

- 用扩髓器或锥子对内侧髓腔扩髓,避免穿透前方骨皮质(技术图2D~F)。
- 在切口内,外旋上肢可提起外侧锁骨骨折端。
- C臂机辅助下,使用同样2 mm钻头轻柔地打入外侧骨折端髓腔(技术图3A)。
- 使用3 mm钻头穿透距肩锁关节几厘米的锁骨后外侧皮质(技术图3B~D)。
- 将导针穿过锁骨外侧骨折端髓腔并达到肩锁关节后方皮肤。
- 在骨皮质上钻孔后,在导针触及的皮肤上切小口子(技术图3E)。
- 轻柔地分离三角肌纤维,用直径4.5 mm的扩髓钻沿着导针将锁骨后外侧进行扩口。

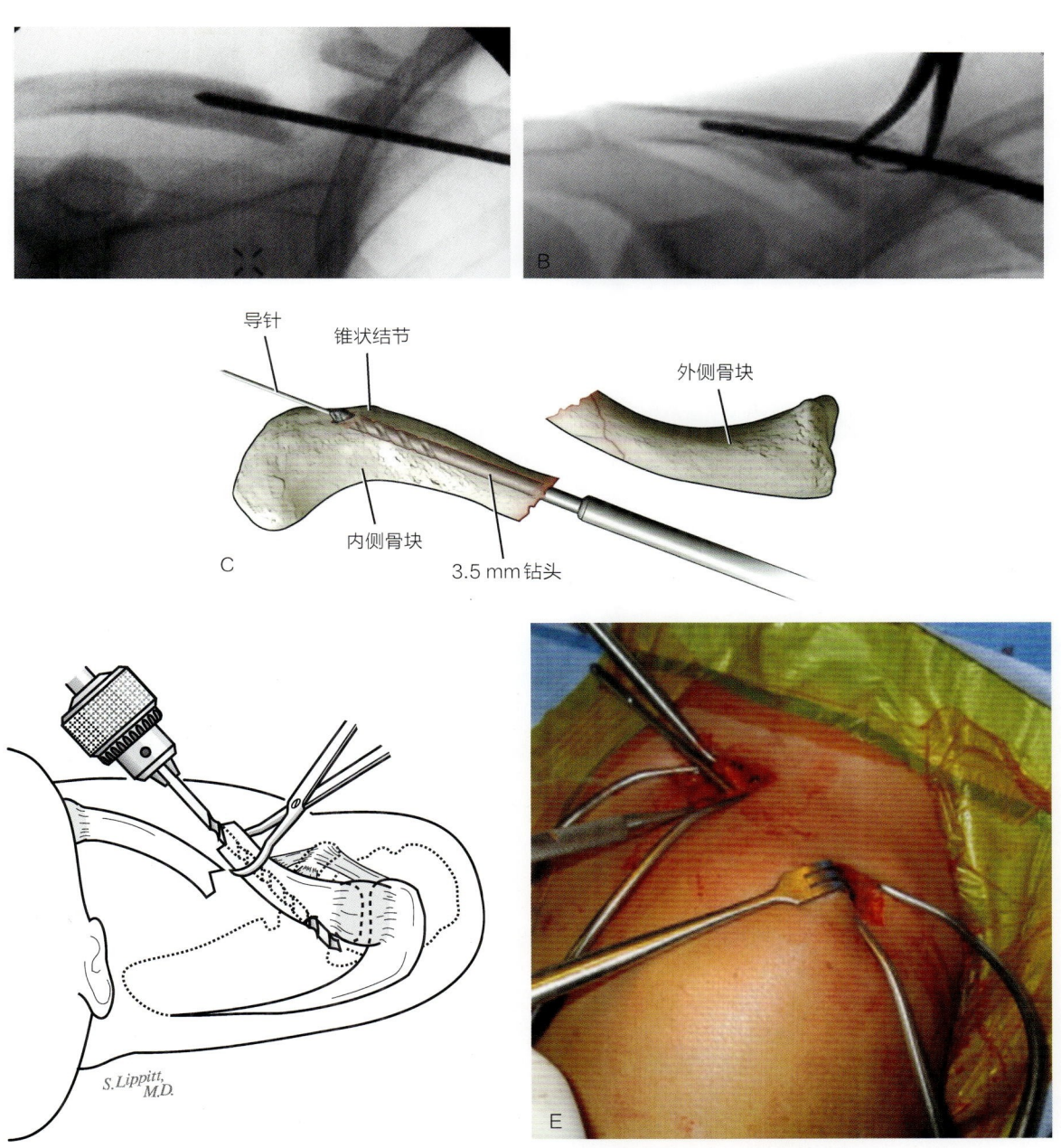

技术图3 A. 外旋上肢提起外侧锁骨骨折端,用2 mm SOP钻头轻柔地打入外侧骨折端髓腔。用C臂机在前后位和头侧45°斜位获取透视图像确保精确对位。B. 使用3 mm钻头经过锥状结节穿透锁骨后外侧皮质并仔细确保髓内对位良好。C. 钻头的置入位置必须如图所示再现髓腔的解剖位置达到良好对位。D. 肩锁关节囊后内侧的合适的穿出位置。E. 骨折外侧端通过两个小切口进行扩髓等准备。

骨折复位和髓内钉固定

- 复位骨折断端,然后将导针穿过骨折端直至为侧端(技术图4A)。
- 然后沿导针进行扩髓(技术图4B)。扩髓钻上的中点标记符号应该通过骨折断端甚至更深入。用测深器进行测深(技术图4C)。
- 然后使用外侧进针导向器(技术图4D)。将导向器沿着导针安装成功后移除导针,这样术者就能将髓内钉通过外侧开口部位而置入锁骨髓腔。
  - 避免在置入髓内钉时产生角扭矩,不要使用锤子。
- 当术者对骨折复位和内固定对线位置(髓内钉的弯曲部分至少穿过骨折端进入内侧锁骨端2 cm)满意,然后使用扭力工具将髓内钉锁定。将扭力改锥置入外侧开口处并连接髓内钉,使髓内钉向内侧延伸而其内侧抓手部分与锁骨内侧端牢固结合。
- 然后将外侧的螺钉置入外侧髓内钉的钉孔内将外侧端锁定(技术图4E)。
- 可以用简单的方法来判断外侧螺钉是否正确锁入了髓内钉的钉孔内:将扭力改锥连接髓内钉末端,若能感受到髓内钉和锁定螺钉之间的阻力则可判定锁定螺钉置入成功。

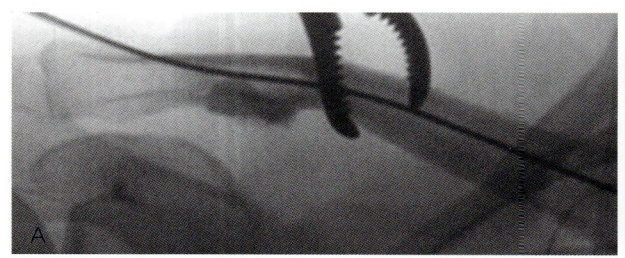
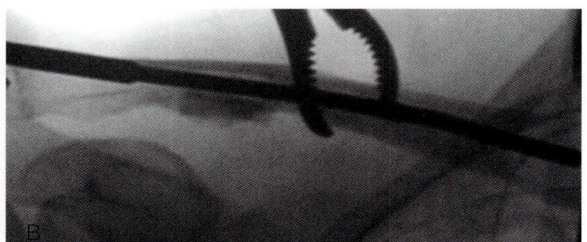
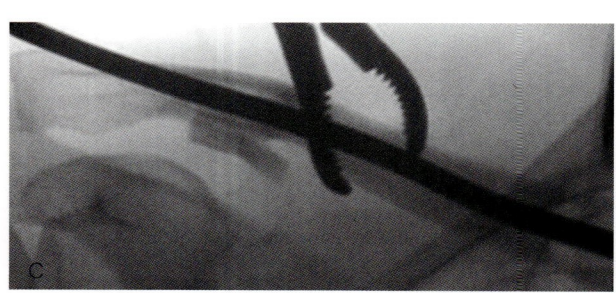
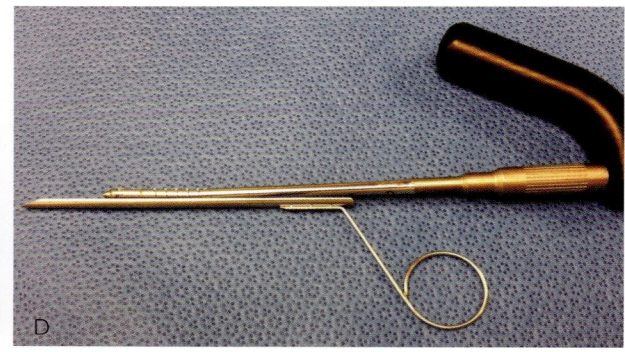
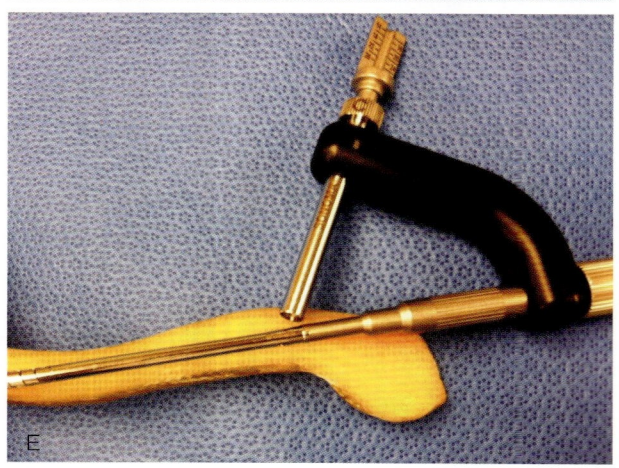

技术图4 A. 骨折解剖复位后用复位钳维持,然后将导针穿过骨折端到达锁骨内侧端。B. 维持骨折复位的情况下对锁骨进行扩髓,该步骤能确保置入髓内钉的时候不会使骨折端分离。C. 用测深器进行测深。确保髓内钉的弯曲部分越过骨折端至少2 cm,最好达到3 cm。D. 放置外侧开口导向器方便置入髓内钉。E. 锁骨髓内钉置入工具和外侧锁定螺钉套筒在锁骨模型上的演示图。

蝶形骨块的处理和切口关闭

- 若骨折端有较大的蝶形骨块或者明显粉碎,则在骨折端扩大皮肤切口相比于两个较小的切口会更有帮助。
- 若前方有蝶形骨块,可用可吸收线环扎。
  - 将骨膜剥离器穿过锁骨下,以便于缝线穿过(技术图5A)。
  - 将穿过锁骨下的2号缝线以8字形穿过蝶形骨块骨膜下,并将骨块与锁骨捆扎在一起(技术图5B)。
- 用0号可吸收线8字形间断缝合骨折线上的骨膜。
- 用2-0的可吸收线8字形间断缝合颈阔肌筋膜。
- 缝合两处切口的皮下组织和皮肤。

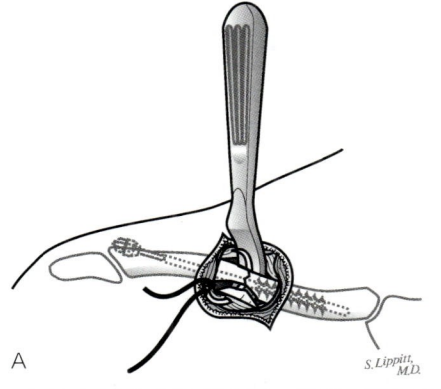
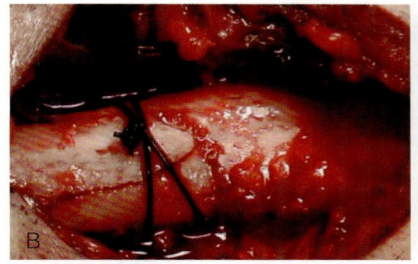
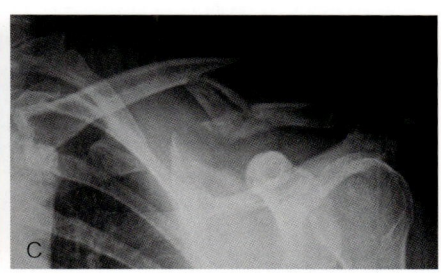
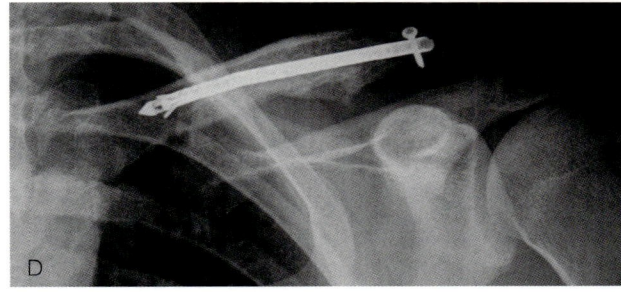

技术图5 A.首先将骨膜剥离器穿过锁骨下便于缝线穿过,然后将缝线穿过锁骨下,并以8字形穿过蝶形骨块骨膜下,将骨块与锁骨环绕,环扎前方的蝶形骨块。B.术中照片示蝶形骨块环扎。C.X线片显示一例粉碎性的伴有两块蝶形骨块的Z型锁骨中段骨折类型。D.X线显示同一锁骨骨折患者用髓内钉和环扎手术后(经允许引自Steven B. Lippitt, MD)。

拔钉

- 若骨折愈合则于10~12周后拔出髓内钉。
- 于原外侧切口上做切口,用血管钳分离皮下组织,直到显露内植物的外侧端。
- 用拔出工具连接髓内钉外侧端后移除外侧端锁定螺钉。
- 将扭力改锥连接髓内钉后反向扭转直至内侧端抓手装置卸力。
- 然后慢慢将髓内钉拔出锁骨髓腔中(技术图6)。

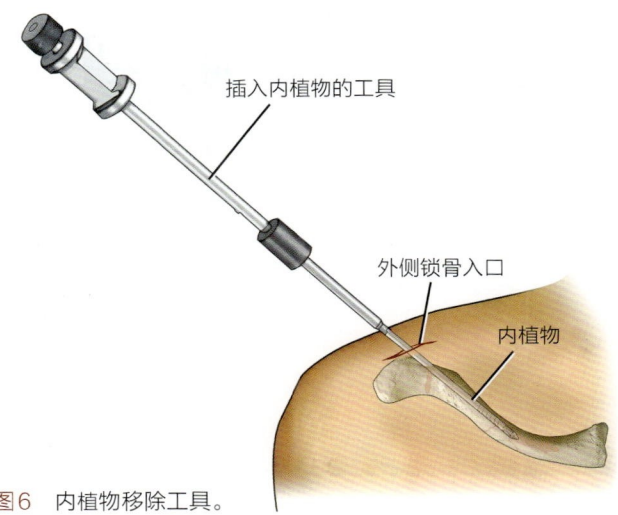

技术图6 内植物移除工具。

第18章 肱骨近端骨折的经皮穿针固定
Percutaneous Pinning for Proximal Humerus Fractures

Leesa M. Galatz

定义

- 肱骨近端骨折是指累及肱骨近端及肩关节的骨折。
- 依据肱骨近端各骨化中心形成的特有的解剖结构，骨折线可将肱骨近端划分为数个"部分"。
  - "部分"的概念最早由Codman提出，并逐渐演变为当今广泛应用的Neer分型[7]。
  - 所谓的"部分"包括肱骨头、大结节、小结节和肱骨干（图1）。
  - 根据Neer分型，肱骨近端骨折可分为二部分、三部分和四部分骨折等类型[7]。
- 骨块移位形成"部分"的条件为移位≥1 cm或成角≥45°。值得注意的是此处的"移位"并非手术指征，而仅仅是骨折分型的标准。
  - 手术决策的制订需要同时考虑骨折分型、移位程度、骨坏死的可能性和患者自身状况等因素。

解剖

- 肱骨近端由四个不同的骨化中心形成：肱骨头、大结节、小结节和肱骨干。
  - 肩袖中的冈上肌、冈下肌和小圆肌止于大结节，其止点分别对应大结节的三个面。
  - 肩胛下肌止于小结节。
- 肩袖间隙位于肩胛下肌上缘和冈上肌前缘之间。
  - 肱二头肌长头腱位于肱骨近端前方结节间的浅沟内，自肩袖间隙进入盂肱关节。
  - 肱二头肌长头腱近端3 cm位于关节内肩袖间隙组织的深部。
- 旋肱前动脉沿肩胛下肌下缘向外侧走行（图2）。
  - 旋肱前动脉的前外侧支沿结节间沟外侧上行，于结节间沟的最高处进入肱骨头，提供肱骨头约85%的血供[1]。
- 旋肱后动脉发出数支细小分支分布于邻近肩关节囊下方区域，提供肱骨头剩余大部分血供。
- 胸大肌止于肱骨干近段、肱二头肌长头腱的外侧。背阔肌止于肱骨干近段肱二头肌间沟的内侧缘。

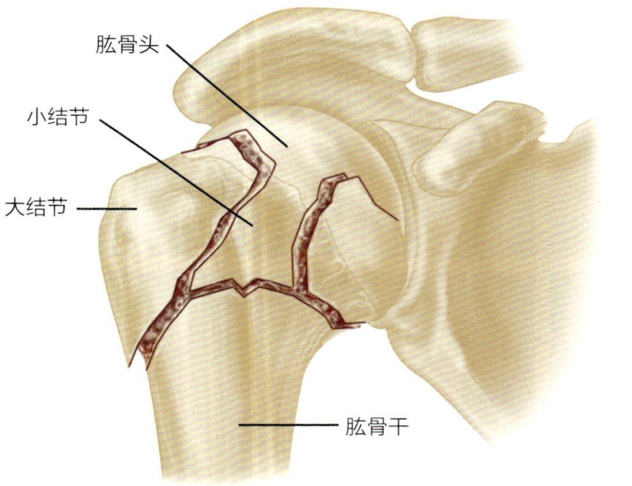

图1 根据大结节、小结节、肱骨头和肱骨干的骨折和移位程度，肱骨近端骨折可分为二部分、三部分和四部分骨折。

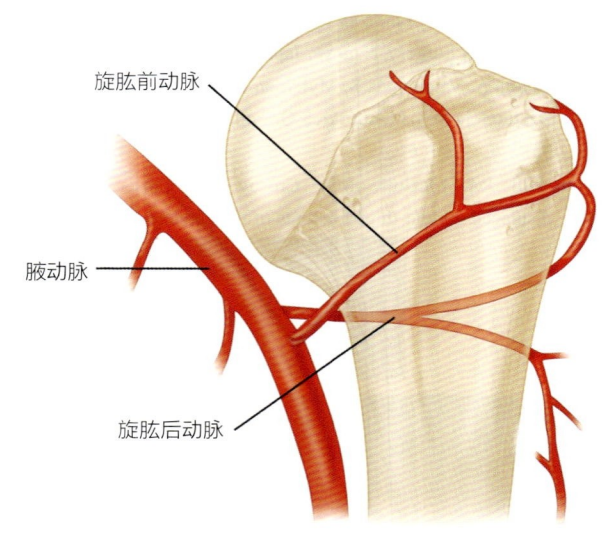

图2 肩袖间隙位于肩胛下肌上缘和冈上肌前缘之间，肱二头肌长头腱位于肩袖间隙组织的深面。值得注意的是：大、小结节间的骨折线紧贴结节间沟的后方。旋肱前动脉的升支提供肱骨头约85%的血供。

蝶形骨块的处理和切口关闭

- 若骨折端有较大的蝶形骨块或者明显粉碎，则在骨折端扩大皮肤切口相比于两个较小的切口会更有帮助。
- 若前方有蝶形骨块，可用可吸收线环扎。
  - 将骨膜剥离器穿过锁骨下，以便于缝线穿过（技术图 5A）。
  - 将穿过锁骨下的 2 号缝线以 8 字形穿过蝶形骨块骨膜下，并将骨块与锁骨捆扎在一起（技术图 5B）。
- 用 0 号可吸收线 8 字形间断缝合骨折线上的骨膜。
- 用 2-0 的可吸收线 8 字形间断缝合颈阔肌筋膜。
- 缝合两处切口的皮下组织和皮肤。

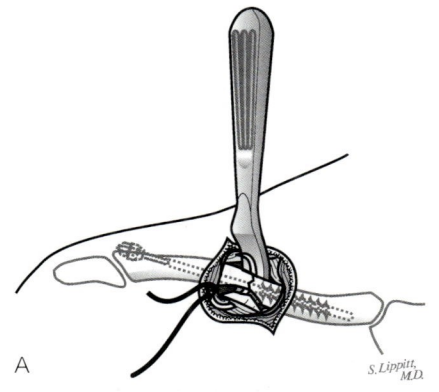
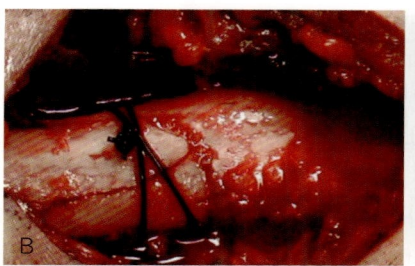
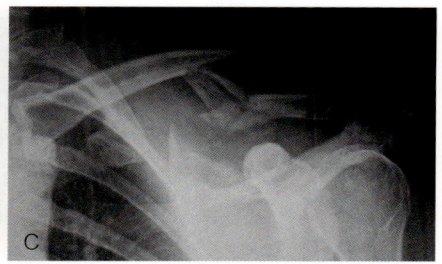
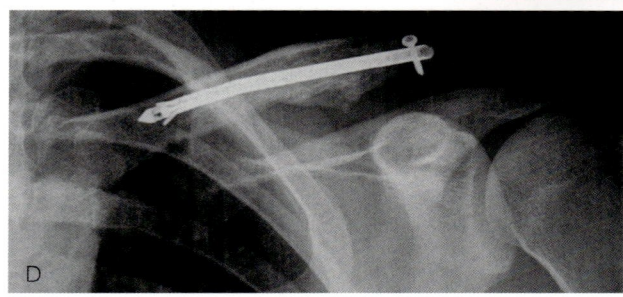

技术图 5　A. 首先将骨膜剥离器穿过锁骨下便于缝线穿过，然后将缝线穿过锁骨下，并以 8 字形穿过蝶形骨块骨膜下，将骨块与锁骨环绕，环扎前方的蝶形骨块。B. 术中照片示蝶形骨块环扎。C. X 线片显示一例粉碎性的伴有两块蝶形骨块的 Z 型锁骨中段骨折类型。D. X 线显示同一锁骨骨折患者用髓内钉和环扎手术后（经允许引自 Steven B. Lippitt, MD）。

拔钉

- 若骨折愈合则于 10～12 周后拔出髓内钉。
- 于原外侧切口上做切口，用血管钳分离皮下组织，直到显露内植物的外侧端。
- 用拔出工具连接髓内钉外侧端后移除外侧端锁定螺钉。
- 将扭力改锥连接髓内钉后反向扭转直至内侧端抓手装置卸力。
- 然后慢慢将髓内钉拔出锁骨髓腔中（技术图 6）。

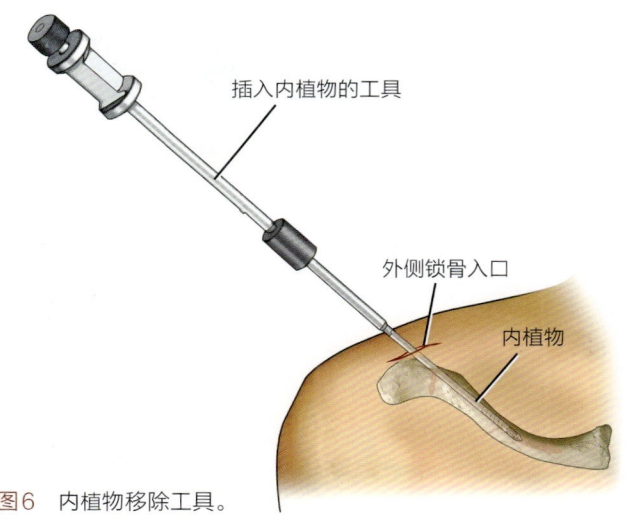

技术图 6　内植物移除工具。

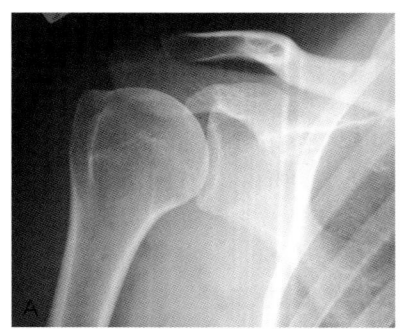
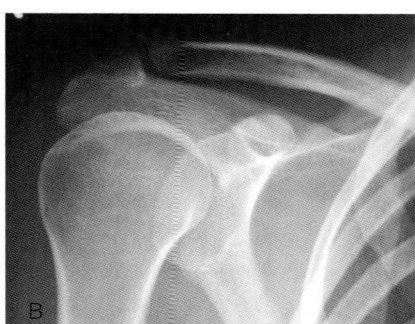
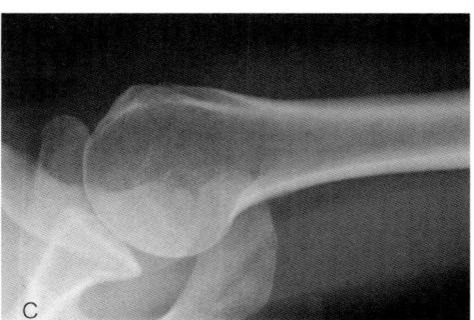
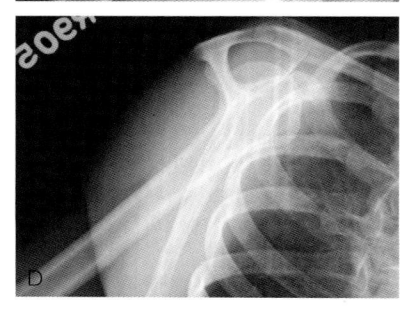

图4　正常人的肩关节创伤系列X线片，包括肩胛骨正位、肩关节正位、腋位及Y侧位片。A. 拍摄肩胛骨正位片时一般将上臂置于旋转中立位。B. 摄肩关节正位时上臂呈内旋位。C. 摄腋位片是上臂呈外展同时旋转中立位。D. Y侧位片有助于发现向后侧移位的大结节轻微骨折。

- 影像学检查常用于判断骨折是否为二部分、三部分或四部分以及评估其移位程度。
- CT三维重建有助于评价骨折情况，但并非常规要求。

鉴别诊断

- 肩锁关节脱位。
- 盂肱关节脱位。
- 肱骨干骨折。
- 肩胛胸壁分离。
- 肘部及腕部骨折（可合并于肱骨近端骨折）。

非手术治疗

- 轻度移位的骨折可采用保守治疗。
- 移位的外科颈骨折易被患者所接受。
  - 仅拍摄肩关节正位片可漏诊单纯的肱骨外科颈骨折。
    - 胸大肌牵拉肱骨干向前，导致肱骨干相对肱骨头向前位移。
  - 肩胛骨Y位片或腋位片能显示上述外科颈骨折的成角畸形。
- 移位的大结节骨折较难为患者所接受。
  - 过去认为大结节移位≥1 cm将导致显著的临床症状。
  - 而目前认为大结节移位5 mm即具有手术指征。
- 患者可使用吊带悬吊2～3周，或悬吊直至轻度内、外旋上臂时肱骨近端有稳定感。
  - 应指导患者去除吊带，锻炼肘、腕关节和手部的功能，以避免关节僵硬。
- 早期的骨折愈合迹象（如骨痂形成）有助于判断开始肩关节功能锻炼的合适时机。
- 难以判断时，最好延长制动时间以确保骨折愈合，因为肩关节僵硬较骨不连更易于处理。
- 开始时可进行被动伸展活动，6周后可依据患者的耐受程度逐步开始主动关节活动及力量训练。

手术治疗

术前计划

- 应仔细回顾所有的影像学检查，以明确骨折类型、移位程度、骨折形态以及骨量。
- 某些特定的影像学表现提示不适合进行微创内固定方法治疗，列举如下：
  - 骨质欠佳——骨质不能有效把持克氏针和螺钉，需行更稳定的内固定。
  - 大结节粉碎性骨折——粉碎的骨块不适合螺钉固定，而需经腱-骨交界处缝合固定（需切开复位内固定）。
  - 内侧肱骨距粉碎骨折——导致肱骨头与肱骨干之间复位不稳定。
- 适合微创内固定的二部分、三部分和外翻嵌插型四部分骨折，需符合以下条件：
  - 骨质良好。
  - 大小结节骨折块较大且粉碎程度轻微。
  - 内侧柱无粉碎性骨折或仅轻微骨折。
- 微创内固定不适合依从性差或不可靠的患者，仅适合于术后能遵循定期规律随访的患者。

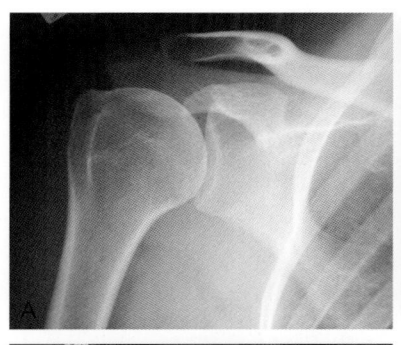
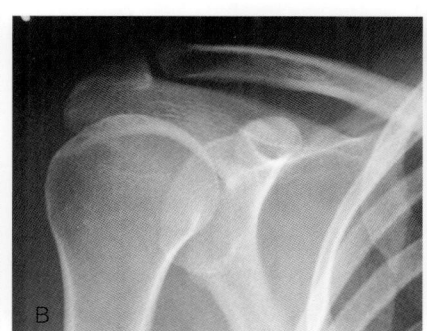
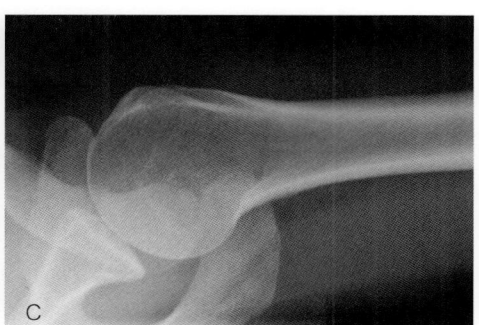
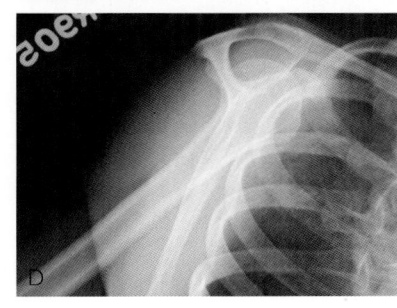

图 4　正常人的肩关节创伤系列 X 线片，包括肩胛骨正位、肩关节正位、腋位及 Y 侧位片。A. 拍摄肩胛骨正位片时一般将上臂置于旋转中立位。B. 摄肩关节正位片时上臂呈内旋位。C. 摄腋位片是上臂呈外展同时旋转中立位。D. Y 侧位片有助于发现向后侧移位的大结节轻微骨折。

- 影像学检查常用于判断骨折是否为二部分、三部分或四部分以及评估其移位程度。
- CT 三维重建有助于评价骨折情况，但并非常规要求。

鉴别诊断

- 肩锁关节脱位。
- 盂肱关节脱位。
- 肱骨干骨折。
- 肩胛胸壁分离。
- 肘部及腕部骨折（可合并于肱骨近端骨折）。

非手术治疗

- 轻度移位的骨折可采用保守治疗。
- 移位的外科颈骨折易被患者所接受。
  - 仅拍摄肩关节正位片可漏诊单纯的肱骨外科颈骨折。
    - 胸大肌牵拉肱骨干向前，导致肱骨干相对肱骨头向前位移。
  - 肩胛骨 Y 位片或腋位片能显示上述外科颈骨折的成角畸形。
- 移位的大结节骨折较难为患者所接受。
  - 过去认为大结节移位≥1 cm 将导致显著的临床症状。
  - 而目前认为大结节移位 5 mm 即具有手术指征。
- 患者可使用吊带悬吊 2～3 周，或悬吊直至轻度内、外旋上臂时肱骨近端有稳定感。
  - 应指导患者去除吊带，锻炼肘、腕关节和手部的功能，以避免关节僵硬。
- 早期的骨折愈合迹象（如骨痂形成）有助于判断开始肩关节功能锻炼的合适时机。
- 难以判断时，最好延长制动时间以确保骨折愈合，因为肩关节僵硬较骨不连更易于处理。
- 开始时可进行被动伸展活动，6 周后可依据患者的耐受程度逐步开始主动关节活动及力量训练。

手术治疗

术前计划

- 应仔细回顾所有的影像学检查，以明确骨折类型、移位程度、骨折形态以及骨量。
- 某些特定的影像学表现提示不适合进行微创内固定方法治疗，列举如下：
  - 骨质欠佳——骨质不能有效把持克氏针和螺钉，需行更稳定的内固定。
  - 大结节粉碎性骨折——粉碎的骨块不适合螺钉固定，而需经腱-骨交界处缝合固定（需切开复位内固定）。
  - 内侧肱骨距粉碎骨折——导致肱骨头与肱骨干之间复位不稳定。
- 适合微创内固定的二部分、三部分和外翻嵌插型四部分骨折，需符合以下条件：
  - 骨质良好。
  - 大小结节骨折块较大且粉碎程度轻微。
  - 内侧柱无粉碎性骨折或仅轻微骨折。
- 微创内固定不适合依从性差或不可靠的患者，仅适合于术后能遵循定期规律随访的患者。

发病机制

- 肱骨近端骨折的发生存在双峰分布。
  - 大多数肱骨近端骨折属"老年人骨折",主要发生在骨质疏松的老年患者,常由绊倒和摔倒等低能量损伤所致。
  - 肱骨近端骨折也可累及青年患者,常由摩托车、汽车等交通事故的高能量损伤所致。
- 肱骨近端骨折可伴随神经损伤且常能自愈。最常见的是腋神经麻痹。

自然病程

- 85%的肱骨近端骨折可以采用保守治疗[7]。
- 外科颈的移位比大结节移位更能为患者所接受。
  - 由于肩关节在多个平面可大范围活动,故上臂能代偿外科颈的横向和成角移位。
  - 大小结节的移位会改变肩袖的力学状态,故难以被患者所接受。
- 经典Neer分型中,四部分骨折肱骨头缺血性坏死率可高达45%。但外翻嵌插型四部骨折继发肱骨头缺血性坏死的概率较低,仅有11%[8]。
  - 多数四部分骨折将损伤旋肱前动脉,导致其缺血性坏死率高。
  - 由于旋肱后动脉仍能提供一部分肱骨头血供,故四部分骨折时,肱骨头向外侧移位越多,缺血坏死的概率越高。
  - 大部分外翻嵌插型骨折中,内侧骨膜铰链完整,伴行的旋肱后动脉各分支血供得以保存(图3),所以此类骨折非常适合内固定。

病史和体格检查

- 详细的外伤史对判断损伤机制很重要,有助于区分低能量和高能量损伤。
  - 老年肱骨近端骨折常因滑倒或摔倒等低能量损伤所致。此类损伤骨膜合页常较完整,骨折复位较容易,可考虑微创手术。通常此类骨折肩袖合页亦完整。上述特性均利于实施微创复位及固定。
  - 通常,年轻患者肱骨近端骨折由高能量损伤引起。此类骨折移位更显著,大小结节之间肩袖易撕裂,骨膜合页不完整。虽然上述因素并非经皮穿针固定的禁忌证,但增加了手术难度,术前需充分考虑并计划。
- 病史中其他重要的方面包括:
  - 既往有无患侧肩部外伤。
  - 既往肩关节的功能。
  - 既往有无患肢麻木或针刺感。
- 排除患侧肘部和腕部骨折,尤其是摔倒时上臂处于伸展位的骨质疏松患者。
- 患者通常从下方托住患侧肩关节。
- 体格检查应包括有无皮肤伤口、瘀斑、肩胛带下移及与肩关节脱位或肩锁关节脱位相关的畸形。
- 检查可能合并的神经损伤(通常是神经麻痹),检查不同神经分布区的触觉、两点辨别觉和肌力(因肩部活动受限和疼痛,故肌力检查仅限于等长试验)。
- 常见腋神经损伤,应特别注意检查腋神经功能。
- 可通过检查桡动脉搏动和毛细血管充盈来判断是否合并血管损伤。

影像学和其他诊断性检查

- 需拍摄肩关节创伤系列X线片(图4)。
  - 包括肩关节正位片、肩胛骨正位片、Y侧位片和腋位片。
  - 完整的肩关节创伤系列X线片能充分明确骨折的形态。
- 在许多情况下CT扫描有助于明确骨折情况,如对骨折累及部位或骨块移位程度存有疑问,应进一步行CT扫描。如怀疑关节脱位或关节盂骨折,CT亦有助于诊断。

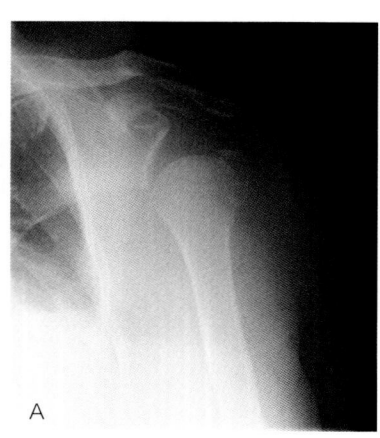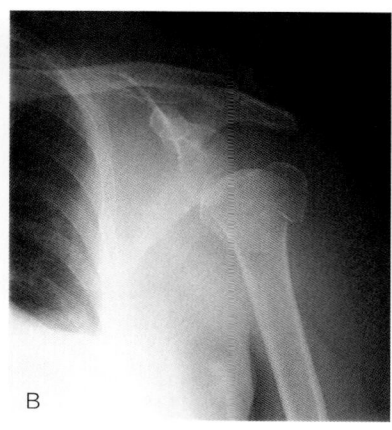

图3 A、B. 外翻嵌插型骨折,关节面的血供来自旋肱后动脉发出的升支,该升支血管沿未受损的内侧骨膜铰链走行。

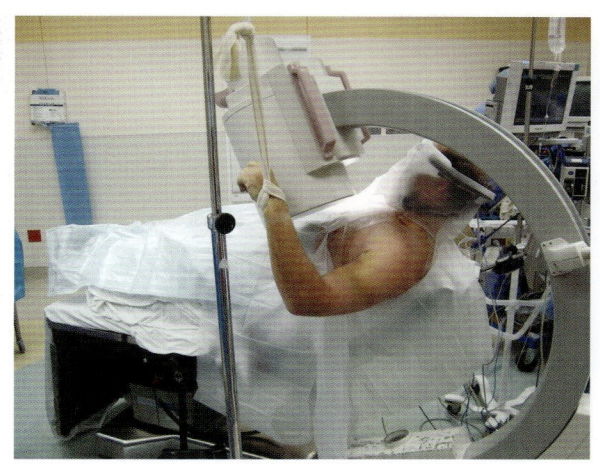

图5 患者仰卧位或将上半身稍抬起，C臂机平行患者放置，避免影响上臂外侧的器械操作，患肩尽量靠外以获得较好的术中透视。

- 术后早期需密切观察克氏针的情况。
- 克氏针可能松动移位，需及早发现以避免刺伤胸腔内结构的潜在风险。

体位

- 经皮穿针固定时，患者取45°沙滩椅位（图5）。
  - 该体位便于术中C臂机透视。
- C臂机平行患者放置，从头侧推至肩部。
  - 该位置允许肩部外侧无遮挡地行手术器械操作和穿针固定。
- 患肩须尽量靠手术台外缘或固定于专用的肩关节手术架上，以便术中透视时不被床架遮挡。

- 消毒铺巾前需确认透视，确保能够获得合适的术中影像。
- 将整个上肢消毒铺巾，使之可自由活动。

入路

- 通过"复位通道"辅助闭合复位（图6）[3]。
  - 复位通道指可直达骨折块的通道（类似关节镜通道）或小切口。
  - 经复位通道使用手术器械撬动或牵拉骨折块进行复位。
  - 术者亦可经此通道使用手指触摸骨折块。
    - 向内可触及肱二头肌长头腱。
    - 外科颈骨折即位于复位切口的深面。
    - 往后上方可触摸到大结节并感知其移位程度。
- 复位通道的位置至关重要（图6B）。
  - 三部分和四部分骨折时，大结节骨折线常位于结节间沟后外方0.5～1 cm处。
  - 因此复位通道的位置应位于外科颈水平，结节间沟后方1 cm处。
- 上臂保持旋转中立位。
  - 透视确认外科颈水平（图6C、D）。
  - 肱二头肌长头腱的位置可借肱骨近端解剖标志来辨认。
- 在体表做2 cm长的切口（图6E）。
  - 使用直止血钳钝性分离皮下组织和三角肌，以免损伤三角肌深层的腋神经。如有必要，术者可滑移手指轻柔松解三角肌下方粘连的组织。

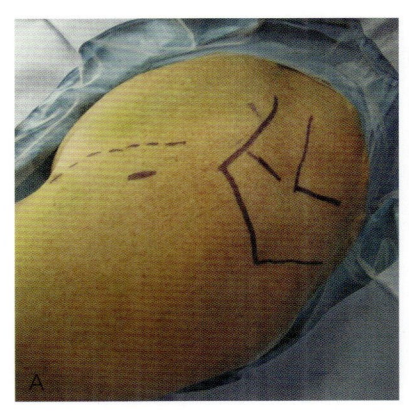 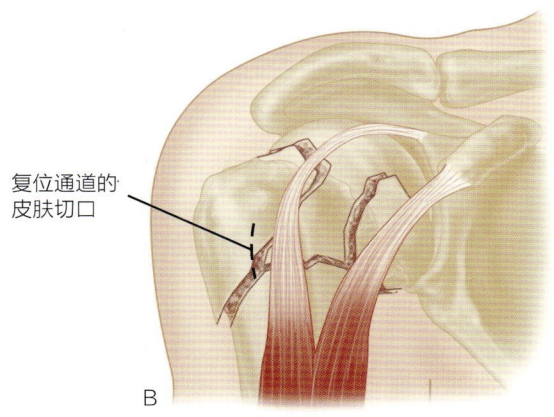

图6 A. 肩峰前外侧角的下方建立复位通道，经此通道使用手术器械复位骨折块。B. 复位通道位于外科颈水平，结节间沟后方0.5～1 cm处，C臂机透视确认复位通道。

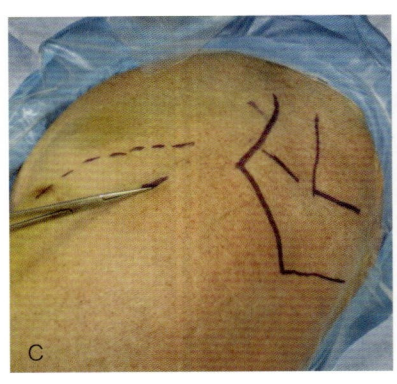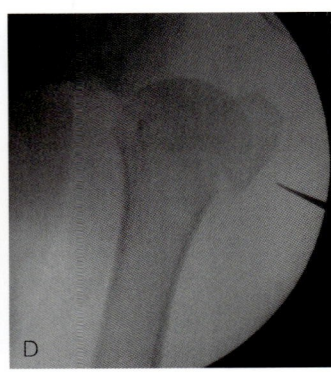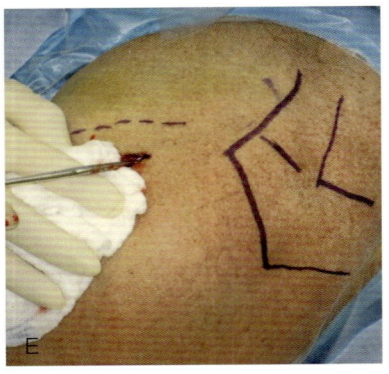

图6（续） C、D. 止血钳置于体表（C），透视（D）确认该通道直接位于外科颈骨折水平。E. 体表做一小切口，钝性分离三角肌以免损伤其深层的腋神经。

外科颈骨折

复位

- 胸大肌的牵拉是造成外科颈骨折移位的主要原因。肱骨干通常向肱骨头的前内侧移位。
  - 需拍摄腋位片或肩胛骨Y位片评估骨折移位程度。
- 复位方法包括前屈、内收并可轻微内旋上臂以减少胸大肌牵拉[4]（技术图1）。
  - 轴向牵引上臂同时将肱骨干近段向后侧推顶。
- 将钝性器械插入外科颈骨折处，将肱骨头撬拨至肱骨干上。该手法复位十分有效，但必须注意避免造成额外损伤或肱骨头骨折，尤其是骨质疏松患者。
  - 肱二头肌长头腱可能会夹在骨折块之间而妨碍复位。因此如果复位失败，可通过复位通道探查肱二头肌长头腱（或考虑切开复位）。

固定

- 2或3根克氏针逆向从肱骨干钻入肱骨头（技术图2A）。
- 克氏针进针点在外科颈骨折线以远5~6 cm处。
- 克氏针尽量平行于肱骨干，斜向钻入肱骨头，同时避免从后方穿出（技术图2B、C）。
- 克氏针应光滑，避免进针时损伤软组织，末端应带有螺纹，避免退针。
- 2.5 mm或2.7 mm光滑、末端带螺纹的克氏针常见于外固定或7.3 mm的空心钉工具中。
- 克氏针应朝多个方向置入，以提高固定的稳定性。
  - 一根克氏针可从肱二头肌长头腱外侧置入，主要方向为从前侧至后侧。
  - 另一根则应更靠外侧进针，主要方向为从外至内。
- 在动态透视下观察轻柔内、外旋活动时骨折的稳定性。
  - 任何骨折端不稳定或微动的迹象均提示需进一步行切开复位钢板内固定。
- 克氏针尾端应剪短并埋于皮下以避免针道感染（技术图2D）。
- 复位通道用可吸收线间断缝合。
- 伤口用柔软的敷料包扎并用吊带悬吊患肢。

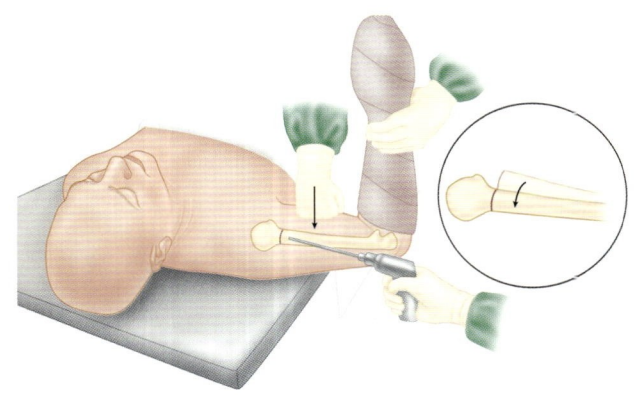

技术图1 外科颈骨折的复位手法：上臂屈曲内旋以对抗胸大肌对肱骨干近端的牵拉作用。通常将肱骨干向后推，或用钝性器械经复位通道，将肱骨头撬拨回肱骨干。

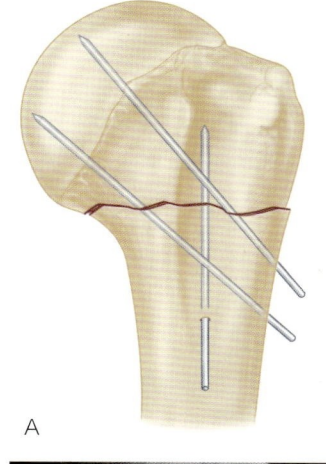
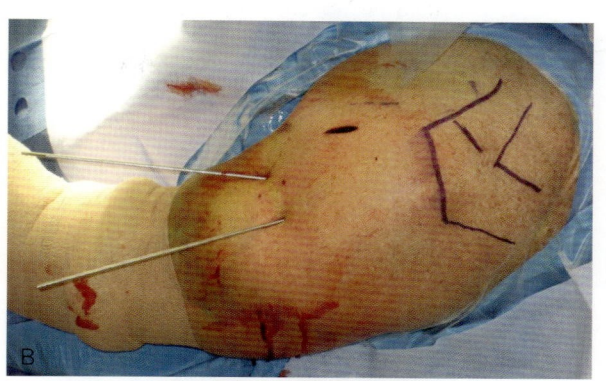
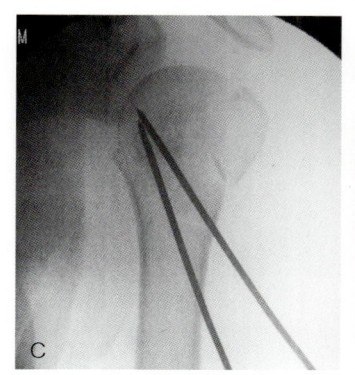
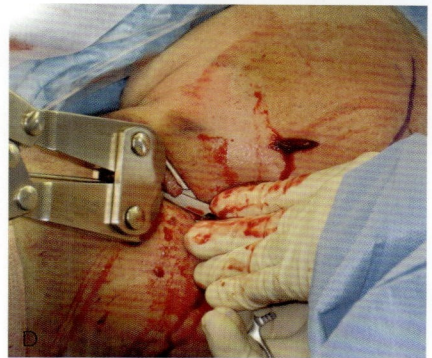

技术图2　A. 克氏针在外科颈骨折线以远数厘米处逆行穿入肱骨头，克氏针应多角度置入以增加固定的稳定性。B. 导入2根克氏针。C. 透视显示2根逆行克氏针固定在位。D. 为预防针道感染，克氏针尾端应剪短并埋于皮下。数周后，克氏针可在诊室或手术室中通过小切口轻易地拔除。

累及大结节的三部分骨折

复位

- 导致三部分骨折移位的因素包括胸大肌（如前述）和肩袖肌。肩袖肌牵拉大结节向内（在一定程度上）和向后。大结节向后移位和旋转易被忽视，应予以重视。
- 首先复位外科颈骨折（见本章"外科颈骨折"部分）。
- 经复位通道复位大结节，用牙钩或其他小钩状器械经复位通道钩住大结节，将其向前下方牵拉复位。

固定

- 应用4.5 mm空心钉固定大结节。
  - 经肩袖肌止点远端的大结节外侧骨皮质置入空心钉（技术图3A）。
  - 透视确认空心钉位于合适的位置。
- 首先通过皮肤小切口经三角肌钻入导针，切口大小以恰能通过空心导钻和螺钉为宜（技术图3B、C）。
  - 导针穿过大结节和外科颈骨折线，穿入肱骨干近端内侧皮质。
  - 经导针扩孔后，通过导针拧入螺钉。此处笔者使用了半螺纹空心钉及垫片（技术图3D～F）。
  - 如大结节骨折块足够大，可经大结节骨块拧入第二枚骨松质螺钉，螺钉末端把持于肱骨头骨松质内。
- 将克氏针剪断埋于皮下。
- 尼龙线间断缝合关闭切口。
- 柔软敷料包扎并使用吊带悬吊患肢。

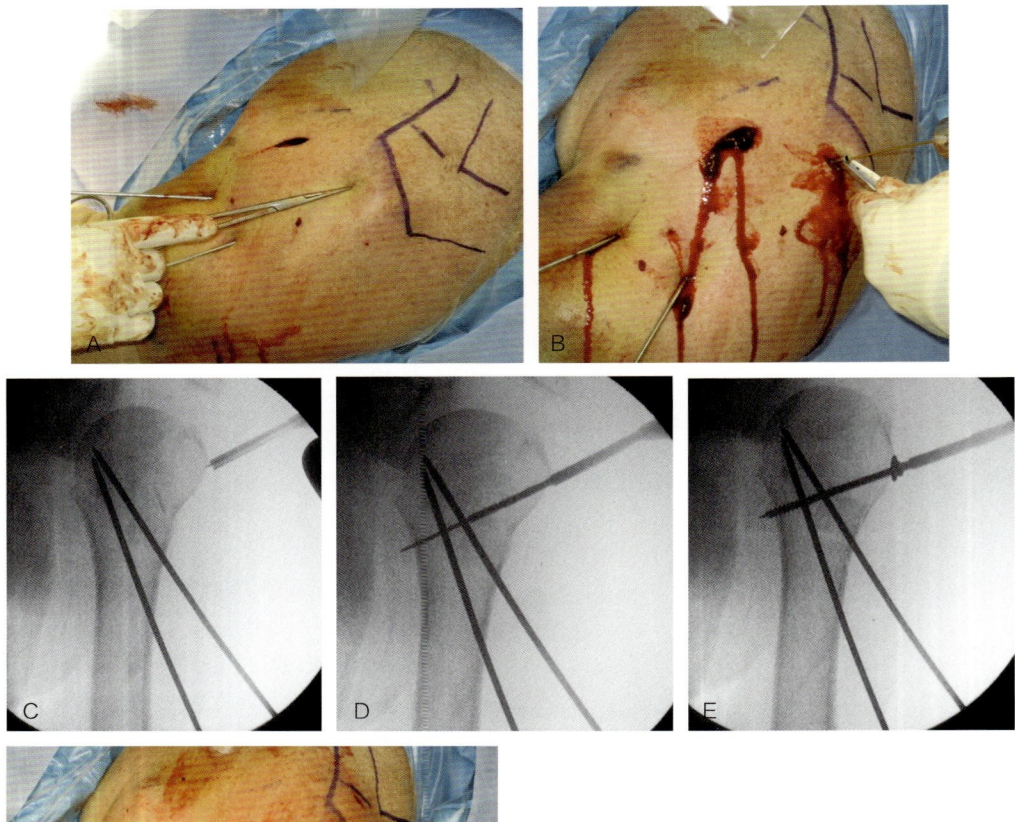

技术图3　A. 使用血管钳在透视下定位大结节。B. 于大结节表面做一小切口，空心钉固定，图示使用钻头导向器保护软组织。C. 导针需同时把持大结节骨块和内侧骨皮质以提供骨块间加压。D. 透视显示经导针拧入空心钉。E. 垫片起到一定加压作用。为了避免大结节医源性骨折，螺钉勿拧入过紧。F. 图示拧入空心钉和垫片。

肱骨近端外翻嵌插型四部分骨折

- 外翻嵌插型骨折指骨折时肱骨干长轴与肱骨头关节面呈90°角，正常的颈干角丧失[5]。大小结节相对于肱骨头向外和轻度向近端移位。
  - 此类骨折相对其他类型的四部分骨折缺血性坏死率低，因为沿解剖颈内后方的内侧骨膜铰链软组织完整，保护了旋肱后动脉及其升支的血供。
- 此类骨折复位时要求将肱骨头抬升至正常解剖位。
  - 如前述建立复位通道，将复位器械如钝性的骨膜剥离器或小顶棒插入肱骨头下方（技术图4A、B）。
  - 复位器械通过外科颈骨折及位于肱二头肌间沟后外侧0.5～1 cm处的大小结节间骨折线置入。
- 使用骨锤从远向近敲击复位工具，抬升肱骨头至正常的解剖位置（技术图4C）。
- 应用前述方法固定外科颈和大小结节骨折。

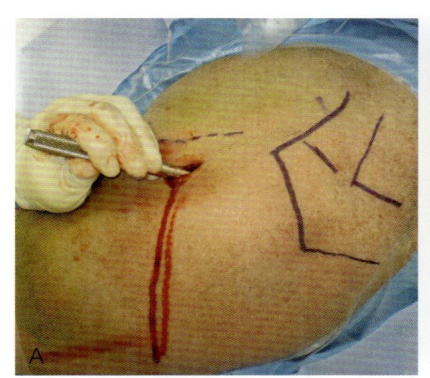
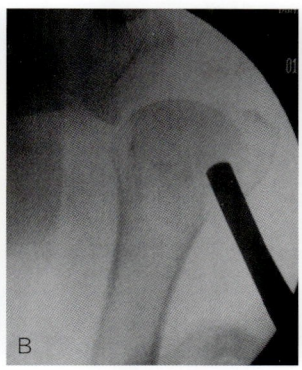
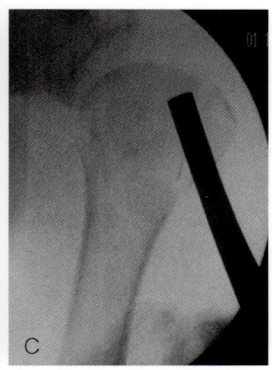

技术图4　A. 外翻嵌插型肱骨近端骨折用小顶棒或其他钝头器械复位。B. 复位器械经肱二头肌间沟后方的大小结节间骨折线插入并透视确认位置。C. 向上敲击顶棒，抬升肱骨头以复位。当肱骨头复位后，大小结节自行复位。

- 有时小结节存在显著的内侧移位。此时可经复位通道用骨钩复位小结节并使用一枚从前向后的螺钉将其固定于肱骨头上。
  - 多数情况下，轻度的小结节内移是可以接受的，且无需固定。
- 将克氏针剪断埋于皮下。
- 尼龙线缝合关闭切口。
- 包扎并使用吊带悬吊患肢。

要点与失误防范

指征	• 经皮穿针固定肱骨近端骨折手术的成败取决于选择合适的患者。选择标准包括：良好的骨质，大结节无或轻微粉碎性骨折，内侧柱和肱骨干近端无或轻微粉碎性骨折，患者的依从性良好 • 禁忌证：骨质欠佳而克氏针把持力差者，大结节或肱骨干近端粉碎及依从性差、难以定期随访的患者
体位	• 患者体位需尽量靠手术床的外侧，以获得无阻碍的肩部操作和良好的透视视野
复位方法	• 复位通道的位置至关重要，良好的位置能使术中该切口的利用价值最大化 • 术者必须熟知肱骨近端的三维解剖结构，并能正确理解和使用术中二维透视影像
克氏针的位置	• 应在腋神经远端、三角肌止点近端的肱骨处入针，以免损伤神经 • 入针的角度要避免从肱骨头后方切出 • 需不同平面至少两张透视影像确认克氏针位置良好 • 在克氏针穿入时，用钻头导向器保护软组织
螺钉的位置	• 钝性分离三角肌，用钻头导向器操作避免损伤腋神经。多数情况下，螺钉入口在腋神经近端，但仍需预防神经损伤 • 使用垫片拧入螺钉过紧将会造成大结节骨折 • 螺钉末端把持于肱骨干近段内侧皮质可增加固定的稳定性
术中稳定性评估	• 内固定完成后，应在动态连续透视下内外旋上臂。骨折端存在任何活动或不稳定迹象均需切开复位内固定

术后处理

- 患侧上臂用吊带悬吊。
- 指导患者进行肘、腕及手的主动活动。
- 每周复查X线片,观察克氏针是否移位或固定是否失效。
  - 术后3～4周或影像学提示早期愈合时,可在诊室或手术室行小手术拔除克氏针。
- 术后2～3周开始钟摆活动,克氏针拔除后开始肩关节被动伸展(在肩胛平面前屈上臂)、外旋和内旋锻炼(均在仰卧位进行)。
  - 理想情况下,拔除克氏针和被动功能锻炼时间不应晚于术后4周。
- 术后6周依据患者的耐受程度开始关节的主动活动及抗阻肌力锻炼。

预后

- Jaberg等[4]报道48例患者中,38例术后功能达到优良。其中,外科颈骨折29例,解剖颈骨折3例,三部分骨折8例,四部分骨折5例。
- Resch等[9]报道了9例三部分和18例四部分骨折患者的术后结果。四部分骨折的患者中,肱骨头缺血性坏死率为11%。良好的临床结果与解剖复位相关。
- Keener等[6]报道了35例患者的多中心研究结果(二部分骨折7例,三部分骨折8例,外翻嵌插型骨折12例),平均随访时间35个月。所有骨折均愈合,ASES评分和Constant评分分别为83.4分和73.9分。4例患者术后畸形愈合,4例发生创伤性关节炎,但均未影响患者术后早期随访的疗效。
- 上述患者进一步随访至平均50个月[2](11～101个月)时,10例(37%)出现骨坏死,其中仅两例出现显著临床症状需进一步行关节置换。该中期随访结果的平均ASES评分为82分。
- 多数报道认为肱骨近端骨折经皮穿针治疗能够取得满意的疗效。选择患者至关重要。在发表的文献中并非随机选择患者行经皮穿针固定术,而是由治疗的医生仔细挑选的。因此,在特定的符合标准的患者中,经皮穿针是较为合适的固定方式。

并发症

- 神经损伤[10]。
- 克氏针移位。
- 固定失效。
- 畸形愈合。
- 骨折不愈合。
- 感染。
- 肩关节僵硬。

(姚晨 译/审校)

参考文献

[1] Gerber C, Schneeberger AG, Vinh TS. The arterial vascula-ization of the humeral head. An anatomical study. J Bone Joint Surg Am 1990;72A:1486-1494.

[2] Harrison AK, Gruson KI, Zmistowski B, et al. Intermediate outcomes following percutaneous fixation of proximal humeral fractures. J Bone Joint Surg Am 2012;94(13):1223-1228.

[3] Hsu J, Galatz LM. Mini-incision fixation of proximal humeral fourpart fractures. In: Scuderi GR, Tria A, Berger RA, eds. MIS Techniques in Orthopedics. New York: Springer, 2006:32-44.

[4] Jaberg H, Warner JJ, Jakob RP. Percutaneous stabilization of unstable fractures of the humerus. J Bone Joint Surg Am 1992;74A:508-515.

[5] Jakob RP, Miniaci A, Anson PS, et al. Four-part valgus impacted fractures of the proximal humerus. J Bone Joint Surg Br 1991;73B:295-298.

[6] Keener J, Parsons BO, Flatow EL, et al. Outcomes after percutaneous reduction and fixation of proximal humeral fractures. J Shoulder Elbow Surg 2007;16:330-338.

[7] Neer CS II. Displaced proximal humerus fractures. I. Classification and evaluation. J Bone Joint Surg Am 1970;52A:1077-1089.

[8] Resch H, Beck A, Bayley I. Reconstruction of the valgus impact-ed humeral head fracture. J Shoulder Elbow Surg 1995;4:73-80.

[9] Resch H, Povacz P, Fröhlich R, et al. Percutaneous fixation of three- and four-part fractures of the proximal humerus. J Bone Joint Surg Br 1997;79B:295-300.

[10] Rowles DJ, McGrory JE. Percutaneous pinning of the proximal humerus: an anatomic study. J Bone Joint Surg Am 2001;83A:1695-1699.

第19章 肱骨近端骨折的切开复位内固定
Open Reduction and Internal Fixation of Proximal Humerus Fractures

Mark T. Dillon, Stephen Torres, Mohit Gilotra, and David L. Glaser

定义

- 肱骨近端骨折可累及外科颈、大结节和（或）小结节。
- 最常用的Neer分型基于移位骨折部位的数量（图1）。分型包括四个部分：含有关节面的肱骨头、大结节、小结节及肱骨干。骨块移位≥1 cm或成角≥45°被称为移位骨折[22,23]。
- AO/ASIF（国际内固定研究学会）分型将该骨折概括为三型：1型为关节外单处骨折，2型为关节外双处骨折，3型为累及关节的骨折。
  - 每一类型又可细分为数个小组及亚组[21]。
  - 该分型系统更强调肱骨头的血供，关节内骨折缺血性坏死风险最高[31]。
- 研究表明，两种分型系统的观察者间可信度均较低[1,28,29]。
- 外翻嵌插型骨折虽未包括在Neer最初的分型中，但作为一种特殊的骨折类型，必须对其充分认识：
  - 它是一种四部分骨折，肱骨头关节面呈外翻位被挤压嵌插入肱骨干骨块上，导致颈干角增大。
  - 常因肩袖完整而仅有轻微移位[5]。
  - 因肱骨头血供破坏的可能性较小，肱骨头缺血性坏死率较低。

解剖

- 肱骨近端的骨性解剖结构包括大结节、小结节及肱骨头。
  - 肩胛下肌止于小结节，而冈上肌、冈下肌和小圆肌止于大结节。

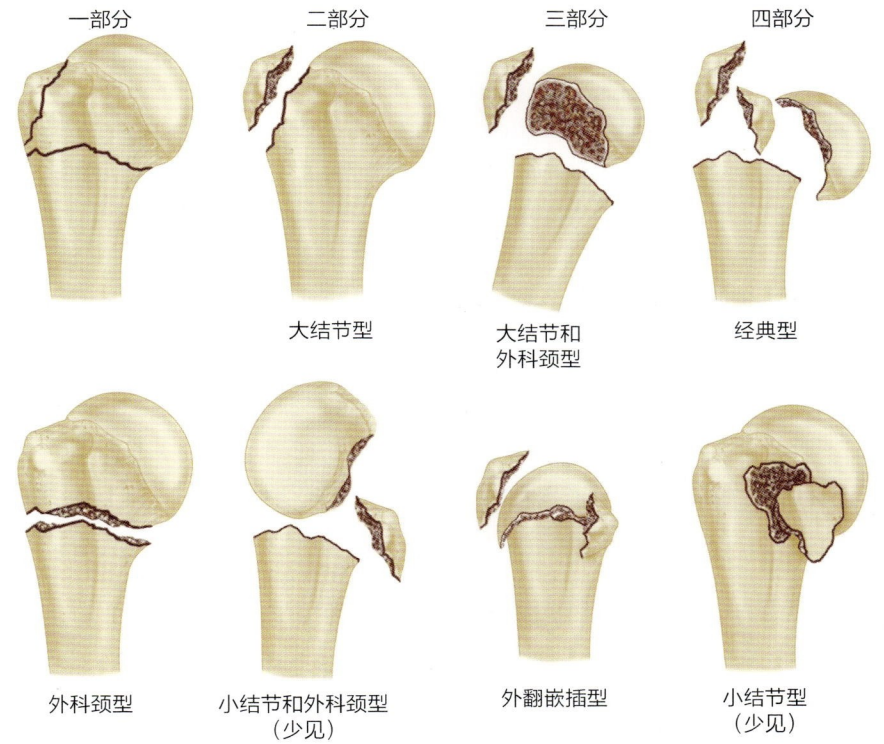

图1 肱骨近端骨折Neer分型。

- 了解与肱骨近端骨折移位的相关作用力,可让术者更好地应用手术和非手术方式治疗此类骨折。
  - 二部分外科颈骨折时,胸大肌牵拉肱骨干向前内侧移位。
  - 累及大结节的二部分骨折,冈上肌、冈下肌和小圆肌牵拉大结节向上和(或)后方移位。
  - 累及小结节的三部分骨折,止于大结节的肩袖肌完整,导致肱骨头关节面外旋且朝向前方。
  - 累及大结节的三部分骨折,肩胛下肌失去了拮抗肌的对抗作用,导致肱骨头旋后。
  - 四部分骨折时肱骨干和大小结节均移位,肱骨头几乎无软组织附着而呈游离状态。
- 了解肱骨近端的血管解剖对有效治疗肱骨近端骨折及预测缺血性坏死的风险至关重要。
- 肱骨近端的血供来自腋动脉的2个分支:旋肱前动脉及旋肱后动脉。
- 过去认为肱骨头的主要血供是旋肱前动脉的前外侧升支(弓状动脉)[10];但目前有新的证据表明其主要血供为旋肱后动脉[12]。
- 弓状动脉在肱二头肌间沟内沿肱二头肌长头腱外侧走行并进入肱骨头,在近端肌间沟与大结节移行处进入骨内,供应肱骨头内侧血供[12]。
- 旋肱后动脉分支于腋动脉,与腋动脉伴行穿过四边孔,围绕肱骨后方弯向外上,提供肱骨头上方、外侧及下方的血供[12]。
  - 因为特定类型的骨折可能损伤相关血管分支,故上述各动脉与肱骨之间的相对关系在判断缺血性坏死风险时非常重要。骨折线累及后内侧干骺端及内侧肱骨矩骨折的患者其缺血性坏死率显著高于上述结构完整的患者[11]。

发病机制

- 老年肱骨近端骨折通常因站立倒地、低能量摔伤引起。
- 而年轻患者可能因高能量损伤,如车祸或运动伤(如极限运动)引起。
- 必须注意可能合并盂肱关节脱位,首诊时即需排除。

病史和体格检查

- 病史需包括损伤机制、患者的社会状况、既往肩关节其他不适症状,后者可能提示肩袖病变或关节炎。
- 初诊时肱骨近端骨折的患者主诉肩部疼痛,且活动后加重。
- 视诊发现上臂淤血和肿胀,触诊可及肩部广泛压痛。
- 关节活动度检查可能由于疼痛而较为困难,但活动度检查对判断骨折的稳定性很重要。如内外旋活动时,肱骨干和肱骨近端整体移动,则说明骨折稳定。反之如未能整体移动并可及骨擦感,则提示骨折不稳定。
- 如果并发肩关节脱位,可能触摸到前方突出的肱骨头。
- 全面的神经血管检查对判断有无相关的损伤至关重要。
- <50岁的患者更容易出现神经损伤。一项研究表明,在该年龄段发生肩关节脱位或外科颈骨折的患者中神经损伤(通常是腋神经)的发生率为40%[2]。
  - 肱骨近端骨折发生大血管损伤的概率很低。但如发现骨折存在显著的内侧移位时则需高度警惕大血管损伤。此时可能损伤腋动脉,如存在尺、桡动脉搏动减弱时应提高警惕[13]。

影像学和其他诊断性检查

- 初次的影像学检查包括正位、肩胛骨Y位和腋位片。
  - 如骨折稳定,亦可加拍内外旋位。内旋位有助于观察小结节,而外旋位有助于观察大结节。西点(West Point)腋位片有助于观察肩胛盂前缘骨折;Stryker切迹位可显示Hill-Sachs损伤。
  - 如患者耐受疼痛,牵引下摄片亦可能有助于评估骨折。
- 如果X线片无法清楚显示骨折情况,CT扫描可能会有所帮助。
- 研究表明,增加CT扫描仅能轻微提升观察者内可重复性,而无法改善观察者间可靠性[1]。
- 但CT扫描可能在明确骨折固定方法及判断有无合并损伤,如Hill-Sachs骨折和骨性Bankart损伤等方面很有价值。
- 尽管MRI检查在怀疑存有相关软组织损伤(包括盂唇和肩袖损伤)时有一定的应用价值,但它的适应证有限。

鉴别诊断

- 盂肱关节脱位。
- 肩胛骨骨折。
- 锁骨骨折。
- 肱骨干骨折。
- 神经血管损伤。
- 神经源性关节病。

非手术治疗

- 传统观念认为，移位<1 cm、成角<45°的肱骨近端骨折通常建议采用保守治疗[22]。大约85%的患者可采用保守治疗[20]。然而，随着内固定物的更新，手术指征已经扩大。
- 移位的单纯大结节骨折难以为患者所接受。有学者认为大结节移位>5 mm者关节功能不佳[19]。
  ○ Neer最初关于肱骨近端骨折的描述中建议移位>1 cm的大结节骨折应予以固定[22]。
  ○ 有学者认为大结节移位>5 mm将导致撞击。
    - McLaughlin等[19]最早发现大结节骨折残留>5 mm移位者愈合后存在长期持续的肩关节疼痛且功能不佳。移位<5 mm者一般无需手术治疗。
    - Platzer等[26]研究了大结节轻微移位的骨折，发现<5 mm的不同程度的移位患者最终功能无显著差异。
- 对于未累及肱骨干的肱骨近端骨折，首先采用简单的吊带悬吊制动。
- 当患者疼痛减轻及骨折稳定时开始被动关节活动。通常在伤后2~3周开始钟摆运动，然后逐渐全方位活动。
- 伤后6~10周，骨折通常已经基本愈合，可开始力量训练[18]。
- 保守治疗时，尽早开始理疗很重要。Koval等[15]研究表明，一部分骨折的患者2周内开始理疗可显著改善疗效。
- 数项研究表明，肱骨近端骨折采用保守治疗可获得较好的临床疗效[27,30,32]。
- 针对二部分外科颈骨折[4]、移位的三部分和四部分骨折[33]的研究表明，手术和保守治疗的临床结果并无差别。但这些研究实施时肱骨近端围关节锁定钢板尚未面市。

手术治疗

- 患者不可避免会对手术结果有一定的期望值，而良好的疗效常与此期望值有关。恢复关节的活动与功能及减轻疼痛是治疗的主要目标。完全恢复患者术前的关节活动度十分重要。

术前计划

- 合理的影像学检查，术前必须行X线片或CT扫描。
- 每例肱骨近端骨折的特点各不相同，在大多数情况下，进入手术室之前应准备好内固定方案。然而，当术中明确具体的骨折情况时方能确定最终的内固定方式。因此，术者常需掌握多种不同的内固定技术。
  ○ 如术中不适合行内固定，须准备行半肩或反肩置换。
- 多种手术技巧可用于肱骨近端骨折内固定。在本章中，笔者将介绍几种目前常用的内固定技术。内固定方式的选择取决于：患者的自身情况、骨折的类型和术者的个人习惯。

体位

- 本章节所讨论的肱骨近端骨折手术技巧在患者沙滩椅位时应用最为简便。患者体位接近坐位、屈髋和屈膝。患者尽可能靠手术床的外侧以便肩关节全方位活动。外侧放置支撑物以便术中维持体位。
- 术中C臂机透视有利于判断复位的质量，C臂机最佳位置是将影像增强器置于肩部后方，臂部从上方跨过患者(图2)。
- 消毒铺巾前应进行透视以确保能无障碍地对骨折进行全方位透视。

入路

- 手术入路取决于所使用的手术技术，后者将在"技术"部分进一步讨论。
- 最常用的手术入路是经胸大肌三角肌入路。某些骨折可使用经三角肌入路。

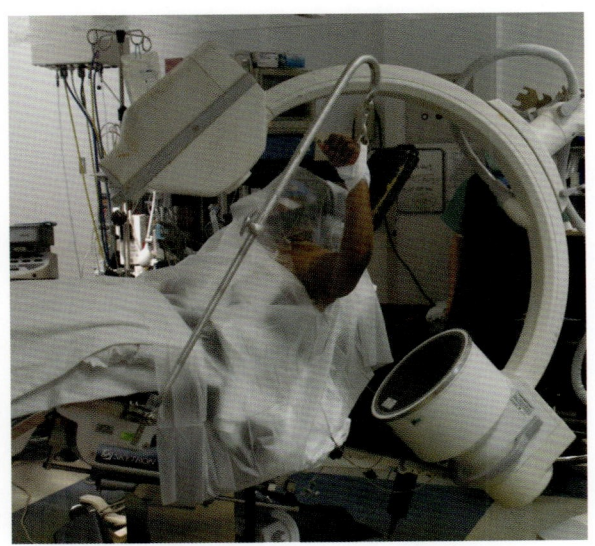

图2　图示患者置于沙滩椅位及C臂机的摆放。影像增强器置于肩部后方以取得理想的透视效果。

单纯大结节骨折的固定

- 患者置于沙滩椅位。
- 使用三角肌胸大肌入路或经三角肌入路。
- 经三角肌入路:切口起于肩峰前外侧缘沿上臂外侧向下延伸。
  - 或做一平行肩峰外缘的切口,类似肩袖修补术切口。
- 翻开切口皮瓣。
- 沿肌纤维方向分离三角肌,可从肩峰剥离部分三角肌前束。
  - 分离三角肌的范围应位于肩峰下 5 cm 以内,以避免损伤腋神经。在分离处远端进行缝合有利于防止其意外延长[14]。
- 本章节中介绍的所有切开手术过程都应清理骨折端血肿以利于复位。
- 通常大结节向后或向上移位。外展和外旋肩关节将减轻肩袖肌向后上方的牵拉,使大结节更易于复位。
  - 穿过肩袖的牵引缝线有助于复位。
  - 用克氏针临时固定(技术图1A、B)。
- 如克氏针位置良好,可通过克氏针拧入空心钉作为最终固定。
  - 选择合适长度的空心钉以达到足够的把持力(技术图1C、D),但不应过长而导致患者不适。
  - 骨质不佳者使用垫圈有利于固定。

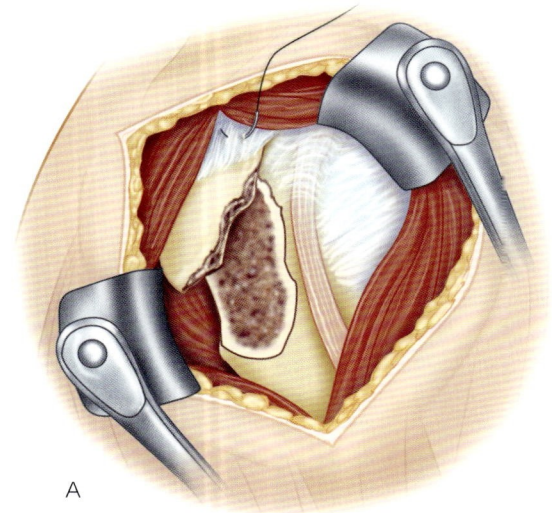
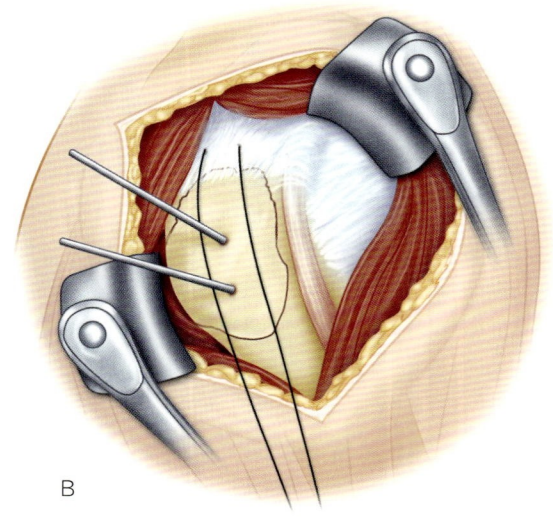
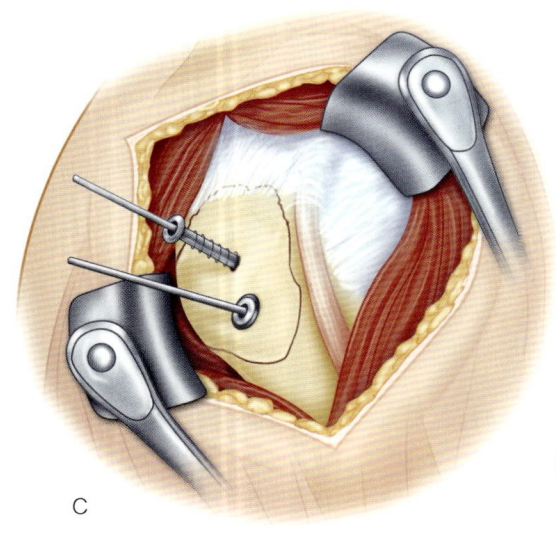
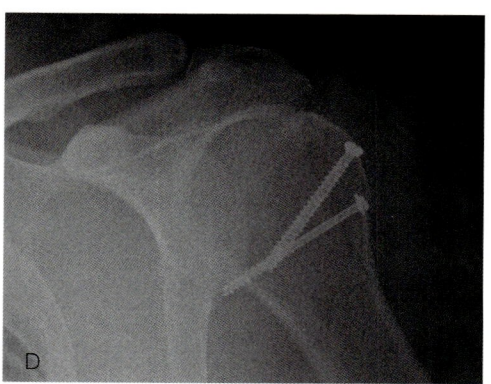

技术图1 A. 牵引缝线穿过肩袖肌腱辅助复位移位的大结节。B. 可用克氏针维持大结节复位。C. 多枚4.5 mm的空心钉固定大结节。D. 最终固定。螺钉应达到远侧骨皮质以获得足够的把持力,但不宜过长而损伤腋神经。

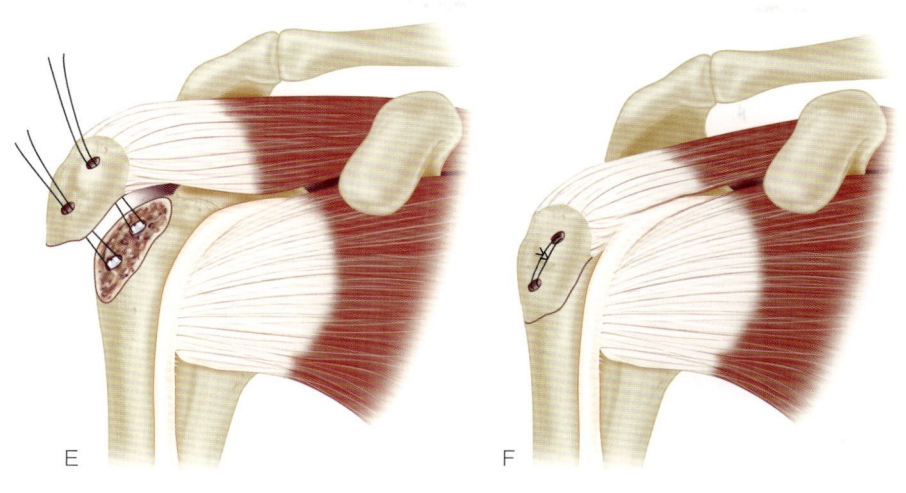

技术图1（续） E. 在骨折断端深面安置两个锚钉。F. 用锚钉上的缝线在复位的大结节上打结。

- 此外，骨质差的患者用缝线将大结节固定至肱骨近端比用空心钉的效果更好。
  - 可通过在骨折断端的深面置入两个锚钉完成缝线固定（技术图1E）。
  - 每个锚钉上的两条缝线可通过在大结节骨片上钻孔后引出，并于大结节表面打结固定（技术图1F）。
  - 缝线也可穿过大结节骨片的腱-骨交界处，再穿过肱骨干上的骨隧道打结固定，本章后面的内容会进一步讨论。
- 如手术入路时将三角肌前束剥离肩峰，术毕须用不可吸收线将其缝回肩峰。

切开复位使用缝线固定三、四部分骨折

- 患者置于沙滩椅位，采取三角肌胸大肌入路。
- 如需要可切开肩袖间隙组织。有时大小结节无骨折且肩袖完整时，例如某些肱骨头劈裂的骨折类型，此间隙的显露可直视肱骨头关节面。
- 穿过肩袖肌腱置入多组缝线，一般建议采用5号不可吸收缝线或1 mm捆绑线。
  - 肩胛下肌腱和后上方的肩袖肌腱处均应置入缝线[25]（技术图2A）。
- 应在骨折线的远端钻孔，结节间沟的两侧骨质最好，足够把持缝线（技术图2B、C）。
- 多数情况下，手术的目标是解剖复位。
- 累及大结节的三部分骨折，首先应将肱骨头复位固定于肱骨干上，然后复位大结节[25]。
- 对于高位外科颈骨折，应将缝线穿过肱骨头骨块上尚存的结节部分以维持固定。

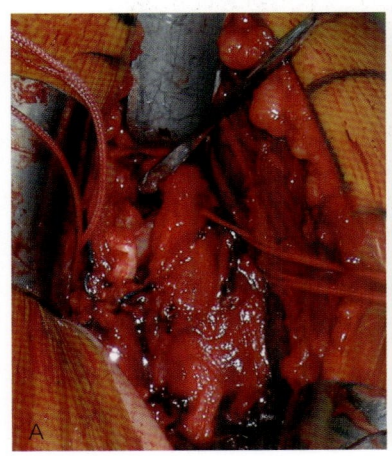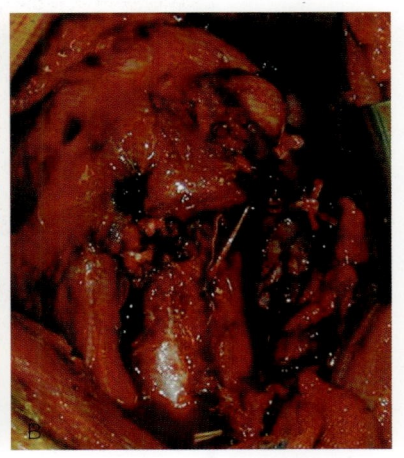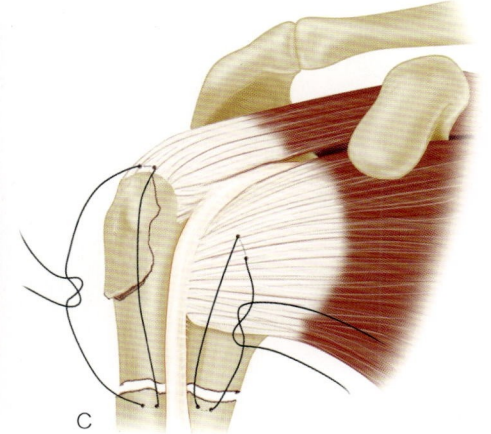

技术图2 A. 缝线穿过肩胛下肌和后上方肩袖的腱腹交界处。B. 缝线通过钻孔穿过近端肱骨干。C. 使用1 mm的捆绑线通过钻孔将近端骨块固定到肱骨干上。

切开复位解剖钢板内固定

暴露

- 肱骨近端的解剖钢板固定通常使用三角肌胸大肌入路。
- 患者置于沙滩椅位,切口起自喙突上方,沿着三角肌胸大肌间隙向远端延伸(技术图3A)。
- 分离三角肌和胸大肌间隙,游离头静脉。
  - 可用Cobb骨剥分离上述间隙,更易于术者识别和结扎头静脉的分支(技术图3B、C)。
- 辨认深层的胸锁筋膜,靠联合腱外侧切开此筋膜[14]。
  - 将联合腱和胸大肌一起小心地牵向内侧,三角肌则牵向外侧。

复位

- 此时可见骨折端和肩袖。如果存在移位的结节骨折,建议使用经腱骨界面置入的缝线控制大小结节(技术图4A)。
  - 使用粗的缝线穿过肩袖肌止点,如有必要,该缝线后续可作为大小结节的补充固定。
  - 对于轻度移位的大小结节,使用缝线辅助复位则并非必需。
- Cobb骨剥置于骨折端有助于骨折复位(技术图4B)。
  - 如需要,可在骨膜下剥离胸大肌止点。为了避免破坏肱骨头的血供,钢板应置于肱二头肌长头腱的外侧(技术图4C)。
  - 通常放置钢板前可能需要剥离小部分三角肌前束止点。

钢板固定

- 需在透视下确认骨折块复位及钢板的位置,尤其是钢板的高度,不同钢板的放置位置有所不同。
  - 钢板放置过高或者骨折内翻可能导致钢板与肩峰下方撞击。
  - 远近端可用克氏针临时固定。
  - 或可通过套筒钻入多根导针作为临时固定(技术图5A)。置入螺钉前再次确认钢板远近端的位置。
- 通常先将锁定螺钉拧入近端的肱骨头,螺钉可多角度固定。
- 将肱骨头与肱骨干固定牢固后,即可拧入远端螺钉(技术图5B)。
  - 置入一枚方向朝上的内下方螺钉至肱骨矩能帮助维持复位并降低术后内翻的风险[9]。
- 最后透视下确认钢板的位置,可通过多方位活动肩关节仔细确认螺钉长度(技术图5C、D)。
- 穿过肩袖肌腱的缝线可固定于钢板、肱骨干或相邻的结节上。缝线可在固定前预置于钢板上。
  - 钢板固定后,可将胸大肌通过经钢板孔的缝线进一步固定。
- 骨质疏松患者的大小结节可先用缝线固定在肱骨干上,然后置入钢板。
- 移位的二部分肱骨近端骨折亦可用锁定钢板经皮固定。但该方法必须非常注意预防腋神经的损伤。
  - 一项最近的尸体解剖研究[8]表明,腋神经与钢板干部近端第2个螺孔间的平均距离为3 mm,与干部第3个螺孔间的平均距离7 mm,而与其他所有螺孔间的平均距离均超过1 cm。

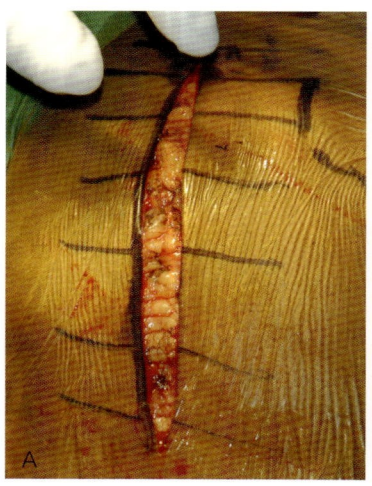
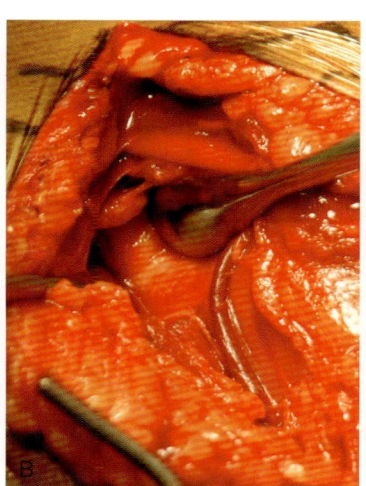
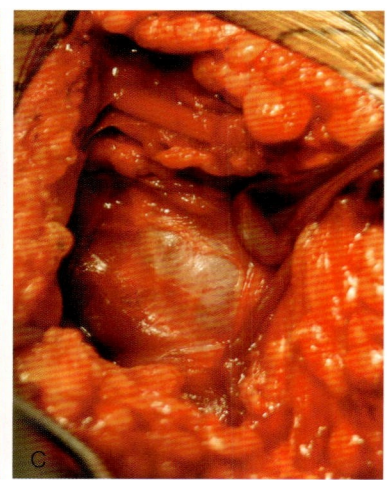

技术图3 A. 切口从喙突开始,沿三角肌胸大肌间隙向远端延伸。B. 辨认三角肌和胸大肌间隙。C. 用两把Cobb骨剥分离三角肌和胸大肌间隙,将头静脉牵向外侧。

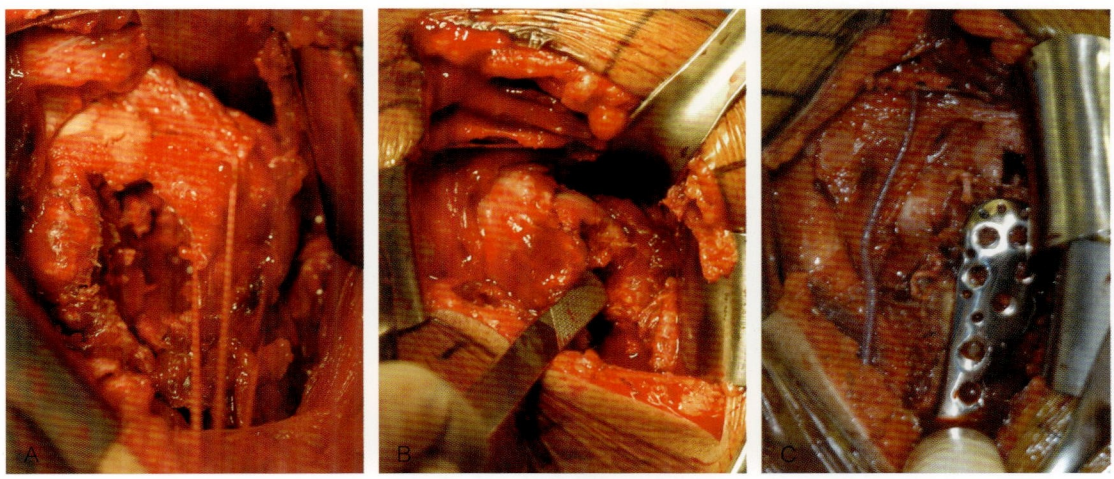

技术图4 A. 穿过肩袖肌腱止点的牵引缝线有助于矫正内翻成角畸形。B. 通过抬升近端骨折块进行复位。C. 钢板的正确位置位于肱二头肌长头腱（图中未显示）外侧，缝线有助于维持固定和作为钢板固定的补充。

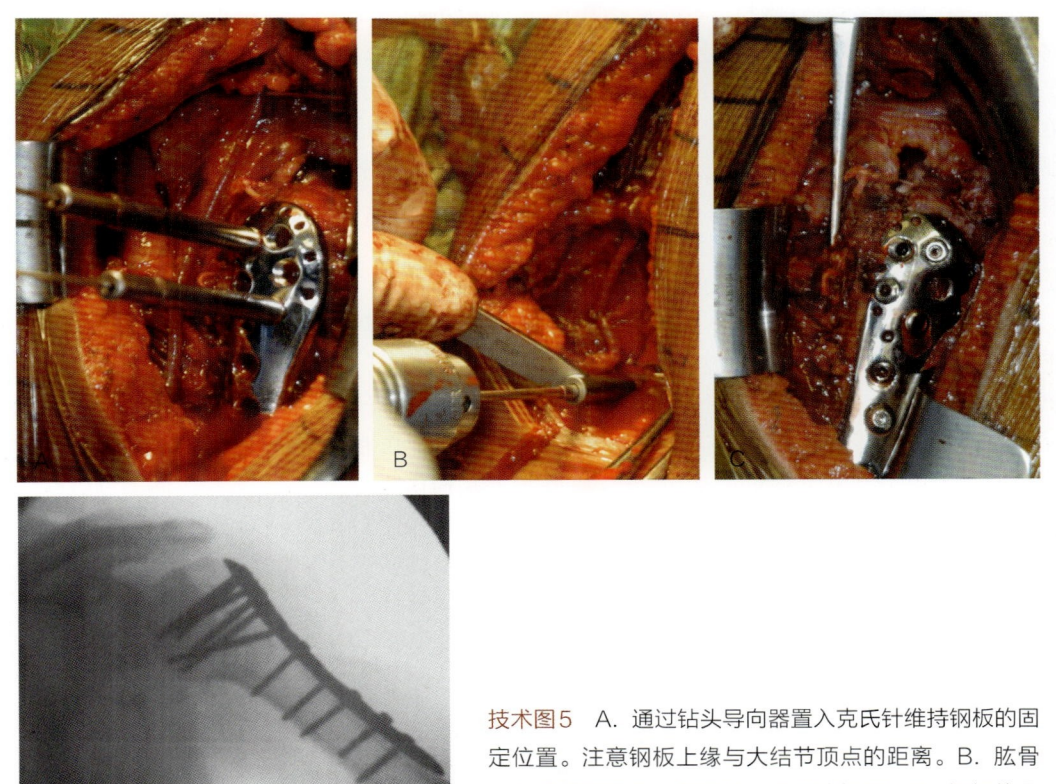

技术图5 A. 通过钻头导向器置入克氏针维持钢板的固定位置。注意钢板上缘与大结节顶点的距离。B. 肱骨头与钢板固定后，即可拧入远端的螺钉。C. 钢板的最终固定位置。D. 透视显示安放的螺钉。

要点与失误防范

指征	• 了解肱骨近端的神经血管解剖和骨折移位的外力对有效治疗肱骨近端骨折至关重要
手术显露	• 显露和复位时减少骨片上软组织剥离,避免破坏骨折块血供 • 切开肩袖间隙有助于显露骨折及复位,无须将肩袖肌腱从止点剥离。该技术在固定年轻患者的肱骨头劈裂骨折时尤其实用
固定的维持	• 克氏针可用于临时维持固定 • 使用缝线固定时,骨折远端肌间沟两侧的坚强骨质可为缝线提供最佳的把持点
骨质不佳	• 对于骨质疏松的三部分骨折患者,可考虑先缝合固定,再应用肱骨近端锁定钢板 • 如内侧呈粉碎性骨折,解剖钢板固定更为有效
近端撞击	• 避免将钢板在大结节处放置过高
螺钉穿出	• 在多平面上检查螺钉长度以避免术中螺钉穿出肱骨头

术后处理

- 必须达到坚强固定以便术后即刻活动。
- 应根据固定的稳定性、骨折类型、骨质和患者的自身情况,制订具体的理疗计划。
- 理想情况下,术后第1日应可做钟摆、被动前屈130°和被动外旋30°锻炼。
- 术后4~6周,可使用过顶滑轮进行锻炼。术后6~8周,可做拉伸和主动活动锻炼。
- 术后10~12周,开始使用弹力带进行正规的力量锻炼[3]。
- 对于非手术治疗的患者,物理治疗是取得良好结果的关键。
- 一项近期针对二部分和三部分骨折的研究表明,疗效不满意者通常是不依从物理治疗的患者[25]。

预后

- Flatow等[7]手术固定了16例移位>1 cm的大结节骨折,其中12例临床结果优良,前屈平均170°,外旋平均63°。
- 切开复位使用缝线或钢针固定亦可获得较好的疗效,特别是骨质疏松的老年患者。该方法可应用于二部分及三部分骨折,疗效可靠。
  ○ 一项研究表明,80%应用上述方法固定的患者疗效优秀,肩关节活动度前屈平均155°,外旋平均46°,内旋可达T11水平,且没有病例发生肱骨头坏死[25]。
- 早期切开复位采用侧方T形钢板内固定,难以持续获得良好的临床疗效,尤其是四部分骨折[17,24]。其他早期的固定方式包括三叶草钢板及刃钢板,但目前的趋势更倾向于使用解剖钢板。
  ○ 近年的研究表明尽管解剖型锁定钢板亦存在并发症,但仍是治疗肱骨近端骨折的可靠方法[6]。

并发症

- 感染。
- 关节僵硬/粘连性关节囊炎。
- 骨折不愈合。
- 畸形愈合。
- 肱骨头缺血性坏死。
- 神经损伤。
- 钢板或残留的结节位移引起的肩峰下撞击。
- 螺钉穿出肱骨头(手术时螺钉长度有误或继发于肱骨头内翻塌陷)[16]。
- 内固定失败,包括内翻畸形和肱骨近端解剖钢板断裂[6]。

(姚晨 译/审校)

参考文献

[1] Bernstein J, Adler LM, Blank JE, et al. Evaluation of the Neer system of classification of proximal humeral fractures with computed tomographic scans and plain radiographs. J Bone Joint Surg Am 1996;78A:1371-1375.

[2] Blom S, Dahlback LO. Nerve injuries in dislocations of the shoulder joint and fractures of the neck of the humerus. Acta Chir Scand 1970;136:461-466.

[3] Cameron BD, Williams GR. Operative fixation of three-part proximal humerus fractures. Tech Shoulder Elbow Surg 2002;3:111-123.

[4] Court-Brown CM, Garg A, McQueen MM. The translated two-part fracture of the proximal humerus: epidemiology and

outcome in the older patient. J Bone Joint Surg Br 2001;83B:799-804.

[5] DeFranco MJ, Brems JJ, Williams GR Jr, et al. Evaluation and management of valgus impacted four-part proximal humerus fractures. Clin Orthop Relat Res 2006;442:109-114.

[6] Fankhauser F, Boldin C, Schippinger G, et al. A new locking plate for unstable fractures of the proximal humerus. Clin Orthop Relat Res 2005;430:176-181.

[7] Flatow EL, Cuomo F, Maday MG, et al. Open reduction and internal fixation of two-part displaced fractures of the greater tuberosity of the proximal part of the humerus. J Bone Joint Surg Am 1991;73A:1213-1218.

[8] Gallo RA, Altman GT. A cadaveric study to evaluate the safety of percutaneous plating of the proximal humerus. Presented at Pennsylvania Orthopaedic Society 2006 Spring Scientific Meeting, Paradise Island, The Bahamas, May 4-6, 2006.

[9] Gardner MJ, Weil Y, Barker JU, et al. The importance of medial support in locked plating of proximal humerus fractures. J Orthop Trauma 2007;21(3):185-191.

[10] Gerber C, Schneeberger AG, Vinh T. The arterial vascularization of the humeral head. J Bone Joint Surg Am 1990;72A:1486-1494.

[11] Hertel R, Hempfing A, Stiehler M, et al. Predictors of humeral head ischemia after intracapsular fracture of the proximal humerus. J Shoulder Elbow Surg 2004;13(4):427-433.

[12] Hettrich CM, Boraiah S, Dyke JP, et al. Quantitative assessment of the vascularity of the proximal part of the humerus. J Bone Joint Surg Am 2010;92(4):943-948.

[13] Hofman M, Grommes J, Krombach GA, et al. Vascular injury accompanying displaced proximal humeral fractures: two cases and a review of the literature. Emerg Med Int 2011;2011:742870.

[14] Hoppenfeld S, deBoer P. Surgical Exposures in Orthopaedics, ed 3. Philadelphia: Lippincott Williams & Wilkins, 2003.

[15] Koval KJ, Gallagher MA, Marsicano JG, et al. Functional outcome after minimally displaced fractures of the proximal part of the humerus. J Bone Joint Surg Am 1997;79A:203-207.

[16] Konrad G, Bayer J, Hepp P, et al. Open reduction and internal fixation of proximal humeral fractures with use of the locking proximal humerus plate. Surgical technique. J Bone Joint Surg Am 2010;92(suppl 1, pt 1):85-95.

[17] Kristiansen B, Christensen SW. Plate fixation of proximal humeral fractures. Acta Orthop Scand 1986;57:320-323.

[18] McKoy BE, Bensen CV, Hartsock LA. Fractures about the shoulder: conservative management. Orthop Clin North Am 2000;31:205-216.

[19] McLaughlin HL. Dislocation of the shoulder with tuberosity fractures. Surg Clin North Am 1963;43:1615-1620.

[20] Moriber LA, Patterson RL Jr. Fractures of the proximal end of the humerus. J Bone Joint Surg Am 1967;49A:1018.

[21] Muller ME, Nazarian S, Koch P, et al. The Comprehensive Classification of Fractures of Long Bones. Berlin: Springer-Verlag, 1990.

[22] Neer CS II. Displaced proximal humeral fractures. Part I. Classification and evaluation. J Bone Joint Surg Am 1970;52A:1077-1089.

[23] Neer CS II. Displaced proximal humeral fractures. Part II. Treatment of three-part and four-part displacement. J Bone Joint Surg Am 1970;52A:1090-1103.

[24] Paavolainen P, Bjorkenheim J, Slatis P, et al. Operative treatment of severe proximal humeral fractures. Acta Orthop Scand 1983;54:374-379.

[25] Park MC, Murthi AM, Roth NS, et al. Two-part and three-part fractures of the proximal humerus treated with suture fixation. J Orthop Trauma 2003;17:319-325.

[26] Platzer P, Kutscha-Lissberg F, Lehr S, et al. The influence of displacement on shoulder function in patients with minimally displaced fractures of the greater tuberosity. Injury 2005;36:1185-1189.

[27] Rasmussen S, Hvass I, Dalsgaard J, et al. Displaced proximal humeral fractures: results of conservative treatment. Injury 1992;23:41-43.

[28] Sidor ML, Zuckerman JD, Lyon T, et al. The Neer Classification system for proximal humeral fractures. J Bone Joint Surg Am 1993;75A:1745-1750.

[29] Siebenrock KA, Gerber C. The reproducibility of classification of fractures of the proximal end of the humerus. J Bone Joint Surg Am 1993;75A:1751-1755.

[30] Young TB, Wallace WA. Conservative treatment of fractures and fracture-dislocations of the upper end of the humerus. J Bone Joint Surg Br 1985;67B:373-377.

[31] Zuckerman JD, Checroun AJ. Fractures of the proximal humerus: diagnosis and management. In: Iannotti JP, Williams JR, eds. Disorders of the Shoulder: Diagnosis and Management. Philadelphia: Lippincott Williams & Wilkins, 1999;639-685.

[32] Zyto K. Non-operative treatment of comminuted fractures of the proximal humerus in elderly patients. Injury 1998;29:349-352.

[33] Zyto K, Ahrengart L, Sperber A, et al. Treatment of displaced proximal humeral fractures in elderly patients. J Bone Joint Surg Br 1997;79B:412-417.

第20章 肱骨近端骨折的髓内固定
Intramedullary Fixation of Proximal Humerus Fractures

Mark Morrey, Pascal Boileau, J. Dean Cole, and Thomas d'Ollonne

定义

- 根据Neer分型，肱骨近端骨折可以分为二部分、三部分和四部分骨折（图1）。
- 50%~80%的肱骨近端骨折是无移位或轻度移位的稳定骨折。通常，将患肢旋转中立位固定以预防畸形愈合，配合早期合理的功能锻炼足以治疗这些骨折，并能获得满意的临床疗效。
- 20%~50%的肱骨近端骨折为移位的、不稳定的二、三、四部分骨折，肱骨头仍保留血供，且有软组织相连，需要切开复位内固定治疗。
- 在软组织损伤严重、骨量丢失、血运破坏的情况下，广泛的剥离以及不充分的生物力学固定，是内固定失败的常见原因。
- 已有报道支持使用髓内钉固定治疗二部分、三部分甚至四部分肱骨近端骨折。髓内钉的最新设计能够确保其对肱骨头和干的稳定固定，同时利用经肩袖的微创入路最大限度地对大小结节进行生物力学固定。
- 本章中介绍的手术技术使用了Aequalis髓内钉（Tornier, Inc., Bloomington, MN）——一种专为肱骨近端骨折设计的髓内固定系统，设计上优化了对结节骨折块的固定，并对肱骨头提供足够的稳定支持，有利于对骨量缺少的肱骨近端的重建及固定。

解剖

骨形态学

- 肱骨近端包括肱骨头、小结节、大结节以及肱骨干骺端。
- 肱骨头的位置比大小结节高，如果相互之间的位置发生变化，会导致肩关节生物力学功能显著减退。相对于肱骨干来说，肱骨头的位置偏内侧（3 mm）和后方（7 mm）（图2）。
- 肱骨头后倾约30°（20°~60°）。
- 肱二头肌间沟将大小结节分开。肱骨近端骨质最硬的部位在肌间沟内，而多数大结节骨折位于肌间沟后方。

肱骨近端的血供

- 旋肱前动脉和旋肱后动脉是腋动脉的分支。
  - 旋肱前动脉升支的终末支——弓状动脉，是肱骨头血供的主要来源。
    - 解剖颈骨折时，如弓状动脉破坏可引起肱骨头缺血。
  - 肱骨近端骨折时，旋肱后动脉就显得尤其重要。
    - 骨折后的旋肱后动脉可能成为肱骨头的主要血供，必须加以保护，避免引起肱骨头进一步缺血损伤。
- 创伤性和医源性血管损伤，可引起骨折块缺血，导致延迟愈合、骨不连和缺血性坏死。创伤性血管损伤难以预防，但是经过精心计划的微创手术操作，能够降低其进一步损伤的风险。

神经支配

- 上肢外伤的患者存在臂丛损伤的风险，需要进行全面的神经系统检查。
- 腋神经经四边孔穿出，发生骨折脱位时有损伤的风险。
- 交锁螺钉的外侧入口处（距肩峰尖以远4~5 cm）易伤及腋神经。

发病机制

- 肱骨近端的前方、外侧或后外侧受到撞击是肱骨近端骨折的常见原因。
- 骨质疏松患者，轴向负荷传递到肱骨干可引起嵌插骨折。
- 强烈的肌肉收缩，如癫痫大发作和电休克时，由于过度的内旋和内收，导致肩关节后脱位和嵌插骨折。
- 病理性骨折的原因包括骨肿瘤、多发性骨髓瘤、转移性肿瘤或代谢性疾病。
- 肱骨近端骨折常合并骨质疏松症（比其他任何骨折更多见）。
- 肱骨头与三角肌止点间的肱骨干长度的轻微短缩，会影响三角肌的长度-张力比。
- 在不稳定的三部分与四部分骨折中，由于肩袖肌肉对大小结节的横向牵拉而引起骨折移位，使肌间沟后方的骨折间隙增宽。大结节被冈下肌及小圆肌拉向后内侧，小结节被肩胛下肌拉向前内侧（图3）。

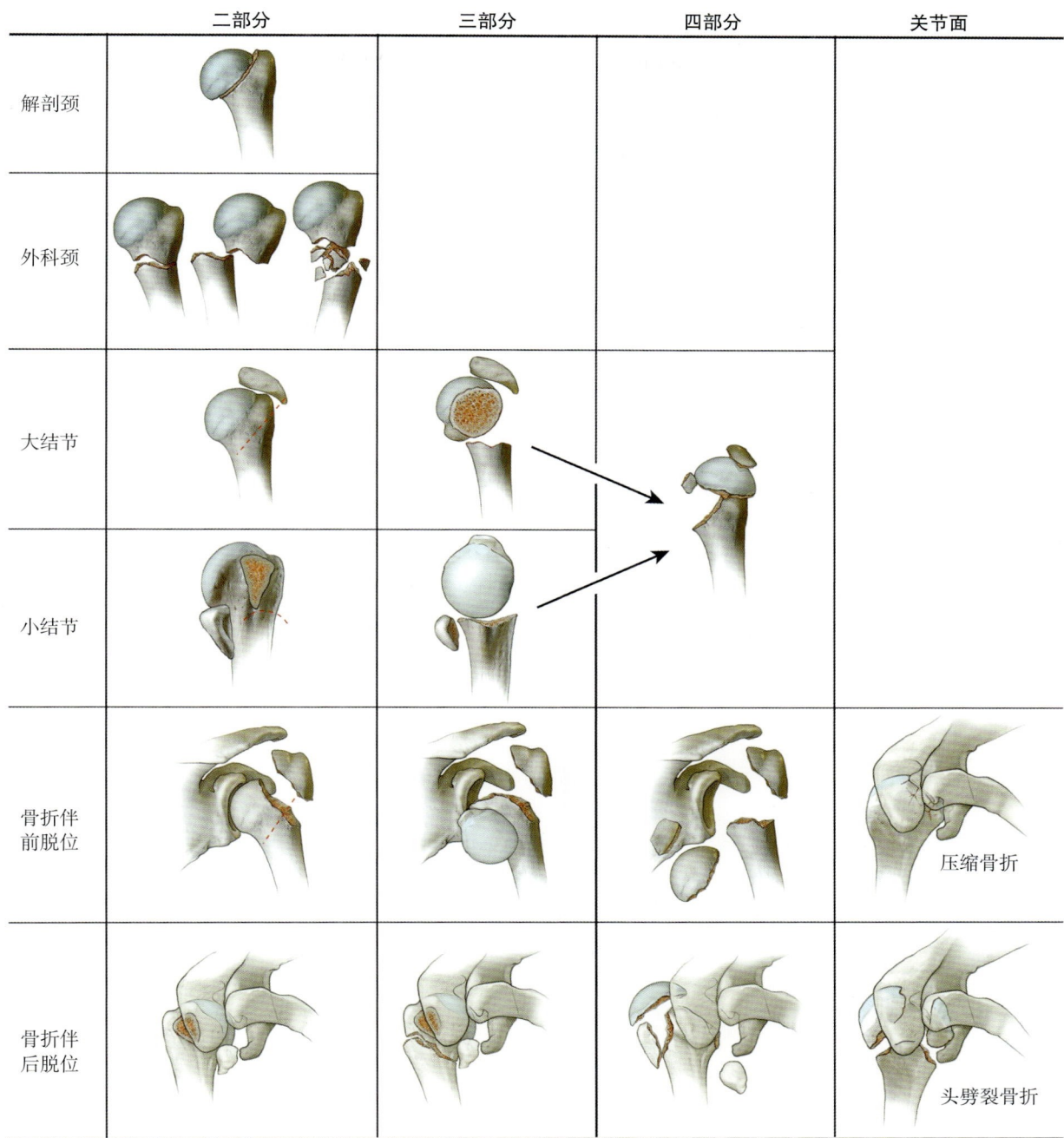

图1 根据Neer对肩关节骨折的分类。用蓝色阴影表示的骨折类型可进行肱骨髓内钉治疗。

- 在四部分肱骨近端骨折中,主要的骨折平面垂直位于肌间沟后侧,使大小结节分离,这种骨折主要的移位发生于水平面(图4)。
- 大结节如果复位和固定丢失,会最终导致肩袖外侧肌(冈下肌和小圆肌)的回缩和萎缩。
  - 上述情况会引起肩关节假性瘫痪和僵硬,手术疗效不佳。
- 相反,如果大结节在解剖位置上得到良好的愈合,并且没有螺钉穿出或者损伤关节盂,创伤后的肱骨头坏死是可以被接受的。因此,肱骨近端骨折的手术目标是复位固定大结节,而非肱骨头的复位。
- 当大小结节得到有效的复位和固定后,肱骨头也会随之稳定。
- 现代髓内钉的设计特别针对固定大小结节进行了优化,并可为头部提供足够的稳定,有利于骨质缺乏患者肱骨近端的重建和固定。这种髓内钉的设计和配套手术技术的改进可以有效地避免之前髓内钉治疗肱骨近端骨折引起的并发症和其他相关问题。

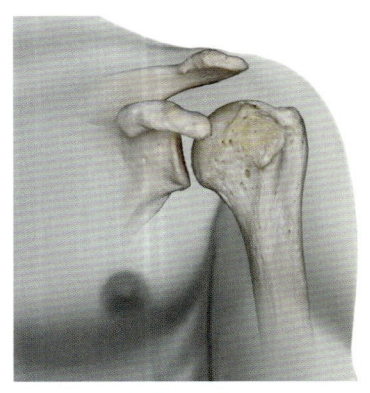

图2 正常肩关节解剖。肱骨头位置比大小结节稍高,肱骨头位于肱骨干后内侧,后倾约30°(版权:J.Dean Cole, MD)。

自然病程

流行病学

- 肱骨近端骨折占全身所有骨折类型的4%~5%。
- 在骨质疏松症患者和中老年患者中的发病率较高(为老年人第三常见的骨折)。
- >50岁的患者中,男女比例为1:4(骨质疏松症)。轻微摔倒和创伤可引起粉碎性骨折。
- <50岁的患者中,严重创伤、激烈运动损伤和高处坠落伤是主要原因。
- 外科颈骨折最常见。

后遗症

- 无移位的骨折可愈合,无严重不良后果。
- 可发生急性、复发性或陈旧性肩关节脱位。
- 肩袖撕裂。
- 神经血管损伤:腋神经、臂丛损伤。
- 弓状动脉破损常引起肱骨头缺血性坏死。腋动脉亦可能受损,但不常见。
- 畸形愈合:
  - 结节的畸形愈合由于改变了生物力学,会导致肩关节功能不佳。
  - 肱骨干短缩会改变三角肌张力-长度关系,导致关节功能不佳。
- 创伤性关节炎。
- 粘连性关节囊炎。
- 肱二头肌肌腱病。
- 慢性疼痛。

病史和体格检查

- 相关损伤:
  - 肩袖撕裂。
  - 关节脱位。
  - 前臂骨折。
  - 臂丛、腋神经、桡神经和尺神经损伤(占复杂肱骨近端骨折的5%~30%)。
  - 肱二头肌腱损伤/卡压。

影像学和其他诊断性检查

- 肩关节创伤系列位片:
  - 肩胛骨前后位片(关节盂位)。
  - 经肩胛骨位片。
  - 腋位片。
- 旋转位片。
- CT扫描能够更好地显示骨折块,并有利于手术计划的制订。

手术治疗

- 适应证:
  - 移位的或不稳定的二部分、三部分以及一些特定的四部分肱骨近端骨折。
- 术前准备:
  - 肩关节手术床、透视机和有经验的放射科技师。
  - 理解学习曲线(手术医生应具备足够的二部分和三

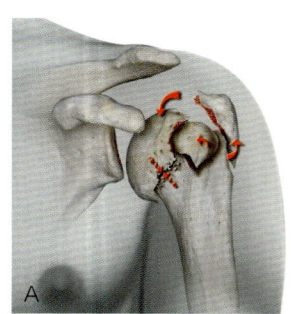 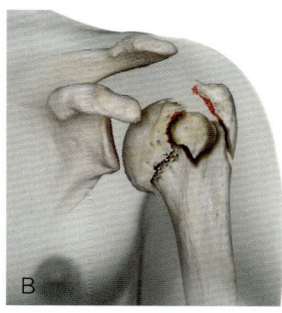 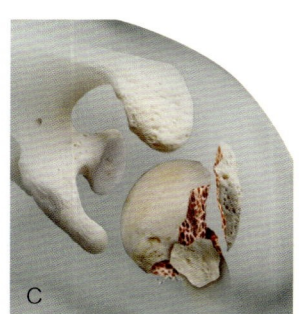

图3 A. 骨折类型和移位的外力。大小结节的肩袖肌止点会分别引起骨折外展、外旋、内旋。肱骨头的移位方向和未骨折的结节移位方向一致。B、C. 四部分骨折时,肱骨头常常处于旋转中立位(版权:J.Dean Cole, MD)。

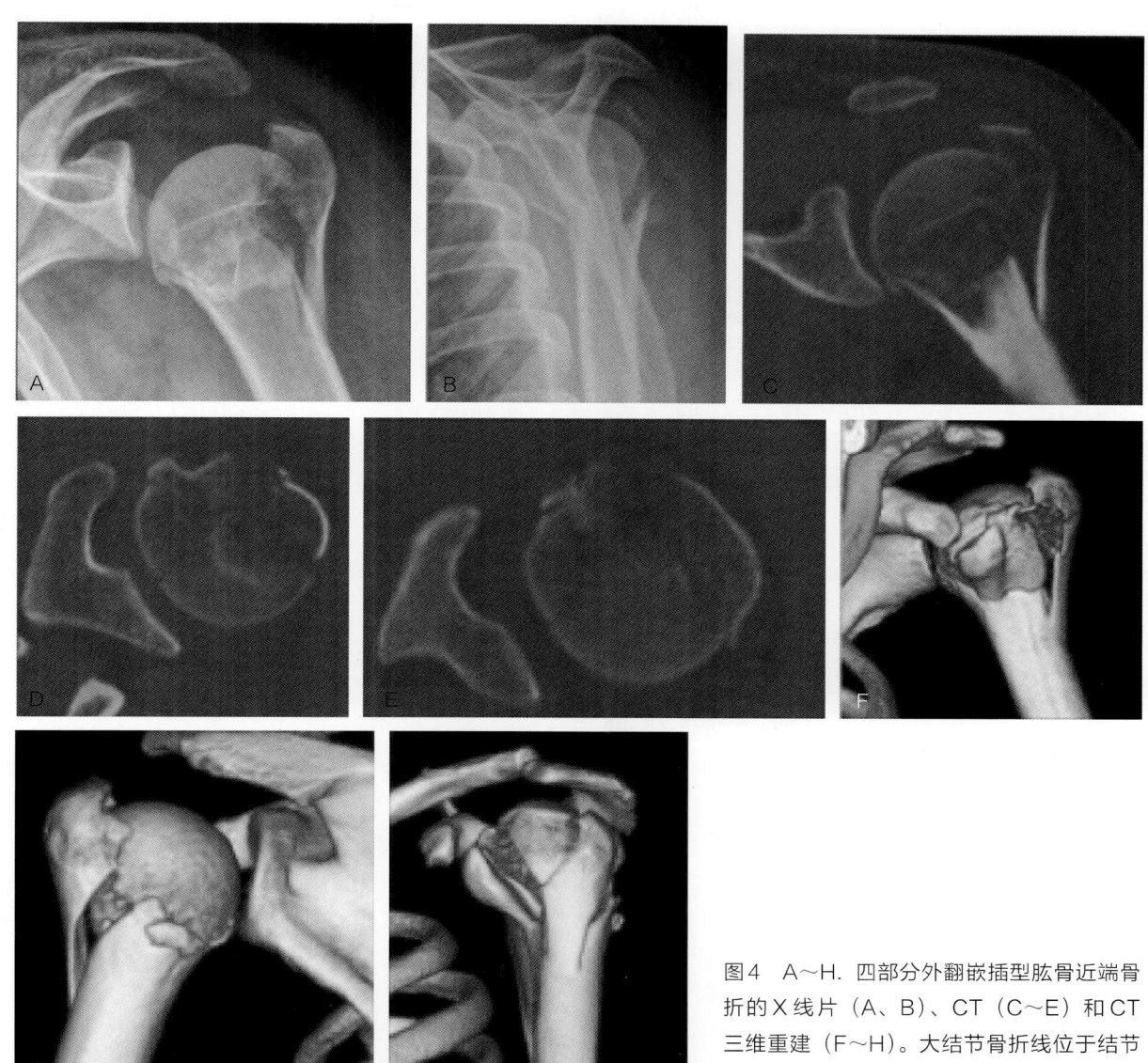

图4 A~H. 四部分外翻嵌插型肱骨近端骨折的X线片（A、B）、CT（C~E）和CT三维重建（F~H）。大结节骨折线位于结节间沟后侧。

部分骨折的髓内钉手术经验后，才可尝试做四部分骨折的髓内钉手术）。
○ 在治疗复杂骨折时，如果明确肩关节置换术是最佳的治疗方法，需事先取得患者的同意，同时准备合适的假体。
● 禁忌证：肱骨头劈裂型骨折，肱骨头粉碎性骨折，有移位且无软组织附着。

术前计划

● 髓内钉治疗肱骨近端骨折成功的关键在于手术步骤和术中透视的良好配合。
● 患者应置于可透X线的手术床上，便于行微创手术。
● 入钉位置错误会引起手术过程中一系列不可避免的问题。
● 手术医生是否严格按照手术步骤操作十分关键。

体位

● 手术台上患者的体位应方便进行肩关节正侧位透视和过顶的腋窝轴位透视。
● 患者取仰卧沙滩椅体位，肘关节屈曲90°，置于可透X线的手术床上，上身倾斜60°~70°床。C臂机位置应便于肱骨近端的手术操作（图5）。
● 使用垫子垫高患者的肩部，以便肩关节后伸。后伸肩关节有助于暴露肱骨头的进钉点。

入路

● 不同类型的肱骨近端骨折（二部分、三部分、四部分）有各自的病理生理学特征及并发症，故手术技术也要有所区别。三维CT扫描能清晰显示骨折的具体几何形态，有助于精确制订术前计划。

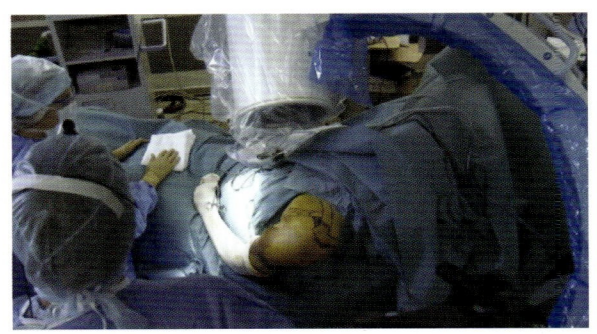

图5 患者体位应便于C臂机置入透视以获得良好的术中影像。

- 根据骨折类型及术者的喜好，可以选择三种不同的入路。
  - 经皮入路是通过肩关节上方约1 cm的切口进入，钝性分离三角肌和冈上肌，常用于不需要固定大小结节的二部分骨折。
  - 上方经三角肌入路，将三角肌前束连带喙突尖从喙突剥离以显露肩袖，常用于治疗累及大结节的骨折。
  - 经三角肌胸大肌间隙入路，牵开三角肌前束以暴露肩袖，常用于累及小结节的三部分骨折。
- 本章将介绍如何通过上方经三角肌入路固定外翻嵌插型的四部分骨折以及经皮入路处理二部分骨折。这些技术几乎适用于所有的三部分骨折，包括累及单个结节的类型。
- 对于所有的入路，直髓内钉均需通过内侧的冈上肌纤维或肩袖间隙置入。在透视监控下，利用尖锥和扩孔钻开口。如果结节间沟骨折，应将肱二头肌长头腱固定，避免术后的疼痛和僵硬。

上方经三角肌入路固定外翻嵌插型四部分骨折

- 沿皮纹做一弧形切口，暴露三角肌前束和中间束间隙（技术图1A），该间隙紧邻肩峰前缘外侧。
- 肩关节轻度外展，放松三角肌，使用电刀分离三角肌前束和中间束肌纤维。使用摆锯行肩峰前缘截骨，以利于暴露进钉点及后续软组织修复；使用骨刀完成最终的截骨。三角肌分离不超过肩峰远端4 cm，以免损伤腋神经。弧形切口有助于防止远端过多的三角肌分离及腋神经损伤。Gelpi自动牵开器有助于暴露（技术图1B）。
- Hohmann拉钩置于喙突处增加暴露，便于切除肩峰下滑囊。暴露大小结节及肱骨头骨折块。特别注意应在三角肌筋膜深面进行操作，避免损伤腋神经及其分支（技术图1C）。
- 确定骨折位置后，如果有需要，可以纵行切开肩袖纤维以暴露头部骨折块（技术图1D）。
- 辨认肱二头肌腱，并将其固定在覆盖的软组织上。肱二头肌腱有可能卡压在骨折块间。保留缝线有助于牵开肩袖切口，以便暴露和复位骨折（技术图1E）。
- 利用斯式针或者类似的剥离器械松解骨块，抬高头部骨折块，纠正外翻。也可以使用顶棒将肱骨头从外翻位抬起（技术图1F）。
- 通过牵拉缝合在冈上肌和肩胛下肌上的缝线，"关书样"闭合大小结节，帮助支撑肱骨头的复位。可通过使用血管钳感知骨折线是否对合，以确认骨折的复位情况。点式复位钳维持复位。将克氏针穿入主钉通道后的肱骨头中，将肱骨头固定于关节盂上（技术图1G）。
- 沿着肱骨干纵轴，在肱骨头上利用尖锥旋转开口。开口位于结节间沟后侧，肩袖止点内侧。该部位的关节软骨并不形成关节，且可以保护肩袖止点。开口后，置入导针并通过透视确认（技术图1H）。

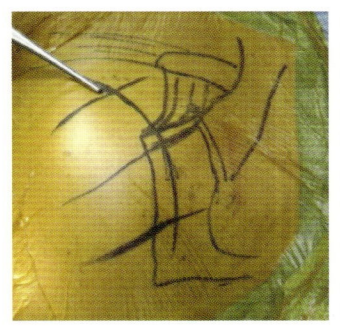 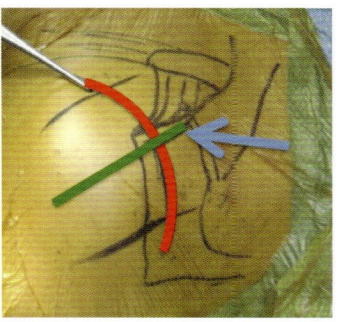

技术图1 A. 绘出上方经三角肌入路相关的体表标志及皮肤切口。沿皮纹做一弧形切口（红色弧线），切口中点位于三角肌前、中束交界处（绿色线）。蓝色箭头示肩峰截骨位置，截骨便于最后的三角肌修复。

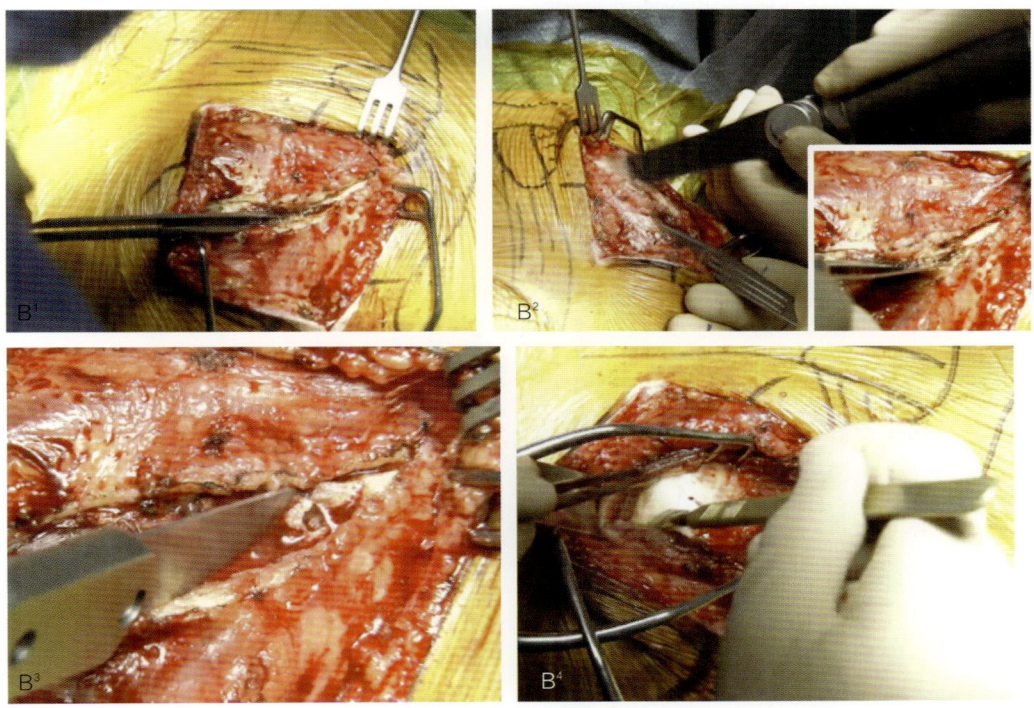

技术图1（续）　B¹. 分离三角肌纤维前束和中间束。B²、B³. 摆锯（B²）和骨刀（B³）肩峰前侧截骨，以便后续修复三角肌。B⁴. 三角肌分离不超过肩峰远端4 cm，以免损伤腋神经。

- 移去尖锥，近端进一步扩孔以允许髓内钉置入。扩孔钻仅适用于肱骨近端的开口。使用手柄插入髓内钉至导向器上的蚀刻标记处，此时髓内钉已埋入肱骨头深面。在夹具外侧置入一根克氏针确保进入的深度合适，通过C臂机透视确认（技术图1I）。
- 检查肱骨头的旋转以及与大小结节的关系。这一过程通过一个连接与前臂对齐的导向架完成（技术图1J）。

- 此时，置入远端的锁钉，使髓内钉固定在髓腔合适的位置，髓内钉顶点低于关节软骨。经导向器插入套管，并经套管置入带刻度的钻头，导向器可确保钻入的方向和位置正确，以防损伤神经血管组织。近侧皮质钻透后，对侧皮质可以通过钻头的敲击来感触。穿过对侧皮质后，进行测深。通过套筒拧入螺钉。锁钉穿过主钉时，可感觉到聚乙烯锁定装置与螺钉之间的咬合（技术图1K）。第二枚骨干部螺钉以相同方式置入。

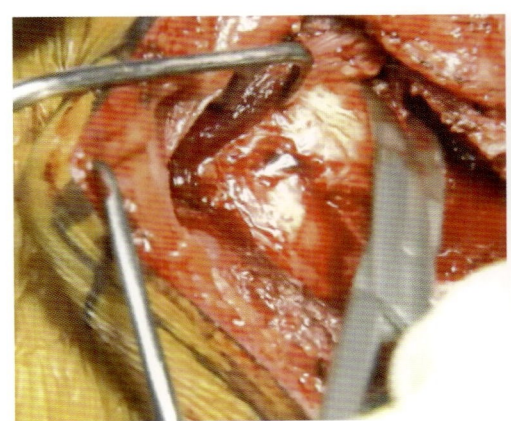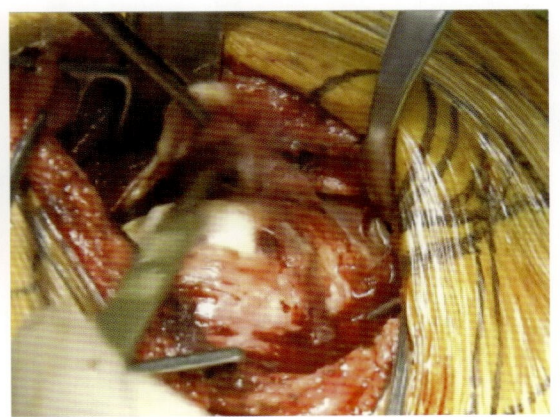

技术图1（续）　C. 切除粘连的肩峰下滑囊，暴露骨折。注意保持在三角肌筋膜深面操作，避免损伤腋神经及其分支。

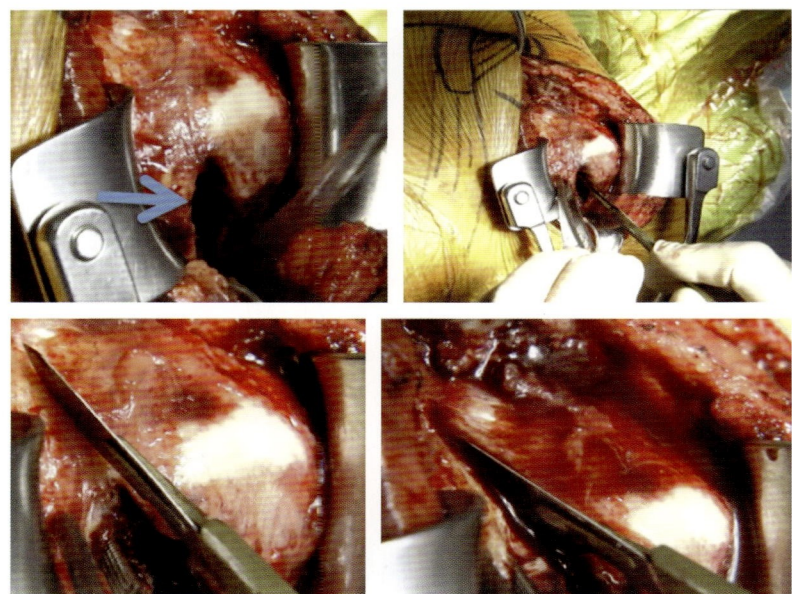

技术图1（续） D. 滑囊切除后，可以看到骨折位置（蓝色箭头）。纵行切开肩袖纤维。进入关节后骨折血肿。

- 然后置入近端的大结节螺钉。再次通过导向套筒置入内套管，直达骨皮质。对外层套筒（最靠近导向器的套管）施压，若已抵住骨皮质，则可以看到内套管"回退"。这样可以确保钻头套筒直接抵住骨反质。钻透外侧皮质。对侧的皮质无需穿透，因为锁钉会被主钉的锁定装置固定。这样可以确保锁钉不会误穿出肱骨头。在钻头通过主钉后，即可置入大小合适的螺钉。肱骨大结节处可以置入1或2枚螺钉固定（技术图1L）。
- 小结节螺钉以相同的方式置入，完成固定。上臂臂内旋和外旋，通过透视确定螺钉的位置（技术图1M）。
- 最后，缝合肩袖。肱骨头上的孔将被纤维软骨覆盖，且不会与关节盂形成关节。修复肩峰截骨和劈开的三角肌，常规关闭切口（技术图1N）。

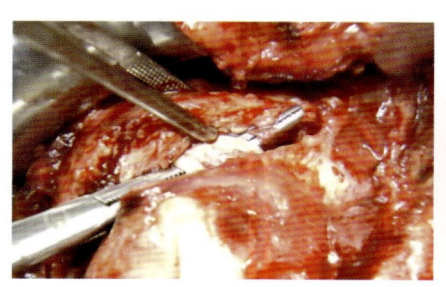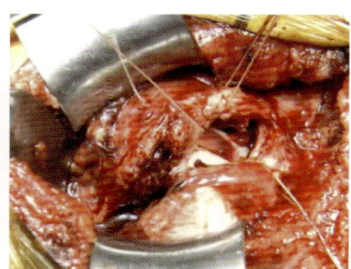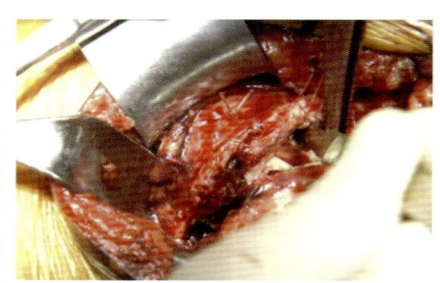

技术图1（续） E. 辨认肱二头肌腱，并将其固定在表面的软组织上。保留该处缝线有助于牵开肩袖切口，以便暴露和复位骨折。

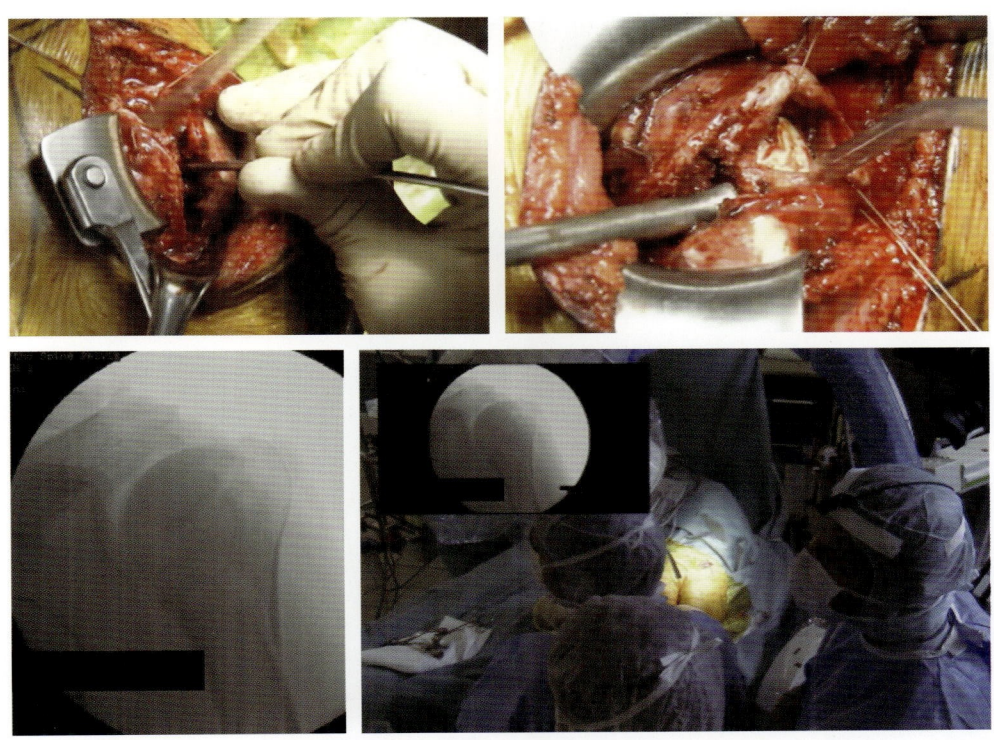

技术图1（续） F. 利用斯式针松解抬高骨折块，复位肱骨头。使用顶棒经骨折端进一步辅助复位。透视确定复位情况。

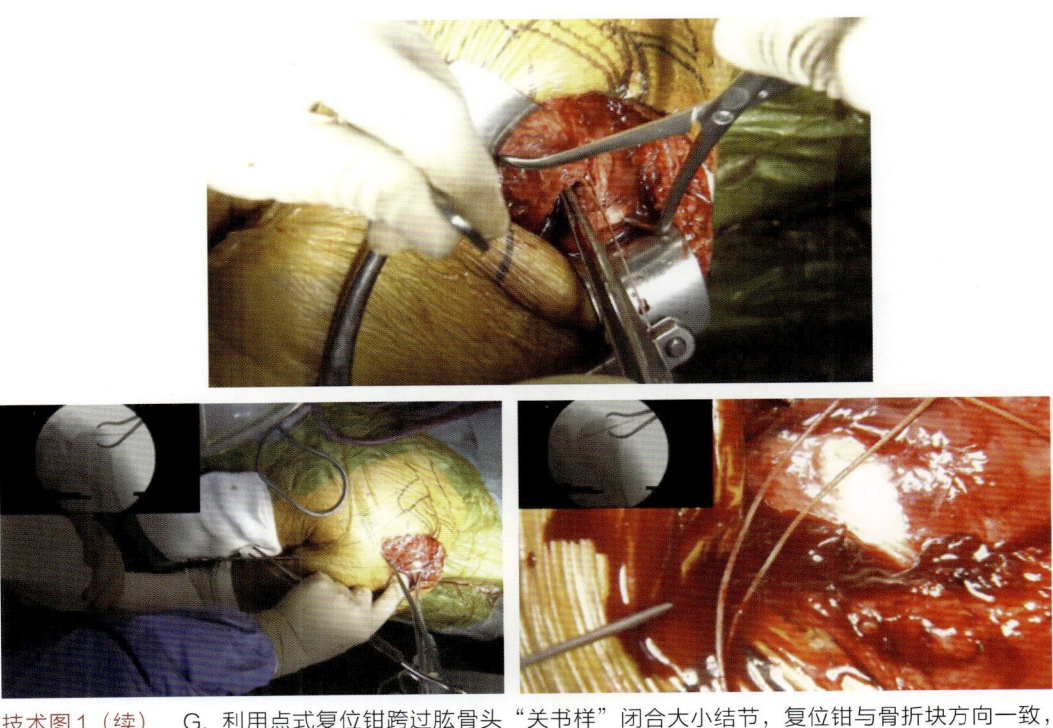

技术图1（续） G. 利用点式复位钳跨过肱骨头"关书样"闭合大小结节，复位钳与骨折块方向一致，确认骨折线已经对合；克氏针穿入主钉通道后的肱骨头中，稳定肱骨头的复位。

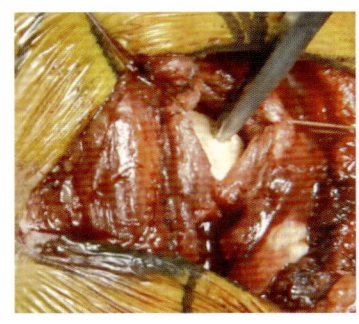
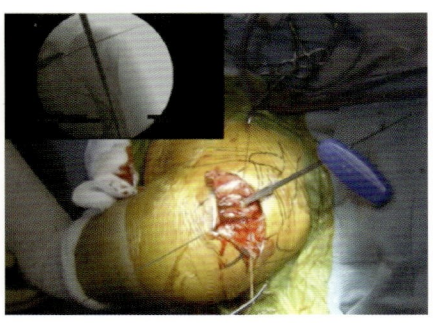

技术图1（续） H. 沿着肱骨干纵轴，在肱骨头上利用尖锥旋转开口。开口后，通过尖锥置入导针并通过透视确认。

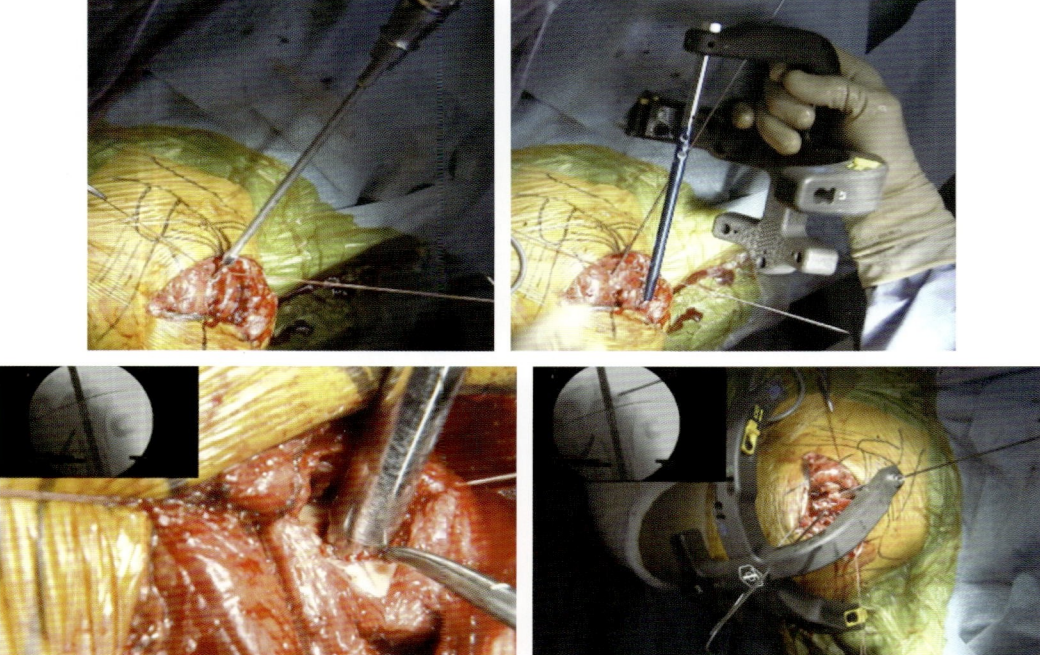

技术图1（续） I. 移去尖锥，近端进一步扩孔以允许髓内钉置入。插入髓内钉至导向器，使主钉顶点低于肱骨头。在手柄外侧置入一根克氏针确认髓内钉插入的深度，通过C臂机透视确认。

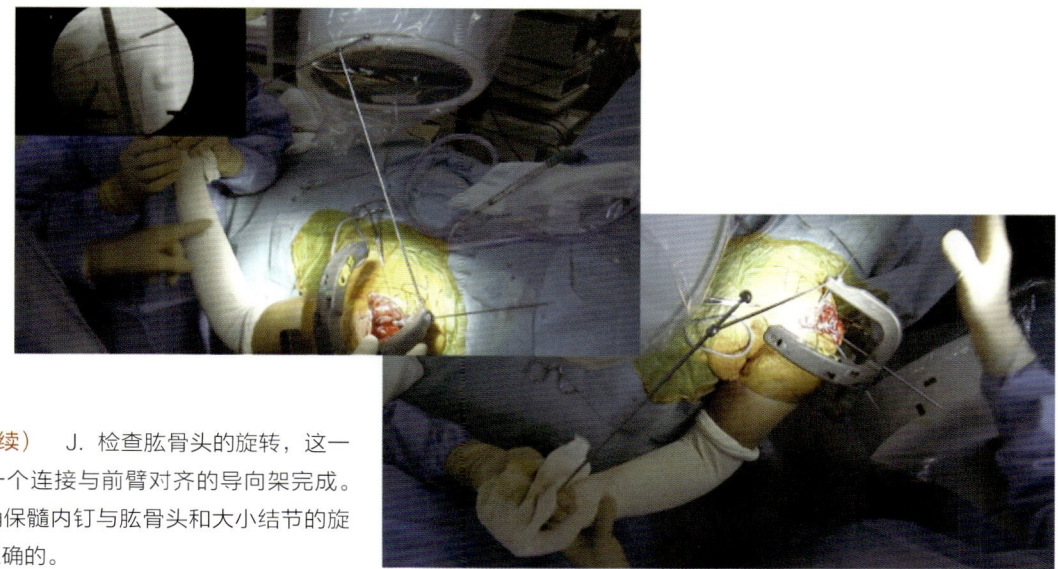

技术图1（续） J. 检查肱骨头的旋转，这一过程通过一个连接与前臂对齐的导向架完成。这样可以确保髓内钉与肱骨头和大小结节的旋转对位是正确的。

第20章 肱骨近端骨折的髓内固定 193

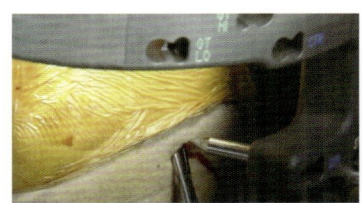

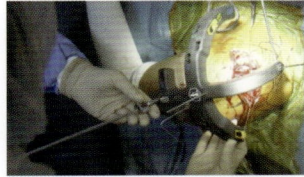
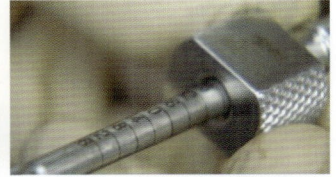

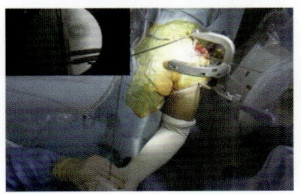
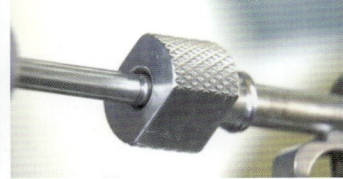

技术图1（续） K. 首先置入远端的锁钉，固定髓内钉在髓腔内的位置，经导向器置入带刻度的钻头，并在穿过对侧皮质后进行测深。钻透对侧皮质前可以通过钻头的敲击来感触，以确保测深准确。通过套筒拧入螺钉，该处也有刻度线确保螺钉拧入深度准确。锁钉穿过主钉时，可感觉到聚乙烯锁定装置与螺钉之间的咬合。

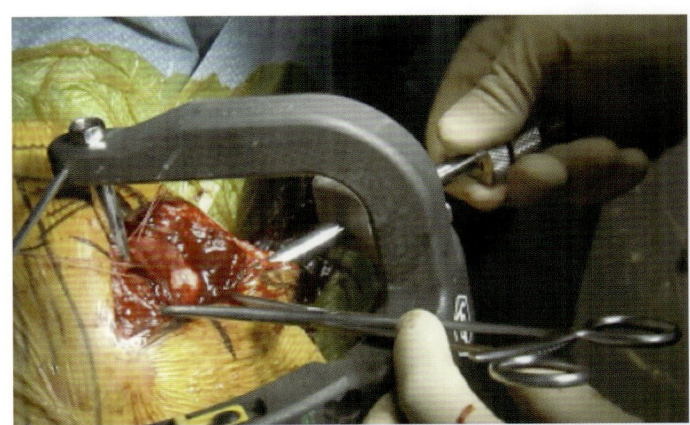
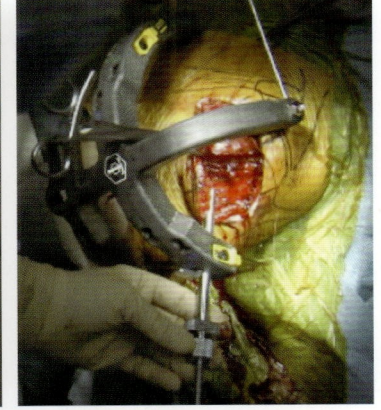

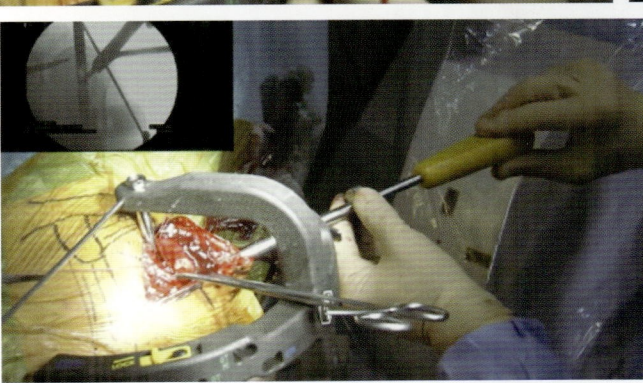
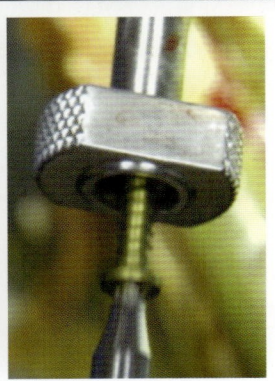

技术图1（续） L. 置入近端的大结节螺钉。同上，需经套管置入螺钉。皮肤切口可以牵开一些，避免额外做切口。前方皮质再次钻孔并通过套筒置入螺钉。

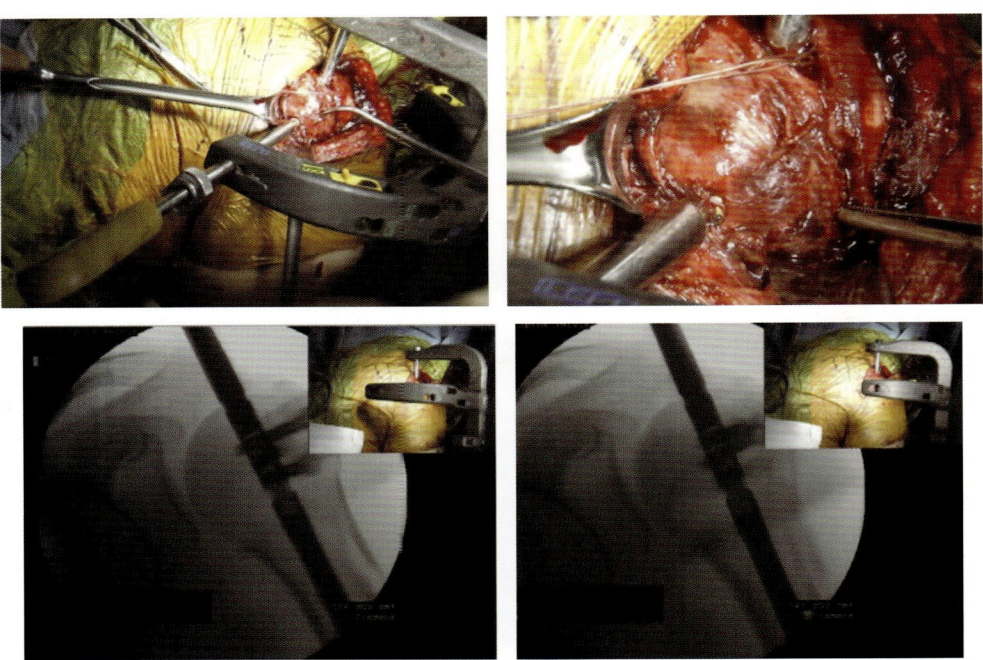

技术图1（续） M. 近端小结节螺钉以相同的方式置入，完成固定。前臂内旋和外旋，通过透视确定螺钉的位置。

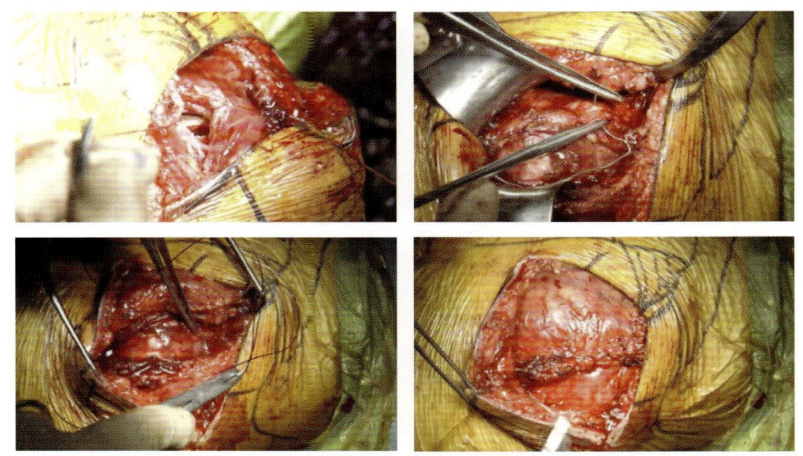

技术图1（续） N. 最后，缝合肩袖。肩袖切口下方是肱骨头的开口，髓内钉就位于其深面。修复肩峰截骨和劈开的三角肌，常规关闭切口。

上方经三角肌入路固定肱骨头畸形并累及大结节的三部分骨折

- 在三部分（大结节）骨折中，由于大结节骨折，失去了冈下肌和小圆肌的拮抗作用，在肩胛下肌的牵拉下，肱骨头骨折块内旋，肱骨干向前内侧移位。
- 主要的目标是纠正肱骨头的旋转以及解剖复位，并固定大结节，将三部分骨折转变为二部分骨折。
- 肱骨头"去旋转"可以在髓内钉置入之前或之后完成。
- 髓内钉置入前，通过缝线控制肱骨头、小结节和大结节骨折块，分别与肩胛下肌、冈上肌和冈下肌相连（技术图2A）。
- 或者，可以先置入髓内钉，内旋的肱骨头骨折块可以通过肩胛下肌的缝线或者骨钩来纠正。

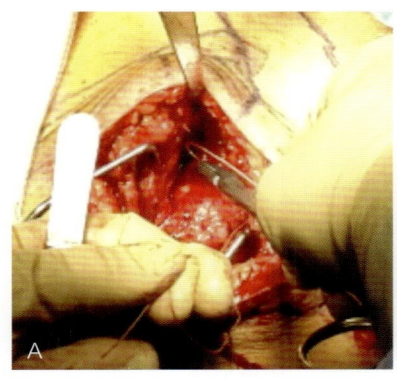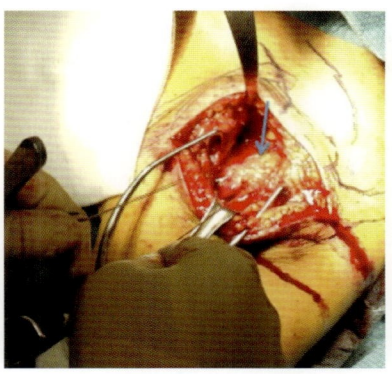

技术图2　A. 三部分骨折在髓内钉置入前，通过缝线悬吊肩袖纠正旋转。缝线置入大、小结节骨块，用以操控骨块进行复位（蓝色箭头示小结节及头部骨折块和大结节之间的复位）。或者，可以先置入髓内钉，通过骨钩或者斯式针将大结节绕髓内钉旋转后复位，并螺钉固定，将三部分骨折转变为二部分的外科颈骨折。骨折端的加压通过敲击肘部来获得，然后再置入远端的两枚锁钉。

- 旋转纠正后，将旋转定位杆置入内旋位，拧入前方小结节螺钉（技术图2B）。
- 小结节和肱骨头通过髓内钉固定后，使用外接的髓内钉手柄将肱骨头骨骺骨块外旋，大结节通过冈下肌缝线或者弯钩来复位。
- 大结节解剖复位后使用螺钉固定，将三部分骨折转变为二部分的外科颈骨折。
- 外科颈骨折通过将旋转定位杆调至平行于前臂的位置来复位，此时前臂应处于中立位。最后骨折端的加压通过敲击肘部来完成，再置入远端的两枚锁钉。

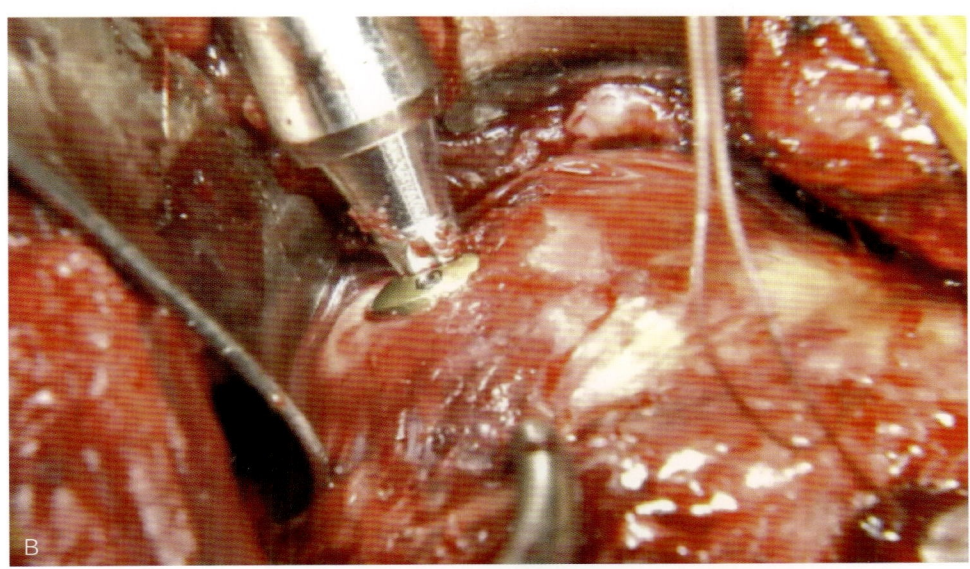

技术图2（续）　B. 小结节处置入螺钉固定，缝线悬吊大结节并将其与小结节复位。或者利用骨钩来完成。

经皮入路固定二部分（外科颈）骨折

- 二部分（外科颈）骨折中，因为内旋和外旋肌群的附着而相互拮抗，近端肱骨头骨骺骨折块无旋转移位且位置固定。骨干部向内侧移位（由于胸大肌、背阔肌和大圆肌的内侧牵拉），处于内旋状态（因为术中前臂常常靠于腹部上）（技术图3A）。
- 二部分（外科颈）骨折常见且可以预期到的两大并发症是：
  - 上臂内旋时置入螺钉锁定髓内钉远、近端可导致旋转畸形愈合，将导致肱骨头后倾减小及最终的外旋活动度减退。
    - 通过使用之前描述的外置定位导向杆来避免上述问题。

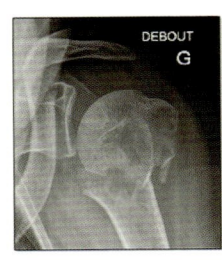
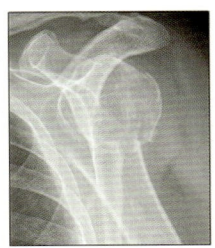
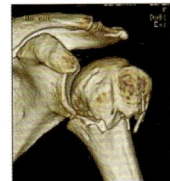
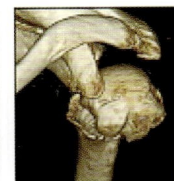
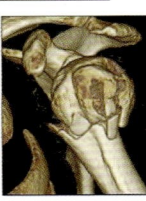

技术图3 A. 二部分外科颈骨折。骨干相对于头部骨折块内侧移位。该病例的肱骨头骨折存在轻微后伸及内翻成角。

- 骨折端的持续分离会导致外科颈不愈合。
  - 利用回敲技术来避免：远端锁定后，回敲可以使骨折端加压，从而避免骨不连。
- 经皮技术的透视方式与之前四部分骨折中介绍的相同。
- 经皮技术的进针点可以是肩锁关节的前方或后方。当肱骨头骨折块内翻成角可以偏后或者从"Nevasier"通道进针（技术图3B）。
- 透视下利用穿刺针定位进针点后，做一个合适的切口，以便于最后髓内钉的置入。使用钝性Kelly血管钳分离肌纤维至肱骨头。肩袖肌腱位于入点外侧故不易损伤。前臂处于旋转中立位，以便于旋转力线的确定（技术图3C）。
- 尖锥开口并旋转进入肱骨头。然后利用尖锥操纵头部骨折块，以方便导针进入。导针通过尖锥进入，透视再次确认尖锥和导针的位置（技术图3D）。
- 使用空心扩髓钻在近侧骨质内扩髓，置入装有导向手柄的髓内钉。通过手柄外侧置入克氏针，透视下确认髓内钉置入深度。置入深度要比三部分和四部分骨折更深一点，为回敲留有空间。克氏针的位置要低于肱骨头水平，确保合适的置入深度（技术图3E）。
- 类似多部分骨折，骨干部分的骨折独立于头部骨折块，会发生旋转。为了获得正确的复位，将外置旋转力线杆连接至旋后位的前臂，使其与前臂力线平行。该操作可纠正肱骨干与肱骨头的旋转对位，再次透视确认复位。远端套管置入，使用刻度钻头钻孔，置入静力锁定螺钉，透视确认（技术图3F）。动力锁定一般不需要，因为上肢很少会有压缩应力，一般分离的趋势更大（与股骨和胫骨相比）。这个可能在一定程度上是术后骨不连的原因。
- 第二枚螺钉能够保证髓内钉在干部居中。远端螺钉置入后，将滑锤连接至髓内钉，回敲使骨折断端加压。导向器上沟槽的顶部与肱骨头的顶部保持同一水平，并确认骨折端的加压情况。加压大约10 mm。加压过程中，外架力线杆应保持连接，确保正确的旋转对位（技术图3G）。
- 然后，首先用与之前介绍的相同的方法置入结节螺钉，并透视确认。再次使用力线杆确保近端骨折块没有移位，一旦有一枚螺钉锁定，旋转就被固定了。通常对于二部分骨折，一枚螺钉就够了，但第二枚螺钉也常常会置入。透视可以确定螺钉的置入情况（技术图3H）。
- 移除近端导向器，最后通过透视确认骨折端加压和整个肱骨的旋转情况。这些都可以在"动态"透视下完成（技术图3I）。常规关闭伤口。

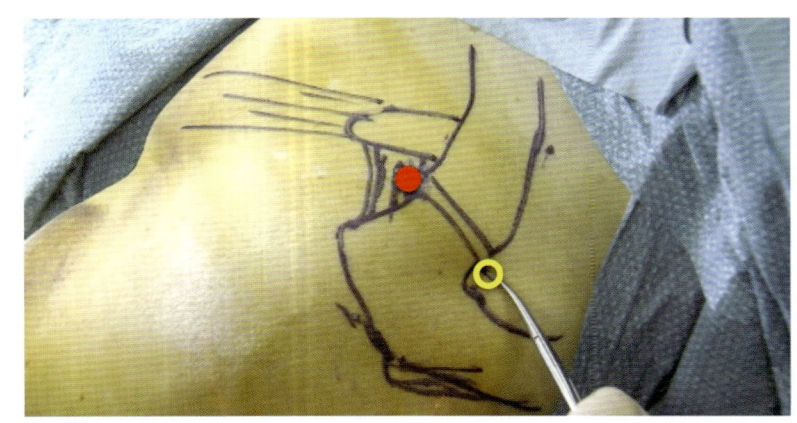

技术图3（续） B. 经皮技术的进针点可以在肩锁关节前方（红点）或者其后（黄圈，蚊式钳所指处）。肱骨头骨折块内翻成角可以偏后或者从"Nevasier"通道进针。

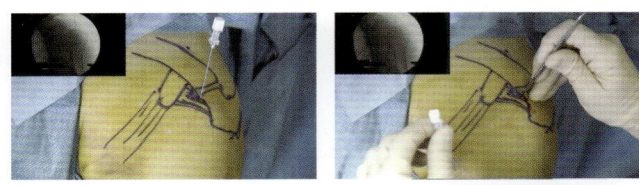
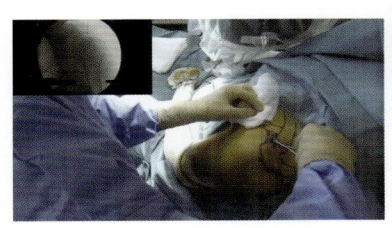
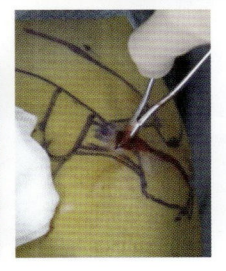

技术图3（续） C. 透视下利用穿刺针定位进针点在大结节内侧。做一个合适的切口，以便尖锥和髓内钉进入。钝性分离肌纤维至肱骨头。Kelly钳扩大切口。此时，上臂位于患者的侧方。

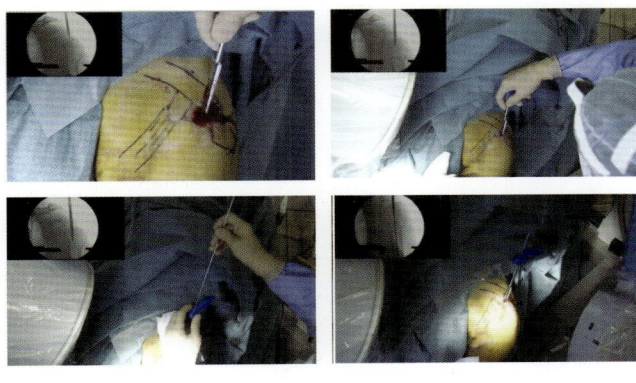

技术图3（续） D. 尖锥开口并旋转进入肱骨头。利用尖锥操纵头部骨折块，以方便导针进入。透视确认尖锥和导针的位置。

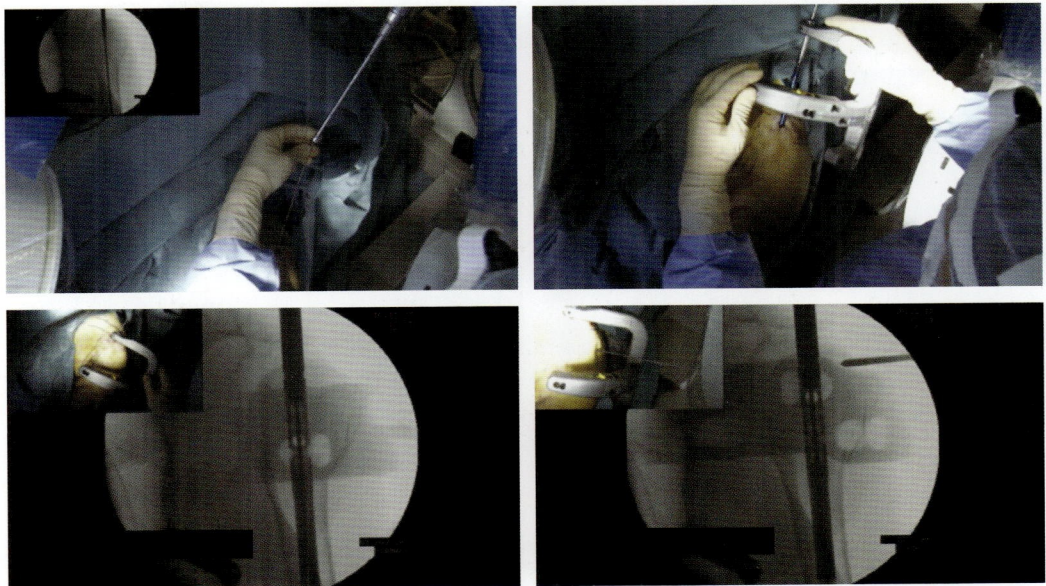

技术图3（续） E. 使用空心扩髓钻在近侧骨质内扩髓，置入装有导向手柄的髓内钉。通过导向器外侧置入克氏针，透视下确认髓内钉置入深度。克氏针的位置要低于肱骨头水平。当需要加压时，髓内钉需要在关节软骨下约10 mm埋头。

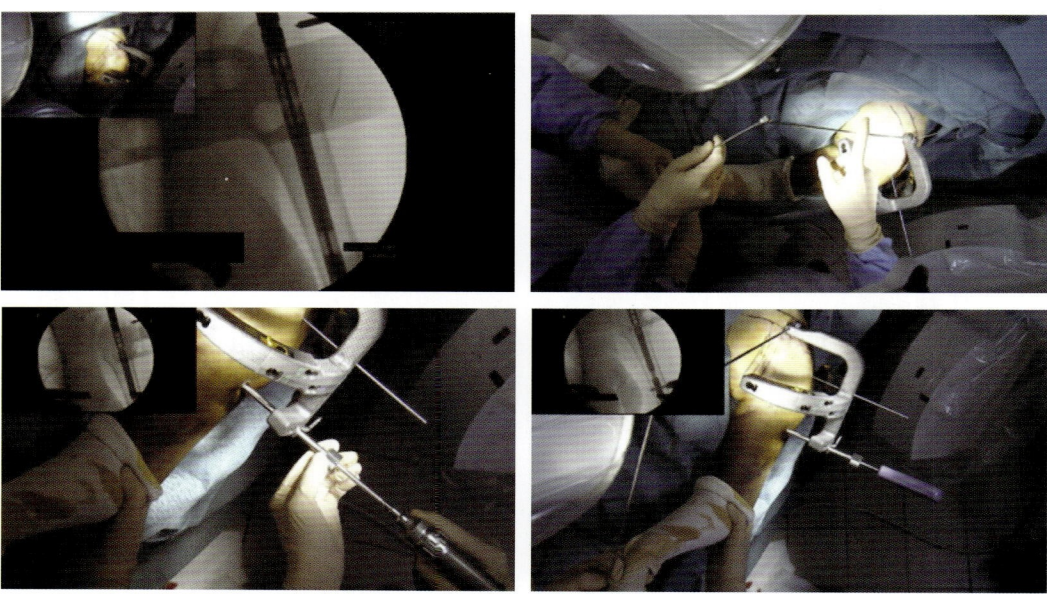

技术图3（续） F. 类似四部分骨折，骨干部分会发生旋转。为了获得正确的复位，将外置旋转力线杆连接至旋后的前臂，使其与前臂力线平行。该操作可纠正骨干与干骺端的旋转对位。再次通过透视确定。远端套管置入，使用刻度钻头钻孔，置入锁定螺钉，透视确认。

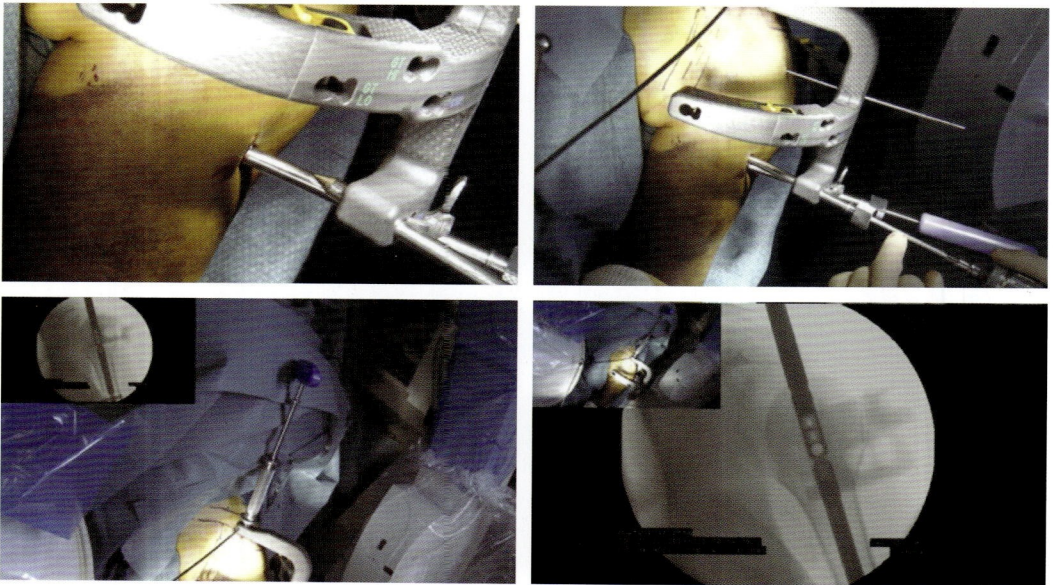

技术图3（续） G. 第二枚螺钉能够保证髓内钉在干部居中。远端螺钉置入后，可以使用"回敲"技术使骨折断端加压。导向器上沟槽的顶部与肱骨头的顶部保持同一水平，并确认骨折端的加压情况。

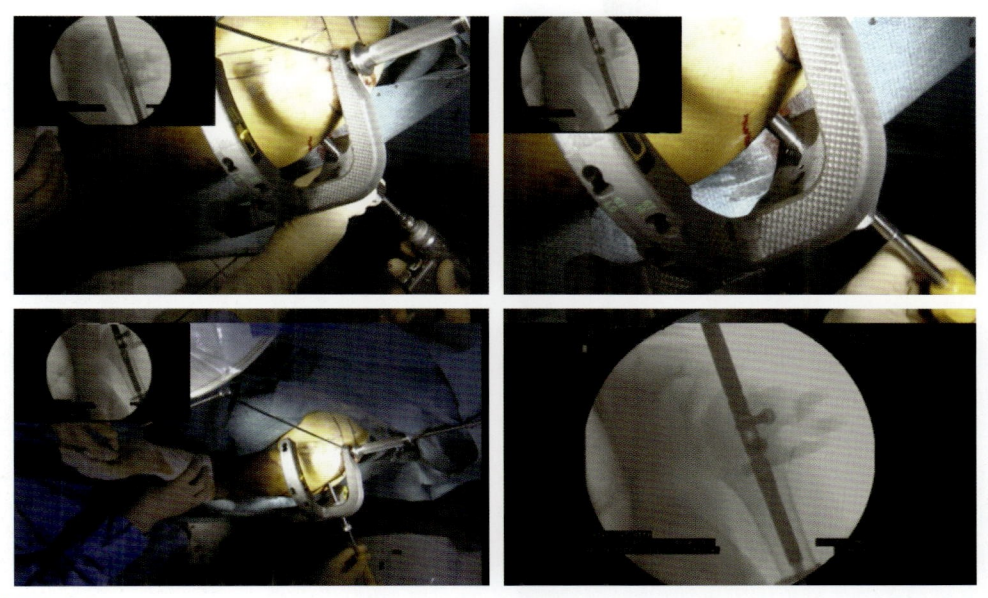

技术图3（续） H. 用与之前介绍的相同的方法置入结节螺钉，并透视确认。再次使用力线杆确保近端骨折块没有移位，置入一枚螺钉后可取下定位杆，此时旋转定位已固定。透视可以确定螺钉的置入情况。

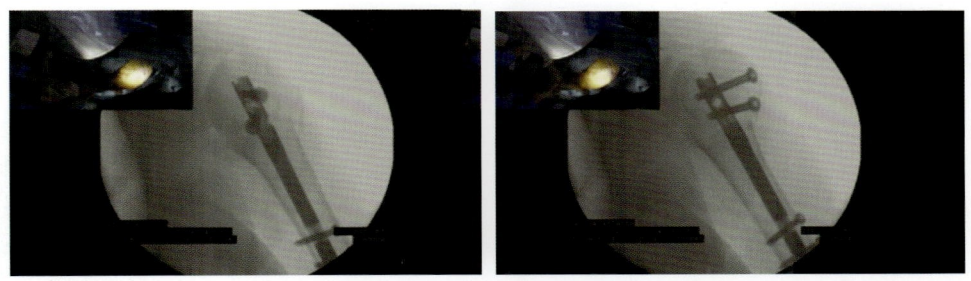

技术图3（续） I. 最后通过透视确认骨折端加压，内、外旋透视或动态透视确认整个肱骨的旋转情况。

要点与失误防范

适应证	• 肱骨近端二部分骨折 • 肱骨近端三部分骨折 • 某些特定的肱骨近端四部分骨折
术前准备	• 肩关节手术床、透视机和有经验的放射科技术人员 • 意识到这项技术存在学习曲线 • 备选方案：对于复杂骨折的治疗，行半肩关节置换或者反肩置换之前需要征得患者同意并备有合适的假体
禁忌证	• 股骨头劈裂型骨折，骨折碎块没有软组织附着并发生移位
体位	• 沙滩椅位便于透视
复位技术	• 松解和撬拨四部分骨折的骨块，并使用顶棒进行复位。使用克氏针将肱骨头固定在关节盂上来维持复位 • 三部分骨折可以通过缝线或者骨钩来复位维持，纠正旋转并转化为二部分骨折 • 肩关节正侧位透视
髓内钉进针点	• 髓内钉进针点选择错误将不可避免地对手术其余步骤带来麻烦
交锁螺钉拧入	• 钻孔时使用导向套管防止腋神经和肱二头肌长头腱损伤
定位	• 外架力线杆辅助维持干骺端与骨干骨块之间正确的旋转对位

失误防范	• 上臂内旋时置入远、近端锁定螺钉可导致旋转畸形,导致肱骨头后倾减小及最终的外旋活动度减退 • 骨折端的持续分离会导致肱骨外科颈不愈合,二部分骨折在近端锁定前,应进行骨折端加压 • 这两种并发症可以避免: 　○ 使用外部的力线导向装置 　○ 回敲技术:远端锁定后,回敲可以使骨折端加压,从而避免骨不连

术后处理

- 使用前臂吊带及外展靠垫悬吊,保持肱骨近端旋转中立位和轻度外展位(放松肩袖和减小大结节的张力)3～4周。
- 可以立即进行轻度的肩关节钟摆样的活动以及手指、手腕和肘部的主动活动。
- 术后6～8周内,理疗师禁止进行前臂在侧方的外旋以及手在后侧的内旋活动。
- 术后4～6周允许肩关节活动范围内主动锻炼。鼓励游泳活动。

并发症

- 注意术中仔细操作、带锁髓内钉设计以及合适的螺钉长度和方向可以有效避免大部分的早期并发症。
- 早期:
  ○ 腋神经损伤。
  ○ 交锁螺钉穿入关节。
  ○ 复位不理想。
  ○ 感染。
- 后期:
  ○ 骨不连。
  ○ 创伤性关节炎。
  ○ 肱骨头缺血性坏死。
  ○ 内固定物突出。

（姚晨　译,谢雪涛　审校）

参考文献

[1] Bigliani LU, Flatow EL, Pollock RG. Fractures of the proximal humerus. In: Rockwood CA, Green DP, Bucholz RW, et al, eds. Fractures in Adults. Philadelphia: Lippincott-Raven, 1996:1055-1107.

[2] Boileau P. Intramedullary nail for proximal humerus fractures: an old concept revisited. In: Shoulder Concepts 2010- Arthroscopy & Arthroplasty. Montpellier, France: Sauramps, 2010:201-223.

[3] Connor PM, Flatow EL. Complications of internal fixation of proximal humeral fractures. Instr Course Lect 1997;46:25-37.

[4] Darder A, Darder A Jr, Sanchis V, et al. Four-part displaced proximal humerus fractures: Operative treatment using Kirchner wires and a tension band. J Orthop Trauma 1993;7:497-505.

[5] Esser RD. Open reduction and fixation of three- and four-part fractures of the proximal humerus. Clin Orthop Relat Res 1994;(299):244-251.

[6] Goldman RT, Koval KJ, Cuomo F, et al. Functional outcome after humeral head replacement for acute three-and four-part proximal humeral fractures. J Shoulder Elbow Surg 1995;4:81-86.

[7] Hawkins RJ, Switlyk P. Acute prosthetic replacement for severe fractures of the proximal humerus. Clin Orthop Relat Res 1993;(289): 156-160.

[8] Ko J, Yamamoto R. Surgical treatment of complex fracture of the proximal humerus. Clin Orthop Relat Res 1996;(327):225-237.

[9] Mouradian WH. Displaced proximal humeral fractures. Seven years' experience with a modified Zickel supracondylar device. Clin Orthop Relat Res 1986;(212):209-218.

[10] Nayak NK, Schickendantz MS, Regan WD, et al. Operative treatment of nonunion of surgical neck fractures of the humerus. Clin Orthop Relat Res 1995;(313):200-205.

[11] Neer CS II. Displaced proximal humeral fractures. I. Classification and evaluation. J Bone Joint Surg Am 1970;52(6):1077-1089.

[12] Neer CS II. Displaced proximal humeral fractures. II. Treatment of three- and four- part displacement. J Bone Joint Surg Am 1970;52(6):1090-1103.

[13] Norris TR. Fractures of the proximal humerus and dislocations of the shoulder. In: Browner BD, Jupiter JB, Levine AM, et al, eds. Skeletal Trauma: Fractures-Dislocations-Ligamentous Injuries. Philadelphia: WB Saunders, 1992:120-129.

[14] Riemer BL, D'Ambrosia RD, Kellam JF, et al. The anterior acromial approach for antegrade intramedullary nailing of the humeral diaphysis. Orthopaedics 1993;16:1219-1223.

[15] Robinson CM, Christie J. The two-part proximal humeral fracture: a review of operative treatment using two techniques. Injury 1993;24:123-125.

[16] Rush LV. Atlas of Rush Pin Technique: A System of Fracture Treatment. Meridian, MI: Bervion, 1955:166-167.

[17] Szyszkowitz R, Seggl W, Schleifer P, et al. Proximal humeral fractures: management techniques and expected results. Clin Orthop Relat Res 1993;(292):13-25.

[18] Weseley MS, Barenfeld PA, Eisenstein AL. Rush pin intramedullary fixation for fractures of the proximal humerus. J Trauma 1977;17:29-37.

[19] Wheeler DL, Colville MR. Biomechanical comparison of intramedullary and percutaneous pin fixation for proximal humeral fracture fixation. J Orthop Trauma 1997;11:363-367.

[20] Yano S, Takamura S, Kobayashi I, et al. Use of the spiral pin for fracture of the humeral neck. J Orthop Science 1981;55:1607-1619.

第21章 肱骨近端骨折的半肩关节置换
Hemiarthroplasty for Proximal Humerus Fractures

Kamal I. Bohsali, Michael A. Wirth, and Steven B. Lippitt

定义

- 肱骨近端骨折是累及大结节、小结节、肱骨头关节面及肱骨干近端的单处或多处骨折。
- 总的来说，肱骨近端骨折占所有骨折的4%~5%。

解剖

- 肱骨近端包括4个部分：大结节、小结节、肱骨头关节面及肱骨干（图1）。
- 肱骨头关节面最高点比大结节顶点平均高出8 mm[18]。肱骨头后倾角度平均为29.8°（10°~55°）[18,23]。
- 结节间沟位于大小结节之间，形成通道，容纳肱二头肌长头腱，其起自关节内，走行于上臂远端。
- 大小结节与关节内的肱骨部分于解剖颈处结合。大结节有3个面分别有冈上肌、冈下肌及小圆肌的肌腱附着；小结节则仅有1个面，有肩胛下肌腱附着。
- 三角肌、胸大肌及背阔肌均附着于肱骨外科颈远端。这些附着于肱骨近端肌肉的牵拉产生的变形力致肱骨近端骨折。

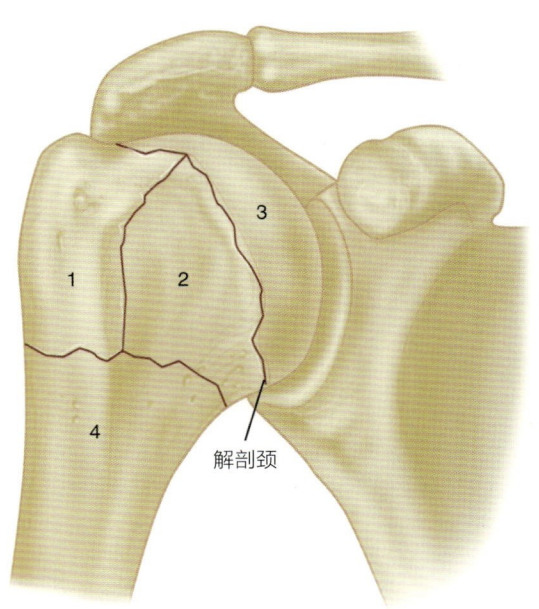

图1 肱骨近端骨折的Neer分型：1.大结节；2.小结节；3.肱骨头关节面；4.肱骨干。

- 旋肱前动脉的前外侧支（弓状动脉）和旋肱后动脉是肱骨头血供的来源，弓状动脉与肱二头肌长头平行且沿其外侧走行，在结节间沟和大结节间进入肱骨头[20]。最新的研究表明，旋肱后动脉分支对骨折肱骨头的灌注更重要，其完整性可以降低肱骨头缺血性坏死的风险[10,15,16]。

发病机制

- 肱骨近端骨折的发生率与人口老龄化和骨质疏松症呈正相关。
- 对于年轻患者，肱骨近端骨折可由直接或间接损伤引起，可继发于高能量损伤（如车祸、运动损伤）。而老年肱骨近端骨折多因站立跌倒引起。
- 鉴别诊断应包括原发性和转移性骨肿瘤引起的病理性骨折。
- 老龄人群发生肱骨近端骨折的危险因素包括骨密度减低、未行激素替代疗法、骨折史、3个或以上的慢性疾病史和吸烟史[17]。

自然病程

- 1970年，Neer在一项经典研究中，对三部分和四部分骨折分别采用了保守治疗方法与半肩关节置换术，并将它们的治疗结果进行对照研究。采用保守治疗的患者，因复位不良、骨不连、畸形愈合和肱骨头缺血性坏死伴塌陷等原因临床效果较差[22]。
- Stableforth[28]在一项将患者随机分成保守治疗组和半肩关节置换组的研究中也证实了Neer的研究结果。有移位的肱骨近端骨折通过保守治疗，患者的疼痛、关节活动度和日常生活能力等方面的总体疗效较差。
- Olerud等[25]最新的研究表明对于四部分骨折的患者进行半肩置换相对于保守治疗能够明显地缓解疼痛，进而提高生活质量。

病史和体格检查

- 应全面询问病史和进行完整的体格检查。询问病史应该包括患者的受伤机制、受伤前的功能状况、职业、优势手、恶性肿瘤史和是否能进行正规的康复计划[14]。

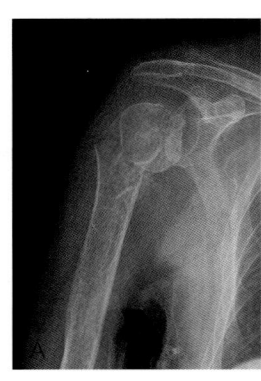 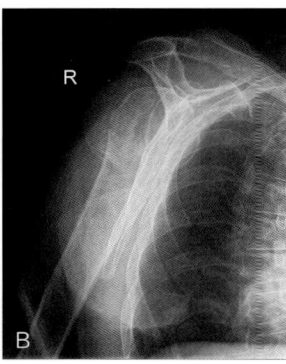

图2 A、B. 不伴脱位的四部分肱骨近端骨折的肩关节正位（A）和Y位（B）片。

- 系统地询问病史，应包括患者是否有意识丧失、感觉异常、患侧肘或腕部的疼痛。
- 体格检查时，骨科医生应该查看患肢局部肿胀、软组织损伤的程度、是否有淤血和畸形。肱骨近端骨折伴后脱位时肩部前方会变平坦，而后方突起。而骨折伴前脱位时的体征则正好相反。

影像学和其他诊断性检查

- 常规的X线片包括肩关节前后位和腋位片[14]（图2）。如果患者因疼痛不能行腋位X线摄片，可采用其他方法，如Velpeau创伤腋位片可用于评估盂肱关节损伤情况并可对其进行分类[2]。
  - Neer分型是根据肱骨近端4个解剖结构：肱骨头、大结节、小结节及肱骨干（图1）[11]。几部分骨折取决于相邻骨块之间成角＞45°或移位＞1 cm的骨折块数量。
  - AO/ASIF/OTA的长骨综合分类系统将外翻嵌插型四部分骨折与其余四部分骨折区分开来，因为这种类型骨折具有完整的内侧关节囊，保留了肱骨头的部分血供[8,19,26]。
  - 即使增加了CT扫描，不同观察者在判断骨折分类时仍然存在分歧。尽管这些分类系统有其局限性，但在决定保守治疗与手术治疗时依然有其临床意义[2,4,11]。
- CT扫描在评估结节移位和累及关节面的损伤时很有帮助[12,14]。

鉴别诊断

- 急性出血性滑囊炎。
- 外伤性肩袖撕裂。
- 单纯关节脱位。
- 肩锁关节脱位。
- 钙化性肌腱炎[2]。

非手术治疗

- 80%的肱骨近端骨折有轻度移位，通常采用保守治疗。
- 骨折的特征（即：骨的质量、骨折的方向和并发的软组织损伤），患者的个性（即依从性、期望值、精神状态），以及外科医生的经验，所有这些因素都会影响到是否决定进行手术治疗。
  - 生命垂危的患者和不能配合术后康复计划的患者（如闭合性颅脑损伤）不适合采用手术治疗。
- 总之，复杂的伴有移位的肱骨近端骨折保守治疗效果较差。
- 最初采用悬吊制动和腋窝衬垫有助于治疗。伤后7～10日患者疼痛减轻、顾虑减少后可做轻微的活动锻炼[2]。
- 定期进行肩关节在前后位和腋位的X线片检查，有利于观察骨折是否继发移位以及骨折愈合情况[2]。
- 影像学检查证实骨折愈合后才能在一定活动度范围内进行主动的和辅助下的功能锻炼。需要告知患者，其患侧肢体可能无法达到与健侧肢体相同的活动度和力量。

手术治疗

- 手术的目的是要重建盂肱关节，包括恢复肱骨长度，保持适当的假体后倾角度，并牢靠固定结节。
- 假体置换适用于下列情况：大部分四部分骨折；三部分骨折-脱位型骨折伴骨质疏松的老年患者；肱骨头劈裂型骨折；累及＞40%关节面的慢性肩关节前脱位或后脱位[1,2,23]。
- 一些研究表明，肱骨近端骨折急性期采用初次半肩关节置换术后疗效优于晚期重建[6,24]。
- 市场上有根据不同骨折类型而定制的假体，能够进行骨移植和结节置换；还有一些有骨窗，可以减小近端柄直径；另外，还有一些拥有缝合领，可以转换为反肩置换假体（图3A、B）。

术前计划

- 尽管一些学者建议紧急手术（即48小时以内），但大多数学者建议制订术前计划，包括仔细评估患肢肩部神经血管损伤的情况，内科疾病的评估和调整，并进行健侧肩关节标准位摄片，以方便进行术前模板测量[12]。
- CT扫描能够更好地描述不同骨折类型的特征，例如关节内骨折的形态、结节粉碎的程度，这有利于术前计划的制订[2]。
- 肌间沟阻滞（局部麻醉）可以用于全身麻醉的辅助。

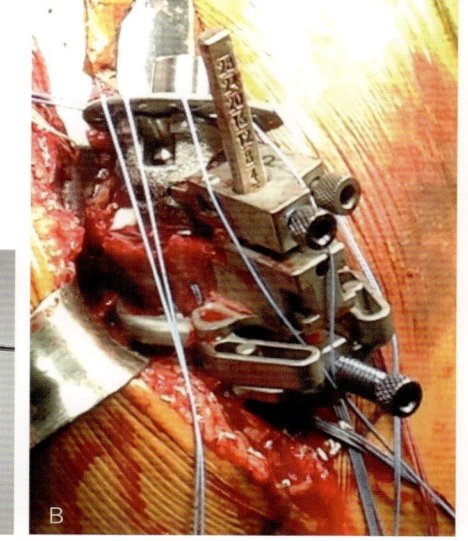

图3 A、B. 特定的假体柄具有骨块夹持器，便于术中尝试复位（图A经允许引自Depuy-Synthes, Warsaw, IN；图B版权：Kamal I. Bohsali, MD）。

- 建议使用气管插管，利于术中肌肉松弛，但也可采用喉罩插管[12,14]。

体位

- 将患者置于沙滩椅位，患肢置于无菌的关节臂支架上，如果有助手在场，则可由助手维持患者患肢（图4）。
- 推荐术中使用C臂机透视，有助于假体置入及结节定位。

入路

- 手术消毒区域应包括整个上肢和肩部区域，包括肩胛骨和胸肌区。
- 切开皮肤前，适当地经静脉使用预防性抗生素。
- 采用标准的三角肌胸大肌入路。术中注意尽量减少对三角肌的损伤（如手术剥离、拉钩牵拉引起的继发性损伤）。术中应辨认并保护肌皮神经和腋神经。

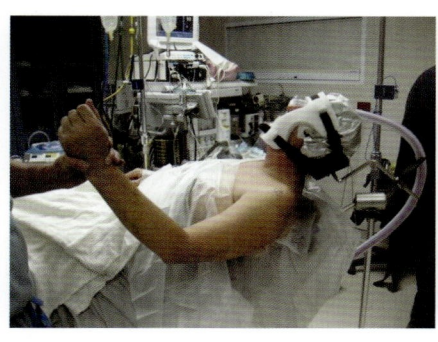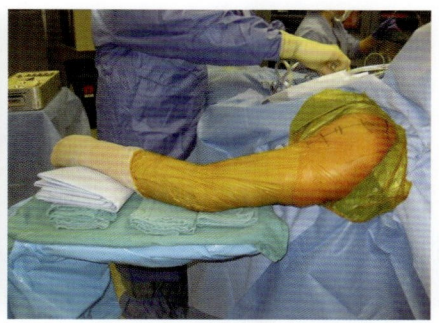

图4 患者沙滩椅位，手臂被无菌的固定器固定或者用衬垫托起（版权：Kamal I. Bohsali, MD）。

三角肌胸大肌入路

- 切口始于喙突内上方，向三角肌止点前方延伸（技术图1A）。
- 辨认并保护头静脉，将其同三角肌一起牵向外侧，胸大肌牵向内侧。如果需扩大手术视野，则松解胸大肌止点近端1 cm（技术图1B）。
- 一旦切开胸锁筋膜，通常可见骨折端的血肿。此时，骨折和肩袖清晰可见。
- 可分别通过手指触摸肩胛下肌前下方和喙肱肌后方来辨认腋神经和肌皮神经。肱骨外旋能降低腋神经的张力。

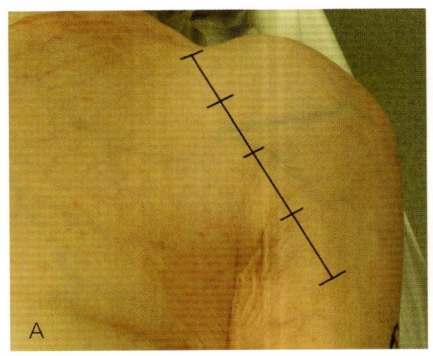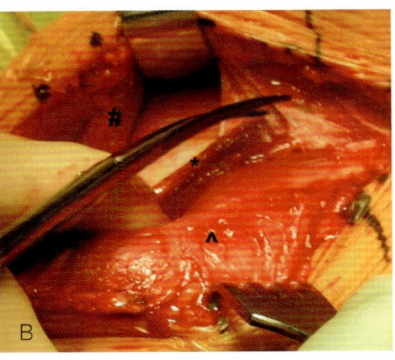

技术图1　皮肤切口和三角肌胸大肌入路。A. 皮肤切口位于三角肌前部的中央，向外侧牵开头静脉，显露三角肌胸大肌间隙。B. 为了扩大手术视野，可切开胸大肌止点近端1 cm（^，胸大肌；#，三角肌；*，头静脉）。

牵开结节

- 肱二头肌长头腱行走于结节间沟，并进入肩袖间隙，此处容易辨认。肱二头肌长头腱是重建大、小结节之间解剖关系的重要标志。
  - 同时切开肩袖间隙并松解喙肱韧带，牵开大小结节（技术图2A、B）。
- 如果骨折没有累及结节间沟，则需要用骨刀或者骨锯在结节间沟处劈开，牵开结节。建议保留喙肩韧带以维持喙肩弓。
- 采用不可吸收的粗缝线（如1 mm棉涤纶线）穿过结节的肩袖肌止点处，肩胛下肌腱穿2~3根线，冈上肌腱穿3~4根线。当使用具有缝合领的假体时，在置入假体柄后做最终的缝合。
- 结节骨块大小不一，可能需要修剪以便于复位和重建（技术图2C、D）。
- 在大小结节肩袖肌止点处牵开结节，取出肱骨头和干部的碎骨块。四部分骨折中，去除肱骨头关节面的软组织附着。
- 整个肱骨头取出后模板测量其大小，从而确定肱骨头假体的尺寸（技术图2E）。取出肱骨头内的骨松质，以便后续进行植骨。
- 必须检查关节盂有无合并病理改变。用无菌生理盐水冲洗，去除血肿、软骨或骨碎片。
- 关节盂的骨折需用内固定加以固定。如果关节盂退化磨损明显或损伤后不可修复，则需置换关节盂。

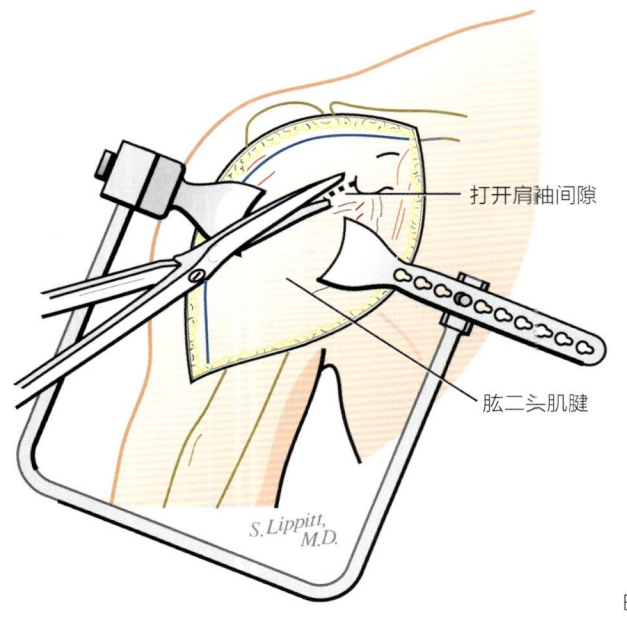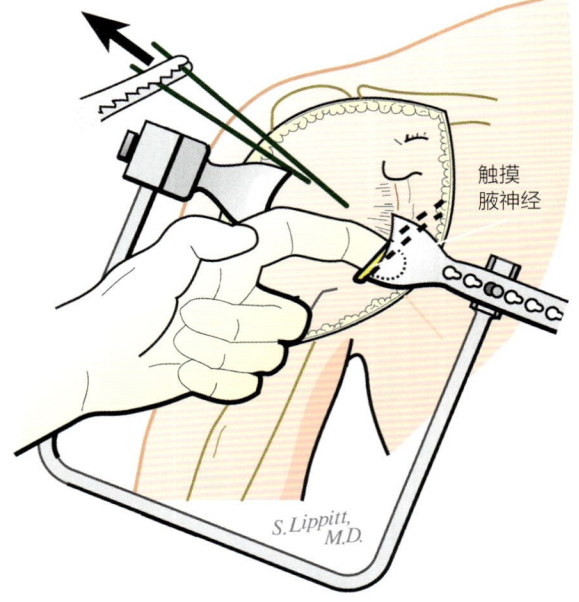

技术图2　A. 找到肱二头肌长头腱并沿肩袖间隙向上方切开，肱二头肌长头腱是重建大、小结节之间的解剖关系的重要标志。B. 肩胛下肌前下缘可辨认腋神经。

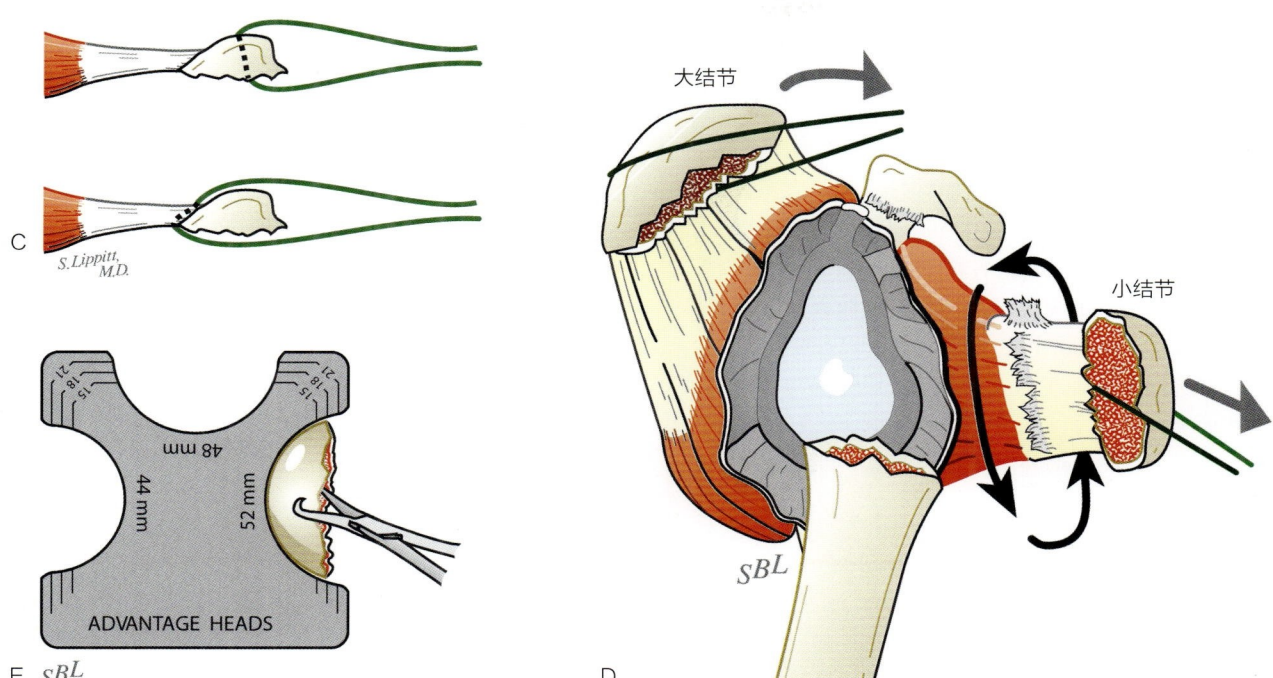

技术图2（续） C. 不可吸收线穿过结节-肩袖肌腱交汇处，而不是穿过结节。D. 整个肱骨头取出后，可将大小结节及其各自肩袖肌牵开以便于准备肱骨髓腔操作及后期的手术重建。E. 肱骨头大小测量。整个肱骨头取出后用模板测量其大小，从而确定肱骨头假体的尺寸（版权：Steven B. Lippitt, MD）。

肱骨干的准备

- 切口视野处显露肱骨干近端，清除肱骨髓腔内部游离的骨块和血肿。
- 最好使用手动轴向扩髓器对肱骨干髓腔进行逐级扩髓，为安装假体试模做准备。
- 在没有缝合领的假体系统中，笔者建议肱骨干假体试模的外侧翼放置于结节间沟稍后方，肱骨试模假体头至少与肱骨内侧皮质的高度齐平。
- 现在，笔者利用骨块夹持器来保持试模假体的高度和后倾，使肩关节在临时复位时达到功能活动的范围（技术图3）[12,14]。

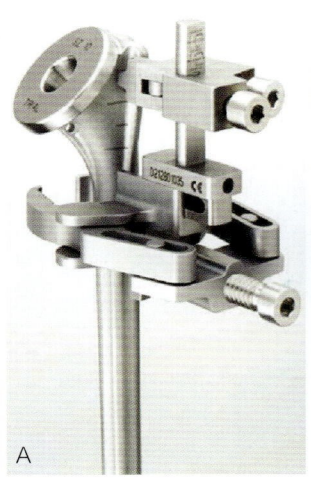
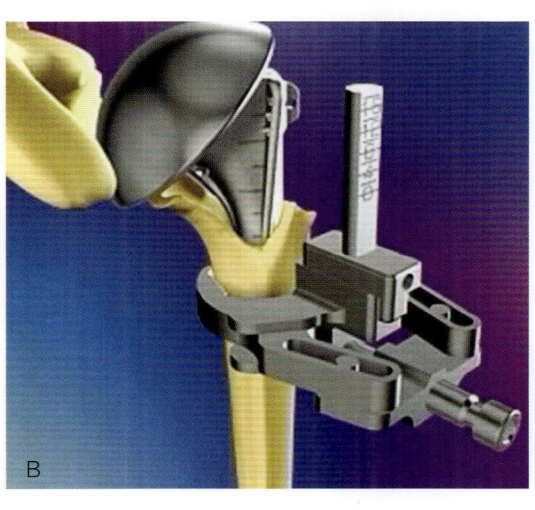

技术图3 A、B. 使用骨块夹持器将试模假体固定在合适的高度和后倾的位置上（经允许引自DePuy Orthopaedics, Warsaw, IN）。

确定肱骨头后倾角度

- 合适的肱骨后倾角度对于盂肱关节重建至关重要。尽管原始肱骨后倾角度在10°～50°之间，但绝大多数技术方法建议重建时以后倾30°作为标准[18,27]。
- 以下几种方法可用来测量后倾角：
  - 从身体的矢状面将肱骨外旋30°，使肱骨头假体直接面向内侧。
  - 肱骨远端髁上轴线的虚拟线平分假体柄与假体头轴线的夹角。
  - 肱骨干假体试模的外侧翼放置于结节间沟后方8 mm（技术图4）。

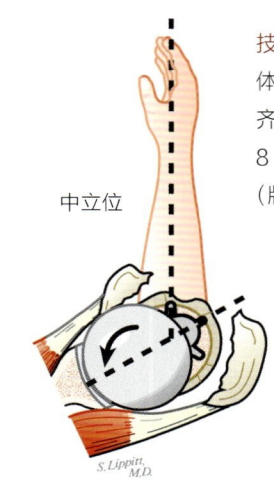

技术图4 后倾角度评估方法：假体试模的前翼与中立位的前臂对齐，外侧翼放置于结节间沟后方8 mm处，重建约30°的后倾角（版权：Steven B. Lippitt, MD）。

确定假体的高度

- 假体放置的高度对于重建合适的肌张力和肩关节生物力学结构也至关重要。
- 根据健侧肩关节的X线进行术前模版测量，有助于解剖学上的重建。
- 术中应检查软组织的张力，包括三角肌、肩袖和肱二头肌长头腱。另外，结合术中X线透视确认假体放置的高度。
- 常见的错误包括：假体位置过低而导致三角肌张力减弱，使肱骨大结节失去固定空间（技术图5）。

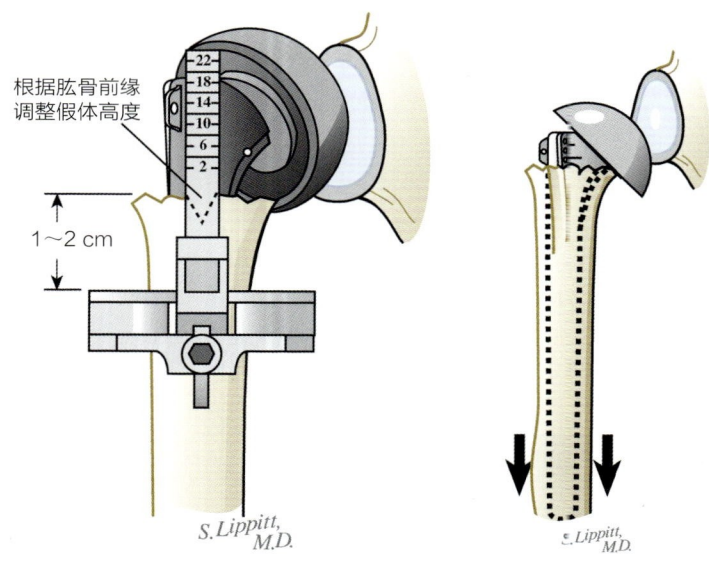

技术图5 调整假体高度：术中使用骨块夹持器调整假体的高度。同样，也可用海绵将假体试模柄固定在需要的高度，术中对假体的位置进行评估（版权：Steven B. Lippitt, MD）。

尝试复位

- 于肱骨近端结节间沟内外侧钻2～4个孔，随后利用2号不可吸收缝线穿孔，将大小结节固定于肱骨干上。使用缝合领技术，钻孔位置一般在肱骨近端前内侧和后外侧的骨折线下方2 cm处（技术图6A）。
- 将结节恰好固定于肱骨头假体试模的下方或缝合领上，然后尝试复位。
- 可用巾钳或者特制的结节固定器固定住大小结节，然后进行X线透视检查并评估盂肱关节的稳定性。
- 术中X线透视有助于确定假体合适的高度以及盂肱关节的稳定性（技术图6B、C）。
- 为确保足够高的三角肌张力，肱骨头假体半脱位不应超过关节盂高度的25%～30%。

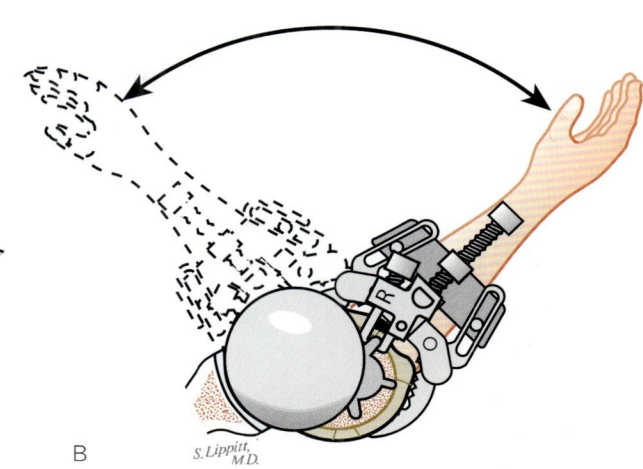

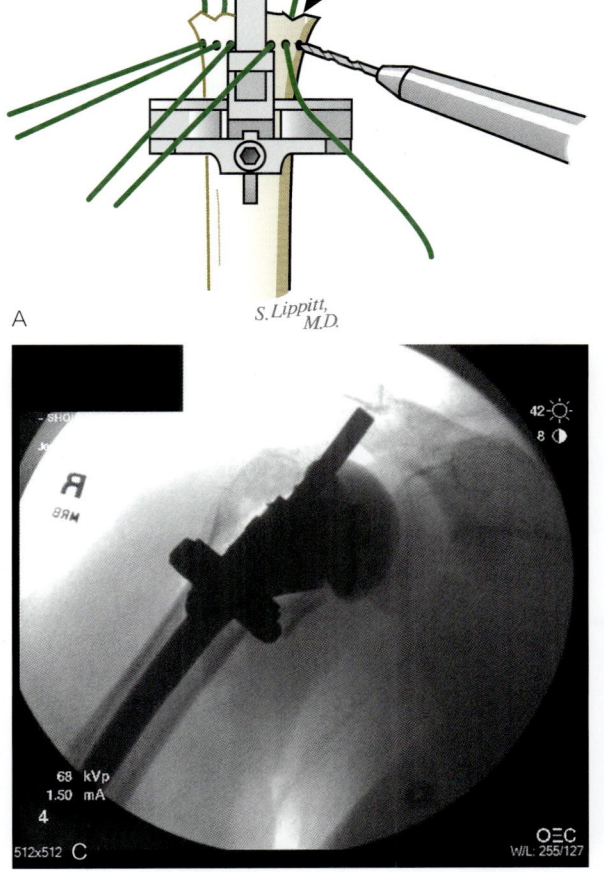

技术图6　A. 肱骨干的准备：在肱骨近端结节间沟的内外侧钻孔，在孔内穿过1mm的棉涤纶线或者2号不可吸收线。B. 尝试复位：尝试复位时可用骨块夹持器固定，评估肩关节功能活动范围。C. 在假体最终置入前，通过透视确认假体高度和结节复位情况（图A、B版权：Steven B. Lippitt, MD；图C版权：Kamal I. Bohsali, MD）。

最终安放假体

- 对于骨质疏松或者骨干固定较差的患者，最后关节假体需要使用骨水泥进行固定。最新的假体设计可以对其进行压配置入。
  - 肱骨髓腔内放置骨水泥塞，防止骨水泥向远端渗漏。
  - 髓腔内使用脉冲冲洗并放置排气管，逆行注入骨水泥（技术图7A）。在骨水泥未固化前将多余骨水泥去除。
- 在肱骨头中取出骨松质，填塞入结节、假体和肱骨干间的腔隙里（技术图7B）。
- 骨水泥灌入肱骨干后或者压配固定假体柄后，放置肱骨头试模再次尝试复位。
- 肱骨头假体可以在假体柄置入前预先和假体柄安装，也可以在假体柄置入后先安装肱骨头试模并复位，满意后再安装肱骨头假体。当用具有缝合领的假体时，最后安装肱骨头假体，更有利于缝合的进行。
- 缝线绕过大结节后穿过冈上肌止点，然后沿假体内侧再穿过肩胛下肌止点（小结节）进行环扎缝合固定。一些学者认为结节间的环扎缝合固定比单纯结节间以及结节与假体翼间固定效果要好[9,23]。
- 术中应避免肱骨大、小结节复位过度，防止肩关节外旋（与小结节相关）和内旋（与大结节相关）受限。
- 打结的顺序根据术者的喜好和特制的假体而不同。一般来讲，打结时，首先把预先在结节与肱骨干之间穿好的缝线打结，然后才是结节间缝线打结（技术图7C）。
- 将上臂外旋约30°，用2号不可吸收线缝合肩袖间隙的外侧部分（技术图7D）。

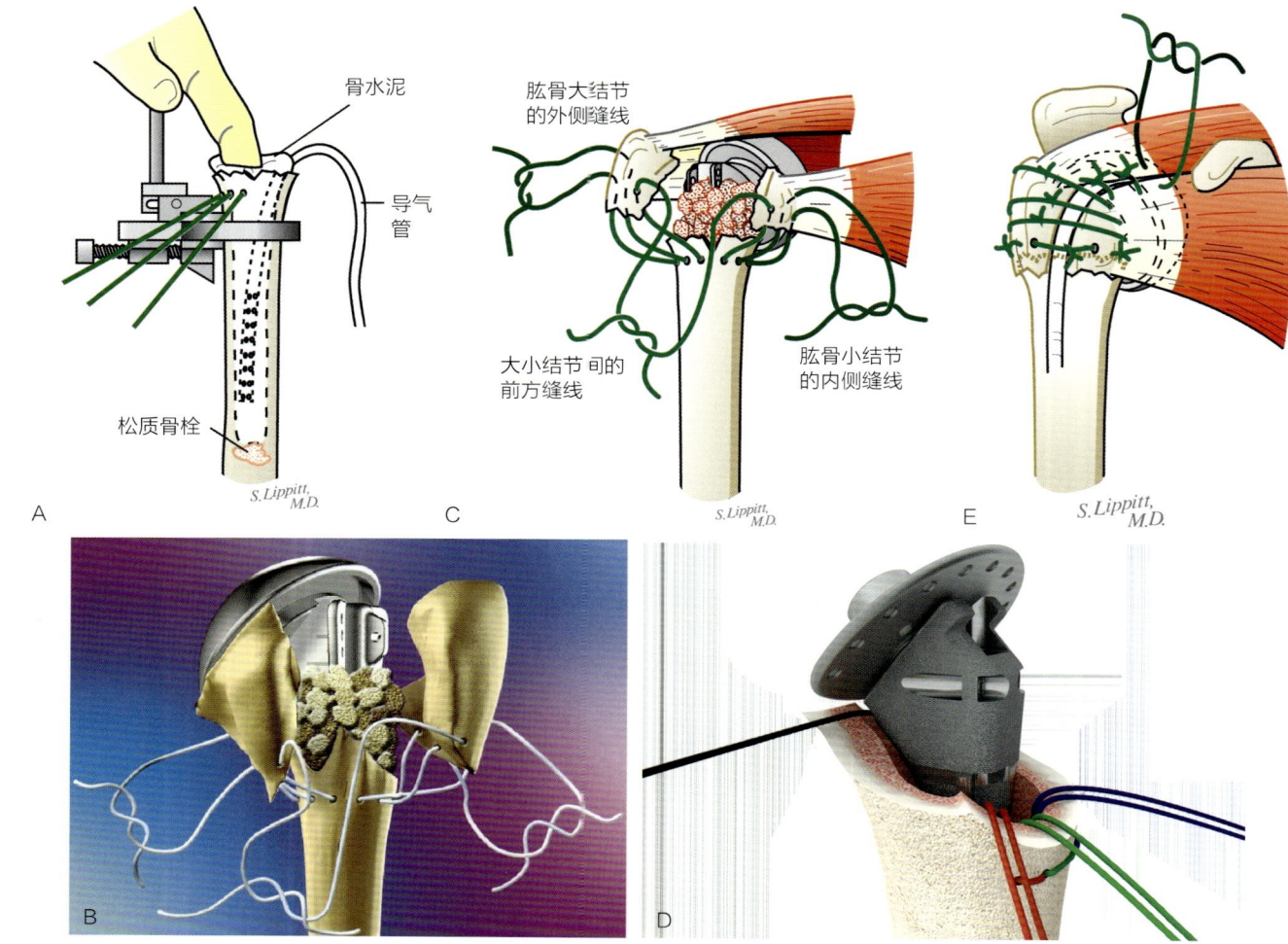

技术图7　A. 若用骨水泥，需放置骨水泥塞，以防止骨水泥向髓腔远端渗漏。并使用脉冲灌洗和负压吸引逆行灌注骨水泥方法。B. 在大小结节和肱骨干间的腔隙里填塞自体骨松质。C. 固定结节：采用之前穿好的缝线，使结节与肱骨干之间、结节之间收紧打结。D. 缝线环绕大结节，穿过冈上肌止点，然后泛假体内侧孔穿过肩胛下肌止点（小结节）进行环扎缝合和打结。E. 将上臂外旋约30°，用2号不可吸收线缝合肩袖间隙的外侧部分（图A、C、E 版权：Steven B. Lippitt, MD；图B经允许引自DePuy-Synthes Orthopaedics, Warsaw, IN）。

关闭手术切口

- 三角肌胸大肌间隙不必缝合关闭。不管是急性和慢性损伤，都建议放置负压引流管以防止血肿形成。
- 镇痛泵可加强术后镇痛效果，减少麻醉药物的使用。
- 皮下组织采用2-0可吸收线缝合，皮肤采用2-0单丝缝线缝合。
- 使用颈腕带悬吊或肩部支具将患肢固定于外展45°的合适体位。

要点与失误防范

适应证	• 进行完整的病史采集和体格检查,应特别注意神经血管情况
影像学检查	• 拍摄X线片,必要时加拍CT帮助制订手术方案。C臂机透视有助于术中假体植入和结节的定位
辨认结节	• 以肱二头肌长头为标志,确认结节并将其牵开 • 标记肱二头肌长头以利于切口关闭前进行肌腱固定
假体植入	• 了解假体系统的特性,包括其局限性 • 植入假体要有合适的后倾角度(20°～30°) • 在骨水泥灌入前检查假体试模柄的高度,用骨块夹持器或海绵做临时填塞 • 术中透视可评估假体的高度是否合适
结节的固定	• 应避免大小结节过度复位,防止内旋和外旋功能受限
术后康复	• 术后第1日,开始轻度的钟摆运动、被动前屈和外旋(外展0°)。根据患者术中软组织情况和神经功能状况,经常调整康复计划

术后处理

- 术后第1日,在医生的指导下进行康复治疗,包括身体前倾做轻度的钟摆运动,以及使用滑轮或手杖进行患侧肩关节的被动活动练习,以维持肩关节前屈和外旋功能(活动范围由医生根据术中关节稳定性而定)。
- 拔除引流后,需再次观察患者的伤口情况,术后10～14日拆线。嘱患者继续在适度的活动范围内进行锻炼。
- 术后6周,拍X线片进行复查,评估结节愈合情况。当X线片显示结节明显愈合,可开始进行第2阶段的锻炼,包括等距肩袖锻炼和滑轮辅助下主动抬高运动。
- 术后3个月(第3阶段),建议使用橡皮带逐渐增加力量锻炼。术后12个月后,使肩关节达到最大的活动范围和功能。

预后

- 不管术后功能、活动度和力量恢复得怎么样,采用半肩置换术治疗的患者中,约90%的患者术后疼痛得到缓解。
- 骨折患者行半肩关节置换术后预后不佳的因素包括:结节畸形愈合、假体上移、关节僵硬、持续性疼痛、初次置换假体位置不当(过度后倾,高度过低)和年龄>75岁的女性患者[4,5,27]。
- 早期置换与晚期重建相比,大多学者认为患者手术时间延迟以后(2周以上)预后更差,尤其是术后功能恢复[22,29]。

并发症

- 并发症包括:伤口延迟愈合、感染、神经损伤、肱骨骨折、假体位置不良、关节不稳定、结节骨不连、肩袖撕裂、区域性疼痛综合征、关节周围纤维化、异位骨化、假体松动和肩盂关节炎等[3,7,21]。
- 对于骨折后急性期行半肩关节置换的患者,最常见的并发症有:关节僵硬、骨不连、结节畸形愈合或者结节吸收[7,21]。
- 慢性骨折的患者行半肩关节置换,术后最常见的并发症有:关节不稳定、异位骨化、结节畸形愈合或不愈合和肩袖撕裂[21]。

(郁诗阳 译,谢雪涛 审校)

参考文献

[1] Beredjiklian PK, Iannotti JP, Norris TR, et al. Operative treatment of malunion of a fracture of the proximal aspect of the humerus. J Bone Joint Surg Am 1998;80:1484-1497.

[2] Bohsali KI, Wirth MA. Fractures of the proximal humerus. In: Rockwood CA Jr, Matsen FA III, Wirth MA, et al, eds. The Shoulder, ed 4. Philadelphia: Elsevier, 2009:295-332.

[3] Bohsali KI, Wirth MA, Rockwood CA Jr. Current concepts review: complications of total shoulder arthroplasty. J Bone Joint Surg Am 2006;88A:2279-2292.

[4] Boileau P, Krishnan SG, Tinsi L, et al. Tuberosity malposition and migration: reason for poor outcomes after hemiarthroplasty for displaced fractures of the proximal humerus. J Shoulder Elbow Surg 2002;11:401-412.

[5] Boileau P, Walch G, Trojani C, et al. Surgical classification and limits of shoulder arthroplasty. In: Walch G, Boileau P, eds. Shoulder Arthroplasty. Berlin: Springer-Verlag, 1999:349-358.

[6] Bosch U, Skutek M, Fremery RW, et al. Outcome after primary and secondary hemiarthroplasty in elderly patients with fractures of the proximal humerus. J Shoulder Elbow Surg 1998;7:479-484.

[7] Compito CA, Self EB, Bigliani LU. Arthroplasty and acute shoulder trauma. Clin Orthop Relat Res 1994;307:27-36.

[8] DeFranco MJ, Brems JJ, Williams GR Jr, et al. Evaluation and management of valgus impacted four-part proximal humerus fractures. Clin Orthop Relat Res 2006;442:109-114.

[9] Frankle MA, Ondrovic LE, Markee BA, et al. Stability of tuberosity attachment in proximal humeral arthroplasty. J Shoulder Elbow Surg 2002;11:413-420.

[10] Gerber C, Schneeberger A, Vinh T. The arterial vascularization of the humeral head: an anatomical study. J Bone Joint Surg Am 1990;72:1486-1494.

[11] Green A. Proximal humerus fractures. In: Norris T, ed. Orthopaedic Knowledge Update: Shoulder and Elbow 2. Rosemont, IL: AAOS, 2002:209-217.

[12] Green A, Lippitt SB, Wirth MA. Humeral head replacement arthroplasty. In: Wirth MA, ed. Proximal Humerus Fractures. Rosemont, IL: AAOS, 2005:39-48.

[13] Green A, Norris T. Proximal humerus fractures and fracture-dislocations. In: Jupiter J, ed. Skeletal Trauma, ed 3. Philadelphia: WB Saunders, 2003:1532-1624.

[14] Hartsock LA, Estes WJ, Murray CA, et al. Shoulder hemiarthroplasty for proximal humeral fractures. Orthop Clin North Am 1998;29(3):467-475.

[15] Hertel R, Stiehler M, Leunig M. Predictors of humeral head ischemia after intracapsular fracture of the proximal humerus. J Shoulder Elbow Surg 2004;13:427-433.

[16] Hettrich CM, Boraiah S, Dyke JP, et al. Quantitative assessment of the vascularity of the proximal part of the humerus. J Bone Joint Surg Am 2010;92(4):943-948.

[17] Huopio J, Kroger H, Honkanen R, et al. Risk factors for perimenopausal fractures: a prospective study. Osteoporos Int 2000;11:219-227.

[18] Iannotti JP, Gabriel JP, Schneck SL, et al. The normal glenohumeral relationships: an anatomical study of one hundred and forty shoulders. J Bone Joint Surg Am 1992;74A:491-500.

[19] Jakob R, Miniaci A, Anson P, et al. Four-part valgus impacted fractures of the proximal humerus. J Bone Joint Surg Br 1991;73B:295-298.

[20] Laing P. The arterial supply of the adult humerus. J Bone Joint Surg Am 1956;38A:1105-1116.

[21] Muldoon MP, Cofield RH. Complications of humeral head replacement for proximal humerus fractures. Instr Course Lect 1997;46:15-24.

[22] Neer CS. Displaced proximal humeral fractures. Part II: treatment of 3-part and 4-part displacement. J Bone Joint Surg Am 1970;52A:1090-1103.

[23] Nho SJ, Brophy RH, Barker JU, et al. Innovations in the management of proximal humerus fractures. J Am Acad Orthop Surg 2007;15:12-26.

[24] Norris TR, Green A, McGuigan FX. Late prosthetic shoulder arthroplasty for displaced proximal humerus fractures. J Shoulder Elbow Surg 1995;4:271-280.

[25] Olerud P, Ahrengart L, Ponzer S, et al. Hemiarthroplasty versus nonoperative treatment of displaced 4-part proximal humeral fractures in elderly patients: a randomized controlled trial. J Shoulder Elbow Surg 2011;20:1025-1033.

[26] Orthopaedic Trauma Association Committee for Coding and Classification: fracture and dislocation compendium. J Orthop Trauma 1996;10(suppl):1-155.

[27] Pearl ML, Volk AG. Retroversion of the proximal humerus in relationship to the prosthetic replacement arthroplasty. J Shoulder Elbow Surg1995;4:286-289.

[28] Stableforth PG. Four part fractures of the neck of the humerus. J Bone Joint Surg Br 1984;66B:104-108.

[29] Zuckerman JD, Cuomo F, Koval KJ. Proximal humeral replacement for complex fractures: indications and surgical technique. Instr Course Lect 1997;46:7-14.

第22章 肱骨干骨折的钢板内固定
Plate Fixation of Humeral Shaft Fractures

Matthew J. Garberina and Charles L. Getz

定义

- 肱骨干骨折约占成人骨折的3%,通常因直接撞击或间接扭伤上臂导致。
- 对于肱骨干骨折患者,最常用预制骨折支具进行保守治疗。肱骨是自由活动度最大的长骨,一般骨折后不需要解剖复位。
- 患者往往可耐受向前成角20°、内翻成角30°和短缩3 cm的移位,却无明显的功能丧失。
- 肱骨干骨折手术治疗的指征:
  - 开放骨折。
  - 双侧肱骨干骨折,多发伤或浮肘。
  - 多段骨折。
  - 保守治疗后无法维持可接受的骨折对位(即成角>20°,完全或几近完全的骨折移位,缺乏足够的骨接触)——常见于横行骨折(图1)。
  - 肱骨干骨不连。
  - 病理性骨折。
  - 合并动脉或臂丛损伤。
- 切开复位钢板内固定需要软组织广泛剥离和一定的手术技巧。然而,钢板固定可使肩袖不受侵犯,术后肩关节功能恢复更好,相比髓内钉固定手术优点更多[3]。

解剖

- 肱骨干区域主要的解剖标记:胸大肌腱止点的上缘至肱骨髁上嵴之间[5]。
- 肱骨干的血供来自旋肱后动脉、肱动脉的分支和肱深动脉。
- 桡神经和肱深动脉穿过三边孔(上缘为大圆肌,内侧缘为肱三头肌内侧头,外侧缘为肱骨干)。桡神经沿肱骨干后方走行,从内侧横向至外侧,往远端走行于肱肌和肱桡肌之间(图2)。
- 肌皮神经走行于肱二头肌的深面,其远端的终末支移行为前臂外侧皮神经。
- 肱骨干分为前内侧面、前外侧面和后面。肱骨近端和肱骨中段的骨折更适合在前外侧面行钢板固定,而肱骨远端骨折常常需在肱骨后面行钢板固定。

发病机制

- 肱骨干骨折可发生于直接和间接的损伤。直接撞击上臂可导致横行骨折,常见蝶形骨片。高能量创伤则常导致更严重的粉碎性骨折。
- 间接损伤如掰手腕,常常因扭转暴力而导致螺旋形骨折。高能量创伤可导致骨折块之间肌肉嵌插,会妨碍复位和骨折愈合。
- 一项240例肱骨干骨折患者的研究表明:42例患者(18%)并发桡神经麻痹,其中17%为闭合性损伤。肱骨干中段骨折更可能并发桡神经麻痹。桡神经麻痹患者中25例在伤后1日至10个月之内完全得到恢复,10例患者没有得到完全恢复。开放性骨折的患者很少发生正中神经和尺神经麻痹[7]。
- 大约3%的肱骨干骨折合并血管损伤。

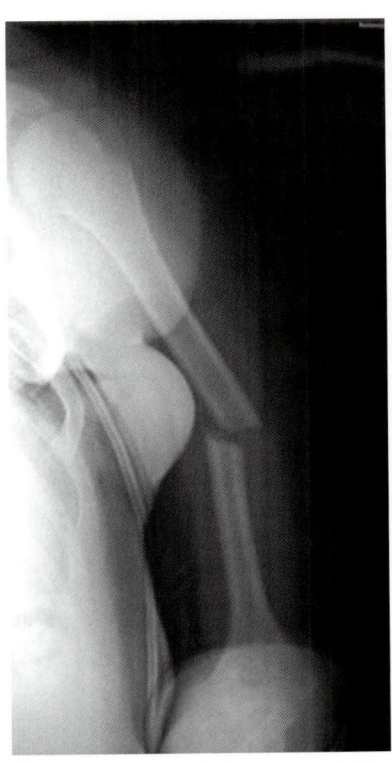

图1 肱骨干不稳定横行骨折X线片。

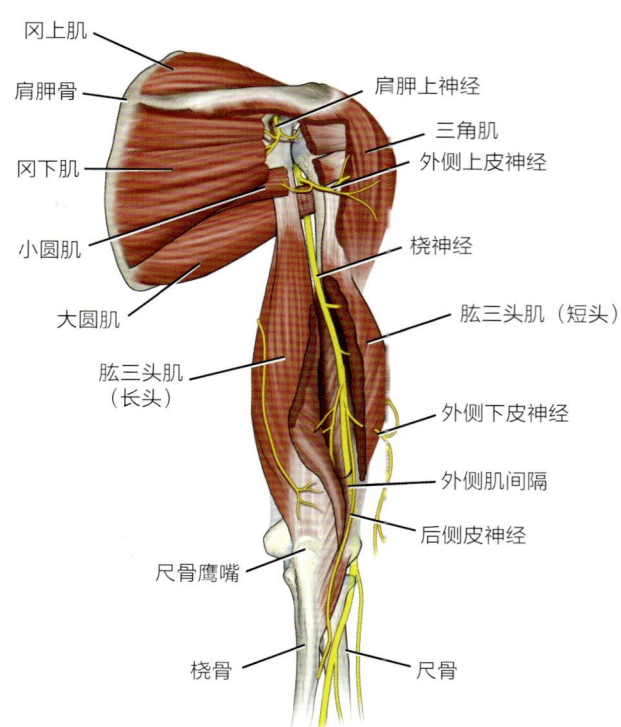

图 2 桡神经沿着肱骨的走行。

自然病程

- 几乎所有的肱骨干骨折采用非手术处理均能愈合。最常见的治疗方法：最初采用从肩部到腕部的夹板固定，通常在损伤2周内，当患者疼痛减轻后可用预制的骨折支具进行固定。
- Sarmiento及其同事[10,11]的研究表明功能支具能有效治疗肱骨干骨折。这种方法骨不连发生率在4%范围内，低于外固定支架、钢板内固定或髓内钉治疗。
- 闭合性骨折合并原发桡神经麻痹预计3~6个月内恢复。迟发的桡神经麻痹则需要手术探查。
- 肱骨干骨折愈合后可能遗留有成角畸形，一般成角<20°可以接受，以内翻畸形最为常见[10]。
- 邻近的肩和肘关节僵硬也比较常见。如果存在这种情况，可以通过物理治疗恢复关节活动度。
- 保守治疗的相对禁忌证包括：双侧肱骨干骨折或多发伤的患者，对患肢预后功能恢复要求较高；横行骨折和肌肉明显嵌入骨折端的患者。这些患者更适合采用手术治疗[11]。

病史和体格检查

- 医生必须对患肢进行全面的检查，排除合并伤。
- 彻底评估皮肤损伤情况，确认是否存在开放性骨折，包括检查腋下区。对于枪弹伤的患者，需要寻找弹道入口和出口。肱骨干骨折常见局部肿胀，可能伴有明显的畸形。
- 患者就诊时通常会托住自己的患肢，难以评估患者肩和肘关节的活动范围。应轻柔地触摸肱骨骨性突出部位以评估有无其他损伤，如鹰嘴骨折。
- 评估前臂的外观和骨骼的稳定性，以排除可能并存的前臂双骨折（"漂浮肘"）。存在这种损伤时，需对肱骨、桡骨和尺骨骨折行手术固定。
- 触诊腕部的桡动脉和尺动脉的搏动以判断上肢的血运情况，并与健侧对比。有些患者可能需行多普勒血管超声检查[2]。
- 对上肢神经系统进行全面评估是十分必要的，尤其应重点关注桡神经。桡神经在近端穿过三边孔后走行于肱骨干后方，在远端邻近走行于肱骨髁上嵴（邻近肱骨干远端1/3螺旋形的Holstein-Lewis骨折），因此桡神经既有在近端损伤的风险，也有远端损伤的风险。
- 检查虎口区背侧的感觉功能、伸腕功能、拇指间关节背伸功能以判断桡神经功能状态。

影像学和其他诊断性检查

- 至少需正侧位X线片，以评估肱骨干骨折的移位、短缩和粉碎程度。
- 影像学检查必须包含肩部和肘部，以排除干部骨折延伸至近端或合并肘部损伤（如鹰嘴骨折），在高能量损伤中尤其重要。

- 如果存在前臂肿胀或骨骼不稳定，加拍前臂X线片明确是否存在漂浮肘（即同侧肱骨干骨折合并前臂双骨折）。

鉴别诊断

- 肱骨远端骨折。
- 肱骨近端骨折。
- 肘关节脱位。
- 肩关节脱位。

非手术治疗

- 大部分单一的肱骨干单处骨折可采用非手术治疗。最初的治疗根据骨折的部位而改变，可使用肘后夹板固定，也可用接骨夹板固定，肘关节固定于屈曲90°。单一的肱骨干骨折很少需要留院观察。
- 以前，传统的非手术治疗包括：接骨夹板或悬垂石膏。目前，功能性骨折支具可提供充分的骨折对位，局部肌肉间加压并允许断端微动，从而促进成骨。这种支具可提供软组织间加压并允许肢体活动[11]。
- 支具应用的时间取决于患肢的肿胀和不适程度。一般来说，支具适用于伤后2周后。最初颈腕带悬吊有助于提高患者的舒适感，躺卧时也应戴上，直到骨折愈合。
- 伤后2周患肢肿胀逐渐消退，支具需要反复收紧。应鼓励患者去除前臂吊带进行肘部和手腕活动性锻炼。
- 功能性支具要求患者能够坐直，禁止肱骨负重。即使骨折线超过支具固定的上下范围，也可使用功能性支具。
- 肱骨干骨折的解剖对位难以实现，以内翻畸形最为常见。然而，患者常常能够接受一定程度的成角畸形，仍可进行日常生活活动。外观畸形少见。
- 鼓励患者伤后尽快进行钟摆锻炼。为防止骨折成角畸形，骨折愈合前应避免主动抬高和外展。支具固定后拍X线片，1周后再次拍片。如果骨折对位可以接受，每隔3~4周拍X线片，直到骨折愈合[10,11]。

手术治疗

- 一些肱骨干骨折不能采用保守治疗。开放性骨折或高能量创伤导致具有明显的轴向移位的骨折需切开复位内固定。多发伤、双侧肱骨干骨折、合并血管损伤或无法坐直的患者最好采用手术固定治疗。骨折对位不满意时应放弃保守治疗。最后，肱骨干骨不连是切开复位内固定并植骨的明显手术指征[4,9]。

术前计划

- 手术医生必须审查所有影像学资料，排除同侧肘或肩部损伤[1]。
- 术前X线片可以帮助手术医生评估所需钢板的长度。高能量创伤导致的粉碎性骨折，适合行钢板内固定并植骨。手术医生必须根据不同情况制订治疗方案：中度粉碎性骨折或骨缺损可用异体或自体骨松质植骨，而更广泛的骨缺损需要结构性植骨。
- 肱骨干近端和中1/3的骨折采用前外侧入路，而远端1/3肱骨干骨折常用后侧入路。因为肱骨远端后方骨面平坦，是放置钢板的理想位置。
- 延伸至肱骨近端的肱骨干骨折可行三角肌胸大肌入路，并延伸至肱骨前外侧。通常，使用加长型肱骨近端解剖锁定钢板能够提供足够的固定（图3）。

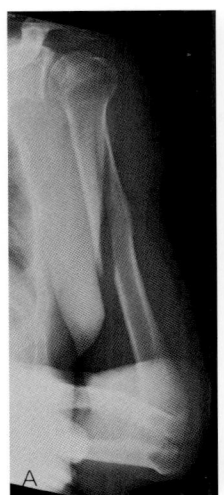
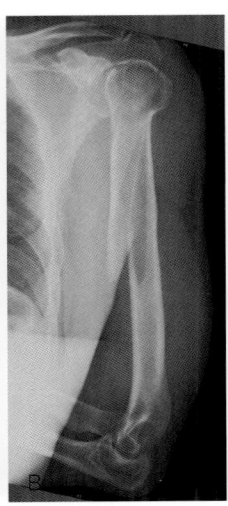
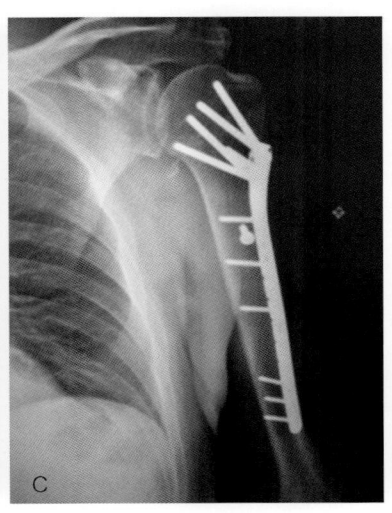

图3　A、B.累及近端肱骨干骨折的前后位（A）与侧位（B）片。C.通过三角肌胸大肌延伸的前外侧入路，利用加长型肱骨近端锁定钢板固定。

- 手术医生要注意任何先前手术后留下的瘢痕,它们可能会影响手术入路。记录下神经血管状态,尤其注意桡神经的功能。

体位

- 体位取决于既定的手术入路。行前外侧或内侧入路时,患者取仰卧位并靠近手术床的边缘。将患肢置于与手术床相连的手术台上并将其稍微外展(图4A)。

- 后侧入路时,患者取俯卧位或侧卧位,术中用枕头支撑上臂(图4B)。

入路

- 手术入路取决于骨折的部位以及之前的手术瘢痕。前外侧和后侧入路最常见,分别适用于肱骨干近端2/3和远端1/3的骨折。
- Jupiter[6]建议对于患肢已经进行过多次手术的患者,考虑行内侧入路,这可利用正常的组织平面。

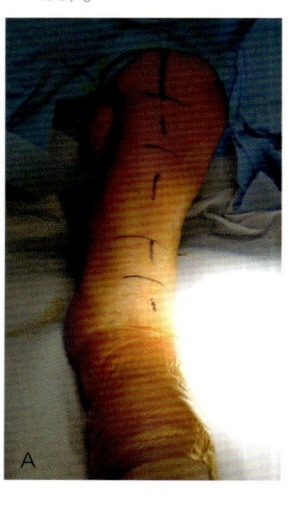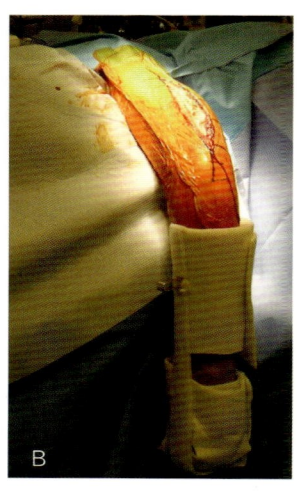

图4 A. 肱骨干前外侧入路的体位,患者肩部外展,上臂置于搁手台上。B. 后侧入路体位,患者侧卧位。

肱骨前外侧入路

- 沿肱二头肌外侧体表做切口,切口近端起于三角肌粗隆,止于肘部褶皱近端(技术图1A)。对于更近端的骨折,切口可向近端延伸至喙突来显露胸三角肌。
- 上臂止血带会阻碍近端组织的暴露,所以术中一般不使用止血带。沿切口切开肱二头肌筋膜,显露下方的肱二头肌(技术图1B)。
- 前臂外侧皮神经位于切口的远端,术中必须给予保护。
- 用手指从近端向远端、从外侧向内侧钝性分离肱二头肌和肱肌之间的肌间隔。

- 在肱骨干中段,辨别肱二头肌深面的肌皮神经(技术图1C)。向远端探查肌皮神经并保护其终末支,终末支将形成前臂外侧皮神经。
- 在远端,分离肱肌和肱桡肌肌间隔以显露桡神经(技术图1D)。用血管环套住桡神经加以保护,便于随时可以识别桡神经。
- 在肱肌内侧2/3和外侧1/3交界处沿肌纤维劈开。这是内侧为桡神经支配,外侧为肌皮神经支配的神经界面(技术图1E)。
- 显露骨折部位并清除血肿。锐性剥离骨折断端的骨膜以帮助复位(技术图1F)。

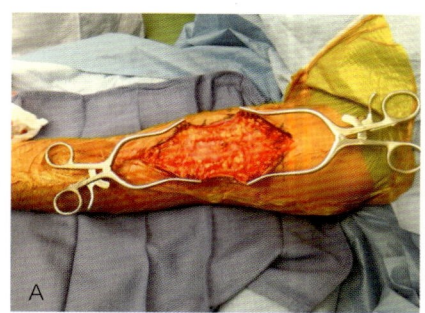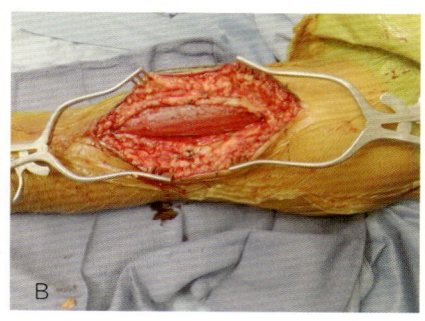

技术图1 A. 上臂前外侧切口,显露肱二头肌筋膜。B. 沿切口水平切开肱二头肌筋膜,显露下方的肱二头肌。

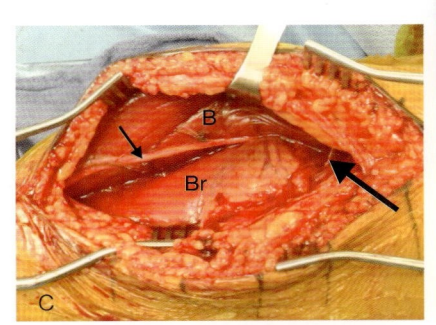
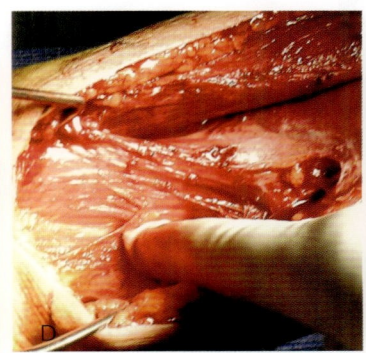
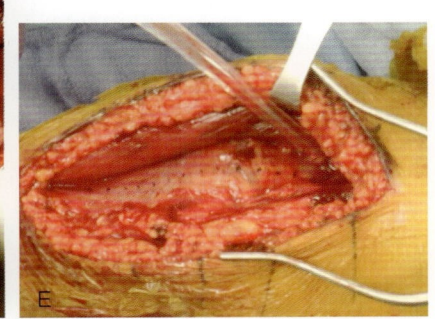
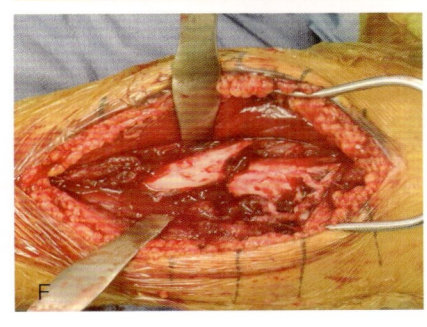

技术图1（续） C. 钝性牵开肱二头肌（B），显露其下的肌皮神经（小箭头）、肱肌（Br）和近端血管束（大箭头）。D. 桡神经位于肱肌和肱桡肌之间。E. 在肱肌中外1/3处劈开。F. 通过劈开的肱肌间隙可以清楚地显露骨折部位。

骨不连的显露

- 这种情况下，桡神经的显露很困难，但是非常重要。通常情况下，最好先在肱肌与肱桡肌之间游离桡神经远端，然后在桡神经沟内侧游离其近端，最后仔细地在骨不连的位置游离剩余的桡神经。
- 利用15号刀片准确地找到骨不连的位置。
- 在切口内显露骨不连的断端，刮除所有的纤维组织。
- 经过彻底的清创，明确骨缺损的范围。此时，手术医生可选择标准的骨松质植骨或结构骨植骨。

肱骨后侧入路

- 在上臂后方正中做一宽大的直切口，延伸至鹰嘴窝（技术图2）。
- 在肱三头肌近端辨认其长头和外侧头之间的肌间隔，并将之钝性分离，将长头拉向内侧，外侧头拉向外侧。
- 在该平面远端，一些小血管可电凝后切断。
- 在肱三头肌内侧头近端桡神经沟处辨认桡神经，术中保护桡神经。
- 沿肱三头肌内侧头中线从近端向远端将其劈开以显露骨折。

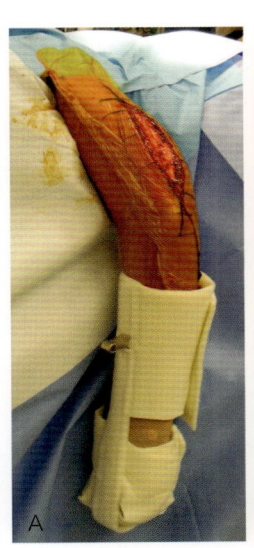
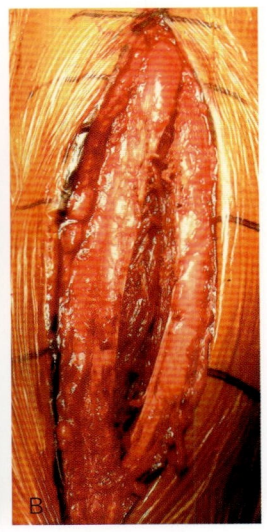

技术图2 A. 后侧入路切口。B. 劈开肱三头肌浅层。

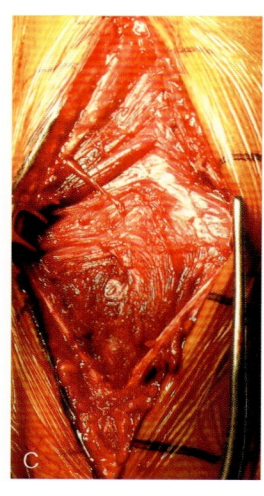
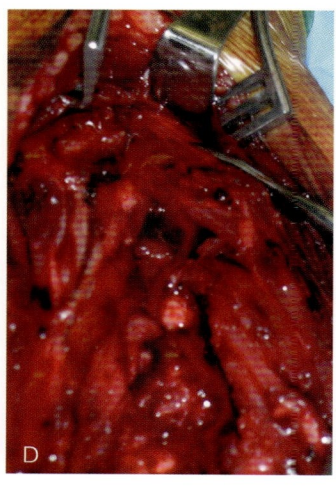

技术图2（续） C. 劈开肱三头肌深层。D. 探针所指为桡神经，它从肱骨内侧向外侧走行于桡神经沟，骨折端位于它的远端。

内侧入路

- 体位与前外侧入路相同。
- 近端从腋下至远端肱骨内侧髁上5 cm，沿内侧肌间隔做切口（技术图3）。
- 松解尺神经。
- 切开内侧肌间隔，找到邻近的血管丛，用双极电凝将其电凝。
- 向后牵开肱三头肌，向前牵开肱二头肌及肱肌。
- 显露骨折端。
- 需注意腋下切口可能感染，还需注意尺神经结疤粘连钢板。

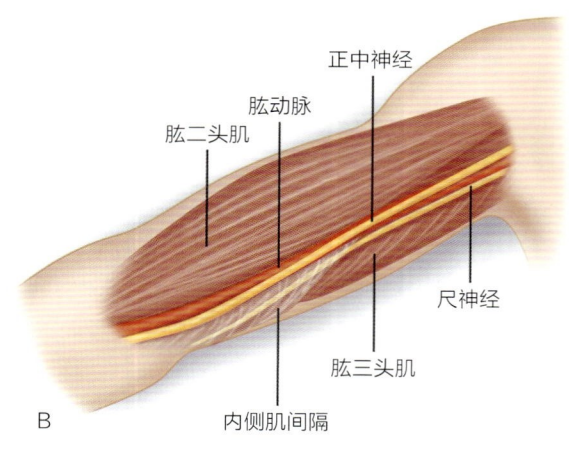

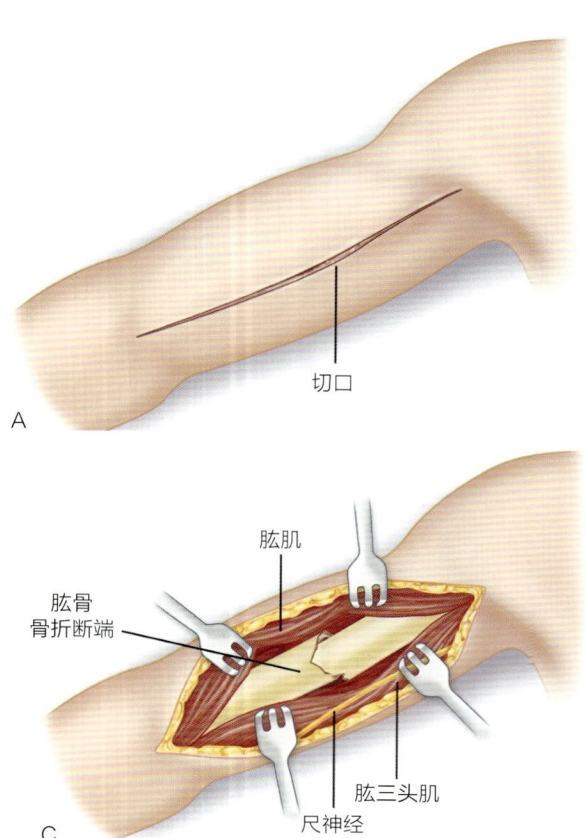

技术图3 A. 内侧入路的切口。B、C. 向前牵开肱肌、肱二头肌，向后牵开肱三头肌，显露骨折端。

骨折复位

- 锐性切开骨膜显露骨折端,粉碎性骨折需评估其粉碎程度。
- 有限剥离骨膜后充分显露骨折端。手术中,每一步骤都应该尽量保留附着于骨折块上的软组织,以避免骨折块失去血供。
- 牵引和旋转时要轻柔,这样有助于骨折对位。
- 用一个或多个复位钳使骨折端获得解剖复位。笔者建议在最终固定前应将骨折完全复位,通常需要使用多把复位钳(技术图4A)。
- 骨折复位后,在钢板固定前,用3.5 mm或4.5 mm加压螺钉固定骨折块维持骨折对位。也可以用克氏针做临时固定。
- 伴有小碎骨块的骨折常常直接用钢板和Faberge钳复位(技术图4B、C)。

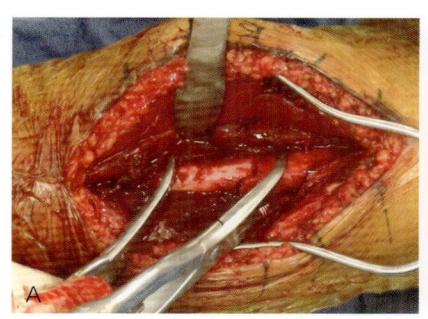 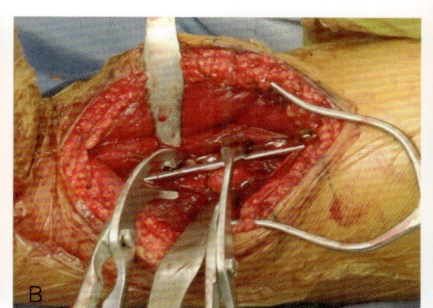 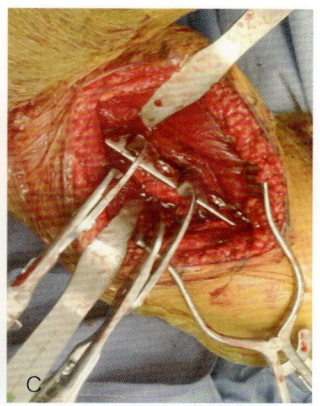

技术图4 A. 利用复位钳进行断端复位。B、C. 在钻孔和置入螺钉之前,利用Verbrugge钳固定,维持钢板与骨折端。

钢板的固定

- 骨折复位后,选择长度合适的钢板。
- 肱骨干骨折,骨折端上方和下方至少分别需要6层骨皮质固定(技术图5A)。
- 骨骼较大的患者,可用宽的4.5 mm动力加压钢板以提供最佳的内固定。骨骼较小的患者,用4.5 mm有限接触动力加压钢板可获得更稳定的固定。
- 将钢板临时放置于较平坦的骨表面,并用钢板固定夹钳临时固定。
- 骨折端的近端和远端通过钢板上的孔用4.5 mm骨皮质螺钉固定,在合适的位置行骨折端加压(技术图5B)。
- 确认无软组织,尤其是神经,被卡压在钢板和骨之间。
- 确认骨折端的上方和下方至少有6层骨皮质固定(技术图5C)。
- 钢丝跨过钢板环扎能增加稳定性,尤其是在骨质较差的情况下(技术图5D)。
- 旋转上臂,屈伸肘关节评估骨折固定的稳定性。
- 如需要的话,骨缺损的部位用骨松质植骨。
- 缝合肱肌覆盖钢板(技术图6)。

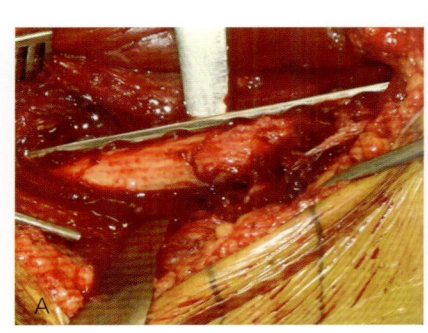 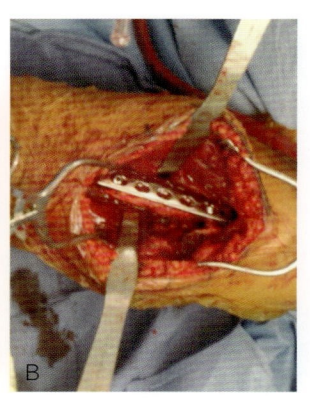

技术图5 A. 要达到稳定固定,骨折远、近端至少需6层皮质螺钉固定。B. 置入4.5 mm皮质螺钉对骨折端进行加压。

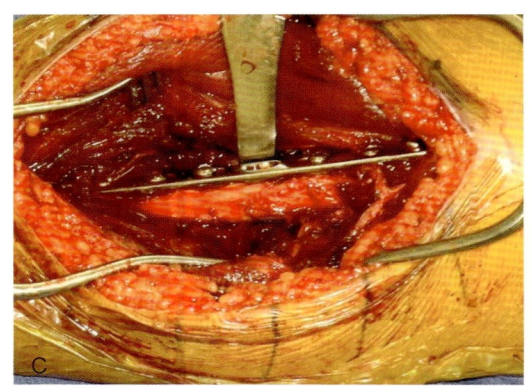
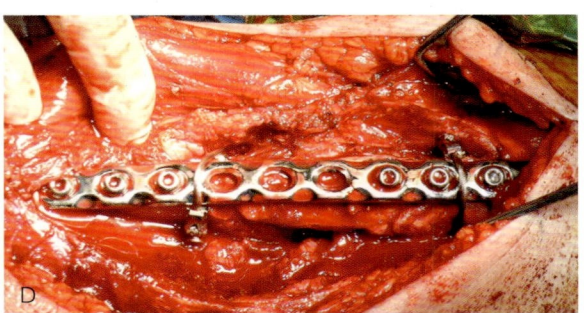

技术图5（续） C. 在骨折远、近端各有6层皮质固定。D. 在骨质较差的情况下，钢丝环扎能增加钢板固定的稳定性。

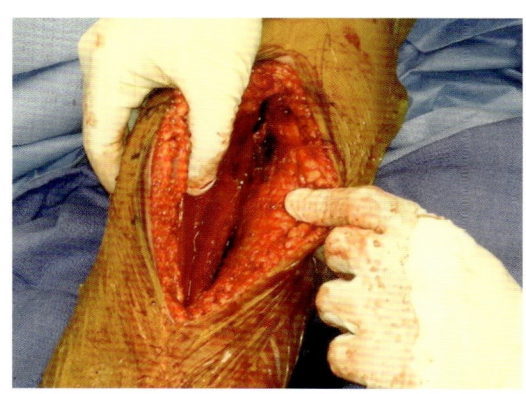

技术图6 最终固定结束后，缝合肱肌。

要点与失误防范

手术指征	• 手术治疗适合于开放性骨折、多发骨折及对骨折复位不满意的患者
术前计划	• 阅读所有的X线片，并确定最佳的手术入路 • 评估术中钢板的长度，准备可能需要植骨
手术显露	• 显露桡神经并加以保护 • 显露并复位骨折，可用克氏针和复位钳做临时固定 • 另外，大的骨块用螺钉固定
钢板固定	• 确保钢板长度允许在骨折远端和近端各有6层骨皮质固定 • 使用4.5 mm的动力加压钢板或有限接触的动力加压钢板 • 有指征的话，可运用加压技术
桡神经功能	• 术前，详细记录患者的神经血管检查结果 • 切口关闭前，确保桡神经没有被钢板卡压

术后处理

- 术后拍X线片确认骨折对线是否良好以及钢板位置是否合适(图5)。
- 初期，患肢可用颈腕带悬吊或使用肘后夹板固定。当患者疼痛缓解，需去除外固定物进行活动锻炼(通常为术后1～2日)。
- 患者无明显不适，则可允许患肢承重[12]。
- 初期康复治疗包括肘关节的活动度训练、肩关节的钟摆运动及健侧肢体帮助下的被动锻炼。
- 术后2周，患者可拆除悬吊物，并开始在腰水平面进行患肢的活动锻炼。

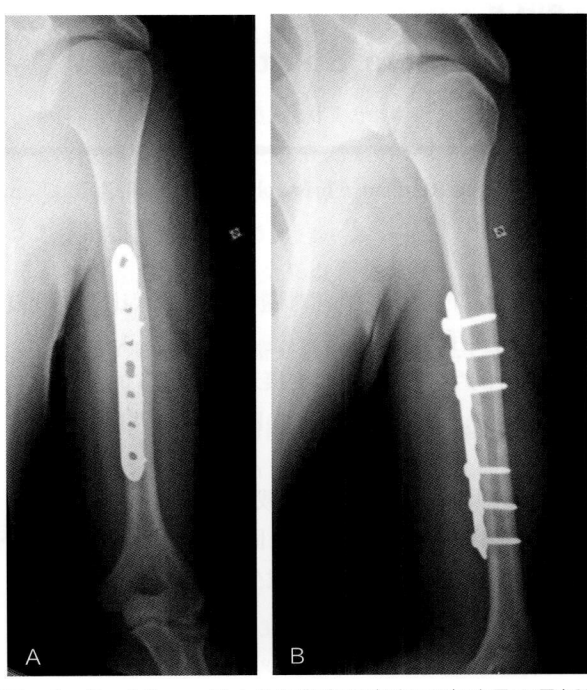

图5　A、B. 4.5 mm动力加压钢板和螺钉固定肱骨干骨折的术后正侧位片。

- 术后6周,肘关节活动度应接近正常范围,可增加肩关节的力量锻炼。
- 术后3个月,X线片应该能看到骨痂的形成。如果没有骨痂形成,每隔6周拍X线片,直到出现骨愈合。

预后

- 钢板固定的骨折愈合率达到90%～98%。
- 相比髓内钉,钢板固定后发生并发症的概率更低,尤其是肩关节功能障碍[8]。
- 医源性桡神经麻痹发生率为2%～5%,通常在3～6个月内恢复。肌电图有助于监测神经延期麻痹的功能恢复。术后6个月桡神经功能未恢复需行手术探查。
- 术后肘关节和肩关节通常能够恢复到正常活动范围。

并发症

- 感染。
- 骨不连。
- 畸形愈合。
- 内固定失败。
- 桡神经麻痹。
- 肩撞击征。
- 肘关节僵硬。

（郁诗阳　译,谢雪涛　审校）

参考文献

[1] Garberina MJ, Getz CL, Beredjiklian P, et al. Open reduction and internal fixation of humeral shaft nonunions. Tech Shoulder Elbow Surg 2006;7:131-138.

[2] Gregory PR. Fractures of the shaft of the humerus. In: Bucholz RW, Heckman JD, eds. Rockwood and Green's Fractures in Adults, ed 5, vol 1. Philadelphia: Lippincott Williams & Wilkins, 2001:973-996.

[3] Gregory PR, Sanders RW. Compression plating versus intramedullary fixation of humeral shaft fractures. J Am Acad Orthop Surg 1997;5:215-223.

[4] Healy WL, White GM, Mick CA, et al. Nonunion of the humeral shaft. Clin Orthop Relat Res 1987;(219):206-213.

[5] Hoppenfeld S, deBoer P. Surgical Exposures in Orthopaedics: The Anatomic Approach. Philadelphia: Lippincott Williams & Wilkins, 1994:51-82.

[6] Jupiter JB. Complex non-union of the humeral diaphysis. Treatment with a medial approach, an anterior plate, and a vascularized fibular graft. J Bone Joint Surg Am 1990;72(5):701-707.

[7] Mast JW, Spiegel PG, Harvey JP Jr, et al. Fractures of the humeral shaft: a retrospective study of 240 adult fractures. Clin Orthop Relat Res 1975;(112):254-262.

[8] McCormack RG, Brien D, Buckley RE, et al. Fixation of fractures of the shaft of the humerus by dynamic compression plate or intramedullary nail. A prospective, randomised trial. J Bone Joint Surg Br 2000;82(3):336-339.

[9] Ring D, Perey BH, Jupiter JB. The functional outcome of operative treatment of ununited fractures of the humeral diaphysis in older patients. J Bone Joint Surg Am 1999;81(2):177-190.

[10] Sarmiento A, Latta LL. Functional fracture bracing. J Am Acad Orthop Surg 1999;7:66-75.

[11] Sarmiento A, Waddell JP, Latta LL. Diaphyseal humeral fractures: treatment options. J Bone Joint Surg Am 2001;83A:1566-1579.

[12] Tingstad EM, Wolinsky PR, Shyr Y, et al. Effect of immediate weightbearing on plated fractures of the humeral shaft. J Trauma 2000;49:278-280.

非手术治疗

- 大多数无移位或者轻度移位的肱骨干骨折,采用保守治疗有良好的疗效,据文献报道骨折愈合率多在90%以上[12]。
- 常见的非手术治疗方法包括上臂悬垂石膏、接骨夹板、Velpeau夹具、上臂/肩关节外展固定支具、功能支具和牵引。
  - 所有这些方法都已经成功地运用于临床,但伤后1~2周最常用的是上臂悬垂石膏或接骨夹板,其次是功能支具,肿胀减退后需收紧。
  - 如果上臂悬垂石膏能超过骨折端2 cm或更靠近侧,对于移位的合并短缩的肱骨干中段骨折,尤其是斜行或螺旋形骨折,是一种非常好的选择。
- 为了非手术治疗更有效,患者无论站着还是坐着都应保持垂直体位,避免倚靠时用肘部支撑。这样有利于利用肢体重力来辅助复位。
  - 应尽早活动手指、腕、肘、肩,以减轻肿胀和减少关节僵硬。
- 可接受的肱骨干骨折对位:短缩3 cm以内、内翻(外翻)畸形30°以内、前(后)成角20°以内[10]。
  - 肱骨近端内翻(外翻)畸形更易接受,肥胖的患者可接受更大的成角移位。
  - 对于乳房下垂的患者,如果行保守治疗,会加大为翻成角的风险。
  - 暂没有肱骨干骨折后可接受的旋转畸形程度的给定值,但肩关节的代偿活动能够一定程度上弥补旋转畸形[10]。
- 对于低速枪伤,伤口经初步处理后转为闭合损伤。对枪伤的入口和出口部位进行冲洗和清创,之后患者注射破伤风针并运用预防性抗生素,通常采用非手术治疗[10]。

手术治疗

- 下列情况非手术治疗疗效差:
  - 骨折类型[如移位骨折、粉碎性骨折、节段性骨折(节段性骨折有单一或双处骨折端骨不连的潜在危险)]。
  - 长期卧床。
  - 病态性肥胖。
  - 乳房大且有下垂(女性患者)。
  - 因多发伤或依从性差而无法维持半坐位或倾斜位的患者。
  - 手术指征:
    - 肱骨近端骨折累及至肱骨干。
    - 伴有大量骨缺损。
    - 伴有移位的肱骨干横行骨折。
    - 节段性骨折。
    - 漂浮肘。
    - 病理性骨折或即将发生病理性骨折。
    - 开放性骨折。
    - 骨折合并血管损伤。
    - 关节内骨折。
    - 多发伤。
    - 脊髓或臂丛损伤。
    - 骨折部位软组织条件差,如烧伤患者。
- 上述诸多适应证中,最常提及的最佳指征是病理性骨折或即将发生的病理性骨折。
- 闭合复位后继发的桡神经麻痹是否需手术探查存在争议。
  - 有学者主张早期神经探查和观察。
  - 这种情况曾经被认为是手术的指征;然而,这观点已经受到质疑[12]。
- 单纯粉碎性骨折并不是手术治疗的指征[12]。但如果选择手术治疗而不是保守治疗,顺行髓内钉固定比钢板固定对粉碎性或节段性骨折更有利[2]。
- 相对禁忌证:
  - 开放性骺部骨折。
  - 髓腔狭窄(即<9 mm)。
  - 肱骨干骨折畸形愈合史。
  - 开放性骨折伴明显的桡神经麻痹和穿透伤后神经功能丧失。
    - 最后两个情况都需行神经探查,随后予以钢板螺钉内固定。
- 为避免牵引导致的臂丛麻痹和桡神经损伤,伴有长期移位的骨折需行切开复位内固定治疗,而不是髓内钉治疗。

术前计划

- 选择髓内钉尺寸时要考虑髓腔直径、骨折类型、患者解剖结构及术后康复计划。
  - 髓内钉的长度和直径应考虑肱骨远端逐渐狭窄的髓腔。
- 通过术前健侧肱骨X线片来评估所需髓内钉的直径、长度和扩髓的必要性。
- 另外,可在术中使用一把不透X线的计量尺,在C臂机透视下测量健侧肱骨,从而确定患肢髓腔的长度和直径。使用透X线的手术台将大大改善图像的质量以获

- 对于神经血管,应考虑到它们与主要骨性标志之间的平均距离:
  - 腋神经到肱骨近端,6.1±0.7 cm(4.5～6.9 cm)。
  - 腋神经到外科颈,1.7±0.8 cm(0.7～4.0 cm)。
  - 腋神经到大结节,45.6 mm。
  - 腋神经到肩峰远端,5～6 cm。
  - 桡神经与外侧肌间隔交叉点到肱骨近端,17.0±2.3 cm(13.0～22.0 cm)。
  - 桡神经与外侧肌间隔交叉点到鹰嘴窝,12.0±2.3 cm(7.4～16.6 cm)。
  - 桡神经与外侧肌间隔交叉点到肱骨远端,16.0±0.4 cm(9.0～20.5 cm)[1,5,9]。

发病机制

- 双峰分布[17]。
  - 年轻患者,男性21～30岁:高能量创伤。
  - 老年患者,女性60～80岁:单一摔倒或扭转损伤。
- 5%为开放性骨折[17]。
- 63%为AO/ASIF分型A型[17]。
- 不同的应力方式引起不同的骨折类型。
  - 张应力:横行骨折。
  - 压缩应力:斜行骨折。
  - 扭转应力:螺旋形骨折。
  - 弯曲应力:蝶形骨折。
  - 高能量创伤:粉碎性骨折。
- 注意:
  - 很小创伤导致的骨折提示可能为病理性骨折。
  - 病史与骨折类型不一致提示可能存在家庭暴力。

自然病程

- 肱骨周围覆盖丰富的肌肉及软组织,因此大部分简单肱骨干骨折预后良好。

病史和体格检查

- 肱骨干骨折的患者表现为上臂疼痛、畸形、肿胀。
- 需获得患者资料、疾病史,以及受伤环境和受伤机制。
- 对于上肢创伤,以下信息尤为重要:患者优势手、职业、年龄以及必须询问患者是否有其他基础疾病。所有这些因素在决定手术与非手术治疗时都有重要影响。
- 通过体格检查,可发现上臂常有典型的短缩、成角畸形或其他严重畸形以及异常活动和骨擦音。
- 记录皮肤的损伤状况(开放还是闭合性骨折),要仔细进行神经血管检查。
- 如果指征明确,应行多普勒超声检查和筋膜室压力监测。
- 需要检查肩关节和肘关节功能,可发现潜在的骨骼肌肉损伤。
- 通过测试对伸腕和伸指的抵抗力,检查桡神经是否损伤,注意区分内在伸展和外在伸展[6]。

影像学和其他诊断性检查

- 初步检查必须拍两个正交平面的X线片(前后位片和侧位片),视野需包括骨折端、肩关节及肘关节(图2)。拍X线片时,通过变换患者的体位而不是通过旋转患肢来摄片。侧位成像通常需要经胸投影,以防止定位时骨折部位旋转。
  - 对于粉碎性或严重移位的骨折,患肢牵引下摄片有助于诊断。同时对健侧肢体进行摄片对比,有助于术前评估肢体长度。
- 一般不需要CT检查。少数情况需要行CT检查:伴有严重的旋转畸形;无法获得标准正侧位X线片;怀疑有延伸至关节内的骨折或不同平面的骨折。
- 全面的体格检查后,如有指征,可行多普勒超声检查和筋膜室压力监测。
- 怀疑血管损伤时行血管造影检查。

鉴别诊断

- 骨质疏松。
- 病理性骨折。
- 高能量或低能量创伤。
- 开放性或闭合性骨折。
- 家庭暴力。

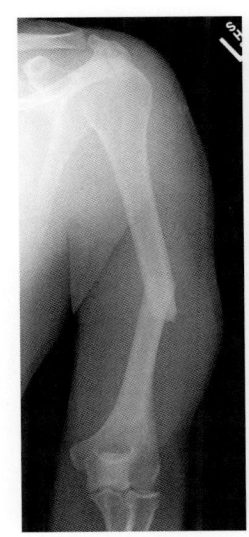
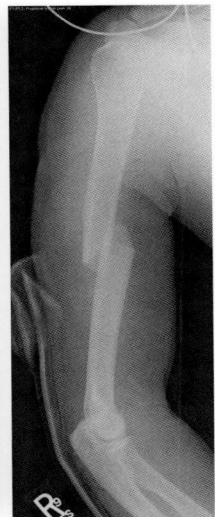

图2 移位的肱骨干骨折的前后位和侧位X线片,患肢有短缩和外翻。

非手术治疗

- 大多数无移位或者轻度移位的肱骨干骨折，采用保守治疗有良好的疗效，据文献报道骨折愈合率多在 90% 以上[12]。
- 常见的非手术治疗方法包括上臂悬垂石膏、接骨夹板、Velpeau 夹具、上臂/肩关节外展固定支具、功能支具和牵引。
    - 所有这些方法都已经成功地运用于临床，但伤后 1～2 周最常用的是上臂悬垂石膏或接骨夹板，其次是功能支具，肿胀减退后需收紧。
    - 如果上臂悬垂石膏能超过骨折端 2 cm 或更靠近侧，对于移位的合并短缩的肱骨干中段骨折，尤其是斜行或螺旋形骨折，是一种非常好的选择。
- 为了非手术治疗更有效，患者无论站着还是坐着都应保持垂直体位，避免倚靠时用肘部支撑。这样有利于利用肢体重力来辅助复位。
    - 应尽早活动手指、腕、肘、肩，以减轻肿胀和减少关节僵硬。
- 可接受的肱骨干骨折对位：短缩 3 cm 以内、内翻（外翻）畸形 30° 以内、前（后）成角 20° 以内[10]。
    - 肱骨近端内翻（外翻）畸形更易接受，肥胖的患者可接受更大的成角移位。
    - 对于乳房下垂的患者，如果行保守治疗，会加大内翻成角的风险。
    - 暂没有肱骨干骨折后可接受的旋转畸形程度的给定值，但肩关节的代偿活动能够一定程度上弥补旋转畸形[10]。
- 对于低速枪伤，伤口经初步处理后转为闭合损伤。对枪伤的入口和出口部位进行冲洗和清创，之后患者注射破伤风针并运用预防性抗生素，通常采用非手术治疗[10]。

手术治疗

- 下列情况非手术治疗疗效差：
    - 骨折类型[如移位骨折、粉碎性骨折、节段性骨折（节段性骨折有单一或双处骨折端骨不连的潜在危险）]。
    - 长期卧床。
    - 病态性肥胖。
    - 乳房大且有下垂（女性患者）。
    - 因多发伤或依从性差而无法维持半坐位或倾斜立的患者。
- 手术指征：
    - 肱骨近端骨折累及至肱骨干。
    - 伴有大量骨缺损。
    - 伴有移位的肱骨干横行骨折。
    - 节段性骨折。
    - 漂浮肘。
    - 病理性骨折或即将发生病理性骨折。
    - 开放性骨折。
    - 骨折合并血管损伤。
    - 关节内骨折。
    - 多发伤。
    - 脊髓或臂丛损伤。
    - 骨折部位软组织条件差，如烧伤患者。
- 上述诸多适应证中，最常提及的最佳指征是病理性骨折或即将发生的病理性骨折。
- 闭合复位后继发的桡神经麻痹是否需手术探查存在争议。
    - 有学者主张早期神经探查和观察。
    - 这种情况曾经被认为是手术的指征；然而，这观点已经受到质疑[12]。
- 单纯粉碎性骨折并不是手术治疗的指征[12]。但如果选择手术治疗而不是保守治疗，顺行髓内钉固定比钢板固定对粉碎性或节段性骨折更有利[2]。
- 相对禁忌证：
    - 开放性骺部骨折。
    - 髓腔狭窄（即 <9 mm）。
    - 肱骨干骨折畸形愈合史。
    - 开放性骨折伴明显的桡神经麻痹和穿透伤后神经功能丧失。
        - 最后两个情况都需行神经探查，随后予以钢板螺钉内固定。
- 为避免牵引导致的臂丛麻痹和桡神经损伤，伴有长期移位的骨折需行切开复位内固定治疗，而不是髓内钉治疗。

术前计划

- 选择髓内钉尺寸时要考虑髓腔直径、骨折类型、患者解剖结构及术后康复计划。
    - 髓内钉的长度和直径应考虑肱骨远端逐渐狭窄的髓腔。
- 通过术前健侧肱骨 X 线片来评估所需髓内钉的直径、长度和扩髓的必要性。
- 另外，可在术中使用一把不透 X 线的计量尺，在 C 臂机透视下测量健侧肱骨，从而确定患肢髓腔的长度和直径。使用透 X 线的手术台将大大改善图像的质量以获得准确的C臂机影像。
- 将测量尺置于健侧肱骨前方,远端至尺骨鹰嘴窝上缘2.5 cm以上处,近端离肱骨头关节面以远1 cm处。
- 移动C臂机到肱骨近端,读取正确的长度(直接从髓内钉长度测量尺读取)。髓内钉远端需靠近尺骨鹰嘴窝近端1~2 cm处。
- 测量髓内钉的长度,允许髓内钉近端埋头。如果顺行置入髓内钉,将减少肩峰下撞击征的发生率;如果逆行置入髓内钉,会减少侵占尺骨鹰嘴窝并阻碍肘关节伸展活动的发生率。
  - 对于粉碎性骨折,要慎重选择髓内钉的长度,以避免肱骨骨折端分离,否则容易导致骨折延迟愈合或不愈合。
- 在髓腔能够通过髓内钉最狭窄的部位测量其直径。
- 逆行置入髓内钉时,重要的是术前通过在健侧肱骨侧位片上测量肱骨远端的前倾程度,确定入钉口和肱骨髓腔轴线的关系。
  - 基于这些测量,如果前倾较小,髓内钉入口要尽量靠近肱骨远端,可包括鹰嘴窝上缘,入钉口要开得长一些。
  - 如果前倾较大,髓内钉入口可偏近端一些,入钉口可以开得短一些。

体位
- 患者的体位取决于选择固定的方法。

顺行交锁髓内钉
- 将患者取沙滩椅位或仰卧位,置于可透X线的手术床,床头抬高30°~40°(图3)。
- 在肩胛骨的内侧放置小的卷垫,头部转至对侧以增加肩部的暴露范围。
- 某些骨折类型需骨牵引。
  - 如果需要,可以采用尺骨鹰嘴骨牵引术,给予间歇性牵引,避免臂丛麻痹。
- 评估骨折旋转对线:将肩关节置于正常的解剖位置,旋转肱骨干骨折的远端,肘关节屈曲90°时上臂与手指向天花板。
- 对患肢行术前准备,按标准方式进行铺巾,整个上肢应该能在术中自如活动。手术消毒范围应包括乳头线近端的肩部、胸壁中线至颈背及整个患肢到指尖。
- 将患者置于可透视手术床边缘,这样方便患肢在术中进行C臂机透视。
  - 必要时将患侧躯体部分移出手术台,置于可透视搁板上。
- 使用无菌隔离单罩住C臂机。虽然一些手术医生赞成从对侧推入C臂机,但是,大多数时候还是将C臂机直接置于患侧。
  - 无论将C臂机置于哪个方向,重要的是在手术开始之前要拍摄整个肱骨的正交透视图像。

逆行交锁髓内钉
- 患者取侧卧位或俯卧位,背部靠近手术床边缘。
  - 如果患者采用俯卧位,可将患肢上臂置于可透视的搁板上,或在上臂处安装专用的支撑器(bolster)或圆

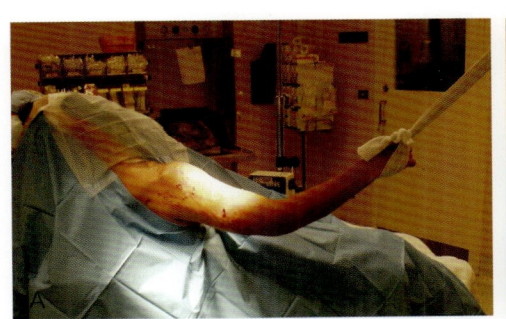
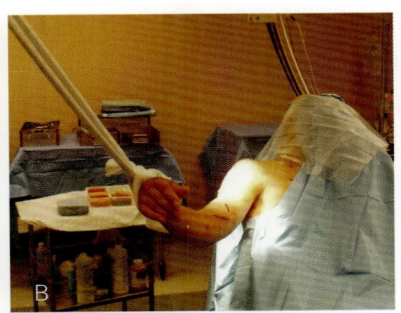
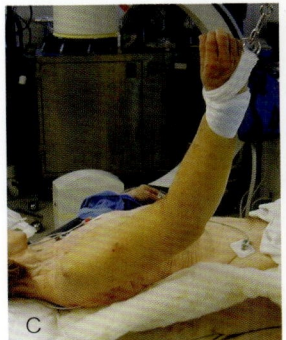
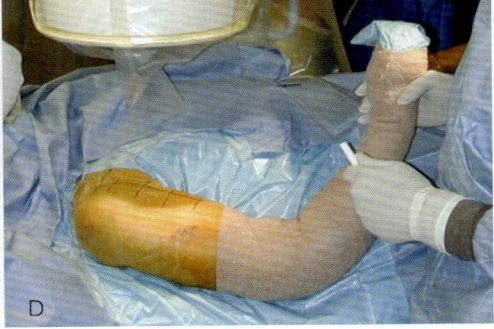

图3 A. 顺行髓内钉,沙滩椅位。B. 用于顺行髓内钉置入的沙滩椅位,使用McConnell定位架(McConnell Orthopedic Manufacturing Co., Greenville, TX)。C. 仰卧位,注意肩胛骨下置衬垫,可从对侧伸入C臂机。D. 对侧伸入C臂机,患者取仰卧位。

垫（paint roller）。采用后两种方法，便于暴露鹰嘴窝及防止臂丛牵拉损伤。上臂应置于外展80°、屈肘超过90°的位置上。
- 如果患者采用侧卧位，需要对患肢进行牵引，注意不要使骨折端分离，避免引起血管神经损伤。可以采用尺骨鹰嘴牵引来辅助手术。
- 对患肢行术前准备，按标准方式进行铺巾，整个上肢应该能在术中自如活动。手术消毒范围包括锁骨远端、肩峰、肩胛骨内侧及手术视野内的整个手臂和手。
- 使用无菌隔离单罩住C臂机。将C臂机置于患侧的同侧，保证术前能对患肢行C臂机正交透视。

入路

- 标准肱骨交锁髓内钉可以顺行或逆行置入。

顺行交锁髓内钉

入路

- 顺行置入肱骨髓内钉是传统的髓内钉技术。常规的髓内钉进针点位于肱骨近端，会经过肩袖，此处肩袖组织血供较少；而经关节面外侧的骨组织则血供丰富（技术图1）。
- 触摸并描画肩峰、锁骨和肱骨头的体表解剖。
  - 触摸肱骨头的前后缘并定位，画出中线。
  - 在肩峰前外侧角的大结节中心做一小的纵行皮肤切口，并向远端延伸3 cm。
- 在行肩峰前入路进一步暴露前，使用C臂机精确定位髓内钉入口。
  - 在C臂机导引下找到合适的入钉点并经皮置入一枚克氏针，通过正侧位透视确定位置满意。
  - 保留克氏针，做肩峰前入路。
- 沿皮肤切口纵行劈开三角肌纤维。
  - 三角肌劈开时，不要将切口向远端延伸超过4或5 cm，以免损伤腋神经。
  - 切除术中可见的所有三角肌下滑囊，以便可以清晰地看到肩袖。
- 沿三角肌/皮肤切口纵向切开冈上肌，长1～2 cm，切口紧靠肱二头肌后方。
  - 在冈上肌边缘穿上缝线标记，在剩余手术过程中便于将其牵开，关闭切口时能更好地修复肩袖。
- 没有足够的证据表明，通过大切口在手术中识别肩袖并在特定部位切开的手术效果优于C臂机辅助下的小切口技术[13]。

入钉口开孔

- 入钉口位于大结节顶点内侧、紧靠关节面外侧及肱二头肌沟后方0.5 cm处，以便尽可能减少冈上肌的损伤（技术图2）。
  - 入钉口位于大结节和关节面之间的沟内，并对准肱骨髓腔。

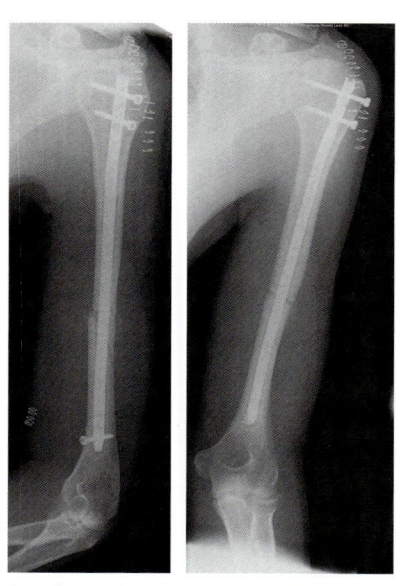

技术图1 肱骨中段骨折采用顺行髓内钉固定术后的前后位及侧位片。

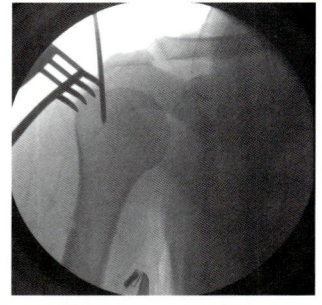

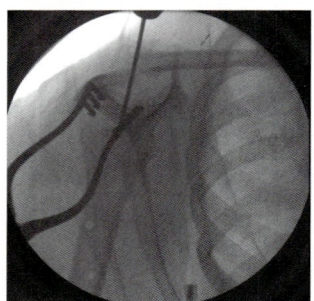

技术图2 肱骨中段骨折术中前后位及侧位片，显示顺行髓内钉时合适的导针置入位置。

- 通过C臂机透视,确认入钉口位于正侧位影像的中心位置,以确保髓内钉位于肱骨中间。
- 如果入钉口过于靠近内侧,将损伤冈上肌。如果入口过于靠近外侧,会造成一定程度的内翻成角(靠近肱骨近端的骨折),或在髓内钉插入时大大增加医源性骨折的风险。
- 肱骨近端1/3的骨折,入钉口选择需要向内侧,以避免骨折端内翻成角。

进入髓腔
- 确定入钉口后,从入口处插入一根克氏针入髓腔至小结节的水平。
- 然后进行髓腔开口,使用空心锥或空心钻,在克氏针的引导下,套入保护套筒钻至小结节水平。
  - 内收肱骨骨折近端,并前伸肩关节,以清晰显露肩峰,便于空心锥或扩髓器能准确进入入钉口。
- 髓腔开口后,取出克氏针并插入一根长的顶部球形的导针。折弯导针的顶部可帮助顺利通过骨折端。

临时复位和导针通道
- 手法复位骨折端。在许多情况下,内收、前臂中立位旋转及轴向牵引可使骨折复位。
- 沿髓腔推进导针,沿纵轴旋转上臂和C臂机透视以确保导针在髓腔中。
  - 当肱骨干为严重粉碎性骨折时,该步骤尤为重要。
- 慢慢地、小心地将导针通过骨折端。
  - 当导针难以通过时,警惕软组织嵌插(可能为桡神经)。
  - 这种情况下,切开骨折端有利于直视骨折端,并可看清任何嵌入的软组织。
- 导针通过骨折端后,推进导针进入远端骨块的中心,将其顶部推入到鹰嘴窝近端1~2 cm处。
- 避免骨折端短缩或分离,同时保证导针进入远端骨折块。

确定髓内钉的长度
- 可运用以下两种方法确定髓内钉的长度。
  - 导针方法:导针尖部到达鹰嘴窝近端1~2 cm处,然后重叠第2根导针放置于肱骨近端入钉口。将相同导针的长度减去重叠部分导针长度(精确到mm)来确定髓内钉的长度。
  - 髓内钉长度测量法:在患肢肱骨前方放一把不透X线的测量尺,移动C臂机至肱骨近端透视,从测量尺上读出所需髓内钉的长度。
- 髓内钉的理想长度应从肱骨头关节面远端1 cm至鹰嘴窝近端1~2 cm处之间的距离。
  - 如果计算出的长度位于两个标准化髓内钉长度之间,应选择偏短的髓内钉。
  - 过长的髓内钉有引起肩峰下撞击征或骨折端分离的风险。
    - 在将过长的髓内钉近端埋于软骨面下或当髓内钉的尖部过于楔入鹰嘴窝时,有引起医源性肱骨远端骨折或髁上骨折的危险。这种情况下应将其拔出并换以小一号的髓内钉。

肱骨干扩髓
- 通常情况下应避免肱骨干扩髓,尤其是粉碎性骨折时,避免因扩髓导致桡神经和肩袖损伤。
- 如果必须扩髓,可在带球形顶部的导针引导下每次递增0.5 mm慢慢地进行肱骨扩髓。
  - 相比下肢长骨,肱骨骨皮质厚度远薄于胫骨或股骨,扩髓时更应谨慎小心。
- 髓腔扩髓至比选择置入的髓内钉直径大0.5~1 mm。逐号扩髓,听到摩擦骨皮质声音时即停止扩髓。
- 选择比最后使用的扩髓钻头直径小1 mm的髓内钉。
- 一些髓内钉置入系统需要用无球形顶部的导针来替换带球形顶部的导针。
  - 使用髓内交换管更换导针,以维持骨折端复位。

插入髓内钉
- 一旦确定了所选髓内钉的正确长度和直径,接上髓内钉适配器,通过螺钉将髓内钉与适配器对接拧紧,然后把可透X线的瞄准器接到适配器。
- 在需要安装交锁钉的位置,将钻头套管对准所需交锁的孔并插入钻头进行调整,确认位置正确后拧紧瞄准器。
- 使用手动方式插入髓内钉。
  - 插入髓内钉动作过于粗暴可导致医源性骨折或骨折端位移。
  - 如果髓内钉插入不顺利,应使用C臂机透视来明确问题根源。
- 插入髓内钉时,至少深至髓内钉适配器上的第1个圆槽,但不要超过第2个圆槽。
  - 理想的情况下,髓内钉应埋头于关节面下5 mm,以避免引起肩峰下撞击征。
  - 髓内钉埋头于关节面下超过1 cm时,近端交锁螺钉位置可能位于腋神经水平。
  - 据报道,如果髓内钉近端埋头恰当,肩部疼痛的发生率不到2%[4]。

- 在髓内钉装置近端安装滑锤打击板,使用滑锤打击,以消除骨折端的间隙或推进髓内钉。
  - 不要直接敲击瞄准器或髓内钉与适配器连接处的螺丝。
- 髓内钉远端应置于鹰嘴窝近端2 cm处。
- 拔出导针。

加压

- 近端交锁螺钉拧入前,需确保骨折端之间加压至最佳状态。
- 近端加压交锁可用于横行或短斜行骨折,严重的骨质疏松是其禁忌证。
  - 如果存在桡神经卡压的可能性,加压交锁前需探查神经。
  - 根据加压时断端可能产生的位移程度来估计髓内钉需过度插入的深度,防止骨折块在加压时,髓内钉向近端退出,造成肩峰下撞击征。
  - 此外,如果骨折类型适合加压,应选择比测量长度短6~10 mm的髓内钉,以避免髓内钉近端移位超出入钉口。
- 拧入近端交锁螺钉。
  - 建议使用斜行近端交锁螺钉,因其拧入点位于腋神经头侧。
  - 确保这些螺钉拧入点在肱骨外科颈水平面以上十分重要,以避免损伤腋神经。
  - 外侧螺钉位置过于靠近近端会导致手臂抬升时产生肩峰下撞击。
  - 一些髓内钉系统可提供一个螺旋桨状的螺钉用于近端锁定固定。从理论上讲,它形成了一个角稳定结构,并具有较强的抗松动作用(即"雨刷效应",技术图3)。其他装置提供多平面螺钉固定,维持近端骨折稳定。

控制旋转

- 远端交锁螺钉拧入之前,确认骨折端旋转对位情况。这可通过临床和影像学来判断。
  - 根据骨折端C臂机前后位放大影像,通过判断骨折最近端和最远端内外侧骨皮质的宽度来判断旋转对位情况。
  - 当宽度相等时,就达到了正确的旋转对位。

远端交锁螺钉

- 徒手拧入远端交锁螺钉。
  - 拧入前后方向的螺钉时,可使用C臂机透视肱骨远

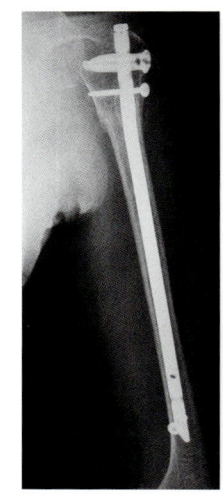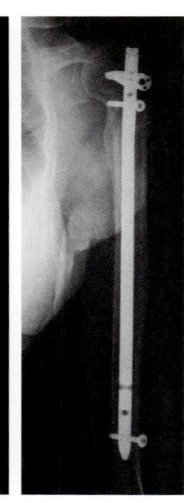

技术图3 肱骨中段骨折采用顺行髓内钉固定的前后位及侧位片。近端使用了螺旋桨状的螺钉固定。

端,直到椭圆形螺钉孔变为正圆。
  - C臂机透视下,在皮肤上用手术刀片精确地定位切口的位置。尽量紧靠肱二头肌腱外侧做切口,这将减少肱动脉、正中神经和肌皮神经受损的风险。
- 小心地切开皮肤并用血管钳钝性分离肱肌直达骨面。不要做经皮切口,最好是一个相对较大点的切口,这样利用牵开器可以很好地暴露视野。
- 通过软组织保护套筒插入短钻头。
  - 钻头置于锁孔的中心并垂直于髓内钉。
- 用电钻钻入近侧骨皮质。然后卸下电钻,用槌子轻敲钻头,使其通过髓内钉达对侧骨皮质。
  - C臂机正侧位透视以确认钻头的位置满意。
- 重新装上电钻,钻过对侧骨皮质。
- 插入测深器,以确定交锁螺钉的长度。
- C臂机透视,确认螺钉位置已通过髓内钉及螺钉的长度。
  - 避免螺钉穿入盂肱关节。
- 外侧向内侧方向的远端交锁螺钉。
  - 拧入外侧向内侧的螺钉,可与前后位螺钉联合使用,也可仅使用该枚螺钉。如果骨质较差,需要相互垂直的螺钉来维持稳定。若前侧的皮肤或者软组织条件不好,也需要从外侧向内置入交锁钉。
- 做5 cm的宽大切口以降低桡神经损伤的风险。这是由于从外向内置入螺钉的轨迹相较于前后方向螺钉更易损伤桡神经。
- 采用置入前后方向螺钉相同的方法:钝性分离、使用钻头(螺钉)保护套筒和徒手操作的正圆技术。
- 最后,使用C臂机透视确认髓内钉的位置、骨折复位和交锁螺钉的位置。

- C 臂机正交透视图像显示骨折复位和内植物位置满意后，去除近端瞄准装置和置入尾帽（根据手术医生的习惯选择性使用）。
  - 选择长度合适的尾帽，避免肩峰下撞击征。

关闭切口
- 关闭前充分冲洗手术切口。
- 关闭近端切口时，修复肩袖和劈开的三角肌。常用不可吸收线进行边-边缝合。

逆行交锁髓内钉

入路
- 切口从鹰嘴尖延伸至近端 6 cm 处，在肱骨远端后侧中心做有限切开。
- 沿切口纵向劈开肱三头肌达肱骨皮质并显露鹰嘴窝。
- 操作中避免进入肘关节，尽可能减少关节周围瘢痕的形成。

入钉口
- 正如先前手术入路章节所讨论的，肱骨远端的冠状面差异因人而异。因此，有两种入钉方法：
  - 传统的干骺端入钉口：在远端干骺端三角形中线，距鹰嘴窝近端 2.5 cm 处为入钉口。
  - 鹰嘴窝入钉口：在鹰嘴窝上界，鹰嘴窝近端斜坡作为入钉口。
- 更靠近远端的非传统鹰嘴窝入钉口，能增加远侧骨折端的有效固定长度，而且髓腔对线更佳。
  - 但是生物力学研究发现，选择鹰嘴窝作为入钉口会降低骨质抗扭转和负荷的能力而导致固定失败，这可能会增加医源性或术后骨折的发生率[16]。
- 无论选择哪个入钉口，特别注意鹰嘴窝和肱骨纵轴之间的关系，即所做的入钉口与肱骨干成一直线。肱骨轴线通常与鹰嘴窝的外侧成一直线。
- 可选用以下两种方法之一建立髓内钉入口：
  - 用 4.5 mm 的钻头在周围骨皮质钻孔开口。钻孔的同时，钻头方向逐步降低朝向上臂，直到 C 臂机侧位透视与其髓腔成一直线。
  - 在肱骨远端后方干骺端垂直骨面钻三个小的导向孔，呈三角形，运用大钻头将在三个小孔连接后，用小咬骨钳或小弯锥将三角扩大，开一个长的卵圆形的孔（宽 1 cm、长 2 cm），此孔直入髓腔。
- 除了入钉口的内侧和外侧壁，对后侧骨皮层的内面也要进行咬边，从而形成一个沿髓内钉插入路径的斜面。
  - 这将方便导针插入，有选择地进行扩髓和髓内钉置入。

临时复位和插入导针
- 与顺行髓内钉方法所述的步骤相同，插入导针、复位骨折、扩髓（可选）、测量所需髓内钉的长度和直径，并插入所选择的髓内钉。
  - 通常将肱骨远端予以轻柔的纵向牵引进行骨折复位，矫正内翻（外翻）成角畸形。

扩髓（可选）
- 如果有必要进行扩髓，仔细选择扩髓钻头的大小，以避免损坏后侧皮质。此外，在 C 臂机透视的引导下慢慢地推进扩髓钻，以免过多地磨损前方的骨皮质。
  - 这两个步骤都能减小医源性骨折的潜在危险。

远端交锁螺钉
- 之后，将髓内钉远端进行交锁，防止髓内钉退出。否则，会阻碍肘关节伸直。
  - 使用瞄准器从后向前拧入远端交锁螺钉。
  - 依据瞄准套筒在皮肤上的印痕切开皮肤，然后用钝性血管钳分离皮下组织达骨面。
  - 依据所选择髓内钉的特性完成交锁步骤。
- 远端交锁后，用槌子轻轻敲击插钉接口螺栓，使骨折端加压。通过 C 臂机透视评估复位的情况。

近端交锁螺钉
- 交锁近端螺钉，从前往后、从后往前或者从外侧往内侧均可。
- 切开皮肤，并用钝性血管钳分离皮下组织到达骨面，保护肱二头肌腱（从前往后螺钉交锁时）或腋神经（从后往前和从外侧往内侧螺钉交锁时）。
- C 臂机透视以确认螺钉通过髓内钉以及螺钉的长度。

关闭切口
- 关闭切口前，充分冲洗。采用不可吸收线间断缝合劈开的三角肌。

要点与失误防范

髓内钉技术的禁忌证	• 既往肩部疾病史（如肩峰撞击征及肩袖疾病） • 上肢患有永久性肌力不足（如四肢瘫痪或麻痹）
顺行髓内钉的入钉口	• 如果入钉口太靠外侧，插入髓内钉时，肱骨近端的外侧壁可能在扩髓时被穿破或导致骨折 • 将扩髓手柄靠近内侧扩髓可避免该并发症
髓内钉的插入	• 无论是顺行还是逆行插入髓内钉，当遇到阻力时需做一小切口探查桡神经，确保桡神经没有嵌入骨折端
交锁螺钉	• 在大多数情况下，任何交锁螺钉钻孔前应用血管钳钝性分离软组织到达骨面，最大限度减少神经血管损伤 • 顺行髓内钉远端交锁螺钉时：当置入远端交锁钉时，做一个相对较大的切口，可以提供较好的视野，避免损伤神经血管 • 顺行髓内钉技术：拧入远端交锁螺钉时，旋转C臂机180°，其顶部可作为手术台支撑上臂以置入远端交锁螺钉
髓内钉的长度	• 宁可选择使用较短的髓内钉：不会因置入髓内钉过长导致骨折端分离或医源性骨折 • 逆行髓内钉必须有足够的长度，以固定到肱骨头骨松质。肱骨干近端1/3的髓腔较宽，不能提供所插入的髓内钉足够的稳定性
开放性骨折的扩髓	• 经过彻底冲洗和清创，导针顺利通过骨折端后，关闭骨折端周围的深层肌肉，不让扩髓产生的碎屑被冲走

术后处理

- 根据手术方法（顺行或逆行髓内钉技术）、骨折的稳定性、患者的总体健康状况及患者受伤前生活（工作）需要制订术后康复计划。
- 顺行髓内钉技术：
  - 手术结束时患肢吊带悬吊或肩部制动。
  - 术后第2日：去除敷料，开始做肩部轻微的钟摆运动和肘部活动性锻炼。
  - 术后10～14日：予以拆线，制订规范化的、有专业人员指导的物理治疗方案。对患者进行密切的监护和正规的康复治疗是最大限度地恢复患肢术后功能的关键。
  - 之后，按计划每隔4～6周进行随访，这取决于患者的临床恢复情况和影像学表现。骨折愈合往往需要12周或更长的时间。
  - 当骨折出现愈合时，理疗师可开始督促患者进行恢复上肢的力量锻炼。直到影像学检查提示骨折愈合，才可进行旋转运动锻炼。
- 逆行髓内钉技术：
  - 初期的术后处理如同顺行髓内钉技术，除非因坐轮椅、行走或挂拐需负重。如需挂拐，则在臂后方予以夹板固定或适当支撑。
  - 为防止肘关节僵硬，早期进行肘关节主动活动锻炼或轻柔的被动活动很重要。
- 注意：
  - 避免过度的被动活动或伸肘活动，从而降低发生骨化性肌炎的风险。
  - 术后6周避免肘关节抗伸阻力活动，以帮助术中被劈开的肱三头肌得到修复。

预后

- 髓内钉与加压钢板的临床随机对照实验研究表明：术后翻修和肩关节并发症发生率在髓内钉手术组中比较高[11]。
- 采用顺行交锁髓内钉技术，术后肩关节活动受限发生率6%～37%[13]。
- 近来设计出一款入钉口在关节外的新型髓内钉，旨在能够消除髓内钉入口处的关节病变，该技术的前瞻性的随机试验即将进行。
- 逆行髓内钉技术骨折愈合率为91%～98%，平均愈合时间为13.7周[15]。
- 逆行髓内钉技术的回顾性研究发现：骨折愈合后肩关节功能优良率达92.3%。肘关节功能优良率达87.2%[15]。
  - 最终结果表明功能优良率占84.62%，一般占10.3%，较差占5.1%。
- 生物力学研究表明，对于肱骨中段骨折，顺行和逆行髓内钉最初的稳定性差不多，抗弯和抗扭强度也接近，为正常肱骨干的20%～30%[8]。
  - 对于肱骨近端骨折（即大结节顶点以远10 cm），顺行髓内钉技术明显表现出更强的初期稳定性和更强的抗弯和抗扭稳定性。而肱骨干远端骨折则逆行髓内钉更好。

并发症

- 骨不连[3]。
  - 肱骨干骨折髓内钉术后骨不连，一般采用钢板固定，根据骨不连的类型决定是否植骨。这种情况与胫骨和股骨不同，更换髓内钉的成功率较低。
  - 顺行髓内钉：11.6%。
  - 逆行髓内钉：4.5%。
- 感染：1%～2%。
- 髓内钉入口病变。
  - 顺行髓内钉：肩部疼痛、撞击征、肩关节僵硬和乏力。
  - 逆行髓内钉：肘部疼痛、肘关节僵硬、肱三头肌乏力。
- 医源性骨折[3]。
  - 顺行髓内钉：5.1%。
  - 逆行髓内钉：7.1%。
- 在骨折端造成额外的医源性骨折和分离。
- 神经血管损伤。
  - 扩髓和插入髓内钉时可能损伤桡神经沟处桡神经。
  - 近端交锁螺钉拧入时可能损伤腋神经。
  - 远端交锁螺钉拧入时可能损伤桡神经、肌皮神经和正中神经或肱动脉。
- 扩髓后引起热传导导致节段性缺血。

（郁诗阳 译，谢雪涛 审校）

参考文献

[1] Bono CM, Grossman MG, Hochwald N, et al. Radial and axillary nerves. Anatomic considerations for humeral fixation. Clin Orthop Relat Res 2000;373:259-264.

[2] Chen AL, Joseph TN, Wolinsky PR, et al. Fixation stability of comminuted humeral shaft fractures: locked intramedullary nailing versus plate fixation. J Trauma 2002;53:733-737.

[3] Court-Brown C. Paper presented at the Orthopaedic Trauma Association Specialty Day Meeting, February 26, 2005, Washington, DC.

[4] Crates J, Whittle AP. Antegrade interlocking nailing of acute humeral shaft fractures. Clin Orthop Relat Res 1998;350:40-50.

[5] Farragos AF, Schemitsch EH, McKee MD. Complications of intramedullary nailing for fractures of the humeral shaft: a review. J Orthop Trauma 1999;13:258-267.

[6] Foster RJ, Swiontowski MF, Back AW, et al. Radial nerve palsy caused by open humeral shaft fractures. J Hand Surg Am 1993;18:121-124.

[7] Green AG, Reid JS, Carlson DA. Fractures of the humerus. In Baumgaertner MR, Tornetta P, eds. Orthopaedic Knowledge Update: Trauma. Rosemont, IL: American Academy of Orthopaedic Surgeons, 2005:163-180.

[8] Lin J, Inoue N, Valdevit A, et al. Biomechanical comparison of antegrade and retrograde nailing of humeral shaft fracture. Clin Orthop Relat Res 1998;351:203-213.

[9] Lin J, Hou SM, Inoue N, et al. Anatomic considerations of locked humeral nailing. Clin Orthop Relat Res 1999;368:247-254.

[10] Lyons RP, Lazarus MD. Shoulder and arm trauma: bone. In Vacaro AR, ed. Orthopaedic Knowledge Update 8. Rosemont, IL: American Academy of Orthopaedic Surgeons, 2005:275-277.

[11] McCormack RG, Brien D, Buckley RE, et al. Fixation of fractures of the shaft of the humerus by dynamic compression plate or intramedullary nail: a prospective randomized trial. J Bone Joint Surg Br 2000;82B:336-339.

[12] McKee MD. Fractures of the shaft of the humerus. In Bucholz RW, Heckman JD, Court-Brown C, eds. Rockwood and Green's Fractures in Adults, ed 6. Philadelphia: Lippincott Williams & Wilkins, 2006:1117-1157.

[13] Riemer BL, Foglesong ME, Burke CJ. Complications of Seidel intramedullary nailing of narrow diameter humeral diaphyseal fractures. Orthopedics 1994;17:19-29.

[14] Roberts CS, Walz BM, Yerasimides JG. Humeral shaft fractures: intramedullary nailing. In Wiss D, ed. Master Techniques in Orthopaedic Surgery: Fractures, ed 2. Philadelphia: Lippincott Williams & Wilkins, 2006:81-95.

[15] Rommens PM, Verbruggen J, Broos PL. Retrograde locked nailing of humeral shaft fractures. A review of 39 patients. J Bone Joint Surg Br 1995;77B:84-89.

[16] Strothman D, Templeman DC, Varecka T, et al. Retrograde nailing of humeral shaft fractures: a biomechanical study of its effects on strength of the distal humerus. J Orthop Trauma 2000;14:101.

[17] Tytherleigh-Strong G, Walls N, McQueen MM. The epidemiology of humeral shaft fractures. J Bone Joint Surg Br 1998;80B:249-253.

第24章 肩胛骨关节外骨折的切开复位内固定
Open Reduction and Internal Fixation of Nonarticular Scapular Fractures

Brett D. Owens and Thomas P. Goss

定义

- 肩胛骨关节外骨折包括盂颈骨折、肩胛冈和体骨折、肩峰骨折和喙突骨折。这些骨折占全部肩胛骨骨折的90%[6]。
- 多数肩胛骨关节外骨折可采用非手术治疗。这些骨折包括所有单纯肩胛体-冈的骨折。
- 如果上述部位中有一处或多处骨折移位明显,无论伴有或不伴有肩关节上方悬吊复合体断裂,都应考虑是否需要手术治疗[1,9]。

解剖

- 肩胛骨是一个扁平的三角形状骨骼,外侧有3个突起:肩胛盂、肩峰和喙突。
- 肩胛盂包括盂窝、盂缘和盂颈。
- 肩关节上方悬吊复合体是在上、下骨性支撑结构的终端形成的骨与软组织环形结构(图1)。这个环由肩胛盂、喙突、喙锁韧带、锁骨远端、肩锁关节和肩峰构成。上方的骨性支撑结构由锁骨中间1/3构成,下方的骨性支撑结构为肩胛体最外侧部分和盂颈最内侧部分之间的连接部[1]。

发病机制

- 肩胛骨骨折通常由高能量损伤引起,合并周围肌肉骨骼及其深面胸部损伤的概率较高[5]。
- 由于肩峰位于皮下,肩峰骨折可由直接暴力作用引起。肌肉突然收缩可能引起喙突骨折[4]。

自然病程

- 对于肩胛骨关节外骨折,非手术治疗的效果通常比较好。肩胛骨血供丰富,因此骨不连罕见。盂肱关节和肩胛胸壁关节活动度较大,骨折断端的成角畸形一般不会影响肩关节活动。

病史和体格检查

- 除了了解损伤机制,还要询问患者的优势手、职业和体育活动等相关病史以了解患者对患肢功能的要求。
- 必须彻底检查神经血管功能。必要时可进行血管造影或肌电图检查。
- 仔细全面地检查软组织损伤情况。如存在软组织伤口,提示开放性骨折,需要进行探查。有水疱或肿胀明显时可推迟手术时间。

影像学和其他诊断性检查

- 肩胛骨关节外骨折通常可通过常规的肩关节创伤系列X线片检查确认,包括上臂在中立位的肩关节前后位片、盂肱关节腋位片和肩胛骨侧位片。必要时可拍摄负重前后位片。

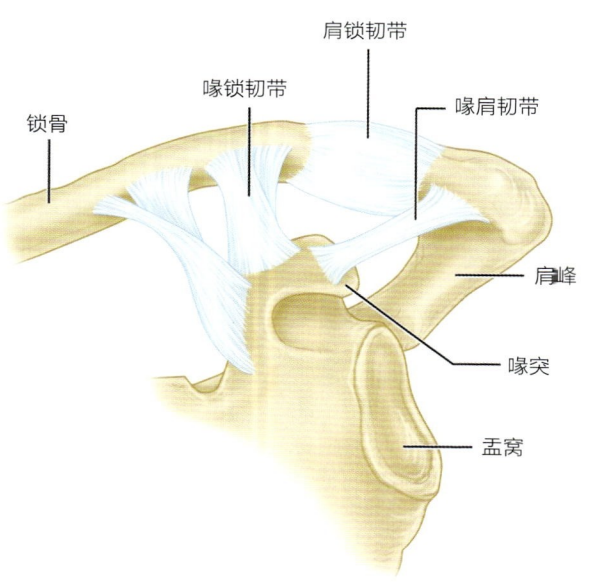

图1 肩关节上方悬吊复合体。

- 由于肩胛骨解剖复杂,CT扫描和三维重建有助于明确肩胛骨骨折及其分型。此外还要评估骨性结构之间的关系,明确有无韧带断裂。

鉴别诊断

- 肩胛骨关节外骨折。
- 肩胛骨关节内骨折。
- 肩关节上方悬吊复合体两处断裂,包括漂浮肩(即肩胛盂颈骨折合并同侧锁骨中1/3骨折)。
- 肩胛胸壁分离。

非手术治疗

- 多数(90%以上)肩胛骨骨折可予以非手术治疗。
- 盂窝和盂缘部位的骨折需要手术治疗,将在第25章进行讨论。
- 如果盂颈骨折在冠状面或矢状面上成角＞40°或移位≥1 cm时,需要进行手术治疗。解剖颈(喙突外侧)骨折本身就不稳定,也需要手术治疗[2]。
- 单纯肩峰或喙突骨折通常移位比较小,可以进行非手术治疗。骨折移位明显、骨折伴肩胛带其他部位的骨或软组织损伤时需要手术治疗[4]。

手术治疗

术前计划

- 仔细分析患者影像学资料,并带入手术室供术中参考。透视机要有无菌套,术中需有专业的技师来操作。

体位

- 肩胛骨骨折切开复位内固定的手术区域包括整个肩胛带。患者可采用侧卧位(图2A)或沙滩椅体位(图2B),注意要显露整个胛骨和锁骨。
- 肩胛带消毒铺巾,整个上肢也要进行消毒,并用无菌敷料包裹。
- 当然也可以根据手术的不同部位和阶段,分别安放体位、无菌消毒和暴露[10]。

入路

- 盂颈骨折可采用后侧入路。
- 对于存在较难复位的肩盂部位的骨折块,可增加肩上方入路。
- 喙突骨折可采用前侧入路。
- 肩峰骨折可采用肩上方入路。

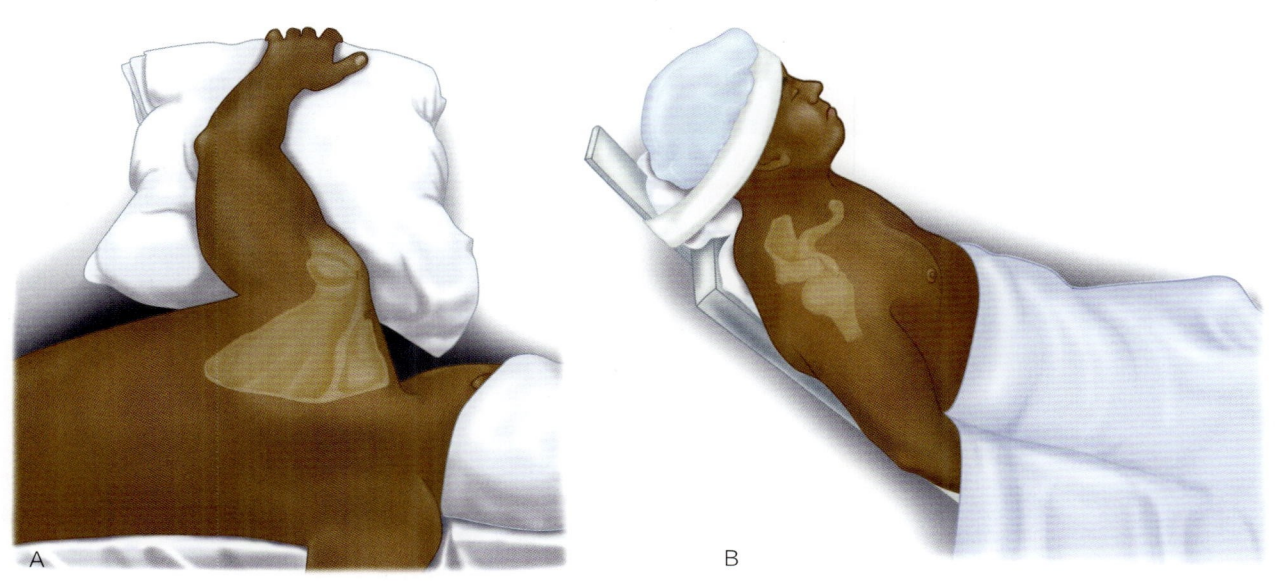

图2 A. 肩盂骨折采用侧卧位,适用于肩关节后侧和后上方入路。B. 沙滩椅体位。

盂颈的后侧入路

- 用标记笔画出骨性标志(技术图1A)。
- 沿肩胛冈和肩峰做切口,必要时可向下延伸到肩关节外侧面。
- 从肩胛冈和肩峰突起处锐性剥离三角肌中部和后部的起点,并将它们拉向远端(技术图1B)。
- 沿冈下肌和小圆肌间隙入路。
  - 如果需要显露盂窝,可将冈下肌腱及深面后侧的盂肱关节囊于大结节止点旁开2 cm处切开,并将其翻向外侧(技术图1C、D)。
- 游离小圆肌,显露肩胛骨外侧缘。
- 向外侧牵引上臂,显露骨折断端并复位。
- 克氏针临时固定。
- 用已塑形的重建钢板和3.5 mm骨皮质螺钉对骨折进行坚固内固定(技术图1D)。
- 处理盂窝骨块时应避免螺钉进入盂窝内。
- 通过在肩胛冈-肩峰三角肌起点处钻孔,不可吸收缝线仔细修复三角肌起点。

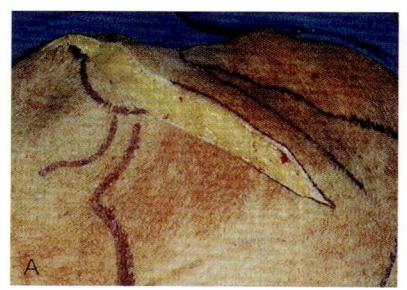
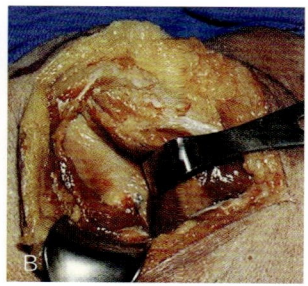
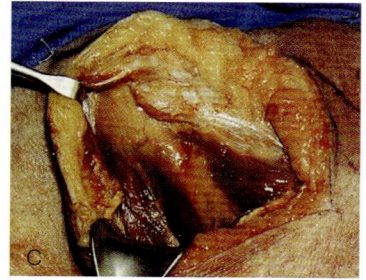
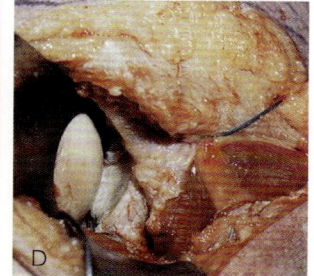

技术图1 A. 标准后侧入路是沿肩胛冈和肩峰下缘做切口延伸。在肩峰尖端切口沿中间外侧线延长2.5 cm。B. 自肩胛冈和肩峰剥离三角肌后侧和中间头,并牵向远侧以显露冈下肌腱。C. 打开冈下肌-小圆肌间隙,将冈下肌拉向上方,小圆肌拉向下方,显露盂肱关节后侧关节囊(冈下肌止点下侧部分已经剥离)。D. 在大结节止点旁开2 cm切断冈下肌腱及其深面的后侧盂肱关节囊,显露盂肱关节(经允许引自Goss TP. Glenoid fractures: Open reduction and internal fixation. In Wiss DA, ed. Master Technique in Orthopedic Surgery: Fractures. Philadelphia: Lippinocott-Raven, 1998:1-17)。

盂颈的上方入路

- 通过向上方延伸后侧切口显露盂颈。
- 沿肌纤维方向劈开斜方肌和冈上肌(技术图2)。

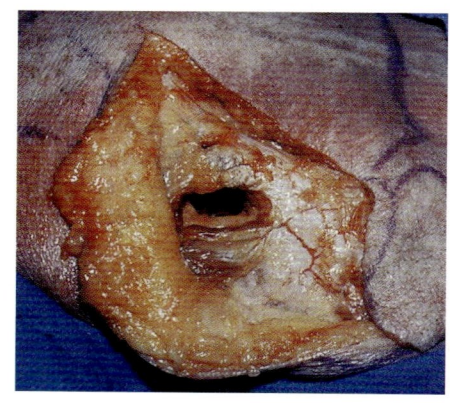

技术图2 在锁骨和肩胛冈-肩峰之间的间隙,将斜方肌和冈上肌腱沿纤维方向劈开(经允许引自Goss TP. Glenoid fractures: Open reduction and internal fixation. In Wss DA, ed. Master Technique in Orthopedic Surgery: Fractures. Philadelphia: Lippinocott-Raven, 1998:1-17)。

肩峰骨折的切开复位和内固定

- 沿肩峰做切口。
- 骨膜下剥离显露肩峰上侧面。
- 直视下解剖复位骨折。
- 近端骨折:用预弯的 3.5 mm 重建钢板固定(技术图 3A)。
- 远端骨折:用张力带固定(技术图 3B)。

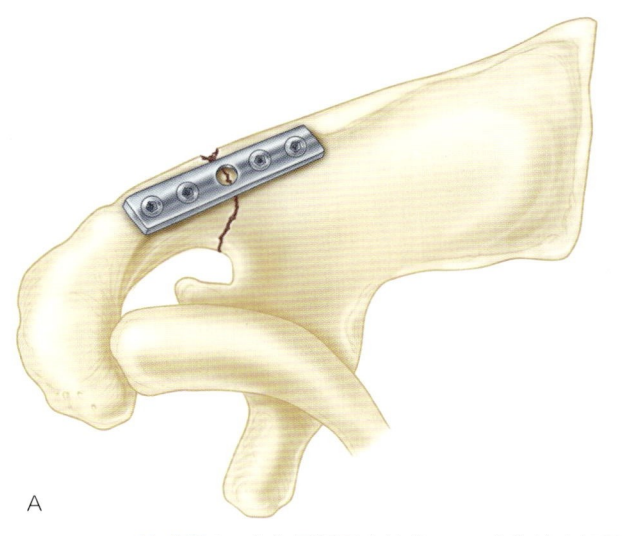

技术图 3 肩峰骨折固定技术。A. 肩峰基底部骨折用接骨板螺钉系统固定。B. 张力带钢丝固定。

喙突骨折切开复位内固定

- 喙突外侧 1 cm 做垂直切口(技术图 4A)。
- 打开三角肌胸大肌间隙或直接劈开喙突表面的三角肌纤维。
- 暴露骨折处(如需要可打开肩袖间隙)。
- 如果喙突骨折尖部的骨块足够大,可用空心螺钉固定(技术图 4B)。
- 如果骨块小,可将骨块切除,将联合腱缝合到残留的喙突上(技术图 4C)。
- 喙突基底部骨折可用单个空心骨皮质螺钉固定(技术图 4D)。

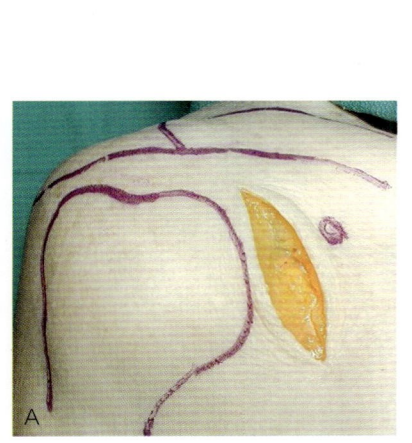

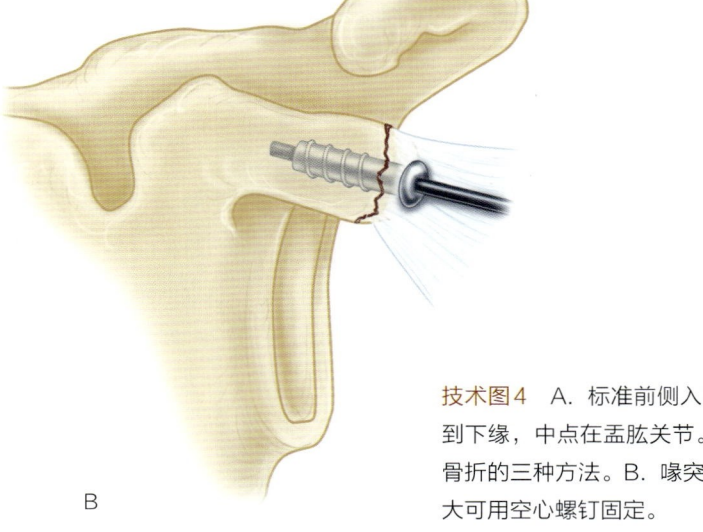

技术图 4 A. 标准前侧入路,自肱骨头上缘到下缘,中点在盂肱关节。B~D. 修复喙突骨折的三种方法。B. 喙突尖部骨折骨块足够大可用空心螺钉固定。

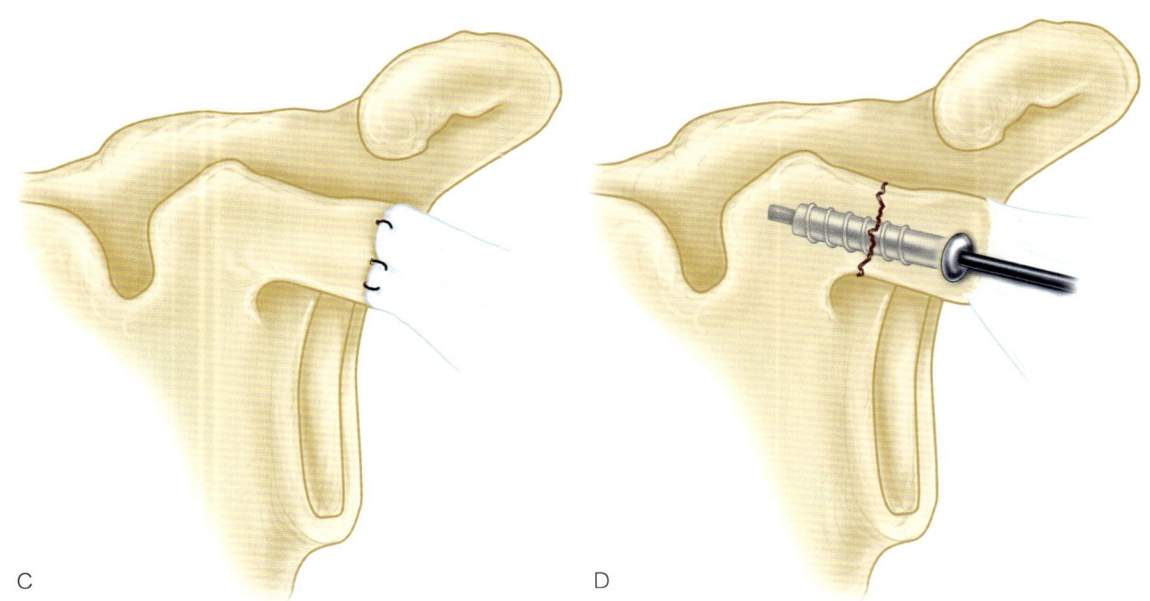

技术图4（续） C. 当骨块大小不足以修复时，可将联合腱缝合固定。D. 喙突近端骨折用空心螺钉固定（图A经允许引自 Goss TP. Open reduction and internal fixation of glenoid fractures. In: Craig EV, ed. Master Techniques in Orthopaedic Surgery: The Shoulder, ed 2. Philadelphia: Lippincott Williams & Wilkins, 2004）。

要点与失误防范

手术指征	• CT有助于明确骨折，评估骨折是否累及关节，确认有无合并损伤 • 多数未累及关节内的损伤和所有肩胛体-冈骨折可行非手术治疗
手术入路	• 剥离和翻转三角肌起点能获得最大手术视野，对后侧入路不熟悉的医生推荐使用该入路 • 在后侧入路中，神经界面位于上方的冈下肌（一种双羽肌）和下方的小圆肌之间
复位	• 克氏针可作为撬拨杆协助骨折复位
固定	• 避免使用克氏针作为永久固定。但是可经皮穿克氏针，进行临时或辅助固定，4～6周后拔除 • 固定用的重建钢板可事先在肩胛骨模型上塑形
切口关闭	• 仔细修复位于肩胛冈和肩峰的三角肌起点，在肩胛冈和肩峰处钻孔，用不可吸收线将其缝合修复

术后处理

- 肩胛骨关节外骨折术后的康复进度取决于骨折固定的强度和软组织修复的强度[3]。
- 使用颈腕吊带和肩关节支具，术后2周内进行轻缓的钟摆锻炼。
- 术后2～6周内要积极进行被动和辅助下的主动肩关节活动。
- 术后6周开始去除所有的辅助固定。
- 术后6周如果肩关节活动度满意可进行力量训练。
- 术后4～6个月内限制进行体育锻炼和重体力劳动。

预后

- 有关肩胛骨手术治疗效果的研究比较少。
- 多数肩胛骨关节外骨折采用非手术治疗，但采用手术治疗的患者，治疗效果似乎比较好[7,8]。

并发症

- 神经系统的并发症主要是由过度的牵拉和错误的解剖间隙引起的。
  - 行前侧入路时,容易损伤肌皮神经和腋神经。行上方入路肩胛上神经易于损伤。行后侧入路容易损伤腋神经和肩胛上神经[10]。

(徐正良 译,谢雪涛 审校)

参考文献

[1] Goss TP. Double disruptions of the superior shoulder complex. J Orthop Trauma 1993;7:99-106.

[2] Goss TP. Fractures of the glenoid neck. J Shoulder Elbow Surg 1994;3:42-52.

[3] Goss TP. Glenoid fractures: open reduction and internal fixation. In: Wiss DA, ed. Master Techniques in Orthopaedic Surgery: Fractures, ed 2. Philadelphia: Lippincott Williams & Wilkins, 2006.

[4] Goss TP. The scapula: coracoid, acromial, and avulsion fractures. Am J Orthop 1996;25:106-115.

[5] Goss TP. Scapular fractures and dislocation: diagnosis and treatment. J Am Acad Orthop Surg 1995;3:22-33.

[6] Goss TP, Owens BD. Fractures of the scapula: diagnosis and treatment. In: Iannotti JP, Williams GR, eds. Disorders of the Shoulder: Diagnosis and Management, ed 2. Philadelphia: Lippincott Williams & Wilkins, 2007:793-840.

[7] Hardegger FH, Simpson LA, Weber BG. The operative treatment of scapular fractures. J Bone Joint Surg Br 1984;66(5):725-731.

[8] Kavanagh BF, Bradway JK, Cofield RH. Open reduction of displaced intra-articular fractures of the glenoid fossa. J Bone Joint Surg Am 1993;75(4):479-484.

[9] Owens BD, Goss TP. The floating shoulder. J Bone Joint Surg Br 2006;88(11):1419-1424.

[10] Owens BD, Goss TP. Surgical approaches for glenoid fractures. Tech Shoulder Elbow Surg 2004;5:103-115.

第25章 肩胛骨关节内骨折的切开复位内固定
Open Reduction and Internal Fixation of Intra-articular Scapular Fractures

Brett D. Owens, Joanna G. Branstetter, and Thomas P. Goss

定义

- 肩胛骨关节内骨折包含肩胛盂骨折，包括盂缘和盂窝骨折，占全部肩胛骨骨折的10%[6]。多数肩胛骨骨折是关节外骨折，50%累及肩胛体和肩胛冈。
- 90%以上的肩胛盂骨折移位不明显，可行非手术治疗[3]。
- 移位明显的骨折需行手术治疗，尽可能恢复肩关节功能。

解剖

- 肩胛骨是一个扁平的三角形骨，有3个骨性突起：肩胛盂突、肩峰和喙突。
- 肩胛盂突由盂（盂缘和盂窝）和盂颈组成。
- 肩胛盂为一个坚硬的窝陷表面，与肱骨头形成关节。其关节软骨的平均厚度为5 mm。
- 根据骨折是否累及盂缘或盂窝以及骨折线的方向，可对肩胛盂骨折进行分类（图1）。

发病机制

- 肩胛骨骨折往往由高能量创伤引起。通常合并有局部和远处部位的骨和软组织损伤（占90%）[5]。
- 当肱骨头撞击肩胛盂边缘时，可导致盂缘骨折。这种是货真价实的骨折，而不是间接暴力导致的撕脱性骨折。
- 当肱骨头撞击盂窝中心部位时，可导致盂窝骨折。根据肱骨头作用力的方向，骨折线向不同方向扩展延伸。

自然病程

- 若肩胛盂骨折移位不明显，且肱骨头位于肩胛盂中心位置，可以采用非手术治疗。
- 若肩胛盂骨折移位明显，可导致创伤性关节炎、盂肱关节不稳定和骨不连[2]。

病史和体格检查

- 除了了解损伤机制，还要询问患者的优势手、职业和体育活动等相关病史以了解患者对患肢功能的要求。
- 进行彻底的神经血管检查。如怀疑有神经和血管异常，可进行肌电图和血管造影检查。
- 仔细全面地检查软组织损伤情况。如存在软组织伤口，提示开放性骨折，需要进行探查。有水疱或肿胀明显时可延缓手术。

影像学和其他诊断性检查

- 通过常规肩胛骨创伤系列X线片评估肩胛骨关节内骨折情况（上臂在旋转中立位的肩关节前后位片，盂肱关节腋位片和肩胛骨侧位片；图2A）。
- CT扫描和三维重建有助于评估关节的匹配度和骨折移位程度（图2B～D）。此外还要评估骨性结构之间的关系，明确有无韧带断裂和肩关节不稳定。

鉴别诊断

- 肩胛骨关节内骨折。
- 肩胛骨关节外骨折。
- 肩胛胸壁分离。
- 肩关节上方悬吊复合体中两个部位断裂，包括漂浮肩（盂颈骨折合并同侧锁骨中1/3骨折）。

非手术治疗

- 多数（＞90%）肩胛骨关节内骨折移位不明显，可行非手术治疗。
- 移位明显的盂窝和盂缘骨折需要手术治疗。

手术治疗

- 手术指征如下：
  - 盂缘骨折：盂前缘骨折≥25%关节面积，或盂后缘骨折≥33%关节面积，或骨块移位≥10 mm。
  - 盂窝骨折：关节面存在台阶≥5 mm，骨块显著分离，或肱骨头不在盂窝中心。

术前计划

- 仔细分析患者影像学资料，并带入手术室供术中参考。透视机要有无菌套，术中需要专业的技师来操作。麻醉成功后需检查肩关节的稳定性。

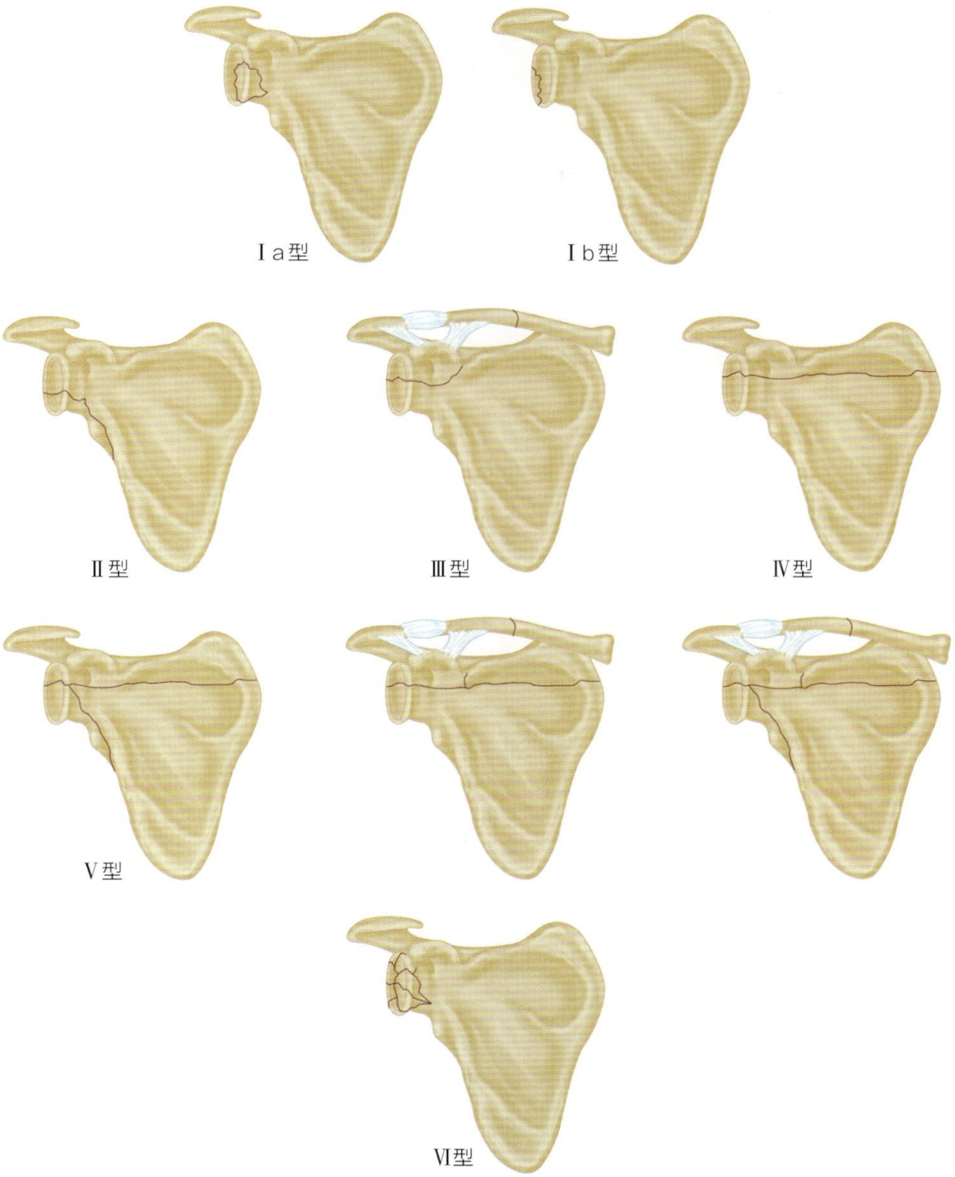

Ⅰa型　　Ⅰb型

Ⅱ型　　Ⅲ型　　Ⅳ型

Ⅴ型

Ⅵ型

图1　肩胛盂骨折的Goss-Ideberg分类。Ⅰa型：盂前缘；Ⅰb型：盂后缘；Ⅱ型：盂下缘；Ⅲ型：盂上缘；Ⅳ型：经体横行骨折；Ⅴ型：混合骨折（Ⅱ型～Ⅳ型）；Ⅵ型：粉碎骨折。

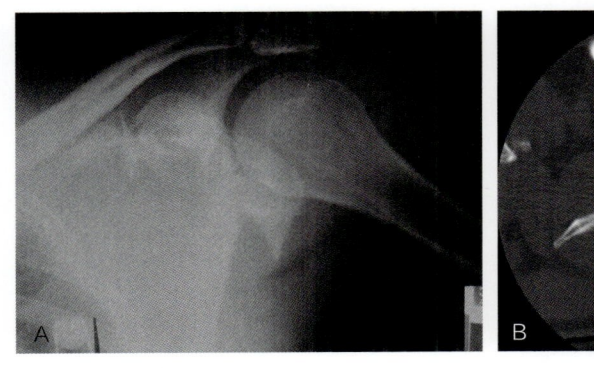
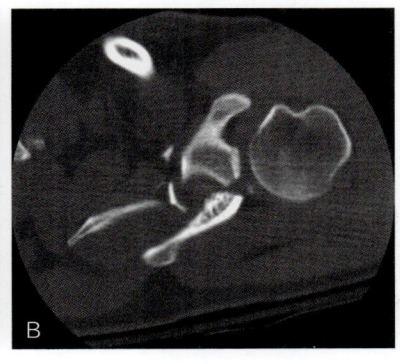

图2　A. 前后位X线片显示典型的Ⅴc型肩胛盂骨折。B. 腋位CT显示巨大的肩胛盂前上方骨折块连着喙突。

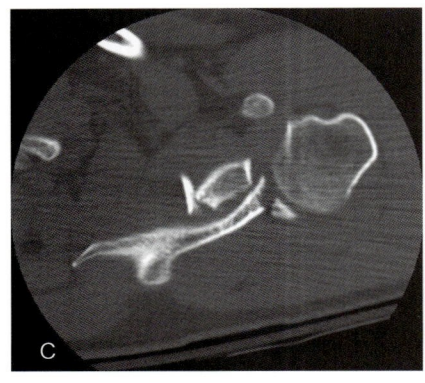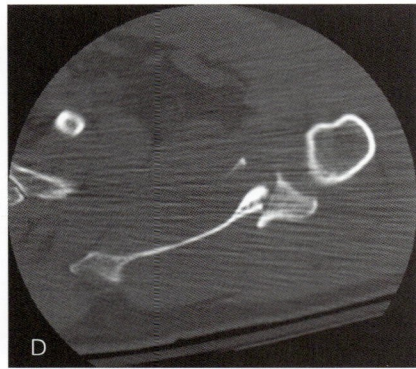

图2（续） C. 腋位CT显示肩胛体外侧面位于肩胛盂骨块之间，毗邻肱骨头。D. 腋位CT显示盂后下窝部位较大骨折块（经允许引自Goss TP, Owen BD. Fractures of the scapula: Diagnosis and treatment. In: Iannotti JP, Williams GR, eds. Disorders of the Shoulder: Diagnosis and Management, ed 2. Philadelphia: Lippincott Williams & Wilkins, 2007:793-840）。

体位

- 肩胛骨关节内骨折的切开复位内固定要求切口大，以显露整个肩胛带。根据骨折的部位，患者可采取侧卧位（图3A）或沙滩椅体位（图3B）。
- 注意显露整个肩胛骨和锁骨。整个肩胛带要消毒并铺巾。整个上肢均要消毒并无菌敷料包裹。
- 当然在一些病例也可以根据手术的不同部位和阶段，分别安放体位、无菌消毒和暴露[10]。

入路

- 后侧入路用于盂后缘骨折和多数盂窝骨折。
- 肩上方联合后侧入路用于盂窝骨折伴盂上方有难以复位的骨折。
- 前侧入路用于盂前缘和一些累及盂窝上方的骨折。

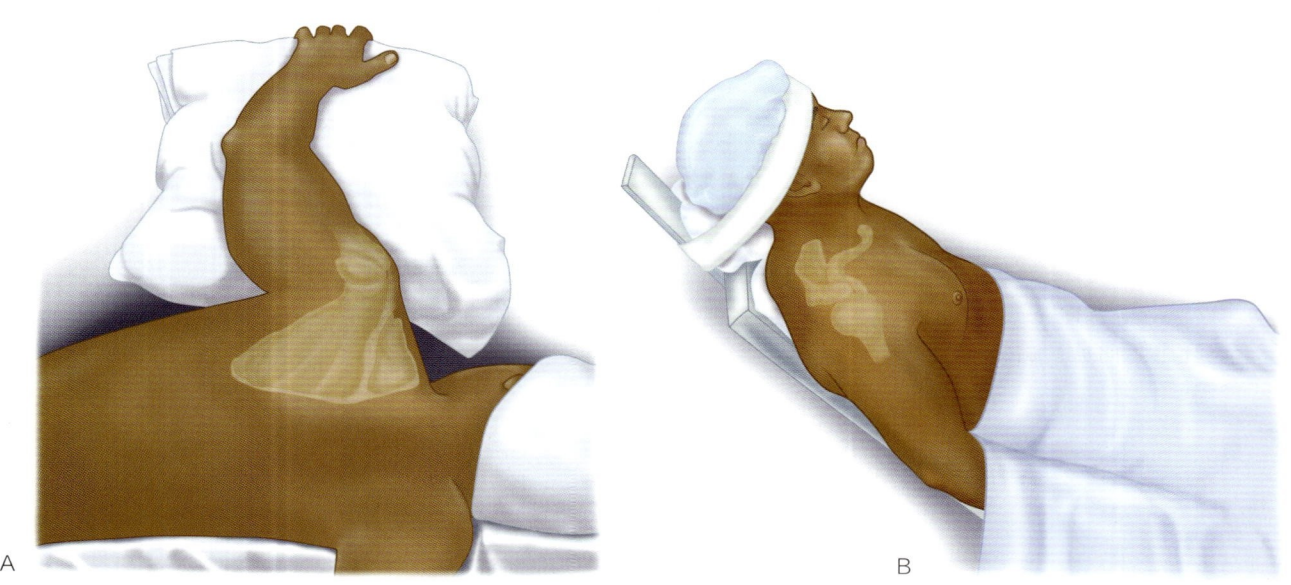

图3 A、B. 患者体位：侧卧位（A）和沙滩椅位（B）。

肩胛盂后侧入路

- 用记号笔标出骨性标志。
- 沿肩胛冈和肩峰做切口,必要时可延至肩关节中间外侧面(技术图1A)。
- 锐性剥离肩胛冈和肩峰处的三角肌后侧和中间头。在侧中线上沿肌纤维方向劈开三角肌2.5 cm并将之拉向远端(技术图1B)。
- 采用冈下肌和小圆肌之间的肌间隙入路(技术图1C),大结节止点旁开2 cm处切断冈下肌腱,和其深面盂肱关节后侧的关节囊一并拉向后侧(技术图1D),显露盂窝。
- 骨膜下剥离小圆肌以显露肩胛骨外侧缘。

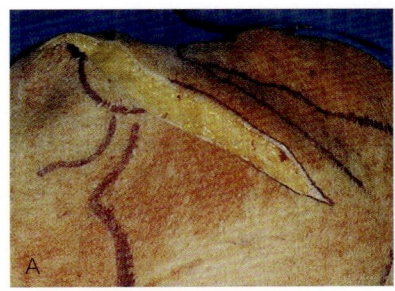 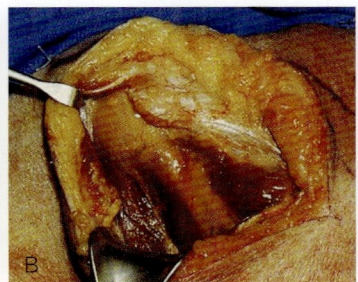 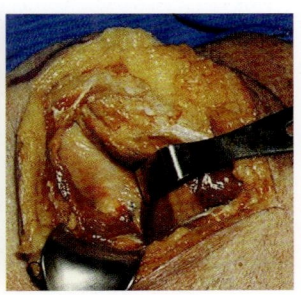
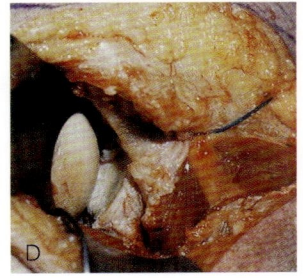

技术图1 A. 沿肩胛冈和肩峰做后侧入路的皮肤切口。B. 自肩胛冈和肩峰剥离三角肌的后侧和后内侧头起点。C. 打开冈下肌和小圆肌之间的肌间隙。D. 在大结节止点旁开2 cm处切断冈下肌腱,和其深面盂肱关节后侧的关节囊,并拉向后侧,显露盂肱关节(经允许引自 Goss TP. Glenoid fractures: open reduction and internal fixation. In Wiss DA, ed. Master Technique in Orthopaedic Surgery: Fractures. Philadelphia: Lippincott-Raven, 1998:1-17)。

肩胛盂上方入路

- 后侧入路向上延伸即为上方入路。
- 沿肌纤维走向劈开斜方肌以及深面的冈上肌(技术图2)。

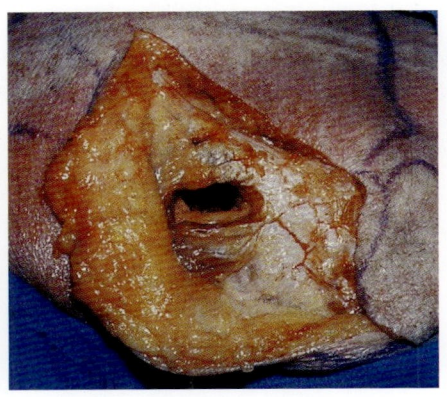

技术图2 肩盂上方入路。沿肌纤维走向劈开斜方肌和深面的冈上肌(经允许引自 Goss TP. Glenoid fractures: open reduction and internal fixation. In Wiss DA, ed. Master Techniques in Orthopaedic Surgery: Fractures. Philadelphia: Lippincott-Raven, 1998:1-17)。

肩胛盂前侧入路

- 沿Langer线做皮肤切口，中心点位于肱骨头上下缘之间的盂肱关节（技术图3A）。
- 沿肌纤维走向劈开喙突表面的三角肌，分别拉向为侧和外侧。
- 沿内侧缘分离联合腱表面的筋膜组织，将联合腱拉向内侧（技术图3B）。
- 注意保护所有的血管和神经，防止损伤。
- 在小结节止点内侧2.5 cm的部位沿肩关节上下缘垂直切断肩胛下肌腱。
  - 将肩胛下肌腱与其深面前方的盂肱关节囊剥离。
- 标记肩胛下肌的边角并将其翻向内侧（技术图3C）。
- 用相同方式切开前方肩关节囊，标记其边角并翻向内侧，显露盂肱关节。

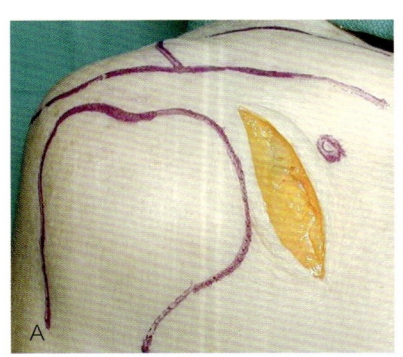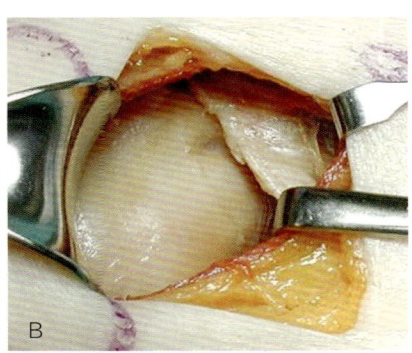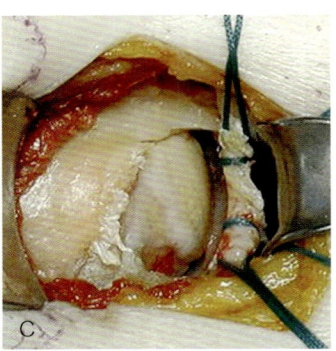

技术图3 A. 沿Langer线做肩关节前侧皮肤切口，中心位于盂肱关节。B. 将联合腱拉向内侧。C. 距小结节内侧2 cm处切断肩胛下肌腱，与深面的关节囊剥离，同样方法切开关节囊，并一起翻向内侧以显露盂肱关节（经允许引自GossTP. Open reduction and internal fixation of glenoid fractures. In: Craig EV, ed. Master Techniques in Orthopaedic Surgery: The Shoulder, ed 2. Philadelphia: Lippincott Williams & Wilkins, 2004）。

固定技术

- 尽可能解剖复位骨折。
- 可使用克氏针进行临时固定。
- 根据骨折的特点，使用重建钢板和3.5 mm骨皮质螺钉，或使用空心加压螺钉来获得坚固内固定。
- 注意避免螺钉进入盂窝（技术图4A、B）。
- 如果存在严重粉碎性骨折，可使用带三面骨皮质的髂骨块进行植骨（技术图4C）。
- 所有因显露骨折部位而切断的软组织必须仔细修复。在后侧入路中被剥离的三角肌必须通过钻孔将其用不可吸收缝线重新固定到肩峰和肩胛冈上。

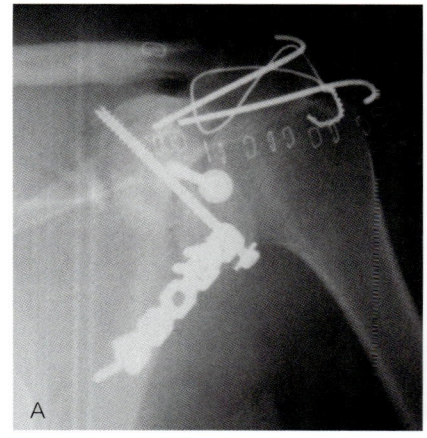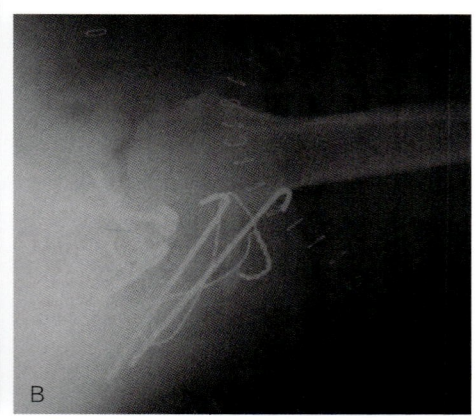

技术图4 A. 技术图1中的患者术后前后位X线片。B. 腋位X线片显示用空心螺纹钉固定肩胛盂骨折块，并采用预弯的重建钢板将其固定到肩胛体（肩峰骨折复位用张力带固定）。

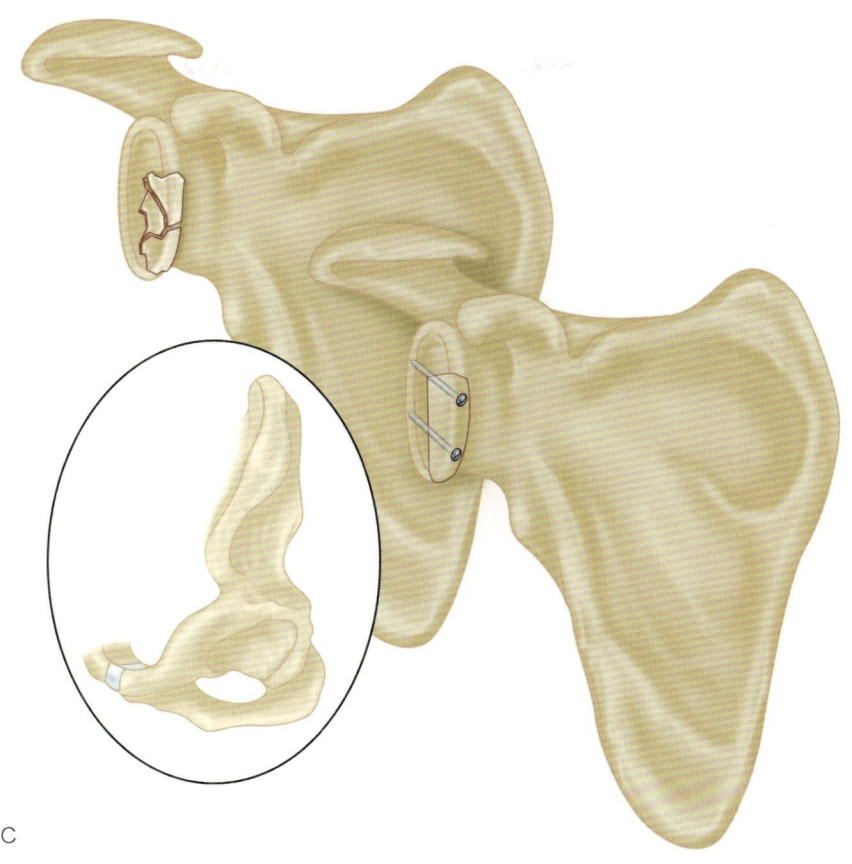

技术图4（续） C. 如果出现严重的粉碎骨折，可用三面骨皮质的髂骨块重建肩盂窝。（图A、B经允许引自Goss TP, Owens BD. Fractures of the scapula: diagnosis and treatment. In: Iannotti JP, Williams GR, eds. Disorders of the Shoulder: Diagnosis and Management, ed 2. Philadelphia: Lippincott Williams & Wilkins, 2007:793-840）。

要点与失误防范

手术指征	• 盂缘骨折：盂前缘，累及关节面≥25%；盂后缘，累及关节面≥33%；骨块移位≥10 mm • 盂窝骨折：关节面台阶≥5 mm，骨折块显著分离或者肱骨头不在盂窝的中心位置
手术入路	• 沿肩袖间隙切开，保留肩胛下肌的完整性，以便充分暴露移位的盂上骨折块 • 有些损伤可能需要前后或者后上联合入路 • 剥离并牵开三角肌可最大限度显露骨折块 • 在后侧入路中，神经界面位于上方的冈下肌和下方的小圆肌之间
复位技术	• 使用克氏针撬拨来协助复位，可穿过骨折线对骨折进行临时或永久固定
固定方法	• 了解肩胛骨哪些位置可以安置螺钉对骨折固定非常重要。四处理想部位包括：盂颈、肩峰-肩胛冈、肩胛骨外侧缘和喙突。在术前将准备使用的重建钢板在肩胛骨模型上预先塑形并消毒。如果出现严重粉碎性骨折，带三面骨皮质的髂骨块是重建的最好选择。先期放置的克氏针可作为导针，沿其方向拧入空心螺钉
关闭切口	• 如果三角肌起点被剥离，需在肩峰和肩胛冈处钻孔，用不可吸收线将其仔细缝合

术后处理

- 对于肩胛骨关节内骨折切开复位内固定术后的康复计划，其进程取决于骨折固定的强度和软组织修复的程度[4]。
- 术后2周内使用颈腕吊带和肩关节支具，可以进行轻缓的钟摆锻炼。
- 术后2～6周进行肩关节被动和辅助下的主动活动度锻炼，注意前屈和内外旋的功能恢复。
- 术后6周去除所有的保护装置。
- 术后6周后如肩关节活动度满意，则可进行力量训练。
- 术后3～6个月后可进行体育锻炼或体力劳动。
- 术后门诊密切随访，行X线检查，这在早期康复过程中非常重要。在专业人员督导下进行目的明确的康复锻炼也是非常重要的。

预后

- 已经有文献报道肩胛盂缘骨折通过手术治疗可以获得良好的效果[9,12]。
- Bauer等[1]报道6例肩胛盂骨折手术治疗的病例。4例解剖复位的患者获得良好效果。2例没能解剖复位的患者出现关节炎改变。
- Kavanaugh和他的同事们[7]报道了他们在梅奥医学中心治疗10例肩胛盂移位骨折切开复位内固定的经验。他们发现切开复位内固定是一个有效且安全的技术，能够恢复肩关节的良好功能。在他们报道的病例中，主要关节骨折块的移位在4～8mm之间。
- Schandelmaier和他的合作者[11]报道22例肩胛盂骨折切开复位内固定治疗的患者，效果良好。
- Leung和他的同事[8]随访14例移位的肩胛盂骨折患者采用切开复位内固定（平均随访30.5年）结果：9例优，5例良。
- 基于以上这些报道，有理由得出这样的结论：对于肩胛盂骨折，手术治疗的效果是明确的。

并发症

- 神经系统并发症主要是由于过度牵拉或解剖错误造成。
  - 前侧入路中易于损伤肌皮神经和腋神经。
  - 肩上方入路易损伤肩胛上神经。后侧入路则容易伤及腋神经和肩胛上神经[10]。
- 其他的一些并发症可能是由手术技术不过关、术后康复计划不当以及患者的依从性差引起的。

（徐正良　译，谢雪涛　审校）

参考文献

[1] Bauer G, Fleischmann W, Dussler E. Displaced scapular fractures: indication and long-term results of open reduction and internal fixation. Arch Orthop Trauma Surg 1995;14:215-219.

[2] DePalma AF. Surgery of the Shoulder, ed 3. Philadelphia: JB Lippincott, 1983.

[3] Goss TP. Fractures of the glenoid cavity. J Bone Joint Surg Am 1992;74:299-305.

[4] Goss TP. Glenoid fractures—open reduction and internal fixation. In: Wiss DA, ed. Master Techniques in Orthopaedic Surgery: Fractures. Philadelphia: Lippincott-Raven, 1998:1-17.

[5] Goss TP. Scapular fractures and dislocation: diagnosis and treatment. J Am Acad Orthop Surg 1995;3(1):22-33.

[6] Goss TP, Owens BD. Fractures of the scapula: diagnosis and treatment. In: Iannotti JP, Williams GR, eds. Disorders of the Shoulder: Diagnosis and Management, ed 2. Philadelphia: Lippincott Williams & Wilkins, 2007:793-840.

[7] Kavanagh BF, Bradway JK, Cofield RH. Open reduction of displaced intra-articular fractures of the glenoid fossa. J Bone Joint Surg Am 1993;75(4):479-484.

[8] Leung KS, Lam TP, Poon KM. Operative treatment of displaced intraarticular glenoid fractures. Injury 1993;24:324-328.

[9] Niggebrugge AH, van Heusden HA, Bode PJ, et al. Dislocated intraarticular fracture of the anterior rim of glenoid treated by open reduction and internal fixation. Injury 1993;24:130-131.

[10] Owens BD, Goss TP. Surgical approaches for glenoid fractures. Tech Shoulder Elbow Surg 2004;5:103-115.

[11] Schandelmaier P, Blauth M, Schneider C, et al. Fractures of the glenoid treated by operation. A 5- to 23-year follow-up of 22 cases. J Bone Joint Surg Br 2002;84(2):173-177.

[12] Sinha J, Miller AJ. Fixation of fractures of the glenoid rim. Injury 1992;23:418-419.

第26章 肱骨髁上骨折和肱骨髁间骨折的切开复位内固定

Open Reduction and Internal Fixation of Supracondylar and Intercondylar Fractures

Joaquin Sanchez-Sotelo

病史和体格检查

- 肱骨远端骨折常见于两个群体：
  - 高能量损伤的年轻患者。
  - 骨量减少的老年患者。
- 肱骨髁上和髁间骨折的主要特点是骨折粉碎，从而增加了内固定的难度。除此之外，肱骨远端复杂的几何结构也增加了手术难度。
- 对病情初步评估的目的在于：
  - 了解骨折类型。
  - 明确外伤前患者是否已有肘关节疾病或不适。
  - 明确相关软组织损伤的程度（尤其是开放骨折）。
  - 明确是否伴随相关的骨骼肌肉或血管神经损伤。

影像学和其他诊断性检查

- 首先拍摄肘关节的正侧位X线片，仔细阅片，明确骨折线分布和骨折粉碎的范围及程度。同时，需要注意是否存在尺桡骨近端的骨折。
  - 由于肱骨远端几何外形复杂，骨折块重叠，因此单凭X线片难以全面了解骨折的类型（图1A、B）。
- CT扫描和三维重建很有必要，尤其对于一些比较复杂的病例。它有利于术者在固定时寻找特定的骨折块，从而有利于准确的骨折复位（图1C、D）。
- 术前于手术室麻醉下牵引位摄片也很有帮助，尤其是在术前缺乏CT的时候。

手术治疗

- 内固定是大部分肱骨远端骨折的治疗选择。
- 目前的内固定技术立足于以下几个方面：
  - 内固定的使用更注重改善肘关节的力学稳定性。
  - 关节周围预弯（解剖型）接骨板的使用。
  - 接骨板上锁定螺钉的使用。
- 对于合并既往肘关节疾病的老年患者，或是合并骨量减少的非常靠近关节面的粉碎骨折患者，可以考虑肘关节置换[12,14]。然而，即使是低位的通髁骨折内固定依然可以获得成功。
- 内固定技术的应用目的是使肘关节整体达到足够的稳定性，从而可以使肘关节术后能在无辅助装置保护下立即活动，而无需担心骨折移位[15,16]。遵循以下原则，大多数肱骨远端骨折，即便骨折再复杂也能达到上述效果（图2）：
  - 用作内固定的接骨板如图使用，以达到肱骨远端骨折块的最佳固定。

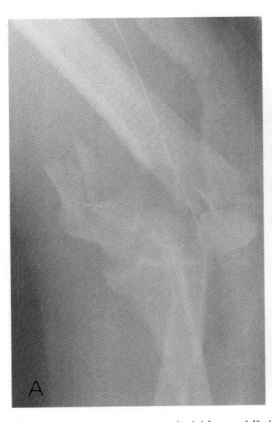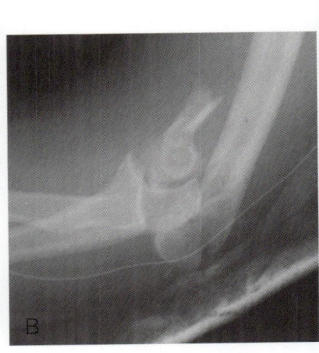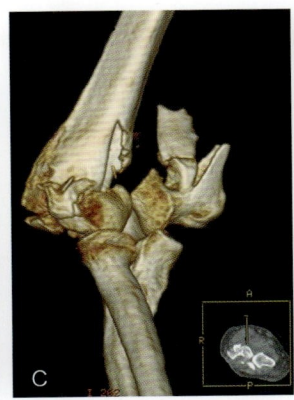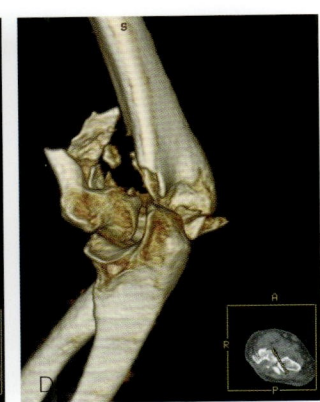

图1 A、B. 正侧位X线片显示累及肱骨远端关节面的肱骨髁间粉碎骨折，由于肱骨远端复杂的几何外形和粉碎性的骨折，以及骨折块的重叠，因此很难完全理解骨折的复杂程度。C、D. 应用CT扫描和三维重建面绘制有助于理解骨折的形态，并对手术中骨折块的位置和形态作出预判。

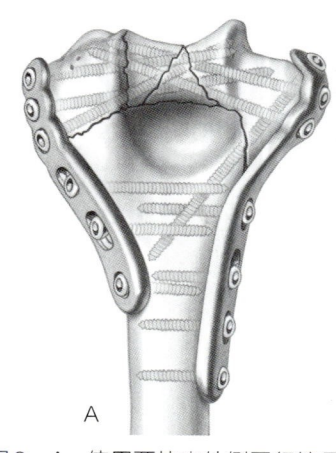
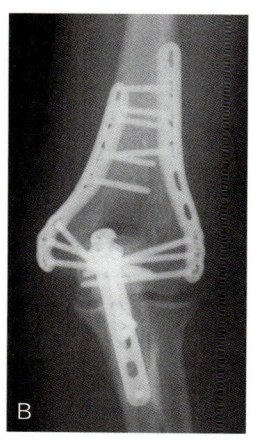

图2 A. 使用两块内外侧平行接骨板可以达到肱骨远端骨折块的最佳固定，增加肱骨髁上平面的稳定性。B. 术后肘关节正位X线片显示肱骨远端复杂骨折得到了解剖复位，并采用本章节所述原则和技术获得稳定的内固定。尺骨鹰嘴截骨后用接骨板做复位固定（图A版权：Mayo Clinic）。

- 远端螺钉的固定提供了肱骨髁上平面的稳定性，要真正做到骨折块间的加压。

入路

- 充分的显露是获得满意复位和固定的前提。
- 对尺神经的处理目前尚存在争议：一些骨科医生习惯于使用尺神经皮下转位技术，而另外一部分医生更喜欢在手术最后将尺神经安置于其原解剖位置。无论如何进行处理，都会有一批患者在术后留有暂时或永久性的尺神经病变，大部分留有症状。这一点在术前告知患者是很重要的。
- 大部分骨折需要术中对伸肘装置做游离，可经尺骨鹰嘴截骨，肱三头肌翻转或肱三头肌劈开显露。
- 偶尔一些简单骨折可以经肱三头肌两侧显露并操作，而不需要干扰伸肘装置。

- 经尺骨鹰嘴截骨是大多数肱骨远端骨折内固定手术的首选入路[13]。
  - 优点：
    - 提供最佳的手术显露。
    - 提供骨性愈合潜能，从而降低肱三头肌功能障碍的风险。
  - 缺点：
    - 并发症：骨折不愈合，关节内粘连。
    - 内固定装置之后可能需要取出。
    - 限制了术中转换为肘关节置换的可能性。
    - 使肘肌失去活力。
    - 尺骨近端无法作为复位和活动的参考标志。
- 经肱三头肌翻转和劈开入路[9]能够保留尺骨的完整性。
  - 避免尺骨鹰嘴截骨相关的并发症。
  - 便于术中改行全肘关节置换。
  - 可利用尺骨近端作模板，评估肱骨远端关节面复位。
  - 可以在骨折固定后评估肘关节伸直功能的不足，尤其对于需要干骺端缩短的骨折病例非常有用。
- 经肱三头肌双侧入路[1]。
  - 目的和指征：
    - 目的是为骨折固定提供合适的暴露，同时避免干扰伸肘装置。
    - 该入路仅用于非常简单的骨折类型[如关节外或简单的肱骨远端关节内骨折（AO/OTA分型的A型、C1型和C2型）]，或考虑行肘关节置换的骨折。
  - 优点：
    - 该入路避免了与伸肘装置相关的并发症。
    - 术后无需支具保护。
    - 减少了手术时间。
  - 缺点：
    - 该入路对肱骨远端关节面暴露有限。

手术入路

经尺骨鹰嘴截骨入路

- 楔形截骨提供了更好的稳定性（技术图1A）。
- 楔形截骨远端定点要位于尺骨鹰嘴关节面裸区的中央。
- 用电刀沿着截骨平面外侧缘分离肘肌。
  - 或者，将肘肌在截骨远端附着部分游离，向近端尺骨附着部分翻转，从而减少肘肌的损伤[2]。
- 先用薄的摆锯截骨；若使用厚的锯片会过度去除骨质，可能导致在截骨面固定时难以达到骨块间加压，从而导致鹰嘴截骨术后骨不愈合。
- 用骨刀完成截骨。
  - 降低对尺骨近端和肱骨远端关节面软骨的损伤风险。
  - 造成截骨面的相对不规则，增加了接骨面的交错，使之后复位更加准确。
- 截骨后牵开骨块暴露骨折区域（技术图1B）。
- 固定（技术图1C）。
  - 一些生物力学研究发现，联合使用一枚7.3 mm的骨松质螺钉和张力带要优于单独一枚螺钉或克氏针加张力带固定；而其他研究没有发现区别。

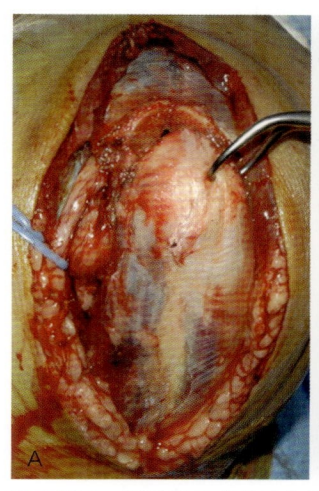 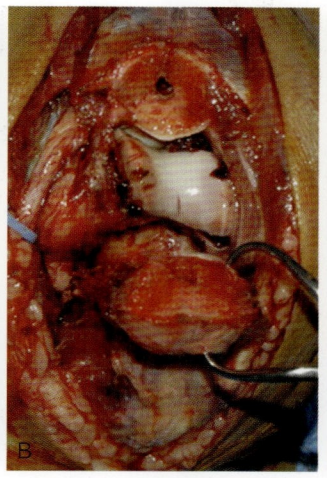 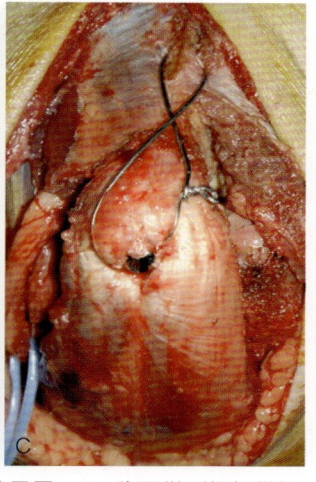

技术图1 经尺骨鹰嘴截骨入路提供了肱骨远端骨折固定的最佳显露。A. 先用微型摆锯做初步的楔形截骨，最后用骨刀凿断关节面。如果考虑截骨后用螺钉固定，则在截骨前要先钻孔并攻丝。B. 将截骨后近端骨块连同肱三头肌翻开，可以充分显露关节面和肱骨远端内外侧柱。C. 尺骨鹰嘴截骨后可以用一枚骨松质螺钉和张力带、克氏针和张力带，或接骨板固定。

- 笔者在治疗骨质较好的患者时，首选克氏针加张力带固定的方法，而在骨量缺少的患者中使用钢板固定。
- 若计划用螺钉固定，在截骨前要再尺骨上完成钻孔和攻丝。
- 钢板固定可以改善固定效果，但是会增加切口并发症风险。
- 目前有大量研究更加致力于发展远近端锁定的髓内固定装置，它结合了稳定性的优点和髓内固定的优点，可以减少切口并发症发生率和因疼痛导致的内固定取出率。

经肱三头肌翻转和劈开入路

- Bryan-Morrey 经肱三头肌入路（技术图2）：
  - 沿上臂内侧肌间隔和肱骨干后侧游离肱三头肌。
  - 沿尺侧腕伸肌外侧切开前臂筋膜。
  - 由内向外游离肱三头肌、前臂筋膜和肘肌，保持相互的连续性。
  - 行此入路时需保护好内侧副韧带的前束和外侧尺副韧带，避免术后肘关节不稳定。
- Mayo 改良的 Kocher 入路：
  - 沿上臂外侧肌间隔与肱骨干后侧游离肱三头肌。
  - 由外向内游离肱三头肌和肘肌，并保持两者的连续性。
  - 与上文提到的一样，需保护好内侧副韧带的前束和外侧尺副韧带，避免术后肘关节不稳定。

肱三头肌双侧入路

- 肱三头肌由内外侧肌间隔进行分离。
- 外侧切口可以向前延伸至肘肌（技术图3）。
- 从内侧副韧带和外侧副韧带复合体后方行关节切开术。

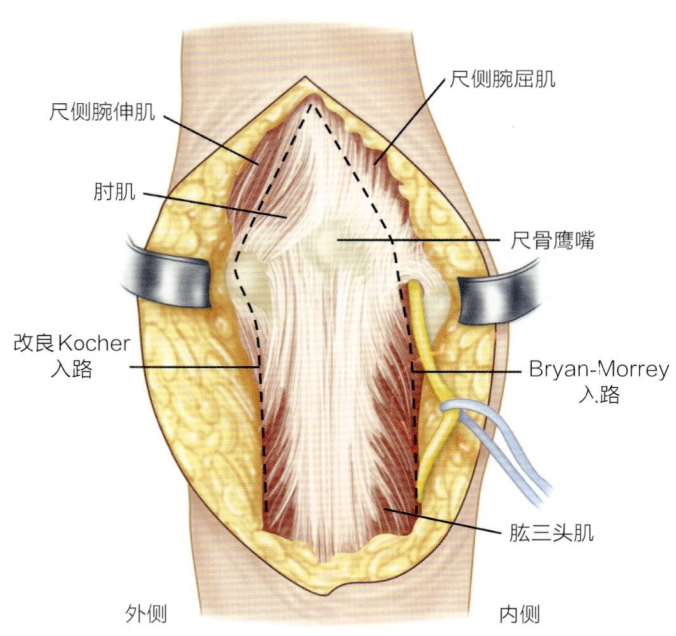

技术图2 伸肘装置（即肱三头肌、肘肌和前臂筋膜）可以在骨膜下从内侧到外侧（Bryan-Morrey 入路）或从外侧到内侧（Mayo 改良的 Kocher 入路）连续地从尺骨上分离。

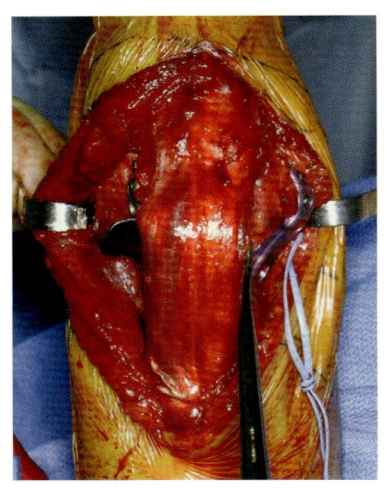

技术图3 骨折没有或很少累及肱骨远端关节面时,内固定手术可以经肱三头肌两侧完成。如图所示,伸肘装置基本保持完好。

内固定

实用技巧

- 肱骨远端骨折块(关节内骨块)的螺钉置入需要遵循以下原则:
  - 所有螺钉应经接骨板置入。
  - 每一枚螺钉尽量长达对侧柱,与对侧接骨板固定的骨折块相连。
  - 用尽可能多的螺钉固定远端骨块。
  - 每一枚螺钉选用要尽可能长。
  - 每一枚螺钉要连接尽可能多的关节内骨块。
  - 所有螺钉在远端骨折块内相互交错固定,将内外侧柱牢固地连接,形成类似弓状或圆拱形的结构。
- 使用接骨板进行固定。
  - 接骨板的应用要同时在内外侧柱的肱骨髁上水平,从而达到加压作用。
  - 接骨板要有足够的强度和硬度,以免骨折愈合之前在肱骨髁上水平发生断裂和折弯。

关节面的临时整复和接骨板的放置

- 关节面骨块解剖复位。
  - 尺骨近端和桡骨头可以用作复位模板。
- 仔细地评估旋转对位。
- 用光滑的克氏针临时维持复位(技术图4A)。

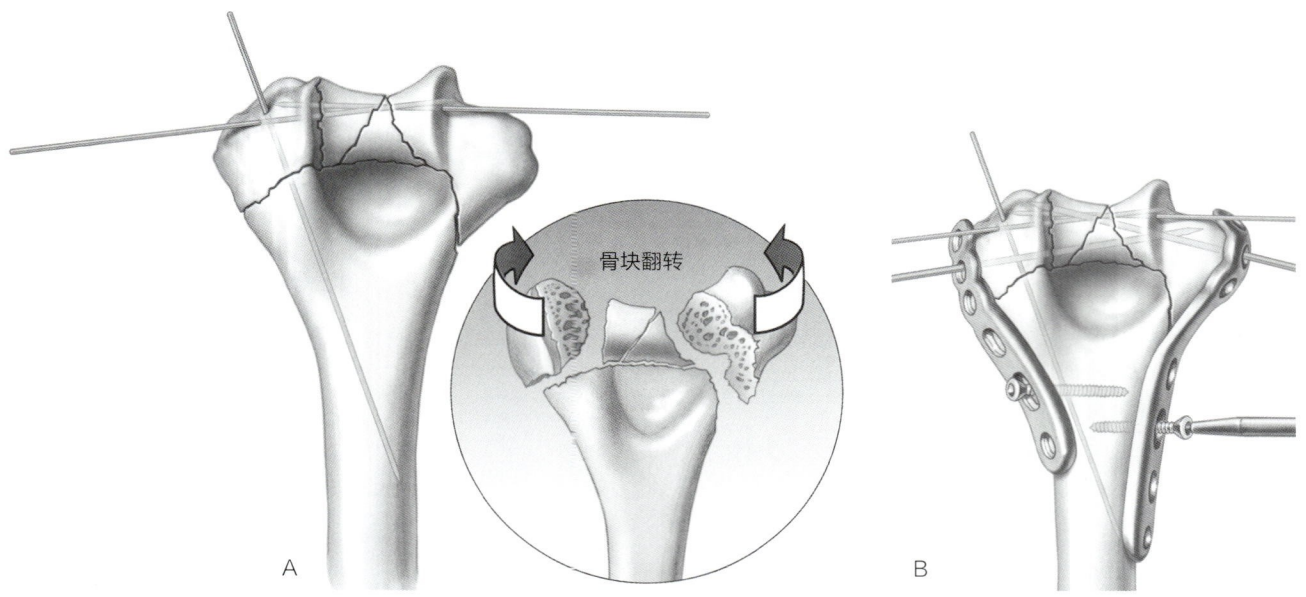

技术图4 A. 关节面解剖复位后用细克氏针临时维持,不影响接骨板和螺钉的应用。B. 内侧和外侧接骨板远端分别经直径2.0 mm的克氏针(随后用螺钉替代)作临时固定,近端两枚螺钉通过椭圆形滑动孔可对接骨板位置做微调(版权:Mayo Clinic)。

- 分别经内上髁和外上髁用两根直径2.0 mm的光滑克氏针交叉固定，便于接骨板临时安放，克氏针随后可用螺钉更换固定。
- 小骨折块的最终固定可用细螺纹的克氏针、可吸收铆钉或极小螺钉。
- 内外侧接骨板放置时，每块接骨板远端的一个螺孔均使用2.0 mm的光滑克氏针横穿至内上髁和外上髁（技术图4B）。
- 分别用一枚骨皮质螺钉松松地拧入内外侧接骨板的滑动孔中，维持接骨板的位置不动；使用滑动孔调整接骨板位置满意后将螺钉拧紧。

关节骨块和肱骨远端的固定

- 内外侧接骨板远端分别钻入2枚或以上螺钉。如前所述，螺钉要尽量长，固定到对侧柱。
  - 钻入螺钉前，若关节面未粉碎，用一把大的点式复位钳对关节面骨折线加压复位。
- 肱骨远端两根直径2.0 mm的光滑克氏针取出后，不需要再钻孔，而可以直接拧入螺钉，这样可以避免钻头碰撞其他螺钉时的意外断裂。通常这些最后拧入的螺钉与先前拧入肱骨远端的螺钉互相交错，这就增加了内固定整体的稳定性（技术图5）。

肱骨髁上骨块间加压和接骨板近端部分的固定

- 将一侧接骨板上的近端螺钉稍退出，用一把大的点式复位钳分别夹持同侧远端和对侧近端，在髁上水平予以最大限度的加压。近端使用加压技术置入一枚加压

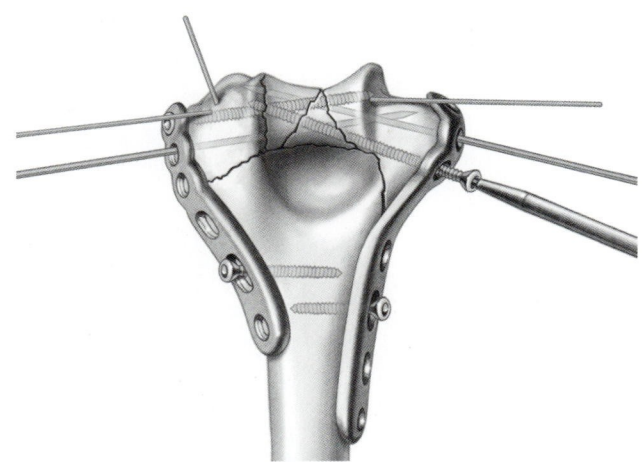

技术图5　用多枚长螺钉经接骨板拧入远端的骨块，以达到接骨板远端最大的锚着力。从内外侧方向打入的螺钉互相交错，形成一种内交锁结构，增加了骨折固定的稳定性（版权：Mayo Clinic）。

螺钉以维持骨块间的加压（技术图6A、B）。
- 对侧采用同样方法操作。
- 然后拧入剩余的骨干螺钉，提供额外的加压，因为它们推动下面的板，使得其与下面的骨块紧密接触（技术图6C）。
- 小的后方骨块可以用带螺纹的克氏针或可吸收钉固定。
- 取出临时固定的克氏针。
- 充分活动肘关节，关节活动需顺滑。若伸直受限，可考虑截除尺骨鹰嘴近端顶部。

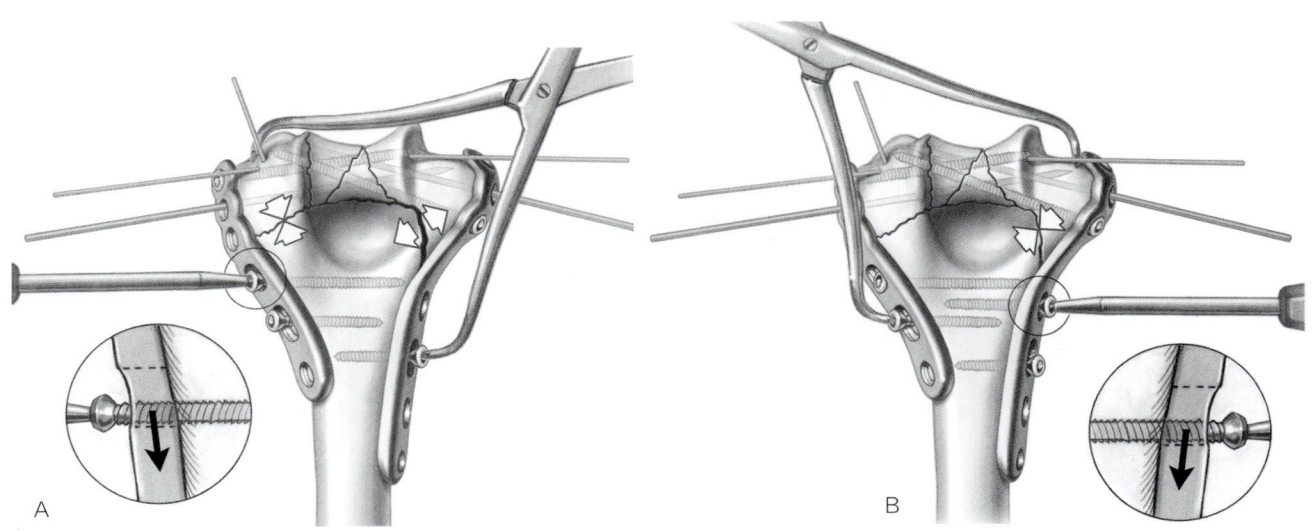

技术图6　A、B. 点式复位钳的应用，螺钉在偏心位加压方式的拧入，以及接骨板的轻微预塑形，最终形成了在肱骨髁上水平的骨折间加压作用。内外侧皆采用相同的技术（图A、B版权：Mayo Clinic）。

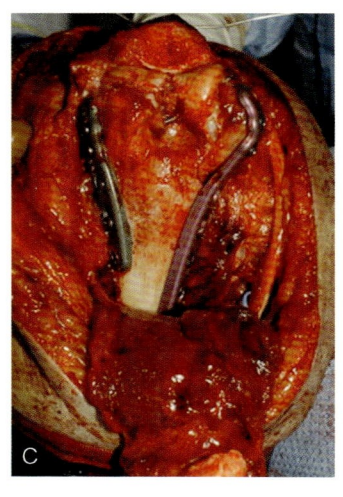

技术图6（续）　C. 肱骨远端复杂骨折的内固定。

肱骨髁上骨缩短

- 若肱骨髁上骨折粉碎（即骨丢失），在肱骨髁上水平进行加压是无法实施的，此时只有将肱骨短缩，形成合适骨折断段接触即非解剖复位，才能够使断段接触（技术图7A、B）。
  - 肱骨缩短范围可在数毫米到2 cm，此时对伸肘力量的削弱很小[10]。
- 修整近端骨干的断面，直至确认与远端骨块形成合适的骨断端接触。远端骨块通常较小，所以进一步去除远端的骨块是不可取的。
- 远端骨块向近端向前方凑近。骨块的前移予以桡骨头和尺骨冠突屈曲的空间，这是非常必要的。
- 使用先前介绍的技术将骨折块固定在理想的位置。
- 将肱骨远端后方的骨面修整成一个新的深而宽的鹰嘴窝（技术图7C），否则伸肘将受到限制。

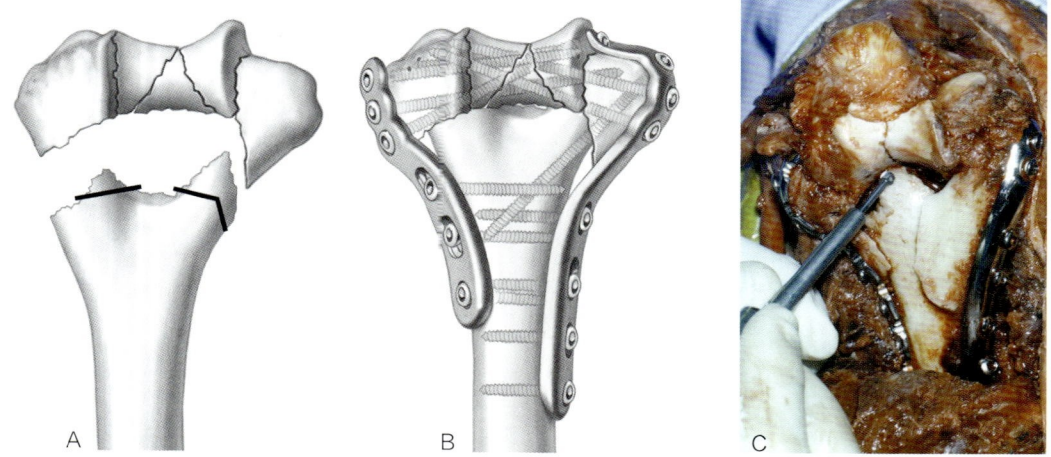

技术图7　A、B. 对于肱骨髁上严重粉碎的骨折，要优先考虑骨块间适当的接触和加压，而不是强求解剖复位。通过对近端骨折面的骨性突起做修剪（A），肱骨全长可以缩短数毫米至2 cm。将远端骨块凑向近侧前方，在非解剖位置予以固定（B）。C. 用磨钻在近端骨块的后方重建一个新的鹰嘴窝（图A、B版权：Mayo Clinic）。

要点与失误防范

经尺骨鹰嘴截骨入路	• 楔形截骨的顶点靠远端 • 使用薄的摆锯截骨,可以减少骨量丢失 • 若考虑截骨后用接骨板固定,截骨前就要在接骨板螺钉孔位置预先钻孔,便于手术结束时截骨部位的固定 • 类似地,若考虑用张力带结合髓内螺钉固定,则在螺钉钻入部位预先钻孔和攻丝
经肱三头肌翻转和劈开入路	• 骨膜下分离保留全层伸肘装置是非常关键的,有助于保持原位缝合后的愈合强度 • 伸肘装置的缝合要在原来的解剖位置 • 使用粗的不可吸收缝线[5号爱惜邦线(Ethicon Inc., Somerville, NJ)或2号FiberWire编织缝线(Arthrex Inc., Naples, FL)]经骨缝合 • 6周内禁止对伸肘动作的拮抗
经肱三头肌两侧入路	• 游离肱三头肌时,首先切开其深部的肘关节内外侧关节囊 • 切除后关节囊和脂肪垫,以扩大显露

术后处理

- 切口缝合后,用厚的敷料覆盖而不能加压包扎,石膏前托固定肘关节于伸直位,整个上肢要适当抬高。
  - 当遇到肿胀严重、开放伤或考虑合并严重软组织损伤的患者时,应当考虑使用切开或标准真空辅助闭合装置。
- 根据软组织损伤程度制订锻炼计划。通常在术后第1或第2日开始活动,但对于开放骨折或严重的软组织损伤可能需要延后数日。
- 大多数患者需要在内固定术后第1周或第2周做持续被动活动,部分患者可能需要更长时间的被动活动训练。
- 术后当肘关节活动度达不到预期效果时,用可调节固定的屈伸支具辅助锻炼。
- 对异位骨化风险较高的患者,可考虑口服吲哚美辛或对骨折部位软组织做单次剂量的放疗。这也适用于那些合并头颅或脊柱外伤及短期内需多次手术的患者。然而,未能保护并有效固定骨折部位或鹰嘴截骨部位似乎导致更高的骨不连发生率。

预后

- 使用现有内固定技术治疗肱骨远端骨折的结果见表1。
  - 对不同研究的结果很难做评价,因为其中损伤的严重程度无法相互比较,且术后活动度的测量精度可能有较大差异。
- 内固定技术的发展减少了内固定失效和骨不连的发生率,但肘关节活动度仍不能在每个患者中得到完全恢复。另外还会出现一些其他的并发症,详见下述[8]。

并发症

- 感染。
- 骨不连。
- 肘关节僵硬,伴或不伴异位骨化。
- 需要移除用来固定尺骨鹰嘴截骨的内固定。
- 尺神经病变。
- 创伤性骨关节炎或局部缺血性坏死,后期需行关节成形术或肘关节置换术。

表1 影响肱骨柱的肱骨远端骨折内固定疗效

研究者	病例数	平均年龄（岁）	随访期（月）	AO分型（例）	开放伤（例）	平均活动范围	整体结果	并发症（例）	再手术（例）
Jupiter等[5]	34	57(17~79)	70(25~139)	C1(13) C2(2) C3(19)	14(41%)	76%患者达到30°~120°	79%满意*	骨不连(2) 再骨折(1) 尺骨鹰嘴截骨部位骨不连(1) Ⅱ度异位骨化病变(4) 正中神经病变(1)	内植物取出(24) 关节松解(3) 异位骨化切除(4) 神经松解(1)
Henley等[4]	33	32(15~61)	18.3	C1(23) C2(8) C3(2)	14(42%)	伸展19° 屈曲126°	92%满意*(仅评估25名患者)	再次固定失败(5) 内固定感染(2) 鹰嘴截骨部位骨不连(2) Ⅱ度尺骨鹰嘴部位骨不连(2)	再次切开复位内固定(2) 张力带取出(6) 鹰嘴截骨部位二次切开复位内固定(2)
Sanders等[14]	17	51(12~85)	>24	C1(4) C2(3) C3(10)	7(41%)	108°(55°~140°)	76%满意	延迟愈合(2) 感染(2) 肺栓塞(1) 尺神经病变(1)	内固定取出(3) 尺神经松解(1)
McKee等[7]（闭合骨折）	25	47(19~85)	37(18~75)	C(25)	无	108°(55°~140°)	DASH平均20分(0~55)	尺神经炎(3) 一过性桡神经麻痹(1) 骨不连(1) 畸形愈合(1)	张力带取出(3) 再次切开复位内固定(1) 肘关节松解(2)
McKee等[6]（开放骨折）	26	44(17~78)	51(10~141)	C1(5) C2(13) C3(8)	100%	97°(55°~140°)	DASH平均23.7分(0~57.5) MEPS满意度60%	感染性骨不连(1) 延迟愈合(4) 一过性桡神经麻痹(1)	再次切开复位内固定(3)
Pajarinen等[10]	21	44(16~81)	24(10~41)	C1(6) C2(12) C3(3)	5(24%)	107°(98°~116°)	OTA满意度56%	深部感染(1) 创伤后神经损伤(3) 尺骨鹰嘴截骨部位骨不连(1)	再次切开复位内固定(2)
Gofton等[3]	23	53(16~80)	45(14~89)	C1(3) C2(11) C3(9)	7(30%)	122°(伸直19°，屈曲142°)	DASH平均12分(0~38) 主观满意度93% MEPS满意度87%	深部感染(1) 尺骨鹰嘴截骨后骨不连(2) Ⅱ度异位骨化(3) 缺血性坏死(1) 放射性交感神经营养障碍(1) 肱骨小头骨不连(1)	鹰嘴截骨部位二次切开复位内固定(2) 肘关节松解(3) 肱骨小头切开复位内固定(1)
Soon等[15]	15	43(21~80)	12(2~27)	B(3) C1(4) C2(4) C3(4)	无	109°(45°~145°)	MEPS满意度86%	一过性尺神经炎(2) 内固定失败(1) 骨不连(1)	全肘关节置换(1) 再次切开复位内固定(3) 肘关节切开手法松解(4)
Sanchez-Sotelo等[13]	32	58(16~99)	24(12~60)	A3(3) C2(4) C3(25)	13(44%)	伸直26°(0°~55°) 屈曲124°(80°~150°)	MEPS满意度83%	延迟愈合(1) 尺神经病变(6) Ⅱ度异位骨化(5) 感染(1)	伤口清创和覆盖(4) 骨移植(1) 异位骨化切除(4) 异位骨化切除和肘关节牵开成形术(1) 肱三头肌重建(1)

注：DASH, Disabilities of the Arm, Shoulder and Hand questionnaire; MEPS, Mayo Elbow Performance Score; *, 按照Jupiter的分级评估系统。

参考文献

[1] Alonso-Llames M. Bilaterotricipital approach to the elbow. Its application in the osteosynthesis of supracondylar fractures of the humerus in children. Acta Orthop Scand 1972;43:479-490.

[2] Athwal GS, Rispoli DM, Steinmann SP. The anconeus flap transolecranon approach to the distal humerus. J Orthop Trauma 2006;20:282-285.

[3] Gofton WT, Macdermid JC, Patterson SD, et al. Functional outcome of AO type C distal humeral fractures. J Hand Surg Am 2003;28:294-308.

[4] Henley MB, Bone LB, Parker B. Operative management of intra-articular fractures of the distal humerus. J Orthop Trauma 1987;1:24-35.

[5] Jupiter JB, Neff U, Holzach P, et al. Intercondylar fractures of the humerus. An operative approach. J Bone Joint Surg Am 1985;67:226-239.

[6] McKee MD, Kim J, Kebaish K, et al. Functional outcome after open supracondylar fractures of the humerus. The effect of the surgical approach. J Bone Joint Surg Br 2000;82(5):646-651.

[7] McKee MD, Wilson TL, Winston L, et al. Functional outcome following surgical treatment of intra-articular distal humeral fractures through a posterior approach. J Bone Joint Surg Am 2000;82-A(12):1701-1707.

[8] Lawrence TM, Ahmadi S, Morrey BF, et al. Wound complications after distal humerus fracture fixation: incidence, risk factors and outcome. J Shoulder Elbow Surg 2014;23(2):258-264.

[9] Morrey BF. Anatomy and surgical approaches. In: Morrey BF, ed. Joint Replacement Arthroplasty. Philadelphia: Churchill-Livingstone, 2003:269-285.

[10] O'Driscoll SW, Sanchez-Sotelo J, Torchia ME. Management of the smashed distal humerus. Orthop Clin North Am 2002;33:19-33.

[11] Pajarinen J, Björkenheim JM. Operative treatment of type C intercondylar fractures of the distal humerus: results after a mean follow-up of 2 years in a series of 18 patients. J Shoulder Elbow Surg 2002;11:48-52.

[12] Popovic D, King GJ. Fragility fractures of the distal humerus: what is the optimal treatment? J Bone Joint Surg Br 2012 94(1):16-22.

[13] Ring D, Gulotta L, Chin K, et al. Olecranon osteotomy for exposure of fractures and nonunions of the distal humerus. J Orthop Trauma 2004;18:446-449.

[14] Sanchez-Sotelo J. Distal humeral fractures: role of internal fixation and elbow arthroplasty. J Bone Joint Surg Am 2012;94(6):555-568.

[15] Sanchez-Sotelo J, Torchia ME, O'Driscoll SW. Complex distal humeral fractures: internal fixation with a principle-based parallel-plate technique. J Bone Joint Surg Am 2007;89(5):961-969.

[16] Sanchez-Sotelo J, Torchia ME, O'Driscoll SW. Principle-based internal fixation of distal humerus fractures. Tech Hand Upper Extremity Surg 2001;5:179-187.

[17] Sanders RA, Raney EM, Pipkin S. Operative treatment of bicondylar intraarticular fractures of the distal humerus. Orthopedics 1992;15:159-163.

[18] Simone JP, Streubel PN, Sanchez-Sotelo J, et al. Low transcondylar fractures of the distal humerus: results of open reduction and internal fixation. J Shoulder Elbow Surg 2014;23(4):573-578.

[19] Soon JL, Chan BK, Low CO. Surgical fixation of intra-articular fractures of the distal humerus in adults. Injury 2004;35:44-54.

第27章 单纯肱骨小头和肱骨小头-滑车剪切型骨折的切开复位内固定

Open Reduction and Internal Fixation of Capitellum and Capitellar-Trochlear Shear Fractures

Asif M. Ilyas, Michael Rivlin, and Jesse B. Jupiter

定义

- 肱骨小头骨折比较少见,其发生率在所有肘关节骨折中占不到1%,占肱骨远端骨折的6%[4]。
- 常合并桡骨头骨折和肘关节后脱位。
- Bryan和Morrey[4]曾对肱骨小头骨折作出分型,而后由McKee作了改良:
  - 1型:肱骨小头完全骨折[14]。
  - 2型:肱骨小头关节面的软骨下骨折[29]。
  - 3型:肱骨小头粉碎性骨折[2]。
  - 4型:肱骨远端冠状面剪切骨折,肱骨小头连同部分滑车形成完整骨折块(图1)。
- 后来学者们逐步认识到单纯肱骨小头骨折很少见,多由肱骨远端冠状面骨折所累及,因此Ring等人[25]提出一种新的分型方法,包括5个解剖结构,由1型关节内损伤及包绕的肱骨小头和肱骨小头-滑车剪切型骨折组成(图2):
  - 1型:肱骨小头和滑车的外侧面。
  - 2型:外上髁。
  - 3型:外侧柱后方。
  - 4型:滑车后方。
  - 5型:内上髁。
- 近期,Dubberley及其同事[8]将后方粉碎情况纳入研究,推出了一种新的基于影像学形态的分型:
  - 1型:肱骨小头骨折(伴或不伴滑车嵴骨折)。
  - 2型:肱骨小头骨折和滑车骨折为一整个骨块。
  - 3型:肱骨小头骨折和滑车骨折分为不同的部分。
  - A型:无后髁粉碎。
  - B型:后髁粉碎。

解剖

- 肱骨干延伸至远端时,内外侧髁向两侧增宽形成内外侧柱,中间部分即为滑车。外侧柱前方有关节软骨覆盖,形成肱骨小头。在肱骨远端,连同内外侧髁形成三角形。

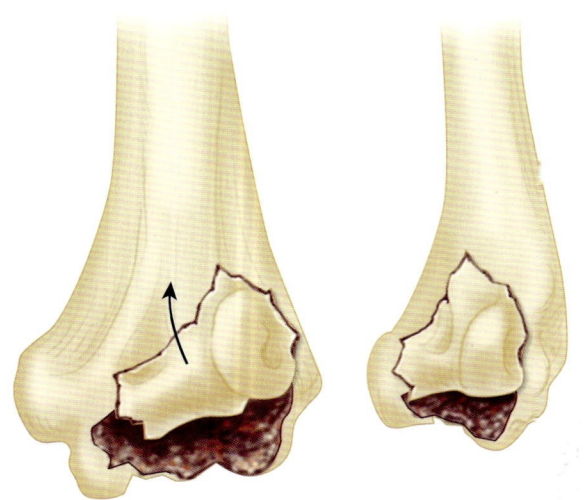

图1 肱骨远端冠状面剪切骨折(4型)(经允许引自McKeeMD, Jupiter JB, Bosse G, et al. Coronal shear fractures of the distal end of the humerus. J Bone Joint Surg Am 1996;78[1]:49-54)。

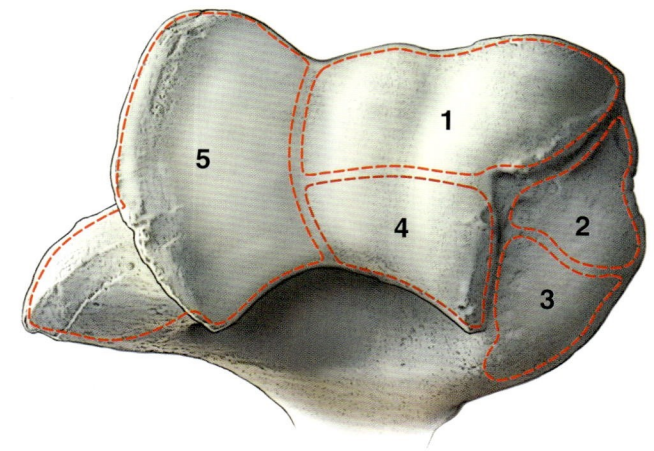

图2 肱骨远端关节面骨折,包括5个解剖结构,由1型关节内损伤及包绕的肱骨小头和肱骨小头-滑车剪切型骨折组成(经允许引自Ring D, Jupiter JB, Gulotta L. Articular fractures of the distal part of the humerus. J Bone Joint Surg Am 2003;85-A[2]:232-238)。

- 肱骨小头是肘关节第1个骨化的骨骺中心。
- 前方有关节面覆盖而后方没有。
- 肱骨小头指向肱骨远端前方,与肱骨纵轴呈30°前倾。
- 桡骨头在肘关节屈曲时与肱骨小头前方关节面相接触,而在肘关节伸直时与其下方关节面接触。
- 肘关节外侧副韧带止于肱骨小头外侧缘附近。
- 肱骨小头的血供来源于其后方,由肱深动脉的桡侧副动脉和桡返动脉形成的外侧动脉弓供应[30]。

发病机制

- 肱骨小头骨折和肱骨小头-滑车剪切骨折常见于在肘关节部分伸直位撑地时,桡骨头与肱骨髁外侧柱发生对冲,导致肱骨远端关节软骨剪切损伤。
- 在屈肘时肱桡关节的碰撞产生大小不同的骨折块,并向上向前移至桡骨窝的位置。
- 合并损伤包括桡骨近端和远端以及腕骨骨折;韧带损伤包括侧副韧带(外侧多于内侧)和肱三头肌撕裂[8]。

自然病程

- 肱骨小头骨折绝大多数发生在成年患者。不发生于儿童,是因为该年龄段肱骨小头大部分仍是软骨,类似的损伤仅造成肱骨髁上骨折或外髁骨折。
- 女性患者更多见,一项研究发现可能与女性肘关节提携角更大有关。
- 由于活动度的逐渐丧失,前臂的潜在纵向不稳定性以及残余关节不协调可能导致的创伤性关节炎,预计未经治疗的移位骨折将导致不良预后。
- 如果存在多个关节碎片或涉及后柱,则肱骨小头骨折和滑车骨折易于发生骨不连。

病史和体格检查

- 肱骨小头骨折症状与桡骨头骨折类似,包括肘关节外侧压痛、肿胀,以及肘关节活动时疼痛。
- 尽管很少出现前臂旋转受限,但是肘关节屈曲和伸直的活动度受限很常见,且常伴有捻发音和疼痛。
- 肱骨小头骨折合并桡骨头骨折和肘关节韧带损伤的概率较高[22]。
- 同时检查肩部和腕部,排除其他合并损伤。

影像学和其他诊断性检查

- 标准的X线片检查对于准确地评估肱骨小头骨折是不够的。
- 肘关节侧位片是初步评估肱骨小头骨折的最佳检查。
- 正位片并不能有效显示骨折,因为肱骨小头骨折并不影响远端骨皮质的轮廓。
- 肱桡关节位片有助于明确肱骨小头骨折,该位置由外侧斜行投照摄片,X线球管呈45°指向背侧,避免了尺骨近端、桡骨近端与肱骨远端连接部分的重叠显影[13]。
  - 1型骨折的显影中,骨折块关节面略向上翻转,呈半月形,在多数病例中远离桡骨头关节面。
  - 2型骨折的诊断更困难,这取决于关节内块中软骨下骨的骨量,它们可能呈现为位于关节上部的游离体。
  - 3型骨折X线下可见数量不等的粉碎骨折块。
  - 冠状面剪切骨折可以看到侧位片上特征性的"双弧征"(图3A)。
- 推荐常规使用CT扫描,可以清晰地显示骨折的形态特征。
  - 肘关节CT扫描要做轴面和横切面,层厚1~2 mm。

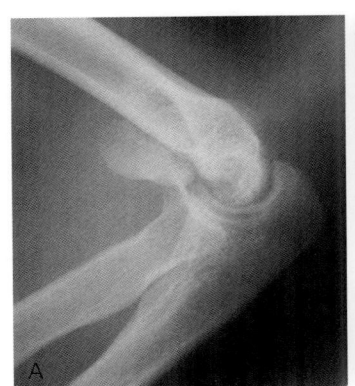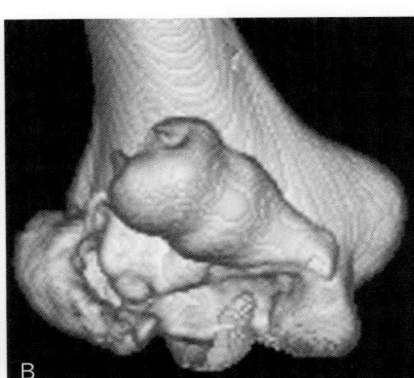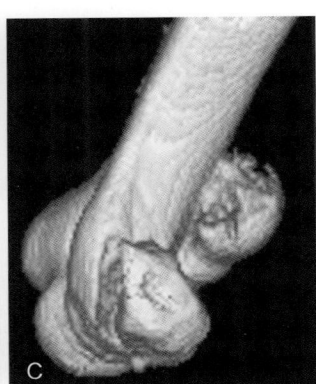

图3 A. 冠状面剪切骨折的侧位X线可见特征"双弧征"。B、C. 肱骨远端冠状面剪切骨折的三维CT重建。

- 如果有条件的话，要做三维CT图像重建，可以详细了解骨折的形态，有助于理解骨折的解剖定位和分型（图3B、C）。

鉴别诊断

- 桡骨头骨折。
- 肱骨远端外侧髁骨折。
- 肘关节脱位。

非手术治疗

- 笔者推荐对肱骨小头骨折和肱骨小头-滑车剪切骨折行手术治疗。
- 确定的非移位和单纯的肱骨小头骨折可以用支具固定3周，然后在保护下活动。但是，密切的随访是必需的，因为此类骨折本身是不稳定的，易发生移位。
- 已经有文献报道闭合复位技术，但是处理时需要仔细，并且只有达到完全解剖复位才可以考虑非手术治疗[5,23]。
- 肱骨小头-滑车剪切骨折因其固有的不稳定性、可预见的活动受限和关节不匹配导致的创伤性关节病，而不能采用保守治疗。

手术治疗

- 手术的短期目的是解剖复位并固定骨折，从而能够在无机械阻挡下行早期活动。
- 长期目标是解除疼痛，避免肘关节僵硬，恢复最大活动度，以及避免创伤性关节炎。
- 肱骨小头骨折并不常见，既往文献报道的病例数都不多，但介绍的治疗方法却多种多样。
  - 治疗方法包括闭合复位[5,23]、手术切除[1,10,20]、切开复位内固定，还有人工关节置换[6,11]。
- 随着小骨块固定和关节面整复技术的改善，目前主要应用切开复位内固定。
  - 切开复位内固定的优点是恢复自然解剖形态和功能。
  - 缺点是可能出现肘关节僵硬和内固定失效。
- 对于老年肱骨远端关节内复杂骨折的患者，笔者考虑人工全肘关节置换[15,17]。
  - 优点是能够尽早康复，恢复活动。
  - 缺点是肘关节功能部分受限。

术前计划

- 在手术开始前，CT扫描有助于全面了解骨折的形态及其定位，尽量做三维图像重建。
- 手术时机的选择很重要，要在新生骨开始形成之前，局部肿胀消退之后，最好在2周内手术。
- 确认需要的内植物和器械都已备齐。
- 骨折的复位和固定要用到克氏针、关节面螺钉或埋头螺钉，以及固定小骨块的AO螺钉。
- 其他可能用到的内植物有外侧柱锁定钢板。
- 术中使用C臂机确认骨折复位情况和内固定物放置的位置。

体位

- 推荐使用全麻，这样可以使得软组织得到最大限度的放松。
- 多采用仰卧体位，侧方放置可透视的搁手台，以便使用外侧入路。
- 也可以考虑侧卧或俯卧位，采用后侧入路时用一个软垫子置于肘关节下方。

入路

- 推荐使用外侧或后正中切口。
- 外侧切口可以直视下进行外侧入路达到肘关节外侧。
- 后正中切口也可以显露肘关节外侧，同时也可以根据需要，暴露肘关节的后侧和内侧。
- 多种方式可以从外侧入路暴露肘关节，包括Kocher入路、Hotchkiss入路和Wagner入路。
  - 笔者推荐位于桡侧腕长伸肌（RCRL）与指总伸肌腱（EDC）之间的Wager入路，因为该入路可很好地评估肱桡关节前外侧，同时不影响外侧副韧带复合体的附着点。
  - 需要扩大显露时，可以将外侧副韧带复合体向后锐性掀开，或行外上髁楔形截骨，之后分别用锚钉缝合修补或内固定。
- 或者，Kocher入路从尺侧腕伸肌和肘肌之间的间隙可以暴露肱骨小头，同时提供对骨间后神经更好的保护。
- 许多病例会出现关节囊撕裂，术中可以经该处显露骨折，从而避免对其他软组织的损伤。

肱骨小头骨折

暴露

- 切口近端从外上髁近侧 2 cm 开始,远端向桡骨颈延伸 3~4 cm。
- 如果没有大的软组织或关节囊缺损,推荐采用外侧 Wagner 入路,经桡侧腕长伸肌和指总伸肌间隙显露。
- 从外上髁锐性切断指总伸肌的起点并向前牵开,可以显露肘关节前外侧。
  - 肱骨小头骨折通常会向前向近端移位。
  - 注意避免损伤肱肌和肱桡肌之间的桡神经。
  - 还必须注意,通过减少对桡骨颈切开来避免远端切开过度和对骨间后神经的损伤。此外,前臂应保持旋前,并且不应将牵开器放在桡骨颈前方。
- 外侧韧带复合体多见从肱骨侧撕脱,可能连带部分外上髁骨皮质。
  - 该韧带撕裂反而有利于在术中扩大显露。在内翻应力下,凭借内侧副韧带的铰链样作用可以增加外侧间隙的显露。
- 肱骨小头骨折块通常向前方和近端移位(技术图1)。
- 骨折片段通常也没有任何软组织附着物,因此易于因过度操作而落出关节。因此,必须注意避免在手术区域丢失碎片。

复位和固定

- 骨折块直视下复位,用复位钳把持,0.045 in(1.1 mm)克氏针临时固定。或者,将用于空心螺钉固定的导丝也可用于临时固定。
- 内固定的方法可以选用:①从前方或后方置入无头加压螺钉;②从后方置入骨松质螺钉;③后外侧柱锁定钢板;④联合使用上述方法。
- 无头加压螺钉可以使导针定向放置,直接骨折复位,并达到骨块间最大的加压。类似地,无头加压钉在骨折块的软骨下骨量较少的情况下尤其有用,例如 2 型和小的 1 型骨折(技术图 2A)。然而,由于前部较厚的软组织包裹与完整的外侧副韧带复合体,前螺钉放置可能具有挑战性。或者,可选用无头加压螺钉从后向逆行放置,可降低安置内固定的难度(技术图 2B)。然而,该方向不能实现最大的骨块间加压,并且可能导致骨折块分离。
- 在软骨下骨量较大的 1 型骨折中,骨松质螺钉最适用。然而,在外侧柱周围向后延伸暴露,理论上会增加骨坏死的风险(技术图 2C)。笔者建议使用半螺纹空心螺钉来优化骨折复位、螺钉放置和骨块间加压。

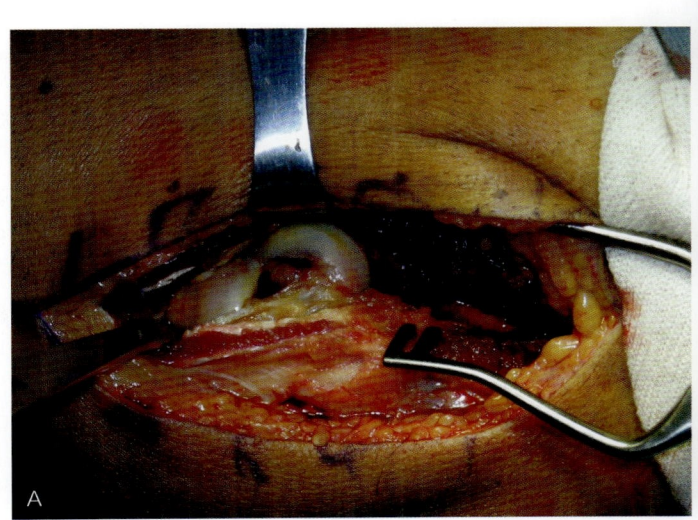
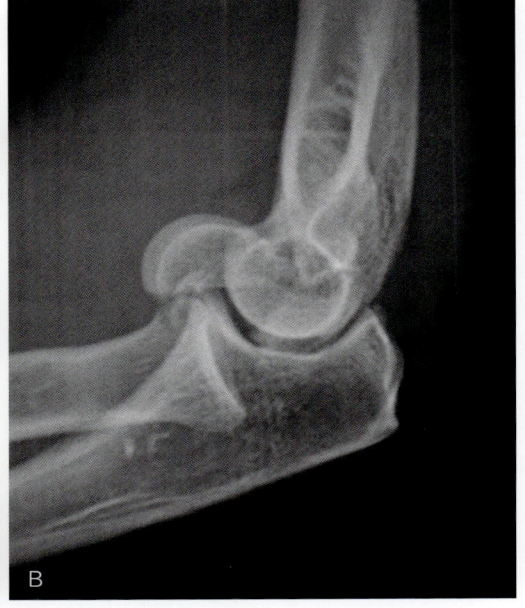

技术图 1　A、B. 移位的肱骨小头骨折块通常向前方和近端移位,并且骨折块通常也没有任何软组织附着。

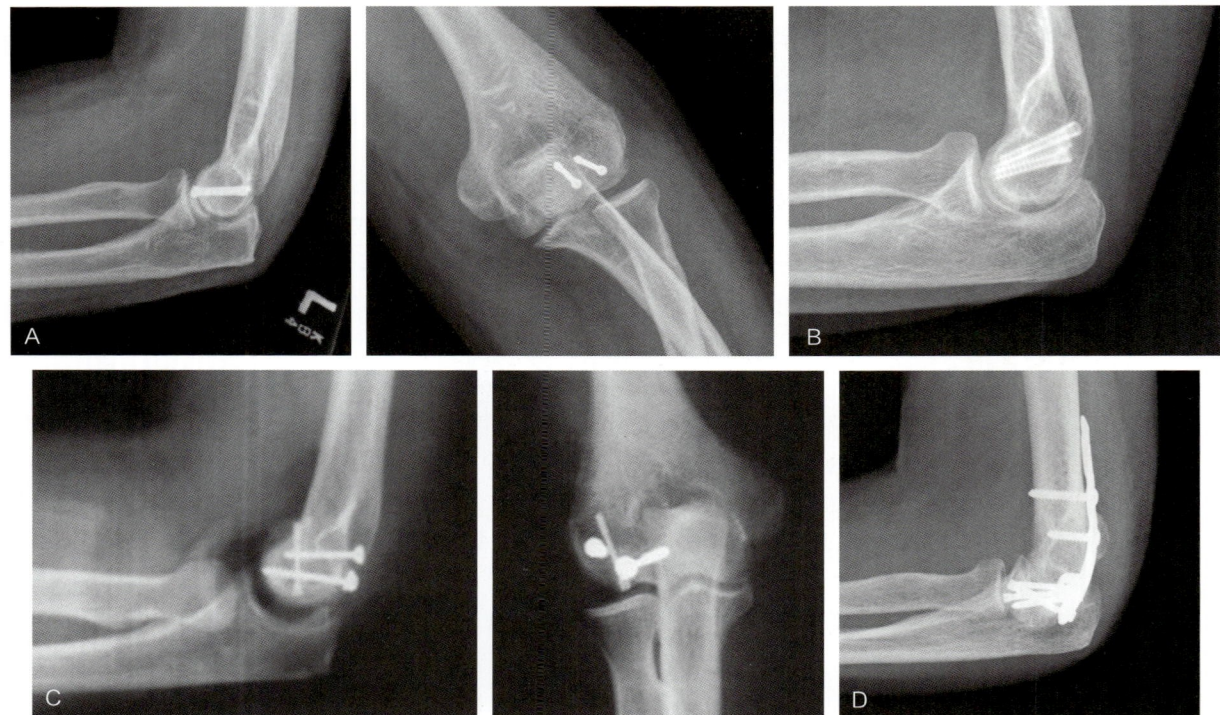

技术图2 A～D. 固定肱骨小头骨折的方法有：（A）从前方或后方置入无头加压螺钉；（B）从后方置入无头加压螺钉；（C）前方置入无头螺钉联合后方置入骨松质螺钉；（D）联合使用前方无头加压螺钉和后方锁定加压钢板。

- 单独使用关节周围锁定钢板，或与无头加压螺钉联合使用，对于改善肘关节周围稳定性是有价值的（技术图2D）。该技术将需要更广的向后剥离，因此理论上增加了骨坏死的风险。然而，后外侧板的应用可以在后皮质受累及或粉碎的情况下提供后部的稳定性。
- 在具有小且薄的关节碎片的2型骨折和3型粉碎骨折中，骨块无法使用内固定进行固定，可以考虑切除。
- 骨块的复位和内固定的位置必须要经过摄片确定。
- 应在术中确认前臂旋转和肘关节屈伸不受限制，无阻滞或卡住。
- 如果发现外侧副韧带复合体撕脱，则应使用钻孔和粗的不可吸收缝线或锚钉将其修复回外上髁。
- 关闭关节囊。
- 缩回的伸肌起点应松解，并将其与周围软组织一同缝合关闭。

肱骨小头-滑车剪切骨折

暴露

- 做后正中切口显露伸肘装置，行外侧入路进入关节。
  - 该切口可以提供广泛显露，直至肘关节两侧，需要时便于尺骨鹰嘴截骨（技术图3A）。
- 笔者推荐使用直接外侧Wagner入路，从桡侧腕长伸肌和指总伸肌之间进入关节。
- 其余的指总伸肌起点从外上髁尖锐性分离，并向前翻开以暴露前外侧肘关节，否则会激惹关节囊（技术图3）。
- 肱骨小头-滑车剪切骨折容易向前和向近侧移位。
  - 必须注意避免过度的近端剥离和对肱肌和肱桡肌之间走行的桡神经的损伤。
  - 还必须注意通过减少对桡骨颈进行剥离来避免过度的远端剥离和对骨间后神经的损伤。此外，前臂应保持旋前，并且不应将牵开器放在桡骨颈前方。
- 通常，外侧韧带复合体将从肱骨远端撕脱，可伴或不伴有外上髁的撕脱骨块。
  - 可以利用这种韧带剥离，通过内翻打开关节，从而改善暴露。

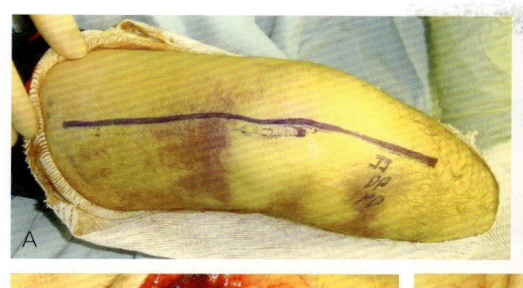
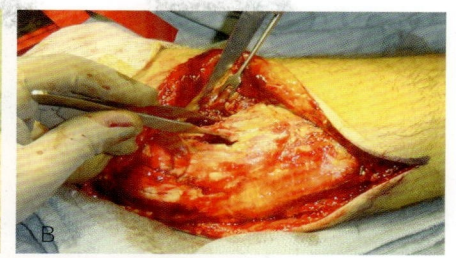
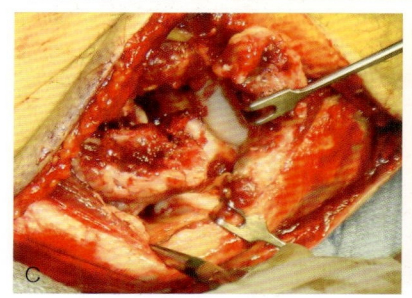
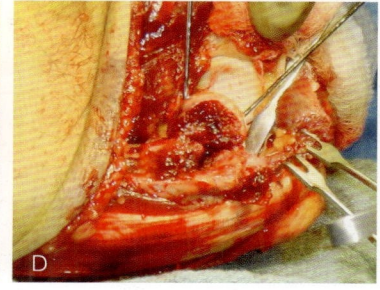

技术图3　A. 使用后正中切口处理肱骨小头-滑车剪切骨折。B. 切开关节囊进入肱桡关节的深外侧入路。C. 骨折碎片倾向于向近端移位和内部旋转。注意，外上髁的剥离和牵拉可以获得更好的暴露。D. 骨折进行复位后使用0.045 in（1.1 mm）克氏针临时固定。

- 或者，可以进行外上髁截骨术以增大视野范围，同时保持外侧韧带复合体的完整性。
- 另外，可以进行鹰嘴截骨术以改善向内侧和后侧延伸的骨折的暴露范围和固定范围。
- 现在应该可直视并分析骨折碎片。它们最常向近端移位和内旋移位（技术图3C）。

复位和固定

- 直视下复位骨折块，使用复位钳维持复位，然后用0.045 in（1.1 mm）克氏针进行临时固定（技术图3D）。
- 若无法达到解剖复位，可能骨块之间有嵌插，需要解除嵌插或植骨，或两者同时进行。
- 内固定方式包括：①从前方或后方置入无头加压螺钉；②从后方置入骨松质螺钉；③后外侧柱锁定钢板；④联合使用上述方法。
- 埋头加压螺钉可以使导丝定向放置，直接骨折复位，并达到骨块间最大的加压（技术图4A）。类似地，无头加压螺钉在具有较少软骨下骨的碎片的情况下尤其有用，例如2型和小的1型骨折。
- 在软骨下骨量较大的1型骨折中，骨松质螺钉最适用。然而，在外侧柱周围向后延伸剥离，理论上会增加骨坏死的风险。笔者建议使用半螺纹空心螺钉来优化骨折

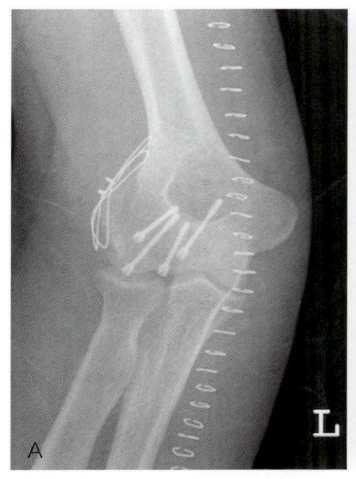
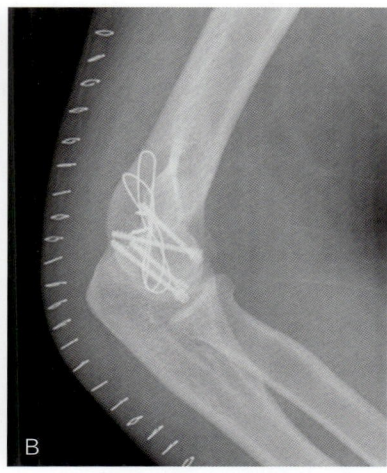
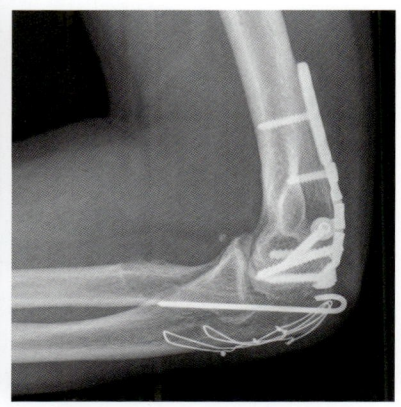

技术图4　A. 术后影像图示使用多枚无头加压螺钉修补外上髁以及前方固定肱骨小头-滑车骨折。B. 或者，采用鹰嘴截骨术，并使用应用于肱骨远端后外侧的关节周围锁定钢板修复不同的肱骨小头-滑车剪切骨折。

复位、螺钉放置和骨块间加压。
- 单独使用关节周围锁定钢板，或与无头加压螺钉联合使用，对于改善肘关节周围稳定性是有价值的（技术图4B）。该技术将需要更广的向后剥离，因此理论上增加了骨坏死的风险。然而，后外侧板的应用可以在后皮质受累及或粉碎的情况下提供后部的稳定性。
- 骨块的复位和内固定的位置必须要经过摄片确定。
- 应在术中确认前臂旋转和肘关节屈伸不受限制，无阻滞或卡住。
- 如果发现外侧副韧带复合体撕脱，则应使用钻孔和粗的不可吸收缝线或铆钉将其修复回外上髁。
- 关闭关节囊。
- 入路间隙及伸肌起点应使之放松，并与周围软组织一并缝合关闭。

要点与失误防范

诊断	• 应当谨慎地核实是否合并存在肘关节脱位、桡骨头骨折以及韧带损伤
影像学	• 单纯X线片检查并不充分，CT扫描应当作为常规 • 如果可能应当做三维重建
非手术治疗	• 选择非手术治疗应当谨慎，主往需要稳定的解剖复位，否则可导致疼痛活动受限 • 任何剪切型的肱骨小头滑车骨折均不建议非手术治疗
手术治疗	• 外上髁截骨可帮助术区的暴露 • 后侧入路可以顾及内外侧结构，如有必要也可行尺骨鹰嘴截骨 • 骨折无法复位时可能存在外侧柱的压缩，需要抬起压缩骨块或植骨 • 切除小的无法解剖复位的骨块，这优于非解剖复位和畸形愈合 • 合并的骨折和韧带损伤应同时处理以便更好地康复
术后处理	• 稳定的固定利于早期关节活动 • 肘关节骨折术后常见异位骨化的发生，可考虑应用非甾体抗炎药

术后处理

- 如果内固定足够牢靠，术后可以立即活动肘关节。
- 如果内固定不稳定，先用支具或石膏固定肘关节3~4周，然后开始主动或辅助下的活动度锻炼。一些人主张在复杂的关节骨折或合并严重的韧带损伤时恒用铰链式支具[12]。

预后

- 首先来看1型和2型肱骨小头骨折切开复位内固定的预后，许多小样本研究显示，采用Herbert钉从前向后固定可以获得良好疗效[7,16,18,24]。
- 最近，Mahirogullari等[19]报道了用Herbert钉治疗11例1型肱骨小头骨折的结果，其中8例评价为优，3例为良。作者建议要从后向前固定至少2枚Herbert钉。
- 4型肱骨小头-滑车剪切骨折的临床随访报道较少。McKee等[21]最早描述该种骨折类型并报道6例患者。
  ○ 所有病例都采用扩大的外侧Kocher入路，Herbert钉由前向后内固定。结果优良，肘关节平均活动范围15°～141°，前臂旋前83°，旋后84°。
- Ring和Jupiter随访了21例用Herbert钉内固定治疗肱骨远端关节内骨折的病例，结果4例优秀，12例良，5例中。
  ○ 所有骨折均愈合，平均活动范围达到96°。未发现肱尺关节不稳、关节炎或骨坏死。
- 这些作者强调了恰当评估这些骨折的重要性，一些通常以为是肱骨小头骨折的病例，实际上往往是复杂的肱骨远端关节内骨折[25]。
- Dubberley等[8]利用28例病例，对4型骨折做了进一步分型。随访结果显示，肘关节屈伸范围较健侧减少25°，旋转较健侧减少4°。
  ○ 2例复杂病例需要采取人工肘关节置换术。
  ○ 内固定方式多种多样，包括Herbert钉、骨松质螺钉、可吸收钉和克氏针辅助固定。
- Ruchelsman及其同事[26,27]报道了一项16例使用切开复位内固定治疗的病例研究。
  ○ 所有病例恢复正常旋转功能，除了2例存在肘关节活动度受限，其他均恢复正常。
  ○ 报道的病例15例达到优良，1例中。
  ○ 作者没有发现合并桡骨头骨折与较差的疗效之间的

相关性。
- Sen 及其同事[28]报道了单纯滑车骨折的小样本案例研究。
- 粉碎性骨折(Dubberley B型)已被证明更容易出现由于缺血性坏死、退行性关节炎和异位骨化而导致的较差预后。

并发症

- 肱骨小头骨折最常见的并发症是肘关节活动受限并遗留疼痛。前者多表现为屈伸活动受限。
- 骨折切开复位内固定术后常见尺神经病变,部分学者建议术中行尺神经减压[25]。这在肱骨小头-滑车剪切骨折中尤其重要,因为肘部内侧的交锁增加了尺神经压迫的风险。
- 骨坏死可能因早期骨折移位或手术显露所引起。肱骨小头的血供是由后向前,可能被手术分离所损伤。
  - 在内固定术后出现骨坏死的有症状的患者中,若局部未出现血管再生,则有二期切除坏死骨块的指征。
- 当闭合复位或切开复位对位不理想时,患者再次就诊往往已出现畸形愈合。此时,关节活动受限,需要做局部骨块的切除和软组织松解。
- 骨不连有可能发生,虽然这并不常见。究其原因,最可能的是复位不当或骨折块的血管再生不足。

(程鹏飞 译,孙玉强 审校)

参考文献

[1] Alvarez E, Patel M, Nimberg P, et al. Fractures of the capitulum humeri. J Bone Joint Surg Am 1975;57(8):1093-1096.

[2] Broberg MA, Morrey BF. Results of delayed excision of the radial head after fracture. J Bone Joint Surg Am 1986;68(5):669-674.

[3] Brouwer KM, Jupiter JB, Ring D. Nonunion of operatively treated capitellum and trochlear fractures. J Hand Surg Am 2011;36(5):804-807.

[4] Bryan RS, Morrey BF. Fractures of the distal humerus. In: Morrey BF, ed. The Elbow and Its Disorders. Philadelphia: WB Saunders, 1985:302-399.

[5] Christopher F, Bushnell L. Conservative treatment of fractures of the capitellum. J Bone Joint Surg 1935;17:489-492.

[6] Cobb TK, Morrey BF. Total elbow arthroplasty as primary treatment for distal humerus fractures in elderly patients. J Bone Joint Surg Am 1997;79(6):826-832.

[7] Collert S. Surgical management of fracture of the capitulum humeri. Acta Orthop Scand 1977;48:603-606.

[8] Dubberley JH, Faber KJ, Macdermid JC, et al. Outcome after open reduction and internal fixation of capitellar and trochlear fractures. J Bone Joint Surg Am 2006;88(1):46-54.

[9] Durakbasa MO, Gumussuyu G, Gungor M, et al. Distal humeral coronal plane fractures: management, complications and outcome. J Shoulder Elbow Surg 2013;22(4):560-566.

[10] Fowles JV, Kassab MT. Fracture of the capitulum humeri. Treatment by excision. J Bone Joint Surg Am 1975;56(4):794-798.

[11] Garcia JA, Mykula R, Stanley D. Complex fractures of the distal humerus in the elderly. The role of total elbow replacement as primary treatment. J Bone Joint Surg Br 2002;84(6):812-816.

[12] Giannicola G, Sacchetti FM, Greco A, et al. Open reduction and internal fixation combined with hinged elbow fixator in capitellum and trochlea fractures. Acta Orthop 2010;81(2):228-233.

[13] Greenspan A, Norman A. The radial head, capitellum view: useful technique in elbow trauma. AJR Am J Roentgenol 1982;138:1186-1188.

[14] Hahn NF. Fall von einer besonderes Varietat der Frakturen des Ellenbogens. Z Wund Geburt 1853;6:185.

[15] Kamineni S, Morrey BF. Distal humeral fractures treated with noncustom total elbow replacement. Surgical technique. J Bone Joint Surg Am 2005;87(suppl 1)(pt 1):41-50.

[16] Lansinger O, Mare K. Fracture of the capitulum humeri. Acta Orthop Scand 1981;52:39-44.

[17] Lee JJ, Lawton JN. Coronal shear fractures of the distal humerus. J Hand Surg Am 2012;37(11):2412-2417.

[18] Liberman N, Katz T, Howard CV, et al. Fixation of capitellar fractures with Herbert screws. Arch Orthop Trauma Surg 1991;110:155-157.

[19] Mahirogullari M, Kiral A, Solakoglu C, et al. Treatment of fractures of the humeral capitellum using Herbert screws. J Hand Surg Br 2006;31:320-325.

[20] Mazel MS. Fracture of the capitellum. J Bone Joint Surg 1935;17:483-488.

[21] McKee MD, Jupiter JB, Bamberger HB. Coronal shear fractures of the distal end of the humerus. J Bone Joint Surg Am 1996;78(1):49-54.

[22] Milch H. Fractures and fracture-dislocations of the humeral condyles. J Trauma 1964;13:882-886.

[23] Ochner RS, Bloom H, Palumbo RC, et al. Closed reduction of coronal fractures of the capitellum. J Trauma 1996;40:199-203.

[24] Richards RR, Khoury GW, Burke FD, et al. Internal fixation of capitellar fractures using Herbert screw: a report of four cases. Can J Surg 1987;30:188-191.

[25] Ring D, Jupiter JB, Gulotta L. Articular fractures of the distal part of the humerus. J Bone Joint Surg Am 2003;85-A(2):232-238.

[26] Ruchelsman DE, Tejwani NC, Kwon YW, et al. Open reduction and internal fixation of capitellar fractures with headless screws. J Bone Joint Surg Am 2008;90(6):1321-1329.

[27] Ruchelsman DE, Tejwani NC, Kwon YW, et al. Open reduction and internal fixation of capitellar fractures with headless screws. Surgical technique. J Bone Joint Surg Am 2009;91(suppl 2, pt 1):38-49.

[28] Sen RK, Tripahty SK, Goyal T, et al. Coronal shear fracture of the humeral trochlea. J Orthop Surg 2013;21(1):82-86.

[29] Steinthal D. Die isolirte Fraktur der eminentia Capetala in Ellengogelenk. Zentralk Chir 1898;15:17.

[30] Yamaguchi K, Sweet FA, Bindra R, et al. The extraosseous and intraosseous arterial anatomy of the adult elbow. J Bone Joint Surg Am 1997;79(11):1653-1662.

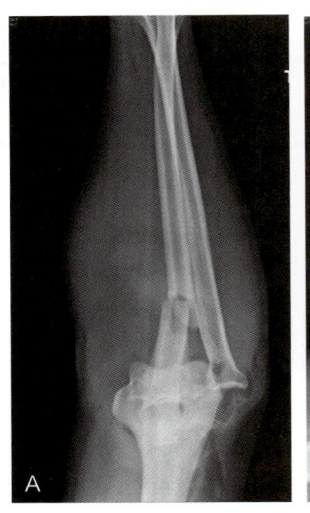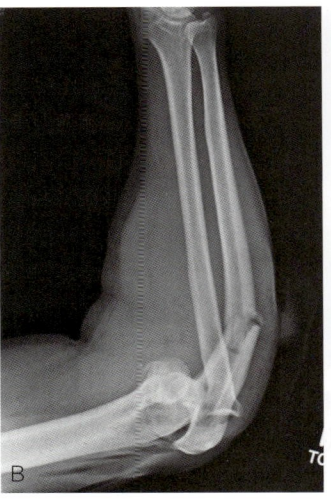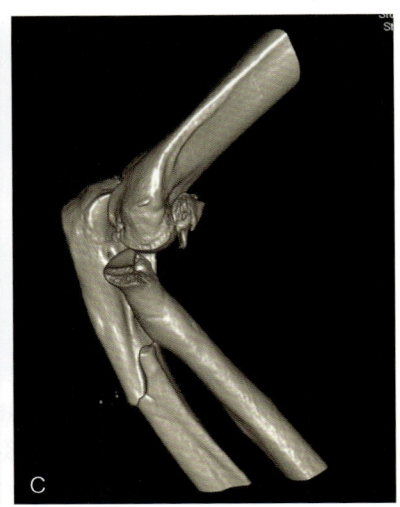

图5 A、B. 正侧位X线片提示Ⅱ型孟氏骨折，桡骨头后脱位（或骨折），近侧尺骨骨折向后方成角。C. CT图像清晰显示桡骨头骨折，这在X线片上可能并不明显。

自然病程

- 最初的 Mason 分型已先后经 Johnson 和 Morrey 改良，Hotchkiss 认为现有的骨折分型可以为治疗提供指导，但观察者信度较差（图6）[9]。

Ⅰ型骨折

- 没有移位，查体时旋前或旋后均无机械阻挡。
- 约占全部桡骨头骨折的82%[18]。
- 非手术治疗的效果优良，引起活动受限和关节病的可能极小[1,3,8,12]。
- 关节挛缩引起的关节僵硬是预后不佳的主要原因，然而，这往往可以通过合理的康复运动来避免。

Ⅱ型骨折

- 边缘骨块有移位，妨碍前臂正常旋转。Broberg 和 Morrey[6]提出，骨块应不小于关节表面的30%，移位≥2 mm。当仅有3块或3块以下的关节面骨块，可以手术复位并在固定后能确定取得良好疗效。
- 约占全部桡骨头骨折的14%[18]。
- 早期研究认为标准治疗是非手术治疗或桡骨头切除[13,19,20,23]，但随着知识和技术的进步，最佳治疗方案的争议越来越大。
- 移位＞2 mm 为 ORIF 的一项指征，但有案例显示，对于2～5 mm 的移位，非手术治疗往往也有不错的结果[1,12]。
- 活动时的机械阻挡是唯一明确的手术指征。
- 最近的一项 meta 分析[16]发现，对于稳定的 Mason Ⅱ型骨折，有80%的患者非手术治疗成功，而 ORIF 治疗成功率为93%；然而，笔者认为没有足够的证据来证明哪种才是最佳的治疗方法。
- 非手术治疗的并发症，如疼痛、不愈合，可以通过桡骨头切除或关节成形术来治疗，但是疗效有限。15年的随访后，23%的病例疗效一般或较差[5]。

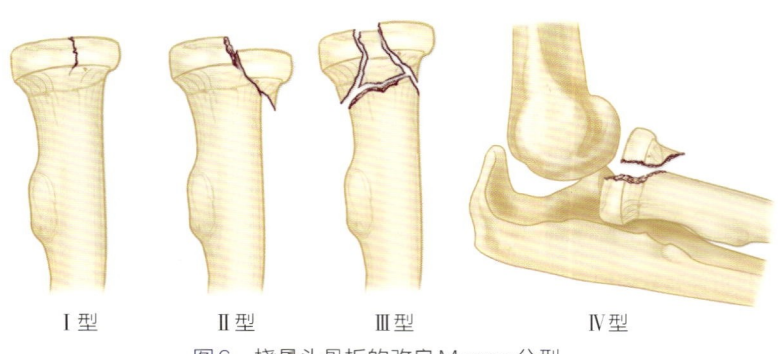

图6 桡骨头骨折的改良 Mason 分型。

相关性。
- Sen 及其同事[28]报道了单纯滑车骨折的小样本案例研究。
- 粉碎性骨折(Dubberley B型)已被证明更容易出现由于缺血性坏死、退行性关节炎和异位骨化而导致的较差预后。

并发症

- 肱骨小头骨折最常见的并发症是肘关节活动受限并遗留疼痛。前者多表现为屈伸活动受限。
- 骨折切开复位内固定术后常见尺神经病变,部分学者建议术中行尺神经减压[25]。这在肱骨小头-滑车剪切骨折中尤其重要,因为肘部内侧的交锁增加了尺神经压迫的风险。
- 骨坏死可能因早期骨折移位或手术显露所引起。肱骨小头的血供是由后向前,可能被手术分离所损伤。
  - 在内固定术后出现骨坏死的有症状的患者中,若局部未出现血管再生,则有二期切除坏死骨块的指征。
- 当闭合复位或切开复位对位不理想时,患者再次就诊往往已出现畸形愈合。此时,关节活动受限,需要做局部骨块的切除和软组织松解。
- 骨不连有可能发生,虽然这并不常见。究其原因,最可能的是复位不当或骨折块的血管再生不足。

(程鹏飞 译,孙玉强 审校)

参考文献

[1] Alvarez E, Patel M, Nimberg P, et al. Fractures of the capitulum humeri. J Bone Joint Surg Am 1975;57(8):1093-1096.

[2] Broberg MA, Morrey BF. Results of delayed excision of the radial head after fracture. J Bone Joint Surg Am 1986;68(5):669-674.

[3] Brouwer KM, Jupiter JB, Ring D. Nonunion of operatively treated capitellum and trochlear fractures. J Hand Surg Am 2011;36(5):804-807.

[4] Bryan RS, Morrey BF. Fractures of the distal humerus. In: Morrey BF, ed. The Elbow and Its Disorders. Philadelphia: WB Saunders, 1985:302-399.

[5] Christopher F, Bushnell L. Conservative treatment of fractures of the capitellum. J Bone Joint Surg 1935;17:489-492.

[6] Cobb TK, Morrey BF. Total elbow arthroplasty as primary treatment for distal humerus fractures in elderly patients. J Bone Joint Surg Am 1997;79(6):826-832.

[7] Collert S. Surgical management of fracture of the capitulum humeri. Acta Orthop Scand 1977;48:603-606.

[8] Dubberley JH, Faber KJ, Macdermid JC, et al. Outcome after open reduction and internal fixation of capitellar and trochlear fractures. J Bone Joint Surg Am 2006;88(1):46-54.

[9] Durakbasa MO, Gumussuyu G, Gungor M, et al. Distal humeral coronal plane fractures: management, complications and outcome. J Shoulder Elbow Surg 2013;22(4):560-566.

[10] Fowles JV, Kassab MT. Fracture of the capitulum humeri. Treatment by excision. J Bone Joint Surg Am 1975;56(4):794-798.

[11] Garcia JA, Mykula R, Stanley D. Complex fractures of the distal humerus in the elderly. The role of total elbow replacement as primary treatment. J Bone Joint Surg Br 2002;84(6):812-816.

[12] Giannicola G, Sacchetti FM, Greco A, et al. Open reduction and internal fixation combined with hinged elbow fixator in capitellum and trochlea fractures. Acta Orthop 2010;81(2):228-233.

[13] Greenspan A, Norman A. The radial head, capitellum view: useful technique in elbow trauma. AJR Am J Roentgenol 1982;138:1186-1188.

[14] Hahn NF. Fall von einer besonderes Varietat der Frakuren des Ellenbogens. Z Wund Geburt 1853;6:185.

[15] Kamineni S, Morrey BF. Distal humeral fractures treated with noncustom total elbow replacement. Surgical technique. J Bone Joint Surg Am 2005;87(suppl 1)(pt 1):41-50.

[16] Lansinger O, Mare K. Fracture of the capitulum humeri. Acta Orthop Scand 1981;52:39-44.

[17] Lee JJ, Lawton JN. Coronal shear fractures of the distal humerus. J Hand Surg Am 2012;37(11):2412-2417.

[18] Liberman N, Katz T, Howard CV, et al. Fixation of capitellar fractures with Herbert screws. Arch Orthop Trauma Surg 1991;110:155-157.

[19] Mahirogullari M, Kiral A, Solakoglu C, et al. Treatment of fractures of the humeral capitellum using Herbert screws. J Hand Surg Br 2006;31:320-325.

[20] Mazel MS. Fracture of the capitellum. J Bone Joint Surg 1935;17:483-488.

[21] McKee MD, Jupiter JB, Bamberger HB. Coronal shear fractures of the distal end of the humerus. J Bone Joint Surg Am 1996;78(1):49-54.

[22] Milch H. Fractures and fracture-dislocations of the humeral condyles. J Trauma 1964;13:882-886.

[23] Ochner RS, Bloom H, Palumbo RC, et al. Closed reduction of coronal fractures of the capitellum. J Trauma 1996;40:199-203.

[24] Richards RR, Khoury GW, Burke FD, et al. Internal fixation of capitellar fractures using Herbert screw: a report of four cases. Can J Surg 1987;30:188-191.

[25] Ring D, Jupiter JB, Gulotta L. Articular fractures of the distal part of the humerus. J Bone Joint Surg Am 2003;85-A(2):232-238.

[26] Ruchelsman DE, Tejwani NC, Kwon YW, et al. Open reduction and internal fixation of capitellar fractures with headless screws. J Bone Joint Surg Am 2008;90(6):1321-1329.

[27] Ruchelsman DE, Tejwani NC, Kwon YW, et al. Open reduction and internal fixation of capitellar fractures with headless screws. Surgical technique. J Bone Joint Surg Am 2009;91(suppl 2, pt 1):38-49.

[28] Sen RK, Tripahty SK, Goyal T, et al. Coronal shear fracture of the humeral trochlea. J Orthop Surg 2013;21(1):82-86.

[29] Steinthal D. Die isolirte Fraktur der eminentia Capetala in Ellengogelenk. Zentralk Chir 1898;15:17.

[30] Yamaguchi K, Sweet FA, Bindra R, et al. The extraosseous and intraosseous arterial anatomy of the adult elbow. J Bone Joint Surg Am 1997;79(11):1653-1662.

第28章 桡骨头和桡骨颈骨折的切开复位内固定

Open Reduction and Internal Fixation of Radial Head and Neck Fractures

Yung Han, George Frederick Hatch Ⅲ, and John M. Itamura

定义

- 桡骨头和桡骨颈骨折是成人最常见的肘部骨折,约占所有肘部骨折的33%。
- 该种骨折可单独发生,也可伴有其他骨、骨软骨和(或)韧带损伤。
- 根据骨折的类型,治疗方式包括非手术治疗、切开复位内固定(ORIF)、骨块切除、桡骨头切除和桡骨头置换术。治疗目的是恢复肘关节和前臂的活动及稳定性。本章主要介绍桡骨头和桡骨颈骨折的ORIF手术治疗原则和手术技巧。

解剖

- 桡骨头是完全的关节内结构,参与两个关节活动:①与肱骨远端形成肱桡关节;②与尺骨近端形成上尺桡关节(PRUJ)。
  - 肱桡关节是一种鞍状关节,可以完成屈伸动作以及前臂旋转动作。
  - PRUJ包绕于环状韧带内,允许桡骨头在近端尺骨的桡切迹的旋转。
    - 此处的内植物必须安放在PRUJ以外的一个90°的扇形区域内(即安全区),以防止对前臂的旋前旋后的过程造成机械阻碍(图1)[7]。
- 桡骨头形状有较多变异,从近似圆到椭圆。同样,桡骨头和桡骨颈的偏心距也有较多变异[14]。
- 桡骨头的血供较差,主要来自"安全区"的桡返动脉的单个分支,少量来自于桡返动脉和骨间返动脉的分支,这些分支在关节囊附着桡骨颈的部位穿入以滋养供应桡骨头(图2)。
- 内侧副韧带(MCL)的前束是对抗外翻应力的主要结构。桡骨头是次要稳定结构,在生理状态下承担着30%拮抗外翻应力的作用。因此,在如下情况合并内侧副韧带撕裂时:
  - 桡骨头骨折无法整复时,由于其生物力学的重要性,不能做单纯切除而需做人工假体置换。
  - 谨慎进行早期活动,同时注意过高的外翻应力对整复后的桡骨头的损伤。
- 桡骨头同时起着传递轴向负荷的作用,承受着由腕关节传递至肘关节的60%的负荷[21]。这也是Essex-Lopresti损伤中前臂骨间膜撕裂的主要原因[9]。在这种情况下,切除桡骨头将导致尺桡骨之间的纵向不稳定,导致桡骨向近端移位并可能发生尺腕关节撞击征。

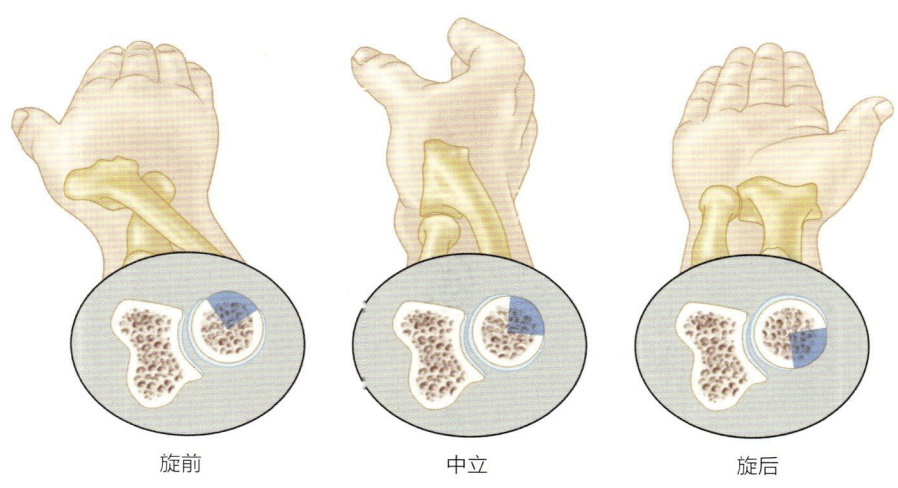

图1 "安全区"是指桡骨头在前臂完全旋前和旋后过程中不参与上尺桡关节的部分,呈约90°的弧形区域。前臂中立位时,安全区位于前外侧。

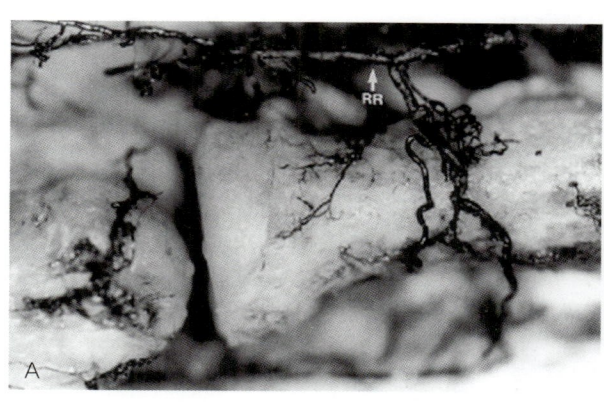
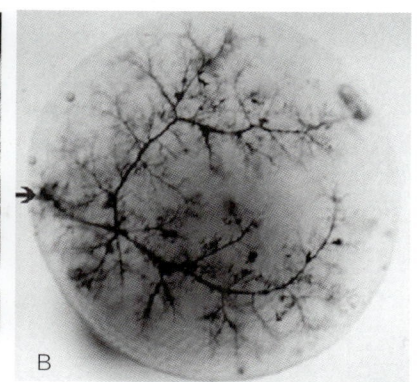

图2 A. 桡返动脉（桡动脉分支）是桡骨头的主要血供来源。B. 绝大多数尸体标本的解剖研究显示，桡返动脉的分支在桡骨头安全区内穿入供应骨髓腔（经允许引自Yamaguchi K, Sweet FA, Bindra R, et al. The extraosseous and intraosseous arterial anatomy of the adult elbow. J Bone Joint Surg Am 1997;79[11]:1653-1662）。

发病机制

- 桡骨头骨折由创伤导致。患者在跌倒时手撑地，前臂旋前位，肘关节伸直，产生外翻或轴向应力（或两者兼有），致使桡骨头和肱骨小头发生撞击，前者因骨质相对较疏松而发生骨折[2]。
- 没有移位或是轻度移位的桡骨头骨折常不伴有软组织损伤，但是，移位、粉碎性骨折以及其他不稳定骨折经常伴有软组织损伤（图3），并导致许多并发症，包括疼痛、关节炎、关节僵硬甚至功能障碍。
  - 桡骨头骨折可合并肱骨小头软骨缺损、骨挫伤及向后脱位。
- 轴向暴力负荷也可引起前臂骨间膜撕裂，从而导致尺桡骨纵向不稳定、下尺桡关节（DRUJ）脱位（Essex-Lopresti骨折）。因此，桡骨颈损伤或桡骨头凹陷骨折应高度怀疑伴有骨间膜和DRUJ损伤（图4）。
- "恐怖三联征"是由肘关节外翻位导致的，包括内侧副韧带和外侧尺副韧带的损伤，桡骨头和尺骨冠突的骨折。
- 桡骨头骨折也可伴有尺骨近端骨折（Monteggia骨折）（图5）。

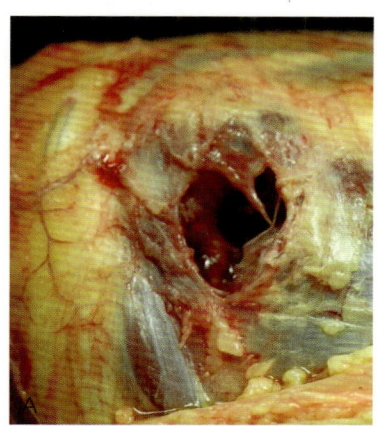
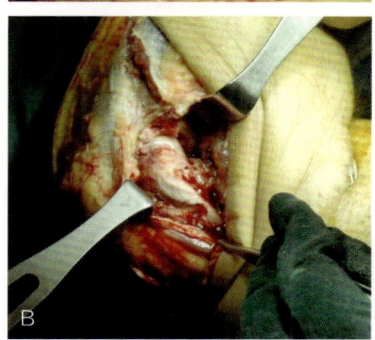
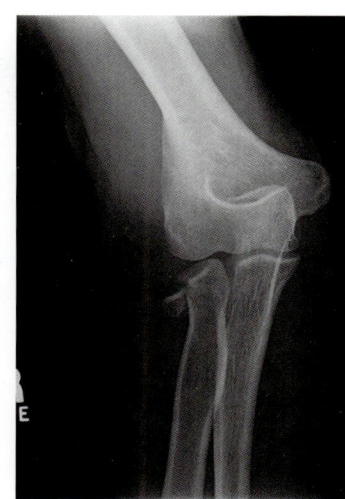

图3 A、B. 不稳定桡骨头骨折伴有软组织损伤。如图所示，关节囊破裂（A），外侧副韧带（LCL）（B）撕裂，伸肌总腱从肱骨外上髁上撕脱。

图4 正位X线片提示嵌插型桡骨颈骨折，且高度怀疑为Essex-Lopresti骨折。推荐施行桡骨头置换，如果进行切开复位内固定，需要保证DRUJ稳定并防止其脱位。

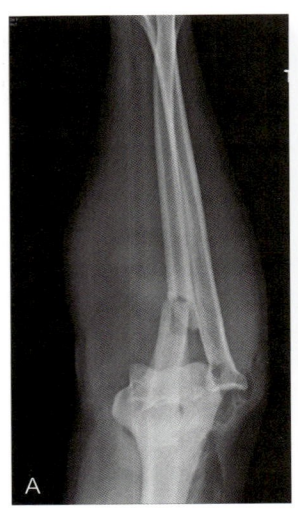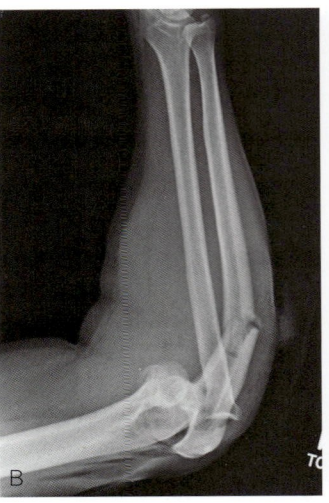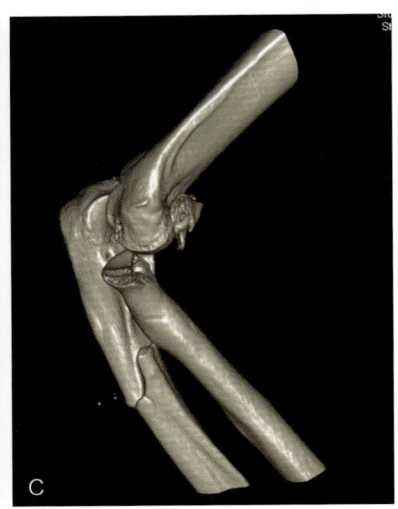

图5　A、B. 正侧位X线片提示Ⅱ型孟氏骨折，桡骨头后脱位（或骨折），近侧尺骨骨折向后方成角。C. CT图像清晰显示桡骨头骨折，这在X线片上可能并不明显。

自然病程

- 最初的 Mason 分型已先后经 Johnson 和 Morrey 改良，Hotchkiss 认为现有的骨折分型可以为治疗提供指导，但观察者信度较差（图6）[9]。

Ⅰ型骨折

- 没有移位，查体时旋前或旋后均无机械阻挡。
- 约占全部桡骨头骨折的82%[18]。
- 非手术治疗的效果优良，引起活动受限和关节病的可能极小[1,3,8,12]。
- 关节挛缩引起的关节僵硬是预后不佳的主要原因，然而，这往往可以通过合理的康复运动来避免。

Ⅱ型骨折

- 边缘骨块有移位，妨碍前臂正常旋转。Broberg 和 Morrey[6]提出，骨块应不小于关节表面的30%，移位≥2 mm。当仅有3块或3块以下的关节面骨块，可以手术复位并在固定后能确定取得良好疗效。
- 约占全部桡骨头骨折的14%[18]。
- 早期研究认为标准治疗是非手术治疗或桡骨头切除[13,19,20,23]，但随着知识和技术的进步，最佳治疗方案的争议越来越大。
- 移位＞2 mm 为 ORIF 的一项指征，但有案例显示，对于2～5 mm 的移位，非手术治疗往往也有不错的结果[1,12]。
- 活动时的机械阻挡是唯一明确的手术指征。
- 最近的一项 meta 分析[16]发现，对于稳定的 Mason Ⅱ型骨折，有80%的患者非手术治疗成功，而 ORIF 治疗成功率为93%；然而，笔者认为没有足够的证据来证明哪种才是最佳的治疗方法。
- 非手术治疗的并发症，如疼痛、不愈合，可以通过桡骨头切除或关节成形术来治疗，但是疗效有限。15年的随访后，23%的病例疗效一般或较差[5]。

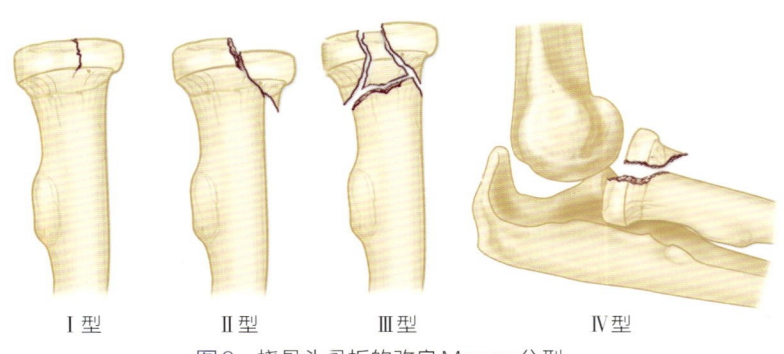

Ⅰ型　　Ⅱ型　　Ⅲ型　　Ⅳ型

图6　桡骨头骨折的改良 Mason 分型。

- 桡骨头骨折保守治疗失败后可以考虑二期切除手术，但肘关节功能改善有限；有报道显示，15年的随访后23%的病例疗效一般或较差[5]。也有报道发现，早期切除和二期切除的疗效没有明显差异[11]。

Ⅲ型骨折
- 粉碎性骨折或关节面塌陷嵌插（见图4），最佳治疗为假体置换。
- 约占全部桡骨头骨折的3%[18]。
- 当复位与固定效果不满意时，应考虑桡骨头关节置换术或切除术，这是因为桡骨头关节面碎裂成3块以上时，内固定效果较差[22]。
- 合并内侧副韧带损伤、尺骨冠突骨折或骨间膜损伤时，切除效果较差。
- 桡骨头切除适用于患者对功能要求不高，或预期生命有限的患者。术者需在术中透视下经检查排除肘关节不稳定。
- 桡骨头切除后，75%的病例肘关节在影像学上出现退行性改变，如囊性变、骨硬化或骨赘形成，但往往没有任何临床症状。
- 腕关节尺骨差异明显增加，肘关节提携角增大，并出现10%～20%的力量减弱。
- 桡骨头关节置换术可使桡骨头抵抗外翻应力及后方不稳，同时防止在轴向负荷作用下的桡骨向近端偏移，并有助于内侧副韧带、骨间膜和DRUJ的顺利愈合。

Ⅳ型骨折
- 合并肘关节不稳定，千万不能在早期切除桡骨头。
- 约占全部桡骨头骨折的1%[18]。
- 治疗包括立即复位肘关节、治疗桡骨头骨折和相关的骨损伤。无论复位固定或是置换，都必须能立即承受载荷。如果可以对桡骨头进行固定，可以考虑对撕裂的韧带进行修复，并使用铰链式支具保护修复后的桡骨头。另外，在不进行韧带修复的情况下进行桡骨头置换术也取得了满意的效果[10]。

病史和体格检查

病史
- 典型的病史包括跌倒时手撑地，肘关节外侧肿胀疼痛，伴有活动受限。
- 应确定损伤的原因和机制，以收集更多有关肘关节损伤、肩部或手部损伤的信息。
- 检查者要注意患者的活动能力和职业特点。

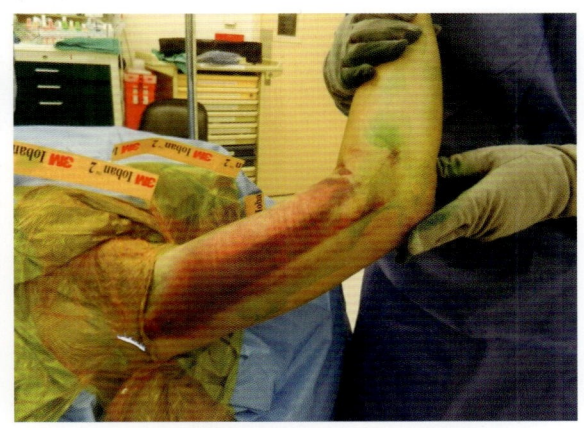

图7　内侧副韧带损伤并伴有大面积内侧皮肤瘀斑。

体格检查
- 体格检查要注意是否累及周围的神经血管、肩部及腕部，观察内侧的皮肤是否有瘀斑（图7），从而可以提示内侧副韧带损伤。
  - 仔细检查肘关节，触诊部位应包括肱骨内外上髁、尺骨鹰嘴、DRUJ和桡骨头，同时通过挤压试验检查前臂骨间膜和DRUJ以排除隐性尺桡骨纵向不稳定。
  - 进行内外翻应力试验，可同时摄片观察，可以分别提示外侧尺副韧带和内侧副韧带前束的损伤。
- 检查关节活动范围和做应力试验对于制订恰当的治疗方案是非常重要的，若能在良好的麻醉下正确地操作，可能就不需要进一步的摄片。如果不做这些检查，将导致对合并损伤的漏诊，其治疗方案也将不完善。
  - 急诊可以采用血肿内麻醉的方法。先吸血肿，然后用5 mL局麻药注入肘关节内，在透视下检查关节的活动范围。注射部位可以选择传统的后外侧"软点"或后鹰嘴窝（图8）。机械阻挡是手术介入的指征。
  - 如果有明确手术指征的，这些检查可在术中全麻下进行。患者和手术者都要事先做好准备，手术方案可能会根据术中检查结果而改变。
  - 正常的活动范围是屈伸0°～145°，旋后85°，旋前80°。检查者要注意肘关节活动时是否有骨性阻挡。

诊断性检查

放射影像
- 常规摄肘关节正侧位和斜位片，但这往往不能准确估计关节面的粉碎与塌陷程度。
  - 前臂中立位，并屈曲45°，可以较好地观测关节面。
  - 出现"帆船征"时应怀疑隐匿性桡骨颈骨折。
  - 若体检发现腕关节或前臂压痛，应注意加摄双侧腕

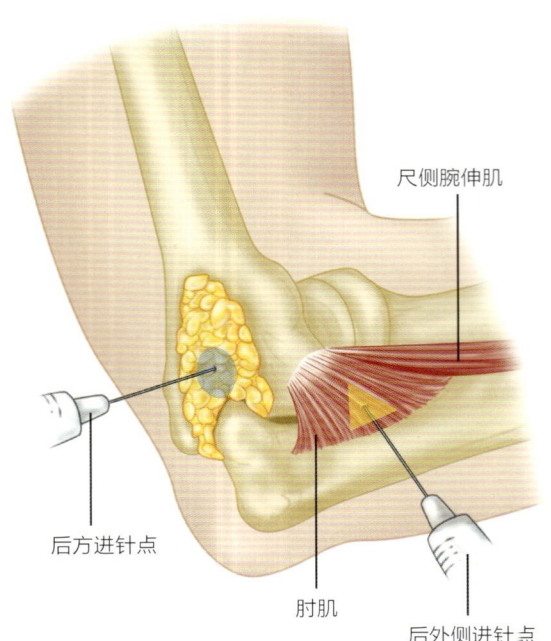

图8 肘关节穿刺可以经后方或后外侧操作，均十分有效，具体可视软组织损伤情况而定。

关节正位片，以排除Essex-Lopresti损伤。同时，也可采用单盒摄影来减少辐射暴露（图9）。

MRI

- MRI也可用来评估相关的损伤，如侧副韧带撕裂、软骨缺损以及关节游离体等[15]，但这不建议常规采用。

MRI在损伤时发现的大部分相关损伤均无明显临床意义[15,17]。

CT扫描

- 如果决定手术治疗，需要常规进行CT扫描，以便更好地了解骨折类型，进行术前规划，缩短手术时间，减少术中意外。三维重建提供了在常规CT扫描中不易发现的信息。

鉴别诊断

- 单纯肘关节脱位。
- 肱骨远端骨折。
- 尺骨鹰嘴骨折。
- 化脓性肘关节炎。

非手术治疗

- 图10为治疗桡骨头骨折的标准方案。
- 保守治疗是治疗非移位性桡骨头骨折的首选方法，在急性疼痛缓解后进行一周的悬吊固定，再进行一定程度的活动，目前已取得了普遍优良的疗效。
- 骨折移位＜2 mm，或很少累及桡骨头关节面，以及肘关节活动没有阻碍时，也可以选择非手术治疗。
  - 用石膏或支具固定7日，炎性期后逐渐开始活动。
- 目前笔者对于骨折移位＞2 mm时的处理，是通过透视下检查肘关节活动是否有阻碍。
  - 若能同时保持至少50°的旋前和旋后，笔者建议采用保守治疗。

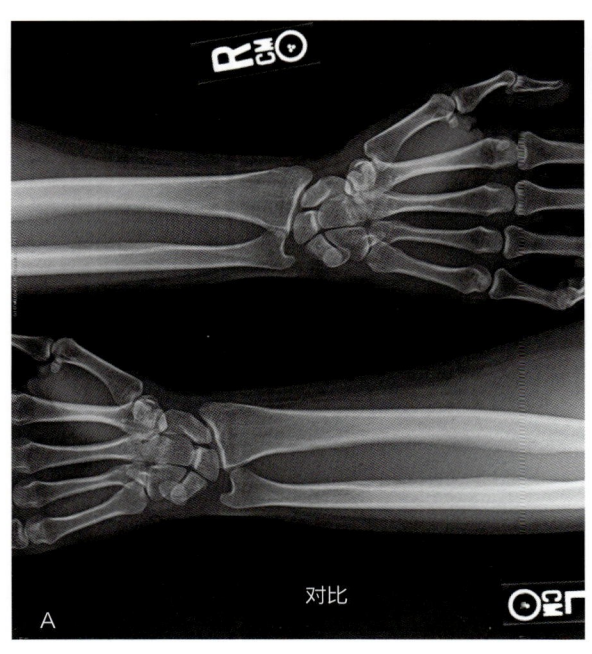

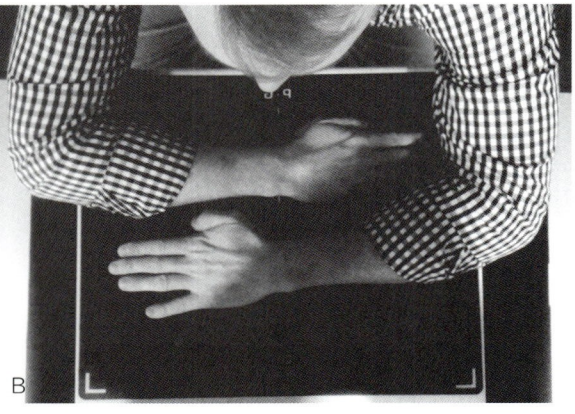

图9 A. 左侧正常，右侧下尺桡关节损伤，骨间膜破坏。右桡骨头骨折，桡骨相对尺骨向近端移位（Essex-Lopresti骨折）。B. 摄片时，屈肩90°，屈肘90°，前臂内旋90°。

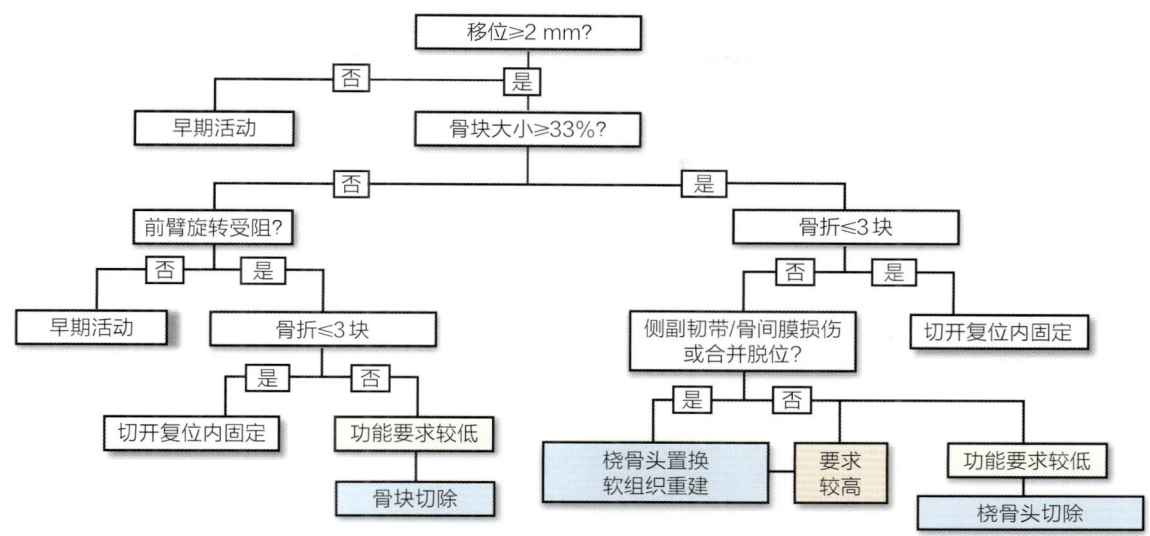

图10 桡骨头骨折的治疗方案。

- 若在活动中有阻碍或关节不稳定,可以在考虑患者因素和关节稳定程度的基础上,选用桡骨头切除、复位内固定或人工假体置换。
- 最近有文献报道,49位桡骨头骨折累及关节面超过30%或移位在2~5 mm的患者采用了类似上述的保守治疗,长期随访结果显示,81%的患者没有不适主诉,肘关节活动较健侧受限不明显,仅1位患者主诉有持续疼痛[1]。

手术治疗

术前规划

- 在手术之前,进行彻底的病史回顾、查体和影像学检查是非常有必要的。
  - 当关节不稳定或合并其他骨折时,需要扩大入路显露。

体位

- 患者的体位视其手术入路和术者的习惯而定。
  - 笔者习惯让患者仰卧位,患肢搁在胸前下方用软垫支撑,便于显露肘关节后外侧。
  - 上臂采用高位无菌止血带。

入路

- 后外侧入路(Kocher)是一种传统的桡骨头骨折入路,然而,笔者更推荐改良 Wrightington 入路[24],即改良的后侧入路[4](Boyd入路),位于尺骨与肘肌间隙(图11)。
  - 该入路可很好地暴露桡骨头和颈部,这对切开复位内固定很重要。
  - 这也是唯一一个充分显露出上尺桡关节、肱桡关节及肱尺关节的入路,当行桡骨头置换时,这种显露对选择桡骨头假体适当大小的判断很有必要。
- 该入路具有延展性,可使术者在桡骨头骨折的基础上处理韧带损伤,减少神经瘤形成和神经损伤的风险。

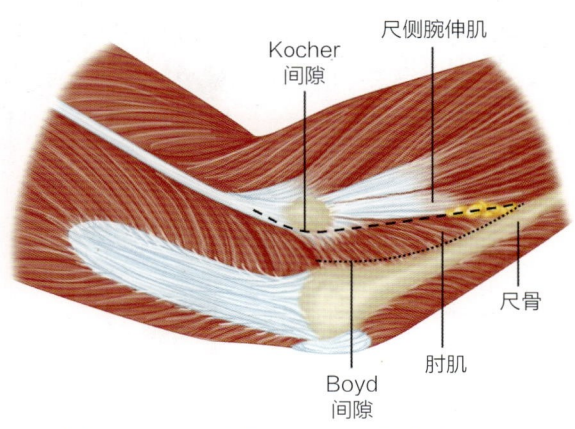

图11 Boyd入路和Kocher入路的解剖间隙。

Kocher 入路

- 传统的后外侧（Kocher）入路经肘肌和尺侧伸腕肌间隙显露，切口隐蔽美观，且不损及外侧尺副韧带。
  - 笔者建议不要使用驱血止血带，从而显示静脉穿支，帮助识别间隙。
- 在肘关节后外侧做 5 cm 长的斜行切口，由外上髁斜行向下，远端止于鹰嘴下 3 横指平桡骨颈处（技术图 1A）。
- 桡骨头和肱骨外上髁可以在体表扪及，筋膜沿皮肤切口方向切开。
- Kocher 间隙远端有一些小的静脉穿支做标识，钝性分离后间隙下可以直接显露关节囊和外侧韧带复合体（技术图 1B）。
- 肘肌向后牵开，尺侧伸腕肌起始部分向前牵开，在外侧尺副韧带前方斜行切开关节囊（技术图 1C、D）。
- 环状韧带的近侧缘也可以分离并做标记，注意不要过于向远端操作，以免损伤骨间后神经。

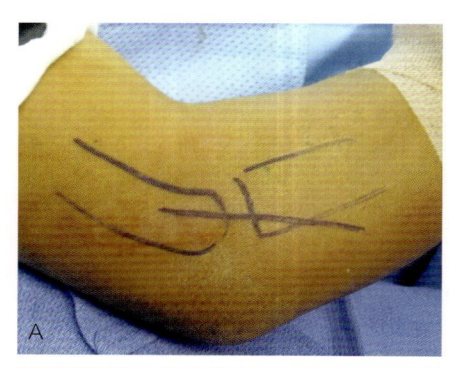
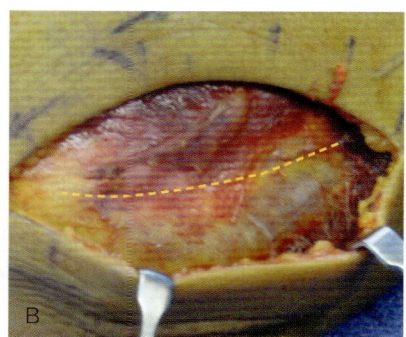
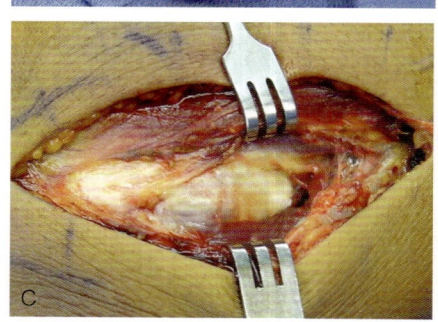
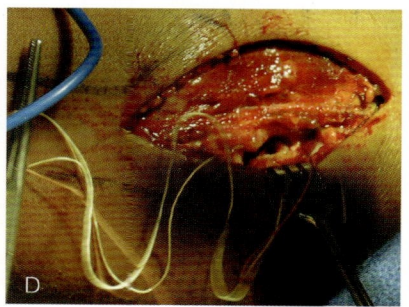

技术图 1 Kocher 入路。A. 皮肤切口从外上髁的后外侧向远端，止于桡骨近端的后方。B. 皮下全层游离，显示筋膜下肘肌和尺侧伸腕肌的间隙。C. 纵行切开筋膜，钝性分离肌肉组织，显露肘关节外侧关节囊。D. 纵行切开关节囊，筋膜用 8 字缝合法标记便于后期原位缝合修补。

改良 Wrightington 入路

- 在尺骨鹰嘴外侧做一个 8 cm 长的纵行直切口（技术图 2A）。
- 深筋膜上钝性分离全层皮瓣。
- 沿尺骨和肘肌间隙纵行切开深筋膜（技术图 2B）。
- 将肘肌沿尺骨游离，从近端向远端提起以保护远端的血管分支，采用钝性分离，注意勿损伤关节囊和外侧尺副韧带（技术图 2C）。
- 锐性切断外侧尺副韧带和环状韧带复合体，附着于尺骨嵴（亦为旋后肌附着部位）的部分用缝线做标记。桡骨头及其朝向肱骨小头的关节面可以清晰显露（技术图 2D）。
- 在桡骨头整复或置换术后，用锚钉带线缝合修复上述韧带。

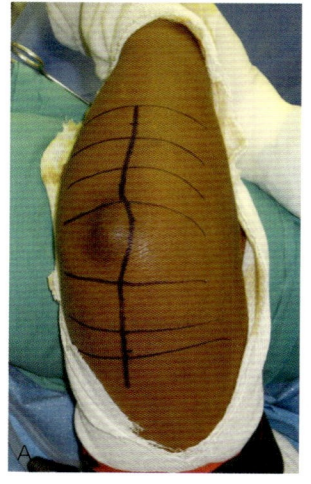

技术图 2 改良 Wrightington 入路。A. 沿尺骨和肘肌间隙做一个 8 cm 长的纵行直切口，起自尺骨鹰嘴远端 4 指宽，止于鹰嘴近端 2 cm。

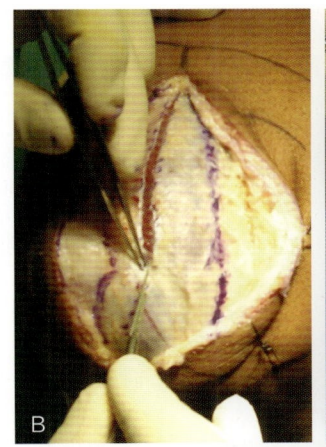
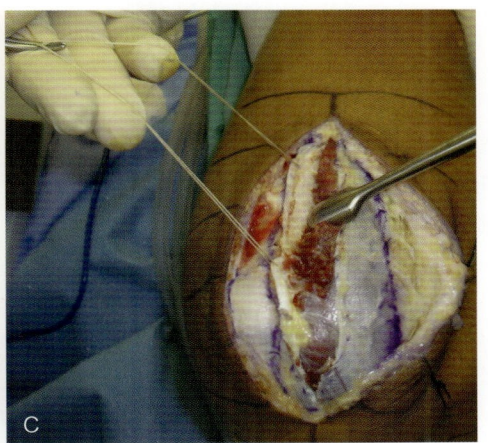
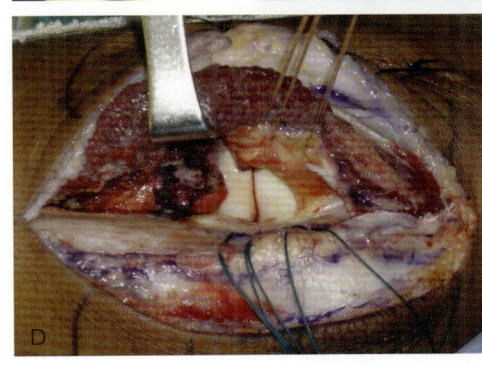

技术图2（续） B. 锐性切开尺骨和肘肌间隙，避免损伤骨膜或肌肉组织，减少上尺桡关节骨性连接的可能。C. 肘肌下钝性分离并牵开非常重要，可以避免损伤关节囊和外侧韧带复合体。D. 手术显露时，标记关节囊和外侧韧带复合体，有利于手术结束时用锚钉带线缝合修复。

骨折的探查和复位前的准备

- 骨折部位，包括桡骨头和后方的关节半脱位现在完全可见（技术图3）。
- 伤口冲洗并去除游离体。
- 旋转前臂，可以看清整个桡骨头环状边缘的骨折情况，并确认内植物放置的安全区。
- 此时若发现骨折粉碎（至少3块骨折块），笔者选择人工桡骨头置换。

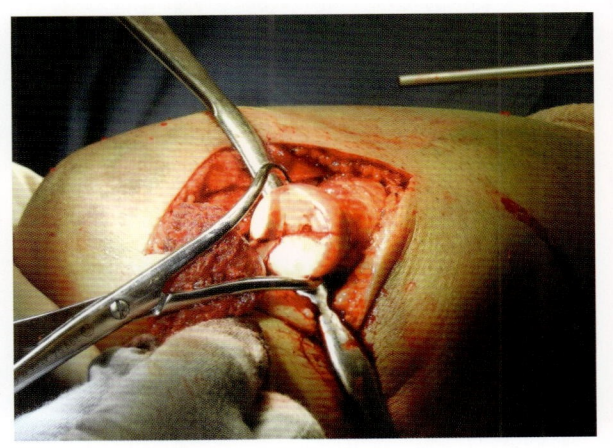

技术图3 改良的Wrightington入路可以通过使桡骨头半脱位，来充分显示桡骨头和骨折。

复位和临时固定

- 所有的关节面塌陷都要撬顶复位，空缺处用外上髁的骨松质填充植骨。
- 夹持骨折块临时复位，并用克氏针避开内植物放置部位做临时固定。
- 安全区内也适于放置临时的内固定。

固定

- 最终的内固定有多种选择[7]：
  - AO公司直径2.0 mm或2.7 mm的骨皮质螺钉1枚或2枚，垂直于骨折线做埋头固定。
  - 微型接骨板。
  - 小的埋头螺钉。
  - 聚乙交酯钢针。
  - 聚左旋乳酸螺钉。
  - 小螺纹克氏针。
- 笔者通常用2枚管状、无头、可吸收的Biotrak螺钉（Acumed, Hillsboro, Oregon）治疗单纯桡骨头骨折（技术图4），对于累及桡骨颈的骨折，通常采用AO公司直径2.0 mm或2.7 mm的微型接骨板沿安全区做固定。

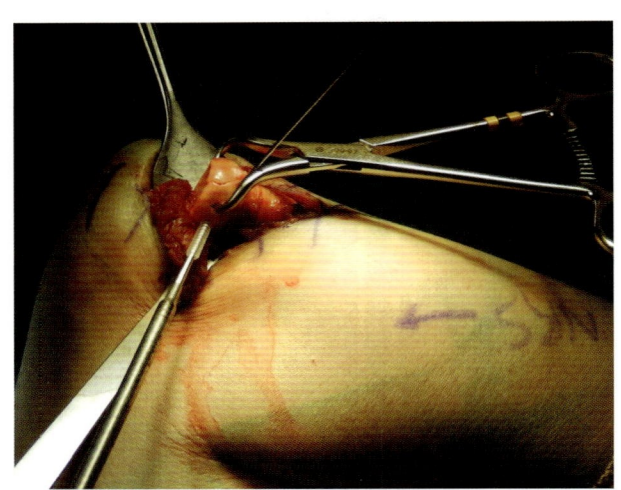

技术图4　应用点式复位钳和0.062 in（1.6 mm）克氏针在内植物计划固定区域外临时维持复位，同时置入2枚Biotrak螺钉，并保持骨折复位及固定。

切口关闭

- 环状韧带或外侧尺副韧带的游离或损伤都必须原位缝合。骨嵴上钻孔缝合是大家公认的有效方法，但目前许多学者都采用锚钉带线缝合的方法并证明有效。
- 皮肤常规缝合，按照术中情况决定是否放置引流。术后第1日常规拔除引流。

要点与失误防范

骨间后神经的保护	• 在后侧入路时，前臂旋前可以使骨间后神经前移，从而避开手术区域 • 要在骨膜下游离显露桡骨近端
粉碎骨折	• 骨折粉碎时，笔者倾向采用桡骨头切除或假体置换
透视	• 消毒手术前，要准备好透视机，以便在麻醉后透视下检查肘关节
器具	• 人工桡骨头置换作为术前备选方案之一，要事先向患者阐明其利弊，并准备好相关器械，以备术中发现骨折粉碎时选用 • 担心肘关节可能不稳定时，要在术前准备铰链式外固定架
透视检查	• 透视下对肘关节全面的检查是制订适当治疗方案的最重要因素。透视肘关节的侧位时，笔者建议肩关节外旋，上臂外展，将肘关节置于影像增强仪上

术后处理

- 肘关节支具固定7～10日。
- 术后即刻、2周、6周和3个月均应拍摄X线片，检查有无移位，直至骨折愈合（图12）。
- 只要患者耐受疼痛，鼓励尽早地主动活动。若患者没有取得预期疗效，可以考虑在专业医生指导监督下康复锻炼。
- 若合并有其他损伤，可能需要在保护下进行康复锻炼。
- 术后2周开始肘关节负重较轻的日常活动，术后6周逐渐增加肘关节负重。

预后

- 影响ORIF疗效的因素包括患者的骨折分型、吸烟史、治疗依从性和心理预期，以及手术和康复过程。
  - 对于不复杂的骨折，可望达到90%以上的满意疗效。
  - 并发症及其相关的治疗，最常见于被漏诊的肘关节不稳定和其他合并损伤。

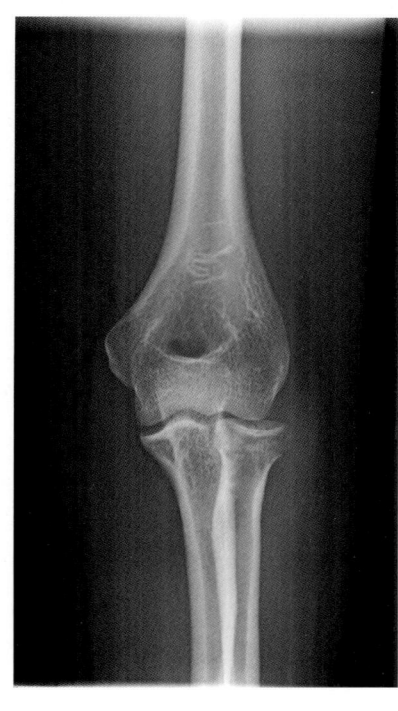
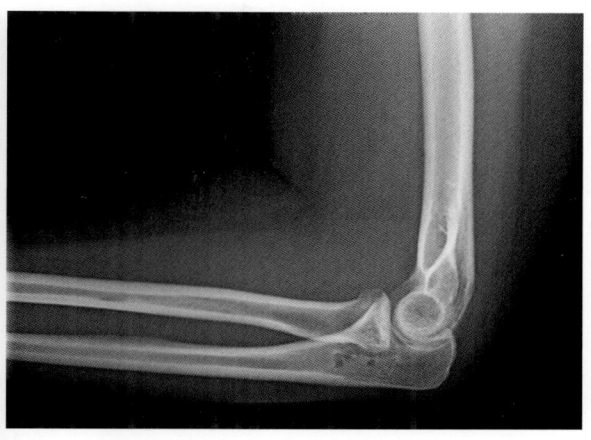

图12　术后X线显示桡骨头骨折解剖复位。Biotrak螺钉具有射线透过性。值得注意的是，在后骨嵴上可以看到锚点孔，这是修复外侧尺副韧带和环状韧带复合体的地方。

并发症

- 肘关节僵硬最常见，最明显的是肘关节伸直和前臂旋前旋后受限。
- 肱桡关节和上尺桡关节的关节炎。
- 异位骨化。
- 内固定不适，往往需要在后期取出（图13）。
- 感染。
- 早期和远期的肘关节不稳定，源于当时对合并损伤的忽视或治疗失败。
- 缺血性坏死的发生率大约为10%，在骨折有移位时发生率明显增加。在桡返动脉分支穿入的安全区放置内植物时，即有可能导致发生，通常没有明显的临床症状。
- 复位失败。
- 骨不连（图14）。

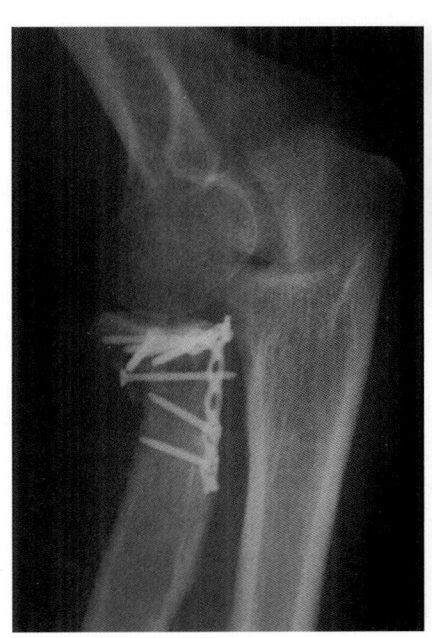
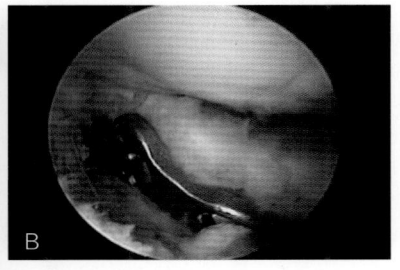

图13　A. 斜位X线片显示内植物限制前臂旋转。B. 关节镜显示上尺桡关节处内植物撞击。

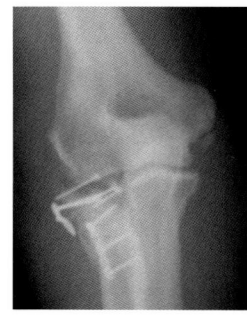
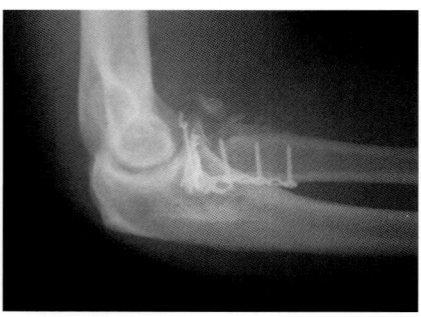

图14　桡骨颈骨折的ORIF，术后骨不连和缺血性坏死。

（李小溪　译，孙玉强　审校）

参考文献

［1］Akesson T, Herbertsson P, Josefsson PO, et al. Primary nonoperative treatment of moderately displaced two-part fractures of the radial head. J Bone Joint Surg Am 2006;88(9):1909-1914.

［2］Amis AA, Miller JH. The mechanisms of elbow fractures: an investigation using impact tests in vitro. Injury 1995;26:163-168.

［3］Antuna SA, Sánchez-Márquez JM, Barco R. Long-term results of radial head resection following isolated radial head fractures in patients younger than forty years old. J Bone Joint Surg Am 2010; 92:558-566.

［4］Boyd HB. Surgical exposure of the ulna and proximal third of the radius through one incision. Surg Gynecol Obstet 1940;71 86-88.

［5］Broberg MA, Morrey BF. Results of delayed excision of the radial head after fracture. J Bone Joint Surg Am 1986;68(5):669-674.

［6］Broberg MA, Morrey BF. Results of treatment of fracture-elbow dislocations of the elbow and intraarticular fractures. Clin Orthop Relat Res 1989;246:126-130.

［7］Caputo AE, Mazzocca AD, Sontoro VM. The nonarticulating portion of the radial head: anatomic and clinical correlations for internal fixation. J Hand Surg Am 1998;23(6):1082-1090.

［8］Esser RD, Davis S, Taavao T. Fractures of the radial head treated by internal fixation: late results in 26 cases. J Orthop Trauma 1995;9:318-323.

［9］Essex-Lopresti P. Fractures of the radial head with distal radioulnar dislocation. J Bone Joint Surg Br 1951;33(2):244-250.

［10］Harrington IJ, Tountas AA. Replacement of the radial head in the treatment of unstable elbow fractures. Injury 1981;12(5):405-412.

［11］Herbertsson P, Josefsson PO, Hasserius R, et al. Fractures of the radial head and neck treated with radial head excision. J Bone Joint Surg Am 2004;86-A(9):1925-1930.

［12］Herbertsson P, Josefsson PO, Hasserius R, et al. Uncomplicated Mason type-II and III fractures of the radial head and neck in adults. A long-term follow-up study. J Bone Joint Surg Am 2004; 86-A(3):569-574.

［13］Hotchkiss RN. Fractures and dislocations of the elbow. In: Rockwood CA Jr, Green DP, eds. Fractures in Adults, ed 4. Philadelphia: Lippincott-Raven, 1996:929-1024.

［14］Itamura JM, Roidis NT, Chong AK, et al. Computed tomography study of radial head morphology. J Shoulder Elbow Surg 2008;17(2):347-354.

［15］Itamura J, Roidis N, Mirzayan R, et al. Radial head fractures: MRI evaluation of associated injuries. J Shoulder Elbow Surg 2005;14(4):421-424.

［16］Kaas L, Struijs PA, Ring D, et al. Treatment of Mason type II radial head fractures without associated fractures or elbow dislocation: a systematic review. J Hand Surg Am 2012;37(7):1416-1421.

［17］Kaas L, van Riet RP, Turkenburg JL, et al. Magnetic resonance imaging in radial head fractures: most associated injuries are not clinically relevant. J Shoulder Elbow Surg 2011;20(8):1282-1288.

［18］Kovar FM, Jaindl M, Thalhammer G, et al. Incidence and analysis of radial head and neck fractures. World J Orthop 2013;4(2): 80-84.

［19］McKee MD, Jupiter JB. Trauma to the adult elbow and fractures of the distal humerus. In: Browner BD, Jupiter JR, Levine AM, et al, eds. Skeletal Trauma, ed 2. Philadelphia: WB Saunders, 1998: 1455-1522.

［20］Morrey BF. Radial head fracture. In: Morrey BF, ed. The Elbow and Its Disorders, ed 3. Philadelphia: WB Saunders, 2000:341-364.

［21］Morrey BF, An KN, Stormont TJ. Force transmission through the radial head. J Bone Joint Surg Am 1988;70(2):250-256.

［22］Ring D, Quintero J, Jupiter JB. Open reduction and internal fixation of fractures of the radial head. J Bone Joint Surg Am 2002;84-A(10):1811-1815.

［23］Roidis NT, Papadakis SA, Rigopoulos N, et al. Current concepts and controversies in the management of radial head fractures. Orthopedics 2006;29(10):904-916.

［24］Stanley JK, Penn DS, Wasseem M. Exposure of the head of the radius using the Wrightington approach. J Bone Joint Surg Br 2006; 88(9):1178-1182.

［25］Tang CW, Skaggs DL, Kay RM. Elbow aspiration and arthrogram: an alternative method. Am J Orthop 2001;30:256.

［26］Yamaguchi K, Sweet FA, Bindra R, et al. The extraosseous and intraosseous arterial anatomy of the adult elbow. J Bone Joint Surg Am 1997;79(11):1653-1662.

第29章 桡骨头置换
Radial Head Replacement

Yishai Rosenblatt and Graham J. W. King

定义

- 桡骨头骨折是肘关节最常见的骨折,通常可以非手术治疗,也可以切开复位内固定[12]。
- 桡骨头置换的手术指征是无法重建的移位的桡骨头骨折,伴有肘关节脱位,已知的或疑似的内侧副韧带、外侧副韧带或骨间膜撕裂[26]。
- 大多数粉碎性桡骨头骨折伴有韧带损伤,因此在急性桡骨头骨折的情况下,不进行假体置换的桡骨头切除非常少见。
- 生物力学研究表明,即使在侧副韧带完整的情况下,桡骨头切除也会改变肘关节的运动和稳定性[24],而在桡骨头金属假体置换后得以改善[6,31,39]。
- 桡骨头置换也适用于治疗例如桡骨头骨不连或畸形愈合引起的创伤后病变,还包括桡骨头切除后的肘关节或前臂不稳定[41]。

解剖

- 桡骨头表面中央凹陷的盘状关节面和球状的肱骨小头相连接,关节面侧缘和尺骨近端桡切迹相连接。
- 桡骨头的盘状关节面呈椭圆形,且在大小和外形上变异较大,其中心也不同程度地偏离桡骨颈的轴线[44]。
- 桡骨头和桡骨颈的髓腔大小无明显相关,要事先用模具试出最佳匹配的尺寸[30]。
- 肘关节的稳定是通过关节面的匹配,关节囊和韧带的完整,以及肌力的平衡来维持的。
- 桡骨头是肘关节外翻的重要稳定性结构,尤其是在内侧副韧带功能不全的情况下,因为后者在外翻过程中起着初始稳定的作用。
- 桡骨头也是重要的前臂轴向稳定结构,并通过外侧副韧带的张力对抗内翻和后外侧旋转不稳定[25]。
- 外侧尺副韧带对抗肘关节内翻和后外侧旋转不稳定,是肘关节重要稳定结构之一[37],在桡骨头置换术后应予以保留完整或修复(图1)。
- 桡骨头承担了肘关节60%的负荷[19]。

发病机制

- 移位的桡骨头骨折大多是跌倒时伸肘撑地损伤导致的。
- 轴向的、外翻位或后外侧旋转时的暴力传递,都是导致骨折的可能因素。
- 内侧副韧带、外侧副韧带或前臂骨间膜的损伤通常与粉碎性移位性桡骨头骨折相关[9]。
- 更严重的损伤,可能导致肘关节脱位,冠突、鹰嘴或肱骨小头骨折,关节稳定性进一步降低。

自然病程

- 许多长期随访的研究显示,桡骨头切除后虽然在临床出现关节炎症状的比例有较大差异,但在影像学上显示关节炎征象的概率都增加[7,22,23]。
- 生物力学数据显示,桡骨头切除后肘关节的运动、负荷传递和稳定性发生变化[6,24],可能导致肱尺关节软骨过早磨损,并引发关节炎继发肘关节疼痛。

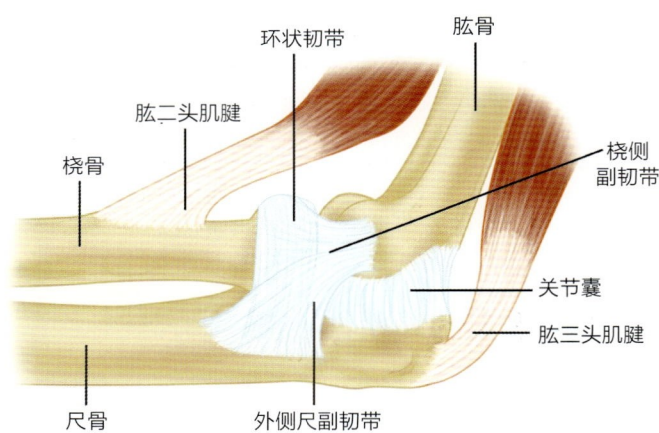

图1 肘关节外侧韧带包括外侧尺副韧带、桡侧副韧带和环状韧带,外侧尺副韧带是重要的稳定结构,可以对抗肘关节内翻和后外旋转不稳,在桡骨头置换术时要注意保护或修复。

- 肘关节侧副韧带完好时，桡骨头金属假体置换可以恢复类似正常关节的活动和稳定性，大多数患者的中期随访可以获得良好的临床和影像学结果，然而长期随访的结果尚缺乏[6]。

病史和体格检查

- 典型的损伤机制是跌倒时手撑地所致。
- 患者主诉是疼痛和肘关节或前臂活动受限。
- 要了解既往是否有前臂和腕关节疼痛史。
- 查体可能发现肘关节内侧和前臂局部瘀斑，若合并脱位，可看到肘关节明显畸形。
- 仔细地检查触摸桡骨头、肘关节内外侧副韧带、前臂骨间膜和桡尺远侧关节，局部的压痛提示相应结构紊乱的可能。
- 由于骨折常合并肩、前臂、腕关节和手部外伤，因此上述部位要仔细检查。
- 评估肘关节活动度，包括前臂旋转和肘关节屈伸，要注意触诊时的"咔嗒"感或"咔嗒"声。
- 肘关节屈伸不完全通常由于急性骨折时关节腔积血所导致，而前臂旋转受限最常见的原因是外伤时直接暴力撞击。
- 要仔细地评估穿过肘关节的3束重要神经。
- 检查者应观察肘部是否有局部或弥漫性肿胀。积液表现为关节内骨折引起的关节腔积血。
- 检查者要与健侧比较肘关节主动和被动活动范围，活动受限可能由于关节腔血肿或骨折块的机械卡压。关节内注射局麻药物有助于鉴别骨折块的卡压或单纯疼痛。
- 做应力试验仔细检查内外翻不稳定。检查者可以感觉到内外侧间隙的变化，阳性体征提示内外侧副韧带的损伤，通常只有局麻或全麻下该试验才能得到阳性结果。因此，如果不进行麻醉检查，这些损伤很容易被忽略。
- 要做外侧轴移试验，存在恐惧感或在肱尺、肱桡关节复位时感觉到弹响，往往提示肘关节后外侧旋转不稳定。

影像学和其他诊断性检查

- 肘关节前后位、侧位和以肱桡关节为投照中心的斜位X线片，通常足以用来诊断和治疗桡骨头骨折。
- 合并腕关节不适或桡骨头粉碎骨折的患者，由于合并骨间膜损伤的发生率很高[9]，要拍摄前臂旋转中立位时双侧腕关节的正位X线片，用来评估尺骨差异。
- 轴位、冠状位CT和三维重建有助于术前计划的制订，帮助术者预判移位的桡骨头骨折是否能采用切开复位内固定来修复，以及桡骨头置换的可能。

鉴别诊断

- 急性桡骨头骨折。
- 肘关节其他部位的骨折或脱位（如髁上骨折、肱骨小头骨折、冠突骨折及关节面骨软骨骨折）。
- 桡骨头骨不连或畸形愈合，创伤性关节炎。
- 先天性桡骨头脱位。
- 前臂或肘关节不稳定。
- 肱骨外上髁炎。
- 类风湿关节炎或骨关节炎。
- 滑膜炎，炎症性或传染性。
- 肿瘤。

非手术治疗

- 文献中对桡骨头骨折的手术指征并不明确。骨折块大小、数量、骨折移位程度以及骨的质量，都是制订最佳治疗方案的影响因素。
- 无移位或骨块很小（<桡骨头的33%）、移位很少（<2mm）可以尽早活动，大多数患者都能获得非常满意的疗效[21]。
- 合并损伤和活动时出现机械阻碍，也是选择非手术还是手术治疗重要的考虑因素。

手术治疗

- 移位较小的骨折会导致活动受限和伴有疼痛的弹响，若骨块太小（通常小于桡骨头直径的25%），或骨量太少无法行内固定时，可以单纯做骨折块的切除。
- 更大的移位骨折，通常采用切开复位内固定方法，大多数患者疗效良好[35,46]。
- 移位的桡骨头骨折，若严重粉碎无法解剖复位并坚强内固定，或是骨块较大无法切除时（骨折块是桡骨头的1/4~1/3），要考虑做桡骨头切除，伴或不伴人工假体置换[1,27]。
- 已经明确的或疑似合并肘关节或前臂韧带损伤的患者，不适宜做桡骨头切除，要行桡骨头置换手术（图2）[29]。
- 决定骨折是否能修复主要依赖于三大因素：术者（如临床经验）、患者（如骨质疏松）、骨折本身（如骨折块的数量和大小、粉碎程度及合并的软组织损伤），治疗方案的最终决定往往是在手术当时。
- 其他桡骨头置换手术的指征包括：桡骨头骨不连或畸形愈合，前臂或肘关节不稳定（如Essex-Lopresti损伤）的初次治疗或后期补救处理，类风湿关节炎或骨关节炎，肿瘤。

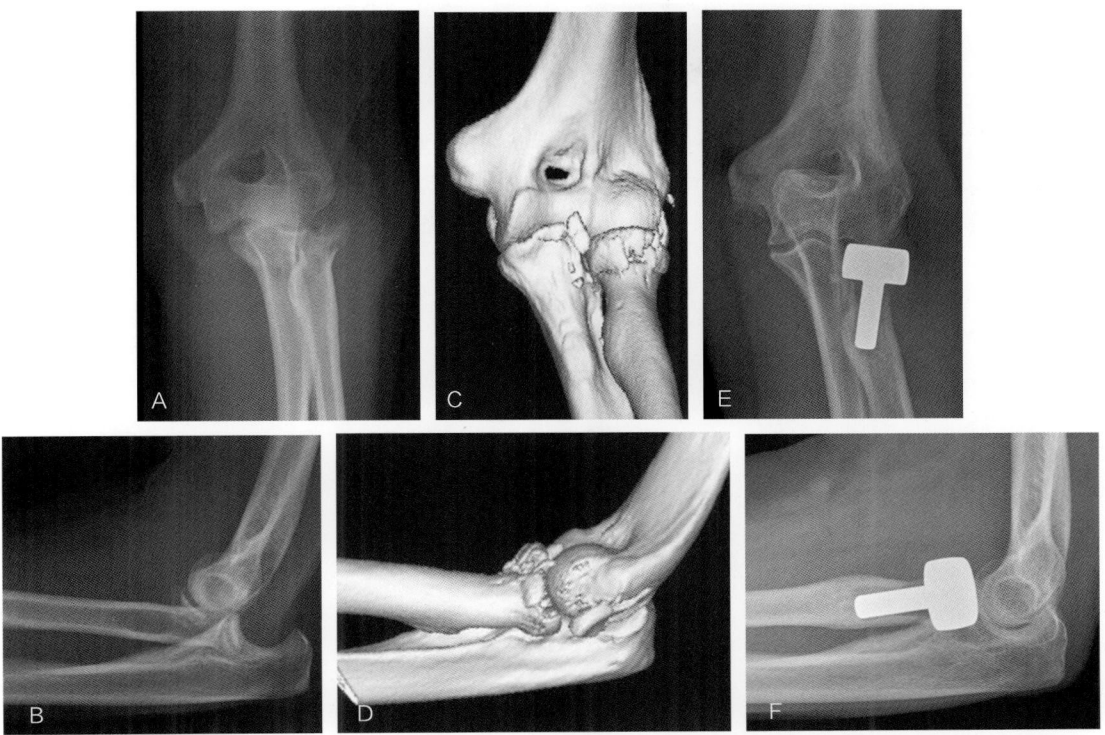

图2　A、B. 患者女性，54岁，肘关节正侧位X线片显示：肘关节后外侧脱位、桡骨头粉碎骨折及尺骨冠突骨折，即"恐怖三联征"。C、D. 术前CT三维重建图像显示，桡骨粉碎性骨折，尺骨冠突骨折块较小且未移位。E、F. 桡骨头置换（Evolve桡骨头关节头系统，Wright Medical Technology, Arlington, TN）并行外侧副韧带修补术后的肘关节正侧位X线片。手术结束前手法检查肘关节稳定，未进一步做内侧副韧带修复及冠突内固定，后期随访功能良好。

术前规划

- 目前临床使用的工具包括光面阀杆内植物、骨长入式、单极和双极头以及金属或热解碳关节表面。
- 大多数内植物为轴对称圆形设计；然而，现有的一种装置为解剖性更佳的非轴对称椭圆形状[33,40,47]。
- 硅橡胶的桡骨头假体对于肘关节轴向或外翻的稳定性较差，而且很容易并发假体磨损、碎裂及碎屑引起的滑膜反应，最终导致整个肘关节的损伤。因此，临床医生已逐渐转向使用金属假体[18]。
- 目前，金属假体的柄和头可以拆卸，且有不同尺寸的桡骨头供装配，可以更好地匹配原有桡骨头和桡骨颈的大小[17,28,30]。
- 假体的准确尺寸和精确置入很关键，不仅要与肱骨小头相匹配，而且要避免旋转中心偏离影响前臂旋转活动，否则可能导致肱骨小头关节面因承受额外的剪切应力而使软骨过度磨损，同时在假体柄部与骨界面因负荷增加而出现松动[15]。
- 二期的桡骨头置换手术前，要采用模板对健侧桡骨头X线片进行测量，但对急性骨折后的置换手术不适用，因为术中切除的桡骨头可以直接测量。

体位

- 患者于手术台呈仰卧位，同侧肩胛下放置沙袋帮助患肢跨越胸前。
- 也可以采用健侧卧位，患肢用托架搁高；或采用仰卧位，上臂置于搁手台[5]。
- 术前要预防性静脉用抗生素。
- 采用全麻或区域神经阻滞麻醉。
- 使用消毒止血带。

手术入路

- 采用后正中切口,越过鹰嘴顶端时稍偏外侧(技术图1A)。
- 切口外侧在深筋膜上游离全厚筋膜皮瓣并提起,该扩大入路可以减少对前臂皮神经的损伤,并能显露桡骨头、尺骨冠突和内外侧副韧带,有利于治疗更复杂的损伤(技术图1B)[11,38]。
- 也可以采用外侧皮肤切口,以肱骨外上髁为中心,斜行跨过桡骨头(见技术图1A)。

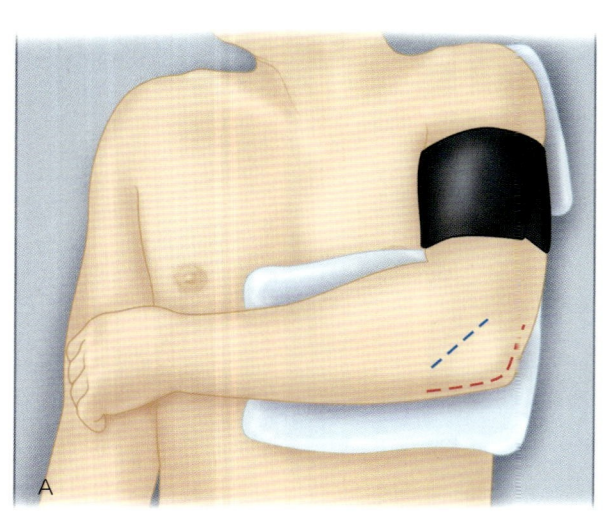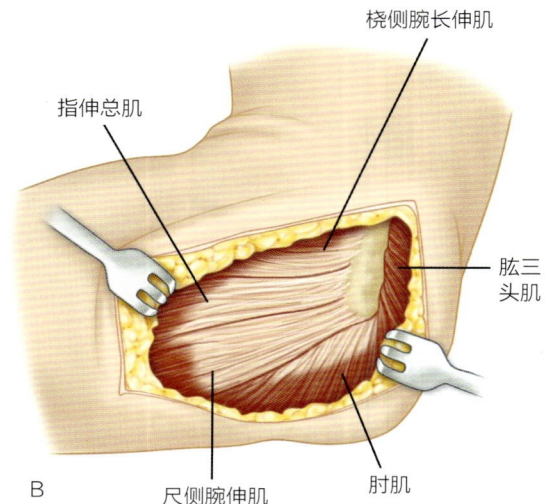

技术图1 A. 患者仰卧于手术台上,患侧肩胛下垫沙袋,患肢放在胸前。后侧切口用红色标记。也可以采用外侧皮肤切口,以肱骨外上髁为中心,斜行跨过桡骨头,外侧切口用蓝色标记。B. 采用后正中切口,越过鹰嘴顶端时稍偏外侧,切口外侧在深筋膜上游离全厚筋膜皮瓣并提起。该扩大入路可以显露肘关节内外侧,防止更复杂的损伤,并减少皮神经损伤的可能。

指伸总肌劈开入路

- 术中确认指伸总肌。
  - 体表标志是外上髁与腕背Lister结节的连线。
- 沿桡骨头中间部分纵向劈开指伸总肌,切开近端深部的桡侧副韧带和环状韧带(技术图2A)。
  - 要在外侧尺副韧带前缘切开,避免出现肘关节后外侧旋转不稳定(图1)。
  - 手术显露过程中保持前臂旋前,使骨间后神经处于较远端且较内侧。
- 若需进一步显露:
  - 可以从外上髁剥离桡侧副韧带及浅层的伸肌群的起点,并将其向前方掀起扩大显露(技术图2B)。
  - 必要时可以考虑游离外侧副韧带的后侧部分,但在手术结束前一定要仔细修复,以防出现肘关节内翻及后外侧旋转不稳定[13]。

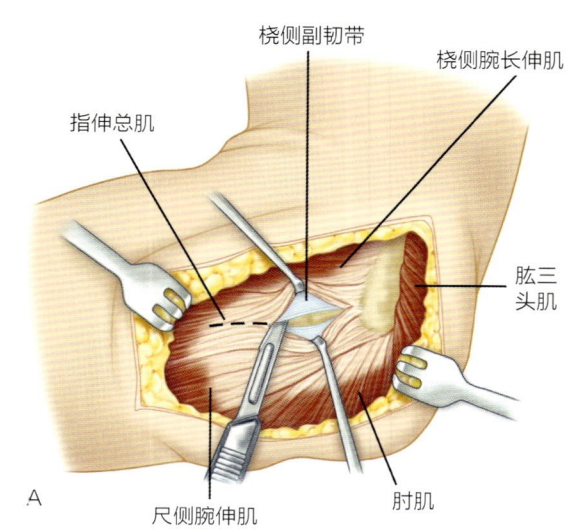

技术图2 A. 沿桡骨头中间部分纵向劈开指伸总肌,切开近端深部的桡侧副韧带和环状韧带。前臂旋前以保护骨间后神经。

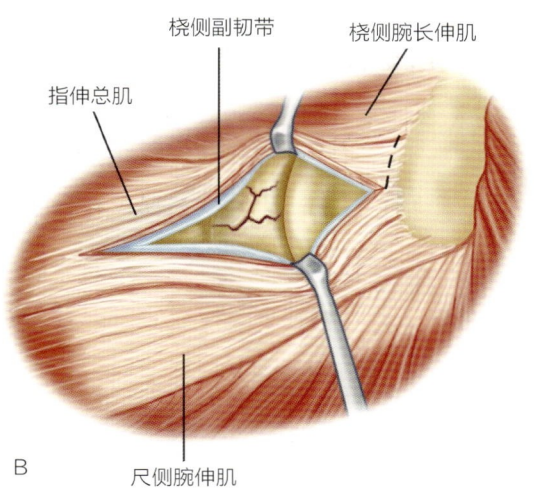

技术图2（续） B. 必要时可以从外上髁剥离桡侧副韧带及浅层的伸肌群的起点，并将其向前方掀起扩大显露。

桡骨头和桡骨颈的处理

- 清除桡骨头所有骨折块，桡骨颈尽量保留以辨认髓腔方向，便于桡骨头假体的顺利插入。
  - 使用影像增强仪确认骨折块全部清除。
- 术中评估肱骨小头软骨损伤或骨软骨折的情况。
- 桡骨头的大小可以有几种方法测量：
  - 将切除的桡骨头骨折块拼凑还原，以此为模板测量得出假体的精确尺寸（技术图3A～C）。
  - 桡骨头假体的直径要参照原桡骨头的直径，通常是被切除桡骨头的外径减去2 mm。
- 若桡骨头早已被切除，可以拍摄健侧桡骨头的X线片并测量，从而决定假体的适当直径和高度。
- 若测量结果与现有假体不能完全匹配，要选用直径和高度均小一号的假体。
- 用Hohmann拉钩小心地置于近端桡骨颈的后方，将桡骨颈撬向外侧（技术图3D）。
  - 避免在桡骨颈前方使用拉钩，以防骨间后神经受压损伤。
- 桡骨颈髓腔用手动扩髓，直至感觉扩到皮质内缘。
  - 使用比髓腔锉小一号的试模，并在插入时达到非紧密压配。

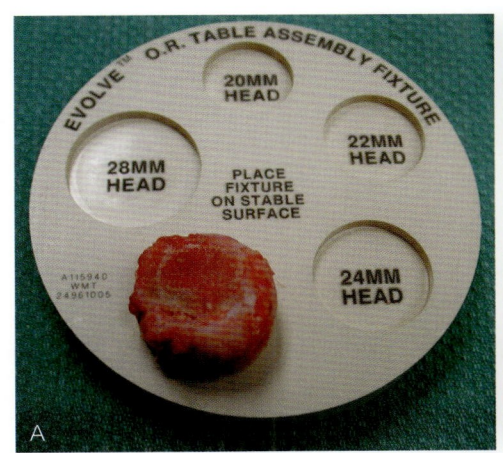 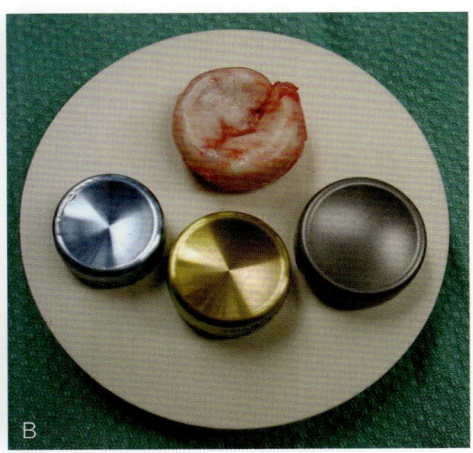

技术图3 A～C. 被切除的桡骨头骨块在测量模板上拼装还原（A），有助于精确地测量假体直径（B）和高度（C），并确认所有骨折块均已清除。

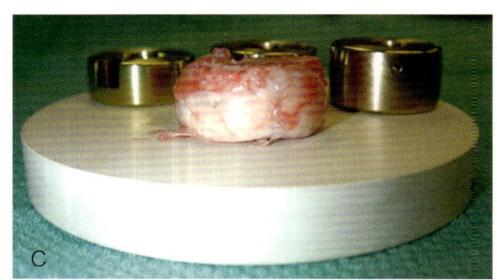
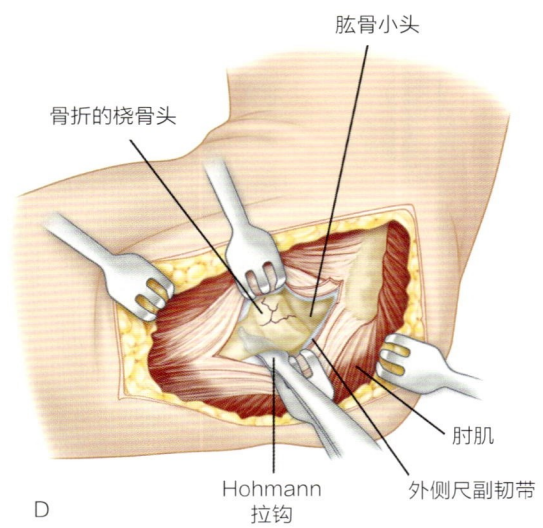

技术图3（续） D. 用Hohmann拉钩小心地置于近端桡骨颈的后方，将桡骨颈撬向外侧。桡骨颈前方避免使用拉钩，以防骨间后神经受压损伤。

桡骨头置换

- 装上桡骨头的试模，通过直视下观察和术中透视来评估假体的直径、高度、运动情况和匹配程度。
  - 桡骨头假体要与尺骨桡切迹在同一水平形成关节，透视下位于尺骨冠突尖远端约1～2 mm（技术图4A）。
  - 在透视下分别与健侧腕关节和肘关节比较桡尺远侧关节的形态、尺骨差异、肱尺关节内外侧间隙的差异。

- 避免因桡骨头假体太厚而引起肱桡关节过度紧张，以减少因肱骨小头过度受压引起的软骨磨损。肱尺关节内侧间隙向外增宽提示假体植入过长。
  - 一些由模块组装和双极头的假体，可以先安装假体的柄部，然后装上假体的头部，这样的操作可以减少手术的显露范围（技术图4B）[4,16]。
- 若前臂旋转时假体和肱骨小头不匹配，要更换较小的试模柄，确认假体在环状韧带限制下活动，且与肱骨小头活动时匹配，不受桡骨干近侧部分干扰。

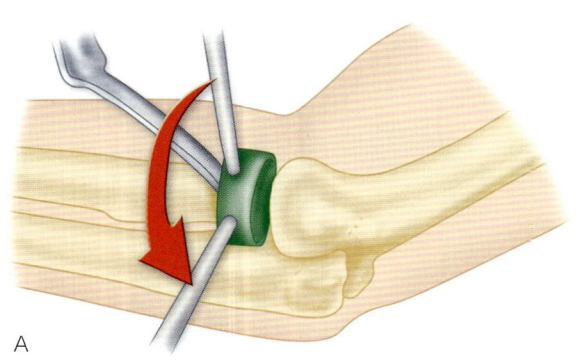
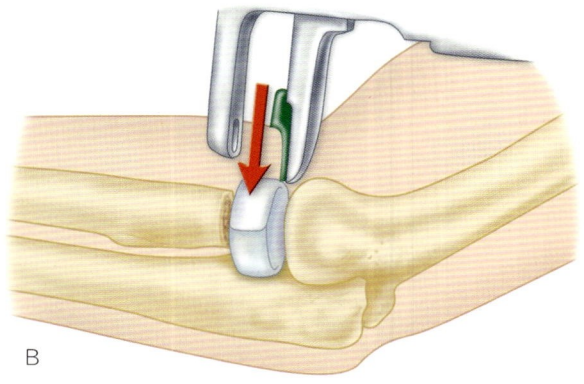

技术图4 A. 试模柄已插入，再装上桡骨头的试模，通过直视下观察和术中透视来评估假体的直径、高度、运动情况和匹配程度。B. 一些由模块组装和双极头的假体，可以先安装假体的柄部，然后装上假体的头部，这样的操作可减少手术显露范围。

外侧软组织缝合

- 桡骨头置换术后,离断的外侧副韧带和部分伸肌起点应缝回到肱骨外上髁。
- 若外侧副韧带后半部分依然附着在外上髁,其前半部分(包括环状韧带和桡侧副韧带)和部分伸肌起点可以用可吸收线与外侧副韧带后半部分间断缝合(技术图5A)。
- 若外侧副韧带和伸肌起点因外伤或手术显露完全游离,要用带线锚钉或钻骨洞用不可吸收缝线缝合修复至外上髁。
  - 单个的锚钉钻孔要在外侧的运动轴心(肱骨小头外侧弧形关节缘的中心),钻洞缝合要分别在外上髁骨嵴的前侧和后侧。
  - 采用Krackow缝合技术可以牢固地把持外侧副韧带和伸肌总腱筋膜(技术图5B~D)。
  - 韧带缝线穿过肱骨远端的骨洞,前臂旋前位抽紧缝线再打结,注意防止肘关节内翻(技术图5E)。
  - 线结留在外上髁骨嵴的前侧或后侧,避免突起于皮下。

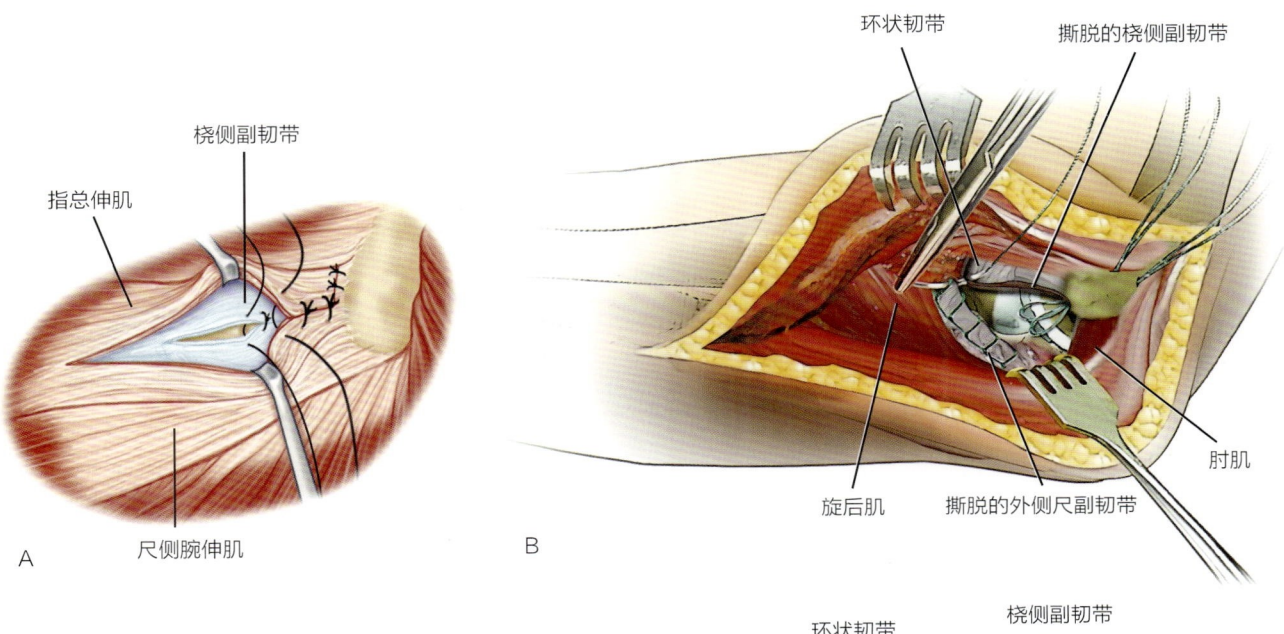

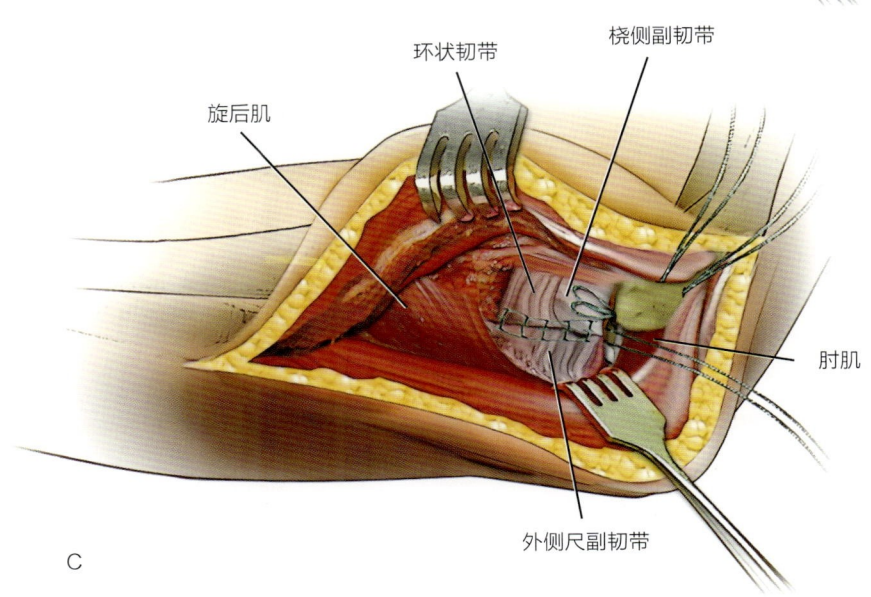

技术图5　A. 若外侧副韧带后半部分依然附着在外上髁,其前半部分(包括环状韧带和桡侧副韧带)和部分伸肌起点可以用可吸收线与外侧副韧带后半部分间断缝合。B~D. 若外侧副韧带和伸肌起点因外伤或手术显露完全游离,要牢固地缝回到外上髁。单个的锚钉钻孔要在肱骨小头外侧弧形关节缘的中心,钻洞缝合要分别在外上髁骨嵴的前侧和后侧,应用Krackow缝合技术可以牢固地把持外侧副韧带(B)和环状韧带(C)。

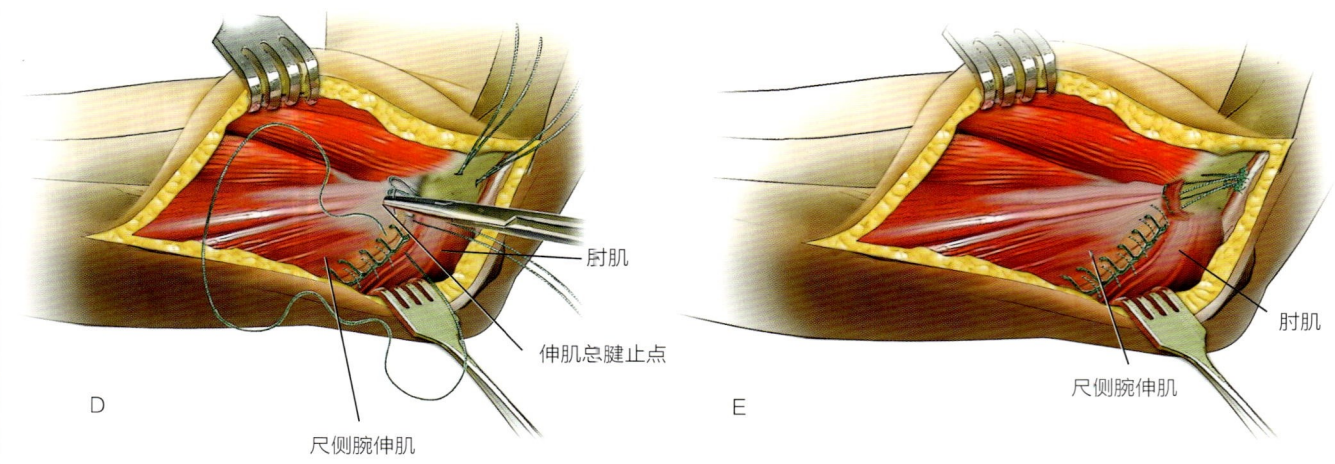

技术图5（续） D. 第2根缝线采用类似技术缝合伸肌总腱的筋膜。E. 韧带缝线穿过肱骨远端的骨洞，前臂旋前位抽紧缝线，注意防止肘关节内翻，最后在外上髁骨嵴上打结。

手术完成

- 桡骨头假体置换及外侧软组织缝合关闭后，肘关节要限制在一定的屈伸活动范围内，同时仔细评估前臂旋前、中立、旋后位时的关节稳定性[5]。
- 若外侧韧带缺损，术后建议前臂旋前位[13]；若内侧韧带缺损，术后建议前臂旋后位[2]；若双侧韧带损伤，术后建议前臂中立位。
- 对于合并肘关节脱位患者，若屈曲40°以上即出现半脱位，则还要修补内侧副韧带和旋前圆肌起点。
- 切口关闭前松开止血带并止血。

Kocher入路

- 桡骨头的显露也可以经尺侧腕伸肌和肘肌之间的Kocher间隙入路[32]。
- 在筋膜表面，可以通过其下方两侧肌纤维不同的走向和小血管穿支来辨认Kocher间隙（技术图6）。
- 小心保护外侧尺副韧带的完整，该结构在切开关节囊分离显露深部组织时容易受损。

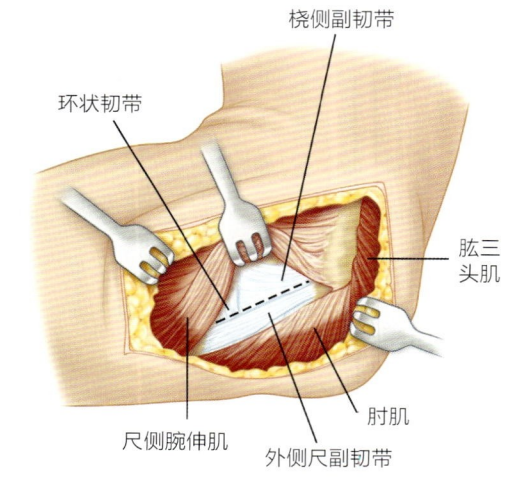

技术图6 尺侧腕伸肌被牵向前方，关节囊沿桡骨头中间部分纵行切开。小心保护外侧尺副韧带的完整，该结构在切开关节囊分离显露深部组织时容易受损。

要点与失误防范

手术指征	• 移位的且无法重建的桡骨头骨折,合并已确认的或疑似的内外侧副韧带或骨间膜损伤
技术要点	• 二期的桡骨头置换手术前,要采用模板对健侧桡骨头通过X线片进行测量 • 在外侧尺副韧带前缘切开关节囊,避免出现肘关节后外侧旋转不稳定 • 桡骨头假体的大小要参照切除骨块的小径和厚度 • 假体直径通常是被切除桡骨头的外径减去2 mm • 桡骨头关节面高度要平桡尺近侧关节 • 若桡骨头假体与肱骨小头活动时不匹配,要更换小一号的柄 • 若被切除桡骨头测量结果与现有假体不能完全匹配,通常选用小一号的假体 • 术中透视评估肱桡关节和桡尺远侧关节的结构,防止出现桡骨过长
失误防范	• Hohmann拉钩不能用于桡骨颈前方,术中保持前臂旋前,避免骨间后神经损伤 • 术者注意不能选用过大过厚的桡骨头假体,以免出现肱骨小头磨损和疼痛。肱骨小头和桡骨颈之间的间隙不能作为假体厚度的参考,因为在外伤或手术显露时,外侧软组织往往不完整

术后处理

- 肘关节周围韧带稳定时,用石膏前托固定于伸直位,患肢抬高24~48小时,有利于消肿及减少后侧切口的张力,可以有效避免屈曲挛缩的发生。
- 若韧带修复组织明显薄弱,或手术结束前肘关节仍有部分不稳定,术后先用支具固定肘关节于屈曲60°~90°和最佳旋转位以维持稳定。
- 围手术期抗生素使用持续到术后24小时。
- 建议桡骨头置换的患者口服吲哚美辛3周,每日3次,每次25 mg,有助于消肿和减少术后疼痛,并有可能减少异位骨化的发生。
- 吲哚美辛不能用于老年患者和既往有消化道溃疡、哮喘、明确过敏史的患者,以及其他对抗炎类药物有禁忌的患者。
- 对于外侧尺副韧带没有损伤的单纯桡骨头置换手术的患者,术后次日即可开始主动活动肘关节。
  - 康复锻炼的间隙,可以用颈腕吊带维持肘关节屈曲90°的舒适位。
  - 没有合并韧带撕裂的患者可在晚上使用逐步增加伸直角度的静态支具,连续12周。随着伸肘功能的改善,伸直角度可每周增加。
  - 合并肘关节脱位或遗留关节不稳定的患者,术后6周开始使用伸直支具。
- 合并其他骨折、脱位或韧带损伤的患者,术后第1日开始适当范围的主动屈伸活动。
  - 前臂主动的旋转活动要在肘关节屈曲时进行,此时对于内外侧韧带损伤或修复后的张力较小。
  - 肘关节伸直时,前臂要放置在适当的旋转位:若外侧韧带不完整,前臂旋前[13];若内侧韧带不完整,前臂旋后[2];内外侧韧带均受损,前臂中立位。
  - 使用肘关节固定支具3~6周,屈肘90°,前臂静息在适当的旋转位置。
- 6周内禁止被动拉伸肘关节,以减少异位骨化的发生。
- 一旦韧带损伤及合并的骨折初步愈合时,就可以开始主动拉伸肘关节,通常在术后8周。

预后

- 硅橡胶桡骨头假体置换,最初有许多成功的报道[8,42],但后期出现肘关节不稳、关节炎、关节内植物周围骨折,以及硅橡胶碎屑导致的滑膜炎,因而目前不再是主流选择。
- 金属桡骨头假体置换的短期和中期随访结果令人鼓舞,但迄今文献中缺乏对假体松动、肱骨小头的磨损和关节炎的长期随访报道[14,17]。
- 肘关节韧带完整时,金属桡骨头假体置换可以恢复与健侧肘关节类似的运动和稳定性。不仅如此,当合并肘关节韧带和软组织撕裂时,金属假体可以恢复肘关节稳定性,仅遗留轻度的力量和活动范围受限。
- 如果手术在受伤后10天内进行,效果会更好[3,34]。
- Moro等[36]报道了25例采用金属桡骨头假体置换的患者,术后平均随访39个月。结果17例优良,5例可,3例差。
  - 桡骨头骨折合并肘关节脱位、内侧副韧带撕裂、冠突骨折或尺骨近端骨折时,金属桡骨头假体置换恢复了肘关节的稳定性。
  - 会遗留轻度的力量和活动范围受限,但没有患者要求取出假体。
- Grewal等[17]报道了26例患者的高满意率,这是在对不可重建的桡骨头骨折进行模块化单极头桡骨头置换术2年后的结果。

- Zunkiewicz等[47]报道了29例双极头桡骨头假体置换患者的良好功能结果，该假体具有平滑的非固定伸缩柄，平均随访34个月。对于桡骨头粉碎性骨折和外翻不稳定的肘关节，假体有效地恢复了关节稳定性。
- Flinkkilä等[15]报道了急性不稳定肘关节损伤时，加压头内植物的高失败率和早期松动，平均随访11个月，37个加压头内植物中有12个影像学检查显示有松动，其中9个需要移除内植物。
- Harrington等[20]报道了20例行金属桡骨头假体置换手术的患者，平均随访12年，结果16例优良，4例可或差。
- 桡骨头假体的设计、大小和植入技术的改良，将进一步改善不能重建的桡骨头骨折的临床治疗效果。

并发症

- 骨间后神经损伤，可能在桡骨隆突以远分离组织时受损，或是在桡骨颈远端前方使用拉钩牵拉压迫所致。
- 感染。
- 活动受限，主要是完全伸直受限，可能由于关节囊挛缩、异位骨化、骨或软骨碎块残留所致。
- 假体松动、失效或聚乙烯磨损[15,43]。
- 假体过长导致的肱骨小头磨损和疼痛。
- 复杂性区域疼痛综合征。
- 韧带修补不完全或失败导致的肘关节不稳定或反复脱位。
- 肱骨小头的骨关节炎，可能由于外伤当时肱骨小头软骨损伤、手术操作中的擦刮、持续的肘关节不稳定、桡骨头假体过厚导致的局部负荷增加。

（李小溪　译，孙源　审校）

参考文献

[1] Antuna SA, Sánchez-Márquez JM, Barco R. Long-term results of radial head resection following isolated radial head fractures in patients younger than forty years old. J Bone Joint Surg Am 2010; 92(3):558-566.

[2] Armstrong AD, Dunning CE, Faber KJ, et al. Rehabilitation of the medial collateral ligament-deficient elbow: an in vitro biomechanical study. J Hand Surg Am 2000;25(6):1051-1057.

[3] Ashwood N, Bain GI, Unni R. Management of Mason type-III radial head fractures with a titanium prosthesis, ligament repair, and early mobilization. J Bone Joint Surg Am 2004;86-A(2):274-280.

[4] Athwal GS, Rouleau DM, MacDermid JC, et al. Contralateral elbow radiographs can reliably diagnose radial head implant overlengthening. J Bone Joint Surg Am 2011;93(14):1339-1346.

[5] Bain GI, Ashwood N, Baird R, et al. Management of Mason type III radial head fractures with a titanium prosthesis, ligament repair, and early mobilization. J Bone Joint Surg Am 2005;87(suppl, 1 pt 1):136-147.

[6] Beingessner DM, Dunning CE, Gordon KD, et al. The effect of radial head excision and arthroplasty on elbow kinematics and stability. J Bone Joint Surg Am 2004;86-A(8):1730-1739.

[7] Boulas HJ, Morrey BF. Biomechanical evaluation of the elbow following radial head fracture. Comparison of open reduction and internal fixation versus excision, silastic replacement, and nonoperative management. Chir Main 1998;17:314-320.

[8] Carn RM, Medige J, Curtain D, et al. Silicone rubber replacement of the severely fractured radial head. Clin Orthop Relat Res 1986; (209):259-269.

[9] Davidson PA, Moseley JB Jr, Tullos HS. Radial head fracture. A potentially complex injury. Clin Orthop Relat Res 1993;(297): 224-230.

[10] Diliberti T, Botte MJ, Abrams RA. Anatomical considerations regarding the posterior interosseous nerve during posterolateral approaches to the proximal part of the radius. J Bone Joint Surg Am 2000;82(6):809-813.

[11] Dowdy PA, Bain GI, King GJ, et al. The midline posterior elbow incision. An anatomical appraisal. J Bone Joint Surg Br 1995;77 (5):696-699.

[12] Duckworth AD, Clement ND, Jenkins PJ, et al. The epidemiology of radial head and neck fractures. J Hand Surg Am 2012;37(1): 112-119.

[13] Dunning CE, Zarzour ZD, Patterson SD, et al. Muscle forces and pronation stabilize the lateral ligament deficient elbow. Clin Orthop Relat Res 2001;(388):118-124.

[14] El Sallakh S. Radial head replacement for radial head fractures. J Orthop Trauma 2013;27:e137-e140.

[15] Flinkkilä T, Kaisto T, Sirniö K, et al. Short- to mid-term results of metallic press-fit radial head arthroplasty in unstable injuries of the elbow. J Bone Joint Surg Br 2012;94(6):805-810.

[16] Frank SG, Grewal R, Johnson J, et al. Determination of correct implant size in radial head arthroplasty to avoid overlengthening. J Bone Joint Surg Am 2009;91(7):1738-1746.

[17] Grewal R, MacDermid JC, Faber KJ, et al. Comminuted radial head fractures treated with a modular metallic radial head arthroplasty. Study of outcomes. J Bone Joint Surg Am 2006;88(10): 2192-2200.

[18] Gupta GG, Lucas G, Hahn DL. Biomechanical and computer analysis of radial head prostheses. J Shoulder Elbow Surg 1997;6: 37-48.

[19] Halls AA, Travill A. Transmission of pressures across the elbow joint. Anat Rec 1964;150:243-247.

[20] Harrington IJ, Sekyi-Otu A, Barrington TW, et al. The functional outcome with metallic radial head implants in the treatment of un-

stable elbow fractures: a long-term review. J Trauma 2001;50:46-52.

[21] Herbertsson P, Josefsson PO, Hasserius R, et al. Displaced Mason type I fractures of the radial head and neck in adults: a fifteen- to thirty-three-year follow-up study. J Shoulder Elbow Surg 2005; 14:73-77.

[22] Ikeda M, Oka Y. Function after early radial head resection for fracture: a retrospective evaluation of 15 patients followed for 3-18 years. Acta Orthop Scand 2000;71:191-194.

[23] Janssen RP, Vegter J. Resection of the radial head after Mason type-III fracture of the elbow: follow-up at 16 to 30 years. J Bone Joint Surg Br 1998;80(2):231-233.

[24] Jensen SL, Olsen BS, Søjbjerg JO. Elbow joint kinematics after excision of the radial head. J Shoulder Elbow Surg 1999;8:238-241.

[25] Johnson JA, Beingessner DM, Gordon KD, et al. Kinematics and stability of the fractured and implant-reconstructed radial head. J Shoulder Elbow Surg 2005;14:195S-201S.

[26] Johnston GW. A follow-up of one hundred cases of fracture of the head of the radius with a review of the literature. Ulster Med J 1962;31:51-56.

[27] Karlsson MK, Herbertsson P, Nordqvist A, et al. Long-term outcome of displaced radial neck fractures in adulthood: 16-21 year follow-up of 5 patients treated with radial head excision. Acta Orthop 2009;80:368-370.

[28] King GJ. Management of radial head fractures with implant arthroplasty. J Am Soc Surg Hand 2004;4:11-26.

[29] King GJ, Patterson SD. Metallic radial head arthroplasty. Tech Hand Up Extrem Surg 2001;5:196-203.

[30] King GJ, Zarzour ZD, Patterson SD, et al. An anthropometric study of the radial head: implications in the design of a prosthesis. J Arthroplasty 2001;16:112-116.

[31] King GJ, Zarzour ZD, Rath DA, et al. Metallic radial head arthroplasty improves valgus stability of the elbow. Clin Orthop Relat Res 1999;(368):114-125.

[32] Kocher T. Textbook of Operative Surgery. London: Adam and Charles Black, 1911.

[33] Lamas C, Castellanos J, Proubasta I, et al. Comminuted radial head fractures treated with pyrocarbon prosthetic replacement. Hand 2011;6:27-33.

[34] Lapner M, King GJ. Radial head fractures. J Bone Joint Surg Am 2013;95(12):1136-1143.

[35] Lindenhovius AL, Felsch Q, Doornberg JN, et al. Open reduction and internal fixation compared with excision for unstable displaced fractures of the radial head. J Hand Surg Am 2007;32(5):630-636.

[36] Moro JK, Werier J, MacDermid JC, et al. Arthroplasty with a metal radial head for unreconstructible fractures of the radial head. J Bone Joint Surg Am 2001;83-A(8):1201-1211.

[37] Morrey BF, An KN. Articular and ligamentous contributions to the stability of the elbow joint. Am J Sports Med 1983;11:315-319.

[38] Patterson SD, Bain GI, Mehta JA. Surgical approaches to the elbow. Clin Orthop Relat Res 2000;(370):19-33.

[39] Pomianowski S, Morrey BF, Neale PG, et al. Contribution of monoblock and bipolar radial head prostheses to valgus stability of the elbow. J Bone Joint Surg Am 2001;83-A(12):1829-1834.

[40] Sarris IK, Kyrkos MJ, Galanis NN, et al. Radial head replacement with the MoPyC pyrocarbon prosthesis. J Shoulder Elbow Surg 2012;21:1222-1228.

[41] Shore BJ, Mozzon JB, MacDermid JC, et al. Chronic posttraumatic elbow disorders treated with metallic radial head arthroplasty. J Bone Joint Surg Am 2008;90(2):271-280.

[42] Swanson AB, Jaeger SH, La Rochelle D. Comminuted fractures of the radial head. The role of silicone-implant replacement arthroplasty. J Bone Joint Surg Am 1981;63(7):1039-1049.

[43] van Riet RP, Sanchez-Sotelo J, Morrey BF. Failure of metal radial head replacement. J Bone Joint Surg Br 2010;92(5):661-667.

[44] van Riet RP, Van Glabbeek F, Neale PG, et al. The noncircular shape of the radial head. J Hand Surg Am 2003;28(6):972-978.

[45] Vanderwilde RS, Morrey BF, Melberg MW, et al. Inflammatory arthritis after failure of silicone rubber replacement of the radial head. J Bone Joint Surg Br 1994;76(1):78-81.

[46] Zarattini G, Galli S, Marchese M, et al. The surgical treatment of isolated mason type 2 fractures of the radial head in adults: comparison between radial head resection and open reduction and internal fixation. J Orthop Trauma 2012;26:229-235.

[47] Zunkiewicz MR, Clemente JS, Miller MC, et al. Radial head replacement with a bipolar system: a minimum 2-year follow-up. J Shoulder Elbow Surg 2012;21:98-104.

第30章 尺骨近端骨折的切开复位内固定
Open Reduction and Internal Fixation of Fractures of the Proximal Ulna

David Ring

定义

- 尺骨鹰嘴骨折较常见,大部分都有移位,大部分都需手术治疗。
- Mayo分型对几种重要的骨折类型的特点都做了描述,包括移位、粉碎、关节半脱位或脱位(图1)[6]。
- 尺骨鹰嘴骨折移位根据方向,类型包括前脱位(经尺骨鹰嘴)、后脱位(根据Jupiter及其同事分型[3],是孟氏骨折中最近端的脱位)[2,3,9,10]。
- 孟氏骨折最常见的分型是尺骨近侧干骺端骨折或骨干骨折伴桡尺骨近端关节脱位。
- 孟氏骨折的Bado分型及Ⅱ型的Jupiter亚型分型见表1。
- 成人存在等同损伤。
  - 不同病理变化可对应Bado分型系统。
  - 并非所有等同的损伤均可归入传统孟氏骨折定义的范畴,有些并不一定合并有肱桡关节脱位。因此,还存在一些争议,这类没有必要认为等同于孟氏骨折。
  - 仅孟氏骨折的Ⅰ型和Ⅱ型存在等同损伤。

解剖

- 尺骨近端的半月切迹由冠突和鹰嘴组成,提供了围绕肱骨滑车的将近180°的活动范围。
- 冠突和鹰嘴关节面之间有一条横行的非关节面的骨沟,该处是骨折常发部位,并不要求完全的解剖复位。
- 宽厚的肱三头肌腱止于尺骨鹰嘴的尖部,可用于加强微小、骨质疏松、粉碎骨折块的固定,在放置钢板时可将其纵行切开。
- 桡尺关节的稳定主要由三个结构维持,包括桡尺关节远端三角纤维软骨复合体(TFCC)、前臂中部的骨间膜和桡尺近端关节(PRUJ)处的环形韧带。尺骨骨折和PRUJ的脱位会破坏环形韧带,但通常其他结构可以保留完整。
- 在前臂的孟氏骨折(骨折脱位)中,桡骨头在桡尺近侧关节前外侧脱位。

发病机制

- 尺骨鹰嘴骨折和尺骨近端骨折可能是由于肘关节受到直接暴力,或摔倒时前臂伸直撑地,受到间接暴力所致。

自然病程

- 稳定无移位或仅有轻度移位的骨折较少见。大部分骨折移位较明显,通过手术治疗可有良好的预后。
- 偶尔有简单骨折轻微移位的患者,未经过手术治疗,预后仅有轻微的疼痛,轻微的屈曲减少,轻度的伸直障碍,无关节病,且不会导致关节炎发生。

Ⅰ型 无移位

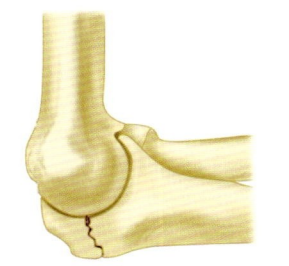

Ⅱ型 移位/稳定

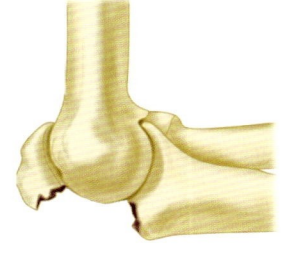 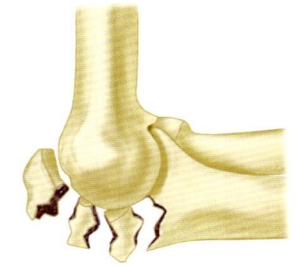

非粉碎性　　　　　粉碎性

Ⅲ型 不稳定

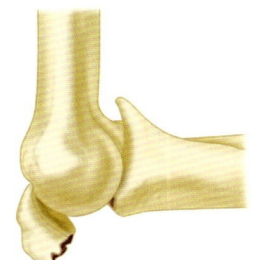 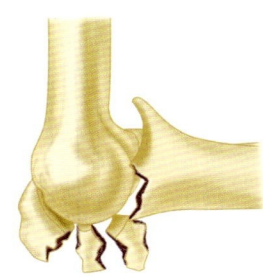

非粉碎性　　　　　粉碎性

图1 Mayo分型对几种影响治疗方案的骨折类型特点进行了描述,包括移位、粉碎和关节脱位或半脱位。

表1　Bado孟氏骨折的分型及Ⅱ型的Jupiter亚型

分型	描述	图示
Ⅰ型	桡骨头前脱位，尺骨干骨折向前成角（最常见的损伤类型）	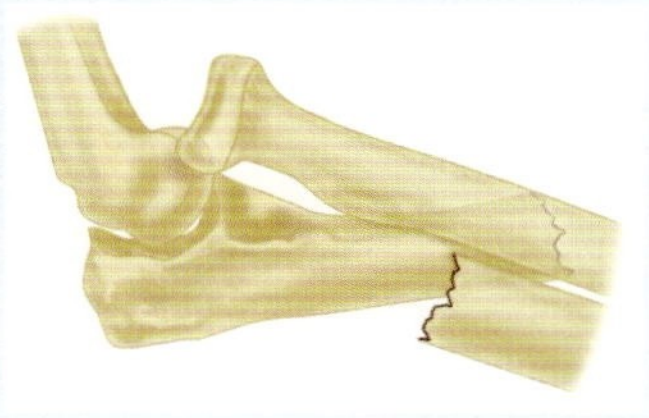
Ⅱ型	桡骨头后或后外侧脱位，尺骨干骨折向后成角	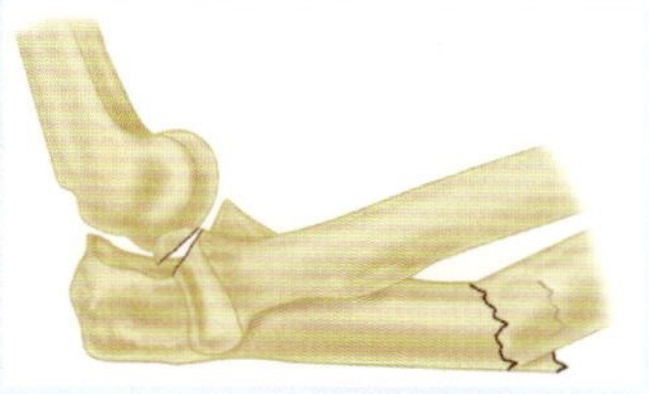
ⅡA型	尺骨骨折在滑车切迹的水平（包括鹰嘴远侧部分和冠突骨折）	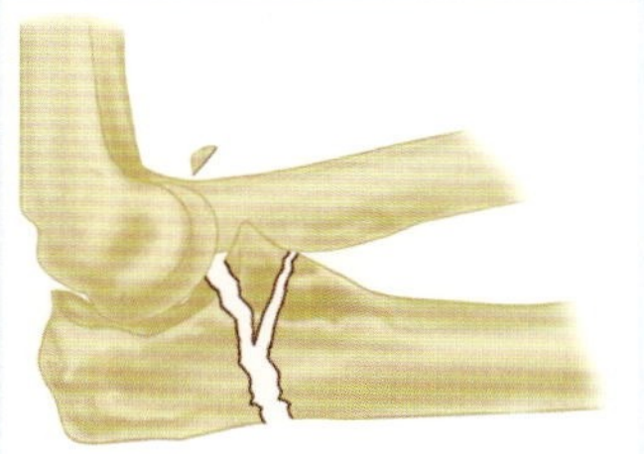
ⅡB型	尺骨骨折在干骺端冠突以远水平	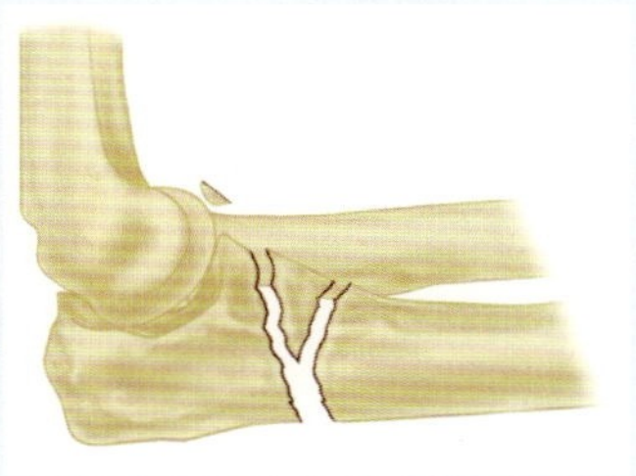
ⅡC型	尺骨骨折在骨干部	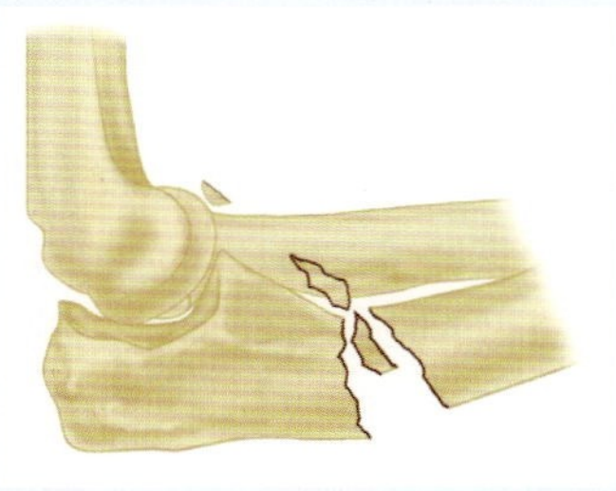
ⅡD型	尺骨粉碎骨折包含1个以上的区域	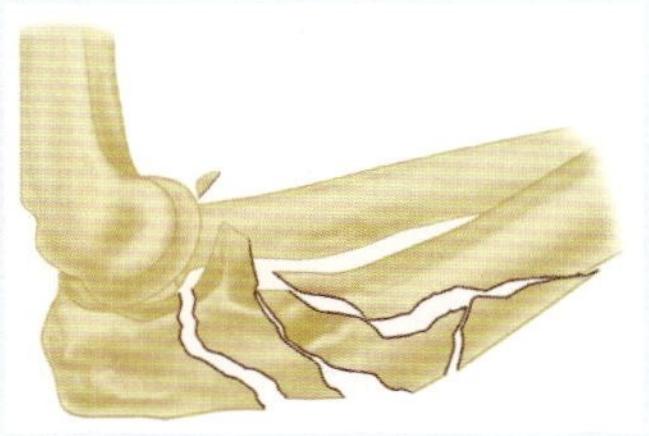

(续表)

分型	描述	图示
Ⅲ型	尺骨干骺端骨折合并桡骨头外侧或前外侧脱位	
Ⅳ型	尺桡骨近端1/3骨折合并桡骨头前脱位	

注：经允许引自 Bado J. The Monteggia lesion. Clin Orthop Relat Res 1967; 50:717; Jupiter JB, Leibovic SJ, Ribbans W, et al. The posterior Monteggia lesion. J Orthop Trauma 1991; 5:395-402。

- 相比之下，骨折移位较明显的患者即使经过手术治疗也有可能发生严重的关节炎和重力影响下上臂成角。
- 即使通过十分顺利的手术治疗，仍有发生关节僵硬、异位骨化、关节炎、骨折不愈合的风险。

病史和体格检查

- 掌握患者的基本信息（年龄、性别、身体状况）和受伤过程（受伤机制及能量）能够帮助临床医生更好地了解病情并制订合理的治疗方案。
- 首先必须评估导致该损伤的各种因素，包括危及生命的因素（高级创伤生命支持，ATLS）以及其他可能加重该损伤的因素。
- 其次必须详细检查是否有其他部位的骨折，尤其是同侧上臂。
- 必须详细检查骨折部位的皮肤损伤情况。
- 详细检查脉搏的搏动情况、毛细血管再灌注情况，必要时可以做Allen试验。
- 评估周围神经的功能。
- 高能量损伤的患者，尤其是同时合并有同侧腕部或前臂损伤，有发生骨筋膜室综合征的风险，如果体格检查提示或者不确定是否发生该综合征（由于患者的精神状态干扰），可以通过测试骨筋膜室的压力来进行判断。

影像学和其他诊断性检查

- 肘关节正侧位X线片用于初步诊断。
- 复位后以及临时固定后的X线片、斜位片也有临床介值。
- CT可以更详细地描述骨折脱位情况，尤其是CT三维重建，可以明确尺骨冠突和桡骨头是否损伤。

鉴别诊断

- 肘关节脱位。
- Essex-Lopresti损伤（前臂骨间膜或TFCC断裂，通常伴有桡骨头骨折）。
- 肘关节骨折脱位（恐怖三联征）。
- 肱骨远端骨折。

非手术治疗

- 将肘关节于屈曲90°的位置固定，适用于尺骨鹰嘴移位<2 mm的骨折。
- 固定4周后进行肘关节主动的屈伸功能锻炼可有利于骨折愈合和功能恢复。

手术治疗

- 大部分尺骨鹰嘴骨折都有移位，需要手术治疗。
- 横断非粉碎型骨折且不伴有脱位可用张力带钢丝固定[4,8]。
- 粉碎型骨折伴脱位可在尺骨背侧放置钢板，用螺钉进行固定[1-3]。
- 必须注意尺骨冠突、桡骨头、外侧副韧带是否损伤[2,9-11]。
- 前臂骨折脱位（如前外侧孟氏骨折）用钢板螺钉固定，恢复尺骨的解剖力线。肱桡关节对合不佳往往提示尺骨仍存在成角畸形。

术前计划

- 根据X线片和CT的骨折特征制订治疗方案。

- 术前通过模板手术的术中摄片可有助于注意细节,术者必须详细了解解剖、可能发生的问题,确保并备好每个可能需要的内植物。

体位

- 大部分患者可采用侧卧位,将患肘置于托架上。
- 少数骨折伴脱位的患者,需要从正中及外侧切口进入,可采用仰卧位,将患肢置于搁手台上。
- 消毒铺巾后将无菌充气止血带系于上臂近端。

入路

- 常用肘后方纵行切口入路。

张力带钢丝固定

切开复位克氏针固定

- 充分清理骨折断端和关节腔的积血和凝血块,有助于骨块复位。
- 有限剥离骨折端的骨膜,将有利于直视下复位。
- 使用大号复位钳将骨折端复位(技术图1A、B)。必要时可在远端骨折块背部骨皮质钻孔,以供复位钳更好把持骨面。
- 使用2根直径为1.0 mm的克氏针固定骨折端(技术图1C)。
- 近端骨折块的进针点可稍倾斜,从近端背侧向远端掌侧,易于穿透远端对侧冠突骨皮质,防止克氏针松动。
- 远端穿透骨皮质少许,近端在骨表面留有5~10 mm的针尾,以便用钢丝环形绑扎。

钢丝固定

- 在尺骨干近端平坦部位钻一直径为2.0 mm的孔,有无骨膜剥离均可。
- 使用第2根钢丝时第2孔应再往远端1.0 cm。
- 可选择使用一根18号的钢丝环形绑扎。笔者倾向于选择两根22号的不锈钢钢丝,可以减小钢丝打结造成的隆起。必要时可用大号针帮助钢丝从孔中穿过(技术图2A)。
- 两根张力带钢丝穿过钻孔后在尺骨背侧面做8字状,在肱三头肌腱深面固定于克氏针与尺骨近端之间(技术图2B)。

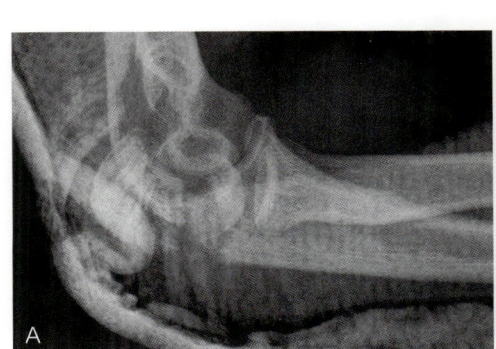
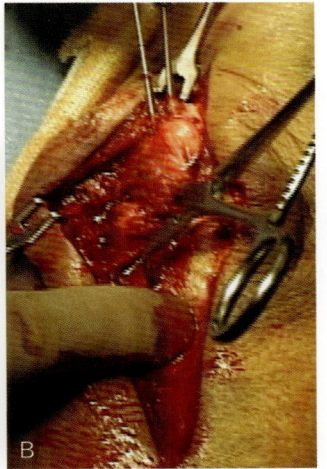
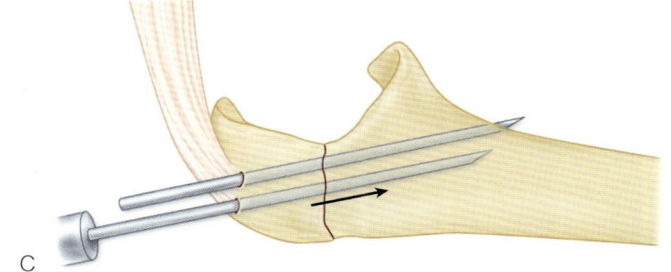

技术图1 A. 石膏固定状态下的肘关节侧位片显示鹰嘴简单横断型骨折。B. 切开复位用复位钳帮助复位。C. 2根1.0 mm克氏针斜向打入穿过骨折端,穿过对侧尺骨干骨皮质。

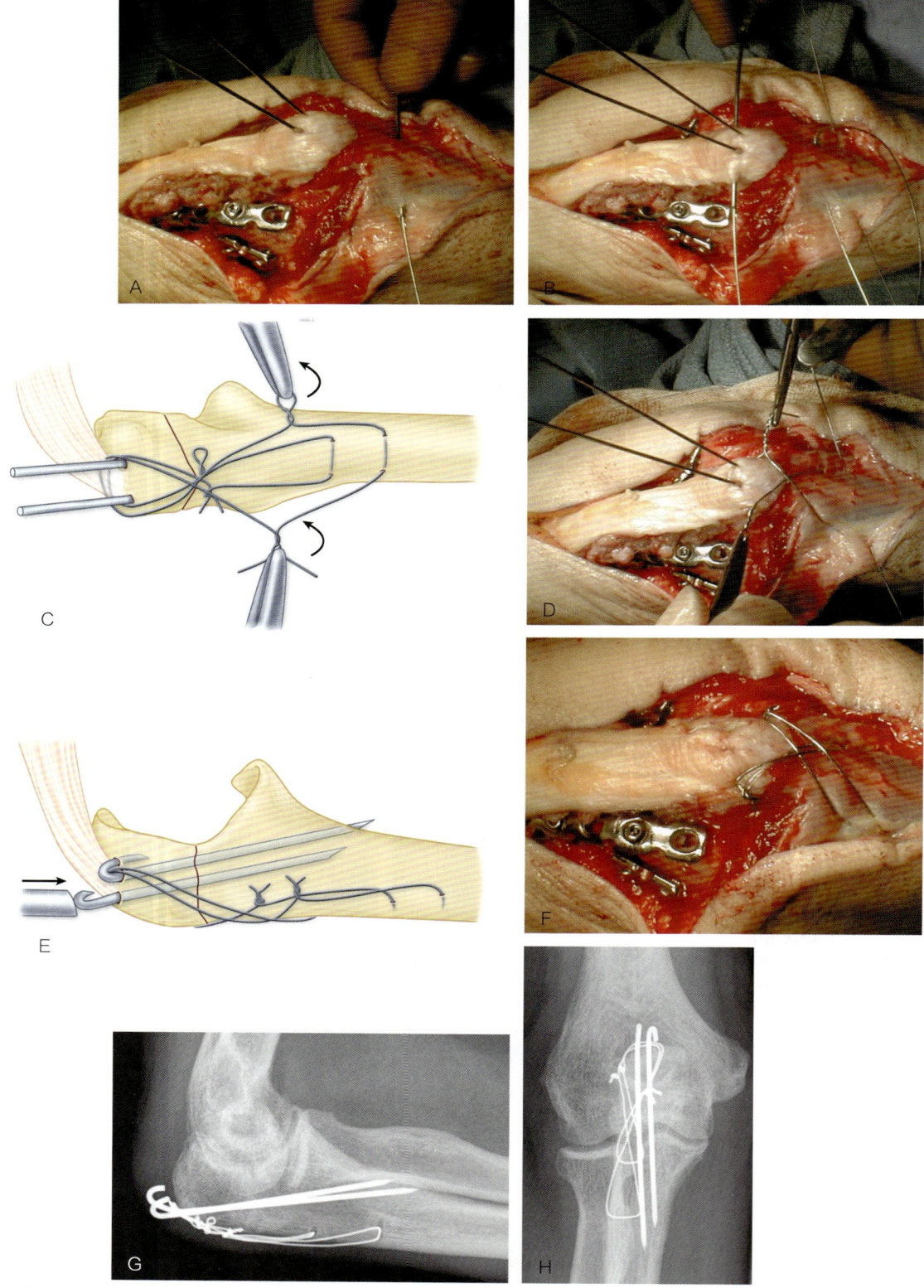

技术图2 A. 2根22号不锈钢丝8字形穿过尺骨干上的孔。B. 近端绕过肱三头肌腱止点处。C、D. 钢丝两边适度收紧，不应过度收紧防止钢丝断裂。E. 克氏针近端尾端折弯180°并敲入鹰嘴，埋于肱三头肌腱深面。F. 固定后很少发生骨折块的再移位。G、H. 张力带钢丝固定足以维持肘关节的正常活动（图A、B、D、F～H版权：David Ring，MD）。

- 每根钢丝都要用持针器在内外侧拉紧打结(技术图2C、D)。
- 该步骤仅收紧钢丝,不要绷紧,以防钢丝断裂。
  - 钢丝收紧打结的部位应尽量选择不会造成隆起的部位。
  - 钢丝结应经过处理,并埋于软组织下面。
  - 克氏针尾端弯折180°并处理。
- 可用骨填塞器将克氏针尾端敲入尺骨鹰嘴,埋于肱三头肌腱深面(技术图2E~H)。

鹰嘴骨折钢板螺钉固定

- 将钢板塑形使之与鹰嘴帖服,或者使用已经塑形的钢板(技术图3A~C)。
- 通过直钢板仅需用2或3枚螺钉固定干骺端。
- 将钢板折弯塑形与鹰嘴帖服,可以在近端骨折块多打1枚螺钉。在最近端可以选用长螺钉,穿过骨折线达到远端骨折端。某些病例中,这些螺钉可以达到远端骨折端的骨皮质,如尺骨前方骨皮质。
- 塑形钢板近端可放置于肱三头肌腱的止点上方,或者将肱三头肌腱纵行劈开,将钢板直接放于骨质上方。
- 钢板在远端可直接放置于尺骨干。只需将肌肉劈开将钢板放置于尺骨干即可,并不需要剥离尺骨内外侧的肌肉和骨膜。
- 术中并不需要解剖复位所有的骨折块,只需恢复冠突和鹰嘴关节面平整,维持正常力线即可,避免过度剥离其余骨折块的软组织。这些骨折块起桥接作用。
- 保留软组织情况下很少需要植骨。
- 如果鹰嘴骨折块是较小的、粉碎的,或者患者骨质疏松,可用钢丝绕过肱三头肌腱加强固定(技术图3D)。
- 钢板和螺钉用于维持关节面平整,起桥接作用,钢丝可加强固定。

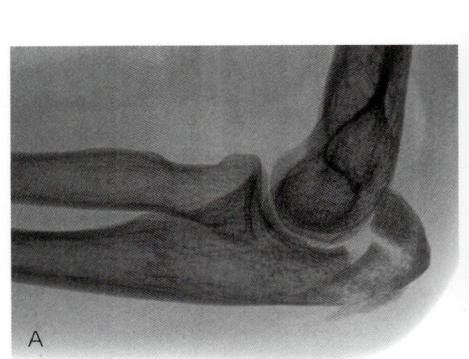
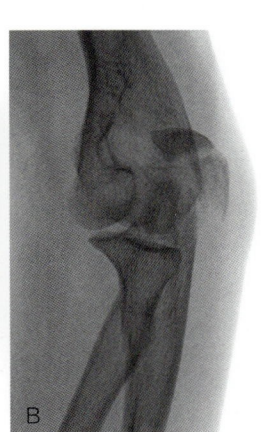
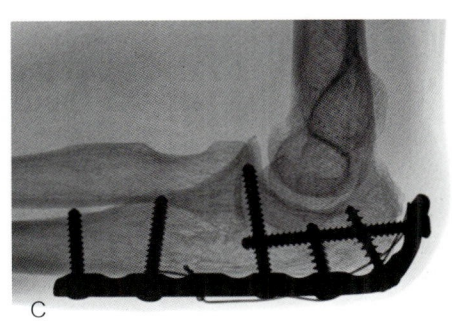
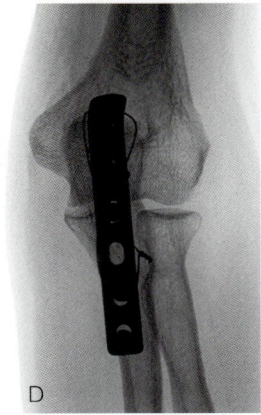

技术图3 A. X线侧位片显示鹰嘴粉碎性骨折,近端鹰嘴较小骨折块。B. X线斜位片显示骨折为粉碎性。C. 选择3.5 mm LC-DCP钢板和螺钉置于尺骨背侧。D. 鹰嘴骨折块较小、粉碎,或者骨质疏松情况下,可用22号钢丝绕过肱三头肌腱加强固定(版权:David Ring, MD)。

鹰嘴骨折伴脱位钢板及螺钉固定

术中暴露

- 鹰嘴骨折伴脱位术中，可通过鹰嘴骨折的手术入路观察桡骨头和冠突是否有损伤（技术图4A）。
  - 术中通过有限切开游离，可类似鹰嘴骨折块截骨，暴露肱尺关节显露冠突。
- 若背侧入路不能充分暴露桡骨头，可剥开肱三头肌外侧皮瓣，通过肌间隔（如Kocher或Kaplan间隔）暴露。
- 若背侧入路不能充分暴露冠突，可另做肘内侧或外侧切口。
  - 前内侧冠突骨折，可选择通过尺侧腕屈肌两头，或从更前侧的屈肌与旋前圆肌之间劈开，或将屈肌群从背侧向掌侧剥离以暴露骨折端[7]。
- 外侧副韧带损伤常伴有肱骨外上髁撕脱骨折，可用锚钉固定或钻洞缝合修补韧带。
- 冠突骨折通常可通过鹰嘴骨折的入路暴露并直接固定（技术图4B、C）。

固定

- 用克氏针将骨折块固定于尺骨干骺端或者尺骨干做临时固定，若尺骨近端骨折较粉碎，可直接将其固定于肱骨滑车。
- 若尺骨近端骨折较粉碎，骨撑开牵引器也是一个选择（临时外固定支架；技术图5A）。
  - 临时外固定支架中一根钢针将尺骨近端骨折块与肱骨滑车固定，另一根钢针固定于远端尺骨干，通过两钢针之间的牵引，骨折通常可间接复位。
  - 通常在透视下通过螺钉完成最终的固定。
- 尺骨近端骨折块较粉碎时可通过钢板置入螺钉。
- 若有冠突骨折，通常需要内侧放入第2块板。
- 粉碎性冠突骨折无法固定时，可用铰链、外固定支架或钢针固定肱尺关节加以保护，这需要结合术中器械和术者经验。
- 用较长的塑形钢板帖服尺骨鹰嘴放置（技术图5B）。
  - 常需要很长的钢板（12~16孔），尤其是在骨折块较粉碎或者骨质较差的情况下。
- 若鹰嘴骨折为粉碎性，或者骨质疏松，仅仅用钢板螺钉可能不足以提供牢靠的固定。
  - 在此情况下，可通过和肱三头肌腱止点处用钢丝固定鹰嘴骨折块（技术图5C）。

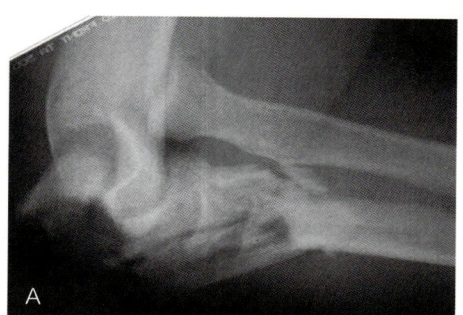
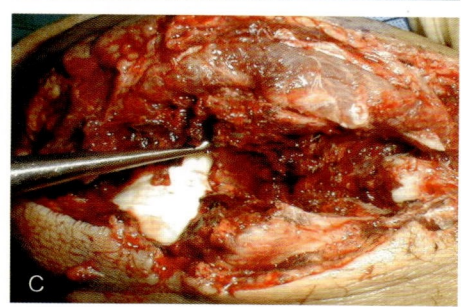
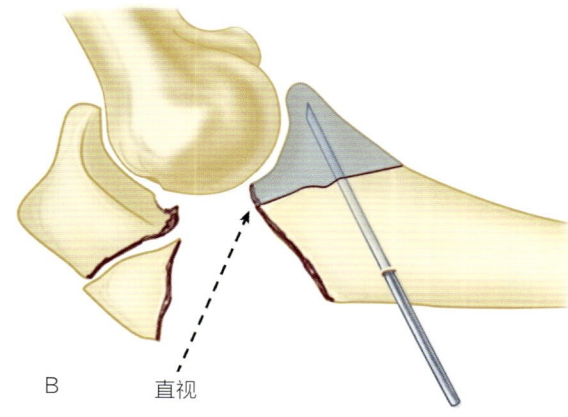

技术图4 A. 一例肘关节骨折伴前脱位患者。侧位X线片提示尺骨滑车切迹较大骨折块，冠突骨折，肘关节前脱位。B、C. 此例患者冠突骨折块和背侧干骺端的骨折块相连，有利于复位固定（图A、C 版权：David Ring, MD）。

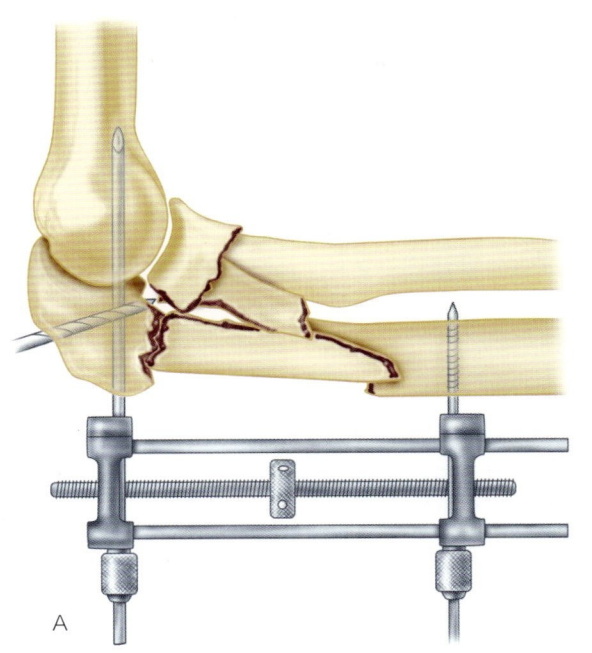
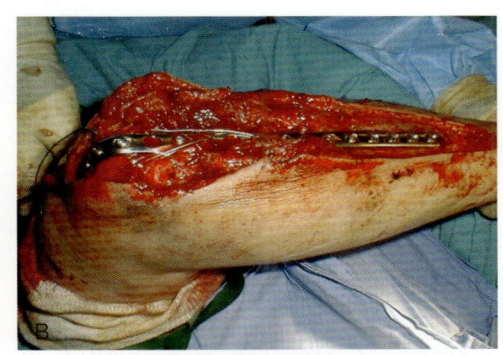
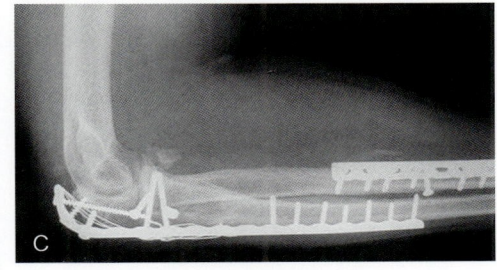

技术图5　A. 临时外固定支架适用于骨干粉碎性骨折。B. 选用多孔 3.5 mm LC-DCP 钢板进行固定，22 号不锈钢钢丝可用来加强鹰嘴骨折块的固定。C. 延伸至骨干的粉碎性骨折在桥接钢板的作用下间接愈合，肘关节滑车切迹恢复，功能良好（图B、C版权：David Ring，MD）。

前外侧孟氏骨折

暴露

- 尺骨通过背侧切口显露，从尺骨干一侧抬高肌肉，保持骨膜完整，尽可能少地破坏另一侧的肌肉（技术图6）。
- 没有必要暴露肱桡关节和桡尺近端关节，尺骨畸形愈合会破坏肱桡关节和桡尺近端关节的正常关系。如果桡骨头骨折，可以暴露肘关节。

固定

- 对肱桡关节和桡尺近端关节进行复位。
- 复位尺骨骨折，暂时使用 3.5 mm 的 LC-DCP 钢板来复位。
- 如果尺骨骨折处存在碎骨块，在进行尺骨复位时，使用临时外固定（笔者已经做过）或暂时固定肱桡关节（笔者没有做过），有助于暂时保持复位。
- 在骨折处的近侧和远侧各应用 2 颗螺钉，之后在透视辅助下从各个角度观察肱桡关节和桡尺近端关节是否复位完全。

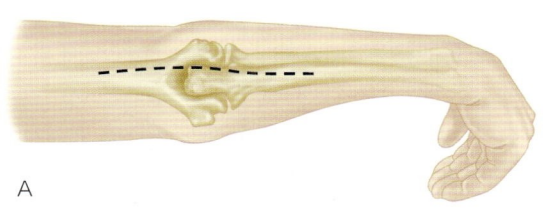
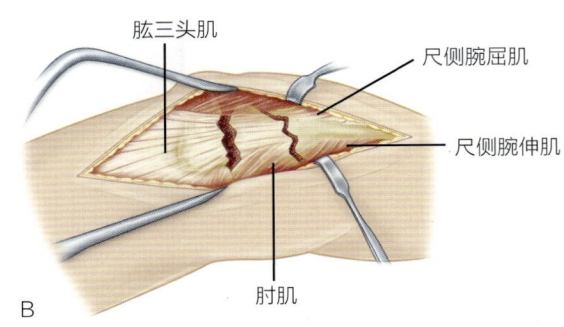

技术图6　A. 后中线切口，位于尺骨鹰嘴外侧。B. 手术通过肘肌与尺侧腕伸肌的间隙暴露。

- 如果没有正确复位,则应调整尺骨位置。
- 当尺骨长度不够时,可能导致桡骨头持续脱位(技术图7)。
- 只有确认尺骨以及复位完全时,才能调整肱桡关节。环状韧带受影响的可能性不大。

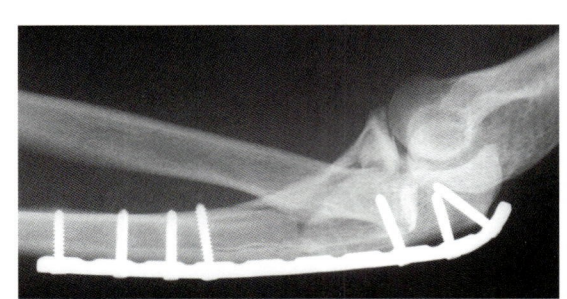

技术图7 尺骨畸形愈合形成顶向背侧成角,导致桡骨头脱位。

要点与失误防范

鹰嘴固定物隆起	2根22号钢丝固定收紧打结比1根粗钢丝的收紧打结造成的隆起要小。克氏针尾端应置于肱三头肌腱深面,埋入鹰嘴,减少隆起,防止松动移位[5,8]
滑车切迹缩短	粉碎性骨折时不能单独使用张力带钢丝固定。张力带钢丝固定完整的关节面时方可有效地吸收关节活动时的压力
钢板松动	将钢板置于尺骨背侧与鹰嘴帖服,在不同的位置垂直钢板置入足够的螺钉,尽量避免将钢板置于内侧或外侧[10,11]
尺骨近端骨折块固定失败	骨折块较小、粉碎、骨质疏松时避免单独使用螺钉固定,需从肱三头肌腱止点处穿入钢丝额外固定
遗漏多发伤	必须注意是否存在肘关节半脱位或脱位、桡骨头骨折、冠突骨折以及外侧副韧带损伤,一旦确诊必须做相应的治疗。鹰嘴和尺骨近端通常使用钢板固定

术后处理

- 骨折复位良好的患者(大部分患者)术后即可开始主动的辅助功能锻炼,或在重力辅助下进行屈肘练习。也可延迟数日等到舒适时再进行。
- 若有外侧副韧带损伤并进行修复,必须告知患者术后1个月内患肢不能做肩外展的动作。因为这会产生过肘关节的内翻动量,使修复的韧带承担应力。
- 若内植固定物较薄,在开始功能锻炼之前1个月可以使用夹板额外固定。

预后

- 简单骨折发生骨不愈合概率甚微,早期可由于患者依从性差而出现固定失败[6]。
- 术后发生张力带钢丝松动,克氏针退出的情况少见,但是仍有少数患者因此需要二次手术取出内固定[8]。
- Macko和Szabo[5]指出鹰嘴骨折张力带钢丝固定术后发生内固定相关问题是由于最初内植物隆起所致,而不是内固定移动。
- 总而言之,二次手术取出内固定并不是不合理,这并不认为是并发症的一种。
- 一些术者认为简单骨折也可考虑使用钢板及螺钉[1],然而钢板也可能引起并发症,若鹰嘴骨折块只能置入有限的少数几枚螺钉,利用软组织附着加强固定比将钢板直接置于骨面有更好的效果,尤其是在骨折块粉碎、骨质疏松的情况下。
- 治疗粉碎性尺骨近端骨折时若将钢板置于尺骨内侧或外侧常可引起固定失败、畸形愈合以及骨不愈合[10,11]。
- 尽管背侧钢板效果更好,但是患者在复杂骨折术后肘关节功能恢复也会受影响。

并发症

- 内植物松动。
- 内植物断裂。
- 骨不愈合。
- 畸形愈合。
- 肘关节不稳。
- 创伤性关节炎。

(孙源 译,孙立强 审校)

参考文献

[1] Bailey CS, MacDermid J, Patterson SD, et al. Outcome of plate fixation of olecranon fractures. J Orthop Trauma 2001;15:542-548.

[2] Doornberg J, Ring D, Jupiter JB. Effective treatment of fracture-dislocations of the olecranon requires a stable trochlear notch. Clin Orthop Relat Res 2004;(429):292-300.

[3] Jupiter JB, Leibovic SJ, Ribbans W, et al. The posterior Monteggia lesion. J Orthop Trauma 1991;5:395-402.

[4] Karlsson M, Hasserius R, Besjakov J, et al. Comparison of tension-band and figure-of-eight wiring techniques for treatment of olecranon fractures. J Shoulder Elbow Surg 2002;11:377-382.

[5] Macko D, Szabo RM. Complications of tension-band wiring of olecranon fractures. J Bone Joint Surg Am 1985;67(9):1396-1401.

[6] Morrey BF. Current concepts in the treatment of fractures of the radial head, the olecranon, and the coronoid. J Bone Joint Surg Am 1995;77A:316-327.

[7] O'Driscoll SW, Jupiter JB, Cohen M, et al. Difficult elbow fractures: pearls and pitfalls. Instruct Course Lect 2003;52:113-134.

[8] Ring D, Gulotta L, Chin K, et al. Olecranon osteotomy for exposure of fractures and nonunions of the distal humerus. J Orthop Trauma 2004;18:446-449.

[9] Ring D, Jupiter JB, Sanders RW, et al. Transolecranon fracture-dislocation of the elbow. J Orthop Trauma 1997;11:545-550.

[10] Ring D, Jupiter JB, Simpson NS. Monteggia fractures in adults. J Bone Joint Surg Am 1998;80(12):1733-1744.

[11] Ring D, Tavakolian J, Kloen P, et al. Loss of alignment after surgical treatment of posterior Monteggia fractures: salvage with dorsal contoured plating. J Hand Surg Am 2004;29(4):694-702.

第31章 肘关节骨折脱位合并复杂性不稳的切开复位内固定治疗

Open Reduction and Internal Fixation of Fracture-Dislocations of the Elbow with Complex Instability

Niloofar Dehghan and Michael D. McKee

定义

- 简单脱位多数可以通过复位、短期外固定及早期功能锻炼的闭合方式得到满意治疗。
- 肘关节骨折脱位往往需要手术干预，处理较为棘手。
- 肘关节骨折脱位常常累及的骨折部位是桡骨头和冠突，两者同时骨折合并脱位则称为"恐怖三联征"。
- 肘关节骨折脱位的处理原则是通过重建骨与韧带限制性结构为肘关节提供充分的稳定，在避免不稳复发的前提下能够早期(术后2周内)功能锻炼。
- 若不能达到上述目的，会导致关节不稳的复发，或延长固定后产生严重的关节僵硬。

解剖

- 肘关节后外侧脱位与内侧副韧带（MCL）和外侧副韧带（LCL）的断裂有关。
- 内侧副韧带是对抗外翻应力的主要稳定结构(图1)。
- 外侧副韧带是防止后外侧旋转不稳的主要稳定结构。大多数情况下，该韧带断裂是从肱骨外上髁撕脱而留下特征性的裸露骨面。韧带从中部断裂较为少见[7]。作为外侧稳定结构次要部分，伸肌腱起点和后外侧关节囊也可能损伤断裂。
- 桡骨头骨折按Mason分型：
  - Ⅰ型：极少移位，小的或边缘骨折。
  - Ⅱ型：边缘骨折存在移位。
  - Ⅲ型：桡骨头和桡骨颈粉碎性骨折[5]。
  - Ⅳ型：桡骨头骨折伴肘关节脱位(Johnson修正)。
- 冠突骨折按Regan和Morrey分型[11]（图2）：
  - Ⅰ型：冠突尖部骨折(不是撕脱性骨折)。
  - Ⅱ型：骨折块＜冠突的50%。

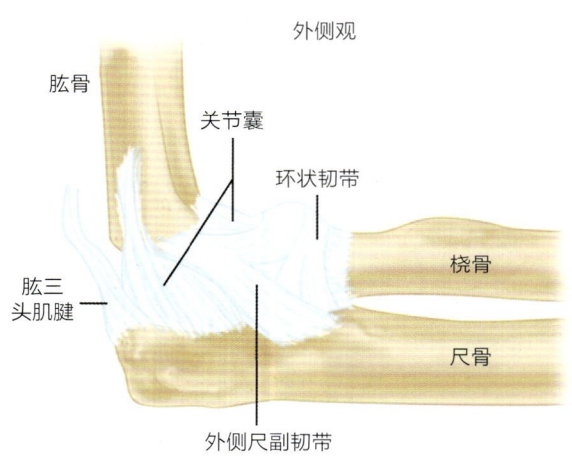

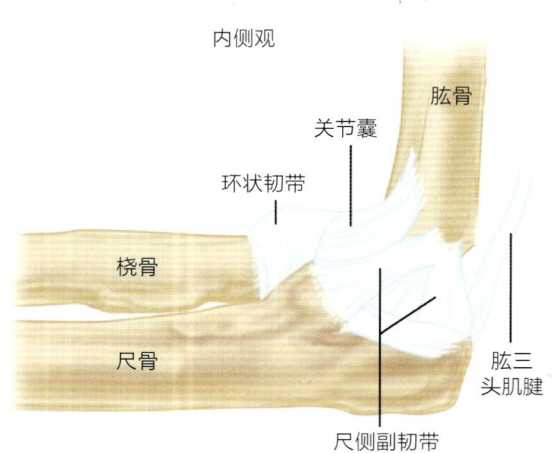

图1 肘关节内外侧韧带复合体，标示了肱骨远端和尺骨近侧的起止点。

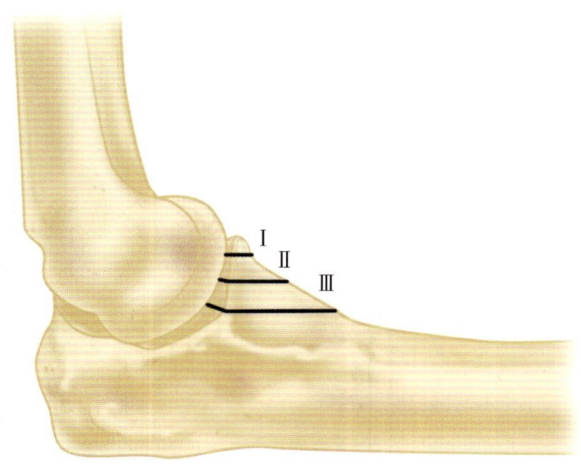

图2 肘关节外侧位描述冠突骨折的不同分型。

- Ⅲ型：骨折块＞冠突的 50%
  - MCL 的止点位于冠突的基底，Ⅲ型骨折可能会累及其止点[1]。
- 冠突前内侧面骨折是一种主要由内翻引起的不同类型的骨折[3]。
  - 冠突内侧面对于对抗肘关节内翻的稳定很重要，其远端为 MCL 附着的结节。
  - 冠突前内侧面骨折可导致内翻后内侧不稳定，常可见 LCL（来自内翻力）断裂。然而，如果断裂的碎片足够大，包括 MCL 嵌入，也有可能导致外翻不稳定。
  - 这些骨折均为不稳定性，一般情况下，最好的治疗方法是使用钢板切开复位内固定（图 3）。

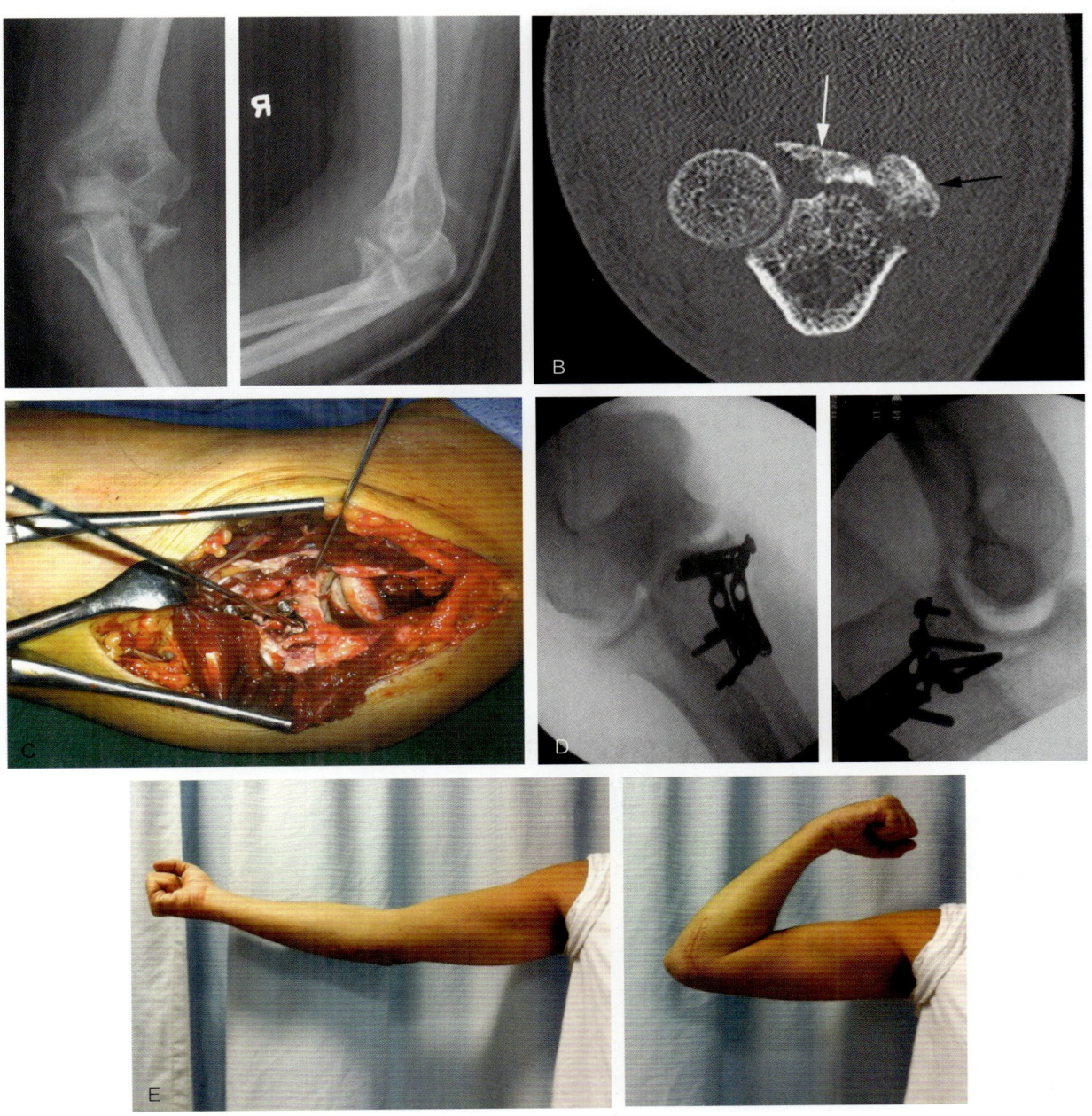

图3 冠突前内侧面骨折。A. 影像学检查显示冠突前内侧面及冠突尖端骨折。内翻不稳定可在正位 X 线片上观察到。B. CT 显示前内侧面碎骨块（黑色箭头）和冠突顶端碎骨块（白色箭头）。C. 术中图片，进行前内侧复位，并用钢板和螺钉固定。冠突尖端用克氏针复位，准备进行钢板固定。D. 术后 X 线显示冠突前内侧面和冠突尖用两块钢板固定。E. 患者图片显示正中切口，术后活动范围良好。

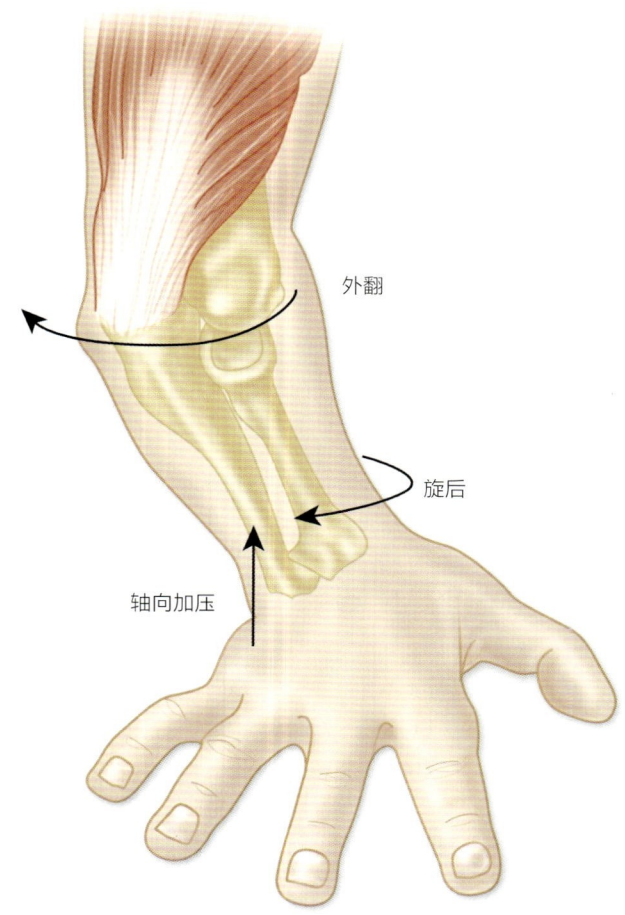

图4 典型肘关节骨折脱位的发生机制,标示作用于肘关节的作用力。

发病机制

- 肘关节骨折脱位发生于跌倒后伸直位手撑地,或高处摔落、交通事故及其他高能量损伤(图4)。
- 典型的损伤机制是过伸外翻或内翻应力作用于旋前位的手臂。

自然病程

- 合并冠突和桡骨头骨折的肘关节脱位自然发展的预后较差。闭合治疗的方式常导致脱位或半脱位的复发,因而常规通过切开复位内固定手术治疗。
- 肘关节脱位合并桡骨头骨折时,单纯切除桡骨头术后常会再度不稳,具有较高的失败率。
- 关节不稳的复发、关节病以及严重的关节僵硬等问题会导致关节功能不佳[12]。

病史和体格检查

- 肘关节骨折脱位为急性与创伤性的,病史应该一目了然。

- 在高能量损伤中这种损伤并非不常见,因此,在其他骨骼肌肉系统和全身性细致检查过程中需要评估肘关节,同侧的肩腕关节也应该同时评估。
- 评估和记录患肢周围神经和血管功能十分重要,在复位前后均应进行。

影像学和其他诊断性检查

- 闭合复位前与复位后均应该拍摄高质量的前后位和侧位X线片。
  - 闭合复位后外固定材料会使骨结构影像细节变得模糊。
- 如果有任何证据显示前臂和腕部存在与肘部外伤相关的疼痛,这些部位也应该摄片检查。
- CT扫描和三维重建有助于了解骨损伤(特别是桡骨头和冠突)的情况和治疗方案的制订(图5)。

鉴别诊断

- 不伴有肘关节脱位的桡骨头或桡骨颈骨折。
- 冠突骨折合并后内侧不稳。桡骨头未骨折使得诊断较为困难。

非手术治疗

- 初步治疗包括闭合复位石膏托固定,拍片确认复位状况(图6)。
- 如果骨或软组织损伤,使得复位难以维持,则不必重复尝试闭合复位。因为这可能会引发异位骨化。
- 很少有能够通过保守治疗而达到治疗要求的情况,几乎所有病例均符合手术指征。

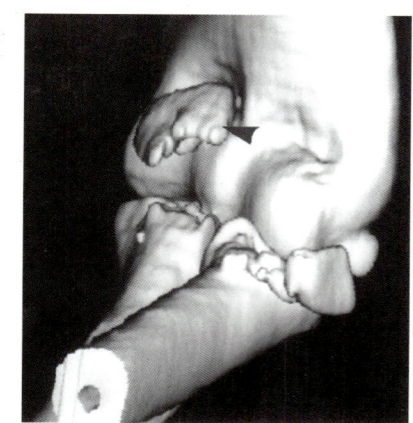

图5 三维CT重建显示"恐怖三联征"。箭头标示肘前较大的冠突骨折块(经允许引自Pugh DM, Wild LM, Schemitsch EH. et al. Standard surgical protocol to treat elbow dislocations with radial head and coronoid fractures. J Bone Joint Surg Am 2004; 86A: 1122-1130)。

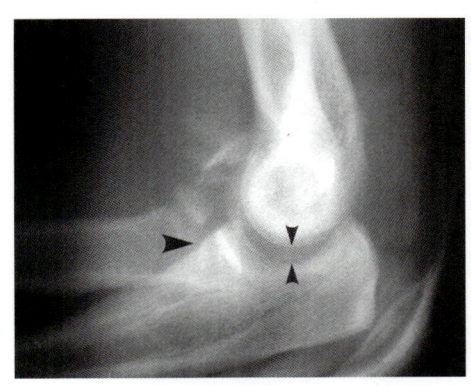

图6 X线片显示闭合复位后非同心复位。小箭头显示肱尺关节非同心复位（经允许引自Pugh DM, Wild LM, Schemitsch EH, et al. Standard surgical protocol to treat elbow dislocations with radial head and coronoid fractures. J Bone Joint Surg Am 2004；86A：1122-1130）。

手术治疗

- 手术目的是获得并维持肱尺关节和肱桡关节稳定的同心复位，以便肘关节在屈伸30°～130°活动范围内能够早期功能锻炼。早期锻炼（术后2周内）是避免关节僵硬及相应功能障碍的关键。
- 合并桡骨头和冠突骨折的肘关节脱位的处理应依据已建立的治疗规划(表1)，治疗结果可靠[10]。
- 桡骨头是对抗肘关节外翻应力和后侧不稳的重要次级结构[9]。
  - 桡骨头也是前臂向近侧移位的轴向稳定结构。
  - 若骨折则必须固定或行桡骨头置换，切除常会导致不稳的复发及其他难以接受的结果[12]。

术前规划

- 手术前术者必须确认合适的器具和内植物材料已准备妥当。
- 冠突骨折可以用大小合适的空心钉固定。当骨块过小不易固定时，可以用穿过关节囊的缝线代替；较大的冠突骨块，如前内侧关节面骨块，可以用小钢板和螺钉固定。
- 桡骨头和桡骨颈骨折可用小的钢板螺钉固定。笔者常采用埋头的Herbert钉或埋头小钢板螺钉固定桡骨头关节面的骨块。
- 如果桡骨头粉碎性骨折形成三个以上碎骨块，术者必须为桡骨头置换术做好准备。如果无法实现成骨，应采用金属的可调式的桡骨头假体。
- 术中影像学有助于手术完成，离开手术室前应摄片确认肘关节同心复位和内固定安置正确。
- 极少有韧带和骨折修复后仍存在肘关节稳定性不足而需要可活动的铰链式外固定支架固定的情况。
  - 这是一项专业性很强的技术操作，并非所有术者均能胜任完成。
  - 若动态支具不合适，应采用静态外固定支具，并在术后指导患者进行功能锻炼。

体位

- 绝大多数情况下，患者全麻下置于仰卧位。
  - 患肢安置于手术桌上，消毒铺巾前上臂安放止血带（图7）。
- 另外，患者也可采取侧卧位，患肢用安放软垫的撑垫支持。
  - 若需用铰链式外固定支架，可采用此体位。
  - 后侧皮肤切口也可以采用该体位，通过全厚皮瓣来显露内侧和外侧。

入路

- 外侧入路是治疗此类损伤的基本入路，可以同时顾及冠突、桡骨头及LCL。患者处于仰卧位，患肢处于手术台上，做直接外侧切口。

表1 合并冠突和桡骨头骨折的肘关节脱位的治疗方案

步骤	措施
1	固定冠突
2	固定桡骨头或行桡骨头置换
3	修复LCL
4	前臂旋前，屈伸30°～130°活动度范围内评估肘关节稳定性
5	如肘关节仍不稳定，考虑修复MCL
6	若稳定性仍欠佳，同心复位下铰链式外固定支架固定并进行早期功能锻炼

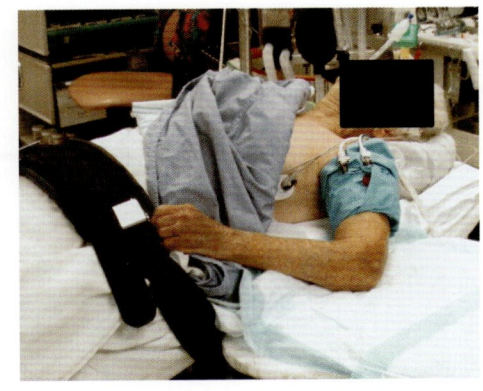

图7 患者体位为仰卧位，患肢置于手术桌上。

- 体表标志和皮肤切口见图8A。
- 典型的入路是尺侧腕伸肌与肘肌之间的Kocher间隙。然而,术者应该利用在受伤时形成的伤口来达成对肘关节的暴露。
- 典型的LCL损伤可见LCL自肱骨远端撕脱而留下裸露的骨面(图8B)。
- 一些患者由于MCL损伤重建或冠突骨折内固定而需要做内侧入路,可于内侧做第2个切口完成。
  - 内侧入路易致尺神经损伤,应做显露和保护。一般自屈肌总腱起点远侧向肱骨内上髁劈开以显露冠突内侧。
- 另外也可选择后侧入路,自筋膜水平向内外侧游离全厚皮瓣,同时显露内外侧。
  - 该入路患者可采用侧卧位或仰卧位,患肢跨越胸前。

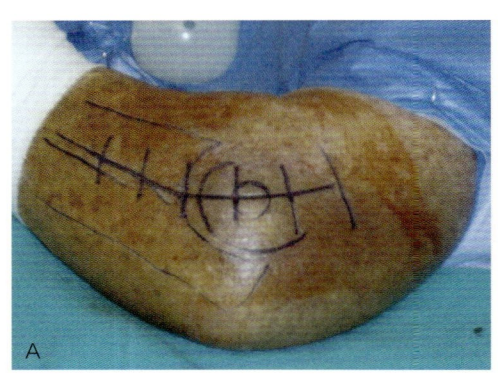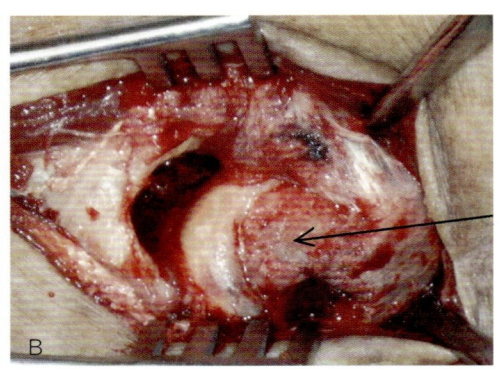

图8 A. 皮肤切口标志线,骨性标志被标示,外侧皮肤切口用分割线标出。B. 撕脱的外侧副韧带,箭头标示的肱骨远端外侧的裸区正是外侧副韧带复合体的撕脱处。

外侧的显露

- 沿肱骨髁上外侧缘做切口,在外上髁处呈弧形,指向桡骨头和桡骨颈。
- 在筋膜水平掀开全厚皮瓣,并安置自动撑开器(技术图1)。
- 沿纤维走向劈开伸肌总腱起点。
- 利用损伤时产生的创伤性离断界面。
  - 多数情况下LCL已自其肱骨远端起点撕脱,留下裸露的骨面,2/3患者的伸肌腱起点也同时撕脱[9]。
- 按由深到浅的顺序完成重建(先冠突,再桡骨头,最后LCL)。
- 如果做桡骨头切除术,桡骨头切除后为冠突的外侧入路提供了很好的显露。
  - 如果桡骨头是做内固定,固定前移开骨块也可以显露冠突。

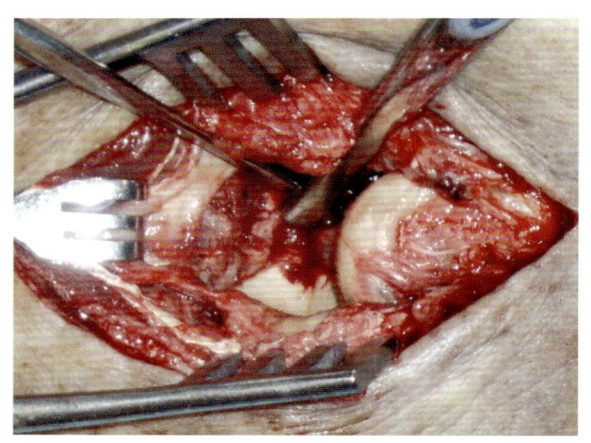

技术图1 外侧入路。本例桡骨头骨折并被切除,为冠突提供了很好的手术视野。该冠突骨折为Ⅰ型。

冠突骨折的切开复位内固定

Ⅰ型冠突骨折

- 对于Ⅰ型,笔者建议使用2号不可吸收编织缝线在骨片前穿过前方关节囊缝合固定(技术图2)。
- 从尺骨背侧做两个对应冠突尖的独立小切口,用克氏针通过小切口做两个平行的钻孔。钻孔可在前交叉韧带导向器的引导下完成。
- 缝线穿过关节囊后,其两端自钻孔牵出,拉紧关节囊后在尺骨背侧打结。

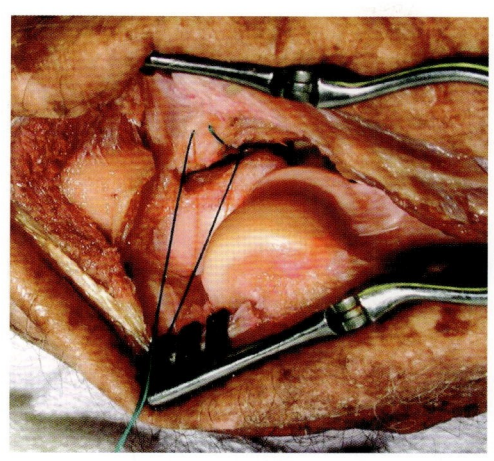 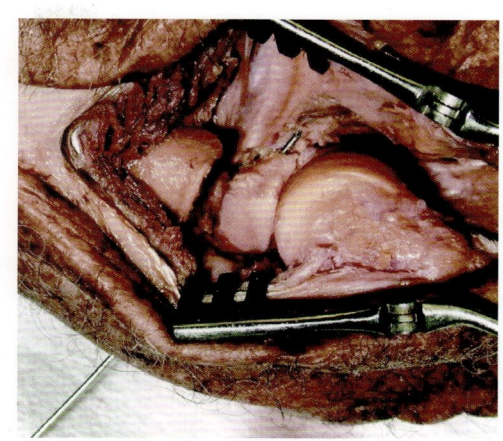

技术图2　I型冠突骨折的缝合固定。缝线在冠突前方穿过前方关节囊并贯穿至尺骨背侧打结固定。如果冠突骨折块太小无法用螺钉固定时适用这种方法［经允许引自McKee MD, Pugh DM, Wild LM, et al. Standard surgical protocol to treat elbow dislocation with radial head and coronoid fractures. J Bone Joint Surg Am 2005；87（suppl 1，pt 1）：22-32］。

技术图3　冠突骨折用克氏针维持复位固定［经允许引自McKee MD, Pugh DM, Wild LM, et al. Standard surgical protocol to treat elbow dislocation with radial head and coronoid fractures. J Bone Joint Surg Am 2005；87（suppl 1，pt 1）：22-32］。

- 缝线两端可以通过带针眼的克氏针、Keith针或缝线套取装置牵拉出。

Ⅱ型和Ⅲ型冠突骨折

- Ⅱ型和Ⅲ型冠突骨折可用1或2枚空心钉固定，一般情况下也可用半螺纹骨松质螺钉固定。
- 清理骨折端以便能够解剖复位，自尺骨背侧穿过导针以确保空心钉吃住骨块。
  - 导针退回直至刚好埋入骨面，复位骨折块。
- 点式复位器具（如锐口牙刮匙）保持骨块复位状态，继续钻入导针穿过骨折块（技术图3）。如果空间足够可以穿入第2枚导针。
- 1或2枚导针打入妥当后，常规操作拧入空心钉或骨松质螺钉。特别注意的是螺钉拧入前骨折块需攻丝，以免螺钉拧入时骨折块碎裂。
- 骨折块若粉碎则难以处理。一般而言，可将具有关节面的最大的骨块予以固定。
- 如果由于桡骨头的存在使螺钉固定或骨折显露难以完成，冠突也可通过内侧切口显露，如下所述。

冠突骨折固定的内侧入路

- Ⅱ型或Ⅲ型冠突骨折，因桡骨头完整而不可能进行手术时，可应用内侧入路。
- 冠突内侧面骨折的外科整复可应用内侧入路。
  - 这些骨折应用钢板和螺钉通过内侧入路进行手术整复，沿冠突的前面放置，以支撑移位的骨块。
- 内侧入路的要点：
  - 沿内侧髁上嵴做内侧切口。
  - 尺神经显露并予以保护。
  - 屈肌腱起点处劈开以显露冠突及尺骨近侧。
  - 从内侧入路时粉碎性骨折可以应用支撑钢板或弹性钢板来固定。

桡骨头和桡骨颈骨折

- 冠突固定完毕后即可处理桡骨头骨折。如已完成桡骨头骨折内固定或置换，此时外侧入路难以充分显露冠突。
- 是否固定桡骨头骨折主要取决于骨折的形态。如果骨折不是严重粉碎，如桡骨头为2～3个骨折块，一般可以完成复位固定。
  - 如果骨折过于粉碎（＞3个骨折块），或关节面损毁，则需要做置换。
- 可以通过延长Kocher间隙，显露桡骨头和桡骨颈以便复位固定。

- 骨间后神经在显露远侧桡骨颈时容易损伤。前臂完全旋前位可以最大限度地保持该神经与术区的距离。如果计划复位延长至桡骨颈,则应谨慎显露骨间后神经并加以保护。

桡骨头骨折的切开复位内固定
- 对于桡骨头骨折块,可用点式复位钳复位于未损伤的部分。
- 笔者常用Herbert钉固定骨折块,可先用2 mm克氏针临时固定,再用Herbert钉替换。也可应用埋头小片螺钉或无头螺距压缩螺钉。
  - 如果螺钉穿越关节软骨则钉尾必须埋头。
- 桡骨颈骨折一旦复位,可用克氏针临时固定。
- 可用小的T形钢板在"安全区"做最后的固定(技术图4)。
  - 当暴露桡骨颈远侧及安置钢板远端时,注意不要损伤骨间后神经。
- 如果桡骨头不能完成复位固定则予置换(如下所述)。

桡骨头置换
- 必须使用金属材质的假体,因为硅胶假体不能满足生物力学和生物相容性的要求[8]。
- 金属内植物必须是可调节化的,这样柄的直径就可以独立于头的直径和厚度而变化。
- 清除所有的桡骨头碎骨块。如果需要,使用摆锯切除桡骨颈水平的近侧部分。
- 扩髓器依次扩大桡骨近端的髓腔直至骨皮质。
- 桡骨头假体大小需选择适当避免假体过大。
  - 桡骨头大小可以用切除的骨块做比对来判断,必须测量原来桡骨头的直径和长度。一般而言,桡骨头假体可略微减小尺寸,以免置换后肘关节被过度填塞。
  - 观察近端桡骨和尺骨之间的关节连接,观察内植物的直径和长度是否合适。以乙状切迹为参照,桡骨头的近端距离冠突侧面1 mm以内,超过这个长度会造成关节负载过度[2]。
  - 术中可摄片与对侧比较,评估肱骨内外侧关节。肱尺关节内侧间隙高度提示桡侧内植物过长[4]。
  - 用假体试模插入后测试肘关节的稳定和活动。关节的伸屈和前臂的旋转均应测试。关节僵硬和活动范围差可能是由于肱桡关节负载过度引起。肘关节不稳定时,应检查其他的稳定结构,如LCL和冠突(见下文"持续性肘关节不稳")。不要使用过大的内植物来获得稳定性。
- 如果假体大小合适即做最终安置(技术图5)。

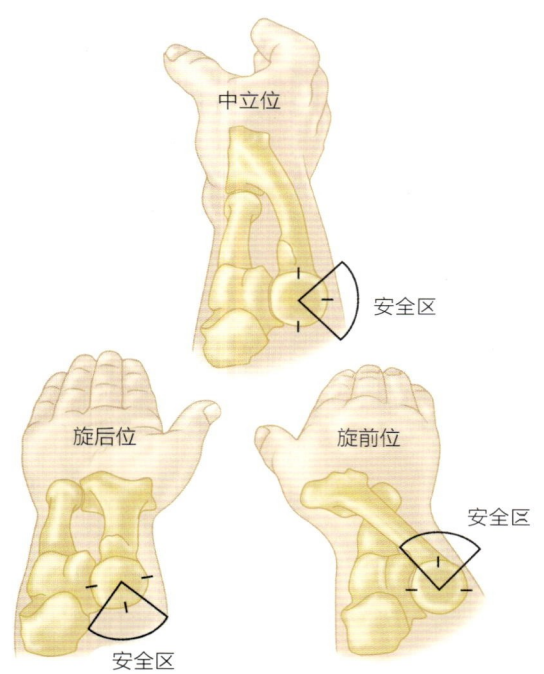

技术图4 桡骨颈骨折钢板安置的"安全区"。标示的90°活动弧在前臂的旋转活动时始终不与尺骨近端存在关节连接。钢板安置在此区域不会干扰前臂的旋转。

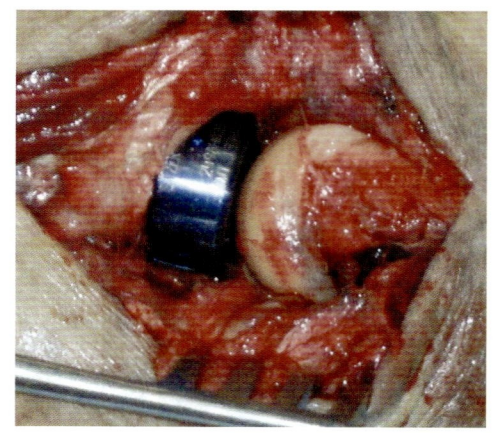

技术图5 桡骨头的假体。合适大小的假体已插入。在前臂完全旋前状态下保持复位。注意其与肱骨小头的解剖力线。

修复外侧副韧带复合体

- 修复外侧副韧带复合体对于重新建立肘关节的稳定至关重要(技术图6A)。
- 外侧副韧带复合体常自肱骨远端撕脱,其肱骨解剖止点位于外上髁略偏后处,肱骨小头弧的中心。
- LCL与浅层的伸肌腱起点不连续,LCL自外上髁止于尺骨旋后肌骨嵴(技术图6B)。
- 用2号不可吸收编织缝线做修补。
- 韧带可通过肱骨骨隧道或锚钉修补于其起点。笔者喜欢骨隧道方法修补。
- 可用钻头、克氏针或巾钳在肱骨远端外上髁上方外侧缘做骨孔。
- 缝线穿过骨孔和LCL止点,拉紧后打结。
- 至少2股,最好使用3股缝线通过骨孔。将缝线全部予以缝合打结(技术图6C)。
  - 确保肘关节处于屈曲90°,前臂完全旋前位。
  - 缝合更浅表的伸肌腱起点。
- 缝线缝合打结后依层关闭外侧切口。

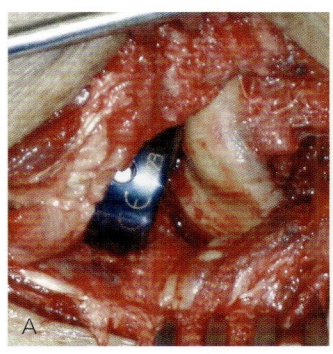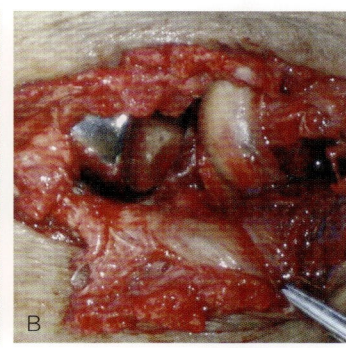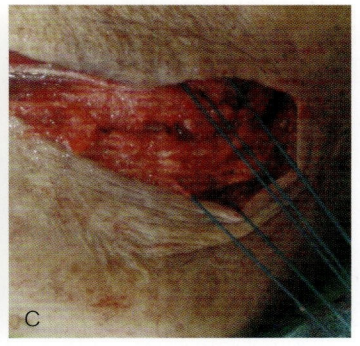

技术图6 A. 肘关节不稳与LCL损伤有关。未修补LCL,前臂旋后位时桡骨头向后外侧半脱位。注意桡骨头与肱骨小头力线不正常。B. LCL被血管钳提起。在这种肘关节急性损伤时,LCL结构明确易于辨认。C. 修复LCL的缝线。

持续性肘关节不稳

- 有时经外侧入路修复冠突、桡骨头和LCL后,并没有充分恢复肘关节的稳定性,进行早期关节活动就可能引发肘关节不稳。
- 这时需进一步采取措施以达到稳定。
- 如果已通过外侧入路完成冠突和桡骨头骨折内固定,通过独立的内侧切口修复MCL是一种选择。
- 肘关节内侧入路深层显露易致尺神经损伤,尺神经必须显露并予以保护。
- MCL常自中段断裂,缝合效果常难以满意。急性损伤情况下并不建议移植肌腱替代MCL。
- 如果肘关节稳定性仍不满意,应用铰链式外固定支架固定是最终的选择[6]。
  - 如果未准备铰链式外固定支架,或术者不熟悉其操作,可用静态外固定架保持肘关节的复位状态。

铰链式外固定支架

- 随着对铰链稳定性的主要结构和修复效果有了更全面的了解,铰链式外固定支架不再是常用手段。
- 使用铰链式外固定支架第1步即插入通过肘关节旋转中心的导针。
- 内上髁做小切口保护尺神经,自内上髁向肱骨小头中心方向插入导针。
- 后侧做两小切口,钝性分离肱三头肌,经此切口于肘关节近侧肱骨上打入2枚半钉。
- 经皮于尺骨背侧缘插入2枚半钉。
- 导针安置好后,肘关节保持复位状态,支架的安置围绕导针进行。
- 远近侧铰链在肘关节两侧可滑移支架,3/4环连接于肘关节远近侧。
- 连接螺钉与支架,锁紧各个元件。
- 核实支架固定牢靠的情况下,30°~130°活动弧中肘关节始终处于复位状态。前臂处于旋前位以保护修复的LCL。
- 术后康复第1步即锁定支架于屈曲90°。
- 最后于手术室中拍摄X线片。

要点与失误防范

适应证	• 合并冠突或桡骨头骨折的肘关节脱位必须认定为复杂肘关节脱位,通常需要手术治疗
治疗目的	• 获得具有足够稳定的同心复位,以便能够早期活动,并避免肘关节持续不稳、肘关节僵硬及关节炎
冠突骨折	• 冠突骨折的修复需要技术要求,也是成功治疗所必需的
桡骨头骨折	• 如果需要,术者应准备可调式金属假体的桡骨头进行置换 • 单纯切除桡骨头是不可取的
外侧韧带	• 外侧韧带的修补在承担关节稳定以便早期活动并防止后外侧旋转不稳中起重要作用
物理治疗	• 需要强调的是患者需要积极进行康复训练,这会很大程度上影响最终的结果 • 避免制动超过 2 周

术后处理

- 损伤的肘关节安置于软垫保护的支具上,肘关节屈曲 90°,前臂完全旋前位,予前臂吊带以使患者舒适。
- 在手术室拍摄前后位和侧位 X 线片,以确定关节同心复位,植入的固定物位置正确。
- 患者通常需住院 1 晚,以便接受充分镇痛和预防性抗生素治疗。
- 除非患者同时存在颅脑损伤,笔者不常规进行预防异位骨化的治疗。若有,吲哚美辛 25 mg 每日 3 次口服,同时予以细胞保护类药品 3 周。
- 患者术后 7～10 日回访予拆线。一般同时去除外固定。
  - 理疗师的监督下即可进行关节活动度练习。
  - 以屈曲 90°为起始,进行 30°～130°活动范围主动、辅助主动活动以及前臂旋转。
  - 为方便损伤肘关节的卫生护理和物理治疗,可制作轻便、休息用的肘关节支具。
- 患者于术后 4、8 和 12 周进行临床随访拍片,之后延长随访间隔时间,笔者一般随访至 2 年。
  - 4 周后患者允许非限制性活动锻炼,8 周后进行非限制性力量锻炼。
  - 证据显示骨折愈合时间一般在术后 6～8 周。
  - 患者在随访 1 年内不存在平台期,可表现为活动度进展缓慢及停顿。

预后

- 遵循概况中所述的肘关节骨折脱位治疗方案进行治疗,术后患者应能恢复满意的功能。
- Pugh 等[10]报道了利用上述方案治疗,随访期为 3～个月,36 例治疗结果。
  - 平均屈伸活动度 112°,旋转度 136°。
  - Mayo 肘关节评分结果为 15 例优,13 例良,7 例可,1 例差。
  - 8 例患者因有并发症而需要二次手术。

并发症

- 最常见的并发症是肘关节僵硬,关节活动度无法满足功能需求。
  - 可以接受的活动度为屈曲 30°～130°。
- 术后 1 年关节活动度进入平台期,当患者不满意其活动度且屈伸活动度<100°时,可以考虑做手术松解,同时取出内固定。
  - 通过外侧入路进行前侧和后侧关节囊切开松解,且麻醉下手法松解。
  - 为促进关节活动度可减小桡骨头假体的尺寸,而非简单取出。外侧副韧带复合体应该保留。
  - 这一操作在笔者的病例系列中约占 11%[10]。
- 肘关节周围的骨性融合是导致前臂旋转不能的另外一个因素。
  - 可以计划切除骨性连接以促进活动度。
  - 术前 CT 扫描可以明确手术区域,切除骨性连接需一定技术要求。
- 修复后可能发生浅表和深部感染,立即使用抗生素,若无明显效果应及时清创灌洗。
- 尽管实施了最大努力的修复,肘关节持续性不稳仍偶尔发生。这种情况下仍可应用标准的韧带重建。
- 创伤性关节炎可能会成为一个长期困扰的问题。

(孙源 译,孙立强 审校)

参考文献

[1] Cage DJ, Abrams RA, Callahan JJ, et al. Soft tissue attachments of the ulnar coronoid process. An anatomic study with radiographic correlation. Clin Orthop Relat Res 1995;(320):154-158.

[2] Doornberg JN, Linzel DS, Zurakowski D, et al. Reference points for radial head prosthesis size. J Hand Surg 2006;31(1):53-57.

[3] Doornberg JN, Ring DC. Fracture of the anteromedial facet of the coronoid process. J Bone Joint Surg Am 2006;88(10):2216-2224.

[4] Frank SG, Grewal R, Johnson J, et al. Determination of correct implant size in radial head arthroplasty to avoid overlengthening. J Bone Joint Surg Am 2009;91:1738-1746.

[5] Mason ML. Some observations on fractures of the head of the radius with a review of one hundred cases. Br J Surg 1954;42:123-132.

[6] McKee MD, Bowden SH, King GJ, et al. Management of recurrent, complex instability of the elbow with a hinged external fixator. J Bone Joint Surg Br 1998;80(6):1031-1036.

[7] McKee MD, Schemitsch EH, Sala MJ, et al. The pathoanatomy of lateral ligamentous disruption in complex elbow instability. J Shoulder Elbow Surg 2003;12:391-396.

[8] Moro JK, Werier J, MacDermid JC, et al. Arthroplasty with a metal radial head for unreconstructable fractures of the radial head. J Bone Joint Surg Am 2001;83-A(8):1201-1211.

[9] Morrey BF, Tanaka S, An KN. Valgus stability of the elbow. A definition of primary and secondary constraints. Clin Orthop Relat Res 1991;(265):187-195.

[10] Pugh DM, Wild LM, Schemitsch EH, et al. Standard surgical protocol to treat elbow dislocations with radial head and coronoid fractures. J Bone Joint Surg Am 2004;86A:1122-1130.

[11] Regan W, Morrey B. Fractures of the coronoid process of the ulna. J Bone Joint Surg Am 1989;71:1248-1254.

[12] Ring D, Jupiter JB, Zilberfarb J. Posterior dislocation of the elbow with fractures of the radial head and coronoid. J Bone Joint Surg Am 2002;84-A(4):547-551.

第32章 成人孟氏骨折的切开复位内固定
Open Reduction and Internal Fixation of Monteggia Fractures in Adults

Matthew L. Ramsey

定义

- 孟氏骨折最初是由 Giovanni Monteggia 在1814年报道的尺骨骨折合并桡骨头前脱位的一种损伤[6]。
- Bado 重新定义了孟氏骨折:任何合并肱桡关节脱位的尺骨骨折均属孟氏骨折的范畴[1]。
- Bado 为孟氏骨折作了分型[1],Jupiter 对其中Ⅱ型又作了亚型分型[4],见表1。
- 成人存在等同损伤。
  - 不同病理变化可对应 Bado 分型系统。
  - 并非所有等同的损伤均可归入传统孟氏骨折定义的范畴,有些并不一定合并有肱桡关节脱位。因此,还存在一些争议,认为这类损伤没有必要认为等同于孟氏骨折。
  - 仅仅孟氏骨折的Ⅰ和Ⅱ型存在等同损伤。

发病机制

- 孟氏骨折损伤的发生机制仍存在争议。
- 提出的Ⅰ型损伤机制有:
  - 肘关节后方的直接打击。
  - 跌倒时手臂伸展手呈过度旋前位支撑(前臂旋前将桡骨头撬向前方)。
  - 跌倒时手臂伸展位支撑。
  - 肱二头肌强力收缩将桡骨头拉向前方。
- 提出的Ⅱ型损伤机制有:旋后力量拉紧韧带组织,而韧带强度大于骨时可能发生这类损伤。
- 提出的Ⅲ型损伤机制有:肘关节旋转或无旋转时,内侧直接打击所致。

病史和体格检查

- 最初的查体应该包括:
  - 皮肤的完整性。
  - 肢体神经血管状况。
  - 骨的损伤。
- 尺骨骨折。
  - 损伤类型:
    - 简单骨折。
    - 粉碎骨折。
    - 相关尺骨关键结构的损伤(冠突和鹰嘴)。
- 桡骨头损伤。
  - 单纯脱位无骨折。
  - 桡骨头或桡骨颈骨折。

影像学和其他诊断性检查

- X线片(图1):常规X线片应包括肘关节、前臂和腕关节。
  - 尺骨骨折易被确认。
  - 桡骨头骨折或脱位可能轻微,特别是桡骨头脱位复位以后。
- CT 扫描可以帮助认识骨损伤的程度和骨折块的位置。当合并有冠突、鹰嘴和桡骨头骨折时,CT 扫描则更有帮助。
- CT 三维重建可为粉碎性骨折时的骨折块立体位置提供有益的信息。

鉴别诊断

- 单纯尺骨骨折:
  - 警棍骨折(单纯尺骨干骨折)。
  - 尺骨鹰嘴骨折。
- 肘关节骨折脱位(恐怖三联征)。
- 经鹰嘴的骨折脱位。

非手术治疗

- 成人孟氏骨折脱位普遍需要手术治疗。
- 内固定方式及手术技术的改进极大改善了治疗结果,使手术治疗成为更为可靠的治疗选择。

手术治疗

术前计划

- 手术时机取决于软组织的条件以及所需材料和人员的准备情况。
- 术者应明确需要处理的所有损伤。
- 手术所需材料包括:
  - 低切迹的钢板螺钉或解剖板。
  - 微型钢板系统。
  - 带螺纹的克氏针。
  - 桡骨头置换器具。

- 植骨(同种异体骨或自体骨)。

体位
- 患者侧卧位,患肢置于覆有软垫的支撑架上(图2)。
- 仰卧位也是一种选择(尽管由于维持上肢跨越胸前较为困难而不为术者青睐)。如果使用该入路,盐水袋置于同侧肩下可帮助维持臂跨越胸前的体位。

表1 Bado孟氏骨折的分型及Ⅱ型的Jupiter亚型

分型	描述	图示
Ⅰ型	桡骨头前脱位,尺骨干骨折向前成角(最常见的损伤类型)	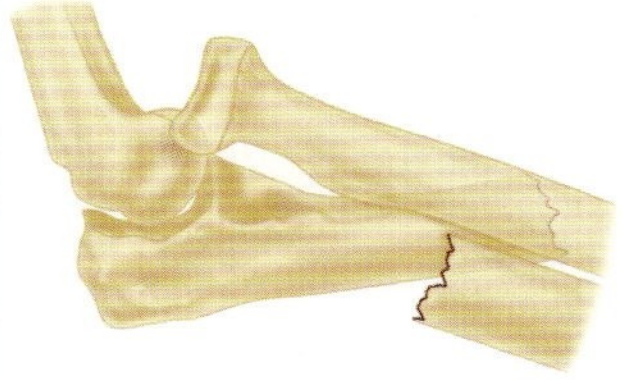
Ⅱ型	桡骨头后或后外侧脱位,尺骨干骨折向后成角	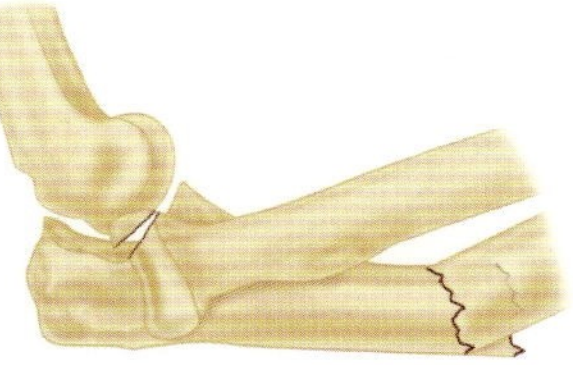
ⅡA型	尺骨骨折在滑车切迹的水平(骨折累及鹰嘴远端和冠突)	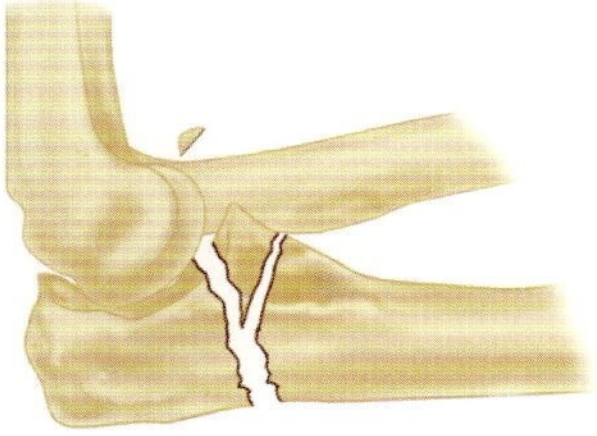
ⅡB型	尺骨骨折在干骺端冠突以远水平	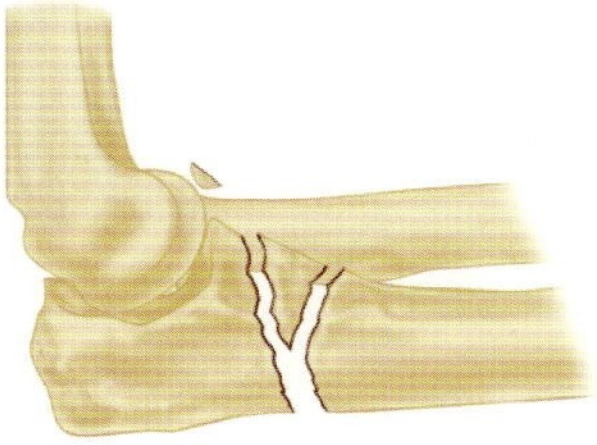
ⅡC型	尺骨骨折在骨干部	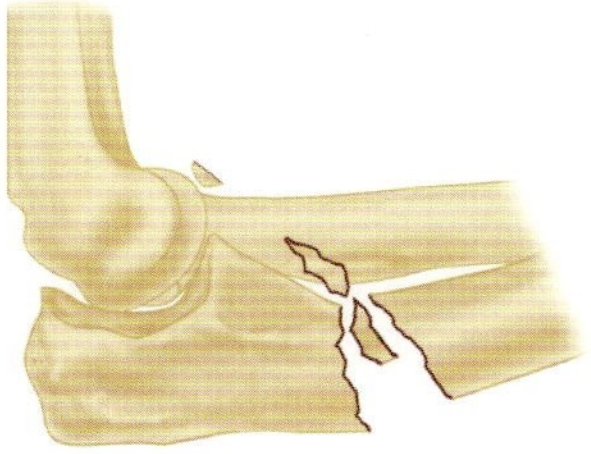
ⅡD型	尺骨粉碎骨折包含1个以上的区域	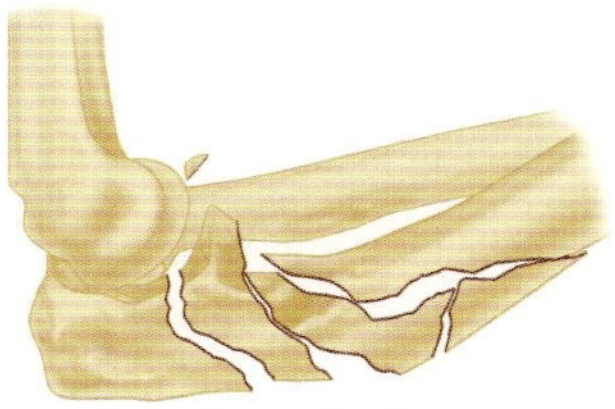

（续表）

分　型	描　述	图　示
Ⅲ型	尺骨干骺端骨折合并桡骨头外侧或前外侧脱位	
Ⅳ型	尺桡骨近端1/3同一高度骨折合并桡骨头前脱位	

注：经允许引自 Bado J. The Monteggia lesion. Clin Orthop Relat Res 1967; 50: 717 和 Jupiter JB, Leibovic SJ, Ribbans W, et al. The posterior Monteggia lesion. J Orthop Trauma 1991; 5: 395-402。

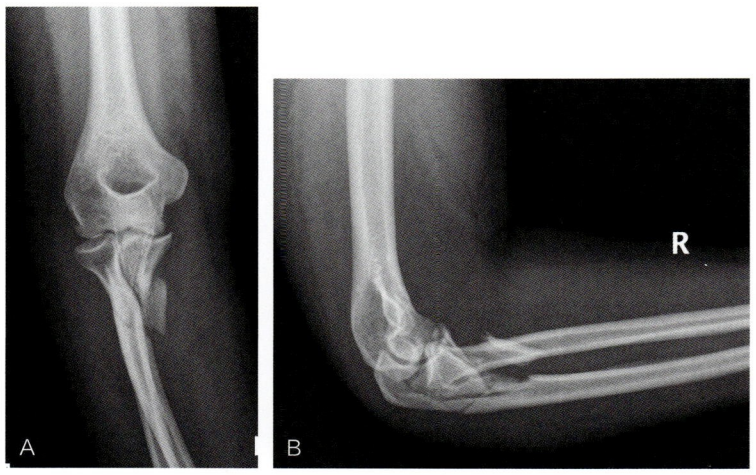

图1　A、B. 前后位和侧位X线片显示骨折类型。

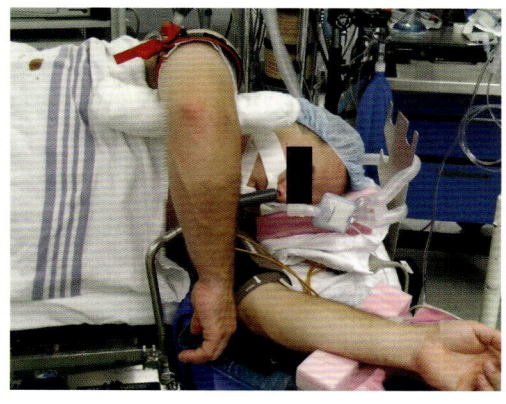

图2　优先选择侧卧位。

手术入路

- 鹰嘴尖外侧缘的后正中皮肤切口(技术图1A)。
- 前臂筋膜上掀起皮下皮瓣。在游离屈肌和旋前肌筋膜时,前臂内侧皮神经不需要显露确认,因为其可随内侧皮瓣一同移动。
- 打开尺侧腕屈肌和肘肌间隙,沿尺骨皮下缘显露骨折端。视骨折类型和内固定的方式决定显露视野的大小(技术图1B)。
- 如需显露桡骨头,可通过Boyd入路(技术图1C)将肘肌做更广泛的剥离。在固定尺骨前,可通过尺骨骨折界面完成桡骨头的固定。一旦尺骨完成固定,桡骨头则难以显露。

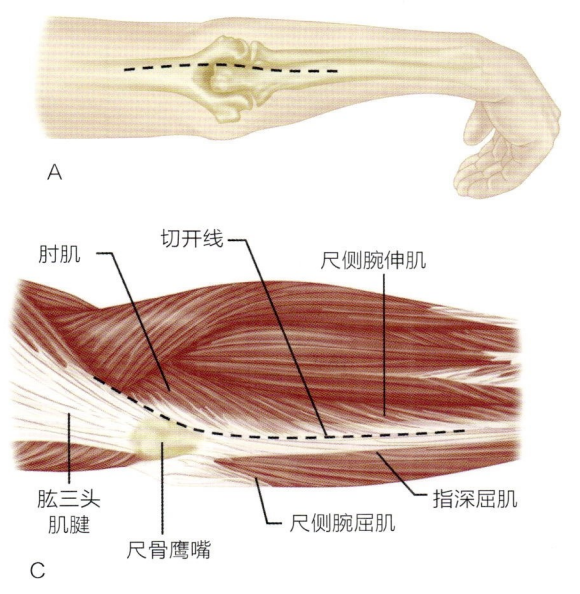

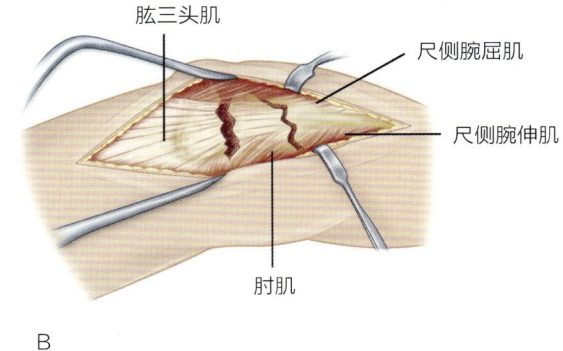

技术图1 A. 鹰嘴尖外侧缘的后正中切口。B. 深部间隙利用肘肌和尺侧腕屈肌的神经间平面。C. 通过游离肘肌的肱骨止点并向近侧翻转来显露桡骨头。

桡骨头的处理

- 通常在尺骨固定之前固定桡骨头。如果骨折累及尺骨半月切迹,且需完成桡骨头置换,此时桡骨长度的确定常比较困难。因此,桡骨头骨折固定在尺骨骨折固定之前,而桡骨头置换则在尺骨骨折固定之后,以便确定合适的桡骨头尺寸。
- 可重建的桡骨头骨折实施内固定(技术图2A、B)。
- 无法重建的桡骨头骨折实施置换术(技术图2C)。

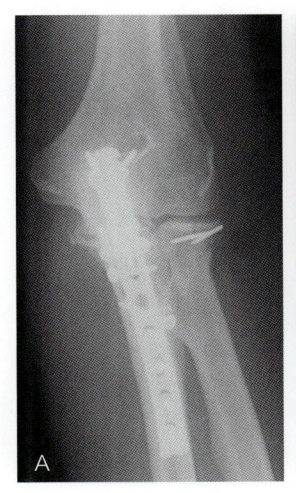 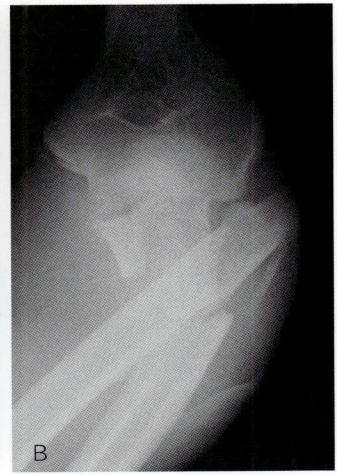

技术图2 A、B. 术前和术后片显示孟氏骨折中桡骨头骨折的切开复位内固定。

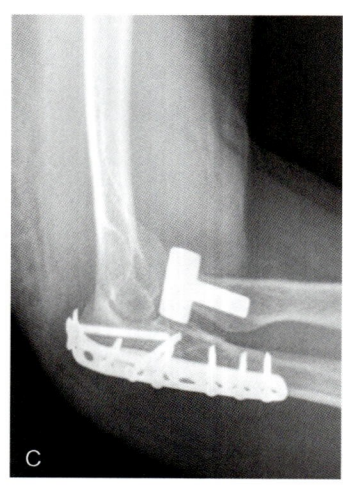

技术图2（续） C. 一例需桡骨头置换的孟氏骨折术后X线片。

尺骨骨折固定

肱尺关节面未累及
- 冠突远端的尺骨骨折可以将钢板固定于外侧或皮下尺骨嵴上。
- 有些医生倾向将钢板置于外侧，可以防止皮下内植物突起。

肱尺关节面受累及
- 向近端延伸至冠突的骨折要求将钢板置于尺骨的皮下骨嵴以适应这块区域的复杂形状。
- 一般来说，尺骨骨折需要从远端向近端重建。确保要认识到和处理好所有与冠突相关的损伤。
- 需要通过固定远端骨块来重建的骨折，可能要先行骨块间固定或者关节面下克氏针固定(技术图3A)。固定到近端时，行冠突和尺骨滑车固定，特别要注意关节面解剖复位。
- 涉及冠突的孟氏骨折脱位常常向远端延伸至尺骨的掌侧皮质，这与Regan和Morrey[9]描述的轴平面骨折模式相反(技术图3B)。
- 较大的骨块通过顺行拉力螺钉从尺骨背远端固定牢靠或用带螺纹克氏针行临时固定，再以钢板于尺骨背端固定。
- 鹰嘴骨折切口往往能用于显露冠突骨折。如果不能提供足够的暴露，把尺侧腕屈肌拉离尺骨背端即可。
- 最后被固定的是鹰嘴部分。如果远端重建之前复位的话，止于此处的肱三头肌止点会影响到骨折的复位(技术图3C)。
- 用一块背侧的钢板固定确切之后，将肱三头肌部分劈开，这样钢板近端可以固定在鹰嘴上(技术图3D)。

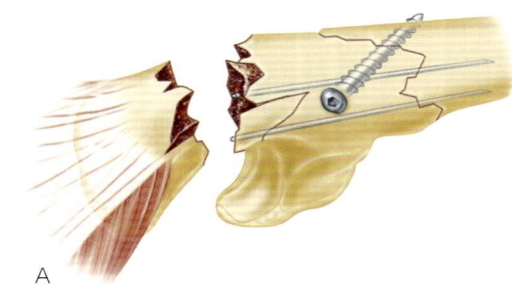

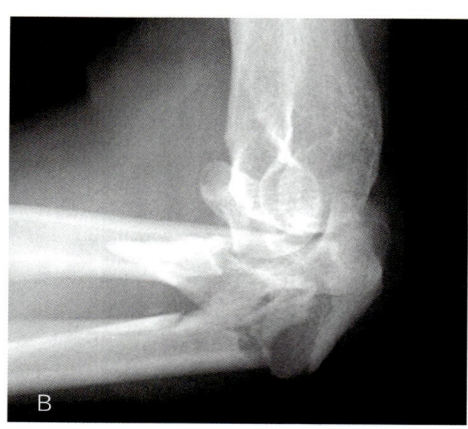

技术图3 A. 涉及冠突的孟氏骨折的固定应该从远端向近端。可以用髓内克氏针固定或行骨块间固定。B. 冠突骨折常常延伸到尺骨的掌侧皮质。

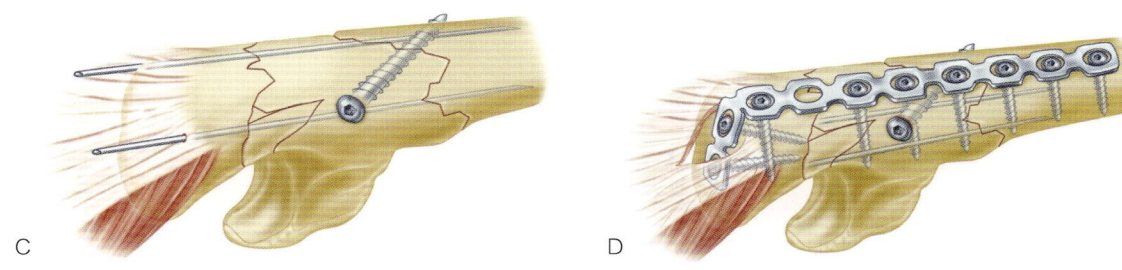

技术图3（续） C. 肱三头肌附着的鹰嘴部分复位后，可以内侧和外侧用克氏针临时固定。D. 大多数孟氏骨折的最终固定是一块高强度的背侧钢板。

切口关闭

- 松止血带后止血。
- 0或1号线间断缝合尺侧腕屈肌和肘肌间的筋膜。
- 使用3-0的缝线缝合皮下组织，钉皮针关闭皮肤切口。
- 笔者喜欢关闭切口时皮下留置引流以避免血肿形成。
- 肘关节处于完全伸直位，用一有良好衬垫的石膏托固定在前侧。

要点与失误防范

适应证	• 成人孟氏骨折脱位需要手术介入
治疗目的	• 首要目的是恢复尺骨长度和桡骨头的复位。如损伤累及关节活动，还需达到关节同心圆复位和肘关节充分稳定性的治疗目的，以便早期功能锻炼 • 次要目的是避免产生影响关节功能的并发症
尺骨骨折	• 冠突以远的骨折仅需复位固定即可完成尺骨长度的重建 • 当用钢板固定这类骨折时，避免尺骨的不正确复位是桡骨头复位的关键。尺骨形状重建失败能导致持续的桡骨头半脱位或脱位(图3) • 骨折累及关节面时，则要求稳定固定以重建功能良好的关节 图3 尺骨畸形愈合形成顶向背侧的成角导致桡骨头脱位。
桡骨头	• 桡骨头骨折予以固定或置换
物理治疗	• 早期功能锻炼是治疗的目的，但如果固定不牢靠则可能延后

术后处理

- 上肢以支具固定在完全伸直位以防止后侧软组织受压。
- 如果放置引流,夹板和包扎要在引流量每8小时少于30 mL才能去除。如果没有引流,包扎在术后1日去除。
- 一旦去除了外科包扎,即可以开始主动或辅助主动屈曲以及重力辅助伸直。
- 如果因为骨质量差或骨折严重粉碎导致固定不牢靠,活动要延后。

预后

- 根据以往的经验,手术治疗孟氏骨折脱位的结果无法预测[3,7,8,11]。
- 坚强内固定的出现提高了手术治疗的结果[2,4,7]。
- 临床结果不佳与某些因素有关[5]:
  - Bado Ⅱ型损伤。
  - Jupiter ⅡA型损伤。
  - 桡骨头骨折。
  - 冠突骨折。
  - 需要进一步治疗的并发症。

并发症

- 孟氏骨折脱位相关的并发症发生率较高。一个多中心研究评估了成人孟氏骨折脱位发现:43%的患者治疗后有并发症,46%对结果不满意[10]。
- 桡神经麻痹。
  - 最常见的是骨间后神经。
  - 损伤原因包括:
    - Frosche弓压迫。
    - 直接创伤。
    - 桡骨头外侧脱位后牵拉。
  - Ⅲ型骨折最常见。
  - 通常可以彻底解决。
- 畸形愈合。
  - 最常见于伴掌侧粉碎性骨折的Ⅱ型骨折,而且处理困难。
  - 如果桡骨头持续半脱位,必须考虑畸形愈合。
- 骨不连。
  - 骨不连的原因包括:
    - 感染。
    - 内固定不充分。
  - 要求加压钢板固定,特别是在粉碎性骨折的情况下。
  - 半管形钢板和重建钢板达不到结构上的足够强度。
- 桡尺骨融合。
  - 在伴有粉碎性骨折的高能量创伤中能看到。
  - 如果桡骨头骨折伴同一水平面的尺骨骨折,则发生率更高。
  - Boyd入路由于是通过一个切口同时暴露桡骨和尺骨,也会发生桡尺骨融合。

(林森 译,孙玉强 审校)

参考文献

[1] Bado J. The monteggia lesion. Clin Orthop Relat Res 1967;50:71.

[2] Boyd H, Boals J. The Monteggia lesion: a review of 159 cases. Clinc Orthop Relat Res 1969;66:94-100.

[3] Bruce H, Harvey JJ, Wilson JJ. Monteggia fractures. J Bone Joint Surg Am 1974;56A:1563-1576.

[4] Jupiter JB, Leibovic SJ, Ribbans W, et al. The posterior Monteggia lesion. J Orthop Trauma 1991;5:395-402.

[5] Konrad GG, Kundel K, Kreuz PC, et al. Monteggia fractures inadults: long-term results and prognostic factors. J Bone Joint Surg Br 2007;89B:354-360.

[6] Monteggia GB. Instituzioni Chirurgiche. 2nd ed. Milan: G. Masperp,1813-1815.

[7] Reckling F. Unstable fracture-dislocations of the forearm (Monteggia and Galeazzi lesions). J Bone Joint Surg Am 1982;64A:857-863.

[8] Reckling FW, Cordell LD. Unstable fracture-dislocations of the forearm: the Monteggia and Galeazzi lesions. Arch Surg 1968;96:999-1007.

[9] Regan W, Morrey B. Fractures of the coronoid process of the ulna. J Bone Joint Surg Am 1989;71A:1348-1354.

[10] Reynders P, De Groote W, Rondia J, et al. Monteggia lesions in adults: a multicenter Bota study. Acta Orthop Belg 1996;62(Suppl 1):78-83.

[11] Speed J, Boyd H. Treatment of fractures of ulna with dislocation of the head of radius (Monteggia fracture). JAMA 1940;115:1699-1705.

第33章 骨盆外固定支架
External Fixation of the Pelvis

Stephen A. Kottmeier, Brian Campfield, John C. P. Floyd, and Nicholas Divaris

定义

- 骨盆不稳定的定义是指骨盆在生理负荷下也会发生移位，并产生功能障碍。
- 根据血流动力学和骨盆结构的不稳定程度，骨盆外固定支架可以发挥不同的作用。
- 在急性复苏阶段早期应用外固定支架，可用于控制骨盆内出血[9]。
- 对于有些类型的骨盆损伤，外固定支架可提供足够的临时稳定，便于搬动患者。但是如不辅以其他固定手术，是不足以获得长期稳定性的。
- 对于一些旋转不稳但垂直稳定的骨折类型，骨盆外固定支架可作为最终治疗措施。

解剖

- 骨盆连接中轴骨和下肢骨。
- 骨盆为通过其中的泌尿生殖道、胃肠道和神经血管提供保护。
- 威胁生命的骨盆损伤并发症是大出血，出血可源自动脉（髂动脉系统分支）、静脉丛或者骨折面。
- 处理骨盆环损伤还要考虑腰、骶、尾部神经损伤和男性尿道损伤。
- 骨盆前环承担负重功能少，对骨盆环稳定性的影响也小。
- 骨盆环由骶骨和两侧成对的无名骨组成。骨盆稳定的主要基础是韧带，而非骨性结构。
- 骨盆稳定性特别依赖于后侧负重的骶髂复合体（包括骶髂前韧带、骶髂骨间韧带和骶髂后韧带）张力带结构，以及盆底的骶髂韧带（骶棘韧带和骶结节韧带）。髂腰韧带加强了中轴骨（L5横突）与同侧骨盆（髂骨）之间的稳定性。

发病机制

- 骨盆损伤类型（骨性或韧带损伤）由作用力的方向、作用点和大小决定。
- 作用力可被简化为前后挤压、侧方挤压和垂直剪切。实际作用力及其损伤机制可能更为复杂。
- 骨盆不稳定可分为：①垂直和旋转均稳定；②旋转不稳，但垂直稳定；③旋转和垂直均不稳。
- 前后挤压和半侧骨盆旋转应力常导致"前侧韧带"复合体损伤（严重顺序：耻骨联合，坐骶韧带，骶髂前韧带）。后侧张力带结构完整，垂直稳定性得以维持（图1A）。是否有旋转不稳定，取决于前侧韧带复合体损伤的严重程度。
- 根据损伤的程度不同，侧方挤压损伤可导致骨盆向内塌陷。前后方的韧带通常保持完整。前后侧骨骼通常是稳定的压缩性损伤。有时向内旋转不稳定，需要手术固定（外固定支架或内固定）。
- 垂直不稳意味着骨盆环后方的张力带结构断裂。这可能是骨性损伤，也可能是韧带损伤，或两者都有。在后方韧带完整的情况下，骶棘韧带和骶结节韧带的分离可使骨盆旋转不稳。骶髂复合体后方韧带的进一步分离会导致旋转和垂直均不稳。受累的半侧骨盆在水平、矢状和冠状面均不稳定（图1B）。
- 如果暴力足够大，任何损伤机制（前后挤压、侧方挤压、垂直剪切）均可能导致骨盆的完全不稳（垂直和旋转）。

自然病程

- 骨盆骨折合并致命性大出血可发生于骨盆内或骨盆外。判断出血来源可能非常困难[27]。如不能肯定出血来自骨盆外还是腹腔内，应用外固定支架可防止这种威胁生命的大出血。
  - 早期巾单加压（环形外压迫）有利于血流动力学的初步稳定。怀疑有无法确定来源的持续出血，可能来源于盆腔内的动脉[2]，采取血管造影栓塞可能。
  - 有关剖腹探查的意义以及时机，依然存在争议。
  - 对不稳定的骨盆外伤患者，剖腹探查可能会带来很多不良后果（特别是造成盆内填塞效应的丧失）。因此只有在仔细考虑影像学征象、诊断性腹穿（如果有指征）结果以及对液体复苏的反应之后，再决定是否进行剖腹探查。

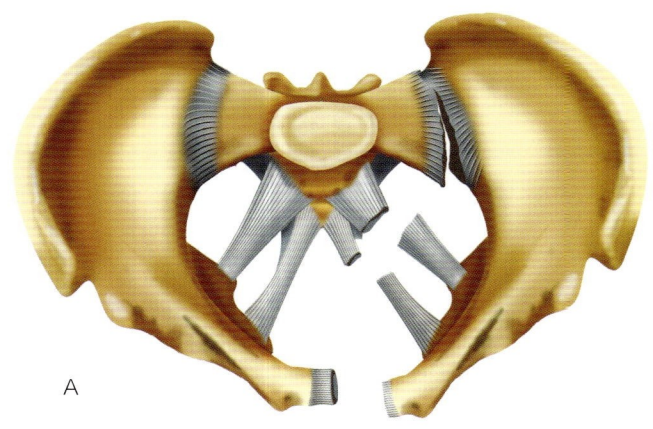

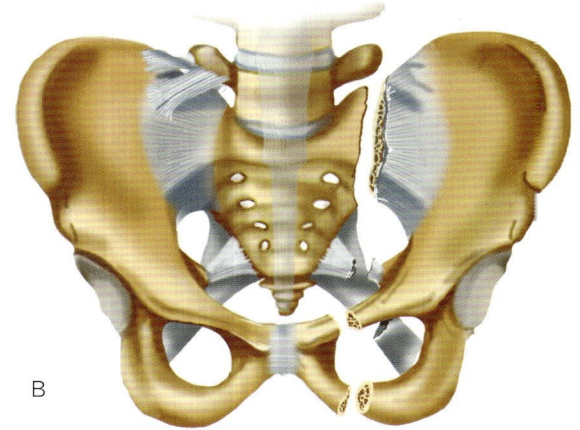

图1 A. 外旋损伤（前后挤压）导致"前侧韧带复合体"损伤。不稳的特点是旋转不稳，表现在水平面上。后侧张力带结构完整，垂直稳定性得以保持。B. 垂直剪切损伤。除了"前侧韧带复合体"损伤，后侧张力带结构也断裂了。受累的半侧骨盆在所有方向都不稳定（经允许引自 Buckle R, Browner B, Morandi M. Emergency reduction for pelvic ring disruptions and control of associated hemorrhage using the pelvic stabilizer. Tech Orthop 1995;9:258-266）。

- 如果骨盆骨折合并腹腔脏器、直肠或阴道损伤，应立即确诊，并早期干预，重点预防局部和系统感染。适当的软组织处理包括：早期积极清创，恢复骨盆稳定性，以便于伤口管理。对于许多如结肠造瘘等情况，外固定支架能发挥非常重要的作用。
- 骶管或骶孔骨折可能合并腰骶神经丛损伤。如具指征明确，可以在进行骨盆复位恢复稳定性的同时，进行神经减压，可能有较好的预后[23]。
- 骨盆稳定性恢复不佳可能导致长期卧床及其相关并发症。还需担心畸形愈合和不愈合。下肢不等长和旋转畸形可能导致功能障碍。特别在女性，明显移位的前环损伤（倾斜骨块）可导致性功能障碍。

病史和体格检查

- 在损伤机制方面，病史能提供详细的损伤暴力情况。暴力的作用和强度决定了骨盆损伤及其不稳定的类型，以及伴发损伤的发生及其种类[7]。
- 患者的年龄影响其生理代偿能力和骨的质量，两者分别决定了患者的血流动力学反应和产生某一类型骨盆环损伤所需的损伤能量。
- 必须查明受伤前的疾患，因为这些因素严重影响生存率、手术及非手术治疗的并发症。
- 骨盆环损伤经常合并致命性盆腔内器官、血管和神经损伤，以及其他的盆腔外的胸、腹、颅脑等腔隙的闭合性损伤。
- 遵守复苏的原则，并需对复苏的反应作评估，进行初期和二期评价。
- 临床评估包括检查擦伤、挫伤、肢体不等长，或下肢异常旋转。
- 可以小心地用触诊和手法检查来确认不稳定的情况。通过影像学和临床检查，对骨盆稳定性进行估计（而非确认）。
- 必须确认有无开放伤口，以及直肠、阴道有无损伤，因为合并这些损伤的患者有相当高的死亡率[5]。
- 体格检查应包括：
  ○ 骨盆检查，了解有无受损或濒危的软组织。
  ○ 下肢检查，了解有无肢体不等长，旋转畸形，以及合并的肢体骨折和（或）脱位。
    - 肢体长度和旋转的严重不对称提示骨盆旋转或垂直不稳定。
    - 如果不对称是骨盆以外的因素引起，需对下肢行进一步临床或影像学检查。
  ○ 骨盆不稳定的评估。
    - 内旋和肢体短缩提示侧方挤压损伤。
    - 外旋和肢体短缩提示垂直剪切损伤。
  ○ 观察会阴部有无血肿。如果有，提示男性尿道损伤或者女性阴道撕裂。
  ○ 神经功能评价，检查有无括约肌自主收缩或肛周感觉。腰骶丛损伤提示骨盆不稳。

影像学和其他诊断性检查

- 影像学资料提供骨盆的静态观，只是推断但不能确认骨盆的稳定性（或不稳定）。

- 传统的放射学检查最初只是拍摄骨盆前后位X线片。对于血流动力学不稳定的患者，单凭这张X线片就足以确认并启动治疗。
- 骨盆入口和出口位，加上前后位，构成了骨盆创伤影像学三联检查（图2A）。提示水平移位（多数是向后）和旋转移位的话，拍摄入口位片最佳（图2B）。出口位片（图2C）则显示了垂直方向的移位。
- 骨盆向后移位超过1 cm，提示骨盆后侧损伤。耻骨联合分离超过2.5 cm提示前侧韧带复合体损伤。
- 其他提示垂直或者旋转不稳定的影像学征象包括：
  - 骶棘韧带撕裂（坐骨棘骨折或者骶骨边缘骨折）。
  - 髂腰韧带撕裂（L5横突骨折）。
  - 骶骨骨折或骶髂关节脱位。
- 应力位摄片（"推－拉"检查）可能提供骨盆稳定性的动态诠释（图3）。纵向负荷力和牵引力相继施加到受累骨盆侧的下肢，用手稳定对侧下肢。
  - 麻醉成功后，前后位透视下施行应力位摄片。
  - 这种手法的禁忌证是腰骶丛神经损伤，血流动力学不稳定，或伴有同侧下肢骨折。
- CT扫描是很有用的辅助检查。轴位扫描图像对于显示后侧损伤特点最佳，可显示骶孔和椎管受损情况，以及后侧张力带结构的完整性。若骶骨没有分离移位，而是压陷，则提示（而不是证实）骨盆是稳定的。
- 在整个治疗路径中，诊断性和治疗性的血管造影还存有争议[4,10,17]。骨盆外固定支架可有效阻断静脉和骨性出血（占盆内出血来源的90%）。血流动力学持续不稳提示盆外或者盆内动脉出血。这种情况下应予考虑血管造影检查，必要时行动脉造影栓塞治疗。
- 目前看来，诊断性腹穿和腹腔灌洗（最早于1965年报道）的效用较差[15]。实施步骤、适应证、检验标准（细胞计数）尚不明确，因为骨盆骨折本身可能产生假阳性结果。
  - 目前的影像技术（增强CT、腹腔聚焦超声）可作为较可靠的工具，以确定腹部损伤情况以及是否行剖腹探查。

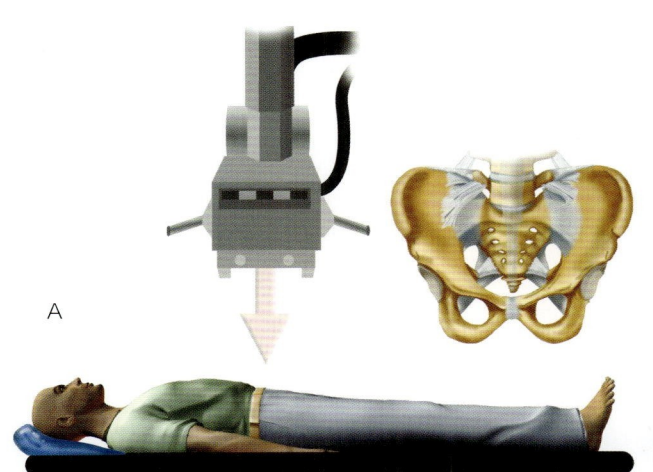

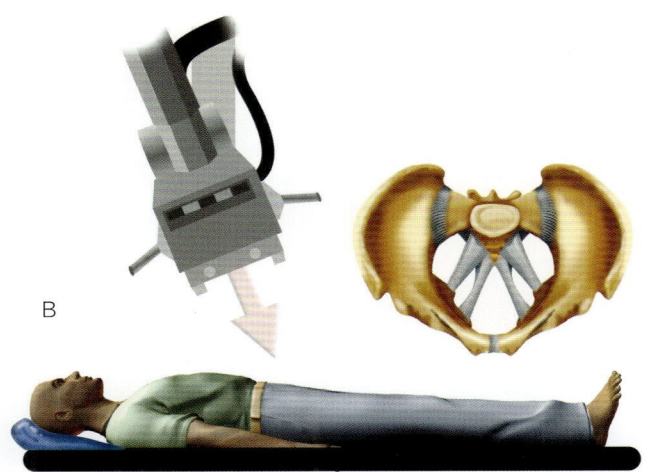

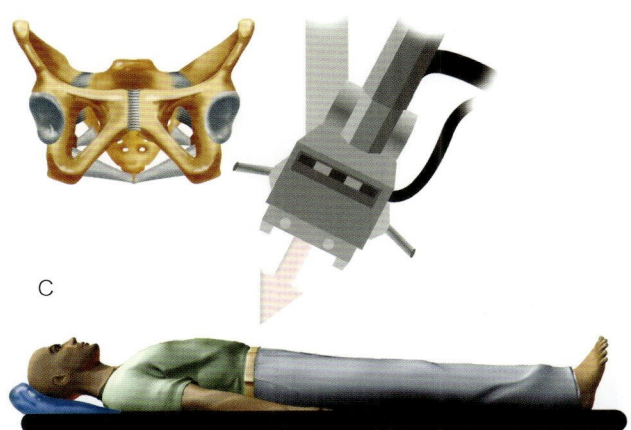

图2　A. 前后位。X线垂直于骨盆中央。单凭此位（尤其是存在血流动力学不稳时）即可确认骨盆不稳定，并作为骨盆外固定支架的指征。B. 入口位。X线朝向尾侧，与骨盆中心的垂直轴呈45°，可显示前后移位和轴向旋转畸形。C. 出口位。X线朝向头侧，与骨盆中心垂直轴呈45°（垂直于骶骨），可显示垂直和矢状面异常情况。

- 骨盆环骨折,按严重程度和不稳定程度递增:
  - 旋转和垂直稳定。
  - 旋转不稳,垂直稳定。
  - 旋转和垂直均不稳。

非手术治疗

- 环骨盆抗休克巾单固定能减轻痛苦与不适,并增加骨盆环稳定性[24]。这是非常实用而廉价的无创技术。
- 非手术治疗适用于确定的稳定型损伤(为临床和影像学随访所证实)。
- 非手术治疗和手术治疗的目标都是一致的,包括避免与纠正畸形,维持稳定性,以及无痛功能恢复。

手术治疗

- 如果确认合适,就可以应用外固定支架[21]。它通过减少骨盆容积,起到盆内填塞作用。加上它限制了骨折移动,亦有利于止血。因此,可用于急性期处理。
- 外固定支架可作为某些损伤类型的临时稳定手段,便于搬运患者。仅凭外固定支架来固定垂直不稳的损伤是不可取的(图4),因为这些损伤需要在二期后方结构强化固定,而外固定支架只能用于临时固定。
- 对于旋转不稳而垂直稳定的类型,可采用外固定支架作为最终固定。耻骨联合严重粉碎骨折无法进行前路钢板固定者,如果后方的张力带结构保持功能完整,可用外固定支架固定直至愈合。

术前计划

- 术者必须确认有无合并的盆腔内脏器、血管和泌尿生殖系损伤。
- 术者必须确认患者的神经功能状况,记录神经损害情况。必须彻底、全面检查软组织状况。

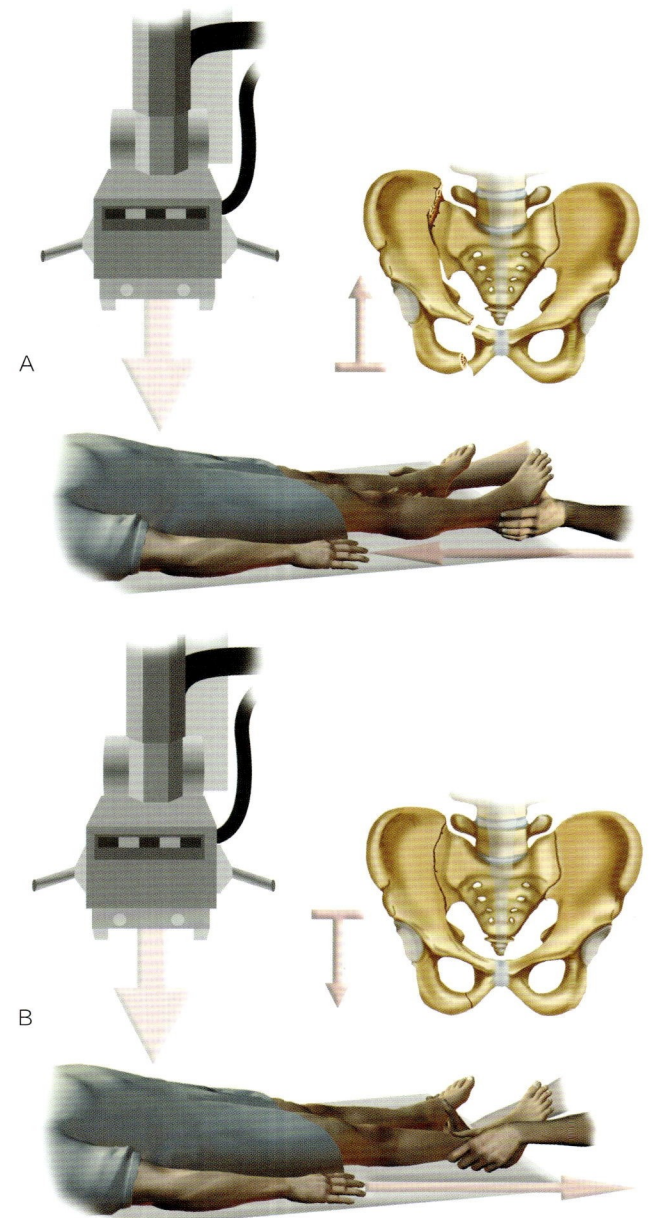

图3 A、B. "推-拉"摄片检查(在无血流动力学不稳的情况下可控进行)有助于发现垂直不稳定骨折(经允许引自 Lannacone WM, Brathwaite CEM. Use of the external fixation frame for acute stabilization of unstable pelvic fractures. Oper Tech Orthop 1993;3:2-12)。

鉴别诊断

- 老年患者的低能量骨盆骨折。
- 骨质量好的年轻患者的高能量骨盆骨折。
- 上述两类患者类似的骨折模式提示年轻患者中所受暴力较大,常合并较为严重的其他损伤。
- "非骨盆环"骨折:髂嵴、坐骨结节。

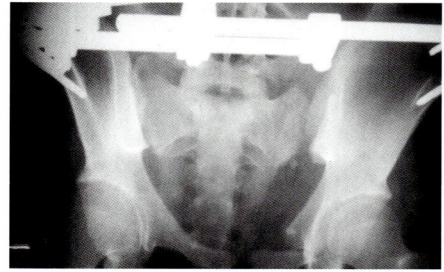

图4 前方的骨盆外固定支架对后方稳定性没有作用。这例患者中左侧骶髂分离未纠正。这种患者前侧的外固定支架可能有助于处理血流动力学不稳定,但对后方结构稳定性没有效用(经允许引自 Peters P, Bucholz RW. The assessment of pelvic stability following pelvic ring disruptions. Tech Orthop 1990;4:52-59)。

- 如果可行，术者必须描述骨盆不稳定的特征，并对损伤进行分类。
- 使用外固定支架的目的必须明确（是用于复苏或临时固定，还是最终固定）。
- 如果只是为了临时稳定，术者须确定最终固定预计的时间、顺序和方法。
- 根据骨盆损伤类型、患者的血流动力学状况、影像学资料及术者的熟悉程度，来选择外固定支架的框架设计和进钉部位（髂嵴前侧、髋臼上方、后侧C型钳）。
- 术前即刻进行盆腔摄片，评价肠道气体的影像及其对成像能力的影响（如果需要）。

体位

- 患者仰卧于可透视手术床上。
- 确认有理想的透视效果和有效的闭合复位手段。
- 消毒范围自脐至大腿前侧，包括双侧髂嵴。
- 如果有必要，消毒单侧或双侧下肢，利于闭合手法复位。

入路

- 要想通过外固定支架来恢复骨盆稳定性，首要的是选择牢固的支架以及合适的置钉位置。
- 骨盆前侧外固定支架的置钉位置可以选择髂嵴前侧或髋臼上方区域（图5）。
- 用于复苏的外固定支架，重要的是要考虑到易于进钉。
- 髂骨内置钉更快速，而且无局部解剖危险因素。
- 有时，此区域因软组织条件欠佳或靠近骨折平面，而无法置钉。
- 这时，可将钉置入髋臼上方区域。
- 钉和固定支架置于这个更低的位置有利于腹部手术，并且对腹部前外侧软组织刺激较少[19]。
- 肥胖患者可能更易耐受这种置钉方式（髋臼上方），且不易松动和感染。
- 髋臼上方的致密骨质提供的稳定性，近似于或者超过髂嵴固定。
- 有学者研究了这些钉（髋臼上方）的生物力学，发现它们有很好的骨把持力，并减少了骨盆后环的移位[12]。
- 因为髋臼上置钉需要花更多时间，并依赖器械和透视，不宜作为复苏期的固定措施。
- 骨盆抗休克钳（C型钳）是一种在骨盆后方（或者转子部）应用的器械，对于垂直不稳骨折可提供比前方的外固定支架更大的稳定性（图6）[1,11]。它的设计是用于不稳定骨盆环损伤的急诊处理。
  ○ 此器械适用于旋转和垂直均不稳定的骨盆环损伤。
  ○ 禁忌证为侧方挤压型损伤以及髂骨翼或骶骨有粉碎骨折者。如果此器械用于侧方挤压型损伤，可能会加重骨骼变形。髂骨翼骨折时用骨盆抗休克钳可能导致钉穿过骨折部位，随之造成盆内脏器损伤。

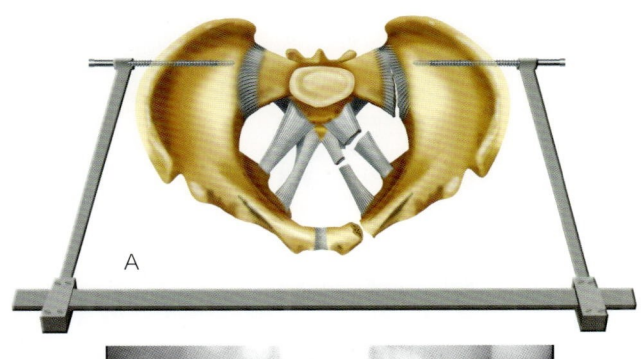

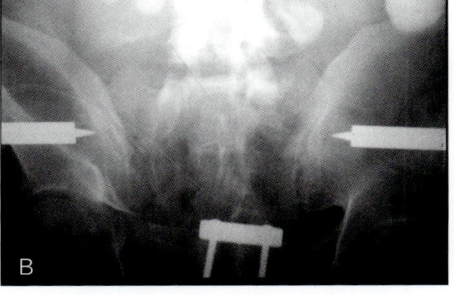

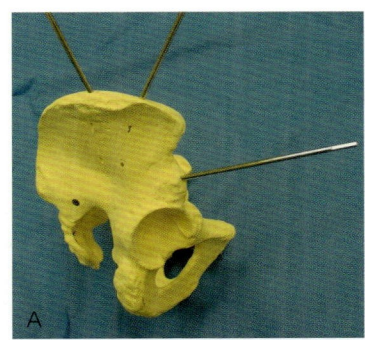

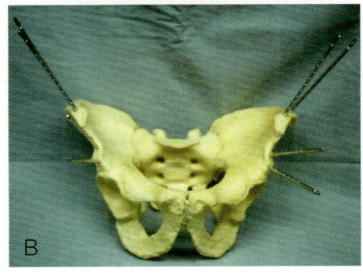

图5　骨盆前侧有两处插钉区域：髂嵴（在上方）和髋臼上方区域（更靠下方）。A. 侧面观。B. 正面观。

图6　抗休克钳。对垂直不稳定型患者，将这个器械用于骨盆后方，可提供比前侧外固定支架更大的稳定性。A.示意图。B. 病例的正位片（图A经允许引自Simonian PT, Routt ML Jr, Harrington RM, et al. Anterior versus posterior provisional fixation in the unstable pelvis: a biomechanical comparison. Clin Orthop Relat Res 1995;310:245-251）。

- 尽管现代的骨盆外固定支架技术进步,但并发症仍有可能发生,包括患者耐受力差、复位丢失、钉道感染和松动。为消除这些问题,已有经皮前方固定器的报道[29]。
  - 该技术采用预先塑形的棒或接骨板,从髂前下棘水平做皮肤小切口,在腹外斜肌腱膜上建立皮下通道,并通过该通道将棒与两侧的髋臼上方骨密质内的钉相连接。
  - 需要了解紧靠近端下方骨盆内的神经血管的解剖结构和相关的手术技术[16,30],该技术对复苏并不适用,因为插板过程中需要频繁透视,好处在于患者活动加强和较低的感染率。
- 肥胖患者是其最独特的适应证[31],但缺点是必须通过手术才能取出。

环骨盆抗休克巾单技术

- 现有多种无创骨盆环外固定技术。其中包括抗休克裤和人字石膏。这些不利于腹部手术,需要娴熟的技术,而且遮住了腹部。
- 对于血流动力学不稳定的患者,在复苏期可考虑使用环骨盆抗休克巾单这个简单技术[2]。与上述其他方法不同,该技术价廉而易得,便于操作,并且没有切口,不会妨碍以后的手术。巾单的位置可以向上方或下方进行调整,以便对腹部或下肢评估。
- 使用前,需褪去患者衣物。床单的两端交叉,重叠于前侧。
- 床单放的位置应更靠近大转子水平,而不是靠近骨盆损伤区。用钳子夹紧展平的床单(技术图1)。
- 骨盆巾单固定可能引起软组织损害,不推荐长期使用。禁忌用于不稳定侧方挤压型损伤,在这种情况下使用可能加重骨折畸形,导致内脏损伤和后方神经受压迫。
- 通过反馈来调控加压力量的骨盆环形加压装置可使巾单技术简单有效,可防止加压的过度或不足[3,13]。

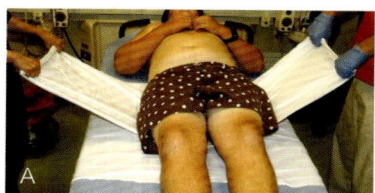
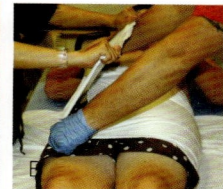
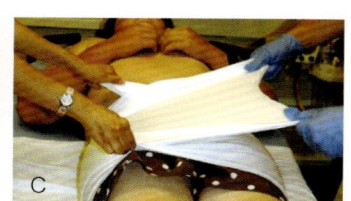
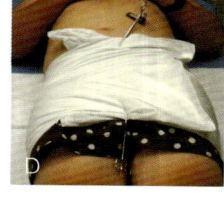

技术图1 A~D. 环骨盆抗休克巾单技术。巾单的放置应将股骨大转子包含在内(A),然后将其展平(B),重叠起来(C),然后用钳子夹紧(D)。

髂嵴前方入点:切开技术

- 做皮肤切口前,建议先尝试手法复位。
- 在髂嵴前侧做8~10 cm长的平行斜切口。
- 做切口时要预先估计骨盆复位后的位置,以减少软组织张力(技术图2A)。
- 分离皮肤和邻近的软组织,以便触及深面的髂嵴。
- 骨膜下剥离腹外斜肌,暴露髂骨内板(技术图2B、C)。
- 骨膜下剥离髋外展肌,暴露髂骨外板(技术图2D)。
- 在切口范围内继续剥离髂骨内外板。
- 确认宽厚的前柱(技术图2E)。

- 术者用示指确认内板的倾斜度。
- 术者用拇指和示指分别触摸外板和内板,以确认在内、外板之间准确的进钉方向(技术图2F)。
- 第1根钉从前方打入前柱,位于髂前上棘后方1～2 cm。
- 髂嵴的前侧在横断面在解剖学上不对称。
- 理想的进钉点沿着髂嵴的中、内1/3交界("三分之一法则")(技术图2G)。
- 置钉偏中央或者偏外侧容易导致方向错误,会从理想的皮质内通道里穿出(技术图2H)。
- 单皮质钻孔,不超过1～2 cm深,开启髂嵴内通道。
- 进钉方向如前述,由术者手指持住髂嵴来判断。典型方向是向内倾斜25°～45°,向尾侧倾斜10°～15°。
- 可经已做的切口或者从邻近已做切口(内侧)的经皮切口来进钉(技术图2I)。
  - 进钉5 cm深(钉的螺纹长50 mm、直径5 mm),位于髂骨内、外板之间的前柱内。
- 如果需要打入第2和第3枚钉的话,在前1枚相距一指宽的距离打入。
- 髂嵴窄而弯曲,无法容纳平行进钉,有时只能容纳2枚钉。

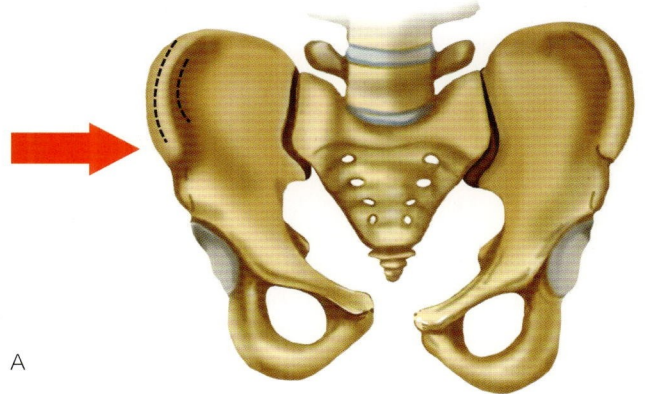

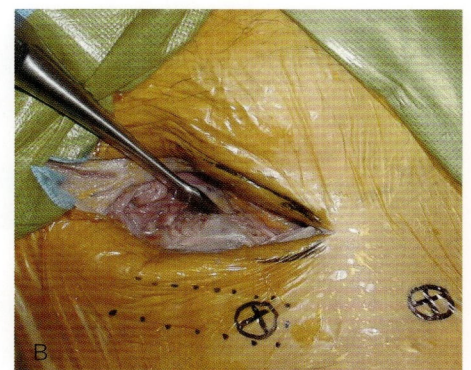

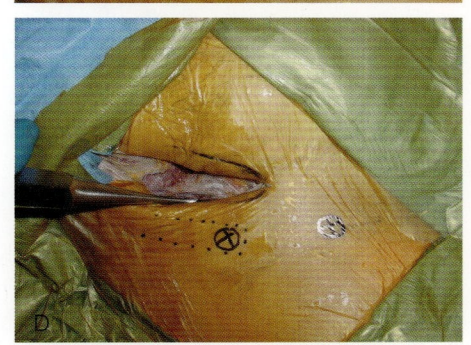

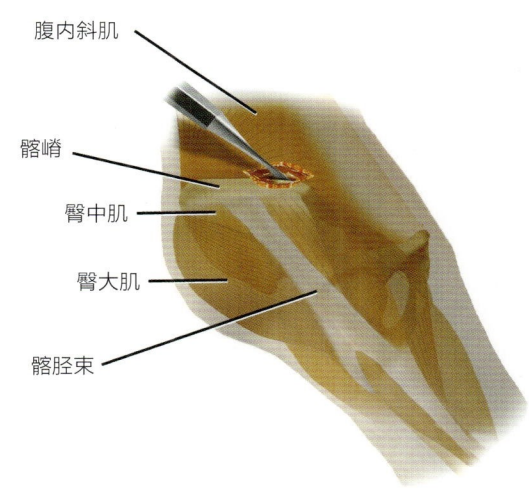

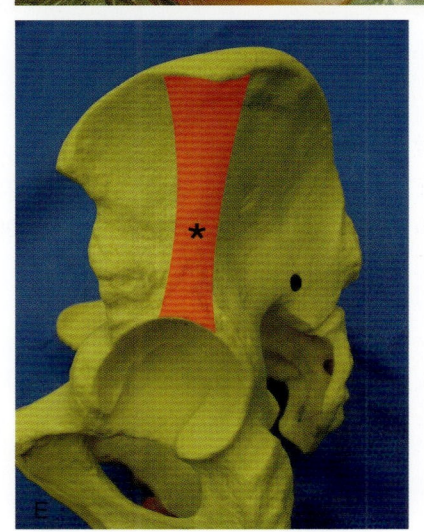

技术图2 髂嵴前部进钉,切开技术。A. 在预计复位后的髂嵴部位做皮肤切口。B、C. 从骨盆内板上剥离腹内斜肌。D. 从髂骨外板上剥离髋外展肌。E. 宽厚的前柱(*)是理想的进钉部位。

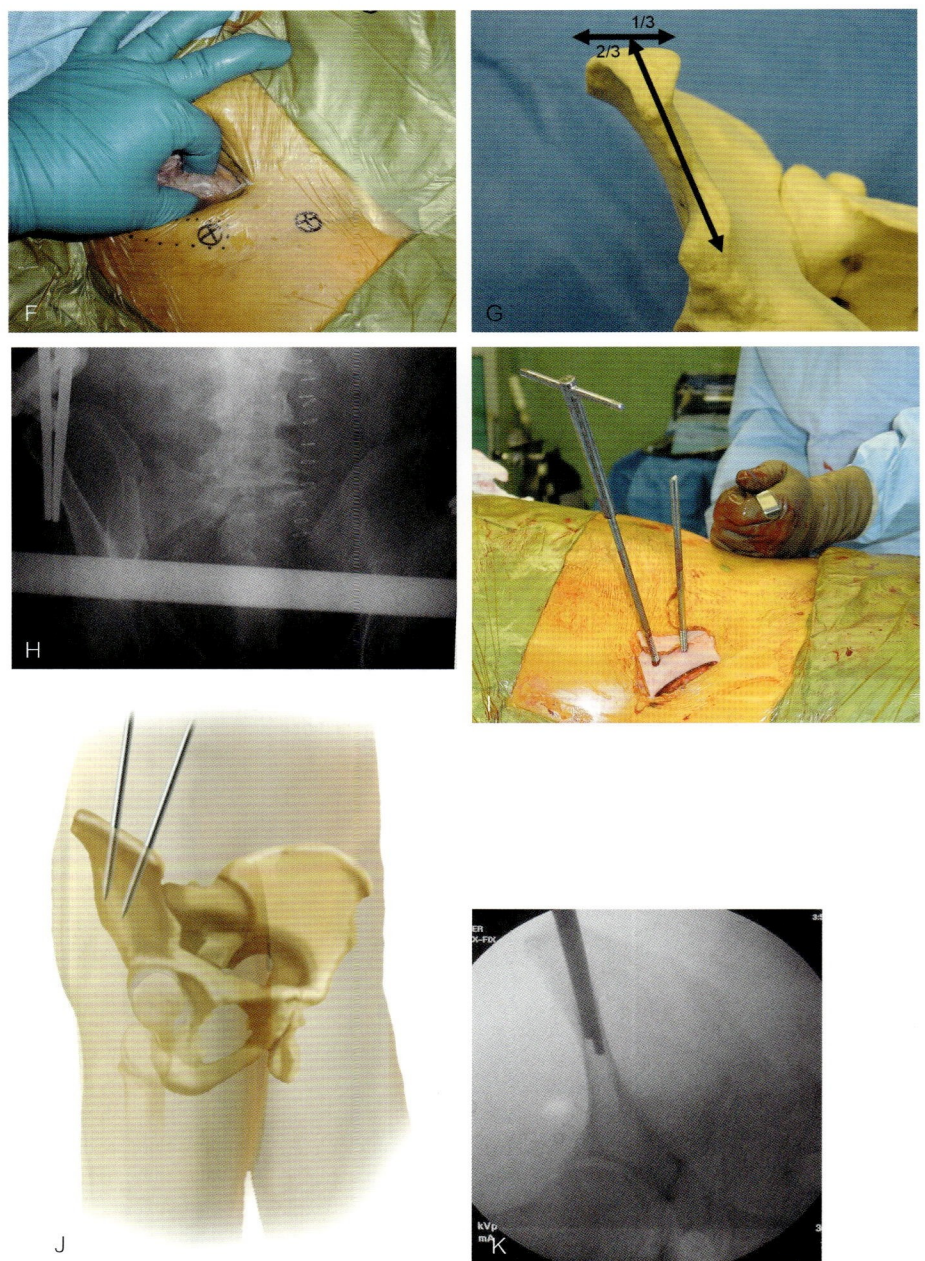

技术图2（续） F. 触摸内、外板，确认正确的进钉方向。G. "三分之一法则"（横断面上髂嵴内1/3和外2/3的交点）帮助选择理想的进钉点。H. 这便于进钉，防止方向错误和过早穿出。I. 进钉也可通过切开的切口旁边经皮插入。J. 钉应会聚在髋臼上方区域，保持在前柱内。K. 透视定位有利于在髂骨内、外板之间正确进钉（图A经允许引自Yang AP, Iannacone WM. External fixation for pelvic ring disruptions. Orthop Clin North Am 1997;28:331-344; 图J经允许引自Poka A, Libby EP. Indications and techniques for external fixation of the pelvis. Clin Orthop Relat Res 1996;329:54-59）。

- 置钉应彼此会聚。通常，钉头指向髋臼上方区域，钉身位于前柱(技术图2J)。
- 为保证骨盆内填塞效应，所有钉应通过相同的入路打入，避免分离骨膜外的肌肉附着。
- 用细的克氏针或腰穿针沿髂窝定向，可以确定正确的进钉方向。
- 保留内、外板的软组织附着。勿显露血肿，以保持盆内填塞效应。
- 通过骨盆出口闭孔斜位透视，以明确置钉方向是否错误，以及是否穿出了理想的皮质内通路(技术图2K)。

髂嵴前方入点：经皮技术

- 沿垂直于髂嵴前部、指向脐部的方向做1~2 cm长的小切口(技术图3)。
- 沿此进钉，可以在骨盆复位后，最大限度减小钉周围的软组织张力，当钉道感染时可以获得最大限度的钉道引流。
- 切开皮肤后，用血管钳撑开，分离皮下脂肪。
- 通过这些小切口，沿着髂骨翼的两侧，插入克氏针或腰穿针。
- 按这种瞄准方法可在髂骨内、外板之间准确置钉。
- 根据腰穿针指向，插入软组织保护套筒，入点位于髂嵴中线内侧("三分之一法则")。
- 钉的矢状面方向也必须考虑。
- 这需要将钻倒向头侧(指向尾侧)，以便将钉置于髋臼上方骨质内(在髋臼上方和头侧)，而不是打在菲薄的髂骨上。使用三层空心钻套管保护软组织。
- 插入固定钉，让其顺着髂骨骨壁来寻找正确的方向。对于择期的、非急诊的支架固定，可以应用术中透视来确认。

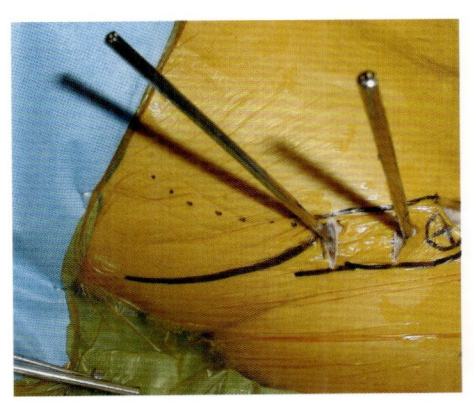

技术图3 髂嵴前部插钉，经皮技术。做小切口（1~2 cm长），垂直于髂嵴，指向脐部。

髋臼上方入点技术

- 患者仰卧于可透视手术台上。
- 透视辅助下安全和正确置钉。
- 根据患者的体型和复位前骨盆畸形情况，置钉的开放入路是5~10 cm的垂直切口。如果完全经皮置钉，则需要做一个辅助的如前所述的小横行切口。
- 垂直切口始于髂前上棘的外缘，向远端延伸至髂前下棘外侧。
- 找到缝匠肌和阔筋膜张肌间隙(技术图4A)。
- 钝性分离组织，触摸髂前下棘。
- 股外侧皮神经最常见于髂前上、下棘的内侧。
- 解剖学研究发现股外侧皮神经走行变异相当多，一般都在置钉周围的10 mm以内[6]。
- 使用钝性分离和保护套筒，尽可能保护股外侧皮神经。
- 髋臼上方的固定钉应距离关节≥2 cm，避免穿入关节。髋关节囊范围最远可位于关节上方16 mm。
- 闭孔斜位并轻度头偏位投照(闭孔出口位)透视。在髋关节上方2 cm放置金属标志物(技术图4B)。
- 透视下在髋关节上方放置套管组件。
- 只钻穿透外层皮质。三联空心导钻有助于无创钻孔和插钉。
- 钻头的方向要位于盆骨之内，然后置钉，避免穿入髋关节。

- 经典置钉角度是垂直轴向内侧偏20°，并轻度倒向头侧。
- 钻头指向坐骨大切迹的上方（在矢状面呈30°~45°）。在透视下（髂骨斜位，轻度头偏）确认钉的走向和深度（技术图4C、D）。
- 钉要位于髂骨内、外板之间，通过闭孔入口位（"翻滚位"）观测钉的方向（技术图4E、F）。
- 置入1枚直径5 mm、螺纹长度50 mm的钉，深度恰好是螺纹长度。
- 如果有需要，可在第1枚钉的上方插入第2枚钉。

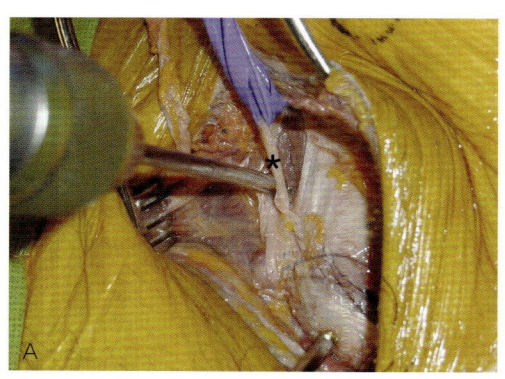
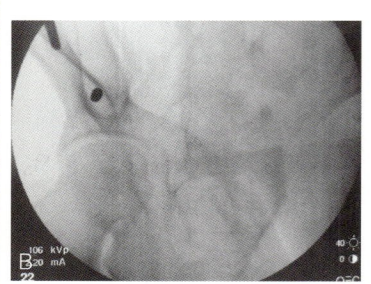
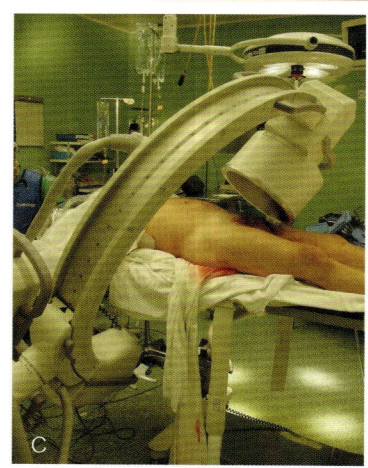
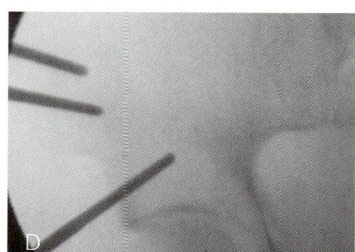
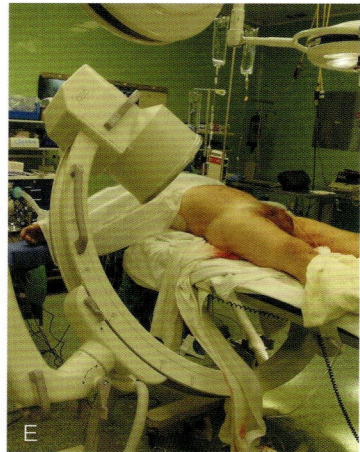
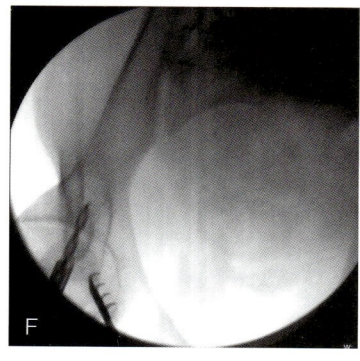

技术图4 髋臼上方置钉技术。A. 分离缝匠肌和阔筋膜张肌之间的间隙［保护股外侧皮神经（*）］。B. 闭孔出口位显示正确的进钉部位。C、D. 髂翼斜位并向头侧倾斜，以指导进钉。E、F. 翻滚位（闭孔入口斜位）确认置钉处于骨盆内、外板之间。

安装支架和骨折复位

- 不管多复杂的支架都无法对垂直不稳损伤提供有效固定[22]。所以首选简单结构的支架，这样有助于患者的搬动，腹部的暴露，以及能够施行随后的诊疗操作。
- 在弧形的髂嵴中准确置钉，钉的方向必然是非平行的，且呈会聚状态。如果使用钉道平行的夹具，会对本不平行的钉产生应力，以适应夹具（技术图5A）。大家更青睐具有独立球形关节设计的夹具（技术图5B）。

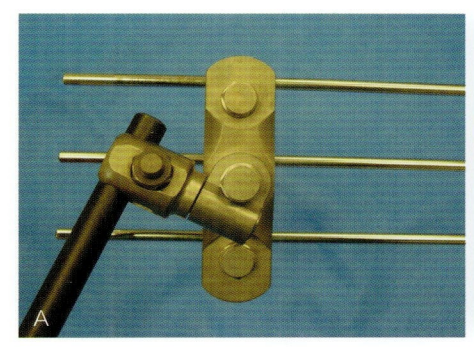 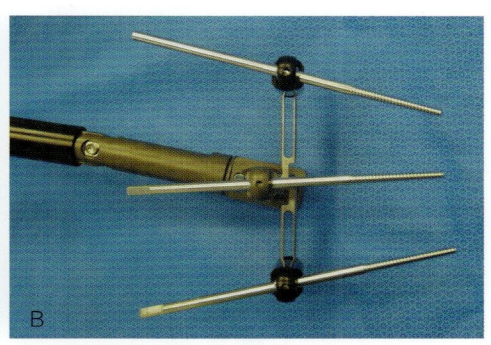

技术图5　A、B. 夹具：直型（A）以及多平面型（B）。

- 钉夹应距皮肤表面三横指宽，避免损伤软组织，并且留有足够的钉孔护理的空间。
- 带万向关节的支架可以实施复位。向中线挤压来复位前后挤压型损伤，向外侧牵拉来复位侧方挤压型损伤，下肢骨牵引来辅助复位垂直移位型损伤。然后紧固杆-杆接头，缝合并包扎手术切口。

骨盆抗休克钳：C型钳

- 术者可以选择两种冠状方向置钉方式（前或后）（技术图6A）[20]。前侧置钉应位于臀肌嵴的致密骨柱内。前侧置钉应能进行前侧加压，后方加压也有一定程度的加压效果。后侧置钉，应能进行后侧加压。
- 前侧置钉的体表标志包括髂前上棘、大转子顶点以及股骨轴线。
  - 术者应确认患者下肢无外旋，因为这可能导致置钉过于靠后。
  - 术者在髂前上棘后侧三横指的髂翼上找到臀肌嵴。

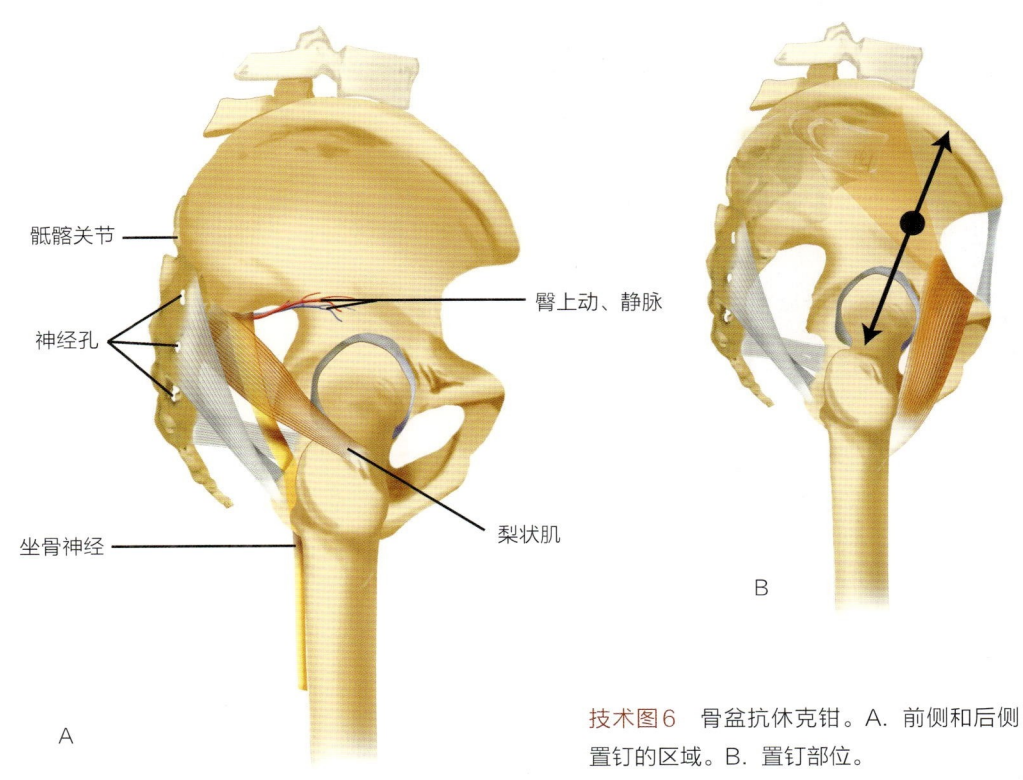

技术图6　骨盆抗休克钳。A. 前侧和后侧置钉的区域。B. 置钉部位。

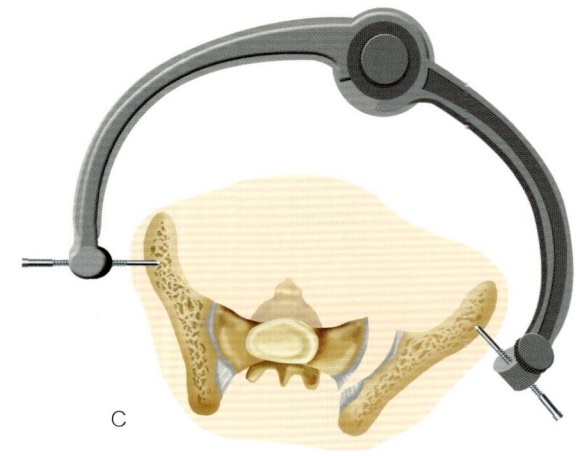
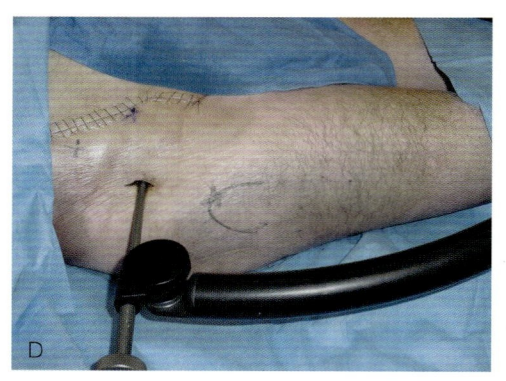
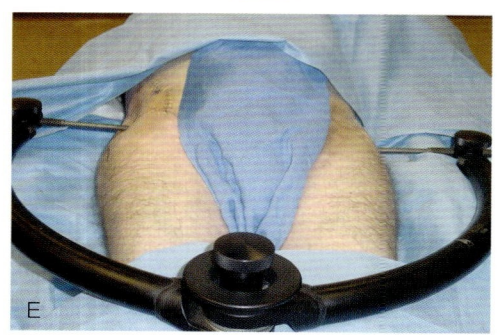
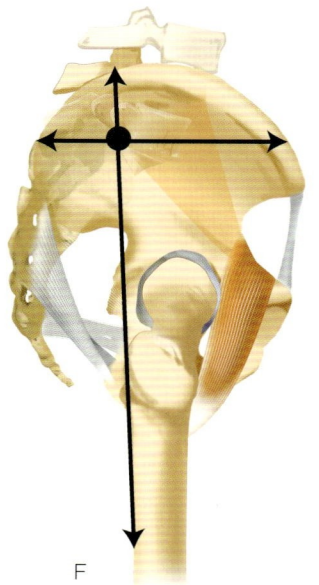
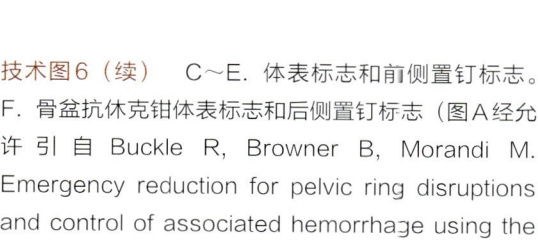

技术图6（续） C～E. 体表标志和前侧置钉标志。F. 骨盆抗休克钳体表标志和后侧置钉标志（图A经允许引自 Buckle R, Browner B, Morandi M. Emergency reduction for pelvic ring disruptions and control of associated hemorrhage using the pelvic stabilizer. Tech Orthop 1995;9:258-266）。

- 然后，术者找到大转子顶点和下肢中立位的股骨轴线。
  - 臀肌嵴和大转子连线的中点即为进钉位置。此点应距髂翼高点5～6 cm（技术图6B～E）。
- 后侧置钉的标志包括髂前上棘、髂后上棘以及股骨背侧轴线。在髂前上棘与髂后上棘之间连线，这条线和股骨后侧轴线的交点对应置钉的位置。钉的位置应在髂后上棘前侧4～5 cm（技术图6F）。术者必须避开坐骨大切迹和髂窝脆弱的骨质。
- 钉眼部位局部浸润麻醉，切开，钝性分离到骨面。
- 将两侧钉的位置调整至同轴。这使C型钳能旋转，以便暴露腹部。对于垂直方向的移位，此时应该通过牵引来完成复位。
- 也可以将C型钳直接安装在股骨转子区[1]，可避免前述方法的解剖结构损伤风险。当然，此时它的作用类似于巾单环扎技术。

经皮前方骨盆内固定

- 当外固定支架作为最终的治疗方案时,可采用骨盆前方内支架固定。
  - 肥胖患者尤为如此,这类患者可能须将传统的外固定支架放在距骨性结构更远的位置,稳定性变差,且容易发生钉道感染。
  - 皮下内置固定支架有较低的感染率和松动率,但异位骨化是个问题,股外侧皮神经激惹也常见[30]。
- 本文提到的这项技术借鉴了脊柱后路固定常用的空心器械和内植物,使用钢板、螺钉、针或其他相关的装置时采用类似的技术。
- 患者仰卧于可透视的手术床上,铺巾前需确认C臂机位置能得到所需的影像。
- 皮肤准备,铺巾范围是从脐到大腿上部。
- 如果需要复位,可以包括到下肢。例如,如果同时进行放置骶髂螺钉的手术,许多术者更喜欢先固定后路,再固定前路。
- 以髂前上棘作为体表标志,在此点内侧1 cm切向尾侧,做2 cm皮肤切口,切口位于髂前下棘表面,可通过透视确认。
- 在髂前下棘表面做斜行切口,与皮肤褶皱相平行,沿着缝匠肌和阔筋膜张肌之间进行分离直至髂前下棘。
- 如图所示,将Jamshidi针(骨髓活检针)压向髂骨皮质,朝向髂后上棘方向,在闭孔出口位的透视下能看到(如本章"髋臼上方入点技术"中所述)(技术图7A、B)。
- 如前所述,闭孔入口位用于监视针头和随后的导针推进方向,必须在髂骨内外板之间。
- 在透视监控下,将椎弓根螺钉的导针放入Jamshidi活检针中,在髂骨内外板之间朝向髂后上棘推进,并测量深度。

- 选择螺钉长度时,必须要考虑应突出骨表面1.5~4 cm,以便放置连接杆后不会压迫下方通过的神经血管(髂血管和股神经),这点很重要。当计划固定器长度时,要匹配患者的体形进行定制,肥胖患者长度较长,瘦小的可以较短,避免杆的突出[29]。
- 尤其在非空心系统中使用平头螺钉时,必要时可以用丝攻(技术图7C~E)。
- 使用螺钉组件时,将7.0~8.0 mm的空心单轴或万向椎弓根钉套在导针上(技术图7F、G)。
- 放置好第一枚钉后,对侧用同样方法和顺序重复此步骤(技术图7H)。
- 根据患者的体形和骨盆的形态,将5.5~6.5 mm的钛杆预弯成前环形态。用杆的把持组件将钛杆从腹外斜肌筋膜上方的皮下通道,与对侧的螺钉交会(技术图7I、J)。
- "比基尼线"可以引导连接杆的皮下位置,以皮肤褶皱的形式出现。该褶皱实际上连接着两侧的髂前下棘,位于耻骨联合上方5~7 cm处[31]。
  - 每个杆的轮廓形态是因人而异的,必须避免压迫重要结构,如髂外血管。连接杆正确放置后,这些结构基本位于其后方平均2.2 cm处[16]。
- 一旦杆被一侧的钉尾盖捕获并锁紧后,就可确定旋转复位,靠拢骨盆前方。在锁紧另一端之前,可使用系统专用的挤压工具,最后锁紧支架。髋臼上方加压也可发现骨盆后环出现部分的复位[8]。
- 必要的话,可用剪杆器切除过长的连接杆,根据术者的偏好对切口进行冲洗和闭全,螺钉头留在腹外斜肌筋膜的上方(技术图7K)。
- 术者要记住患者骨折愈合后(通常3~6个月),按所述方法重回手术室取出内固定物。

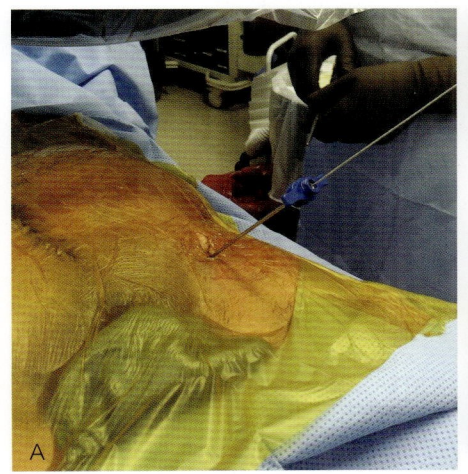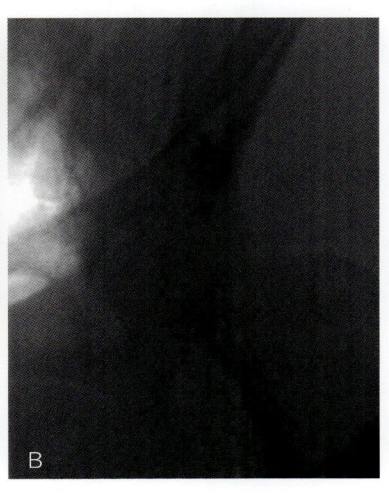

技术图7 A. 在髋臼上方含导针的Jamshidi针。B. 透视下的闭孔出口位,显示导针通过Jamshidi针。

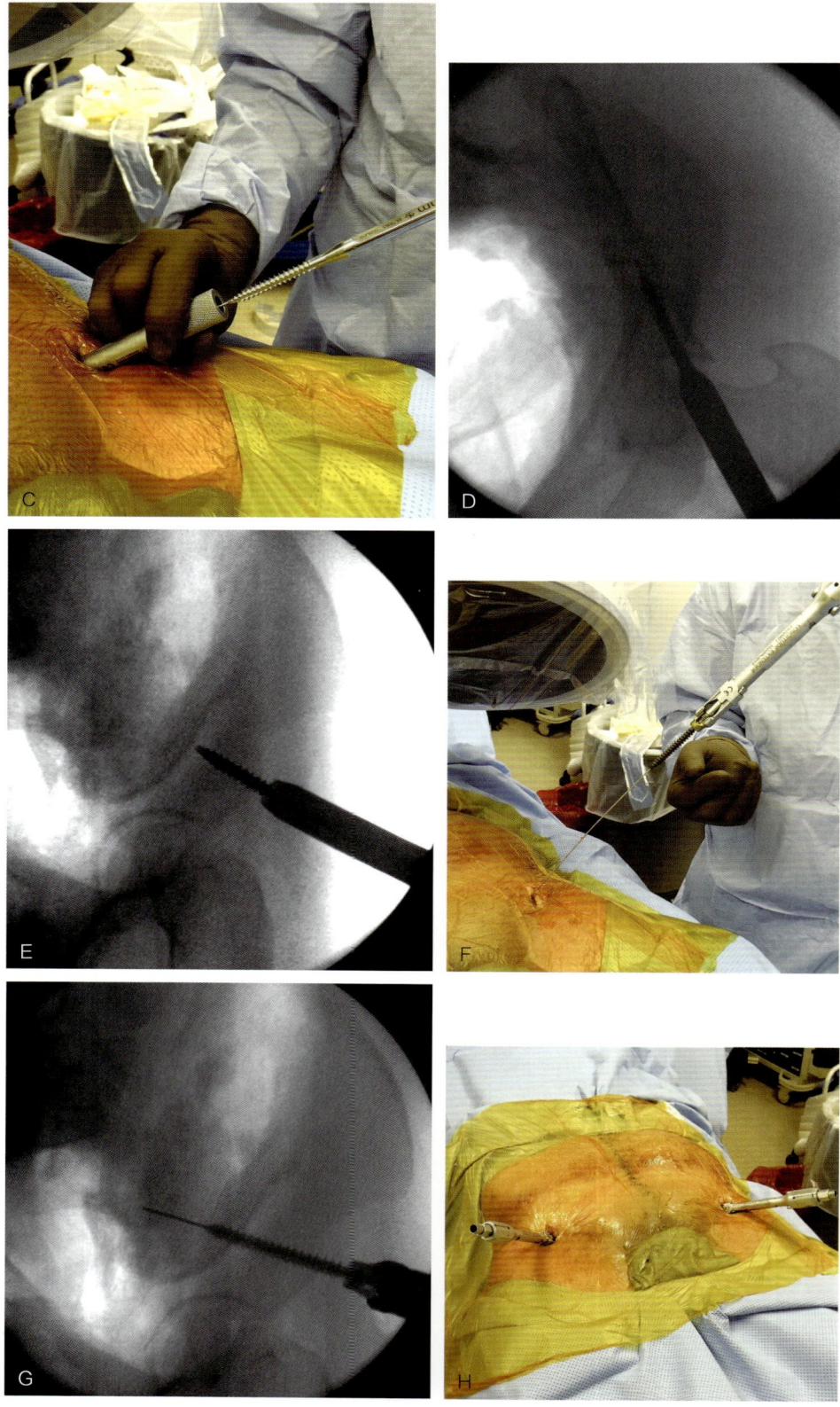

技术图7（续） C. 空心的丝攻通过皮肤保护器放在导针上。D. 透视显示丝攻通过导针，位于髂骨内外板之间。E. 髂翼斜位上，丝攻在髂前下棘。F. 将空心椎弓根钉通过导针。G. 螺钉通过导针。注意，螺钉在腹外斜肌筋膜上给连接杆余留空间。H. 两侧椎弓根钉均已放置，插入手柄留在原位，以备安装连接杆。

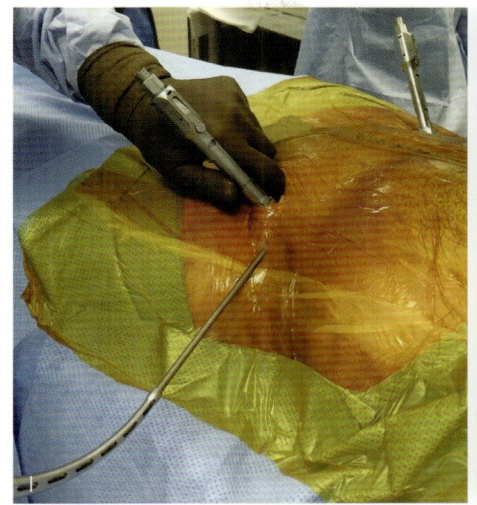
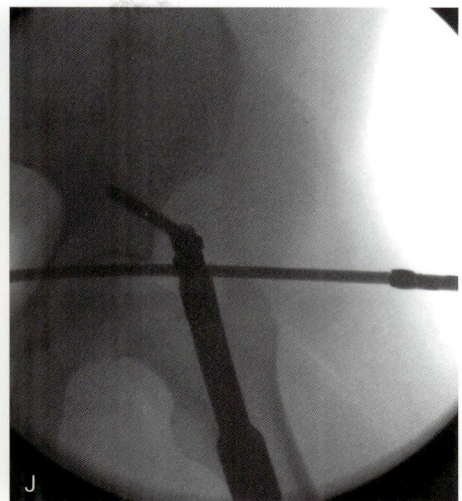
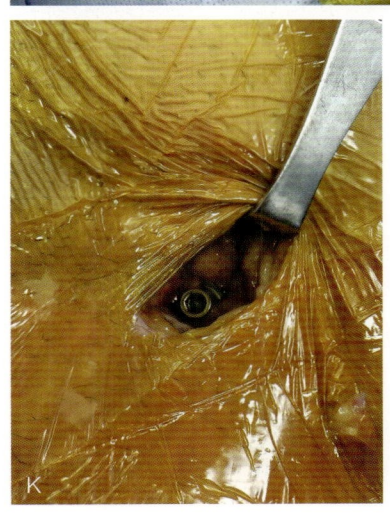

技术图7（续）　I. 经皮放置连接杆。J. 透视证实椎弓根钉与连接杆相接。K. 螺钉头在腹外斜肌筋膜表面。

要点与失误防范

加强针的固定效果	• 针-骨界面应力集中最大，也是整个外架组件中最薄弱的环节 • 骨骼质量、支架强度、钉的数量、钉的位置和直径都会影响钉-骨界面的强度 • 插入长度，也称为皮质间距离，对抗拔出力影响很大 • 一般情况下，针应尽可能长时间保持在两个皮质内，技术上钉不希望穿透远端皮质，应予避免 • 钉始终在皮质里有足够长度，优于那些穿过皮质者（意外的穿出皮质）
避免手术暴露的冲突	• 手术伤口和髋臼上方区的进针位置，不影响将来的手术切口。如果预期行骶髂关节前入路，这一点尤为重要
髂嵴前侧切口	• 前侧的手术切口应在该侧半骨盆的预期复位后的区域。这样可以减少软组织的张力 • 可在开放伤口附近做经皮切口，方便引导进钉 • 安装支架前关闭伤口

预测未复位骨盆的进钉方向	• 如果骨盆骨折未复位,不能以正常参数来确定进钉的方向 • 根据畸形程度,进钉的倾斜度可能更垂直(侧方压缩)或水平(外旋,前后挤压型)
避免螺钉穿出骨盆	• 这种错误确实存在 • 对于前后挤压伤,宁愿内侧穿出。侧方挤压伤,宁愿穿出外侧。这样可在力学上保持三点固定
压力过大是可能的	• 根据应用、复位和骨折类型的方式不同,加压前方支架可能会加重后方移位
小心前方皮下连接杆神经血管的损伤	• 通过对适当的棒的塑形,避免压迫下方穿过的股血管和股神经。术后必须仔细检查神经系统,并考虑多普勒股血管超声探查股血管 • 股外侧皮神经刺激发生率接近30%

术后处理

- 支架安装满意后,检查各个钉孔部位,松解软组织,防止张力引起的坏死和继发感染。
- 安装后,透视证实骨盆稳定性、对称性和有无行前侧或后侧(切开或经皮)稳定措施的指征。
- 清除钉孔内的血痂,用双氧水每天冲洗一两次。可以盖敷料(如果经常检查)或者伤口可以暴露。钉周围组织如果紧张,应在局麻下锐性切开,即可避免局部坏死和钉孔流脓。
- 活动和负重取决于损伤类型和稳定性分类。
- 应用经皮前侧内固定支架后,建议对双侧的股血管、髂血管行超声检查,排除髋关节屈曲时引起血管受压的可能性,并仔细检查股神经的功能,如果这些生命结构受到压迫,需要翻修手术[25]。

预后

- 就诊时严重的血流动力学不稳定是判断是否危及生命和是否需要输血的有用预指标。第1个24小时内死亡的原因常是急性失血,此后的死亡通常继发于多系统器官功能衰竭。
- 据报道,开放性骨盆骨折的死亡率为10%~45%。这些损伤通常合并对预后有重要意义的其他损伤。在这个问题上,挽救生命的策略还在不断改进、完善。可以肯定的是,骨盆不稳定的程度与死亡率和伤残率呈正相关。
- 垂直不稳定骨折,虽然有足够的临时稳定措施,仍常合并严重的神经损伤及其他损伤,从而引起远期预后不良和功能障碍。而单纯旋转不稳定者则预后要好得多[18,28]。
- 如果指征和作用明确,临时使用外固定支架是非常有效的。用作最终固定方式则会有较高的感染率和钉无菌性松动率。单用外固定支架,对后侧不稳定者的固定欠佳。

并发症

- 巾单:若巾单使用时间过长,可导致过度加压(侧方挤压型损伤)以及皮肤破裂。
- 常见并发症:钉道感染,钉固定失效,复位不良,复位丢失[14]。
- 前侧外固定:后侧复位不良或移位加重。
- 髋臼上方置钉:股外侧皮神经损伤,穿入髋关节,坐骨大切迹神经血管损伤。
- 经皮前方内固定支架:包括以上的髋臼上方的并发症;另外,如果被连接的杆塑形不足或螺钉放置太深,血管和神经可能受压。也有无症状的异位骨化的报道[30]。
- C型钳:钉穿入骨盆。

(孙玉强 译/审校)

参考文献

[1] Archdeacon MT, Hiratzka J. The trochanteric C-clamp for provisional pelvic stability. J Orthop Trauma 2006;20:47-51.

[2] Blackmore CC, Cummings P, Jurkovich GJ, et al. Predicting major hemorrhage in patients with pelvic fracture. J Trauma 2006; 61:346-352.

[3] Bottlang M, Krieg JC, Mohr M, et al. Emergent management of pelvic ring fractures with use of circumferential compression. J Bone Joint Surg Am 2002;84A:43-47.

[4] Cook RE, Keating JF, Gillespie I. The role of angiography in the management of haemorrhage from major fractures of the pelvis. J Bone Joint Surg Br 2002;84:178-182.

[5] Dente CJ, Feliciano DV, Rozycki GS, et al. The outcome of open pelvic fractures in the modern era. Am J Surg 2005;190:830-835.

[6] Deridder VA, de Lange S, Popta JV. Anatomical variations of the

[7] Eastridge BJ, Starr A, Minei JP, et al. The importance of fracture pattern in guiding therapeutic decision-making in patients with hemorrhagic shock and pelvic ring disruptions. J Trauma 2002; 53:446-450.

[8] Gardner MJ, Nork SE. Stabilization of unstable pelvic fractures with supraacetabular compression external fixation. J Orthop Trauma 2007;21:269-273.

[9] Giannoudis PV, Pape HC. Damage control orthopaedics in unstable pelvic ring injuries. Injury 2004;35:671-677.

[10] Hak DJ. The role of pelvic angiography in evaluation and management of pelvic trauma. Orthop Clin North Am 2004;35: 439-443.

[11] Heini PF, Witt J, Ganz R. The pelvic C-clamp for the emergency treatment of unstable pelvic ring injuries: a report on clinical experience of 30 cases. Injury 1996;27:A38-A45.

[12] Kim WY, Hearn TC, Seleem O, et al. Effect of pin location on stability of pelvic external fixation. Clin Orthop Relat Res 1999; 361:237-244.

[13] Krieg JC, Mohr M, Ellis TJ, et al. Emergent stabilization of pelvic ring injuries by controlled circumferential compression: a clinical trial. J Trauma 2005;59:659-664.

[14] Mason WT, Khan SN, James CL, et al. Complications of temporary and definitive external fixation of pelvic ring injuries. Injury 2005;36:599-604.

[15] Mendez C, Gubler KD, Maier RV. Diagnostic accuracy of peritoneal lavage in patients with pelvic fractures. Arch Surg 1994;129:477-481.

[16] Merriman D, Ricci W, McAndrew C, et al. Is application of an internal anterior pelvic fixator anatomically feasible? Clin Orthop Relat Res 2012;470:2111-2115.

[17] Miller PR, Moore PS, Mansell E, et al. External fixation or arteriogram in bleeding pelvic fracture: initial therapy guided by markers of arterial hemorrhage. J Trauma 2003;54:437-443.

[18] Miranda MA, Riemer BL, Butterfield SL, et al. Pelvic ring injuries: a long-term functional outcome study. Clin Orthop Relat Res 1996;329:152-159.

[19] Noordeen MH, Taylor BA, Briggs TW, et al. Pin placement in pelvic external fixation. Injury 1993;24:581-584.

[20] Pohlemann T, Braune C, Gansslen A, et al. Pelvic emergency clamps: anatomic landmarks for a safe primary application. J Orthop Trauma 2004;18:102-105.

[21] Poka A, Libby EP. Indications and techniques for external fixation of the pelvis. Clin Orthop Relat Res 1996;329:54-59.

[22] Ponsen KJ, Hoek van Dijke GA, Joosse P, et al. External fixators for pelvic fractures: comparison of the stiffness of current systems. Acta Orthop Scand 2003;74:165-171.

[23] Reilly MC, Zinar DM, Matta JM. Neurologic injuries in pelvic ring fractures. Clin Orthop Relat Res 1996;329:28-36.

[24] Routt ML Jr, Falicov A, Woodhouse E, et al. Circumferential pelvic antishock sheeting: a temporary resuscitation aid. J Orthop Trauma 2002;16:45-48.

[25] Sellei R, Dienstknecht T, Bruken D, et al. Percutaneous anterior internal pelvic fixator. Oper Tech Orthop 2013;23:33-37.

[26] Simpson T, Krieg JC, Heuer F, et al. Stabilization of pelvic ring disruptions with a circumferential sheet. J Trauma 2002;52:158-161.

[27] Starr AJ, Griffin DR, Reinert CM, et al. Pelvic ring disruptions: prediction of associated injuries, transfusion requirement, pelvic arteriography, complications, and mortality. J Orthop Trauma 2002;16:553-561.

[28] Tornetta P III, Templeman DC. Expected outcomes after pelvic ring injury. AAOS Instr Course Lect 2005;54:401-407.

[29] Vaidya R, Colen R, Vigdorchik J, et al. Treatment of unstable pelvic ring injuries with and internal anterior fixator and posterior fixation: initial clinical series. J Orthop Trauma 2012;26 (1):1-8.

[30] Vaidya R, Kubiak E, Bergin P, et al. Complications of anterior subcutaneous internal fixation for unstable pelvis fractures: a multicenter study. Clin Orthop Relat Res 2012;470:2124-2131.

[31] Vaidya R, Oliphant B, Jain R, et al. The bikini area and bikini line as location for anterior subcutaneous pelvic fixation: an anatomic and clinical investigation. Clin Anat 2013;26:392-399.

第34章 耻骨联合的切开复位内固定
Open Reduction and Internal Fixation of the Symphysis

Michael S. H. Kain and Paul Tornetta III

定义

- 耻骨联合是由两侧耻骨体以及两者之间的纤维软骨盘组成。
- 耻骨联合分离提示骨盆环的断裂和不稳。
- 耻骨联合分离发生在Young-Burgess分类的前后挤压型损伤，偶尔也发生在侧方挤压型骨折。

解剖

- 耻骨联合是一个微动关节，包含一个纤维软骨盘，并由上、下弓状韧带固定（图1A）。
- 死亡冠是闭孔动脉和髂外动脉之间的吻合血管。它位于耻骨联合两侧约6 cm处（图1B）[15]。
- 耻骨结节位于耻骨联合外侧的耻骨上支，该突起是腹股沟韧带的附着点。
  - 在对跨耻骨联合的钢板进行预弯时，应该考虑这个骨性标志。
- 两性间存在解剖差异，女性骨盆更宽更圆，她们骨盆前环比男性弧度更大（图2）。
  - 由耻骨下支会聚形成的耻骨弓在女性较圆钝，因为女性的耻骨体比男性更浅。
- 弓状韧带是骨盆前环主要的软组织稳定结构。
  - 这些韧带在上、下方均有，紧密地附着于耻骨支。
- 骶棘韧带和骶结节韧带对于骨盆骨折的稳定性非常重要。这些韧带通过坐骨嵴和坐骨结节连接骶骨与髂骨。骶棘韧带限制半侧骨盆的旋转，骶结节韧带既防止旋转，又防止半侧骨盆的平移[13]。
  - 骨盆骨折时如果合并这些韧带和盆底撕裂，耻骨联合增宽更为明显（参阅第33章）[5]。

发病机制

- Young-Burgess分类根据作用于骨盆的暴力类型来描述损伤。耻骨联合分离最常见于前后挤压型损伤，或者开书样损伤。
- 在前后挤压型损伤，耻骨联合轻度增宽可能不涉及盆底损伤，包括骶棘韧带的撕裂。
- 在尸体上，将耻骨联合旁韧带和骶棘韧带切断，可观察到耻骨联合增宽超过2.5 cm，即为旋转不稳定的骨盆[12]。
  - 如果盆底和骶棘韧带撕裂，伤侧半骨盆可向下和外侧外旋，沿后方完整的骶髂韧带旋转，表现为不稳定骨盆（图3）[5]。

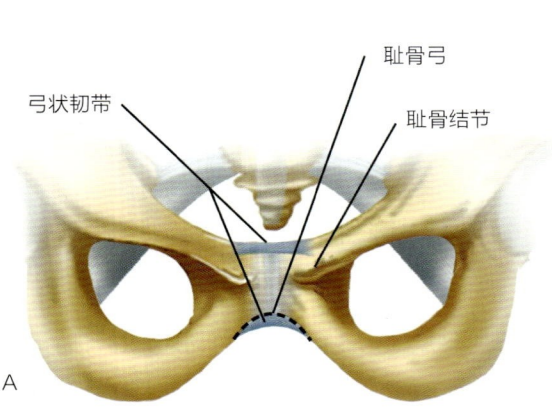
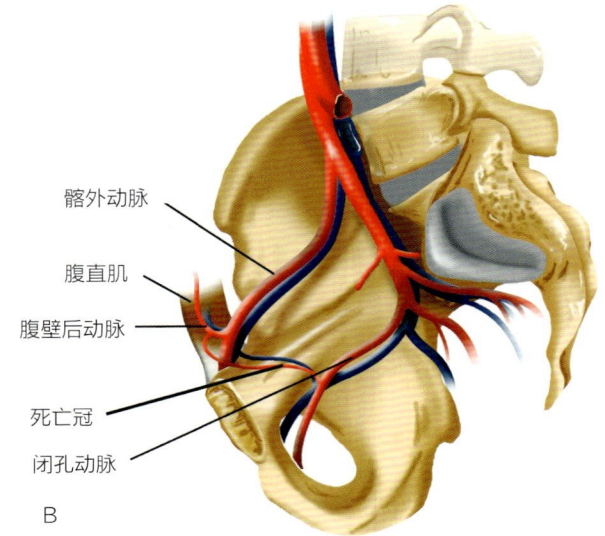

图1 A. 骨盆前面观，显示两侧耻骨之间的纤维软骨盘，上、下弓状韧带，以及耻骨联合和耻骨结节之间的关系。B. 死亡冠在耻骨上支的内侧面，距耻骨联合约6 cm，它是闭孔动脉和髂外动脉的吻合支。

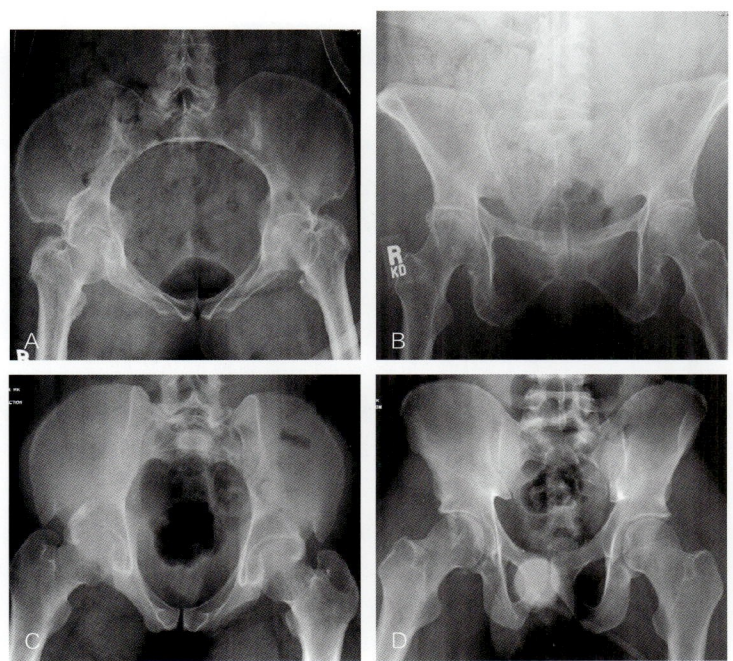

图2 A~D. 两性解剖差异举例。女性骨盆形状更圆,耻骨弓成角更钝,因为耻骨体更宽,如一个女性骨盆的入口位(A)和出口位(B)所示。男性的骨盆环更椭圆,因为耻骨体更窄,向前成角更锐,如入口位(C)和出口位(D)所示。

- 有时,侧方挤压型损伤涉及耻骨支骨折和耻骨联合分离。这是因为受压的半侧骨盆导致对侧耻骨支骨折以及耻骨联合的体部向下倾斜。因为分离的一侧耻骨移位,可压迫膀胱、尿道,并改变骨盆环的完整,所以应将其复位至对侧的完整耻骨体部。
  - 这些被称为倾斜骨折的应考虑切开复位内固定,以避免影响分娩通道和膀胱[13]。
- 耻骨联合分离也可见于妊娠和分娩,这是因为激素引起韧带松弛,可导致慢性不稳定,进行耻骨联合固定,可缓解疼痛症状[16]。

自然病程

- 持续下腰痛、前侧疼痛、坐位不平衡以及疼痛性异常步态是骨盆骨折后常见后遗症。
- 早期有关非手术治疗骨盆骨折的研究发现,几乎1/3病例有影响功能的疼痛和步态异常。如果损伤累及骨盆后环,则只有1/3病例没有症状[16]。
- 前后挤压Ⅰ型损伤属于Tile A型稳定性骨盆损伤,非手术疗效较好。这些损伤常发生在年轻患者的车祸伤,或老年患者的直接损伤,如摔倒。
- 前后挤压Ⅱ型和Ⅲ型损伤是不稳定损伤。非手术治疗常遗留晚期疼痛。Tile[13]的一项回顾性研究发现,非手术治疗前后挤压Ⅱ型损伤有13%的晚期疼痛率,其中大部分为持续性中度疼痛。前后挤压Ⅲ型损伤患者有16%的晚期疼痛发生率,其中大部分为中到重度疼痛。
- 骨盆创伤患者易于合并其他系统器官损伤,这些合并伤可导致长期功能障碍。骨盆骨折较严重的合并损伤是泌尿系统和神经系统损伤[16]。
- Whitbeck等[18]表明,与其他骨盆骨折相比,前后挤压Ⅲ型损伤患者的动脉损伤发生率更高,死亡率和伤残率也更高。

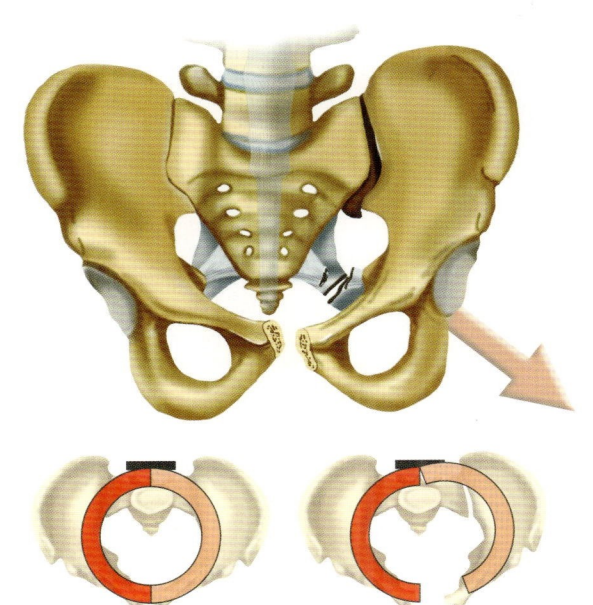

图3 前后挤压型Ⅱ型损伤等情况下,后侧的骶髂韧带保持完整,半侧骨盆向外旋转。后侧的韧带作用相当于铰链,骶棘韧带撕裂,伤侧骨盆向下、外旋转,伤侧的耻骨体将会低于未伤侧的耻骨体。

- 耻骨联合分离合并泌尿系损伤。15%骨盆创伤在当时合并膀胱破裂和尿道撕裂,可导致晚期并发症如尿道狭窄和尿失禁。当进行切开复位内固定时,这些合并损伤导致潜在增高的感染率[9]。女性的前后挤压型损伤中尿失禁的比例增高。
- 骨盆骨折合并神经损伤出现于后侧损伤,多见于骶骨骨折和垂直不稳定的骨折。
- 性交困难与性功能障碍也是骨盆骨折的并发症[4]。它们可由直接损伤,或愈合过程中的异位骨化而引起。
- 耻骨联合功能障碍也比较常见,表现为继发于耻骨联合松弛的骨盆前侧疼痛。这一状况通常经历一定时间以后会自发缓解,但需与分娩引起的创伤性耻骨联合分离相鉴别。分娩创伤性耻骨联合分离的发生率为每2 000~30 000例分娩发生1例,分离程度可达12 cm[3]。
- 大部分产后分离的患者经骨盆捆扎带或绑带治疗及侧位卧床,即会恢复,不留疼痛或不稳定。
- 继发于妊娠的耻骨联合分离的研究有限。持续性长期疼痛的发生率还不清楚,如果不认识到这个问题,可出现慢性骨盆不稳定[11]。
- 在极少的有关手术治疗的报道中,指征为产后至少4~6个月的持续疼痛[4,11]。

病史和体格检查

- 骨盆损伤常由于高能量损伤,如高速机动车事故、摩托车事故或高处坠落。
- 骨盆骨折的患者可能血流动力学不稳定,需要密切监测血压和液体治疗。
  - 通常,如果患者需要输入4个单位以上的血才能维持血流动力学稳定,即应进行血管造影来进行诊断和栓塞任何可能的动脉损伤,还应输注凝血因子和血小板。
- 患者可能在耻骨联合区域有压痛。如果发现骨盆有活动,应停止手法检查骨盆,因为无谓的手法检查可能干扰血凝块的形成(参阅本书末"创伤外科体格检查表")。
- 如果影像学上无移位,可经髂翼挤压,检查骨盆环或半侧骨盆稳定性。
- 还需要仔细检查皮肤有无瘀斑和血肿形成,特别是在臀部、腹股沟和腹部。
  - 骨盆周围皮下和筋膜剥脱(Morel-Lavallée损伤),提示骨盆区发生了高能量损伤(图4)。发现这一损伤对预防感染很重要,在耻骨联合最终固定前可能要

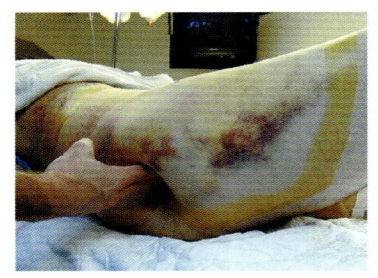

图4　Morel-Lavallée损伤。

行手术解压。
- 良好的骨盆检查和会阴部的评估至关重要。会阴部肿胀或开放伤口可提示高能量损伤。开放损伤需要急诊处理。
- 必须评估其他器官系统,寻找合并损伤。
  - 在男性,直肠指检发现高骑式前列腺或者尿道口出血提示尿道或膀胱损伤,应等逆行尿道造影后再放置尿管,除非患者是在濒死情况下。
  - 女性尿道短,尿道损伤较少见。
- 还需对下肢进行彻底的神经系统检查,因为L4和L5神经根损伤可出现于骨盆骨折。必须检查特定神经根的感觉运动功能,努力鉴别是神经根损伤,还是更靠近中枢部位的损伤。
- 如出现双下肢不等长或旋转畸形,则需进行骨盆拍片检查。

影像学和其他诊断性检查

- 骨盆放射学检查包括前后位、入口位、出口位和Judet位(图5)。
- 为排除男性泌尿生殖系统损伤,应进行逆行尿道造影,有时还需CT膀胱造影。对于女性患者,做CT膀胱造影就足够。
- 骨盆CT扫描有助于评估骶髂关节内损伤及进一步明确骨折类型。
- 在扫描骨折时也可进行CT造影,以预测是否存在动脉出血及是否需要进一步的血管造影和栓塞治疗[10]。
- 血管造影可用于血流动力学不稳并且对标准复苏治疗无反应的患者,特别是CT造影提示动脉出血时。
- 如果怀疑骨盆不稳定,可在手术室内透视下进行应力检查以评价稳定性。
- 如果不清楚损伤是否不稳定,也可单腿站立位拍片。这对于可能有慢性不稳定的患者是一个很好的检查,如女性继发于妊娠的韧带松弛或未发现的骨盆损伤[11,15]。

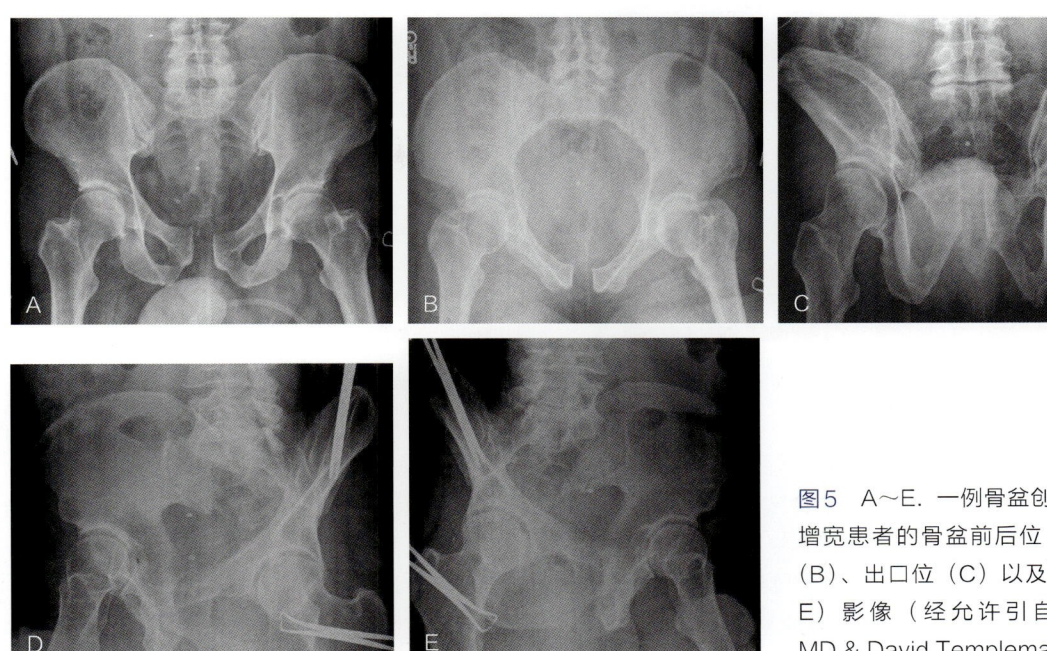

图5 A~E. 一例骨盆创伤、耻骨联合增宽患者的骨盆前后位（A）、入口位（B）、出口位（C）以及Judet位（D、E）影像（经允许引自Jodi Siegel, MD & David Templeman, MD）。

鉴别诊断

- 耻骨支骨折。
- 耻骨联合劳损。
- 髋臼骨折。
- 肌肉劳损或撕裂。
- 腰椎骨折。

早期处理

- 需保持患者血流动力学稳定。
- 可通过将踝部捆扎在一起来固定骨盆。足跟和踝部需衬垫，防止皮肤损害形成溃疡。
- 在大转子水平以巾单围绕骨盆捆扎可复位耻骨联合并临时固定骨盆。床单可用巾钳固定保持张力，而不是在腹部打结（参阅第33章）。

非手术治疗

- 如果存在耻骨联合轻微分离，可令患者伤侧不负重，允许活动。
- 应密切监测影像学情况，每周拍片。单腿站立位可用于发现晚期不稳定。

手术治疗

- 分离超过2.5 cm提示骶棘韧带撕裂，即骨盆不稳定。耻骨联合切开固定可使骨盆前环获得稳定[3]。
- 开放损伤可用外固定支架固定，使用髂骨翼针或Hanover针置于髂前下棘水平（详见第33章）。
- 此外，对于肥胖的患者，可在髂前下棘使用椎弓根螺钉和皮下置棒的"内固定支架"技术[17]。
- 前后挤压型Ⅱ度损伤，半侧骨盆完整，则不需要后侧固定，进行耻骨联合复位和固定即可。
- 前后挤压型Ⅲ度损伤，如果髂骨骨折，先复位、固定骨盆后环，再复位、固定骨盆前环。如果髂骨保持完整，骨盆前环复位和固定应作为第一步。
- 对垂直不稳的骨盆进行前环固定的指征包括：骨盆前环的稳定性需要加强，合并其他损伤需剖腹探查的骨盆损伤需要提供骨盆稳定性，盆骨突出于会阴部（即倾斜骨折），或者合并需切开复位的髋臼骨折[13]。

术前计划

- 术者须复习相关影像学资料（前后位、入口位、出口位和CT片）。
  - 必须确认所有的耻骨支及耻骨体骨折，因为这有助于确定怎样获得复位，以及所需的固定物类型。
- 如果对稳定性有疑问，术者须计划在手术室获得应力位片来判断骨盆稳定性。
- 术者须排除膀胱破裂和尿道撕裂。如果存在上述情况之一，应在耻骨联合内固定的同时进行修复，以免晚期需要更复杂的重建手术。
- 进手术室前应确认有无任何腹部手术史或者以前的手术切口。
- 所需的设备应包括C臂机、透视床、大号复位钳、外固定支架工具和C型钳。

体位

- 患者双腿并拢置于可透射手术床上,利于耻骨联合复位。
- 消毒铺巾前,C臂透视确认可否获得良好的入口位和出口位影像。
- 右利手的术者喜欢将C臂机置于患者右侧,电钻和器械置于患者左侧,便于对耻骨联合进行钻孔等操作。
- 需要留置尿管使膀胱减压,术中也可摸到导尿管,以定位膀胱。
- 双下肢穿防血栓弹力靴,预防深静脉血栓形成。

入路

- 通过前方Pfannenstiel入路进行耻骨联合切开复位。

Pfannenstiel入路

- 消毒整个下腹部,包括双侧髂前上棘、耻骨联合和脐。
  - 如果要安装外固定支架来辅助复位或加强固定,暴露髂前上棘非常重要。
- 在耻骨联合上方2 cm做横切口(技术图1A)。
- 切开皮肤,用大号锐爪拉钩拉开,在腹直肌筋膜表面分离。
- 沿腹白线筋膜做纵行切口。注意不要剥离腹直肌止点,即使一侧腹直肌常因外伤已经从耻骨支撕脱(技术图1B)。
- 继续纵行钝性分离腹直肌,注意保护其深面的腹膜和膀胱。
  - 可用电刀切开腹直肌的剩余部分,同时要保护深面的结构。
- 检查膀胱和膀胱颈部有无损伤。
- 这时,将一个钝性的弹性拉钩置于Retzius间隙,保护膀胱(技术图1C)。
- 小心外侧,因为所谓的死亡冠血管就在耻骨联合外侧约6 cm处。
  - 死亡冠是闭孔动脉和髂外动脉的吻合支(图1B)[15]。
- 在耻骨上支上方,经骨膜表面放置Hohmann拉钩,每次一侧,将腹直肌拉向外侧,显露耻骨联合上方。
  - 这些拉钩放置的位置距离髂外血管很近,所以需要小心安放,直抵骨面。
- 耻骨支上方的骨膜现在可以用电刀和骨膜剥离器进行剥离。
- 有术者切除耻骨联合软骨以促进融合,笔者赞成此做法。
  - 复位前,确保去除所有的软骨,最大限度地促进骨接触和愈合。

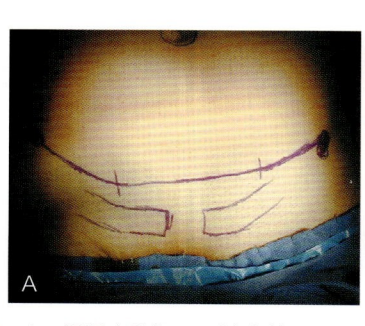
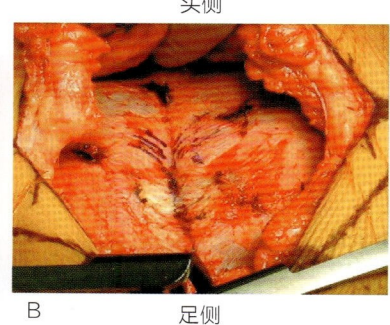
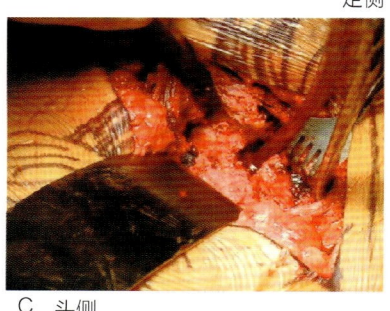

技术图1 A. 标记皮肤切口。消毒整个下腹部,包括脐和两侧髂前上棘和髂前下棘。在耻骨上方约2横指标记切口。B. 皮下脂肪和筋膜分离后,清楚显示腹白线。在两侧腹直肌之间,沿腹白线做切口,暴露Retzius间隙。C. 暴露Retzius间隙后,用钝性拉钩拉开膀胱,两把Hohmann拉钩放在耻骨上支外侧,暴露耻骨支上面以利复位和钢板安置。

Weber钳复位

- 显露耻骨联合上面后,从前方放置Weber钳,避免分离腹直肌止点(技术图2A)。
- 采用这个技术的目标是使Weber钳的尖端处于耻骨联合两侧同一水平。
- 如果某侧有向前移位,钳尖放在该侧稍偏前的位置,使得复位后钳尖在同一水平[5]。
- 钳子向远端倾斜,使钳尖嵌入(技术图2B)。
- 钳子放在腹直肌止点前方。

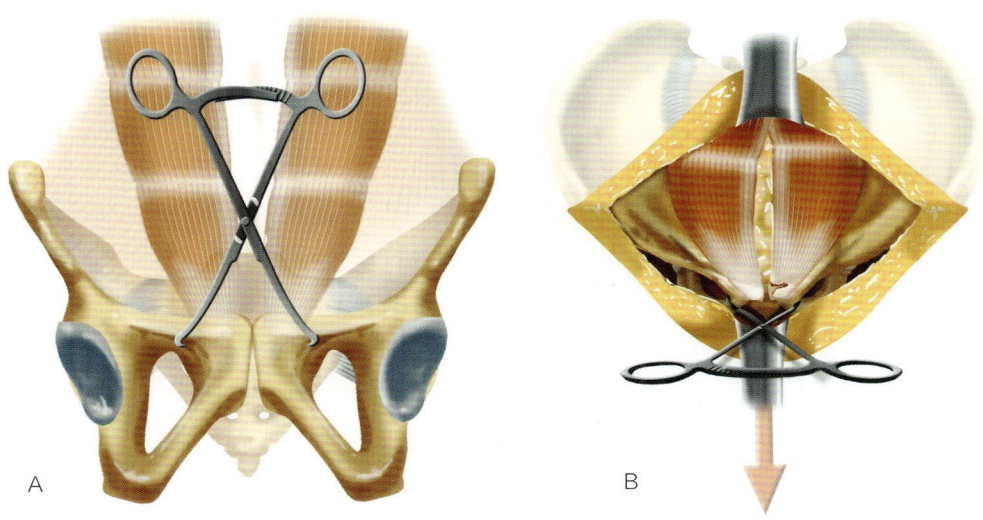

技术图2　A.用Weber钳或者大号持骨钳复位耻骨联合，使钳尖夹在耻骨体部腹直肌前方同一水平位置。B.钳向远侧倾斜，使钳尖嵌入。

使用C型钳辅助复位

- 如前所述，C型钳可用于不稳定的前后挤压型骨盆骨折又需要剖腹探查者，也可作为无法进入手术室接受手术的患者的临时骨盆固定器。如果一般的钳子无法维持复位，它也可用于耻骨联合的开放复位。
- 这类似于Wright等[19]描述的帮助骨盆后环复位的概念。
- 安装C型钳时，针放在髂前上棘后方两横指的位置。使针放置在臀肌柱，即髋臼上方髂骨侧面一个增厚的部分(技术图3A)。
- 安放好针后，将钳装在针上。用钳对骨盆加压，复位旋转不稳定的半侧骨盆(技术图3B、C)。复位后，紧固钳子并锁死。透视确认耻骨联合和后方损伤的复位情况(参见第33章关于C型钳的详细描述)。
- 注意如果有耻骨支骨折，不要过度复位。
- 这一技术的目标是获得大部分复位，然后暴露耻骨联合，再按通常步骤用Weber钳精确复位。

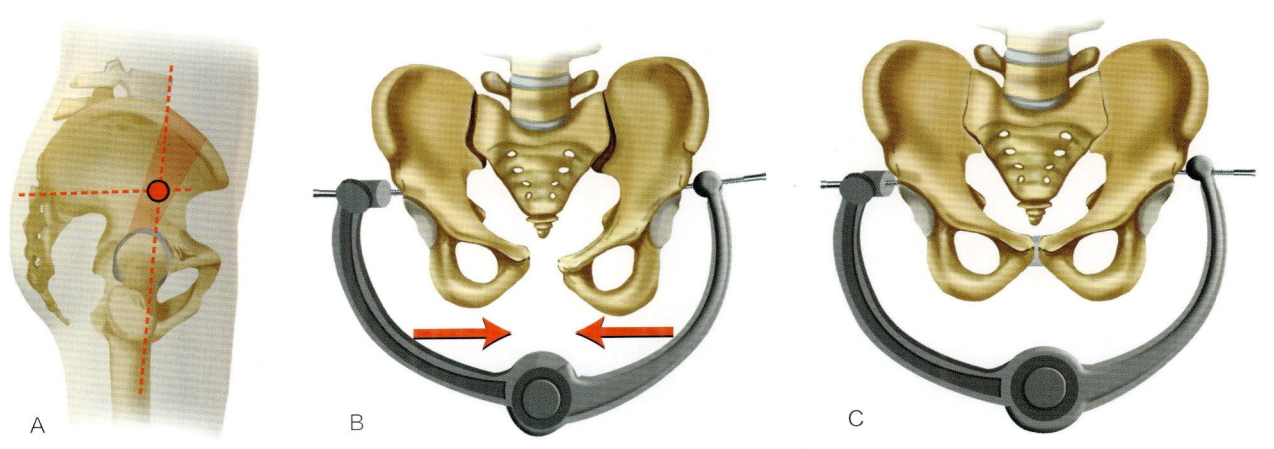

技术图3　A~C.安放C型钳固定针（A），并使用它以获得耻骨联合复位（B、C）。

螺钉复位钳（Matta 技术）

- 当髋骨完整而且后环不稳定时，可用螺钉复位钳（Jungabluth）进行复位。
- 髋骨易于外旋，向后脱位和向上移位。如果是这样，或者有垂直不稳，需要整复整个髋骨来获得复位。
  - 这种情况下，必须使用螺钉复位器来获得复位。
- 从前向后钻孔，安放 4.5 mm 螺钉。
- 对于在不稳定侧（向后移位）安放的螺钉，先钻 4.5 mm 的滑动孔，然后在耻骨后方放置一块小钢板，用一个螺帽通过钢板将螺钉牢牢地固定在耻骨上（技术图 4A、B）。
  - 钢板类似垫圈，为作用于半侧骨盆的力提供更大的着力面积，不用依赖于单枚螺钉的抗拔出力。
- 螺钉复位钳安放在前侧，套在 4.5 mm 螺钉上，然后进行复位（技术图 4C、D）[6]。

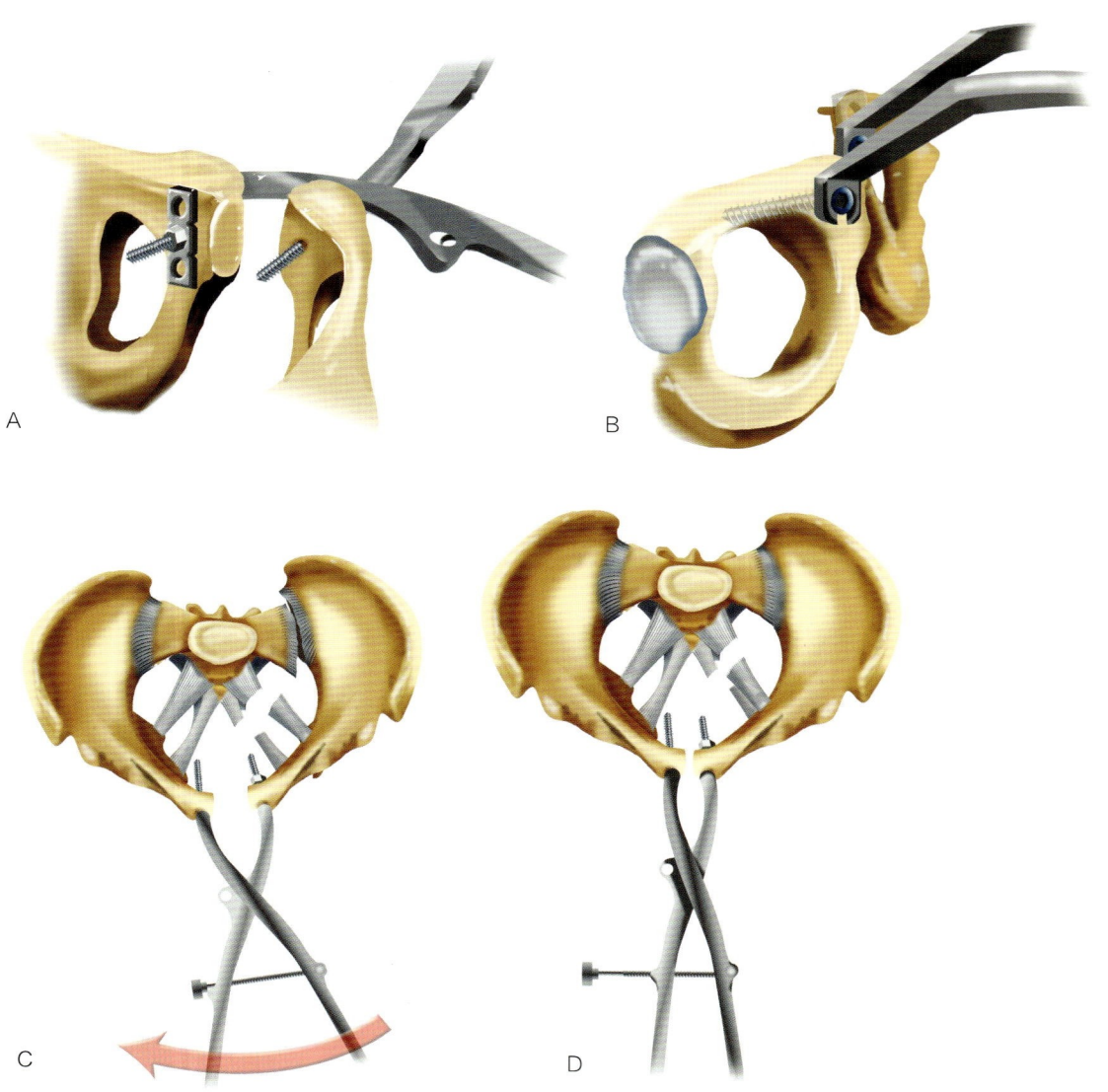

技术图 4 如果半侧骨盆有向后移位并且髋骨完整，可用螺钉复位钳（Jungabluth）复位耻骨联合。A、B. 移位侧，螺钉以螺帽连接到钢板上，钢板的作用类似垫圈。C、D. 钳连接到螺钉头部，牵拉半侧骨盆向前，复位耻骨联合。必须用滑动孔，使钳子通过钢板套拉，而不依赖于单枚螺钉的抗拔出力（经允许引自 Matta JM, Tornetta P. Internal fixation of pelvic fractures. Clin Orthop Relat Res 1996;329:129–140）。

钢板的放置

- 固定以前,应使用C臂机透视前后、入口和出口位,确认复位。
- 耻骨联合复位后,将一块6孔3.5 mm弧形重建板或解剖型钢板跨耻骨联合放置。
- 可以在耻骨联合的纤维软骨盘中放置一枚克氏针作为定位,以便使钢板中置。
- 安放钢板前,将其塑形以贴合耻骨联合和耻骨支上表面。如果使用6孔板,两端需塑形以解剖贴附耻骨支(技术图5A)。或者用解剖型板。
  - 如使用6孔板,每一侧靠中间的两个螺钉打入耻骨联合体部,最外侧的螺钉打入耻骨支。
- 如果使用螺钉复位钳,需小心计划螺钉的位置,使螺钉打入钢板而不必松开复位钳。
- 首先打入每一侧靠近耻骨联合的那枚螺钉(技术图5B)。
  - 应偏心钻孔,打在孔的外侧以产生加压。钻应平行于耻骨联合体部的后面。
  - 可通过手指触摸耻骨体内面,把它作为导钻来确定正确的角度(技术图5C)。
- 起初几枚螺钉应在耻骨体内轻度向前和向外侧成角,使得在骨中达到最大把持力。
  - 必要时这些螺钉可向下打入坐骨。
- 耻骨联合两边,靠内侧的两枚螺钉可以彼此平行,也可在耻骨联合体内交叉(技术图5D~F)。

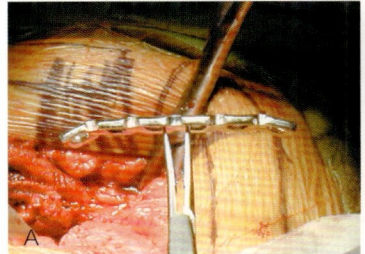
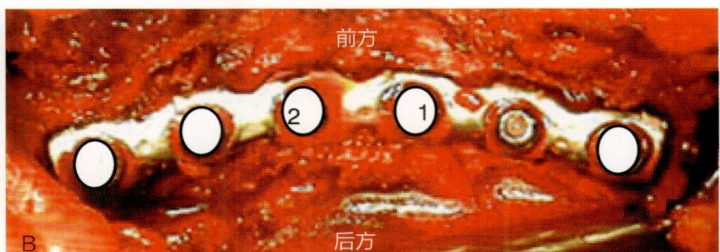
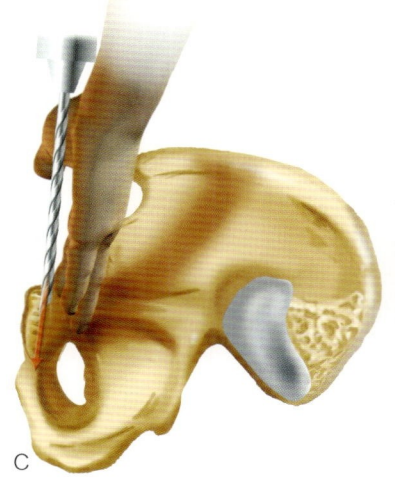
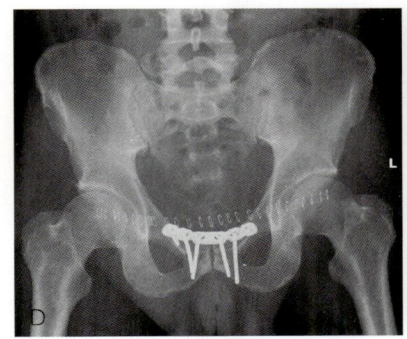
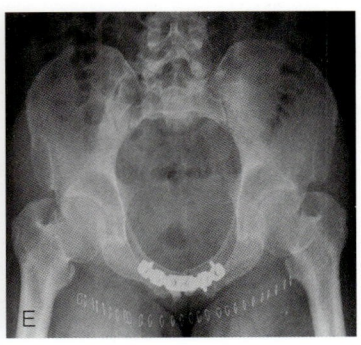
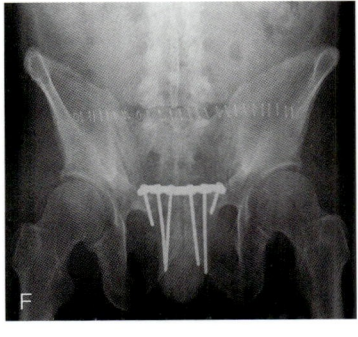

技术图5 A. 示例钢板需预弯以贴合耻骨联合两侧的耻骨结节。板的弧度也应进行预弯,这种弧度在男女两性有所不同(见图2)。B. 打入所有螺钉后的钢板照片。数字表示打螺钉的顺序,最靠近耻骨联合的螺钉先打。打入螺钉1和螺钉2后,剩下的螺钉可按任意顺序。C. 必须以适当的角度钻孔以确保螺钉打在骨内。可将一个手指放在耻骨体部后面来标定角度,然后平行于这个手指钻孔,确保钻的方向正确。D~F. 预弯的钢板固定复位的耻骨联合以后的前后位、入口位和出口位影像。

- 钢板外侧的螺钉最后打,要比其他螺钉短,因为它们位于闭孔水平。
- 钻这些螺钉孔时,必须小心闭孔血管。
- 耻骨联合锁定钢板没有任何的优点,也没必要使用[1]。

双钢板技术

- Tile[13]阐述了在垂直不稳类型如果后侧不固定,则在前侧加一块钢板(技术图6)。
- 如果开始安装的钢板骨把持力不够,也可用此技术。
- 安装前侧钢板,须仔细安排螺钉,打在另一钢板螺钉的周围。
- 打螺钉的顺序相同,内侧的螺钉先打,然后打外侧的螺钉。

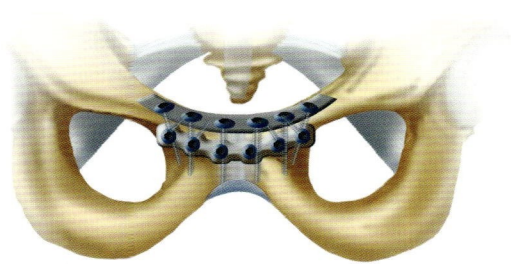

技术图6　Tile 阐述的双钢板示例[13]。

关闭切口

- 复位耻骨联合和安放钢板后,在膀胱和联合之间的 Retzius 间隙放负压引流,穿过腹直肌筋膜。
- 放引流后,脉冲冲洗切口,用可吸收线连续缝合腹直肌筋膜。注意勿缝入过多肌纤维,避免肌肉坏死。
- 远侧用间断缝合,使撕裂的腹直肌端–端对拢。
- 用皮下缝线和皮钉关闭皮下和皮肤切口。

要点与失误防范

准备	铺巾之前,必须确保在手术室使用C臂机能得到的骨盆前后位、入口和出口位影像
复位	直视下或骨盆的入口和出口透视确认复位。如果常规复位钳不能维持复位,也可以在钢板固定前使用C型钳来维持复位
辅助复位工具	如果难以获得或维持耻骨联合复位,可使用第二把复位钳或顶棒以协助复位。例如,在倾斜骨折中,一个顶棒可以用来推压整个耻骨支,同时向上拉起骨折侧的耻骨。同样,可以放置C型钳或外固定支架,帮助接近耻骨体,以便于用Weber钳复位
备用方案	如果固定不力或病情太重,手术无法继续,可以随时添加外固定支架
螺钉位置	用C臂机透视,确认螺钉的位置,并确认螺钉不能太长
单钢板固定不良	双钢板 90°–90°放置(垂直双钢板),改善固定
两孔钢板	不应使用两孔钢板:旋转不稳定,失败率高

术后处理

- 必须预防深静脉血栓形成,因为35%～60%的骨盆骨折患者有此风险。这些患者中2%～10%出现近端血栓形成,他们发展成肺栓塞的危险更高[7]。
- 面对如此高的深静脉血栓形成发生率,预防应包括物理方法和药物。血栓弹力鞋或连续加压装置能发挥重要作用。
- 药物包括普通肝素、低分子肝素、维生素K拮抗剂和Xa因子间接抑制剂。
- 如果患者有其他损伤,构成药物预防的禁忌证,如头颅出血,应考虑下腔静脉滤网。
- 笔者的方案包括术前连续加压装置和每日3次皮下注射肝素。术后开始给予小剂量的香豆素。持续给药至少6周,具体时间取决于患者活动情况。
- 必须鼓励患者早期活动,防止合并症的发生。
  - 一旦牢固固定,如果全身情况允许,患者应在术后24小时内离床坐轮椅。
- 患者负重状况主要取决于术者对骨盆整体损伤模式的理解。
  - 如果只用了前侧固定,如前后挤压型Ⅱ度损伤,术后8周内术侧只能部分负重。
  - 如有更广泛的损伤,涉及骨盆后环,需要固定,则部分负重持续到术后12周。
- 应常规摄片随访患者。术后第1天,患者站立前,应拍摄前后位、入口位、出口位片评价复位,更重要的是作为术后6周和12周复查拍片的对比。

预后

- 固定骨盆前环有利于改善预后,解剖复位有利于韧带愈合。
- Kellam[2]定义耻骨联合充分复位的标准是<2 cm,报道旋转不稳定骨折中如达到这个标准,100%患者恢复正常功能。后方有损伤的患者结果差,据报道只有31%恢复正常功能。
- Pohlemann等[8]报道用前侧钢板治疗B类骨折95例,无残留后侧移位。锻炼后11%并发晚期疼痛。所有患者在休息时无骨盆疼痛。
- Tornetta等[14,16]也报道解剖复位内固定治疗前后挤压型Ⅱ度损伤,有96%的优良率。
- Pohlemann等[8]还报道C类损伤比B类损伤后方残留移位多。经前后联合固定手术的C类损伤患者,仅仅33%无疼痛。
- 总之,功能结果与损伤的初始移位相关。
- 合并损伤也影响预后。合并泌尿系损伤的患者有发生尿道狭窄,泌尿系感染甚至迟发感染的风险。
- 对于前后挤压型Ⅱ度骨折,如果耻骨联合接近解剖复位和固定,则超过90%的患者可获得良好结果,大约96%可在损伤一年内恢复工作[14]。

并发症

- 骨盆骨折的近心端深静脉血栓形成发生率为25%～35%,所以必须给予物理方法和药物预防措施[7]。
- 由于两侧耻骨体之间的生理活动,钢板和螺钉可能发生松动或疲劳断裂。这常发生在8周后,并且通常不影响愈合。
  - 如果出现较早并有复位丢失,应考虑翻修术[5,6,16]。
- 耻骨联合间隙增宽,伴或不伴钢板断裂,可能发生复位丢失。虽然无数据证实,但初始复位的质量似为最好的预后预测因素。因此如果一个良好的复位不能维持,应增加固定或术后限制患者活动量[6,14]。
- 根据大部分有关前侧固定的系列报道,前侧切口发生感染的概率很低。
  - 即使发生感染,经过灌洗和清创,大部分患者都能继续愈合[3,5,6]。
- 泌尿系损伤的发生率约为15%。泌尿系并发症包括晚期尿道狭窄、小便失禁和勃起障碍。
  - 在固定的同时早期修复膀胱或尿道损伤可避免日后更为复杂的重建,但晚期泌尿系并发症的发生率还是相对较高的[9]。

(孙源 译,孙玉强 审校)

参考文献

[1] Daily BC, Chong AC, Buhr BR, et al. Locking and nonlocking plate fixation pubic symphysis diastasis management. Am J Ortho (Belle Mead NJ) 2012;4(12):5140-5145.

[2] Kellam JF. The role of external fixation in pelvic disruptions. Clin Orthop Relat Res 1989;241:66-82.

[3] Lange R, Hansen S. Pelvic ring disruptions with symphysis pubis diastasis. Clin Orthop Relat Res 1985;201:130-137.

[4] Lindsey RW, Leggon RE, Wright DG, et al. Separation of the symphysis pubis in association with childbearing: a case report. J Bone Joint Surg Am 1988;70A:289-292.

[5] Matta JM. Indications for anterior fixation of pelvic fractures. Clin Orthop Relat Res 1996;329:88-96.

[6] Matta JM, Tornetta P. Internal fixation of pelvic fractures. Clin Orthop Relat Res 1996;329:129-140.

[7] Montgomery KD, Geertz WH, Potter HG, et al. Thromboembolic complications in patients with pelvic trauma. Clin Orthop Relat Res 1996;329:68-87.

[8] Pohlemann T, Bosch U, Gansslen A, et al. The Hannover experience in management of pelvic fractures. Clin Orthop Relat Res 1994;305:69-80.

[9] Routt ML, Simonian PT, Defalco AJ, et al. Internal fixation in pelvic fractures and primary repairs of associated genitourinary disruptions: a team approach. J Trauma 1996;40:784-790.

[10] Siegel J, Tornetta P, Burke P, et al. CT angiography for pelvic trauma predicts angiographically treatable arterial bleeding. Presented at Orthopaedic Trauma Association annual meeting, Boston, 2007.

[11] Siegel J, Tornetta P, Templeman D. Single leg stance views for the diagnosis of pelvic instability. J Bone and Joint Surgery Am 2008;90(10):2119-2125.

[12] Tile M. Fracture of the Pelvis and Acetabulum. Baltimore: Williams & Wilkins, 1984.

[13] Tile M. Pelvic ring fractures: should they be fixed? J Bone Joint Surg Br 1988;70B:1-12.

[14] Tornetta RD, Dickson K, Matta JM. Outcome of rotationally unstable pelvic ring injuries. Clin Orthop Relat Res 1996;329:147-151.

[15] Tornetta P, Hochwald N, Levine R. Corona mortis: incidence and location. Clin Orthop Relat Res 1996;329:97-101.

[16] Tornetta P, Templeman D. Expected outcomes after pelvic ring injury. AAOS Instr Course Lect 2005;54:401-407.

[17] Vaidya R, Colen R, Vigdorchik J, et al. Treatment of unstable pelvic ring injuries with an internal anterior fixator and posterior fixation: initial clinical series. J Orthop Trauma 2012;26(1):1-8.

[18] Whitbeck MG Jr, Zwally HJ II, Burgess AR. Innominosacral dissociation: mechanism of injury as a predictor of resuscitation requirements, morbidity, and mortality. J Orthop Trauma 1997;11:82-88.

[19] Wright RD, Glueck DA, Selby JB, et al. Intraoperative use of the pelvic C-clamp as an aid in reduction for posterior sacroiliac fixation. J Orthop Trauma 2006;20:576-579.

第35章 骶髂关节和骶骨的切开复位内固定
Open Reduction and Internal Fixation of the Sacroiliac Joint and Sacrum

Henry Claude Sagi

定义

- 骨盆骨折是一类与多因素相关严重损伤,死亡率0%~50%。
- 广义来讲,骨盆的骨折脱位包括骨盆前环损伤和骨盆后环损伤。
  - 骨盆前环损伤包括耻骨联合分离和耻骨体或耻骨支骨折。
  - 骨盆后环损伤包括髂翼骨折、骶髂关节脱位和骨折脱位,以及骶骨骨折。
- 由于这些结构损伤的类型、移位程度及潜在不稳定性各不相同,对其治疗及其意义差异也很大。
- 本章重点介绍移位的骶骨骨折和骶髂关节脱位的治疗。

解剖

- 骨盆是环形结构,包含两侧半骨盆,即髋骨和骶骨。每侧髋骨由3块骨在胚胎时期融合而成:坐骨、耻骨和髂骨(图1)。
- 两块髋骨在耻骨联合处向前连接成一个联合关节。后侧,两块髋骨与骶骨翼通过骶髂关节连接,形成骨盆状(图2A、B)。
- 骶骨是脊柱的终端结构,将骨盆和下肢连接到躯干和脊柱。
- 因为骶骨实质上是中轴骨骼的尾段,因此它容易出现分节异常和形态变异。
  - 分节异常中S1腰化和L5骶化最常见(图2C、D)。唯一确定是哪种异常的方法,是从T1向下数,该节是第一个有着向头侧倾斜的横突的脊椎。
  - 然而,作为一般的经验规则,髂嵴顶端对应L4或L5椎间隙水平。这一规律可用于判断形态异常(图2C)。
  - 这些问题关系到影像学标志的解读,与安全放置骶髂关节螺钉相关(稍后讨论)。
- 骶骨的楔形结构与无名骨组成梯形关节。
  - 因为这种形状和方向,骶髂关节实质上是不稳定的,骨盆后环的完整性完全依靠韧带结构支持提供的稳定性(见图2A)。
  - 骨盆韧带位置和结构是对抗变形的静力稳定器,骨盆环没有特定的动力稳定结构。
- 在轴向负荷下,半侧骨盆活动的自然趋势是外旋以及向头侧和后侧移位。两腿站立时,耻骨联合处于张力下,骶髂关节承受的压力较高而张力较低。单腿站立时,耻骨联合处于压力和剪切力下,骶髂关节的张力较高而压力较小。
- 骶髂关节韧带(前、后和关节内韧带)是体内最强的韧带,骶髂关节后韧带是阻止向后和向头侧移位的最重要结构(图2B)。
- 耻骨联合韧带(它们本身对骨盆环稳定性的贡献小于15%),骶结节韧带和骶棘韧带对抗外旋[13,31]。

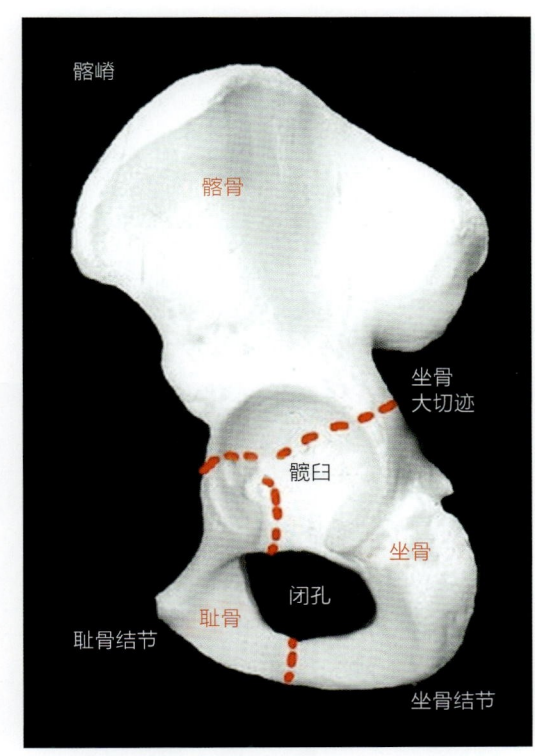

图1 3块胚胎时期骨(耻骨、坐骨、髂骨)融合形成髋骨或者半侧骨盆。

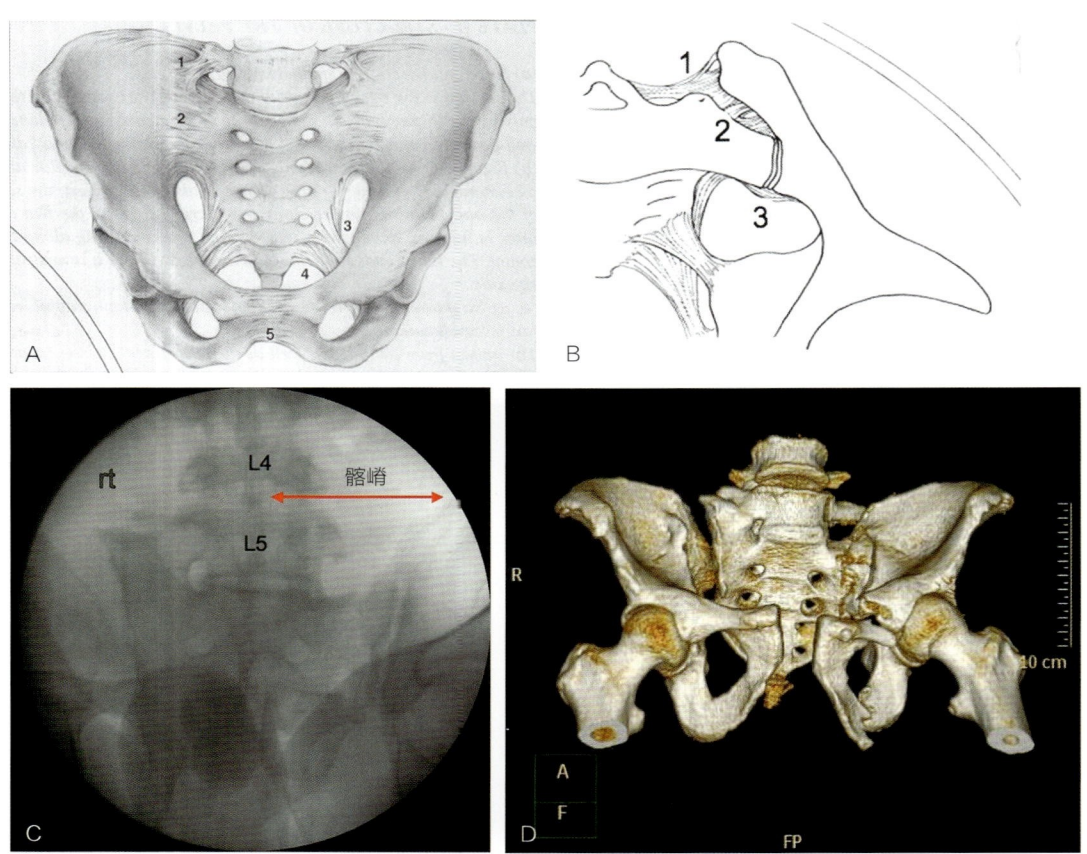

图2　A. 两侧髋骨和骶骨加上支持韧带形成了骨盆环。1，髂腰韧带；2，骶髂关节；3，骶棘韧带；4，骶结节韧带；5，耻骨联合韧带。B. 骶髂关节韧带。1，骶髂后韧带；2，骶髂间韧带；3，骶髂前韧带。C. 术中透视显示单侧L5腰椎骶化，髂嵴仍在L4～L5的水平。D. 三维重建CT显示节段异常。

- 膀胱就在耻骨体和耻骨联合后方，只有一薄层脂肪和潜在的Retzius间隙相隔。
- L5神经根在走行加入腰骶丛过程中和骶骨翼上面的密切关系是一个关键解剖特点，必须在复位和固定骨盆后环损伤过程中牢记之（图3A、B）。
- 坐骨神经根从止上方的骶神经孔穿出，从后到前、由内到外、从近端到远端分布，神经离开骶骨时，神经根位于椎间孔的下方和外侧。

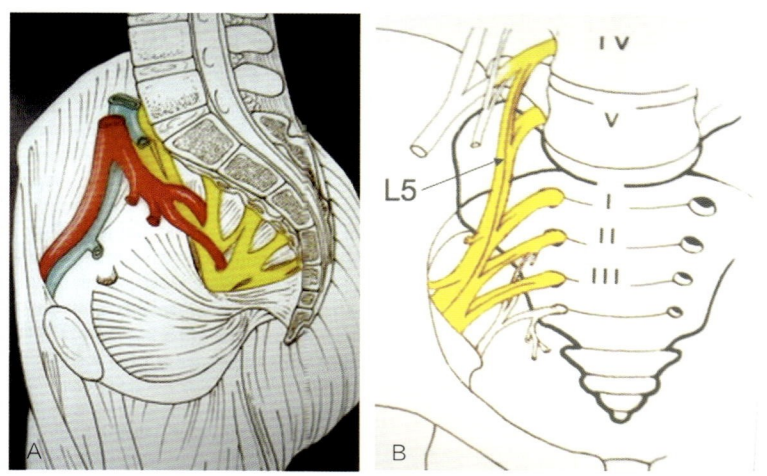

图3　A、B. 骨盆后环周围的血管神经。注意L5神经根和骶骨翼的密切关系。

- 臀上动脉紧靠骶髂关节下面的外侧，起自髂内动脉，与臀上神经一起出坐骨大切迹。

发病机制

- 骶髂关节韧带是人体最有弹性的韧带，只有受到高能量损伤才会断裂。
  - 骨盆环前后挤压导致髋骨外旋（可能伴或不伴垂直剪切应力）是骶髂关节脱位的最常见原因。
- 骶骨骨折可出现于下述3种不同的情况：
  - 骶骨不全骨折出现于骨质过于疏松或骨量减少的骶骨。
  - 骶骨疲劳骨折出现于高水平运动员和新兵，是对正常骨反复疲劳应力的结果。
  - 创伤性断裂，产生于高能量侧方或前后挤压型以及垂直剪切型损伤，如（依发生率递减次序）摩托车撞车、机动车与行人相撞、高处坠落、机动车事故或挤压伤[13,31]。

自然病程

- 在钝器伤入院患者中，骨盆骨折的发生率大于20%，常见于年轻男性。
  - 可以是耻骨支小的轻微骨折，不影响骨盆环稳定性，也可以是严重损伤和断裂合并威胁生命的出血和内脏损伤。
- 骨盆环下接真骨盆（器官包含在骨盆缘以下，腹膜外），上接假骨盆（器官包含在骨盆缘以上，有腹膜内和腹膜后）。
  - 真骨盆内最常见的是合并髂内动静脉系统及其分支、膀胱（20%）、尿道（14%）、腰骶丛、直肠和阴道穿窿（开放骨盆骨折）损伤。
- 骨盆骨折直接导致假骨盆内损伤少见，但严重髂骨翼骨折伴有腹壁撕裂可导致肠道损伤甚至挤压伤。
- 骨盆骨折的合并症发生率和死亡率可以很高，通常继发于盆腔出血。
  - 骨盆骨折合并膀胱破裂的死亡率在一些病例系列中接近35%。
  - 涉及会阴部的开放骨盆骨折死亡率曾高达50%。随着结肠造瘘的广泛应用，以及固定技术的进步，死亡率已降低为2%~10%。
- 腰骶丛神经损伤可导致严重感觉运动障碍，涉及下肢、肠道、膀胱和性功能。
- 因为这些合并的神经血管和内脏损伤，骨盆骨折常导致康复期延长，严重慢性疼痛，永久功能障碍和心理、社会经济失衡[5,7,9,19-21]。

病史和体格检查

- 急诊室任何有外伤史或符合创伤警戒标准的患者，应疑有骨盆骨折，直到拍片和体检能够排除。
- 体检应遵循高级创伤生命支持（ATLS）的初次与二次检查[1]。
- 疑有骨盆骨折的患者体检应分为腹部、骨盆环、会阴、直肠、阴道和下肢检查。
- 腹部检查应包括：
  - 压痛、腹胀或僵硬。
  - 腹壁撕裂、缺损或开放伤口。
  - 侧面瘀斑。
  - 存在内脱套或者Morel-Lavallée损伤（皮下组织从深面的筋膜上剥脱），这可通过皮下波动、液波感或晚期广泛瘀斑来识别。
- 直肠和阴道检查应考虑：
  - 前列腺的位置（高骑式前列腺可能是尿道损伤的表现）。
  - 可触及的刺破直肠、阴道黏膜的骨片。
  - 直肠与阴道壁的撕裂和缺损往往因骨折块穿透所致。
  - 直肠和阴道出血提示可能撕裂或者骨片穿透。
  - 尿道口出血提示可能尿道或膀胱破裂。
  - 阴囊或阴唇肿胀淤血提示骨盆出血（图4）。

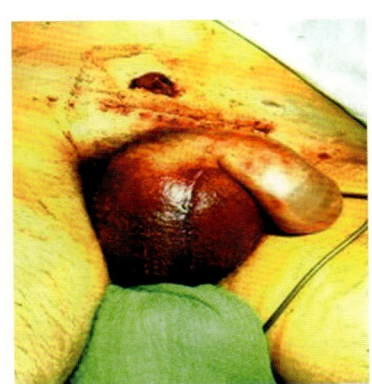

图4 盆腔内出血导致的阴囊淤血。

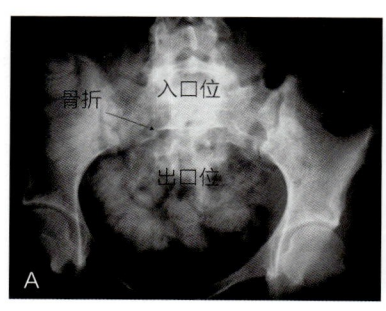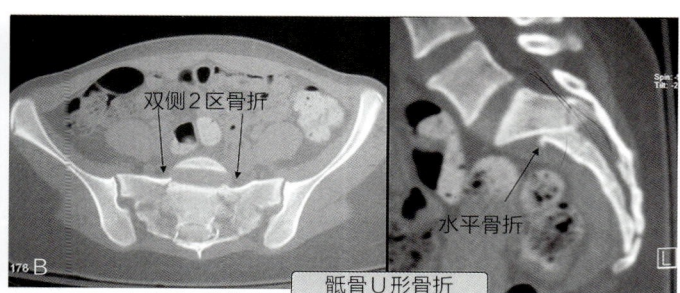

图6　A. U形骶骨骨折的前后位片，注意入口处的骶骨近端和出口处的骶骨尾端。B. 同一患者CT扫描和矢状位显示骶骨U形骨折。

- 要记住另一个要点是骶骨在前后位片上的投影。
  - 如果见到入口位上骶骨上部和出口位上骶骨下部可疑表现，推荐拍摄侧位片和CT的矢状位重建，排除隐匿的骨折脱位（U形骨折，或称脊柱-骨盆脱位）（图6A、B）。
  - 在骶骨轴位CT影像上显示的双侧骶翼骨折会警示术者U形骶骨骨折伴脱位或者脊柱-骨盆脱位。

逆行尿道和膀胱造影

- 有骨盆环断裂的骨盆骨折应进行逆行尿道和膀胱造影，以排除尿道和膀胱损伤。
- 将导尿管插入尿道内一段，以2～3 mL无菌盐水注入球囊闭塞尿道。然后将10～15 mL水溶性造影剂注入到尿道中，重复拍骨盆出口位片。
- 如果未见外渗，将尿管深插入膀胱，再注入300 mL水溶性造影剂，以排除膀胱损伤。如果无外渗，以尿管引流膀胱液体，注意残留造影剂。
- 如果导尿管无法通过或者有尿道或膀胱颈断裂，如有可能应在脐以上行耻骨上置管（避免污染将来的骨盆前路手术）。

骨盆血管造影

- 持续血流动力学不稳的患者有血管造影的指征[10]，如：
  - 已经进行充分的容量复苏。
  - 已经排除其他出血来源（腹部、胸部和长骨骨折）。
  - 试图"闭合"骨盆环（见下述）以止血的尝试已失败。
- 大部分情况骨盆出血来源于静脉（85%），血管栓塞无效。
  - 动脉出血常来自髂内动脉系统的分支（骶正中、臀上、阴部或闭孔动脉）（图7）。
  - 动脉出血多见于65岁以上的老人。
- 如果进行诊断性腹穿排除腹腔出血，一定要在脐和弓状线上方进行，排除来自骨盆血肿的假阳性。

非手术治疗

- 一般原则：创伤性完全的骶髂关节脱位不应保守治疗。
- 半侧骨盆持续向头侧移位会导致骨盆畸形愈合。下肢不等长、慢性机械性下腰和臀部疼痛、骨盆倾斜、坐姿不平衡和性交困难是常见症状。
- 濒死的患者，或者有败血症或严重并发症者，可能需要非手术治疗，直到患者能耐受骨盆重建手术。这些情况下，可以根据畸形的类型选择手法复位，这有助于在急性复苏期减少外旋畸形，稳定骨盆出血和血凝块形成，增加患者在急救时的舒适度[2]。
  - 有垂直不稳定证据的患者应进行平衡骨牵引，尝试复位和阻止进一步向头侧移位。在复苏患者时牵引也是止血有效的辅助手段。首选股骨远端牵引。
  - 有骨盆环外旋畸形的患者（即骨盆"开书样"损伤）最初应给予在大转子部位的骨盆临时捆扎带（如T-POD骨盆带，PYNG Medical Corporation, Richmond, BC, Canada）。必须经常检查皮肤，防止全层压迫性溃疡。如此这般，大多可以不再需要最终内固定治疗（图8）。

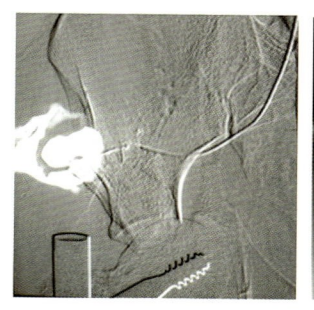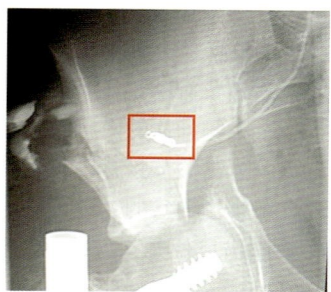

图7　血管造影显示臀上动脉的外渗和栓塞（Johannes Reuger教授惠赠）。

第35章 骶髂关节和骶骨的切开复位内固定

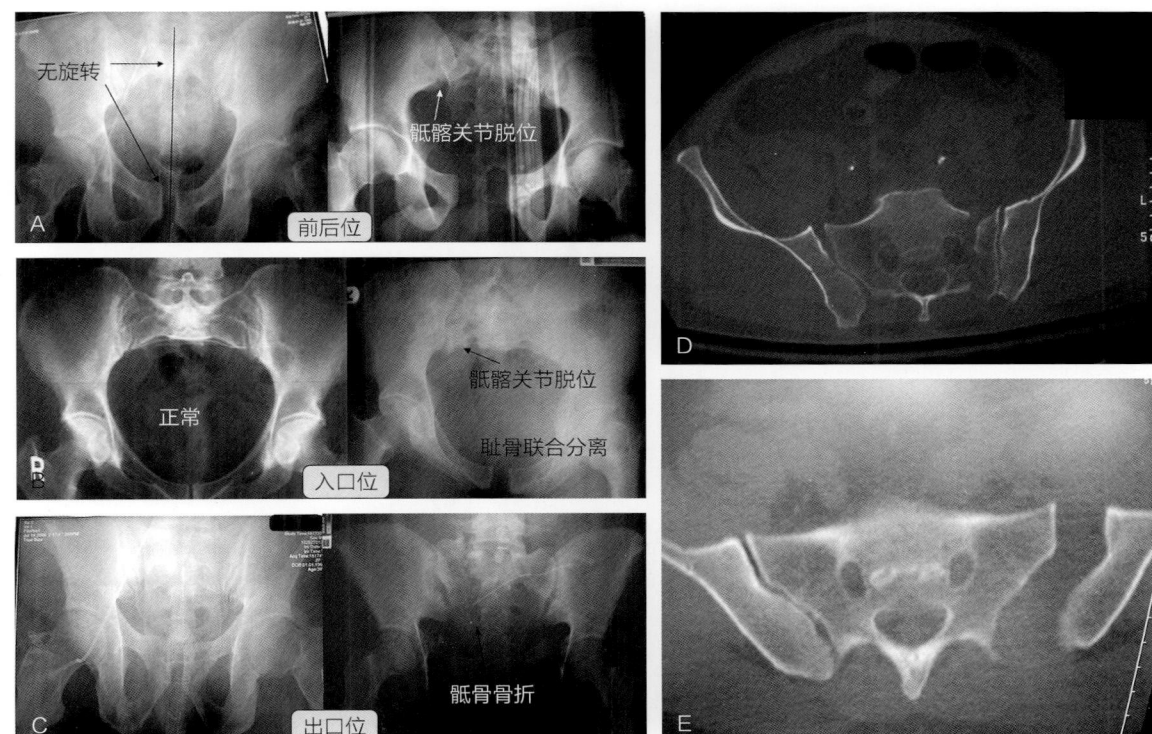

图5　A. 骨盆前后位片，理想的入口位片应使耻骨联合和骶骨棘突成一线。B. 骨盆入口位，注意骶骨岬和骶骨翼区。C. 骨盆出口位，注意骶孔和骶髂关节，理想的出口位片耻骨支上缘在S2~S3位置。D. CT扫描，经骶孔的（Denis 2区）骶骨骨折。E. CT扫描，骶髂关节脱位，注意关节的前后方分离。

- 耻骨联合分离或者移位的耻骨支骨折提醒检查者注意后方结构损伤，虽然在最初检查时可能很不明显。
- 骨盆入口位是指X线光束朝向尾侧，与放射线投照成45°。
  - 但是，真正的骨盆入口影像由于骨盆倾斜度的差异、骶骨倾斜和畸形，可能需要成角角度的差异。完美的骨盆入口影像会显示叠加的骶骨体前侧骨皮质。
  - 在这个位置，模拟从上方沿其长轴直接观察骨盆（图5B）。
  - 入口位有助于显示：
    - 半侧骨盆的内旋或外旋。
    - 骶髂关节张开，或骶骨嵌入骨折。
    - 半侧骨盆的"前后"移位（见下文）。
- 骨盆出口位是指X线光束朝向头侧，约与放射线投照成45°。
  - 一张真正的骨盆出口位，由于骨盆的倾斜、骶骨倾斜和畸形而需要调整角度，完美的出口位是将骶孔显示完全的圆孔。
  - 在这个位置，模拟直接面对骶骨和骶髂关节进行观察（图5C）。
  - 出口位有助于显示：
    - 半骨盆向头侧或者"垂直"移位。
    - 涉及骶孔的骶骨骨折。
    - 半侧骨盆的屈伸畸形。
- 出口位和入口位影像是在与患者身体长轴约成45°位获得的。
  - 那么在入口位或者出口位上见到的移位或脱位的量，实际上是冠状面和水平面上的移位向量之和。例如，入口位上见到的"向后"移位实际上是向后和向头侧移位的和。

CT扫描

- 任何可疑骨盆环损伤的患者必须行CT扫描。
  - 因为骨盆是环状结构，一处断裂（不管看起来是多么不重要），一定会因为环结构的机械特性合并另一处的损伤（病理性骨折除外）。
- 推荐3 mm层厚水平扫描（或者螺旋CT中每旋转360°垂直行程3 mm）以显示多数明显损伤，以及能够进行良好的三维重建（图5D、E）。

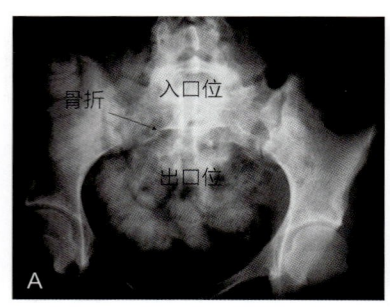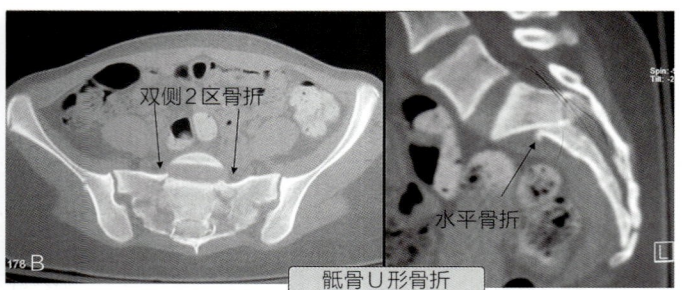

图6 A. U形骶骨骨折的前后位片，注意入口处的骶骨近端和出口处的骶骨尾端。B. 同一患者CT扫描和矢状位显示骶骨U形骨折。

- 要记住另一个要点是骶骨在前后位片上的投影。
  - 如果见到入口位上骶骨上部和出口位上骶骨下部可疑表现，推荐拍摄侧位片和CT的矢状位重建，排除隐匿的骨折脱位（U形骨折，或称脊柱-骨盆脱位）（图6A、B）。
  - 在骶骨轴位CT影像上显示的双侧骶翼骨折会警示术者U形骶骨骨折伴脱位或者脊柱-骨盆脱位。

逆行尿道和膀胱造影

- 有骨盆环断裂的骨盆骨折应进行逆行尿道和膀胱造影，以排除尿道和膀胱损伤。
- 将导尿管插入尿道内一段，以2～3 mL无菌盐水注入球囊闭塞尿道。然后将10～15 mL水溶性造影剂注入到尿道中，重复拍骨盆出口位片。
- 如果未见外渗，将尿管深插入膀胱，再注入300 mL水溶性造影剂，以排除膀胱损伤。如果无外渗，以尿管引流膀胱液体，注意残留造影剂。
- 如果导尿管无法通过或者有尿道或膀胱颈断裂，如有可能应在脐以上行耻骨上置管（避免污染将来的骨盆前路手术）。

骨盆血管造影

- 持续血流动力学不稳的患者有血管造影的指征[10]，如：
  - 已经进行充分的容量复苏。
  - 已经排除其他出血来源（腹部、胸部和长骨骨折）。
  - 试图"闭合"骨盆环（见下述）以止血的尝试已失败。
- 大部分情况骨盆出血来源于静脉（85%），血管栓塞无效。
  - 动脉出血常来自髂内动脉系统的分支（骶正中、臀上、阴部或闭孔动脉）（图7）。
  - 动脉出血多见于65岁以上的老人。
- 如果进行诊断性腹穿排除腹腔出血，一定要在脐和弓状线上方进行，排除来自骨盆血肿的假阳性。

非手术治疗

- 一般原则：创伤性完全的骶髂关节脱位不应保守治疗。
- 半侧骨盆持续向头侧移位会导致骨盆畸形愈合。下肢不等长、慢性机械性下腰和臀部疼痛、骨盆倾斜、坐姿不平衡和性交困难是常见症状。
- 濒死的患者，或者有败血症或严重并发症者，可能需要非手术治疗，直到患者能耐受骨盆重建手术。这些情况下，可以根据畸形的类型选择手法复位，这有助于在急性复苏期减少外旋畸形，稳定骨盆出血和血凝块形成，增加患者在急救时的舒适度[2]。
  - 有垂直不稳定证据的患者应进行平衡骨牵引，尝试复位和阻止进一步向头侧移位。在复苏患者时牵引也是止血有效的辅助手段。首选股骨远端牵引。
  - 有骨盆环外旋畸形的患者（即骨盆"开书样"损伤）最初应给予在大转子部位的骨盆临时捆扎带（如T-POD骨盆带，PYNG Medical Corporation, Richmond, BC, Canada）。必须经常检查皮肤，防止全层压迫性溃疡。如此这般，大多可以不再需要最终内固定治疗（图8）。

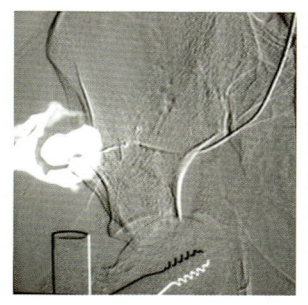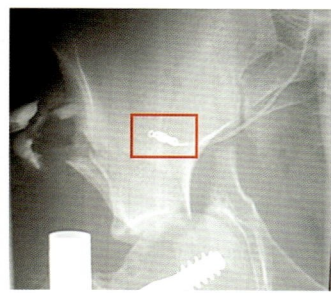

图7 血管造影显示臀上动脉的外渗和栓塞（Johannes Reuger教授惠赠）。

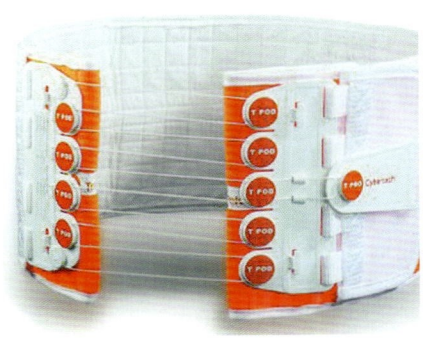

图8　T-POD骨盆绑带（经允许引自MidMed, Queensland, Australia）。

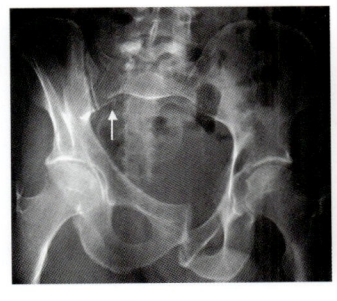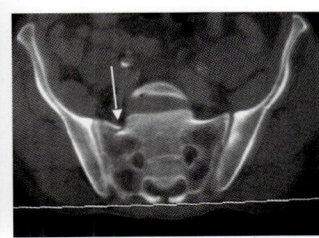

图9　骶骨垂直剪切骨折（白色箭头）的非手术治疗，导致畸形愈合和下肢不等长。

- 前侧骨盆外固定架极端情况下可以在创伤诊室也可在ICU放置。
  - 前环外固定架对于控制前侧骨盆环的内外旋较好。这样，如果仅骶髂前韧带断裂（2型损伤，无垂直和矢状面不稳），或者一些侧方挤压型损伤，骶髂骨折稳定，只有嵌入损伤，术者可选用它们作为最终固定。
  - 前环外固定架对于控制后侧骨盆环无效，如果使用不当，可引起骨盆畸形加重[16,29]。
- 骨盆后环的外固定支架，有时可用骨盆夹（C型钳，Synthes, Paoli, PA），但要求术者使用娴熟，防止钳夹位置错误而引起严重并发症，以及针道污染导致后环无法固定[8,18]。
- 与骶髂关节相比，大多数骶骨骨折可通过非手术治疗。
  - 虽然骶骨垂直剪切骨折需手术治疗，但侧方挤压型引起的骶骨嵌入骨折是相对稳定损伤（图9）。
- 如果拍片和CT扫描评价发现骶骨翼嵌入骨折，其他平面无显著移位，可尝试进行非手术疗法。患者需严格遵守负重限制，密切拍片随访，防止逐后期的移位和骨

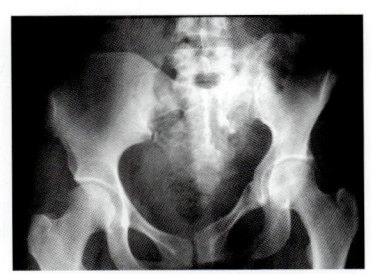

图10　侧方挤压机制和内旋引起的骶骨嵌插骨折。

盆畸形愈合（图10）。
- 通常，骶骨嵌入骨折患者在病床上的表现可有助于预测非手术治疗成功。
  - 患者可在床上自行滚动，开展护理时只有轻微或中度不适，则常为较稳定骨盆，将能够通过理疗进行活动。
  - 然而有些患者不能忍受护理时进行的床上翻动。
    - 虽然影像学表现不明显，但麻醉下对患者进行检查可发现骨盆不稳定。
- 如果对骶骨嵌入骨折的患者考虑非手术治疗，在其他伤情允许的情况下，患者可以在理疗器械辅助下活动。
  - 6周时，指导患者对患侧进行着地负重训练。
  - 如果患者可成功活动，1～2周内复查前后位、入口位及出口位片，评价有无进一步的移位和下肢不等长的加剧。

手术治疗

- 总体上，所有完全性骶髂关节脱位和移位、不稳定的骶骨非嵌入骨折均应进行手术固定。大部分双侧骶髂关节脱位和骶骨骨折的固定选择是骶髂螺钉。
  - 生物力学研究证实，与传统的骶髂前路钢板及骶骨棒和骶骨板相比，这个技术固定强度好[11,26]。
  - 骶髂螺钉在患者处于仰卧或俯卧位时均可施行，可切开，也可闭合经皮。
  - 然而骶髂螺钉的放置，需要影像学和解剖标志相关联的准确知识，防止神经血管损伤[3,6,15,22,30,32]。
- 粉碎的、垂直不稳定的经骶孔的骶骨骨折，单用标准的骶髂螺钉固定治疗可能不理想，有报道失败率较高。
  - 这种情况下，术者可选择安装其他类型的固定来加强骶髂螺钉（如经骶骨螺钉、经骶骨钢板或某种类型的脊柱骨盆固定装置），更好地抵抗垂直移位的趋势，这将在以后详细讨论[12,25,27]。

术前计划

- 必须对所有骨盆大手术进行适当的准备和术前计划。
  - 这些手术可能有长时间麻醉、长时间俯卧、大量失血和复杂的复位操作,都可能带来其他医源性与创伤并发症,置患者于危险境地。
  - 对畸形以及复位与固定的策略有详细了解,有助于明显减少手术时间和失血。
- 所有患者均需在入院24小时内开始抗凝治疗。
  - 如果抗凝有禁忌证,可考虑放置下腔静脉滤器,需要咨询其他相关的科室如神经外科或重症外科医生[28]。
- 如果预期必须行切开复位,谨慎等待3~5天,此时骨盆血凝块稳定以减少术中出血。
  - 患者测血型,交叉配血至少3个单位。
  - 手术安排为半择期手术,手术团队应该熟悉复杂骨盆的手术技术。

体位

- 患者置于可透视手术台上,并应能够进行牵引。
- 如果会阴部顶柱使骨盆不能向尾侧充分移动,因为坐骨结节和耻骨支紧邻这个支柱,阻挡了半侧骨盆进一步向尾端移动。
  - 这个问题可通过将对侧下肢固定在牵引鞋中但不施加牵引来克服,这样在为对侧提供一些垂直支持的同时,将牵引力加在受伤侧肢体。
  - 在一些垂直移位严重者还有一个选择,就是选择骨盆稳定框架通过外固定架和Schanz钉将对侧骨盆固定在OSI手术床上(如Mizuho OSI, Union City, CA)。
- 患者可仰卧,也可俯卧,取决于骨折的类型和术者估计是用闭合还是切开的方法复位。
  - 有些时候,先复位骨盆前环有利于后环闭合或经皮复位,使整个手术可在仰卧位完成。
  - 然而前环复位不佳,然后坚强内固定,实际上阻碍了更重要的后环的复位。这样只有去除前侧固定,允许后环精确复位。
- 俯卧的患者(图11),术者必须确保衬垫好,支撑好胸部,保证良好通气。
- 最好使用纵向的胸部圆枕垫起骨盆,使得躯干下部能够悬空,而不是压在髂前上棘上。
  - 如果骨盆受力于髂前上棘,可能导致不稳定侧半骨

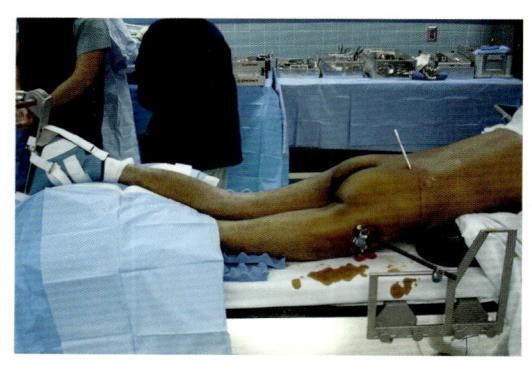

图11 骶骨骨折或者骶髂关节脱位后路复位手术患者体位。注意骨盆悬空,准备好牵引,以及对侧半骨盆用外固定支架牢固固定。

  盆向后移位,或复位受影响。
- 不稳定侧骨盆同侧肢体要铺单,以便能够进行纵向牵引和内外旋。
  - 应将其置于牵引鞋,或用骨牵引(股骨远端或胫骨近端)以便能够旋转、内收和外展。
  - 后伸髋关节、屈曲膝关节可以松弛坐骨神经和腰骶神经丛(技术图4B)。
  - 髋关节和腰骶部连接的延伸和纵向牵引,有助于间接复位和骨盆的屈曲畸形的存在。
- 手术区铺单应包括受伤侧整个腰腹侧面。
  - 术区还应该包含臀部和大腿上部,用铺巾包裹受伤侧下肢。
  - 臀沟和对侧臀部盖在术区之外。
- 仰卧位的患者,在伤侧的骶骨或者臀部下垫一块折叠的小单或垫子,将骨盆抬离手术台。同样,受伤侧下肢应置牵引以利于复位,如上所述。
  - 如果半侧骨盆有后方移位,在臀部垫枕,有助于在施加牵引力之后使半骨盆向前复位。
  - 如果半侧骨盆有前方移位,在正中线垫枕,有助于将骨盆抬离手术床处于悬空位,这样,在复位过程中可以允许半侧骨盆向后方复位。

手术入路

- 骶髂关节入路分为前入路和后入路。
- 有明显的移位,且预计复位困难,可选择后方入路,但这需要基于术者的经验[17]。

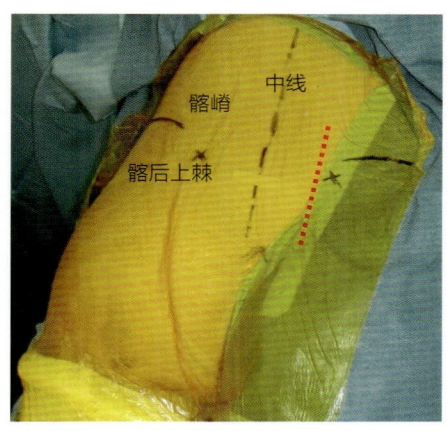

图12 骶骨和骶髂关节后入路皮肤切口。

骶髂关节的后方入路

- 骶髂关节脱位和骶骨骨折后入路是旁正中垂直切口，以受伤的骶髂关节为中心。不直接在髂后上棘骨突起部位做切口，而是刚好在髂后上棘内侧（图12）。
- 正常情况下，跨过骶髂关节的组织包括：腰背筋膜、臀大肌的横向纤维、竖脊肌、髂腰韧带和骶髂后韧带（图13）。
- 骶髂关节脱位时，这些筋膜、肌肉和韧带部分或全部完全断裂，不需进一步分离。

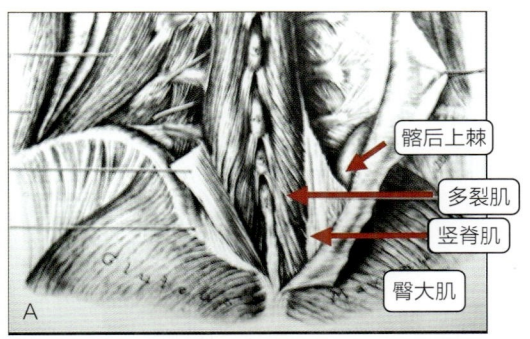

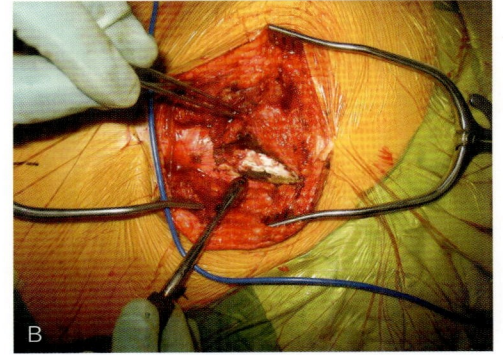

图13 A．筋膜层和肌层示意图，从后入路显露骶骨和骶髂关节。B．术中图片，从后入路展示臀大肌。

- 然而通常如果要从后侧看到骶髂关节的下方，臀大肌需要牵开。切开臀大肌在骶骨棘突和胸腰筋膜附着部，将臀大肌翻向外、下方，显露骶髂关节下面。为防止切口并发症，臀大肌的起点和附着部必须加以保护。
- 有时部分腰背筋膜需从髂嵴后侧松解。
  - 这可分离至骶髂关节上方和骶骨翼，可手指触摸，评估骶髂关节前方的复位情况。
- 完成暴露后，通常需要吸掉关节内的大量血凝块以及血肿。
  - 有时，需要清除游离的关节软骨碎片。
  - 不需常规切除骶髂关节的关节面使之融合，除非有严重的软骨损伤。
- 清除血凝块和碎片过程中，需特别注意臀上血管和髂内血管系统。
  - 先前经填塞和血管痉挛控制了的动脉出血，在清除血凝块时可能再次发生出血，或者经骨折血肿和血凝块剥离时直接人为损伤引发。
- 骶骨骨折一旦需要开放复位，均应采用后入路。
  - 前方入路一般不采用，这是因为除非冒着损伤腰骶神经根和髂血管的巨大风险，否则不可能清楚地显露骶骨前侧。
- 根据骨折的位置和骶神经根减压的需要，可以对骶骨骨折复位的后入路进行调整。
- 总之，大部分骶骨骨折和骶孔减压可通过上述骶髂关节脱位手术的同一个旁正中入路完成。技术上的不同仅限于以下方面：
  - 需要从骶骨背面骨膜下剥离椎旁肌至棘突，显露骶骨整个后面（图14）。记住，骶骨骨折的骶髂韧带通常是完整的，必须从脊柱旁提起而不破坏后方的骶髂韧带。

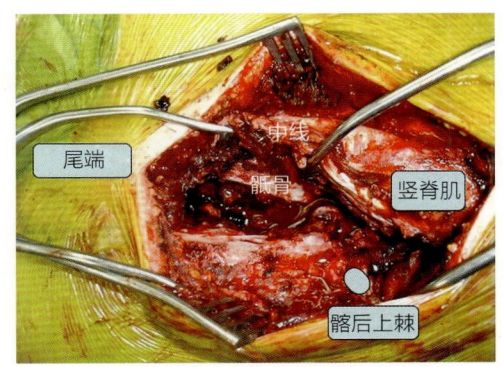

图14 后方显露骶骨骨折的复位。

- 如果要安装脊柱骨盆固定装置，使用Wiltse描述的方法向近端延伸肌肉间分离椎旁肌，显露L4～L5小关节。

骶髂关节的前方入路
- 前方入路可以很好地直视下显露骶髂关节上方，以下情况建议使用：
  - 软组织条件不允许后入路。
  - 患者由于肺部情况或有脊柱损伤不能承受俯卧位。
  - 通过牵引或者手法复位可以获得接近解剖复位，术中只需要极少的调整。
- 骶髂关节前入路利用Smith-Peterson入路的上部，将髂嵴上的腹外斜肌纤维切开，从髂骨内板骨膜下抬起髂肌。
- 从外展肌和腹外斜肌之间的平面进入到达髂嵴，腹外斜肌悬在髂嵴上，直接通过肌肉向下解剖到骨面，可引起肌力减弱并增加术后疼痛。
- 到达骶髂关节，用一把钝的骨膜剥离器小心推开骶骨翼上的组织，手指分离有助于将L5神经根推向内侧避免损伤。
- 当这些组织牵开，直视下见到骶骨翼，用一把锐利的Hohmann拉钩插在骶骨翼皮质上，来保护位于内侧的L5神经根(图15A)。
  - 为改善前方的骶骨和骶髂关节的显露和可视化，术者可以进行髂前上棘的截骨，而使得腹外斜肌附着留在其上面(图15B、C)。

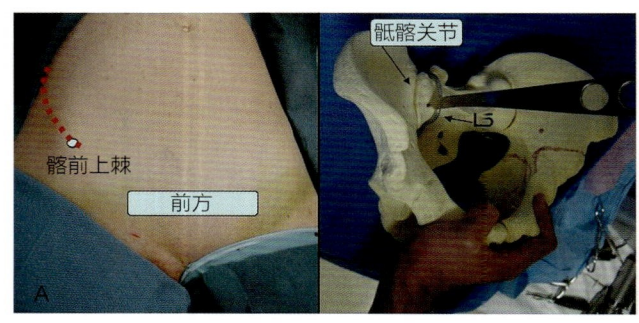
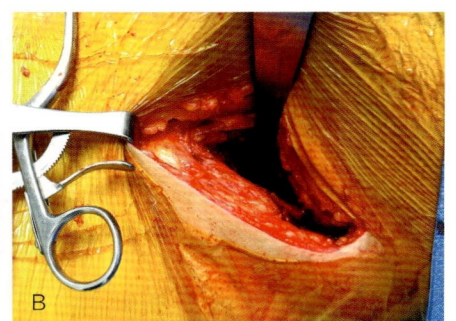
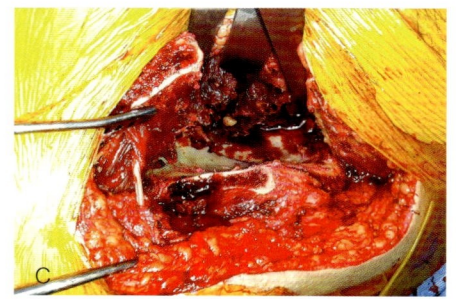

图15 A. 前方入路的切口图显露骶髂关节前方，注意Hohmann拉钩位于骶骨翼，保护L5神经根。B. 髂前上棘截骨前，截骨可改善从前方入路对骨盆后环和骶髂关节的显露。C. 髂前上棘截骨后，截骨可改善从前方入路对骨盆后环和骶髂关节的显露。

通过后方入路切开复位骶髂关节

- 对脱位的骶髂关节进行复位很复杂，需要术者具有对骶骨、髂骨和骶髂关节良好的三维解剖认识。
- 虽然需前后和内外方向移动来复位骶髂关节，但唯有纵向牵引才是最重要的间接复位手法。术中可通过直视、手指触摸和透视判断纵向牵引是否足够。
- 复位骶髂关节上面可通过手指触摸来估计，确定骶髂关节的前上面是平齐的。
- 最后以入口位、出口位和前后位透视确认，有助于发现直视和触摸未发现的轻微旋转移位。
- 只有当长度恢复后，才能继续评估是否还存在前后或内外移位。
- 骶髂关节精细复位需要一或两把复位钳使半侧骨盆内移和内旋。用大号点状复位钳（即Weber钳或偏口Matta钳）。
- 复位钳可从下方夹在骶骨棘突或骶骨后侧的皮质内，以及坐骨大切迹的骨皮质内，这可帮助骶髂关节下方

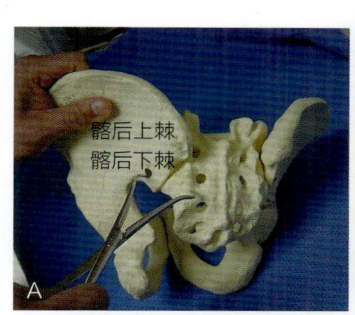
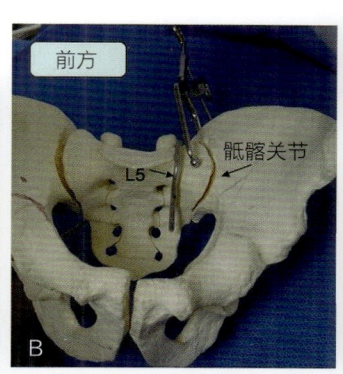
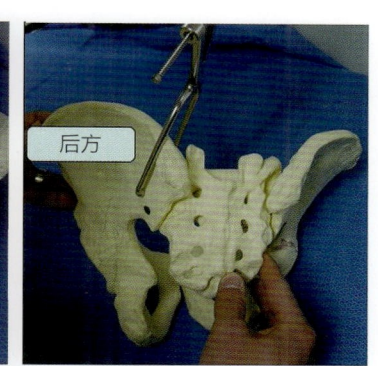
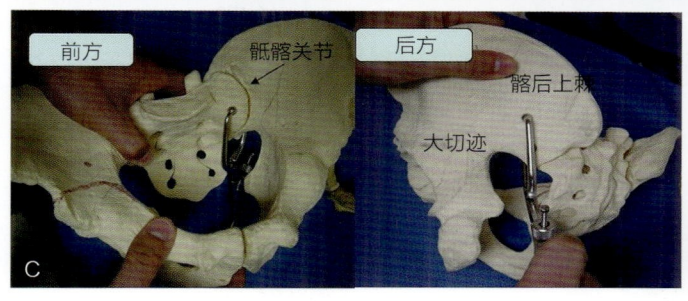

技术图1 A. 从后路安放Weber复位钳复位骶髂关节下部。B. 带角度的Matta钳复位骶髂关节前上部。该钳从上方髂嵴和L5横突之间放置。C. 带角度的Matta钳复位骶髂关节前方，该钳通过坐骨大切迹在骶胛的上方、L5神经根和骶孔的外侧。

贴合（技术图1A）。
- 可从上方上第二把钳，一个齿小心地从关节上方放在骶骨翼前面，另一个齿紧贴髂后上棘外侧（技术图1B）。
- 或者，第二把钳可通过坐骨大切迹放置，一个齿在骶骨翼，另一个齿在髂骨后侧皮质上（技术图1C）。
- 当夹紧这些钳子复位骶髂关节上部时，内旋下肢，或用顶棒（picador）推动髂骨翼前侧，有助于前方骶髂关节的贴合。

通过后方入路切开复位骶骨

- 患者的体位和手术显露同骶髂关节。
- 间接复位的手法与骶髂关节相同，但复位钳放置的位置有所不同，因为术者不再能将复位钳放在骶骨前方。
- 取而代之，可以使用尖锐的点式复位钳。
  - 一把复位钳从髂后上棘到骶骨下方（纠正骶骨的头侧移位），第二把复位钳从骶骨嵴突到髂骨的外侧，用于纠正骶骨侧方移位（技术图2A、B）。
  - 张开的骶骨前方移位，可有过骶髂或贯通的拉力螺钉来纠正。

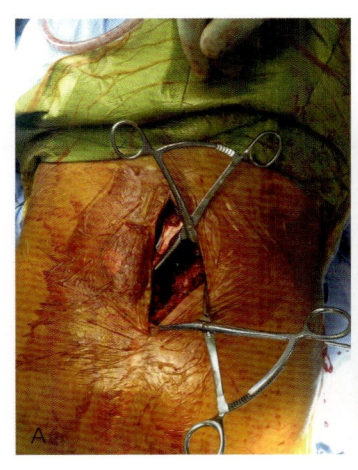
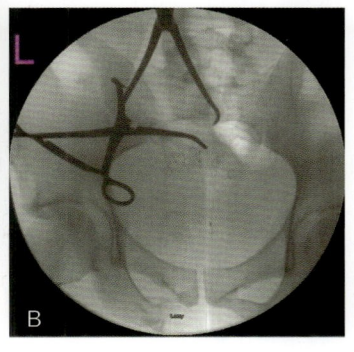

技术图2 A. 术中大体照片显示骶骨复位钳的位置。B. 术中透视该钳的位置。

通过前方入路切开复位骶髂关节

- 如前所述，一旦骶髂关节和骶骨胛显露后就可进行复位。
  - 与后方入路相似，患肢内旋并纵向牵引。
- 如果骶髂关节和耻骨联合分离严重，术者此时可选择暴露耻骨联合，并用复位钳临时复位，有利于内旋和复位。
- 然而，耻骨联合永久固定此时还不行，可能会限制半侧骨盆的活动，而影响骶髂关节的解剖复位。
  - 如果施行耻骨联合切开复位，用一把钳子临时维持，骶髂关节复位不满意时可移除或者调整这把钳子。
- 如果通过这些间接复位后还有骶髂关节分离，可用 Jungbluth 或 Farabeuf 复位钳完成复位。
  - 将 2 个骨皮质螺钉置于骶髂关节的两侧，分别置入骶骨和髂骨。
  - 螺钉头与皮质要留有余地，以便复位钳能夹着螺钉头。
  - 复位钳可以任意方向的旋转和扭转，使骶髂关节缝隙靠拢达到复位（技术图 3A、B）。
  - 通过直视或术中的骨盆前后位、入口和出口位的透视来验证复位。
  - 骶髂关节前方放置 2 孔或 3 孔的钢板，一枚螺钉固定在骶骨上，另一枚向髂后下棘固定在髂骨上，作为骶髂螺钉固定前的临时措施（技术图 3C）。

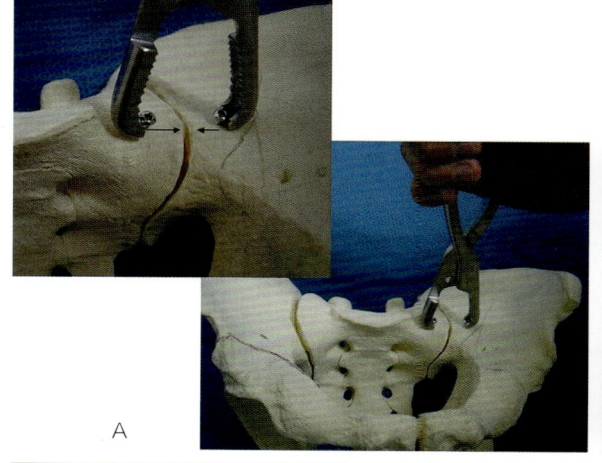
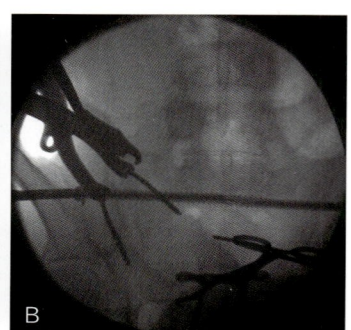
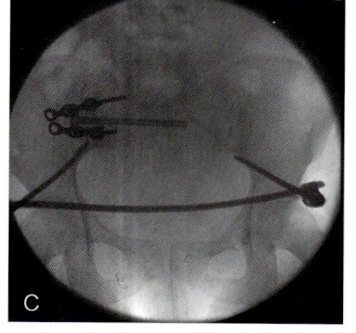

技术图 3 A. 采用两枚螺钉的技术，Farabeuf 复位钳从前路复位骶髂关节。B. 术中透视显示螺钉复位钳在骶髂关节前方，骶骨翼安放锐利的 Hohmann 拉钩保护 L5 神经根。C. 放置骶髂关节前方钢板有助于对骶髂关节前方的复位，增加的骶髂螺钉可防止其脱位。

安置骶髂螺钉

- 使用大的空心钉（如 6.5 mm、7.3 mm 或 8.0 mm）加压，达到最大限度的稳定性。
- 外侧的进钉点通常在臀肌嵴前方 10~20 mm，从髂嵴（髂后上棘）到坐骨大切迹连线 2/3 交界，或者坐骨大切迹的后 2 cm 和上 2 cm 处（技术图 4A）。
- 经皮，选择进钉点的外侧标志是从大转子向近端的延长线，以及从髂后上棘向外侧水平延长线的交点（技术图 4B）。
- 经皮的骶髂螺钉技术（特别是 S2），术者须警惕臀上血管神经束的损伤，因为入钉点靠近血管神经束穿出坐骨大孔的地方[4,23]。

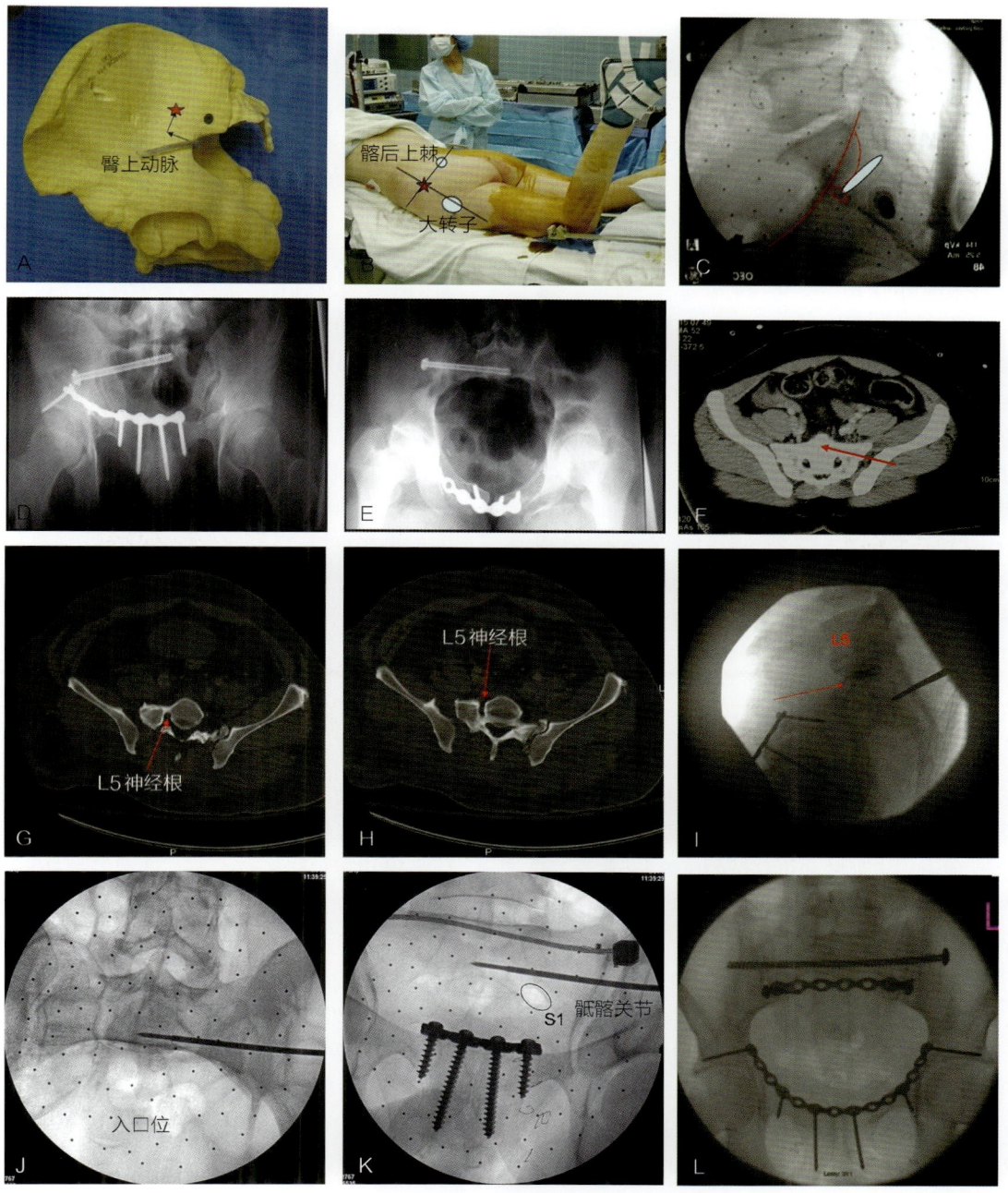

技术图4　A. 髂骨外板上骶髂螺钉入钉点。注意它就在臀上血管神经的近端。B. 经皮骶髂螺钉置入的表浅标志。C. 骨盆侧位片投照显示非常狭窄的S1安全通道，髂骨皮质密度（L5神经根），骶神经根上方通道和残留的S1-S2椎间盘为边界。图中有S2的骶髂螺钉。D. 出口位显示骶髂关节脱位置的骶髂螺钉走行方向。E. 入口位显示骶髂关节脱位安置的骶髂螺钉走行方向。F. 轴向CT显示的通过S1安全通道行拉力螺钉复位骶髂关节脱位的正确走向。G、H. 轴向CT显示骶骨畸形，达不到安全通道的要求。I. 术中侧位透视显示S1骶髂螺钉在两个髂骨皮质下方。J. 术中入口位透视显示对于骶骨骨折的骶髂螺钉垂直于骨折面的正确走向，而不是垂直于骶髂关节。K. 术中出口透视显示对于骶骨骨折的骶髂螺钉垂直于骨折面的正确走向，而不是垂直于骶髂关节。L. 术中骨盆前后位透视显示跨接髂骨的钢板和贯穿的骶髂螺钉固定髂骨骨折。

- 小心监视骨标志,以安全置入[3,6,22,32]。
- 骶髂螺钉重要的3个投照方向是:
  - 侧位投照,导针位于骶骨中心,骶管前侧,确保导针在髂骨皮质高密度影和骶骨翼斜坡以下,防止损伤L5神经根(技术图4C)。
  - 出口位投照确保导针位于骶孔上方或之间(技术图4D)。
  - 入口位投照确保导针走行准确,停留在骶骨体部前面——骶骨岬,达到最大强度(技术图4E)。
- 术者应该注意骶骨形态异常和分节缺陷引起的解剖变异,如S1腰化或L5骶化引起的非典型的S1安全轨迹和通道(技术图4E、F)。
  - 图2C、D所示病例,单侧的右侧骶椎腰化,左侧正常,注意,髂嵴位于L4-L5椎间盘间隙内。
  - 骶髂螺钉的安全区是在前侧的骶骨翼(L5神经根)后侧的骶管(马尾)和下方的骶孔(S1神经根)之间的区域(技术图4F)。
  - 通常情况下(没有分节异常),这个通道能很好确定(技术图4F)。但在L5骶化患者,这个通道不是特别窄就是根本不存在(技术图4G、H)。如果这种异常未被发现,S1螺钉打入L5却被以为是S1,L5神经根容易受到损伤。如果术者不确定,透视侧位片,髂骨皮质高密度影是确定螺钉正确水平的关键,即使有分节异常,它们与S1关系也保持恒定(技术图4I)。
- 对于骶髂关节脱位,螺钉方向应该是出口位上从下向上,入口位上从后向前(垂直于骶髂关节平面)。螺钉在轨迹的外侧可能导致剪切而不是对骶髂关节加压,因而会引起骶髂关节移位或复位不良(技术图4D、E)。
- 骶骨骨折,螺钉方向应该是入口位上直接从外向内(垂直于骨折面;见技术图4J、K)。
- 骶髂螺钉尖端应停留在对侧S1椎体和骶岬。螺钉打入对侧骶骨翼,则把持力较差,以及对对侧L5威胁大。
- 在经骶孔粉碎性的骶骨骨折,理论上有过度加压和神经根损伤的可能。然而为获稳定,避免不愈合,用点加压也好。
  - 如果骶骨粉碎骨折,且已看到在骨碎片在骶孔中,此时,需要通过骨折端进行骶神经根的减压,降低骨折端复位和加压时的医源性神经损伤的风险。
  - 如果严重粉碎骨折存在加压不足,需要加用贯通的骶骨螺钉、横跨的髂骨钢板或脊柱骨盆固定装置(技术图4L)。

脊柱骨盆固定

- 这种技术也称之为腰椎骨盆固定或三角框架固定[14,24]。
- 该技术的目的为了骶髂拉力螺钉固定用于已被复位或临时固定、但有固定失败和再移位的风险的、非常不稳定的骨盆后环损伤。常见于广泛粉碎的经椎间孔的骶骨骨折。
- 如前所述的后方入路,显露L4~L5关节突,但不要破坏其关节囊。
- Schanz钉(USS 胸腰椎骨折系统,Synthes USA,Paoli,PA)或任何其他的椎弓根螺钉系统打入到L5椎弓根中,进钉点位于横突和小关节突外侧缘的交界处。
- 第二枚Schanz钉或椎弓根钉放在髂后上棘的髂骨中,沿着坐骨支撑柱向髂前下棘方向的髂骨内、外板之间。
  - 方向应瞄准同侧大转子。髂骨斜位片上螺钉应经过坐骨支撑柱上方到坐骨大切迹。
  - 安全位置位于骶髂关节外的髂骨内外板之间,可于闭孔-出口斜位证实(技术图5A)。
- 然后,将椎弓根钉和髂骨钉用一定角度的5 mm棒连接,加强骶髂螺钉对调垂直移位,并使其围绕骶髂螺钉旋转(技术图5B)。
- 重要的是要牢记:如前所述的骶髂螺钉进行骶骨骨折复位固定应先于任何脊柱骨盆固定前。
  - 这样可避免坚强固定后骨折端仍留有间隙导致的骨不连或延迟愈合。

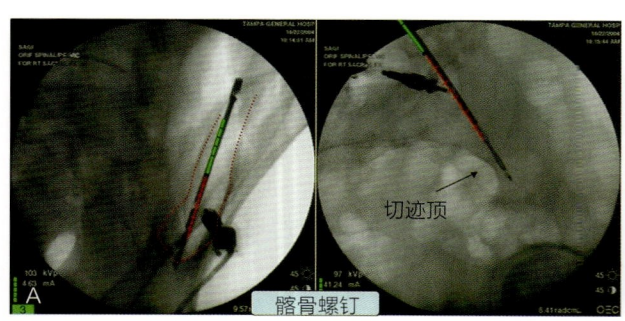
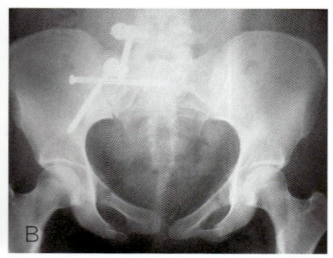

技术图5 A. 左侧闭孔出口位和右侧髂翼图显示三角杠架系统的髂骨螺钉的路径;注意闭孔斜位上看到螺钉位于髂骨内板和外板之间(红色虚线),髂翼斜位上看恰好在坐骨支撑柱上方。B. 脊柱骨盆固定后的骨盆前后位片(三角框架固定)。

骶神经根减压

- 骶神经减压在下述两种情况有指征：
  - 患者存在周围神经感觉缺失（神经根炎或神经根病），术前影像学显示骶孔内有骨折块。
  - 患者无神经症状，但术前影像学研究发现骶孔有大的骨块，复位过程中还可能进一步压迫神经根，使骶孔狭窄，导致医源性神经根损伤（技术图6A）。
- 大多数的经椎间孔的骶骨骨折，可直接通过骨折端发现并去除（技术图6B）。
- 椎板撑开器可插入骨折，分开骨折的部分。
- 血凝块清除后，沿暴露的内侧骶骨小心分离，可显露部分骶孔。
- 向前追踪神经根，通常会抵达骨折块。
- 有时，需要使用Kerrison咬骨钳和垂体咬骨钳，需切除骶骨椎板的一部分，找到神经根，故这些器械需要一直备用。

3区骶骨骨折

- 垂直方向的3区骶骨骨折通常是宽泛的前后挤压作用力，常合并前环断裂。
- 通常，可用内旋复位和单纯前环固定治疗。
- 然而如果残留骶骨间隙，一枚短螺纹骶髂螺钉打入对侧S1体部关闭间隙。

U形骶骨骨折

- 这个骨折实质上是骶骨骨折-脱位，或称为脊柱-骨盆分离。
  - 它往往通过残存的椎间隙，并导致后凸畸形。
  - 这些骨折在标准骨盆正位片上，甚至CT扫描，都很容易误诊，但CT矢状面重建则可较为清晰地显示（见图6A、B）。
- 这些损伤通常不导致骨盆环不稳定，因为骶髂关节和远侧的周围骶骨是完整的。它们更容易合并脊柱不稳。
- 可合并马尾综合征及严重的脊柱不稳，应由有经验的脊柱外科医生治疗。
- 用双侧的骶髂螺钉或横穿骶骨的螺钉即可固定最小的后凸畸形、撞击、无骶管压缩或神经功能缺失的骨折。
- 严重的后凸畸形和神经功能缺失者需要切开复位、减压和某种后方腰-骨盆固定装置，恢复后方的张力和控制矢状位的畸形（技术图7A、B）。

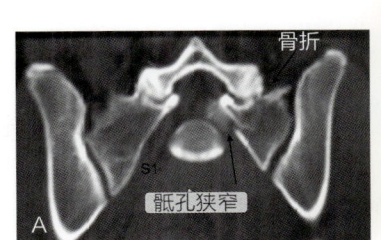 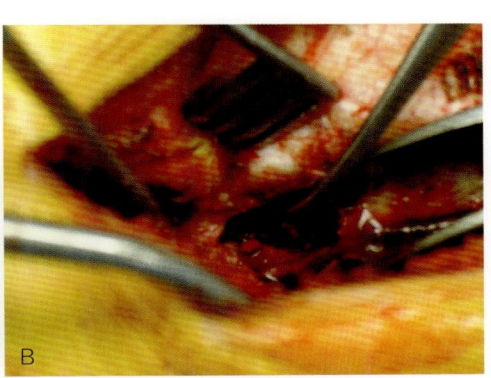

技术图6 A. 骶骨骨折轴向CT扫描显示，有一个大骨片在椎间孔内。B. 术中大体照片显示直接通过骨折端对骶神经根减压。

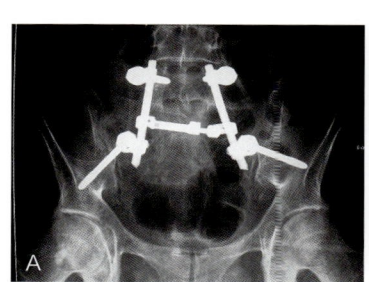
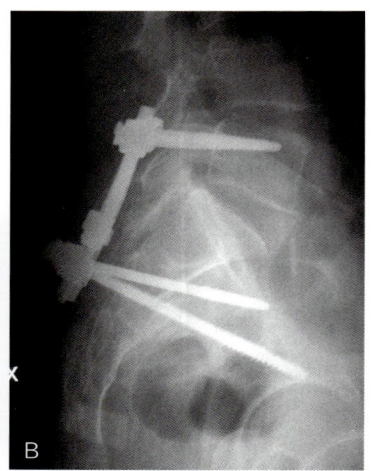

技术图7 A. 前后位显示脊柱–骨盆分离U形的骶骨骨折患者，采用脊柱骨盆器恢复后方的张力带结构和固定骨折。B. 这是该患者的侧位片。

要点与失误防范

陷阱	补救
骶髂螺钉把持差	• S2放置第二枚骶髂螺钉 • 确保螺钉进入骶骨椎体和骶岬的长度合适，髂翼的骨密度低，引起继发性把持力差 • 放置通过对侧骶髂关节的骶髂螺钉 • 放置横跨髂骨的钢板
骶骨骨折固定后仍有间隙	• 透视下使用复位钳和骶髂螺钉靠拢骨折间隙，不要过分加压 • 在手法复位和放置螺钉之前，不要使用脊柱骨盆固定结构，因为它会锁定骨折，阻碍骨折的复位和间隙闭合
骶髂螺钉位置不良	• 如果有任何神经根炎或神经根病的症状或体征，则应进行术后CT扫描并取出螺钉。如果骶髂螺钉位置不良而患者无症状，则需要进行观察。但是，如果以后出现症状，那么神经根可能会留下瘢痕或粘连在螺钉上，使取出更困难
骶骨畸形	• 术前CT扫描，仔细检查对于规划最安全的螺钉走向和测量通道的直径非常重要 • 单侧分割缺陷也很常见 • 三维重建通常有助于诊断骶骨畸形和评估骶骨翼于S1骶孔的关系
伤口裂开和感染	• 应早期并积极治疗，避免盆腔深部脓肿和感染的发生 • 术后延长引流4~5天后（无论是否有发热和白细胞计数增高），再次去手术室切开清创、灌注和引流，切口的负压辅助有助于闭合伤口、控制引流和伤口裂开
患者术后新的神经损害（医源性神经损伤，最常见的是L5神经）	• 首先，患者术前应该知晓复位时可能发生神经损伤 • CT扫描，评估可能产生的神经根损伤： 　○ 螺钉位置不良：取出 　○ 骨碎片（一般来自骶骨骨折）：减压，通常在骶骨翼的顶端的前方 • 但术后CT扫描不能揭示病因时，只能观察并祈盼症状改善
骶髂关节或骶骨骨折不能复位	• 首先确保下肢有足够的纵向牵引，这是复位的关键 • 不要使用带会阴柱的标准手术牵引床，它会妨碍患侧半骨盆向尾侧移动

术后处理

- 如果所有其他损伤允许,患者术后第1天即可活动。
  - 指导骶髂关节脱位、骶骨翼骨折后骶髂螺钉固定的患者同侧肢体点地样负重锻炼10～12周。
  - 脊柱骨盆固定的患者4～6周内允许完全负重。
  - 鼓励并指导所有患者进行骨盆、躯干、髋关节和膝关节活动范围内锻炼。
- 严重骨盆骨折常见的术后早期并发症包括肠梗阻和尿潴留,这些需要早发现。
  - 保留导尿管直至患者通过理疗后能活动为止。
  - 禁食,直到排气和肠鸣音恢复正常。
- 所有患者给予抗凝治疗6周,用低分子肝素或香豆素预防深静脉血栓形成和肺栓塞。

预后

- 骨盆骨折-脱位复位固定后的效果很难统计,原因为:随访困难,损伤异质性大,合并有内脏和神经损伤,以及缺乏有效的预后评估方法。
- 通过早期固定和活动,患者的短期效果得到改善。同时也有很多报道,通过后环的解剖复位使效果得到进一步改善,这些都鼓励人们继续发展更坚强和更稳定的后路固定方法。
- 有关患者早期效果的研究支持这样的立场,即如果获得后环移位<1 cm的复位结果,长期的功能结果将得到改善,特别对于骶髂关节单纯脱位者。
- 相对于单纯的骶髂关节脱位,骨盆后环骨折预后更佳。大概是因为骨性愈合,能恢复到正常的强度和稳定性。相比之下,骶髂关节脱位,纯粹依靠韧带愈合和瘢痕形成,因此,这些患者与其他损伤类型的患者相比,往往有更糟糕的短期和长期预后,伴有疼痛和跛行。
- 最近,更多有关详细临床效果的研究表明,以目前的固定技术,无论是解剖复位和愈合,许多患者仍将继续存在慢性骨盆疼痛的不良后果,有不到50%的患者能恢复到以前的功能水平和工作状态。
- 结果中存在差距可能涉及多个混杂因素,如:
  - 创伤患者较差的经济状况、不良社会心理和情感状态。
  - 广泛的软组织损伤及相关的长骨和肢体骨折。
  - 合并神经、内脏和泌尿生殖系统的损伤,导致性交困难、性功能障碍和尿失禁。
  - 康复延长和恢复期失去工作、家庭和宠物。

并发症

- 所有骨盆后环的开放手术,失血和需要输血很常见,特别是骶髂关节和骶骨切开复位,损伤臀上动脉一直是个风险。
- 令人惊讶的是,尽管这些患者身体状况较差,长期住院或住ICU,以及合并软组织损伤,但伤口感染不常出现。
  - 对于所有骨盆骨折,感染和伤口并发症的发生率约为3%。
- 内部脱套伤的患者(Morel-Lavallée损伤),皮肤和皮下脂肪层从底层肌筋膜层分开,特别容易出现严重的伤口并发症,如裂开、坏死。
  - 如已确定患者在手术入路的部位有脱套,首先要引流和清创,复位与安放内固定应通过另一切口。
- 同样,由于盆腔处在复苏过程中行血管栓塞,并且有广泛的后路切开复位,特别是非选择性的双侧栓塞技术的患者,有着较高的伤口并发症发生率。
- 复位骨折断端或放置骶髂螺钉,可能引起神经损伤。
  - 仔细观察影像学标志以及清晰的影像,应该能使术者避免这些医源性并发症。对于那些严重移位的骨折脱位,即使复位动作很轻柔,也可能导致神经根麻痹和术后功能障碍。
    - 术前需要告知患者这种风险。
  - 骶髂螺钉位置不良的风险,随术者个人的经验不同变化很大。
- 复位丢失和内固定失败可能发生在严重粉碎性骨折和不稳定骨折脱位患者,尤其是在骨质量差的患者。
  - 应该在术前和术中认识到这些情况,并适当加强固定(增加骶髂螺钉或脊柱骨盆固定结构)。
- 骶骨骨折和骶髂关节脱位不愈合极为罕见,文献中没有具体报道。
  - 残留移位的骶骨骨折牢固固定后可导致骨折畸形愈合和不愈合。
  - 某些持续有慢性骶髂关节疼痛的骶髂关节脱位患者,需要骶髂关节融合。

(孙玉强 译/审校)

参考文献

[1] American College of Surgeons Committee on Trauma. Advanced Trauma Life Support for Doctors, ed 7. Chicago: American College of Surgeons Committee on Trauma, 2004.

[2] Bottlang M. Noninvasive reduction of open-book pelvic fractures by circumferential compression. J Orthop Trauma 2002;16:367-373.

[3] Carlson DA, Scheid DK, Maar DC, et al. Safe placement of S1 and S2 iliosacral screws: the "vestibule" concept. J Orthop Trauma 2000;14(4):264-269.

[4] Collinge C, Coons D, Aschenbrenner J. Risks to the superior gluteal neurovascular bundle during percutaneous iliosacral screw insertion: an anatomical cadaver study. J Orthop Trauma 2005;19(2):96-101.

[5] Dalal SA, Burgess AR, Siegel JH, et al. Pelvic fracture in multiple trauma: classification by mechanism is the key to pattern of organ injury, resuscitative requirements, and outcome. J Trauma 1989;29(7):981-1002.

[6] Day CS, Prayson MJ, Shuler TE, et al. Trans-sacral versus modified pelvic landmarks for percutaneous iliosacral screw placement—a computed tomographic analysis and cadaveric study. Am J Orthop 2000;29(9 suppl):16-21.

[7] Demetriades D, Karaiskakis M, Toutouzas K, et al. Pelvic fractures: epidemiology and predictors of associated abdominal injuries and outcomes. J Am Coll Surg 2002;195:1-10.

[8] Ertel W, Keel M, Eid K, et al. Control of severe hemorrhage using C-clamp and pelvic packing in multiply injured patients with pelvic ring disruption. J Orthop Trauma 2001;15:468-474.

[9] Flancbaum L, Morgan AS, Fleisher M, et al. Blunt bladder trauma: manifestation of severe injury. Urology 1988;31:220-222.

[10] Gansslen A, Giannoudis P, Pape HC. Hemorrhage in pelvic fracture: who needs angiography? Curr Opin Crit Care 2003;9:515-523.

[11] Gorczyca JT, Varga E, Woodside T, et al. The strength of iliosacral lag screws and transiliac bars in the fixation of vertically unstable pelvic injuries with sacral fractures. Injury 1996;27(8):561-564.

[12] Griffin DR, Starr AJ, Reinert CM, et al. Vertically unstable pelvic fractures fixed with percutaneous ilio-sacral screws: does posterior injury pattern predict fixation failure? J Orthop Trauma 2003;17(6):399-405.

[13] Hearn TC, Tile M. The effects of ligament sectioning and internal fixation of bending stiffness of the pelvic ring. In Proceedings of the 13th International Conference on Biomechanics. Perth, Australia, December, 1991.

[14] Kach K, Trentz O. Distraction spondylodesis of the sacrum in "vertical shear lesions" of the pelvis. Unfallchirurg 1994;97(1):28-38.

[15] Keating JF, Werier J, Blachut P, et al. Early fixation of the vertically unstable pelvis: the role of iliosacral screw fixation of the posterior lesion. J Orthop Trauma 1999;13(2):107-113.

[16] Kellam J. The role of external fixation in pelvic disruptions. Clin Orthop 1989;241:66-82.

[17] Moed BR, Karges DE. Techniques for reduction and fixation of pelvic ring disruptions through the posterior approach. Clin Orthop Rel Res 1996;(329):102-114.

[18] Pohlemann T. Pelvic emergency clamps: anatomic landmarks for a safe primary application. J Orthop Trauma 2004;18:102-105.

[19] Raffa J, Christensen NM. Compound fractures of the pelvis. Am J Surg 1976;132:282-286.

[20] Richardson JD, Harty J, Amin M, et al. Open pelvic fractures. J Trauma 1982;22:533-538.

[21] Rothenberger DA, Velasco R, Strate F, et al. Open pelvic fracture: a lethal injury. J Trauma 1978;18:184-187.

[22] Routt ML, Simonian PT, Agnew SG, et al. Radiographic recognition of the sacral alar slope for optimal placement of iliosacral screws: a cadaveric and clinical study. J Orthop Trauma 1996;10(3):171-177.

[23] Routt ML, Simonian PT, Mills WJ. Iliosacral screw fixation: early complications of the percutaneous technique. J Orthop Trauma 1997;11(8):584-589.

[24] Schildhauer TA, Josten C, Muhr G. Triangular osteosynthesis of vertically unstable sacrum fractures: a new concept allowing early weightbearing. J Orthop Trauma 1998;12(5):307-314.

[25] Schildhauer TA, Ledoux WR, Chapman JR, et al. Triangular osteosynthesis and iliosacral screw fixation for unstable sacral fractures: a cadaveric and biomechanical evaluation under cyclic loads. J Orthop Trauma 2003;17(1):22-31.

[26] Simonian PT, Routt ML. Biomechanics of pelvic fixation. Orthop Clin North Am 1997;28(3):351-367.

[27] Simonian PT, Routt ML, Harrington RM, et al. Internal fixation of the transforaminal sacral fracture. Clin Orthop 1996;323:202-209.

[28] Steele N, Dodenhoff RM, Ward AJ, et al. Thrombo-prophylaxis in pelvic and acetabular trauma surgery. The role of early treatment with low-molecular weight heparin. J Bone Joint Surg 2005;87(2):209-212.

[29] Stocks GW, Gabel GT, Noble PC, et al. Anterior and posterior internal fixation of vertical shear fractures of the pelvis. J Orthop Res 1991;9:237-245.

[30] Templeman D, Schmidt A, Freese J, et al. Proximity of iliosacral screws to neurovascular structures after internal fixation. Clin Orthop 1996;(329):194-198.

[31] Vrahas M, Hearn TC, Diangelo D, et al. Ligamentous contributions to pelvic stability. Orthopedics 1995;18(3):271-274.

[32] Xu R, Ebraheim NA, Robke J, et al. Radiologic evaluation of iliosacral screw placement. Spine 1996;21(5):582-588.

第 36 章 髋臼后壁的切开复位内固定
Open Reduction and Internal Fixation of the Posterior Wall of the Acetabulum

Jodi Siegel and David C. Templeman

定义

- 后壁骨折是 Letournel 和 Judet 描述的基本髋臼骨折类型之一[6]。它是髋部球-窝关节中臼侧的后侧边缘骨折(图1)。
- 骨折分离了一部分关节面,涉及髋臼后壁不同的骨质结构。可以是单纯骨折,或为多个骨折片同时出现。
- 后壁骨折可单纯出现,也可作为髋臼复合骨折的一部分。
- 尽管有少数的逆行髋臼关节面损伤,根据定义,后柱和髂坐线应保持完整。

解剖

- 髋关节是限制性球窝关节,包含股骨头作为球,以及髋臼作为窝。
- 关节周围的关节囊从骨性的髋臼缘延伸到前侧的转子间线和后侧的股骨颈。某些部分增宽,称为韧带。
  - 前侧,髂股Y形韧带有两股。关节囊下方有耻股韧带加强,后侧关节囊被坐股韧带加强。
- 髋臼唇是附着于骨性边缘的纤维软骨结构,加深臼窝,使得关节更稳定。它增加10%的对股骨头的覆盖。

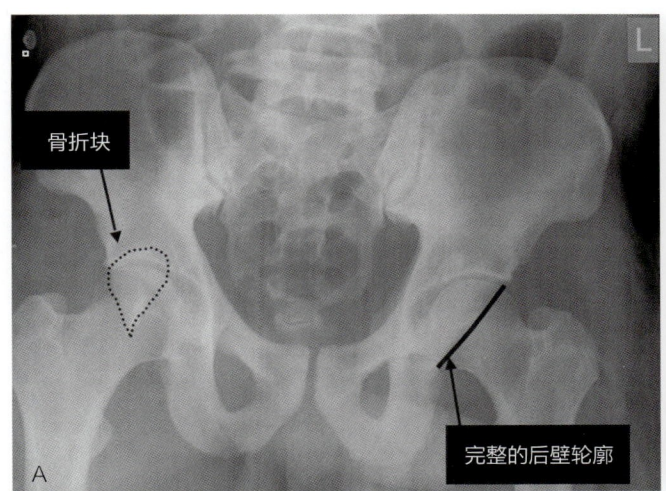

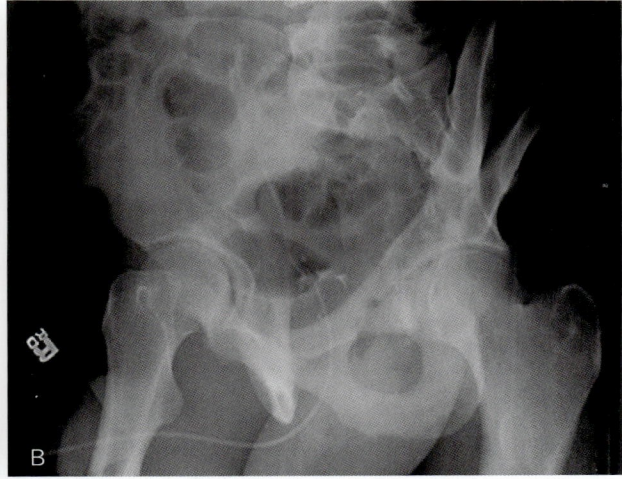

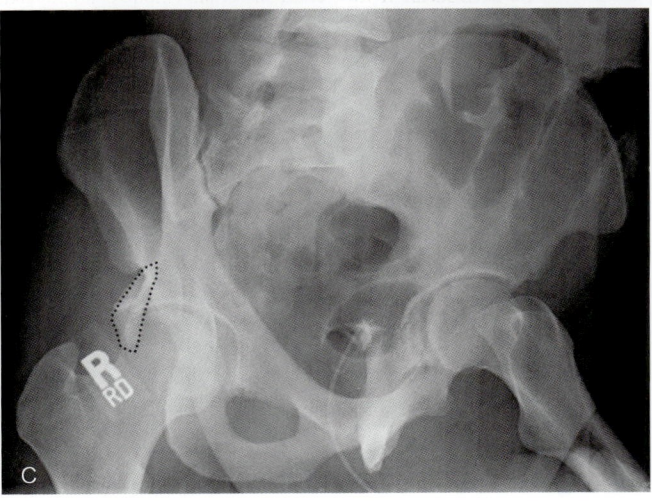

图1 A~C. 一例后壁骨折的前后位(A)和Judet位(B、C)X线片。后壁骨折块已被描画出来。

- 髋臼由两个柱、两个壁和盆内的臼顶组成。前后柱形成倒Y形，经骶骨支撑，连接骶骨。关节面覆盖前、后和顶壁，位于Y形的两个臂间。
  - 解剖顶是在髂前下棘和髋臼缘的髂－坐切迹之间[6]。
    - 负重穹顶，即在前后和Judet位上顶部的45°弧，是髋臼中最重要的部分。髋臼的这个功能区包含了日常生活中所有的活动向量[9]。
  - 还有两个部分也应分别考虑：
    - 后上部是在顶和后壁之间的区域。
    - 后下部是后壁的下部，即软骨的后角[6]。
- 因为肌肉附着区域广，髋臼的血供丰富[6]。小动脉起自外周，流向中心，彼此平行。
  - 最大的滋养动脉孔在髂骨的内侧面，位于骶髂关节外侧1cm，髂耻线以上1cm。由一支髂腰动脉供血。
  - 臀上动脉的一支供应髂骨翼外面的最大滋养孔，位于其中央，刚好在前臀线之前。
  - 闭孔动脉供应坐骨大切迹前面的滋养孔，刚好在髂耻线以下，闭孔管的顶上。耻骨体也被闭孔动脉供血。该动脉的一支，即髋臼支，通过一些小的穿支供应髋臼窝。
  - 髋臼周围的较多营养血管由完整的血管环提供。髋臼顶动脉（来自臀上动脉）、闭孔动脉和臀下动脉是主要供养血管。
  - 髂嵴，髂翼从后方的髂前下棘到骶髂关节的耳状关节面，由髂前外侧动脉、第4腰椎动脉分支以及髂腰动脉分支供血。
  - 坐骨柱的血供来自臀上动脉的多个分支。

发病机制

- 暴力沿股骨通过股骨头达到髋臼引起髋臼骨折。骨折的类型取决于损伤当时髋关节的位置以及创伤作用力的大小。
  - 后壁骨折和骨折脱位的常见损伤机制是机动车碰撞，其中的乘员坐位屈膝，膝关节撞击仪表板，产生轴向负荷，沿股骨传导使髋臼后部产生负荷。
- 髋臼后壁骨折发生在髋关节屈曲90°，并处于冠状面和横断面中立位时。在这个位置，当轴向负荷加载到股骨，关节面后部产生压力。粉碎、移位和关节面压陷的程度取决于骨的质量和暴力的大小。
  - 一个典型的后壁骨折完全位于臼顶水平以下。
  - 如髋关节屈曲减小，沿股骨干轴向传导的负荷将导致后壁上方骨折的变化，包含一部分邻近的臼顶。
  - 后下方骨折包含关节面下角、髋臼下沟和坐骨上部。
  - 考虑到描述的完整性，笔者将提到扩展的骨折、后壁广泛骨折以及移行骨折，但这些都在本章节概念范围之外。
- 后壁骨折脱位是后壁骨折的一种变型，是由单块或多块的后壁骨折片被脱位的股骨头顶开，该类型常伴有股骨头或后壁关节面的压缩（图2）。
  - 当后壁骨折或骨折脱位时关节囊存在两种可能。
    - 关节囊可撕裂，使股骨头脱位。这种情况下，存在大小不等的后壁碎片和盂唇损伤。
    - 或者，关节囊相对于后壁骨块和股骨头保持完整，所有的移位（甚至是脱位）完全通过骨折间隙发生。
    - 后壁骨折块的大小以及关节囊和臼唇的完整性对于髋关节稳定性有作用。尽管可尝试通过测量骨折块大小确定手术指征[2,5,7,16]，应力检查仍是预测不稳定的唯一手段[14]。
    - 当关节囊保持完整并且股骨头脱位，骨折块的边缘常碎裂。这产生了骨软骨碎片，可导致股骨头复位后骨折片塌陷或嵌顿。

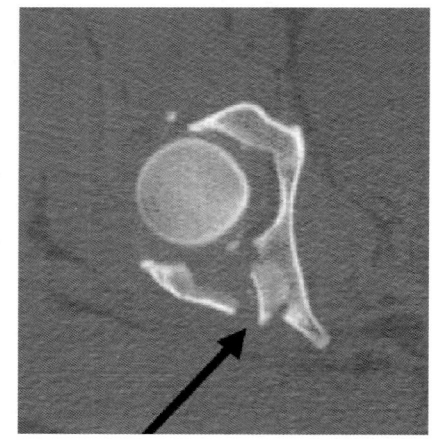

图2　CT横断面显示嵌入性骨折。嵌入的骨折片（箭头）产生旋转，关节软骨现朝向外侧。

自然病程

- 髋臼骨折的治疗目标是取得一个解剖复位的、稳定的和关节面匹配的髋关节。解剖复位和稳定可减少创伤后关节炎的发生率[8]。
- 虽然后壁骨折很常见，在Letournel和Judet最早报道的一组病例中达到24%，但它们的治疗效果较差，10%~30%的患者在1年内发生创伤后关节炎。
- 非手术治疗是失败的，Epstein[3]的文献中报道了采用闭合复位治疗的患者88%长期疗效不满意。
  - 顶弧和软骨下弧的测量不适用于典型的后壁骨折，然而，后壁骨折块的大小可能有意义。
  - 许多作者试图确定可能引起不稳定的骨折块大小。
    - 尸体研究中，>50%后壁大小的骨折块是不稳定的，<20%的是稳定的[5,16]。
    - 临床研究发现，髋臼残存的后壁<34%则不稳定，而>55%则稳定[2]。
- 透视下动态应力检查，有助检测潜在的半脱位，能够确定关节稳定与不稳定，不必依赖于骨折片大小测量[14]。

病史和体格检查

- 髋臼骨折常为高能量损伤的结果，因此一定要寻找其他合并损伤。
- 出血和血流动力学不稳很少出现于单纯后壁骨折，然而当骨折延伸到坐骨大切迹，臀上动静脉可能撕裂。
- 由于股骨头向后、上方脱位，患者常表现髋部或腹股沟疼痛，以及导致下肢短缩。
- 因为间接损伤的损伤机制，骨盆周围的软组织损伤不常见。尽管如此，所有骨盆或髋臼骨折的患者都应仔细检查骨盆髋臼表面的皮肤有无皮下波动、瘀斑和皮肤感觉丧失。
  - Morel-Lavallée病损是皮下组织的脱套伤，虽然是闭合损伤，培养阳性率高达40%[4]。一些学者建议对这些损伤早期清创，以及延迟进行内固定。
- 膝关节软组织损伤更为常见，经常被漏诊。韧带或软骨损伤常在第2次检查时才发现，然而一旦考虑可能有此损伤，应行细致、彻底的检查。
- 股骨头损伤的发生率不清楚，因为在固定髋臼时常规不需脱位股骨头。然而发现合并股骨头骨折或者软骨损伤并不奇怪，因为导致髋臼骨折的力量是经过股骨头传导的。
- 受伤时通过仔细检查神经发现神经损害的发生率高达30%。坐骨神经的腓总分支是最常见的神经损伤，特别是股骨头后脱位时。
- 同侧肢体其他损伤常见，包括股骨、胫骨和足的骨折。

影像学和其他诊断性检查

- 髋臼骨折的诊断和分类基于最初的前后位X线片。
  - 一定要照两个45°斜位（Judet位），来帮助判断分类和制订治疗计划。
  - 完整的骨盆系列5个位置投照，包括出口位和入口位，能够评估骨盆环潜在的损伤。
- 骨盆CT扫描有助于确定移位、关节内骨折片、关节边缘塌陷及合并股骨头骨折等情况。
  - 在完成初步复位后，进行CT扫描还能够更准确地检测后壁骨折块大小。
  - CT扫描能更精细地确定嵌顿的骨折片的大小和数量。术前计划可确定必须从关节内清除的游离骨折片的大小和数量，以及必须抬起的塌陷的部位。

鉴别诊断

- 髋关节后脱位。
- 合并的髋臼骨折。
  - 横行合并后壁骨折。
  - 后柱合并后壁骨折。
  - T形骨折。
  - 双柱骨折。
- 骨盆骨折。
- 股骨头骨折。
- 股骨近端骨折。

非手术治疗

- 无移位的、稳定的、关节面匹配的骨折，如果透视下应力检查没有不稳定，则可限制负重[14]。
- 后壁骨折表现为脱位，应考虑急诊手术。
  - 推荐在良好全麻下立即闭合复位。
  - 复位前术者应检查股骨颈活动度。
  - 一旦复位，应通过透视前后位和闭孔斜位评估关节稳定性：当髋关节处于屈曲和屈曲加内收进行轴向加压[14]。只有关节稳定（无半脱位），非手术疗法才能奏效。

手术治疗

- 髋臼骨折的手术治疗技术要求高。手术的目标是获得关节面解剖复位，形成匹配、稳定的髋关节，同时防止并发症。

- 手术治疗中其他因素包括术者的经验和手术时机。
  - Letournel 和 Judet 阐述过他们在4年时间中的学习曲线。
  - 他们还报道了当骨折超过21天才手术,获得解剖复位的可能性减小。
- 与骨科手术大多数情况不同,所有移位的髋臼骨折,包括边缘塌陷,均有手术指征,除非满足非手术治疗的特定条件[15]。包括:
  - 髋关节在正位和Judet位及CT扫描均表现为匹配。
  - 在CT扫描下进行顶弧和软骨下弧测量,所界定的负重面完整。
    - CT扫描显示至少50%后壁是完整的。
  - 关节稳定,包括动态应力试验检查。
  - 患者因素也要考虑。
    - 年龄、骨的质量、合并症、受伤前功能状况、职业类型、个人期望值等因素必须纳入决策过程。

术前计划

- 后壁骨折切开复位内固定,是在对骨盆前后位和Judet位片及CT扫描进行评价的基础上进行的。
- 术者需仔细读片,评价有无横行骨折,此骨折在初次阅片时常被忽视。
- 发现边缘塌陷需要进行抬起关节软骨,并植骨或骨填充物在其下方压紧,重建关节面(见图2)。
- 仔细阅读CT扫描可确认关节内骨折片及数量,确保探查时清除所有的关节内异物。

体位

- 大部分做髋臼手术的医生偏向于将患者俯卧于骨科手术床上(图3)。
  - 伤侧通过股骨远端牵引悬吊。
  - 会阴部立柱必须良好衬垫,防止会阴部神经麻痹。
  - 伤侧下肢牵引,髋关节伸直,膝关节屈曲至少80°,足衬垫好,休息位固定于骨科手术床的靴子中。双下肢使用持续加压装置。
  - 牵引沿轴向、内收、外展中立位、内外旋中立位,牵引臂固定足部,并允许术中做充分的内外旋。
  - 对侧下肢伸直,足部衬垫好,取中立位置于手术床的靴子内。

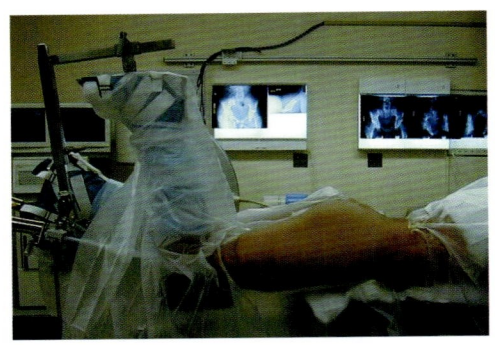

图3 患者俯卧于骨科手术床,伤侧下肢股骨远端骨牵引,髋关节伸直,膝关节屈曲至少80°,双下肢使用持续加压装置。

  - 双侧大腿下置衬垫。
  - 置胸垫,留出乳房、腹部和胸部起伏的空间。
  - 手臂于肩部外展90°,肘关节屈曲90°。
- 完成体位摆放以后,消毒铺巾前,C臂透视正位、斜位,确认髋关节复位并且能获取必需的影像。
  - 闭孔位可通过向侧位方向旋转C臂机45°获得。
  - 向上推髂前上棘,至少可有15°的旋转,可获得髂翼斜位影像,大部分C臂机不用这种方法无法得到髂翼斜位图像。
- 在某些情况下,如存在于关节中的游离骨片难以获取,有必要用侧卧位。
  - 将患者转向侧卧位需要配有合适垫子和可透射线的手术床,同时还包括配备腋窝卷及保护小腿腓骨头处的腓神经。
  - 作者更倾向于使用豆袋坐垫和大的凝胶垫,尽管在对长时间手术担忧的情况下,Stulberg髋关节体位或者佩格板(peg board)也足够。
  - 患肢覆盖相对宽松自由以使腿部能够在术中移动并且能够使股骨头在骨折处半脱位或者复脱位,以评估骨折碎片。
- 在术中必须注意确保膝关节屈曲和髋关节伸直以减小对坐骨神经造成的风险。
- 一旦体位摆放完成并且在铺巾之前,C臂机拍片以确保可以获得足够的影像视野。

入路

- 通过Kocher-Langenbeck入路达到髋臼后壁。

Kocher-Langenbeck 入路

切口和解剖

- 切口基于两条线(技术图 1A)。
  - 一条始于大转子顶点后部,沿股骨干后面向远端延伸,到臀肌皱襞以远,作为臀大肌腱的体外标志。
  - 近端一条成 45°角向髂后上棘头侧 1 cm 处延伸,这条线的长度取决于后柱必须暴露的范围。
- 切开并分离皮肤、皮下组织,到达阔筋膜和臀肌腱膜筋膜。
- 确认阔筋膜张肌和髂胫束,沿股骨干方向纵行锐性分离(技术图 1B)。
  - 为显露近端,术者锐性劈开臀肌腱膜,然后用手指轻柔分离臀大肌。
  - 术者须注意横行的血管,电凝后再撕开臀大肌。
  - 支配近端 1/3 臀大肌的神经跨过此区域,约在大转子和髂后上棘之间。在神经第一个分支前停止分离,防止术后麻痹。
- Charnley 拉钩有助于把筋膜从术野拉开,术者必须注意不要插入太深,防止医源性坐骨神经损伤。
- 大转子滑囊常因外伤而出现血肿,此时如果过大且阻挡视野则可切除(技术图 1C)。

保护坐骨神经

- 识别坐骨神经。这可能因创伤组织的条件而变得困难;通常在健康组织中最容易识别此神经,如在股方肌水平。
- 如果在此点整体视野不佳,可分离股骨上的臀大肌腱止点。股骨上保留一层软组织袖,以后可充分的修复。
- 将臀中肌腱的后部拉向前侧,可识别梨状肌腱(技术图 2A)。
  - 内旋下肢,使外旋短肌群和梨状肌呈紧张状态,有助于识别。
  - 有时外旋短肌群因关节脱位已经发生撕脱。
  - 用一个手指触摸梨状肌腱边缘,再以一个手指伸入该肌腱深面使之更好分离。
  - 术者向后追踪肌肉走向坐骨大切迹,确认识别正确的肌肉。
  - 分离后,标记肌腱,并将其从股骨止点分离(技术图 2B)。标记线用于向后牵拉肌肉(技术图 2C)。
- 拉开梨状肌,坐骨神经容易显露,在短外旋肌群表面。术者直视检查坐骨神经有无挫伤或撕裂。
- 然后,术者识别包含上、下孖肌和闭孔内肌。
  - 另一根标记线穿过此肌腱,并将其从股骨上松解。

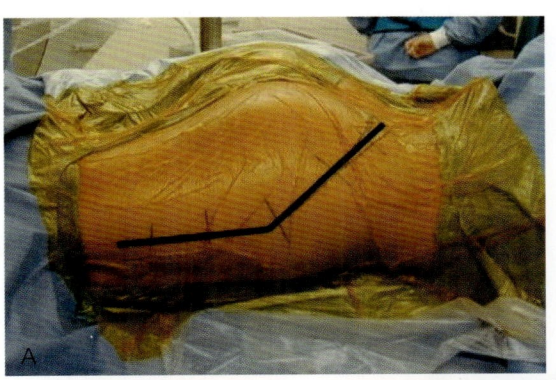

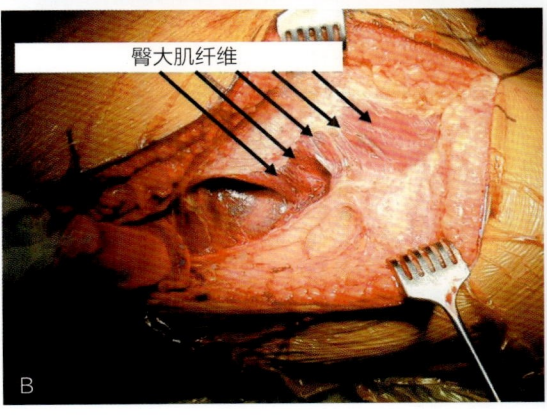

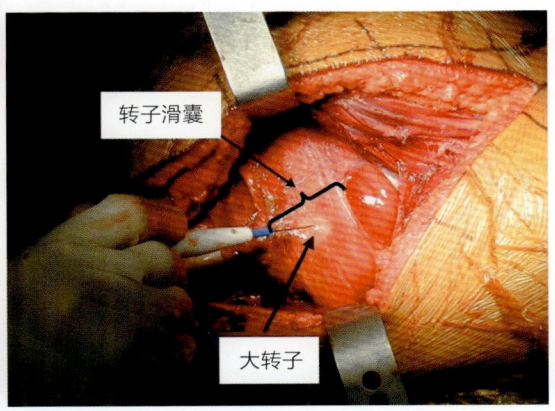

技术图 1 A. Kocher-Langenbeck 切口。B. 分离阔筋膜,然后劈开臀大肌。C. 用 Charnley 拉钩牵开,如果阻挡手术视野,要切除滑囊。

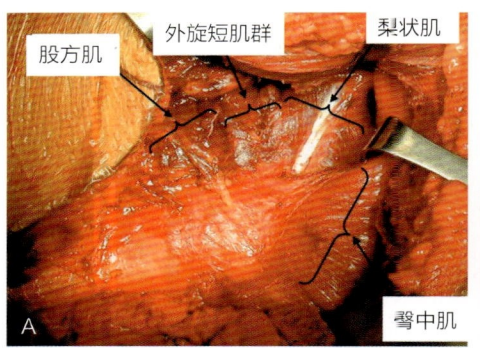
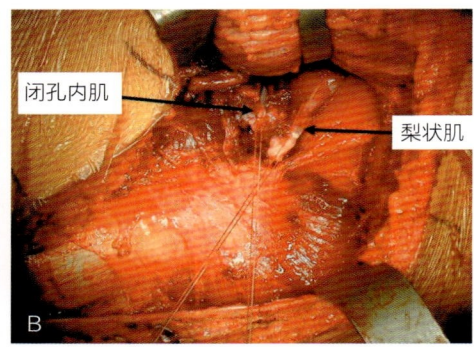
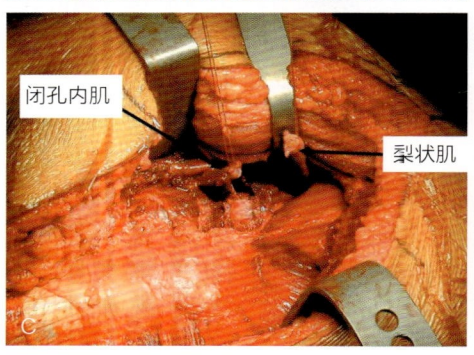
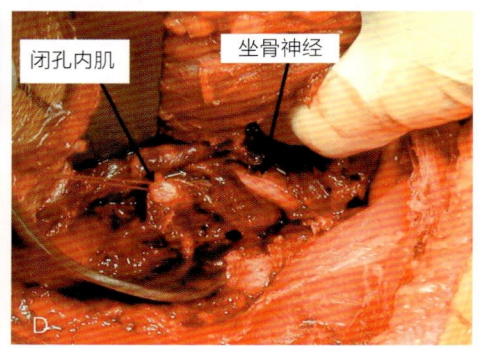
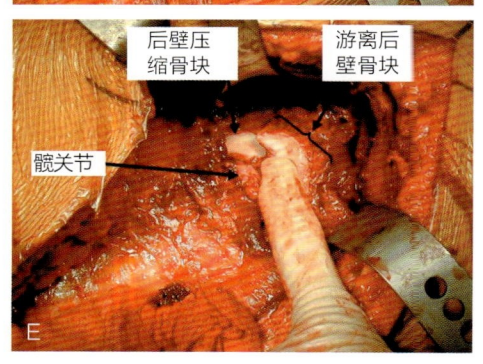

技术图2 A. 向前拉开臀中肌，显露梨状肌和闭孔内肌。B. 标记梨状肌和闭孔内肌并从股骨近端止点将其松解。C. 利用标记缝线，梨状肌可拉向后方。D. 拉开梨状肌后可显露在短外旋肌表面的坐骨神经。利用闭孔内肌腱标记缝线将其拉向后方，这样坐骨神经可从术野中安全拉开并且得到保护。E. 股骨头和后壁骨折块得到显露。

- 因为梨状肌比坐骨神经表浅，通过它起不到牵开或者保护坐骨神经的作用。
- 相比之下，通过上、下孖肌和闭孔内肌可有效保护和向后牵开坐骨神经（技术图2D）。
- 向上拉起这条缝线标记的肌腱，术者可用一个手指通过肌肉，以及神经下方到达坐骨大小切迹，形成一个通道。
  - 然后在这个通道可以安放一个坐骨神经拉钩，到达大小切迹（如果在大切迹安放拉钩，必须很小心，因为有臀上血管神经束）。
  - 经常检查外旋肌，保持在拉钩以上，术者则可确认坐骨神经得到保护。除了保护神经，这有利于拉开软组织，使髋臼后方表面视野良好。
- 这时，髋关节后侧关节囊、骨折线、后壁骨折片出现于术野中（技术图2E）。

骨折部位的显露和清创

- 显露了髋臼后方表面以后，要对骨折部位和关节进行清创和准备。
  - 清除该区域残留的血凝块，后壁骨折块和后柱清晰可见。
  - 仔细检查后柱有没有无移位的横行骨折线。早期发现这个情况以免以后发生移位。
- 术者"翻书"样将后壁骨折块掀开。
  - 后壁骨折块通常还连在关节囊和一些骨膜上。只要从后壁上剥离妨碍骨块移动的骨膜即可，注意不要伤及髋臼缘相连的盂唇。术者必须确保剥离骨折边缘的骨膜。直视到骨折处的边缘咬合情况对于解剖复位非常重要，复位固定后髋臼骨折不愈合概率很低[8]。

- 为了移动骨折块，经常需要锐性剥离后壁表面的臀小肌。
- 移开后壁并检查髋关节内，能轻松看到股骨头。
- 注意股骨头的损伤情况。
- 去除关节内骨折片，冲洗关节可去除碎屑。
- 利用手术床实施牵引，牵开髋关节，有助于清理关节。如果手术床允许有可屈曲髋关节的活动，则有利于去除骨折片。
  - 如果担心关节内碎片残留，牵开髋关节，用70°关节镜可看到关节前方并确认有无碎片。如果是俯卧位且手术床没有屈髋可能时，这将特别有用。用弯的Kocher钳和Cooley血管钳等器械到股骨头周围，可安全取出碎片。
  - 或者，如果是侧卧位，行转子截骨的外科髋关节脱位术（见第37章），这将轻松接到关节中的任何碎片并直接评估整个关节表面。
- 髋臼主体部分必须作类似处理。
  - 剥离在骨折边缘处仍附着于完整的髋臼后表面的任何其他骨膜和软组织，以后需要检查这个部位的骨折咬合情况。
  - 从坐骨顶端剥离所有软组织，准备坐骨安放重建钢板的地方。
  - 必须掀起在髂骨外板上、髋臼上外侧的软组织，准备安放钢板的近端部分。这里经常需要掀起表面覆盖的臀小肌。
    - 在外展肌下插入骨膜剥离子，贴着骨面向下，朝向髂前上棘水平。从这个通道插入带尖的Hohmann拉钩也可帮助拉开和显露。
- 骨折面、关节、后壁骨块和髋臼主体部分清创后，下一步就是骨折复位了。

骨折复位

复位边缘压缩

- 仔细分离后壁骨块和骨盆主体部分对于准确复位非常必要。
- 术前复习所有影像学资料通常可以发现有无边缘压缩，这种压缩必须复位。
- 当股骨头处于髋臼内时，压缩的部分依靠股骨头复位。
- 用一把骨刀放在压陷的软骨下骨深面。轻轻敲击使骨刀位于压陷骨的下方。顶起骨及其表面的软骨，关节软骨可向股骨头完整的软骨面复位。
- 复位后，骨刀插入处骨压陷，出现软骨下骨的一个空腔。在这里塞入骨传导性填充物，可提供结构支撑，防止塌陷。可选用自体骨松质、异体骨松质片和硫酸钙人工骨。
  - 与其他部位一样，过度复位优于复位不足，因为常有下沉。
- 骨折面经过仔细清除血肿和软组织，就可以直视后壁骨块和髋臼后部主体之间的骨折线咬合情况。

复位后壁骨折块

- 复位边缘压缩后，下一步该将后壁骨折块复位到髋臼主体上。
- 将后壁骨折翻回到它原来位置。
  - 术者用顶棒轻柔整复骨折片，直到恢复髋臼后表面平滑的突起，没有台阶。如果不能达到，再翻起后壁骨块，检查不能复位原因。如果髋臼后表面复位不好，关节内复位一定不完美。
  - 再次检查后，将后壁放回髋臼。整复这个骨片。轻轻敲击可利于骨折片归位，特别是边缘塌陷复位需要植骨时。
  - 然后进行临时固定。在术者评估复位和安放最终内固定时，临时固定可维持骨折片位置。
- 如果后壁有多处骨折，小心计划复位顺序很重要。有些骨折片需要优先复位，因为其他一些骨折片的骨皮质部分需要在其旁边骨块的骨松质外面。不注意这个细节，不可能达到解剖复位。
  - 临时维持后壁的多块骨折很困难。可能需要多枚克氏针或弹簧钢板技术。有时只能直接进行最终固定。

内固定

临时固定

- 复位后壁骨折块后，临时固定维持骨折块位置，可令整个操作过程顺利。
- 临时固定可选骨折片间拉力螺钉（2.7 mm 或 3.5 mm）或克氏针。
- 通过顶棒将骨折片稳定在其位置，然后可打入一枚克氏针或者一枚拉力螺钉维持复位。
  - 笔者喜欢用 2.7 mm 拉力螺钉。这些螺钉的头部和骨皮质平齐，不影响以后安放最终固定。
  - 除了拉力螺钉，可用一枚或多枚克氏针。如只用克氏针，在克氏针周围轻松使用重建板，去除也方便。
- 有时，如果后壁骨折块小或者粉碎，也许不可能使用拉力螺钉和克氏针。可以使用弹簧钢板（类似防止内侧壁"翘起"）。
  - 将 1/3 管型板的尾端切成 V 形，形成齿状。将板塑形，用齿形尾端达到复位效果。这块板可以作为临时固定维持小的后壁骨块，或者作为弹簧钢板防止大的后壁骨块的内侧面"翘起"。
  - 齿和板的一部分安放在后壁骨块上面。板的其余部分跨过骨折边缘。板的其余孔均可打螺钉，只要视后壁骨块的大小而定。
  - 把钢板放在方便向关节以外钻孔的位置。一旦放好，这块板可防止后壁骨块（如果小）或者骨折内侧边缘（如果后壁骨块大）"翘起"或者移位。

重建板固定

- 后壁骨块复位以后，用 3.5 mm 骨盆重建板进行最终固定（技术图 3）。
- 通常，使用一块稍有点折弯不足的 8 孔预弯钢板。流行的做法是放在后壁的边缘，从坐骨结节的顶端直到髂前下棘后方的骨质。
- 用一个手指或者克氏针感觉髋臼唇和壁的边缘，术者可确认没有部分钢板处于髋臼唇上，或者关节内。安放在这个位置为后壁提供了最大的生物力学支撑。
- 重建板处于拉力螺钉头上面，或者盖在弹簧钢板的齿上并不少见。
- 板充分塑形和良好定位后，先将其固定于骨盆的坐骨结节水平。
  - 从板远端数第 2 孔开始钻孔，该孔应该位于坐骨结节顶端的隐窝上方。朝向远端、内侧钻孔，进入坐骨近端部分。此处骨质应该很好。
  - 然后再次检查钢板的位置，处于后壁边缘但不撞击髋臼唇，然后用顶棒压在第 8 个孔上。
  - 因为钢板折弯不足，并且用顶棒压，以及将第 1 枚近端螺钉打在第 7 孔，钢板压向后壁骨折块，进一步促进了后壁骨折块的复位、固定以及稳定。
    - 术者钻孔时必须小心，不要进入关节或股骨头。大多数患者，即使垂直钻孔，第 7 孔和第 8 孔也位于关节近端。
- 现在钢板维持了复位，所以如果有任何克氏针，都可以拔除。
  - 术者应该注意拔掉克氏针后骨折块的内侧面是否弹起。如果有，除了开始固定的重建板，还需要附加固定。
  - 这是 C 臂机透视评估复位，并确认螺钉均置于关节以外的绝佳时机。
- 钢板的近端还要打一两枚螺钉，远侧部分也还需至少一枚螺钉，打到最远孔。
  - 最远端螺钉可打入坐骨，朝向坐骨结节，这里有良好的骨把持力。

检查固定

- 打完最后的螺钉，术者评价髋臼后面，确认骨折片内侧面没有"翘起"。
  - 如果内侧面翘起来了，一定要进一步固定。
    - 可用如前所述的一枚拉力螺钉。
    - 也可如前述选一块三孔 1/3 管型钢板作为弹簧钢板。
  - 骨折块的内面复位、固定后，髋臼后面平滑的弧形突起又恢复了。
- 去除肢体上所有的牵引。
- 最后 C 臂机透视，确认关节复位、匹配并且所有螺钉都在关节以外。
  - 近侧的螺钉用闭孔斜位观察最好。
  - 远侧螺钉用髂骨斜位看得最清楚。

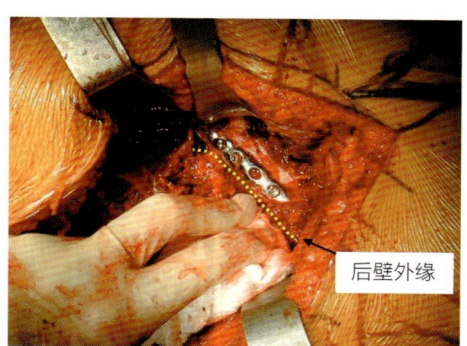

技术图 3　复位后壁骨折块，并用沿着后壁边缘安放的支撑钢板来固定后壁。

关闭伤口

- 大量冲洗伤口。
- 术者最后一次检查坐骨神经的完整性和状态。
- 负压引流放在骨表面，沿着后壁的后面。引流管走行长一些，可防止不慎拔出，并使血肿的引流经过一个较长距离。
- 关闭的第一步是缝合梨状肌和外旋肌。可用几种方法，包括在大转子钻孔或者缝合到臀中肌腱上。笔者喜欢缝合到肌腱，比原始附着处稍短，减少牵拉或者修复失败的风险。
- 如果臀大肌腱松解了，接着修复它。通常，肌腱两断端很容易看到，彼此缝合。
- 损伤或失活的肌肉需要清除，减少异位骨化的风险。
- 然后找到阔筋膜，严密缝合。
- 常规缝合软组织。笔者喜欢在阔筋膜和皮肤之间尽可能通过分层缝合关闭死腔，也即血肿聚集的地方。
- 笔者喜欢在拔管前，让患者仰卧于普通病床，拍摄骨盆前后位片，检查复位、固定和关节情况（技术图4）。

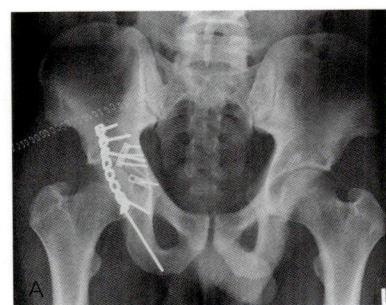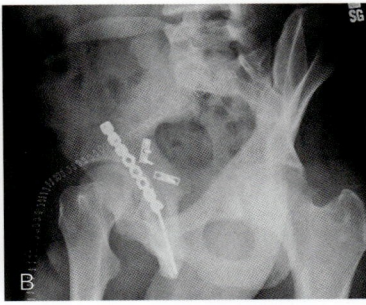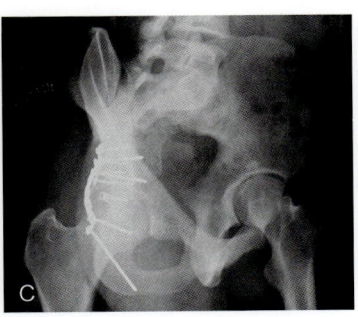

技术图4 A～C. 术后前后位（A）和Judet位（B、C）X线片。

要点与失误防范

手术床和体位	• 使用骨科手术床、俯卧位和股骨远端骨骼牵引，减少损伤坐骨神经的风险。手术台上的俯卧位时，始终伸展髋关节，屈曲膝关节至少保持80°，使术者能够集中精力进行手术。手术过程中允许自由内旋和外旋，有助于软组织的识别和操作和区分股骨头和后壁边缘
内固定	• 重建板放置在后壁的外侧边缘，以获得最大的支撑能力。如果直视下不能确定，克氏针可用来感觉后壁边缘和盂唇的起始，以明确界定位置。将钢板预弯有助于复位
后上壁骨折	• 除了传统的后壁骨折钢板外，还应使用上方的抗滑钢板加强固定
影像	• 术中C型臂通常只旋转到"上方"30°。为了获得充分的髂骨斜位图像，术者可以在髂前上棘上推，这将进一步旋转骨盆，并提供更熟悉的放射学图像。术者必须确定所有的螺丝钉都从关节中取出。对于凸关节，如果螺钉在一个图像上完全伸出，则它位于关节外部
横行骨折	• 术者必须检查排除之
后壁内侧翘起	• 当钢板沿后壁关节缘固定时，后壁块的内侧常会被翘起。为了防止这种情况，术者首先要找到并认识这个问题。然后，可以沿着骨折的内侧放置一个三孔1/3管状钢板，其中一个远端孔切割成V形做成钩状（或管状2.7 mm微型碎片钢板）。用一个或两个螺钉可以固定这个钢板，它将起到弹簧板的作用，防止内侧部分翘起，这将有助于恢复髋臼后表面的平整凸面

术后处理

- 保留引流直到24小时引流量＜30 ml。
  - 预防性使用抗生素直到拔引流后24小时或者伤口完全停止任何引流。
  - 髋关节伤口经常术后数天还有渗出。笔者的观点是这意味着伤口还没有封闭，还需要继续预防性地使用抗生素。
- 口服吲哚美辛25 mg每日3次，预防异位骨化。
  - 由外科医生酌情决定是否使用药物预防深静脉血栓形成，以及使用持续加压靴机械性预防。
- 理疗的限制：
  - 髋关节不要活动范围过大。
  - 只能被动活动。通过持续被动活动很容易办到。
  - 必要的屈曲限制，通过术中评估确定。
- 3个月内只可轻轻踏地负重，如果患者理解活动限制，允许次日即离床。
  - 这样的限制负重（约30 lb，13.6 kg）恰好等于从髋关节开始到整个下肢的重量。
  - 选择轻踏地负重以及无肌肉主动收缩，髋关节的反应力减少，在修复和愈合过程中进一步保护内固定和软骨。
- 在3个月的时间点，如果拍片显示骨痂的证据，理疗师和患者都觉得可以忍受，则增加到部分负重。
  - 这时将开始强化锻炼和步态训练，特别关注髋外展肌。

预后

- 髋臼骨折手术处理的结果与复位的质量和并发症预防相关。
- 尽管大家认为这是髋臼骨折中最简单的一种类型，大部分后壁骨折不是粉碎就是有边缘塌陷，使得解剖复位困难，因此，临床结果比大部分更复杂、复合型的髋臼骨折还要差[1,13]。
- Letournel和Judet报道后壁骨折有93.7%达到完美复位，82%临床优良[6]。
- Matta报道其病例中100%的后壁骨折解剖复位，但只有68%的临床优良率[8]。同样，Moed等有97%的完美复位率，以及89%的临床优良率[12]。

并发症

- Letournel和Judet的患者中受伤3周内手术并且随访至少1年者，报道17%（97/569）发生了创伤后骨关节炎[6]。出现于10.2%（43/418）完美复位的髋关节，以及35.7%（54/151）复位不完美的髋关节。后壁骨折发生骨关节炎的比率是22.7%（22/97）。完美复位者出现的比率是16%（19/119）。完美复位后出现的比率高于所有类型髋臼骨折中完美复位后出现的比率（分别是16%和10.2%）。
  - Matta报道后壁骨折中虽然完美复位仍有32%（7/22）临床失败率，这在他的病例系列中高于任何其他骨折类型[8]。
- 据报道，髋臼手术后感染出现于2%～5%的患者[6,8,9]。可为关节内或者关节外，取决于入路。存在软组织损伤，如Morel-Lavallée（大面积皮肤软组织剥脱伤），可增加感染率[4,6]。
- 异位骨化出现于延长的髂股入路，Kocher-Langenbeck入路，或者髂腹股沟入路合并外板剥开。Letournel和Judet报道手术治疗的后壁骨折中20%（41/208）患者出现异位骨化[6]。他们还报道所有病例所有入路患者接受吲哚美辛预防，可使发生率从24.6%（123/499）降为10.2%（5/49），而同时接受吲哚美辛和放疗的患者降为0%（0/29）。
  - 吲哚美辛通常被认为安全有效，虽然有一个随机试验质疑它对预防的有效性[10]。
  - 然而，由于放疗的不可预知的长期并发症，通常不推荐用于年轻、健康患者的单发后壁骨折。
- 股骨头缺血坏死不要与骨软骨损伤引起的快速机械磨损或者破坏相混淆。Epstein报道，其手术治疗的后壁骨折中5.3%发生股骨头缺血坏死[3]。Letournel和Judet报道后脱位后发生率为7.5%（17/227）以及所有伤后3周内手术的569例患者有22例发生（3.1%）[6]。
- 医源性神经损伤通常是坐骨神经。有报道称，对于有经验的医生其发生率约为2%（2%～18%）[6,9,11]。

（孙玉强 译，徐俊 孙玉强 审校）

参考文献

[1] Baumgaertner M. Fractures of the posterior wall of the acetabulum. J Am Acad Orthop Surg 1999;7:54-65.

[2] Calkins M, Zych G, Latta L, et al. Computed tomography evaluation of stability in posterior fracture dislocation of the hip. Clin Orthop Relat Res 1988;227:152-163.

[3] Epstein H. Posterior fracture-dislocations of the hip: long-term

[4] Hak D, Olson S, Matta J. Diagnosis and management of closed internal degloving injuries associated with pelvic and acetabular fractures: the Morel-Lavallee lesion. J Trauma 1997;42:1046-1051.

[5] Keith J, Brashear H, Guilford W. Stability of posterior fracture-dislocations of the hip: quantitative assessment using computed tomography. J Bone Joint Surg Am 1988;70A:711-714.

[6] Letournel E, Judet R. Fractures of the Acetabulum. Berlin: Springer-Verlag, 1993.

[7] Lieberman J, Altchek D, Salvati E. Recurrent dislocation of a hip with a labral lesion: treatment with a modified Bankart-type repair. J Bone Joint Surg Am 1993;75A:1524-1527.

[8] Matta J. Fractures of the acetabulum: accuracy of reduction and clinical results in patients managed operatively within three weeks after the injury. J Bone Joint Surg Am 1996;78A:1632-1645.

[9] Matta J, Anderson L, Epstein H, et al. Fractures of the acetabulum: a retrospective analysis. Clin Orthop Relat Res 1986; 205:230-240.

[10] Matta J, Siebenrock K. Does indomethacin reduce heterotopic bone formation after operations for acetabular fractures? J Bone Joint Surg Br 1997;79B:959-963.

[11] Middlebrooks E, Sims S, Kellam J, et al. Incidence of sciatic nerve injury in operatively treated acetabular fractures without somatosensory evoked potential monitoring. J Orthop Trauma 1997;11:327-329.

[12] Moed B, Willson Carr S, Watson J. Results of operative treatment of fractures of the posterior wall of the acetabulum. J Bone Joint Surg Am 2002;84A:752-758.

[13] Saterbak A, Marsh L, Nepola J, et al. Clinical failure after posterior wall acetabular fractures: the influence of initial fracture patterns. J Orthop Trauma 2000;14:230-237.

[14] Tornetta P. Non-operative management of acetabular fractures: the use of dynamic stress views. J Bone Joint Surg Br 1999;81B:67-70.

[15] Tornetta P. Displaced acetabular fractures: indications for operative and nonoperative management. J Am Acad Orthop Surg 2001;9:18-28.

[16] Vailas J, Hurwitz S, Wiesel S. Posterior acetabular fracture-dislocations: fragment size, joint capsule, and stability. J Trauma 1989;29(11):1494-1496.

第37章 股骨头骨折的切开复位内固定
Open Reduction and Internal Fixation of Femoral Head Fractures

Darin Friess and Thomas Ellis

定义

- 股骨头骨折较为少见，几乎都是发生于伴有高能量损伤所致髋关节脱位病例中，在5%～15%的髋关节脱位病例中可见。
- 如伴有股骨、髋臼或髋臼边缘的损伤，会影响治疗方案的选择。

解剖

- 股骨头几乎完全被关节软骨覆盖，如果发生髋关节脱位，关节软骨经常受损。
- 股骨头的血供主要来自旋股内侧动脉，旋股内侧动脉由股骨近端向后方绕行，经股方肌深部和梨状肌腱下方进入关节囊（图1）。
  - 还有一部分血供来自旋股外侧动脉以及圆韧带内的中心凹动脉。
  - 股骨颈的前半部分无血管结构，因此，髋关节的前方手术入路不影响股骨头的血供。
- 髋臼盂唇增加了股骨头的覆盖面，但可能在髋关节脱位时受到损坏。

发病机制

- 骨折是股骨头撞击髋臼缘的剪切暴力导致。因此股骨头骨折常伴随股骨头的关节软骨损伤和髋臼后壁骨折。
- 受伤时腿的位置和患者髋关节的解剖特点，在髋关节骨折脱位的病因中起重要作用。
- 后脱位是最常见的类型，在髋关节屈曲、内收、内旋位时发生。股骨颈前倾的减少导致髋臼对股骨头的覆盖减少，增加了髋关节脱位的风险。
- 髋关节前脱位不常见。当髋关节处于外展和外旋位时容易发生，可导致股骨头前外侧的塌陷（图2）。

自然病程

- Jacob等[3]在一项中期随访研究中发现，在伤后平均4.5年的随访中，不管开放或闭合治疗，只有40%的髋关节脱位患者效果令人满意。超过一半的患者发生创伤后关节炎。
- 股骨头骨折后即使达到解剖复位，也会有20%的患者发生股骨头坏死。

病史和体格检查

- 由于导致髋关节骨折脱位的损伤为高能量损伤，因此所有患者都应进行全面的创伤评估以明确是否有其他损伤。
  - 首先紧急处理气道、心血管、头颅和脊椎损伤。
  - 通常需要应用麻醉镇痛药物。

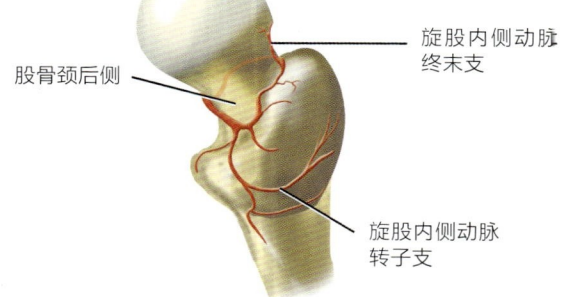

图1 股骨头顶部的血供主要由旋股内侧动脉提供，旋股内侧动脉由股骨近端向后方绕行，经股方肌深部和梨状肌腱下方进入关节囊。

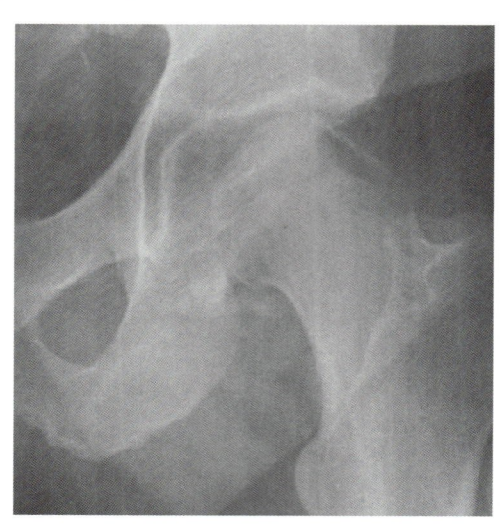

图2 髋关节前脱位伴股骨头前外侧压缩性损伤。

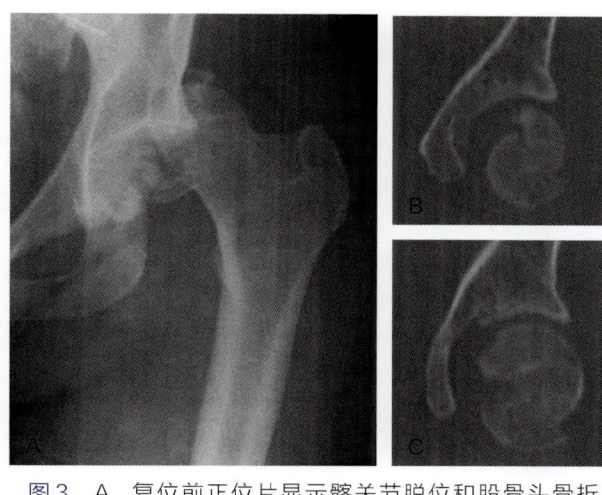

图3 A. 复位前正位片显示髋关节脱位和股骨头骨折。
B、C.复位后CT扫描显示股骨头骨折。

- 仔细评估四肢损伤是必要的。
  - 发生髋关节后脱位时下肢常出现缩短和内旋。
  - 应高度怀疑是否合并其他损伤,特别是膝关节周围,通过体格检查可以鉴别之。
  - 外伤性髋关节脱位可能合并膝关节韧带或伸膝装置损伤,应进行稳定性检查。
- 由于坐骨神经损伤比较常见,相关肢体的运动和感觉检查至关重要,尤其是胫神经和腓神经支配区域的肌力(1~5级)以及感觉变化情况。

影像学和其他诊断性检查

- 髋关节骨折脱位首先应拍骨盆前后位片(图3A)。目的是急诊进行髋关节复位,不能因为做其他检查而过于延迟复位时间。
- 如伴有股骨颈骨折、髋臼或骨盆骨折,可能需要行髋关节专用体位、骨盆Judet位、入口位和出口位等特殊体位的X线片检查。
- 骨盆和股骨颈的冠状面与矢状面薄层CT扫描与重建可进一步明确股骨头骨折的解剖学类型,并发现合并损伤(图3B、C)。
  - 这一检查应在髋关节复位后再实施,在复位前没必要行髋关节CT扫描。
- 虽然MRI可以用来随访评估股骨头坏死,但紧急行MRI检查并不能预见股骨头坏死的发生。

鉴别诊断

- 股骨头骨折通常采用Pipkin分型(表1)。
- 合并的髋臼后壁骨折块可能与股骨头骨折相混淆。

表1 股骨头骨折的Pipkin分型

分型	描述	图示
Ⅰ型	骨折线位于股骨头中央凹下方	
Ⅱ型	骨折线位于股骨头中央凹上方	
Ⅲ型	股骨头骨折合并股骨颈骨折	
Ⅳ型	股骨头骨折合并髋臼骨折	

非手术治疗

- 手术治疗的目的是重建股骨头完整的关节面。
- 非手术治疗仅限于Pipkin Ⅰ型骨折,关节碎片小,且髋关节已同心复位。
  - 目前没有高质量临床研究来确定骨块的大小和可耐受的移位量。公认的指导原则是,碎片应该被拼接以维持股骨头的完整。
  - 在多数情况下,股骨头轻微压缩合并髋关节前脱位可行保守治疗。
- 保守治疗患者8~12周内患肢不可完全负重。后脱位的患者6周内避免患髋屈曲超过90°以保护后关节囊。

手术治疗

- 大多数股骨头骨折患者需要手术治疗，以使股骨头达到解剖复位，去除骨软骨游离体或使之达到与髋关节同心复位。去除游离体可延缓关节炎的发生。
- 大的移位骨块需要解剖复位并固定。对于股骨头中央凹下方的小碎骨片，如无法行满意复位和稳定固定，可以去除之。
- 虽然髋臼盂唇撕裂究竟是否重要还并不确定，但在术中常可发现并修复之。
- 人工髋关节置换术对老年患者是另一种不错的选择，尤其是有大块股骨头碎片的患者。在这个年龄段的股骨头骨折患者多数伴有关节软骨损伤和骨折断端的压缩，手术复位的预后较差。
- 手术治疗原则：
  - 无移位的骨折块或轻微压缩。
    - 非手术治疗。
  - 移位的骨折块。
    - 骨折块小：手术切除。
    - 骨折块大：手术固定。
    - 老年患者。
      - 小的骨折块合并轻微压缩：手术切除。
      - 大的骨折块或股骨头有明显压缩：髋关节置换术。

术前计划

- 如果髋关节发生脱位，应该选择可放松骨骼肌的全身麻醉下急诊复位。
  - 如复位过程中麻醉不充分，在复位的过程中会导致股骨头、股骨颈和髋臼关节面的进一步损伤。
- 复位后患者应行 30 lb (13.6 kg) 的纵向骨牵引直至行股骨头开放复位内固定术，牵引可降低股骨头的负荷，防止关节内的进行性损伤。
  - 复位后应复查 X 线片和 CT 扫描以确认复位，评估游离体情况及骨折形态学。
  - 最终的复位固定手术应该在具备合适的外科医生、麻醉医生以及设备等条件下进行，如不具备，可暂缓手术。
- 如髋关节复位困难，或伴有股骨颈骨折，则需急诊行切开复位内固定术。

入路

- 最困难的决定是选择最佳的手术入路。
- Epstein 等[1]首先提出所有股骨头骨折的手术都应行后方入路，因为后方的血供在髋关节脱位时已遭损坏，这可让前囊血液供应完好无损。
  - 然而，关节囊和股骨颈前方仅提供很少的股骨头血供。另外，当股骨头骨折位于前方时往往无法充分显露。
  - 这一入路适用于复位后股骨头后方仍有较大的移位骨块，以及髋臼后柱或后壁骨折。
    - 然而，后方入路不能很好地显露股骨头前方的骨块，而这样的骨折最好行 Ganz 手术脱位进行有效暴露。
- Swiontkowski 等[4]有效证实了通过前方 Smith-Petersen 入路的远侧部分切口可充分显露 Pipkin Ⅰ 型或 Ⅱ 型股骨头骨折。
  - 尽管观察到异位骨化的风险稍高，但股骨头坏死的发生率较低。
  - Smith-Petersen 入路是目前最常用的内固定手术入路，也是行碎骨片切除的首选入路。
- Ganz 等[2]报道，术中通过髋关节脱位时对股骨头的显露是最佳的。
  - 这一入路安全保护了旋股内侧动脉通向股骨头的血供。
  - 这一入路还可显露周边相关损伤，如髋臼后壁骨折、髋臼盂唇撕裂、游离骨块或股骨头骨折伴后脱位。
  - 术中髋关节脱位还便于拉力螺钉垂直于股骨头骨折线方向打入。

体位

- 前方 Smith-Petersen 入路时，患者仰卧于可透视床上，髋部垫高，患肢无菌包裹。
- 后方 Kocher-Langenbeck 入路时，患者俯卧或侧卧于可透视手术床上，屈膝 90° 以松弛坐骨神经。可考虑使用牵引。
- 通过髋关节脱位进行显露的 Ganz 入路，患者侧卧于可透视床上，侧方垫枕，患肢无菌包裹。

Smith-Petersen 入路

切口和分离
- 患者仰卧于可透视床上，患肢无菌单包裹。
- 做一垂直切口，起于髂前上棘的前方，向远端髌骨外侧方向延伸（技术图1A）。
- 显露缝匠肌及阔筋膜张肌（技术图1B）。在阔筋膜张肌内侧将筋膜切开，沿阔筋膜张肌的内缘，分开阔筋膜张肌与缝匠肌间隙（技术图1C）。
- 将阔筋膜张肌向外侧牵开，缝匠肌向内侧牵开。
- 找到从切口远端处下方横穿的旋股外侧血管，作为切口远端的标志。不要切断或结扎该血管，可能会影响股骨头的血供。
- 找到股直肌的直头和反折头并向内侧牵开（技术图1D）。股直肌表面覆盖有筋膜，必须切开后才能显露肌肉。
- 大多数患者的股直肌深部残留髂小肌（技术图1E），向内推开显露关节囊。
- 于髋臼前壁放置拉钩增加显露。
- 如仍需进一步显露，可切断股直肌头，手术结束时予以修补。

关节囊切开术
- 沿股骨颈轴线方向纵行切开，由关节边缘至股骨颈基底部，保持盂唇的完整。内侧切开时，分别沿关节边缘和股骨颈基底部再切开关节囊（技术图2A）。外侧切开时，仅沿着关节边缘行切开。在后方沿股骨颈基底部切开关节囊，保护股骨头的血供。

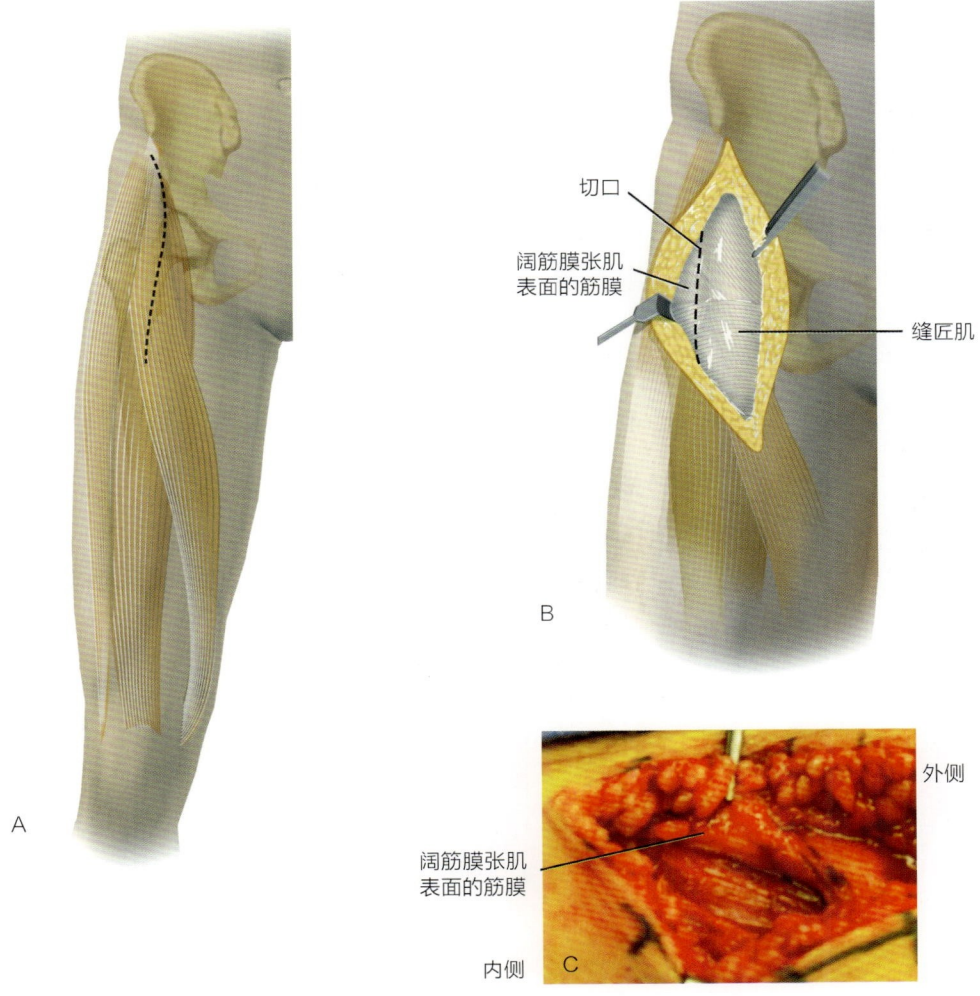

技术图1 前方 Smith-Petersen 入路。A. 切口起于髂前上棘向远端髌骨外侧方向延伸。B. 沿阔筋膜张肌的内缘切开筋膜。C. 沿阔筋膜张肌的内缘，分离阔筋膜张肌与缝匠肌的间隙。

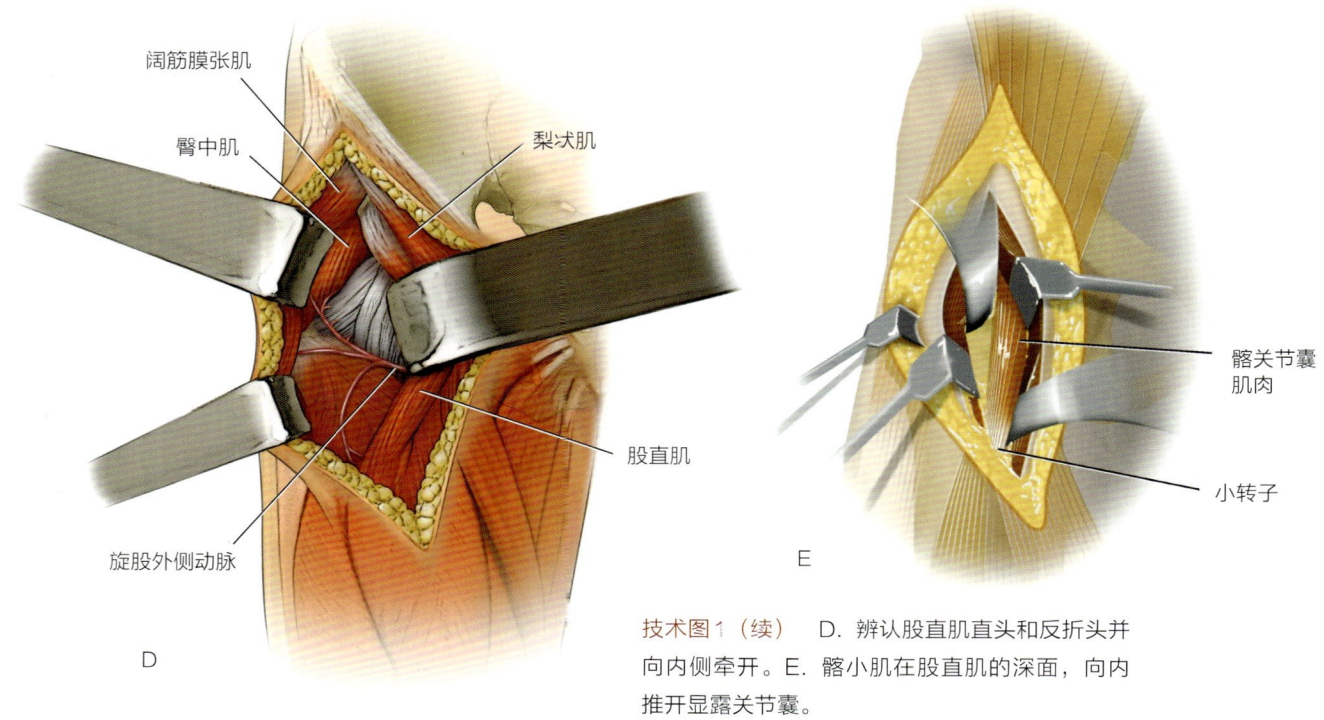

技术图1（续） D. 辨认股直肌直头和反折头并向内侧牵开。E. 髂小肌在股直肌的深面，向内推开显露关节囊。

- 可于关节囊髋臼盂唇附近T形切口的角处做一牵引缝线，牵开关节囊增加显露。
- 钝性拉钩牵开关节囊，可很好地显露股骨头部骨折（技术图2B）。
- 使患肢外旋和髋关节屈曲也可增加显露。

骨折复位和固定

- 牵引,冲洗并仔细检查关节,以除去任何游离体骨块。
  - 通过切断股骨头圆韧带可以改善显露。
  - 在某些情况下,股骨头的完全前脱位将有助于骨折复位和可靠固定。

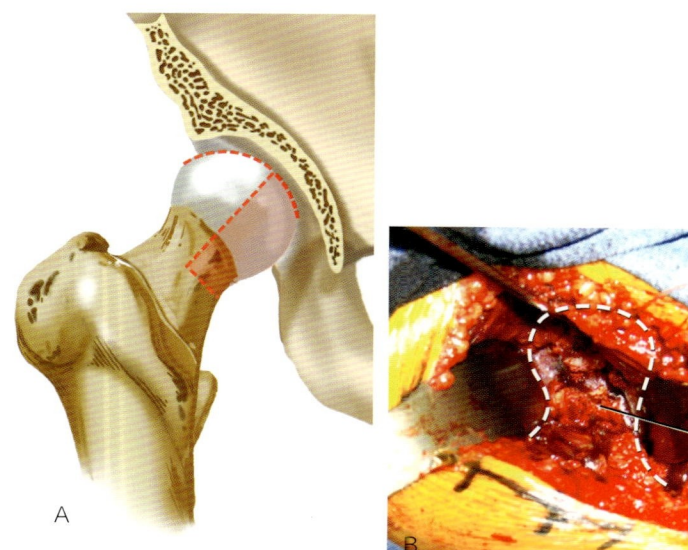

技术图2　前方Smith-Petersen入路　A. 切开关节囊时沿股骨颈轴线方向纵行切开，由关节边缘至股骨颈基底部。内侧，分别沿关节边缘和股骨颈基底部再切开关节囊；外侧，仅沿着关节边缘行切开。B. 关节囊切开后，用钝性拉钩牵开股骨颈周围可显露股骨头和股骨颈。

- 如碎片太小无法行内固定则切除之。
- 用点状复位钳来复位移位的骨块。
  - 许多骨折伴有股骨头压缩损伤,因此骨块复位后股骨头可能没恢复成球状。而良好的复位必须对股骨头一周进行仔细观察从而尽可能获得解剖复位。
- 固定骨块应用3.5 mm或2.7 mm嵌入式拉力螺钉或无头自加压螺钉[如:Acutrack螺钉(Acumed LLC, Hillsboro, OR)或Herbert-Whipple螺钉(Zimmer Inc., Warsaw, IN)]。
- 确定螺钉头埋入骨内是很重要的。
- 手术完成后,松弛地修补关节囊。

Ganz髋关节外科脱位

- 患者取侧卧位。
- 侧方直切口或传统的后外侧入路均可。
- 在大转子前方,臀大肌向后方拉开,阔筋膜张肌向前方拉开。
- 在大转子后方,找到臀小肌和梨状肌间隙,锐性切断臀小肌,并向前拉开,而梨状肌完整地掀起。
  - 因旋股内血管在梨状肌下方穿过关节囊,解剖需在其上方进行。
- 行大转子截骨术,保持大转子顶端的完整以保护旋股内侧动脉,截骨方向应平行于股骨干(技术图3A)。

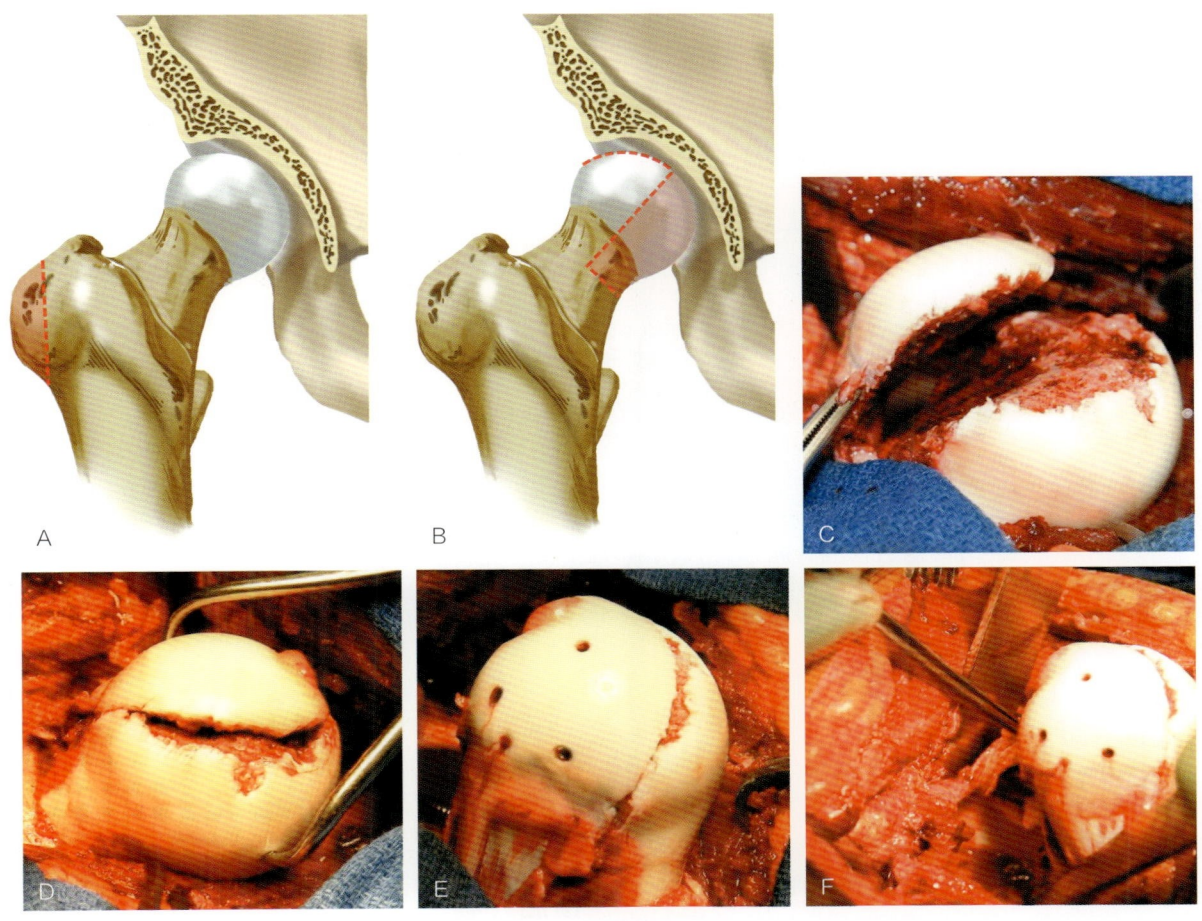

技术图3 Ganz髋关节外科脱位。A. 大转子截骨应平行于股骨干方向。B. Z形切开关节囊。C~E.术中髋关节脱位后的图片。为了更好地显露股骨头圆韧带已切断,但内侧支持带予以完整保留。骨折块用3枚无头螺钉固定,注意该部位的股骨头缺损由于骨压缩所致。F、G.可见后上方髋臼唇的撕裂,髋臼盂唇予以复位和用锚钉缝线缝合,手术脱位可提供最佳的髋臼显露,是这类骨折的首选显露方式。

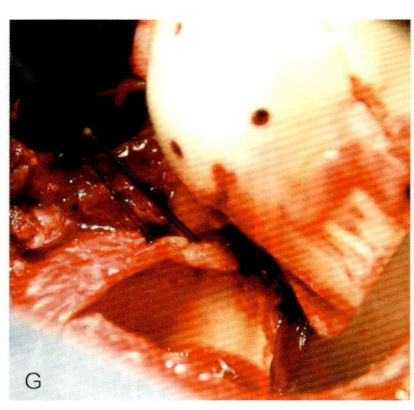
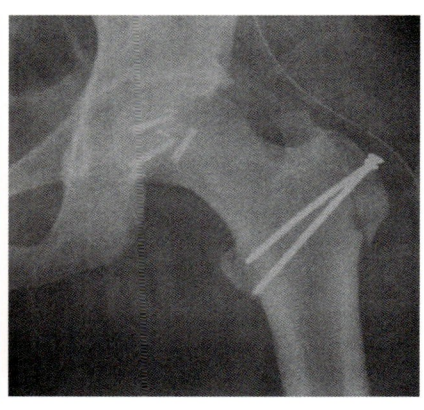

技术图3（续） H. 术后X线片，大转子的骨块用2或3枚3.5 mm的骨皮质螺钉沿从头端至尾端的方向固定。

- 从前方锐性切开并掀开臀小肌和臀中肌、大转子截骨块，以及股外侧肌和内侧肌。
  - 在手术床上将患肢置于4字位有助于显露前关节囊。
- 分别向患肢头侧后方、尾端前方Z形切开关节囊（技术图3B），将股骨头前脱位。切开的关节囊上缝线，可以改善显露和以后的修补。
- 股骨头向前方脱位。
  - 行股骨头骨折块的复位或切除。
  - 髋臼唇如有撕裂应进行修补（技术图3C～H）。
  - 如伴有髋臼后壁骨折及碎骨块，髋关节复位和后壁骨块应按标准的方式修复。
  - 关节囊应松弛缝合，大转子用2或3枚3.5 mm的骨皮质螺钉复位固定。

要点与失误防范

合并损伤	• 股骨颈和髋臼的相关骨折很常见。仔细检查初始损伤片和髋关节复位后CT扫描。选择合适的手术入路
坐骨神经功能障碍	• 髋关节脱位后轻微损伤常见。仔细的术前运动检查会发现这种功能障碍是损伤的结果，而不是手术的结果。在后路或手术脱位入路中，小心保护和收缩神经是必要的
复位不良	• 这是一种剪切损伤导致的股骨头骨折、关节软骨损伤和股骨头压缩。由于压缩，很难获得一个同心解剖复位。骨折的周向观察是必要的，以避免关节面大的台阶。由于暴露不良和骨折的不完全显示，骨折的后半部分可能会减少
螺钉长度和类型	• 确保螺钉不会穿透关节。应凹陷在股骨头皮质下面。使用无头螺钉而不是标准螺钉，因为标准螺钉的头部在加压时容易挤压薄骨折片的边缘，使其产生移位
股骨头血管供应	• 用2.0 mm钻头在股骨头表面钻孔，如果股骨头的血供还有，会有动脉出血

术后处理

- 术后24小时内预防性应用抗生素。
- 术后24小时开始预防深静脉血栓，在接受外科手术之前，如果伤后超过24小时也应预防深静脉血栓。
- 如果认为患者的臀小肌和股直肌有明显损害的话，使用700 cGy放疗，或吲哚美辛25 mg每日3次预防异位骨化。
- 术后8～12周患肢允许负重30～40 lb（13.6～18.0 kg），然后根据耐受性逐渐变为完全负重。
- 6周内髋关节屈曲不可超过90°。
- 在切口干燥和拆线后即可开始水池治疗。
- 在第12周髋关节开始负重后，应进行进一步的物理治疗，如步态练习以及股四头肌和髋外展肌力的训练。

预后

- 由于股骨头骨折伴脱位较少见，因此没有大样本的前瞻性试验研究来对手术与非手术治疗作一比较。
- 大部分回顾性研究，包括Epstein等[1]和Jacob等[3]所做的研究,均报道5~10年的随访结果,优良率<50%。
- 股骨头骨折后常发生创伤性关节炎,应向患者早期告知这一不良预后。

并发症

- 创伤后关节炎:>50%。
- 股骨头坏死:20%。
- 神经损伤:10%(其中60%可恢复一些功能)。
  - 使用Smith-Petersen入路者股前外侧皮神经损伤。
- 异位骨化:25%~65%;前方入路的发生率较高。
- 髋关节不稳定。
- 下肢深静脉血栓形成。

(孙玉强 译,徐俊 孙玉强 审校)

参考文献

[1] Epstein HC, Wiss DA, Cozen L. Posterior fracture dislocation of the hip with fracture of the femoral head. Clin Orthop Relat Res 1985;201:9-17.

[2] Ganz R, Gill TJ, Gautier E, et al. Surgical dislocation of the adult hip a technique with full access to the femoral head and acetabulum without risk of avascular necrosis. J Bone Joint Surg Br 2001;83(8):1119-1124.

[3] Jacob JR, Rao JP, Ciccarelli C. Traumatic dislocation and fracture dislocation of the hip. A long-term follow-up study. Clin Orthop Relat Res 1987;214:249-263.

[4] Swiontkowski MF, Thorpe M, Seiler JG, et al. Operative management of displaced femoral head fractures: case matched comparison of anterior versus posterior approaches for Pipkin I and Pipkin II fractures. J Orthop Trauma 1992;6:437-442.

第38章 股骨颈骨折的切开复位内固定及闭合复位经皮固定

Open Reduction and Internal Fixation and Closed Reduction and Percutaneous Fixation of Femoral Neck Fractures

Brian Mullis and Jeff Anglen

定义

- 股骨颈骨折一般发生在两类人群。
  - 最常发生在老年和骨质疏松患者的低能量损伤中，如跌倒。
  - 对于骨质正常的年轻人，多发生于高能量损伤，如机动车事故。
- 股骨颈骨折能按不同的特征分类。与治疗选择关系最密切的特征是移位程度。
  - 非移位型和外翻型骨折可通过原位经皮固定的方法治疗。
  - 移位型骨折常需复位固定术或者关节置换术治疗。
- 按骨折部位不同分为3型：头下型、经颈型和基底型（图1）。
- 经颈型可以根据骨折线与股骨干垂线的交角进一步分型。此即 Pauwels 分型（表1）。
  - 这一分类的重要性在于辨识大角度的（骨折线更垂直）骨折类型，使用经颈螺钉固定这一型时有很高的移位风险。

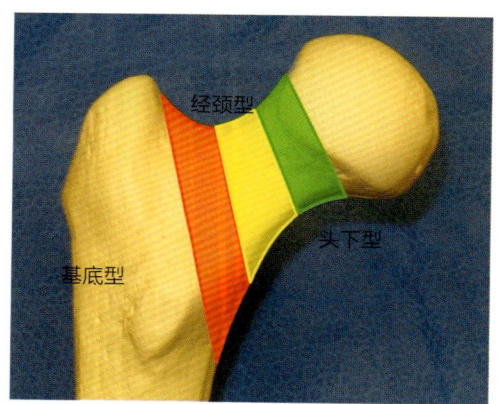

图1 股骨颈骨折的部位定义。红色区域的骨折为基底型，黄色区域为经颈型，绿色区域则为头下型。

解剖

- 股骨颈轴线与股骨干轴线形成约140°的交角。此外，股骨颈参照远端股骨髁平面尚有15°的前倾角。
- 无论是从正位（AP）还是侧位片上看，正常的股骨头和股骨颈的轮廓可连成轻微的S形（图2A、B）。
- 近端股骨的血运依赖旋股内侧动脉供应，特别是其后支，供应 Weitbrecht 支持带。少部分血供来源于圆韧带动脉（图2C、D）。

发病机制

- 低能量损伤引起的股骨颈骨折，多在骨质疏松患者由站立位跌倒时发生。
  - 这是个日益严重的公共健康问题，预计至2040年，全美将有高达512 000例的全髋关节骨折[1]。
- 高能量损伤（粉碎性）股骨颈骨折常由高速机动车事故，或超过10 ft（3 m）高的坠落伤造成。
  - 这类患者常伴多发损伤，这将增加治疗的复杂性。

自然病程

- 未经手术固定的非移位或微小移位型骨折，因皮质粉碎导致的不稳，或髋关节活动引起的应力作用，移位有可能进一步加重。
- 股骨颈位于关节内，意味着没有血管良好的软组织包裹。发生于该处的骨折将直接暴露于滑膜液中，而滑膜液中含有大量能溶解血凝块的酶，血凝块又是骨折愈合首要经历的阶段。故股骨颈骨折愈合的时间很长。
- 另外，该处血供仅由纤细的逆行血管供应。
  - 未经治疗的移位骨折的不愈合率将近100%。
- 股骨颈骨折不愈合将造成肢体短缩、各种程度活动受限及负重时疼痛。

表1 经颈型股骨颈骨折的Pauwels分型

骨折类型	骨折平面角*	图示	垂直应力对骨折处的影响	固定
Pauwels 1型	小,≤30°	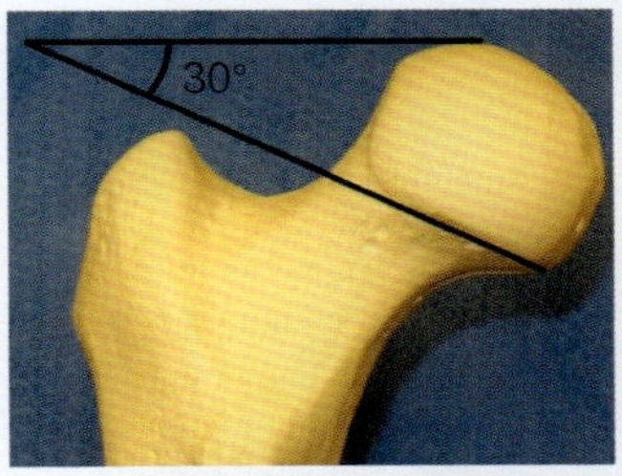	压缩,稳定的	经股骨颈长轴的拉力螺钉
Pauwels 2型	30°~50°	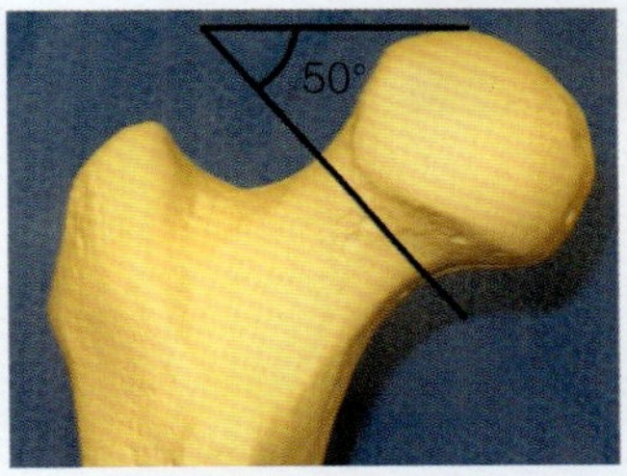	多种效应	经股骨颈长轴的拉力螺钉
Pauwels 3型	大,≥50°	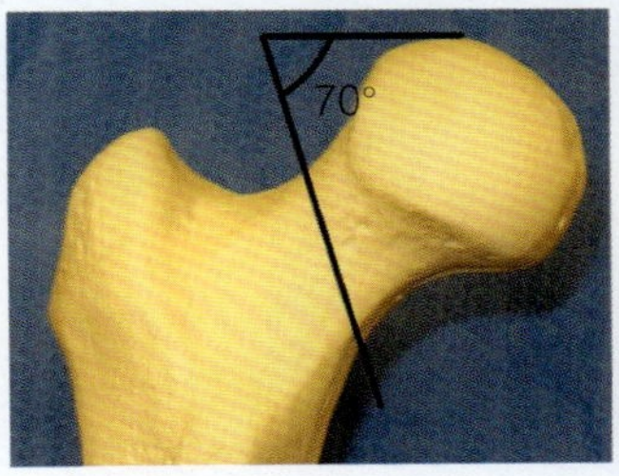	剪切,不稳定;易短缩和内翻移位	至少有一枚拉力螺钉垂直于骨折平面

注:*骨折平面角参照于正位片上股骨长轴的垂直线测出。

- 因关节血肿压迫导致血管扭曲、撕裂和阻断,股骨颈骨折可致股骨头血供中断。
  - 15%的病例会发生缺血性股骨头坏死[2]。
  - 很多医生认为治疗时间是个关键因素,延误将增加坏死率。这还难以得到证实,况且必要的治疗时间窗因人而异。
- 老年人股骨颈骨折1年死亡率约为20%[4]。
- 术后约50%的患者能恢复原先的功能水平[3]。

病史和体格检查

- 大部分股骨颈骨折患者,常有明确的创伤病史,随后出现行走不能。
  - 体征包括:肢体短缩、外旋畸形及活动时髋部疼痛。
- 某些患者,疼痛发作得很隐匿。
  - 常与负重相关,多定位于腹股沟区,而不是臀部或转子部。
  - 在应力性骨折患者,常有在短时间内活动量的增加。
  - 夜间痛或者静息痛常常提示病理性骨折,或者骨折即将发生。
- 严重骨质疏松患者轻微外力病史,负重时腹股沟区的疼痛症状,这些情况可能就提示隐匿性股骨颈骨折,这种无移位的骨折类型在X线片上很难察觉。
- 查体应包括:
  - 平卧下,双侧对照,特别是双足的位置。其中某一侧出现肢体短缩、外旋,都提示骨折。
  - 步态观察。试负重,若出现腹股沟区疼痛或者某一为了缓解疼痛出现的步态,即提示股骨颈骨折。
  - 内旋或外旋患肢。腹股沟区疼痛可由股骨颈骨折造成,也可能发生于前骨盆环骨折。
  - 纵向叩击患肢脚后跟。休息时候消失的腹股沟疼痛常提示髋部骨折。

影像学和其他诊断学检查

- 标准的摄片应包括骨盆正位片、髋部正位及蛙式位片。
- 若对骨折部位和类型判读有困难,可进行内旋牵引下的前后位摄片。

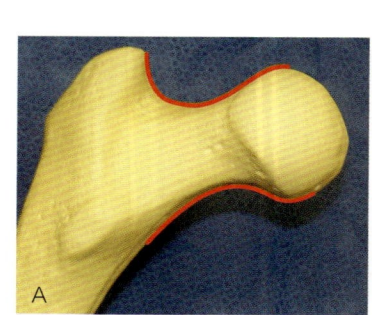
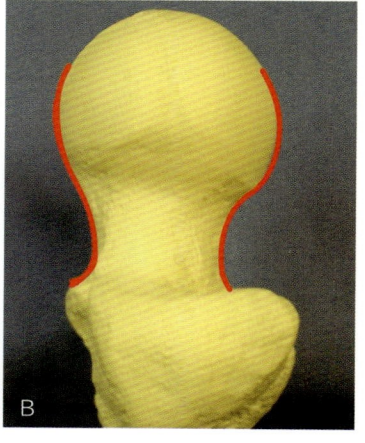

图2 A、B. 正侧位的模型显示股骨头颈轮廓间轻微的S形弧度。无论前、后、上、下面看，这一平滑的轮廓都很清楚和对称。C、D. 股骨头的血供。旋股内侧动脉和旋股外侧动脉由股深动脉发出，绕股骨颈基底部形成动脉环，该动脉环主要位于关节囊外。Weitbrecht支持带的动脉由该动脉环发出，沿股骨颈向股骨头供血。闭孔动脉发出的中心凹动脉仅供应股骨头的一小部分血运，而且变异较大。

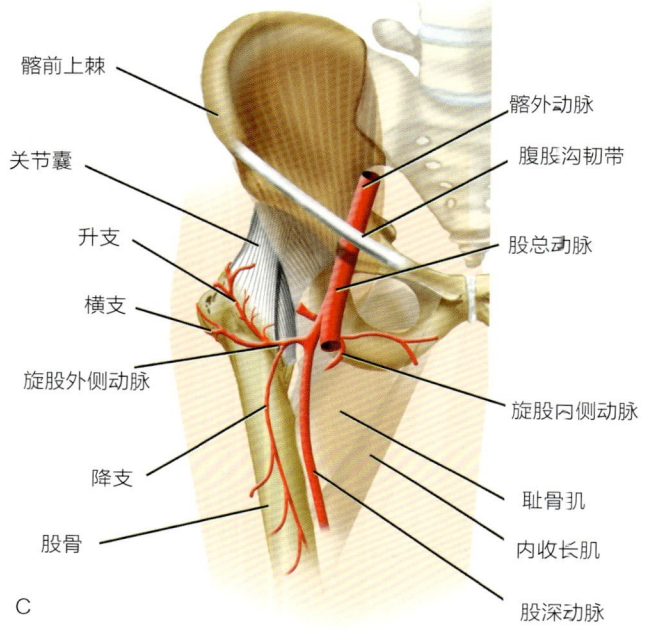
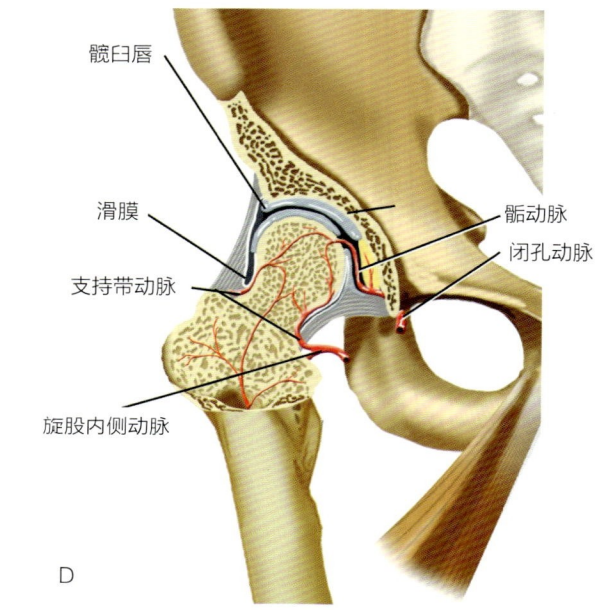

- 临床表现高度可疑低能量损伤（例如老年患者因腹股沟疼痛而不能行走），而X线片结果为阴性，行骨扫描或MRI检查。
  - 骨扫描在24~72小时内也可能无阳性发现，但MRI在损伤后数小时即可有诊断价值。
- 对于伴多发伤的高能量股骨骨折患者，多项研究建议对股骨颈处既摄片又CT扫描，以排除微小移位的股骨颈骨折。但是，CT扫描也有假阴性，哪些作为常规检查仍有争议。

鉴别诊断

- 转子间、转子周围及转子下骨折。
- 骨盆前环（耻骨支）骨折。
- 髋关节脱位。
- 股骨头骨折。

- 病理性损伤，包括肿瘤及感染。
- 关节炎。
- 缺血性骨坏死。
- 挫伤。
- 肌肉拉伤。

非手术治疗

- 非手术治疗适用于无法行走者（指受伤前）、神经失能、濒死或者临终患者。
- 最初的非手术治疗包括卧床休息、适当镇痛、压疮预防和合适的药物支持。
  - Buck牵引或衬垫夹板有助于缓解疼痛。
  - 一旦疼痛控制满意，患者应由卧床移至躺椅，这有利于防止卧床的一些并发症，例如肺炎、误吸、皮肤损害和泌尿系感染。

- 外翻型嵌插骨折可使用非手术治疗,特别是伤后数周后才发现的。但仍有高达46%的移位风险。
  - 这类患者的非手术治疗应包括扶拐或助行器帮助下活动[5]。
- 对于应力性骨折,若发现得早且无移位,骨折线尚未延及张力侧或股骨颈上方,可进行非手术治疗。

手术治疗

- 大部分股骨颈骨折患者应考虑手术治疗。
- 对一些移位的股骨颈骨折患者,行半髋或者全髋关节置换更合适,本章未涉及这部分内容。
- 这包括老年、骨质疏松、神经损伤性疾病、原先既有髋关节炎以及患影响骨健康及骨寿命疾病的患者(如肾衰、糖尿病、恶性肿瘤或抗惊厥治疗者)。
- 以下患者可使用原位经皮固定技术治疗:非移位型骨折、老年外翻型骨折或运动员应力性骨折。
- 对于骨质正常的高能量型损伤年轻患者,标准治疗方法为切开复位内固定。
- 年轻的移位型骨折很难通过闭合方法复位,如果闭合不能完美复位的话则应切开复位。
  - 复位的质量是外科医生能控制的对预后最重要的影响因素。

术前计划

- 一旦做了手术决定,术前计划制订应由对患者个性化的评估开始,这决定了固定技术和手术时间的选择。
  - 对老年患者应尽量将身体状况调整好,包括评估营养状况、心肺功能及慢性疾病的治疗。然而,手术延迟至受伤的前2~4天之后,会增加围手术期并发症和住院时间的风险。
  - 对年轻患者,应考虑到其他合并损伤会不会影响内固定的放置,例如,患肢同侧不同部位的损伤将影响骨折手术台的使用。
- 两个平面上的高质量摄片对了解骨折的部位和方向很有帮助。在一些病例中,对侧肢体的摄片对内固定长度、直径及颈干角的选择很有帮助。
- 术前应提前准备并核实预计要用到的内植物。备有关节置换工具和内植物会对意外情况的解决很有帮助,尽管可能这些根本不会用到。
- 头下型或经颈型的非移位骨折,可使用2或3枚空心螺钉,大部分医生认为基底部型骨折应使用角固定装置治疗,如动力髋螺钉和头侧髓内钉。

体位

- 患者双髋外展,平躺于骨折手术台上。健侧下肢应外展,有利于C臂机置于两腿间透视(图3A)。
  - 为避免骨筋膜室综合征,术者不应使用"健侧腿撑",这会使健侧腿呈半截石位(髋膝屈曲,腿抬得很高)。
- 应使用术中透视,且在铺巾前确认正侧位上髋关节和骨折复位处的良好成像(图3B)。
- 在透视帮助下,通过内旋位下稍许牵引可实现部分病例的闭合复位(见图3A)。粗鲁而复杂的复位手法多无效,应注意避免。如轻柔、简单的方法无法获得满意的复位,则切开复位方法非常值得考虑。麻醉师应予以良好的麻醉和肌松。

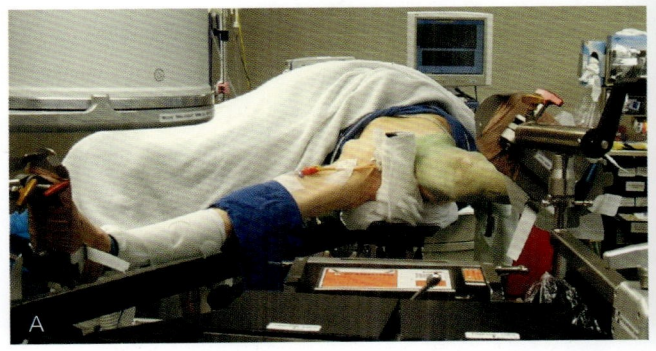 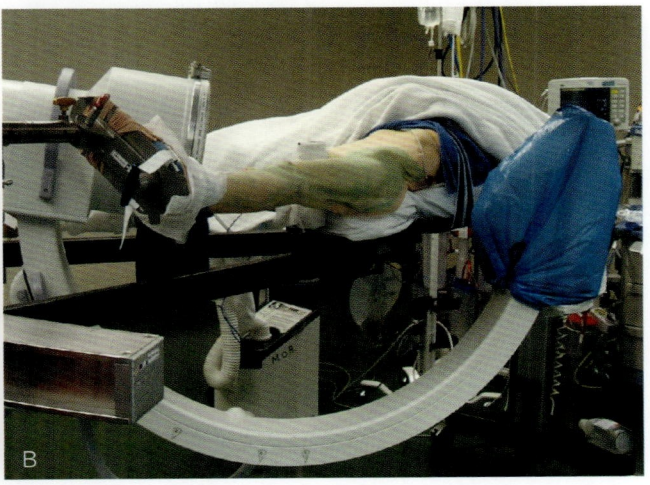

图3 A. 患者位于骨折手术台上。双足固定于衬垫保护的足套中,双腿伸直。伤肢置于内收-外展中立位。健肢外展,便于C臂机放于两腿之间。伤肢可能需要内旋以助复位。B. 骨折手术台和C臂机的放置,以取得股骨颈的侧位像。

- 正侧位上都恢复了正常的股骨颈轮廓后,即可获得解剖复位(见图2A、B),且正常的颈干角和股骨颈长度也可恢复(可通过对健侧髋摄片或摄骨盆X线片来验证),与健侧相比,股骨头和大转子高度必是对称的,骨折处间隙也不复存在。
  - 若因肥胖或其他因素造成C臂机成像质量不佳,术者不应术中臆断。若无合适的影像评估复位情况或内植物的位置,应采取切开并直视下复位,这是更审慎的方法。

入路

- 非移位型或者外翻型骨折经皮固定应该采用标准的侧方入路。
- 若决定切开复位,为直视下显露股骨颈前方,应使用Smith-Petersen或者Watson-Jones入路,这取决于术者的习惯和喜好。
  - 高年资医生在大多数病例中偏好Watson-Jones入路,Smith-Petersen入路常在肥胖和肌肉发达的患者中应用。这两种入路在下文均有描述。

闭合复位经皮内固定

- 像前文描述那样将患者置于牵引床上复位骨折,C臂机透视确认后按无菌规范对髋和下肢消毒铺巾。
- 术前使用抗生素。

置入导针和螺钉

- 皮肤上戳孔,然后沿股骨颈轴线置入空心钉导针。
  - 使用平行钻头导向器确保所有的导针均平行。
  - 标准放置后3枚螺钉应呈倒三角形。
  - 螺钉打在股骨颈四周以获良好的皮质支撑,特别是获得股骨颈后侧及下方皮质支持。避免在低于小转子的位置进针,这可能会导致术后转子下骨折(技术图1A~C)。
- 在两个平面上透视确认导针位置良好,在每个针眼上做深达全层的小切口(1 cm),将软组织剥开直至骨面。
- 在骨质坚硬的患者,侧方骨皮质应予以钻头开口。
- 导针引导下用力拧入自攻、自加压的空心钉。
  - 在极近端、干骺端放置的螺钉应垫以垫片(技术图1D、E)。
  - 螺钉应足够长,确保所有的螺纹都在骨折线近心端(头端)。

关节切开术

- 很多学者相信,为了缓解关节内出血对股骨头血供的影响,应予以关节切开术减压。一些人认为,这在微小移位型骨折的年轻患者尤为重要,他们的理由是,移位大的骨折类型的自身特点决定了关节内压力反倒没那么大。对这种看法仍存争议。

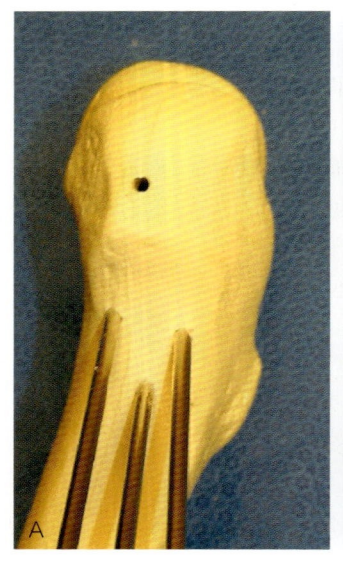 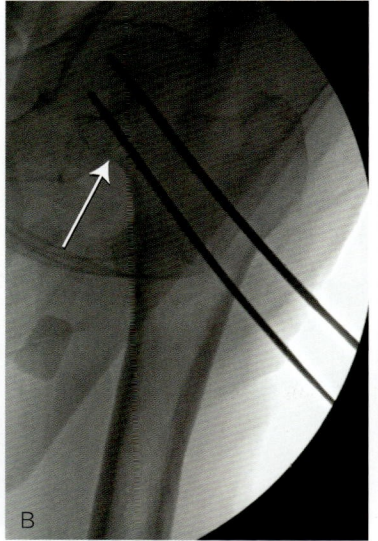 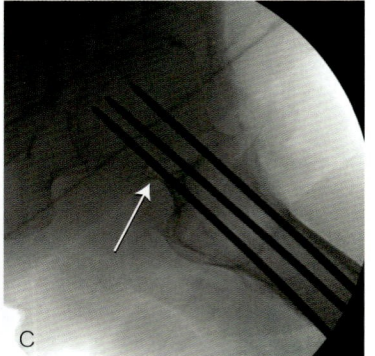

技术图1 A. 股骨近端模型的术者侧位观,图上显示的是放置空心螺钉前导针的位置。导针的入针点呈倒三角形。B. 前后位术中透视显示导针的深度和位置。下方导针刚好沿着股骨颈下方皮质-股骨距走行(箭头)。C. 术中侧位透视显示导针的位置。后侧导针刚好贴着股骨距后侧皮质,获得这部分皮质的支持。小心确保避免导针穿出股骨颈皮质外再穿入股骨头。

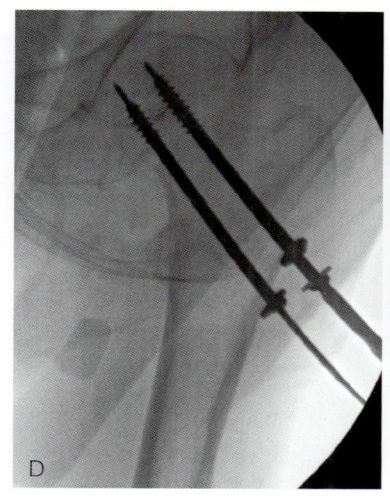
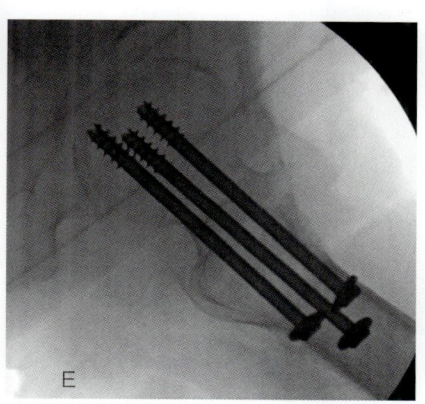

技术图1（续） D、E. 术中透视显示空心钉经导针插入。D. 前后位观，图示干骺端螺钉使用垫片。E. 侧位观示螺钉平行置入且深度合适。

- 把长柄的15号手术刀定位于股骨颈基底部的下缘，C臂机前后位透视确认。
- 该平面处做一小皮肤切口，分离软组织直至关节囊。
- 透视确认位置后，行小型关节囊切开以利囊内血肿的引流。
- 顺着小切口插入钝吸引器头吸除所有残留血肿。

Watson-Jones入路切开复位内固定术

- 像前文描述那样将患者置于骨折手术台上，C臂机透视确认后按无菌规范对髋和下肢消毒铺巾。
  - 大腿近端周围的消毒很重要。
- 术前给予抗生素。

软组织显露

- 切口位于侧方，定位于大转子前缘。
  - 近段大腿处，切口于转子至髂嵴段稍往前弯，长8～10 cm。
  - 向大转子远端直线延长约10 cm（技术图2A）。
- 阔筋膜张肌后缘确认并切开阔筋膜。
  - 筋膜处切口可长于皮肤切口（技术图2B）。
- 确认臀小肌前下缘。
  - 暴露臀小肌与关节囊之间的间隙。
  - 暴露臀小肌大转子止点，插入弯形钝Hohmann拉钩予以轻轻牵引。
- 确认（技术图2C）并切断（技术图2D）股直肌反折头，注意留残端以利缝合修复。
  - 使用Cobb剥离器清理关节囊前方肌肉纤维。
- 按股骨颈长轴切开关节囊（技术图2E），于髋臼缘再切一刀，使切口呈T形（技术图2F）。
  - 钝Hohmann拉钩可移入关节囊内，对股骨颈后方操作时要特别温柔，这一点要特别小心（技术图2G）。
- 骨折处应清楚暴露。
  - 必要时，将关节囊远端止于股骨颈基底部分予以切开，将关节切口变为粗略的H形（或I形）。
- 此操作仅在术野需要进一步显露时进行，应轻柔且谨慎，因这有损伤股骨颈基底部血管环的风险。

骨折复位

- 于转子下水平向股骨干打入4.5 mm Schanz钉，这有利于复位。连上T形手柄方便对Schanz钉的操作。
  - 于关节边缘向股骨头打入2.5 mm末端带螺纹的克氏针，将其作为对近端骨碎块（股骨头）进行操作的手柄。由于股骨头呈圆形，很难同时在三维轴线上让其复位，有时候需要使用两个这样的手柄对股骨头复位。
- 用Schanz钉和克氏针直视下操作骨折块复位。
  - 内旋股骨干，同时让股骨头断端外旋和内收（外翻）常常很有必要。
  - 有时在股骨颈下方中部放把骨钩很有帮助。
  - 确认复位的方法是，在相对的股骨颈前面、上下面，直视下确认骨皮质表面是否平整。用手指轻柔地感受骨面是否有间隙和台阶，确认是否获得平整的复位。避免用硬质器械，这会损伤股骨颈纤薄精细的血管。
- 从侧方股骨皮质打入至少2枚2.5 mm的带螺纹的克氏

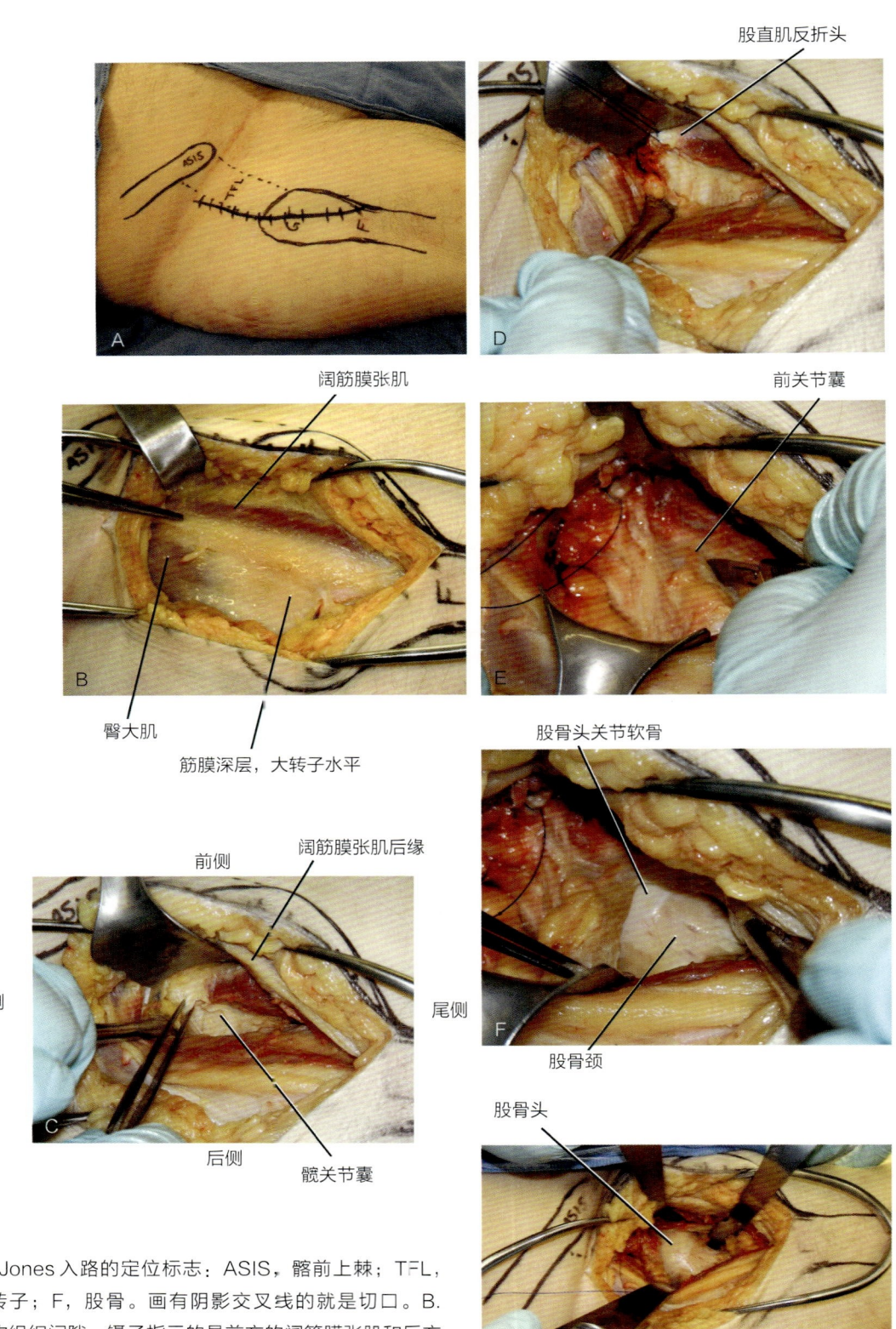

技术图2 A. Watson-Jones入路的定位标志：ASIS，髂前上棘；TFL，阔筋膜张肌；GT，大转子；F，股骨。画有阴影交叉线的就是切口。B. Watson-Jones入路的软组织间隙，镊子指示的是前方的阔筋膜张肌和后方的臀大肌的间隙。C. 髋关节前表面已经暴露清楚。图片上方的拉钩（即患者前侧）就置于阔筋膜张肌下，图片左侧的拉钩（患者头端）置于臀小肌的起始部下方。贴附于关节囊顶部的股直肌反折头已被镊子夹着。D. 股直肌反折头已被切断并带线标记。E. 刀片顺着股骨颈长轴行前关节囊切开。带线的地方即股直肌反折头的近断端。F. T形切开关节囊，横臂对着髋臼（近端）。G. Hohmann拉钩伸入关节囊内轻柔地牵引暴露股骨颈。

针临时固定。
- 在两个平面上透视确认复位效果。
- 解剖复位并临时固定妥，可置入最终固定器械（空心螺钉导针、滑动髋螺钉或头侧髓内钉导向器）。

置入螺钉
- 经皮固定的置钉技术已如前所述。
- 对于大角度的经颈型骨折（Pauwels 3型），在更垂直于骨折平面即接近水平位置打入一枚拉力螺钉，能提供更好的加压效果，对抗使骨折移位的剪切力。
- 对粉碎性或Pauwels 3型骨折，换以角稳定装置如滑动髋螺钉或头侧髓内钉能提供更好的力学稳定性。
- C臂机透视确认复位情况和内固定的位置。

切口闭合
- 包括修复关节囊，缝合股直肌反折头和闭合阔筋膜。
  - 分层缝合皮肤，无菌辅料包扎，术毕。
- 在患者苏醒前保持手术台仍无菌，同时配备便携式透视装置，这对应对苏醒室里可能出现的意外情况的处理很有帮助。

可选入路：Smith-Petersen入路切开复位内固定术

- 如前文描述那样将患者置于骨折手术台，C臂机透视确认后按无菌规范对髋和下肢消毒铺巾。
  - 近端大腿周围的消毒很重要。
- 术前给予抗生素。

切口和显露
- 切口开始于髂前上棘远端约1～2 cm处，朝向髌骨外侧缘。
- 切口向髌骨外侧缘延伸约8～10 cm。由于这种替代方法通常用于肥胖或肌肉发达的患者，因此切口通常较大以实现足够的暴露。
  - 切口近端可以沿着髂嵴延长，远端可延至髌骨外缘。
- 显露缝匠肌及阔筋膜张肌间隙（技术图3A）。注意不要损伤股外侧皮神经，通常它位于髂前上棘远端4～5 cm的筋膜内。
- 旋股外侧动脉的升支穿过两肌肉，可将其结扎增加显露。
- 分离开缝匠肌及阔筋膜张肌，可显露下方的股直肌和臀中肌。
  - 臀中肌可轻松向外侧拉开。
  - 股直肌有两个头：直头和反折头。直头止于髂前下棘，而反折头止于髋臼上缘和前方关节囊。
- 股直肌反折头通常与前方关节囊一同掀起，如需进一步显露，可将股直肌直头切断。

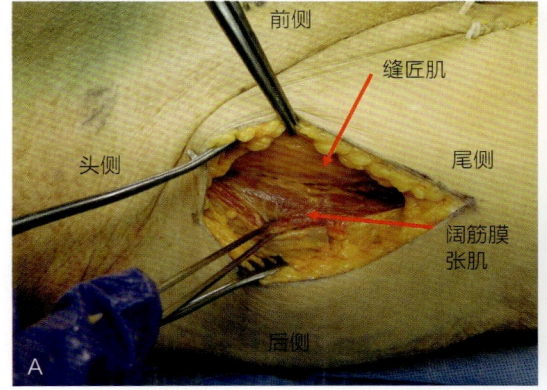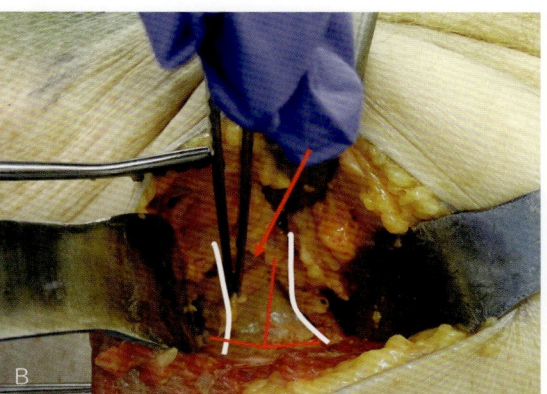

技术图3 A. 显示Smith-Petersen入路缝匠肌和阔筋膜张肌间隙。B. 关节囊已行T形切开，箭头指示股骨头和已暴露的股骨颈前方（经允许引自Drs. Robert V. O'Toole和Ted Manson）。

- 将关节囊自股骨颈外侧朝向股骨头方向切开(技术图3B)。
  - 钝性Hohmann拉钩可移入关节囊内,对股骨颈后方操作时要特别温柔,这一点要特别小心。
- 骨折端已清楚显露。
  - 必要时,将关节囊远端止于股骨颈基底部分予以切开,将关节切口变为粗略的H形(或I形)。
- 此操作仅在术野需要进一步显露时进行,应轻柔且谨慎,因这有损伤股骨颈基底部血管环的风险。
- 需另做外侧切口放置内植物,或者经皮入路来放置髓内钉(请参阅下一章节)。

头侧髓内钉固定

- 如前文描述那样将患者置于骨折手术台,C臂机透视确认后按无菌规范对髋和下肢消毒铺巾。
  - 近端大腿周围的消毒很重要。
- 术前给予抗生素。

切口和显露

- 于大转子顶端近侧数厘米距离,做3~4 cm长的小切口,以利髓内钉置入(技术图4)。
- 骨膜剥离器在切口轴线上钝性分离臀中肌纤维。
- 用骨膜剥离器或手指钝性分开,建立通道以利髓内钉入点。扪及大转子顶端,触及臀中肌附于大转子上的肌腱,注意保护。

进钉点和扩髓

- 使用大转子入点的头侧髓内钉,进钉点位于大转子边缘中点,透视确认之。
  - 进钉点应紧邻梨状窝外侧(技术图5A)。
  - 另外,用锥子也可获得合适的进钉点;对肥胖患者尤为有用。
- 扩髓前应对股骨颈进行解剖复位。
  - 若不能通过闭合方式获得解剖复位,应采用切开复位的方法。
  - 使用Smith-Petersen或Watson-Jones入路进行切开复位,前面已提及。
  - 置入防旋针维持复位(技术图5B、C)。
- 一旦复位毕,导入开口钻(技术图5D)。
  - 对于短钉,置钉前将进针区域扩髓。
  - 若计划用长钉,应用逐级递增的钻头,将髓腔扩至比髓内钉直径大1~1.5 cm。

近端和远端的交锁

- 若髓内钉已经置入合适的深度,向股骨头打入导针。
  - 对于只有1枚螺钉打向股骨头的髓内钉系统,使用多幅透视图像以确保导针尖端位于股骨头中心非常必要。
  - 对于那些有多枚螺钉打向股骨头的新式髓内钉系统,需协调好各枚螺钉的通路(例如,第1枚拉力螺钉应稍靠中线上方,避免影响靠中线下方的第2枚螺钉通道)。
- 测深器测量导针长度。
- 对旋转不稳定型股骨颈骨折,为对抗骨折端旋转,可以通过敲击打入抗旋转导针或螺钉(技术图6A)。
  - 很多髓内钉系统的导向器,允许钢针经鞘套置入,或者自身就含防旋螺杆。
- 导钻在股骨外侧皮质上开口,然后透视引导下钻入股骨头。
  - 在扩髓过程中,需要确认导针未进入盆腔,而且复位未丢失。
- 敲击打入拉力螺钉,再次透视确认,以确保复位未丢失。
- 置入拉力螺钉后,透视多幅图像排除螺钉穿入股骨头关节面下方的软骨下骨。
- 若有必要,置入远端交锁钉。
- 很多髓内钉系统配有防旋钉增加旋转控制,若有,有必要使用上。
  - 若需要加压,需将防旋钉拧松。根据笔者在用的髓内钉指南,用工具拧松1/4圈即可。
- 如上所述的,在患者未苏醒前应行合适的透视确认。若透视效果不好就拍摄X线片(技术图6B、C)。

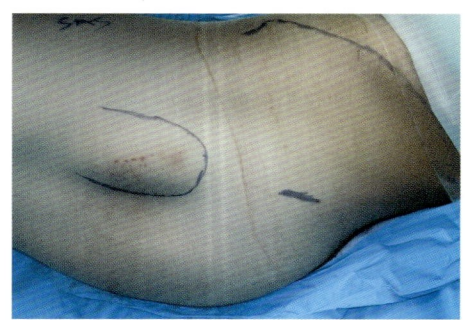

技术图4 头侧髓内钉技术的体表标志。髂嵴已被标记,大转子轮廓也已被画出。切口距大转子顶点近端数厘米远,位于股骨干轴线上。

第38章 股骨颈骨折的切开复位内固定及闭合复位经皮固定　383

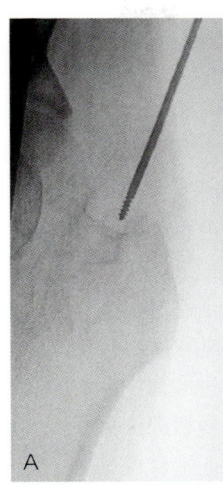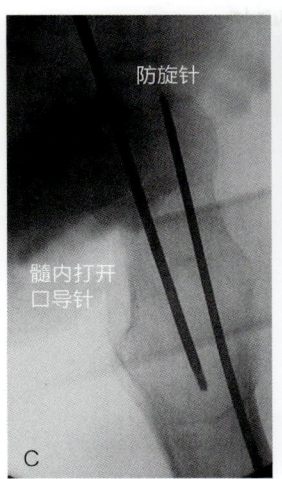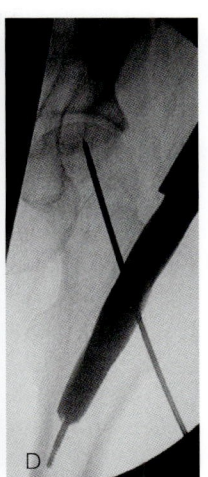

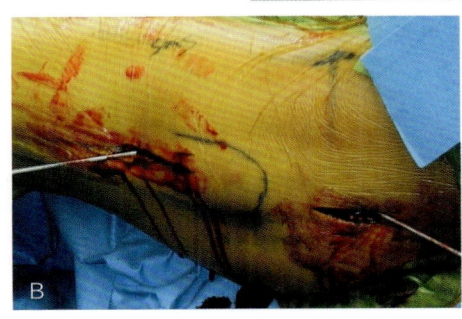

技术图5　A. 术中前后位透视示进钉点位于大转子内缘，在髓内钉通道的中轴线上。B. 通过延长远端切口置入起暂时稳定作用的钢针，以维持解剖复位。C. 术中侧位透视示导针和起暂时固定作用的钢针的放置。D. 术中前后位透视示防旋钉维持骨折复位下的开口钻的放置。

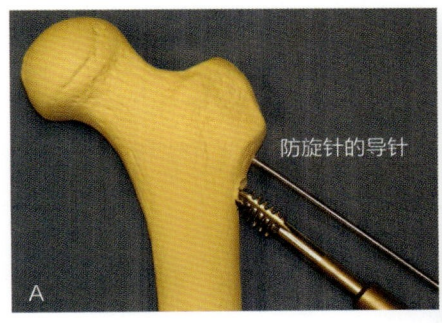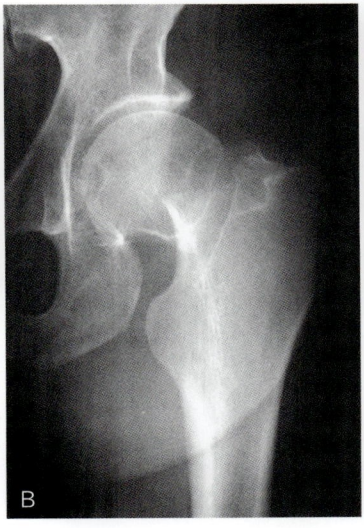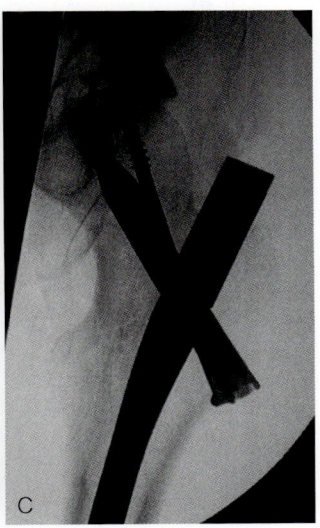

技术图6　A. 对动力髋螺钉或头侧髓内钉，置钉前，在导针的基础上加上防旋螺钉。B. 术前透视显示股骨颈骨折，骨折端移位。C. 术后行前后位透视，显示解剖复位并防旋钉和头侧髓内钉固定。

动力髋螺钉微创固定术

体位、复位及置入导针

- 按上文及第40章中所述将患者置于骨折手术台上。此外，为避免骨筋膜室综合征，笔者不使用健侧腿撑。在内收肌挛缩的患者，健侧下肢和髋无法充分外展，C臂机无法放置，需要使用第50章的健侧腿撑。各平面透视确认骨折复位。

- 与转子间和转子周围骨折不同,股骨颈骨折必须解剖复位才能获得足够稳定及愈合度。
- 与第50章介绍的技术不同,本方法即在透视及合适的角度导向器引导下,经皮戳孔插入导针(技术图7A)。
- 如第50章描述的那样,导针位于股骨头、颈中心(技术图7B)。
- 若骨折属旋转不稳定型(经颈型、粉碎性和严重移位型),为避免复位丢失,应经骨折端向股骨颈打入防旋针或防旋螺钉(技术图6A)。

切口和骨准备

- 切口由导针处开始向远端延长4~5 cm(技术图8A)。
  - 全层切开皮肤,直达骨面。
  - 用血管钳轻柔分开软组织,按二孔钢板的长度,用骨膜剥离器自导针入点向远端剥离侧方骨面的软组织。
- 测量导针长度。
- 扩髓至上述深度(技术图8B)。
  - 扩髓时应间断地透视确认,因为在导钻的牵引下导针可能会进入盆腔。

置入内植物

- 按标准方法沿导针置入拉力螺钉(技术图9)。
- 在置入导针后颈干角已经无法调整,但仍可以使用测量器测定术中角度,以选择合适的内植物。
  - 若钢板位置正确,通常是135°的钢板。
- 将钢板套入拉力螺钉尾部,轻轻拉开软组织调整钢板位置直至钢板与侧方骨质服帖。皮肤相当有弹性,并且稍加拉伸,即可轻松放置钢板。
  - 通过叫做"小烛台"的压紧装置的轻轻敲击,可完成接骨板的放置。
  - 二孔接骨板足矣。
- 如果拉力螺钉的卡槽与股骨干未完全平行,在大部分系统中,可以重新上T形手柄,且将钉板当作一个整体调整,直至两者服帖。
- 股骨干上通常只需要2枚双皮质螺钉。
- 如上面提到的,在患者未苏醒前应行合适的透视确认。若透视效果不好就拍摄X线片。

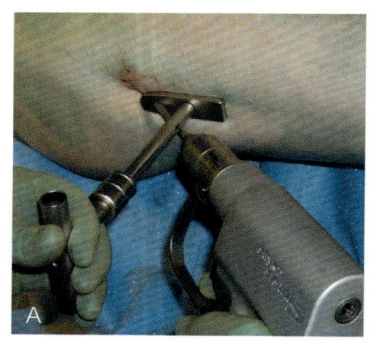

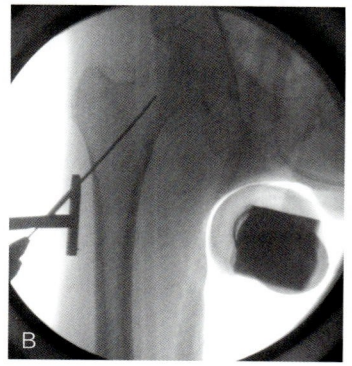

技术图7 A. 角度导向器帮助下经皮置入导针。将导向器于腿侧扶好,透视下看是否平行。B. 前后位透视显示经皮戳孔插入的导针。

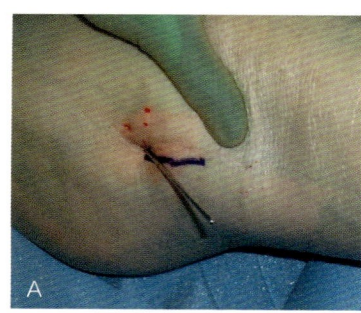

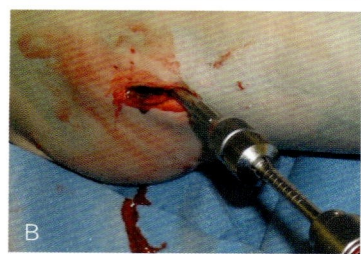

技术图8 A. 切口长4~5 cm,位于导针下方,已于图上标记。B. 使用空心导钻扩孔,为旋入拉力螺钉作准备。

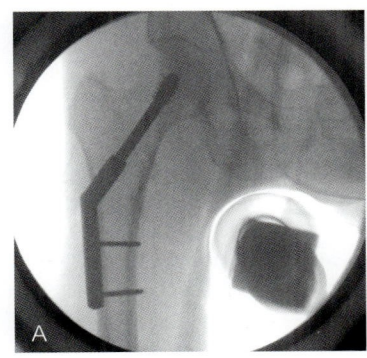 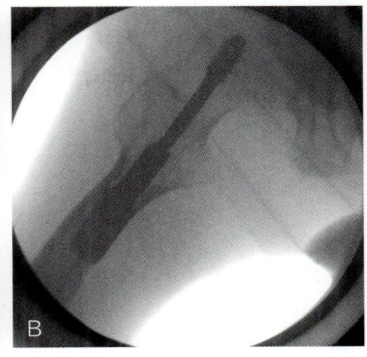

技术图9　A、B. 正侧位透视显示，复位后使用三孔接骨板固定。

要点与失误防范

成像	• 术前必须确认损伤类型。内旋的牵引位X线片有助于这一点，因为最初的X线片通常是外旋位拍摄的，可能难以解释 • 如果临床检查可疑，尽管X线片阴性，MRI筛查可排除隐匿性股骨颈骨折 • 尽管有争议，但所有股骨骨折的创伤患者都应考虑股骨颈的CT扫描
体位	• 骨盆旋转：要么用带骨折台的剪刀腿，要么将躯干从受影响的一侧倾斜，以防止骨盆倾斜 • 患者应该从肋骨下部到膝盖以下都铺上宽大的罩子，以便在出现问题时能够完全接触到股骨
复位	• 患腿内旋，可减少股骨颈向前移位 • 使用2.5 mm端螺纹克氏针和Schanz钉当手柄，有帮助骨折复位（通常在需要开口压下时使用） • 完全肌肉放松有助于复位 • 解剖复位是必要的。如果有任何复位不完美问题，则应采用切开复位的方法
固定	• 应避免在小转子下方进钉，以尽量减少股骨转子下骨折的风险 • 螺钉紧靠股骨颈皮质，尤其是下方和后方 • 对于大角度骨折（Pauwels 3型），术者应考虑使用额外的水平螺钉、滑动髋螺钉或头侧髓内钉 • 如果骨折粉碎或旋转不稳，术者应考虑放置滑动髋螺钉或头侧髓内钉 • 如果使用滑动髋部螺钉或头侧髓内钉，尖端－顶点距离应为25 mm或更小，计算公式为正、侧位上测量螺钉尖端到股骨头软骨下骨中心的距离，两者相加

术后处理

- 对于精神状态佳、固定牢靠的老年患者，可允许负重，以患者能忍受为度。
- 对于深静脉血栓预防治疗的时间和方法存在争议，但至少在住院期间应予以一定的预防措施。
- 术后24小时应使用第1代头孢菌素。

预后

- 老年患者1年死亡率约为20%[4]。
- 约50%的患者能恢复受伤前功能水平[3]。

并发症

- 移位型股骨颈骨折有16%的缺血性骨坏死发生率[2]。
- 移位型股骨颈骨折有33%的骨折不愈合率[2]。

（徐佳明　译，徐俊　孙玉强　审校）

参考文献

[1] Cummings SR, Rubin SM, Black D. The future of hip fractures in the United States: numbers, costs, and potential effects of post-menopausal estrogen. Clin Orthop Relat Res 1990;252:163-166.

[2] Lu-Yao GL, Keller RB, Littenberg B, et al. Outcomes after displaced fractures of the femoral neck: a meta-analysis of 106 published reports. J Bone Joint Surg Am 1994;76A:15-25

[3] Pajarinen J, Lindahl J, Michelsson O, et al. Pertrochanteric femoral fractures treated with a dynamic hip screw or a proximal femoral nail. J Bone Joint Surg Br 2005;87B:76-81.

[4] Rogmark C, Johnell O. Primary arthroplasty is better than internal fixation of displaced femoral neck fractures. Acta Orthop 2006;77:359-367.

[5] Verheyen CC, Smulders TC, van Walsum AD. High secondary displacement rate in the conservative treatment of impacted femoral neck fractures in 105 patients. Arch Orthop Trauma Surg 2005;125:166-168.

第39章 股骨近端髓内钉
Cephalomedullary Nailing of the Proximal Femur

Thomas A. Russell

定义

- 根据骨折部位的解剖和生理特点,股骨近端骨折分为以下4种类型:
  - 股骨头骨折。
  - 囊内型股骨颈骨折。
  - 经转子骨折(也称转子间骨折和转子周围骨折),该区域近端起自股骨颈囊外部分,远端达小转子基底股骨髓腔形成之前的部位。
  - 转子下骨折。
- 股骨近端髓内钉技术的进针点一般为梨状窝、大转子顶点外侧或者大转子顶点内侧。
  - 髓内钉近端锁定通常采用一至数枚头螺钉或刀片,与主钉交锁。
- 股骨近端髓内钉固定技术主要适用于关节囊外的股骨转子间骨折和转子下骨折。尽管这两种骨折的区域有时会有重叠,但是骨折的特点总是以某种类型为主。

解剖

- 从股骨头至股骨转子下这部分区域,解剖结构不同,发生骨折机制各异,影响着手术方式和时机。
  - 囊内型股骨颈骨折的预后需要避免股骨头坏死,这主要取决于旋股内侧动脉对骨折愈合以及股骨头血供维持的作用。
  - 相反,血供良好的转子周围区域的预后主要取决于坚固的骨松质区(股骨距或者Adam弓)完整与否,该结构从股骨头下方沿着Ward三角延伸至小转子[3,8](图1A)。在此,坚固的松质骨性结构转变为骨干髓腔起始处的管型骨性结构。
- 转子下部位由于其管状结构,股骨近端的短力臂构型以及局部相关肌肉的止点附着使其在骨折后局部承受股骨近端最大的应力,因而此处的内固定物也相应承受较大的应力。
- 止点位于大转子外侧的臀中肌以及止点位于小转子的

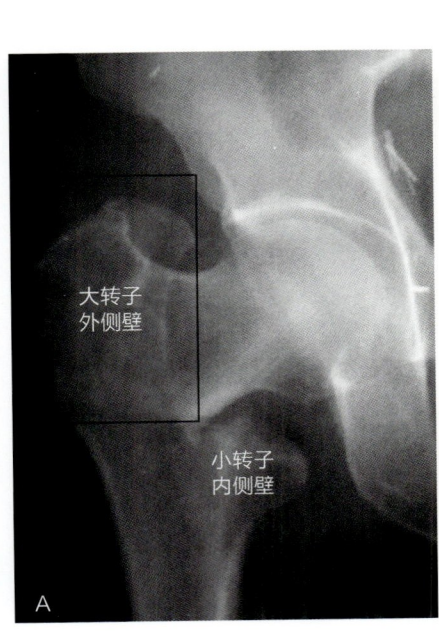

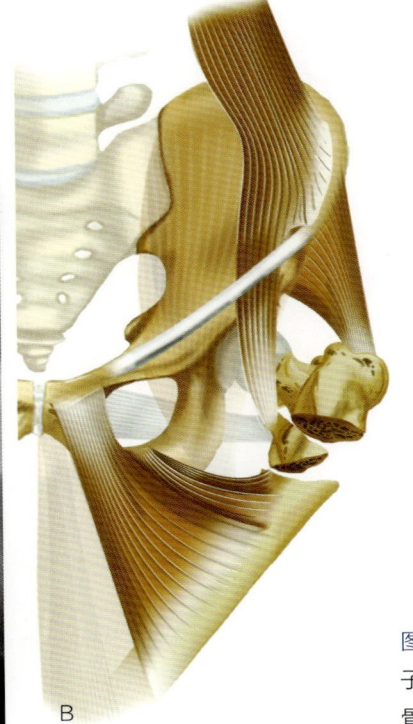

图1 A.股骨近端骨折放射学解剖,注意大转子、外侧壁、小转子和内侧壁。B.股骨转子下骨折后的畸形移位与周围的肌肉附着有关。

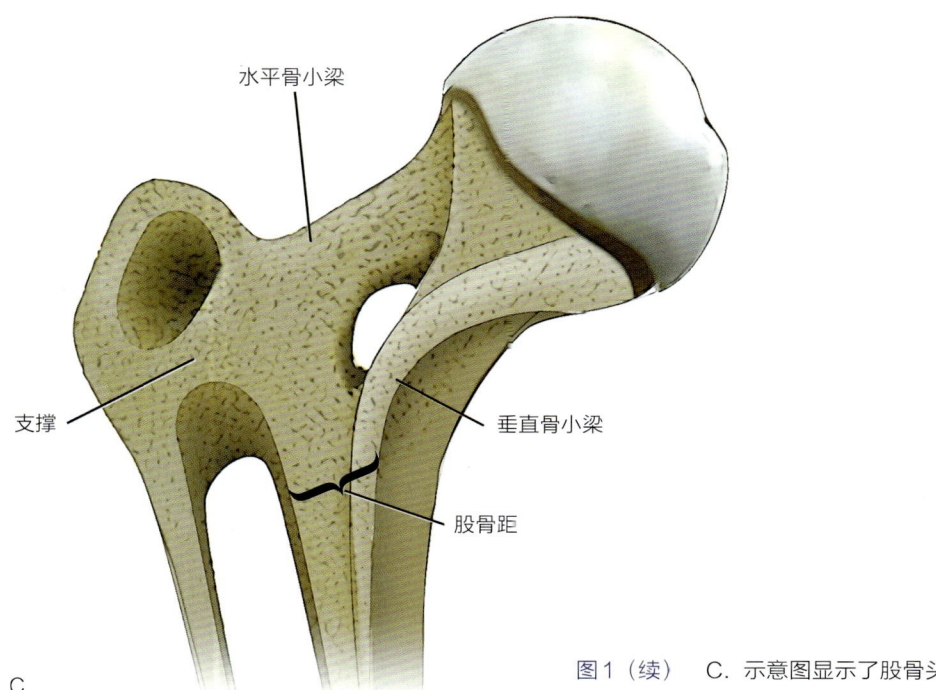

图1（续） C. 示意图显示了股骨头颈骨小梁的锤子模型。

髂腰肌是影响骨折移位以及术后功能康复的关键因素（图1B、C）。

发病机制

- 股骨近端骨折分为3种受伤机制：
  - 由低能量、原地跌倒所致转子部骨折主要集中在高龄患者（50～80岁），通常合并骨质疏松或肌肉萎缩。
  - 18～45岁的高能损伤患者，常由于交通意外或者高处坠落而致骨折，通常伴有明显的骨折移位或粉碎。
  - 病理性骨折，通常为肿瘤疾病进展的信号。

自然病程

- 对于完全骨折患者，由于保守治疗常常导致严重的肢体短缩或者髋内翻畸形，要想恢复良好的行走功能，通常需要手术。
- 对于50～80岁这个年龄段的患者，尽管采用常规技术进行手术，但术后功能恢复仍然不尽如人意。
  - 根据美国骨科医师学会（AAOS）的统计表明，50岁以上的患者，术后1年内的死亡率达24%，而且只有25%的患者获得了较为满意的疗效[2]。

病史和体格检查

- 对于髋部骨折患者的相关病史应该关注受伤机制，以便于了解需要固定的骨的质量以及高能量创伤中的其他相关损伤。

- 合并损伤或者前期疾病可能与骨折同时存在。对于发生晕厥而摔倒的患者，需要关注患者是否存在心血管疾病变或神经系统病变。
- 任何肿瘤或者恶性肿瘤疾病的病史，包括45岁以上女性患者的末次的乳腺X线检查和乳房体检以及40岁以上男性患者的末次前列腺检查的结果可能会提供骨折相关的发病原因。
- 问询患者平时用药情况，无论是违禁药物还是处方药物，都是会影响麻醉、术后疼痛和康复管理的一个重要因素。
- 对于在家中护理或者私人机构送至的患者，需要仔细检查是否有潜在的护理疏忽或者虐待经历。
- 移位骨折的临床表现主要是受伤肢体的短缩、旋转畸形（与对侧对照）及髋关节活动时由于骨折造成的局部疼痛及骨擦音。
  - 肢体的短缩、旋转畸形是由于髋部肌肉的牵拉作用和骨折的移位导致的内翻畸形所致。
- 体检还包括Lippmann试验（叩击骨骼听诊），音量或音调的降低提示骨折存在。髌骨、股骨或者骨盆周围关节面的连续性中断，都将影响声音传导至骨盆或髋部。
- 因血肿而产生的肿胀和瘀斑是损伤的常见体征，通常不会马上表现。
- 破溃、Morel-Lavallée损伤（骨盆周围皮肤脱套）或压疮可能妨碍手术入路。
- 囊外的股骨近端骨折，出血渗出可至周围软组织。

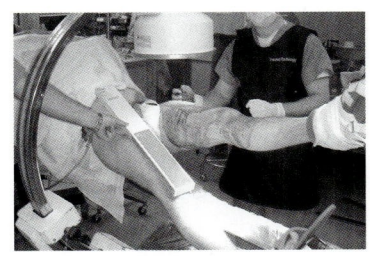

图2　术中将未拆包装的髓内钉与健侧股骨一起透视,以估计所需髓内钉的长度。

影像学和其他诊断性检查

- 需要X线片检查,包括骨盆正位和伤侧髋部的正位片,用于诊断和术前手术规划。
- 若考虑使用长髓内钉,正侧位片应包括患侧股骨全长,包含膝关节。要特别关注股骨的前弓和髓腔的直径。
- 移位骨折的患者一般不需要CT及MRI检查,但是这些检查有助于诊断不全骨折以及高能量损伤后不典型的骨折。
- 怀疑为病理性骨折时,MRI或者考虑全身PET扫描应作为诊断筛查。
- 术中或术前在牵引状态下进行拍片或C臂机透视,有助于了解复杂骨折的累及范围。
- 对于复杂骨折,术中在C臂机透视下测量健侧股骨长度,有利于正确选择髓内钉的长度(图2)。

鉴别诊断

- 关节炎引起的疼痛(骨性关节炎、类风湿关节炎、感染性关节炎)。
- 股骨近端骨不连。
- 病理性畸形(如Paget病、髋部纤维结构不良)。
- 耻骨支骨折。
- 髋臼骨折。
- 邻近的股骨骨折。
- 骨折合并髋关节脱位(非常少见)。

非手术治疗

- 对以下患者来说,非手术治疗是最佳选择:疼痛可以用镇痛方法或休息来控制的无法行走或慢性痴呆的患者;在疾病终末期预期寿命不超过6周的患者;存在阻碍手术实施且无法治疗的内科疾病的患者;有活动性感染不能进行内固定手术者。
  - 已有文献报道,行MRI检查明确诊断的股骨转子间不完全骨折,在部分患者中使用保守治疗可以获得骨折愈合[1]。
- 保守治疗必须加强护理,反复翻身避免压疮,重视营养和体液环境稳定,合理的镇痛或者麻醉药物控制疼痛。在疼痛可以承受的情况下,伤后7~14天可以协助患者自床上移至凳子上,注意给予患肢细致的保护和抬高。不充分镇痛可以引起痴呆,增加并发症。
- 伤后3周,骨痂的形成会大大减轻肢体活动所引起的疼痛,伤后6周即可协助患者坐轮椅或躺椅。
- 移位骨折采用保守治疗后,患者可有行走功能[17]。

手术治疗

- 如果决定采用手术治疗,一旦患者的代谢、血液学及主要脏器的不稳定得到纠正,即应实施手术,通常大部分患者在伤后24~48小时内进行手术。
  - 根据文献并不能确证超过这个时间处理患者,其死亡率就会增高,但从患者承受的痛苦和医院运转的效率角度而言,手术应及时实施。

术前计划

- 常规需要拍摄骨盆及伤侧髋部的正位X线片。对于复杂的髋部骨折,在牵引状态下拍摄侧位和薄层X线片很有帮助。髋部骨折形态具有三维特点,尤其在高能量损伤中几乎总是如此,因此术前摄片需要涵盖股骨全长,以便评估整个股骨受累的情况,估计内植物的长度和直径,避免遗漏股骨的其他损伤。
- 尽管手术的难易程度与骨折的不稳定征象有关,转子间骨折以及转子下骨折分型对临床却并没有太大帮助[9]。
  - 骨折不稳定征象包括:后内侧较大分离骨块、股骨颈基底部骨折、反转子间骨折、有移位的大转子或者外侧壁骨折。
  - 文献中常用的分型方法包括Evans分型、Kyle分型、AO/OTA分型或Russell-Taylor分型。
- Russell-Taylor分型是基于股骨近端解剖部位的分型,对选择内固定比较有用。首先,根据骨折是否累及大转子(外侧壁)分成:Ⅰ类(大转子无骨折)和Ⅱ类(大转子有骨折)。其次,根据小转子区域内侧皮质的稳定性分成:A型(内侧皮质可恢复稳定)和B型(内侧皮质骨折不稳定)[22](图3)。
  - ⅠA型骨折实际上是小转子下方5 cm以内的高位股骨干骨折,一般采用常规交锁髓内钉治疗,术者可以采取梨状窝或者大转子开口的髓内钉均可。
  - ⅠB型骨折为骨近端的干-干骺端结合部位的骨折,外侧壁保持完整,而内侧股骨距或者小粗隆粉碎,内侧失去稳定性,一般采用近端髓内钉,如重建钉系列或Gamma钉系列均可,术者可以采取梨状窝或者大转子开口。

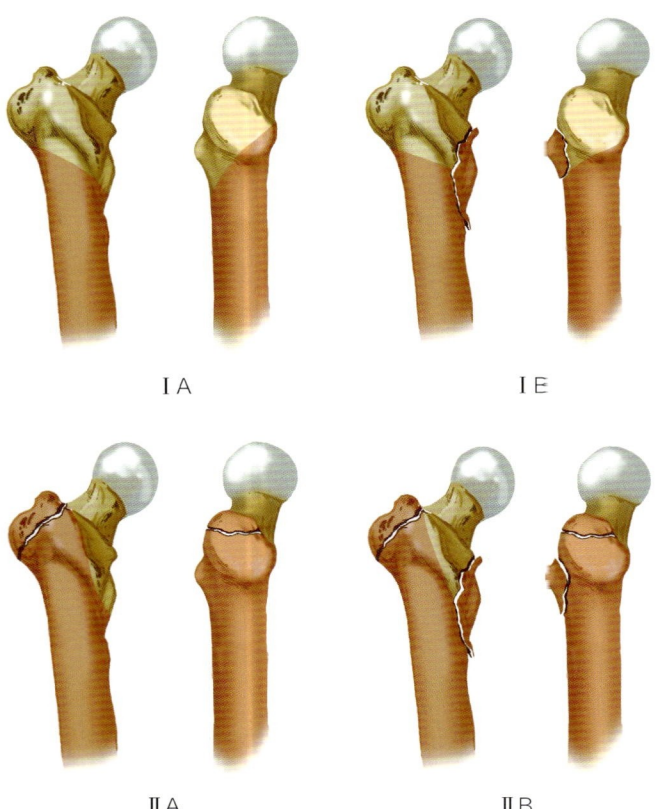

图3　Russell-Taylor分型法：ⅠA型实际上是小转子以下5 cm以内的高位股骨干骨折；ⅠB型为股骨近端干－骺结合部骨折，但内侧壁因骨折粉碎而不稳定；ⅡA型骨折累及大转子和外侧壁，但内侧皮质可以恢复稳定性；ⅡB型骨折累及大转子区域，内侧皮质不稳定，因此骨折稳定性很差。

- ⅡA型骨折累及大转子和外侧壁，而内侧皮质可以恢复稳定性；反转子间骨折归于此类型。如果大转子有移位，通常需要采取开放复位并固定；如果选用髓内钉固定技术，推荐采取在大转子开口的近端髓内钉，梨状窝开口的髓内钉对骨折近端可能固定不牢。而此类骨折采取间接复位技术并结合转子区域的支撑钢板固定可能更为理想，尤其是当大转子骨折向近端移位时[11]。
- ⅡB型骨折累及大转子区域并且内侧皮质稳定性由于小转子区的破坏而丧失，因此稳定性最差。其治疗推荐采用大转子开口的近端髓内钉，如果大转子粉碎，髓内钉无法控制近端骨块的稳定性，可以使用股骨近端锁定钢板。如果股骨颈前方骨块粉碎，在使用股骨近端锁定钢板固定之外，再辅助前方骨块

的复位和固定[5]。

- 术前和术中出现的逆转子骨折和外侧壁骨折，如果采用髋部滑动加压钢板固定，极易发生继发移位和复位丢失。该装置的滑动加压特性导致的内固定失效表现为头颈长度过度坍塌以及股骨干内移。尽管内固定依然有效，但因此导致的畸形会影响患者的功能康复。术者必须具备区分转子间骨折稳定还是不稳定的能力，否则错误的判断是内固定失效的一个原因。这会导致出现不稳定的骨折畸形复位以及忽视内植物固定处的股骨干和股骨头的骨质减少，从而引起内植物－骨界面间固定的失效[7,16]。
- 因为各种器械产品的颈干角和直径不同，术前必须精确测量伤肢的这两项指标，以便选择合适的髓内钉。另外一个术前需要仔细考虑的指标就是长髓内钉的曲度。一般来说，带有1.5~2米半径弧度的长髓内钉适用于大多数患者，但是鉴于有文献报道远端髓内钉穿出骨皮质的病例，因此必须注意患者是否存在股骨远端1/3处曲度过大或股骨远端尚有第3个曲度的可能[14]。
- 股骨近端髓内钉的设计包括股骨头固定和股骨干髓内固定两部分装置（图4）。其开口可在梨状窝或转子部，从正位来看，前者的髓内钉末端为直行的，后者的髓内钉近端向外侧成角。
  - 目前流行的转子部开口髓内钉在小转子以上部分带有4°~6°的外侧成角，更有利于近端骨折解剖复位[15]。
- 重建钉（有两枚螺钉打入股骨头内，TriGen 和 Russell-Taylor 重建钉，Smith & Nephew, Memphis, TN）的优点在于螺钉头部直径较小（平均13~15 mm），有梨状窝开口及转子部开口两种设计。而传统的转子部开口髓内钉（Gamma 钉, Stryker-Howmedica, Mahwah, NJ），髓内动力髋螺钉（IMHS; Simth & Nephew）和转子固定髓内钉（TFN; DePuy Synthes, Warsaw, IN）只有一枚直径较大的股骨头固定螺钉或者刀片，而近端股骨干的钉径为16~18 mm。
- 新一代的转子部开口髓内钉的头钉直径减少为12~15.5 mm，有利于保留股骨头内更多的骨量，避免外侧壁区域过度的骨量丢失。
- 股骨头部的固定亦采用了新型设计，如限制重建钉系列中股骨头内双螺钉的移动以便最大限度降低双螺钉的"Z字效应"（Targon PFN, Braun, Bethlehem, PA），股骨头内双钉组合交锁设计（InterTAN, Simth & Nephew）可以提高骨折对抗移位和旋转的能力。

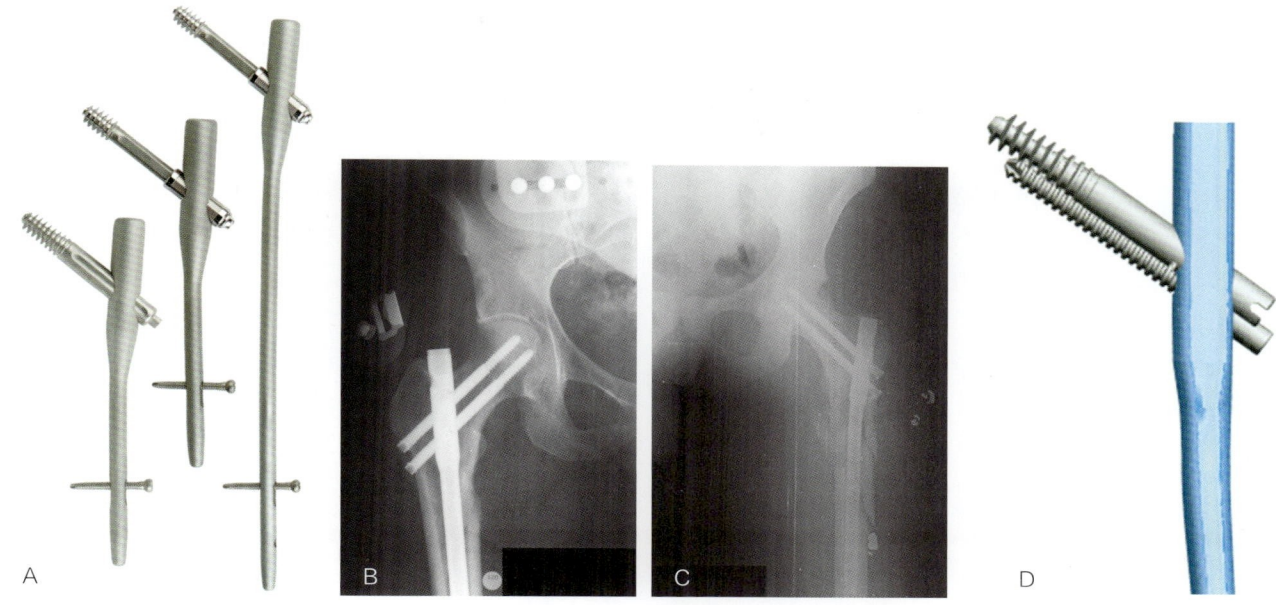

图4 Smith&Nephew公司的近端髓内钉。A. IMHS的Gamma钉。B. 梨状窝开口设计的TriGen重建钉。C. 大转子开口设计的TriGen重建钉。D. 组合交锁InterTAN髓内钉（图A、D经允许引自Smith&Nephew, Inc., Memphis, TN）。

体位

- 股骨近端髓内钉技术需要可透视骨折手术床同时配备C臂机透视系统。
- 尽管侧卧位对于逆转子骨折固定比较有利，但一般还是采用仰卧位，因为在同样的牵引装置下，仰卧位更容易摆放，透视也更方便。
- 笔者倾向于采用双侧足部牵引，保持双下肢剪刀位和伸膝位。如果合并膝、小腿及足部其他损伤，可采用股骨远端骨牵引或胫骨结节牵引。
  - 患侧肢体略抬高，屈髋20°～30°，健侧保持20°～30°后伸位。
  - 沿身体纵轴牵引肢体，避免髋内翻畸形。
  - C臂机从健侧置入，与患肢保持平行，中心点位于股骨中央，便于向头侧和尾侧移动，以获得良好的股骨干和股骨头正侧位像。
- C臂机这样摆放，如果要拍摄真正的髋部正位片，C臂机应过顶旋转10°～20°；如果要拍摄真正的髋部侧位片，C臂机应旋转超过水平面15°～30°（图5A～C）；侧卧位也应将C臂机做相应调整（图5D）。

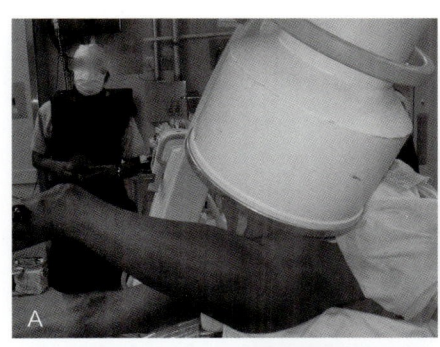
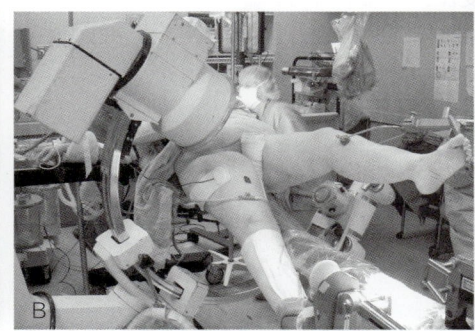
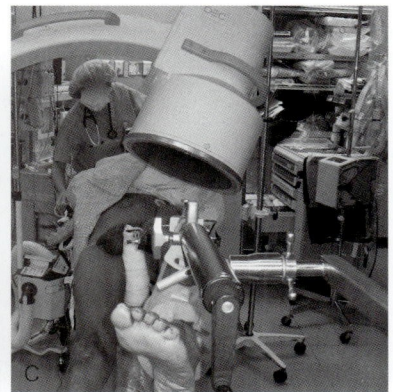
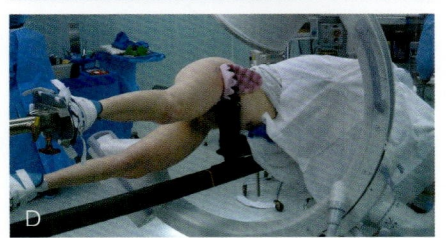

图5 A. C臂机过顶位拍摄真正的正位片。B. C臂机侧位拍摄真正的侧位片。C. 双下肢剪刀体位及C臂机摆放使之垂直于患肢。D. 侧卧位状态下C臂机的摆放。

入路

- 所有股骨近端顺行髓内钉的手术入路都是相同的。
- 切口长3~4 cm，位于大转子上方2 cm，正对大转子的中1/3。
  - 肥胖或肌肉发达的患者，可经髂前下棘画一条横线，然后在外侧皮肤放置一个透视下可显影的标记进行真正的侧位透视，来确定切口（图6）。
- 注意此入路不应损伤臀中肌，术中避免过度牵拉和分离。术者在插入器械和扩髓过程中，应切记保护软组织。

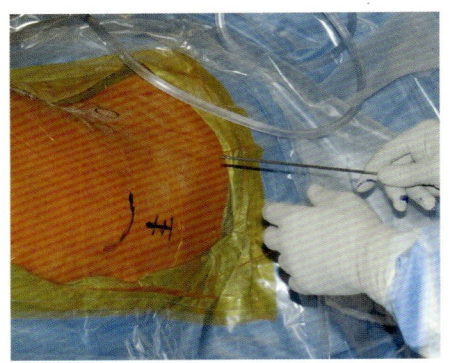

图6　切口选择时可参考髂前下棘的位置。

骨折复位

- 骨折的良好复位意味着手术成功了一半，笔者常采用的是四步法：
  - 会阴部采用立柱阻挡后，通过骨牵引或者经足靴的牵引，获得由后向前的作用力，初步纠正骨折向后成角。
  - 通过调整足靴，使髋前屈，转子间骨折时屈曲20°~30°，转子下骨折时屈曲30°~40°，如此可维持髋部由后向前的持续牵引力（技术图1A）。
  - 牵引方向与身体同轴以恢复肢体长度，禁止内翻。
  - 通过旋转骨折远端，恢复与骨折近端的正确对线：大多数转子下骨折需要外旋5°~15°，而转子间骨折者需要外旋10°或内旋15°，这是由于股骨颈前倾角个体变异比较大所致[5]。
- 正侧位透视确认力线对合良好，确保腹部、盆腔与手术台之间有足够的操作空间，以利于接下来穿导针、扩髓、置入髓内钉等操作进行。可以用一个3 L的盐水袋抬高骨盆以利于器械操作。
- 进一步的精确复位可借助于髓内钉装置或者经皮操纵杆或者顶棒来进行（技术图1B、C）。
- 如果此时发现复位不理想，应调整C臂机的角度再次透视确认，并通过调整牵引的重量纠正复位，不能盲目进入下一步扩髓的操作。
- 如果使用操纵杆及经皮骨钩不能复位（技术图1D），术者就应该考虑切开复位，并采用髋部的Watson-Jones入路的远端部分来进行复位操作（技术图1E~I）。
- 由于血管位于内侧，术者应避免分离内侧软组织。对于冠状位骨块，通常一道钢丝环扎即可，不必使用多根钢缆或者钢丝。在髓内钉置入的过程中，复位钳及其他复位工具始终维持骨折的复位。

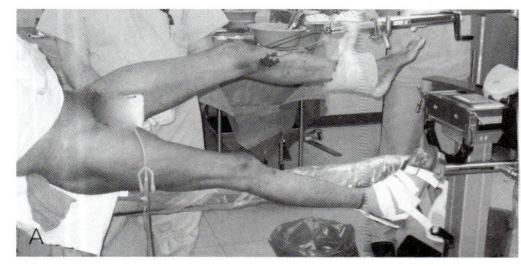 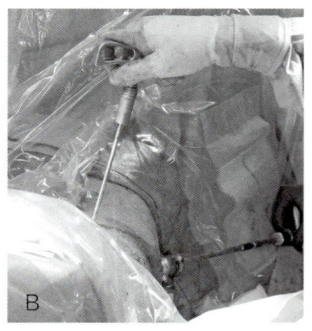

技术图1　A. 通过牵引，产生由后向前的作用力，使前方皮质对位，同时屈曲远端骨块使其与近端对位，然后持续纵向牵引。B. 经皮将Schanz钉打入骨折近端，作为操纵杆进行复位操作。

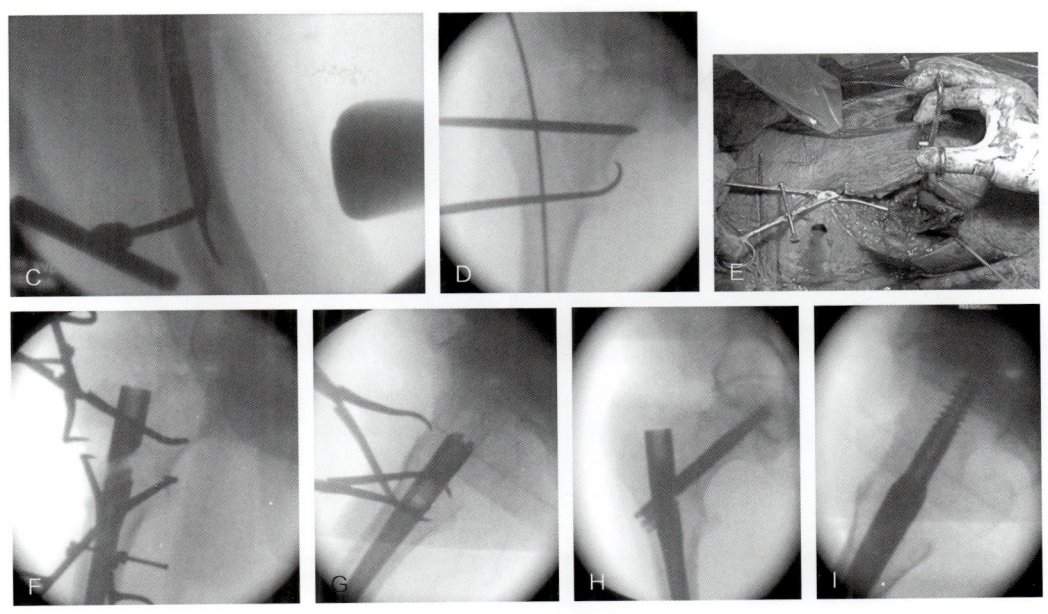

技术图1（续） C. 经皮操纵杆应偏心放置，以利于随后使用复位器械。D. 经皮操纵杆和骨钩的联合应用。E. 对难复型高能量髋部骨折，采取Watson-Jones入路，使用2把复位钳进行复位。F. 开放复位后正位X线片。G. 开放复位后侧位X线片。H、I. 完成复位和固定后的正、侧位像。

精确入口位和钉道控制

- 股骨近端髓内钉的微创理念是基于以下三个方面，以便在尽可能获得良好对位的同时，最大限度地保护骨与软组织[21]：
  - 精确的入口位。
  - 钉道控制。
  - 入口位软组织保护。
- 无论所选用的髓内钉是改良的大转子入点还是梨状窝入点，精确的入口位都是确保骨折准确对位的首要环节（技术图2A、B）。
- 股骨近端全部为硬的骨松质结构，上至股骨头，下达小转子下缘，再往下才是髓腔。
- 钉道控制技术是在硬的骨松质内做出一个精确的髓内钉钉道，以保证骨折在正位和侧位上的准确对位。
  - 正确的钉道与股骨近端的前外侧皮质平行，使髓内钉紧贴着坚硬的骨皮质（技术图2C）。
  - 错误的钉道将导致插钉时力线异常，只依靠骨松质难以控制髓内钉的方向，可能会使髓内钉偏向后侧皮质，使近端骨折块出现屈曲畸形（技术图2D、E）。

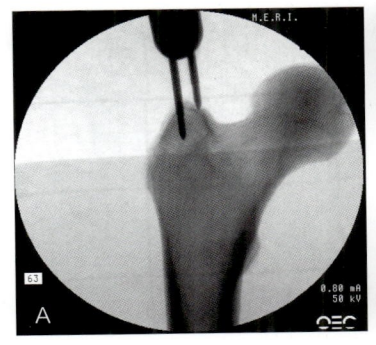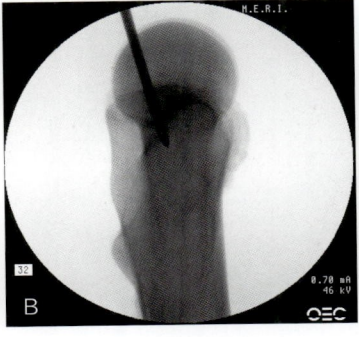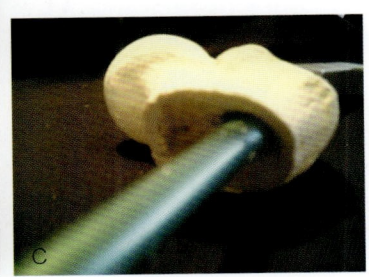

技术图2 A. 入口的位置，内侧导针为大转子顶点内侧入点，外侧导针为大转子顶点外侧入点。B. 梨状窝入点的侧位像，若是转子入点，应位于股骨头中线略偏前的位置。C. 髓内钉位于股骨近端的前外侧。

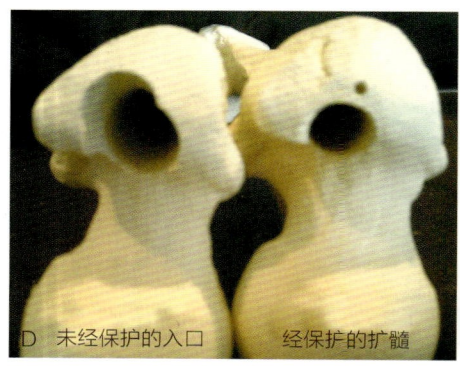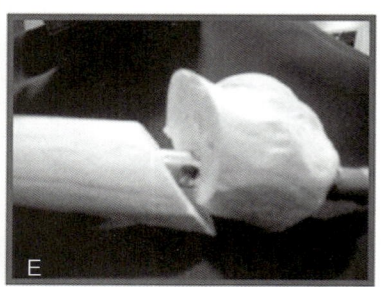

技术图2（续） D、E. 错误的近端钉道。D. 与精确的入口位相对比，偏斜的入口位在扩髓后皮质受到磨损。E. 钉道偏后，造成骨折近端屈曲畸形。

入口位确认及针道保护

- 一旦钉道建立，即应保护开口处骨质及大转子外侧壁，以免被随后的复位和扩髓的操作损伤。
  - 通常患者采用仰卧位，在近端股骨的扩髓过程中，会产生后外侧皮质的磨损。因此，置钉后容易造成近端屈曲畸形以及内翻畸形。
- 使用蜂窝套筒导向器逐步确定钉道，有利于髓内钉的顺利插入（技术图3A~C）。
- 已见报道的入口位有3种[18]：
  - 大转子顶点外侧开口，适用于近端向外侧成角6°~10°的髓内钉。这种置钉方式已经逐步淘汰，因为有较多并发症如进针点处骨折和扩髓磨损所致髋内翻畸形和外展肌损伤。如果患者最终需要行全髋关节置换术翻修，其转子区域的并发症与之有关[16]。
  - 大转子顶点内侧开口，适用于近端向外侧成角4°~6°的髓内钉，这是目前推荐的转子区域进针方式。
  - 梨状窝开口，适用于直钉插入，是转子下区域骨折的进针方式。
- 将导钻系统插入到大转子区域时，注意保护软组织。用一枚3.2 cm直径的导针插入大转子外侧部骨质，深5~10 mm。
  - 这是一个蜂窝套筒导向器，可以通过选择不同的定位孔来精确置入最终的导针。
- 最终的导针位置在正位像上，大转子内侧入点的导针要位于大转子顶点内侧，大转子外侧入点的导针要位于大转子顶点外侧（见技术图2A），梨状窝入点的导针要位于股骨颈上缘的最低点，大转子的内侧。侧位像上，三种入点的导针都要位于股骨颈中央。
  - 导针插入10~15 mm深，在下一步的钉道形成之前不必强求导针与髓腔方向一致。

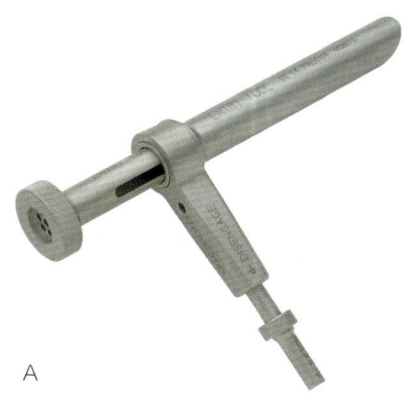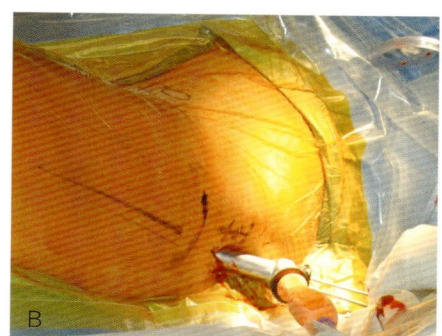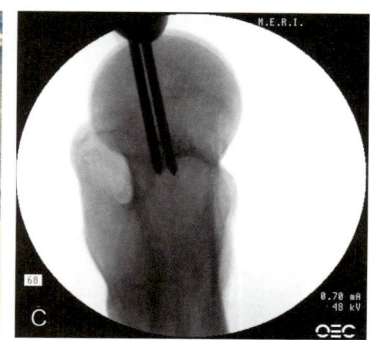

技术图3 A. 开口装置，具有蜂窝状导向结构的定位孔，可以调整定位针的位置（TriGen）。B. 插入开口装置。C. 利用蜂窝状定位孔使用2次导针定位技术，精确选取开口位点。

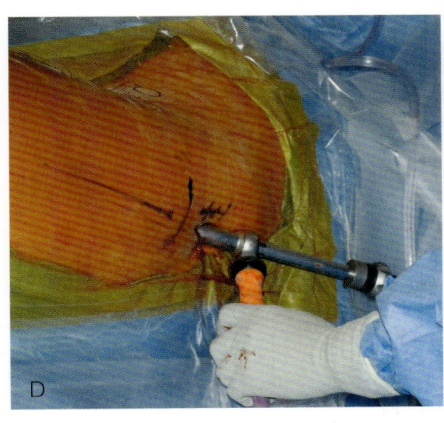 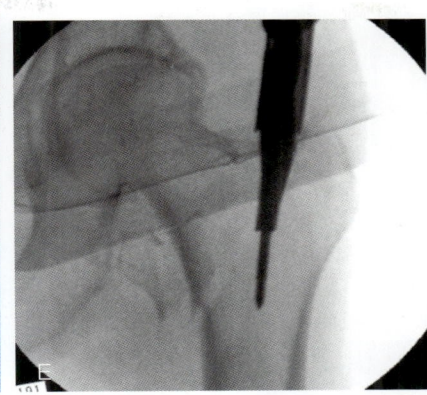 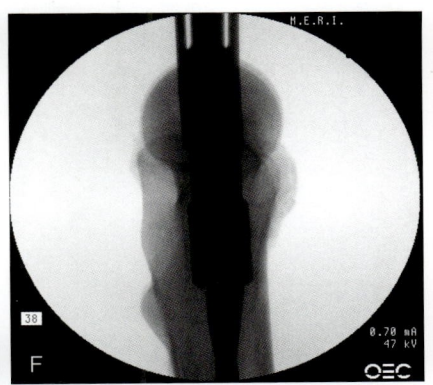

技术图3（续） D. 通过软组织保护套筒，从开口处插入扩钻进行开口扩髓。E. 大转子顶点内侧入点的钉道正位透视。F. 侧位片显示正确的开口扩髓位置位于前外侧（图A经允许引自Smith&Nephew公司）。

- 如果导针插入过深，将影响扩髓方向，引起内翻畸形。这是因为导针具有弹性，在患者仰卧位手术时，由于外侧软组织的干扰，导针插入后容易处在内翻位。侧卧位的一大优势就是导针和髓腔方向一致，便于导针插入。
- 在保护套筒保护下，使用空心硬扩沿导针扩髓。推荐使用定制的尖端带有切割能力的硬扩扩髓，其直径与髓内钉近端形态匹配（技术图3D）。
  - 硬扩指向小转子下缘的髓腔中心点（技术图3E）。
  - 逐步向远端扩髓，确保钉道不会偏斜。
- 扩髓20 mm时，透视侧位片确认钉道位置。
  - 在股骨近端，硬扩应平行前侧骨皮质。在扩髓过程中如果发现位置不对时，应及时调整硬扩，以免发生内翻畸形。
- 扩髓至此后，应利用牵引床调整骨折远端位置，纠正颈干间的成角畸形。
- 继续扩髓，直至进入小转子下方水平的髓腔内（技术图3F）。
- 将扩髓器的内芯取出，保留外套管，以便在下一步中保护开口及钉道。

骨折复位及扩髓

- 将骨折复位器（TriGen）或类似的弧形空心装置沿已经准备完毕的近端钉道插入，至骨折处时通过调整骨折复位器的方向，进入骨折远端的髓腔，并同时调整合适的力线（技术图4A）。
- 如果拟使用长的髓内钉，需要插入一根长导针直至膝部，透视确认导针没有撞击股骨远端的前方皮质。
  - 导针远端的理想位置应到达股骨远端骨骺闭合处，且正侧位透视均应位于髓腔中心位置（技术图4B）。
- 退出复位器，保留导针。
- 测量所要选用的髓内钉的长度，需要考虑骨折端缝隙和髓内钉最终位置对测深的影响。
- 股骨干扩髓，扩髓直径以大于髓内钉直径1 mm为宜（对于前弓过大者需要大2 mm）（技术图4C）。
  - 股骨近端需要使用开口器扩过，但是术者还是需要再次确认髓内钉近端直径以便顺利置钉。
- 退出扩髓器，插入髓内钉（技术图4D）。
  - 对于长髓内钉，可以先将髓内钉向前方旋转90°，最大限度减少股骨近端的侧向应力，便于髓内钉顺利插入。在插入一半后，再将髓内钉旋到固定股骨头所需的前倾角的位置，直至完全插入。
  - 髓内钉插入最后5 cm之前，需要放松远端牵引，恢复骨折端接触对位，矫正旋转畸形。
  - 大多数瞄准器上带有参考标志，以便在C臂机侧位图像上确保瞄准器和股骨头方向一致。同理可以确认股骨头螺钉的深度，以获得最佳的股骨头部固定。
  - 取出长导针，远端锁定。
- 根据所选用髓内钉的不同，近端锁定方式各异，但大多数设计都要尽量将锁钉置于正侧位股骨颈中心。
  - 对于近端两枚螺钉设计的髓内钉（例如重建钉或者InterTAN），头颈端下半部需要留有足够空间以供第二枚头螺钉置入，但是对身材矮小的患者应慎重使用。

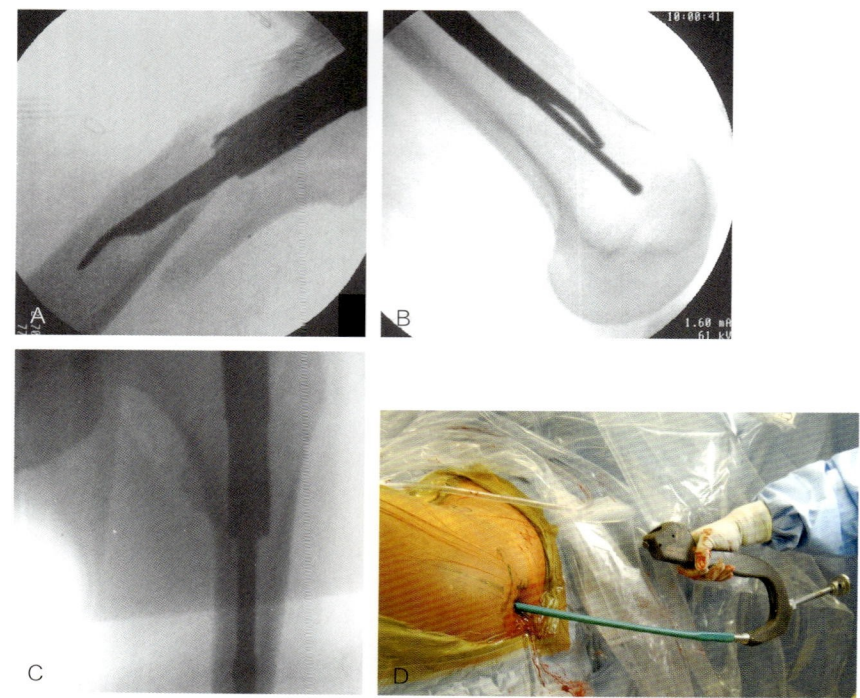

技术图4　A. 通过扩髓套筒插入复位器，透视侧位像。B. 复位器引导下插入导针，注意避免碰撞前侧骨皮质。C. 通过扩髓套筒股骨干部扩髓。D. 插入髓内钉。对于大转子进针的髓内钉，在最初30%～50%插入过程中，术者可以利用钉的弧度，使之朝外便于操作。但之后应将钉旋转至正常的前弓位置，与股骨干的解剖弧度相匹配，才能顺利完全插入。

单螺钉（单钉装置）设计的髓内钉（Gamma, Stryker；IMHS, Smith & Nephew；TFN, DePuy Synthes）

- 导针位于股骨颈中央，深度可达股骨头软骨下骨5 mm以内，确认骨折复位满意后，测量深度。
- 如果术者希望加压（通常5 mm），可扩股骨头螺钉钉道并选择使用一个较测量深度短5 mm的头螺钉，注意对于TFN来说，不需要扩股骨头部分。
- 拧入合适长度的头螺钉，透视正侧位确保位置良好（技术图5A）。
- 有一些髓内钉的钉尾部有内螺纹，可以拧入螺钉维持对头螺钉的加压和锁定（技术图5B、C）。

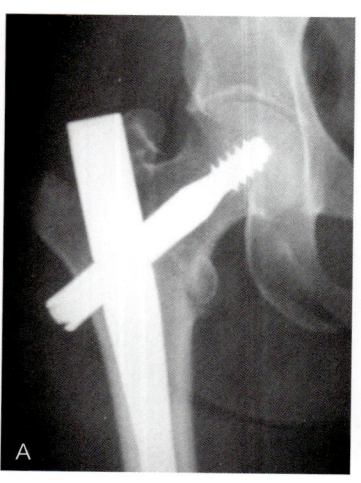 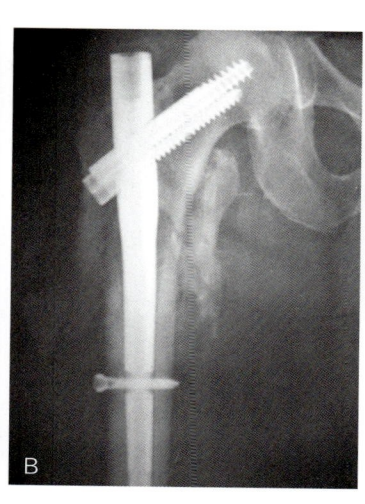 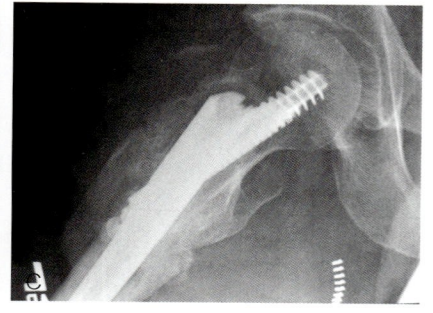

技术图5　A. Gamma钉术后正位片，大转子顶点外侧入点，近端锁钉位于股骨头中央。B. 使用短InterTAN髓内钉治疗Russell-Taylor ⅡB型骨折，术后正位片。C. 侧位片。

双螺钉设计的重建钉系统（TriGen）

- 术者利用连接到髓内钉的近端瞄准器，首先打入双螺钉系统中远端螺钉的导针。该导针需紧贴股骨距，且位于股骨颈下缘上5 mm，侧位透视位于股骨颈中心，尖端在股骨头软骨下5 mm（技术图6A）。
- 经瞄准器打入近端螺钉的导针。该近端螺钉的导针应接近股骨头中央，与远端螺钉的导针平行。C臂机确认导针的位置。
- 钻孔和扩髓后，选择合适长度的远端头螺钉并置入（技术图6B）。
- 同理拧入近端头螺钉，正侧位X线透视确认螺钉位置良好（技术图6C）。
- 在拧紧加压螺钉之前需要放松牵引，以利于完成骨折端加压。

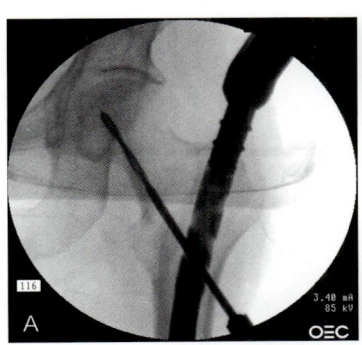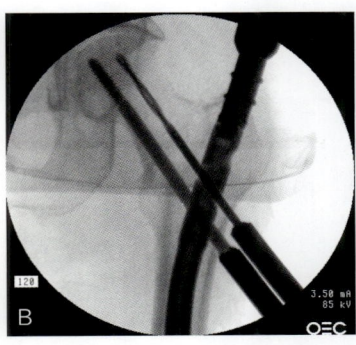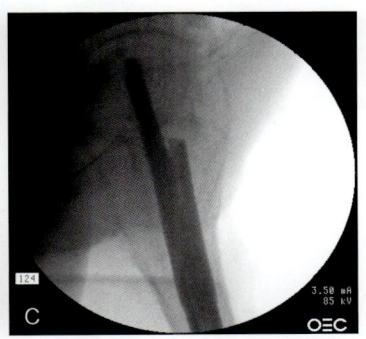

技术图6 A. 大转子顶点开口设计的重建钉，首先沿股骨颈内侧钻入的远端螺钉的钻头。B. 首先置入远端的拉力螺钉。C. 置入头部螺钉后侧位透视像。

组合螺钉设计的股骨近端髓内钉（InterTAN）

- 前面所述几项髓内钉设计，是通过装置顶着外侧皮质拉头螺钉以达到骨折端加压的效果。而此项设计是以一种齿动装置将主钉向内侧推移，同时将股骨头和颈拉向主钉来达到加压目的（见技术图5B、C）。
  - 理论上来讲，此设计技术增加了股骨近端旋转及侧方稳定性。
- 将3.2 mm导针沿瞄准器的上定位孔打入股骨头内。导针应位于股骨头中央，尖端到软骨下骨5 mm以内。透视下确认其深度及前倾角（技术图7A～C）。
- 通过瞄准器上的下定位孔，使用带梯度的钻头进行外侧皮质的钻孔，这有利于去除螺钉通道内的碎骨以及头部双螺钉的机械咬合。换用螺钉钻钻孔，深度为之前导针尖端的5 mm以内（技术图7D）。
- 在下定位孔道内插入防旋棒，以便上方定位孔内的拉力螺钉扩孔过程中增加股骨头和颈的稳定性（技术图7E、F）。
- 术者确认拉力头螺钉的长度，比测量的实际长度减少5～10 mm，预留加压空间。
  - 用10.5 mm的空心钻沿3.2 mm导针扩孔，然后拧入所选用的拉力头螺钉，其尖端位于软骨下骨5 mm以内（技术图7G）。
- 取出防旋棒，沿下定位孔内的导针拧入齿动加压螺钉。放松下肢牵引，开始加压骨折端（技术图7H～K）。
  - 齿动加压螺钉头接触到拉力螺钉头部的螺纹时，继续拧入加压螺钉就开始起到骨折端加压作用。
  - 通过透视或者导针上的标记来确定加压的程度。
- 一旦获得足够的加压，停止拧入加压螺钉。髓内钉尾部管腔内置入固定螺钉可以使组合的头螺钉框架获得静态锁定。

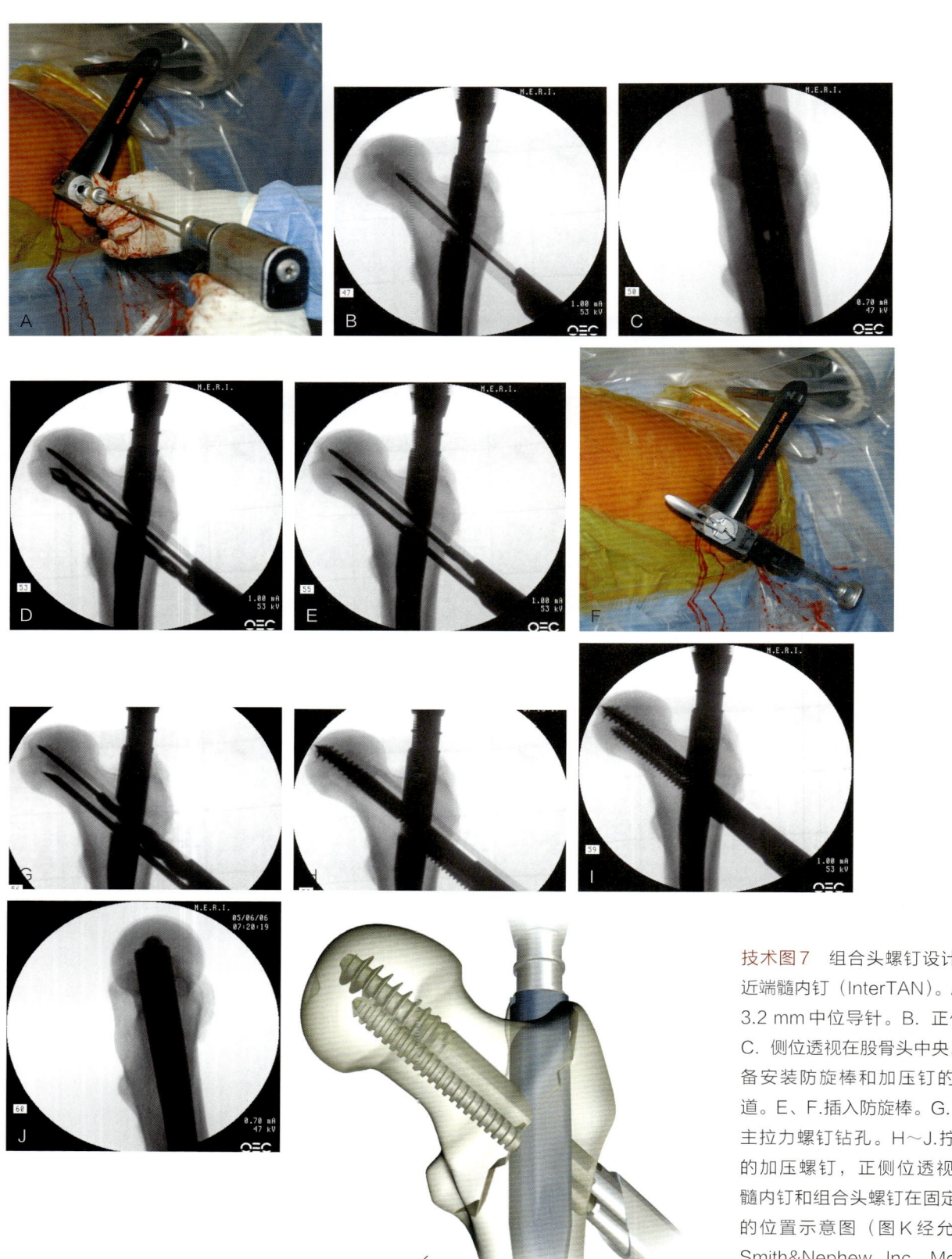

技术图7 组合头螺钉设计的股骨近端髓内钉（InterTAN）。A. 打入3.2 mm中位导针。B. 正位透视。C. 侧位透视在股骨头中央。D. 准备安装防旋棒和加压钉的下方孔道。E、F. 插入防旋棒。G. 为空心主拉力螺钉钻孔。H~J. 拧入下方的加压螺钉，正侧位透视像。K. 髓内钉和组合头螺钉在固定骨折后的位置示意图（图K经允许引自Smith&Nephew, Inc., Memphis, TN）。

远端交锁技术

- 短髓内钉具备远端交锁功能，现代设计的髓内钉可选择静力锁钉或动力锁钉。笔者推荐动力锁钉。
  - 多数髓内钉系统可通过瞄准器完成远端交锁，一般来说，单枚双皮质锁钉即可。
- 长髓内钉亦可进行远端交锁，同样可选择静力锁钉，或者动-静力复合交锁。
  - 对于纵向长度稳定性骨折，选择单枚双皮质螺钉进行动力交锁。
  - 相反，对于复杂或粉碎性骨折，推荐采用两枚螺钉进行交锁。
  - 大多数情况下，可以使用与传统股骨髓内钉相同的徒手技术进行远端锁定（技术图8）。

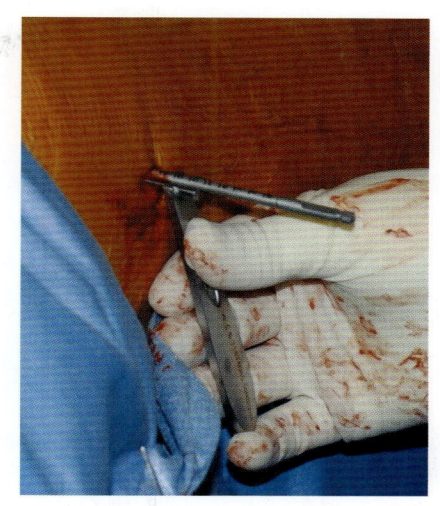

技术图8　长髓内钉的远端锁钉徒手技术。

关闭切口

- 注意精细操作，尽可能减轻对肌肉和皮肤的损伤。冲洗后，逐层缝合关闭手术切口。

要点与失误防范

侧卧位骨折复位	调整会阴部立柱的高度对股骨干的向内移位有帮助，这一点对于逆转子间骨折（Russell-Taylor ⅡA型）有帮助[19]
仰卧位骨折复位	避免将患肢置于内翻位来开口，那样容易导致股骨近端钉道呈内翻位偏斜，髓内钉插入后也将处于内翻位 复位的关键在于旋转远侧肢体以对合外旋的近端骨折块，"远端对近端"；并维持前方皮质的对位。做到此两点，即可纠正屈曲及旋转畸形 髓内钉置入后，股骨近端旋转对位可能发生改变，因此在远端锁定之前，需要利用C臂机检查肢体的长度。C臂机侧位图像上骨折远近端前后方皮质的厚度要匹配。笔者的做法是：先将C臂机放置于髋关节处，拍摄标准侧位片，记录此时C臂机的旋转角度，然后将C臂机平移至膝关节，拍摄标准膝关节侧位片，使两侧股骨髁重叠，记录此时的C臂机旋转角度。两次记录的角度之差即前倾角，多数患者的平均值应为15°左右，部分亚洲人可至30°。然后旋转远端骨折块，调整排列，最终固定髓内钉
开口	大转子内侧开口的做法较为简便，定位迅速；使用硬扩可以减少扩孔失败及大转子医源性骨折的概率；手术过程中要始终避免钻头向大转子外侧移位 大转子内侧开口的手术时间较短，术中X辐射较少，在仰卧位状态下，应首选该开口方法[20]
钉道控制	钉道控制的概念包括髓内钉平行于前外侧皮质，避免骨折部位的屈曲畸形。保护近端骨量，避免钻头从后侧穿出
髓内钉置入	对于大转子开口的髓内钉，在插入髓内钉前半部分时，可以旋转髓内钉使尾端倾斜朝向外侧，以减少插入过程中对大转子部皮质的应力。对于长钉而言，还会减少小转子下方的内侧皮质的应力 髓内钉完全插入之前，务必放松下肢牵引，避免骨折端过牵 髓内钉的稳定性有赖于其与股骨近端及远端骨皮质的接触，如果大转子外侧壁遭受破坏，应力将集中于钉子本身。如果外侧壁骨折移位，需要重建其结构完整性，必要时可以用股骨近端锁定板固定。尤其需要注意的是Russell-Taylor ⅡA和ⅡB型骨折

(续表)

近端锁钉瞄准器	• 打入导针及扩孔操作时,应采取"高转速、缓推进"的原则。因为如果轴向推进的力量过大,导针和钻头可变弯,改变方向 • 单头螺钉或组合头螺钉设计的股骨近端髓内钉,拉力螺钉应该置于股骨头中央位置 • 双螺钉设计的髓内钉(重建钉),应先沿股骨颈下缘放远端螺钉,以确保近端有足够的空间放置近端螺钉
远端交锁	• 无论长钉还是短钉,远端交锁一般采用单枚螺钉动力交锁,对于复杂及粉碎骨折,采用双螺钉交锁技术

术后处理

- 在手术室患者复苏之前就应该拍摄手术部位标准正侧位片,评估内固定和骨折的稳定性。
  - 如果需要调整,此时患者尚处于麻醉状态,方便及时作出调整。
  - 摄片范围应包括整个骨折部位,以及全部内植物。
- 术后第2天扶持患者起床端坐。
- 允许在帮助下行走练习,借助于助步器或拐杖可部分负重,强调患者进行脚跟负重和直立位平衡训练[10]。
  - 多发伤或者合并其他并发症的患者,可延迟下地活动时间,但一旦条件允许,尽早下地,以减少其他相关并发症。
- 术后2周随访、拍片,此后每个月进行随访,通常在伤后6个月完全恢复活动能力。
- 向患者强调加强营养,并注意进行双侧下肢外展肌的训练。
- 鉴于血栓性疾病的高危性,告知患者如有肢体肿胀或呼吸困难需要到医院急诊处理。

预后

- 使用髓内钉治疗股骨近端骨折,骨折的愈合率较高,达95%以上。
- 然而,肢体功能恢复并不理想,超过60%的患者不能达受伤前的水平[12]。
- 55岁以上的患者,1年内的死亡率高达20%~30%。
- 采用目前的滑动加压钢板固定,很多患者发生了骨折塌陷、髓内翻畸形及下肢短缩[13]。

并发症

- 稳定性丢失是最常见的并发症,表现为螺钉移位、内翻畸形,严重者可发生螺钉切出。
  - 实际上,由于滑动螺钉的加压设计以降低螺钉切出的发生率,所有的患者都会发生轻微的螺钉移位。
  - 对单头螺钉髓内钉,将头部螺钉置于股骨头中央,可减少螺钉的切出[4]。
- 螺钉切出是一种严重并发症,可造成整个内固定装置的失败或髓内钉周围骨折,需要进行翻修手术。再次手术可选择锁定重建钢板、95°角钢板、换用更长的髓内钉或者人工关节置换手术(图7A)。如果之前是使用大转子顶点外侧进针的患者,在关节置换时需要用保护转子的辅助装置固定[6]。
- 骨不连发生率较低,老年患者大概为1%,需要进行髋关节置换手术来处理。而对于年轻患者,可进行内固定翻修和植骨(图7B)。

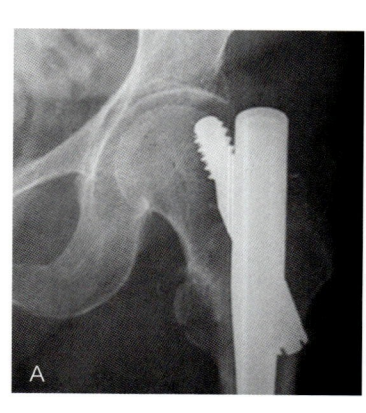
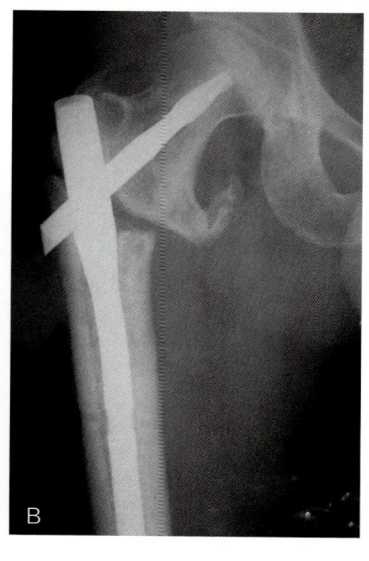

图7 髓内钉失效。A. 近端螺钉切出。B. 带螺旋刃片的髓内钉过度移位引起的骨不连。

- 术后感染的发生率为1%~2%，术前可通过使用头孢菌素类抗生素减少感染的发生。
  - 对于免疫力低或营养不良的患者，标准的处理包括患者隔离、病原微生物的分离和药敏实验、静脉使用抗生素、感染科专家会诊，必要时需要进行手术清创和伤口灌洗。
  - 内植物稳定，可予以保留；极少数情况下需要进行切除性关节成形术。

（朱奕 译，高洪 审校）

参考文献

[1] Alam A, Willett K, Ostlere S. The MRI diagnosis and management of incomplete intertrochanteric fractures of the femur. J Bone Joint Surg Br 2005;87(9):1253-1255.

[2] American Academy of Orthopaedic Surgery. Hip fracture. AAOS Web Site. Available at: http://orthoinfo.aaos.org/topic.cfm?topic=A00392. Accessed December 24, 2014.

[3] Bartoníček J. Internal architecture of the proximal femur—Adam's or Adams' arch? Historical mystery. Arch Orthop Trauma Surg 2002:122:551-553.

[4] Baumgaertner MR, Curtin SL, Lindskog DM, et al. The value of the tip-apex distance in predicting failure of fixation of peritrochanteric fractures of the hip. J Bone Joint Surg Am 1995; 77(7):1058-1064.

[5] Connelly CL, Archdeacon M. The lateral decubitus approach for complex proximal femur fractures: anatomic reduction and locking plate neutralization: a technical trick. J Orthop Trauma 2012;26:252-257.

[6] Exaltacion JJ, Incavo SJ, Mathews V, et al. Hip arthroplasty after intramedullary hip screw fixation: a perioperative evaluation. J Orthop Trauma 2012;26(3):141-147.

[7] Gotfried Y. The lateral trochanteric wall: a key element in the reconstruction of unstable pertrochanteric hip fractures. Clin Orthop Relat Res 2004;(425):82-86.

[8] Hammer A. The structure of the femoral neck: a physical dissection with emphasis on the internal trabecular system. Ann Anat 2010;192:168-177.

[9] Jin WJ, Dai LY, Cui YM, et al. Reliability of classification systems for intertrochanteric fractures of the proximal femur in experienced orthopaedic surgeons. Injury 2005;36:858-861.

[10] Koval KJ, Sala DA, Kummer FJ, et al. Postoperative weight-bearing after a fracture of the femoral neck or an intertrochanteric fracture. J Bone Joint Surg Am 1998;80(3):352-356.

[11] Matre K, Vinje T, Havelin LI, et al. TRIGEN INTERTAN intramedullary nail versus sliding hip screw: a prospective, randomized multicenter study of pain, function, and complications in 684 patients with an intertrochanteric or subtrochanteric fracture and one year of follow-up. J Bone Joint Surg Am 2013;95:200-208.

[12] Miller CW. Survival and ambulation following hip fracture. J Bone Joint Surg Am 1978;60(7):930-934.

[13] Moroni A, Faldini C, Pegreffi F, et al. Dynamic hip screw compared with external fixation for treatment of osteoporotic pertrochanteric fractures. A prospective randomized study. J Bone Joint Surg Am 2005;87(4):753-759.

[14] Ostrum RF, Levy MS. Penetration of the distal femoral anterior cortex during intramedullary nailing for subtrochanteric fractures: a report of three cases. J Orthop Trauma 2005;19:656-660.

[15] Ostrum RF, Marcantonio A, Marburger R. A critical analysis of the eccentric starting point for trochanteric intramedullary femoral nailing. J Orthop Trauma 2005;19:681-686.

[16] Palm H, Jacobsen S, Sonne-Holm S, et al. Integrity of the lateral femoral wall in intertrochanteric hip fractures: an important predictor of a reoperation. J Bone Joint Surg Am 2007;89(3):470-475.

[17] Parker MJ, Handoll HH. Conservative versus operative treatment for extracapsular hip fractures. Cochrane Database Syst Rev 2000;(2):CD000337.

[18] Perez EA, Jahangir AA, Mashru RP, et al. Is there a gluteus medius tendon injury during reaming through a modified medial trochanteric portal? J Orthop Trauma 2007;21:617-620.

[19] Prasarn ML, Cattaneo MD, Achor T, et al. The effect of entry point on malalignment and iatrogenic fracture with the Synthes lateral entry femoral nail. J Orthop Trauma 2010;24(4):224-229.

[20] Ricci WM, Schwappach J, Tucker M, et al. Trochanteric versus piriformis entry portal for the treatment of femoral shaft fracture. J Orthop Trauma 2006;20:663-667.

[21] Russell TA, Mir HR, Stoneback J, et al. Avoidance of malreduction in proximal femur fractures: minimally invasive nail insertion technique(MINIT). J Orthop Trauma 2008;22:391-398.

[22] Russell TA, Taylor JC. Subtrochanteric fractures. In: Browner B, ed. Skeletal Trauma. Philadelphia: WB Saunders, 1993.

第40章 股骨转子区骨折的切开复位内固定
Open Reduction and Internal Fixation of Peritrochanteric Hip Fractures

Andrea Halim and Michael R. Baumgaertner

定义
- 转子区骨折指髋关节囊外骨折,骨折累及股骨转子区,并常涉及转子下区域。
- 医疗保险数据显示,随着骨质疏松治疗水平的提高,个体发生髋部骨折的风险有所下降[4]。但随着老龄人口的增加,髋部骨折总数也在逐年增加。根据一份医疗保险数据,1986年至2005年间共上报了786 717例髋部骨折,这些骨折占医疗保险总索赔数目的20%。
- 这类骨折需手术治疗来获得坚强固定,使患者可以早期功能锻炼。

解剖
- 转子间区是作为股骨颈至股骨干的解剖移行区域。
  - 成人股骨颈和股骨干长轴在冠状面的成角(颈-干角)通常在120°～135°。
  - 研究显示颈干角随年龄的增长而轻微减小。
- 股骨颈相对于股骨干的平均前倾角为10°～15°[15]。
- 转子区由多个高密度骨小梁区域组成,根据其分布特点分为张力骨小梁与压力骨小梁[5]。
  - 密度和结构强度最高的骨小梁位于股骨颈和股骨干的内后方,呈压力性分部,也即所谓的股骨距。
- 转子区域是股骨众多肌肉的起止点:
  - 髂腰肌:止于小转子,可对髋关节施加屈曲和外旋应力。
  - 外展肌、外旋肌群:止于大转子。
  - 内收肌群:止于股骨转子以远的股骨干。
- 转子周围区域血供十分丰富,旋股内、外侧动脉通过股外侧肌的起点和臀中肌止点来供应转子区域的骨松质。

发病机制
- 老年人转子周围骨折大多是由摔伤致髋部外侧着地引起的。
- 骨质脆弱、皮下组织菲薄、保护性反射迟缓等诸多因素,均可导致老年人髋部骨折的风险加重。
- 转子周围的病理性改变并不少见,即便相对轻微的外力就可能导致病理性骨折。
- 年轻人转子周围骨折通常由高能量创伤导致,处理起来与老年人有所不同,应关注于解剖复位关节的结构。

自然病程
- 几乎所有的转子周围骨折不予以干预也能自愈,但是因为肌肉的牵拉作用,骨折愈合将出现明显的畸形,导致远期的功能受限[17]。
- 通过早期手术干预来恢复解剖力线,确保患者能够早期活动。早期固定可以减少褥疮、肺炎的发生率和伤后30天死亡率。

病史和体格检查
- 找出患者摔伤的原因十分重要。对于老年人许多导致髋部骨折的跌倒往往是因为其他并发疾病引起的。
- 应仔细评估并治疗老年患者的横纹肌溶解症、脱水、尿道感染和营养不良。对于此前活动少的患者应警惕深静脉血栓,对于持续抗凝治疗的患者,最好进行脑部影像学检查。
- 外伤之前就存在的髋部疼痛,往往提示病理性改变,需进一步检查。
- 必须进行肌肉骨骼系统的全身检查,因为即使是单纯摔伤所致的髋部骨折,并发其他骨折的可能性也很高(尤其是腕部骨折和肱骨近端骨折)。若有可见的头部创伤,颈椎影像学检查可能可以避免长期的颈托制动。
- 检查髋外侧、骶骨和足跟的软组织覆盖情况很有必要,确保这些区域没有压疮或擦伤。
- 转子周围骨折患者最典型的体征是肢体的短缩、外旋畸形。
- 被动轴向转动患肢可引出疼痛,该体征对于没有明显骨折畸形的隐匿性髋部骨折的诊断尤其有用。

影像学和其他诊断性检查

- 首先应进行骨盆正位X线和患侧髋关节侧位X线摄片。
- 计划应用髓内固定时,应获取包括膝关节的股骨正、侧位片来评估股骨前弓和髓腔。
- 牵引下的X线片(手法充分牵引并内旋患肢)可以提供有关骨折类型的更多信息,并可更好地与健侧对照(图1A、B)。骨盆闭孔斜位片也可作为对照,并无需额外的止痛药。
- 当怀疑同侧股骨颈或合并其他骨折时,将薄层CT扫描(2 mm)和重建切面(矢状位和冠状位)的图像设为骨窗可有助于诊断。
- 当髋部疼痛明显且仅有髋部X线片不足以诊断时,可选用MRI来评估是否存在隐匿性转子周围骨折(图1C)。

鉴别诊断

- 股骨颈骨折。
- 髋关节脱位。
- 股骨干骨折。
- 大转子骨折。
- 髋关节感染。
- 骨盆环损伤。

非手术治疗

- 相对于非手术治疗,早期行手术治疗可以降低死亡率,并促进患者功能的恢复。
- 非手术治疗的相对适应证包括:无行动能力且疼痛较轻的患者,手术部位存在软组织损伤的患者,存在活动性感染的患者,存在严重且无法纠正的合并症而无法接受手术者。
- 非手术治疗包括以下两种方法:
  - 早期活动。
    - 未尝试恢复力线对位。

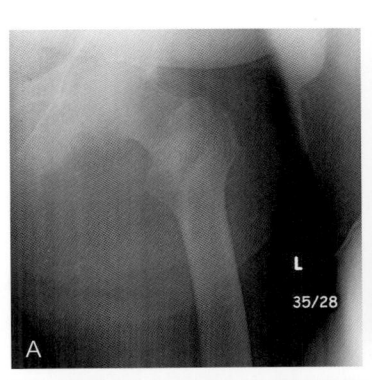
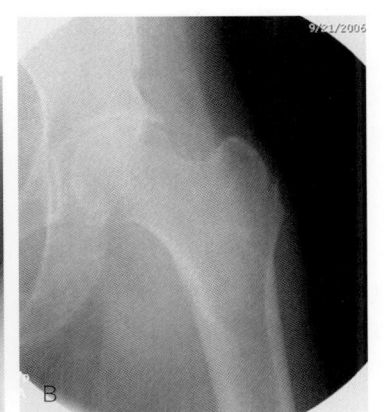
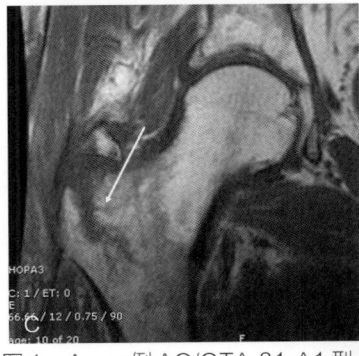
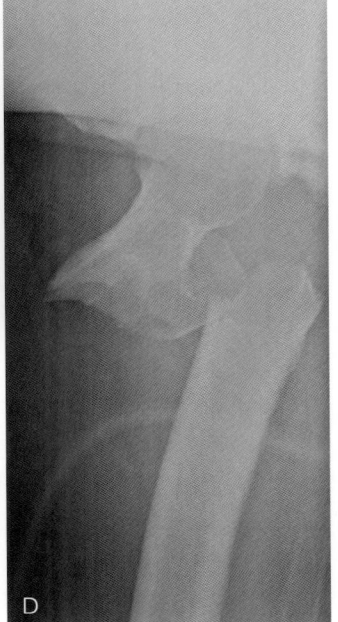

图1 A. 一例AO/OTA 31-A1型转子区骨折正位片。B. 牵引下X线片,注意骨折在牵引下已复位。C. 一例右髋疼痛患者的MRI发现X线片未被发现的隐匿性转子区骨折(箭头)。D. 一例AO/OTA 31-A3型转子间骨折侧位片,注意这例年轻人的高能量骨折发生显著移位。

- 适用于存在手术禁忌的无行动能力者,治疗包括疼痛控制,并在可耐受时尽早下床至椅子以避免长期卧床带来系统性的并发症。
○ 牵引治疗。
- 对于有活动能力的患者,尝试恢复力线对位。
- 持续8~12周的平稳牵引,定期X线复查以监测骨折愈合情况。
- 出现骨折愈合征象后逐渐增加负重量。
- 骨牵引的并发症率比皮牵引低。相比胫骨近端而言,股骨远端骨牵引更少发生膝关节僵硬和疼痛。

手术治疗

- 决定行手术治疗后,手术的时机至关重要。
  - 这类骨折多发生于老年人群,要在尽快手术和改善全身状况两者之间找到最佳的平衡点。
- 尽管最近一项超过2 600例的临床研究显示,伤后延迟4天手术并不会增加术后1年内的死亡率,但大多数研究仍提示手术延迟超过2天可能增加术后死亡率[12,18]。

内固定选择

- 骨折的内固定选择要基于骨折类型和患者年龄。
- 可选的内固定包括带滑动髋螺钉的侧方钢板、髓内固定装置(在其他章节详述)、刃钢板以及股骨近端锁定钢板。
- 所有提及的内固定均为角度稳定装置,因为它们都有保留颈干角的设计。滑动髋螺钉和许多髓内固定装置可允许骨沿螺钉长轴滑动,从而允许负重时的加压和短缩。利用这些装置固定可允许患者进行早期负重,并会出现些许短缩。
- 刃钢板和股骨近端锁定钢板的长度固定,并可保留股骨近端骨量。但这些装置无法让骨折区获得进一步的加压或短缩,患者术后通常需要限制负重量。
- 长度稳定装置通常适用于较年轻的患者,因其可保留外展力臂,从而保留关节的机械功能,并最有可能维持关节的解剖完整性。

术前计划

- 阅读影像摄片来判断骨折类型。
- AO/OTA骨折分型系统对于转子区骨折的处理实用而可靠。根据骨折的形态,分为以下几组(图2):
  ○ 31-A1为仅有一条骨折线累及内侧皮质。
  ○ 31-A2为大于一条骨折线累及内侧皮质。
  ○ 31-A3的骨折线为横行或反斜行,骨折线累及股外侧肌起点以远的外侧骨皮质。
- 可根据该骨折分型为低要求的老年转子区骨折患者选择内固定。
- 31-A1型骨折可以通过滑动髋螺钉和髓内装置获得可靠的固定和满意的疗效。
- 31-A2型骨折可以用带滑动髋螺钉的侧方钢板或髓内装置来固定。近期研究显示,采用装置髓内固定该类型骨折可以获得更好的患者疗效和骨折力线维持[13,16]。
- 31-A3型的骨折固定最好采用髓内固定装置或角稳定钢板[9]。
  ○ 滑动髋螺钉不适用于这类骨折,其内固定失败率很高[7]。
  ○ 一项meta分析显示,髓内固定这类骨折的失败率比角稳定钢板低,应作为多数医生对老年患者的内固定首选[7]。
  ○ 应在术前测量健侧股骨的颈干角来评估患侧所需达成的术中复位(图3)。

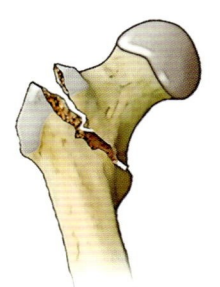 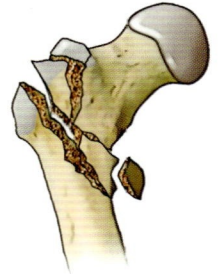 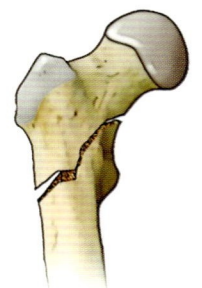

转子区简单类型　　　转子区多骨折块类型　　　转子区反斜类型
　　(31-A1)　　　　　　　(31-A2)　　　　　　　(31-A3)

图2　股骨近端骨折的AO/OTA分型。

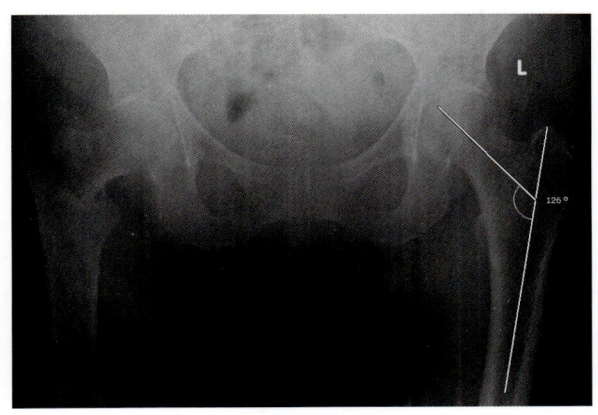

图3 骨盆X线正位片，画出健侧的颈干角。

○ 运用刃钢板固定转子区骨折时，术前计划是取得满意疗效的关键。
— 需要健侧髋关节、股骨的多角度摄片以及患侧髋关节牵引位摄片来合理规划这种固定手术的操作顺序。
- 股骨近端锁定钢板是角稳定装置，可作为刃钢板的备选方案。
- 当无法应用髓内固定时，可将这类钢板用于以下情况：合并同侧股骨干骨折时的固定，作为年轻患者的长度稳定固定，以及结合环扎钢丝或钢缆用于假体周围骨折的固定。

体位

- 当选用动力髋螺钉固定转子区骨折时，可将患者置于衬有软垫的牵引床上，患肢置于可牵引的足跟垫或鞋内。健侧下肢屈曲、外展妥善固定于托腿架上，注意垫好膝关节的外侧并保护腓总神经。
- 使用牵引床并仔细摆放健侧下肢有利于术中C臂机透视患侧髋关节（图4A）。
- 笔者推荐将患侧足部用胶带固定于带软垫的足跟托上，以保护后内侧的血管神经束。使足背伸，用条带和软垫固定跖跗关节，这样强大的牵引和旋转力量可以传导至骨折断端（图4B）。
- 或者，如果选用锁定钢板固定骨折，要将患者置于透X线的手术床上。患侧髋部垫高20°～30°，铺单时露出全下肢。
- "剪刀"位是另一种可用于转子区骨折的手术体位（图4C）。患者仰卧于牵引床上，双足固定于牵引鞋。然后健侧肢体后伸，以便对患肢进行侧位透视。该体位对于某些患肢需要较强的牵引力量，但难以将健侧肢体屈曲、外旋固定于托腿架上的患者很有帮助（例如肥胖、对侧髋部僵硬、双侧髋部损伤的患者）。
- 对于体型健壮者，可能需要行股骨远端或胫骨近端的骨牵引，使患肢恢复满意的长度和力线对位。

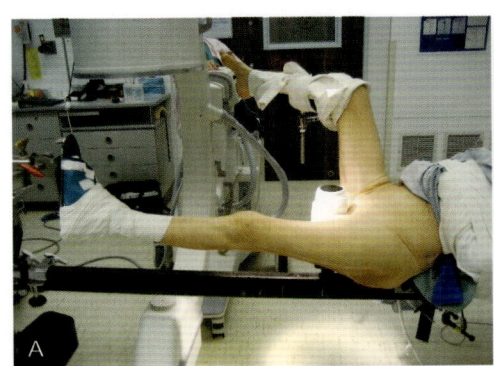
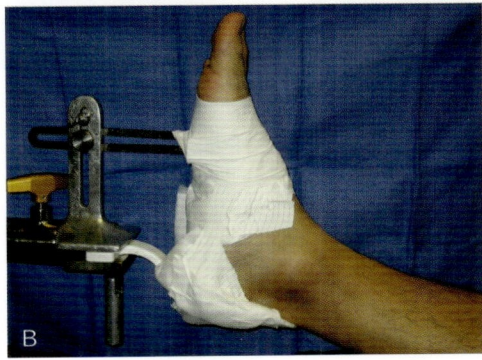
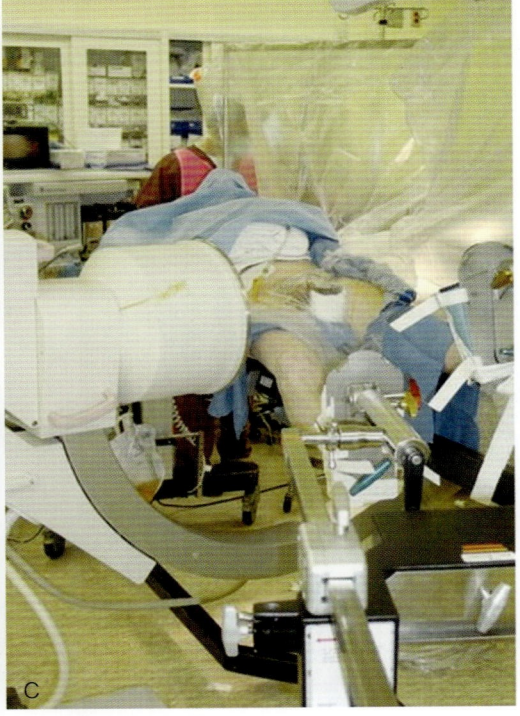

图4 A. 患者置于牵引床上。B. 通过踝托和跖骨固定棒固定足部，以利于术中操作。C. 以剪刀位将患者摆放于牵引床。

骨折复位

- 将患者确切地固定于牵引床上,施加轴向牵引,在冠状面上恢复骨折的长度,并部分纠正内翻畸形(技术图1)。
  - 外展患肢通常可以完全纠正内翻畸形,并恢复正常的颈干角。
- 内旋远端肢体通常可以纠正骨折外旋畸形,内旋还可以使股骨颈平行于地面,以便帮助最终置入导针。
  - 有时需要外旋近端骨块才能纠正股骨旋转畸形。
- 接着通过侧位片检查骨折的复位情况。通常,股骨远端骨折块后沉,近端骨折块受到髂腰肌牵拉呈屈曲向前。可在股骨干下放置一根拐杖支撑,也可以利用某些手术床上带软垫的支架来支撑大腿。
- 通过正、侧位摄片再次评估骨折复位情况,并检查颈干角、股骨颈前倾角、旋转和股骨干的后沉,以此获得近似解剖的复位。可接受的复位质量标准是:力线正常或轻度外翻,侧位上成角<20°,骨折平移<4 mm[1]。
- 如果无法获得近似解剖的闭合复位,可利用经皮技术,使用Schanz钉、骨钩或骨膜剥离器来操作骨折块。若复位程度仍然不够,必须采取切开复位。

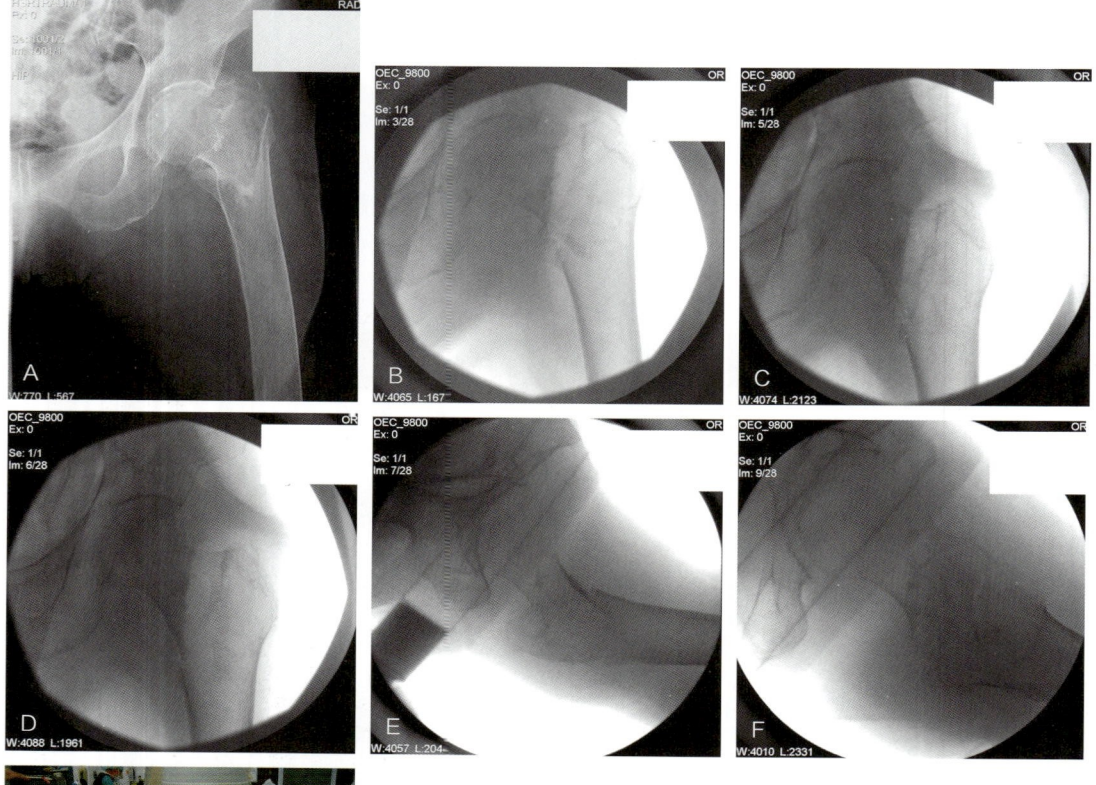

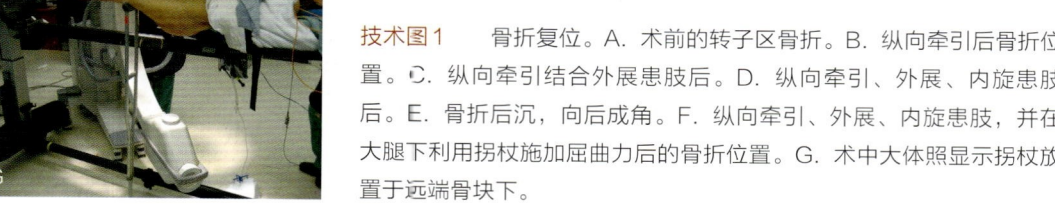

技术图1　骨折复位。A. 术前的转子区骨折。B. 纵向牵引后骨折位置。C. 纵向牵引结合外展患肢后。D. 纵向牵引、外展、内旋患肢后。E. 骨折后沉,向后成角。F. 纵向牵引、外展、内旋患肢,并在大腿下利用拐杖施加屈曲力后的骨折位置。G. 术中大体照显示拐杖放置于远端骨块下。

侧方钢板和动力髋螺钉

入路

- 由于股骨转子区骨块受到肌肉牵拉，间接复位几乎无法解剖复位骨折，特别是在冠状面，这通常是最难控制的平面。
  - 研究表明：所有骨折块的绝对解剖复位对于术后功能的恢复并非完全必要[14]。
- 转子区骨折复位的首要目标是在冠状位、矢状位、轴位面上重建近端股骨头、颈骨块与远端股骨干之间的正常解剖力线。
- 股骨近端的外侧入路是切开复位内固定股骨转子区骨折的首选。
- 当选用侧方钢板、刃钢板或股骨近端锁定钢板固定时可用该入路。
- 切口位于股骨外侧正中。选择动力髋螺钉时切口近端位于可触及的股肌脊处，选择角钢板时切口近端恰位于大转子顶点上方。
  - 切口远端长度要足够长，以便能将钢板放入。
- 切口近端经过阔筋膜张肌后方的筋膜，在股骨粗线前方2～3 cm处纵行切开并向前牵拉股外侧肌筋膜和肌肉。小心辨认并保护股外侧肌的穿支血管。
- 从股骨近端的起点上锐性剥离股外侧肌，这时将其向前牵拉显露股骨干外侧时不会造成额外的创伤。
- 注意要避免在骨干的内侧剥离，以保护骨折区域的血供。

导针引导动力髋螺钉和骨折复位

- 显露股骨近端外侧骨皮质后，开始选择导针进针点。
  - 135°钢板的导针进针点位于股外侧肌嵴下方，正对小转子中点，平臀大肌股骨止点处（技术图2）。
- 导针的进针点需要依据实测的颈干角大小调整，以135°为起点，每相差5°，导针进针点也需相应地上移1 cm（小角度装置），或下移1 cm（大角度装置）。
- 要评估股骨前倾角。可以先贴着股骨颈前皮质表面插入一枚导针，妥置于股骨头的前方。或者，若牵引床附有专用支架，可以利用股骨颈与支架的位置关系，借助影像学摄片在股骨颈内正确置入导针。

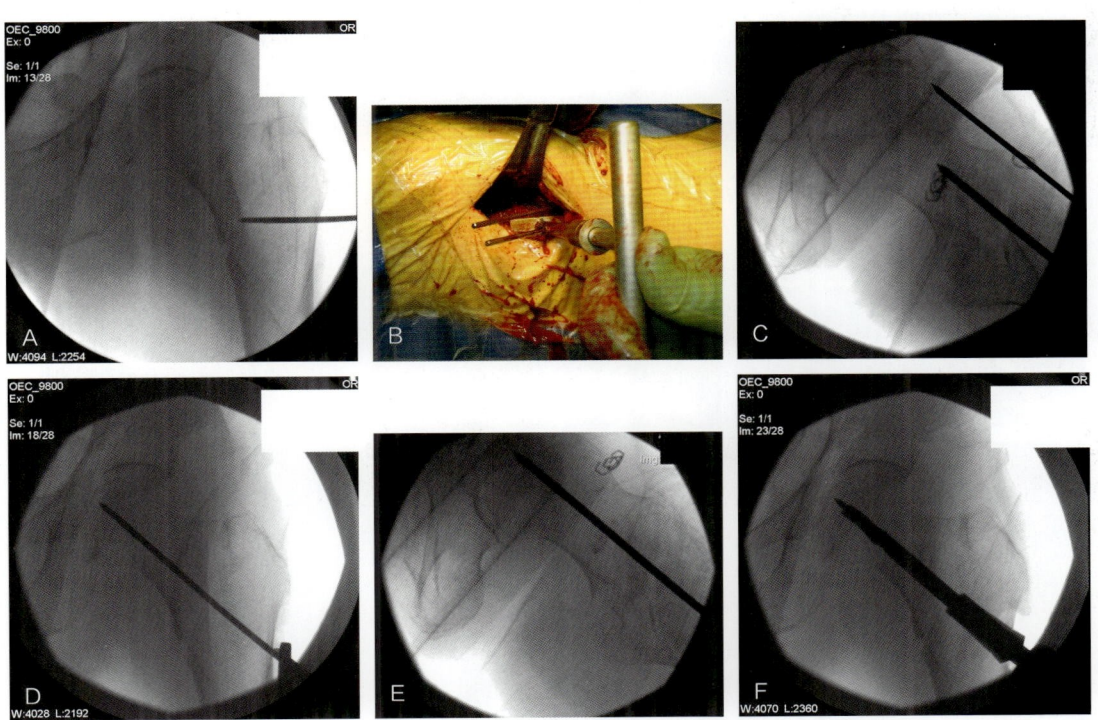

技术图2 导针定位及调整。A. X线显示导针位于小转子水平，恰好在股外侧肌嵴下方。B. 经角度导向器打入一枚导针，与前方的导针平行，显示出股骨的前倾。C. X线显示前倾导针和已插入的导针。D. 导针在正位上位于股骨头中央。E. 导针在侧位上位于股骨头中央，注意支架的位置，以其为参照能直接引导导针往上方进入股骨颈。F. 三联扩孔器。

- 在导针的置入点放置角度导向器,位于股骨干中央,并与外侧皮质平齐。
  - 相比于徒手打入导针,更推荐借助角度导向器打入,这样在加压侧方钢板时,可以避免钢板以外侧皮质为支点产生杠杆效应。
- 在正、侧位透视引导下置入导针,确保其置入股骨头的中心位置。
  - 若导针在正、侧位上均不位于股骨头中心,则必须拔出后重置。
  - 需重新评估骨折复位,调整导向器位置以确保导针置入股骨头中心。
- 正、侧位片上导针顶点距离关节线均应<5 mm。
- 使用器械配套的测深器测量导针进入骨内的深度。
  - 需慎重选择拉力螺钉的长度,尤其是在强力牵引下才得以复位的高度不稳骨折类型,该牵引力量可能导致骨折端分离,从而在测量时高估拉力螺钉的长度,并在牵引力最终松开时导致螺钉尾部突出。
  - 导针需深达软骨下骨,以减少扩孔后导针松动或不小心插入过度。
- 对于不稳定的骨折或通过过度牵引后得到解剖复位的骨折,需在首枚导针的近侧打入第二枚导针于股骨头内。
  - 这枚导针起到防旋作用,可以确保在扩孔和置钉时,近端的头颈骨块不发生旋转。
  - 三联扩孔器被用来在外侧皮质、股骨颈、股骨头为拉力螺钉开槽扩孔。
  - 扩孔的深度比此前测得的拉力螺钉长度短5 mm,以确保扩孔时不伤及股骨头的软骨下骨。
- 透视引导下进行三联扩孔器钻入和拔出的操作。
  - 扩孔时的透视引导很重要,这样可以确保导针不跟钻头一起打转并在无意间穿入骨盆。扩孔至预计深度后,拔出扩孔器,注意导针不要被带出。使用工具顶住导针可有助于防止其退出。
- 有时扩孔可能会导致股骨近端外侧皮质骨折,骨折发生后会演变为横行或反斜行(AO/OTA 31-A3型),此时若仅用动力髋螺钉固定,会进一步引起骨折端复位丢失和错位。对于这些病例,股骨近端的外侧壁可以使用转子稳定钢板联合动力髋螺钉进行固定,或者也可以改用髓内固定系统来固定骨折。

置入内固定
- 通常选用2~4孔的钢板进行固定(技术图3)。
  - 多项临床与尸体研究证实,选用4孔以上的钢板对固定强度无明显提高[3,10]。
- 内植物要按制造商的相关规范进行安装。
- 在中心套筒的引导下,沿导针置入空心拉力螺钉,确保螺钉打入合适位置。如此前所强调的,要仔细评估所需拉力螺钉的长度,来确保骨折端加压不会使得螺钉过长和尾部突出。

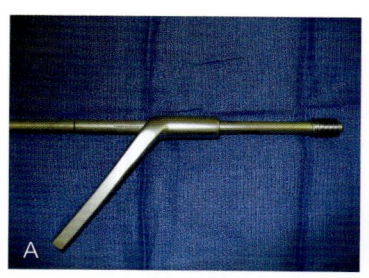
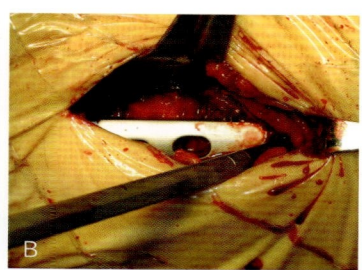
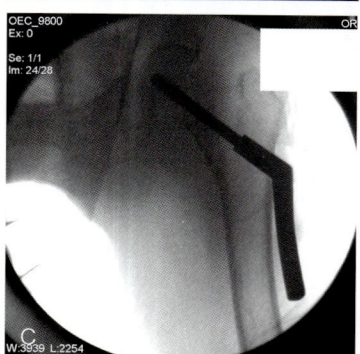
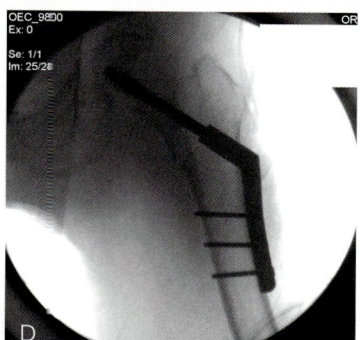
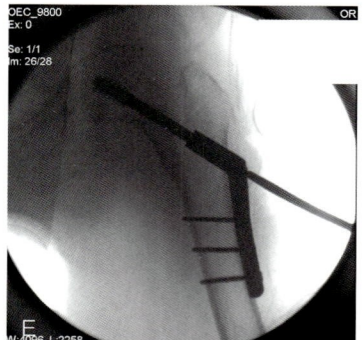

技术图3 置入内固定。A. 安装于把手的拉力螺钉和侧方钢板。B. 放置侧方钢板。C. 内固定在位。D. 松开牵引。E. 骨折端加压后。

- 利用透视和手法来确保拉力螺钉拧入时骨折端不移位（旋转）。
  - 若拧入拉力螺钉时骨块发生移位,移除该拉力螺钉,置入一枚防旋钉,重新扩孔再打入拉力螺钉。
- 当顺时针方向拧入拉力螺钉时,由于髋部的解剖形态以及拧入螺钉造成的髋关节囊紧张,右髋转子区的骨折尖易向后成角,左侧则易向前成角。
- 在正、侧位透视上确认拉力螺钉拧至股骨头的预想深度后,需确认尾部与外侧皮质的关系,确保长度合适,螺钉的理想位置为尾部深于外侧皮质约5~8 mm。
- 而后沿拉力螺钉滑入侧方钢板,将其放置于股骨外侧皮质上,再取出导针和防旋针(若使用)。
- 此时松开牵引,使得骨折端在轴位得到一些加压。
- 经钢板打入骨皮质螺钉,将钢板固定在股骨干上。
- 如果骨折类型符合,透视下在拉力螺钉后方孔内置入加压螺钉,使骨折端沿拉力螺钉长轴进一步加压。有些病例可以去掉这枚加压螺钉。若骨折端对位良好,后续负重时会对骨折区产生加压效果,此时去除该加压螺钉是合理的,但对于瘫痪的患者则必须强制使用并保留该加压螺钉,这类患者的髋关节内不会产生反作用力,所以在术后转运时会发生内固定松动。
- 完成骨折端加压后,再次透视确认力线和内固定的位置。

刃钢板

入路

- 如前所述采用外侧入路。尽管切口更靠近端并弧向髂前上棘方向,必须确保显露转子区以及阔筋膜张肌和臀中肌之间的间隙来观察股骨颈的前方。

准备并置入内固定

- 当股骨外侧和转子区显露后,若采用直接复位,可借助点式复位钳、克氏针或拉力螺钉将转子区骨块对合于股骨(技术图4)。如果采用间接复位,则要确保刃钢板置入近端头颈骨块的位置正确,这样在刃钢板远端逐渐贴近骨干时骨折将得到复位。
- 骨块复位后打入导针,方便骨凿给刃钢板精确开口。
  - 第一枚导针放置于股骨颈前皮质表面,钻进股骨头的前部,标示股骨的前倾角。
  - 在透视或角度导向器的引导下,沿大转子顶点,与骨干成90°角,朝向股骨头打入第二枚导针。
- 在第二枚导针稍远侧,平行于两枚导针插入骨凿,注意骨凿与股骨干保持正确对线,因为这决定了骨折端在矢状位的屈伸对位关系,该关系在刃钢板置入后就固定了。
  - 骨凿要通过股骨颈的中部,固定于股骨头的下部。由于股骨头的解剖位置相对于股骨干存在前移,要让钢板通过前述位置,转子区的骨凿开口处要位于其前半部分。
  - 骨凿的位置在打入全程都要借助透视反复确认。
- 小心移除骨凿,置入合适长度的刃钢板,将其轻柔地固定于近端骨块。
  - 双平面透视反复确认刃钢板沿着预凿的通道置入。
- 刃钢板插入后,最近端的螺孔打入一枚双皮质螺钉,拉住股骨颈的内侧皮质,确保钢板与近端骨块坚强固定。
  - 将钢板压向股骨干时会带着近端骨块一起实现骨折复位,该过程还要同时注意恢复长度和控制旋转。
- 若有需要,可使用股骨牵开器来辅助复位。
  - 牵开器需固定于股骨外侧,近端钉打入头颈骨块,远端钉位于钢板远端的股骨骨质。
  - 跨骨折区牵开,通过周围软组织的牵张来改善骨折端的对位和肢体长度。
  - 用一把复位钳轻柔地夹住远端骨块和钢板,防止牵开时骨折内翻。
  - 使用点式复位钳复位粉碎骨块,并避免剥离其软组织附着。
- 透视确认骨折复位。
  - 若骨折对位尚可接受,撤去牵开器,使得骨块位置彼此靠近实现加压。
  - 而后采用标准置钉技术将钢板固定于骨干,此前放置点式复位钳处置入拉力螺钉固定。
- 透视确认骨折最终的对位、长度的恢复,并确保内植物未穿出股骨头。

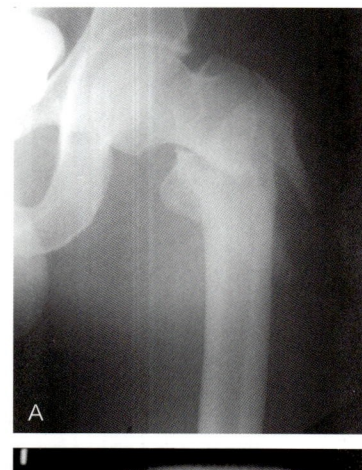
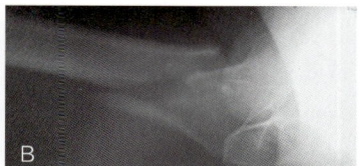
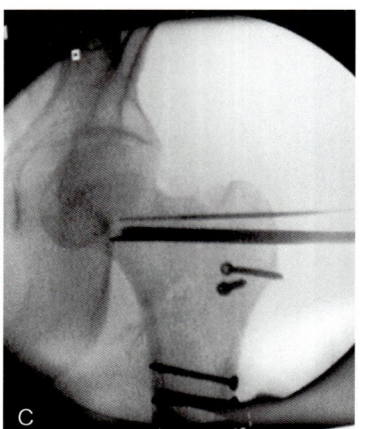
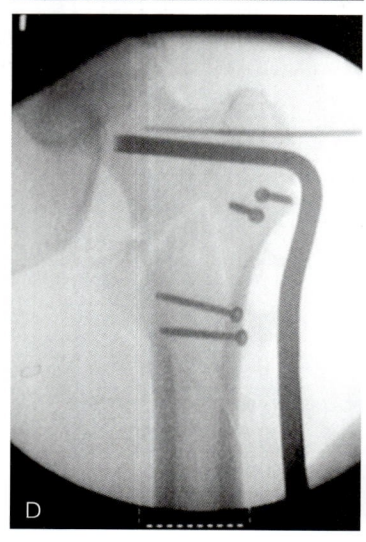
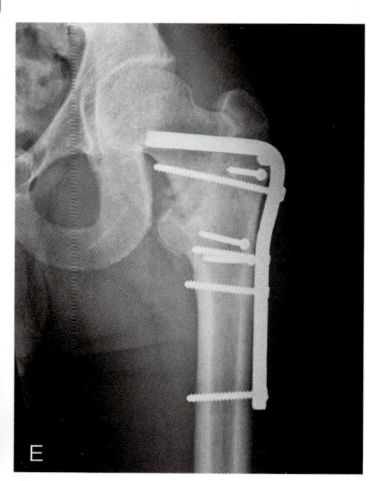

技术图 4　置入刃钢板。A、B. 一例28岁男性31-A3型骨折患者的术前正侧位片。C. 采用拉力螺钉将股骨头、股骨颈和转子区固定为一整块后打入骨凿。D. 插入刃钢板。E. 术后正位片。

股骨近端锁定钢板

入路
- 如前所述暴露股骨外侧。根据所选的内固定不同，切口可能需要显露得更远。有些病例的钢板可能会经皮插入并通过多个小切口置入螺钉来固定股骨干。

准备并置入内固定
- 若尝试直接复位，应结合使用牵引、克氏针、复位钳和Schanz钉复位骨折（技术图5），并注意避免干扰后续的内固定置入。
- 当获得预期复位后，依照内固定的操作规范，近端骨块内打入锁定螺钉的导针。
- 使用股骨近端锁定钢板最关键的是要获得锁定螺钉的正确位置。细致的术前计划以及对各类型内固定设计的透彻理解是正确放置锁定螺钉及复位骨折的保证。
- 在近端骨块打入锁定螺钉前，应考虑到或纠正骨折在冠状面的成角畸形。
- 注意，单独使用锁定螺钉无法在骨折区实现加压。若需加压，可以在打锁定螺钉时用复位钳夹紧骨折端。或者，某些内固定系统提供一种可以附加在非锁定螺钉头上的锁定帽，从而实现加压后的锁定固定。
- 若闭合复位不成功，可以将钢板用作复位工具。钢板固定于近端骨块，注意不要留有内/外翻畸形。然后用复位钳将其与远端骨块对合复位，应注意复位后确保钢板与股骨的远端相贴合。
- 应用带关节的张力装置、牵引或切开技术，有助于在将钢板固定于股骨干时，获得足够的长度恢复。

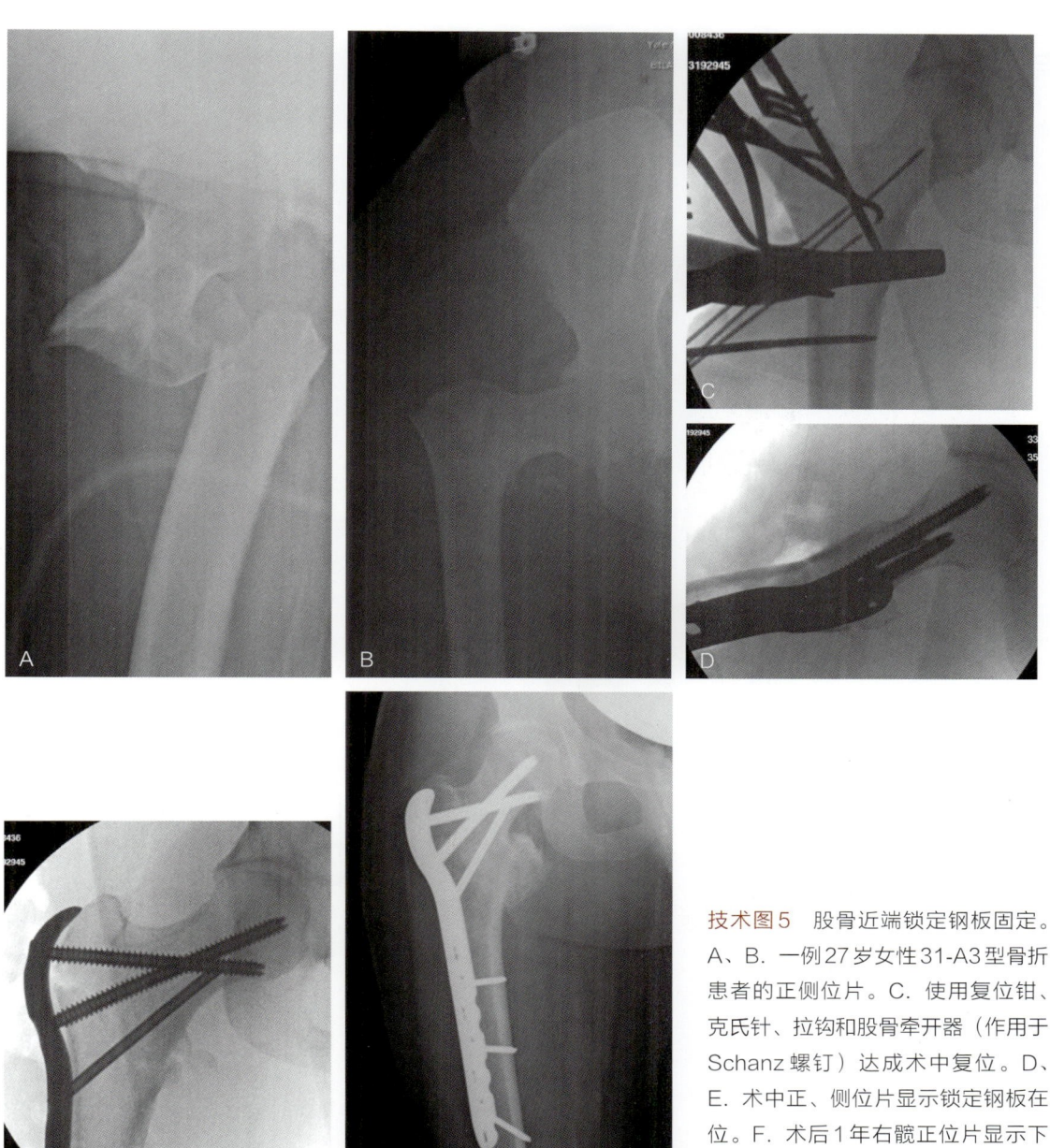

技术图5 股骨近端锁定钢板固定。A、B. 一例27岁女性31-A3型骨折患者的正侧位片。C. 使用复位钳、克氏针、拉钩和股骨牵开器（作用于Schanz螺钉）达成术中复位。D、E. 术中正、侧位片显示锁定钢板在位。F. 术后1年右髋正位片显示下肢长度和力线维持良好，骨折已愈合。

关闭切口

- 切口冲洗前要彻底清理失活组织。
- 而后逐层关闭切口：肌肉、筋膜、皮下组织和皮肤。

要点与失误防范

骨折术前评估	• 术前必须仔细评估骨折类型以确保选择合适的固定装置。不恰当地选择内植物,例如在AO/OTA 31-A3型骨折中选用动力髋螺钉固定,将极大地增加内固定的失败率
骨折复位	• 成功的骨折复位是治疗这类骨折的必要前提。无论采取何种固定方法,若骨折复位质量不佳,内固定失败率均会上升
内植物的选择	• 术前必须测量健侧髋部颈干角以确保选用合适角度的滑动钢板,角度不合适会使后续拉力螺钉无法深入到股骨头内并居中,还会增加内固定的失效率 • 目前许多内固定系统的设计和操作略有不同,熟悉所选的内植物对于术者而言非常重要
拉力螺钉的位置	• 在股骨头内深入而居中地放置拉力螺钉是防止其切出的最重要的因素之一 • 术中正、侧位透视片上测量的顶尖距(TAD)应<25 mm,这样可以显著减少内固定失败率(图5)[1]
外侧壁骨折	• 术中小心操作并保留股骨转子区的外侧壁是术后获得外侧支撑的重要保证,它可以维持骨折端的加压。当应用动力髋螺钉时若发生外侧壁骨折,可能会引起骨折端复位丢失、错位和预后不良。遇到这种情况,重建外侧皮质十分关键,可以在动力髋螺钉上附加一块转子稳定钢板或者改用髓内装置固定
侧位观的骨折复位	• 要在侧位上重建转子区骨折很难。根据骨折类型不同,重力和肌肉的牵拉作用会使得骨折端向前或向后成角。要注意评估骨折在侧位上的复位情况,若没有获得解剖复位则需要进行调整。应用点式复位钳或经皮撬棒技术可以减少骨折区的软组织损伤并帮助骨折在侧位得到复位
骨折的旋转复位	• 矫正转子区骨折的旋转移位也是一项挑战。由于多数情况下都会存在一条主要的骨折线,所以转子区骨折的旋转复位通常能顺利达成。年轻人的转子下骨折一般比较粉碎,骨折区域缺乏足够明确的解剖标志,因此仅凭骨折形态本身很难精确评估其旋转关系。这时可以借助髋、膝关节在正位上的位置关系来评估肢体的旋转不良,这样可以确保任何的肢体旋转不良获得大致的纠正

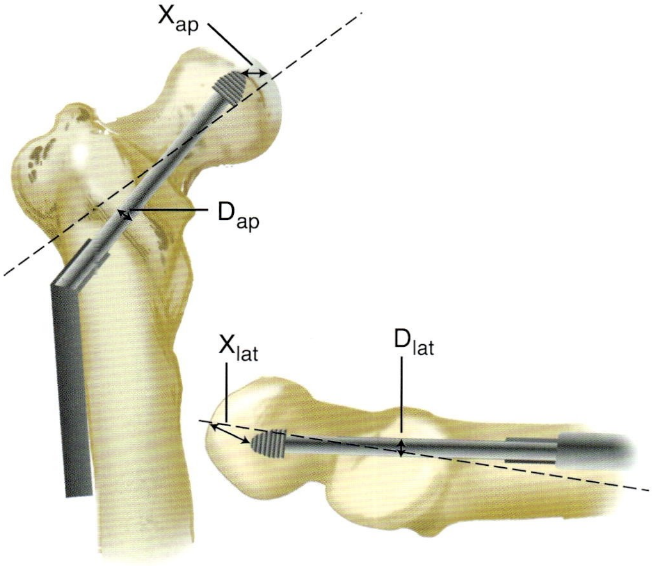

$$TAD = (X_{ap} \times \frac{D_{true}}{D_{ap}}) + (X_{lat} \times \frac{D_{true}}{D_{lat}})$$

图5 正确测量顶尖距。

术后处理

- 术后在康复室立即拍摄手术侧的髋关节正、侧位片来评估内植物的位置和骨折复位情况,确保术中没有引起医源性股骨骨折。X线片中应包含全部内固定物(图6)。
- 待患者术后心肺状况平稳,精神状态稳定(通常是术后1天)后,应尽早活动。
- 无限制的术后立即负重是患者最容易遵循的康复策略,多项研究显示该术后康复策略不会增加内固定失败率[8]。
- Koval等[7]用步态分析法显示患者术后如何有效地自动调节他们的负重量。术前最不稳定骨折的患者在术后即刻负重的载荷也最小。
- 患者应在术后2周复诊,确保伤口平稳愈合。
- 随后的第2、6和12周患者应复查X线片,以观察骨折端的压缩情况,排除任何的内固定并发症,并评估骨折愈合情况。

预后

- 通过良好的骨折复位、正确的内固定选择和放置,98%的转子区骨折均会愈合。
- 转子区骨折术后1年死亡率为7%~27%,大多数报道为15%~20%[11]。
- Medicare数据库显示术后30天和180天的死亡率正得到不断的改善。
- 死亡率取决于术前和术后的身体状况、并发症以及术前的功能状态。
- 术后的功能还取决于多种因素:
  ○ 研究显示患者的整体社会环境功能状态会显著影响术后的功能[11]。
- 有纵向研究比较了髋部骨折患者术前术后的功能状态,显示约40%的患者可以维持其术前的步行能力。
  ○ 另有40%的患者可以借助助行器行走。
  ○ 12%的患者仅能在室内活动,8%的患者术后会丧失行走能力[6]。

并发症

- 近端内固定失效指的是近端骨块发生内翻移位,拉力螺钉自股骨头切出(图7A)。该并发症见于4%~20%的患者,通常发生于术后4个月内。
  ○ 尽管某些类型骨折会有更高的内固定失败率,但骨折的类型并非术者所能控制的因素。
  ○ 但另一方面,术者可以控制拉力螺钉的准确置入。拉力螺钉置于股骨头的中心,合适的长度以及保持顶尖距<25 mm可以显著减少内固定失败率[2]。
- 骨不连发生率为1%~2%,发生率较低可能是因为骨折所在的转子区骨松质血运较好。
- 骨折再移位:
  ○ 即便骨折复位满意,内固定位置良好,骨折块间仍可能会逐步发展到过度压缩,导致患肢短缩和外展无力(图7B、C),并可能会使患者的功能恢复不尽如人意。这种情况通常见于未发现的外侧壁骨折患者(或因医源性的内固定置入导致,也可是漏诊的外侧壁原始创伤)。
  ○ 使用髓内固定系统并严密随访可能有助于避免该并发症。
- 感染。
- 切口裂开。

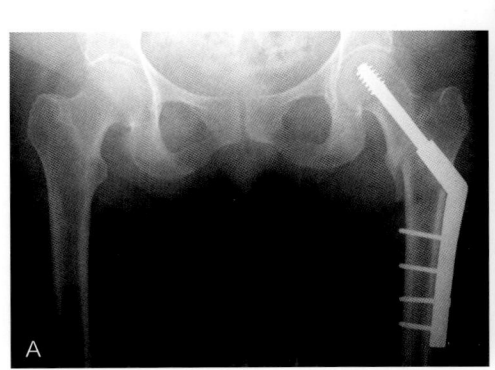 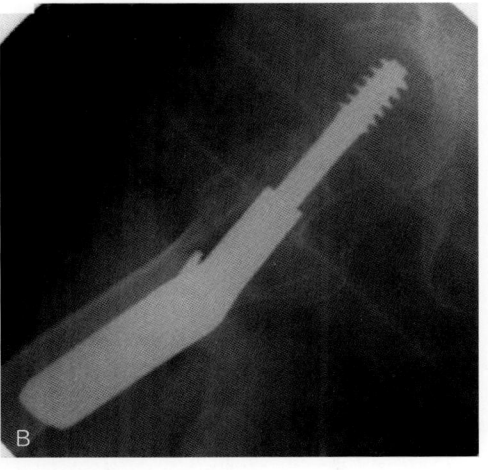

图6 A、B. 术后X线正位片(A)和侧位片(B)显示内固定位置良好且无术中并发症发生。

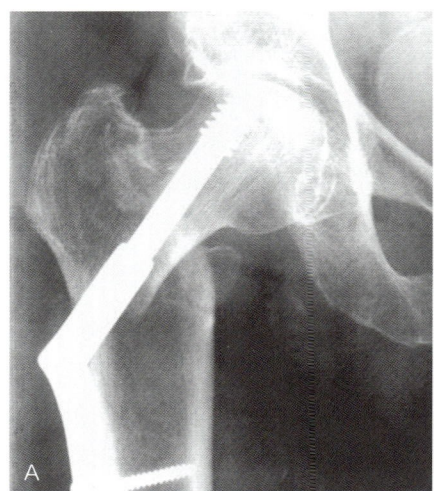
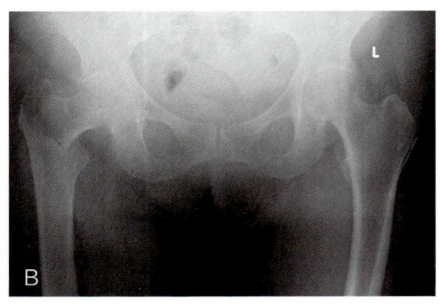
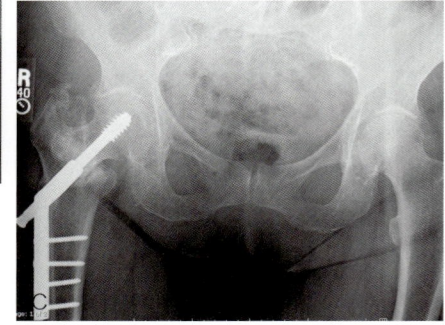

图7　A. 术后发生髋内翻塌陷。B. 应用动力髋螺钉固定AO/OTA 31-A1型转子区骨折。C. 术后6个月随访X线片显示骨折再移位。

（占宇　译，高洪　审校）

参考文献

[1] Baumgaertner MR, Curtin SL, Lindskog DM, et al. The value of the tip-apex distance in predicting failure of fixation of peritrochanteric fractures of the hip. J Bone Joint Surg Am 1995; 77(7):1058-1064.

[2] Baumgaertner MR, Solberg BD. Awareness of tip-apex distance reduces failure of fixation of trochanteric fractures of the hip. J Bone Joint Surg Br 1997;79(6):969-971.

[3] Bolhofner BR, Russo PR, Carmen B. Results of intertrochanteric femur fractures treated with a 135-degree sliding screw with a twohole side plate. J Orthop Trauma 1999;13:5-8.

[4] Brauer CA, Coca-Perraillon M, Cutler DM, et al. Incidence and mortality of hip fractures in the United States. JAMA 2009;302:1573-1579.

[5] Griffin JB. The calcar femorale redefined. Clin Orthop Relat Res 1982;(164):211-214.

[6] Koval KJ, Friend KD, Aharonoff GB, et al. Weight bearing after hip fracture: a prospective series of 596 geriatric hip fracture patients. J Orthop Trauma 1996;10:526-530.

[7] Koval KJ, Sala DA, Kummer FJ, et al. Postoperative weight-bearing after a fracture of the femoral neck or an intertrochanteric fracture. J Bone Joint Surg Am 1998;80(3):352-356.

[8] Koval KJ, Skovron ML, Aharonoff GB, et al. Ambulatory ability after hip fracture. A prospective study in geriatric patients. Clin Orthop Relat Res 1995;(310):150-159.

[9] Kregor PJ, Obremskey WT, Kreder HJ, et al. Unstable pertrochanteric femoral fractures. J Orthop Trauma 2005;19:63-66.

[10] McLoughlin S, Wheeler DL, Rider J, et al. Biomechanical evaluation of the dynamic hip screw with two- and four-hole side plates. J Orthop Trauma 2000;14:318-323.

[11] Miller CW. Survival and ambulation following hip fracture. J Bone Joint Surg Am 1978;60(7):930-934.

[12] Moran CG, Wenn RT, Sikand M, et al. Early mortality after hip fracture: is delay before surgery important? J Bone Joint Surg Am 2005;87:483-489.

[13] Pajarinen J, Lindahl J, Michelsson O, et al. Pertrochanteric femoral fractures treated with a dynamic hip screw or a proximal femoral nail. A randomised study comparing postoperative rehabilitation. J Bone Joint Surg Br 2005;87:76-81.

[14] Rao JP, Banzon MT, Weiss AB, et al. Treatment of unstable intertrochanteric fractures with anatomic reduction and compression hip screw fixation. Clin Orthop Relat Res 1983;(175):65-71.

[15] Ruby L, Mital MA, O'Connor J, et al. Anteversion of the femoral neck. J Bone Joint Surg Am 1979;61:46-51.

[16] Utrilla AL, Reig JS, Munoz FM, et al. Trochanteric gamma nail and compression hip screw for trochanteric fractures: a randomized, prospective, comparative study in 210 elderly patients with a new design of the gamma nail. J Orthop Trauma 2005;19:229-233.

[17] Winter WG. Nonoperative treatment of proximal femoral fractures in the demented, nonambulatory patient. Clin Orthop Relat Res 1987;(218):97-103.

[18] Zuckerman JD, Skovron ML, Koval KJ, et al. Postoperative complications and mortality associated with operative delay in older patients who have a fracture of the hip. J Bone Joint Surg Am 1995;77(10):1551-1556.

第41章 全髋关节假体周围/远端骨折的固定

Fixation of Periprosthetic Fractures About/Below Total Hip Arthroplasty

Aaron Nauth, Iain Stevenson, Matthew D. Smith, and Emil H. Schemitsch

定义

- 全髋关节置换假体周围骨折定义为股骨或髋臼假体附近的股骨和髋臼骨折。术中和术后均可发生。本章集中在股骨术后骨折,发生在全髋关节置换股骨假体的附近。

解剖

- 最常用Vancouver分型系统描述全髋关节置换股骨假体周围的股骨骨折。该分型是根据解剖位置、股骨假体稳定性和周围的骨量(表1,图1)[5],简单、可靠,且可以指导治疗。
- A型骨折发生在转子区域,累及大转子(A_G)或小转子(A_L)。
- B型骨折发生在股骨柄周围或者远端,根据假体稳定性和周围骨量分为亚型。B1型骨折发生在稳定的假体周围。B2型发生在松动的假体周围,有足够的骨量。B3型骨折发生在松动的假体周围,骨量差。
- C型骨折发生在稳定股骨假体的远端。

发病机制

- 术后的假体周围骨折发生在不同的情况下;然而,严重创伤只占了很少一部分。

表1　Vancouver假体周围骨折分型

类型	骨折描述
A	转子周围骨折
A_G	大转子
A_L	小转子
B	股骨柄或紧邻柄远端骨折
B1	假体稳定
B2	假体松动骨量好
B3	假体松动骨量差
C	假体远端骨折

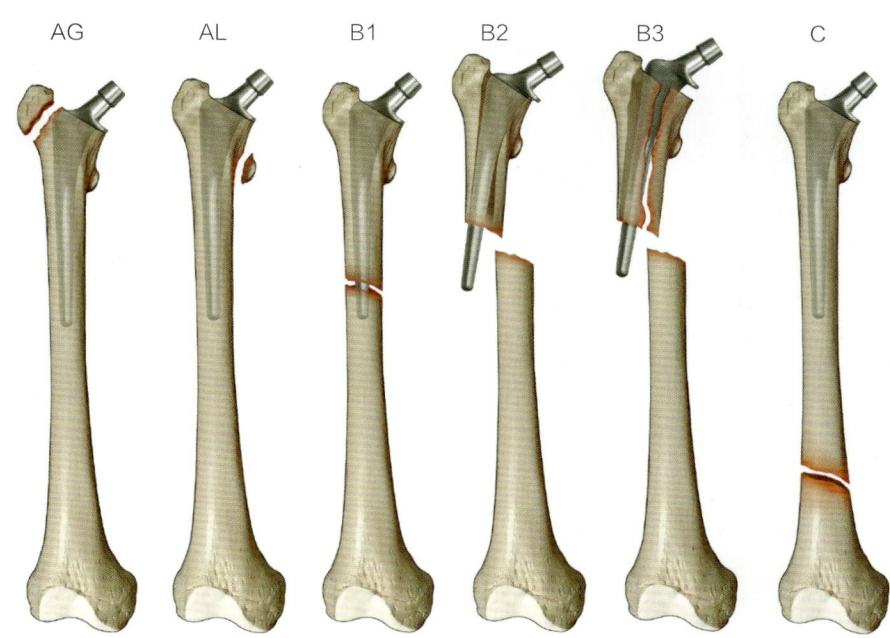

图1　Vancouver假体周围骨折分型。

- 大多数骨折是低能量跌倒,大约25%没有明显的创伤。
- 很大比例的患者有病理性和骨质疏松骨量,由于以下原因,包括股骨近端的局部骨量减少、应力遮挡、骨溶解,以及该人群骨质疏松症的高流行率。

自然病史

- 大多数骨折要求手术治疗,获得有效的骨折愈合和功能恢复。
- 回顾性文献表明术后1年死亡率11%,致残率和死亡率类似髋部骨折的患者。这是一个重要的考虑,因为需要采用类似于髋部骨折的方式处理这些患者:多学科团队方式(老年科评估、谵妄预防等)、早期手术治疗(创伤后<48小时)、手术策略允许早期负重和活动。

病史和体格检查

- 损伤机制和能量等级以及跌倒原因,这些是非常重要的信息。
- 获得相关关于前驱症状的信息,如负重大腿痛或起步痛,表明骨折前已存在松动的股骨柄。
- 既往的感染病史、伤口并发症,或者结构性的症状,表明假体周围感染。
- 社会史包括之前的步行状态、助步器的使用、独立生活的能力、整体功能,有助于设定合理的治疗目标。
- 体格检查可发现移位的骨折发生肢体明显畸形,也可以发现轻度移位骨折的隐匿性畸形,如活动或髋部旋转的疼痛,负重困难或肢体无力。体格检查要关注排除开放性伤口、神经血管损伤和相关的损伤。

影像学和其他诊断性检查

- 先拍摄患侧股骨正位和侧位X线片和骨盆正位片。仔细评估X线片骨折线位置、骨折块移位、假体松动和骨量的质量。
- 关键是要找到假体松动的证据。假体周围骨折松动股骨假体(B2型)手术治疗除了固定骨折外,还要求更换为长柄。而单独骨折固定就可以容易地解决稳定假体的骨折(B1型)。Lindahl等[4]报道B1型骨折治疗失败大多数是由于假体松动,也就是说没有及时发现假体松动。
- 影像学明确松动的证据包括进展性假体周围或骨水泥套透亮线、柄的位置发生改变,或者假体或骨水泥套断裂(图2)。假体可能松动的影像表现,包括>2 mm假体周围或骨水泥套透亮线、珠脱落、骨内膜扇贝样改变、柄尖端的骨内膜骨桥。

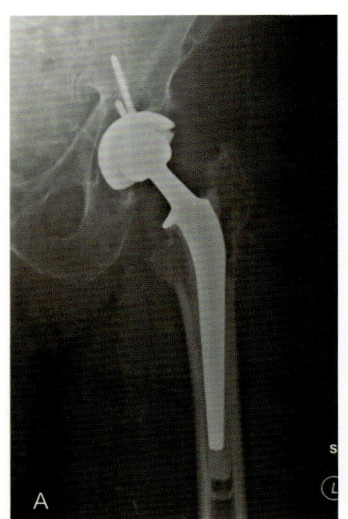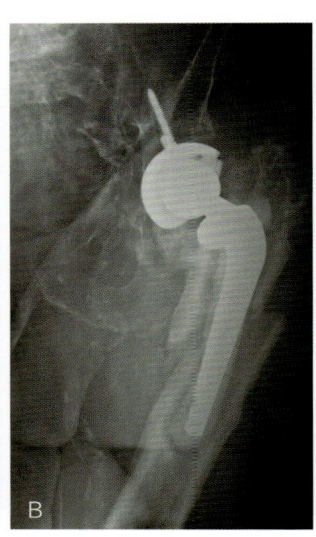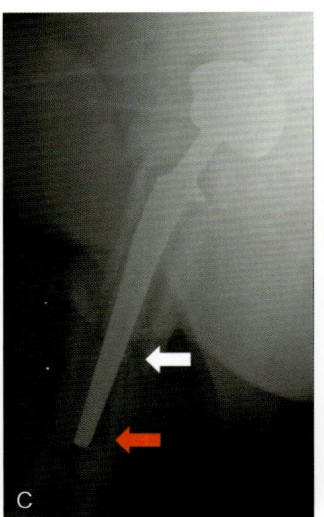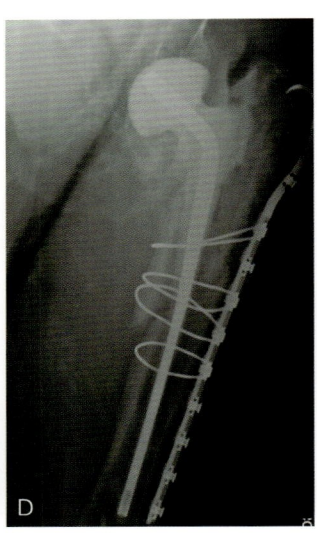

图2 A~D. 91岁男性患者,B2型假体周围骨折,全髋关节置换术后1年X线片。与术后即刻片子比较(A)有明确松动特征,包括进展性骨水泥-骨界面的透亮线,假体下沉,骨水泥套断裂(白箭头),假体周围骨水泥分离(红箭头)(B、C)患者自述3个月前驱的大腿痛,ESR和CRP明显升高。推测全髋关节置换发生感染,抗生素骨水泥间隔器结合骨折固定进行翻修(D),术中确认了感染。

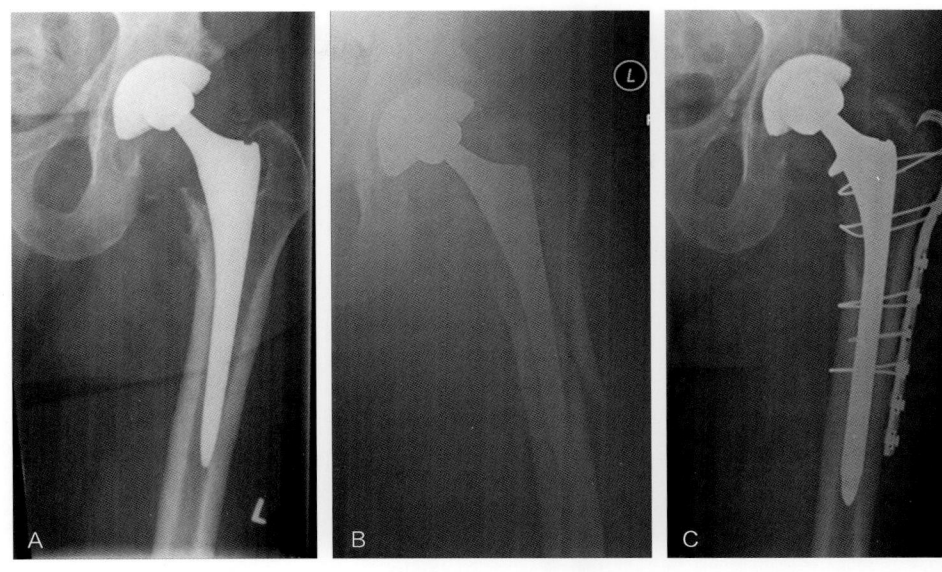

图3　A～C. Vancouver B2型假体周围骨折，75岁男性。比较受伤前X线片（A）表明明显的下沉和假体位置感染，确认松动（B）。长柄和骨折内固定进行翻修（C）。

- 尽可能获得受伤前的X线片，评估假体位置的改变，这最能表明柄的松动。仔细比较假体伤前和伤后的X线片，可以发现明显的或者相对隐匿性的假体下沉(图3，图4)。
- 需要翻修假体时，要尽量获得原始的手术记录。
- 创伤后炎症标志如白细胞计数、ESR和CRP往往会升高，所以骨折的情况下很难解释，除非明显升高。如果根据伤前症状，怀疑感染的话，应该进行术前的髋关节抽吸。手术发现感染的话，应准备二期翻修(图2)。

鉴别诊断

- 假体周围感染。
- 无菌性松动。
- 病理性骨折。

非手术治疗

- 大多数假体周围骨折需要手术治疗，除非小转子稳定骨折(未累及骨干)、大转子轻度移位的骨折、稳定假体周围完全没有移位的骨折。另外，如果身体状况差不适合手术的患者发生了股骨柄周围轻度移位的骨折，也可以考虑尝试保守治疗。

手术治疗

- 根据Vancouver分型指导假体周围股骨骨折的手术治疗。
- 小转子A_L型骨折和轻度移位型A_G型骨折一般采用非手术治疗。移位型A_G型骨折一般需要切开复位内固定术。如果合并骨溶解和内衬磨损的话，加或不加骨移植和聚乙烯内衬更换。
- B1型骨折假体稳定，骨折内固定术治疗。下面集中描述这些骨折类型和B1型骨折的内固定。关于B1型骨折最佳的治疗，文献中存在相对的争议。主要集中比较钢缆钢板结合结构性异体骨移植和外侧锁定钢板。生物力学文献建议使用外侧钢缆钢板和螺钉结合前侧结构性异体骨移植(90-90固定)是最佳的生物力学结构[7]。Buttaro等[2]回顾14例患者B1型骨折采用外侧锁定钢板，加或不加结构性皮质骨板；报道单独使用外侧锁定钢板出现高失败率(5/9)，而外侧钢板结合结构性

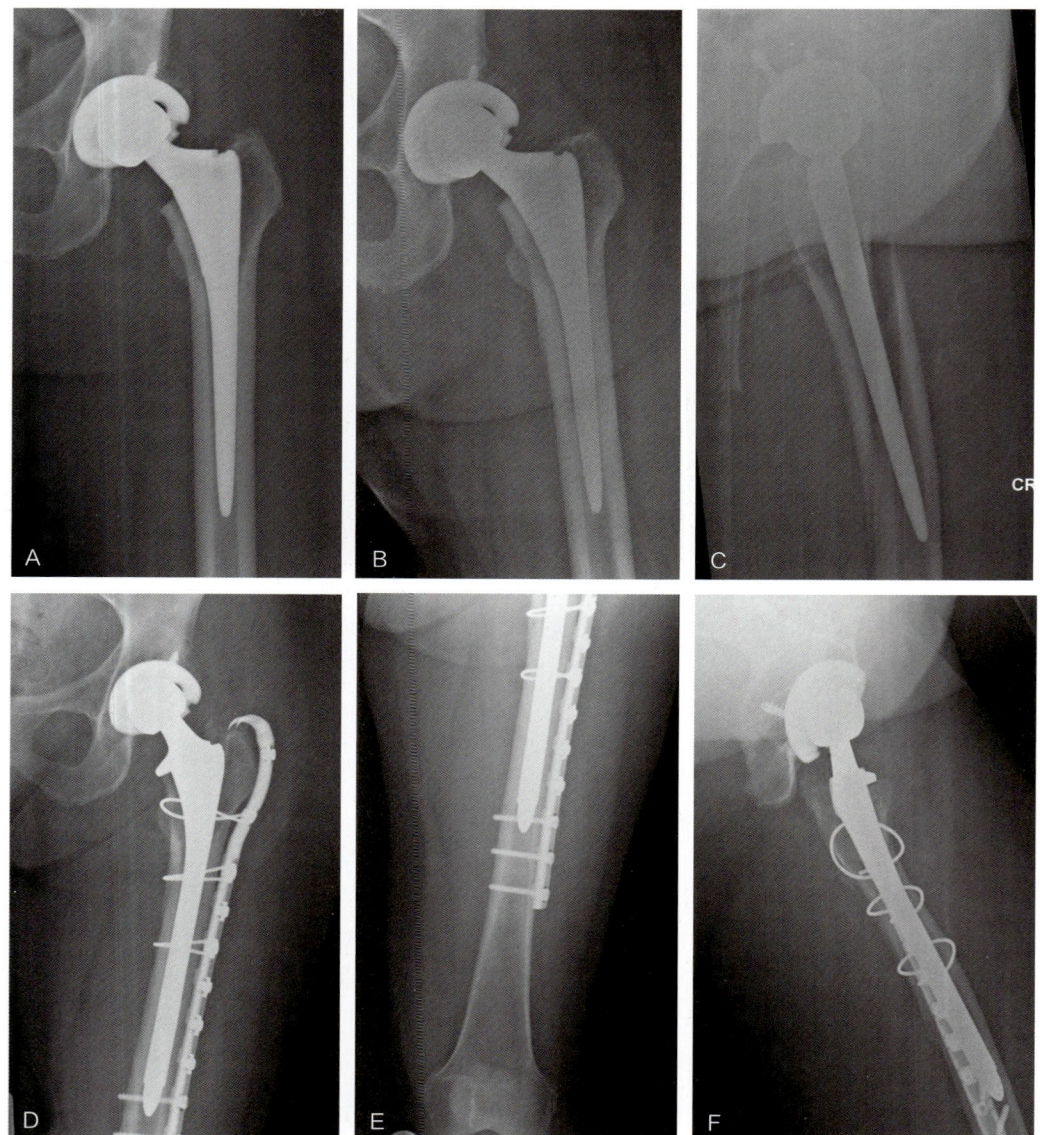

图4 A~F. B2型股骨假体周围骨折,52岁,女性,术后3周跌倒。与术后即刻片(A)比较显示隐匿假体下沉(B、C)。患者入手术室计划行骨折内固定和长柄假体翻修。术中确认假体松动。术后6个月显示钢缆钢板和螺钉固定骨折及长柄假体翻修(D~F)。

皮质骨板(1/5)。其他学者报道外侧钢板结合间接复位和微创技术获得很高成功率[6]。比较这两项技术的高质量前瞻性证据是缺乏的。不管使用的固定策略,治疗这些骨折必须遵循这几种生物力学和手术原则。首先,骨折固定时柄不能处于内翻位,有报道柄内翻位的固定失败率有所增加。第二,柄周围的近端固定最好采用钢缆和螺钉结合。股骨假体足够重叠避免力学失败是很关键的(图5)。通常要固定到大转子水平。第三,要记住这些骨折常发生在病理性/骨质疏松的骨组织上,建议足够长度的钢板稳定整个长度的股骨,避免今后假体周围骨折。最后,根据所需的骨折愈合类型,要遵守绝对稳定或相对稳定。对简单横行或螺旋形骨折,使用加压钢板或拉力螺钉使得骨折部位获得绝对稳定和加压。对粉碎性骨折要求相对稳定和桥接固定,允许骨折形成骨痂获得间接愈合。

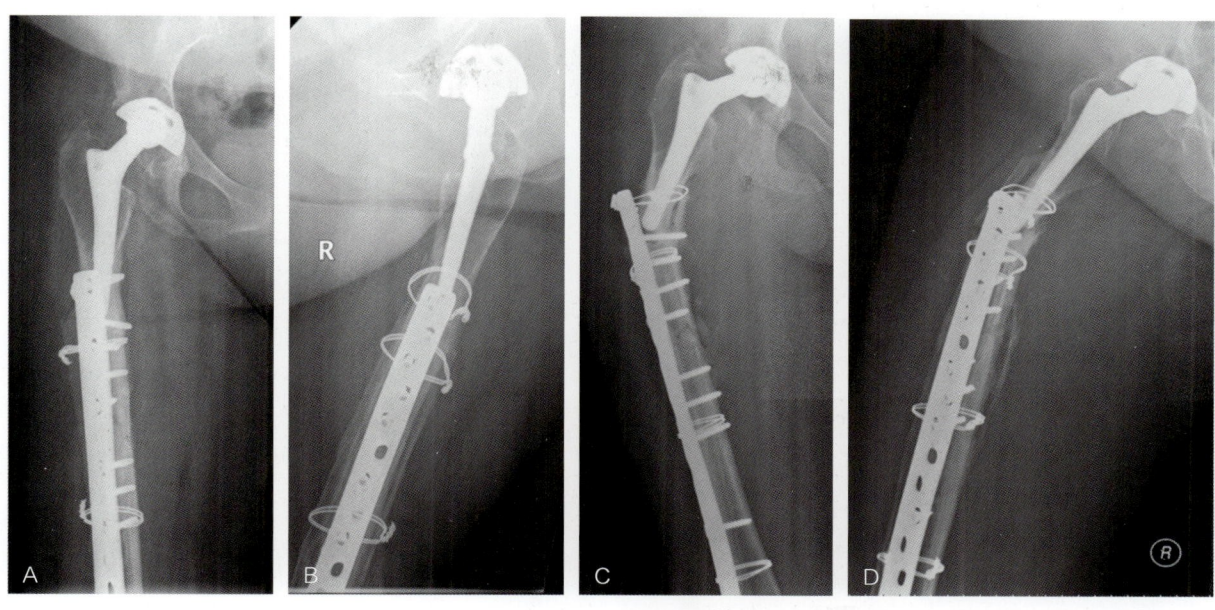

图5 A~D. 41岁女性，B1型假体周围骨折，外侧锁定钢板和腓骨结构性异体骨移植固定（A、B）。X线片提示股骨假体与钢板重叠不足，预示固定失败（C、D）。

- B2型骨折采用长柄假体和骨折固定进行翻修（见图3，图4）。柄越过骨折至少两个皮质直径。
- B3型骨折需要翻修，切开复位内固定，可能还需要结构性异体骨移植恢复骨量。
- C型骨折发生在柄远端，一般采用切开复位内固定。

术前计划

- 正如前所述，建议多学科评估处理患者合并症和围手术期内科疾病。
- 处理全髋关节周围股骨假体周围骨折，术者要考虑准备行翻修术。这就要求回顾原始手术记录，确认翻修股骨假体的类型。Corten等[3]报道20%假体术前X线片判断是稳定的，但术中却发现是松动的。如果怀疑股骨假体的稳定性，髋关节关节切开脱位和假体加压，排除松动的股骨假体。

体位

- 患者在可X线透视的手术床上仰卧位，在患肢下放置软垫和充气包抬高患肢（图6）。肢体铺单后可活动，术中透视放置在骨折侧下肢的对侧。
- 替代的方法，患者侧卧位，患肢在上，肢体铺单后可活动。如果计划股骨假体翻修，可以考虑这个体位。

入路

- 入路涉及外侧切口，在既往全髋关节手术切口的远端朝膝关节方向延伸。
- 如果切开关节脱位髋关节用于评估股骨假体稳定性和股骨假体翻修，全髋关节切口近端也可以使用。
- 如果采用微创手术入路和间接复位，全髋关节置换切口远端暴露骨折近端的股骨，另使用一个远端切口在股骨远端外侧，便于放置钢板远端。

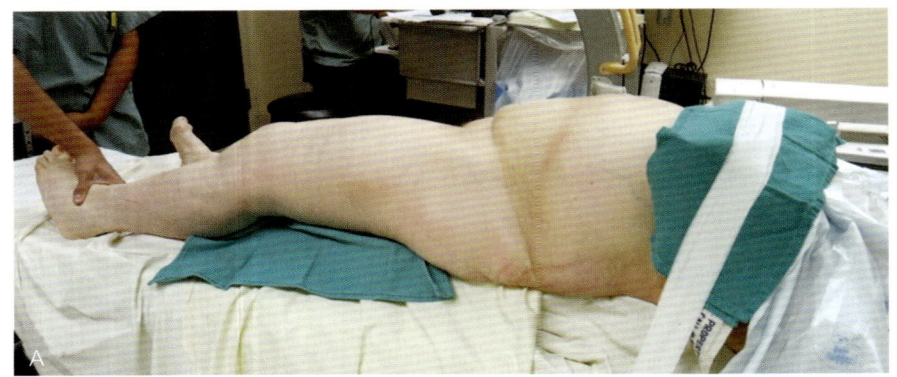
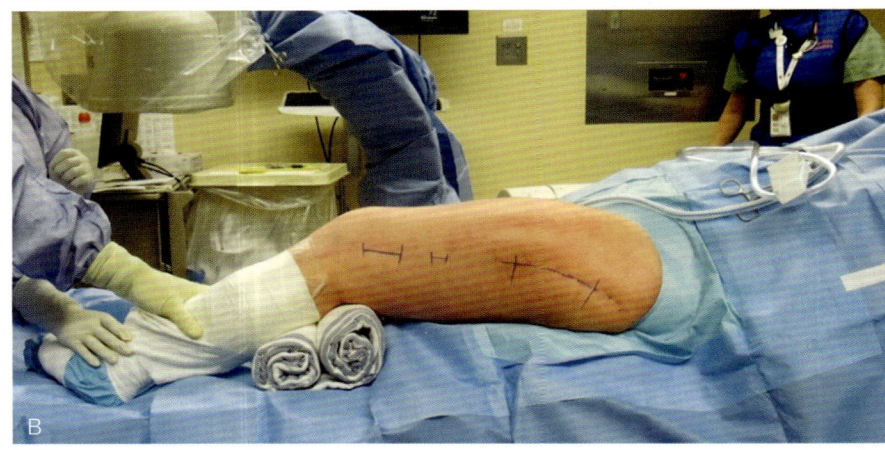

图6 A、B. 术中照片示患者仰卧位,沙袋抬高患髋和C臂机位于患者对侧。

钢缆钢板和结构性异体骨移植固定

- 手术暴露:外侧暴露整个股骨,从既往全髋关节置换术切口的远端到股骨远端水平。深部切口,切口一致地分开阔筋膜。沿着后方纤维,向前翻开股外侧肌(技术图1A~C)。找到血管穿支并电凝。从大转子下方水平到股骨干骺端,暴露整个股骨外侧,包括骨折部位。股骨外侧和前面被暴露。虽然暴露是延长的,但要小心避免股骨后侧和内侧软组织剥离(技术图1D)。

- 骨折复位和钢板应用:如果怀疑假体稳定性,透过骨折部位仔细评估骨假体界面有无任何松动的证据。如果怀疑松动,切口近端延伸,切开关节,髋关节水平评估假体稳定性。一旦确认假体稳定性,使用复位钳获得骨折复位(技术图1E)。选择合适长度的钢板跨越整个股骨(从股骨远端到大转子下方)。确保钢板与股骨柄重叠,避免力学失败,这是很关键的。钢板形状要依靠放置在股骨外侧的钢板。新一代预塑形锁定钢板可以适应股骨解剖前弓。通过骨折近端和远端的钢板获得临时螺钉固定。如果骨折类型必须绝对稳定,使用钢板加压孔和拉力螺钉或者张力带获得骨折部位的加压。透视确认解剖复位和对线以及满意的钢板位置(技术图1F)。

- 准备异体骨移植:完成股骨暴露后准备异体骨移植物,感染和假体松动被明确排除。笔者优先使用股骨远端异体移植物的前皮质,因为可以适应股骨前弓,也可以从股骨远端获得骨松质异体骨移植(技术图1G)。胫骨或肱骨结构性异体骨移植也可以接受。合适长度异体结构性骨移植物与股骨假体足够的重叠,必须在骨折两侧各穿一根钢缆(一般要获得至少25~30 cm长度)。另外,避免异体骨移植物与钢板在远端同一水平形成应力集中。使用摆锯和磨钻准备股骨远端异体骨移植物的前皮质。临时放置在股骨前皮质,确认合适大小和形状的移植物(技术图1H)。

- 穿钢缆和放置异体骨移植物:在放置异体骨移植物之前,使用穿丝导引器将钢缆绕穿股骨,相对更容易。这些钢缆直接穿绕在骨上,避免卡入神经血管组织,是关键的(技术图1I)。笔者常分别用两根钢缆在股骨近端和股骨远端。接着放置移植物在股骨前面,形成90-90结构。接着依次锁紧钢缆,修剪(技术图1J)。在这个阶段,螺钉固定在股骨近端和远端。近端在固定牢靠的股骨柄周围放置非锁定螺钉,多轴锁定螺钉,或者单皮质锁定螺钉。术中透视确认解剖复位和骨折对线,满意的钢板螺钉钢缆以及异体移植物位置。此时,生理盐水反复冲洗切口。来自股骨远端的松质异体移植物放置在骨折部位以及股骨与异体骨之间。标准分层关闭切口。

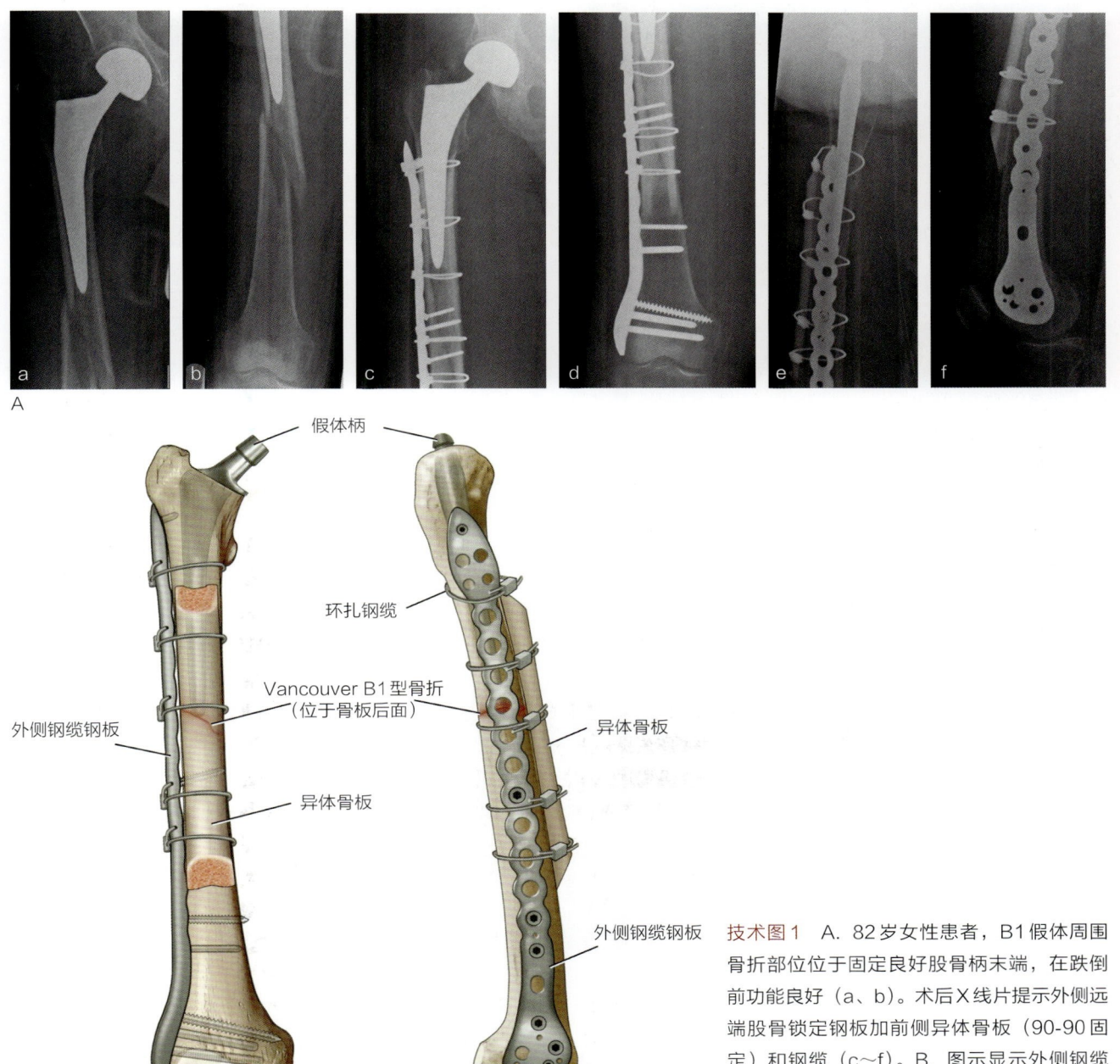

技术图1 A. 82岁女性患者,B1假体周围骨折部位位于固定良好股骨柄末端,在跌倒前功能良好(a、b)。术后X线片提示外侧远端股骨锁定钢板加前侧异体骨板(90-90固定)和钢缆(c~f)。B. 图示显示外侧钢缆钢板和前侧异体骨板(90-90固定)固定B1型骨折。

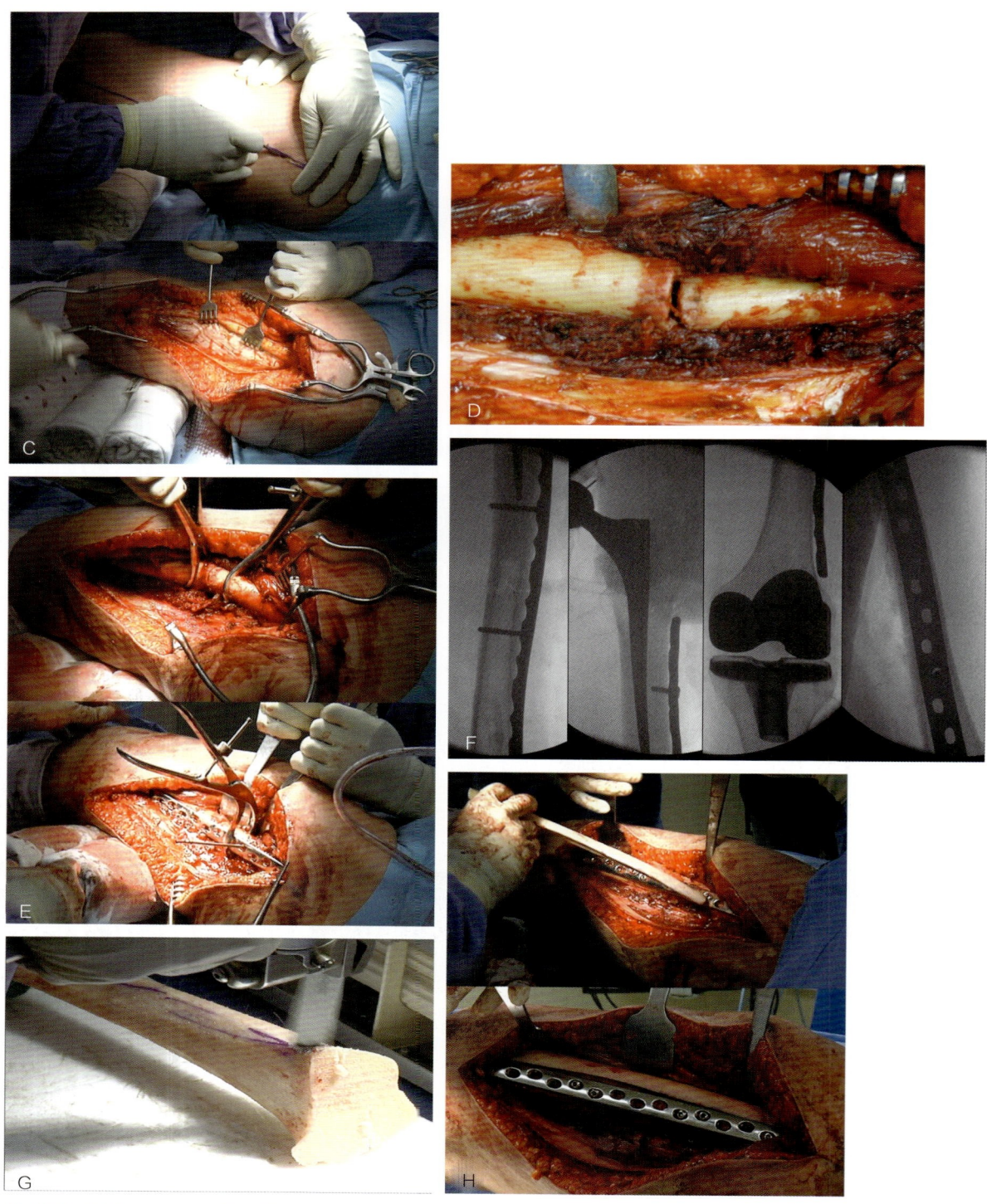

技术图1（续） C. 术中图片显示股骨外侧切口和入路，钢缆钢板和前侧异体骨板固定B1型骨折。D. 术中B1型骨折部位图片，显示避免股骨后侧和内侧软组织剥离。E. 术中B1型骨折部位的图片，表明临时复位和外侧钢板放置。F. 术中透视片表明临时的复位和骨折钢板固定。值得注意的是，钢板跨过整个股骨，从大转子下方到股骨远端。G. 术中图片表明从异体股骨远端准备异体骨板。H. 术中透视提示最终的异体骨板准备和大小。

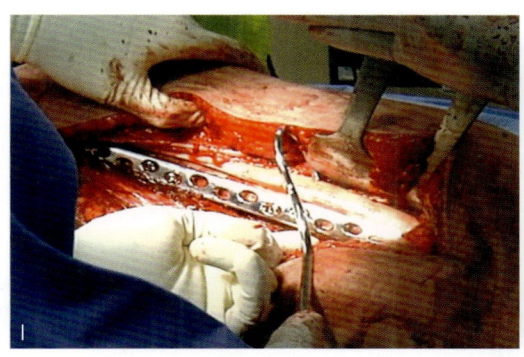
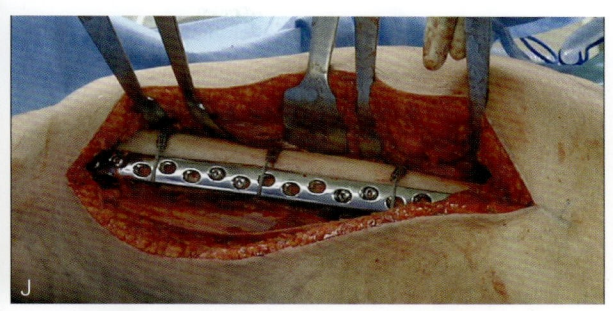

技术图1（续） I. 术中图片表明穿钢缆的技术，钢缆绕过异体骨移位物和外侧钢板。J. 术中照片显示最终的异体移植骨板和钢缆钢板结构。

微创外侧锁定钢板固定

- 手术入路：全髋关节置换切口远端向骨折近端延伸，暴露股骨近端外侧。深部切开阔筋膜和股外侧肌后方，暴露股骨近端从大转子水平到骨折部位近端。仔细保留骨折部位的软组织和血供。在干骺端水平做4~5 cm远端切口，暴露股骨远端的外侧面（技术图2C）。沿着股骨外侧面，用Cobb骨剥形成肌下平面。

- 放置钢板和间接复位：合适长度的外侧锁定钢板，跨越整个股骨，塑形。从切口近端向切口远端，将钢板插入肌下平面的隧道（技术图2D）。牵引肢体间接复位，钢板辅助复位。远端使用非锁定螺钉，近端使用钢缆或复位钳，将钢板复位股骨（技术图2E）。透视确认冠状位和矢状位上的复位。

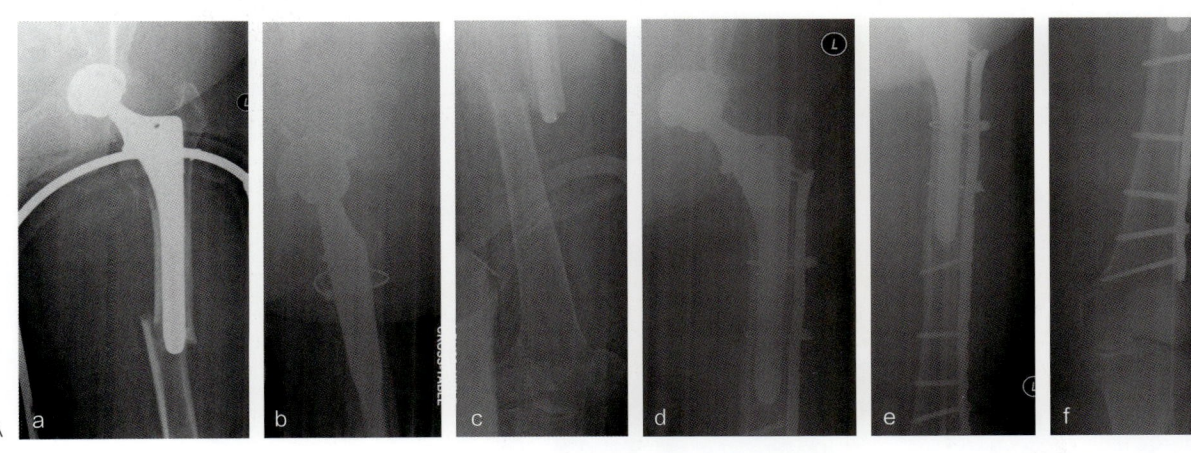

技术图2 A. 78岁女性，B1假体周围骨折位于稳定股骨柄末端，跌倒前功能良好（a~c）。术后摄片显示微创入路外侧锁定钢板固定骨折（d~f）。

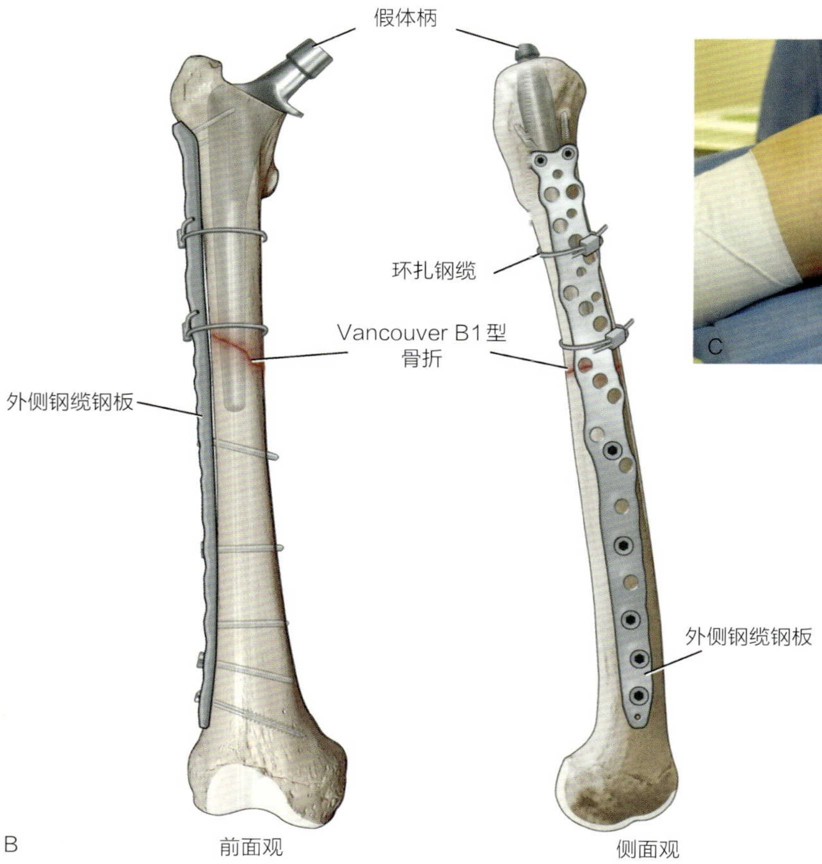

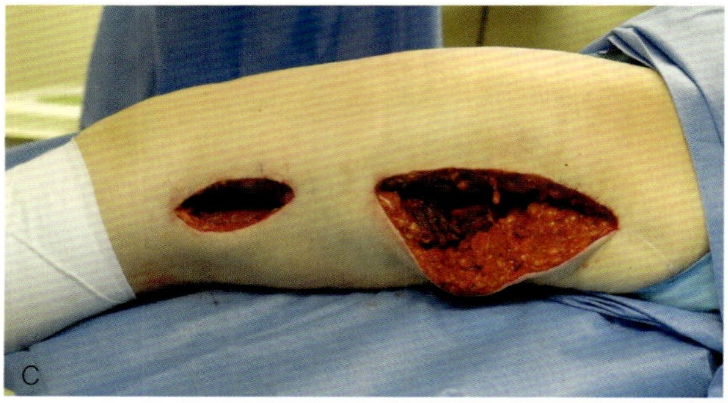

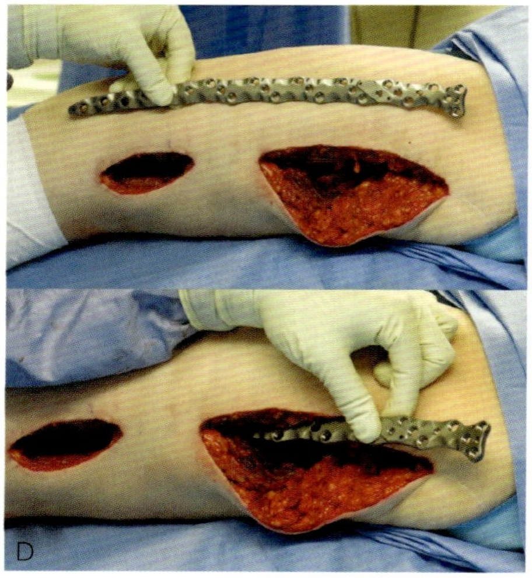

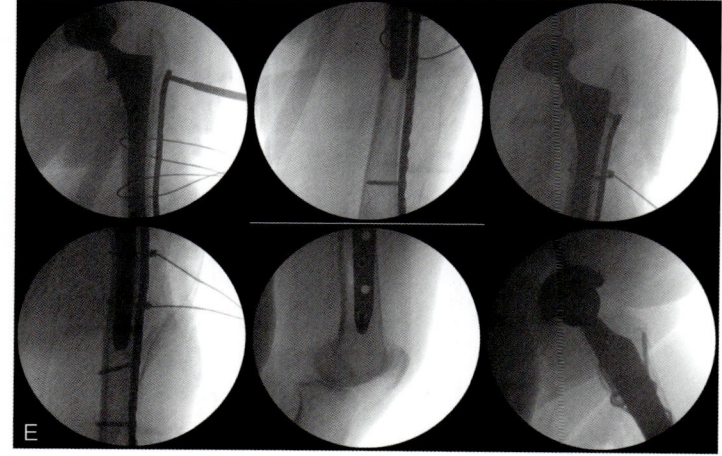

技术图2（续） B.图示外侧锁定钢板联合螺钉钢缆固定B1型骨折。C.术中照片显示微创切口外侧锁定钢板治疗B1型假体周围骨折。骨折部位皮肤、软组织和血供尽可能保留完整，有利于骨折愈合生物学。D.术中拍片显示钢板和股骨外侧皮下隧道。E.术中和系列透视摄片显示临时的钢板和复位，最后固定。

- 放置钢缆和最终的固定：一旦透视确认复位，远端采用锁定螺钉结合非锁定螺钉，近端钢缆和锁定螺钉放置在股骨假体周围，这样获得最终的固定。新一代假体锁定钢板可在假体周围放置多轴锁定螺钉。使用钢缆和螺钉最佳化近端固定，根据骨质条件，使用2~4根钢缆结合2~4枚螺钉。根据骨质条件，锁定和非锁定螺钉获得远端固定。桥接固定和50%螺钉密度（如一半的远端螺钉孔保持空着）预防骨折端应力集中（技术图2A）。获得最终的透视影像（技术图2E）。标准的分层缝合关闭切口。

要点与失误防范

假体周围骨折的处理	• 类似于髋部骨折的治疗方式： 　○ 多学科评估 　○ 尽快手术（48 小时以内） 　○ 早期负重和活动的手术目的
假体松动	• 处理骨折固定之前，仔细询问病史和观察 X 线片（包括受伤前的片子），排除股骨假体松动是至关重要的。如果怀疑假体松动，术中要评估假体稳定性（直接观察骨折部位的假体–骨界面，或者关节切口并脱位髋关节，加压股骨假体）。如果确定假体松动，术者应用长柄假体进行翻修
骨折固定	• 关于使用锁定钢板或钢缆钢板加结构性异体骨移植，是存在争议的。两种策略都是可接受的。无论何种策略，必须遵守以下原则： 　○ 避免股骨假体内翻放置 　○ 钢缆和螺钉结合，获得近端固定 　○ 股骨假体获得与骨折固定足够的重叠 　○ 整个股骨尽可能稳定 　○ 桥接固定，远端螺钉密度大约 50%
钢缆钢板和结构性异体骨移植	• 如果选择这种策略，要牢记以下要点 　○ 从股骨、胫骨，或者肱骨获得结构性异体骨移植物 　○ 移植物长度至少要 25～30 cm 　○ 围绕钢板和异体移植物的钢缆固定需要近端和远端两根钢缆
外侧锁定钢板	• 如果选择这种策略，要牢记以下要点： 　○ 生物学上创伤小的手术入路可以最小限度干扰骨折部位的软组织和血供 　○ 钢缆和锁定螺钉结合获得近端固定 　○ 桥接固定和 50% 螺钉密度获得远端固定

术后处理

- 术后 6 周，患者保持足尖负重，活动髋和膝关节。6 周后，患者逐步完全负重。笔者建议在可忍受的情况下，钢缆钢板和结构性异体骨移植的患者术后立即负重。这是其优势所在，便于早期更快活动和康复。

结果

- 如前面讨论的，Bhattacharyya 等[11]研究表明，全髋关节置换周围假体周围骨折的患者有类似髋部骨折的致残率和死亡率。1 年死亡率大概是 11%。
- 延迟超过 48 小时手术的患者有更高的 1 年死亡率。患者尽快接受手术是关键[1]。

并发症

- 关于并发症和再手术率，文献报道了不同的结果。基于样本量 333 例患者的统计研究，B1 型骨折有以下发生率：
  - 总并发症率 15%。
  - 再手术率 9%。
  - 骨折不愈合或金属内植物断裂 9%。
  - 畸形愈合 6%。
  - 感染 5%。
- 骨折不愈合或金属内植物断裂采用钢缆钢板、结构性异体骨移植、不愈合部位的骨移植（或者骨诱导骨移植替代物）进行翻修切开复位内固定（图 7）。

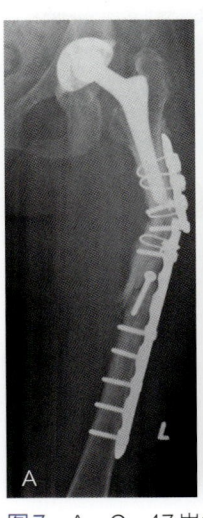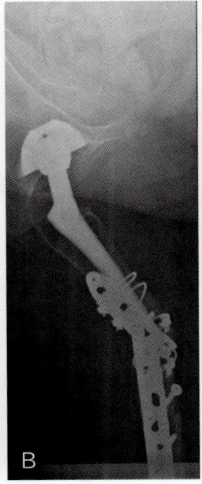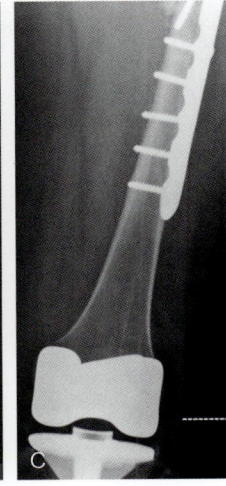

图 7　A～C. 47 岁女性，术前 X 线片显示 B1 型骨折外侧钢板固定术后发生骨不愈合和钢板失败。

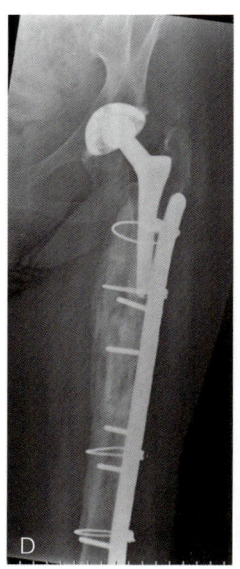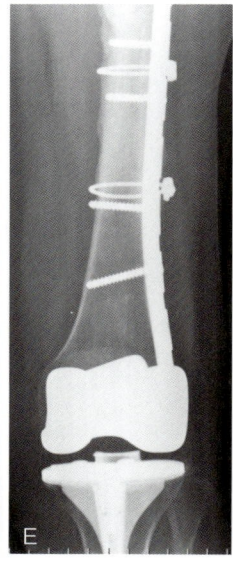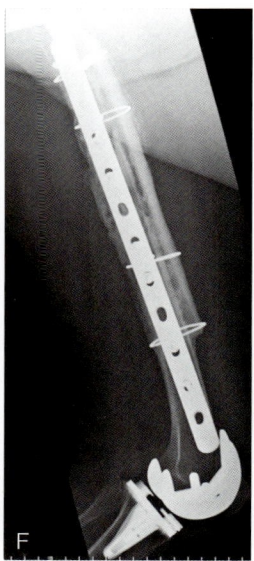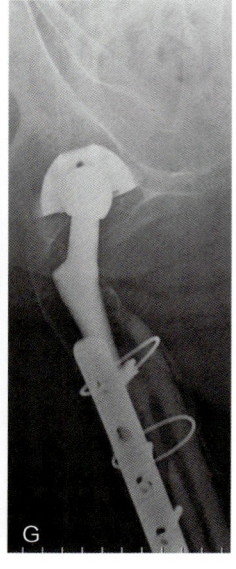

图7（续） D～G. 术后1年X线片示钢缆钢板和前侧异体骨移植骨板翻修，并且骨不连骨移植，移植物和宿主骨之间用异体骨移植和骨形态蛋白。

（罗从风 译/审校）

参考文献

[1] Bhattacharyya T, Chang D, Meigs JB, et al. Mortality after periprosthetic fracture of the femur. J Bone Joint Surg 2007;89(12):2658-2662.

[2] Buttaro MA, Farfalli G, Paredes Nunez M, et al. Locking compression plate fixation of Vancouver type-B1 periprosthetic femoral fractures. J Bone Joint Surg Am 2007;89(9):1964-1969.

[3] Corten K, Vanrykel F, Bellemans J, et al. An algorithm for the surgical treatment of periprosthetic fractures of the femur around a well-fixed femoral component. J Bone Joint Surg Br 2009;91(11):1424-1430.

[4] Lindahl H, Malchau H, Odén A, et al. Risk factors for failure after treatment of a periprosthetic fracture of the femur. J Bone Joint Surg Br 2006;88(1):26-30.

[5] Masri BA, Meek RM, Duncan CP. Periprosthetic fractures evaluation and treatment. Clin Orthop Relat Res 2004;(420):80-95.

[6] Ricci WM, Bolhofner BR, Loftus T, et al. Indirect reduction and plate fixation, without grafting, for periprosthetic femoral shaft fractures about a stable intramedullary implant. J Bone Joint Surg Am 2005;87(10):2240-2245.

[7] Zdero R, Walker R, Waddell JP, et al. Biomechanical evaluation of periprosthetic femoral fracture fixation. J Bone Joint Surg Am 2008;90(5):1068-1077.

第42章 全膝关节置换术后股骨假体周围骨折的固定
Fixation of Periprosthetic Fractures Above Total Knee Arthroplasty

Frank A. Liporace and Derek J. Donegan

定义

- 骨折发生在全膝关节置换术（TKA）股骨假体周围或上面的骨折。
- TKA假体周围骨折的发生率不同。
- 据报道，初次TKA后的发生率为0.3%～5.5%，翻修TKA后的发生率为30%[3,5,6,13]。
- 股骨髁上骨折是最常见的类型，广泛报道在初次TKA后发生率为0.3%～2.5%，而翻修TKA后发生率为1.6%～38%[5,6,8,13]。
- 稳定的假体以及不稳定的假体均可能发生。
- 假体周围骨折对治疗和预后是巨大的挑战。
- 复位和固定这类骨折是一个复杂的任务，主要是因为先前的假体阻碍了骨折复位以及固定装置的置入[2]。

解剖

- 股骨远端形状呈梯形。
- 股骨远端外侧前后径大于内侧前后径。
- 股骨外侧髁有一个10°的倾斜角。
- 股骨内侧髁有一个25°的倾斜角（图1）。
- 腓肠肌起于股骨远端，作为一种变形力，会导致反屈畸形。
- 内收肌止于股骨远端，作为一种变形力，会导致内翻畸形（图2）。

发病机制

- 大多数股骨假体周围骨折通常在年龄大的患者由低能量的跌倒引起，而在年轻的患者由高能量的创伤引起。
- 多种危险因素已被确定。
- 代谢因素，如骨质疏松是TKA后假体周围骨折发展进程中的高危因素。
- 许多研究证实了TKA后骨矿物质密度减少[11]。
- 手术技术是相关因素，尤其是股骨远端的凹槽。
- 股骨远端前侧骨皮质缺损已经被认为是TKA后股骨假体周围骨折的重要危险因素。
- 股骨几何形状的变化以及曲率半径的减少导致股骨远端承受较高的应力，理论上增加了假体周围骨折的风险。

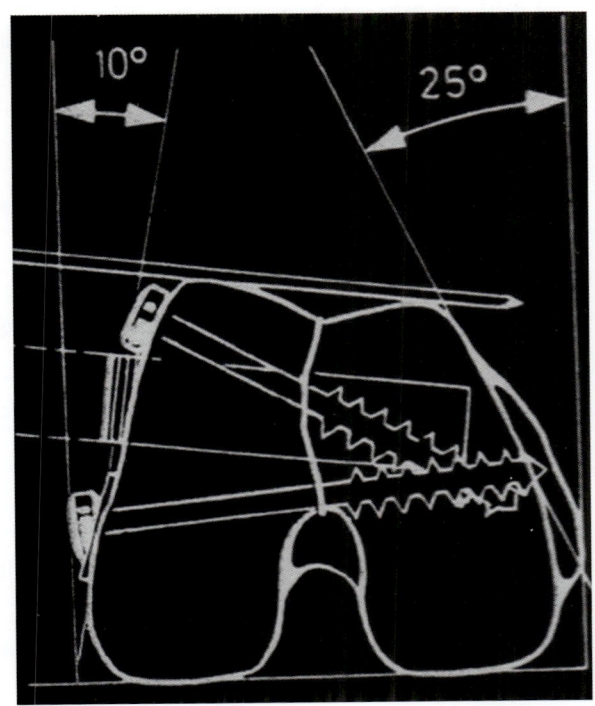

图1 股骨远端解剖轴向的示意图。注意股骨远端梯形的形状和内外侧角度的差异。

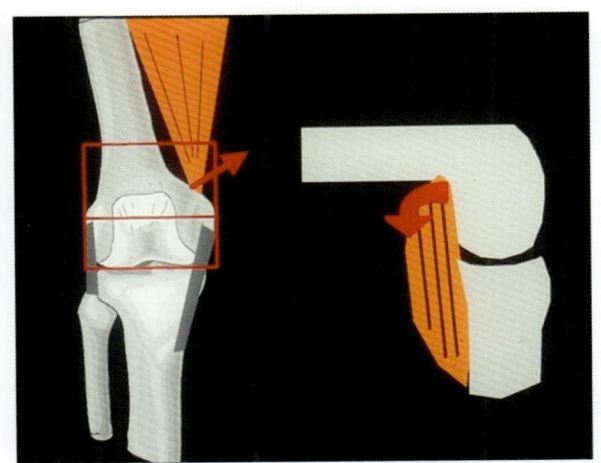

图2 股骨远端骨折主要肌肉作用力的示意图（分别为内收肌和腓肠肌）。

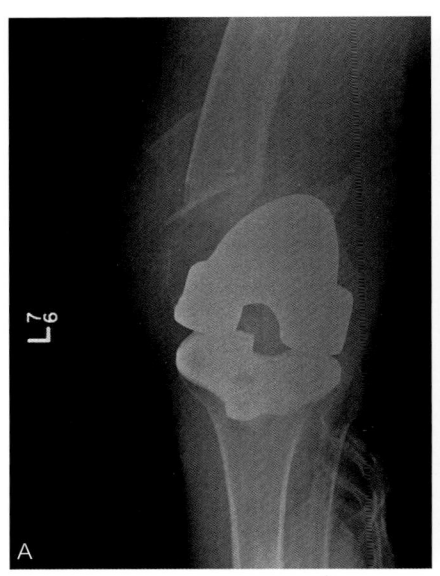
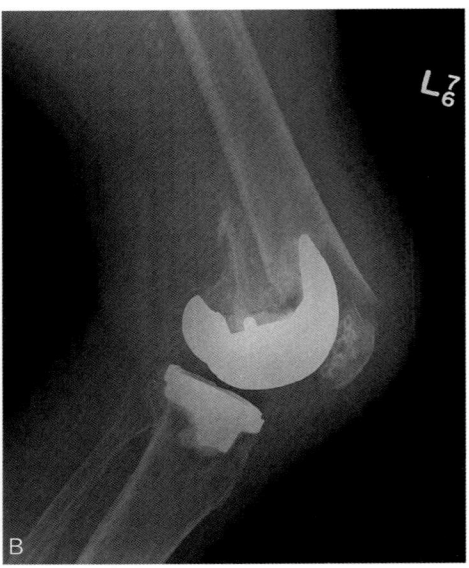

图3　A、B. 典型的股骨远端假体周围骨折正位（A）和侧位（B）X线片。注意骨折线起始于假体前方的股骨髁，向后侧走行，伴随不同程度的粉碎骨折。

自然病程

- 无论是外科治疗或保守治疗，治疗目标是促进骨折愈合，恢复和维持膝关节活动范围，能无痛地活动。
- 良好的结果是至少90°的膝关节活动范围，骨折短缩≤2 cm，内翻/外翻角度偏差≤5°，屈伸角度偏差≤10°。
- 非手术治疗包括骨牵引、石膏固定或石膏支具固定，用于初次假体周围骨折的患者。然而，由于长期的固定和相关风险，除非患者身体状态无法接受手术，否则首选手术干预。

病史和体格检查

- 获取病史并尝试找出任何早先可以提示假体是否松动的症状很重要，包括疼痛、膝关节不稳等。
- 医疗记录有助于确定手术入路以及假体类型。
- 如果基于早先症状以及伤前影像学检查提示的松动怀疑感染，进一步的检查应包括全血细胞计数（CBC）、血沉（ESR）和C反应蛋白（CRP）。
- 如果感染的诊断可疑，则应计划术中活检标本或分期手术。
- 经过全身检查后，对患肢进行详细检查。
- 皮肤状况和神经血管状态应记录在案。
- 另外，踝肱指数（ABI）应该进行测量和记录。
- ABI<0.90应进行下一步检查[9]。

影像学和其他诊断性检查

- 患肢进行标准的前后位和侧位X线片（图3）。
- 常规行伤处上下关节部位的影像学检查。
- 下肢机械轴线对特定的病例有益。
- 进一步的检查能帮助确定骨量，但不是常规要求（图4）。

鉴别诊断

- TKA后假体松动。
- TKA后感染。
- 假体周围胫骨周围骨折。
- 假体周围髌骨周围骨折。
- 人工全髋关节置换术（THA）后假体周围骨折。

非手术治疗

- 非手术治疗适应证包括假体稳定的无移位性骨折或者无法耐受手术创伤的患者。
- 非手术治疗包括骨牵引、石膏或石膏支具。
- 非手术疗法可以避免手术风险如出血、感染、固定失效和麻醉剂并发症。
- 非手术疗法应保持患肢伸直位固定4~6周，并避免承重。

手术治疗

- 一旦确定进行手术治疗，首先明确假体是否稳定。
- 对于假体稳定的股骨骨折通常用髓内钉或外侧锁定钢板。
- 逆向髓内钉置入适于骨量充足以及股骨侧假体有开放开口的患者。
- 锁定钢板固定是治疗股骨远端假体周围骨折的重要方式。

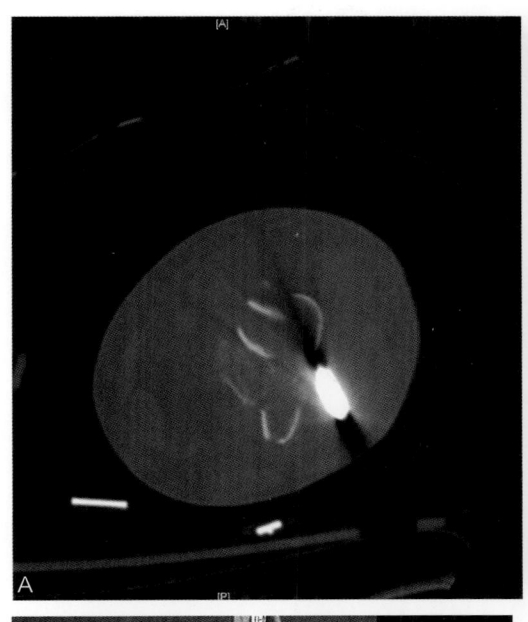
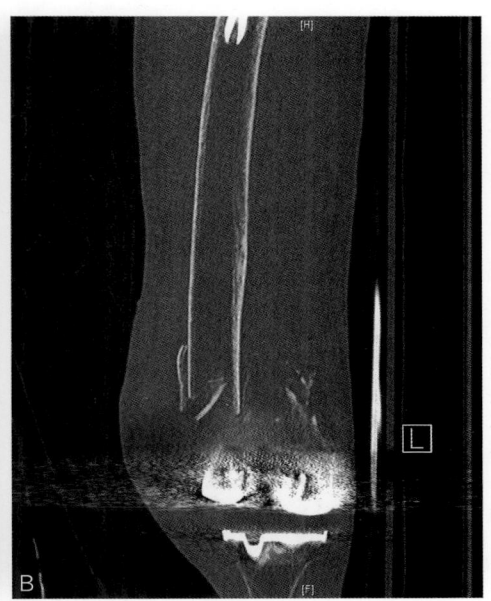
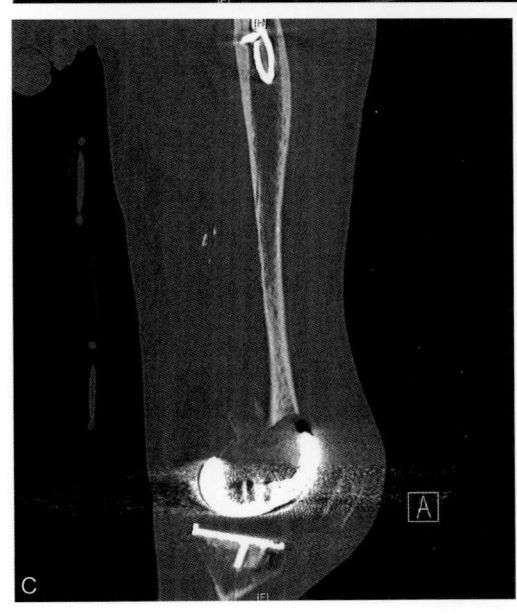

图4 A~C. 股骨远端假体周围骨折的轴位（A）、冠状位（B）和矢状位（C）CT扫描，显示骨折的位置和粉碎情况。

- 锁定钢板的优点包括可以在骨质疏松性的骨中多角度多点固定，比传统钢板增强了生物力学强度，并可以用小切口微创技术置入钢板。
- 当使用微创技术时，避免典型的远侧端外翻畸形和过伸畸形是至关重要的。
- 当TKA后股骨假体周围骨折发生在松动的假体时，应予翻修术。

术前计划

- 回顾病史和体格检查。
- 如果对损伤前的X线片进行检查，可以确定是否有任何假体松动或感染的证据。
- 如提示感染需要进一步确定，如先前所述。
- 获取先前的手术记录，特别是确定假体的类型和型号，以确定该假体股骨髁间是否有开口（表1）。
- 检查损伤的影像学检查，并进行分类（表2）。
- 手术治疗决策过程的关键因素：
  ○ 骨量是否充足？
  ○ 假体股骨侧髁间是开放还是闭合的开口？
  ○ 假体稳定或已松动？
- 如果假体稳定且有足够的骨储备，则可选择切开复位内固定治疗：
  ○ 如果假体股骨侧髁间有开口，则髓内钉优于外侧锁定钢板。
  ○ 如果假体股骨侧髁间无开口，则选择锁定钢板。
- 如果假体松动，则选择翻修术。

表 1 常用假体品牌及其相适应的髁间宽度（髁间宽度限制了股骨远端假体周围骨折中逆行髓内钉的型号）

假体	型号	尺寸	髁间宽度（mm）
Biomet	Maxim Primary		13.3
		PS Open Box	15.2
		PS Closed Box	Closed
	AGC 3000		18.0
		PS	18.0
		HPS	15.4
	Ascent Primary		18.4
		PS Open box	20.3
		PS Closed box	Closed
	Vanguard		
		PS	16.2
		CR	13.3
Smith & Nephew	Genesis I		
		CR	20.1
		PS	17.9
	Genesis II		
		CR 1–2	16.0
		CR 3–9	18.5
		PS	16.3
	Profix		
		CR	19.8
		PS	14.6
	Tricon M and C		17.0
Stryker Howmedica	Duracon		18.5
		Stabilizer	Stemmed
	Kinemax		
		XS	17.0
		S	18.5
		M	19.5
		L	21.0
		XL	22.5
		XXL	22.5
		Modular Condylar and Plus	Stemmed
		Modular Stabilizer and Plus	Closed
	Kinematic II		21.0
		Condylar	Stemmed
		Stabilizer	Closed
	PCA		
		S	16, 18
		M	15, 18
		M/L	15, 16
		L	13, 15
		XL	12, 15
	Scorpio		
		CR/PS 3	16.5
		CR/PS 5	16.5
		CR/PS 7	18.5
		CR/PS 9	18.5
		CR/PS 11	20.5
		CR/PS 13	20.5
		TS	Stemmed
	Series 7000 PS		20.5
		Modular	Stemmed
		Omnifit	20.5
		PS	Closed
	Triathlon CR/PS		16.0

(续表)

假体	型号	尺寸	髁间宽度(mm)
Zimmer, Centerpulse, Sulzermedica	Nexgen CR		
		A	11.9
		B	12.1
		C	12.2
		D	12.5
		E	12.8
		F	12.9
		G	13.3
		H	13.4
	Nexgen PS/LPS		
		A	13.7
		B	13.7
		C	16.6
		D	16.6
		E	17.8
		F	17.8
		G	21.2
		H	21.2
	1/8 I PSCK		
		55	15.7
		58	15.5
		65	17.0
		66	17.1
		70	18.8
	1/8 II PSCK		
		54	15.3
		59	16.7
		64	18.2
		69	19.6
		74	21.0
	M/G I		
		S	10.6
		S+	10.6
		Reg	12.1
		Reg+	12.3
		L	14.4
		L+	14.3
		L++	17.4
	M/G II		11.9
	Natural Knee I		
		0-1	12
		2	16
		3	19
		4	20
		5	22
	Natural Knee II		17
	Apollo		17
Dow Corning & Wright Medical	Axiom Primary		
		55	14
		60	15
		65	17
		70	18
		75	19
		80	20
		85	22
		PS 55	16
		PS 60	18
		PS 65	18
		PS 70	20
		PS 75	21
		PS 80	23
		PS 85	24
		Modular	Closed

(续表)

假体	型号	尺寸	髁间宽度(mm)
	Advance Primary	PS 1 PS 2 PS 3 PS 4 PS 5 PS 6	15 17 18 19 21 22
	Advantium	TC Open house PS	19 16 Closed
	Ortholoc	Standard Large Ex Large	21 25 25
	Ortholoc II		24
Depuy and J&J	PFC	CR CS 1 CS 2 CS 3 CS 4-6	20 14.3 15.1 17.0 20.0
	PFC Sigma	CR CS	12.7, 17.8 17.8
	AMK	CR 1 CR 2 CR 2+ CR 3 CR 3+ CR 4 CR 5	14.2 16.4 16.5 18.5 17.9 17.6 20.6
	CS Congruency	1 2 3 4 5	18.7 19.7 21.9 22 24.8
	LCS Complete CR	Sm Sm+ Med Std Std+ Lrg Lrg+	14.4 15.7 16.6 17.5 18.8 20.3 21.9

注：经允许引自 Heckler MW, Tennant GS, Williams DP, et al. Retrograde nailing of supracondylar periprosthetic femur fractures: a surgeon's guide to femoral component sizing. Orthopedics 2007; 30(5): 345-348。

体位

- 当对TKA后股骨假体周围骨折进行手术内固定(钢板或髓内钉)时,患者通常仰卧位于可透视平板Jackson床上(图5)。
- 患者摆放于平板床同侧。
- 一个卷起的圆筒形巾单放置在同侧臀部下面。
- 把同侧手臂固定于胸前。
- 对侧肢体使用连续性加压装置。
- 确保患者在腹部水平用约束带固定以及对侧腿上的蓝色布巾用2 in(5.1 cm)的丝带固定。

表2 股骨远端假体周围骨折常用的分类方法

髁上假体周围骨折：分类系统

研究	型号/组	描述
Neer 等	Ⅰ型	无移位（<5 mm 移位和/或<5°成角）
	Ⅱ型	移位>1 cm
	Ⅱa型	股骨干外侧移位
	Ⅱb型	股骨干内侧移位
	Ⅲ型	移位、粉碎性
DiGioia 和 Rubash	Ⅰ组	关节外无移位（<5 mm 移位和<5°成角）
	Ⅱ组	关节外有移位（>5 mm 移位和>5°成角）
	Ⅲ组	严重移位（失去皮质接触）或成角（>10°）；可用髁间T形垫块
Chen 等	Ⅰ型	无移位（Neer Ⅰ型）
	Ⅱ型	移位和/或粉碎性（Neer Ⅱ型和Ⅲ型）
Lewis 和 Rorabeck	Ⅰ型	无移位骨折；假体完好
	Ⅱ型	移位骨折；假体完好
	Ⅲ型	移位或无移位骨折；假体松动或失败

注：经允许引自 Su ET, DeWal H, Di Cesare PE. Periprosthetic femoral fractures above total knee replacements. J Am Acad Orthop Surg 2004;12(1):12‑20。

- 确保所有的骨突起部位都有衬垫。
- C形臂从对侧进入，垂直于手术床。
- 置入钢板时，可在同侧腿下放置黑色斜坡衬垫。
- 在钻钉时，使用可透性的三角形支撑物支撑股骨。
- 对于难以复位的骨折，可以放置无菌骨牵引装置，并将重量挂在床尾的弯曲部位。

入路

- 对于外侧锁定钢板，可以采用标准的股骨外侧入路。如果需要向近端扩大切口，可以延长到股肌下入路切口。
- 对于逆行髓内钉，可使用标准正中切口，内侧髌旁入路切开关节囊。

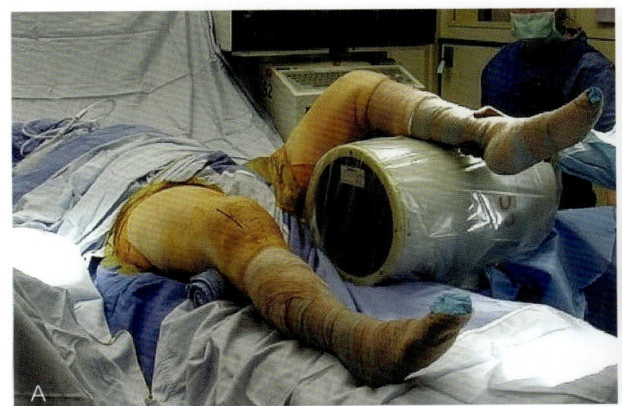 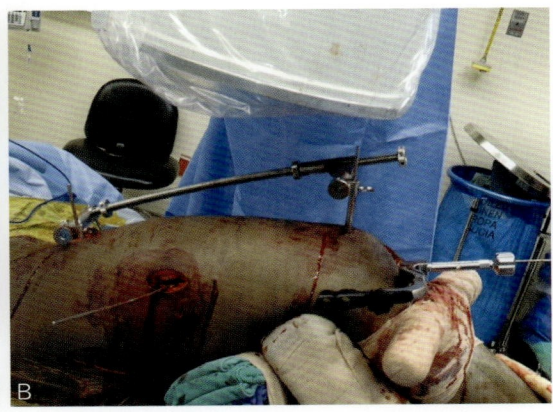

图5 A. 患者置于仰卧位用远端钢板固定。双下肢无菌准备，以允许不受影响地抬高肢体和防止手术时肢体移动，从而准确地侧位透视，避免潜在的复位后移位。注意外侧切口。注意骨折部位下方用无菌隆起物辅助矢状位下复位。B. 逆行髓内钉定位。注意经皮复位外侧切口，股骨牵引器用来恢复长度，胫骨近端骨钉牵引用于用手牵引，矢状面上隆起物用于矢状位定位。股骨牵引装置置于前侧和内侧，指示逆行髓内钉最终的位置。

外侧锁定钢板

暴露——股骨外侧入路

- 标出关节和股骨干/髁的标志点(技术图1A)。
- 与股骨干一致标记外侧切口,从Gerdy结节开始,向近端延伸,包括骨折部位(技术图1A)。
- 沿标记切开皮肤至髂胫束筋膜水平。
- 筋膜切开位置与皮肤一致。
- 暴露假体股骨侧边界的位置。
- 注意保护关节外结构,避免破坏关节囊。
- 如计划桥接骨折,请勿暴露骨折部位。
- 如计划直视下解剖复位,向近端延长至股外侧肌下,直接显示骨折。

复位/固定

- 透视机监视下评估长度、对线和旋转。
- 垫子是用来控制矢状位平衡的。应有策略地放置,以对抗腓肠肌的力量和防止反屈(技术图1B、C)。
- 使用手动牵引或骨牵引纵向牵引以恢复和维持长度。

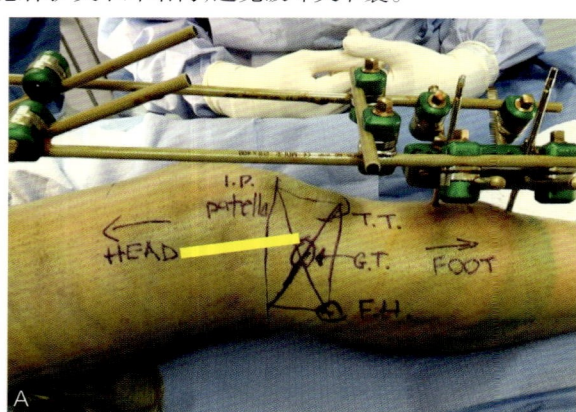
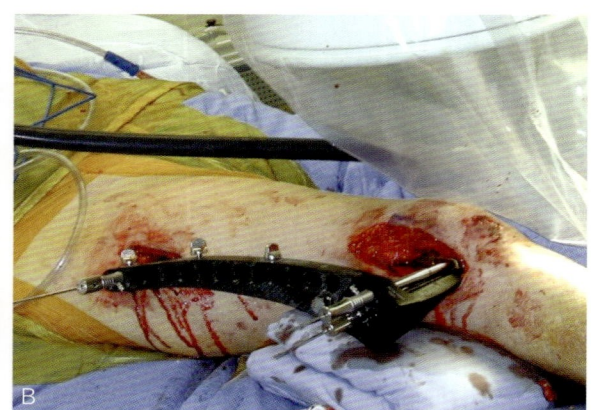
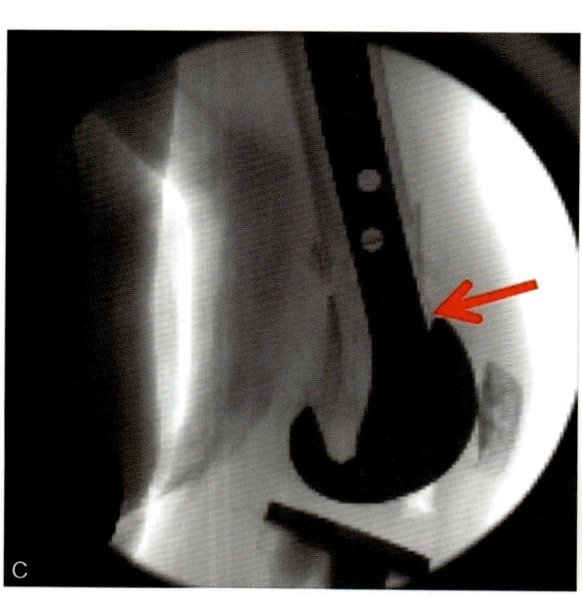
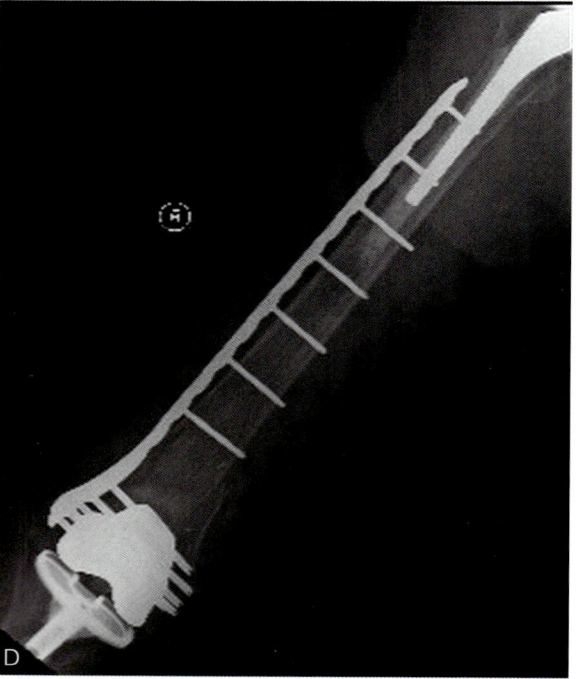

技术图1 A. Gerdy结节定位。髌骨下极、腓骨头、胫骨结节,以及髌骨下极与腓骨头垂直截面的交点形成一个盒形,该盒的中心为Gerdy结节。黄线显示一个实用的皮肤切口,用于股骨远端骨折钢板固定,从Gerdy结节开始,向近端延伸(约7 cm)。B. 远端侧方切口用于钢板置入和通过导引器产生近端临时固定以产生一个"盒"。C. 股骨远端钢板的术中外侧定位。注意:钢板尽可能向前放置,以匹配假体前凸缘的后方。这里用红箭头表示。D. 同一个患者最终的正位片。注意远端螺钉与股骨髁平行使其更好地对位。

- 当长度、对线和旋转角度都足够就可以确定钢板长度。在骨折部位近端侧的钢板上至少应有6个钉孔(技术图1D)。
- 然后,钢板沿着股骨外侧肌下沿着股骨外侧界置入。在整个过程中,钢板与股骨表面的接触至关重要。
- 使用前后位透视,确定合适的钢板高度。
- 然后,通过钢板的中心孔使用克氏针将钢板接到股骨远端。最终,用与远端股骨髁平行的螺钉替换,以实现冠状位对齐(技术图1D)。
- 使用透视机检查获得良好的侧位片,评估和调整钢板矢状位的位置。
- 然后,通过正圆技术以及外架套筒,使用克氏针将钢板从股骨近端第二孔至钢板远端最后一孔钉于股骨。
- 用X线正侧位片检查钢板高度和平衡。
- 在远端用非锁定螺钉将钢板固定在股骨上,以便将钢板加压固定在股骨上。
- 临近骨折部位的近端,用1个非锁定螺钉将钢板加压于股骨,并微调至冠状位平衡。
- 最终确定股骨长度、骨折对位对线、旋转角度,以及钢板的位置。
- 用锁定螺钉将钢板远端固定。重要的是记住股骨远端梯形的形状,避免放置过长的螺钉。
- 用非锁定和锁定螺钉混合固定钢板,并均匀地分布在钢板上。最近端的固定点使用单面锁定螺钉或双侧非锁定螺钉,以缓解从钢板固定的股骨部位传递到无钢板固定的股骨的刚性力。如果同时行髋关节置换,则钢板与螺钉应至少重叠2个股骨皮质直径(技术图1D)。
- 最后进行透视评估。

关闭切口

- 必要时使用引流装置。
- 冲洗伤口。
- 1号薇乔线缝合筋膜层。
- 2-0号薇乔线缝合皮下组织。
- 3-0号尼龙线合皮肤。
- 足趾到大腿无菌敷料和弹力绷带包扎。

逆行髓内钉

暴露

- 在同侧腿下放置无菌可透性三角形衬垫,使膝关节弯曲为30°~40°。
- 标记标志:髌骨下极,胫骨结节,髌腱内侧和外侧缘,先前的TKA切口。
- 通过先前的TKA切口做新的手术切口,长度约3 cm(髌骨下极以下2指宽至髌骨下极以上1指宽)。
- 切开皮肤至膝关节髌腱旁组织。
- 牵开小的内外侧皮瓣,以确定髌腱的内侧和外侧边界。
- 行内侧髌旁入路切开关节囊,显露髁间。
- 去除瘢痕组织以清晰显露假体股骨髁间位置的开口。

复位/固定

- 透视机监视下评估长度、对位对线和旋转。
- 垫子是用来控制矢状位平衡的。应有策略地放置,以对抗腓肠肌的力量和防止反屈(见图5B)。
- 使用手动牵引或骨牵引纵向牵引以恢复和维持长度。
- 将导丝通过切口插入到适当的起始点,并进行透视检查(技术图2A、B)。
  - 正位片观察:中偏外瞄向髓腔。
  - 侧位片观察:偏前瞄向髓腔。
- 插入导针,直到导针穿过骨折部位并进入股骨干骺端。
- 透视下确定导针位置并复位骨折。
- 用合适的开口器开髓。根据髓内钉装置设计,有时需用金属磨钻扩大开口使其适合髓内钉尺寸并允许通过。
- 移除开口装置和导针。
- 将球形导针穿过开口部位并向上至股骨的整个长度。
- 使用测深尺并确定髓内钉的长度。
- 使用末端切割髓腔钻扩髓,每次钻头直径增加0.5 mm,直到比髓内钉直径大1 mm以上的钻头能置入。
- 将钉子和瞄准架在辅助手术台装配好。
- 用手将髓内钉通过导针插入髓腔内,越远越好,然后用锤子敲击直到完全固定为止。
- 确保髓内钉被深埋于股骨假体内。

锁定钉子

- 通过定位器装入套筒,并在螺钉插入部位做小切口。
- 在导向器下用钻头钻穿双层皮质,使用钻头上的刻度测量螺钉长度,并用测深尺确认。注意股骨远端梯形形状,避免使用长螺钉。
- 钻入合适长度螺钉。
- 根据骨折部位的不同,重复这一步骤置入2~3枚锁钉。
- 在使用近端锁定螺钉之前,确认股骨长度、骨折端对位对线和旋转。
- C臂机向近端移动,并获得近端正位正圆锁孔的影像。

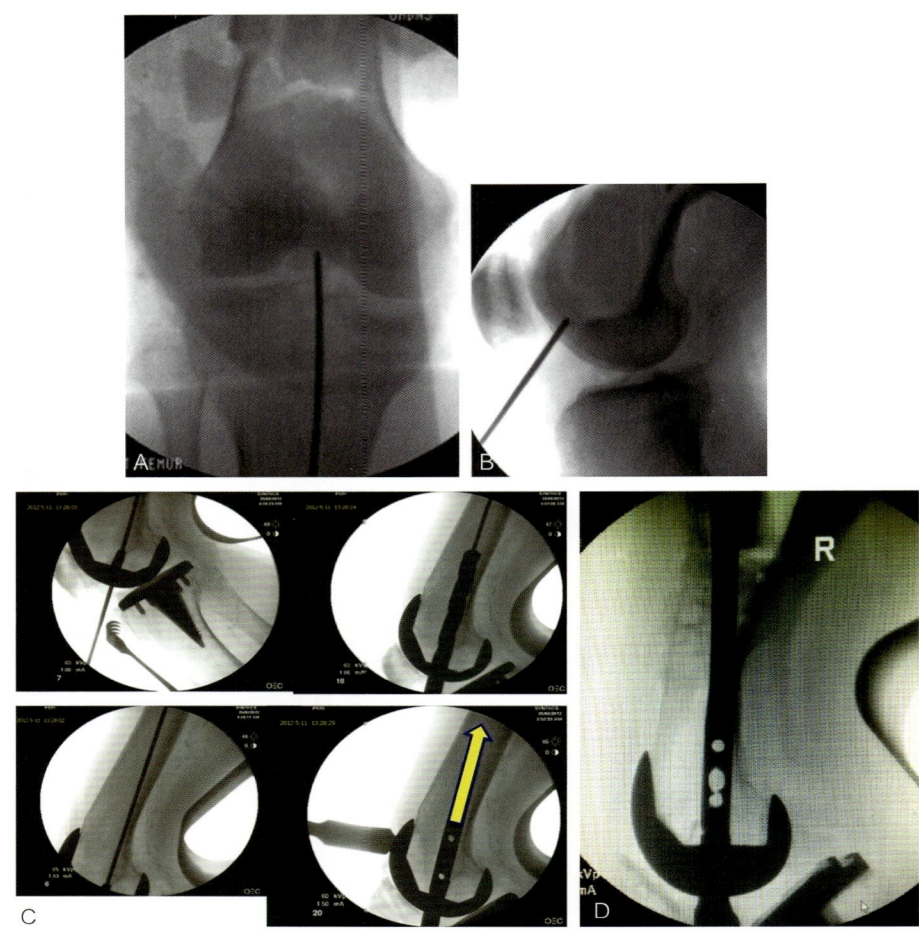

技术图2 A、B. 未行全膝关节置换的患者行逆行髓内钉手术时入点典型的正位片（A）和侧位片（B）。全膝置换术后不改变定位。C. 已存在的全膝关节置换术使入点在外侧更靠后侧。即使使用的是交叉韧带保留的假体，假体的滑车部分表明入点更靠后侧。D. 结果出现后方凸起（伸）畸形，这是因为假体选择的靠后方的入点造成的。

- 在螺钉插入部位做小切口。要在透视下钻孔，并在正侧位下分别确认钉道位置后再钻孔。
- 钻双皮质孔。
- 使用测深尺测量螺钉长度，并在透视下确认。
- 钻入合适长度的螺钉。
- 第二个锁钉重复上述步骤。

关闭切口

- 冲洗伤口，并确保膝关节内无碎片以防止第三体磨损。
- 1号薇乔线缝合关节囊。
- 2-0号薇乔线缝合皮下组织。
- 3-0号尼龙线缝合皮肤。
- 足趾至大腿近端无菌敷料和弹力绷带包扎。

要点与失误防范

在适当的情况下获得完整的X线片，包括机械轴片	股骨、膝关节和胫骨的正侧片，术前计划考虑CT
如果假体是稳定的，考虑间接复位技术	取得受伤前TKA后有关的疼痛或功能障碍病史
使用逆行髓内钉，先检查假体股骨髁间开口的状况	获取手术记录，以确定假体生产厂商
使用多轴锁定钢板	允许在假体周围设置多个固定点
不能接受轴向偏移	术中使用透视机透视和拍X线片确定机械轴

不能保留松动的假体	• 假体松动时,除治疗骨折外,还应翻修TKA
不能用不牢固的固定	• 确保足够的固定和稳定性。根据骨质量和骨折类型决定锁定结构
术后功能锻炼不能延迟	• 术后立即开始活动。确保适当的理疗顺序,并考虑使用连续被动运动
年纪大的患者不能延迟手术	• 医疗干预患者,使手术尽可能快地进行。与内科同事沟通外科治疗的迫切性

术后护理

- 在唤醒患者之前,获取术后X线片。
- 对于外侧锁定钢板,足趾点地负重6周。
- 对于逆行髓内钉,耐受就可负重。
- 可承受范围内进行膝关节运动。
- 膝关节铰链式支具避免膝关节内翻/外翻。
- 根据术后指南,预防深静脉血栓形成(DVT)。
- 24小时静脉滴注Ⅳ代抗生素。
- 疼痛控制。
- 物理治疗/职业治疗。
- 术后随访:
  - 2周的伤口检查。
  - 6周X线正侧位片。
  - 3个月X线正侧位片。
  - 6个月X线正侧位片。
  - 1年X线正侧位片。

结果

- 逆行髓内钉畸形愈合率16.4%(见技术图2C、D)。
- 锁定钢板畸形愈合率7.6%[12]。
- 逆行髓内钉骨不愈合率3.6%[12]。
- 锁定钢板不愈合率8.8%[12]。
- 逆行髓内钉二次手术率9.1%[12]。
- 锁定钢板二次手术率13.3%[12]。
- 与初次全膝关节置换术相比,长期并发症和生存率相当[7]。
- 与初次全膝关节置换术相比,中期功能差[7]。

并发症

- 感染。
- 畸形愈合。
- 骨不愈合。
- 功能下降。
- TKA失败。

(罗从风 译/审校)

参考文献

[1] Berry DJ. Epidemiology: hip and knee. Orthop Clin North Am 1999;30:183-190.

[2] Della Rocca GJ, Leung KS, Pape HC. Periprosthetic fractures: epidemiology and future projections. J Orthop Trauma 2011;25(suppl 1):S66-S70.

[3] Figgie MP, Goldberg VM, Figgie HE III, et al. The results of treatment of supracondylar fracture above total knee arthroplasty. J Arthroplasty 1990;5:267-276.

[4] Haidukewych GJ. Innovations in locked plate technology. J Am Acad Orthop Surg 2004;12:205-212.

[5] Healy WL, Siliski JM, Incavo SJ. Operative treatment of distal femoral fractures proximal to total knee replacements. J Bone Joint Surg Am 1993;75:27-34.

[6] Inglis AE, Walker PS. Revision of failed knee replacements using fixed-axis hinges. J Bone Joint Surg Br 1991;73:757-761.

[7] Lizaur-Utrilla A, Miralles-Muñoz FA, Sanz-Reig J. Functional outcome of total knee arthroplasty after periprosthetic distal femoral fracture. J Arthroplasty 2013;28(9):1585-1588.

[8] Merkel KD, Johnson EW Jr. Supracondylar fracture of the femur after total knee arthroplasty. J Bone Joint Surg Am 1986;68:29-43.

[9] Mills WJ, Barei DP, McNair P. The value of the ankle-brachial index for diagnosing arterial injury after knee dislocation: a prospective study. J Trauma 2004;56(6):1261-1265.

[10] Nauth A, Ristevski B, Bégué T, et al. Periprosthetic distal femur fractures: current concepts. J Orthop Trauma 2011;25(suppl 2):S82-S85.

[11] Plazter P, Schuster R, Aldrian S, et al. Management and outcome of periprosthetic fracture after total knee arthroplasty. J Trauma 2010;68:1464-1470.

[12] Ristevski B, Nauth A, Williams DS, et al. Systematic review of the treatment of periprosthetic distal femur fractures. J Orthop Trauma 2014;28(5):307-312.

[13] Ritter MA, Faris PM, Keating EM. Anterior femoral notching and ipsilateral supracondylar femur fractures in total knee arthroplasty. J Arthroplasty 1988;3:185-187.

[14] Rorabeck CH, Taylor JW. Periprosthetic fractures of the femur complicating total knee arthroplasty. Orthop Clin North Am 1999;30:265-277.

第43章 股骨逆行髓内钉
Retrograde Intramedullary Nailing of the Femur

Laura S. Phieffer and Ronald Lakatos

定义

- 股骨逆行髓内钉技术是指进针点位于股骨远端的各种髓内钉技术，包括股骨髁入点，或经股骨髁间的关节内进针点。
- 本章中的逆行股骨髓内钉是指经股骨髁间进针点、穿过股骨干进入到股骨近端的髓内钉。对于股骨远端骨折等特定类型，短钉（如髁上钉）也可经同样进针固定骨折。

解剖

- 股骨干在峡部区域呈管状，从峡部下方到股骨远端管径逐渐增大，横断面呈梯形。
- 逆行股骨髓内钉的进针点位于髌股切迹的最远端，后交叉韧带起点的正前方（图1A）。
  - 前后位X线像上，入点位于股骨髁间中点或者稍微偏内一点。在侧位像上，位于Blumensaat线的前方（图1B、C）[5,12,14,15,18]，该线在此点与滑车切迹交汇。
- 只要屈膝不超过120°，这个平坦的区域与髌骨很少或没有接触[1,5]。
- 相关的股骨近端解剖包括前方的血管神经结构，此处靠近交锁螺钉的入点处[24]。
  - 股动脉位于股骨近端的内侧。在小转子下方4 cm水平股动脉有分支跨过股骨前方。
  - 在梨状窝以远4 cm水平，股神经的分支跨过股骨。
  - 为避免或减少近端交锁螺钉置入时损伤血管神经组织，应避免在股骨内侧分离并将锁钉置于小转子水平或小转子以上水平（图2）。

发病机制

- 股骨干骨折是高能量损伤的标志[10,12-14,23,27]。
- 研究发现，38%的股骨干骨折患者往往合并有其他损伤[3,7,8,26]。
  - 股骨干骨折的合并伤最常见的为：其他部位的肌肉骨骼损伤（93%），胸部损伤（62%），头部损伤（59%），腹部损伤（35%）及面部损伤（16%）[7]。

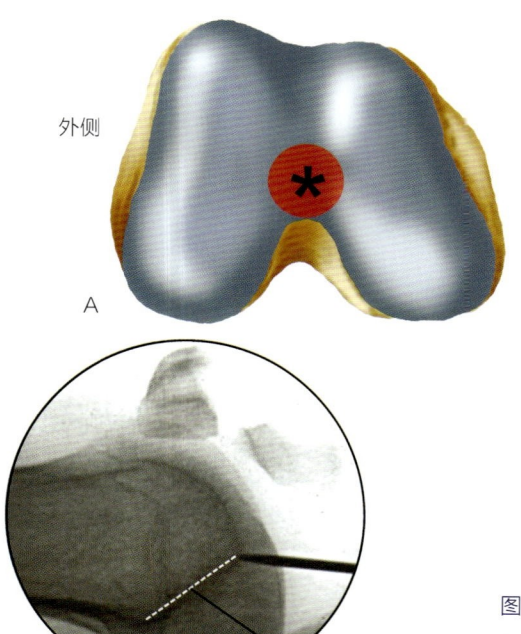
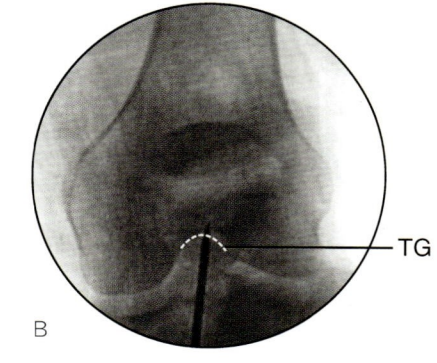

图1　A. 股骨远端的端侧观，逆行髓内钉的理想入点以＊标记。B、C. 膝关节正、侧位像，显示导针的理想入点。正位像上显示滑车切迹（TG），侧位像上显示Blumensaat线（BL）。

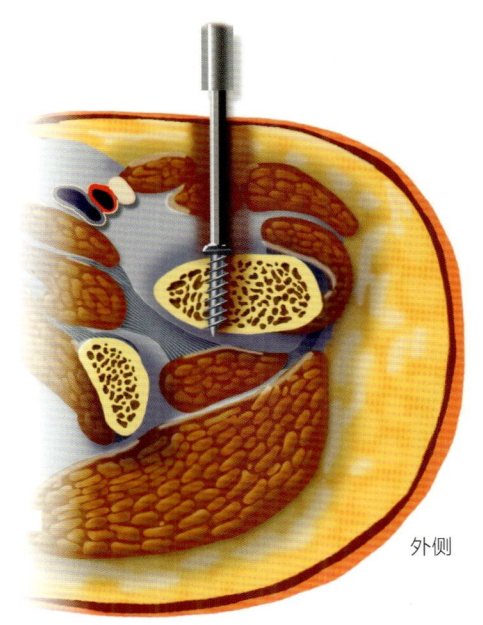

图2 股骨近端的横断面，显示近端交锁螺钉的插入和股骨内侧的血管神经结构。

- 同侧股骨颈骨折占全部股骨干骨折的1%～6%，其中高达20%～50%的患者初诊时漏诊[29]。在进行髓内钉固定之前确认有无这些损伤，对于预防潜在的并发症非常重要（参见"影像学和其他诊断性检查"部分）。
- 所有的创伤患者都应接受标准的ATLS评估以排除危及生命的合并损伤。
- 尽管并不常见，但股骨干骨折确实也出现在单纯的运动损伤或低能量损伤患者中，这种情况多为病理性骨折，如骨质疏松或者转移性骨肿瘤。

病史和体格检查

- 大腿疼痛和畸形是常见症状，在病理性肥胖患者也可以不明显。
- 仔细检查患肢以避免遗漏任何开放伤口，特别是大腿后侧。皮肤擦伤和看似微小的伤口都应仔细辨别是否与骨折处相通。
- 股骨干骨折时肿胀是常见的体征。大腿骨筋膜室综合征罕见，但也能发生[28]。
- 由于合并肌肉骨骼损伤的概率很高，因此，整个下肢和骨盆都应详细检查。
- 彻底的神经血管检查很有必要，股神经损伤极为少见，但坐骨神经损伤可能出现[4,6,34]。
- 合并膝关节韧带损伤较常见，但在骨折端未充分固定前难以被评估。所以这部分的检查应在髓内固定后再次

进行[31,32]。

影像学和其他诊断性检查

- 股骨全长的正位和侧位X线片检查必不可少，当然也包括髋关节和膝关节的正、侧位片。
  - 应该仔细判读膝关节侧位片，以确定有无髌骨的轻微塌陷或者无移位的骨折。
  - 应该仔细判读髋关节X线片，以排除可能合并的股骨颈骨折，其发生率占股骨干骨折的1%～6%[29]。
- 有医生建议将股骨颈CT扫描作为常规检查，以排除股骨颈骨折。
  - 有报道称，在初次X线片检查时，这种损伤漏诊率为20%～50%[29]。
- 高能量损伤中，冠状位骨折很常见但也容易漏诊。一旦X线片显示股骨髁上骨折并考虑进行股骨逆行髓内钉固定，应进行膝关节CT检查[17]。
  - 一旦CT检查发现冠状面的骨折，就可视为股骨逆行髓内钉的禁忌证，因为可能影响到远端交锁螺钉置入。

手术治疗

分类及相对指征

- 通过合适的X线片评估骨折累及股骨近端和远端程度非常重要。
  - 股骨近端，CT扫描辅助X线片检查能够确定骨折线是否延伸至转子周围，或者发现隐匿性股骨颈骨折。
  - 股骨远端，CT有助于评估骨折累及关节受累情况和发现冠状面的骨折[17]。
- 根据Winquist分类系统[33]，所有的股骨干骨折技术上都可以使用逆行股骨髓内钉固定（图3）。

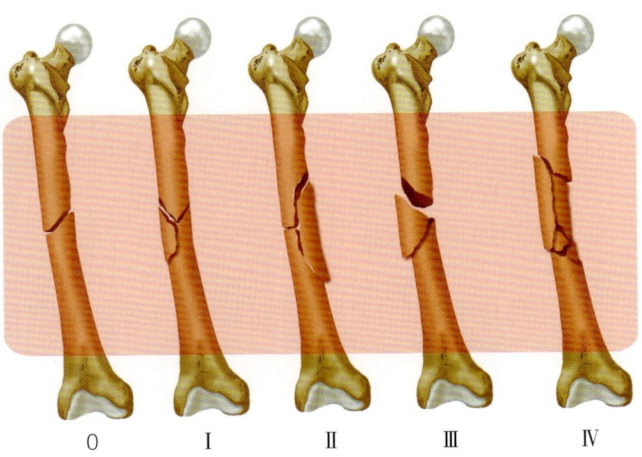

图3 股骨干骨折的Winquist分类[33]，所有类型都适合行股骨逆行髓内钉固定。

表1 股骨逆行髓内钉的有关适应证

适 应 证	理 由
所有的股骨干骨折	很多研究已经证明与顺行髓内钉技术有相当的愈合率及功能恢复
孕妇	减少对胎儿的射线量
双侧股骨骨折	缩短手术时间,因为双下肢能同时消毒铺单,避免两次手术时再次摆体位
浮膝	单一手术切口
多发伤	仰卧位,多个手术小组能同时进行手术
合并不稳定型脊柱损伤	仰卧位,避免在手术过程中改变脊柱的位置
合并髋臼或骨盆骨折	避免影响髋部手术的切口
同侧髋部和股骨干骨折	允许两个部位都能使用各自首选的内植物
髋关节置换后同侧股骨干骨折	适用于微创技术下置入短的髁上髓内钉
病理性肥胖	手术入路更方便及微创
髋部软组织损伤	避免在软组织状况不佳的髋部做切口切开

- 对于更近端的转子下骨折,股骨逆行髓内钉不是标准的治疗方法,但在某些特定的情况可作为备选方案之一(表1)。
  - 小转子和梨状窝完整的转子下骨折,Russell-Taylor IA 型骨折(图4)[25],如果患者因素支持逆行入路时可采用股骨逆行髓内钉。
  - 理想的情况是股骨近端内侧骨皮质完整,能作为髓内系统的良好支撑。
  - 了解所在医院能提供的髓内钉近端锁定孔与髓内钉尖的距离极其重要。
  - 对于非常靠近端的骨折,笔者推荐在骨折近段应用至少两枚双皮质锁钉固定。可能的话,螺钉应该通过固定螺孔而不是滑动孔,以提供更牢靠的固定。
  - 如果转子下骨折线向近端延伸,累及小转子和梨状窝或其一,则逆行髓内钉的近端交锁固定效果差,应改用其他固定方法。
- 股骨逆行髓内钉适用于部分股骨髁上骨折。至于哪些类型的股骨髁上骨折适合使用逆行髓内钉,笔者认为,Muller的股骨远端骨折AO分型系统已经作了最好的说明(图5)[16]。
- 股骨逆行髓内钉适用于所有股骨远端关节外骨折(A型)。
  - 了解所使用的髓内钉尖端到最远端一个锁定孔的距离极其重要。
  - 对于远端的骨折,推荐在骨折线下方应用至少两枚双皮质锁钉固定。
  - 用斜置的远端锁钉具有优势,因为其有更好的稳定性,并能降低螺钉头突出的发生率。

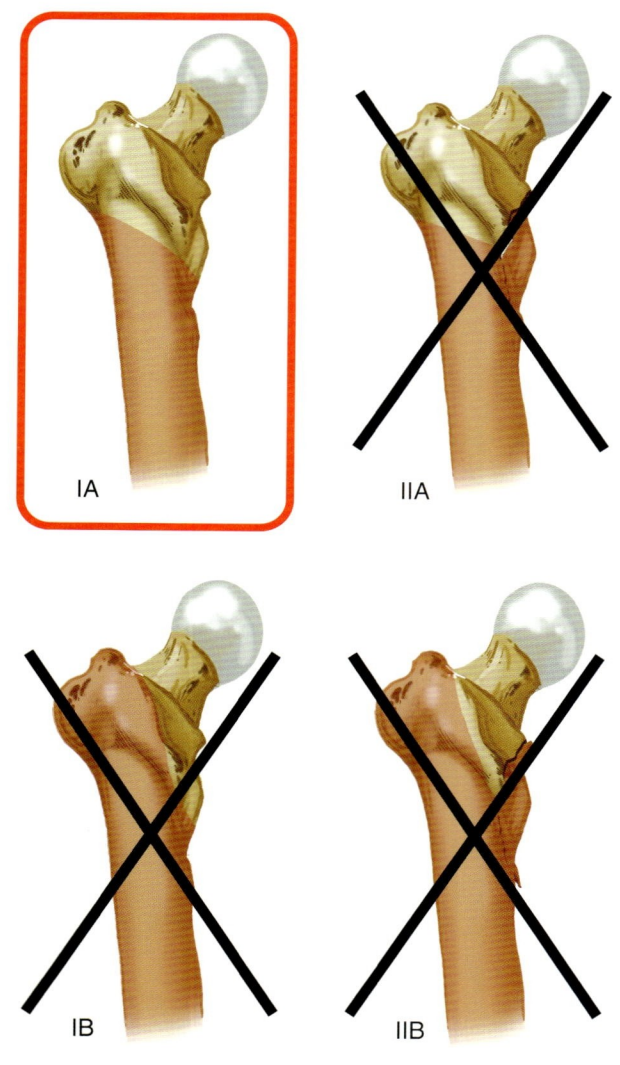

图4 股骨转子下骨折的Russell-Taylor分型[25],标出了适合逆行髓内钉固定的类型。

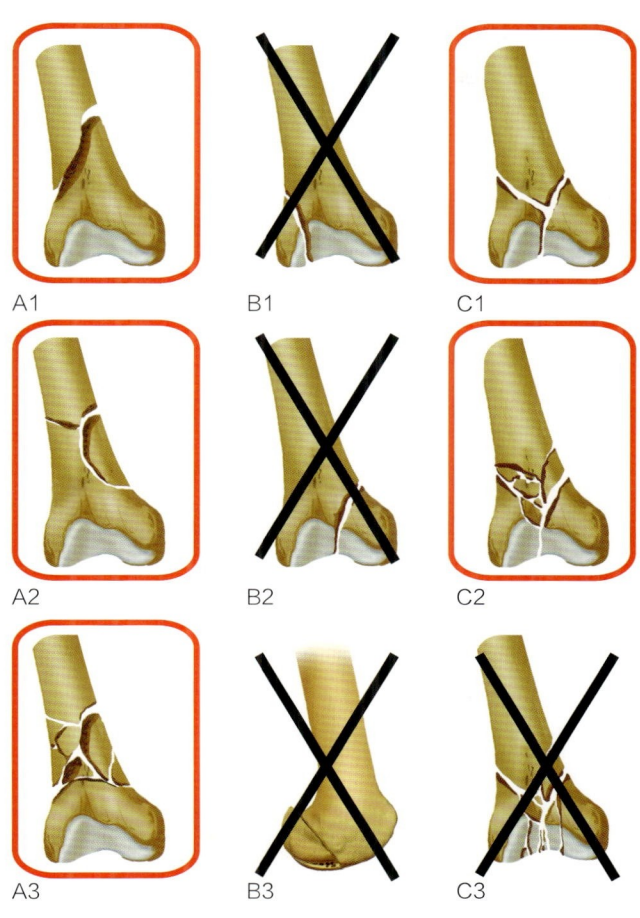

图5 股骨远端骨折的Muller/AO分型[16]，标出了适合逆行髓内钉固定的类型。

- 股骨逆行髓内钉可用于简单横行关节内骨折（C1型和C2型）的治疗。
  - 对这些骨折（C1型和C2型），应采用开放的膝关节的髌旁内侧或者外侧入路，而不是经皮入路。先复位关节内骨折，用双皮质螺钉固定，螺钉的位置应避开逆行髓内钉可能的钉道（图6）。
- 部分关节内骨折（所有B型）及复杂关节内骨折（C3型）均不适用股骨逆行髓内钉。
- 对骨质疏松性股骨远端骨折，考虑到远端交锁钉把持力，更好的方法是使用新型的角稳定性钢板固定。
  - 当然，如果有多轴锁定螺钉设计的髓内钉，或使用阻挡螺钉技术，也有利于提高固定的强度。

禁忌证

- 术前膝关节僵硬，无法屈曲40°～60°。
- 膝关节活动性感染。
- 膝关节周围存在严重污染的软组织伤口目前仍然是禁忌证。但近期研究表明在开放性骨折中，逆行髓内钉并不会增加术后膝关节感染的发生率[22]。
- 骨骼未停止发育的患者。

术前计划

- 通过前后位及侧位片测量股骨髓腔峡部的直径，以决定髓内钉大致的直径。大部分髓内钉系统提供直径10～13 mm的产品。

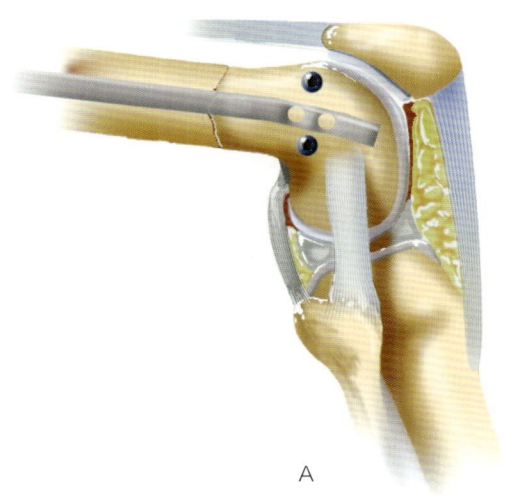
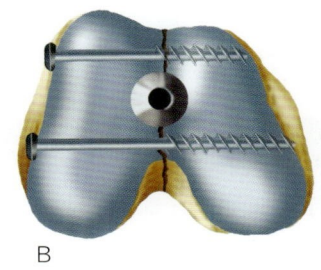
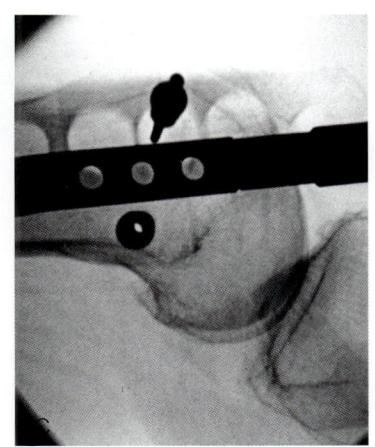

图6 A. 股骨远端的侧面观，关节内骨折的固定螺钉位于髓内钉的钉道之外。B. 股骨远端的端面观，关节内骨折的固定螺钉位于髓内钉的钉道之外。C. 股骨髁上的术中侧位片，显示髓内钉和固定关节内骨折（C1型）的螺钉。

- 通常在术中确定髓内钉的长度,也可在术前参考对侧股骨摄片来进行测量和估计。
- 评估术前影像资料以确定骨折位置及形态,应仔细检查是否存在无移位的骨折线,手术操作会导致其移位。
  - 碎骨块偶尔会嵌入骨髓腔,应予以取出。
- 术前骨折端有严重短缩的病例,应使用骨折牵引床,否则恢复长度将非常困难。
  - 手术开始前,在麻醉状态下,可在C臂机透视尝试手法牵引。
  - 若手法难以恢复长度,术中就要使用股骨撑开器。牵开器放置的方法在"骨折复位"部分有介绍。
- 患肢消毒和铺单前,术者应检查健肢以了解正常的下肢长度和旋转。
  - 术中可使用可透视的尺子在透视下确定股骨长度(图7A)。
  - 可以通过两种方法确定正常下肢的旋转情况:屈髋屈膝,检查患者髋关节内外旋情况;患者平卧位,检查足处于休息位时的旋转情况(图7B)。

体位

- 患者仰卧位,置于可透视的跳水板或平板手术台,髋下不放软垫。
- 应确保由髋到膝的股骨全长范围内都能进行前后位及侧位的透视。
- 铺单范围应由髂前上棘至踝关节,整个髋部也应包括在内,以防在股骨干骨折固定完成后发现股骨颈也有骨折。
- 膝下置可透视的无菌巾单或三角支架,使膝关节屈曲40°,保持髌骨朝向正前方,纠正旋转畸形[1,15]。
- 术中C臂机置于健侧。

入路

- 屈膝40°以避免伤及胫骨近端和髌骨[15]。

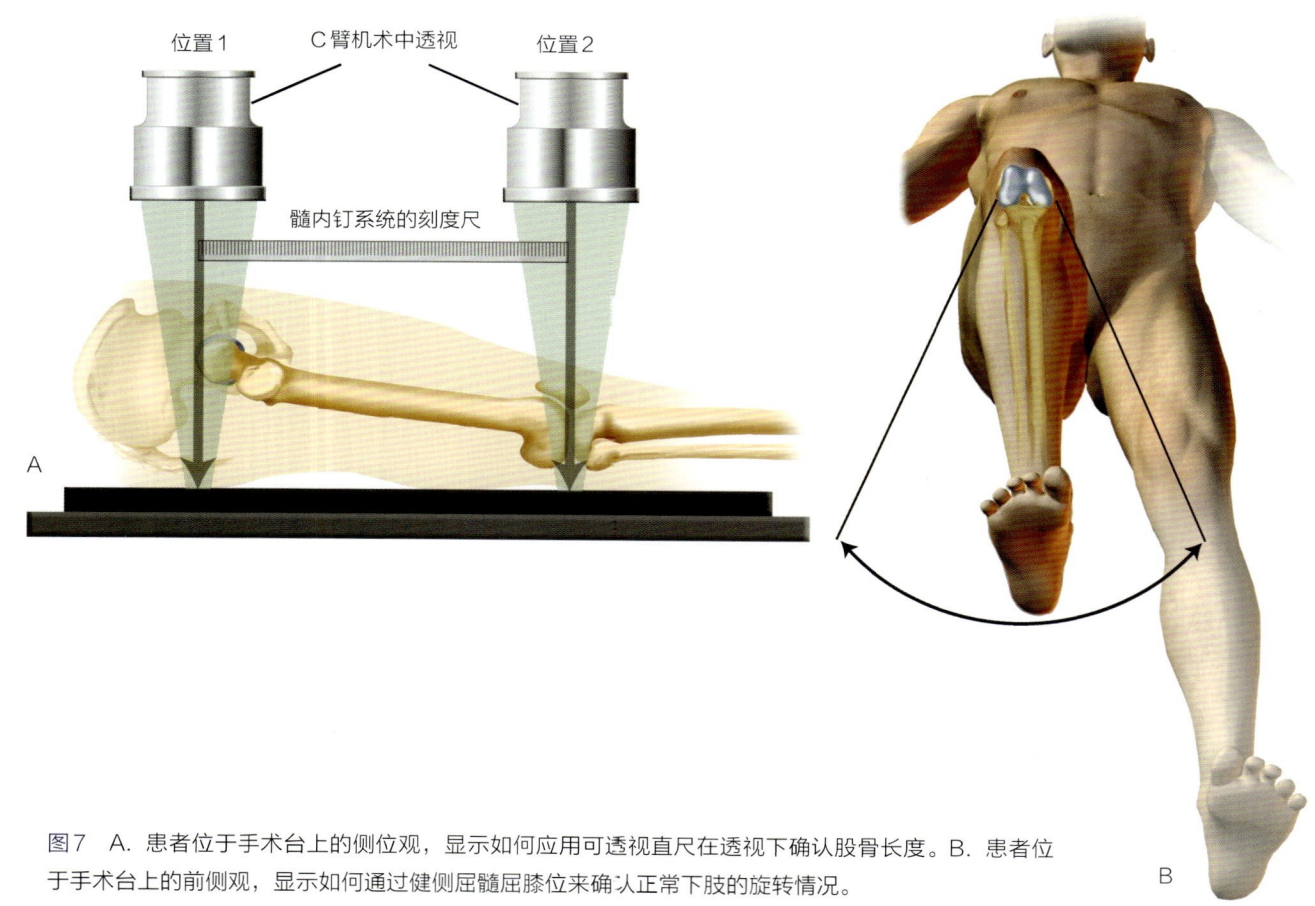

图7 A. 患者位于手术台上的侧位观,显示如何应用可透视直尺在透视下确认股骨长度。B. 患者位于手术台上的前侧观,显示如何通过健侧屈髋屈膝位来确认正常下肢的旋转情况。

- 术中透视以获得标准的膝关节侧位片。Blumensaat线应能清晰可辨(见图1C)。
- 可用一不透光的导针确定股骨长轴中线,以确定正确的皮肤切口。
- 导针位于中线的稍内侧,以此为中心来确定切口,切口长1.5~2.5 cm。
- 经皮下分离掀起内侧皮瓣,经髌腱内侧切开关节囊,暴露髁间窝处的进钉点。

导针的置入

- 术者应用C臂机在正位和侧位透视下确认导针准确置入。
  - 侧位像上,导针入点应位于Blumensaat线顶端,导针与股骨干同轴(见图1C)。
  - 正位像上,导针入点位于髁间窝中点或者稍偏内,导针与股骨干同轴(见图1B)。
  - 正位像上,向近端移动C臂机以确定导针位于股骨髓腔的中心。
- 开始钻入导针时,术者的手应稍下沉以使导针轻微朝向前,以免导针向后滑动从而损伤后交叉韧带的附着点;一旦导针进入皮质,术者的手应稍上抬以使导针恢复正常方向,确保导针与股骨干同轴。
- 当正、侧位透视确认导针位于股骨中心后,可向近端推进。
- 软组织拉钩置于导针进针点周围,以防止扩髓时损伤髌韧带。

进针点准备和扩髓

- 使用扩髓器开口(也可以用锥子或阶梯钻开口,使用原则前面已经有所描述)。
- 开口后,向骨折端方向置入圆头导针。

骨折复位

- 牵引以恢复长度。应确保麻醉满意后实施。
- 骨折平面不同,导致骨折移位的肌肉力量也不同。如果通过手法牵引不能复位,还可选择垫枕,将布单缠绕在大腿远、近端进行牵拉以及采用木槌推压的方法复位。
  - 股骨干近段和高位转子下骨折时,外展肌会使骨折近端外展并外旋。在骨折线近侧或者大转子处,从外侧经皮拧入5 mm单皮质Schanz螺钉,可以很好地控制骨折近端。
  - 髂腰肌作用于小转子,可以使股骨干近端1/3的骨折产生屈曲及内旋移位。同样地,在骨折线近侧或者大转子处,从外侧经皮插入5 mm单皮质Schanz螺钉,可以很好地控制近侧骨折块。
  - 内收肌跨越大多数的股骨干骨折,并能产生很强的轴向短缩和内收作用力。有时,股骨中段横行骨折往往最难复位。在靠近骨折线的远、近侧骨干,从外侧经皮插入5 mm单皮质Schanz螺钉,可以很好地控制远、近端骨折块。
  - 在腓肠肌的作用下,远端的骨折容易向后成角并形成反屈。膝下垫枕以保持屈膝,有利于减少腓肠肌张力。使用阻挡螺钉可在骨折远端髓腔内制造一个与股骨干同轴的狭窄"通道",这样可通过插入的髓内钉来帮助骨折的复位。
- 无论哪个平面的骨折,都可用股骨撑开器帮助获得和维持复位。牵开器位于侧方,近端螺钉于大转子水平置入,远端于股骨髁后部或胫骨近端置入。有医生推荐牵开器置于前侧以避免远段骨折出现向后的成角。
- 最后,一些有肌肉嵌插的骨折断端的病例需要开放复位。除了本身存在开放伤口外,均建议在外侧切开。
- 通过临床观察来评估股骨长度的恢复和旋转的纠正。在影像学上,可以仔细观察内、外侧皮质的厚度,无论内侧还是外侧,其相对的骨折两端的皮质厚度应该相同。

导针的插入

- 在正位和侧位透视确认骨折复位后,将导针插抵梨状窝下方。
- 这就确保扩髓达到小转子水平,因为扩髓器在碰到导针圆头就不能再向前。

扩髓

- 首先用带尖刃的扩髓器开始扩髓(一般直径为8 mm或9 mm)。
- 在扩髓的过程中应维持骨折的复位,否则会造成偏心扩髓。
- 扩髓应缓慢,钻头直径以0.5 mm增加,以避免骨质的热坏死。
- 髓内钉的大概直径可参考术前对股骨峡部髓腔直径的测量值。髓内钉的直径最终在术中确定,以扩髓到与皮质嗒嗒作响时的扩髓器直径为准。
- 髓腔应扩至比选用的髓内钉直径大1.0~1.5 mm。
- 髓内钉的长度可通过多种途径确定。
  - 可在股骨前方放一把透光直尺。髓内钉近端在正位片下应抵小转子上方,远端在侧位片上应深达Blumensaat线顶端,测量此两点的长度(见图1C)。
  - 另外,可置入第2根等长的导针,侧位片上其尖端抵Blumensaat线顶端。
    - 于第1根导针的末端水平使用血管钳钳夹第2根导针。
    - 测量第2根导针多出的部分,即等于第1根导针于髓腔内的长度(技术图1)。
  - 大部分髓内钉系统都有自己特定的钉长测量方法,可参考各自的操作手册。
  - 如果测量结果在可提供的两种规格之间,则选择短的,因为可通过尾帽增加长度。

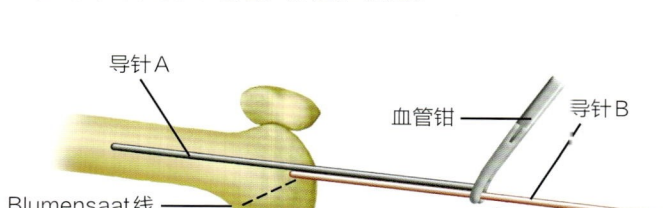

技术图1 膝关节的侧位观,通过双导针技术测量股骨长度。＊表示用钳子标记的导针B的尾端长度,与导针A在髓腔内的长度相等。

置入髓内钉

- 将选定规格的髓内钉经导针插入髓腔。
- 现有的髓内钉系统都能让导针的球形末端顺利通过。如果使用的是老式髓内钉,通过交换管将球型末端导针换成平滑末端导针。
- 如果使用了交换管,应在髓内钉置入前通过透视确认平头导针的位置正确。
- 此时,髓内钉在导针的帮助下应能顺利插入。
  - 若髓内钉插入困难,应在正侧位透视下对骨折复位及髓内钉位置进行仔细评估。
- 膝关节侧位像上观察髓内钉插入的前后深度。
  - 髓内钉应深抵Blumensaat线尖端的近侧,以确保其尾端置于软骨下(技术图2A)。
- 正侧位透视下确认骨折长度恢复和畸形的纠正情况。
- 确认所选用髓内钉的长度正确,其近端要抵达小转子水平或者其上方(技术图2B)。
  - 若髓内钉尖端未抵小转子或其上水平,应继续插入髓内钉。
  - 这可能导致钉尾端深埋,此时,可以使用尾帽来增加其长度。
  - 应注意髓内钉尖端要位于梨状窝下方,避免髓内钉近端突出。
- 用远端锁定装置完成远端锁定。
  - 对股骨中段横行骨折,一枚由外向内的远端锁钉足矣。对粉碎及股骨远段骨折,需加用一枚前外向后内走向的远端锁钉。
  - 使用透视机实时对膝关节进行360°透视,评估螺钉长度。因股骨远端截面呈梯形,正位片上可能无法分辨螺钉尖端是否突出骨皮质之外。

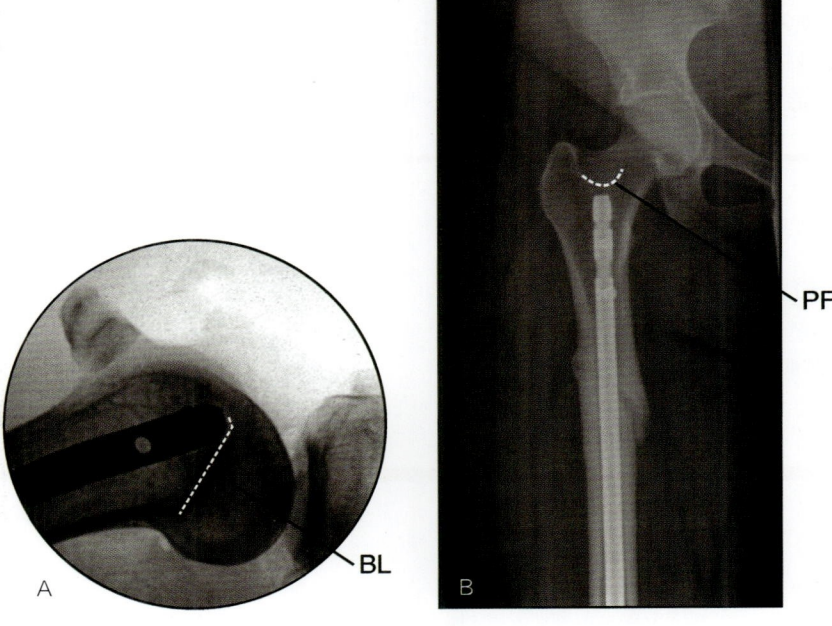

技术图2 A. 术后膝关节侧位像,示股骨逆行髓内钉的插入深达Blumensaat线(BL)。B. 术后髋关节正位像,示髓内钉尖端位于小转子上方、梨状窝(PF)下方。

- 对骨质疏松的患者,可使用垫片、内侧锁定螺母或锁定尾帽(可将远端交锁钉锁至髓内钉上)。
- 远端锁钉置入后,再次透视评估骨折复位情况。
- 若发现股骨短缩,可以手法牵引或者连接髓内钉取出装置回敲髓内钉来恢复长度(对于骨质疏松患者,这样操作时要特别小心)。

螺钉固定

- 用徒手"正圆"技术于前后方向上置入近端锁钉[7]。
- 首先获取放大的股骨近端正位像。
- 旋转C臂机直至看到近端锁钉孔的影像呈"正圆形"(参阅第44章"股骨顺行髓内钉"中技术图4,远端交锁钉放置)。
- 于大腿近端前方正对锁钉孔部位做1 cm长切口。
- 仔细钝性分离至股骨前方。
- 股骨前方骨皮质致密,用普通钻头开孔比较困难,可使用外固定系统中带尖头软组织导向器或带尖头的钻头以避免钻头在前方骨皮质上的滑动。
- 股动脉在小转子水平位于股骨内侧1 cm处,应避免钻头向股骨内侧滑动。
- 当钻透第1层皮质时,透视下观察钻头是否进入髓内钉孔中,应呈一个位于正圆形孔中的圆点。
- 可稍做角度调整确保钻头进入锁钉孔内。
- 轻敲让钻头进入髓内钉孔中,上钻并钻透股骨后侧皮质。
- 钻头穿过后方皮质时,需防止钻头穿出过多,以免损伤坐骨神经。
- 取出钻头之前,应通过屈曲髋和膝关节以及评估髋部内、外旋时的外形,再次确认和旋转力线正确。
  - 内外旋转的情况要与检测髋部进行比较,后者术前就应该做过检查。
- 蛙式位或屈髋情况下的标准股骨侧位片测定螺钉的长度,避开健侧肢体的干扰。

- 大部分骨折病例中用一枚近端交锁钉足矣。
  - 常用的股骨近端锁钉长度为25～30 mm。
  - 在极近端的股骨骨折患者,可加用1枚近端锁钉。
- 可以用带锁定功能的螺丝刀以避免螺钉掉入软组织中。此外,也可以在螺钉头绑上缝线,有助于将掉入软组织中的螺钉拉出。
- 在髋关节内旋位放大透视,仔细观察有无股骨颈骨折。

切口闭合

- 冲洗后,膝关节筋膜层用0号或1-0可吸收缝线缝合。皮下用2-0可吸收线缝合。皮钉闭合切口。
- 对锁钉切口,用2-0可吸收线缝合皮下,然后用皮钉闭合皮肤切口。
- 用柔软敷料包扎。
- 掀开巾单,对比双侧下肢长度和旋转的差别。若认定长度及旋转纠正不良,需重新消毒铺单,对近端交锁钉进行调整。
- 离开手术室之前,再次检查膝关节稳定性。

要点与失误防范

骨折复位	• 充分的麻醉和肌松有利于恢复股骨长度 • 术者应该意识到在逆行插入髓内钉时可能发生的短缩的可能。在置入近端交锁钉之前,应透视检查骨折断端确认股骨正常长度得到恢复。以下方法可再次恢复长度:用股骨牵开器,置入远端交锁钉用打靶器回敲髓内钉,或手法牵引纠正
置钉:预防入点方向偏斜	• 在正位和侧位像上确认导针进针点与股骨干同轴并居中。由于股骨后髁向后突出,可能引起入点过于偏后;由于正常股骨远端的外翻角,入点易于偏内过多,从而引起内翻畸形
置钉:预防导针滑动	• 开始为导针开孔时,术者手持导针要轻微下沉使针尖向上,避免导针后滑损伤后交叉韧带的附着点。导针突破皮质后要用手扶起导针,让导针与股骨干同轴
置钉:预防远端钉尾突出	• 在远端锁定之前,要在侧位像上确认钉尾位于软骨下,深及Blumensaat线之上(见技术图2A)
置钉:近端锁钉相关问题	• 股骨近端的皮质厚且致密,近端锁钉置入时容易发生滑丝。一旦发生,应更换锁钉,以避免二次手术取出髓内钉和锁钉时的麻烦
尾帽的使用	• 很多髓内固定系统提供的锁定尾帽能将最远端的锁钉和髓内钉锁定起来。这对骨质疏松患者很有意义 • 如果需要换用扩髓的髓内钉治疗股骨延迟愈合及不愈合,尾帽能方便髓内钉的取出 • 若术中使用了尾帽,应在手术记录中标明,以利于在以后的髓内钉取出手术时了解情况
避免远端锁钉突出	• 移去瞄准器前,旋转透视各方向上螺钉的长度。有必要时更换之 • 准确测量锁钉长度,以免过长的螺钉在术后产生刺激 • 如果可以的话,可选用偏轴螺钉
合并伤	• 要细致观察术前拍片和术中透视,检查同侧股骨颈是否存在骨折 • 在完成股骨骨折的固定后记得进行膝关节韧带检查 • 若同时使用髋螺钉侧方钢板系统,近端内固定要相互重叠以增加力学稳定[11]
特殊骨折类型	• 其他技术参见表2

表2 备选技术

骨折类型	优 点	缺 点	技 术
同侧股骨颈、干骨折	每处骨折都能用各自优选的内植物	要用两种独立的手术和内植物	先用空心钉或动力髋螺钉固定髋部骨折。选用四孔钢板能与髓内钉起重叠固定。髓内钉置入前不要上远端三孔的螺钉。髓内钉应抵小转子或其上水平
转子下股骨干骨折	与钢板固定相比,可以经皮插入;与顺行髓内钉相比,畸形愈合率较低	股骨近端稳定性较差	在骨折水平开一小外侧切口,用点状复位钳帮助复位。使用两枚近端锁钉
髋关节置换后的假体周围骨折	与钢板技术相比,这是经皮手术技术	在股骨假体和髓内钉之间产生应力集中	使用标准插入技术即可,要选用短钉
股骨髁上骨折	与钢板技术相比,这是经皮手术技术	与目前锁定板技术相比,骨折愈合时间长,稳定性稍差	使用阻挡钉技术让导针、髓钻和髓内钉都不偏心。在扩髓时维持复位尤为重要
髁上骨折伴矢状位骨折线时	与钢板技术相比,这是经皮手术技术	与目前锁定板技术相比,骨折愈合时间长,稳定性稍差	同上所述,使用髌旁开放性切口行膝关节内骨折的解剖复位(螺钉位置参考图6)
全膝置换后的假体周围骨折	与钢板技术相比,这是经皮手术技术	远段固定钉入点受限	术前确认膝假体有无钉孔可供锁钉通过。使用常规的置钉方法
同侧股骨干及胫骨干骨折(浮膝)	单切口处理两处骨折	无	常规置钉

术后处理

- 术后第1天可行主动及被动的膝关节活动,能否下地取决于骨折和合并伤的类型。
- 包括粉碎性骨折在内的几乎所有股骨干骨折,术后即刻可行控制性负重,以患者能忍受为度。
- 术后常规行深静脉血栓预防治疗,如使用低分子肝素。术后第1天开始,可用到术后6周。
- 闭合性骨折术后使用抗生素达24小时。开放性骨折患者抗生素使用至术中最后清创操作后的48小时。

预后

- 股骨逆行髓内钉对膝关节功能的长期影响尚不清楚。但近期研究表明使用顺行或逆行髓内钉治疗股骨干骨折后膝关节功能相当[2]。
- 正如所料,骨折愈合后膝关节疼痛和功能的随机对照前瞻性研究[19,30]发现,在术后早期,逆行髓内钉组的疼痛发生率较顺行组更高;但到骨折愈合时,两组的疼痛和功能均无明显差异。
- 两组的骨折愈合率几乎相等,仅仅在股骨髁上骨折,其逆行髓内钉组的愈合时间稍长些。逆行髓内钉的畸形愈合率稍高,以外旋、短缩和后突畸形较常见[20,23,30]。

并发症

- 大部分并发症都可通过精细的手术操作来避免。
  - 注意适当的进钉点和确保髓内钉远端埋入软骨下,是避免潜在的膝关节问题的两大关键。
- 远端锁钉突出的情况较常发生,这类患者中有相当一部分会选择二次手术取出锁钉[19,20,23]。
- 在股骨远端使用阻挡钉技术能避免畸形。应该确保骨折获得良好复位,并在整个扩髓过程中维持之。
- 在结束手术之前要迅速评估有无短缩和旋转畸形。如有,应立即重置近端锁钉来纠正之。
- 根据扩髓时皮质的声响来决定选用尽可能更粗的髓内钉,这能提高骨折愈合率。

(陈帅 译,安智全 审校)

参考文献

[1] Aglietti P, Insall JN, Walker PS, et al. A new patella prosthesis: design and application. Clin Orthop Relat Res 1975;107:175-187.

[2] Andrzejewski K, Panasiuk M, Grzegorzewski A. Comparison of knee function in patients with a healed fracture of the femoral shaft fixed with retrograde and antegrade intramedullary nailing. Ortop Traumatol Rehabil 2013;15(5):395-405.

[3] Arneson TJ, Melton LJ III, Lewallen DG, et al. Epidemiology of diaphyseal and distal femoral fractures in Rochester, Minnesota, 1965-1984. Clin Orthop Relat Res 1988;234:188-194.

[4] Britton JM, Dunkerley DR. Closed nailing of a femoral fracture followed by sciatic nerve palsy. J Bone Joint Surg Br 1990;72B:318.

[5] Carmack DB, Moed BR, Kingston C, et al. Identification of the optimal intercondylar starting point for retrograde femoral nailing: an anatomic study. J Trauma 2003;55:692-695.

[6] Christie J, Court-Brown C, Kinninmonth AW, et al. Intramedullary locking nails in the management of femoral shaft fractures. J Bone Joint Surg Br 1988;70B:206-210.

[7] Court-Brown CM. Femoral diaphyseal fractures. In: Browner B, Jupiter JB, Levine A, et al, eds. Skeletal Trauma: Basic Science, Management, and Reconstruction, ed 3. Philadelphia: Saunders, 2003:1879-1956.

[8] Court-Brown CM, Rimmer S, Prakash U, et al. The epidemiology of open long bone fractures. Injury 1998;29:529-534.

[9] French BG, Tornetta P III. Use of an interlocked cephalomedullary nail for subtrochanteric fracture stabilization. Clin Orthop Relat Res 1998;348:95-100.

[10] Gregory P, DiCicco J, Karpik K, et al. Ipsilateral fractures of the femur and tibia: treatment with retrograde femoral nailing and unreamed tibial nailing. J Orthop Trauma 1996;10:309-316.

[11] Harris T, Ruth JT, Szivek J, et al. The effect of implant overlap on the mechanical properties of the femur. J Trauma 2003;54:930-935.

[12] Herscovici D Jr, Whiteman KW. Retrograde nailing of the femur using an intercondylar approach. Clin Orthop Relat Res 1996;332:98-104.

[13] Moed BR, Watson JT. Retrograde intramedullary nailing, without reaming, of fractures of the femoral shaft in multiply injured patients. J Bone Joint Surg Am 1995;77A:1520-1527.

[14] Moed BR, Watson JT, Cramer KE, et al. Unreamed retrograde intramedullary nailing of fractures of the femoral shaft. J Orthop Trauma 1998;12:334-342.

[15] Morgan E, Ostrum RF, DiCicco J, et al. Effects of retrograde femoral intramedullary nailing on the patellofemoral articulation. J Orthop Trauma 1999;13:13-16.

[16] Muller ME, Nazarian S, Koch P, et al. The Comprehensive Classification of Fractures of Long Bones. Berlin/Heidelberg: Springer-Verlag, 1990.

[17] Nork SE, Segina DN, Aflatoon K, et al. The association between supracondylar-intercondylar distal femoral fractures and coronal plane fractures. J Bone Joint Surg Am 2005;87:564-569.

[18] Ostrum RF. Retrograde femoral nailing: indications and techniques. Op Tech Orthop 2003;13:79-84.

[19] Ostrum RF, Agarwal A, Lakatos R, et al. Prospective comparison of retrograde and antegrade femoral intramedullary nailing. J Orthop Trauma 2000;14:496-501.

[20] Ostrum RF, DiCicco J, Lakatos R, et al. Retrograde intramedullary nailing of femoral diaphyseal fractures. J Orthop Trauma 1998;12:464-468.

[21] Ostrum RF, Tornetta P III, Watson JT, et al. Ipsilateral proximal femur and shaft fractures treated with hip screws and a reamed retrograde intramedullary nail. Clin Orthop Relat Res 2013;472(9):2751-2758.

[22] O'Toole RV, Riche K, Cannada LK, et al. Analysis of postoperative knee sepsis after retrograde nail insertion of open femoral shaft fractures. Orthop Trauma 2010;24(11):677-682.

[23] Ricci WM, Bellabarba C, Evanoff B, et al. Retrograde versus antegrade nailing of femoral shaft fractures. J Orthop Trauma 2001;15:161-169.

[24] Riina J, Tornetta P III, Ritter C, et al. Neurologic and vascular structures at risk during anterior-posterior locking of retrograde femoral nails. J Orthop Trauma 1998;12:379-381.

[25] Russell TA. Subtrochanteric fractures of the femur. In: Browner B, Jupiter JB, Levine A, et al, eds. Skeletal Trauma: Basic Science, Management, and Reconstruction, ed 3. Philadelphia: Saunders, 2003:1832-1878.

[26] Salminen ST, Pihlajamaki HK, Avikainen VJ, et al. Population-based epidemiologic and morphologic study of femoral shaft fractures. Clin Orthop Relat Res 2000;372:241-249.

[27] Sanders R, Koval KJ, DiPasquale T, et al. Retrograde reamed femoral nailing. J Orthop Trauma 1993;7:293-302.

[28] Schwartz JT Jr, Brumback RJ, Lakatos R, et al. Acute compartment syndrome of the thigh: a spectrum of injury. J Bone Joint Surg Am 1989;71A:392-400.

[29] Tornetta P III, Kain MS, Creevy WR. Diagnosis of femoral neck fractures in patients with a femoral shaft fracture: improvement with a standard protocol. J Bone Joint Surg Am 2007;89A:39-43.

[30] Tornetta P III, Tiburzi D. Antegrade or retrograde reamed femoral nailing: a prospective, randomised trial. J Bone Joint Surg Br 2000;82B:652-654.

[31] Vangsness CT Jr, DeCampos J, Merritt PO, et al. Meniscal injury associated with femoral shaft fractures: an arthroscopic evaluation of incidence. J Bone Joint Surg Br 1993;75B:207-209.

[32] Walling AK, Seradge H, Spiegel PG. Injuries to the knee ligaments with fractures of the femur. J Bone Joint Surg Am 1982;64A:1324-1327.

[33] Winquist RA, Hansen ST, Clawson DK. Closed intramedullary nailing of femoral fractures: a report of 520 cases. J Bone Joint Surg Am 1984;66A:529-539.

[34] Wiss DA, Brien WW, Stetson WB. Interlocked nailing for treatment of segmental fractures of the femur. J Bone Joint Surg Am 1990;72A:724-728.

第44章 股骨顺行髓内钉
Antegrade Intramedullary Nailing of the Femur

Navid M. Ziran and Bruce H. Ziran

定义

- 股骨干骨折是指在小转子下方5 cm至股骨远端关节面上方6～8 cm之间的范围内发生的骨折。
  - 有些自近端或远端的骨折线延伸至股骨干的,不属于股骨干骨折。
  - 这种描述大多是语义方面的,定义更重要的是理解骨折的"个性化"特点。
  - 那些主要骨折因素发生在股骨干并向此区域外延伸的骨折,与那些主要骨折因素发生在转子下或股骨髁并向股骨干延伸的骨折是不同的。
  - 在某些情况下,股骨干骨折累及股骨近端和(或)远端意味着还有其他的治疗措施(如钢板固定、头髓钉固定等)而不光是髓内钉。
- 本章将重点介绍股骨骨折的顺行髓内钉技术[30]。
- 单纯的股骨干骨折的AIS(Abbreviated Injury Scale)评分是3分,ISS(Injury Severity Score)评分是9分。
- 开放性骨折通常按Gustilo-Anderson方法进行分级,但这个分级标准是针胫骨设计,后者位置表浅。因此,如果考虑到能量的吸收,导致股骨骨折需要的能量非常大,因为股骨周围软组织包裹远比胫骨要厚。虽然如此,Gustilo-Anderson分类仍然被广泛用于描述股骨开放性骨折。
- 股骨干骨折以前采用最多的是Winquist分类,后来不断被完善和标准化,形成AO/OTA分类。AO/OTA分类已成为股骨干骨折推荐的分类标准[22,40]。在AO分类中,股骨是编号是32,并进一步细分为简单、楔形和复杂骨折(图1)。

解剖

- 股骨是人体最长的骨骼。股骨近端承受巨大应力,因为身体的重量通过杠杆臂(股骨颈)向远端传导,逐渐形成轴向应力。因此,股骨转子下区域承受的应力巨大[19]。
  - 股骨前部和侧面是平坦的。在股骨后表面呈锥形,最后汇聚形成股骨粗线。
  - 股骨粗线是很厚的筋膜结构,通常保持连续,但会与股骨分离。
  - 股骨干骨折时股骨粗线可能会嵌插在骨折端之间,妨碍骨折的闭合复位,尤其是简单类型的骨折。
  - 股骨粗线保护许多穿孔骨膜血管,可能有助于解释股骨干骨折的高愈合率(约95%)。
- 大腿有3个间室:前侧、后侧及内侧间室。
  - 大腿骨筋膜室综合征也有发生,通常累及前间室,一般前间室减压即可有效减低压力。
  - 大腿近端的臀肌间室也存在发生骨筋膜室综合征的风险。
- 股骨存在前弓,而且它不是一个圆形的骨。

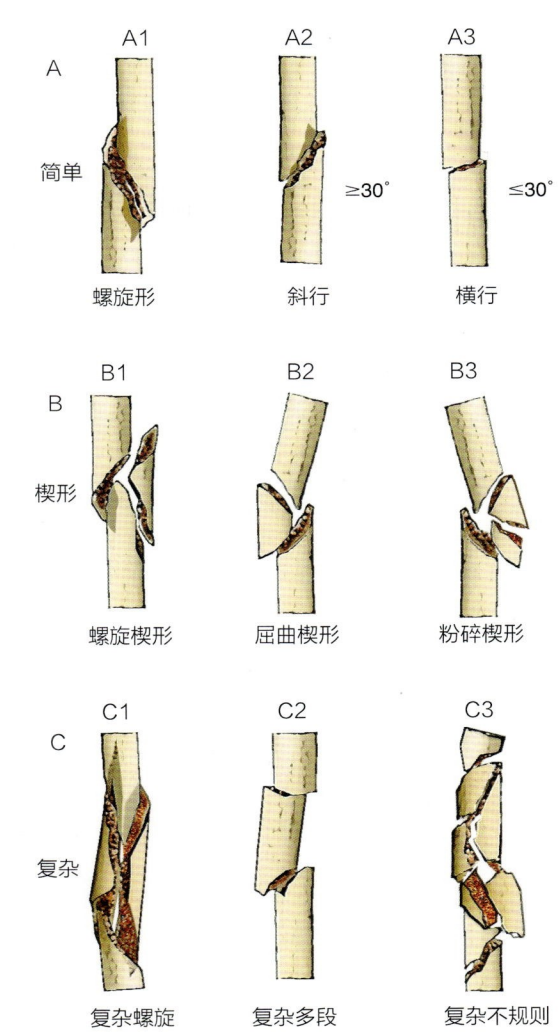

图1 股骨干骨折的AO/OTA分型。

- 认识到股骨的前弓和外侧弓很重要,特别是在异常情况下(如代谢性骨疾病)。
- 前弓的平均曲率半径大约是120 cm。
- 如果股骨过度弯曲,髓内钉手术前要慎重计划。
- 股骨异常弯曲的手术选择包括钢板固定或控制性截骨以便髓内钉置入[22]。
- 术前了解髓腔内径非常重要,特别是在年轻人和骨骼硬化者。
  - 正常衰老和骨质疏松都会导致股骨髓腔变大,这是生物力学适应的结果。因此,老年人的股骨干皮质更薄,但髓腔更大。和其他的柱形管状骨一样,股骨的抗弯曲强度与弯曲半径的4次方成正比。
- 股骨的血供来自股深动脉第2穿支发出滋养动脉,沿着后侧股骨粗线进入股骨。
  - 正常情况下,骨膜动脉分支供应骨皮质外侧的1/4~1/3;血流方向从高压的髓内动脉系统离心流向低压的骨膜系统[27]。
  - 一旦骨折发生,血液就会反向流动,从骨膜血管向心性地内流(因为高压髓内系统被破坏)[26]。

发病机制

- 年轻人的股骨干骨折是由高能量损伤引起,而老年人简单的摔倒即可引起股骨骨折。
- 骨折类型提示其损伤机制。
  - 例如,伴小蝶形骨块的简单横行骨折是因为折弯暴力而致(如车祸中的侧方横向撞击伤)。
  - 螺旋形骨折通常因为扭转暴力而致。
- 高处坠落或机动车撞击等间接高能损伤引起的骨折,在损伤过程中就会发生明显的畸形。
  - 肌肉软组织的主动和被动的回弹可以降低骨折的初始移位。因此,软组织损伤的程度很难估计。
  - 在这种情况下发生的开放通常是"由内向外"的(骨折端向外刺出)。
- 直接损伤致多来自枪弹伤、挤压伤或其他武器伤(如链锯、斧头)引起。
  - 这些直接损伤的骨折和软组织初始移位较少,但是软组织损伤范围仍然较广。
  - 枪弹伤患者冲击波和空腔效应可导致广泛的组织坏死。
- 无论直接损伤还是间接损伤,都要认识到软组织损伤范围大大超过骨折区域,这很重要。

自然病程

- 1500年代:最早的髓内固定的记录来自西班牙人和阿兹特克人,他们用木棍治疗假关节。
- 1800年代:德国人使用带有交锁孔的象牙梭。1890年,Gluck使用了第一个带交锁栓的象牙交锁钉。
- 1900年代早期:20世纪早期有关股骨骨折自然病程的记录很少。
  - 第一次世界大战及之前的战时股骨骨折死亡率接近80%。偶然的机会人们利用轮式夹板将伤员运离战场后导致死亡率急剧下降(Thomas夹板由此发明)。第一次世界大战期间,Hey Groves使用金属杆来治疗枪伤,但感染率非常高,并未被普遍接受。
  - 那时外科技术非常原始,由于担心感染和手术并发症,大多骨折采用牵引治疗。
  - 其结果往往是股骨的短缩、旋转和内翻畸形愈合。长期卧床带来的额外问题,如压疮、静脉血栓和肺部感染导致了高并发症发病率和高死亡率。
- 1930~1940年代:1931年,Smith-Petersen报道首次成功使用不锈钢钉治疗股骨颈骨折。Smith-Peterse钉的应用激发人们用髓内装置治疗骨折的兴趣。
  - Gerhardt Küntscher被认为是髓内钉之父。他的很多有关髓内装置都来自他利用Smith-Petersen钉治疗股骨颈骨折的过程。
  - Küntscher使用的第一个髓内钉(1940年)是一个V形不锈钢顺行钉;到1940年代后期这种V形设计已演变梅花形设计。Küntscher的最初技术是开放式髓内钉(即暴露骨折端)。在西方国家,手术技术差导致高感染率和高骨不连率。
- 1950~1960年代:随着Modny和Bambara于1953年引入横穿固定的髓内钉,1950年代的人们见证扩髓器和交锁钉的发明。1960年代对加压钢板青睐导致髓内钉受到冷落。但1970年代后期,闭合钉技术的出现再次引燃人们对髓内钉的热情[5,22]。
- 1970年代:1970年代末期,伴随着对加压钢板兴趣的减低和扩髓方法的改进,闭合髓内钉开始流行。主导设计是有凹槽的梅花形交锁钉,AO和Gross-Kempf髓内钉。
- 1980年代:美国的一些早期的创伤学者又复活了Küntscher的方法。如S. Hansen和M. Chapman就采用了Küntscher的新型"闭合"股骨髓内钉技术。
  - 1980年代后期,Brumback及同事报道了扩髓、静态交锁定髓内钉的高成功率(98%)[10,11]。
  - 采用闭合技术的股骨髓内钉的高成功率降低了并发症发病率,并开始了向我们今天的常规固定方式的转变。
  - 早期研究表明了早期扩髓股骨钉的优点。
- 1990年代至今:随着更多创伤患者的生存率的提高,一部分可能从"亚急性"髓内钉中获益的患者出现了。

- 稍近的研究确认一个高危险人群（如肺损伤、不完全复苏和脑损伤），这些人群可通过在固定骨折之前首先稳定危及生命的损伤中获益。
- 这反映了从早期全部固定（ETC）到损伤控制骨科（DCO）的模式转变[4,24,31]。
  - 虽然有些学者主张在这种情况下进行钢板固定，但没有研究证明在患者生存率方面某一方法优于另一种方法[6]。

病史和体格检查

- 相关病史包括年龄、性别、损伤机制、合并伤（如头、胸）、意识丧失、无力、麻痹及感觉丧失。
  - 尽量明确代谢及骨骼肌肉情况。
- 应根据ATLS评分指南对患者进行评估。
- 应特别重视低血压，因为股骨干骨折出血量可达到1 000～1 500 ml。尽管股骨干骨折并不是引起低血压的唯一原因，但可能是主要起因。
- 在第一急救队员评估患者时，肢体就要摆正并用Sager或Thomas夹板等牵引装置制动。
  - 患者到达医院后这些最初的夹板装置应当拿掉并用骨牵引代替。因为这些装置会导致会阴部或坐骨和踝部出现皮肤问题。牵引可提高患者舒适度、恢复长度，并绷紧周围肌肉。绷紧的周围肌肉减少了失血的潜在空间，为出血提供了填塞效应，并作为骨折块的软组织稳定装置。
- 需要检查患肢是否有开放伤、肿胀及淤血情况（参见本书末"创伤外科体格检查表"P710～711）。
  - 开放伤的严重程度并不总是和骨折引起的软组织或筋膜损伤程度相一致。
- 血管的评估应当包括触摸腘动脉、胫后动脉及足背动脉搏动。
  - 脉搏是一种压力波，即使血流停止也可能存在脉搏，了解这一点非常重要；有时，无脉并不总是表示没有血流。如不能触及脉搏就需要行多普勒超声检查。
  - 如果有低血压，且伴有周围血管收缩，可能即有相应的动脉损伤。
  - 检查血管之前患肢需放正。
  - 脉搏不对称或无脉需测踝肱指数（ABI）。ABI<0.9是异常的。
  - 动脉造影可用来排除血管损伤。
- 神经功能的评估包括：股神经和坐骨神经的感觉和运动功能。
  - 因为骨折产生疼痛，股神经的检查比较困难。
  - 坐骨神经的功能评估包括胫神经和腓总神经。
  - 通过检查踝关节和足趾背屈及足背部感觉来检查腓总神经功能。
  - 通过踝关节和足趾跖屈及足底部感觉来检查胫神经功能。

影像学和其他诊断性检查

- 影像学要遵守包括股骨上、下端关节的原则。
- 要拍摄髋关节、股骨和膝关节的正、侧位片。
  - 虽然这些片子在手术室也能拍摄，但对制订术前计划是必需的，因为合并股骨颈或膝关节的骨折将大大改变手术策略。
  - 尽量尝试在下肢内旋位拍摄股骨颈正位片。但是按照现行创伤标准，一般常规骨盆CT检查时都包括股骨颈。但是要在决定手术方案前判读该CT图像。
- 如果X线检查正常，但临床检查提示有损伤存在（不能负重、与损伤不相称的疼痛），做冠状位MRI可以诊断隐性骨折。
  - 在这种情况下，CT扫描的敏感程度不足以发现这种隐性骨折。
- 术前X线很难发现隐性股骨骨折。
  - 到达股骨颈水平的腹部CT扫描足可发现股骨颈隐匿性骨折。对多数病例都可做到[35]。

鉴别诊断

- 股骨骨折可同时合并其他损伤，包括骨盆骨折、髋臼骨折、股骨颈骨折及膝关节韧带损伤。
  - 如果膝关节存在积液，应高度怀疑膝关节损伤。
- 股骨远端骨折也可发生，但在X线片上可能不明显，特别是在骨质疏松的患者。
- 如果没有合理的损伤机制，则排除其他的原因，如代谢性疾病、转移性或原发性骨肿瘤。
  - 无骨折的骨筋膜室综合征虽然罕见，但也会表现为大腿疼痛并无法负重。这些情况下，医生应该对骨筋膜室综合征进行连续检测，如果临床检查模棱两可或不明确，则测量隔室压力，筋膜切开的指征应当宽泛。

非手术治疗

- 非手术治疗适用于：不适合手术者，四肢瘫痪或截瘫患者，手术风险大于手术收益，或存在其他禁忌因素（如活动性感染）。
- 确实无移位的骨折且依从性很好的患者可以非手术治疗。
- 婴幼儿和青少年的骨骼塑形能力强，骨折也可以采取保守治疗。
- 非手术治疗包括卧床休息、骨牵引（股骨髁上或胫骨结节牵引),重量是 20~30 lb(9.1~13.6 kg)。
- 如果采用保守治疗,应该通过机械或药物疗法来预防静脉血栓。

手术治疗

- 单纯股骨骨折不适合急诊手术。应该先进行适当的评估和医学检查以快速稳定患者情况。条件具备时(如经验丰富的医疗人员和麻醉),应进行终末治疗。除非存在其他原因如开放性骨折和多发伤病,股骨固定一般没有必要急诊手术。
- 多发伤患者(ISS 评分>18 分),合并有肺部损伤或颅脑损伤的,骨折固定应该推迟,直到手术干预的时机明确,此时可考虑用损伤控制的用支架临时固定[3,6,2,29]。
- 单纯股骨骨折患者在等待手术的过程中应该行骨牵引、控制疼痛、预防深静脉血栓。
- 目前,有限扩髓的静力锁定髓内钉是治疗股骨骨折的标准手术方式。
  - Brumback 等[7-11]研究指出,静力锁定髓内钉不会影响骨折愈合,同时可避免旋转和短缩畸形。非扩髓髓内钉被认为存在限制髓腔填筑(canal fill)效应和理论上的感染问题,但二者均未经证实。事实上,和胫骨一样,细的非扩髓髓内钉在股骨也存在同样的问题:高不愈合率。目前,"扩至匹配"技术仍在使用[38]。
- 近来,扩髓-冲洗-吸引一体器(RIA)的应用大大降低了髓腔内压力诱导的栓塞。随着研究的不断深入,该技术可能降低多发伤患者手术风险[33,39]。
- 开放性骨折患者通过彻底清创和冲洗,髓内钉也可安全使用。
  - 可吸收的抗生素颗粒(混合万古霉素或妥布霉素的硫酸钙颗粒,而不是磷酸钙颗粒)可以在最后关闭伤口之时使用,以局部释放抗生素[28]。
- 如果骨折污染严重,治疗可以分阶段进行:先临时使用抗生素链珠(混合万古霉素或妥布霉素的聚甲基丙烯酸甲酯)及外固定支架固定,然后 2 周内再用髓内钉固定(用或没有用可吸收抗生素颗粒)。
  - 只要没有钉道感染,最好在外固定后 10~14 内将外固定改为髓内钉固定以最小化感染风险[13]。
  - 这类病例感染风险有所增加,但可接受。该种做法减少了卧床的时间。
- 因股骨近端承受的应力并非轴向,所以股骨近端骨折块容易发生屈曲和外旋畸形。
  - 应特别注意避免在扩髓时误将股骨近端的后侧皮质磨掉。
- 股骨远端骨折,其远端骨折块在靠近膝关节处容易发生屈曲畸形(骨折反屈)。
- 股骨远端骨折,注意避免内翻或外翻畸形。因为骨折远端的骨髓腔呈开口状,与髓内钉之间没有直接接触,不会"自动调整力线",就可能发生内翻或外翻畸形。
- 横行骨折断端之间可能包含一块从后方撕裂下来的股骨粗线骨块,可能嵌插在骨折端之间。
  - 这可能导致难以纠正的短缩,除非切开复位或旋开骨折端。
- 青少年骨骼一旦生长发育完成,可以和成人一样适用髓内钉固定。
  - 应当注意对股骨颈外翻角很大的青少年,一些学者推测髓内钉固定可能会增加股骨头缺血性坏死的风险。但是,随着新的内植物如股骨转子进针或外侧进针髓内钉的出现,这种风险可以降低。
  - 在考虑骨骼生长、骨折类型和髓内钉相对其他治疗方法的优点等因素之后,对于骨髓未闭合的青少年股骨骨折,仍然可以选择某些类型的髓内钉固定[1,14]。

术前计划

- 仔细阅读影像学资料,特别注意合并的同侧股骨颈骨折。
- 在确定手术方案之前,应全面考虑患者的全身状况和合并伤。
- 如果合并骨盆或髋臼骨折、怀孕或肥胖症,应考虑选择操作更简便的手术方式,如使用逆行髓内钉而非顺行髓内钉。
- 如果病情允许,可选择仰卧位。通过适当的体位摆放和手术技巧,可以在仰卧位安全打入顺行髓内钉。
- 术前计划要考虑以下几点:
  - 手术床:骨折牵引床或可透视手术床。
  - 体位:仰卧位或侧卧位。
  - 进针点:梨状窝入点或大转子入点。
  - 髓内钉类型:头髓钉或标准股骨髓内钉。
  - 牵引:骨牵引、靴套牵引或手法牵引。
  - 复位工具:拐杖、球形顶棒、5.0 或 6.0 mm Schanz 钉、T 形手柄、槌、F 形工具;在远程情况下,术者需要进行切开复位,Weber 复位钳或 Verbrugge 复位钳等传统复位钳有效。
- 如前所述,尽可能通过薄层 CT 扫描检查有无股骨颈骨折。在术者离开手术室之前,应该确保股骨髓内钉固定已满足:①长度;②对线;③旋转;④完整的股骨颈(在使用梨状肌进钉髓内钉情况下)。

体位

- 骨折牵引床:

- 标准骨折牵引床(如常用于髋部骨折的)可用于股骨顺行髓内钉手术,当然最好是仰卧位时。
- 使用大的会阴顶棒,并妥善垫好。
- 只有在必要时才谨慎使用牵引。
- 双腿分开便于透视和适当对抗牵引。如果使用牵引,将对侧肢体置于截石位,以便于旋转骨盆。
- 在消毒和铺单之前,应确认能从股骨的各个方向进行透视(图2A)。
- 可透视手术床:
  - 新式可透视手术床允许透视机从任何角度透视下肢。
  - 有些透视床(Jackson 床; Mizuho Osi, Orthopaedic Systems, Inc., Union City, CA)也可提供牵引配件。这种类型的手术床适合复杂的多种肢体骨折手术(图2B)。
  - 笔者首选带牵引装置的Jackson可透视手术床和侧卧位(图2C)。
- 仰卧位:
  - 对术者来说更容易看清解剖关系,但对肥胖患者进行髓内钉固定时这个位置比较困难一些。
  - 对伴有脊髓损伤或严重胸部损伤患者选择仰卧位更加合适。
  - 如果仰卧于可透视手术床,患者可靠近手术床一侧边缘,骨盆下垫一小软垫,上半身躯干稍微内收。仰卧位髓内钉也可在骨折床上进行以便牵引。
  - 如果患者仰卧位,腿自由放置,为了显露梨状窝入口,需将下肢向对侧交叉,所以消毒和铺单的范围应包括臀后区。
  - 即使选择更新的大转子进针点技术和内植物,也要使患肢能处于内收位,以便手术操作(图2D)。
- 侧卧位:
  - 侧卧位更容易显露进针点,尤其是在肥胖患者选择梨状窝入点。可使用或者不使用牵引。
  - 侧卧位时,骨盆应前倾15°,有利于拍摄股骨近端的侧位片。
  - 如果存在隐匿性脊柱损伤,在摆放体位时应注意使用合适的软垫保护脊柱。
- 牵引:
  - 使用牵引,可解放一个助手,而且长度和旋转能"设定"。
  - 如果使用手法牵引,在最后锁定之前需确认长度和旋转。
  - 骨牵引可使用股骨远端牵引或胫骨近端牵引。
    - 术者应注意观察膝关节任何的提示韧带不稳情况,如肿胀或其他损伤体征。
  - 如果存在上述损伤,可选择股骨髁上牵引,并将其消毒、铺单在术野中。
    - 如果使用股骨髁上牵引,由于牵引装置影靠近锁钉位置,使得远端交锁的操作变得困难。

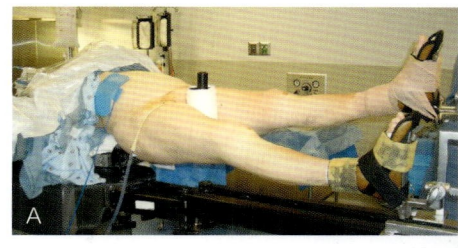
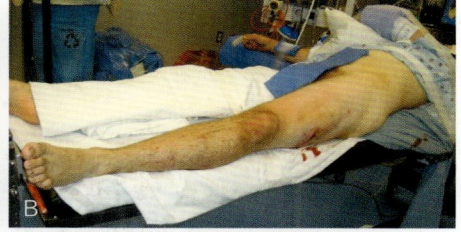
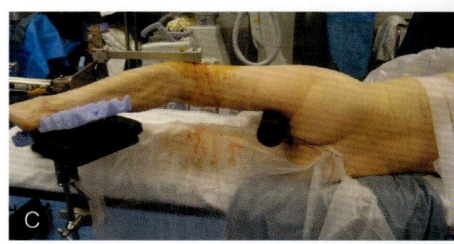
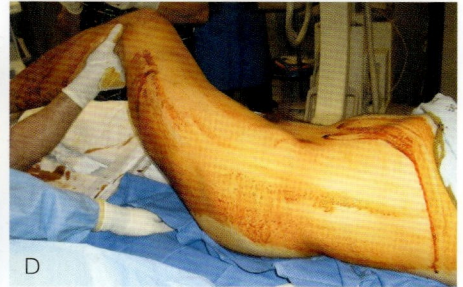

图2 A. 仰卧于骨折牵引床上,双下肢交叉错开。将臀部垫高以利于显露髋部。B. 仰卧在平的手术台上,无牵引。同侧的臀部应当靠近手术台边缘,将臀部垫高以利于显露髋部。可以通过标准髋关节侧位像来确定进针点,也可以通过蛙式位侧位像来确定。C. 带牵引的侧卧位。胫骨结节牵引与股骨髁上牵引都可以。会阴的立柱已经在图片中标出,最适合于股骨近端骨折。事实上,通常不需要施加牵引,而将立柱置于骨折顶端之下,以抵抗由于重力导致的骨折端下沉。如果需要施加牵引力,可以在"下方"的腿上覆盖一层薄毯子,然后用绑带对其近端进行斜向固定,足以对抗中等程度的牵引。D. 在不带牵引的平台手术台上进行消毒铺单时,应将臀后部包括在术野内。可以将大腿向对侧交叉,以更好地显露梨状窝进针点。

- 用靴套牵引是常用的替代方法。
  - 与胫骨或股骨牵引时膝关节轻微屈曲不同,靴套牵引是直腿牵引(图2A)。
- 要注意避免神经牵拉伤(避免过久和过重牵引)。
  - 会阴顶棒过细和牵引时间过长会增加会阴部神经损伤的风险。
- 如果使用牵引,首先应该进行牵引确定能否通过牵引使骨折复位,然后在手术准备阶段放松,需要时再施加牵引。
- 可能的话,应该选用大的、妥善垫好的会阴顶棒[8,20]。
- 无论患者取何种体位,术者都应确保患者充分的肌肉松弛以利于复位。

软组织解剖

- 无论采用头髓钉或梨状窝钉,手术切口都相似。
- 术者触摸大转子。
- 对于大转子入点,切口在大转子股骨干轴线上方4~10 cm。
  - 切开阔筋膜张肌,轻柔分离外展肌群。
  - 臀中肌腱性止点通常位于更远端,可以钝性分离之,以显露位于臀中肌下和臀小肌上的滑囊。
- 对于梨状窝入点,切口沿股骨大转子和髂后上棘之连线,长约一掌之宽度。
  - 轻柔分离臀大肌,即可以在臀中肌后方找到梨状窝入口。
  - 梨状窝很容易触摸到,像位于大转子后方的"小酒窝"。在经皮置钉时,可以通过手感找到这一解剖学标志。

大转子入点和梨状窝入点

- 分离软组织后,先触摸到股骨大转子顶点,然后向内侧触摸梨状窝。
- 理想的梨状窝钉的入点位于股骨大转子的内侧斜坡上的陷窝内,这一点大多和股骨干同轴。
  - 梨状窝入点有个体差异,术中还应经透视确定。
  - 需要有一个助手使下肢内收,以便显露该入点(技术图1A)。
- 一旦通过触摸和透视确定进针点,用尖锥或螺纹克氏针在该处钻破骨皮质。
  - 应尽量保证进针点准确(进针点应该在股骨干延长线上)。
  - 如果不能保证进针点准确,则保持进针部位与股骨干共线的距离尽可能长,针可超向前方。此时应注意针不要穿透前侧皮质(技术图1B)。
- 仰卧位髓内钉固定时,特别是肥胖患者,确定进针点可能非常困难。因为体型和身体结构的原因,特别在股骨近端骨折,内收下肢并不总是可行的。
- 对于这些患者,将臀下区消毒在无菌区内,入路偏后侧,就可能更好地显露梨状窝。
- 侧卧位时很容易找到进针点。事实上,侧卧位时可以选择经皮置入髓内钉(详见后文)。
- 最近的文献表明,梨状窝进针髓内钉与转子入路钉的功能结果无显著差异[32]。
- 作者要强调的是,许多近期的股骨髓内钉的术中并发症均源于较差的入点;因此,值得投入时间来确保手术的这一步骤正确完成。

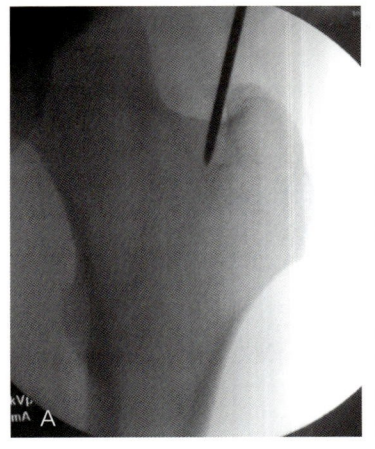
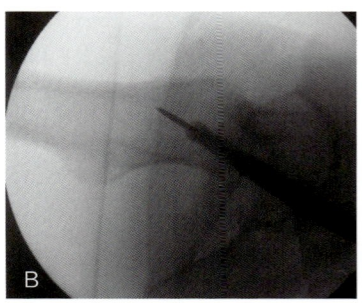

技术图1 A. 正位像显示正确的梨状窝入点导针。B. 梨状窝入点的侧位像。进针抵达梨状窝即可,指向多朝前方,应当注意不要穿透前方皮质。用硬钻头开孔,仅打开顶端皮质能通向髓腔即可。

经皮插入髓内钉

- 经皮置入法[42]是通过体表标志来确定理想的进针点,通常选择从股骨大转子后角朝向髂后上棘方向约一手宽位置(8 cm)(技术图2A)。
- 微创切口。
- 导针穿过转子部滑囊(技术图2B)。
- 导针滑过大转子后侧斜坡,然后推向前方和远侧(技术图2C、D)。
- 这时能感觉到明确的阻力,如同触到地基或礁石,导针尖头能提供这种本体感觉反馈,同时感觉到前、内侧的骨结构,也就是窝的"壁"。
- 此时进行透视确认。
  - 如果导针和股骨不能保持同轴,那么保持导针尖位于股骨干轴线中心线上非常重要。
  - 将导针钻入骨皮质,依次用9~12 mm硬扩髓器在骨皮质上开口(技术图2E)。
    - 开口只要打开皮质能进入髓腔即可。不要钻得太深,以免穿破股骨近端前方皮质(见技术图1)。
- 一旦该步骤完成,剩下的即按标准操作,器械经皮肤小切口即可进入(技术图2F~H)。

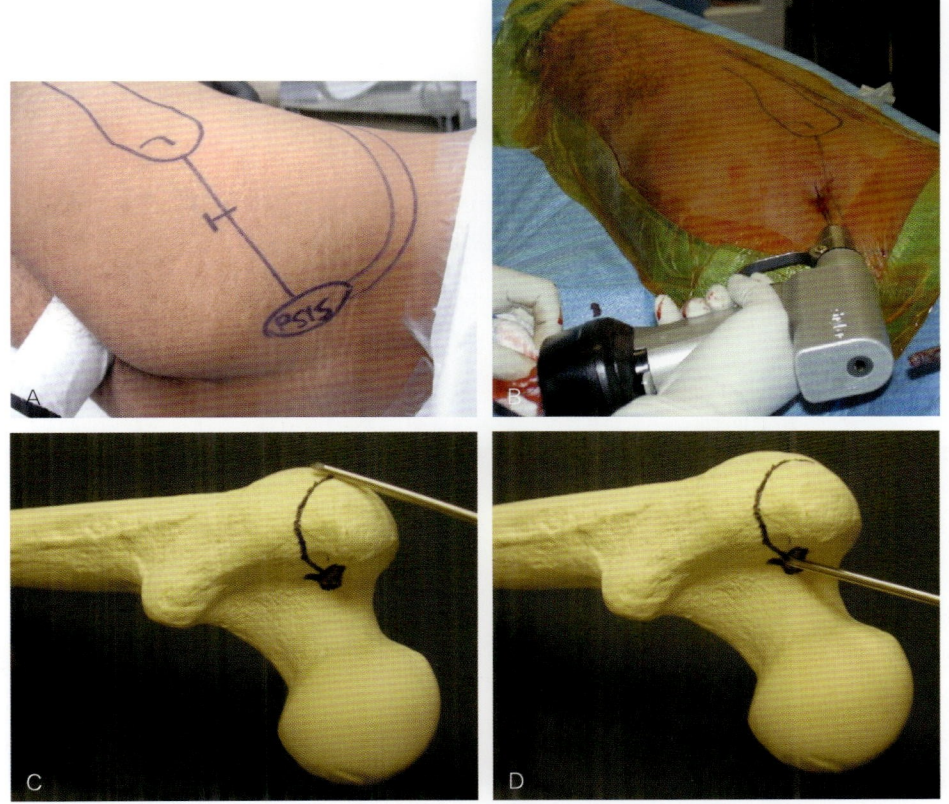

技术图2 A. 经皮置钉的体表进针点,位于大转子尖到髂后上棘连线中点的稍后侧。B. 图片显示带电钻的导针经皮进入梨状窝。C. 针头通常能触到转子滑囊,从滑囊后方朝向前方和远侧方向推进,直到感觉到明确的阻力。针尖必须位于梨状窝的骨性边缘内。D. 如果导针向前方和远侧方向推进时有明显的阻挡,可向内、后方调整方向。

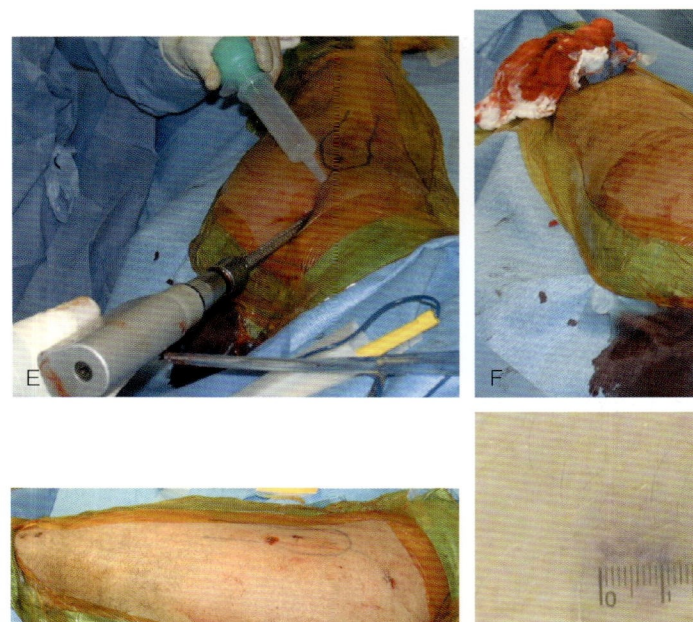

技术图2（续） E. 用硬钻头经导针进入股骨近端。利用灌洗器能避免软组织的卷入。F. 通过导针将髓内钉置入。可以将导针轻微折弯及应用"扩髓至匹配"技术。扩髓钻在髓腔内卡住的可能性很低，一般也不需要经胸引管更换导针（除非使用带球头的导针）。G. 术中最终切口的图片。H. 入点的切口长度通常为1.5 cm。

经大转子进针，置入导针和骨折复位

- 按前述方法分离软组织后，术者触摸股骨大转子顶点和前轮廓。
- 鉴于股骨近端的解剖特点，理想的股骨大转子进针点位于大转子的顶点（内外方向）以及前1/3与后2/3交界处。
  - 虽然该进针点在不同个体之间可能存在差异，但正确的进针点总是与股骨干同轴。
  - 一旦进针点确定，可用尖锥或者带尖的导针穿破外层皮质（技术图3A）。
- 因为是从劈开的外展肌装置完成此操作，所以要注意保护好软组织。
- 确认进针点正确后，将导针穿过股骨近端皮质进入髓腔。
  - 通过用力拧转导针进入骨松质，避免暴力和猛顶的动作。
  - 将导针远端1 cm弯成J形，使导针尖端碰到皮质可以弹回，在干髓端起到"驾驶"方向的作用（技术图3B）。
  - 推动导针在骨髓腔穿行的感觉类似于推着一根木棍在人行道上滑行的感觉。
- 如果骨折端没有充分复位，导针不易通过，可通过下面几种方法进行复位和通过导针。
  - 有些髓内钉系统提供空心杆，可通过导针将其插入股骨近端。这种硬的导针保持器的作用类似指挥棒，可操纵近端骨折，使得其中的导针靠近骨折远端并容易通过（技术图3C）。
  - 使用F（或H）形棒或拐杖，都可以有效控制近端和远端骨折块进行复位（技术图3D）。
- 有时骨折不能完美复位，但临时力线足以维持并通过导针。
  - 如果骨折端不稳定，通过多种尝试还是难以复位，可以在骨折端平面沿大腿外侧做一小切口，用手指进行整复，获得临时对位。

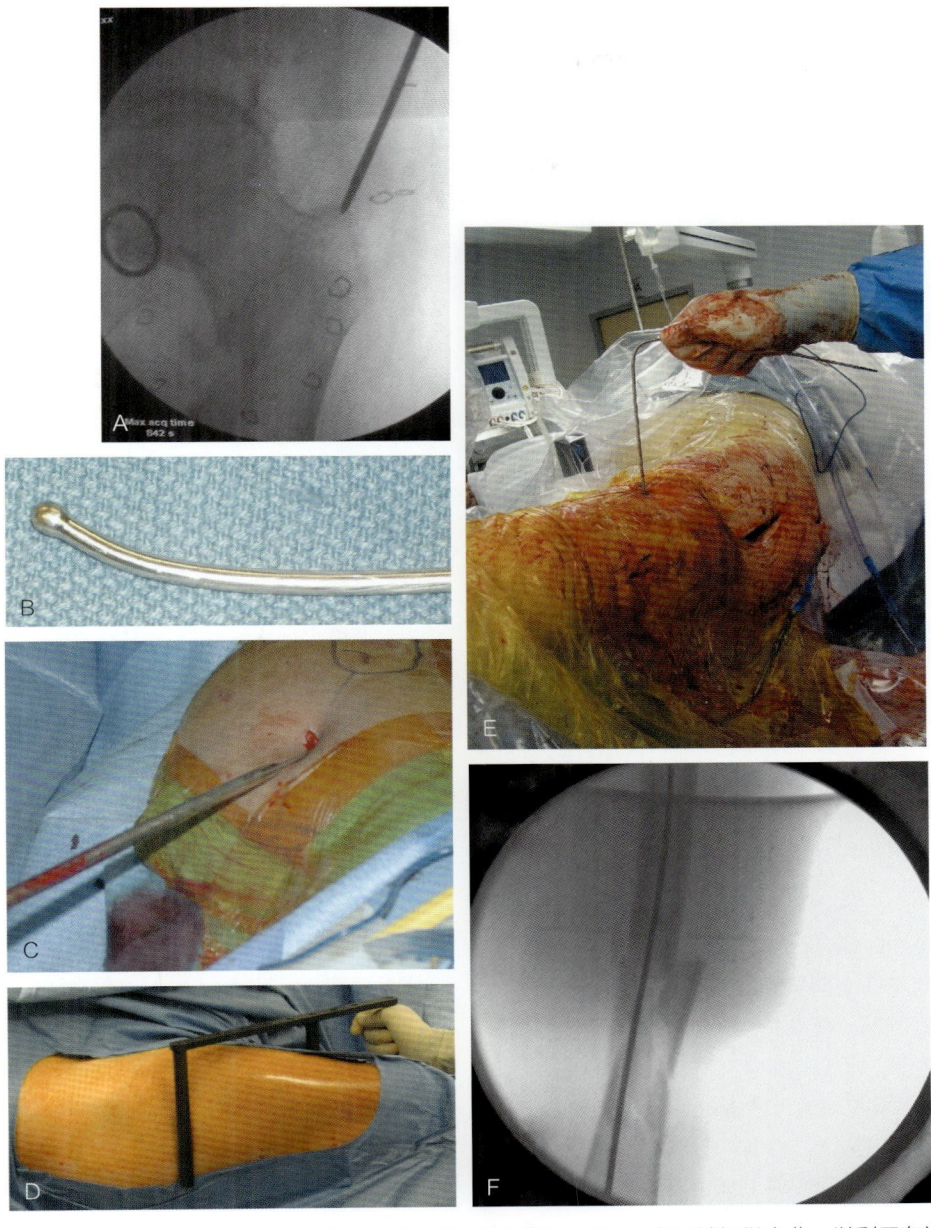

技术图3 A. 大转子进针点通常位于其前、后2/3交界处。B. 将直导针轻微弯曲，以利于在近端骨松质内调整方向，并可以防止钻头滑脱（对于组配式设计的钻头而言）。C. 有些系统有"套筒"可用来控制骨折近端进行复位，或者用拔除把手来代替之。将其经导针插入股骨近端，直至小转子水平。这样就可以控制股骨近端，使之与骨折远端对准，然后将导针向前推进进入远端。这比手动方法进行复位方便得多。D. 将F形把手放在大腿两侧，可以很方便地进行操作。如果骨折呈内翻或外翻畸形，可以很好地予以复位。E. 操纵杆技术。用小的尖端螺纹针钻入每一骨折块的皮质，可以控制骨折块进行复位。如前所述，也可以用小的外固定支架的固定针。F. 术中透视显示导针通过骨折端。

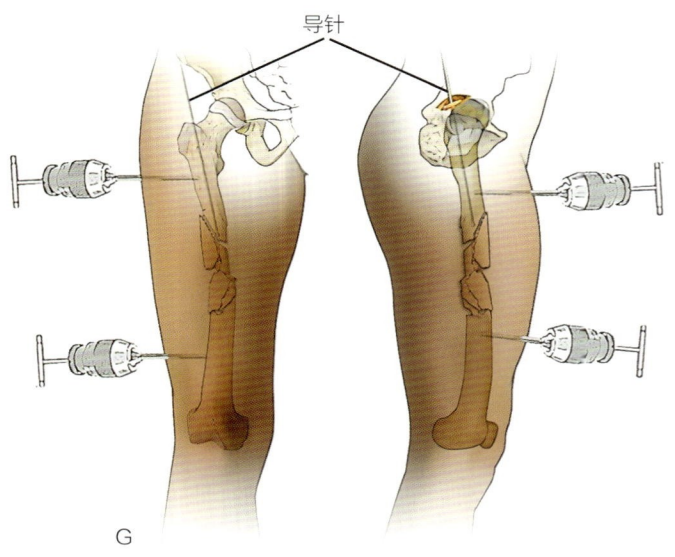

技术图3（续） G. 图示单皮质放置外固定Schanz钉操纵骨折。这些钢针可以侧向或前向放置，并应是单皮质以便导针通过。

外侧置入Schanz钉　前侧置入Schanz钉

- 有些病例可适当延长切口，用复位钳（八爪钳）进行复位。
- 另外，也可以用3 mm螺纹导针（技术图3E）。其他的方法包括：用外固定支架的单皮质钉作为"操纵杆"（通常是5 mm半螺纹针）（技术图3F、G）。
- 手术中透视确定导针在骨折远端位置。
  - 导针应该抵达股骨远端骺线，在正、侧位像上都位于中心。导针尖端折弯可便于在股骨远端达到满意的位置。

测量与扩髓

- 导针放置到位后，可以通过测深器（由髓内钉系统提供）或者相同长度的导针来测量准确的髓内钉长度。
  - 将第2根导针与第1根并行，插至进针点，测量其非重叠部分的长度，即所需髓内钉的长度。
  - 测量之前，医生需要确认尺的近端位置位于大转子。
  - 术者需要确认在测量器与大转子之间没有任何软组织，否则可能人为地增加所选髓内钉的长度。在髋部确定长度后，术者还应确定骨折断端是否存在间隙，这种间隙可能需要回敲髓内钉实现骨折的直接皮质接触。在这种情况下，应该选择略短的髓内钉以预留髓内钉向近端移位的空间。
  - 髓内钉平均长度为38～42 cm。
- 术者可以根据股骨X线片来估计初始的扩髓器直径。
  - 如果髓腔较小，扩髓应该自更小号直径开始，顺序扩髓可从从最小的末端切割的扩髓器开始（通常为8.5 mm或者9 mm）。
  - 扩髓时，术者应当尤其注意保持扩髓器的位置在股骨近端的偏内侧，以防止扩髓器突破后侧或者外侧皮质。
  - 当扩髓器开始时，应特别注意保持扩髓器位于近端股骨的内侧以防止扩出后侧或外侧皮质。
  - 如果扩髓器不容易通过，应透视检查其位置，因为扩髓器可能撞击骨皮质（通常为前侧）。
- 扩髓可以按1 mm递增，直到听到明显的嗒嗒声，往后改为按0.5 mm递增。
- 当听到骨内膜嗒嗒声后，应当继续扩髓1.0～2.0 mm；髓内钉的直径应当比最后的扩髓直径小1.0～1.5 mm。
  - 根据现代髓内钉的设计，大部分男性患者可以选用直径为11～13 mm的髓内钉，大部分女性患者可以选用直径为10～12 mm的髓内钉。
- 如果扩髓时出现因为变形力量产生偏心扩髓（如近端的骨折）趋势时应该引起注意。
  - 这种情况，如果不注意，偏心扩髓可磨掉骨皮质，产生缺损，导致畸形或者髓内钉位于骨外。
- 髓内扩髓对内膜血液供应应有不利影响，但这种影响并未导致更严重的临床后果。应使用锋利的刀头以较慢的速度和较高的转速进行扩髓腔，以最大限度地减少髓内压力和热量[28]。
- 脂肪栓塞综合征在髓内扩髓期间始终是一个可能问题，其特征是急性缺氧（呼吸道体征/症状）、意识模糊（脑部体征/症状）和瘀点皮疹。在扩髓后72小时，血管内脂肪继续在肺、肾和脑的循环中。

髓内钉的置入

- 如果使用的是球头导针,应当确认球头可以从髓内钉中通过,或者更换成平头导针。
- 髓内钉置入后,在其远端、骨折端部位和近端入点附近检查确认髓内钉的位置。
  - 术者要确保髓内钉钉尾不要高出大转子或梨状窝处过多。
- 如果骨折端分离,应减小或调整牵引力量,以获得满意的复位。
- 在进行交锁前,必须再次确认长度恢复和旋转矫正。方法包括[17,18,36,37]:
  - 皮质特性:
    - 股骨不是对称的。通过骨折端相对的皮质的厚度差异,可以评估横行骨折的旋转。
    - 骨折线也可以作为旋转移位复位的标志。
  - 透视方法:
    - 确定旋转力线的一种方法是检查对侧髋部和股骨远端的侧位。然后将正常髋关节的侧位图与患侧股骨近远端比较。如果旋转正确,则测量的差异应在骨折处相镜像。Lindsey 和 Krieg[21] 的文章中进一步讨论了股骨旋转移位。
    - 如骨折为粉碎性或双侧骨折,可使用另一种方法确定旋转移位:拍摄标准的股骨远端侧位像,然后将 X 线透视机机头旋转 90°,平移至股骨近端,获取小转子影像,并保存。正常侧和骨折侧获取的小转子影像应该呈镜像。如果双侧骨折,两侧也应呈镜像。
    - 基线旋转也可以在临床上确定。如果患者处于仰卧位,术前腿部未铺单,术者应"观测"对侧腿的基线旋转。在手术过程中或结束时,可以比较患侧与健侧肢体的旋转和长度。
- 令人意外的是,旋转移位在某种程度上是可以接受的,平均 28% 的患者可耐受 >15° 的旋转畸形。
  - 内旋畸形比外旋畸形更容易被接受。
  - 对所有病例,都可以通过在骨盆水平位的双侧髋关节屈曲 90° 的检查,来评估双下肢是否旋转对称。
- 除非患者处于濒死或术者使用的是加压髓内钉,对髓内钉都应该进行静力锁定。
  - 应考虑锁钉的顺序。
  - 对于骨折轴向稳定的患者,应当远端先锁定,然后通过回击髓内钉来获得骨折端加压;一些髓内钉允许使用加压螺钉。在这些情况下,远端锁钉应置于静力位置。近端互锁螺钉放置在动力孔中。然后使用加压螺钉向外拔髓内钉,髓内钉远端通过锁定螺钉固定在远端骨折块,由此使远近端骨块靠拢靠近。同样,由于该种髓内钉允许最多 10 mm 的轴向加压,如果与加压螺钉一起使用,则应插入略短的髓内钉。
  - 作者发现有些骨折类型更适合加压。由于横向骨折本身的旋转不稳定性,其可能受益于轴向加压。如果短斜型骨折如果断端契合复位,也可通过皮质加压受益。如果斜线旋骨折长度恢复但未复位,则不建议进行压缩,因为这可能造成股骨短缩,尤其是容易产生剪切力的斜型骨折。由于骨折块之间接触面积大,这些骨折易于愈合。加压可能对带有蝶形骨块的骨折有利或不利。
  - 对于不稳定骨折,在进行锁定的过程中应当一直保持牵引和维持对位。通常先锁远端再锁近端[7,41]。

近端锁钉的置入

- 每个髓内钉系统都有相应的近侧瞄准器,一般来说近端需要至少 1 枚锁钉。
- 应使用静力锁钉孔,并推荐最靠近骨折线的钉孔。在稳定的骨折模式中,一个近端和一个远端静态互锁螺钉是公认的的标准操作。如果使用加压髓内钉(即 Stryker T2 钉)并且存在骨折间隙,则可以将近端螺钉置于动力孔的近端方向;当使用加压螺钉,钉子将与远端骨折块一起"拉"起并关闭骨折间隙。

远端锁钉的置入

- 远端交锁通常应用徒手技术完成,只需要一枚远端静态锁钉[15]。这对于某些医生来说是手术中最具挑战性的部分,对有些医生则非常容易。
- 一般来说,通过调整和摆放合适的投照位置可以使锁钉简单易行。
- 利用同心圆的概念,通过旋转透视机或者大腿,使螺钉孔的影像呈一个完美的圆。
  - 如果影像呈椭圆形或眼形,提示透视投射方向与髓内钉的轴线不垂直;换言之,没有与螺钉孔轴线平行或共轴。

- 目标是使图像增强仪/射线与螺钉孔轴线同轴。关键的第一步就是使螺钉孔透视图像为一个完美的圆。术者将需要内收/外展或者内旋/外旋肢体来达到完美的圆形。
  - 技术图4A,投射轴线在冠状面上有偏斜(相对于髓内钉来说有内翻或外翻)。
  - 技术图4B,投射轴线在水平轴向上有偏斜(相对于髓内钉来说有旋转)。
  - 技术图4C,两个螺钉孔重叠在一起,呈一个完美的圆。此时,透视投射轴线和螺钉孔轴线共轴。

- 接下来,用钻头或刀片来确定皮肤切口的位置,并穿过筋膜抵达骨表面。
  - 钻头对准螺钉孔中心并稳住(技术图4D)。
  - 此时有两种选择:可以轻轻敲击钻头使之进入近侧皮质,或直接钻入。
  - 钻头的轴线应当与影像增强仪射线的中心一致(与螺钉孔轴线平行)。如果钻头位于螺钉孔的中心,又与射线中心共轴,也就与螺钉孔轴线共轴。
  - 当钻头穿透第一层皮质并缓慢前进,此时需进行透视确认。此时,通过向目标方向轻敲钻头可稍微改变钻头轨迹。例如,如果钻头朝向钉孔后方,可以通过敲击重定向来"向前"引导钻头。这种"微调"方法对于不太理想的骨初始孔非常有帮助。
  - 如果钻头被"踢"向或跳向异常的方向,或者无法推进时,可能的情况是:钻头从螺钉孔的前方或后方滑过髓内钉,或者在螺钉孔的近侧或远侧顶住了髓内钉(技术图4E)。
  - 钻出锁钉孔后再次透视。如果钻头在交锁孔水平处穿过两层皮质,则钉孔此时应"更亮"或放射密度更低。

- 测量。
  - 移除钻头,用测深器测深。或许多系统可在钻头套筒上直接读取。
  - 另一个准确率奇高的方法,即利用已知的髓内钉直径作为标尺来估算。
    - 经过比较锁定孔水平的髓腔宽度和髓内钉直径,估计与这个节段宽度相当的髓内钉数目就可以估算螺钉的长度。
    - 通过一定实践,这种方法相当可靠。更何况很多公司所提供的螺钉直径是以5 mm为单位递增的(技术图4F)。

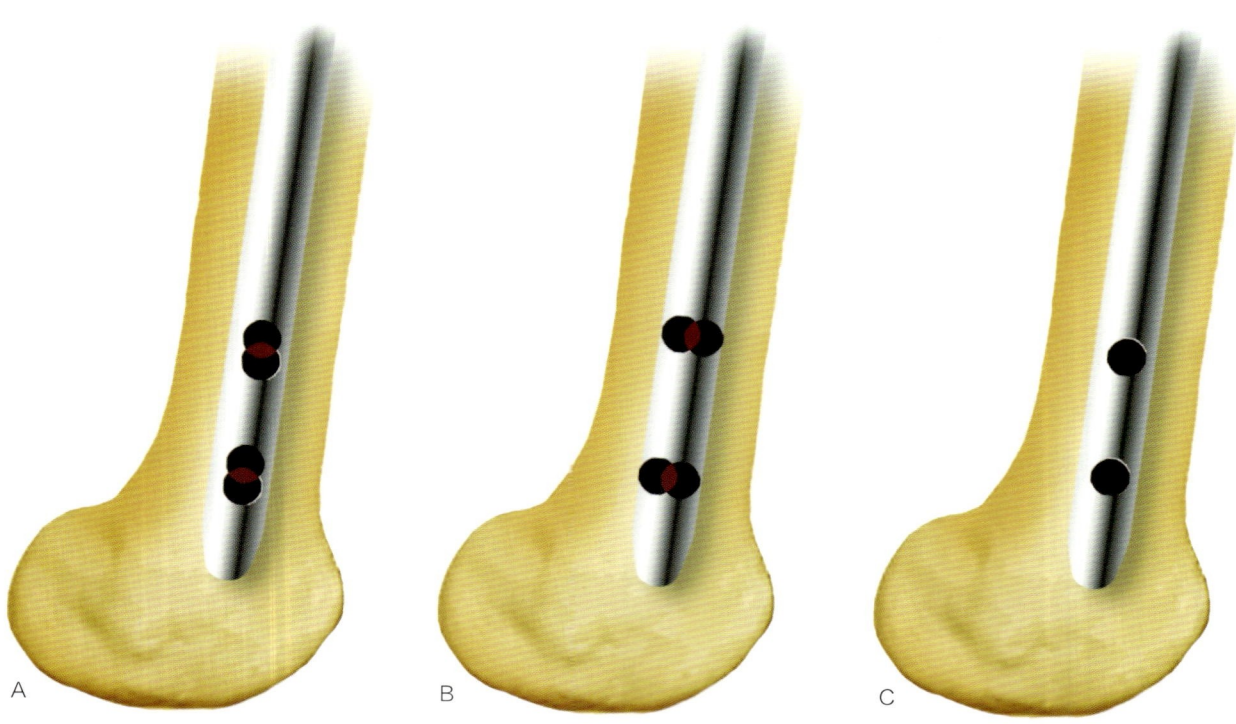

技术图4 A. 徒手锁钉的等圆技术。如果显示的是交叉重叠的两个圆,出现一个8字形,中心呈椭圆形,表明X线投射轴线与钉孔的轴线没有共轴。正确的锁钉方向是与椭圆的短轴平行(或者与长轴垂直)。在本例中,正确方向应该位于冠状面上(由近及远)。B. 在这个位置上,旋转位置不对,要按图C的方法调整。C. 完美的单个圆孔。

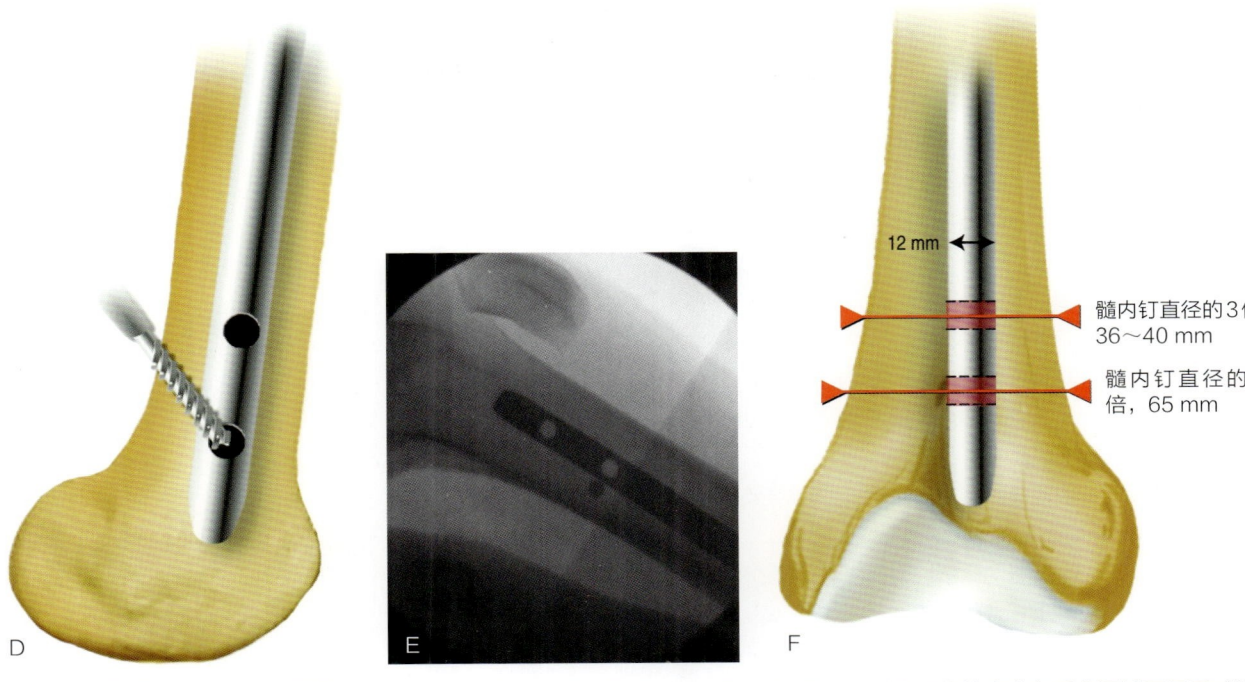

技术图4（续） D. 钻头位于圆的中央。钻头的轴线与透视轴线共轴。E. 钻头可以从髓内钉的前方或者后方通过而且手感似乎很好，所以在钻入的过程中要确认钻入点没有偏移。当钻头通过钉孔和对侧皮质时候，反馈感觉很明显。如果钻头被"踢"向一侧（前侧或后侧），则可能从髓内钉旁滑过。如果钻头位于正确的冠状面上而方向不对，则可能碰到髓内钉。值得强调的是：必须确认所有内植物位置正确，才能离开手术室。F. 用髓内钉作为标尺的测量方法。如果知道髓内钉的直径，通过估算锁定孔水平的股骨直径是髓内钉直径的多少倍，就可以估算此处股骨的直径。经过经验积累，该技术可以达到令人惊讶的准确率，笔者应用该技术的准确率超过90%。

要点与失误防范

术前	• 对于胸部或头部受伤的患者，可考虑外固定；团队为导向的方法同时需要普通外科和神经外科的介入 • 根据患者体型和是否有助手选择正确的体位和牵引力 • 术前确保完全肌松和抗生素应用 • 在房间内设置外固定设备，不仅可以作为固定备选，还可方便复位（即操纵杆操作）
术中	• 着重于：①获得正确的开口；②确保满意的复位；③尽可能确保导针在股骨远端满意的中心位置。正确的开口可以避免许多后续的并发症
术后护理	• 置入髓内钉过程中，如未沿髓内通道前进则停止。查看透视以确保髓内钉没有撞到皮质。如骨折部位分离，术者总是可以使用较短的钉子并将其"沉入"通道下方以预锁定远端，并使钉子后退以减少骨折间隙 • 回敲后两个远端锁定螺钉可能是有益的，以防一个螺钉断裂 • 对于术者无法有效地键入或复位的骨折类型，即横向骨折，利用透视通过使用对侧视图（即小转子等）确保正确的旋转 • 髓内钉置入后，应检查长度、对线、旋转和股骨颈（医源性骨折） • 完成任何长骨骨折固定后，作者更愿意获得股骨的全长片以确保满意的力线 • 制订满意的理疗方案以确保外展肌的增强、股四头肌机能和步态的训练

术后处理

- 术后要拍片来确认骨折长度、对线、旋转、内植物位置和股骨颈的完整。
- 要检查髋关节旋转情况和进行彻底的膝关节检查，以确认是否有隐匿性膝关节损伤。
- 大多数股骨骨折，无论如何粉碎，都允许在能忍受的范围内进行负重练习。
  - 当骨折线与锁定孔相距不超过6~8 cm时要小心。在这种情况下，较高的应力可能引起髓内钉失败或延迟愈合,在透视确认有骨痂生长后再开始负重练习。
- 应向患者提供理疗帮助进行髋膝关节活动,并鼓励其进行外展训练。为这些患者制订详细的治疗方案来加强髋关节外展、步态训练和四头肌控制[25]。
- 除非有禁忌证,应当预防深静脉血栓。

预后

- 股骨骨折的愈合率在95%,感染率约1%(图3,图4)。
- 膝关节的活动可以在术后12周恢复到正常,但对于有脑外伤或者多发伤患者,可能因为异位骨化或缺乏早期活动,恢复有所推迟[17]。
- 虽然愈合率较好,但客观上仍存在不完美的结果,这与临床治疗可能相关或无关。
  - 客观检查可以发现肌力和耐力减退,与天气相关的症状,以及残留的髋关节、大腿和膝关节疼痛。
  - 与胫骨髓内钉技术一样,这些症状的原因还没有得到很好的解释。最近的一项研究调查了在一些股骨干骨折选择病例采用头髓钉固定以防止"漏诊"股骨颈骨折并预防性保护股骨颈[12]。此讨论超出了本章的范围,但这种治疗选择对特定患者值得考虑。

并发症

- 医源性股骨颈骨折。
  - 如果梨状窝作为髓内钉入口,应该在手术结束时检

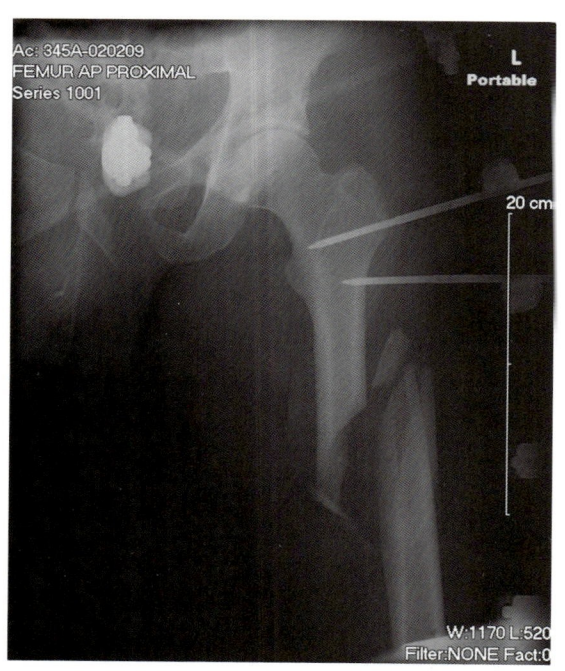

图3 显示早期应用外固定支架来进行损伤控制。近侧一根针为双皮质固定以增加把持力。

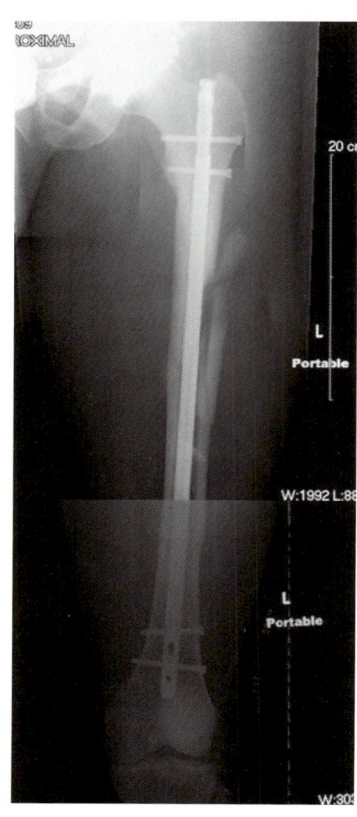

图4 最终内固定的图像。

查股骨内旋位的骨盆正位片,以确保没有医源性股骨颈骨折。
- 畸形愈合。
  - 这些畸形可发生在非常远端而非近端股骨干骨折中。在该部位的髓腔内髓内钉可发生"拨动"。在严重粉碎的股骨干骨折,由于无法匹配或复位骨折端,也可发生畸形。放置导针(如开放复位,Schanz钉等)和扩髓前确认复位可防止内外翻畸形(冠状面或矢状面>5°),尤其是困难骨折。准确放置导针也很重要,因为髓内钉沿偏心路径进钉可能会导致这些不稳定骨折片的移位。
    - 虽然内翻/外翻在一定程度上可通过肉眼或影像学发现,但旋转畸形可能更难评估。如前所述,通过关注皮质厚度可以防止旋转畸形,因为股骨不是完美的圆柱形并且皮质厚度不一。15°以内的旋转力线不良可以很好地耐受,但>15°的畸形应纠正。与内旋相比,外旋可导致更大的功能受限,尤其是功能要求高的活动[17,18]。
      · 力线不良的总发生率为7%~11%,大多数成角畸形发生在股骨近端或远端1/3[22]。
- 骨折不愈合。
  - 髓内钉治疗股骨干骨折的不愈合率因文献而异,但

愈合率在90%～100%之间。治疗包括动态化、更换髓内钉钉、钢板强化或外固定,超出了本章的范围。
- 肢体不等长。
  - 1.5 cm内的腿长偏差可以接受。但长度偏差>2 cm,许多患者最终将出现力线不良的症状(如背、膝或踝疼痛)。尽管这些症状可以通过简单的矫形鞋能解决,但大多数患者还是不能接受。
- 感染:在闭合骨折中概率<1%,是一种少见但灾难性的并发症。感染可通过以下方法治疗:
  - 如果感染属早期且内固定稳定,可以考虑局部和全身使用抗生素治疗,保留内固定。
  - 如果感染扩散,考虑分期处理。可以使用由抗生素缓释体制成的临时髓内装置,或者辅以外固定支架以及静脉使用抗生素。
  - 如果感染是迟发型的且骨折已部分愈合,也可以考虑扩髓并更换较大型号的髓内钉(通常增加2 mm)。
- 深静脉血栓。
  - 对于大多数股骨骨折,应该考虑联合应用物理方法和药物来预防深静脉血栓。
- 脂肪栓塞。
  - 髓内钉后症状性的脂肪栓塞罕见。关于扩髓-冲洗-吸引一体器及其对脂肪栓塞综合征或肺功能影响的人体研究很少,仍有待于更明确的研究[33,34]。
- 疼痛与跛行。
  - 髋关节功能受限、髋部外展肌和外旋肌无力、转子部疼痛、大腿痛和跛行都可能发生。文献表明,顺行髓内钉可能影响髋关节运动学,尤其是髋关节外展、伸膝和步态异常[2,16]。
  - 虽然髋关节功能受限也会发生在逆行髓内钉中,但顺行髓内钉发生率似乎更高。
  - 正如提到的那样,梨状窝和转子进钉髓内钉的功能结果相当[31]。
- 异位骨化。
  - 异位骨化可发生于9%～60%的患者,其中最常见的相关因素是脑外伤。
- 内固定失败。
  - 固定失败或再骨折通常提示骨不连。在一些病例中,交锁螺钉断裂,骨折"自动动力化"并愈合。如果骨折能以很小的畸形愈合,就没有必要取出内固定或再次手术。
- 神经损伤。
  - 股神经、坐骨神经和阴部神经损伤罕见。恰当地使用牵引可避免髓内钉术中长时间牵引引起的坐骨神经牵拉性损伤。阴部神经麻痹(如果手术在骨折牵引床上实施)可以因牵引过度和会阴顶棒过细而产生。大多数股骨骨折恢复长度并不困难,一旦完成骨折复位、髓内钉插入和锁钉固定,即放松牵引。使用大的、垫好的会阴顶棒,谨慎地牵引,或者外侧撑开器能避免这个问题。治疗包括观察和支持治疗。
- 骨筋膜室综合征。
  - 大腿骨筋膜室综合征(特别是在全麻及多发伤患者)可能发生,尤其是在挤压伤或长期低灌注的患者。一旦出现临床症状,就应该及时处理。前间室减压通常足矣。如果监测间室压力,其阈值为30 mmHg或40 mmHg,或以患者血管舒张压为基础(30 mmHg以内)。

(陈帅 译,安智全 审校)

参考文献

[1] Anglen JO, Choi L. Treatment options in pediatric femoral shaft fractures. J Orthop Trauma 2005;19:724-733.

[2] Archdeacon M, Ford KR, Wyrick J, et al. A prospective functional outcome and motion analysis evaluation of the hip abductors after femur fracture and antegrade nailing. J Orthop Trauma 2008;22(1):3-9.

[3] Bone LB, Anders MJ, Rohrbacher BJ. Treatment of femoral fractures in the multiply injured patient with thoracic injury. Clin Orthop Relat Res 1998;(347):57-61.

[4] Bone LB, Johnson KD, Weigelt J, et al. Early versus delayed stabilization of femoral fractures. A prospective randomized study. J Bone Joint Surg Am 1989;71(3):336-340.

[5] Bong MR, Koval KJ, Egol KA. The history of intramedullary nailing. Bull NYU Hosp Jt Dis 2006;64(3-4):94-97.

[6] Bosse MJ, MacKenzie EJ, Riemer BL, et al. Adult respiratory distress syndrome, pneumonia, and mortality following thoracic injury and a femoral fracture treated either with intramedullary nailing with reaming or with a plate. A comparative study. J Bone Joint Surg Am 1997;79(6):799-809.

[7] Brumback RJ. The rationales of interlocking nailing of the femur, tibia, and humerus. Clin Orthop Relat Res 1996;(324):292-320.

[8] Brumback RJ, Ellison TS, Molligan H, et al. Pudendal nerve palsy complicating intramedullary nailing of the femur. J Bone Joint Surg Am 1992;74(10):1450-1455.

[9] Brumback RJ, Ellison TS, Poka A, et al. Intramedullary nailing of femoral shaft fractures. Part III: long- term effects of static interlocking fixation. J Bone Joint Surg Am 1992;74(1):106-112.

[10] Brumback RJ, Reilly JP, Poka A, et al. Intramedullary nailing of

[11] Brumback RJ, Uwagie-Ero S, Lakatos RP, et al. Intramedullary nailing of femoral shaft fractures: part I: decision-making errors with interlocking fixation. J Bone Joint Surg Am 1988;70(10):1441-1452.

[11] Brumback RJ, Uwagie-Ero S, Lakatos RP, et al. Intramedullary nailing of femoral shaft fractures: part II: fracture-healing with static interlocking fixation. J Bone Joint Surg Am 1988;70(10):1453-1462.

[12] Collinge C, Liporace F, Koval K, et al. Cephalomedullary screws as the standard proximal locking screws for nailing femoral shaft fractures. J Orthop Trauma 2010;24(12):712-722.

[13] Della Rocca GJ, Crist BD. External fixation versus conversion to intramedullary nailing for definitive management of closed fractures of the femoral and tibial shaft. J Am Acad Orthop Surg 2006;14(10 spec no):S131-S135.

[14] Flynn JM, Schwend RM. Management of pediatric femoral shaft fractures. J Am Acad Orthop Surg 2004;12:347-359.

[15] Hajek PD, Bicknell HR Jr, Bronson WE, et al. The use of one compared to two distal screws in the treatment of femoral shaft fractures with interlocking intramedullary nailing. A clinical and biomechanical analysis. J Bone Joint Surg Am 1993;75(4):519-525.

[16] Helmy N, Jando VT, Lu T, et al. Muscle function and functional outcome following standard antegrade reamed intramedullary nailing of isolated femoral shaft fractures. J Orthop Trauma 2008;22(1):10-15.

[17] Jaarsma RL, Pakvis DF, Verdonschot N, et al. Rotational malalignment after intramedullary nailing of femoral fractures. J Orthop Trauma 2004;18:403-409.

[18] Jaarsma RL, van Kampen A. Rotational malalignment after fractures of the femur. J Bone Joint Surg Br 2004;86(8):1100-1104.

[19] Johnson KD, Tencer AF, Sherman MC. Biomechanical factors affecting fractures stability and femoral bursting in closed intramedullary nailing of femoral shaft fractures, with illustrative case presentations. J Orthop Trauma 1987;1:1-11.

[20] Kao JT, Burton D, Comstock C, et al. Pudendal nerve palsy after femoral intramedullary nailing. J Orthop Trauma 1993;7(1):58-63.

[21] Lindsey JD, Krieg JC. Femoral malrotation following intramedullary nail fixation. J Am Acad Orthop Surg 2011;19:17-26.

[22] Nork S. Femoral shaft fractures. In: Bucholz RW, Heckman JD, Court-Brown C, et al, eds. Rockwood & Green's Fractures in Adults, ed 7. Philadelphia: Lippincott Williams & Wilkins, 2010:1655-1718.

[23] Nowotarski PJ, Turen CH, Brumback RJ, et al. Conversion of external fixation to intramedullary nailing for fractures of the shaft of the femur in multiply injured patients. J Bone Joint Surg Am 2000;82(6):781-788.

[24] Pape HC, Hildebrand F, Pertschy S, et al. Changes in the management of femoral shaft fractures in polytrauma patients: from early total care to damage control orthopedic surgery. J Trauma 2002;53:452-461.

[25] Paterno MV, Archdeacon MT. Is there a standard rehabilitation protocol after femoral intramedullary nailing? J Orthop Trauma 2009;23(5 suppl):S39-S46.

[26] Reichert IL, McCarthy ID, Hughes SP. The acute vascular response to intramedullary reaming. Microsphere estimation of blood flow in the intact ovine tibia. J Bone Joint Surg Br 1995;77:490-493.

[27] Rhinelander FW. Effects of medullary nailing on the normal blood supply of diaphyseal cortex. Instr Course Lect 1973;22:161-187.

[28] Rudloff MI, Smith WR. Intramedullary nailing of the femur: current concepts concerning reaming. J Orthop Trauma 2009;23(5 suppl):S12-S17.

[29] Scalea TM, Boswell SA, Scott JD, et al. External fixation as a bridge to intramedullary nailing for patients with multiple injuries and with femur fractures: damage control orthopedics. J Trauma 2000;48:613-621.

[30] Smith RM, Giannoudis PV. Femoral shaft fractures. In: Browner BD, Levine A, Jupiter J, et al, eds. Skeletal Trauma, ed 4. Philadelphia: Saunders, 2009:2035-2072.

[31] Sprague MA, Yang EC. Early versus delayed fixation of isolated closed femur fractures in an urban trauma center. Bull Hosp Jt Dis 2004;62:58-61.

[32] Stannard JP, Bankston L, Futch LA, et al. Functional outcome following intramedullary nailing of the femur: a prospective randomized comparison of piriformis fossa and greater trochanteric entry portals. J Bone Joint Surg Am 2011;93(15):1385-1391.

[33] Streubel PN, Desai P, Suk M. Comparison of RIA and conventional reamed nailing for treatment of femur shaft fractures. Injury 2010;41(suppl 2):S51-S56.

[34] Talbot M, Schemtisch EH. Fat embolism syndrome: history, definition, epidemiology. Injury 2006;37(suppl 4):S3-S7.

[35] Tornetta P III, Kain MS, Creevy WR. Diagnosis of femoral neck fractures in patients with a femoral shaft fracture. Improvement with a standard protocol. J Bone Joint Surg Am 2007;89(1):39-43.

[36] Tornetta P III, Ritz G, Kantor A. Femoral torsion after interlocked nailing of unstable femoral fractures. J Trauma 1995;38:213-219.

[37] Tornetta P III, Tiburzi D. Antegrade nailing of distal femoral shaft fractures after gunshot wounds. J Orthop Trauma 1994;8:220-227.

[38] Tornetta P III, Tiburzi D. The treatment of femoral shaft fractures using intramedullary interlocked nails with and without reaming: a preliminary report. J Orthop Trauma 1997;11:89-92.

[39] Volgas DA, Burch T, Stannard JP, et al. Fat embolus in femur fractures: comparison of two reaming systems. Injury 2010;41(suppl 2):S90-S93.

[40] Winquist RA, Hansen ST Jr. Comminuted fractures of the femoral shaft treated by intramedullary nailing. Orthop Clin North Am 1980;11:633-648.

[41] Yang EC. Inserting distal screws into interlocking IM nails. Orthop Rev 1992;21:779-781.

[42] Ziran BH, Smith WR, Zlotolow DA, et al. Clinical evaluation of a true percutaneous technique for antegrade femoral nailing. Orthopedics 2005;28:1182-1186.

第45章 股骨远端的切开复位内固定
Open Reduction and Internal Fixation of the Distal Femur

Animesh Agarwal

定义

- 股骨远端骨折属于复杂而难以处理的损伤,可能产生灾难性的后果。
- 股骨远端是指股骨最远侧的9~15 cm,包括关节面。关节内骨折可以从简单的劈裂骨折到广泛的粉碎性骨折。
- 涉及关节面的骨折可导致创伤性关节炎。
- 股骨远端骨折占所有股骨骨折的4%~7%。
  - 如果除外髋部骨折,那么股骨远端骨折占所有股骨骨折的1/3。
  - 股骨远端骨折发生的机制呈双峰分布(见下文)。

解剖

- 股骨髁上是指股骨髁和干骺连接处之间的区域。
- 干骺端骨具有一些重要的结构性特点。
  - 主要是骨松质。
  - 骨皮质非常薄。
  - 髓腔很宽。
- 理解股骨远端独特的骨性框架结构也很重要(图1)。
  - 股骨远端呈梯形,因此其后部比前部宽,从后到前,其宽度逐渐减少了25%。
  - 股骨内髁的前后径大于外髁,向远端的延伸也多于外髁。
  - 股骨干和股骨远端髁的前半部分成一条直线。
- 必须理解下肢正常的机械轴和解剖轴,才能正确重建下肢的力线(图2)。
  - 股骨的机械轴从股骨头的中心到膝关节的中心,和垂直轴有3°的成角。股骨的机械轴延伸至踝关节中心,即为整个下肢的机械轴。
  - 与股骨的机械轴不同,解剖轴在膝关节处有9°的外翻角,因此在股骨远端,外侧解剖轴与水平线夹角为81°,内侧夹角为99°。
  - 胫骨的解剖轴和机械轴一致,均为膝关节中点和踝关节中点的连线。
- 股骨远端骨折的治疗因为各类肌肉止点的附着而变得复杂,因为这些肌肉止点会影响骨折的正常复位。
  - 股四头肌和腘绳肌会导致骨折短缩,因此为了良好的骨折复位必须使肌肉松弛。
  - 腓肠肌内、外侧头会导致骨折远端部分向后成角和移位。股骨远端"前伸",导致向后成角畸形。如果股骨内、外髁分离,则髁可能会发生旋转畸形(图3A、B)。
  - 内收肌,尤其是止于股骨内侧髁内收肌结节的大收肌,可导致骨折远端的内翻畸形(图3C)。

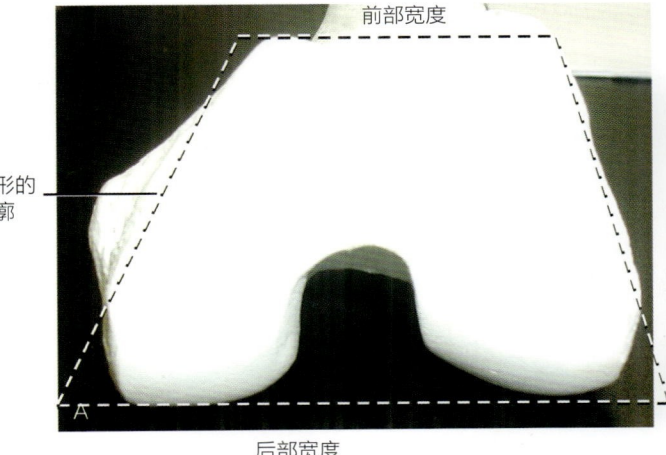
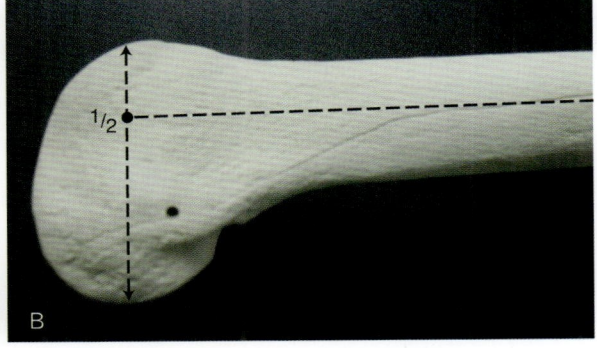

图1 A. 股骨远端示意图,其外形呈梯形,后部宽度大于前部宽度。B. 股骨远端侧面观,股骨干和股骨远端髁的前半部分成一条直线。

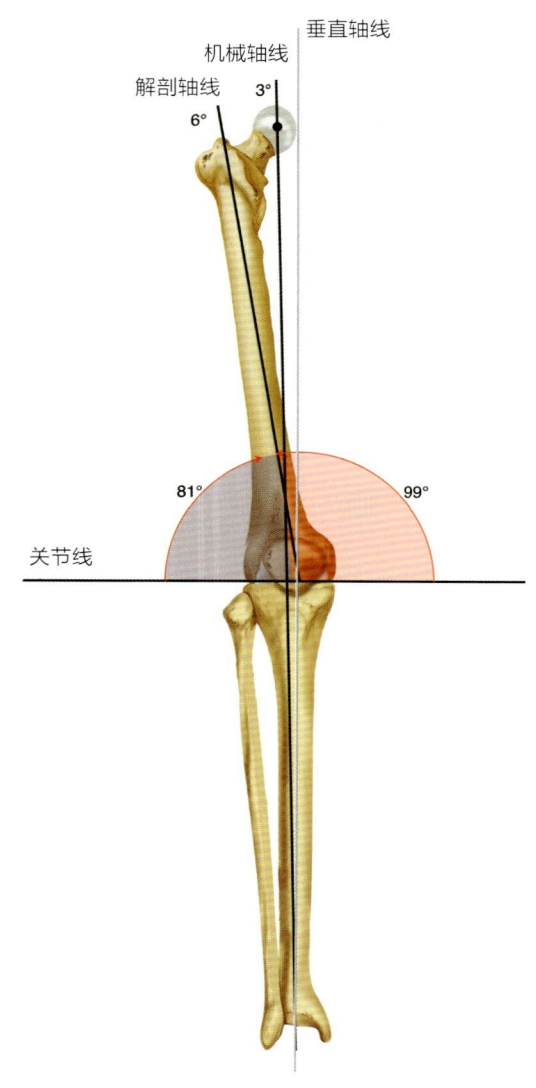

图2　下肢的机械轴和解剖轴，膝关节9°外翻。

- 当股骨远端发生骨折时，膝关节周围的神经血管组织也存在损伤的可能。
  - 在收肌管，膝关节内侧向近端约10 cm处，股浅动脉进入腘窝(图3C)。
  - 膝关节后方，骨折时腘动脉和胫神经都容易受到损伤(图3D)。

发病机制

- 如上所述，年龄方面来看，股骨远端骨折的流行病学调查显示呈双峰分布，这和损伤的机制有关。
- 高能量和低能量损伤均可造成骨折的发生。
  - 高能量损伤常见于车祸伤，年轻人多发。暴力(如仪表板)直接作用于弯曲的膝关节。这些患者常合并其他损伤如髋关节的骨折脱位或血管神经损伤。高能量损伤常导致粉碎性骨折，多见于干骺端，关节面也可发生粉碎骨折。
  - 低能量损伤常见于老年患者站立时跌倒，通常为轴向应力合并内、外翻的力量所致，伴或者不伴有旋转力量。引起骨折常伴有内翻或外翻应力伴或不伴旋转应力。骨质疏松是这些患者骨折的主要原因。骨折类型可以从最简单的关节外骨折到最复杂的关节内骨折。由于附着其上的腓肠肌复合体的作用，骨块屈曲，股骨髁出现尖端向后畸形。

自然病程

- 移位的股骨远端关节内骨折未经有效治疗，可能导致严重的创伤性关节炎。
- 手术治疗可使不良预后降低32%[19]。

病史和体格检查

- 因为疼痛和损伤明显的原因，对股骨远端骨折患者的膝关节直接体检受到限制。
  - 摔伤或高能量损伤(如摩托车祸)的患者表现为膝关节肿胀和压痛。
  - 可出现明显的关节血肿。
  - 任何的活动关节的尝试都会导致剧烈的疼痛，触摸时可听到明显的捻发音。
- 如果考虑有膝关节开放性损伤，可以在消毒后向关节内注入生理盐水以检查关节腔是否与伤口相通。
- 体格检查主要用于明确下肢神经血管的情况，判断是否合并其他损伤，尤其是髋部损伤(参见本书末"创伤外科体格检查表"P711)。
  - 如前方皮肤有擦破或有小的伤口，应该考虑为开放性骨折。
  - 检查血管的搏动非常重要。
    - 如果血管搏动减弱或消失，应该行多普勒超声检查。
    - 如果考虑有动脉损伤，应该测定踝肱指数。
    - 如果存在两侧差异或踝肱指数<0.9，需要行动脉造影。
    - 计算机断层扫描动脉造影(CTA)在诊断可疑病例时使用越来越频繁(图4)。
  - 应检查神经功能，包括感觉，主动跖屈、背屈活动。

影像学和其他诊断性检查

- 最初的影像学检查总是X线片，包括膝关节的正侧位片。
  - 如果存在干骺端或关节面的粉碎性骨折，应行牵引位拍片这有助于术前制订手术方案。

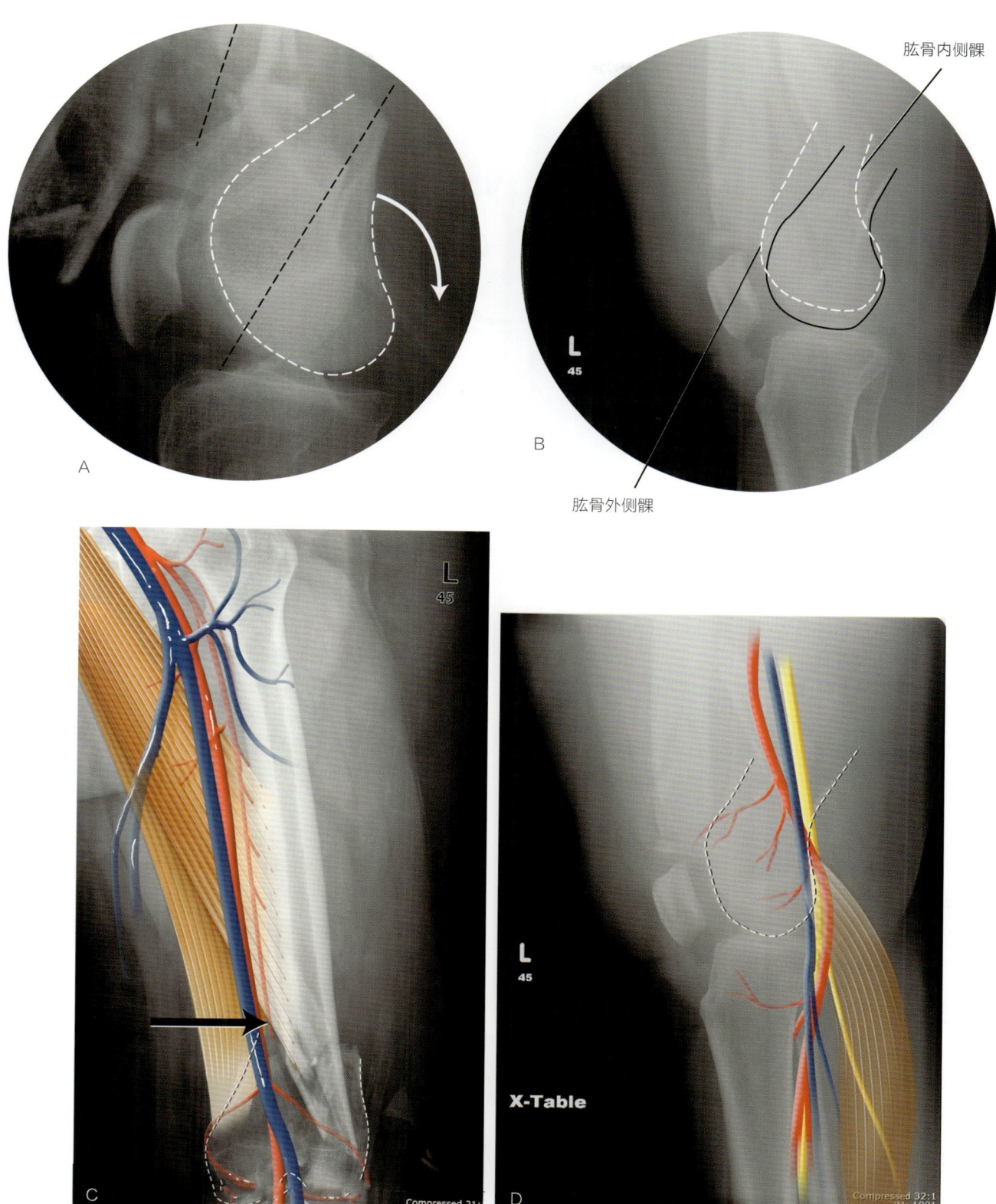

图3 A. 股骨远端ⅢA型开放性骨折，伴有骨折块突出。线条图示意的是股骨髁前伸移位。B. 股骨远端骨折，延伸到髁间，内外髁均有轻微的旋转移位。C. 股骨远端所受到的肌肉牵拉力，箭头所指的是股动脉和股静脉进入Hunter管。大收肌止于内收肌结节，导致骨折远端的内翻畸形。D. 同一患者的侧面图，包括腘动脉和胫神经，显示骨折端近侧的周围组织。

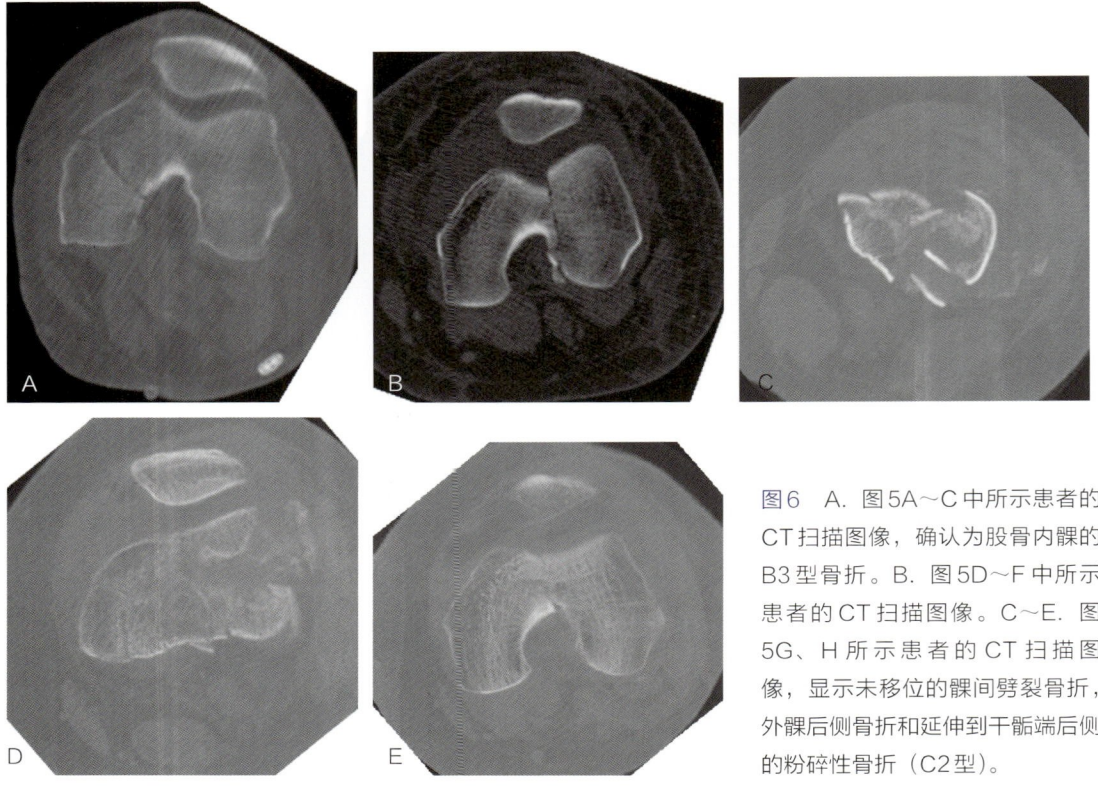

图6 A. 图5A～C 中所示患者的 CT 扫描图像,确认为股骨内髁的 B3 型骨折。B. 图5D～F 中所示患者的 CT 扫描图像。C～E. 图5G、H 所示患者的 CT 扫描图像,显示未移位的髁间劈裂骨折,外髁后侧骨折和延伸到干骺端后侧的粉碎性骨折(C2 型)。

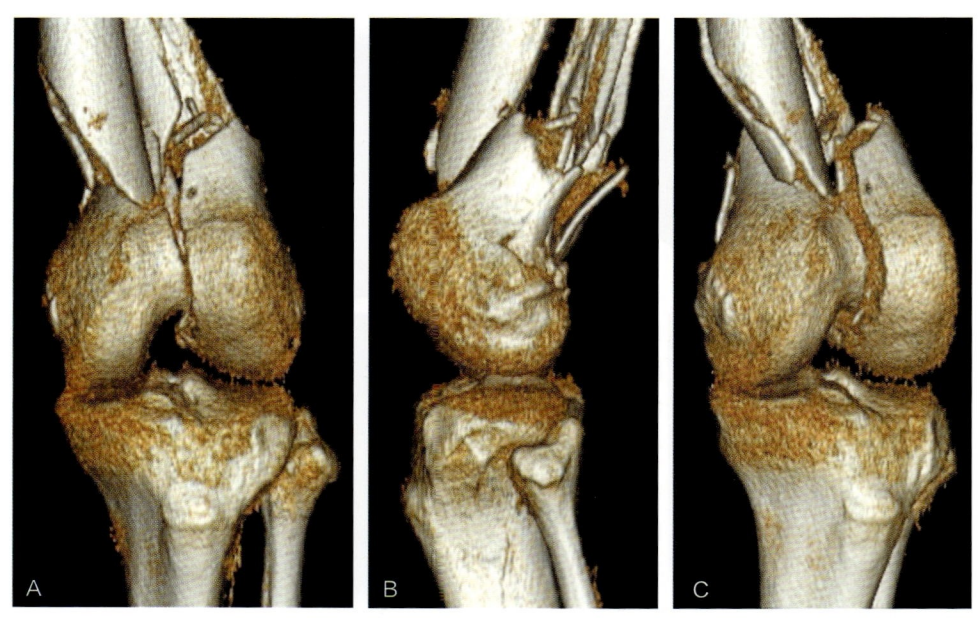

图7 A、B. 图3B 所示的股骨远端骨折患者,CT 三维重建的前后位观(A)和侧位观(B),骨折显示清晰。C. 同一患者 CT 三维重建的斜位观显示了髁间旋转移位。

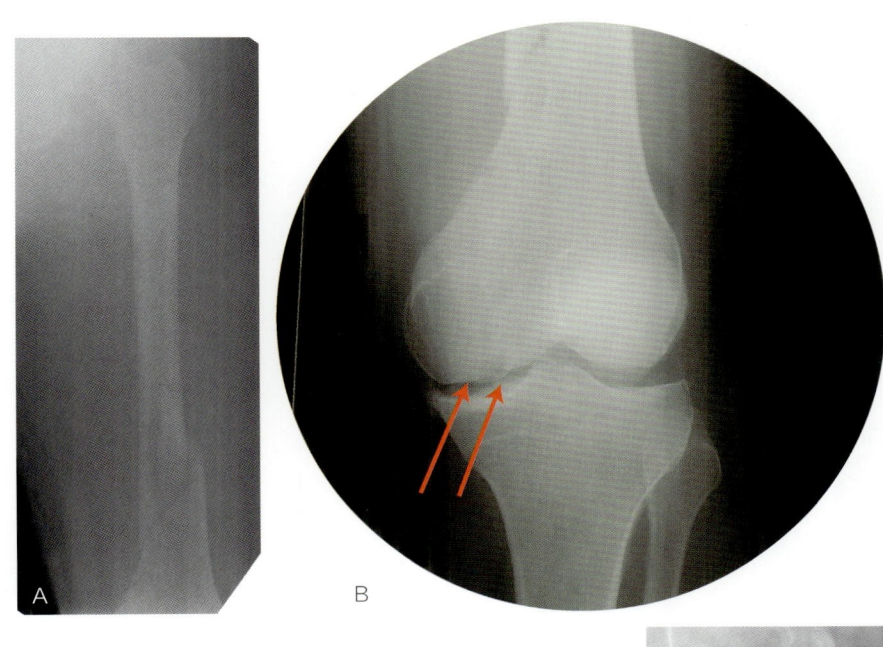

图5 A~C. 股骨远端1/3螺旋形骨折，表面上看是关节外骨折。A. 正位片上，膝关节未能全部显示。B. 膝关节的局部正位片显示股骨远端1/3螺旋形骨折，箭头所指的是关节内损伤和骨折线。C. 膝关节的侧位片，再次显示了股骨内侧髁的冠状位骨折（B3型）。D~F. 一例股骨远端Ⅱ型开放性骨折的X线片。G、H. 一例开始被认为是关节外骨折的股骨闭合性骨折病例。

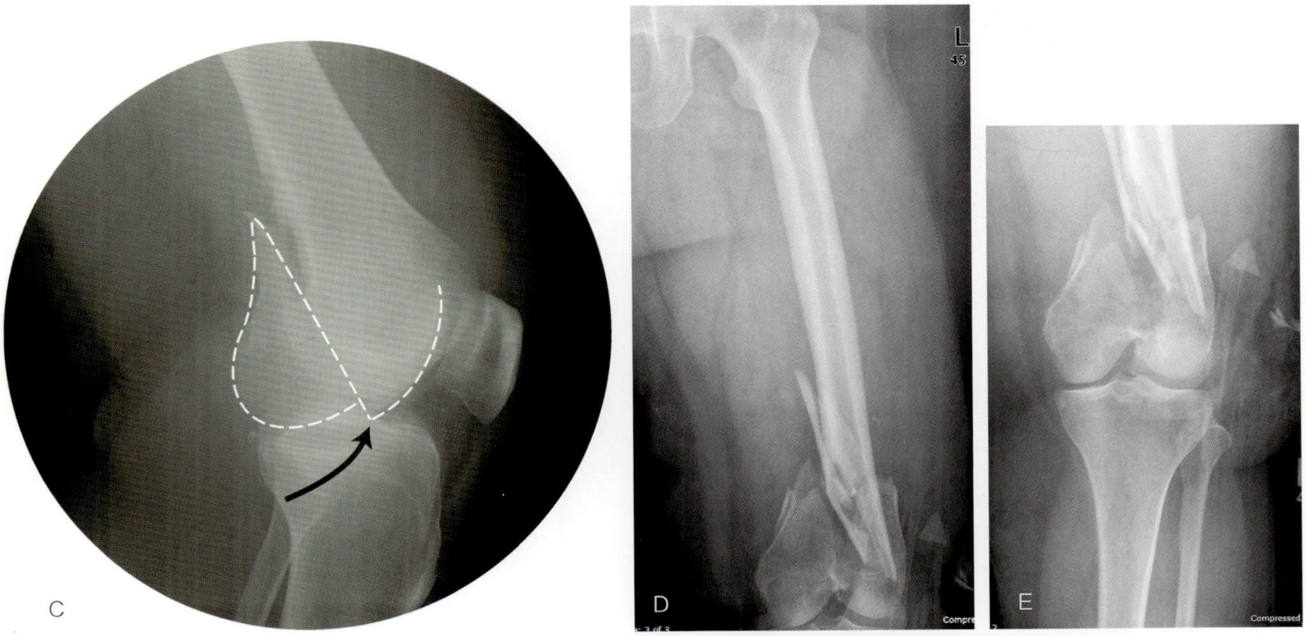

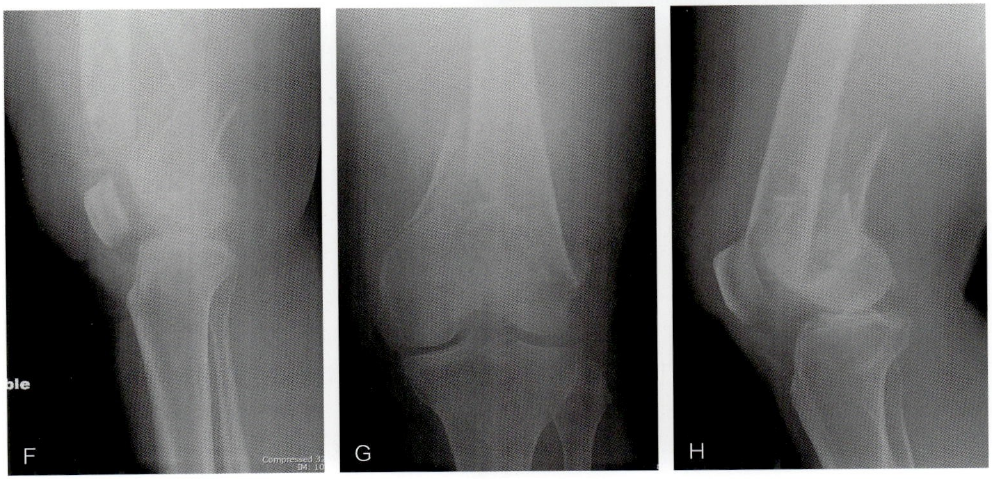

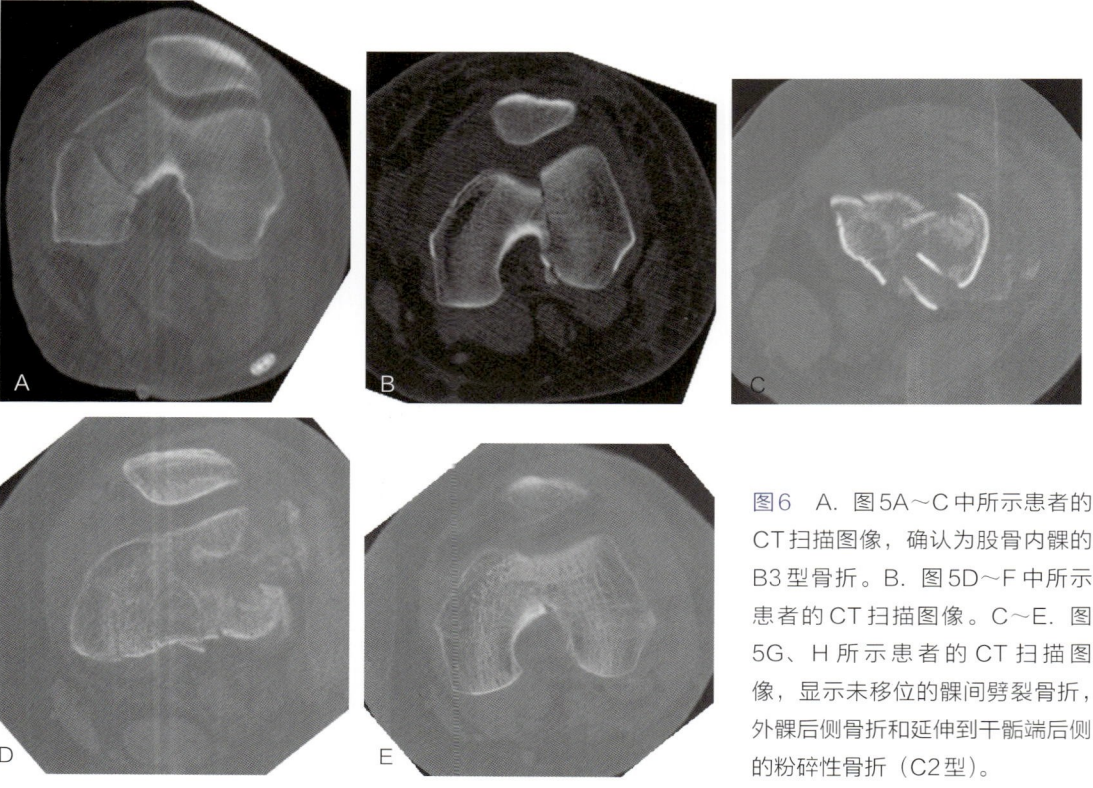

图6 A. 图5A~C中所示患者的CT扫描图像，确认为股骨内髁的B3型骨折。B. 图5D~F中所示患者的CT扫描图像。C~E. 图5G、H所示患者的CT扫描图像，显示未移位的髁间劈裂骨折，外髁后侧骨折和延伸到干骺端后侧的粉碎性骨折（C2型）。

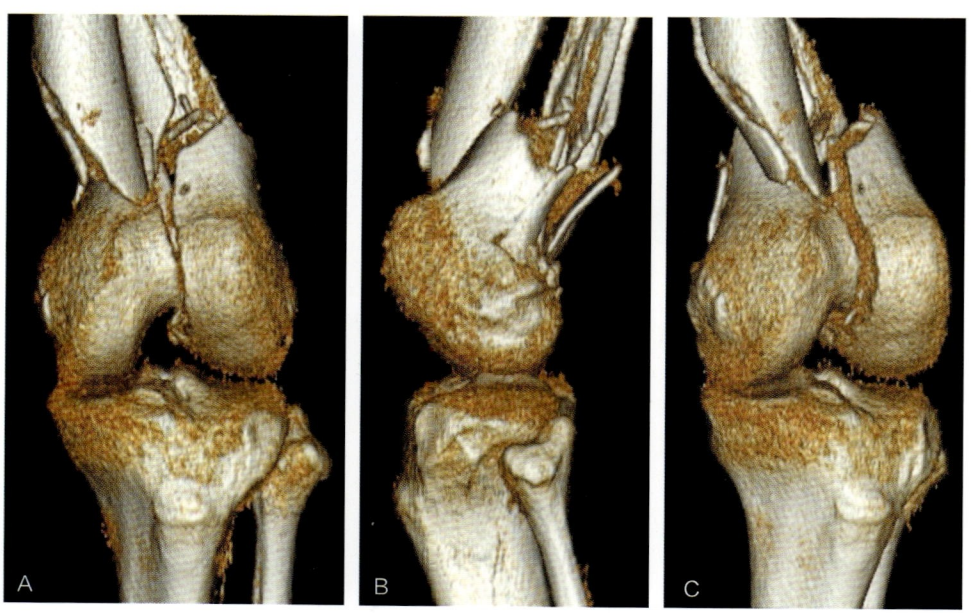

图7 A、B. 图3B所示的股骨远端骨折患者，CT三维重建的前后位观（A）和侧位观（B），骨折显示清晰。C. 同一患者CT三维重建的斜位观显示了髁间旋转移位。

手术治疗

- 无论手术还是非手术治疗,治疗的目的都是维持或恢复关节面的匹配,恢复股骨的长度和力线,进而恢复肢体的长度和力线。
- 一旦确认患者以及其损伤类型适合手术治疗,则根据骨折的类型决定应用何种手术技术。
- 远端股骨骨折有多种分类方法。
    - AO/OTA分型可能是最被广泛接受的分型系统,它对选择最佳手术技术具有一定的指导意义(图8、表1)。
- 治疗方案确立不仅仅建立在分类的基础上,还应考虑其他因素:
    - 关节面及骨的粉碎和损伤程度。
    - 骨折移位的程度。
    - 软组织损伤。
    - 合并损伤、其他骨折以及神经血管损伤。
    - 患者的整体情况和其他器官系统的损伤。这可能影

表1 股骨骨折的AO/OTA分型

分型	描述
A型	关节外骨折
A1	简单骨折或二部分骨折
A2	干骺端蝶形骨折或楔形骨折
A3	干骺端粉碎性骨折
B型	部分关节内骨折
B1	股骨外侧髁的矢状面骨折
B2	股骨内侧髁的矢状面骨折
B3	股骨髁的冠状面骨折(Hoffa骨折)
C型	关节内骨折
C1	简单关节劈裂骨折或干骺端损伤(T形或Y形骨折)
C2	简单关节劈裂骨折+干骺端粉碎性骨折
C3	关节内粉碎性骨折+干骺端骨折(不论类型)

响手术时机及患者的手术体位。

- 股骨远端骨折的手术原则:
    - 关节面必须解剖复位,这通常需要开放暴露(关节切开术)直视下进行。简单的关节内劈裂骨折可以闭合复位、经皮内固定治疗。
    - 关节外的损伤应该尽可能采用间接复位技术,并尽可能维持周围软组织包裹的生物活性。理想的状况是避免软组织剥离,特别是内侧面。
    - 手术必须重建股骨和下肢的长度、旋转和力线。
    - 软组织损伤及骨骼的质量也是决定治疗方案的影响因素。

固定方法选择

- 外固定支架。
    - 如果在终末固定手术之前需要临时固定,可以使用跨膝关节桥接外固定支架。这通常用于已经计划进行切开复位内固定的病例,或者因软组织问题妨碍即刻直接固定手术的病例。
    - 对于关节损伤严重难以重建、软组织损伤非常严重或者骨质疏松患者,可以用桥接或非桥接外固定支架作为最终固定。
    - 在某些特定患者群体,如额外失血可能导致并发症或死亡率增加的患者,切开复位内固定存在一定问题时,桥接外固定技术用于临时固定,直至患者病情改善或愈合(图9)。
- 髓内钉。
    - 髓内钉固定完全可在急性期进行,此时就没必要临时桥接支架固定。

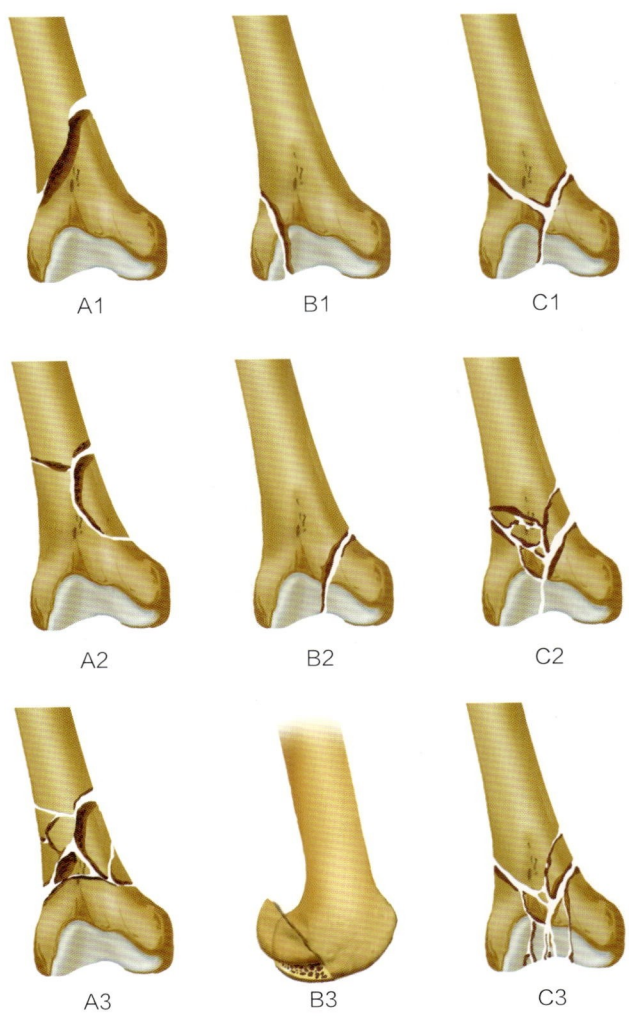

图8 股骨远端骨折的AO/OTA分类(33A、B、C型)。

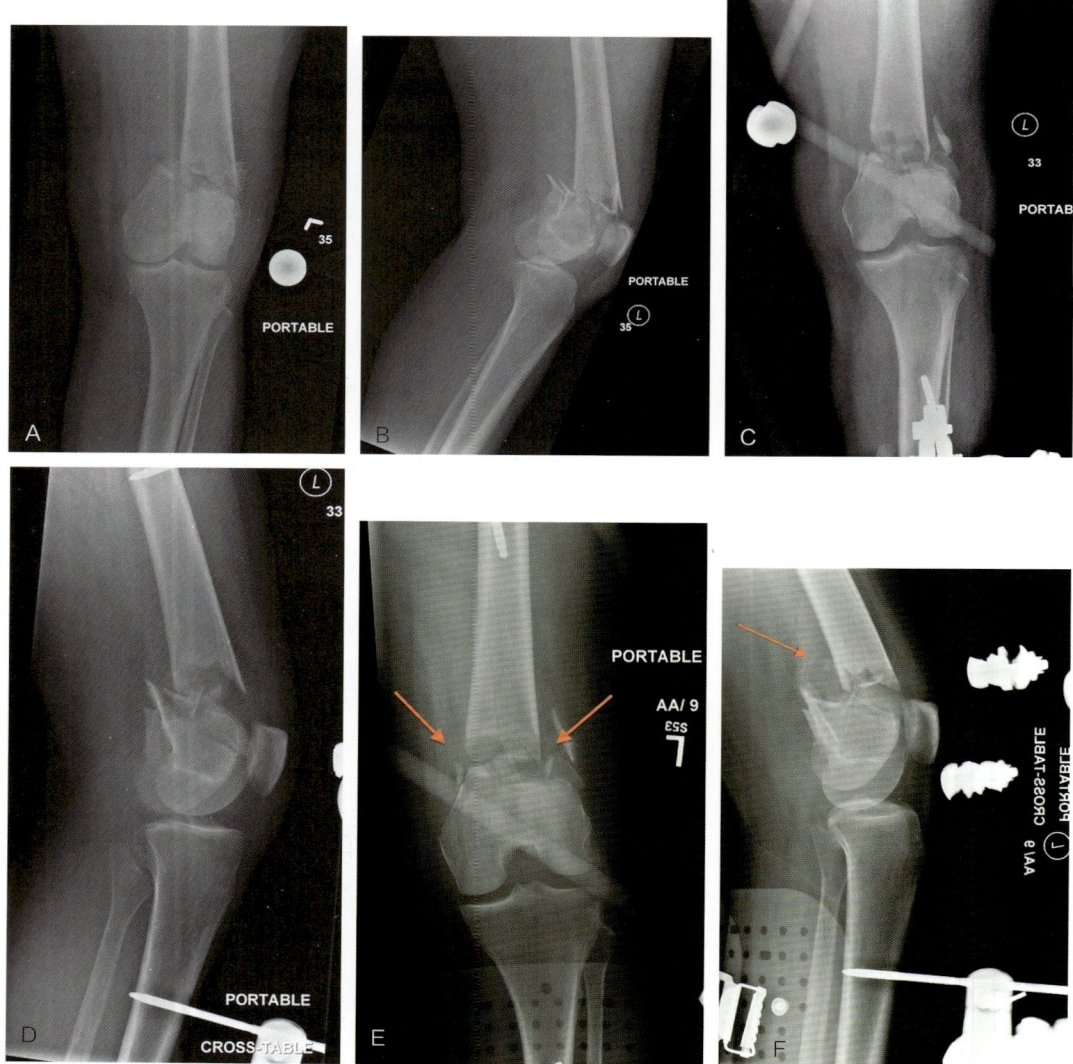

图9 严重损伤的老年患者的左侧C1型股骨远端骨折。A、B. 受伤初拍摄的正侧位片。C、D. 由于血色素很低，为减少失血量，外固定支架术成为唯一选择方案。桥接外固定的X线片：正位片显示良好的对线，然而侧位片显示伸直畸形。E、F. 外固定支架术后5周，正侧位片提示骨痂形成（红色箭头）。患者现在可以行手术干预了。

- 如前所述的顺行髓内钉可以用于股骨远端骨折，但需要远端骨折块够大，足以安放2枚锁钉。固定的强度没有问题，但可能发生对位不良[4,8]。
- 逆行髓内钉可以用于下列情况（图10）：
  - 所有骨折线距离关节面>4 cm以上的A型关节外骨折，这是股骨远端多向交锁所需要的骨块最小长度。
  - 对C1或C2型骨折，关节面骨折可以闭合性或有限切开来完成解剖复位。螺钉固定可以经皮完成。
  - 全膝置换术后的假体周围骨折，股骨假体带有"开放箱"。
  - 大部分术者喜欢用长髓内钉，也有短的髁上钉可供使用。多孔的短髁上钉已不再受欢迎。
- 接骨板固定。
  - 切开复位接骨板内固定可以用于所有的A型和C型骨折，特别适用于以下损伤：
    - 很靠近远端、距离膝关节4 cm以内的A型骨折。
    - 所有C型关节内骨折，尤其是C3型。
    - 全膝置换术后的假体周围骨折，股骨假体有"闭合箱"的。
    - B1型或B2型的部分关节内骨折，需要使用抗滑板固定的。
- 接骨板的选择（择优选择；带角稳定装置的更合适）。

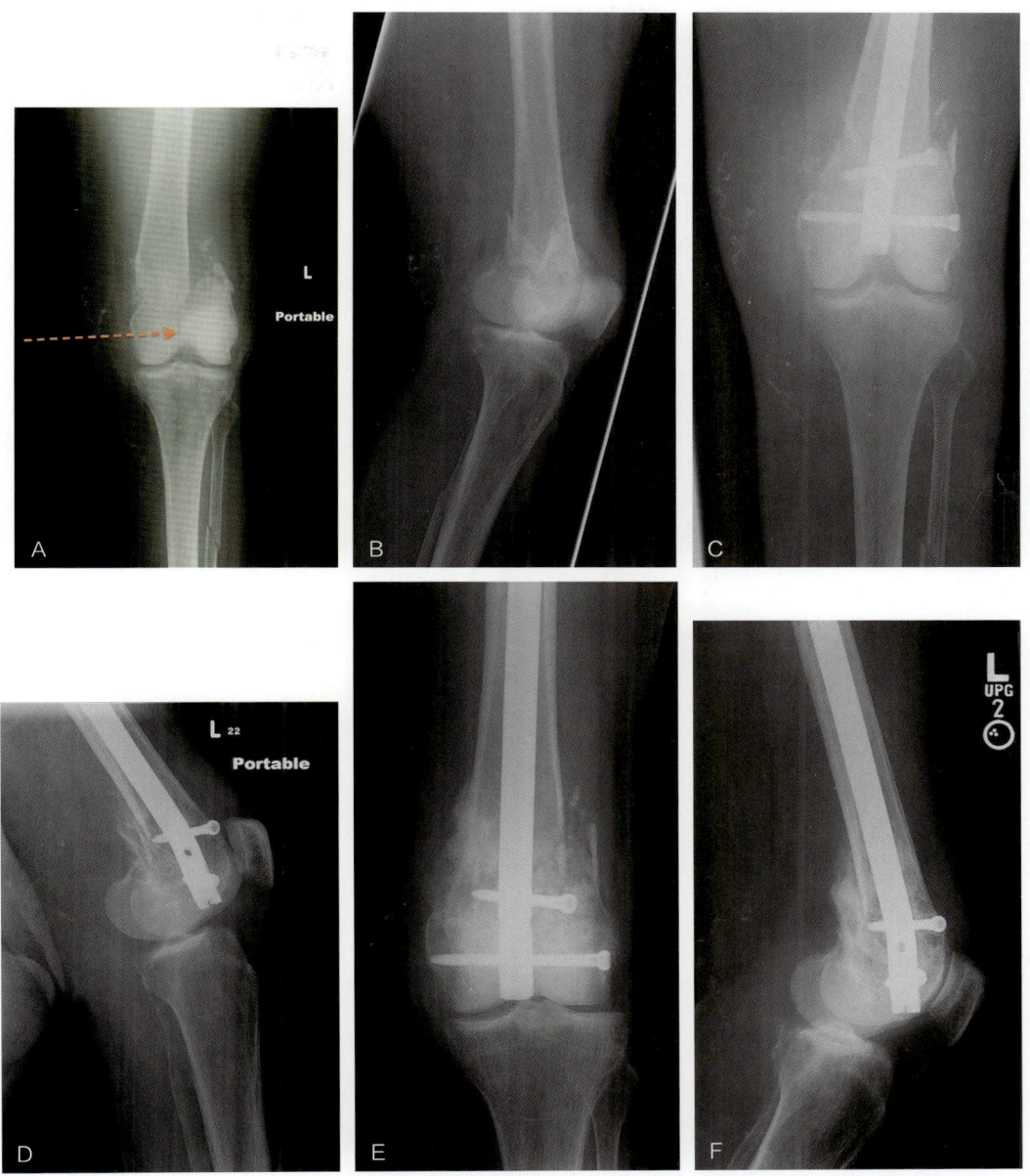

图10　A、B. 一个老年患者多发伤合并股骨远端关节外骨折（AO分型A型；不完全性髁间劈裂，红色箭头）正侧位片。C、D. 术后片显示逆行髓内钉内固定。E、F. 术后1年摄片显示骨折愈合，干骺端下沉，主钉通过开槽口有轻微的突出。

- 固定角度的锁定板（经皮瞄准器有优势，可以进行微创操作）。
- 可变角度的锁定（多轴）接骨板，允许在一定的范围内改变锁定螺钉方向。这一点对股骨远端骨折很有用，可以在比较短的远端骨块中增加螺钉的通道选择，以获得更大的固定强度，这一点在固定角度的锁定接骨板是不能做到的（图11）。
- 95°髁螺钉。
- 95°刃钢板。
- 非锁定板，需要或不需要内侧支撑（内侧钢板或外固定支架）。
- 有限内固定。
  - 仅用螺钉的有限内固定，只限于B型部分关节内骨折，特别是B3型。
  - 是否需要切开复位，取决于闭合复位技术是否恰当以及是否获得关节面的解剖复位。
  - 无头螺钉适用于B3型骨折，因为螺钉必须穿过关节面（图12）。

- 也可以使用埋头螺钉技术。
- 内固定生物力学：内植物。
  - 有人担心新型锁定钢板的结构太刚硬会导致形成的骨痂不对称和不协调[9]。
  - 有些临床证据显示，与钛合金钢板相比，不锈钢钢板形成的骨痂较少[9]。
  - 相反，一项生物力学研究表明：双皮质螺钉不锈钢LISS板与单皮质螺钉钛合金LISS板的力学强度并无显著区别[1]。
  - 通过一种被称为远皮质锁定的技术能够增加内固定

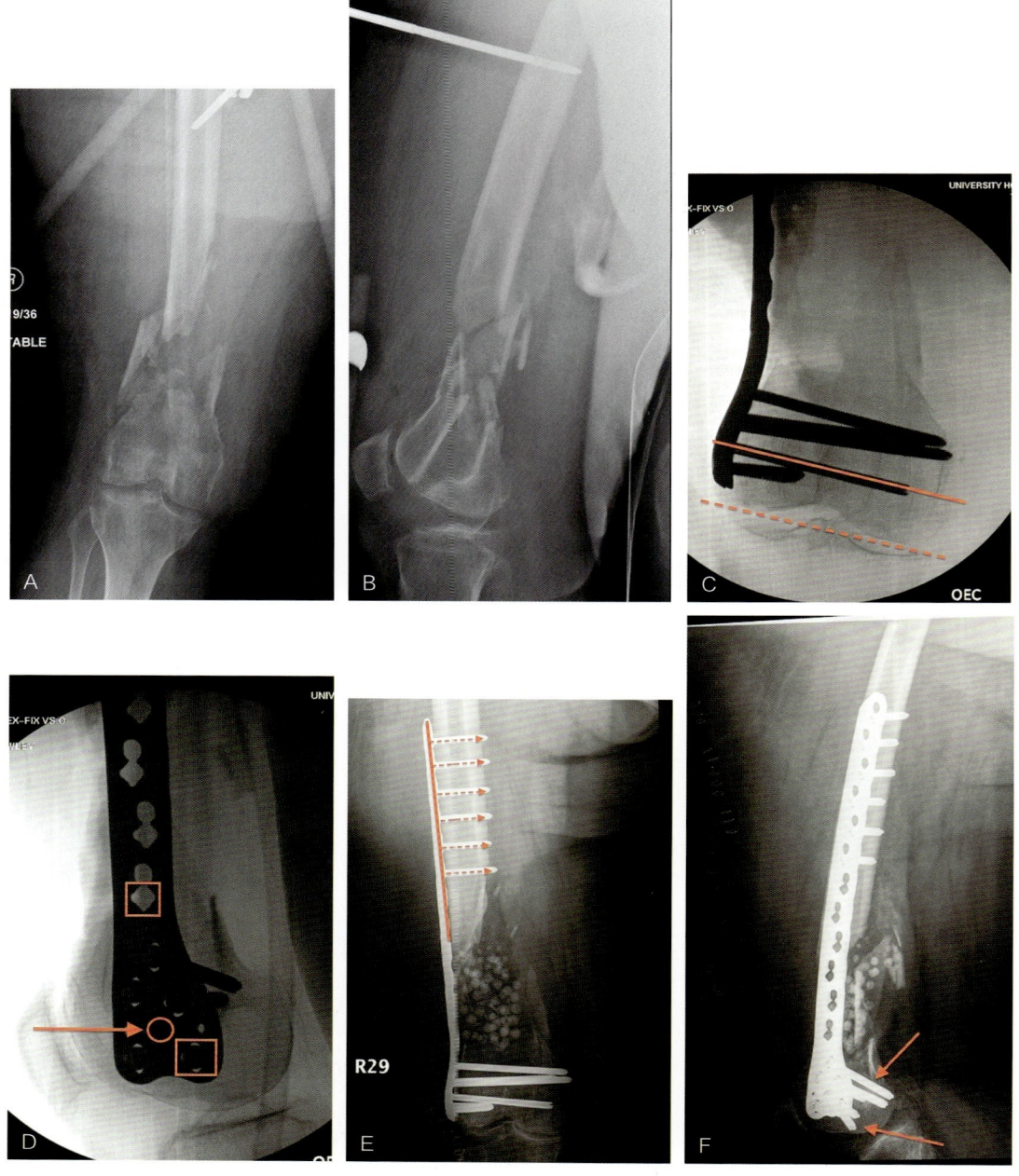

图11　病态性肥胖女性患者，右股骨远端严重粉碎性骨折C3型。A、B. 正侧位片显示经过清创和外固定支架固定术后骨折端严重粉碎伴有大量骨丢失。C、D. 应用角度可变锁定钢板的术中透视片。正位片显示中心螺钉帮助重建股骨解剖轴（平行实线，螺钉；虚线，关节线）。侧位片显示中心螺钉在固定角度螺孔中（箭头和圈），而与之相对的是角度可变螺孔（红色框；包括结合孔和角度可变螺钉）。E、F. 术后两周正侧位片。正位片提示近端螺钉（虚线箭头）通过定位装置垂直于钢板置入螺孔。正侧位片都显示远端角度可变锁定钉能够更好地固定远端后侧的小骨块（侧位片实线箭头）。片子上也能清楚地看到在骨缺损处植入了骨替代物（白色颗粒）。

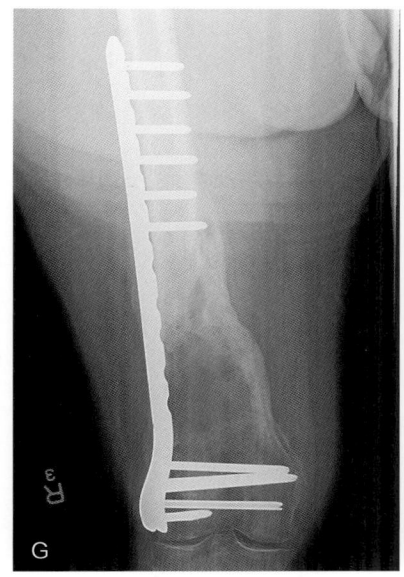
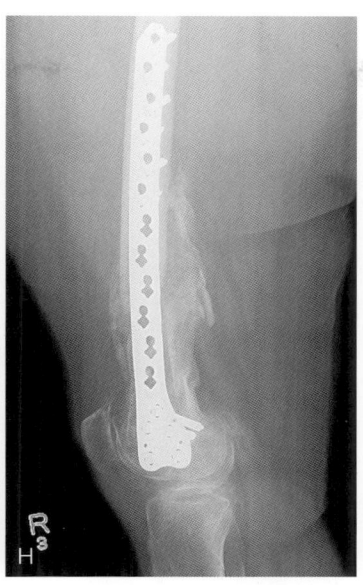

技术图11（续） G、H. 术后5个月随访片子显示干骺端粉碎性骨折区域结合牢固，硫酸钙链珠已被成功替代。

结构的弹性。使用特殊的螺钉，这种螺钉锁在钢板上，并且只把持在远皮质上。这一技术能够起到促进骨折愈合的作用[5]。
- 在股骨髁上骨折的处理中，多轴锁定钢板已经显示其生物力学的合理性[12,18]。

术前计划

- 手术时机取决于：
  - 软组织状况。
  - 患者的全身情况。
  - 能胜任的手术团队。
  - 可用的内植物。
- 选择手术入路时应考虑以下因素：
  - 如果能利用开放性骨折的伤口做切口（图13），无疑很有意义，且应该利用。但这并非必需，有时也难以做到。
  - 尽量减少软组织剥离。
  - 为了获得关节面的解剖复位，适当的显露至关重要。
- 下肢解剖结构的恢复必须完成，以允许早期关节活动。
  - 稳定的内固定物及其长度和大小应该经模板确定。将骨折的X线片与内固定模板进行对照，确保内固定物的长度足够。可以将固定结构的实验性计划画成图。另外，手术室的术前计划也要完成：包括手术团队关于手术体位和所需设备的讨论。
  - 评估是否需要植骨或植骨替代材料。
  - 骨折块和准备使用的固定物也要经模板确定。
  - 术者应该检查有无股骨髁冠状面的骨折（也被称作Hoffa骨折）（见图5C和图6）。

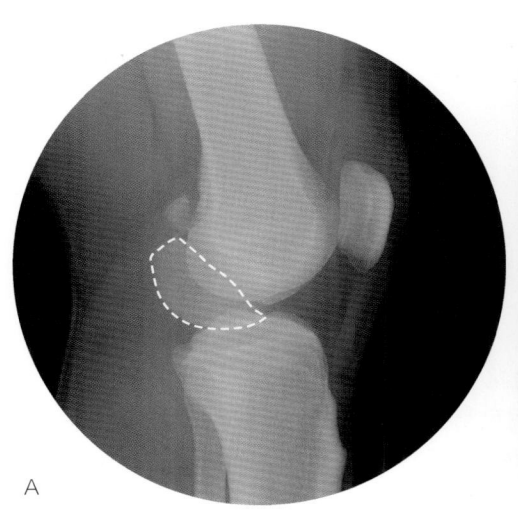
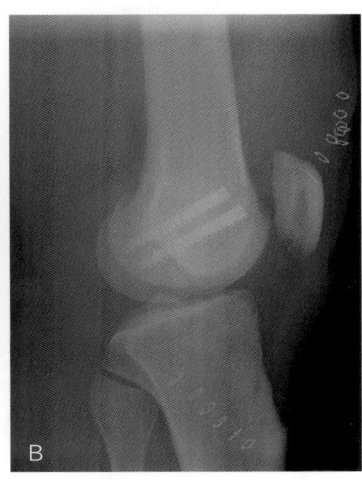

图12 A. 股骨远端Ⅱ度开放性骨折（B3型）的侧位片。标出了Hoffa骨折。B. 用无头螺钉固定的术后片。螺钉埋于软骨下骨。

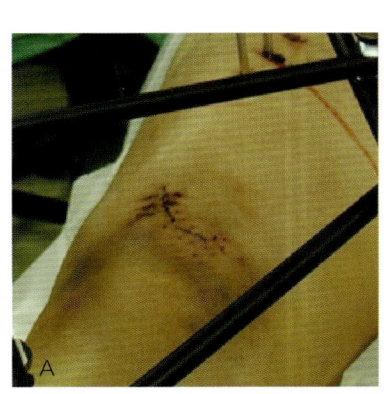
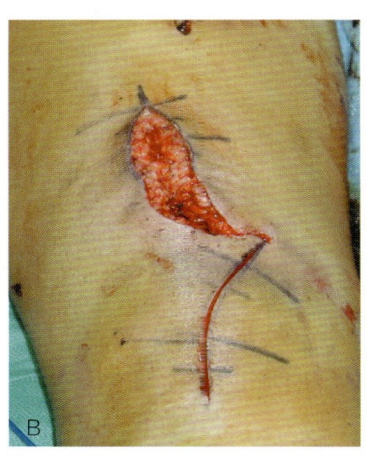

图13 A. 股骨远端开放性骨折患者,清创后斜行伤口,已经闭合,外固定支架桥接固定。B. 利用原伤口,做一个非典型的正中入路。

- 合并损伤也会影响治疗方案的选择。
  - 如果合并同侧髋部骨折或更近端的股骨干骨折可能需要更改内植物。可能需要一块更长的接骨板解决这两个问题,或者分开固定但要将两个内植物重叠,避免应力增加。
  - 如果合并胫骨近端骨折,需要改变手术入路。切口需要更偏外侧,并向下拐成S形,以方便显露胫骨近端。
  - 危重患者需延迟内固定手术,通过桥接外固定的方法暂时稳定骨折端(图14)。

体位

- 可透视手术台,允许C臂机各方向透视。
- 患者仰卧位,髋部垫高。
  - 消毒铺单之前,应该纠正骨折近端(髋部)的旋转畸形。
    - 使用C臂机,获取对侧下肢在髌骨朝正前方时的小转子影像(图15A、B)。
    - 在伤侧髋部垫枕,使之内旋。调整垫枕高度,直到小转子轮廓大小与对侧一致。
    - 伤侧膝关节置于髌骨朝正前方,即可确认为正常旋转位。
    - 对于干骺端粉碎性骨折无法评估旋转,或者干骺端不能直视的情况下,这种技术非常有用。
    - 即使骨折远端不存在"固定"旋转移位的情况下,使用该技术也能减少在终末固定过程中发生旋转畸形的机会。
- 应该使用无菌止血带,除非有临时外固定支架的限制。
- 用一个大的垫枕或无菌的三角形支架垫在膝下。
  - 这可以允许膝关节屈曲,放松腓肠肌复合体,便于复位。
  - 垫枕或者三角架最好是无菌的,可置于术野,便于移动。
- C臂机放置在对侧。
  - 调整角度使之股骨干平行。

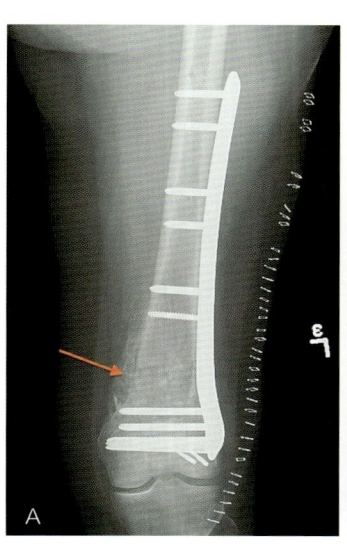
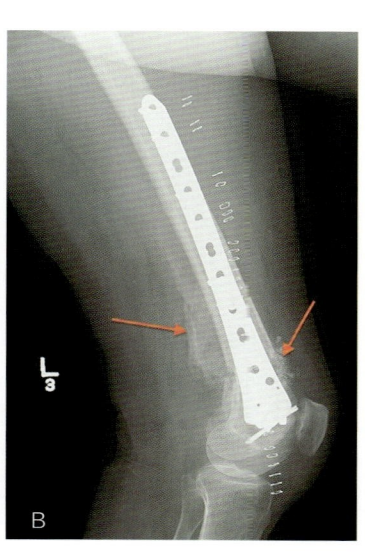

图14 A、B. 图9所示患者在伤后5周进行切复内固定治疗,术后2周X线摄片。X线片显示成功的切开复位内固定术恢复了股骨长度、力线和旋转,大量骨痂形成(红色箭头)。

第45章 股骨远端的切开复位内固定　477

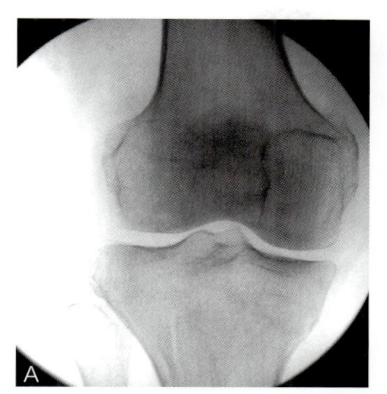
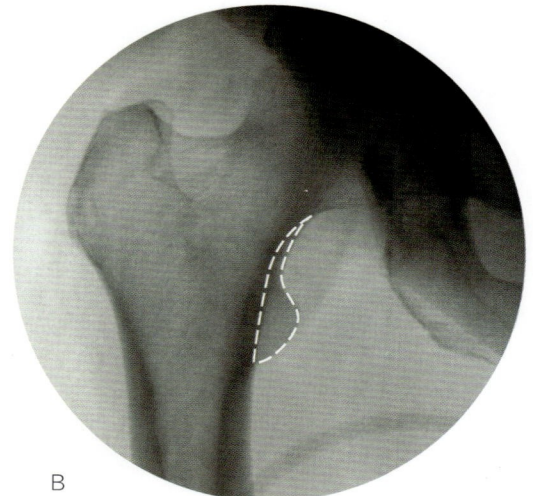
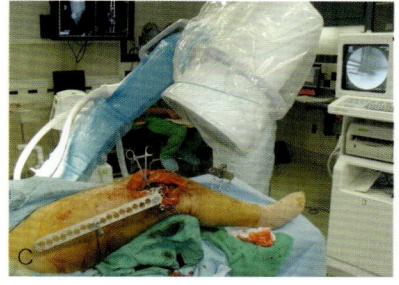
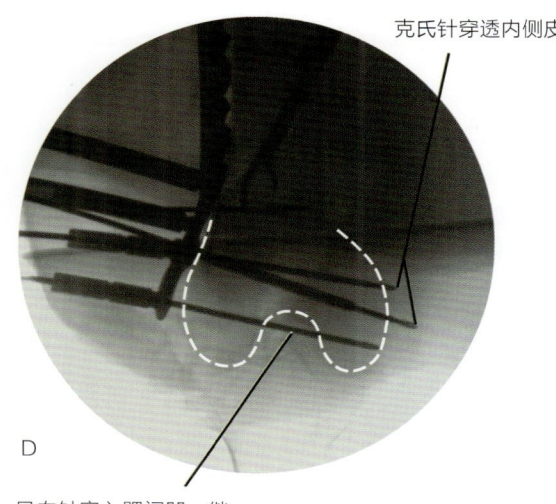

图15　A. 健侧髌骨朝上时的膝关节透视图像。B. 同侧髋关节透视获得的小转子影像（虚线标出）。将伤侧垫高，直至获得相似的小转子影像。C. 调整C臂的位置，靠近屈曲的膝关节，获得膝关节切位片，观察导针是否穿出后侧皮质。D. 获得的透视像。

- 股骨远端切线位透视可观察螺钉通道。将C臂机向头侧倾斜30°～45°可看到髁间窝，显示的大小取决于膝关节屈曲的角度（图15C、D）。

入路

- 对于股骨远端骨折，最常用的是外侧直切口（图16）。
  - 这个切口适用于所有骨折类型，特别是A型和C1型。
  - 切口远侧弯向前方，朝向胫骨结节。经此切口可以同时行胫骨结节截骨术。
  - 新的入路包括：侧方倒U形切口，以更好地显露关节和放置接骨板。
- 微创外侧入路可以用于某些类型的骨折和内固定。
  - 关节必须能直视，然后进行复位和临时固定。
  - 在骨干部位，接骨板于肌肉下放置，复位和固定在透视下经皮完成。

- 这对于LISS或带有瞄准装置的接骨板系统是理想的。
- Starr等报道了一个改良的前方入路（Swashbuckler入路）[16]。
  - 这包括一个正中切口。
  - 和外侧入路一样，牵开股外侧肌，从髌旁外侧切开关节囊。

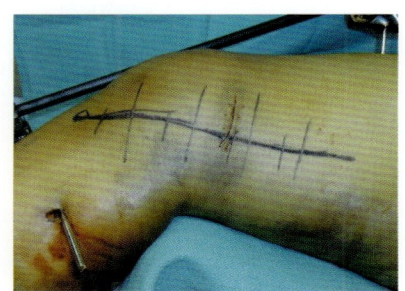

图16　外侧入路的皮肤切口。

- 如果行逆行交锁髓内钉或有限螺钉固定,可以做内侧髌旁关节入路。
  - 逆行髓内钉固定,可以使用小切口。
  - B型损伤往往需要正规的关节显露。
- 内侧入路也被报道过。
  - 此入路适合于B2型和B3型骨折。
  - 也可用于需要第2块接骨板固定的C3型骨折(内、外侧联合入路)。
- Schatzker报道过全关节入路[15]。
  - 对于C2或C3型骨折,非常有用。
  - 用于接骨板固定,但也可在关节面获得重建后用于逆行髓内钉固定。
- 做正中切口。
- 做扩大的经内侧髌旁入路进入关节。
- 这样就可以显露股骨髁,以便进行关节面复位。
- 笔者选择前正中切口外侧髌旁入路以显露C2或C3型骨折。
  - 前正中皮肤切口。
  - 外侧髌旁关节囊切开显露关节。
  - 向近端充分延伸至股四头肌腱。
  - 将髌骨向内侧脱位。
  - 这允许显露股骨髁,以便进行关节面复位,也便于从外侧插入接骨板。

临时桥接外固定

- 使用大型号的外固定支架系统。
- 膝下垫小枕,使膝关节轻微屈曲。
- 手法牵引,使伤肢恢复长度。
- 用2或3枚5 mm Schanz钉,在胫骨嵴稍内侧从前向后置入胫骨,确保钉子穿过髓腔固定。
- 用2或3枚5 mm Schanz钉,从前向后置入股骨干。
  - 应尽可能于软组织损伤区域之外置钉。
  - 应该在肢体拉长的情况下置钉,以避免螺钉穿过短缩状态的股四头肌。
  - Schanz钉应该放置在预期的钢板放置的区域之外,然而,还没有经验证实这会引起问题。据笔者的经验,放置接骨板的区域和放置Schanz钉的区域经常发生重叠,但还没出现过与感染相关的问题。
- 如果发生合并髋臼骨折需要进行胫骨结节牵引等情况,则可改变胫骨Schanz钉的放置位置(技术图1A)。
- 棒的连接方式多样,要能提供暂时的跨膝关节稳定性。笔者倾向于使用钻石样连接(技术图1B)。

干骺端骨块的复位

- 通过牵引和支架螺钉的手法复位进行干骺端骨折块的大致复位。
- 牵引恢复长度。
  - 手术中,可参照对侧下肢决定长度。
  - 支架固定术后,如果骨折严重粉碎,应该在终末固定之前,进行下肢扫描来确定长度是否恢复,但也并非必需(技术图2)。尽管膝关节可能轻微屈曲,但仍然可以获得扫描图像,通过对比整个下肢的长度来确定股骨的长度。

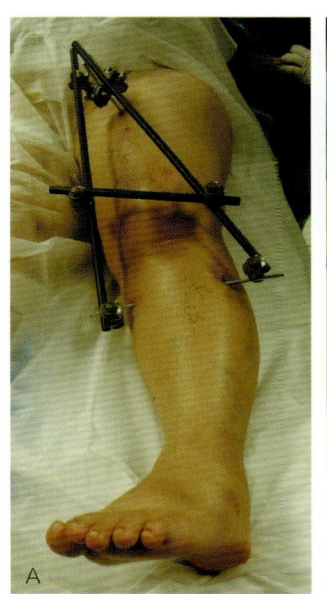
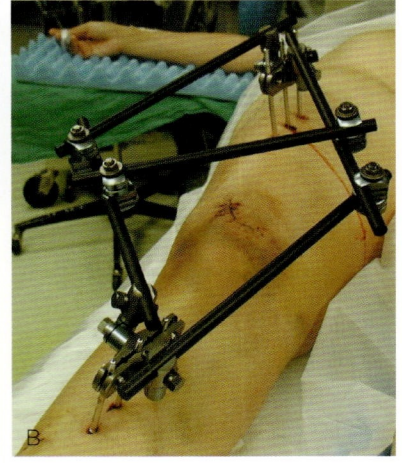

技术图1 A. 合并髋臼骨折患者的跨膝关节外固定支架固定,胫骨结节穿针可以兼顾牵引。
B. 跨膝关节外固定支架的钻石样连接。

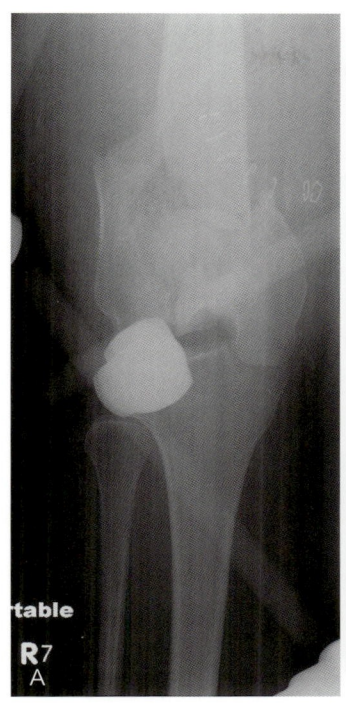
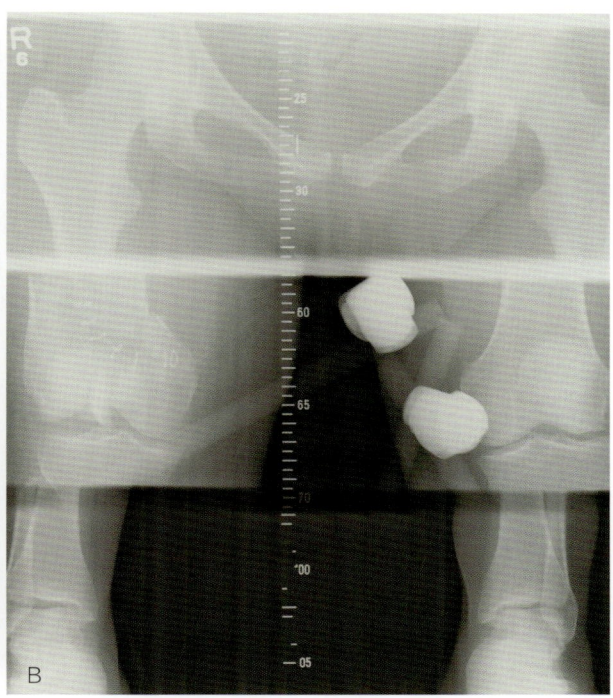

技术图2　A、B. 正位片（A）和扫描图（B）显示，通过外固定支架获得长度恢复。

- 采用在"体位"部分里所述的方法，在外固定支架锁定之前，需再次检查旋转对位。应该在无菌环境下实施该技术。
- 在最终锁紧之前，还应该评估有无内、外翻畸形。
  - 这可以在术中使用电刀线来评估，将线从股骨头中心连到踝关节中心，然后透视评估下肢的机械轴是否正常。
  - 通过电刀线跨过膝关节的位置点，可以判断有无内、外翻畸形。

股骨远端骨折切开复位锁定板内固定（C型骨折）

- 无论哪种类型的锁定板系统都可用本技术。因为每一系统都有其特殊之处，所以在使用之前，应详细阅读相应的技术指南。每个系统的复位工具、技术和钢板应用都会有所不同。
- 对临时固定的外固定支架，用 double-double 技术进行消毒。
  - 支架先用必妥碘"刷手液"（7.5%聚维酮碘）消毒第1遍，然后再用必妥碘"涂抹液"（10%聚维酮碘）消毒第2遍（必妥-必妥消毒）。然后肢体也用必妥-必妥消毒。
  - 接着，术者用酒精和碘酊消毒外固定支架。然后再用酒精和碘酊消毒皮肤。
  - 在笔者的实践中，这种做法很有效，能允许在消毒过程中维持牵引，其功能如同股骨牵开器有助于实施手术（对碘过敏患者，改用洗必泰消毒）。
  - 另一种方法是：将外固定支架完全拆除，仅保留固定针。然后将拆下的组件进行清洗和消毒，在对下肢进行消毒之后，再组装支架。
- 如果没有临时性的桥接外固定支架，可以通过股骨撑开器、简易的临时外固定支架或者手工牵引，使干骺端骨折块获得复位。
  - 应用器械可以控制近端骨块的旋转。

经扩大的外侧髌旁关节切开的正中入路

- 直切口,近端起自髌骨上极5 cm处,远端止于胫骨结节水平(技术图3A)。
- 游离外侧皮瓣,以允许做外侧髌旁关节切口(技术图3B)。
- 切开关节,保证髌骨外侧缘和股四头肌内侧缘分别留有软组织袖,便于修复(技术图3C)。
- 髌骨向内侧半脱位或者翻转,屈曲膝关节,以显露股骨髁(技术图3D)。
  - 另外,用钝性的Hohmann拉钩放置于股骨髁内侧,拉开髌骨。
- 在股骨外髁,骨膜下剥离关节囊,以便放置接骨板。
  - 保留外侧副韧带,因为剥离仅限于股骨外侧髁前2/3,接骨板通常放置在外上髁的近侧。
  - 干骺端区的内侧最好不要破坏。

关节面的复位

- 确认关节面的粉碎程度。
- 通过直接复位来重建关节面。每个髁都要进行彻底的评估,首先是小骨块,目的是使每一个髁得到解剖复位。可以应用小直径的螺钉(<3.0 mm),埋头于关节面下。
- 大的冠状面骨折块最好用可埋头的3.5～4.5 mm大的拉力螺钉固定。笔者使用无头螺钉。
- 一旦确认每个髁都获得解剖复位,或者只是简单的骨折类型,则可以使用大的点状复位钳进行髁间复位(技术图4A～C)。
- 如前所述,每一个骨折块可以相对于另一个而发生旋转,这一点必须处理好。
  - 评估旋转的最好方法是:直视下评估髌股关节滑车区域的复位情况。
  - 另外,术前评估侧位像对手术有指导意义,术中再次在透视下评估侧位像也很有用。
- 可以应用克氏针或锁定板的导针做临时固定,增加髁间的稳定性(技术图4D)。

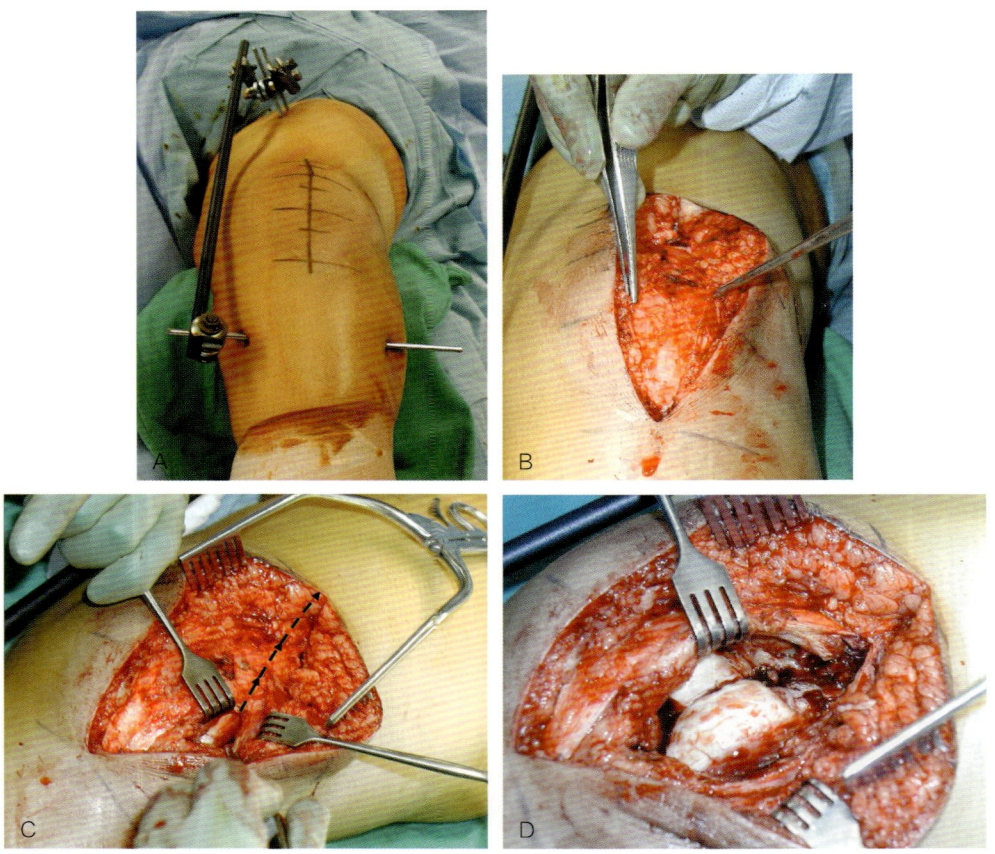

技术图3　股骨远端Ⅱ度开放性骨折患者(同样见于图5D～F,图6B和图7)。A. 正中直切口。B. 掀起外侧皮瓣。C. 关节切开,向近端延伸至股四头肌腱(虚线标记)。D. 关节已经切开,将髌骨向内侧脱位,显露股骨髁。

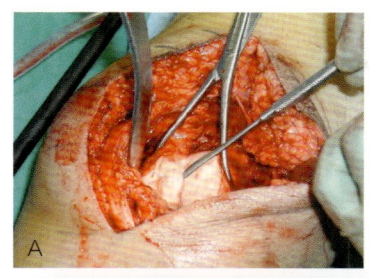
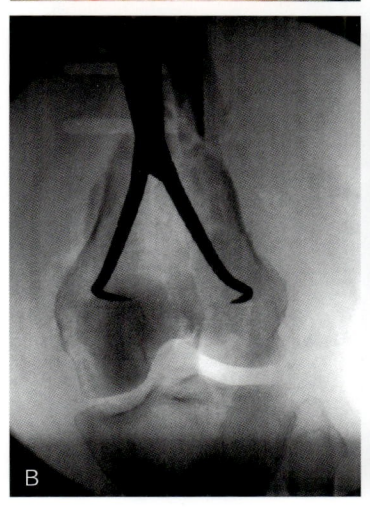
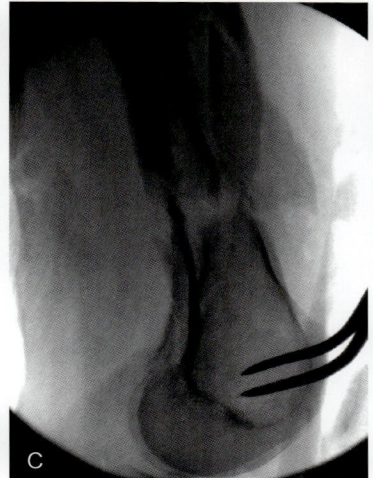
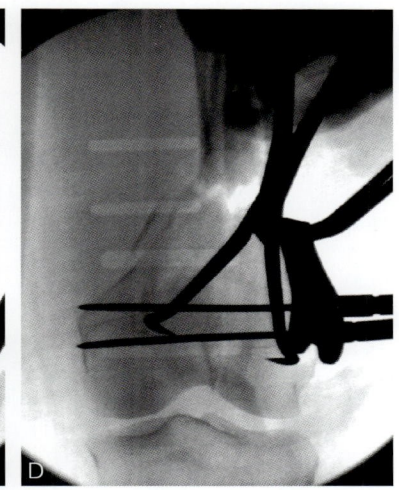

技术图4　A~C. 直视下（A）复位股骨髁，术中经正位片（B）和侧位片（C）确认。D. 通过锁定板模板的导针或者锁定钉的导针来临时固定髁间劈裂骨折。

髁的终末固定

- 髁的终末固定可以先在钢板之外进行，然后用经钢板的螺钉来加强。螺钉要固定在钢板周围的区域，以免妨碍钢板的放置。
  - 如果这样做，那么在最初的螺钉置入之前，干骺端骨折不一定需要解剖复位。
- 螺钉也可以从内侧向外侧置入，避免影响钢板放置。
- 终末固定也可以通过钢板完成（参见下文的"螺钉置入"部分）。
  - 如果这样做，必须先复位干骺端骨折，以保证股骨髁和股骨干的屈-伸力线一致。
  - 这将保证接骨板一旦被固定在骨折远段，就能与股骨干保持轴线一致。否则，将出现矢状面的复位不良。
  - 临时固定的克氏针可以保留，以稳定关节。

股骨干与远端之间的复位

- 一旦关节面得到复位和临时固定，插入钢板之前，应先将股骨干复位到股骨远端。
- 复位后，可以用克氏针或斯氏针临时固定。
- 或者，在骨折远端的下方精确地垫高，纠正骨折远端的过伸，使其与骨干保持良好对线。
- 需要的话，可以调整或放松临时外固定器，也有助于复位。

- 接着，就可以在肌肉下置入锁定板了。

接骨板的放置

- 每一种固定角度的接骨板系统的设计，都考虑到要有助于重建股骨远端的外翻角。
  - 接骨板远侧部的螺钉被设计成与关节面平行。
  - 因此，最初螺钉的导针置入应该与关节面平行，经X线透视确认。
    - 经关节面放置1枚远端"关节针"，便于进行确认（技术图5A）。
- 远端螺钉与关节面平行置入，有助于确保当接骨板被固定到股骨干之后，股骨的解剖轴得到恢复。
- 对于可变角度的锁定钢板，使用相同的技术以确保钢板的应用使得股骨的解剖轴得到恢复。这些钢板中仍然保留一个固定角度的中心螺孔以帮助术者使用钢板（图11C，平行线；图11D，红箭头或红圈）。
- 有些系统可以使用远端螺钉导向器（技术图5B）。这将有助于确保接骨板的远端放置的位置准确，经导向器打入初始导针。
- 一旦导针打入，可以移除导向器，以打入的导针作为导引，装上接骨板。
- 但是，接骨板的干部需要肌肉下插入，导针的位置妨碍了骨板的插入。

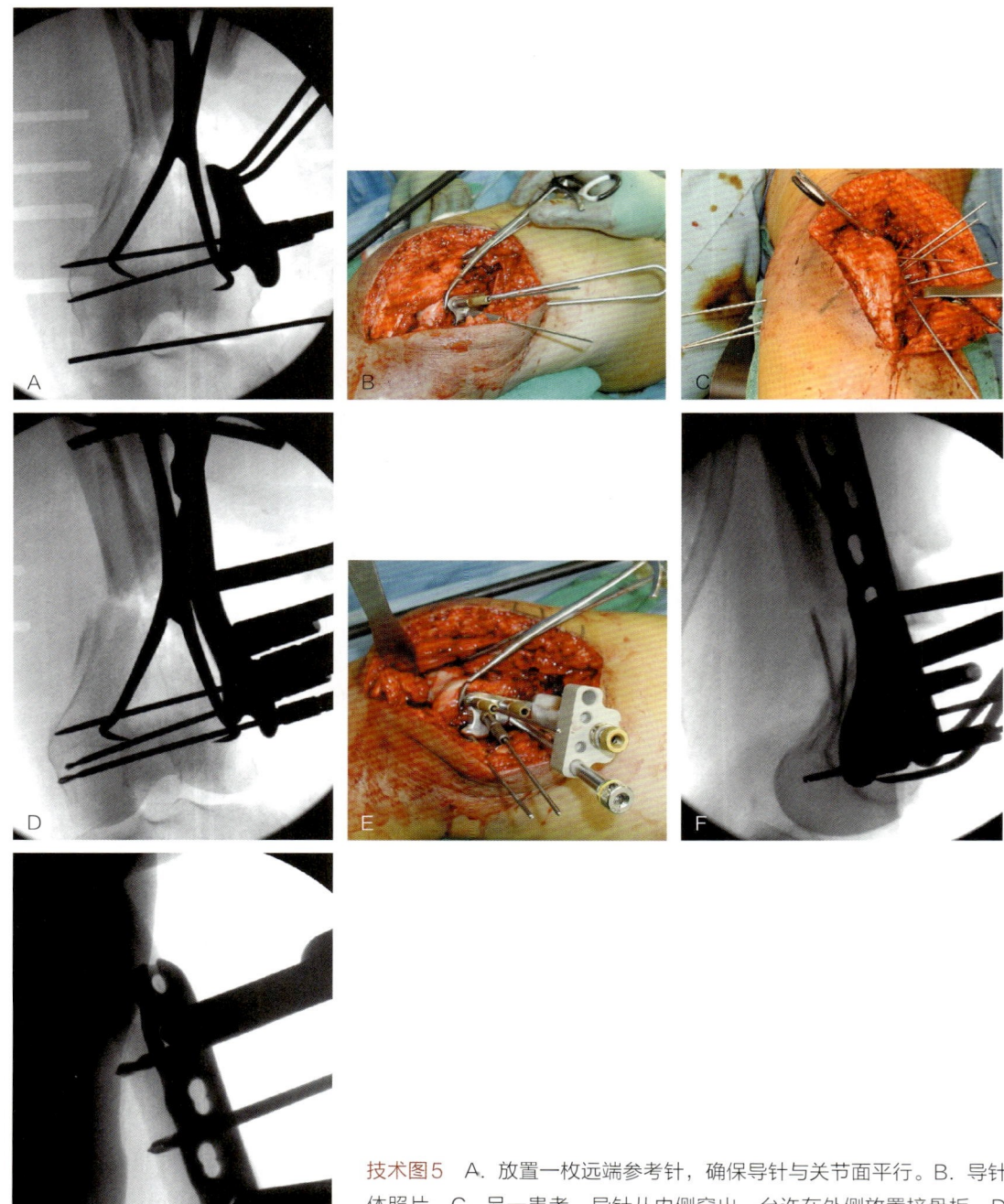

技术图5 A.放置一枚远端参考针，确保导针与关节面平行。B.导针的大体照片。C.另一患者，导针从内侧穿出，允许在外侧放置接骨板。D、E.经导针放置接骨板。F、G.术中侧位透视确认板的位置正确，然后再进行螺钉固定。

- 为解决这一问题，导针可穿出膝关节内侧，此时导针位置应该足够靠近远端才会安全(技术图5C)。
- 接着，将接骨板在肌肉下插入，然后将导针打回，穿过接骨板向外侧穿出。使得钢板与股骨远端力线一致，确保正确的螺钉方向和钢板位置(技术图5D、E)。
- 如果需要调整时，位于板的中心孔的单个导针仍然允许钢板放置于屈曲和伸直位。
- 经过确认第1枚导针与关节面平行，骨折也已经复位，术者还要经透视确认接骨板的近端对着骨干而没有偏离(技术图5F、G)。
  - 为保证接骨板的近端和远端都放置在股骨上，最好先在远端(直视下)通过板的中心孔打入导针，以此为中心，可以前后调整钢板在骨干的位置。通过侧

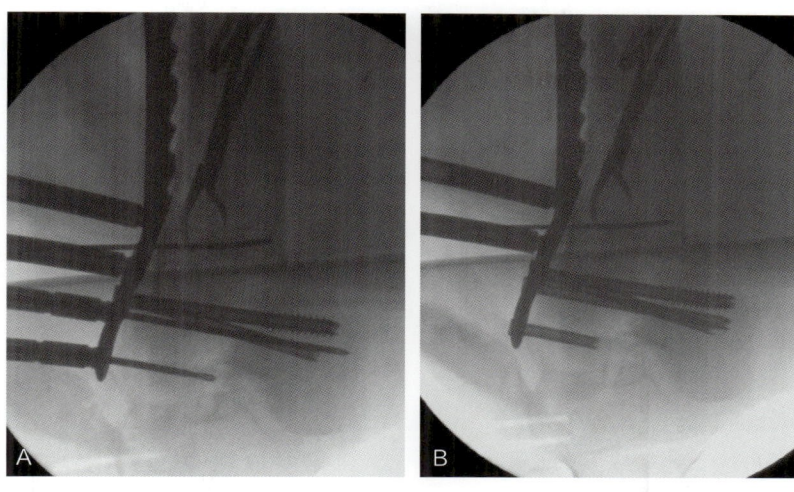

技术图6 A、B. 图15C、D所示的患者，导针已经回抽，置入了合适的螺钉。

位透视进行确认位置。
- 一旦前后位位置也确认，即可固定板的近端。
- 应该将板的近端临时固定在股骨干上。
  - 在临时固定之前，必须检查长度和旋转情况。理想的状况是，临时固定位置正确，在整个手术过程中，就可以保持正确的长度和旋转。
  - 如果没有螺钉瞄准器的套筒，则可用经皮临时固定针固定钢板。
  - 如果有瞄准器套筒，则可经皮放入软组织保护套筒至最近端螺钉孔，用钻头或者导针固定接骨板。
  - 可变角度的锁定钢板近端干部瞄准装置。但选择可变螺钉方向时则不能用瞄准装置，且可能较为麻烦。通常而言，可变角度锁定在骨干处没有必要，而与螺孔共线的锁定螺钉可以通过瞄准装置置入（图11E，红色箭头显示锁定螺钉的垂直特性；图11F，治疗人工髋关节置换术后的患者股骨干部骨折时，可变角度锁定钢板就能发挥作用）。
  - 再次检查屈伸复位情况。
  - 通过这一过程，就产生了所谓的"盒"式重建，有助于随后通过瞄准装置打入其他螺钉，并临时保持骨折复位。

螺钉置入
- 如果要通过板上的螺钉来固定髁间劈裂骨折，则需要先对髁间进行加压，可选用拉力螺钉，或者对近侧皮质过度扩孔后使用全螺纹螺钉以产生拉力。
  - 有些系统提供专门设计的锥形螺钉，也可使用大的拉力螺钉（直径>4.5 mm），来经板加压。这样也将板紧紧压到骨表面。

- 一旦确定有关节内骨折，至少还需要两枚锁定钉固定到骨折远端，以保证板的固定强度和维持对线。
  - 经膝关节切迹位来观察远端锁定钉的轨迹，确保螺钉不会穿入髁间切迹（技术图6；C臂机的设置和摆位参见图15C）。
  - 如果没有用外固定支架或股骨撑开器维持复位，在放置锁定螺钉之前，必须再次检查长度、旋转和对线。
  - 接骨板与骨折远端锁定后，可以用来控制骨折远端与骨干的对位，矫正前移或后屈移位。
    - 但是，这要求钢板必须与骨折远端对位准确。否则，一旦板在股骨远端的位置不对，骨折复位后，板与股骨干的位置就不对了，偏前或者偏后。
    - 可变角度锁定钢板的远端螺钉通过非圆形设计来达到角度可变。根据不同的系统，螺钉可直接共线置入或通过装置在15°可变角度范围内置入（见图11D，正方形标记）。

骨折远端与骨干的固定
- 骨折远端已经固定，现在可以将其固定到骨干上。
- 如果在冠状面上存在力线异常，但在矢状面上力线好，可以通过各种带螺纹装置或非锁定螺钉方法将骨干"拉"向接骨板，螺钉可透视指引下徒手放置或经瞄准器置入（技术图7）。

其他螺钉的置入
- 一旦骨折复位暂时实现，板的位置也合适，即可置入其他螺钉。
- 如果使用螺钉导向器，就可以经软组织套筒和螺钉套筒经皮置入锁钉（技术图8A～C）。

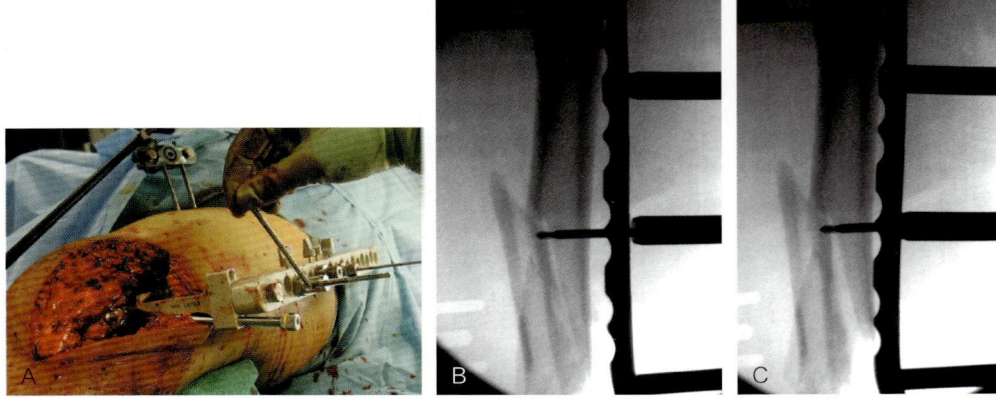

技术图7　A～C. 将"旋翼"装置拧紧，将骨拉向接骨板。

- 如果没有导向器，可以在透视引导下经皮徒手置钉。
- 借助锁定板系统，可以徒手安放锁定钻头套筒，以确保钻孔方向正确，这样才能应用锁定螺钉。
- 如果没有这些，应该使用非锁定螺钉。
  - 徒手经皮方法需要术者有丰富的经验，否则需要开放显露股骨干。
  - 侧位透视来检查最后的固定情况（技术图8D、E）。
  - 术中在临时固定和终末固定之后，通过电刀线来检查机械轴的恢复情况。
  - 技术图8F～H显示了最终固定后的效果。

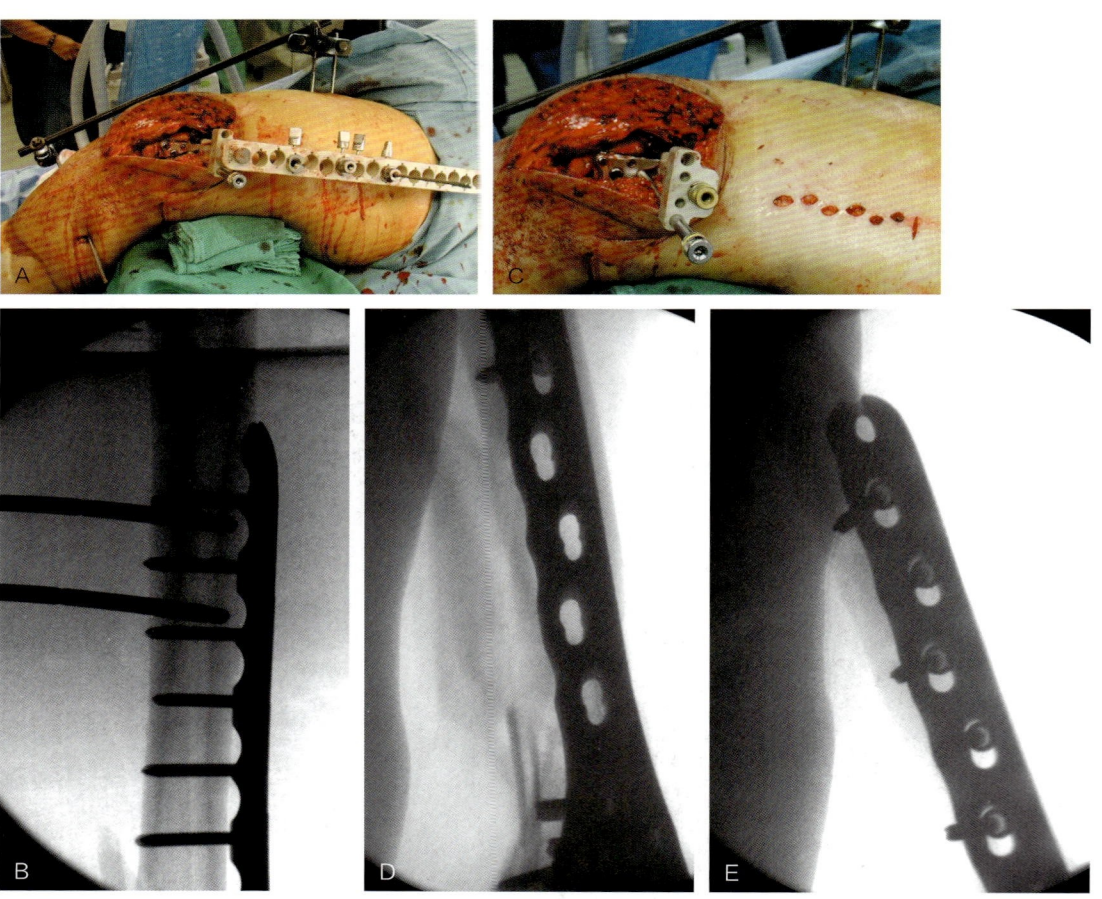

技术图8　A. 近端螺钉的导向器。B. 螺钉固定后的C臂透视像。C. 经皮置钉的小切口。D、E. 侧位透视确认板被固定。

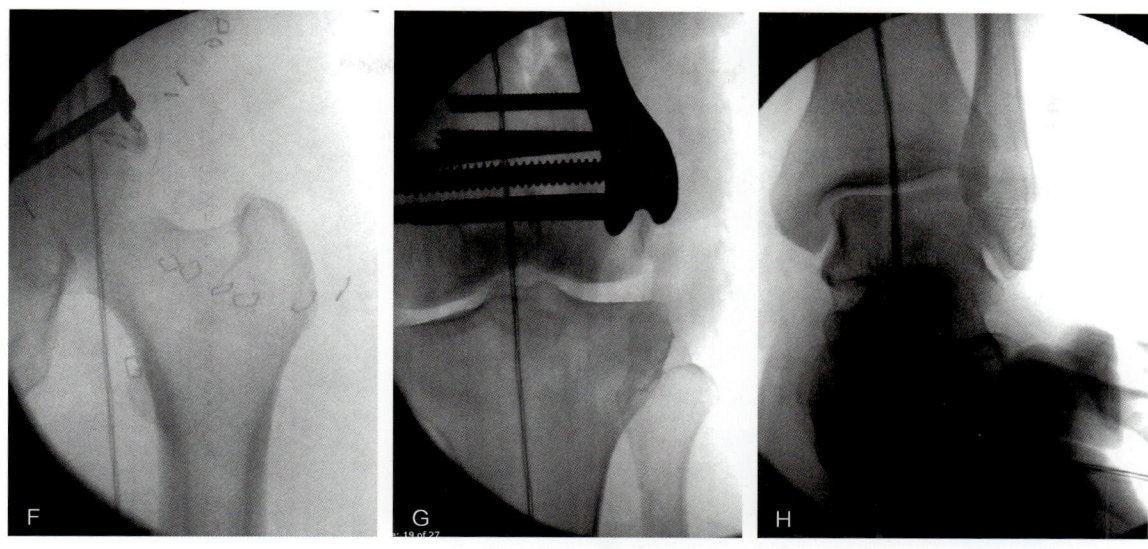

技术图8（续） F~H. 术中用电刀线来检查对线情况。确认机械轴从股骨头中心经膝关节中心到踝关节中心。

- 远近骨折端上究竟需要几颗螺钉，还有待探讨。笔者倾向于固定的最后每一端至少5枚螺钉。
  - 在骨干部应该保留比较长的操作距离，不必将所有的孔都填满螺钉。
  - 推荐使用长度超过9孔的钢板时，骨折线的近端要有8孔，以避免内固定失败或骨折不愈合的并发症[14]。
  - 有证据显示，对于骨头质量好的年轻患者，在骨干需要非锁定螺钉钉。
  - 因为远侧的干骺端骨折块长度有限，所以要用多枚锁定钉固定。
  - 在干骺端应使用尽可能大的螺钉。

植骨术

- 对于伴有骨缺损的开放性骨折，其粉碎的干骺端可能需要植骨或骨替代材料。
  - 植骨的准确类型或需要总在变化，要依术者的经验而定（技术图9）。
  - 对于闭合型骨折，避免内侧软组织的剥离通常能够

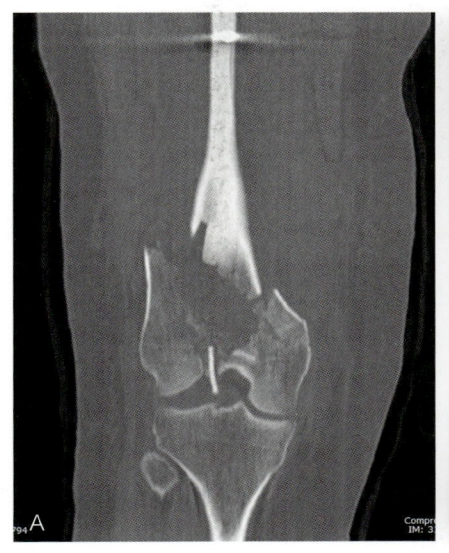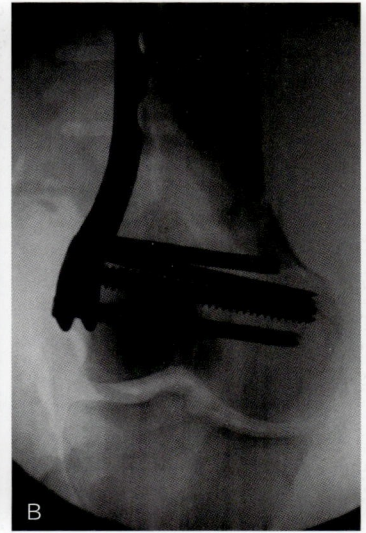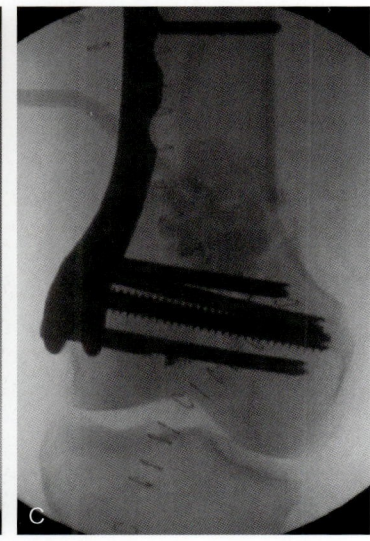

技术图9 A. CT显示：开放性损伤患者，干骺端大量骨缺失。B. 固定之后的影像显示有空腔。C. 载有万古霉素的骨粒填充空腔，发挥骨传导作用，以利骨愈合。

不用植骨而达到骨折愈合。
- 对于有明显骨缺损的开放性骨折，笔者应用骨替代物如硫酸钙（混有抗生素）进行植骨取得了良好效果，避免了二期植骨（见图11A～H）。
- 在整个手术过程中或在止血带放松后要进行止血。使用止血带可以减少出血，改善视野，尤其对于复位关节内骨折很有用。如果使用了外固定支架临时固定，支架妨碍了气囊止血带的放置，通常改用消毒止血带。
- 充分冲洗（在植骨或放入人工骨之前进行）后，在膝关节放置引流条，从外侧引出。

标准的伤口闭合
- 用8-0可吸收线闭合关节囊，然后用2-0编织线（Arthrex, Inc., Naples, FL）或Ethibond线连续缝合进行加强（技术图10A）。
- 皮下用2-0可吸收线缝合。
- 皮肤用皮钉关闭，经皮穿刺切口也一样。
- 充分屈、伸膝关节以保证恢复活动范围，同时松解股四头肌的粘连，这种粘连可能在用外固定支架临时固定期间发生（技术图10B、C）。
- 在手术室内进行最终的X线检查（技术图10D、E）。

技术图10　A. 闭合关节囊。B、C. 最终固定和闭合伤口后，充分屈伸膝关节。D、E. 如最终的正位片（D）和侧位片（E）所示，干骺端的粉碎性骨折被桥接固定，碎骨块不做固定。

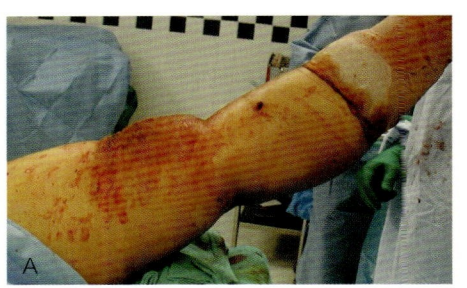
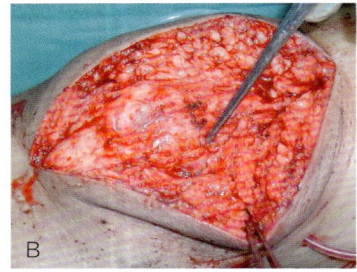
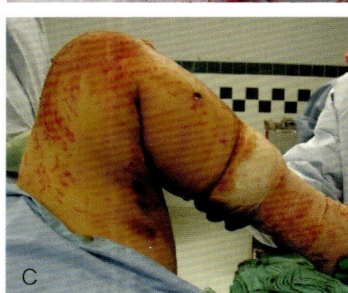
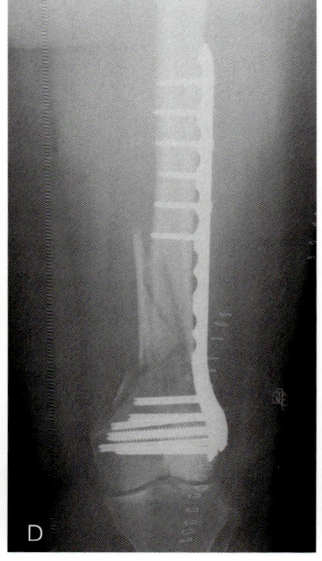
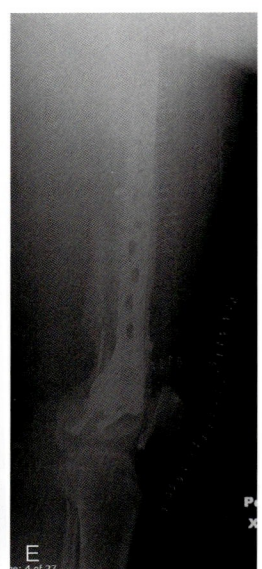

股骨远端的切开复位锁定板内固定（A型或无移位的C1或C2型）
- 此技术适用于所有类型的锁定板系统。因为每一系统都有其特殊之处，所以在使用之前，应详细阅读相应的技术指南。每个系统的复位工具、技术和应用都会有所不同。
- 有关临时用外固定支架或者撑开器的内容，见前述。

有限外侧入路
- 在膝关节外侧做切口，始自关节面水平，沿股骨干方向向近端延伸，长5～6 cm。与外侧入路一样，切口远端呈弧形朝向胫骨结节（技术图11A、B）。
- 沿皮肤切口切开髂胫束（技术图11C）。
- 剥离至股骨外髁。外侧显露要足以放置接骨板（技术图11D）。
- 用Cobb剥离器在股骨干外侧做一个肌肉下通道，供接

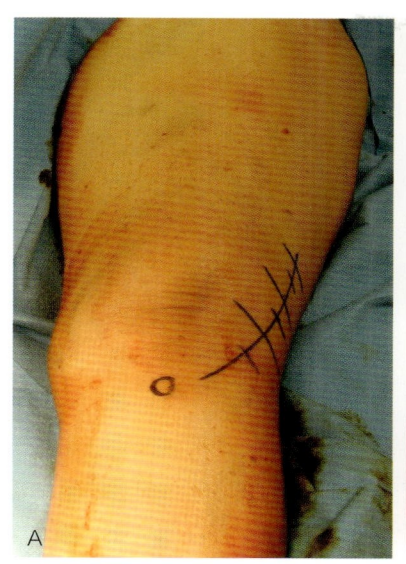
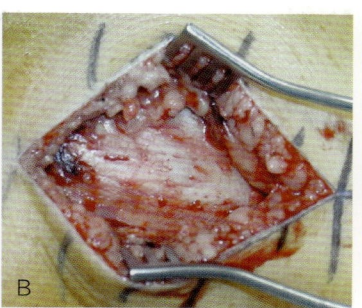
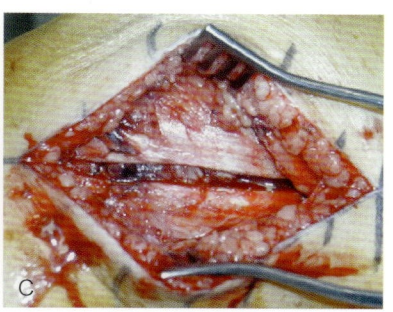
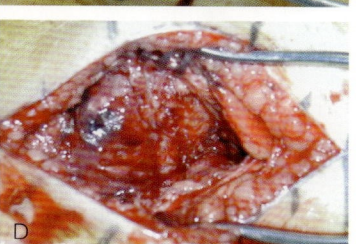

技术图11 股骨远端闭合性骨折患者（同样见于图5G、H和图6C～E）。A. 有限外侧切口，胫骨结节被标出。B. 皮肤切开后显露髂胫束。C. 切开髂胫束。D. 显露股骨外髁。

骨板放置。

关节面固定

- 对于无移位的C1型或C2型骨折，首先是要固定关节面。
- 用钝的Hohmann拉钩使关节面可以直视（或者相似的Z形拉钩）（技术图12A）。
- 从前方放置复位钳，维持复位（技术图12B）。
- 放置临时克氏针或空心螺钉导针以备下一步固定（技术图12C、D）。

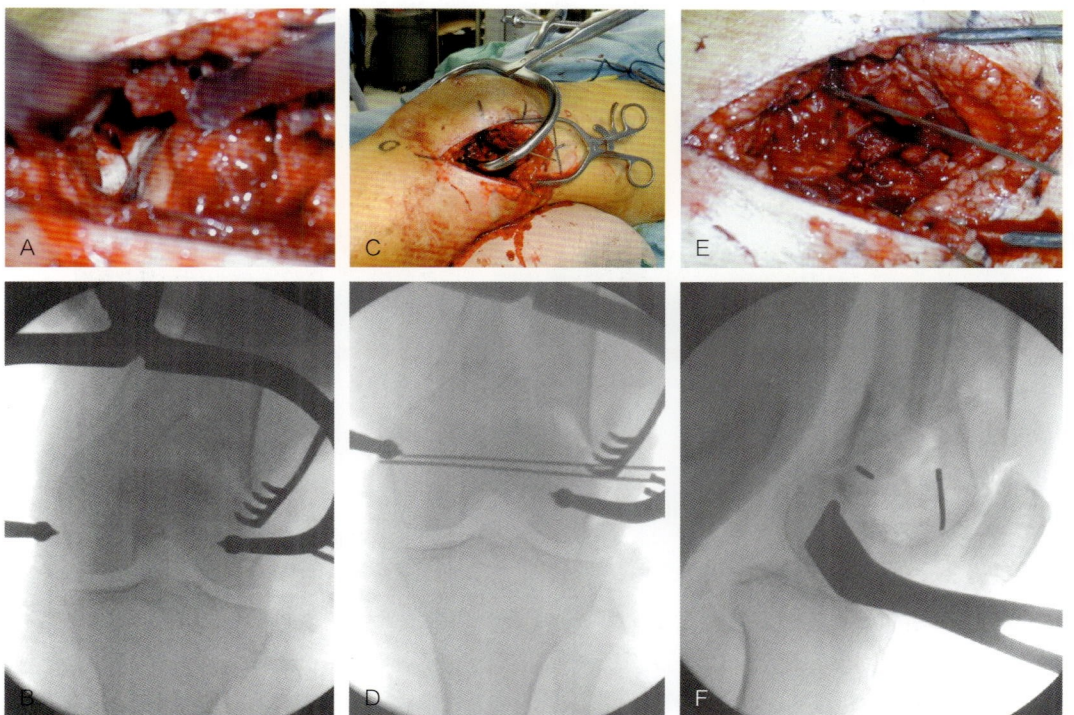

技术图12 A. 直视下进行关节面复位。B. C臂机图像显示：股骨髁间劈裂骨折复位后，用复位钳夹住。C、D. 复位钳固定后，置入螺钉的导针。E、F. 侧位像显示克氏针或者导针都位于接骨板或髓内钉放置的区域之外。针放置于前方或者后方。

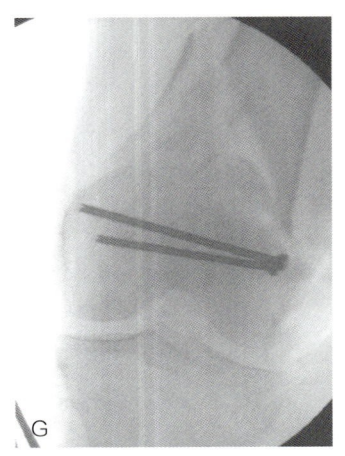

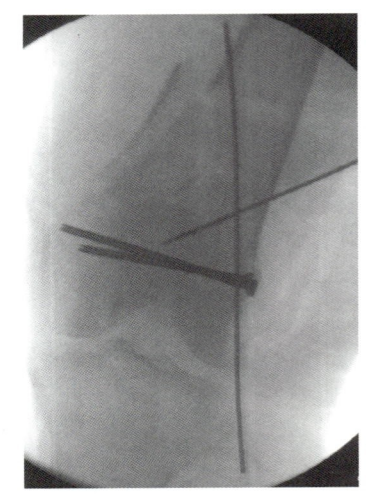

技术图 12（续） G. 用 4.5 mm 拉力螺钉进行髁的最终固定。

技术图 13 对股骨远端与股骨干进行复位，然后用交叉斯氏针临时固定。针仍然要放在板放置区域之外。

- 所有的复位钳、克氏针或导针都要置于接骨板放置的范围之外（技术图 12E、F）。
- 进行髁的最终固定（见上述技术）（技术图 12G）。

骨折远端复位和接骨板放置

- 股骨远端和股骨干复位后，用斯氏针临时固定（技术图 13）。
- 在肌下放置接骨板（参阅前述"接骨板的放置"部分）。

伤口关闭

- 在手术室内进行最终的透视检查（技术图 14）。
- 按如前所述的标准方法闭合切口。

逆行髓内钉（图 10A~F）

- 参考第 43 章有关"股骨逆行髓内钉"的内容。

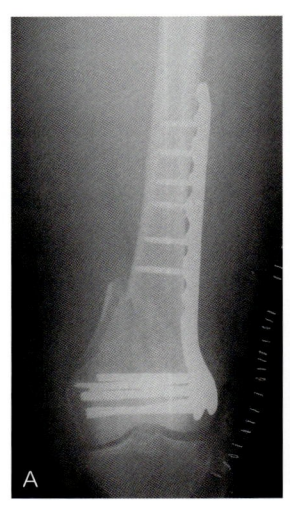
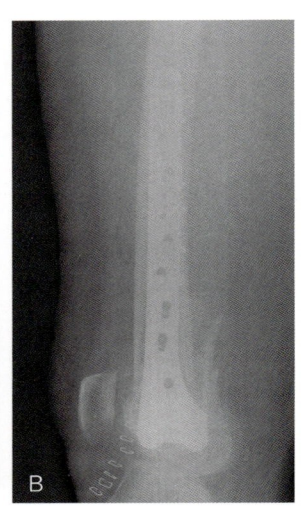

技术图 14 A、B. 最终的正位（A）和侧位（B）像显示：干骺端后内侧粉碎，碎骨块未经固定。

要点与失误防范

关节面复位	<ul><li>必须直接开放复位</li><li>可以在钢板外固定，也可以经钢板固定</li><li>钢板外放置的固定螺钉不要影响经钢板的螺钉置入，以使经过钢板的固定最多</li><li>关节面劈裂要采用髓内钉固定时，螺钉要位于髓内钉通道的前侧或者后侧</li></ul>
钢板应用	<ul><li>初始的经钢板中心孔的导针应与关节面平行。钢板设计为 95°角。如果锁定钉与关节面平行面，一旦钢板贴近股骨干，就可以恢复正确的力线</li><li>术中要不断检查旋转的情况</li><li>临时固定或者用接骨板形成"盒式结构"之前，矢状面上骨折也要复位</li><li>粉碎性骨折患者，应用全下肢扫描或者用尺测量对侧股骨，有助于确定骨折的长度恢复</li><li>推荐采用 9 孔以上的钢板固定骨折是时，骨折线近端至少有 8 孔[14]</li><li>钢板在股骨干偏前时固定不牢且容易早期失败[3]</li><li>钢板远端偏前可导致内固定突出和疼痛[3]</li></ul>

（续表）

软组织处理	• 术者要避免剥离内侧软组织。这样可能避免植骨，特别是闭合骨折 • 钢板置于肌肉下
临时跨关节外固定支架	• 任何形式的外固定支架都能用 • 钉棒放置方式，既可术中作为股骨牵开器维持复位，又可允许钢板固定 • 要在牵引下肢使股四头肌长度最大的情况下打入股骨的支架螺钉，以免螺钉穿过短缩的股四头肌，增加股骨长度的恢复难度
假体周围骨折	• 术者要确认股骨假体上有能通过髓内钉的结构（如股骨假体髁间是开窗的） • 如果股骨假体是有柄的，术者要确认有线缆来进行加强固定。单皮质锁定钉可能固定强度不足 • 角度可变锁定钢板能做到在有柄假体周围双皮质锁定固定
预防畸形外翻畸形	• 经钢板中心孔的放置的初始导针要与关节面平行，确保钢板相对股骨的正确力线。钢板的设计能重建股骨远端和股骨干的解剖关系。另外，可以在股骨远端放置一把复位钳，在钢板固定的过程中保持复位同时还要遵从前述的原则
内翻畸形	• 可以用同样的技术预防内翻畸形。一旦钢板与股骨远端固定且远端力线正确，可以在股骨干用一枚非锁定钉将钢板拉向骨干，从而纠正内翻
过伸畸形	• 由于腓肠肌复合体的牵拉，股骨远端有后倒的倾向，从而产生干骺端的相对过伸畸形。为了预防之，要尽可能屈曲膝关节以便手术固定，在畸形的顶角处垫枕也有助于对抗畸形的力量
高尔夫球杆畸形[3]	• 钢板远端位置偏后会使得骨折远端内移 • 钢板位置偏远端也会导致骨折远端内移 • 完美的侧位透视来保证钢板在股骨远端外侧合适的位置是最关键的

术后处理

- 稳定固定的目的是允许早期关节活动，笔者的习惯：术后2周内使用铰链式膝关节支具伸直位制动。2周后伤口已经愈合，就可以开始完全的膝关节活动。
- 可以应用持续被动活动器械。
- 可以使用冷疗产品。
- 术后引流48小时。
- 对以下患者要进行深静脉血栓预防的治疗：
  ○ 肥胖患者。
  ○ 多发伤。
  ○ 有深静脉血栓病史。
  ○ 虽为单纯损伤，但仍不能自主活动的患者。
  ○ 预防血栓时间。
    - 单纯股骨损伤患者，笔者进行2周的深静脉血栓预防，然后根据活动情况再行评估。
    - 对有深静脉血栓形成的其他明显的危险因素的患者和多发伤患者，笔者进行6~12周的深静脉血栓预防。
  ○ 笔者倾向于用低分子肝素来进行药物预防。
  ○ 对一些多发伤而不能采取抗凝措施的患者，笔者采用下腔静脉内置入滤网。
- 早期保护性负重。
  ○ 骨板固定6~8周内，只能足趾着地负重。
  ○ 然后部分负重4~6周。
  ○ 随后可完全负重。
  ○ 对于骨折端稳定且不粉碎的A型骨折，经髓内钉固定后可以即刻负重。
  ○ 对于C型骨折，使用髓内钉和螺钉固定关节面者，足趾着地负重或不负重6~8周足矣，随后可完全负重。
  ○ 上述负重时机只是指导方针，具体要根据骨折类型、粉碎程度、骨质情况、患者BMI和骨折愈合的影像学证据等。
- 患者应该在2周后接受有关活动范围和恢复肌肉力量的物理治疗。

预后

- 50%~96%的患者结果为优良[10,13,19]。
  ○ 平均活动范围110°~120°。
  ○ 70%~80%的患者能够独立行走。
  ○ 老年患者住院期间依然有很高的围手术期死亡风险，并且长期的功能预后也不佳[7]。

- 很难比较不同文献报道的研究结果[19]。
  - 没有可以被广泛接受的分类。
  - 手术指征各异。
  - 分级系统不同。
  - 所有学者所持有的原则也不尽相同。

并发症

- 锁定钢板已经很有用,但虽有此新的钢板技术,我们仍然需要仔细,以避免一些陷阱。并发症仍然是个问题,报道的与愈合有关的问题达到32%[3,6]。
- 有人建议使用长钢板(9孔以上钢板,其中至少8孔在骨折近端)能够减少固定失败率[14]。
- 神经血管损伤。
  - 可以发生于原发伤。
  - 术后罕见。
- 感染。
  - 切开复位内固定术后的发生率为0%～10%。
  - 易感因素:
    - 高能量损伤。
    - 开放性骨折。
    - 广泛剥离。
    - 手术时间过长。
    - 固定不当。
- 骨不连。
  - 切开复位内固定术后的发生率为0%～6%。
  - 易感因素:
    - 骨缺失或缺损(图17A)。
    - 高能量损伤。
    - 软组织剥离。
    - 骨质血供的缺失。
    - 固定不当。
    - 未植骨。
    - 感染。
- 畸形愈合。
  - 更常见于非手术治疗,内翻和反屈畸形较常见。
  - 新型锁定板手术治疗可导致外翻畸形。
  - 据报道,旋转不良发生率高达38.5%[2]。
  - 需治疗以恢复力线:
    - 髁上截骨术。
    - 稳定固定。
    - 早期活动。
- 内固定失败,发生率为0%～13%(图17B、C,钢板;图17D、E,螺钉)[14,17]。
  - 易感因素:

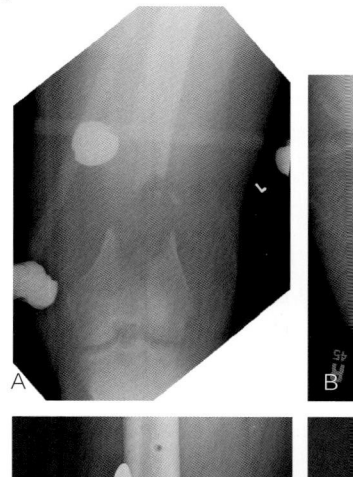
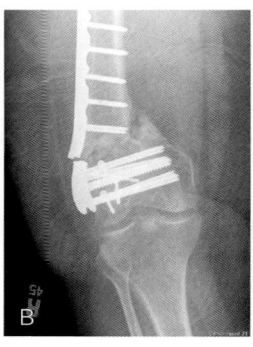
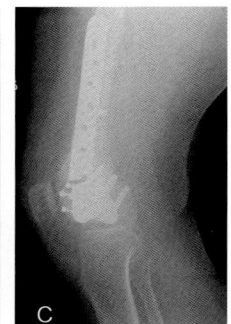
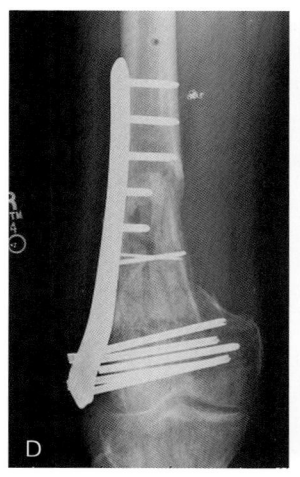
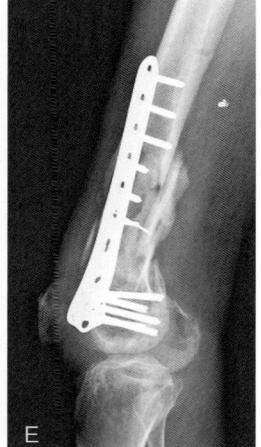

图17　A. 图3A中的患者经过清创和外固定支架固定术,可见大段骨丢失。B、C. C3型股骨远端骨折骨不连,随后发生内固定(钢板)失败。D、E. C1型股骨远端骨折在3月时出现内固定(螺钉)早期失败早期内固定失败。

- 干骺端区域的粉碎性骨折。
- 老年人。
- 骨折非常靠近远端。
- 过早的载荷或负重。
- 开放性骨折。
- 吸烟。
- BMI增高。
- 短钢板。
- 糖尿病。
- 骨不连。
- 感染。
- 膝关节僵硬：几乎所有的患者都会有不同程度的运动范围丧失。
  ○ 内固定突出（见图10E、F）。
  ○ 关节复位不良。
  ○ 粘连。
  - 关节内粘连。
  - 韧带-关节囊挛缩。
  - 肌肉瘢痕化。
  ○ 治疗可包括以下措施或联合应用：
  - 手法松解。
  - 关节镜下松解。
  - 股四头肌成形术。
- 创伤后关节炎，发生率为0%～30%。
  ○ 易感因素：
  - 严重的关节面粉碎骨折。
  - 软骨缺失。
  - 软骨撞击或损伤。
  ○ 手术因素：
  - 没有解剖复位。
  - 骨折对线不良。

（徐正良 译，安智全 审校）

参考文献

[1] Beingessner D, Moon E, Barei D, et al. Biomechanical analysis of the less invasive stabilization system for mechanically unstable fractures of the distal femur: comparison of titanium versus stainless steel and bicortical versus unicortical fixation. J Trauma 2011;71(3):620-624.

[2] Buckley R, Mohanty K, Malish D. Lower limb malrotation following MIPO technique of distal femoral and proximal tibial fractures. Injury 2011;42(2):194-199.

[3] Collinge CA, Gardner MJ, Crist BD. Pitfalls in the application of distal femur plates for fractures. J Orthop Trauma 2011;25(11):695-706.

[4] Dominguez I, Rodrigez EM, De Pedro Moro JA, et al. Antegrade nailing for fractures of the distal femur. Clin Orthop Relat Res 1998;350:74-79.

[5] Doornink J, Fitzpatrick DC, Madey SM, et al. Far cortical locking enables flexible fixation with periarticular locking plates. J Orthop Trauma 2011;25(suppl 1):S29-S34.

[6] Henderson CE, Kuhl LL, Fitzpatrick DC, et al. Locking plates for distal femur fractures: is there a problem with fracture healing? J Orthop Trauma 2011;25(suppl 1):S8-S14.

[7] Kammerlander C, Riedmuller P, Gosch M, et al. Functional outcome and mortality in geriatric distal femoral fractures. Injury 2012;43(7):1096-1101.

[8] Leung KS, Shen WY, Mui LT, et al. Interlocking intramedullary nailing for supracondylar and intercondylar fractures of the distal part of the femur. J Bone Joint Surg Am 1991;73A:332-340.

[9] Lujan TJ, Henderson CE, Madey SM, et al. Locked plating of distal femur fractures leads to inconsistent and asymmetric callus formation. J Orthop Trauma 2010;24(3):156-162.

[10] Markmiller M, Konrad G, Sudkamp N. Femur-LISS and distal femoral nail for fixation of distal femoral fractures: are there differences in outcome and complications? Clin Orthop Relat Res 2004;426:252-257.

[11] Nork SE, Segina DN, Aflatoon K, et al. The association between supracondylar-intercondylar distal femoral fractures and coronal plane fractures. J Bone Joint Surg Am 2005;87A:564-569.

[12] Otto RJ, Moed BR, Bledsoe JG. Biomechanical comparison of polyaxial-type locking plates and a fixed-angle locking plate for internal fixation of distal femur fractures. J Orthop Trauma 2009;23:645-652.

[13] Rademakers MV, Kerkhoffs GMMJ, Sierevelt IN, et al. Intra-articular fractures of the distal femur: a long-term follow-up study of surgically treated patients. J Orthop Trauma 2004;18:213-219.

[14] Ricci WM, Streuble PN, Morshed S, et al. Risk factors for failure of locked plate fixation of distal femur fractures: an analysis of 335 cases. J Orthop Trauma 2014;28(2):83-89.

[15] Schatzker J. Fractures of the distal femur revisited. Clin Orthop Relat Res 1998;347:43-56.

[16] Starr AJ, Jones AL, Reinert CM. The "Swashbuckler": a modified anterior approach for fractures of the distal femur. J Orthop Trauma 1999;13:138-140.

[17] Vallier HA, Hennessey TA, Sontich JK, et al. Failure of LCP condylar plate fixation in the distal part of the femur: a report of six cases. J Bone Joint Surg Am 2006;88A:846-853.

[18] Wilkens KJ, Curtiss S, Lee MA. Polyaxial locking plate fixation in distal femur fractures: A biomechanical comparison. J Orthop Trauma 2008;22:624-628.

[19] Zlowodzki M, Bhandari M, Marek DJ, et al. Operative treatment of acute distal femur fractures: systematic review of 2 comparative studies and 45 case series (1989 to 2005). J Orthop Trauma 2006;20:366-371.

第46章 髌骨骨折的切开复位内固定
Open Reduction and Internal Fixation of the Patella

Samir Mehta

定义

- 髌骨是人体最大的籽骨,是伸膝装置的关键部分(伸膝装置还包括髌韧带和股四头肌腱),为股四头肌的伸膝作用提供支点。髌骨骨折将损害伸膝装置。
- 髌骨骨折通常属于关节损伤,影响膝关节功能。
- 治疗上不但要修复伸膝装置的所有损伤,同时要确保对膝关节面的损伤最小化。
- 常用来描述髌骨骨折分类的名词包括:星形,粉碎性,横行,纵行,髌尖或下极型,以及袖套型损伤。

解剖

- 关节面包括内侧部和外侧部,内侧部在形状和大小上有很大的变异。内、外侧关节面被数条水平嵴进一步划分。髌骨副面位于关节面的最内侧。关节面呈波浪形,这使得侧位片很难提供明确的信息。髌骨下极位于关节外(图1),在处理这个区域损伤中是一个重要的考量。
- 髌骨上极为股四头肌附着,股四头肌腱最浅表部分跨过髌骨前表面并向下与髌韧带延续。髌韧带走行是从髌骨下极到胫骨结节。
- 髌骨旁支持带包括大腿阔筋膜的增厚部分加上股内侧肌及股外侧肌腱膜[15]。除了稳定髌骨外,支持带还起第二伸肌的作用。髌骨骨折移位,若支持带保持完整无损,患者有可能能够伸膝。但支持带经常合并伸膝装置一起撕裂。
- 在膝关节周围,有多根动脉构成髌周动脉丛为髌骨供血,而主要的髌骨内血供却由远向近走行[16]。
- 髌骨通过将股四头肌腱前移增加伸膝力矩。在伸膝的终末阶段,股四头肌处于力学薄弱点,增加的这部分力矩起至关重要的作用[9]。
- 由于伸膝过程中产生很大的压应力,而髌骨关节接触面很小,所以髌股关节面的接触应力高于全身其他负重关节面[5]。

发病机制

- 髌骨骨折可由作用于膝前方的直接暴力导致,也可由经伸膝装置传导的间接暴力引起,或者是二者混合因素造成。
- 由于髌骨表面软组织覆盖较少且位置浅表,因此特别容易受直接暴力作用而损伤。
- 随着屈膝角度的增加,与股骨关节面实际接触的髌骨关节面不断上移。直接暴力下的髌骨骨折类型与受伤瞬间和股骨关节面直接接触的髌骨关节面部位有关,因此与受伤瞬间屈膝的程度有关[1]。

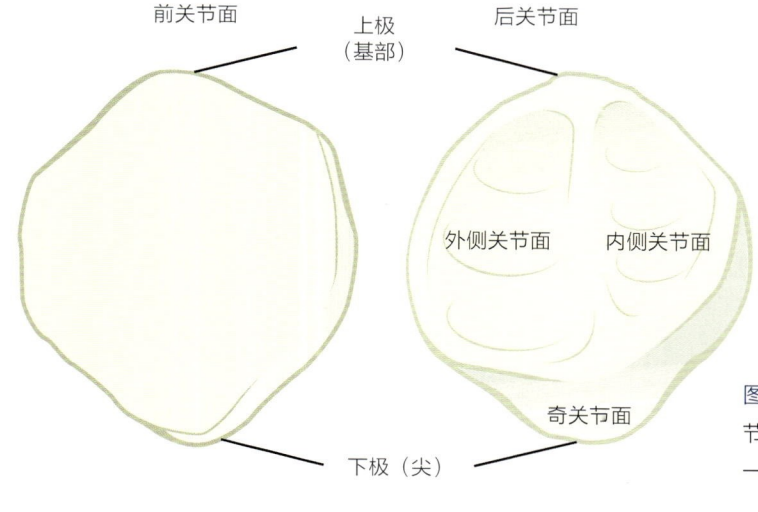

图1 髌骨解剖。主要关节面包括内侧面、外侧面和奇关节面。而内侧、外侧关节面又被一些细小的横行骨嵴进一步划分。

- 间接暴力型骨折机制如下：由于膝关节发生了快速而意外的屈曲，同时股四头肌猛烈收缩。间接暴力引起的骨折粉碎程度较直接暴力轻[5]。

自然病程

- 根据骨折类型和支持带损伤的情况，会发生不同程度的伸膝力量长期减低。骨折类型和移位程度对膝关节的活动范围也有长期影响。
- 髌骨骨折后，膝关节骨关节炎的发生率会增加。这有两方面原因：骨折时的软骨损伤，以及由于关节软骨面不匹配而引起的创伤性关节炎。尽管技术有进步，然而骨折通过手术治疗之后仍存在功能的部分丧失。

病史和体格检查

- 体格检查的征象包括：
  - 髌骨触诊常能发现缺损。
  - 受伤后出现关节肿胀提示损伤位于关节内。但是如果支持带断裂，血肿可经断裂的支持带裂隙渗出，可能不会出现关节肿胀。大量渗出将增加软组织张力最终可能导致皮肤的坏死。
  - 对髌骨位置（低位或高位髌骨）以及髌骨、股四头肌腱和髌韧带有无缺损进行触诊，可以鉴别是髌骨骨折还是韧带断裂。
  - 疼痛会影响对主动伸膝或小腿伸肌活动的检查。穿刺抽吸血肿后注入局麻药有助于评估伸膝功能。术者应注意任何的局麻药的外渗以评估皮肤缺损可能深达关节内。
  - 抽吸术：术者应注意抽出的液体量。若注射器中出现脂肪液滴就意味着骨折通到膝关节囊内。
  - 在下列骨折类型中患者仍能主动伸膝：边缘型、纵裂或未伤及第二伸肌（如支持带）的骨折。在移位的横行骨折中患者多不能伸膝。
- 病史对鉴别直接暴力和间接暴力损伤很关键。高能量暴力（如迎面的机动车事故引起的仪表盘撞击伤）导致的髌骨骨折常合并膝关节的其他损伤。
- 应同时检查周围血管神经功能。
- 应该检查膝关节的稳定性。髌骨骨折可能伴发十字韧带损伤或膝关节脱位。
- 开放性骨折需要急诊手术，其骨折不愈合及感染的概率也增高[19]。同时，开放性骨折常意味着高能量伤，合并其他损伤的可能性也增高。
- 体格检查还应包括针对合并伤的全面评估。在高能量机动车事故中，因为屈膝位的应力传导，常合并股骨远端和髋臼的骨折（如仪表盘撞击伤）。

影像学和其他诊断性检查

- 对几乎所有类型的髌骨骨折，膝关节前后位、侧位及髌骨轴位X线片可提供足够信息。
- 在创伤科，Merchant位拍摄轴位X线片为患者所接受[13]（图2A）。
- 因骨化中心融合失败而产生的二分髌骨，可能会被误诊为骨折。二分髌骨大部分位于外上方，多发生在男性。40%的二分髌骨为双侧同时发生[7]（图2B、C）。
- 正常的Insall-Salvati比（髌骨高度/髌下极至胫骨结节间距）大约为1.0[8]。
  - 若<0.8意味着高位髌骨或者髌韧带断裂。高位髌骨也可见于小儿的髌骨袖套样骨折。
  - 若>1.2则意味着低位髌骨或股四头肌腱断裂。

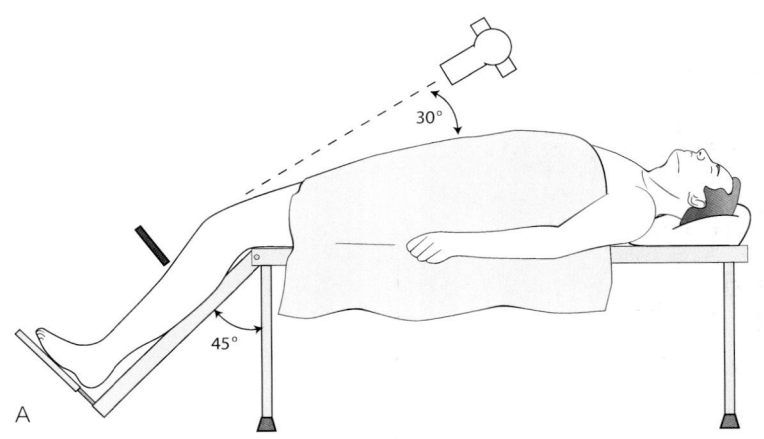

图2　A. Merchant位拍片，屈膝45°，X线与水平线呈30°，片盒与胫骨干垂直，放于胫骨近端干骺部。

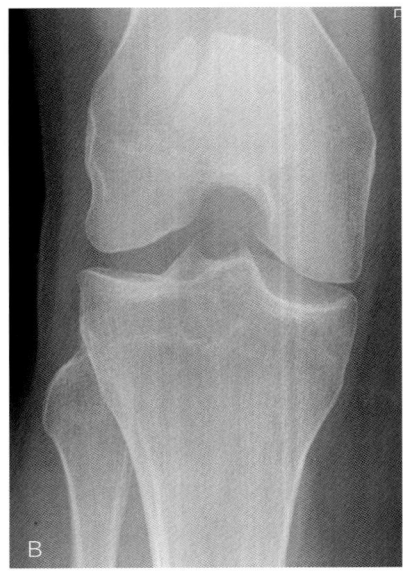 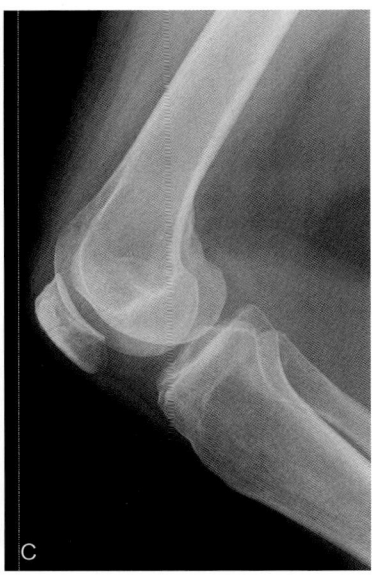

图2（续） B、C. 副髌骨。注意副髌骨的经典位置位于外上方，边缘有硬化带。

鉴别诊断

- 股四头肌断裂。
- 髌韧带断裂。
- 二分髌骨。
- 韧带或半月板损伤。
- 股骨远端或胫骨平台骨折。
- 炎症性或化脓性关节炎。
- 骨软骨损伤。
- 髌骨脱位或支持带损伤。
- 严重的关节积血。

非手术治疗

- 非手术治疗患者必须符合两个标准：
  - 无并发的伸膝装置断裂（能够主动伸直膝关节且没有明显的伸膝迟滞）。
  - 关节面移位<2 mm，骨折块分离<3 mm[3,6]（一些学者对横行骨折中的移位容忍度更小[4]）。
- 有关制动的时间说法不一。过去对患者应用长腿或管型石膏固定4~6周。而现代的关于非手术治疗的观点又涉及早期功能治疗。
- 笔者倾向于让患者扶拐或者戴铰链支具来进行完全负重。
  - 患者伸直位固定3周，而后3周允许0°~30°屈膝活动，然后完全活动，需要时辅助理疗。
  - 12周后允许进行高强度活动，包括接触性体育运动。
- 对合适的患者行非手术治疗，其总体预后良好。常见的并发症为屈曲受限[4,5]。

手术治疗

- 对于不符合上述非手术治疗标准的大多数骨折病例，应选择手术治疗。治疗目标是解剖重建关节面并修复伸膝装置。
- 切开复位内固定是治疗选择。
- 对于上极或下极严重粉碎的病例，应该选择髌骨部分切除术并同时进行韧带止点重建。
- 髌骨缺失会导致明显的功能丧失，因此髌骨全切仅限于严重粉碎，重建几乎不可能的病例。
- 关节镜和外固定支架尚未获得推广应用。
- 因为髌骨表面只有有限的软组织包裹，软组织处理非常重要。软组织的保护从急诊室就应开始注意。夹板或膝关节支具下应垫以大量的衬垫，以减少因受压引起的并发症。同样，早期的关节积血的抽吸能够预防压力性皮肤坏死。

术前计划

- 手术时机取决于患者状况、是否有开放骨折以及软组织情况。
- 复习骨折影像资料。
- 准备好手术所需工具。
- 术前，因患者疼痛而限制了对并存的韧带损伤的评估，因而在麻醉下检查非常关键。在消毒之前，应进行Lachman试验、轴移试验、后抽屉试验和内外翻应力试验。
- 如有合并损伤，可以在同一次手术中解决。

体位

- 患者仰卧位,平躺于可透视手术台上。
- 同侧髋部垫上小垫子(如卷好的单子或毛巾包裹的 1 L 的静脉输液袋)内旋下肢使髌骨处于一个比较合适的手术体位。
- 若使用止血带,应尽量置于大腿近端。止血带不能箍死股四头肌,因为这会对髌骨有向上的牵拉,影响髌骨的复位。在充气前屈膝 90°。若支持带断裂导致髌骨近段上移,需向远方牵拉股四头肌,然后再将止血带充气[20]。

显露

- 应选择纵行切口。横行切口不能进行广泛的暴露。
- 笔者常选择纵行切口以方便显露,也便于在需要钢丝加强固定时向下延长到胫骨结节。纵行切口也有利于将来可能要做的关节重建手术,因此更适用于老年或者已经有关节炎的患者。
- 出于外观考虑可选择符合皮纹走行的横行切口,且能减小损伤隐神经髌下分支的风险。
- 切开滑囊暴露骨折端,此时常会见到大量血肿。充分冲洗和用小刮匙清除血肿,让骨折端显露清晰。支持带组织常沿骨折线方向裂开,将其远、近端标记,后续予以修复。
- 骨折边缘应该使之清晰明确。骨折端背面皮质的复位能够间接复位关节面,特别是对于横行骨折这一类型。
- 复位骨折断端可以通过膝关节的过伸(踝关节下垫高)和点式复位钳对髌骨上下极的夹持。使用克氏针作为操纵杆或者刮匙能帮助复位。

张力带钢丝

- 横行骨折用张力带钢丝固定。对更复杂的骨折类型,若能通过螺钉或克氏针将小的骨折块固定,将其转化为横行骨折,也能用张力带钢丝固定。对偏下极的骨折也可使用张力带钢丝,但应将克氏针稍靠拢些,以获取足够的抓持力。
- 使用两枚平行的、1.6~2.0 mm 的克氏针打入骨折块(技术图 1A)。克氏针可以经骨折端逆行打入近端骨折块,或者顺行打入远端骨折块。
  - 克氏针一端退至与骨折断面平齐后,复位骨折,用髌骨复位钳或 Weber 钳维持。
  - 用 Freer 剥离器试探关节面确认骨折复位(若支持带裂隙足够大,也可用手指触诊)。无软骨下骨附着的小关节骨块可丢弃。塌陷的关节骨块可用 Freer 剥离器抬起复位。

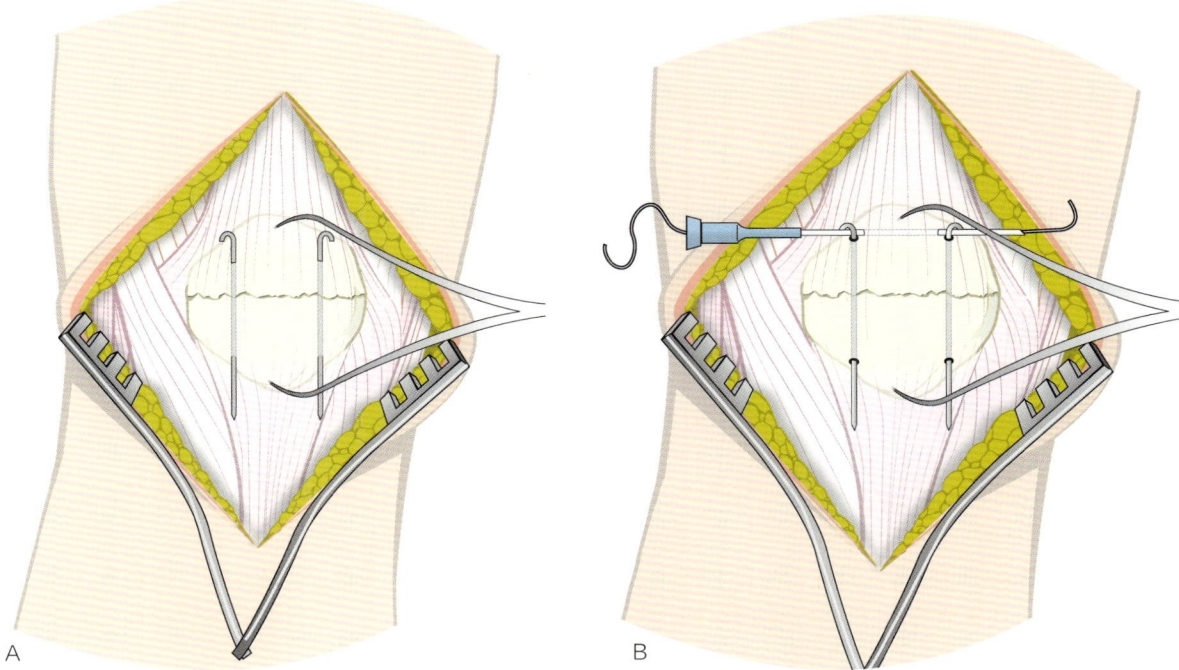

技术图 1 张力带固定。A. 克氏针穿过以后,用 Weber 钳维持。B. 用大号造影针头从股四头肌腱下方和克氏针的深部穿过,引导钢丝穿出。

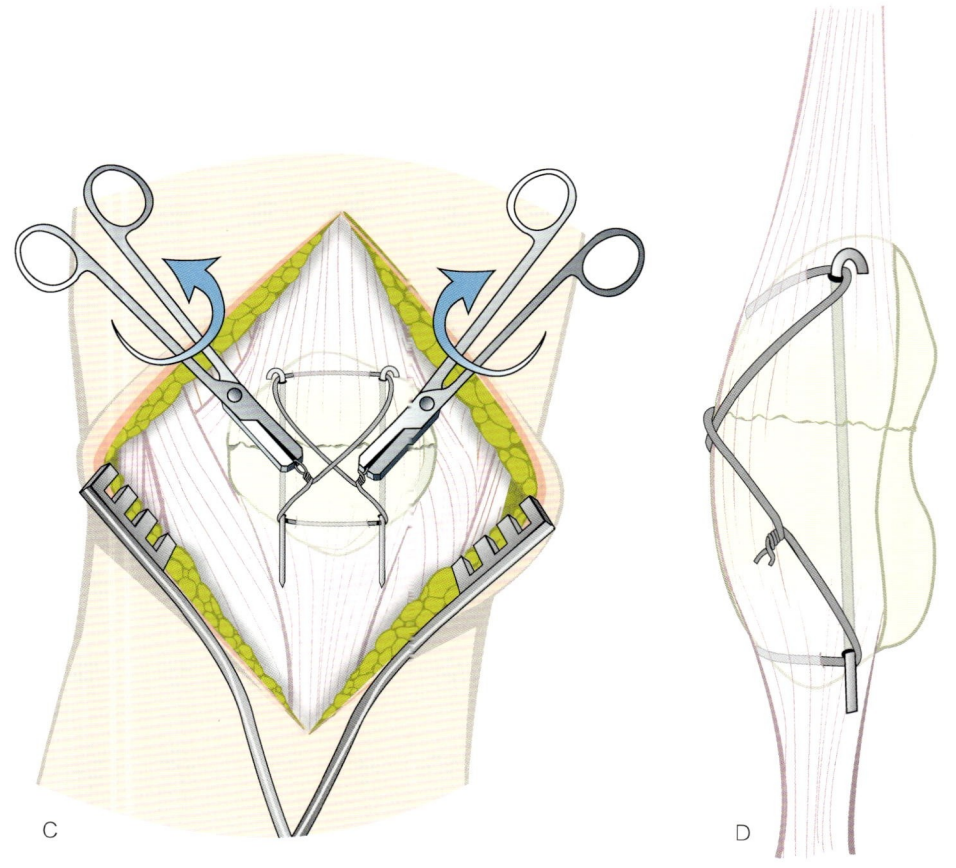

技术图1（续）　C. 用大的持针器同时收紧钢丝。D. 术毕侧位像显示，克氏针尾端弯曲，卡住钢丝。

- 一旦骨折充分复位，将克氏针打入对侧骨折块。
  - 侧位透视确认复位及克氏针位置。
- 理想的克氏针位置应距髌骨前缘5 mm[14]，在髌骨下极留约1 cm长，多余部分剪除。
- 将1.0 mm（18号）环扎钢丝于克氏针深面穿过，贴着髌骨上极。必须确保很少或没有软组织卡在张力带与髌骨上极之间。如果钢丝没有贴着髌骨，患者会出现伸直乏力。
  - 将16号血管穿刺针穿过股四头肌腱，钢丝经穿刺针穿过（技术图1B）[20]。
- 用同样的方法将钢丝从髌骨下极穿过，确保钢丝贴着髌骨下极。
  - 钢丝环扎于髌骨前表面。
  - 也可以交叉呈8字形。
- 在收紧钢丝前，应确认钢丝绕经克氏针而没有滑脱。
- 为确保张力均匀，可使用双环张力技术。将两根环扎钢丝的两个断端分别在相对应的两边拧住。将两个环依次用大的持针器收紧（技术图1C），应将线环提起让钢丝绷紧再拧紧[20]。
  - 钢丝要依次收紧，直到在骨折部位看到并且摸到理想的加压效果。
- 剪除多余的钢丝结扣，折弯并埋头以减少针尾突出。
- 克氏针上部予以剪短并折弯，折弯处呈钩形卡住钢丝，旋转弯头的方向，敲击克氏针使其贴近髌骨上极。克氏针下部剪断，避免髌韧带中克氏针过长而同时要保留足够的长度来维持环扎钢丝的位置（技术图1D）。
- 用可吸收编织线修补支持带的缺损，这是修复伸膝装置的重要步骤。
- 松止血带后止血，彻底冲洗伤口，必要时放引流装置，可吸收线缝合皮下然后以尼龙线缝皮。
- 无菌敷料包扎。由踝至大腿近端衬垫妥当，后膝关节支具外固定。

使用空心螺钉的改良张力带

- Carpenter等[5]主张对横行骨折行张力带钢丝固定时,用空心螺钉替代克氏针(技术图2A~C)。据说这种结构较克氏针张力带钢丝有更好的生物力学优点,能在对抗更大的应力的同时骨折间隙更小[5]。
- 如上文所述复位骨折端,在放置克氏针的位置打入4.0~4.5 mm的空心拉力螺钉的导针。
- 用拉力钉技术经导针打入螺钉,螺钉长度要比骨皮质短。如果螺钉长(穿过皮质),钢丝就不能贴近骨,就有可能被螺钉尾端切断的危险。侧位透视核实螺钉位置。
- 将0.8 mm(18号)的钢丝穿过1枚空心钉,环绕髌骨前面,后穿过穿入另1枚空心钉。对于4.5 mm的空心钉可使用1.6 mm的钢缆。
- 可像上文一样使用双钢丝环扎技术,把钢丝结扣埋头(技术图2D)。

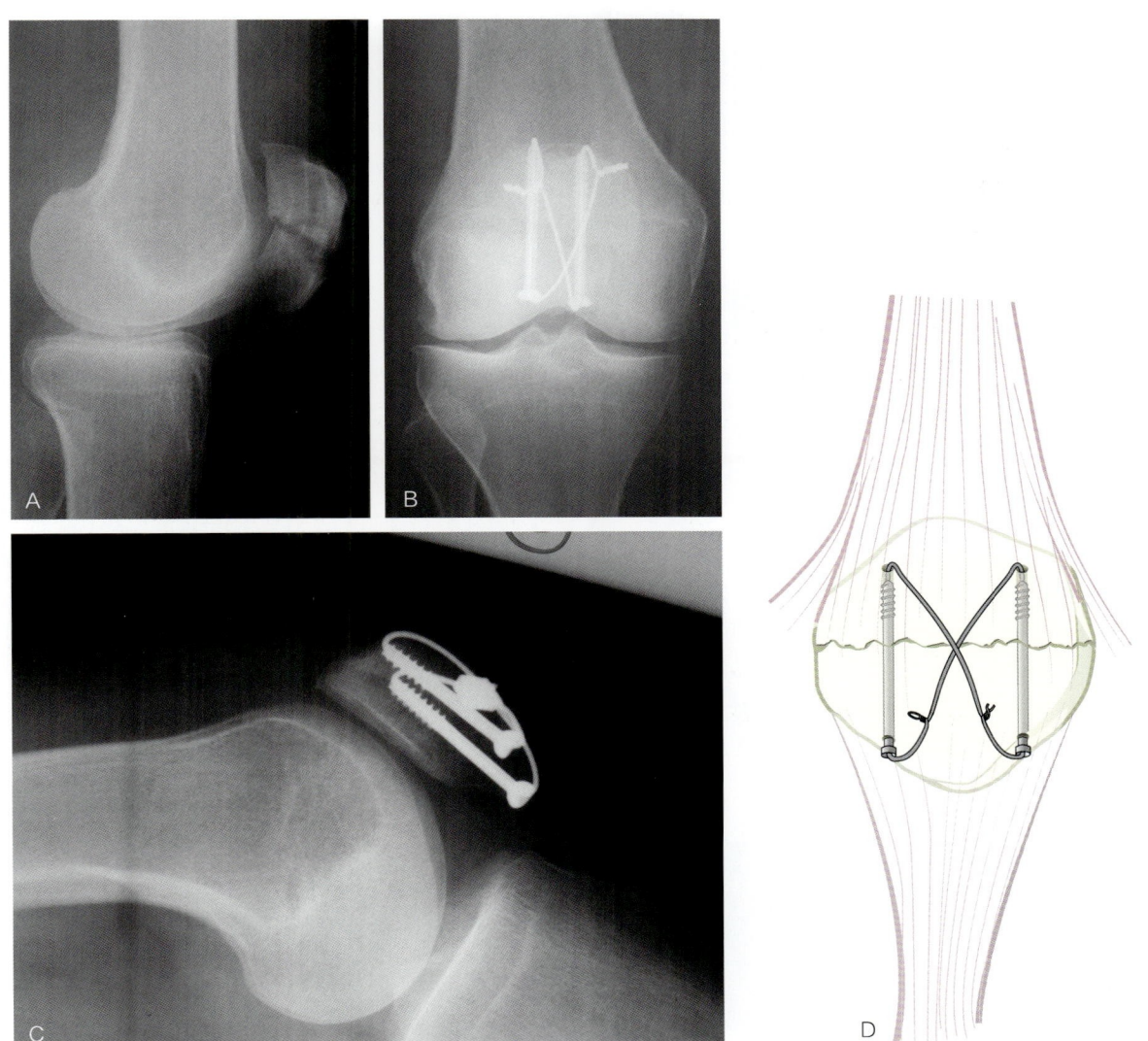

技术图2 空心螺钉加张力带结构的影像学表现。A. 侧位片显示髌骨横行骨折。B. 正位片显示最终螺钉和钢丝固定效果。C. 侧位显示螺钉螺纹端轻微突出,并不完全位于骨内。D. 空心钉加张力带钢丝固定的最终结构图。螺纹端完全位于骨内。

不用张力带的骨块间螺钉固定技术

- 螺钉通常与张力带一起合用,以将复杂骨折转化为横行骨折。但螺钉固定也可单独使用(技术图3)。这种技术特别适用于有关节面移位并且支持带完整的简单类型骨折。
- 拉力螺钉固定可用于有手术指征的纵行骨折,当然也是横行骨折的可选方法,特别是骨质良好的患者。多项生物力学研究证明,在骨质较好的情况下,两枚骨皮质拉力螺钉的固定强度几乎等同[2]或强于张力带钢丝[5]。
- 用点状复位钳获得骨折复位后,用3.5 mm或4.5 mm的骨皮质螺钉用拉力方式通过骨折部位。
- 同上文所述方法行支持带修复和切口闭合。

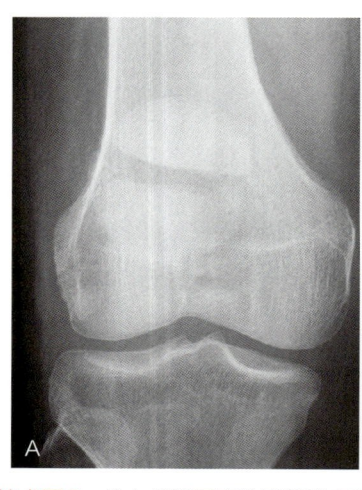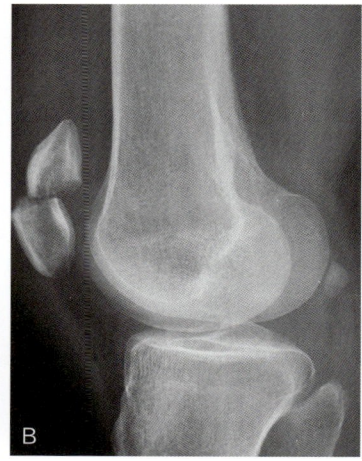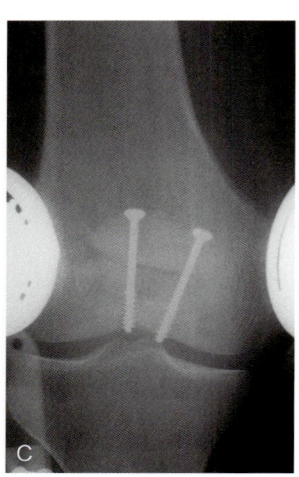

技术图3　拉力螺钉固定的影像学表现。A、B. 正侧位片资料。C. 术后影像资料,显示双皮质螺钉固定。

钢板固定

- 那些严重粉碎性骨折或有骨缺损的髌骨骨折可用切开复位和小钢板螺钉固定治疗。钢板固定将重建伸膝装置并避免髌骨切除。
- 用克氏针、复位钳和小螺钉对骨折进行临时复位。
- 然后将小钢板根据髌骨背面皮质骨面进行塑形折弯。通常需要用2或3块小钢板。
- 然后将小钢板贴附于髌骨,从近端螺钉孔置入螺钉从髌骨上极穿至髌骨下极。然后将螺钉从钢板的最远端孔置入穿过髌骨下极至上极(技术图4)。
- 钢板必须良好塑形从而减轻对软组织的激惹。锁定钢板可用于骨质差的患者,但螺钉无法将钢板压到骨面,所以钢板必须解剖塑形。
- 一般笔者使用2.0 mm或者2.4 mm钢板,因为这些钢板提供了足够的稳定性而对软组织的刺激有限。

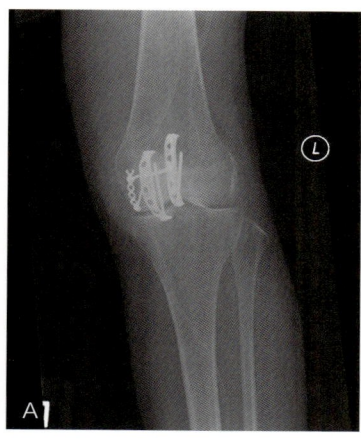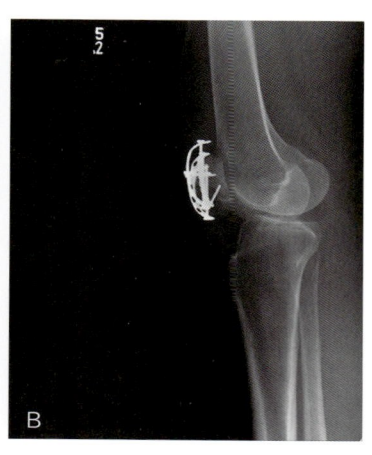

技术图4　钢板固定。A、B. 术后正侧位片显示用了小钢板固定了严重粉碎性髌骨骨折。该病例中钢板被更好地塑形帖服于髌骨上极。而且该病例中使用了2块2.7 mm钢板,后期不再使用(笔者选择2.0 mm或2.4 mm钢板)。

髌骨部分切除术

- 髌骨部分切除术常用于粉碎性骨折,且某一部分特别粉碎。粉碎处常发生在髌极,且常为下极。
- 经上述标准入路,确认粉碎的骨折块,如果粉碎的骨块已不可能重建,切除之。尽可能保留大的关节面骨块。
- 残留的髌骨上纵行钻几个孔(通常为3个),钻孔时髌韧带附着处的入针点尽量靠近关节面。孔的数量等于缝线的数量加1。
- 用带针的不可吸收缝线通过钻好的孔将相对的肌腱(通常是髌韧带)缝合。在膝关节中立位或者过伸位下将缝线收紧打结(技术图5)。与前述的环扎钢丝一样缝线必须贴近骨(通常为上极)。
- 可使用穿过髌骨和胫骨结节的张力带保护缝合,也可以使用聚酯纤维带加固。但笔者一般不做这种加固。
- 用可吸收线缝合支持带。
- 如上文所述方法闭合切口。

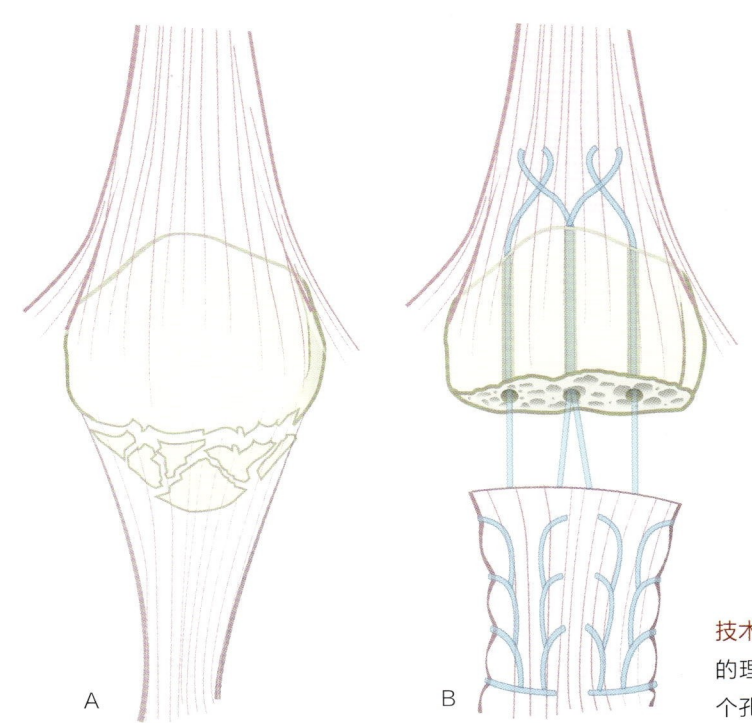

技术图5 髌骨部分切除术。A. 髌下极粉碎,这是使用该法的理想类型。B. 缝线穿好后拉紧打结,用了2股线钻了3个孔。

要点与失误防范

术者必须确保在钢丝于髌骨上、下极绕过克氏针时,钢丝和髌骨之间很少或没有软组织嵌入	这一常犯错误会导致骨折处分离。在负重的情况下,骨折块会顺着克氏针分离,直到张力带被收紧为止[5],这会导致患者伸膝乏力
如果空心螺钉用于张力带,螺钉要短于皮质;相反,如作为拉力螺钉固定时,双皮质把持的固定效果更好	螺钉从远侧皮质突出将产生一个张力带上的应力集中点[5]。张力带接触的是螺钉尖而不是骨头,这导致骨加压效果的减弱。如果螺纹突出过长,张力带钢丝也会在螺纹边缘断裂
是早期活动以利远期功能恢复,还是制动保护内固定以防复位丢失,需要在二者之间寻找微妙的平衡点	若手术满意,尽早行关节被动活动。如果发现术中膝关节活动会导致骨折分离,或者术中骨量丢失较多,则需延后进行被动活动
可能的话将复杂骨折转化为横行或简单型骨折	能用骨块间螺钉固定的纵行的粉碎性骨折可作为较简单的横行骨折处理

术后处理

- 一旦软组织愈合至可以承受张力,即可行关节被动及轻柔的主动活动。笔者会使用大量的衬垫垫于支具内层,直到肢体肿胀消退。
- 术后即可扶拐负重,在石膏或铰链支具保护下进行伸膝锻炼。
  - 笔者倾向于膝关节伸直位位固定3周,然后在膝关节铰链支具保护下进行膝关节屈曲0°~30°锻炼3周,然后去掉支具进行正常膝关节屈曲活动。
- 如果术后影像学上有明确的骨折愈合表现,可弃支具完全负重,但这绝不能早于术后6周。
- 虽然术后即可行直腿抬高和股四头肌收缩锻炼,但在确认骨折愈合之前,不能进行股四头肌抗阻力收缩。
- 对于那些在术中被动活动时被认为稳定性不好的骨折,在确认骨折愈合之后才开始膝关节活动。
- 在康复过程中,应高度重视膝关节屈曲时髌骨所受的应力。在爬楼时,应力是体重的7倍,在下蹲时,则可以接近体重的8倍[12]。

预后

- 预后取决于骨折复位能否维持。
- Boström[3]报道,据一项对320例髌骨骨折患者平均8.9年的回顾研究(212例非手术治疗),24%的患者认为并未得到完全性的康复;31%的患者有持续的中度或重度的疼痛。90%的患者膝关节活动范围正常,而活动受限者主要为老年患者。骨折愈合率为91%。
- 在一项研究中纳入30例单纯单侧髌骨骨折患者,有24例(80%)患者在日常活动中出现膝前方的疼痛。临床症状改善出现在6个月之后。然而,功能损伤持续至12个月,一些客观性检查证实患者的伸膝装置损伤部位的力量耐力等都有所减弱[10]。
- LeBrun等[11]进行了一项研究,40例同侧髌骨骨折患者的功能随访时间达6.5年。这些患者的平均SF-36物理功能组成评分和膝关节损伤和骨关节炎评分(KOOS评分)和正常人群有统计学差异。52%患者因内固定疼痛要求取出内固定装置,而其中38%患者认为有时仍然有疼痛,而他们认为这个疼痛和内固定相关。Biodex力学试验证实,患侧等长收缩的峰力矩较健侧低26%。与健侧相比,患侧的伸直力量减少超过30%[11]。
- 对关节功能的长期随访发现,张力带钢丝治疗组与同年龄的标准结果没有差别[17]。

并发症

- 文献所报道的髌骨骨折手术治疗的并发症发生率各家不一。最近的一项关于围手术期并发症的研究报道其发生率为25%[18],这比早些年文献报道的数值要高[3]。
- 感染率很低,且能通过围手术期使用抗生素、术中保护软组织等方法来减低。累及关节的术后深部感染非常少[3,18]。
- 由于髌骨表面的软组织很薄,患者常可扪及内固定。笔者常规不取出内固定,但对那些有内固定引起症状的患者,待确认骨折愈合后可行内固定取出术。张力带固定的取出概率,各文献报道不一,在10%~60%[17,18]。
- Smith等报道[18],张力带钢丝治疗后,有22%的病例发生超过2mm的骨折移位。所有移位严重需要手术的患者,都是因为在3~5周内弃支具负重造成。余下的内固定失败病例,最常见原因是技术性失误。
- 张力带固定技术的骨折不愈合率很低,低于1%[5]。
- 膝关节活动范围减小是另一个可能的并发症。屈曲受限常多于伸直受限。大部分情况下是由于关节内粘连引起的,可通过关节镜下松解来改善。
- 与多数关节内骨折类似,患侧骨关节炎的发生率高于健侧。不同文献报道的发生率差异很大。

(徐正良 译,安智全 审校)

参考文献

[1] Atkison PJ, Haut RC. Injuries produced by blunt trauma to the human patellofemoral joint vary with flexion angle of the knee. J Orthop Res 2001;19:827-833.

[2] Benjamin J, Bried J, Dohm M, et al. Biomechanical evaluation of various forms of fixation of transverse patellar fractures. J Orthop Trauma 1987;1:219-222.

[3] Boström A. Fracture of the patella: a study of 422 patellar fractures. Acta Orthop Scand Suppl 1972;143:1-80.

[4] Braun W, Wiedemann M, Rüter A, et al. Indications and results of nonoperative treatment of patellar fractures. Clin Orthop Relat Res 1993;(289):197-201.

[5] Carpenter JE, Kasman R, Matthews LS. Fractures of the patella. J Bone Joint Surg Am 1993;75A:1550-1561.

[6] Edwards B, Johnell O, Redlund-Johnell L. Patellar fractures: a 30-year follow-up. Acta Orthop Scand 1989;60:712-714.

[7] Green WT. Painful bipartite patellae: a report of three cases. Clin Orthop Relat Res 1975;(110):197-200.

[8] Insall J, Goldberg V, Salvati E. Recurrent dislocation of the high-

riding patella. Clin Orthop Relat Res 1972;88:67-69.

[9] Kaufer H. Mechanical function of the patella. J Bone Joint Surg Am 1971;53(8):1551-1560.

[10] Lazaro LE, Wellman DS, Sauro G, et al. Outcomes after operative fixation of complete articular patellar fractures: assessment of functional impairment. J Bone Joint Surg 2013;95(14):e96 1-8.

[11] LeBrun CT, Langford JR, Sagi HC. Functional outcomes after operatively treated patella fractures. J Orthop Trauma 2012;26:422-426.

[12] Matthews LS, Sonstegard DA, Henke JA. Load-bearing characteristics of the patello-femoral joint. Acta Orthop Scand 1977;48:511-516.

[13] Merchant AC, Mercer RL, Jacobsen RH, et al. Roentgenographic analysis of patellofemoral congruence. J Bone Joint Surg Am 1974;56(7):1391-1396.

[14] Nerlich M, Weigel B. Patella. In: Ruedi TP, Murphy WM, eds. AO Principles of Fracture Management. New York: Thieme, 2000:487-501.

[15] Reider B, Marshall JL, Koslin B, et al. The anterior aspect of the knee joint. J Bone Joint Surg Am 1981;63(3):351-356.

[16] Scapinelli R. Blood supply of the human patella: its relation to ischaemic necrosis after fracture. J Bone Joint Surg Br 1967;49(3):563-570.

[17] Schemitsch EH, Weinberg J, McKee MD, et al. Functional outcome of patella fractures following open reduction and internal fixation. J Orthop Trauma 1999;13:279.

[18] Smith ST, Cramer KE, Karges DE, et al. Early complications in the operative treatment of patella fractures. J Orthop Trauma 1997;11:183-187.

[19] Torchia ME, Lewallen DG. Open fractures of the patella. J Orthop Trauma 1996;10:403-409.

[20] Wilber JH. Patellar fractures: open reduction internal fixation. In: Wiss DA, ed. Master Techniques in Orthopaedic Surgery: Fractures. Philadelphia: Lippincott Williams & Wilkins, 1998:335-346.

第47章 胫骨平台双髁骨折的切开复位内固定
Open Reduction and Internal Fixation of Bicondylar Plateau Fractures

William M. Ricci

定义

- 胫骨平台双髁骨折累及胫骨内、外侧平台。
- Schatzker Ⅴ型和Ⅵ型骨折均被认为是双髁骨折。
- Schatzker Ⅴ型骨折（图1A、B）累及双髁，但仍有近端骨块与胫骨干相连。通常可采用内、外侧双钢板支撑固定。
- Schatzker Ⅵ型骨折（图1C、D）累及双髁，且关节面骨块与胫骨干完全离断。通常需要外侧锁定钢板或双（内、外侧）钢板固定。
- 外侧平台合并后内侧平台骨折不同于一般的双髁骨折，可能表现为骨折-脱位型（见图3），处理这类骨折不仅需要外侧固定，还经常需要后内侧固定。

胫骨近端的解剖

- 膝关节负重时，内侧平台承受约60%～75%的负荷[7,8]。
- 内侧平台较外侧平台宽大。
- 内侧平台关节面凹陷，而外侧平台关节面突起。
- 由于内侧平台承重较多，故其软骨下骨更为致密、坚硬。
- 外侧平台高于内侧平台。相对于胫骨解剖轴而言，胫骨近端内侧角为87°（范围85°～90°）[6]。
- 相对胫骨的解剖轴，胫骨平台后倾角约为81°（范围77°～84°）[6]。
- 髂胫束止于Gerdy结节（图2）。
- 前交叉韧带附着于胫骨髁间棘及其内侧，可抵抗胫骨相对于股骨的前移。辨识骨折块是否包含该附着点与否对于重建膝关节的稳定性非常重要。
- 后交叉韧带附着于胫骨平台后缘关节线下约1 cm，相当于胫骨结节偏外几毫米。
  - 后交叉韧带的作用是防止胫骨相对于股骨的后移，是膝关节的轴移枢纽。
- 内侧副韧带起自股骨内上髁，止于胫骨内侧髁。
  - 内侧副韧带对抗外翻力量。
- 外侧副韧带起自股骨外上髁，止于腓骨头。
  - 外侧副韧带对抗内翻力量和股骨外旋。
- 内侧和外侧半月板是呈新月形的纤维软骨结构，其作用是分散胫骨平台承受的应力，加深平台关节面，增加关节间润滑，并提供膝关节营养。
  - 在形态上，内侧半月板近似C形，而外侧半月板近似O形。
  - 外侧半月板较内侧半月板活动度更大。

发病机制

- 胫骨平台双髁骨折多为高能量暴力所致，常合并周围软组织损伤。
- 损伤机制主要是轴向暴力，可能伴有内翻或外翻。
- 在外翻暴力作用下，股骨外髁像楔子一样插向其下方的胫骨外侧平台[5]。
- 骨折块大小取决于多种因素，包括撞击的位置、导致骨折的轴向暴力的大小、骨密度和受伤瞬间膝关节所处的位置。
- 20%～77%的胫骨平台骨折伴有韧带损伤[3,4]。
  - 是否在固定骨折的同时行韧带修复还存在争议。一些学者主张在固定骨折的同时行韧带修复，而另外一些学者则认为如果骨折能够复位，就没必要在早期进行韧带修复。

自然病程

- 肢体力线不良的患者临床预后可能较差。
- 关节不匹配易导致骨关节炎。
- 骨折不稳定容易导致内翻/外翻畸形，通常是内翻。
- 关节僵硬很常见。
- 合并的韧带损伤可能导致关节不稳。
- 急性骨筋膜室综合征并不少见。

病史和体格检查

- 一般而言，双髁骨折是高能量暴力所致，但是低能量暴力也可导致双髁骨折，比如老年骨质疏松患者意外跌倒。
- 患者主诉膝部疼痛、肿胀和下肢负重困难。如果关节囊未破裂，关节内血肿会比较明显。
- 病史应包括详细的损伤机制、伤前活动状况、既往伤病史。

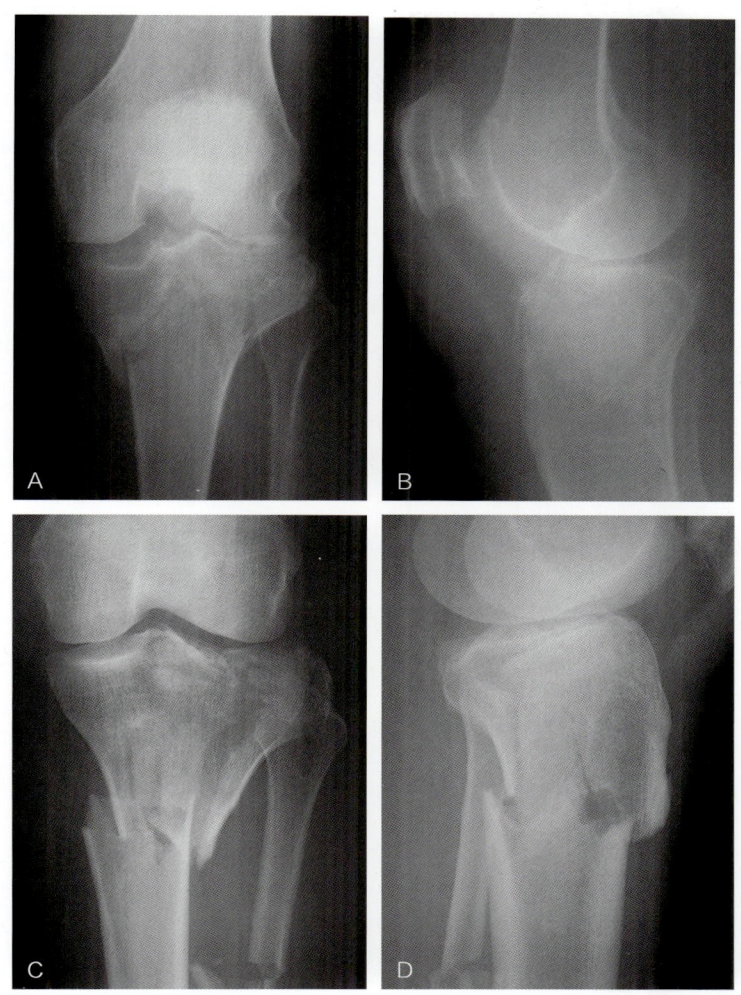

图1　A、B. Schatzker Ⅴ型胫骨平台双髁骨折前后位片和侧位片。C、D. Schatzker Ⅵ型胫骨平台双髁骨折前后位片和侧位片。

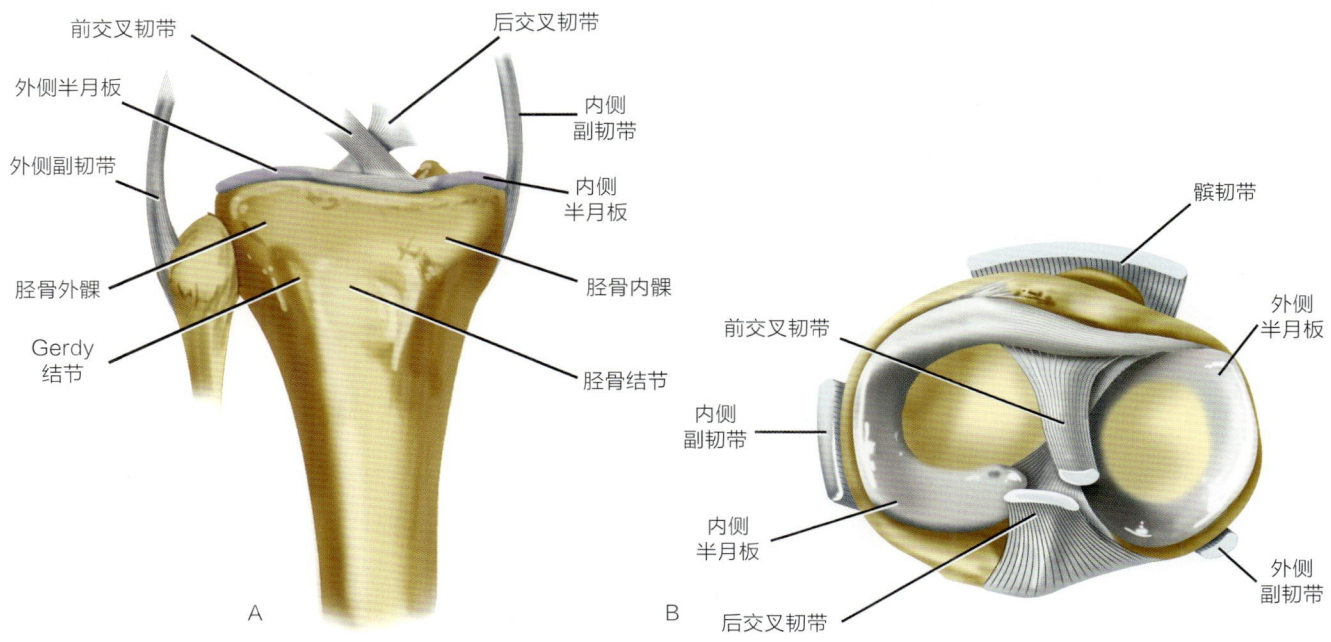

图2　A、B. 胫骨前后位（A）和轴位（B）显示相关解剖结构。

- 全面检查以排除其他损伤。需要评估损伤部位近端和远端肢体的血管情况。
- 如果触诊时脉搏有异常,可能需要血管专科会诊。
- 肢体的踝肱指数及腿部超声检查,有助于全面评估血管损伤问题。约2%的此类骨折存在血管损伤[1,9]。
- 通过触诊下肢筋膜间室肿胀情况和有无被动牵拉痛来评估发生骨筋膜室综合征的风险。
- 检查背伸和外翻的力量以评估腓总神经的功能。因为外伤和术中牵拉均有可能造成腓总神经损伤。因此,在术前评估和记录腓总神经功能就变得非常重要。应评估损伤部位近端和远端的肢体感觉和运动功能。
- 尽管术前很难区别韧带性不稳和骨性不稳,但仍有必要全面检查膝关节的韧带和伸膝装置。
  - 因此,膝关节韧带检查通常在骨折固定后,患者苏醒前于手术室内进行。
  - 在确定手术之前,需要仔细检查软组织情况。检查软组织时,还要考虑手术切口的位置。

影像学和其他诊断性检查

- 需拍膝关节与胫骨的前后位片、侧位片以及膝关节斜位片(图3A~C)。
- CT扫描及矢状位和冠状位重建对于明确复杂骨折的形态和制订手术策略非常有益(图3D、E)。
- MRI有助于评估膝关节周围韧带和半月板的损伤情况[4]。

鉴别诊断

- 膝关节多发韧带损伤。
- 胫骨干近端骨折。
- 胫骨单髁骨折。
- 髌骨骨折。
- 伸膝装置断裂。

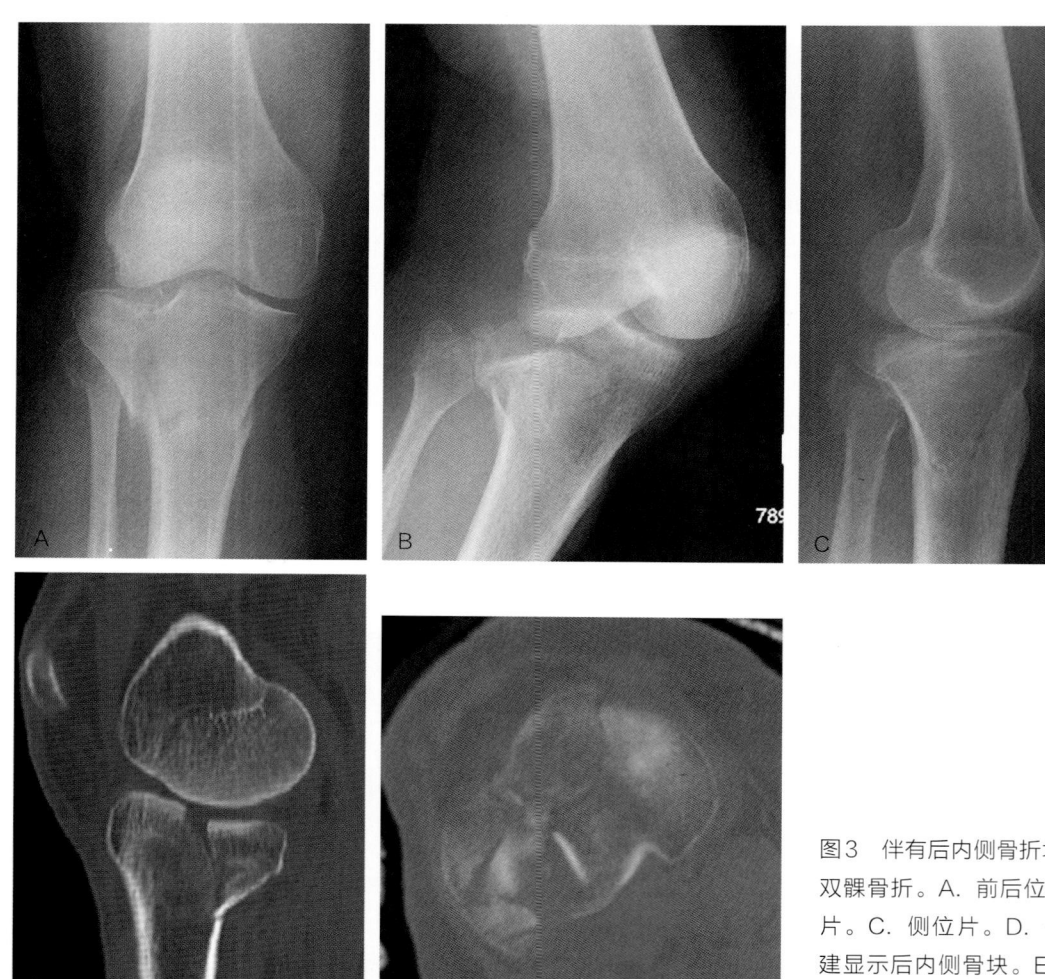

图3 伴有后内侧骨折块的胫骨平台双髁骨折。A. 前后位片。B. 斜位片。C. 侧位片。D. CT矢状位重建显示后内侧骨块。E. CT轴位像显示外侧和后内侧骨块。

非手术治疗

- 对于无移位的低能量骨折,可采用骨折支具、长腿石膏或者二者联合使用来治疗。如果因为患者自身条件(如系统疾病、功能状态),不宜手术干预,也应采取保守治疗。
  - 必须密切观察,警惕逐渐发生力线不良(特别是内翻畸形)。

切开复位内固定

术前计划

- 仔细检查患者和阅片。
- 对于伴有严重软组织肿胀的高能量双髁骨折,应考虑分阶段治疗,先行外固定临时制动;待肿胀消退后,再行切开复位内固定。
- 选择手术技术(例如钢板、髓内钉或外固定支架技术)。
  - 要有备选方案。
- 确保计划的手术入路能充分显露骨折,为骨折复位和固定提供操作空间。
- 患者的体位应方便手术显露。除了计划后侧或者后内侧入路,通常应采用仰卧位;选择后侧入路的患者应采用俯卧位。
- 术者应考虑是否需要使用消毒或未消毒的止血带,并做好相应的准备,计划好铺单范围。
- 确定C臂机的摆放位置。如果选用外侧入路,C臂机应放置在伤肢的对侧。如果先做后内侧入路,C臂机应放置在伤肢一侧。显示器的位置应便于观看,通常朝向手术床头侧。
- 根据术前影像和所选择的固定方式来计划关节面和干骺端骨折复位的策略。
  - 考虑是否使用股骨牵开器。
  - 对于双髁骨折,股骨牵开器对关节撑开的作用微乎其微,因为牵引主要作用于骨折断端,而非关节。
  - 术者应决定先固定双髁骨折中的哪部分骨块。先显露并复位后内侧骨折,再处理胫骨外侧平台,可有效避免膝关节内翻。如果可以经皮复位内侧骨折块,并且仅用外侧锁定钢板就可固定骨折,对于这种骨折形态,术者可以避免使用双切口。这些治疗策略都应该在术前计划中就确定下来。
- 确定手术所需的内植物,并备齐。
- 确定手术所需的额外器械,逐一列出,并备齐。
- 考虑术后是否需要制动,如果制动,需要哪些器械,并做好准备。

手术入路选择

- 常用手术入路包括单一外侧入路、双切口(后内侧和外侧)和单一后内侧入路。
- 应避免通过单一前方入路向两侧剥离来显露内、外侧。
- 通过前正中入路显露内、外侧有较高的并发症,应避免使用。
  - 因此,当需要显露内、外侧时,倾向于选择前外侧和后内侧联合入路。
- 干骺端骨折块特别是粉碎性骨折最好采用间接复位和固定,以最大程度保护骨愈合的生物学因素。

外侧入路适应证

- 前外侧手术入路是处理大多数的胫骨双髁骨折的外侧部分的标准手术入路。
- 经该入路,可直接显露胫骨外侧关节内骨折、外侧半月板和放置外侧钢板。
- 如果内侧平台关节面平整,而且经外侧锁定钢板的多枚锁定螺钉都能固定到内侧骨块,那么这类双髁骨折就可以仅通过外侧入路和外侧锁定钢板来固定内侧平台。

后内侧入路适应证

- 对于单纯内侧平台骨折,可采用内侧入路。
- 内侧平台的冠状面骨折经常会有一个后内侧骨块,伴或不伴有外侧平台骨折,处理该后内侧骨折最好采用后内侧手术入路和后内侧支撑钢板固定。

后侧入路适应证

- 小部分双髁骨折伴有后外侧的剪切劈裂,选择后方入路可能有利于直接显露。

切开复位内固定的手术技术

经外侧入路切开复位内固定

外侧手术入路

- 术者辨认和标记解剖标志（Gerdy结节、胫骨嵴、髌骨和腓骨头）。
- 标记皮肤切口。切口远端起自胫骨嵴外侧2 cm，弧形向上经Gerdy结节达股骨外上髁（技术图1A）。
- 可以选择对下肢驱血、止血带充气，压力约300 mmHg。
- 沿着标记线切开皮肤。锐性分离筋膜，不要将皮下脂肪与筋膜分离（技术图1B）。
- 平行皮肤切口纵向劈开筋膜。
  - 在远端，在距胫骨嵴1 cm处切开前方筋膜间室。
  - 在近端，沿髂胫束纤维方向纵向劈开，不要破坏关节囊（技术图1C）。
  - 在中段，从Gerdy结节的前方和后方剥离髂胫束。
- 如需复位外侧关节内骨折，可以水平切开关节囊和冠状韧带，从外侧半月板下显露关节（技术图1D）。
  - 掀起半月板，检查是否存在撕裂，必要时进行修复。
  - 大多数的半月板损伤都是边缘撕裂，可以水平褥式缝合在关节囊上。

经外侧入路复位

- （从半月板下方进入关节）在直视下观察关节内骨块；在骨折复位后，（在透视下）间接评估关节面。
- 复位关节面，可借助于复位钳、顶棒和撬棒技术，并用克氏针和（或）关节周围复位钳临时固定。
- 用一把大的关节周围复位钳恢复胫骨髁的宽度。
- 在透视辅助下，间接复位干骺端骨折，从而恢复关节骨块与骨干之间的力线关系。
- 如果通过间接方法无法复位内侧骨折，需同时切开显露内侧来直接复位。

外侧固定

- 应用外侧钢板可支撑外侧劈裂骨折和关节内塌陷骨折（通过在近端软骨下骨置入多枚螺钉获得竹筏效应）。

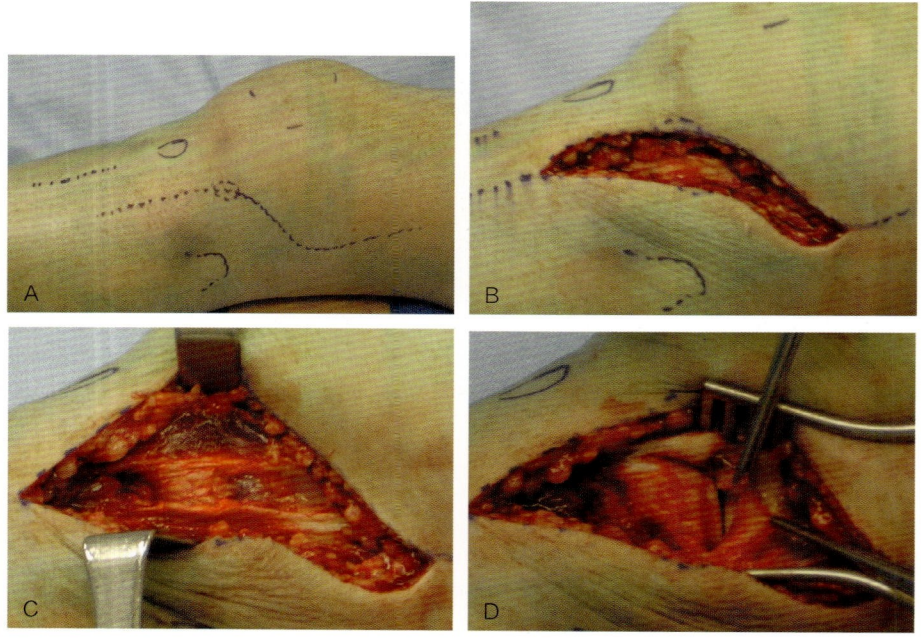

技术图1 A. 前外侧入路的体表标志（髌骨、胫骨结节、Gerdy结节和腓骨）。B. 前外侧手术入路的浅层分离。C. 外侧深层显露时，以Gerdy结节为中心分开髂胫束，切开方向与其纤维方向平行。D. 半月板下关节切开可直接显露外侧关节面。

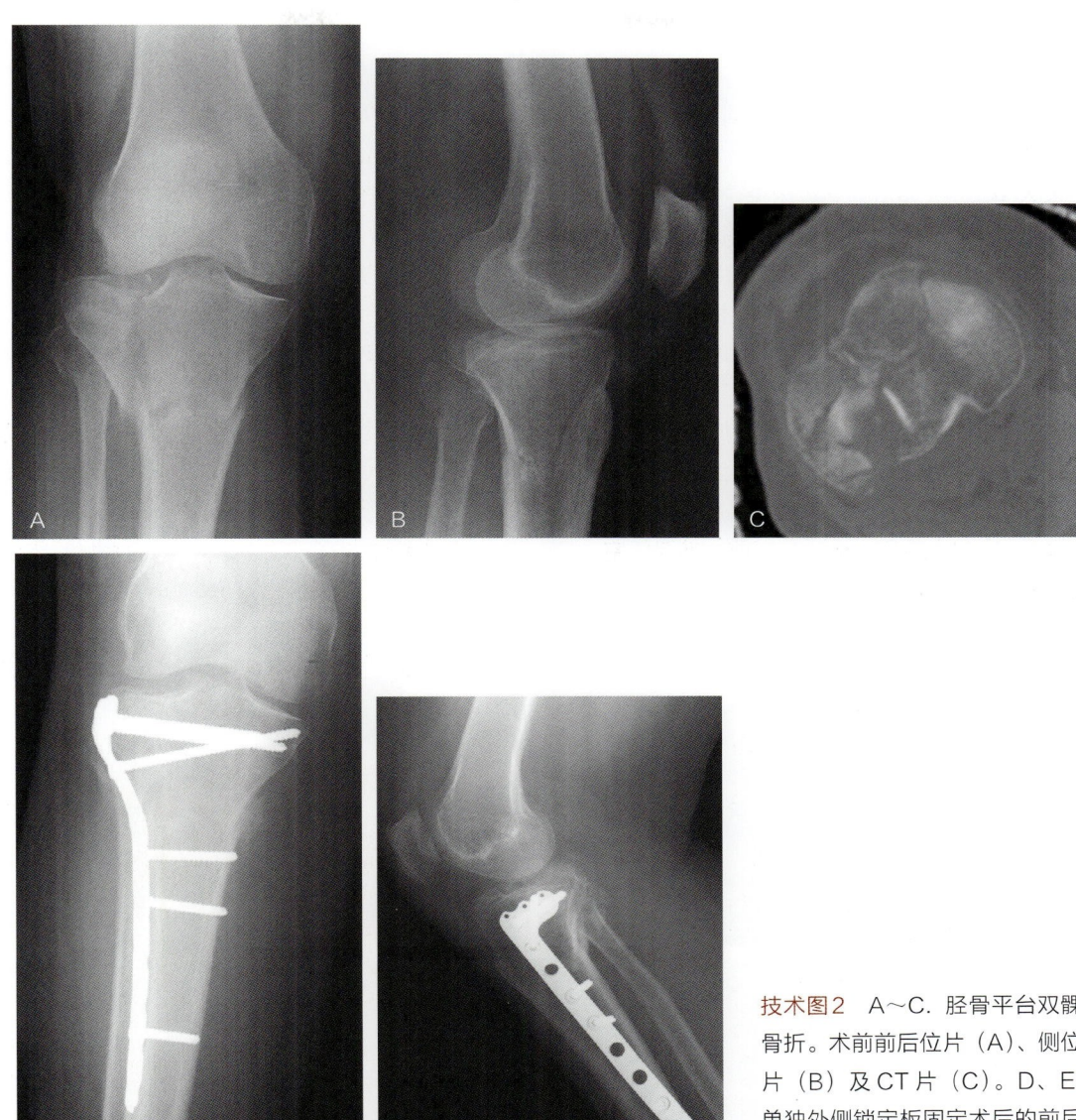

技术图2　A～C. 胫骨平台双髁骨折。术前前后位片（A）、侧位片（B）及CT片（C）。D、E. 单独外侧锁定板固定术后的前后位片和侧位片。

- 如果内侧骨折块足够大，且能够从外侧钢板置入的多枚螺钉将其固定，则可使用外侧板来固定内侧骨折块(技术图2)。
  - 在抵抗内侧骨块下沉方面，锁定螺钉提供的固定作用优于非锁定螺钉。
- 如需要对内、外侧骨折块之间进行加压，可在锁定螺钉固定之前，先使用非锁定拉力螺钉。
- 由于内侧骨块大小和位置的原因，外侧钢板上的多枚锁定螺钉不能有效地固定内侧骨折块时，那么内侧就需要额外固定。
  - 后内侧骨折病例需要另外行后内侧支撑钢板固定。

外侧软骨下骨缺损的处理

- 软骨下骨缺损需要行同种异体骨、自体骨或其他骨替代物移植。
- 部分患者，通过在关节面下方骨皮质开窗，打压植入同种异体骨块，可复位塌陷骨折。
  - 用顶棒锤击塌陷骨块下的骨移植物，可将塌陷骨块抬高到合适的位置。

关闭外侧伤口

- 分层缝合外侧伤口，并在深层留置引流管，降低膝关节压力。

经后内侧入路切开复位内固定

手术入路
- 患者俯卧于透光床或牵引床上，垫起对侧髋部。
- 在大腿近端应用未消毒止血带。
- 将C臂机放在伤侧，显示器靠近床头。
- 切口起自胫骨干骺端后内侧嵴的后方1cm（技术图3A）。
  - 浅层分离时应注意避开隐静脉和隐神经。
  - 继续向深部分离显露鹅足肌腱（技术图3B）。
  - 通过分离和牵拉肌腱来显露鹅足肌腱上方、下方或其中间的骨折块。
- 腓肠肌内侧头可以很容易地从胫骨后内侧分离。
- 骨膜下的剥离操作仅限于骨折断端，有助于确认复位。
- 在内侧副韧带的后方和（或）前方显露骨折断端，但不破坏韧带的连续性。

复位
- 通过牵引、外翻和恰当运用复位钳来复位骨折。
- 下肢自身重量会导致内翻，因而，在复位骨折时，应通过手法或内侧股骨牵开器施加一外翻应力来抵消内翻倾向。
- 一般通过骨皮质的复位和透视来间接评估关节面复位情况。在内侧副韧带的前方做半月板下关节囊切开术，可以观察到内侧平台的前方关节面。

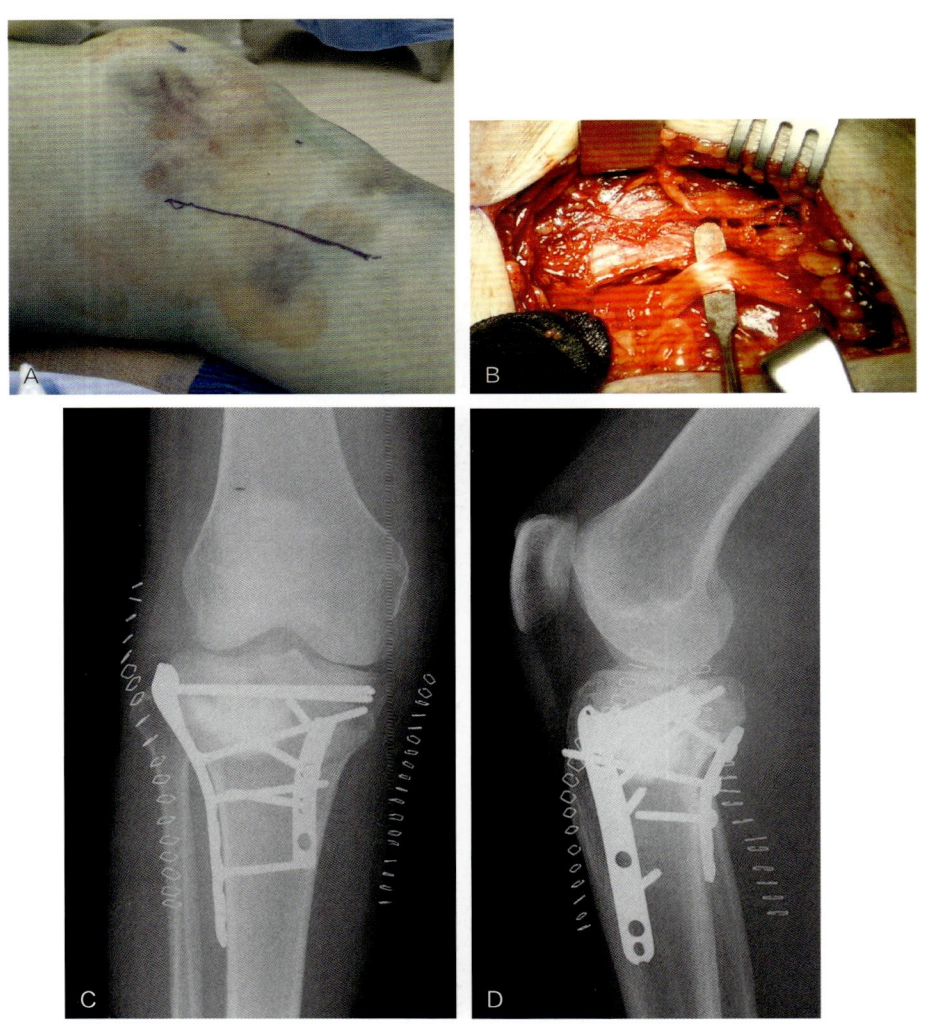

技术图3　A. 胫骨平台后内侧入路的皮肤切口。B. 后内侧入路的深部分离，显露鹅足腱部。C、D. 术后前后位片（C）和侧位片（D）显示胫骨平台双髁骨折的外侧及后内侧钢板固定。

固定

- 根据骨折形态来固定内侧骨折。
- 如果是常见的后内侧冠状面骨折,可以对后内侧钢板轻微塑形来支撑后内侧骨块(技术图3C、D)。
- 对于单一的内侧平台完全性骨折,既可以在前内侧,也可以在后内侧放置钢板,还有一些术者提倡在后内侧副韧带的表面直接贴附钢板固定。
- 对于复杂的双髁骨折,内侧的钢板通常放置在后内侧,作为对外侧固定的辅助。

经后方入路切开复位内固定(后方剪切型骨折)

手术入路

- 患者俯卧位,大腿近端上止血带。
- 做一S形切口,近端起自后正中线,远端向内侧延伸。切口位于腘窝中央,横行部分位于关节线水平(技术图4A～C)。
- 术者应识别和保护腓总神经、腘动静脉、胫神经和内侧腓肠皮神经(技术图4C)。
- 钝性分离腓肠肌外侧头并保护其远端血供。在近端离断肌腱,并留够断端以便于后续修复。
- 将腓肠肌外侧头向内侧牵拉(技术图4D)。
- 在胫骨近端的后内侧面剥离腘肌和比目鱼肌的起点。

复位

- 经骨折断端来抬高、恢复关节面平整,因为很难在直视下观察到关节面,一般都是通过透视或骨皮质复位情况来间接评估关节面复位。

固定

- 用相对较薄的钢板在塑形后支撑骨块。可用拉力螺钉技术对骨折块实施加压(技术图4E、F)。

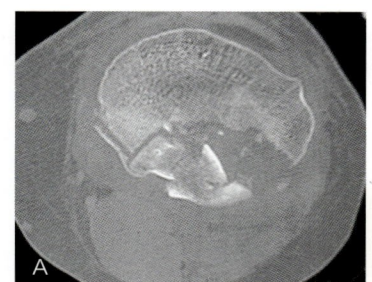
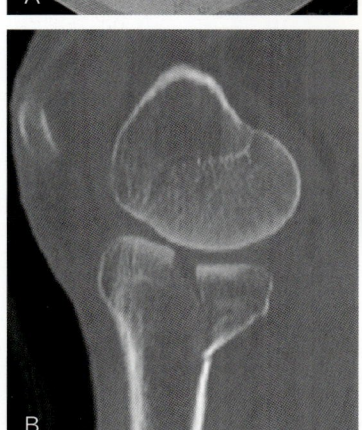
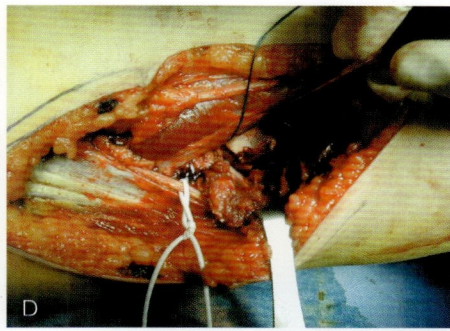
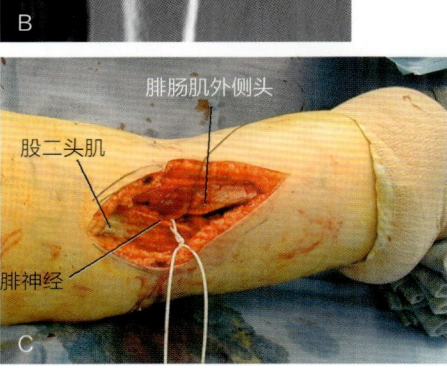
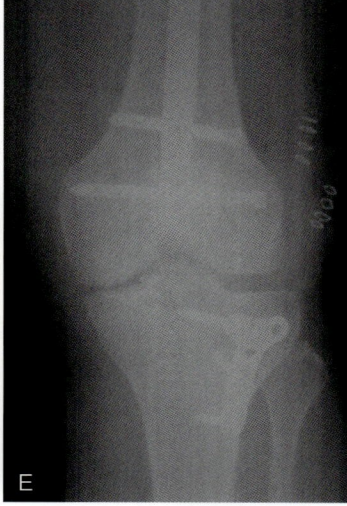
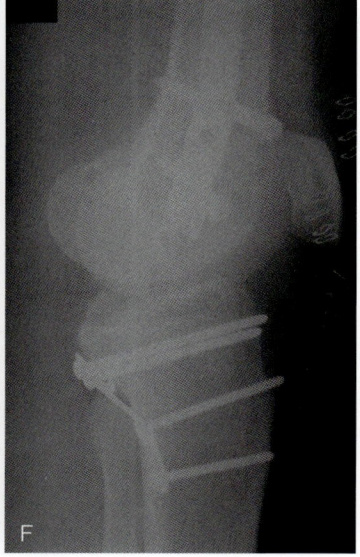

技术图4 A、B. 轴位和矢状位CT显示后方剪切损伤。C. S形切口起自中线上方,在关节线水平转为横行,并向远端内侧延伸。D. 仔细识别神经血管结构后,将腓肠肌外侧头松解并向内侧拉起。E、F. 术后前后位片和侧位片显示后方的钢板。

要点与失误防范

对于伴有后内侧关节面骨块的双髁骨折,切勿通过外侧锁定钢板来防止内侧骨块的内翻塌陷	应用外侧钢板既可支撑外侧劈裂骨折(通过支撑效应),也可支撑塌陷的关节面骨块(通过在软骨下置入多枚螺钉获得竹筏效应)
对于胫骨后内侧的关节内骨折,即使采用新一代的外侧锁定钢板技术,仍然需要额外对该骨块进行支撑钢板固定来防止内翻塌陷	如果内侧骨折块大小和位置能确保被外侧钢板上的多枚螺钉固定,则可用外侧钢板提供内侧的支撑。在固定方面,锁定螺钉在防止内翻塌陷上优于非锁定螺钉
由于内侧骨折的大小和位置不能被外侧钢板上的多枚锁定螺钉有效固定,那么就需要额外行内侧固定。最常见的情况就是后内侧骨折需要后内侧支撑钢板单独固定	如果需要内、外侧骨折块之间的加压,应在锁定螺钉穿过骨折部位前使用非锁定螺钉来加压骨块
漏诊且未处理半月板损伤	

术后处理

- 留置引流减轻关节内血肿,以便于早期开始关节活动。
- 术后即刻开始持续被动活动(CPM),从0°~40°开始。每日3日,每次2小时,每次屈曲程度增加5°~10°。目标是在术后24小时内达到0°~90°。
- 应用低分子肝素、阿司匹林或华法林以及下肢连续加压装置来预防深静脉血栓形成。
- 早期的物理治疗是通过闭链主动活动来恢复关节运动范围。
- 术后即可开始足尖点地负重。
- 当有骨折愈合迹象时,通常在术后8~12周,逐渐增加负重和锻炼强度。

预后

- 62.1%的患者的关节面复位满意(≤2 mm的台阶)[2]。
  - 91.2%获得满意的冠状面对位。
  - 72.1%获得满意的矢状面对位。
- Barei等[2]报道胫骨平台双髁骨折对患者娱乐活动、工作和一般活动都有明显的不利影响。相对于普通人群,患者术后51个月仍残留有功能障碍。
- 相对于正常肢体,患肢运动范围减小。

并发症

- 骨筋膜室综合征。
- 感染(7%~8.4%)[1]。
- 表浅和深部伤口的并发症。
- 遗留膝关节不稳。
- 由于局部不适需取出内植物。
- 深静脉血栓形成。
- 关节炎。
- 活动受限。

(谢雪涛 译,罗从风 审校)

参考文献

[1] Barei DP, Nork SE, Mills WJ, et al. Complications associated with internal fixation of high energy bicondylar plateau fractures utilizing a two-incision technique. J Orthop Trauma 2004;18:649-657.

[2] Barei DP, Nork SE, Mills W, et al. Functional outcomes of severe bicondylar fractures treated with dual incisions and medial and lateral plates. J Bone Joint Surg Am 2006;88A:1713-1721.

[3] Delamarter RB, Hohl M, Hopp E. Ligament injuries associated with tibial plateau fractures. Clin Orthop Relat Res 1990;250:226-233.

[4] Gardner MJ, Yacoubian S, Geller D, et al. The incidence of soft tissue injury in operative tibial plateau fractures: a magnetic resonance imaging analysis of 103 patients. J Orthop Trauma 2005;19:79-84.

[5] Hsu R, Himeno S, Coventry M, et al. Normal axial alignment of the lower extremity and load-bearing distribution at the knee. Clin Orthop Relat Res 1990;255:215-227.

[6] Kennedy J, Bailey W. Experimental tibial-plateau fractures. J Bone Joint Surg Am 1968;50A:1522-1534.

[7] Lachiewicz PF, Funcik T. Factors influencing the results of open reduction and internal fixation of tibial plateau fractures. Clin Orthop Relat Res 1990;259:210-215.

[8] Morrison JB. The mechanics of the knee joint in relation to normal walking. J Biomech 1970;3:51-66.

[9] Ottolenghi C. Vascular complications in injuries about the knee joint. Clin Orthop Relat Res 1982;165:148-156.

第48章 外侧胫骨平台骨折
Lateral Tibial Plateau Fractures

Philipp Kobbe and Hans Christoph Pape

定义
- 胫骨平台骨折是关节内骨折,可导致关节面不平整,有继发关节炎的风险。

解剖
- 胫骨平台包括三个骨性结构:外侧平台、内侧平台及髁间棘。
  - 外侧平台较小而凸,内侧平台较大而略凹。内外侧平台上均覆盖有半月板,不仅可吸收应力,而且提高了胫股关节面的匹配度。
  - 外侧平台较内侧平台略高,关节面相对胫骨干形成一个3°的内翻角,这有助于在侧位片上辨识外侧平台。
  - 这一解剖特点使胫骨平台的应力呈偏心性分布,外侧平台承担40%的膝关节负荷[1],不对称的负重造成内侧平台软骨下骨更厚,使得内侧平台更为坚强、致密。
  - 位于平台中央的无关节面的髁间棘是前后交叉韧带的附着点。
  - 膝关节稳定性依赖于交叉韧带、侧副韧带和关节囊。
- 胫骨结节和Gerdy结节是胫骨髁下方的骨性突起,分别是髌腱和髂胫束的止点,也是计划手术切口的重要标志。

发病机制
- 外侧平台骨折较内侧平台发生率高的原因与以下几个解剖因素有关。
  - 外侧平台的软骨下骨相对薄弱、下肢解剖轴线外翻和膝关节容易遭受内向暴力,这就是在低能量损伤中外侧平台骨折相对常见的原因[1]。
- 胫骨平台骨折可由直接暴力作用于胫骨近端和膝关节,或轴向的间接暴力引起。
  - 外侧平台骨折最常见的损伤机制是直接暴力作用于胫骨近端及膝关节,产生一个外翻的力量,使股骨外髁撞向薄弱的外侧平台。
  - 轴向间接暴力常见于高能量损伤,此时可能合并复杂的胫骨平台骨折。
  - 5%～10%的胫骨平台骨折是由扭伤引起,大多为运动损伤(例如滑雪)。
- 劈裂或楔形骨折常发生于年轻患者,而塌陷骨折更多见于骨质疏松的老年患者,其骨质难以承受较大的压缩暴力。

自然病程
- 外侧胫骨平台骨折的自然病程取决于关节面的压缩程度和膝关节的稳定性[7]。膝关节不稳可能是骨折本身造成的,也可能由合并的软组织损伤引起,诸如半月板、交叉韧带损伤或侧副韧带断裂等。
- 无移位或轻微移位的骨折预后良好[3,5,6,18,20,23],但移位性骨折,特别是合并膝关节不稳者,在早期就易发生创伤性关节炎。
- 据报道,高达50%的胫骨平台骨折合并有半月板损伤。半月板损伤是影响预后的一个主要决定因素。半月板完整不仅对关节稳定有重要作用,还可代偿关节面不平整所产生的影响。

病史和体格检查
- 体格检查应包括完整的软组织状况评估。
- 胫骨近端软组织较薄,容易发生开放性骨折和软组织坏死。对严重软组织损伤进行评估尤为重要,因其可能不允许早期手术内固定,而需外固定。
- 持续性的出血会经干骺端流入胫骨干区域,可导致骨筋膜室综合征。
- 明显的骨筋膜室综合征的临床表现有:疼痛、感觉异常、麻痹、牵拉痛、脉搏尚存及肤色粉红。
  - 如有上述表现需紧急做筋膜切开减压。
- 如果出现骨筋膜室综合征前兆时,应反复和持续地进行筋膜间室压力监测。
  - 如果筋膜间室内压与舒张压之间的压力差<30 mmHg,应认为存在骨筋膜室综合征[15],需紧急切开筋膜。
- 虽然胫骨近端骨折合并神经血管损伤很少见,也应仔细评估肢体血管神经状况。
  - 外周血管脉搏触诊。
  - 多普勒血管超声。

- 踝肱指数<0.9提示很可能有血管损伤。
- 感觉和运动功能异常提示骨筋膜室综合征可能；背伸障碍提示腓总神经直接损伤。
- 因疼痛影响，很难直接检查膝关节的稳定性，应在麻醉状态下进行。同样，关节内血肿和疼痛也会影响检查。镇静或全麻后，在膝关节近乎伸直位行内翻-外翻应力位摄片。胫股关节间隙如果增大超过10°表明存在韧带不稳。

影像学和其他诊断性检查

- 以膝关节为中心拍摄前后位和侧位X线片。在前后位摄片时，使射线方向从头侧向尾侧倾斜10°，大约与胫骨平台后倾角一致。
- 仅凭X线片往往会低估骨块的数目和移位程度，因此对胫骨平台骨折应常规做三维CT扫描[13]。
- 虽然MRI能同时评估骨性和软组织结构，但并不是胫骨平台骨折的常规检查手段，MRI有助于判断半月板和韧带损伤。
- 对特殊病例（例如，无法进行CT检查），应力位摄片有助于手术决策。

鉴别诊断

- 膝关节韧带损伤。
- 膝关节脱位。
- 半月板损伤。
- 骨挫伤。
- 骨筋膜室综合征。

非手术治疗

- 无移位及轻微移位型骨折，文献报道的手术适应证差别很大且存在争议。可接受的关节面压缩从2 mm到1 cm不等[3,5,6,18,20,23]。
- 如果患者依从性好，对无移位或轻微移位的胫骨平台骨折且膝关节稳定者，可采用保守治疗。
- 建议患者在伤后8～12周内佩戴膝关节铰链支具，患肢部分负重，定期摄片监测骨折移位情况。
- 为避免肌肉严重萎缩，建议患者进行股四头肌等长收缩，并逐步开始被动关节活动、主动辅助的关节活动以及主动关节活动。
- 保守治疗失败导致骨折移位，就应行手术固定。因此，对保守治疗患者应经常摄片复查。

手术治疗

- 胫骨平台骨折的一期处理方案取决于软组织损伤状况及骨折类型。
- 绝对手术指征为移位性骨折、开放性骨折、合并血管神经损伤、并发骨筋膜室综合征及存在外翻不稳的病例。
- 手术目标是恢复关节面平整、恢复力线、修复半月板、重建膝关节稳定以避免或延迟创伤性关节炎的发生。骨折固定允许患者行早期功能锻炼，有利于长期的完全康复[16]。
- 软组织损伤程度及患者的一般状况是手术决策的重要因素。
  - 如果是软组织损伤严重、开放性骨折或多发伤患者，应行外固定支架临时固定。待软组织损伤及患者病情稳定之后，再最终行切开复位内固定手术。

术前计划

- 回顾患者X线片、CT及MRI等影像资料。
- 手术入路及内植物放置：
  - 外侧皮质完整的塌陷型骨折仅需螺钉固定。
  - 是否需骨皮质开窗取决于关节塌陷的程度和位置。若X线片上存在胫骨平台增宽，这表明需经皮质开窗以撬拨、抬高关节面。
  - 半月板和韧带损伤需关节切开，或者关节镜下手术修复。
- 若存在严重的平台塌陷，有必要进行植骨（自体髂骨或人工骨）。
- 决定手术前，确定软组织损伤程度及骨折类型很重要。
  - 开放性骨折按Gustilo方法分型[4]。
  - 软组织损伤按Tscherne和Oestern方法分型[22]。
- AO/OTA分型中，胫骨近端骨折分关节外、部分关节内及完全关节内骨折，进一步根据骨折粉碎程度分出亚型（表1）。

表1 胫骨近端骨折的AO分型

骨折类型	描述
AO 41-A	关节外骨折
AO 41-B	部分关节内骨折
B1	外侧平台劈裂骨折
B2	外侧平台塌陷骨折
B3	外侧平台劈裂-塌陷骨折
AO 41-C	完全关节内骨折
C1	简单双髁骨折+简单干骺端骨折
C2	简单双髁骨折+干骺端粉碎性骨折
C3	关节+干骺端粉碎性骨折

表2 Schatzker分型

骨折类型	描 述
Ⅰ型	外侧平台劈裂骨折
Ⅱ型	外侧平台劈裂-塌陷骨折
Ⅲ型	外侧平台单纯中央塌陷骨折
Ⅳ型	内侧平台劈裂(A型)或塌陷(B型)骨折
Ⅴ型	胫骨平台双髁骨折
Ⅵ型	干骺端和骨干分离的粉碎性胫骨平台骨折

- Schatzker分型需要区分外侧和内侧平台(表2)。
  - 一般来说，Ⅰ~Ⅲ型累及外侧平台，为低能量损伤。
  - Ⅳ~Ⅵ型的损伤能量依次增高，主要累及内侧平台，常合并韧带损伤[20]。

体位

- 患者仰卧位。
- 膝下垫枕增加内旋，膝关节稍弯曲(约30°)以减少侧副韧带张力(图1)。
- 使用止血带减少出血，改善视野。
- 使用可透视手术床以利于术中透视拍片。
- 健侧下肢置于腿垫上。
- 如果要植骨则需要对同侧髂骨区域进行消毒铺单。

入路

- 外侧平台骨折的手术入路需要保证外侧平台能充分暴露，所有的解剖结构能得以保留，尽可能少地损伤软组织和骨骼血运。可概括为：
  - 抬起半月板。
  - 复位骨折。
  - 克氏针临时固定，小骨块可用拉力螺钉固定。
  - 用拉力螺钉、传统钢板或角稳定接骨板行最终固定。
- 预先设计好手术切口，避免内植物直接位于皮肤切口下方。重要的解剖标志包括关节线、Gerdy结节、胫骨结节、腓骨头和股骨外上髁(图2)。
- 前外侧入路是外侧平台骨折的标准手术入路。这一入路能充分暴露外侧平台，保证内植物表面有良好的软组织覆盖，尤其是在应用微创接骨板之后。
- 后外侧平台骨折，可使用后外侧入路。

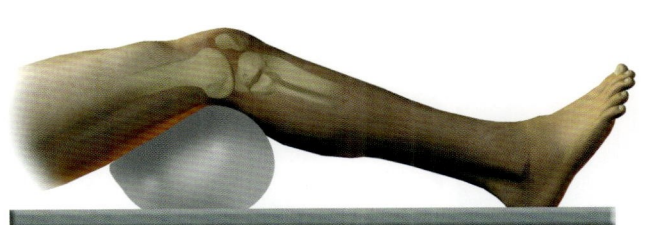

图1 下肢放置体位以减轻侧副韧带张力。

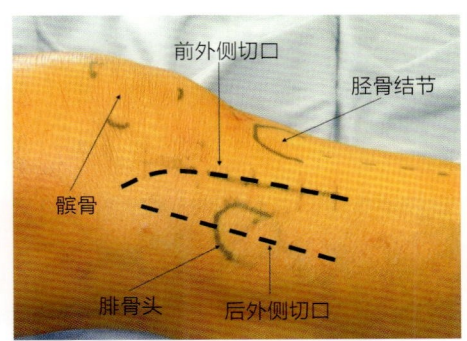

图2 切口的体表标志。

前外侧入路

- 屈膝30°，做一直切口或者曲棍球棒形切口(约10 cm)。
- 切口可向近端延伸切开髂胫束，向远端延伸切开前间室的筋膜。
- 将胫骨前肌自胫骨近端剥离至关节囊水平，切开冠状韧带(技术图1)。
- 为了显露外侧平台关节面，将冠状韧带切开后，通过缝线将外侧半月板拎起。
- 骨折块的大小对决定是否剥离软组织至关重要。因小骨折块无法加压固定，需要剥离骨块表面软组织，然后用支撑钢板固定。

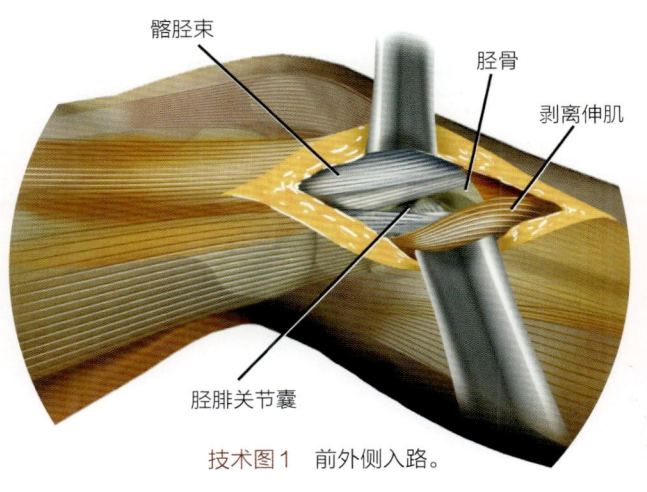

技术图1 前外侧入路。

后外侧入路

- 沿腓骨近端长轴作纵行切口（技术图2）。
- 将伸肌从胫骨平台表面剥离。
- 显露腓总神经后，做腓骨头截骨。
- 手术结束前，将腓骨头用张力带或螺钉重新固定。

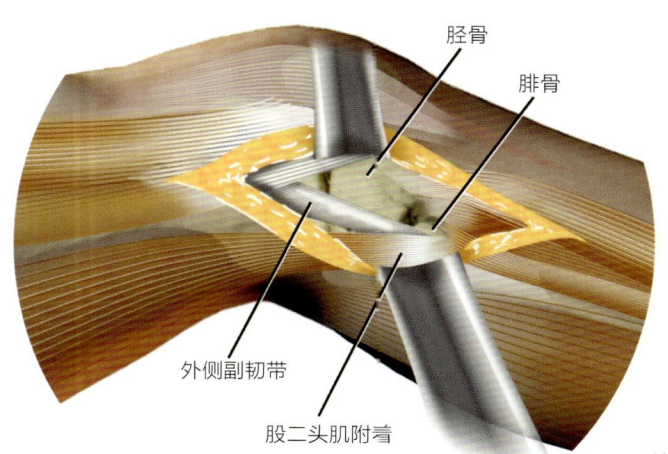

技术图2　后外侧入路。

复位

- 细致操作，保护软组织及骨膜的血运。
- 通过轻柔的手法和韧带整复原理进行复位。应用外固定架或牵开器有助于复位。
- 用复位工具复位移位的骨块。
- 用克氏针或拉力螺钉暂时维持复位（技术图3）。

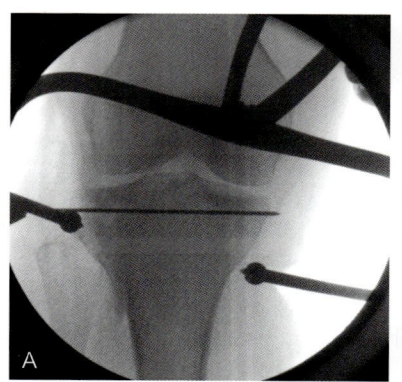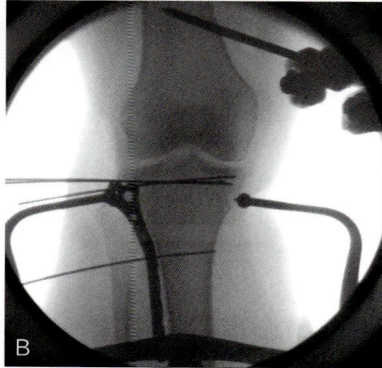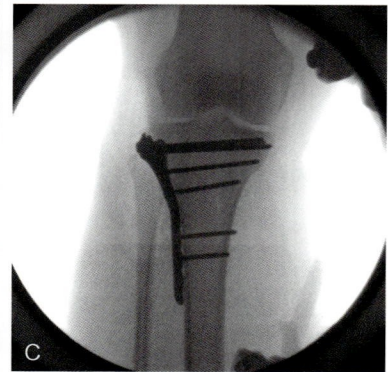

技术图3　A. 克氏针临时维持复位。B. 贴附角稳定接骨板。C. 角稳定接骨板固定手术后。

塌陷骨块的复位

- 通过稍远端的胫骨骨窗插入顶棒，抬高压缩骨块（技术图4A）。在透视下，轻敲顶棒以抬高压缩骨块（如使用榔头），直至关节面轮廓恢复平整。
- 若存在严重骨缺损，植骨或用骨替代物充填。
- 抬高塌陷关节面的另一种方法是球囊胫骨成形术[17]。将外侧钢板（对老年患者，倾向选择锁定钢板）的远端用一枚骨皮质螺钉固定，然后在塌陷骨块下方置入2枚克氏针，防止气囊膨胀时向尾端倾斜（技术图4B）。一旦复位，即可在透视下向空腔内植骨或骨替代物，继而置入剩余的螺钉。

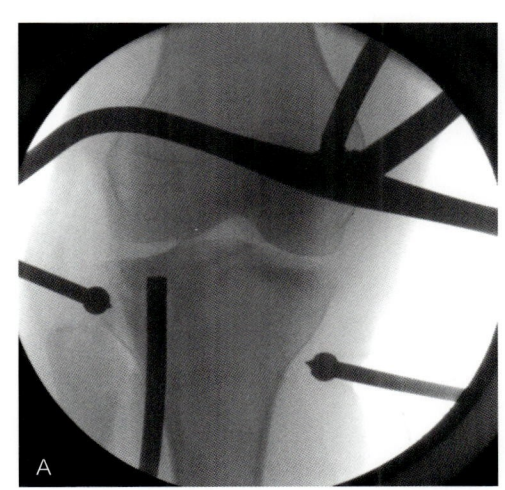 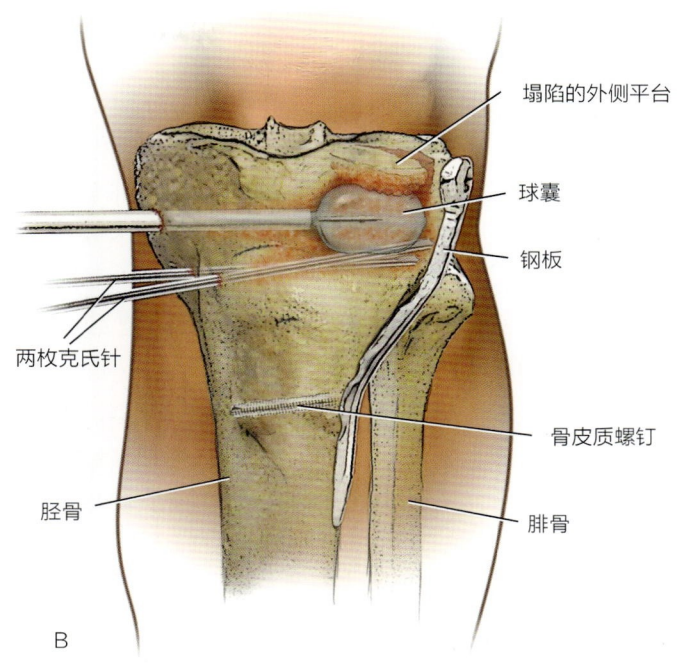

技术图4 A. 通过皮质开窗复位塌陷的关节面骨块。B. 球囊胫骨成形术复位塌陷的关节面骨块。

半月板修复

- 半月板完整对膝关节稳定性和避免创伤性关节炎很重要。
- 半月板前角和中部的边缘纵行损伤可使用"关节外缝关节内"(outside-in)技术固定。
- 半月板后角的边缘纵行损伤使用"全关节内缝合"(all-inside)技术固定,以免损伤腘窝血管神经。
- 无血管区的复杂半月板损伤可行切除术。

骨折固定

内植物

- 包括骨松质螺钉、传统接骨板或最近出现的角稳定接骨板。
- 如果外侧干骺端骨皮质完整,用一枚带垫片的拉力螺钉或传统的三孔接骨板用作抗滑钢板足以固定骨折。
- 粉碎骨折或严重骨缺损则常需钢板固定。
- 使用锁定或非锁定钢板可保证力线的准确和骨折的稳定。
- 可使用微创技术,从肌肉下方插入装有瞄准器的接骨板,经点状小切口打入螺钉。

锁定钢板

- 对多块的粉碎性骨折或伴有严重骨缺损者,目前的循证医学证据尚不能证实锁定板优于非锁定板。
- 但是,对于以下类型的骨折还是建议应用锁定板,原因如下:
  - 对严重骨缺损病例,角稳定接骨板较传统接骨板所需植骨量更少。
  - 角稳定接骨板的稳定性并不依赖骨-钢板之间的摩擦力,因此对骨膜的压迫较小,对骨折部位血供的保护更好。

外侧平台单纯劈裂骨折（AO 41-B1型或Schatzker Ⅰ型）

- 使用2枚带垫片粗的部分螺纹空心螺钉固定即可（技术图5）。
- 对骨质疏松的患者，建议于抗滑动部位打入第3枚带垫片的骨松质螺钉；如果骨折粉碎，应使用外侧支撑钢板。

外侧平台单纯塌陷骨折（AO 41-B2型或Schatzker Ⅲ型）

- 通过骨皮质开窗或球囊胫骨成形技术抬高塌陷的骨块，然后在软骨下骨内置入2枚骨松质螺钉固定。对骨缺损严重的病例，可能需要自体骨或骨替代物植骨来增加稳定性。
- 对骨质疏松的患者，建议于抗滑动部位打入第3枚带垫片的骨松质螺钉；如果骨折粉碎，应使用外侧支撑钢板（技术图6）。

外侧平台劈裂塌陷骨折（AO 41-B3型或Schatzker Ⅱ型）

- 通过劈裂骨块间隙，抬高塌陷骨块并植骨（技术图7）。
- 在软骨下打入3枚位置螺钉以支撑塌陷的关节骨块（排钉技术），辅以锁定板或支撑板。

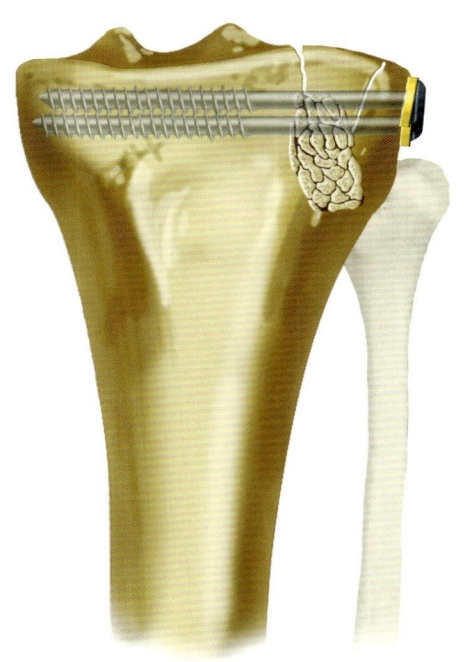

技术图6　对AO 41-B2型或Schatzker Ⅲ型骨折，使用带垫片拉力螺钉固定（经允许引自Scheerlinck T, Ng CS, Handelberg F, et al. Medium-term results of percutaneous, arthroscopically-assisted osteosynthesis of fractures of the tibial plateau. J Bone Joint Surg Br 1998; 80: 959–964）。

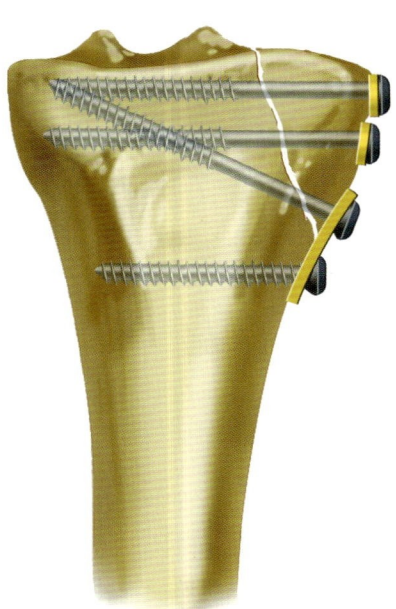

技术图5　对AO 41-B1型或Schatzker Ⅰ型骨折，使用2枚拉力螺钉和两孔抗滑钢板固定。

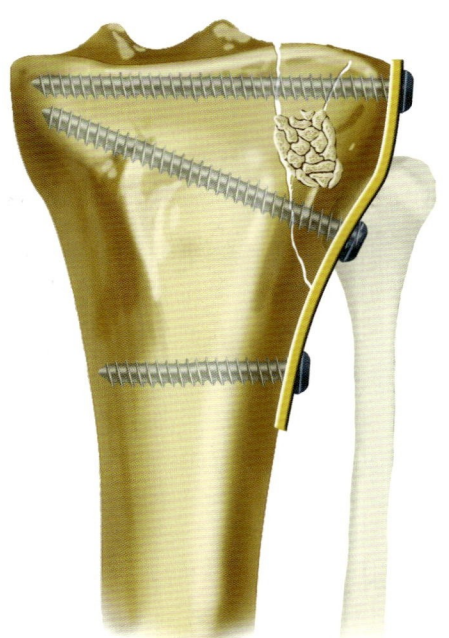

技术图7　对AO 41-B3型或Schatzker Ⅱ型骨折，使用支撑钢板固定。

要点与失误防范

半月板修复	• 修复半月板对降低胫骨平台骨折后关节退变的发生率至关重要。即使是失败的修复术(需要随后行半月板切除),也能对下方的关节软骨起到短暂的保护作用[20]
关节面塌陷	• 关节面塌陷是发生创伤性关节炎的主要原因,所以,术后不应存在明显的关节不平整,但若固定失败,仍可引起继发性的关节塌陷。因此,应对胫骨平台塌陷骨折做充分的自体骨或人工骨植骨。对于X线片显示塌陷复位不佳的病例,如果半月板完整,也可能有良好的功能 • 过度的软组织剥离会增加感染和骨折不愈合的风险,因此应使用微创技术以尽可能少地剥离和干扰软组织
植骨	• 可选用自体髂骨移植以维持对塌陷骨折块的复位效果,骨替代物如珊瑚羟基磷灰石、磷酸钙骨水泥也已经得到成功应用
软组织评估	• 对于胫骨平台骨折的处理,软组织状况评估是简单但很关键的步骤。如对周围软组织状况评估不当,术后可能继发感染,这会让手术获得的完美复位和固定的效果大打折扣。对软组织损伤严重的病例,一期使用外固定支架临时固定,二期再行切开复位内固定的方法较妥当

术后处理

- 应根据患者年龄、骨的质量、固定类型和合并损伤的情况,制订个性化的康复计划。
- 术后7~10天,膝关节应能屈曲到90°。
- 术后4~8周,建议患者足尖点地部分负重,此后根据X线复查结果逐渐增加负重。
- 使用微创技术及角稳定钢板固定的外侧平台塌陷型骨折,术后12周左右允许完全负重。
- 早期活动和关节功能锻炼是成功治疗胫骨近端骨折和预防膝关节僵硬及肌肉萎缩的关键。

预后

- 预后主要取决于膝关节稳定性、关节面是否平整、半月板是否完好和力线恢复情况。
- 文献报道低能量损伤的胫骨平台骨折手术治疗的结果良好[21]。对劈裂和劈裂-塌陷型骨折,如手术得当,超过90%的患者结果优良[14]。
- 如果合并半月板和韧带损伤,会影响治疗效果。因此,恢复半月板和韧带的稳定非常重要[7]。
- 即使影像学表现不佳的部分病例也会有满意的功能,这可能是因为保留下来的半月板减轻了外侧平台的负荷[8,10]。

并发症

- 早期并发症:
  - 伤口感染的发生率与所使用内植物的体量相关,采用支撑钢板固定者的发生率为0%~32%[24]。
  - 据报道,深静脉血栓发生率为5%~10%,肺栓塞发生率为1%~2%[2,12]。
- 晚期并发症:
  - 固定失败以致力线异常和外翻畸形[11,20]。
  - 复位不当或丢失导致畸形愈合[9]。
  - 软骨的初始损伤或者残留的关节面不平整可能会引起创伤性关节炎[7,19]。

(谢雪涛 译,罗从风 审校)

参考文献

[1] Berkson EM, Virkus WW. High-energy tibial plateau fractures. J Am Acad Orthop Surg 2006;14:20-31.

[2] Blokker CP, Rorabeck CH, Bourne RB. Tibial plateau fractures. An analysis of the results of treatment in 60 patients. Clin Orthop Relat Res 1984;(182):193-199.

[3] DeCoster TA, Nepola JV, el Khoury GY. Cast brace treatment of proximal tibia fractures. A ten-year follow-up study. Clin Orthop Relat Res 1988;(231):196-204.

[4] Gustilo RB, Mendoza RM, Williams DN. Problems in the management of type III (severe) open fractures: a new classification of type III open fractures. J Trauma 1984;24:742-746.

[5] Hohl M. Tibial condylar fractures. J Bone Joint Surg Am 1967;49(7):1455-1467.

[6] Hohl M, Luck JV. Fractures of the tibial condyle: a clinical and experimental study. J Bone Joint Surg Am 1956;38-A(5):1001-1018.

[7] Honkonen SE. Degenerative arthritis after tibial plateau fractures. J Orthop Trauma 1995;9:273-277.

[8] Honkonen SE. Indications for surgical treatment of tibial condyle fractures. Clin Orthop Relat Res 1994;(302):199-205.

[9] Honkonen SE, Järvinen MJ. Classification of fractures of the tibial condyles. J Bone Joint Surg Br 1992;74:840-847.

[10] Keogh P, Kelly C, Cashman WF, et al. Percutaneous screw fixation of tibial plateau fractures. Injury 1992;23:387-389.

[11] Koval KJ, Helfet DL. Tibial plateau fractures: evaluation and treatment. J Am Acad Orthop Surg 1995;3:86-94.

[12] Lachiewicz PF, Funcik T. Factors influencing the results of open reduction and internal fixation of tibial plateau fractures. Clin Orthop Relat Res 1990;(259):210-215.

[13] Liow RY, Birdsall PD, Mucci B, et al. Spiral computed tomography with two- and three-dimensional reconstruction in the management of tibial plateau fractures. Orthopedics 1999;22:929-932.

[14] Lobenhoffer P, Schulze M, Gerich T, et al. Closed reduction/percutaneous fixation of tibial plateau fractures: arthroscopic versus fluoroscopic control of reduction. J Orthop Trauma 1999;13:426-431.

[15] McQueen MM, Court-Brown CM. Compartment monitoring in tibial fractures. The pressure threshold for decompression. J Bone Joint Surg Br 1996;78(1):99-104.

[16] Musahl V, Tarkin I, Kobbe P, et al. New trends and techniques in open reduction and internal fixation of fractures of the tibial plateau. J Bone Joint Surg Br 2009;91(4):426-433.

[17] Pizanis A, Garcia P, Pohlemann T, et al. Balloon tibioplasty: a useful for reduction of tibial plateau depression fractures. J Orthop Trauma 2012;26(7):e88-e93.

[18] Rasmussen PS. Tibial condylar fractures. Impairment of knee joint stability as an indication for surgical treatment. J Bone Joint Surg Am 1973;55(7):1331-1350.

[19] Saleh KJ, Sherman P, Katkin P, et al. Total knee arthroplasty after open reduction and internal fixation of fractures of the tibial plateau: a minimum five-year follow-up study. J Bone Joint Surg Am 2001;83-A(8):1144-1148.

[20] Schatzker J, McBroom R, Bruce D. The tibial plateau fracture. The Toronto experience 1968-1975. Clin Orthop Relat Res 1979;(138):94-104.

[21] Stevens DG, Beharry R, McKee MD, et al. The long-term functional outcome of operatively treated tibial plateau fractures. J Orthop Trauma 2001;15:312-320.

[22] Tscherne H, Oestern HJ. A new classification of soft-tissue damage in open and closed fractures (author's transl) [in German]. Unfallheilkunde 1982;85:111-115.

[23] Whitesides TE, Heckman MM. Acute compartment syndrome: update on diagnosis and treatment. J Am Acad Orthop Surg 1996;4:209-218.

[24] Young MJ, Barrack RL. Complications of internal fixation of tibial plateau fractures. Orthop Rev 1994;23:149-154.

第49章 经后方入路固定胫骨平台后侧骨折
Fixation of Posterior Plateau Fractures via Posterior Approaches

Erik Noble Kubiak

定义

- 俯卧位是直接暴露后方胫骨平台的一类入路,可以复位和稳定固定某些常规前外侧或延展内侧入路无法显露的胫骨平台骨折,最适用于骨折-脱位型膝关节损伤(图1)。
- 胫骨近端的后方入路最初在1933年由Cadenat在法国外科文献中描述[3]。后来,该方法在1945年由Darrach[5]和Harmon[7]在英国文献中进一步描述。Kaplan在1946年对该入路的解剖进行了详尽的描述[9],尽管这些描述都没有涉及该入路在胫骨近端骨折固定中的应用。
- Lobenhoffer等人于2004年描述了一种用于胫骨平台骨折固定的有限后方入路[10],该入路的内侧部分受到后来许多作者的欢迎,并在其基础上扩大显露,用于治疗后内侧胫骨平台骨折。在分期处理时,将该入路结合前外侧入路应用,可以治疗胫骨平台双髁骨折,但这两个入路很难同时应用。Carlson提出了一种后外侧切口[4],用于显露和治疗后侧为主的双髁骨折。
- Yu等描述了一种改良的后外侧入路[15],通过在腓骨近端截骨来增加后外侧胫骨平台的显露。在某些情况下,腓骨本身就存在骨折,其作用等同于"截骨",可以善加利用来增加骨折显露。

解剖

- 胫骨近端后方的入路和剥离首先在三个组织平面实施:内侧、中央和外侧,所有平面都是后方扩大入路的一部分(图2A、B)。
  - 内侧组织平面上方以半膜肌为界,外侧以腓肠肌内侧头为界,下方以比目鱼肌和腘肌为界。内侧膝下神经血管束如果没有遭受骨折移位损伤的话,在剥离时可能会有损伤的风险(图3)。

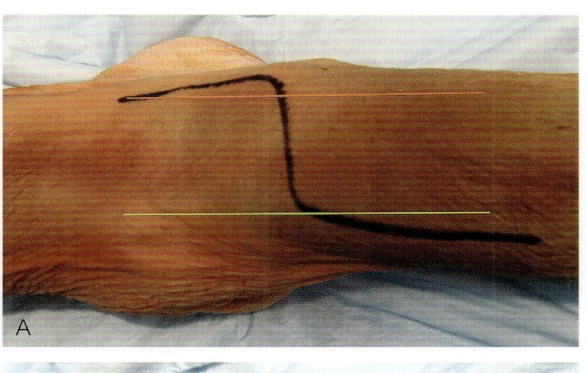

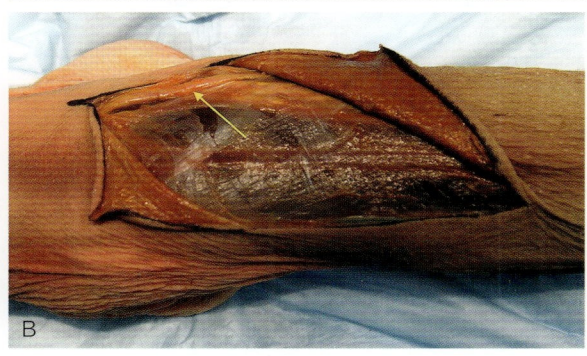

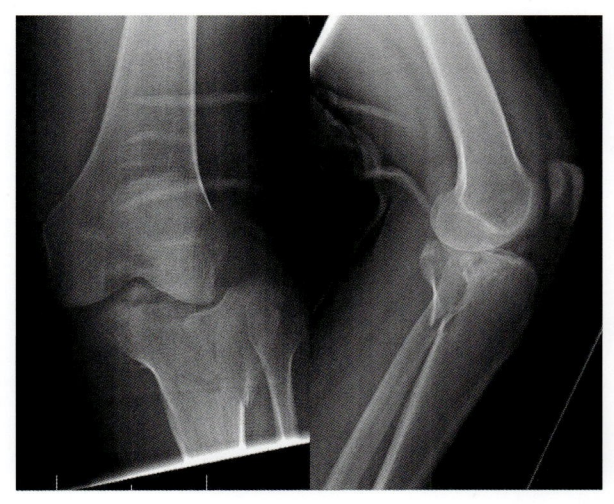

图1 一例49岁女性,她在摩托车登山的比赛中发生了胫骨平台骨折合并脱位。左膝正侧位显示胫骨近端皮质较为完好,后内侧股骨的冲击使其成为最适用于直接后方入路的损伤类型。

图2 Kaplan所描述的膝关节后方经典入路。A. 皮肤切口,红线为外侧切口,绿线为内侧切口。B. 浅层剥离,游离腘静脉和腓总神经。箭头所指为腓神经。

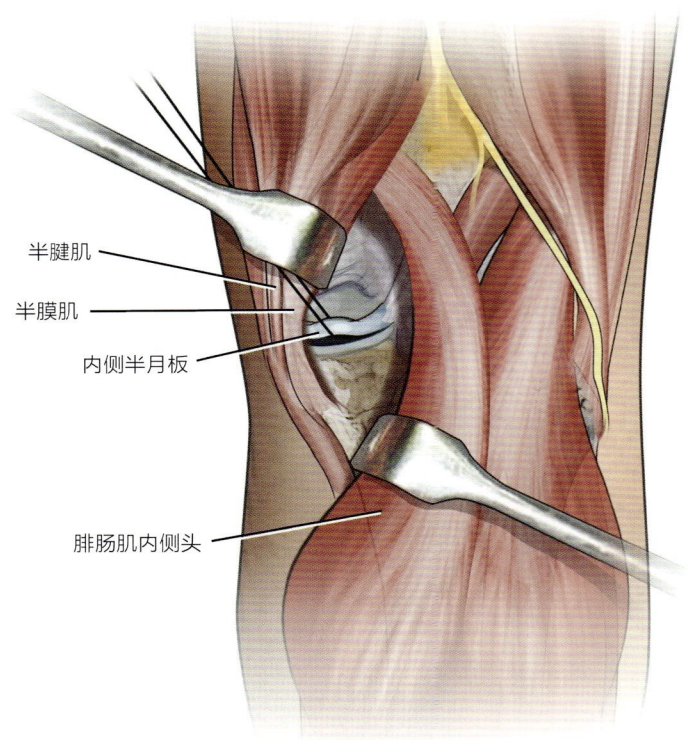

图 3　Lobenhoffer [10] 所描述的后内侧胫骨平台入路，该入路此后为 Smith 等所推广。后内侧入路可以方便地暴露胫骨平台的后内侧，该入路主要显露腘绳肌和内侧副韧带后方，在该手术窗内，可以方便地复位和支撑固定内侧平台的冠状面劈裂骨折。内侧平台关节凹面的显露较为困难，复位是通过皮质对合来达成，关节面的复位要通过透视来确认。

- 中央组织平面内侧以腓肠肌内侧头为界，外侧以腓肠肌外侧头为界，下方以腘肌为界。实施该入路时，损伤胫后神经、动脉以及静脉回流的风险较大。在该平面分离时，容易损伤腓肠肌内、外侧头内丰富的静脉返支（图4）。
- 外侧组织平面上方以腘肌为界，内侧以腓肠肌外侧头为界，外侧以腓骨后方、腓总神经为界，下方以比目鱼肌为界。该入路有损伤腓总神经、腘动脉和胫神经的风险（图5），结合腓骨近端截骨可以增加显露范围（图6）。

发病机制

- 胫骨平台的直接后方入路可用于复位和固定胫骨平台后侧单髁或双髁骨折。
- 胫骨平台后侧骨折最常伴有膝关节骨折-脱位损伤，其中胫骨向前半脱位，股骨髁冲击于胫骨平台的后方。损伤时膝关节的旋转和屈曲程度决定了髁的受累情况，而轴向负荷大小决定了关节面的压缩量。
- 最常发生于 Moore 1 型和 2 型的膝关节骨折-脱位损伤中。
- 我们在 Schatzker 4 型骨折的滑雪者中最常见到这种损伤，这与 Potocnik 等人所描述一致[11]。
- 偶可见于涉及后外侧胫骨平台的 Schatzker 2 型劈裂塌陷型损伤，可采用直接的后外侧入路进行修复。

自然病程

- 大多数高能量的关节周围损伤都会采用分期治疗，先用外固定支架稳定膝关节（见第47章），直至周围软组织肿胀消退，同时骨折导致的水疱重新发生上皮化。
- 一旦周围软组织不再遭受新的创伤并且已经度过急性炎症期（通常>5天），就可以决定进行切开复位内固定。
- 干骺端骨折通常是以缓慢爬行替代的方式发生愈合，因此保护下负重的时间较长（10～12周）。

病史和体格检查

- 依照高级创伤生命支持（ATLS）指南，全面体检以确定所有相关的损伤。
- 检查患肢，记录肢体的神经血管情况，测量踝肱指数，该值<0.9时应请血管外科会诊。
- 应记录软组织损伤和此前的陈旧皮肤瘢痕。
- 如果采用外固定，在应用前和应用后，都应对骨筋膜室综合征保持高度警惕。

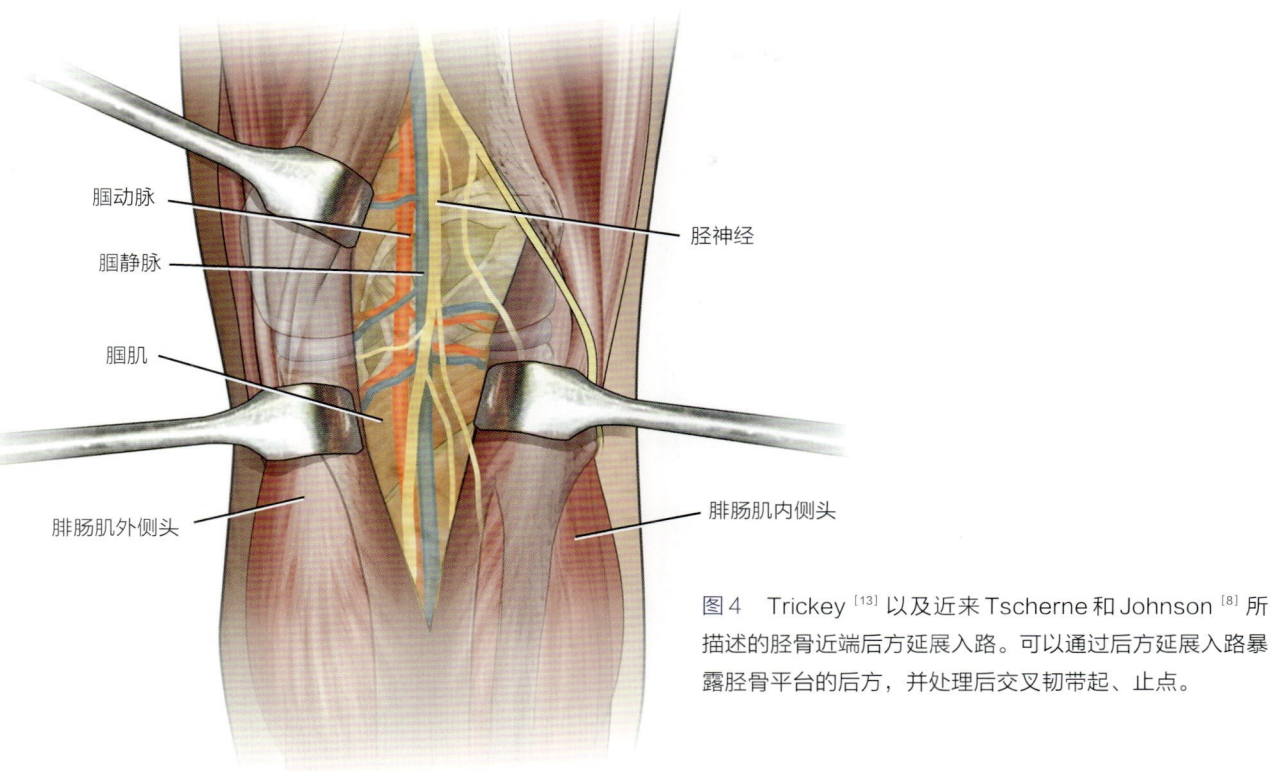

图 4 Trickey[13] 以及近来 Tscherne 和 Johnson[8] 所描述的胫骨近端后方延展入路。可以通过后方延展入路暴露胫骨平台的后方，并处理后交叉韧带起、止点。

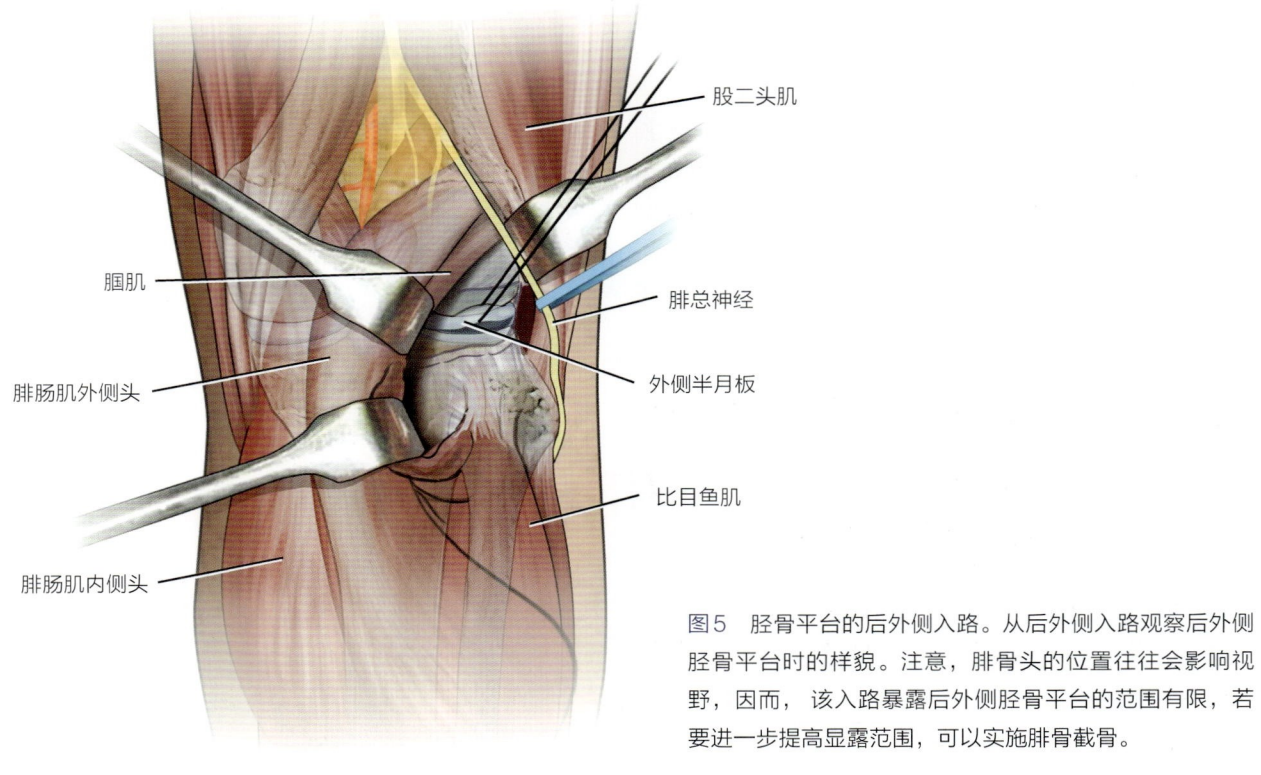

图 5 胫骨平台的后外侧入路。从后外侧入路观察后外侧胫骨平台时的样貌。注意，腓骨头的位置往往会影响视野，因而，该入路暴露后外侧胫骨平台的范围有限，若要进一步提高显露范围，可以实施腓骨截骨。

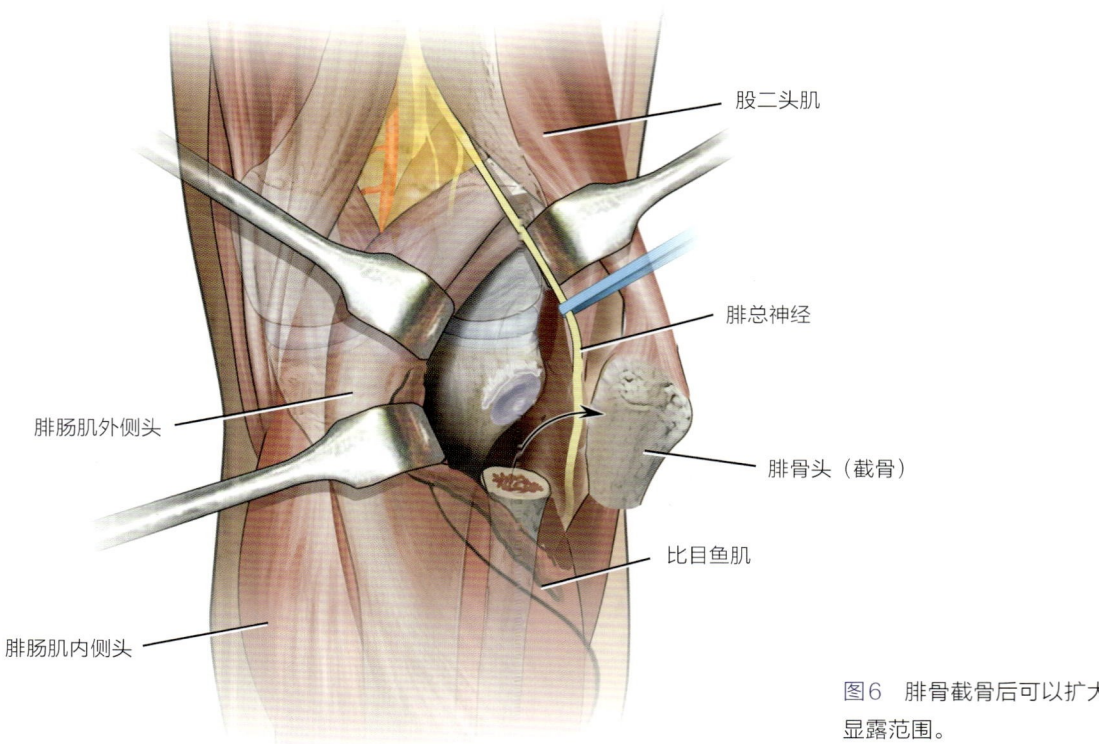

图6 腓骨截骨后可以扩大后外侧平台的显露范围。

影像学和其他诊断性检查

- 膝关节正、侧位X线摄片。
- 对侧膝关节正、侧位X线摄片。笔者习惯于把控个体间的微小解剖差异,这时利用对侧完好的膝关节摄片,通过镜像法可与健侧进行对比分析。
- 膝关节CT在确定胫骨平台关节面损伤的确切位置方面很有价值(图7),包括需要抬高的塌陷位置。当选择分期治疗时,应在跨关节外固定后进行CT扫描,矢状面和冠状面重建也可能有所帮助。
- MRI可以帮助检测胫骨平台骨折相关的半月板和韧带损伤[12]。但笔者并不常规对胫骨平台骨折的患者进行MRI检查。

鉴别诊断

- 前交叉韧带损伤。
- 后交叉韧带损伤。
- 外侧和内侧半月板损伤。
- 腘动脉内膜撕裂。
- 腓神经或胫后神经损伤。
- 骨筋膜室综合征。

非手术治疗

- <2 mm的关节面塌陷。
- <10°的外翻或内翻不稳。
- 正、侧位摄片上,没有胫骨相对于股骨发生半脱位的证据。
- 膝关节制动2周,而后在膝关节铰链支具的保护下进行主动帮助下的膝关节活动度训练。6周内避免负重,在其后的4周内逐渐增加负重量直至完全负重。

手术治疗

术前计划

- 仔细查看X线摄片和CT轴位片来评估损伤类型和关节面的塌陷位置是决定手术策略的关键。

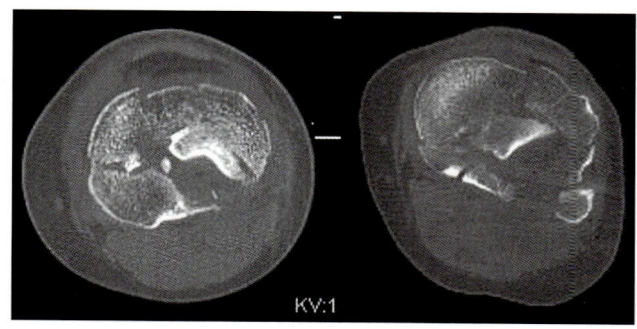

图7 CT轴位片清晰显示了后外侧胫骨平台的关节面塌陷,经后外侧入路可以直接观察和复位关节面。

- 后外侧和(或)内侧的平台骨折可以通过直接的后方入路进行显露。
- 当存在半月板后角撕裂或PCL撕脱骨折时,笔者会更加倾向于采用直接的后方入路进行复位和固定。

体位

- 患者俯卧于透射线的平顶床或带碳纤维"跳水板"扩展件的AMSCO型手术床上。
- 将枕垫置在胸部下方,使患者的腹部和面部免受压迫(图8)。
- 摆放体位时,注意不要过度伸展和屈曲肩关节以避免对臂丛造成不必要的牵拉。

入路

- 有三种基本的直接后方入路,它们的手术窗可用于扩大暴露。
  - 腓肠肌外侧头、腓骨头、胫骨近端之间的外侧手术窗。暴露时腓总神经存在风险。
  - 腓肠肌内、外侧头之间的中央手术窗。腘血管神经束存在风险,一般来说,这不是一个必需的手术窗;笔者不会去使用它,而更喜欢延展的内侧和(或)外侧入路(图9)。
  - 半腱肌、半膜肌以及腓肠肌内侧头之间的内侧手术窗。

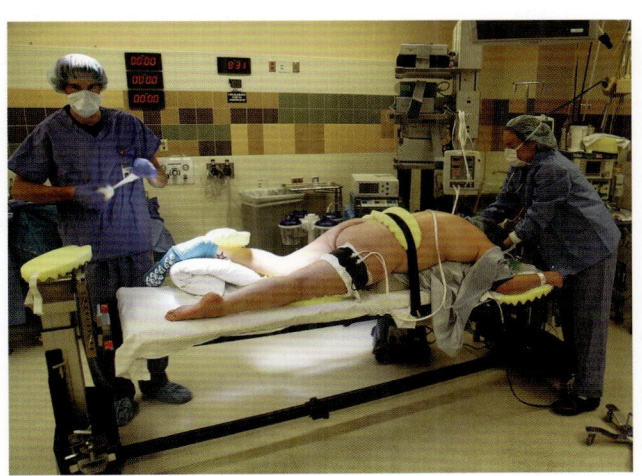

图8 俯卧位。

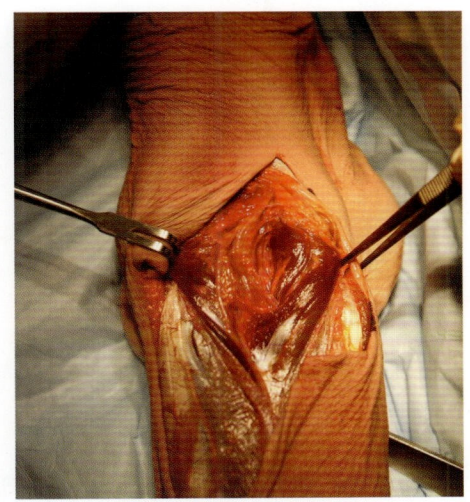

图9 腓肠肌内、外侧头向两侧牵拉,其所显露出的血管神经复合体提示在此平面进行剥离会非常复杂,该图片是图4的临床实际照片。

内侧切口规划

- 内侧切口位于内侧股骨髁后方,膝上与膝下切口长度比例为1:2(技术图1)。

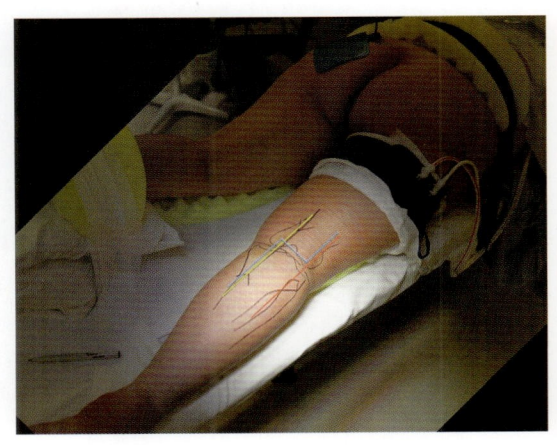

技术图1 经典切口(蓝色)、外侧切口(红色)和内侧切口(黄色)。采用不同颜色在同一膝关节上进行标记。

内侧浅层分离

- 浅层分离皮肤和浅层组织，显露腓肠肌内侧头表面覆盖的筋膜层，切口的内上方可见半膜肌，半腱肌在其内侧相邻处（技术图2）。

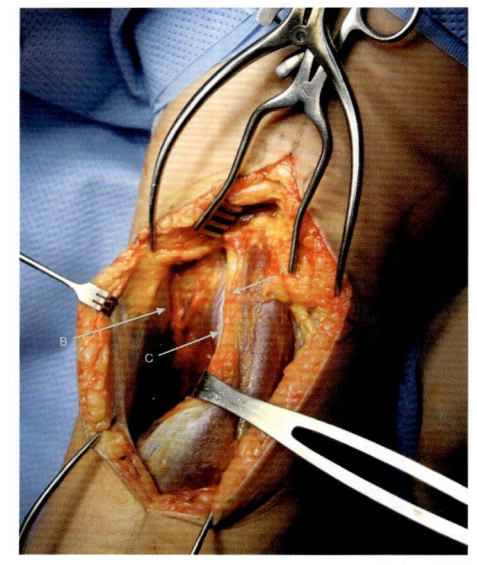

技术图2　内侧手术窗的浅层分离。A. 牵拉腓肠肌内侧头。B. 半腱肌腱和半膜肌。C. 比目鱼肌。

内侧深层分离

- 在胫骨近端后侧游离比目鱼肌可以完成深层分离（技术图3A）。

- 从内侧副韧带后侧将其从股骨内侧髁上游离可以进一步增大显露范围，切口沿着腓肠肌内侧头内缘向远端延伸可以暴露内侧胫骨干（技术图3B）。

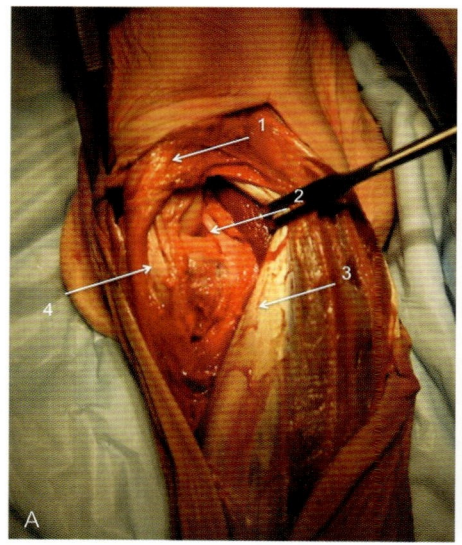
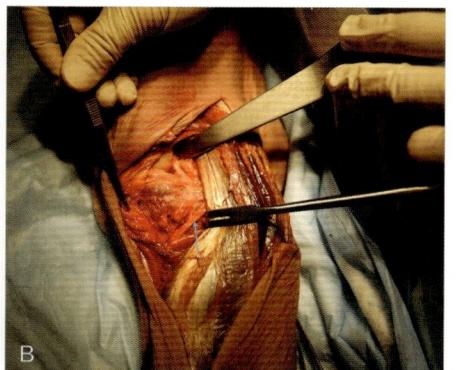

技术图3　A. 内侧切口的深层分离；在内侧半月板下方显露后内侧胫骨平台：1, 半膜肌；2, 后交叉韧带；3, 牵拉腓肠肌内侧头；4, 半腱肌。B. 在向前方松解内侧副韧带后，就可以观察整个后内侧胫骨平台。注意膝下内侧血管神经束已得到保护（星号）。

内侧复位和复位钳的应用

- 在该位置可以从内外方向和前后方向来应用复位钳,组合应用关节周围C型复位钳和点式复位钳很容易完成复位。另外,可以用弯杆顶棒将关节面骨块抬高复位,透视确认位置后用克氏针固定(技术图4A～C)。

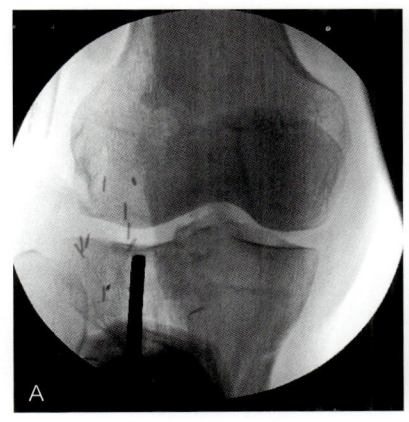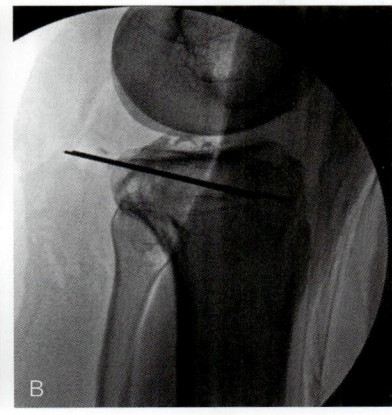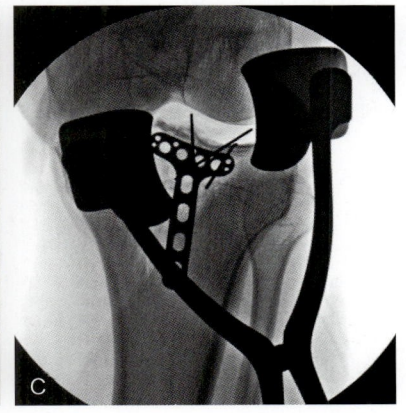

技术图4 A. 使用弧形顶棒抬高关节面。B. 临时克氏针固定,注意避开最终固定的位置。C. 最终的钢板位置。Cobel肩部牵开器是维持手术窗的实用工具。

内侧稳定固定

- 优先使用内侧支撑钢板来固定后内侧关节骨块,一块简单的1/3管型钢板常可以满足该位置的固定需要(技术图5)。完整的关节骨块应尽可能用3.5 mm或4.5 mm加压钢板固定于胫骨干上。

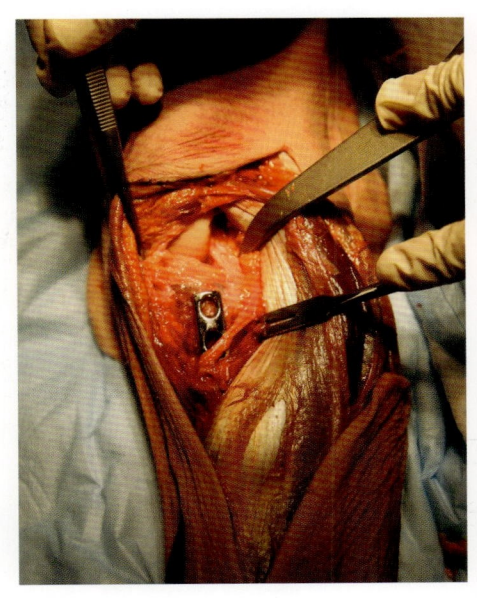

技术图5 后内侧胫骨平台的支撑钢板,膝下内侧血管神经束得到了保护。

外侧切口规划

- 外侧切口利用了经典后方延展入路的外侧部分,切口位于股骨外侧髁后方,膝上与膝下切口长度比例为1∶2(见技术图1)。

外侧浅层分离

- 浅层分离时先辨认和保护腓总神经。如果神经从后方绕过腓骨头进入小腿外侧间室时和周围组织附着较紧,应仔细进行分离(技术图6)。
- 钝性分离腓肠肌外侧头和腓骨长肌之间的组织平面,显露腘肌腱和其下方的比目鱼肌的起点。

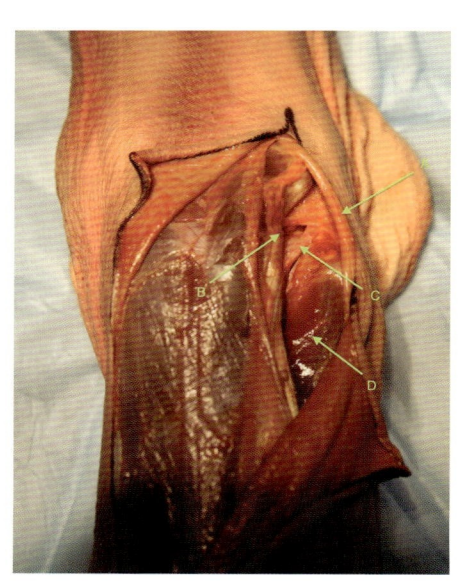

技术图6 浅层剥离。A. 腓总神经。B. 腓肠肌外侧头的外缘。C. 腘肌。D. 腓骨头上的腓骨长肌。

外侧深层分离

- 剥离、标记并向内牵拉腘肌腱后,后方关节面得以显露(技术图7A)。
- 将比目鱼肌从胫骨近端后方上剥离并牵拉,可以暴露整个后方的胫骨平台(技术图7B)。内侧的复位有时可以通过这个入路实现,但通常无法实施固定,而应该通过前述的内侧手术窗来实施。
- 应避免过度牵拉比目鱼肌,防止损伤比目鱼肌背面的后方血管神经结构,该结构在腘动脉三分支处与胫骨面附着紧密(技术图7C)。

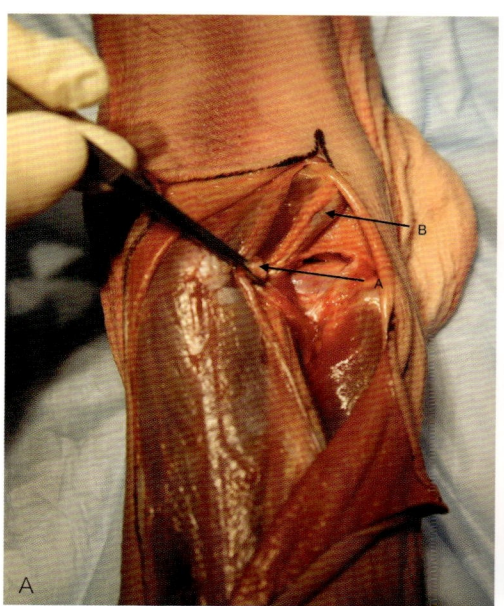
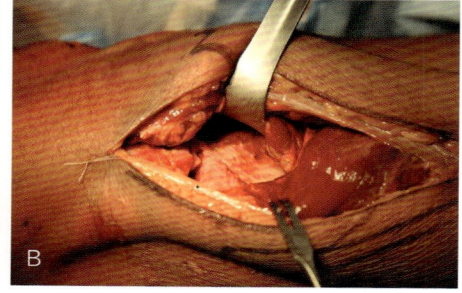
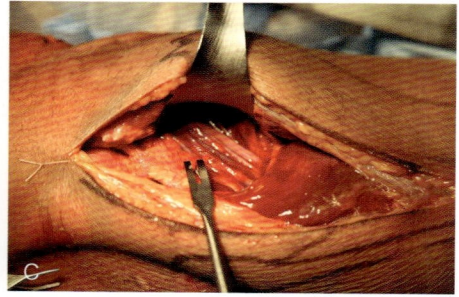

技术图7 A. 外侧深层分离:剥离腘肌和腓肠肌外侧起点:(A)切断的腘肌和(B)从起点部分剥离的腓肠肌外侧头。B. 从胫骨近端脊面仔细剥离比目鱼肌后可以从后外侧手术窗显露整个后外侧胫骨平台。腓总神经(星号)。C. 腘血管神经束直接走行进入比目鱼肌后方,牵拉比目鱼肌后,受其肌腹包裹保护,而后可以复位并固定后方胫骨平台的大部分骨折。

外侧复位和复位钳的应用

- 外侧与内侧手术窗主要的不同在于远端显露较少——不超过胫骨关节面的远端5 cm。如前述抬高关节面。

用不可吸收缝线修复半月板和后交叉韧带。
- 关节面复位并用克氏针临时固定后,可以通过植骨或可吸收骨水泥填充干骺端的缺损。

外侧稳定固定

- 主流固定方式为通过低弯度1/3管型钢板和3.5 mm支撑钢板,后方胫骨平台的固定很少用到角稳定固定(锁定钢板)(技术图8A~D)。

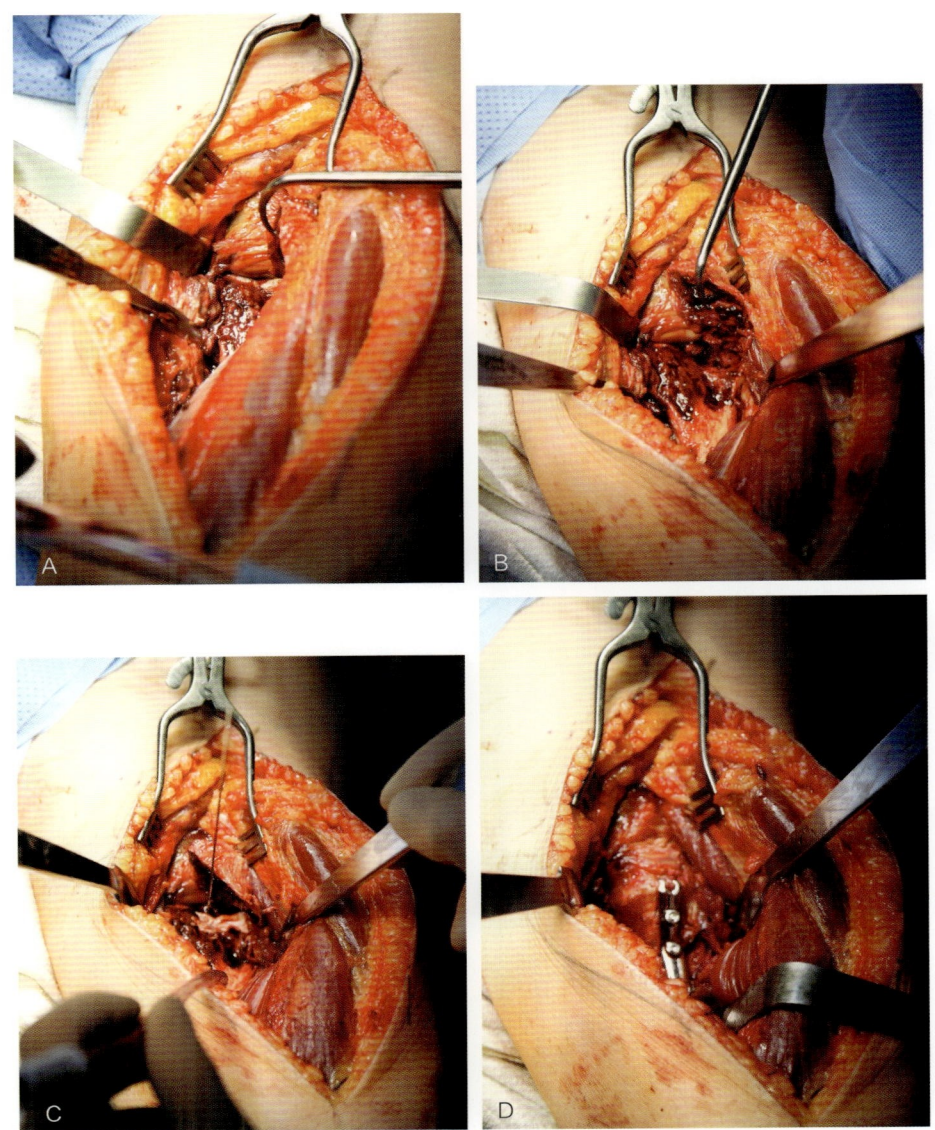

技术图8 A. 后内侧入路下,骨钩牵拉后内侧骨块,可见内侧关节面。B. 胫骨后方髁间棘下粉碎处抬高,恢复骨块位置。C. 植入羟基磷灰石填充抬高关节面后的遗留缺损。骨水泥很有用,因为后方入路的固定不如其他入路那么确切。D. 使用支撑钢板复位和固定后内侧骨块。

关闭切口

- 依照指征修复半月板的止点。在胫骨上的半月板止点钻孔,再在半月板后根用5号编织线打一个锁式结(例如Kessler结),将该线穿过胫骨上的钻孔。笔者使用一把Hewson过线器,并将缝线系在纽扣钢板上。
- 接下来使用0号不可吸收编织线修复关节囊,如果松解过肌肉起止点来增加显露(腓肠肌内侧头、腓肠肌外侧头、腘肌),也需修复这些结构。
- 通过可吸收缝线缝合皮下组织,用单股可吸收缝线间断缝合关闭皮肤,但笔者关闭皮肤时仍然倾向于选择可吸收缝线,因为在拆线时患者经常会感到不舒服,缝线也时常会在不经意间残留。
- 切口予以良好覆盖,然后翻转患者至仰卧位,支具固定膝关节。

要点与失误防范

难以定位胫骨的关节面	• 采用股骨内/外侧髁后方的切口,膝关节上下的切口长度比例为1:2。术中再按需向两侧延伸,没必要为了炫技而刻意不用术中透视来协助切口的规划
膝关节屈曲挛缩	• 避免腘窝方向的横切口,这样可以防止患者出现伸直不全 • 白天主动锻炼伸膝 • 夜间患肢保持制动
该入路下胫骨近端显露不足,尤其是对软组织丰富的患者而言	• 部分松解腓肠肌头会显著增加显露范围
胫骨关节面观察困难	• 摆放体位时,对侧放置支撑物会增加内侧的显露,同侧放置则会增加外侧的显露
螺钉穿出的话引起疼痛,尤其当下跪时	• 由后往前的螺钉不可过长,当肿胀消退后,前方螺钉若穿出皮质,可能会需要提前取出
难以通过延长切口来改善固定效果	• 避免在近端弧形延长切口,这有可能会影响膝关节的伸直功能
外侧手术窗进行深部剥离时不慎引起切口下方出血	• 后外侧入路下进行剥离时,应避免超过外侧关节线下方5cm,否则可能会损伤腘动脉
胫骨近端粉碎向下累及胫骨干时,干骺端与骨干的固定不充分	• 避免因后方切口的限制而导致固定不充分。换体位后在前外侧经皮放置长钢板,从而避免后续的骨不连风险

术后处理

- 患肢术后6~8周内不负重,其后的4周内逐渐增加负重量。
- 住院期间就开始早期被动训练和主动协助下的活动度训练。住院期间可以用CPM机(持续被动活动训练器)帮助锻炼。
- 夜间用支具制动膝关节。若采用可能引起屈曲挛缩的直接后方入路,要格外留意维持膝关节的完全伸直。
- 预防深静脉血栓。依诺肝素应用4周最为常用,除非患者存在相关的禁忌。

预后

- 研究显示,通过后方入路切开治疗胫骨平台骨折的整体临床成功率高(图10A~C)。但大多数研究样本量小(<10例),这些研究中也很少应用验证过的临床疗效指标[1,2,4,6]。
- Yu等报道了15例患者的病例系列研究[16],采用的是改良HSS膝关节评分,平均93.4分,范围为86~100分。
- 在双髁骨折以及>48岁的患者中,手术后会有较高的概率转归为全膝关节置换,尽管总体概率仅为7.3%[14]。

并发症

- 腓总神经麻痹。
- 深静脉血栓。
- 膝关节屈曲挛缩。
- 关节纤维化。

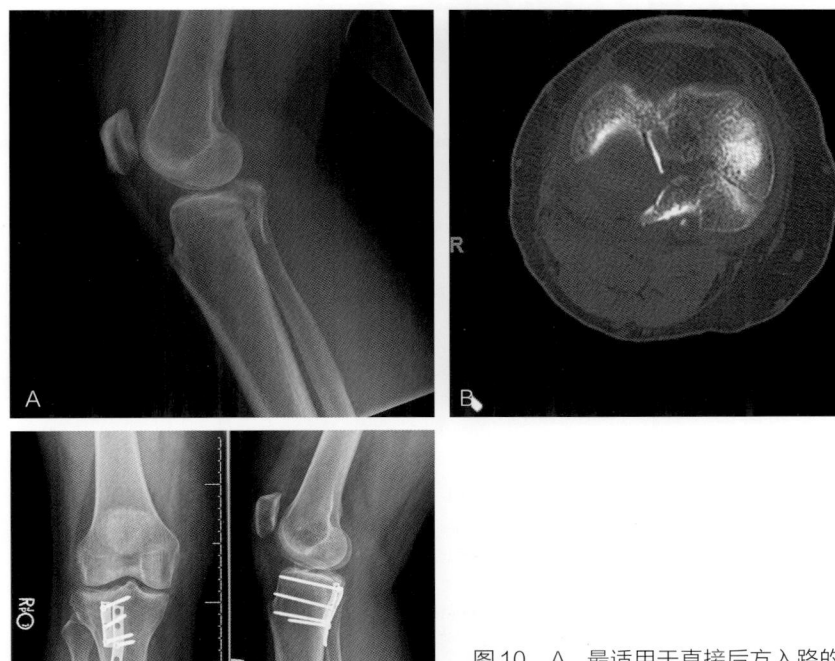

图10 A. 最适用于直接后方入路的典型关节损伤类型。B、C. 术后5年正侧位片显示影像学结果良好。

- 俯卧位时间过长引发视网膜损伤。
- 骨折复位不良和固定不牢靠，原因是不熟悉切口或切口不能延长导致术野显露不足。

（占宇 译，罗从风 审校）

参考文献

[1] Bhattacharyya T, McCarty LP III, Harris MB, et al. The posterior shearing tibial plateau fracture: treatment and results via a posterior approach. J Orthop Trauma 2005;19(5):305-310.

[2] Brunner A, Honigman P, Horisberger M, et al. Open reduction and fixation of medial; Moore type II fractures of the tibial plateau by a direct dorsal approach. Arch Orthop Trauma Surg 2009;129(9):1233-1238.

[3] Cadenat FM. Les Voies de Pénétration des Membres. Tome II: Membre Inferieur. Paris: G. Doin, 1932.

[4] Carlson DA. Posterior bicondylar tibial plateau fractures. J Orthop Trauma 2005;19(2):73-78.

[5] Darrach W. Surgical approaches for surgery of the extremities. Am J Surg 1945;67:237-262.

[6] De Boeck H, Opdecam P. Posteromedial tibial plateau fractures. Operative treatment by posterior approach. Clin Orthop Relat Res 1995;(320):125-128.

[7] Harmon PH. A simplified surgical approach to the posterior tibia for bone-grafting and fibular transference. J Bone Joint Surg Am 1945;27:496-498.

[8] Johnson EE, Timon S, Osuji C. Surgical technique: Tscherne-Johnson extensile approach for tibial plateau fractures. Clin Orthop Relat Res 2013;471(9):2760-2767.

[9] Kaplan EB. Posterior approach to the superolateral region of the tibia. 1946;28(4):805-808.

[10] Lobenhoffer P, Gerich T, Bertram T, et al. Particular posteromedial and posterolateral for the treatment of tibial head fractures [in German]. Unfallchirurg 1997;100(12):957-967.

[11] Potocnik P, Acklin YP, Sommer C. Operative strategy in postero-medial fracture-dislocation of the proximal tibia. Injury 2011;42(10):1060-1065.

[12] Stannard JP, Lopez R, Volgas D. Soft tissue injury of the knee after tibial plateau fractures. J Knee Surg J Knee Surg 2010;23(4):187-192.

[13] Trickey EL. Rupture of the posterior cruciate ligament of the knee. J Bone Joint Surg Br 1968;50(2):334-341.

[14] Wasserstein D, Henry P, Paterson JM, et al. Risk of total knee arthroplasty after operatively treated tibial plateau fracture: a matched-population-based cohort study. J Bone Joint Surg Am 2014;96(2):144-150.

[15] Yu B, Han K, Zhan C, et al. Fibular head osteotomy: a new approach for the treatment of lateral or posterolateral tibial plateau fractures. Knee 2010;17(5):313-318.

[16] Yu GR, Xia J, Zhou JQ, et al. Low-energy fracture of posterolateral tibial plateau: treatment by a posterolateral prone approach. J Trauma Acute Care Surg 2012;72(5):1416-1423.

第50章 胫骨外固定支架
External Fixation of the Tibia

J. Tracy Watson

定义

- 胫骨干骨折时采用外固定支架固定,适用于有广泛软组织失活和污染的开放性骨折的治疗。其他适应证包括有严重软组织损伤或骨筋膜室综合征的闭合性骨折的固定。当骨折累及干骺端或关节采取其他固定方式有问题时,可采用外固定支架固定。
  - 对于有多处长骨骨折的患者,外固定支架用于临时的固定,而非最终的稳定固定方式[3]。
  - 由于环形和复合型外固定支架的引进,外固定支架的适应证已经放宽,可用于高能量胫骨平台和胫骨远端Pilon骨折[4]。
  - 胫骨干或关节周围骨折病例,若有严重的软组织损伤,软组织覆盖有禁忌时,立即行牵张和复位会使周围的血管神经受限,则可以采用六轴外固定支架实现骨折逐渐复位[12](图1F)。
- 目前临床上使用的外固定系统可根据骨锚定的类型进行分类。
  - 骨锚定可以通过使用较大尺寸的螺纹钉拧入骨质或者在骨上钻较小直径的贯通钢针来实现。钢钉或钢针通过纵向连接杆或圆环相互连接。
  - 故单边外固定支架(纵向钉连接杆)和环形外固定支架(钢针/钢钉连接环)存在差别。
- 急性创伤主要使用单边外固定支架固定,本章着重描述这一技术。
  - 单边支架的第一种类型是一个个独立的模块:单独的杆,钉杆夹,杆杆夹,Schanz钉(图1A、B)。这些"简单的单边"支架具有极强的灵活性,易于拆卸和组装。

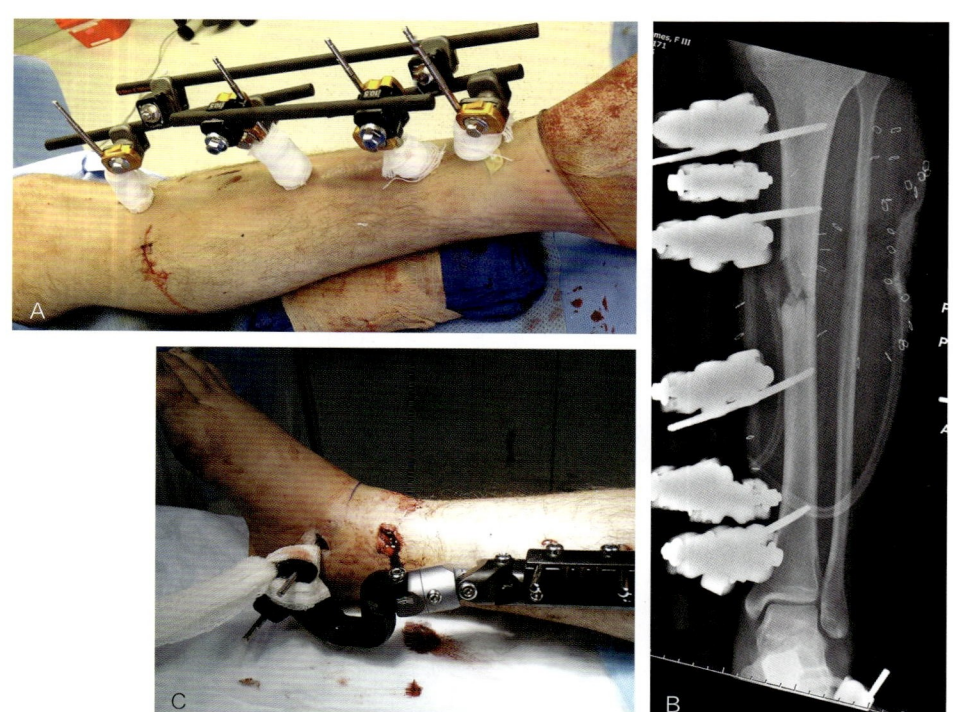

图1 A. 简单的四钉单边支架用两个模块连接杆以增强支架的稳定性。B. X线显示连接不同节段的固定针实现合适的复位。C. 大的跨踝关节固定单边轨道外固定架,用于治疗严重的Pilon骨折,在最终固定前给予软组织修复时间。

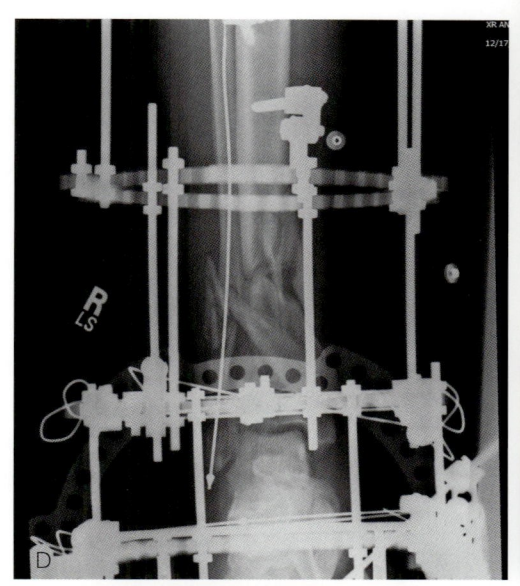
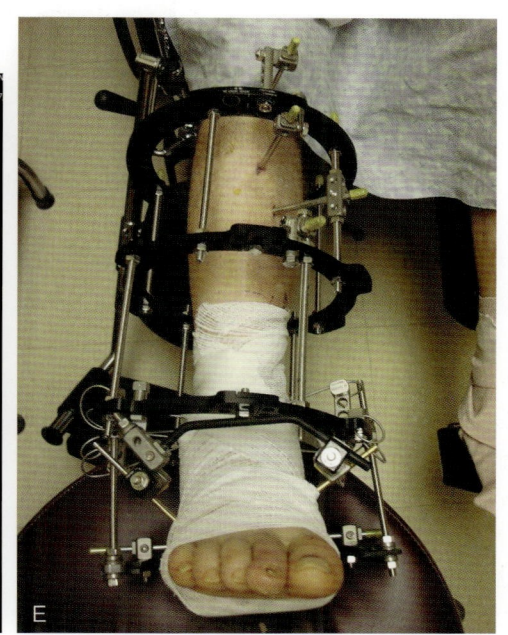
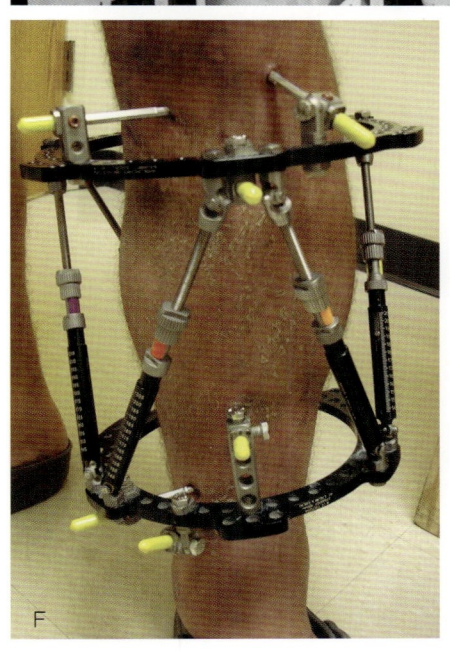

图1（续） D、E. 胫骨远端关节周围的骨折并且骨折线向近端延伸，使用微带张力的钢针环形外固定架进行最终的固定。支架的灵活性允许跨足固定维持跖屈姿势。F. 使用大Schanz钉固定的六轴外固定支架，这一支架可以通过调节六个轴逐步实现骨折复位。

- 单边支架的第二种类型是一种活动受限的支架，它要在长而坚硬的管体末端用多钉夹预装起来，这个所谓的单边轨道式固定架允许轴向的加压或牵张（图1C）。
- 针对骨干骨折，最常采用的外固定支架是使用较大钢钉的单边支架。
  - 简单的单边支架具有明显优势，它允许固定钉放置于不同角度和不同倾角，但仍和杆相连接。这有助于改变钢钉的位置，避开软组织受累部位（如开放性伤口或严重挫伤）[9]。
  - 单边轨道型固定支架的优点是简便。固定钉的位置通过多钉夹预先确定。放松万向关节和钉夹，可通过操作这些固定架实现骨折复位。
- 许多高能量骨折累及干骺端区域，贯穿固定技术使用较小的张力钢针，非常适合用于这些部位的固定。它比传统的半钉技术具有更好的稳定性和使用寿命。
  - 较小张力的钢针环形支架或复合型支架（支架使用大的半钉和贯穿钢针的组合）可以用于严重胫骨干骺端损伤同时伴发有其他情况的患者，如软组织受累、骨筋膜室综合征或有多发伤的患者（图1D、E）。

○ 六轴外固定支架是由6个伸缩杆和12个球关节组成的环形支架，可以实现6个自由度骨段移位矫正。无需熟知复杂的支架机制，只需通过调节伸缩杆便可实现三维立体的逐渐复位或立即复位(图1F)。

解剖

- 胫骨体容易触及，因其骨干大部位于皮下。
  ○ 此处骨皮质较硬，非常适合Schanz钉的置入，可以取得优良的机械固定。
  ○ 骨干的横断面解剖和肌间室外侧区域，允许有较大的范围在皮下置入半钉。这有利于固定钉分布在"不同平面"或散开分布，从而取得支架整体的稳定性(图2)。
- 除了外侧面，胫骨近端和远端干骺端关节周围的部位也位于皮下，这些部位主要是骨松质，骨皮质很薄。

○ 半钉固定的稳定性取决于它对骨皮质的抓持力，因此在这些皮质缺乏的部位，机械稳定性可能相对不足。
○ 在这些部位可以使用直径较小的张力贯通钢针来连接环形外固定器，可以取得良好的稳定性。干骺端的贯穿钢针可以和骨干的半钉组合构成复合型支架用于关节周围骨折固定，如复杂的Pilon和平台骨折。

发病机制

- 开放性的胫骨干骨折，大部分情况下适用髓内钉固定，但在某些情况却适用于外固定。
  ○ 污染明显并有严重的软组织损伤，或骨折累及干骺与骨干交界处或关节本身，这使得髓内钉难以使用，此时外固定格外受到青睐。

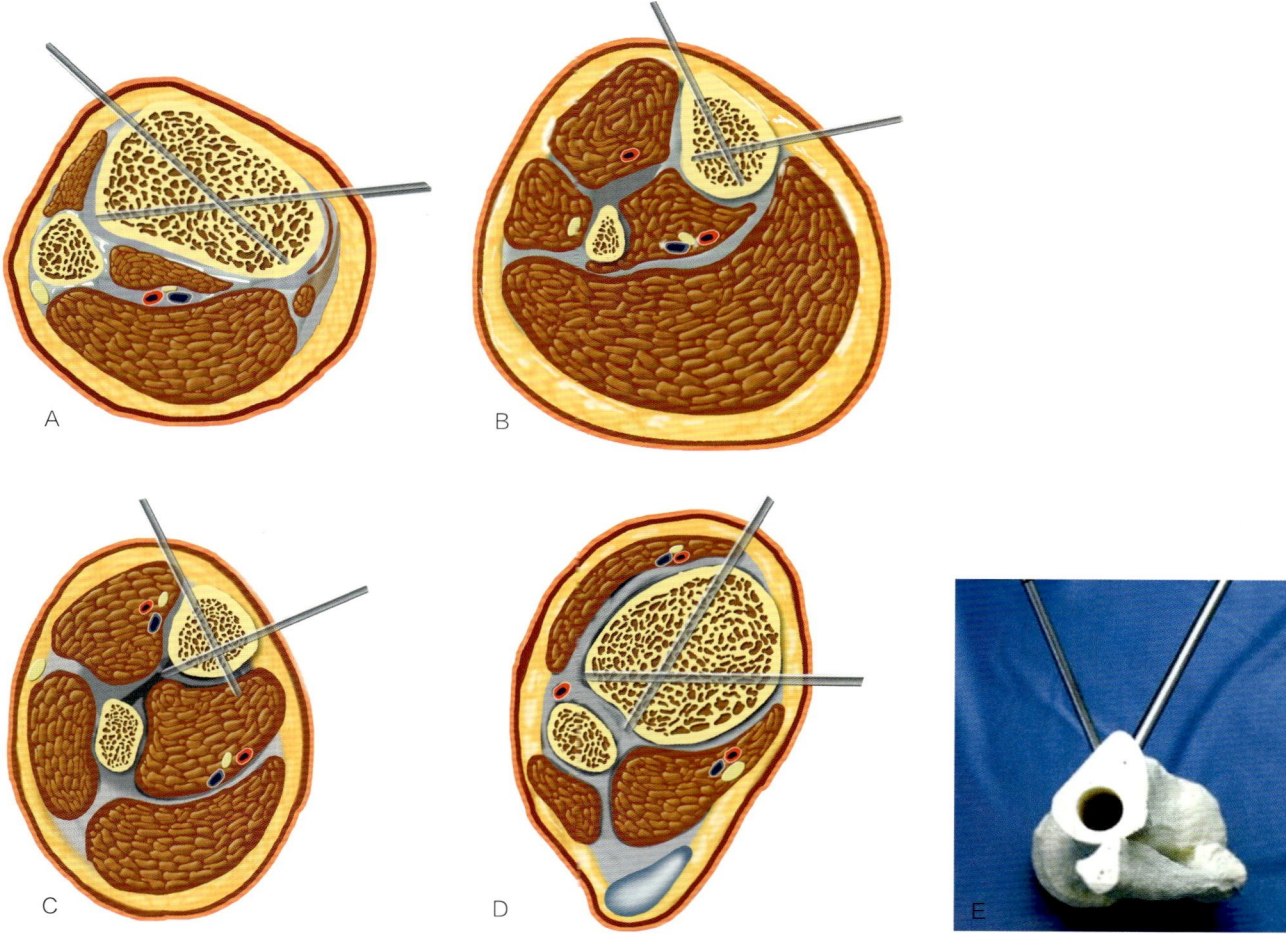

图2　A~D. 不同层面胫骨的横断面解剖。近端断层显示这一部位固定针的角度范围至少可达120°，越往远端角度范围越小。避免卷绕任何肌腱结构非常重要。而要做到这一点，需要注意沿胫骨的皮下界限放置固定针。E. 模型显示了固定针的布局，避免涉及前外侧和后侧的肌间室。尽量减少后侧皮质针穿出的长度，以免损伤后部的神经血管结构。

- 外固定支架选择取决于骨折部位、复杂程度以及开放骨折伤口的类型。
  - 越不稳定的骨折类型(如粉碎严重的骨折),需要用到的外固定支架也越复杂,以控制骨折端的活动。
  - 如果可能的话,应考虑负重因素。
  - 若骨折延及关节周围或累及关节,跨关节外固定支架可以为骨和软组织提供满意的稳定性。
  - 支架的架构和放置应考虑多次清创和随后的软组织重建,这点非常重要。这要求固定针的放置远离损伤区,以避免固定针部位污染术区潜在的可能。
- 外固定是通过外骨痂的桥接从而达到骨折的愈合。外部桥接的骨痂在很大程度上受机械及其他体液因素的影响,尤其依赖于周围软组织覆盖的完整性。这种愈合方式有着强大的跨越较大骨折间隙的能力,并能耐受骨折端的移动。
  - 外固定支架固定时的微动有助于骨折的愈合。骨折块间的微动促进炎症反应从而促进形成较大骨痂和软骨形成。
  - 微动似乎有一个阈值,超过这个阈值的微动则会抑制骨痂重塑的整体过程,因此,不稳定的外固定支架会导致肥大型骨不连。
- 复杂的关节损伤常常使用跨关节外固定支架进行临时固定。这样可以取得韧带整复复位,进而大幅度地降低损伤引起的肿胀和水肿程度,减少骨折块间大的间隙。
  - 尽早取得韧带整复复位非常重要,延迟几天即可导致无法缩近移位的干骺端骨折块。
  - 一旦软组织状况好转,实施切开复位内固定将变得相对容易,因为各种手术技术可以直接在关节受累部位实施[13]。
- 多发伤患者需要迅速固定时,应用这些技术特别有意义。简单的单边或单边轨道外固定支架可快速应用在长骨损伤中,从而为骨折提供足够的稳定性以利于管理和抢救多发伤患者(图3)。

自然病程

- 所有单边支架的稳定性基于一个简单的"四针框架"理念。
  - 固定针的数目、距离和针近骨折部位,以及骨与连接杆的距离和固定针与连接杆的直径,都影响着外固定支架最终的机械稳定性[1]。
- 固定针较大的单边支架的稳定性依赖于固定针的硬度。在负重时,这些固定针作为悬臂产生偏心负载。

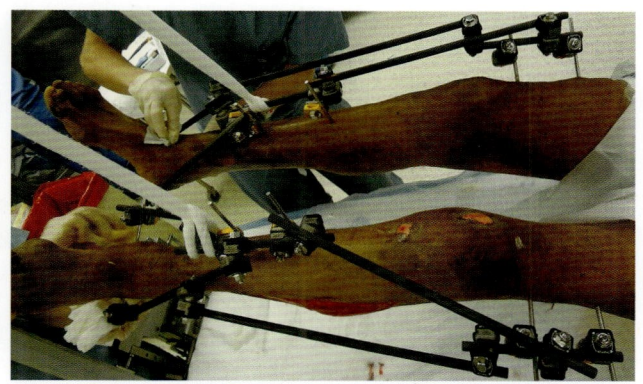

图3 多发伤患者双侧跨关节外固定支架临时固定。右侧跨关节固定胫骨平台骨折双踝和同侧的Pilon骨折。左侧外固定固定胫骨平台骨折和严重的双踝骨折,左小腿同时有骨筋膜室综合征并进行了切开减压。

一般认为剪切力抑制骨折的愈合和骨形成,这也是强调所有固定针放置同方向的原因。

- 在外固定支架取得稳定固定后便可处理软组织损伤。一旦软组织愈合,可更换为最终的内固定。在某些情况下,外固定支架也可以用作最终的固定方式。骨折固定一旦稳定,可早期开始逐步负重。
  - 高度粉碎的骨折,则延迟负重,直到看到骨痂形成能保持骨折足够的稳定性时。愈合过程中为取得坚强的固定,可能需要主动进行动力化。
- 动力化可以改变静态的固定架,旨在抵消所有外力,包括轴向运动,并允许外力通过骨折端。当骨痂弹性降低,骨的硬度和强度则增加,可以支撑更大的负载[7]。因此,轴向动力化有助于重建骨皮质接触,并由本身的机械强度稳定骨折[2]。这可通过调整简易单边外固定架的钉-杆夹或放松单边轨道外固定架来实现。
- 骨折端不断重塑直至骨折完全愈合。在这个阶段,骨痂中的骨折线逐渐减少,随后消失。此时可以拆除外固定支架。

病史和体格检查

- 采集病史时应注重损伤机制。
  - 确定是高能量还是低能量损伤可以帮助术者了解软组织损伤的程度,并有助于决定外固定针放置的位置。
- 确定开放性骨折的事故地点非常有意义(例如,是有土壤污染的开放伤口,还是冰雪地上的摔伤)。
  - 这些参数有助于术者确定清创清洗伤口需要切开的范围,以及选用抗菌谱适合的抗生素。

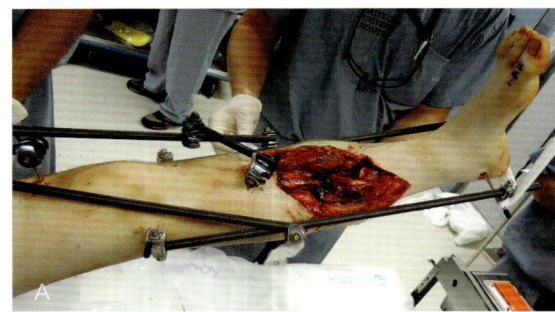
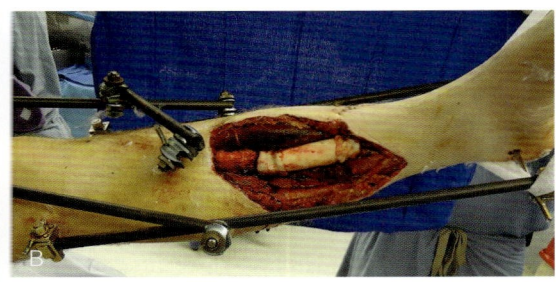
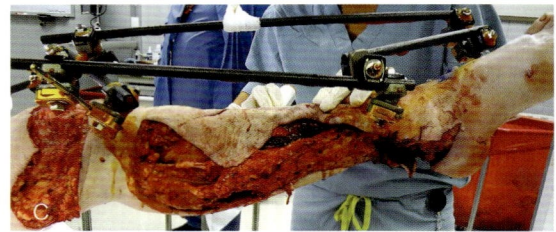

图4 A. 严重3b度合并骨和软组织缺损的开放性损伤,其合理的外固定支架置钉位置是避免将外固定支架螺钉直接置入开放伤口内。B. 把外固定支架螺钉置于开放伤口以外位置,可以在不影响外固定支架稳定性的情况下进行多次清创。放置在骨缺损之间的带抗生素间隔可以增加外固定支架的稳定性。C. 这种3b度开放损伤的严重组织缺损决定了改变单边支架的不同螺钉置入位置就可以跨越较大损伤区域,并且有助于对这种复杂胫骨干骨折进行多次清创手术。支架可以跨踝关节以控制有足跟部分脱套伤的后足部。

- 记录神经血管的损伤情况,注意是否可触及踝关节处胫前和胫后动脉的搏动。
  - 微弱或无脉提示有血管损伤,并可能需要进一步评估踝肱指数,测量间室内压力或动脉血管造影。
  - 开放性骨折和高能量的闭合性骨折合并严重的软组织损伤,往往需要对间室内压力进行评估。
- 评估软组织损伤情况,根据伤口的大小、方向和位置对开放性骨折进行分级,有助于确定固定针的布局和外固定支架的结构,从而保证外固定支架的放置不妨碍开放性伤口的处理(图4)。

影像学和其他诊断性检查

- 胫骨的摄片至少应该包括两个相互垂直的角度,即正位和侧位。
  - X线摄片应包括膝和踝两个关节,以评估是否涉及关节内骨折或合并的膝关节或踝关节的半脱位或脱位。
  - 鉴别隐匿的骨折线有助于术前计划的制订和固定针布局的设计。
  - 许多高能量的胫骨骨折合并有足部的损伤,有必要行足和踝关节的摄片来确定其损伤类型。
- 牵引下胫骨关节损伤的X线片是非常有用的,以确定干骺端骨折块的性质和方向,以及关节嵌顿程度。这对确定是否需要跨关节固定支架是非常必要的。
- 跨膝关节或踝关节的固定支架应用后,应该行牵引下的CT扫描,以确认韧带整复复位效果。一旦软组织情况恢复,术者可以为最终的固定确定术前计划(图5)。

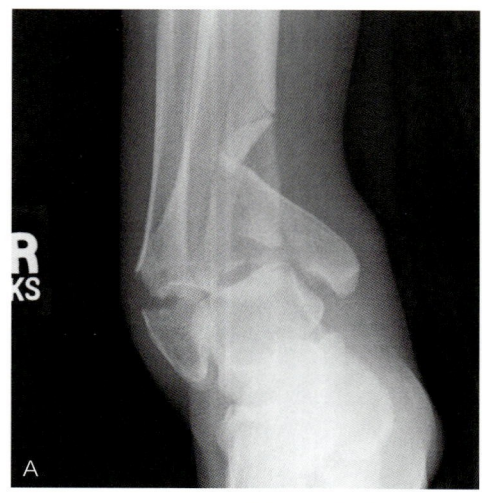
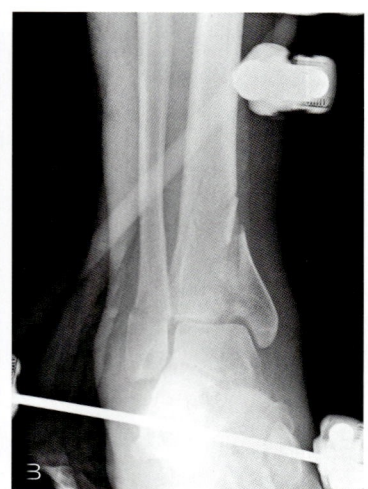
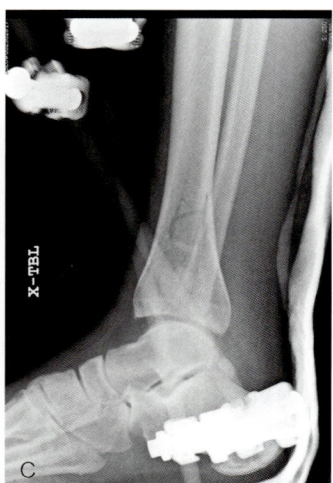

图5 A～C. 受伤时和跨踝外固定支架固定复杂Pilon骨折的X线片。

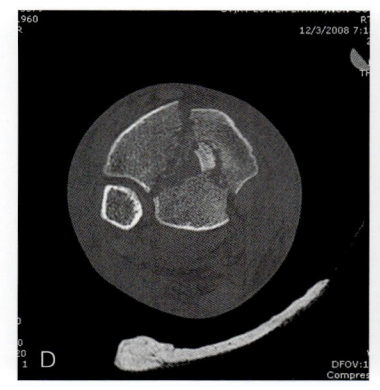
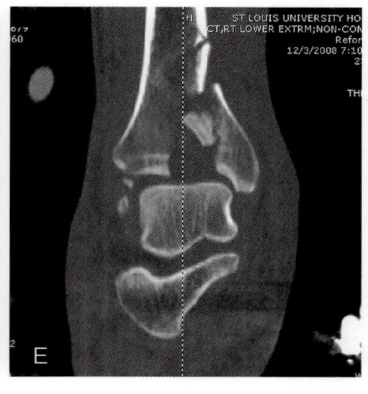

图5（续） D、E. 临时固定后的CT扫描清楚地显示骨折情况，一旦软组织情况恢复，有助于确定最终重建的术前计划。

手术治疗

- 手术计划涉及考虑安装外固定支架的结构。这些治疗方案通常可分为两类。
- 第一类是临时外固定支架，旨在让软组织恢复或患者的整体条件改善，直到可以安全地进行最终的骨折固定。
  - 临时外固定支架包括需要韧带整复复位或相对稳定的关节周围骨折时使用的跨膝或踝关节支架，以及急诊多发伤患者胫骨干骨折时需要临时固定的简单支架。当患者可以接受进一步手术时，这些外固定支架将在后期换为髓内钉固定[6]。
  - 这些外固定支架很简易，不打算长期治疗使用。
- 用于最终固定的外固定支架主要应用于合并软组织严重受损的（开放性和闭合性）骨干骨折。
  - 在整个治疗期间外固定支架一直维持使用，以方便软组织的处理，并有利于下一步的治疗，如翻转或游离皮瓣的覆盖，以及二期植骨。
  - 这些外固定支架更多的是参与治疗，并在整个治疗过程中维持骨折位置（例如六轴外固定支架）。

术前计划

- 评估损伤部位的X线片时，应确定远端或近端的骨折有无累及膝关节或踝关节。
- 根据骨折线近端或远端的位置确定主要骨折所在的位置，以决定是否需要使用部分带关节的外固定支架，还是需要跨关节的外固定支架。

体位

- 在患者臀下方放置垫子或豆袋固定器，从而抬高患者的整个下肢，使胫骨高于手术台（图6）。

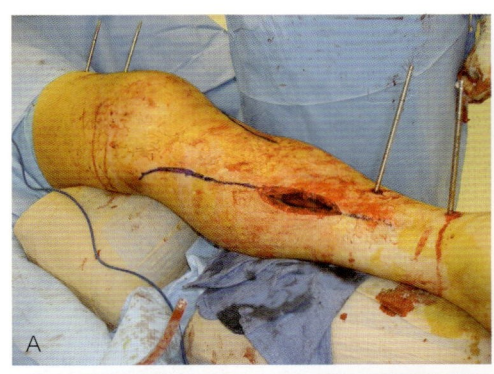
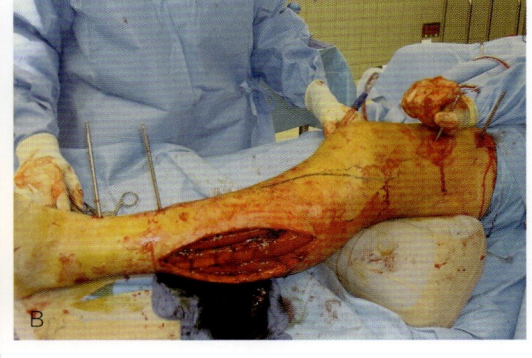
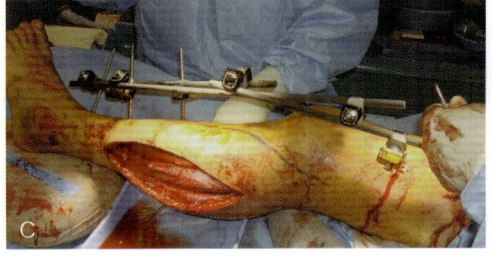

图6 A~C. 跨膝外固定支架用于治疗复杂胫骨平台骨折伴发骨筋膜室综合征。患侧臀下方放置垫子或豆袋固定器，从而抬高患者肢体。这使得患肢清晰可见而不受对侧肢体的干扰。无菌垫子用于支持脚踝，允许360°处理受伤的胫骨，并提供空间以便于放置任何结构的固定支架。

- 患者的脚可用无菌垫子支撑，从而使下肢悬空，并允许360°观察和处理受伤的肢体。
  - 抬高肢体的位置使健侧肢体低于手术肢体，这样可以在不同的平面置入固定针，以及方便环形支架的组装。
- 透视机放在手术肢体的对侧，以利于股骨和膝关节的显像，这在严重的胫骨平台骨折行跨膝关节外固定支架固定时非常重要。
- 任何预计的关节旁切口应小心标记在皮肤上以确保最终的固定针置入不会影响到这一区域[8]（见图6）。

入路
- 针－骨接触面的完整性是决定外固定针使用寿命的一个关键因素。
- 固定针置入技巧对于取得一个无感染、稳定的针-骨接触面非常重要，由此保证固定支架的稳定性。

固定针置入技巧
- 正确的置入技术首先包括固定针置入部位的皮肤切开。
- 如果解剖上可行的话，做一个足够大的切口后，直接分离至骨，切开骨膜（技术图1A）。
- 使用小型Penfield骨膜剥离器在置入处轻轻地掀开骨膜（技术图1B）。最大限度地牵开置入处的软组织以减少软组织的卷绕和坏死。
- 预钻时使用套筒和钻套，以尽可能减少预钻过程中的软组织卷绕问题（技术图1C、D）。如果选择自钻针也应使用钻套。
- 预钻后，徒手置入合适深度的固定针以穿透两层皮质。任何累及的软组织缠绕需用小手术刀松解（技术图1E、F）。
- 术中透视以确认置入针未全层穿皮质固定（技术图1G）。

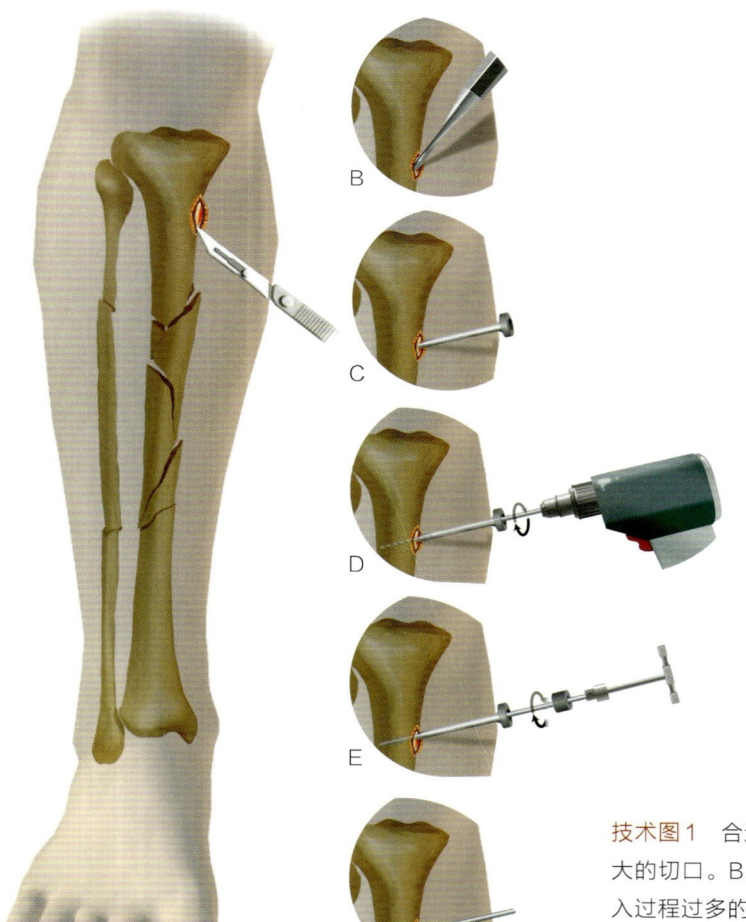

技术图1 合适的固定针置入技术。A. 在固定针的位置做一个足够大的切口。B. 使用骨膜剥离器剥离软组织（包括骨膜），以减少置入过程过多的软组织卷绕。C. 使用套筒以保护软组织。D. 通过套筒预先在固定针位置钻孔，以避免软组织钳夹和缠绕。E、F. 使用T形手柄将针拧入，在近端及远端皮质均取得足够的把持力。

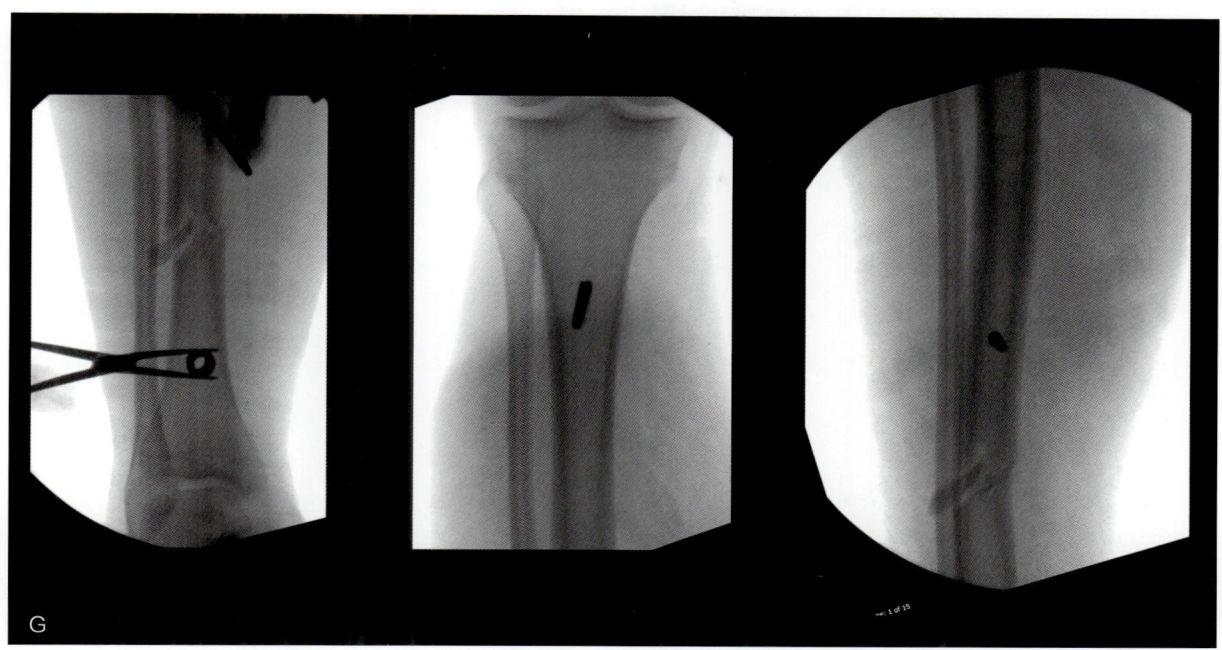

技术图1（续） G. 将套筒置于骨髓腔的位置非常重要，并确认它的位置以确保固定针置入穿过近端皮质、髓腔和远端皮质。这样以确保固定针未全层穿皮质固定，由于这些固定针置入会使应力升高，若全层穿皮质固定可能会导致固定针相关骨折或固定针感染。

单边四针外固定支架应用于胫骨干骨折

- 目前简单的单边外固定架的钉夹可以在每根钉-杆连接处独立进行调节，允许进针位置有很大的可变性，从而避免软组织受累。
  - 由于这一特性，简单的四针布局可随机置于骨折端的两侧。

方案一

- 最初的两根针置入需尽可能远离骨折线，一根置入骨折端近端，一根置入骨折端远端（技术图2A）。
- 单一的连接杆尽可能紧贴骨面，以增加整个系统的稳定性。
- 纵向的牵引以取得大致的复位（技术图2B～F）。
- 中间两枚固定针可采用连接杆上的钉夹作为模板使用钻套置入。
- 这些固定针的置入需避免损伤区域的开放伤口或严重挫伤的皮肤。
- 在另两枚固定针置入后，复位可通过操纵骨折端轻易实现。
- 一旦取得满意复位，锁紧钉夹，术中透视确认复位效果。

方案二

- 另外一种方法，所有的固定针都可单独打入，只要两根位于骨折端近端，另外两根位于骨折端远端（技术图3）。
- 近端两根固定针和远端两根固定针通过各自连接杆连接。
- 近端的连接杆和远端的连接杆可同时作为操纵杆来进行复位。
- 一旦取得满意复位，使用另外一根杆对杆连接装置连接两端的针-杆复合结构。
- 术中透视确认复位效果。

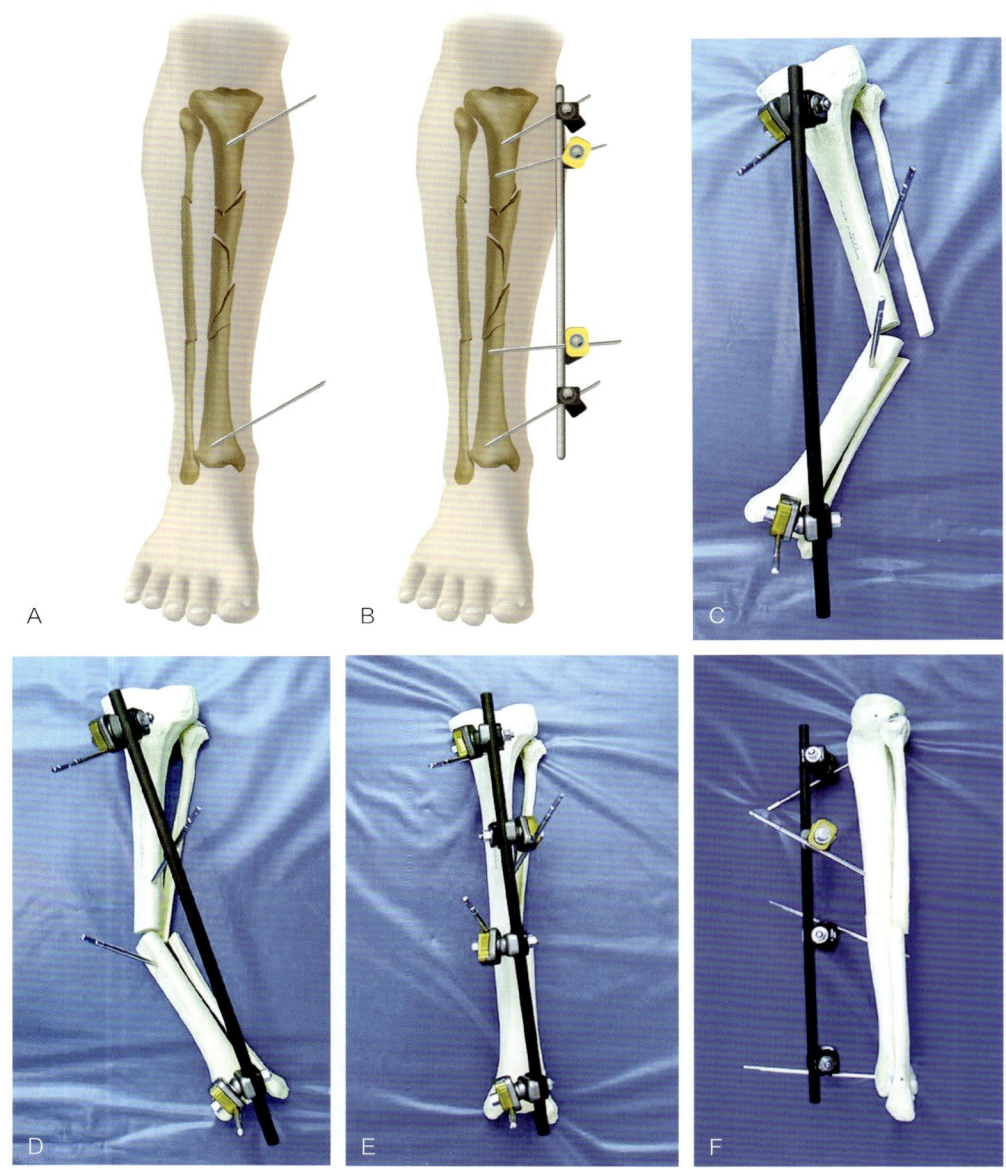

技术图2 A~F. 安装简单四针单边外固定支架。在尽可能远离骨折线的两端置入两根针（A），并使用连接杆连接（B），逐渐取得复位（C~F）。在靠近骨折线的两端安装另两枚针，纵向牵引取得复位，将连接杆与这两枚靠内的相连，锁定获得最终复位。

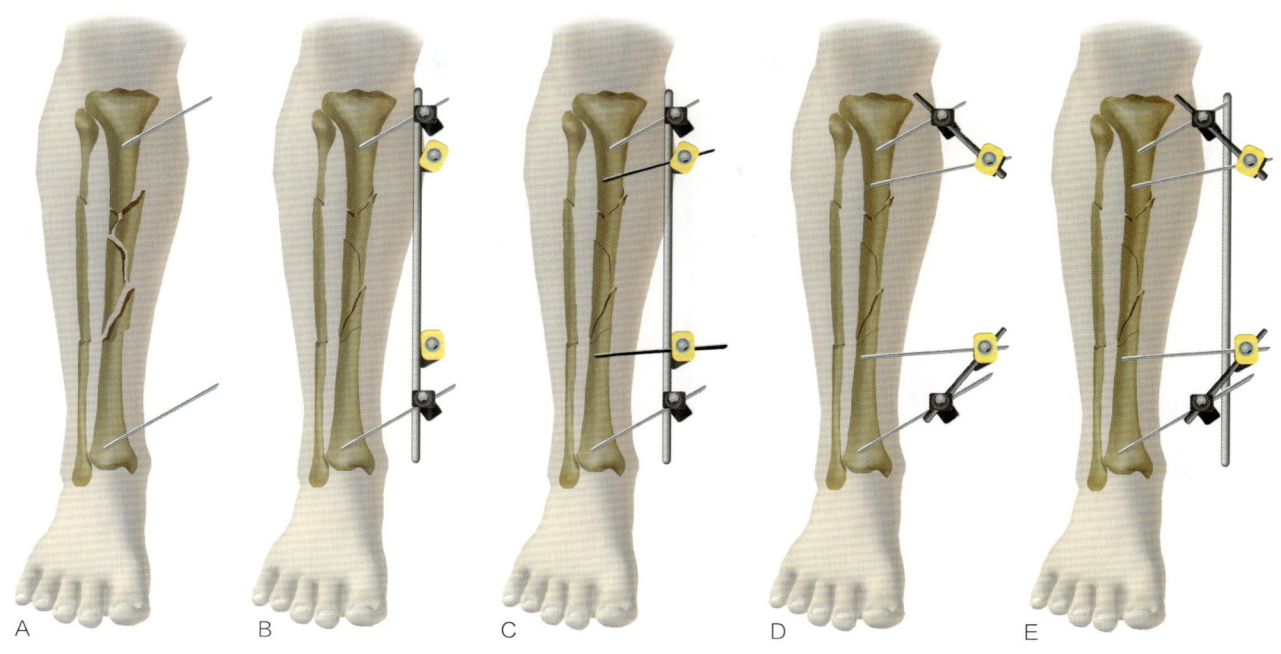

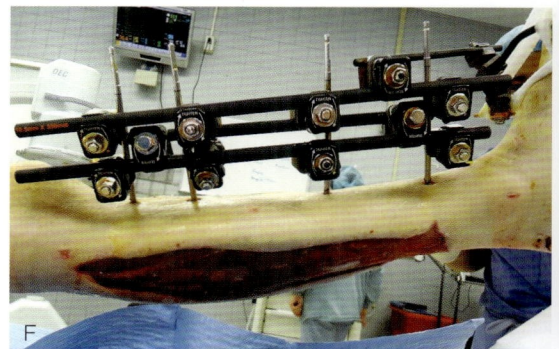

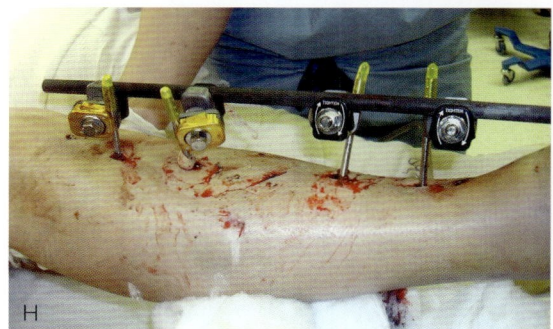

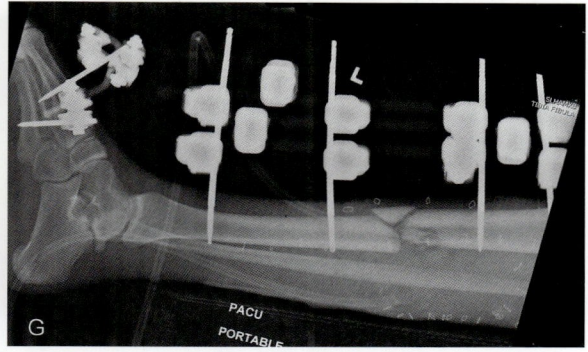

技术图3 简单四针单边外固定支架的另外一种放置方法。A、B. 一旦杆已连接，两个钉夹可作为模板固定另外两根固定针。C. 内针置入后最终的外固定支架结构。D. 近端和远端的固定针可通过独立的连接杆连接。这两根连接杆可作为操作杆进行骨折复位。E. 随后再用一根连接杆连接远近两端来维持骨折复位。F、G. 用四针加一根连接杆复位固定有骨筋膜室综合征的闭合性骨折，同时跨足固定以维持跖屈姿势。H. 类似的胫骨骨折采用四针和一个连接杆固定。固定针彼此不在一个平面有助于固定针置入。

单边轨道四针外固定支架应用于胫骨干骨折

- 利用较大的单边轨道固定器可以迅速装配这些装置，以每对针-架组合作为模块（技术图4）。
- 两根固定针通过模块固定于骨折端近端，它们平行置入，受模块本身的控制，它们之间距离固定。通常与胫骨干内侧或前内侧置入。
  - 一旦固定针置入，锁紧钉夹，确保在位。
- 接着将单边轨道外固定支架体部连接到近侧的固定针，

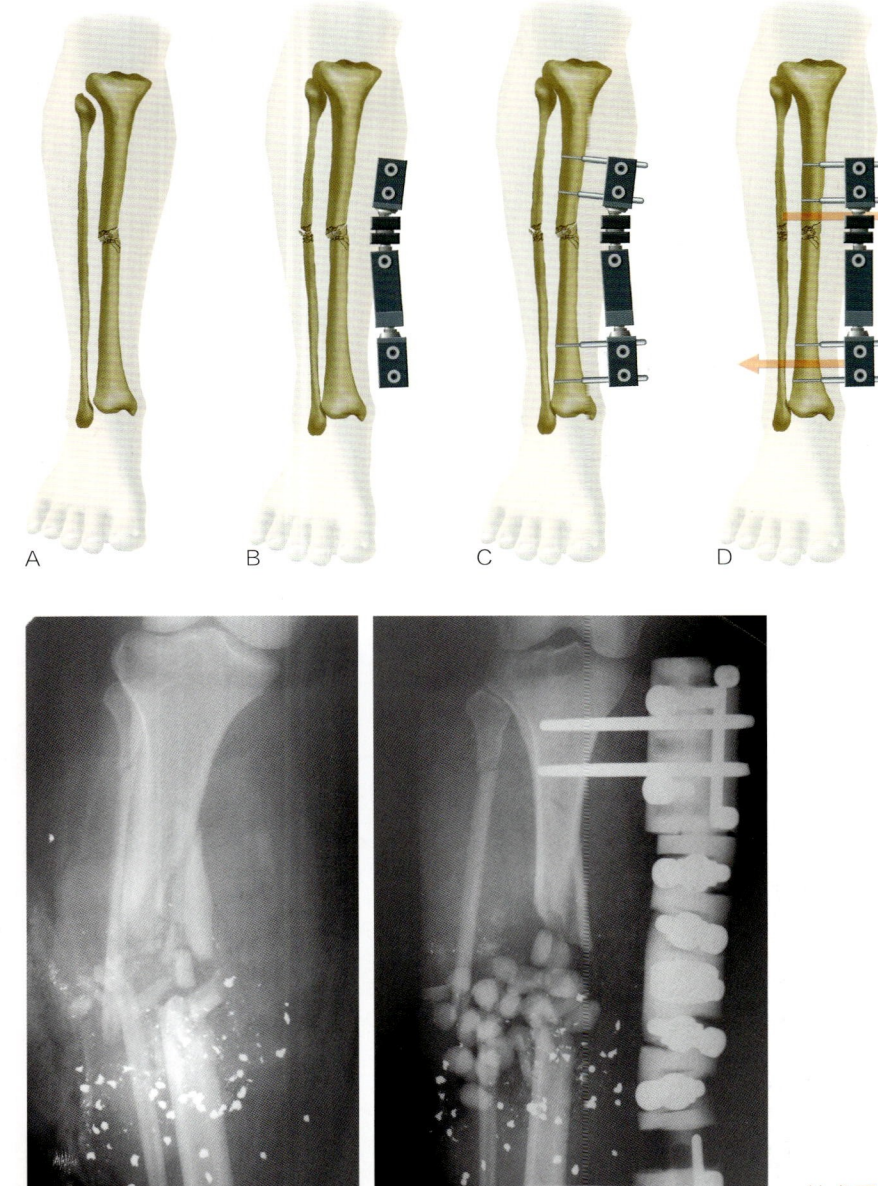

技术图4　A. 胫骨干骨折并移位。B. 调整单边轨道固定支架的长度和方向，松开所有的关节。C. 利用模块打入近端的两根固定针。D. 远端固定针置入后，复位骨折，上紧关节维持复位。主杆的关节同样要上紧以维持轴向力线。E、F. 开放性粉碎性胫骨干骨折，使用较大的单边轨道外固定支架复位后的X线图像。

- 纵向牵引以取得大致的复位。支架体部和远端多钉夹沿胫骨干排布。
  - 松开远近端球状关节后可自由活动，体部可自由伸缩。
- 通过模块在骨折线远端打入两根固定针并上紧。
  - 必须注意在最终复位和上紧关节之前要使外固定支架获得足够的长度[11]。
- 利用远近端钉夹作为复位工具，手法复位骨折。接着上紧远、近端关节，获得最终复位。
- 此时，可以伸缩外固定支架体部以调整轴向力线，当获得需要长度时，上紧关节以维持力线。
- 单边轨道外固定支架体部的直径很大，这限制了支架的剪切、弯曲及旋转活动。
  - 收缩支架可以实现轴向加压。
- 一旦骨折稳定后，早期可以进行动态负重。
  - 严重粉碎的骨折应延迟负重，直到出现肉眼可见的骨痂，并能提供足够的稳定性以维持骨折。
- 可伸缩的支架体部允许轴向微动，可刺激骨膜较早愈合。

胫骨平台骨折的跨膝外固定支架

- 将两根Schanz钉在大腿前外侧打入。针置入股骨干的中部(技术图5)。
- 接着将两根Schanz钉打入胫骨干的中段和远段。
- 胫骨的Schanz钉打入尽可能远离胫骨近端，当二期需要对胫骨平台骨折行切开复位内固定时，内植物不会影响碰撞到Schanz钉。
- 随后使用连接杆连接所有的Schanz钉。
  - 纵向牵引复位，术中透视确认复位效果。
  - 将膝关节轻度弯曲，上紧所有关节以利于韧带的整复复位。
- 另外一种方法：近端的两根股骨固定针可以用一根连接杆连接，胫骨的两根固定针可以用另一根连接杆连接，操作这两根连接杆实现平台的复位，第三根连接杆连接这两根连接杆并锁紧以维持复位。
- 也可以使用较大的单边轨道外固定支架跨膝固定维持临时的复位。

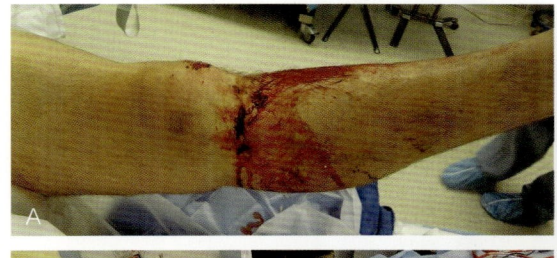
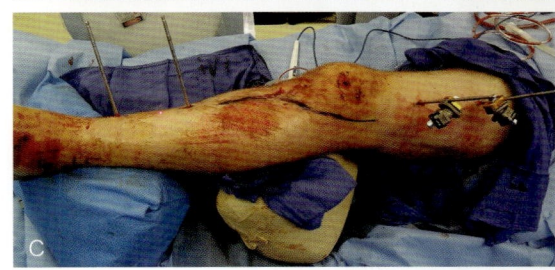
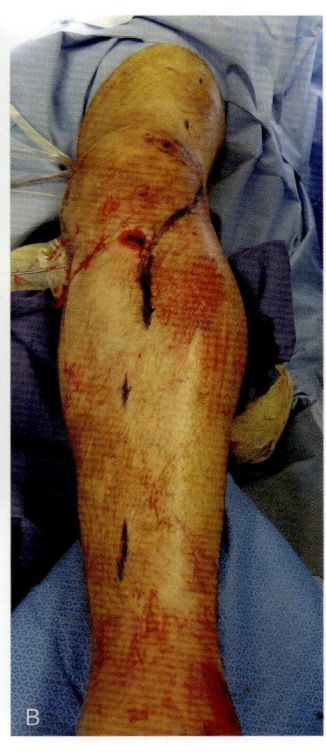

技术图5 A. 开放性胫骨平台骨折，准备使用跨膝外固定支架临时固定。B. 根据制订的复位方案，最终固定的切口和预计的固定针置入部位，均标记在皮肤上。C. 股骨远端的两根固定针和胫骨平台骨折下方胫骨中端的两根固定针置入。

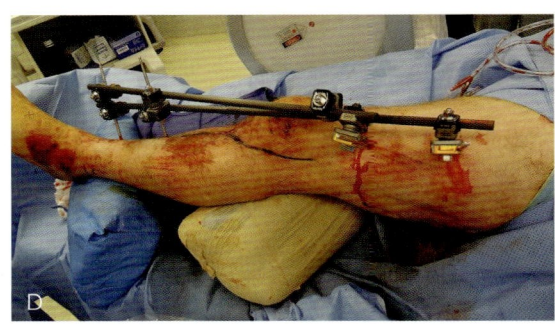
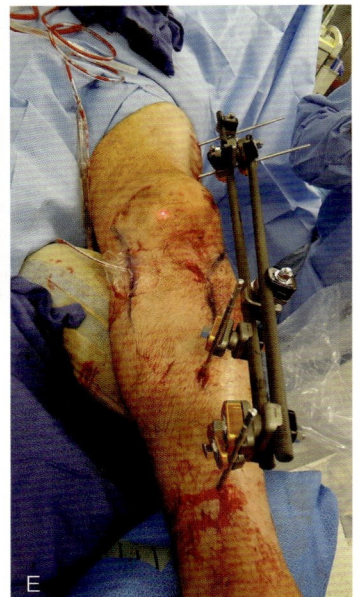

技术图5（续）　D、E. 连接杆连接近端的两根固定针和远端的两根固定针，复位并锁紧钉夹。使用另一根连接杆以增强支架的稳定性并桥接骨折。

胫骨 Pilon 骨折的跨踝关节固定

- 两根 Schanz 钉置于胫骨干中段（技术图6）。
  - 严重的 Pilon 骨折并且骨折线累及胫骨干时，使用跨关节固定支架治疗时要尽量避开软组织损伤部位及可能延伸的骨折线。
- 由内向外通过跟骨结节置入一根中央带螺纹的贯穿固定针，注意要避开胫后动脉。
  - 固定针置入的正确位置为足后跟前方1.5 cm，距足底1.5 cm处。
  - 透视确定位置。
- 连接杆连接胫骨固定针。

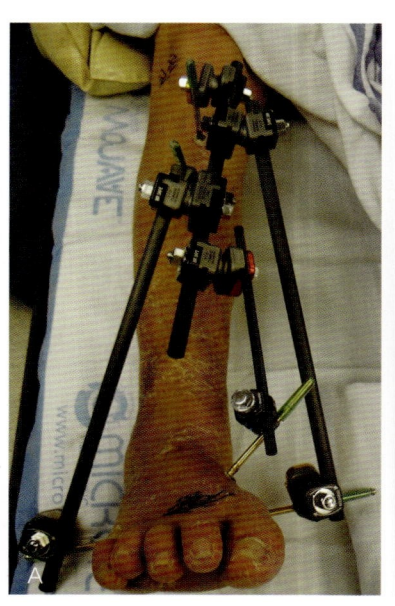
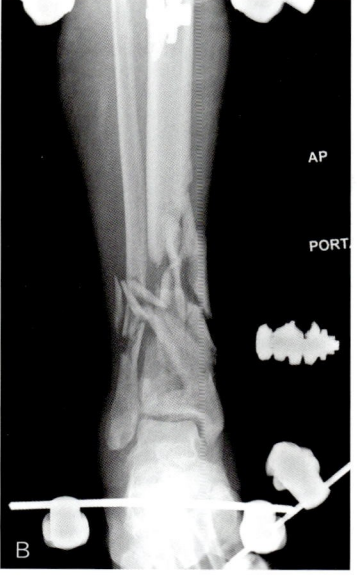

技术图6　跨踝关节的外固定支架桥接固定严重的 Pilon 骨折。A、B. 在胫骨远端置入两根固定针，注意要偏近端以避开损伤部位。在跟骨结节置入一根贯穿跟骨的固定针，随后在内外侧安装连接杆形成三角结构。纵向牵引，上紧连接杆以维持复位。在第一跖骨置入一根前足固定针以维持足中立位，防止马蹄足挛缩。

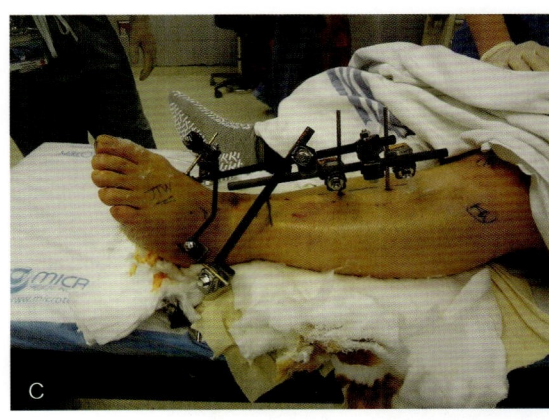
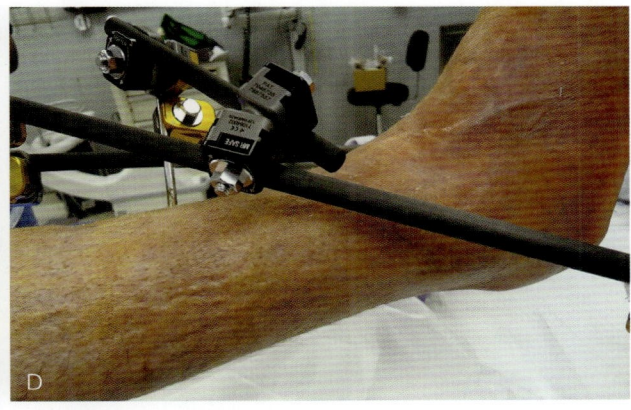

技术图6（续）　C. 类似的固定方案形成三角结构，在第一跖骨和第五跖骨置入固定针并连接连接杆以维持足中立背伸位。D. 皮肤褶皱显示这时可以采取正式的开放的重建治疗方案。

- 分别在内外侧将连接杆连接至脚后跟两侧的固定针，形成一个三角形结构。
  - 纵向牵引以获得长度，并注意骨折前后方向的复位。
- 为了维持力线以及便于足掌着地，使用一根固定针打在第一或第二跖骨的基底部[15]。
  - 随后将这根前足的固定针连接到外固定支架上，以维持足在中立背伸位。

双针外固定支架：胫骨干、Pilon或胫骨平台骨折的临时固定

- 这是一个临时的外固定支架，可快速牵引和大致复位，适用于所有类型的胫骨骨折。
- 在腓骨顶端下一指宽处，由外向内打入一根中央带螺纹的固定针（技术图7A、B）。
  - 另外一种打法，可以在髌骨中段平面沿股骨髁中外侧，打在股骨远端。
- 第二根贯穿固定针打在跟骨结节上，位置与上文中提到的跨踝关节外固定支架相同。
- 接着在腿的两侧用两根长的连接杆连接。
  - 纵向牵引以取得大致复位。
- 在某些情况下，可以在胫骨干打入第3根针，并用一根连接杆和纵向杆相连（技术图7C、D）。这可加强简易外固定支架的稳定性（技术图7E～G）。

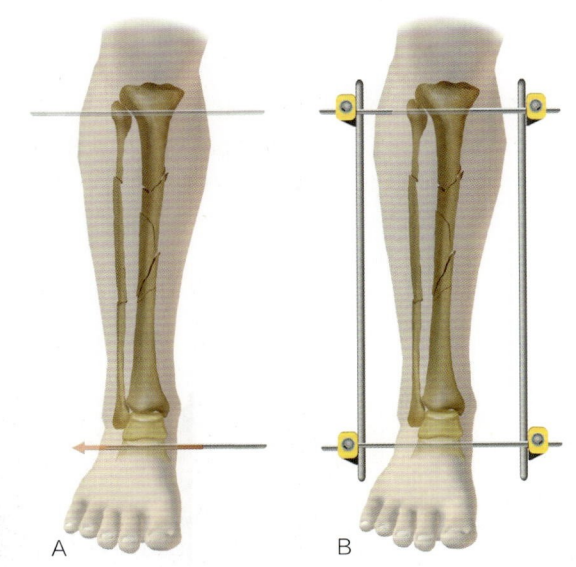

技术图7　A、B. 使用两针外固定支架附加内外侧连接杆以达到"活动牵引"。这在各种情况下可作为一个临时的固定。

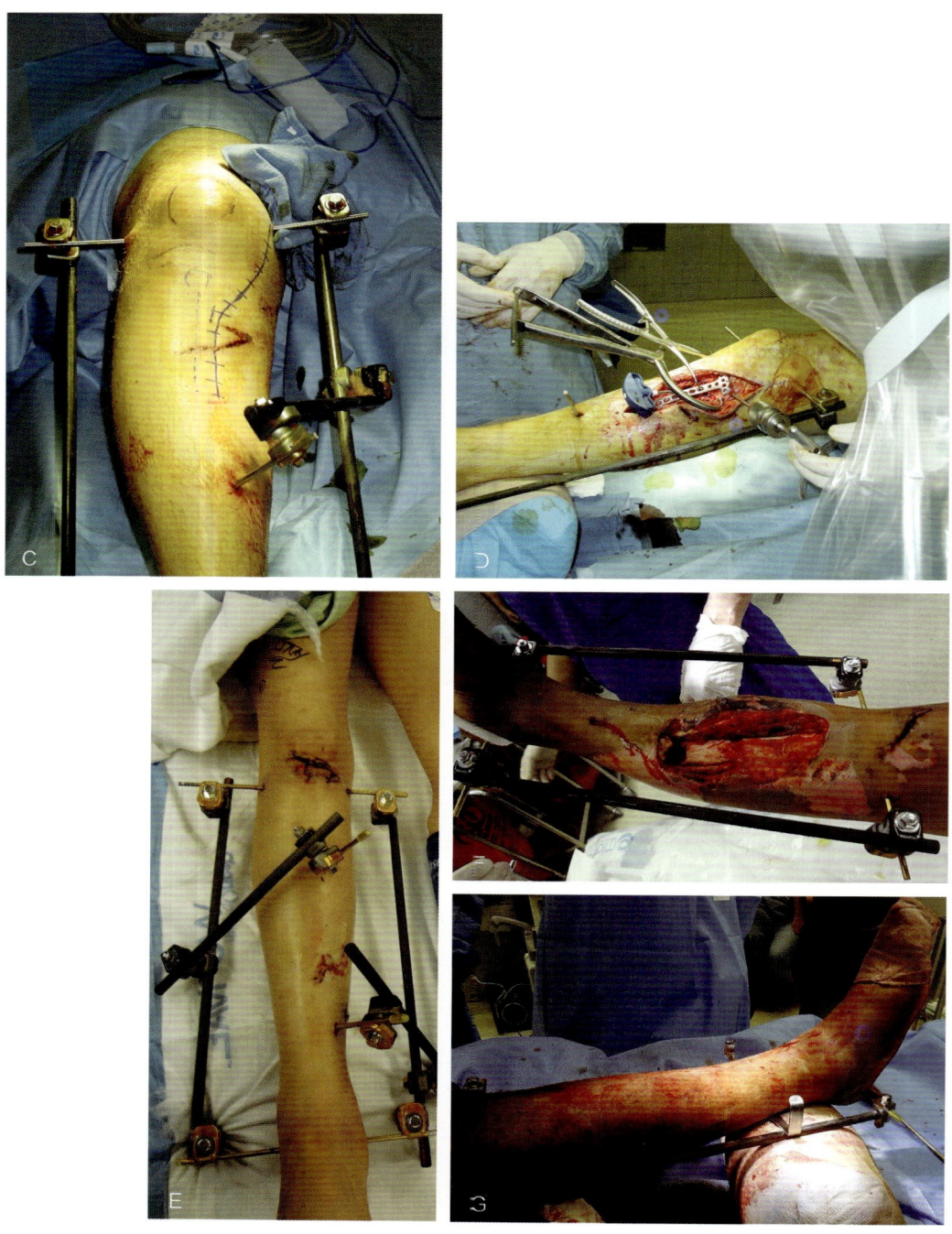

技术图7（续） C、D. 两针外固定支架固定严重的胫骨平台骨折。在胫骨远端1/3处以增加支架的稳定性。此外，外固定支架避开了二期手术时的区域，以便于最终行内侧支撑钢板固定骨折。E. 在采用髓内钉治疗胫骨干骨折前，采用改良的两针外固定支架固定骨折，即在骨折端上下方分别置入一根半针，并通过连接杆与纵向杆相连以增加支架稳定性。F. 严重开放性胫骨骨折，伴软组织损伤和骨缺损，采用跨关节两针外固定支架暂时，缓解了创伤并有利于进一步的治疗。G. 在采用髓内钉最终治疗时，既往的两针外固定支架可用于辅助复位。

要点与失误防范

置针位置	• 要避开损伤软组织、开放性伤口及CT上发现的隐匿骨折线。这可以防止骨折部位的针道感染。外固定支架的安装必须方便多次清创以及之后的软组织修复和最终改换内固定。因此,固定针必须放置在远离损伤部位,以避免手术区域可能出现的针道感染(在固定针置入前标记预计的最终内固定切口)
置针技巧	• 维持入针处皮肤松弛以防止固定针周围软组织卷绕和堆拢。针口处用小纱布缠绕以维持针与皮肤稳定的接触,防止针与皮肤过多的相对运动,避免软组织坏死或感染
临时支架需要辅以膝、小腿、踝和足的夹板固定	• 临时的外固定支架并不能提供足够稳定,需要辅助夹板固定以维持足中立位,从而防止马蹄足挛缩。跨足的外固定支架可以选择在跖骨置入外固定支架螺钉以维持足于正常行走时位置

术后处理

- 术后应立即在固定针口处加压包扎以稳定针与皮肤的接触面。减少针与皮肤的相对活动,这种活动会引起皮肤的坏死碎屑。
- 一旦针口愈合,10天至2周内可移除加压包扎。
- 如果固定针的置入技术运用得当,每个针口都会完全愈合。一旦愈合患者即可进行淋浴,无需其他清理措施[10]。
  - 某些情况下可用稀释的双氧水和生理盐水洗除针口周围的浆液痂壳。
- 针道护理时不推荐使用软膏,它会阻碍皮肤爬行定植,改变皮肤表面正常菌群,从而导致浅表感染和细菌寄居。
- 如果针道有渗出,每日要对针道做三次护理。
  - 这包括重新缠绕加压包扎,以尽量减少皮肤与针的相互活动。
- 标准流程包括,预先清洗外固定支架,接着用酒精清洗,碘伏或碘酒连续涂抹,手术区域缠绕和上固定支架后喷洒空气干燥剂。这样可以安全地进行其余的手术而不增加术后伤口感染的危险。
- 外固定支架当作最终的治疗措施时,需要严密随访观察透视结果,确保拆除外固定支架前骨折已愈合。前面谈到了很多方法可以确定骨折是否愈合,包括CT扫描、超声及骨密度扫描。
  - 通常而言,应保证患者在完全负重时骨折处疼痛感最小。外固定支架应该充分动力化,使负重由患者的肢体承担而非外固定支架承担。

预后

- 对高能量的胫骨平台及Pilon骨折分期处理,使用跨关节的外固定支架可为软组织修复提供条件,可以减少软组织并发症的总体发生率。据报道,在软组织修复后二期钢板治疗复杂胫骨平台骨折感染率低于5%,复杂的Pilon骨折感染率低于7%。
- 目前还没有单独使用临时外固定支架引起严重并发症的报道。
- 对于开放性胫骨骨折,在伤后21天内进行立即外固定支架固定及早期改换闭合交锁髓内钉固定,被证明是一个安全有效的治疗方法。
- 早期软组织覆盖和伤口闭合是决定迟发性感染的主要因素,重视软组织处理和早期闭合伤口对其很有效。
- 以外固定支架为治疗开放性胫骨骨折的最终治疗方案,相比髓内钉有较高的畸形愈合率。据报道愈合率没有大的区别。外固定支架的感染率略高。
  - 软组织的损伤程度是影响预后的主要因素,而不是内植物的选择。对于软组织条件差和伤口感染的患者优先选择外固定支架。

并发症

- 钢针和钉口的并发症包括针道炎症、慢性感染、固定针松动或金属疲劳失效。
  - 小针道炎症需要更频繁的针道护理,每天坚持用中性肥皂水、稀释的双氧水及生理盐水冲洗。
  - 有时针孔炎症伴有流脓需用抗生素及每日的针口护理。
- 严重的针道感染同时有浆液性及脓性排出物,并伴有红肿热痛等炎症症状,摄片显示远近端都有骨皮质溶解。
  - 一旦有骨皮质溶解发生应立即将感染固定针拔出,并对针道进行清创手术[5]。
- 外固定支架移除后晚期畸形表现为患肢的逐渐偏离。其原因是患者或医生对外固定支架带来的不便心生厌烦而在骨折愈合前移除了外固定支架。
  - 应该保守些,宁可将外固定支架多留一段时间以确保骨折的愈合。
- 一旦晚期畸形发生，其预后往往不佳，除非早期发现并重新使用外固定支架。
  - 如果未行治疗导致畸形愈合，二期需行截骨矫形术。
- 早期发现骨折延迟愈合通常需要在翻修时在原先开放性骨干骨折端进行植骨。

（林森 译，李晓林 审校）

参考文献

[1] Behrens F, Johnson W. Unilateral external fixation: methods to increase and reduce frame stiffness. Clin Orthop Relat Res 1989; (241):48-56.

[2] Chao EY, Aro HT, Lewallen DG, et al. The effect of rigidity on fracture healing in external fixation. Clin Orthop Relat Res 1989; (241):24-35.

[3] Della Rocca GJ, Crist BD. External fixation versus conversion to intramedullary nailing for definitive management of closed fractures of the femoral and tibial shaft. J Am Acad Orthop Surg 2006;14(10)(suppl):S131-S135.

[4] Egol KA, Tejwani NC, Capla EL, et al. Staged management of highenergy proximal tibia fractures (OTA type 41): the results of a prospective, standardized protocol. J Orthop Trauma 2005;19: 448-455.

[5] Green SA. Complications of External Skeletal Fixation: Causes, Prevention, and Treatment. Springfield, IL: Charles C Thomas, 1981.

[6] Haidukewych GJ. Temporary external fixation for the management of complex intra- and periarticular fractures of the lower extremity. J Orthop Trauma 2002;16:678-685.

[7] Kenwright J, Richardson JB, Cunningham JL, et al. Axial movement and tibial fractures: a controlled randomised trial of treatment. J Bone Joint Surg Br 1991;73B:654-659.

[8] Laible C, Earl-Royal E, Davidovitch R, et al. Infection after spanning external fixation for high-energy tibial plateau fractures: is pin site-plate overlap a problem? J Orthop Trauma 2012;26(2):92-97.

[9] Lenarz C, Bledsoe G, Watson JT. Circular external fixation frames with divergent half pins: a pilot biomechanical study. Clin Orthop Relat Res 2008;466(12): 2933-2939.

[10] Lethaby A, Temple J, Santy J. Pin site care for preventing infections associated with external bone fixators and pins. Cochrane Database Syst Rev 2008;(4):CD004551.

[11] Marsh JL, Bonar S, Nepola JV, et al. Use of an articulated external fixator for fractures of the tibial plafond. J Bone Joint Surg Am 1995;83A:733-736.

[12] Nho SJ, Helfet DL, Rozbruch SR. Temporary intentional leg shortening and deformation to facilitate wound closure using the Ilizarov/ Taylor spatial frame. J Orthop Trauma 2006;20(6):419-424.

[13] Sirkin M, Sanders R, DiPasquale T, et al. A staged protocol for soft tissue management in the treatment of complex pilon fractures. J Orthop Trauma 1999;13:78-84.

[14] Watson JT, Moed BR, Karges DE, et al. Pilon fractures: treatment protocol based on severity of soft tissue injury. Clin Orthop Relat Res 2000;375:78-90.

[15] Ziran BH, Morrison T, Little J, et al. A new ankle spanning fixator construct for distal tibia fractures: optimizing visualization, minimizing pin problems, and protecting the heel. J Orthop Trauma 2013;27(2):e45-e49.

第51章 胫骨髓内钉
Intramedullary Nailing of the Tibia

Mark A. Lee, Jonathan G. Eastman, and Brett Crist

定义

- 髓内钉技术常常用于治疗闭合性或开放性移位的胫骨干骨折。
- 髓内钉使用的适应证可适当放宽，用于治疗胫骨近远端干骺端的骨折，包括累及关节面的简单骨折。
- 所有节段的胫骨骨折，采用传统的髌旁入路和半伸直入路，髓内钉均可置入。

解剖

- 胫骨近端的解剖形态为三棱柱形，中段最窄，内侧骨皮质与冠状面有一定夹角。胫骨的髓腔止于外侧关节面的边缘。由于胫骨近端复杂的解剖形态，在干骺端部位髓内钉由内侧或正中置入时，矢状面上没有足够的空间，同时前内侧干骺端皮质会使得髓内钉发生偏移，从而导致外翻畸形。因此髓内钉的置入部位往往选择偏外侧。
- 由于髌韧带附着于胫骨结节上，其收缩会引起近端骨折块移位，膝关节屈曲时移位会加重，因此合适的进针部位尤为重要（图1A）。
- Gerdy结节位于胫骨近端外侧缘，是胫骨前间室肌肉群的起始点及髂胫束的止点，在胫骨近端外侧可触及。除了髌韧带的移位作用，由于胫骨前间室肌肉群的起始点及髂胫束的共同作用，近端骨折往往发生短缩畸形及外翻畸形。
- 前方的胫骨嵴对应着胫骨外侧面，它可以作为解剖轴线和髓内钉进入通道的重要参照（图1B）。
- 胫骨的前内侧面直接位于皮下，常是发生开放伤的部位。
- 胫骨髓内钉远端由前至后的交锁钉容易损伤前侧的神经血管束和胫前肌腱，将髓内钉适度内旋可以减少医源性的神经损伤[3]（图1C）。
- 胫骨髓内钉在进钉时容易损伤Hoffa脂肪垫和交叉韧带，尤其是髌旁外侧入路和劈髌韧带入路[27,34]。

发病机制

- 胫骨干骨折可以是高能量损伤导致，如机动车撞到行人。但是许多胫骨干骨折是由于低能量损伤所致，如老年人或骨质较差者摔倒，或是年轻人的运动伤（常见于足球运动员）[6]。
- 在低能量损伤的患者中，老年患者摔倒易导致粉碎性骨折和开放性骨折。

自然病程

- 众多创伤相关文献并未明确阐述胫骨畸形愈合的远期效果。
  - 胫骨干畸形愈合与同侧的膝关节炎、踝关节炎发生并没有很强的关联性[12,19,32]。
- 胫骨髓内钉术后膝关节疼痛的发生率可高达58%，该疼痛常位于膝关节前方，活动时明显，膝关节跪地时加剧[6,11]。
  - 约50%患者在内植物取出后疼痛得以缓解[6]。
  - 为了探究髓内钉进针点与术后膝关节疼痛是否具有相关性，还需要对传统进针点和新进针点（如髌上进针点）进行对比评价。

病史和体格检查

- 了解损伤机制及受伤时的周边环境对于评估患者并发症和骨筋膜室综合征十分重要。开放性骨折可以预防性使用抗生素。
- 所有高能量损伤导致的胫骨干骨折患者都应该按照高级创伤生命支持（ATLS）原则对危及生命的损伤和其他危及肢体的损伤进行全面彻底的检查。75%的胫骨开放性骨折都伴有合并症[1]。
- 为了评估患者合并症的风险，还需要了解患者的其他健康状况，如糖尿病病史、肾脏疾病、炎症性关节病变、吸烟（骨折愈合时间延长40%）和外周血管病变[4]。
- 了解患者平日的活动量及工作需求，从而制定合理的功能恢复的期望值。
- 胫骨干骨折患者常有骨折端的疼痛、肿胀和畸形。
- 彻底检查皮肤以避免漏诊开放骨折。
- 评估软组织情况，如皮肤擦伤、挫伤、水泡等有助于判断是否可以早期进行最终治疗，或是否需要进行分期或延期治疗。

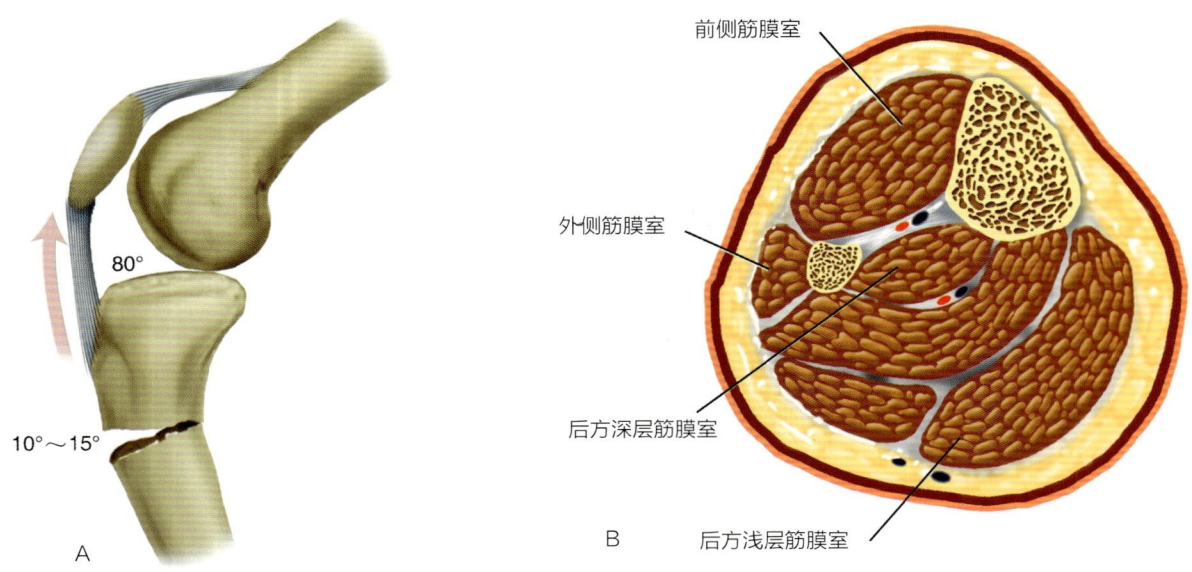

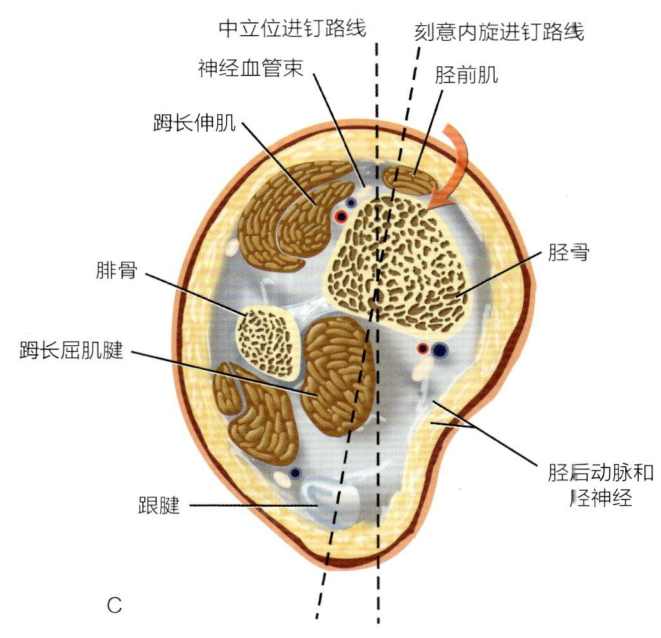

图1 A. 膝关节屈曲时由于髌韧带牵拉导致干骺端骨折块发生分离。B. 胫骨嵴可在体表触及，可作为胫骨外侧缘的体表标志，触及胫骨嵴有助于确定髓内钉的进针点。C. 由前向后置入远端交锁钉时可能会损伤前方的神经血管束，内旋可以降低动脉损伤的概率。

- 仔细彻底的神经血管检查可以避免骨筋膜室综合征相关的严重并发症，这些并发症既可发生于闭合骨折，也可以发生在开放骨折（参阅第53章）。

影像学和其他诊断性检查

- 胫腓骨正侧位全长片可以明确诊断已发生的骨折、脱位、先前存在的畸形或已存在的内植物。
  - 胫腓骨全长片应包括膝关节和踝关节，可以排除骨折是否累及关节。
- 胫骨近端或远端的骨折可以使用CT扫描检查，以排除关节内骨折。
  - 影像学上常可见没有移位的骨折线。
  - 枪击伤需进行CT检查以排查关节内的子弹碎片。
- 对于大部分的胫骨干骨折或干骺端骨折，MRI检查没有必要。
- 骨折复位后踝肱指数（患肢损伤部位以下收缩压与上臂的收缩压的比值）可以用来判断那些骨折有明显移位的患者或者骨折伴有严重软组织损伤的患者是否有血管损伤。踝肱指数<0.9提示有血管损伤，需要进一步检查[18]。

- 对于小腿严重肿胀或进行性肿胀的患者，或无法查体和问诊的患者，可以使用特定的骨筋膜室压力测量仪测量压力。
  - 所有的胫骨干骨折患者都应密切观察其骨筋膜室综合征的早期症状。
  - 对于胫骨开放性骨折的患者仍不能排除骨筋膜室综合征。
  - 测量血管舒张压与骨筋膜间室内压的压差，对于压差<30 mmHg者，应进行小腿四筋膜室切开减压术[17]。

非手术治疗

- 非手术治疗适用于不需要进行皮瓣覆盖，或石膏固定后骨折端的短缩和成角畸形尚可接受的闭合或开放的胫骨骨折患者（图2）。
- 腓骨完整但胫骨干是轴向不稳定骨折类型的患者（如短斜行骨折、有蝶形骨块的骨折、粉碎性骨折），容易发生短缩畸形和内翻畸形，因此是非手术治疗的禁忌证。
- 高能量损伤导致的胫骨骨折，采取非手术治疗，有较高的畸形愈合和不愈合率[2,9]。
- 任何形式的长时间制动都会导致关节僵硬，特别是后足[7,22]。
- 早期治疗包括长腿托固定至2周，然后换成长腿石膏固定2~4周。
  - 当最初的肿胀的消退后，患者可逐渐过渡到髌韧带或其他功能性支具固定。这时鼓励患肢负重。
  - 非手术处理后一月应每隔1~2周行X线检查确认患肢仍维持在可接受的力线。

手术治疗

分型与相对适应证

- 胫骨骨折通常采用AO/OTA分型（表1）。
- 髓内钉治疗胫骨骨折的适应证和禁忌证参阅表2。
- 仔细彻底的软组织评估将决定患者何时可以行最终治疗。
- 胫腓骨全长片可以判断患者髓腔大小是否可容纳一根髓内钉（大约8 mm），并且可以发现已存在的、影响髓内钉置入的畸形。目前大部分髓内钉设计直径从8 mm开始。还可以发现骨折是否累及近端膝关节或远端踝关节。
  - 术前测量髓腔的大小和胫骨的长度有助于选择髓内钉的尺寸。
    - 胫骨侧位片可用于测量髓内钉的大致长度。
    - 在胫骨正侧位片上测量髓腔最窄处的直径，有助于选择合适的髓内钉直径并决定是否需要扩髓。

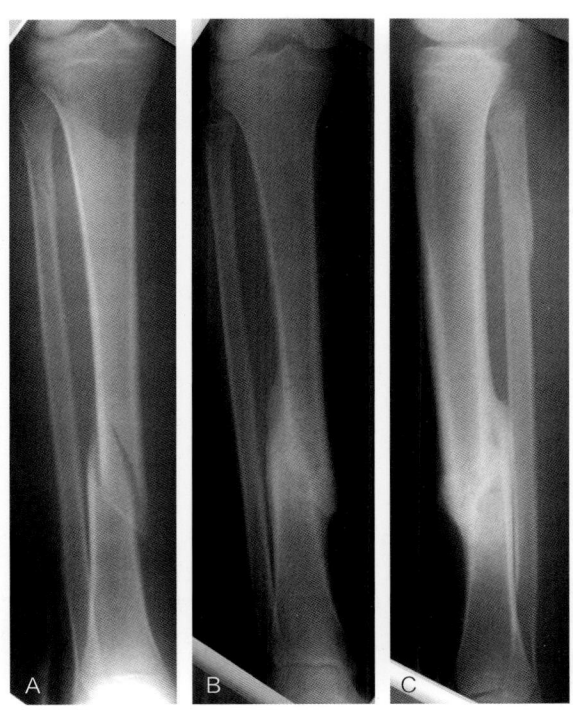

图2 A~C. 胫骨干斜行骨折，非手术治疗，骨折愈合（经允许引自Paul Tornetta III, MD）。

表1　胫骨干骨折AO/OTA分型

分　型	描　述	图　示	分　型	描　述	图　示
42-A	简单骨折		42-B3	多块楔形骨折	
42-A1	螺旋形骨折				
			42-C	复杂骨折	
42-A2	斜行骨折(≥30°)		42-C1	螺旋形骨折	
42-A3	横行骨折(<30°)		42-C2	节段性骨折	
42-B	楔形骨折		42-C3	粉碎性骨折	
42-B1	螺旋楔形骨折				
42-B2	弯曲楔形骨折				

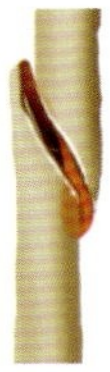

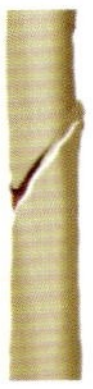

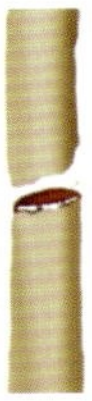

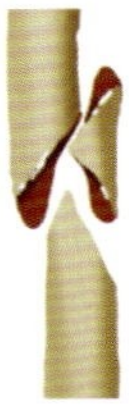

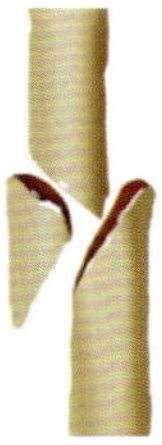

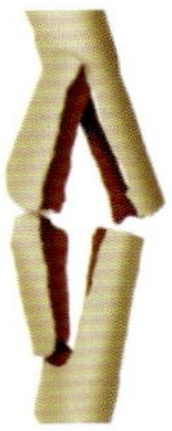

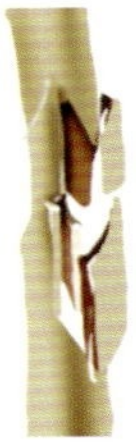

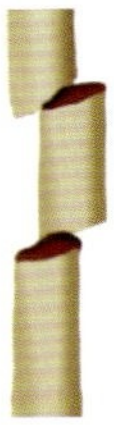

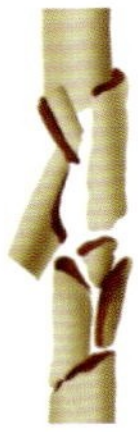

表2 髓内钉治疗胫骨骨折的相对适应证和禁忌证

相对适应证
- 高能量损伤机制
- 中至重度的软组织损伤,不能使用管型石膏或支具
- 成角畸形≥5°～10°
- 旋转畸形≥5°～10°
- 短缩>1 cm
- 移位>50%
- 伴同侧同节段腓骨骨折
- 腓骨完整
- 骨筋膜室综合征
- 同侧股骨骨折
- 难以维持复位
- 高龄,难以石膏或支具固定

禁忌证
- 髓腔直径<6 mm
- 髓腔内广泛污染
- 严重软组织损伤,难以保肢
- 已有的畸形影响髓内钉插入
- 同侧已行全膝关节置换术或膝关节融合术
- 明显的关节内骨折
- 既往行交叉韧带重建手术

注:经允许引自 Baumgartner M, Tornetta P, eds. Orthopaedic Knowledge Update: Trauma 3. Rosemont, IL: American Academy of Orthopaedic Surgeons, 2005; Schmidt A, Finkemeier CG, Tornetta P. Treatment of closed tibia fractures. In: Tornetta P, ed. Instructional Course Lectures: Trauma. Rosemont, IL: American Academy of Orthopaedic Surgeons, 2006:215–229。

- 对于粉碎性骨折或开放性骨折有骨缺损的患者,健侧胫骨摄片可以作为参照来恢复合适的长度、力线和旋转。

体位

- 标准体位为仰卧位。
- 可以使用牵引床,在没有助手牵引时借助牵引靴、跟骨牵引或关节镜下肢固定器进行机械牵引。但是膝关节很难过屈,因此骨折近端的导针插入角度往往不理想[16](图3A)。
- 患者以下列体位置于可透视手术床上:
  ○ 仰卧位,患肢未固定(图3B)。
    – 消毒铺巾后使用牵开器进行复位(图3C、D)。
    – 在胫骨近端偏后侧由内向外平行于胫骨平台置入一根Schanz钉(图3E)。
    – 在胫骨远端平行于胫距关节置入另一根Schanz钉,并位于髓内钉的下方(图3F)。
  ○ 仰卧位,膝关节屈曲置于膝枕或三角形透视支架上(图3G)。
    – 极度屈曲有助于确定髓内钉进针点,并保持髓内钉置入角度理想,即与胫骨前缘平行。

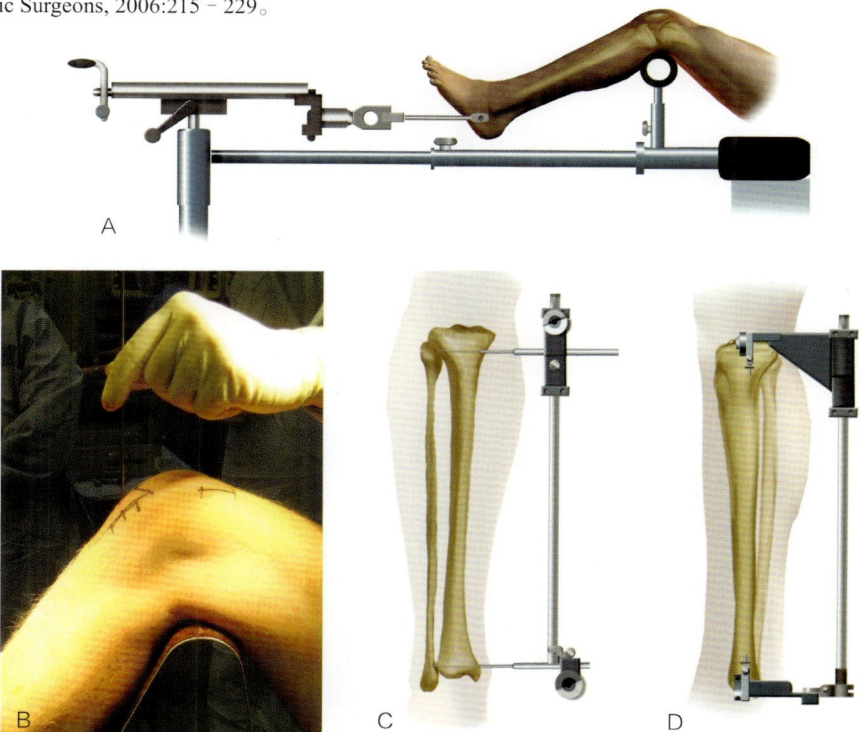

图3 A. 患肢借由跟骨牵引置于牵引床上,牵引力量足够但是肢体活动受限,尤其是术中膝关节屈曲。B. 膝关节置于三角支架上准备消毒铺巾。C、D. 通过近端和远端置入的固定针,使用牵开复位装置进行复位。

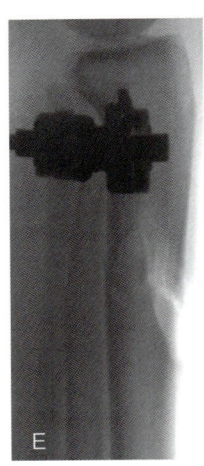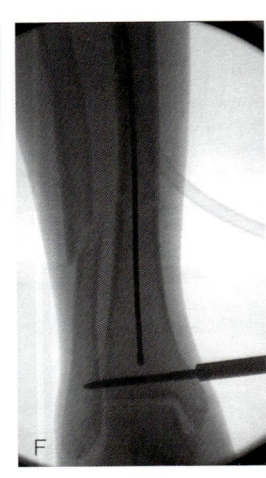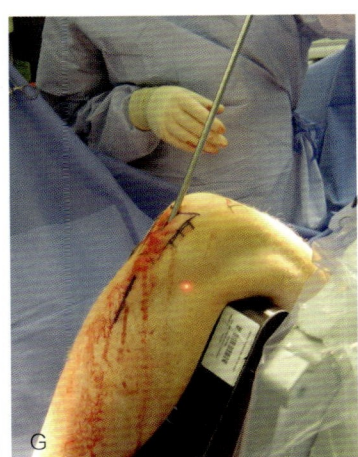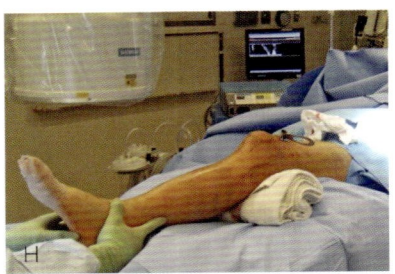

图3（续） E. 后侧的固定针应置于预计的髓内钉路径的后方。F. 远端的固定针平行并尽量靠近胫骨远端关节面，有利于纠正远端骨块的力线，该固定针应位于髓内钉尾端的下方。G. 膝关节极度屈曲于三角支架上，以便确定最佳进针角度。H. 膝关节半伸直位，下方放置膝枕以限制膝关节屈曲，便于复位和术中透视。

- 仰卧位，膝关节半伸直位。
  - 对于胫骨近端骨折，膝关节屈曲20°~30°时髌韧带松弛，有助于近端骨折块屈曲畸形的复位[26]。膝关节下方可用膝枕或可透视三角架（图3H）。

入路

- 透视下决定髓内钉的进针点。正位片上应位于胫骨外侧嵴的内侧，侧位片上应位于关节的前缘[27]。可使用导针评估胫骨解剖轴和合适进针点的关系（图4）。外旋位常见并会给选择理想进针点造成误导[33]。
- 胫骨干或胫骨远端干骺端骨折，以下手术入路均可选择。可根据患者的具体解剖情况和骨折畸形决定最佳进针点适合的手术入路。
  - 髌旁内侧入路。
  - 经髌韧带入路（许多术者不采取该入路，因为一些早期的回顾性研究报道该入路会增加术后膝关节疼痛的发生率[11,21]。但是也有一些早期的回顾性研究和许多近期的前瞻性研究都证实手术入路与术后膝关节疼痛没有相关性[5,29-31]）。
  - 髌旁外侧入路。
- 胫骨干骺端-骨干交界处骨折。
  - 髌旁外侧入路可以便于导针和髓内钉置于偏外侧的位置，这样有助于纠正骨折导致的外翻畸形，也有利于膝关节极度屈曲时置入髓内钉。
  - 膝关节半伸直位有利于纠正骨折导致的屈曲畸形。
  - 只有在术者不熟悉髌上入路或特定手术器械不能使用时可以选择有限切开或髌旁内侧入路。
  - 如果采用髌上入路，则需要髌上内侧或髌上正中切口和特定手术器械。
  - 以上所有入路都是在膝关节半伸直位进行的。

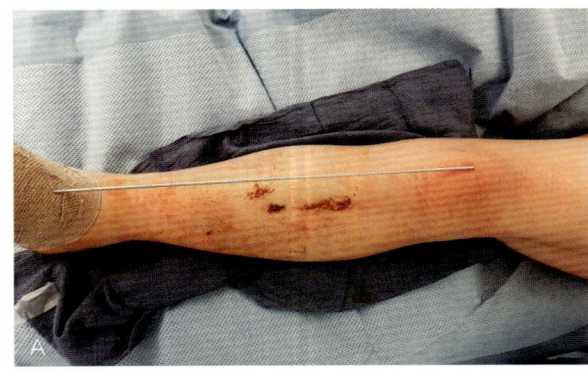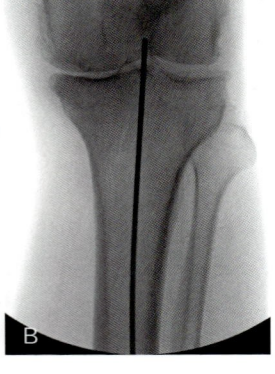

图4 使用导针确定胫骨解剖轴和合适进针点关系。A. 导针沿着胫骨嵴摆放。B. 正侧位透视片显示导针位于胫骨外侧柱的偏内侧。

手术入路

髌旁内侧入路

- 体表触诊并标出髌韧带的内侧缘（技术图1，A线）。
- 沿髌韧带内侧缘做皮肤切口。
- 做全厚皮瓣皮肤切口。
- 逐步分离至髌旁支持带。
- 切断髌旁支持带,向外侧牵拉髌韧带。
- 不要切开关节囊。

经髌韧带入路

- 体表触诊并标出髌韧带的内、外侧缘、髌骨下极以及胫骨结节（技术图1，B线）。
- 自髌骨下极做皮肤切口,沿髌韧带中线延长切开。
- 做全厚皮瓣皮肤切口。
- 沿中线切口切断髌旁韧带,向两侧拉开皮肤,暴露髌韧带边界。
- 沿髌韧带正中线纵劈髌韧带,不要切开关节囊,避免在切口下极损伤半月板。

髌旁外侧入路

- 体表触诊并标出髌韧带的外侧缘（技术图1，C线）。
- 沿髌韧带外侧缘做皮肤切口。
- 做全厚皮瓣皮肤切口。
- 逐步分离至髌旁支持带。
- 切断髌旁支持带,向内侧牵拉髌韧带。
- 不要切开关节囊。

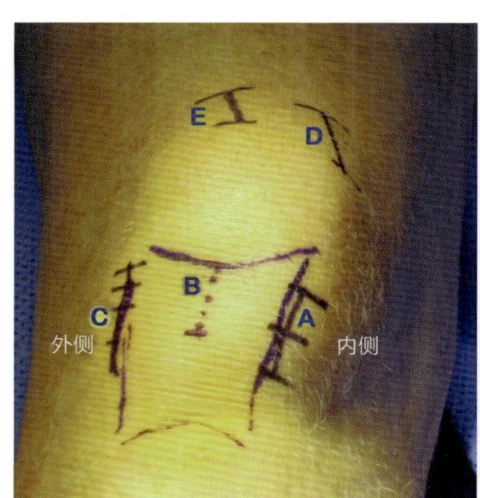

技术图1　手术入路和髌骨、髌韧带的位置关系。A. 髌旁内侧入路。B. 经髌韧带入路。C. 髌旁外侧入路。D. 髌上内侧入路。E. 髌上正中入路。

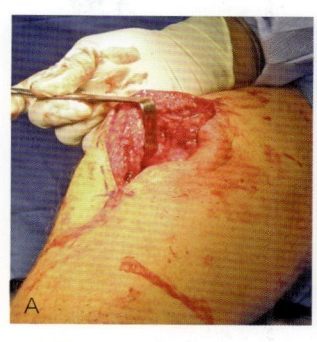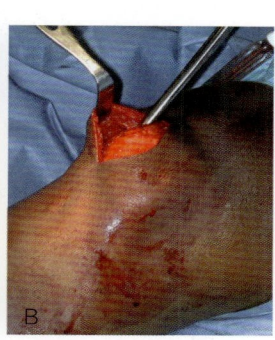

技术图2　A. 髌旁内侧全长入路,便于髌骨半脱位和暴露进针点,但是软组织剥离较大。B. 髌旁内侧小切口（图B经允许引自Paul Tornetta Ⅲ, MD）。

膝关节半伸直体位[26]

髌旁内侧入路

- 可采用标准的正中入路或者有限切开内侧入路（技术图2）。
- 做全厚皮瓣皮肤切口。
- 切开股四头肌腱远端,远端保留2 mm的肌腱,以便于修补。
- 标准的内侧入路需沿整个髌骨内侧缘切开,保留2 mm的关节囊和髌旁支持带,以便修补,并向远端沿髌韧带内侧缘切开皮肤。

髌上入路[28]

- 使用特殊髓内钉插入器械、导针套筒和扩髓器时,可以选用髌上入路。
- 在髌骨内上缘做皮肤切口（技术图3）。
  - 做全厚皮瓣皮肤切口。
  - 髌骨内上侧切口要足够以便放入特殊的手术器械。
- 也可以选择自髌骨上极正中线向近端延长的切口（见技术图1，E线）。
  - 做全厚皮瓣皮肤切口。
  - 自髌骨上极中点沿正中线向近端延长切开股四头肌腱,并切开关节。
  - 牵开髌骨,游离髌股关节的任何连接。

关节外伸直入路[14]

- 膝关节半伸直体位置入髓内钉的目标是使得髓内钉在膝关节或滑膜外置入。
  - 根据髌骨的松弛度选择髌旁内侧或外侧入路。
  - 在髌韧带近端1/3内侧缘做弧形切口,延伸至髌骨的内侧缘到达内侧极。
  - 将滑膜与髌旁支持带游离,切断髌旁支持带。

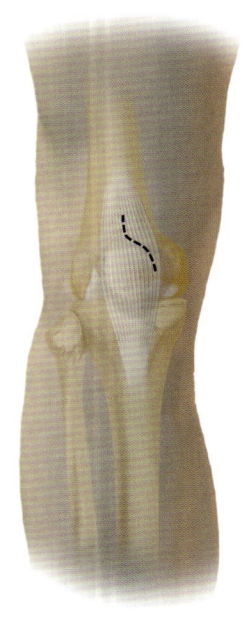

技术图3 部分髌旁内侧入路止于髌上中线，有利于髌骨半脱位，便于半伸直位置入髓内钉（经允许引自 Paul Tornetta Ⅲ, MD）。

标准髓内钉

导针置入

- 患肢消毒铺巾，铺巾至大腿近端。如果铺巾位置过低，接近大腿远端时会影响膝关节屈曲。
- 将患肢膝关节屈曲置于枕垫或可透视三角支架上。
  - 手术可以使用充气式止血带，但在扩髓时必须停止使用，否则扩髓过程中产生的热量有造成髓腔损伤的风险。所以通常不使用止血带。
- 导针置于皮肤上，透视下沿胫骨解剖轴线放置，并在正位片位于胫骨外侧嵴上。在皮肤上标记导针的路径，这样术中不需透视即可判断胫骨解剖轴线（技术图4A）。
- 选择合适的手术入路。
- 膝关节极度屈曲，导针沿胫骨解剖轴线放置。
  - 为了获得最佳的进针位置，需要将导针紧贴髌骨或髌旁软组织。
- 触诊出胫骨前嵴，可作为正位上放置导针的轴线。
- 通过侧位透视准确地将导针置于"平点"的近端和上方，并与前方的胫骨皮质平行（技术图4B）。
- 导针插入干骺端8～10 cm。
  - 正位片和侧位片同时验证导针位置。
  - 正位上导针应置于胫骨解剖轴上，近端应位于胫骨外侧嵴的内侧。侧位片上应平行于前方的胫骨皮质，并尽量避免朝向后方（技术图4C）。

开口与扩髓

- 扩髓钻头（与髓内钉近端直径相符）由软组织保护套筒内导入，并在保证膝关节极度屈曲和两平面力线良好的情况下继续插入。
- 如果膝关节未达到极度屈曲或后侧支持力没有维持，进针点前缘会扩大，损坏胫骨近端的前侧皮质。
  - 不精确的扩髓技术会导致髓内钉置入偏前，同时会损坏胫骨近端前方骨皮质（技术图5）。
- 在导针插入过程中，将圆头导针最远端2 cm处弯曲15°以控制推进方向。
  - 还可以将直的圆头导针与髓内钉复位工具（空心套管）合用，精确置入导针并顺利通过骨折端。
- 圆头导针插入近端骨折块后，稍将膝关节伸直一点，有利于骨折复位和髓内钉装配。

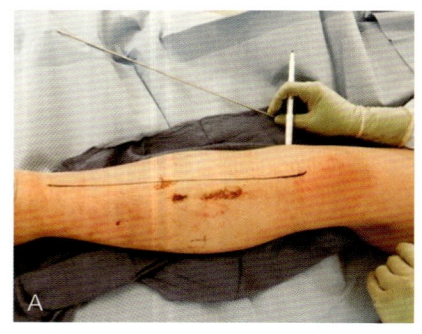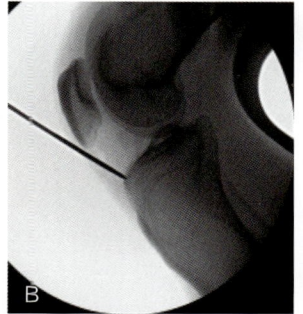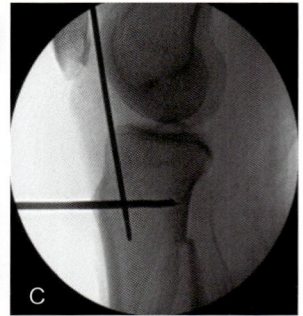

技术图4 A. 体表标记胫骨前嵴，有助于导针沿髓腔进入，减少了术中透视次数。B. 侧位片上显示为理想进针点，靠近关节面边缘。C. 理想的进针方向是与胫骨前侧皮质平行，尽量避免骨折块分离。

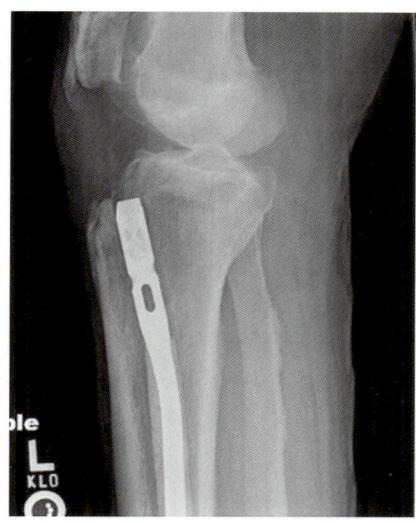

技术图5 如果扩髓时无法保持膝关节屈曲，或扩髓起始点偏进针点前方，胫骨前侧皮质会被扩髓器磨损，导致髓内钉道前移。

骨折复位

简单的中段骨干骨折（横行或短斜行）

- 手法牵引即可复位简单的中段骨干横行骨折。
- 在没有助手牵引或患者过胖时或仅做临时固定时，可使用内侧单边外固定支架或牵开器进行复位。
- 肌松药有助于复位。
- 经皮使用点式复位钳有助于对短斜行骨折和（或）横行骨折进行解剖复位或近乎解剖复位。
  - 使用透视在皮肤上标记骨折的节段和方向，有助于决定复位钳放置的方向和理想的皮肤切口。
  - 使用小的或大的点式复位钳穿过皮肤伤口，需要注意复位钳需钳夹在骨块上（技术图6A～C）。
  - 通常来说，远端骨块的钳夹部位在后外侧。

严重粉碎的中段骨干骨折

- 对健肢进行摄片作为患肢恢复肢体长度、旋转畸形的参照。

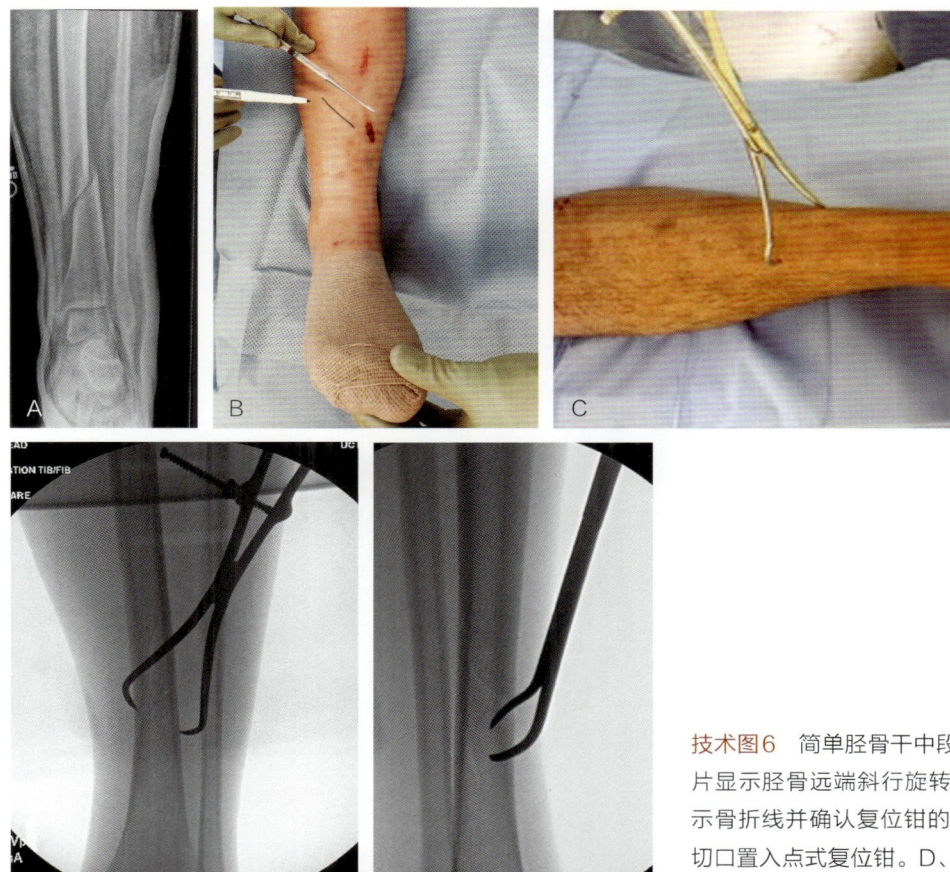

技术图6 简单胫骨干中段骨折复位。A. 正位片显示胫骨远端斜行旋转性骨折。B. 透视显示骨折线并确认复位钳的切口和位置。C. 小切口置入点式复位钳。D、E. 术中透视正侧位片确认经皮点式复位钳复位骨折。

- 使用内侧单边外固定支架有助于牵开复位。
  - 外固定支架或牵开器辅助复位一样有效。
  - 近端的Schanz钉需平行于胫骨平台,置于后侧(技术图7A)。
  - 远端的Schanz钉平行于胫距关节面,置于关节面上方(技术图7B)。
- 髓内钉复位工具可用来操纵胫骨近端骨折块,以便于工具顺利通过骨折端,达到骨折复位的目的。

开放性中段骨干骨折
- 需要去除没有活性或没有软组织覆盖的大的节段性的蝶形骨块,并清除感染。
- 彻底清创后的结构性骨块应该在髓内钉置入及交锁时放回原处,以维持解剖结构。当所有内固定操作结束时应将这些无活性骨块去除,以避免感染高风险。
- 有时,需要使用骨刀游离环形骨块(技术图8A~C)。
- 如果复位困难,可临时使用小型单皮质钢板固定复位,以便于扩髓和置钉。髓内钉固定完成后,应该将钢板取掉(技术图8D)。

导针置入
- 一旦透视正侧位上骨折均已复位满意,应将导针穿过骨折端。要在正侧位片透视时确认导针位于髓腔内,以避免损伤髓外结构。
- 在干骺端骨干骨折时,导针应位于干骺端骨块的中心。
  - 在胫骨近端和远端干骺端,由于髓腔较大,可借助阻挡钉或半针技术以确保导针置于髓腔中心(技术图9A)。

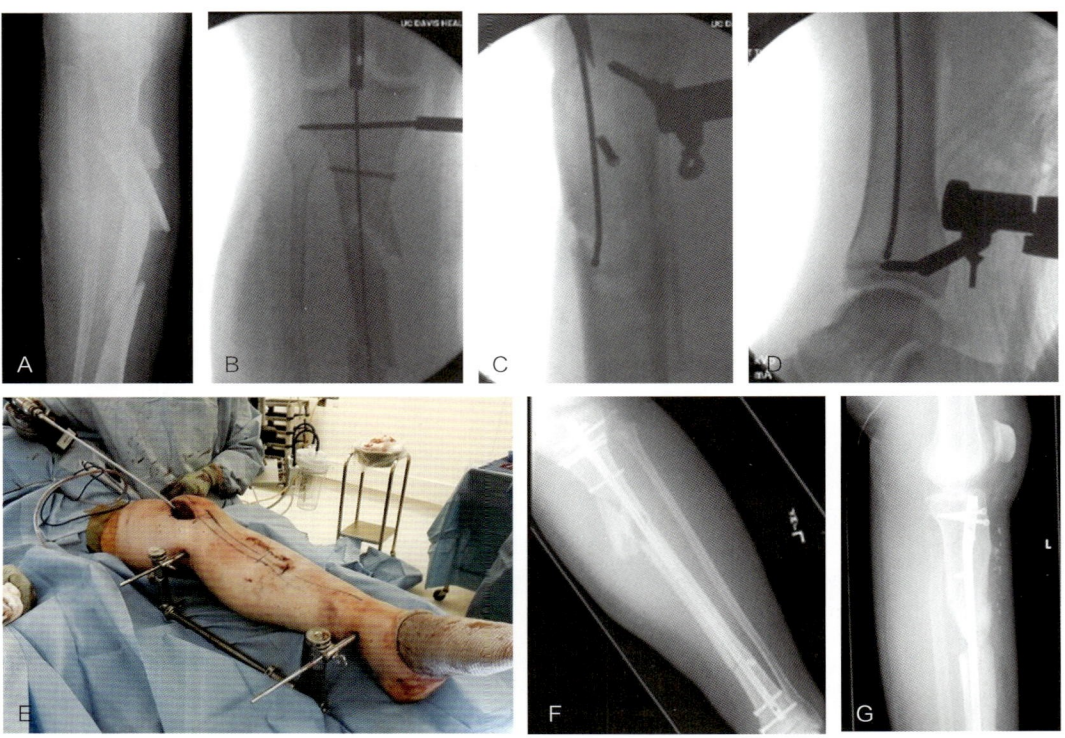

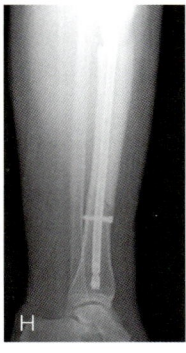

技术图7 A. 正位片显示粉碎性节段性胫骨骨折。B~D. 术中透视膝关节正侧位和踝关节侧位片放置大型牵开器并进行复位。一根后方置入的半针有助于骨折复位但并不阻挡髓内钉通过。E. 大体照显示安装大型牵开器。F~H. 术后膝关节和胫骨正侧位片显示成功固定。

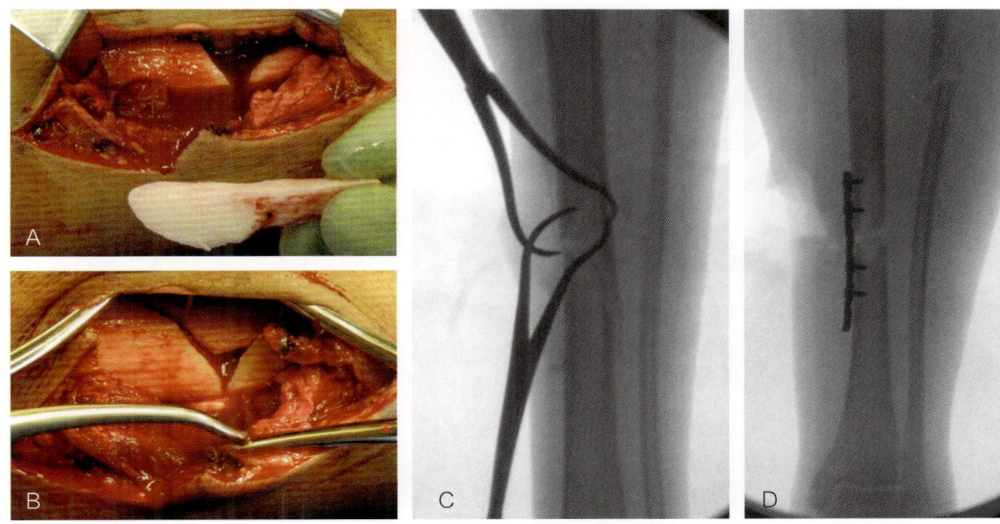

技术图8　胫骨干中段开放骨折的复位。A. 取出大块无软组织附着的骨皮质并进行清洗消毒。B. 将消毒后的骨块放回原位使用复位钳临时固定，达到解剖复位。C. 术中透视显示复位钳固定该骨块，在扩髓和置入髓内钉后，需移除该骨块。D. 单皮质接骨板可作为临时固定，在髓内钉置入时维持复位。

- 一旦确认导针位于髓腔中心，导针远端应进一步进入，至触及胫骨远端关节面软骨下骨部分。这可以避免在扩髓时导针不小心被带出。
- 髓内钉的长度可以使用提供的长度测量器来确定，并进一步在透视时确认（技术图9B）。侧位片透视对于判断关节面水平更加准确，以避免髓内钉过长而穿出关节面。
  - 也可以使用另一枚同样长度的导针，其远端对齐进针点，通过测量两根导针的长度差，以确定髓内钉选用的长度。但这势必需要多用一根导针。
- 器械商会提供不同长度的髓内钉，在髓内钉长度测量错误时，宁愿选择较短的。髓内钉可以使用尾帽（有5 mm、10 mm和15 mm），以便取出髓内钉。
- 将髓内钉尾端嵌入骨质中，并不能增加中段和远端骨折块的稳定性，反而会对以后取钉造成困难。

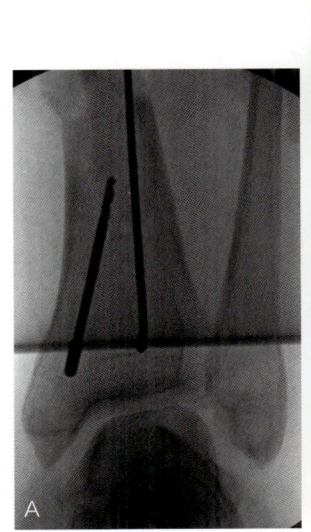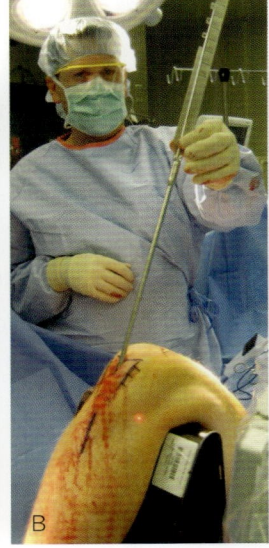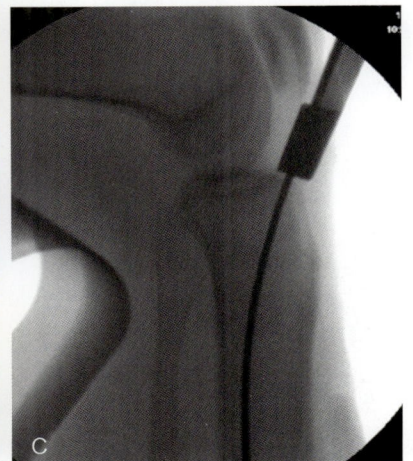

技术图9　A. 使用钻头确定导针位于远端干骺端骨块的中央。B、C. 将髓内钉长度测量器插入髓腔，并在侧位透视片上进行确认。

扩髓技术
- 扩髓前需通过正侧位X线片评估髓腔最窄处的直径。或者有些扩髓器套装带有可透X线的刻度尺,以便在术中正侧位透视时确定髓腔最窄处的直径。扩髓时多扩1 mm,以防止髓内钉插入困难。
- 扩髓时首先用8.5 mm或9 mm的扩髓器进行扩髓。
- 在扩髓器置入前需检查确认扩髓器刀刃锋利并无缺损。
- 膝关节极度屈曲位将扩髓器插入近端干骺端后再打开电源进行扩髓,以避免破坏进针点(技术图10A)。
- 扩髓器应高度旋转,慢速前进。
  - 如果扩髓器杆部不坚固或有损伤,在扩髓时不得倒转,以免在髓腔内遇到阻碍而松散损坏。
- 拔出扩髓器时应避免将导针带出。
  - 有许多操作技巧,如可以使用特殊工具、药杯或清洁导管等顶住导针尾端(技术图10B)。
  - 一旦扩髓器拔出髓腔,立即使用血管钳夹住导针(技术图10C)。
- 使用端切扩髓器(通常9 mm)插入髓腔以确保最细的髓内钉可以通过髓腔最狭窄处。
- 应尽量减少对髓腔内侧骨皮质的热损伤,扩髓时当感觉扩髓器头触碰到髓内骨皮质0.5~1 mm以内时应暂停。
  - 当有蝶形或斜行骨折块时,如果扩髓器头触碰到骨皮质时,仍然继续扩髓可能会导致医源性粉碎骨折或复位丢失。

非扩髓技术
- 进针点开口和骨折复位技术应按标准程序操作。
- 仔细评估侧位片上髓腔峡部直径,选择小直径的髓内钉(通常是7~9 mm)。
- 选择比侧位片上髓腔峡部直径小1~1.5 mm的髓内钉作为导针。
- 如果侧位片上显示髓腔峡部直径与髓内钉直径十分接近,可使用端切扩髓器以降低髓内钉卡死的可能性。
- 置入合适尺寸的髓内钉。如果髓内钉在通过髓腔峡部时碰到明显阻碍,应退出髓内钉以避免髓内钉卡死或医源性骨折。选用比髓内钉直径大0.5~1.0 mm的扩髓器扩髓后再重新置入髓内钉。

髓内钉置入
- 安装髓内钉置入手柄,在置入髓内钉之前先通过近端锁钉导向器插入钻头,以确保导向器对线准确。
- 在髓内钉置入过程中,调节手柄中心对准胫骨嵴以控制髓内钉旋转。如果需要放置远端前后向交锁钉,可以考虑内旋髓内钉,以降低远端血管神经损伤的可能性。
  - 髓内钉置入过程中应保持膝关节极度屈曲,以降低胫骨后侧骨皮质损伤或医源性骨折的风险。
- 术中侧位片透视确认髓内钉置入深度到位。

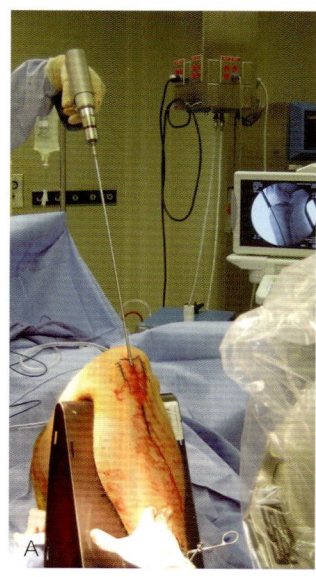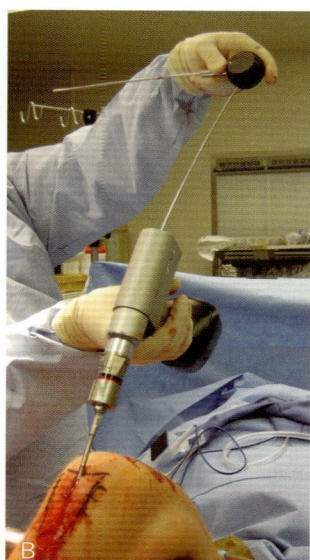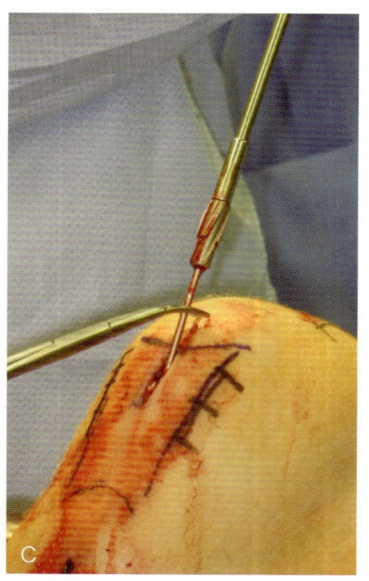

技术图10 A. 膝关节极度屈曲以避免进针点被扩髓器扩大。B. 如果导针在扩髓时发生旋转,需要从尾端顶住导针,以避免拔出扩髓器时将导针带出。C. 当扩髓器头完全退出时,使用血管钳夹持住导针。

交锁钉置入

- 对于简单横行骨折,可先置入远端交锁钉,以便于髓内钉"回敲"进行骨折块间加压。
- 远端交锁钉通常由内向外置入。
- 患肢呈半屈膝中立位,避免旋转畸形。
- C臂机调至侧位透视,由内侧置入钻头。
- 在置入钻头前,旋转患肢和C臂以获得完美的正侧位透视图像(技术图11A)。
- 通过透视定位远端锁钉孔,于内侧做皮肤切口,钝性分离至骨面,置入远端交锁钉。
- 使用锋利的钻头,将钻头中心对准锁钉孔中心。
  - 保持钻头倾斜于髓内钉轴线(技术图11B)。
- 一旦钻头对准锁钉孔中心后,保持钻头与孔心轴线一致。
  - 带有激光瞄准导向的C臂机有利于保持钻头对线,将激光对准皮肤切口和钻头尾端中心(技术图11C)。
  - 钻头打穿近侧骨皮质后,钻头钻至胫骨中线,进行透视验证。
    - 如果钻头位于锁钉孔中心,继续钻出对侧骨皮质。避免使用骨锤打入对侧骨皮质,防止医源性骨折的发生。
    - 使用相同的技术钻入第2个锁定孔,保持与第1个钻孔平行。
- 拔出钻头,使用测探器测量,选择合适的螺钉长度前正位片透视。
- 一旦远端锁钉长度和位置确定并置入,对髓内钉进行"回敲",有利于骨折端加压。
  - 将滑槌连接在髓内钉插入手柄上,向上"回敲"髓内钉,由于远端已经提前置入交锁钉,因此可以在骨折端进行加压。使用C臂机透视确认骨折端加压的程度和近端钉尾的位置。如果计划"回敲",髓内钉要深插少许,以避免骨折端加压后钉尾过度突出。
- 置入近端交锁钉。
  - 由于胫骨是三角棱柱体,因此斜位片可以更加准确地判断交锁钉的长度。
  - 如果近端置入了斜行交锁钉,应该在拆卸插入手柄前行斜位摄片,以避免交锁钉置入过长,导致内侧皮肤激惹或后外侧腓总神经损伤。

髌旁外侧入路

- 采用髌旁外侧入路,患者采取标准体位。
- 髌旁外侧入路有利于术者将导针于正位片上胫骨外侧髁间嵴的内侧置入,并沿着外侧骨皮质纠正外翻畸形。
  - 如果无法获取真正的正位片或患肢外旋,都会导致进针点偏内侧[4]。
- 尽量屈曲膝关节(可以使用可透视三角架或膝枕),使得进针点尽量靠近近端,导针尽量与胫骨前侧骨皮质平行,有利于纠正典型的屈曲成角畸形[20]。

膝关节半伸直技术

- 采用膝关节半伸直位的优点在于小腿摆放的体位有助于中和骨折端的屈曲成角畸形[26]。
- 患者采取患肢膝关节半伸直位。
- 可以采用髌旁内侧入路(见技术图2)。
  - 使用该入路,采取膝关节半伸直位,可将髌骨进行半脱位,有利于导针置入、扩髓和髓内钉插入。
  - 不需要特殊工具。
- 髌上入路[28]。
  - 可以选用髌上内侧入路或髌上直接切口。
  - 需要特殊工具。根据不同的髓内钉系统选用特定的工具。

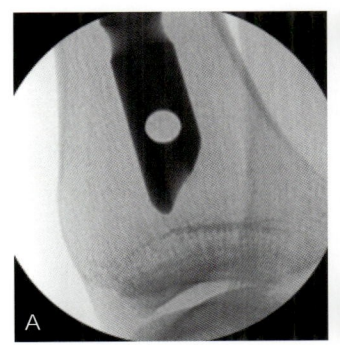 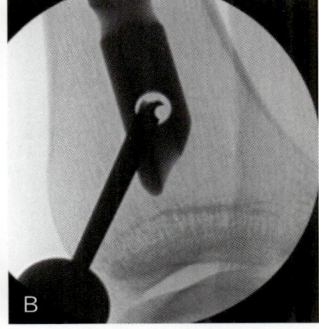 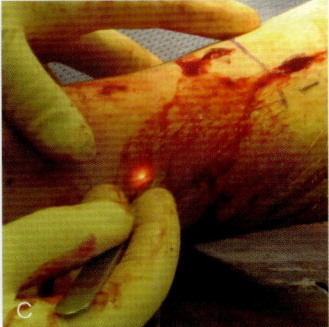

技术图11 A. 在置入钻头前,要在标准侧位片上确定交锁钉孔是正圆。B. 在置入钻头前,要将钻头对准交锁钉孔中心。C. 激光导向器可以定位皮肤切口的位置。

- 使用特殊的金属导管将髌骨进行半脱位（技术图 12A）。
- 透视下确认进针点位置。
- 导针于标准位置置入（技术图 12B）。
- 所有的操作步骤（钻头开孔、插入导针、扩髓）均在该金属导管内完成。
- 可以使用标准扩髓器，对于较高的患者，可以使用扩髓延长器。
- 复位骨折，置入导针，然后进行扩髓。
- 使用特殊的髓内钉插入手柄置入髓内钉（技术图 12C）。
- 透视下置入近端交锁钉。
- 远端交锁钉徒手置入。

其他复位固定技术

阻挡螺钉/Pöller 钉

- 在髓腔内置入阻挡钉，在干骺端皮质起到"假皮贡"的阻挡作用，以减小髓内钉的活动空间。阻挡钉可以起到髓内钉置入时辅助骨折复位的作用和置入后维持复位的作用[13,24]。
- 应该使用配套的交锁钉或与髓内钉相同金属材质的螺钉。
- 阻挡钉既可以在髓内钉置入前置入，也可以在置入髓内钉后发现畸形，拔出髓内钉后再置入阻挡钉。
  - 在畸形的凹面置入阻挡钉，可以在矢状面和冠状面上同时纠正畸形。
    - 阻挡钉置于外侧，可以纠正外翻畸形（技术图13A）；阻挡钉置于后侧，可以纠正侧位上的过伸畸形（技术图13B）。
  - 透视下钻入合适尺寸的钻头。
  - 使用合适尺寸的螺钉替换钻头。
  - 插入导针至远端。
  - 扩髓可以保证髓内钉按照扩髓的路径置入。
    - 当扩髓器接近阻挡钉时，不要进行扩髓，只需将扩髓器头轻柔地插过阻挡钉，这样可以避免损坏扩髓器头和阻挡钉再移位。
    - 通过阻挡钉后，可以继续扩髓。
    - 扩髓完成后，置入髓内钉。
    - 如果骨折移位没有得到纠正，有必要取出髓内钉，再置入另一枚阻挡钉。还需再次插入导针，再次扩髓和再次置入髓内钉。
  - 以标准方式置入交锁钉（技术图13B、C）。

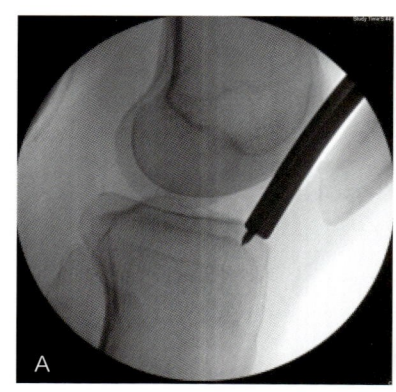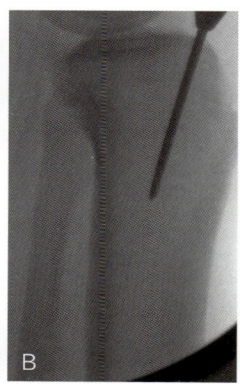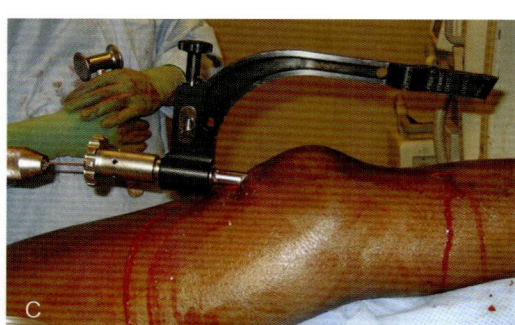

技术图12 A. 髌上入路：使用特殊的套管造成髌骨半脱位，穿过髌股关节，直达髓内钉进针点。B. 插入导针，该套管可用于通过开口器、导针和扩髓器，但是髓内钉不能通过其中，扩髓时最好使用长扩髓器。C. 该入路需要使用特殊的长插入手柄，以便于到达进针点。

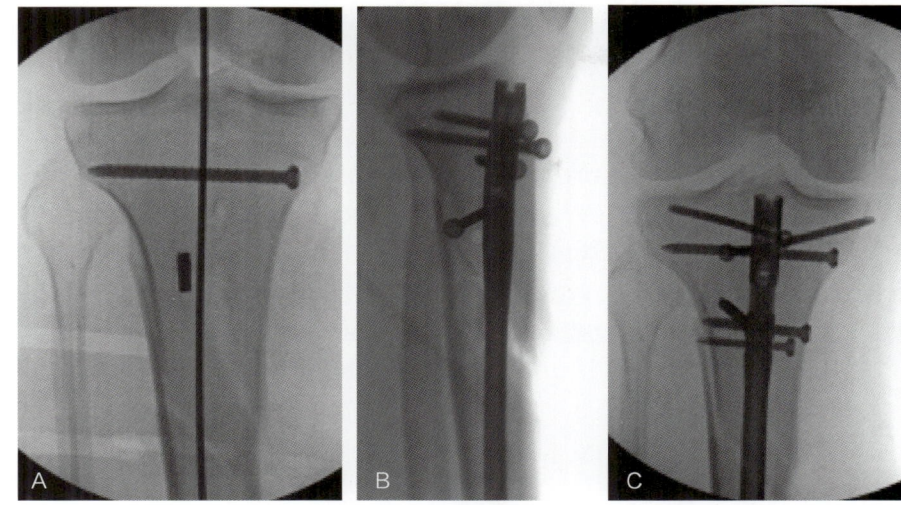

技术图13　A. 在理想髓内钉路径的外侧置入一枚阻挡钉，可避免外翻畸形。B. 后方的阻挡钉通过减小髓腔前后径，防止近端骨折块分离。B、C. 阻挡钉可以斜置，也可以由内向外置入。

要点与失误防范

进针点	• 进针点应位于关节面前缘，胫骨外侧髁间嵴的内侧。对于胫骨干骺端骨折，进针点过于偏内或偏外侧都会导致外翻和屈曲成角畸形
正中置入导针	• 在正侧位片透视片将导针沿正中插至远端。如果位置偏移，那么扩髓器和髓内钉都会沿着导针发生偏移，进而导致复位不良
测量髓内钉长度	• 在侧位片上进行测量。正位片上测量容易导致髓内钉选择偏长，会在进针点过于突出，从而导致膝关节疼痛或关节面破坏
股骨牵开器或外固定支架复位	• 股骨牵开器或外固定支架固定针应避开髓内钉，最佳位置为胫骨近端置于偏后侧，远端尽量置于关节面上的软骨下骨。如果固定针近端位置偏前或远端位置偏近都会影响扩髓和髓内钉置入
单皮质钢板复位	• 对于干骺端骨折，钢板可以提供稳定和维持复位，即使在髓内钉置入后拆除钢板，也会导致复位丢失。然而，对于骨干骨折，需要在髓内钉置入后拆除钢板，以防止骨折端过于坚强固定
阻挡螺钉/Pöller钉	• 使用髓内钉配套的交锁钉作为阻挡钉，因为普通螺钉容易在髓内钉置入时受损 • 不要取掉阻挡钉，因为它可以提供稳定性并维持复位 • 使用钻头时需要小心谨慎，以避免断裂。髓内钉置入后取掉阻挡钉会影响稳定性
后踝	• 对于胫骨远端骨干骨折或干骺端骨折，在术前、术中和术后检查评估后踝情况十分重要 • 如果漏诊后踝骨折或关节面骨折，容易在术后负重时发生关节半脱位或关节面骨块移位

术后处理

- 允许可耐受的负重，除非是关节面骨折的患者。
- 后方夹板或助行器辅助行走。
- 早期活动度锻炼。
- 术后2～3周拆线。
- 术后6周门诊复查。
  ○ 评估股四头肌功能。
- 术后6周复查后，每隔6～8周进行一次复查随访，直至骨折达到临床愈合和影像学愈合。

预后

○ 对非手术治疗的患者进行长期随访，发现有持久性功能不良、功能障碍，包括膝关节僵硬、疼痛以及肌力下降[7,15,22,23]。

- 术后出现膝前疼痛很常见（50%～60%），术前应该告知患者[5,11]。
- 年轻人更常发生膝关节疼痛,该疼痛通常很轻微,但是在屈膝、下蹲或跑步时加剧。
- 膝关节疼痛的发生率与手术入路无关。
- 有一半患者在髓内钉取出后疼痛消失,1/4的患者疼痛得到缓解[6]。
- 长期随访发现,患者的术后功能基本恢复正常,但是一些主观或客观的评估提示存在一些后遗症,包括膝关节疼痛、持久性肿胀、肌力下降和关节炎,但是大多数并不显著。
- 畸形愈合和关节炎的发生并无明确关系。
  - 有学者认为轻度畸形可导致骨关节炎的发生率升高[12,32]。

并发症[4,25]

感染
- 闭合骨折:大约1%。
- 开放骨折。
  - Ⅰ度:5%。
  - Ⅱ度:10%。
  - Ⅲ度:15%以上。
- 软组织情况决定感染风险和预后。

骨折不愈合
- 闭合骨折:3%。
- 开放骨折:大约15%,甚至更高,根据软组织损伤情况而定。
- 影响因素:
  - 非扩髓小直径的髓内钉或过小的交锁钉都会导致延迟愈合或不愈合,还会导致交锁钉断裂。
  - 闭合骨折伴严重的软组织损伤,如闭合脱套损伤。
  - 开放骨折往往伴有严重的软组织损伤。
    - 针对骨缺损可采用植骨治疗。
    - RhBMP-2在胫骨开放骨折中作为人工骨已获得美国食品药品管理局(FDA)批准[8]。它可以降低不愈合率达29%,并减少二次手术干预概率。使用BMP-2联合同种异体骨作为骨移植物治疗骨皮质缺损的胫骨骨折的愈合率与自体骨移植相似,并能避免自体骨供区的并发症[10]。
  - 骨筋膜室综合征。
  - 骨折类型:横行骨折。
  - 患者自身因素:
    - 吸烟。
    - 服药史:二膦酸盐类药物,非甾体抗炎药。
    - 糖尿病。
    - 血管疾病。
    - 营养不良:白蛋白浓度 < 34 g/L 和淋巴细胞计数 < 1 500/mm[3]。
  - 感染。

畸形愈合
- 胫骨骨折髓内钉治疗的畸形愈合率高达37%。
  - 胫骨近侧干骺端骨折的畸形愈合率可高达84%。
  - 正确的手术技巧可以避免畸形愈合的发生。

(林森 译,李晓林 审校)

参考文献

[1] Baumgartner M, Tornetta P, eds. Orthopaedic Knowledge Update: Trauma 3. Rosemont, IL: American Academy of Orthopaedic Surgeons, 2005.

[2] Bone LB, Sucato D, Stegemann PM, et al. Displaced isolated fractures of the tibial shaft treated with either a cast or intramedullary nailing. An outcome analysis of matched pairs of patients. J Bone Joint Surg Am 1997;79(9):1336-1341.

[3] Bono CM, Sirkin M, Sabatino CT, et al. Neurovascular and tendinous damage with placement of anteroposterior distal locking bolts in the tibia. J Orthop Trauma 2003;17:677-682.

[4] Cannada LK, Anglen JO, Archdeacon MT, et al. Avoiding complications in the care of fractures of the tibia. J Bone Joint Surg Am 2008;90(8):1760-1768.

[5] Court-Brown CM, Gustilo T, Shaw AD. Knee pain after intramedullary tibial nailing: its incidence, etiology, and outcome. J Orthop Trauma 1997;11:103-105.

[6] Court-Brown CM, McBirnie J. The epidemiology of tibial fractures. J Bone Joint Surg Br 1995;77(3):417-421.

[7] Digby JM, Holloway GM, Webb JK. A study of function after tibial cast bracing. Injury 1983;14:432-439.

[8] Govender S, Csimma C, Genant HK, et al. Recombinant human bone morphogenetic protein-2 for treatment of open tibial fractures: a prospective, controlled, randomized study of four hundred and fifty patients. J Bone Joint Surg Am 2002;84-A:2123-2134.

[9] Hooper GJ, Keddell RG, Penny ID. Conservative management or closed nailing for tibial shaft fractures. A randomised prospective trial. J Bone Joint Surg Br 1991;73(1):83-85.

[10] Jones AL, Bucholz RW, Bosse MJ, et al. Recombinant human BMP-2 and allograft compared with autogenous bone graft for reconstruction of diaphyseal tibial fractures with cortical defects: a randomized, controlled trial. J Bone Joint Surg Am 2006;88(7): 1431-1441.

[11] Keating JF, Orfaly R, O'Brien PJ. Knee pain after tibial nailing. J Orthop Trauma 1997;11:10-13.

[12] Kettelkamp DB, Hillberry BM, Murrish DE, et al. Degenerative arthritis of the knee secondary to fracture malunion. Clin Orthop Relat Res 1988;(234):159-169.

[13] Krettek C, Miclau T, Schandelmaier P, et al. The mechanical effect of blocking screws ("Poller screws") in stabilizing tibia fractures with short proximal or distal fragments after insertion of small-diameter intramedullary nails. J Orthop Trauma 1999;13: 550-553.

[14] Kubiak EN, Widmer BJ, Horwitz DS. Extra-articular technique for semiextended tibial nailing. J Orthop Trauma 2010;24(11): 704-708.

[15] Kyro A, Lamppu M, Bostman O. Intramedullary nailing of tibial shaft fractures. Ann Chir Gynaecol 1995;84:51-61.

[16] McKee MD, Schemitsch EH, Waddell JP, et al. A prospective, randomized clinical trial comparing tibial nailing using fracture table traction versus manual traction. J Orthop Trauma 1999;13: 463-469.

[17] McQueen MM, Christie J, Court-Brown CM. Acute compartment syndrome in tibial diaphyseal fractures. J Bone Joint Surg Br 1996;78(1):95-98.

[18] Mills WJ, Barei DP, McNair P. The value of the ankle-brachial index for diagnosing arterial injury after knee dislocation: a prospective study. J Trauma 2004;56:1261-1265.

[19] Milner S, Greenwood D. Degenerative changes at the knee and ankle related to malunion of tibial fractures. J Bone Joint Surg Br 1997;79(4):698.

[20] Nork SE, Barei DP, Schildhauer TA, et al. Intramedullary nailing of proximal quarter tibial fractures. J Orthop Trauma 2006;20: 523-528.

[21] Orfaly R, Keating JE, O'Brien PJ. Knee pain after tibial nailing: does the entry point matter? J Bone Joint Surg Br 1995;77(6):976-977.

[22] Pun WK, Chow SP, Fang D, et al. A study of function and residual joint stiffness after functional bracing of tibial shaft fractures. Clin Orthop Relat Res 1991;(267):157-163.

[23] Puno RM, Teynor JT, Nagano J, et al. Critical analysis of results of treatment of 201 tibial shaft fractures. Clin Orthop Relat Res 1986;(212):113-121.

[24] Ricci WM, O'Boyle M, Borrelli J, et al. Fractures of the proximal third of the tibial shaft treated with intramedullary nails and blocking screws. J Orthop Trauma 2001;15:264-270.

[25] Schmidt A, Finkemeier CG, Tornetta P. Treatment of closed tibia fractures. In: Tornetta P, ed. Instructional Course Lectures: Trauma. Rosemont, IL: American Academy of Orthopaedic Surgeons, 2006:215-229.

[26] Tornetta P III, Collins E. Semiextended position of intramedullary nailing of the proximal tibia. Clin Orthop Relat Res 1996; (328):185-189.

[27] Tornetta P III, Riina J, Geller J, et al. Intraarticular anatomic risks of tibial nailing. J Orthop Trauma 1999;13:247-251.

[28] Tornetta P III, Steen B, Ryan S. Tibial metaphyseal fractures: nailing in extension. Presented at Orthopaedic Trauma Association Annual Meeting, Denver, October 16-18, 2008.

[29] Väistö O, Toivanen J, Kannus P, et al. Anterior knee pain after intramedullary nailing of fractures of the tibial shaft: an eight-year follow-up of a prospective, randomized study comparing two different nail-insertion techniques. J Trauma 2008;64:1511-1516.

[30] Väistö O, Toivanen J, Kannus P, et al. Anterior knee pain and thigh muscle strength after intramedullary nailing of a tibial shaft fracture: an 8-year follow-up of 28 consecutive cases. J Orthop Trauma 2007;21:165-171.

[31] Väistö O, Toivanen J, Paakkala T, et al. Anterior knee pain after intramedullary nailing of a tibial shaft fracture: an ultrasound study of the patellar tendons of 36 patients. J Orthop Trauma 2005;19:311-316.

[32] van der Schoot DK, Den Outer AJ, Bode PJ, et al. Degenerative changes at the knee and ankle related to malunion of tibial fractures. 15-year follow-up of 88 patients. J Bone Joint Surg Br 1996;78:722-725.

[33] Walker RM, Zdero R, McKee MD, et al. Ideal tibial intramedullary nail insertion point varies with tibial rotation. J Orthop Trauma 2011;25:726-730.

[34] Weninger P, Schultz A, Traxler H, et al. Anatomical assessment of the Hoffa fat pad during insertion of a tibial intramedullary nail—comparison of three surgical approaches. J Trauma 2009;66:1140-1145.

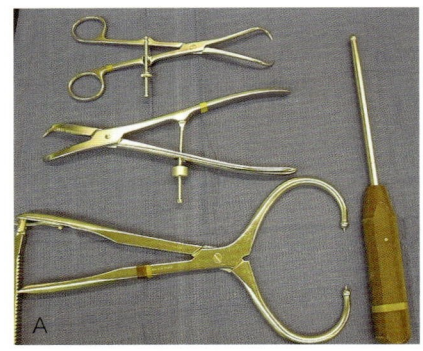

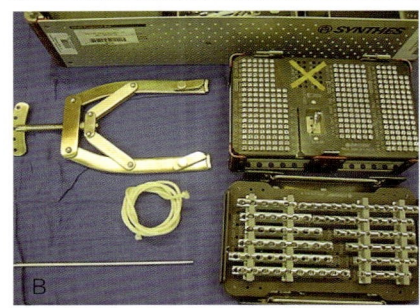

图4 A、B. 术前计划包括额外的工具，这可能包括小的节段钢板和螺钉（Synthes, Paoli, PA）、特殊的复位钳或牵开装置。

体位

- 患者仰卧位躺在可透视床上，可以在患肢的髋部下方放置一个垫枕。
- 可透视三角支架可以辅助膝关节极度屈曲位的髓内钉置入（图5），然而膝枕可以放置在膝关节下方用于膝关节半伸直位入路（图6）。

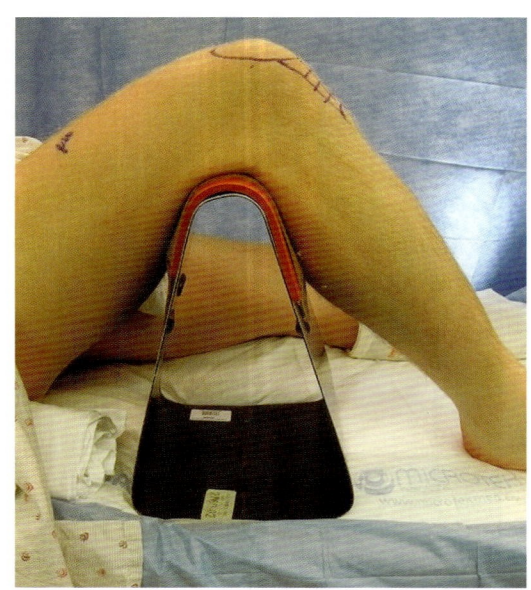

图5 标准的胫骨髓内钉置入需要膝关节摆放成极度屈曲位。可透视的三角支架有助于体位的摆放。

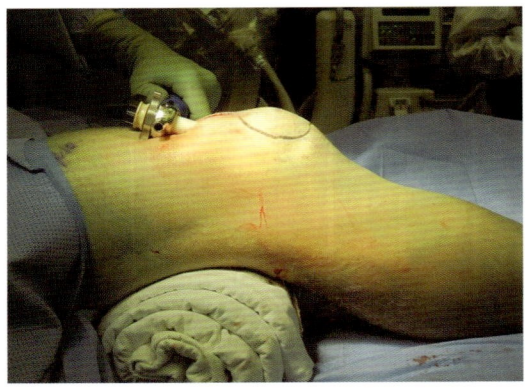

图6 髌上入路胫骨髓内钉患者体位。膝关节下垫垫子以维持膝关节于屈曲30°～40°位置。髌上入路胫骨髓内钉需要图示的特殊工具。

入路

- 标准的髓内钉置入使用位于髌骨下极和胫骨结节之间的切口（图7）。
- 做皮肤切口，由远及近剥离皮下组织。
- 确认髌韧带位置，可在髌韧带内侧或穿过髌韧带做一个切口。
  - 导针的放置和正确的进针点极其重要，特别是近端骨折。
  - 避免切口太靠内侧，会影响获得正确的进针点。
- 半伸直位髓内钉置入采用髌上入路。
  - 自髌骨上极中点沿正中线向近端延长切开股四头肌腱（图8）。
  - 如果膝关节过紧，皮肤切口可从偏远端做起，并在髌旁内侧切开关节，这有利于抬高髌骨从而到达正确的进针点。
  - 半伸直入路需要特殊的器械（图9）和软组织导向器有助于保护髌股关节的软骨，从而避免对关节面不必要的破坏。

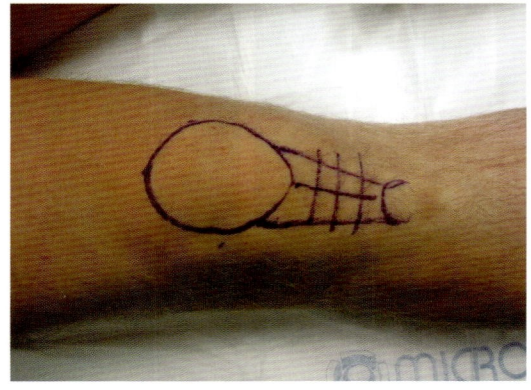

图7 位于髌骨下极道胫骨结节之间，用于标准髓内钉置入的皮肤切口。

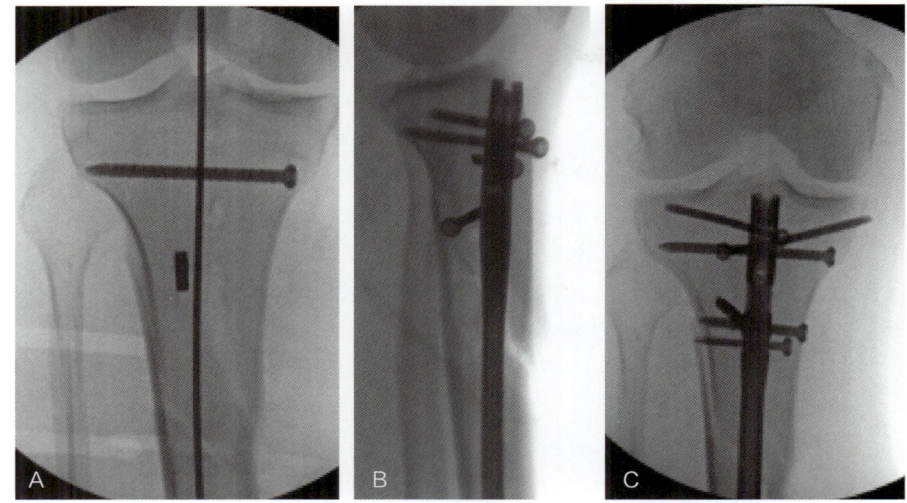

技术图 13 A. 在理想髓内钉路径的外侧置入一枚阻挡钉，可避免外翻畸形。B. 后方的阻挡钉通过减小髓腔前后径，防止近端骨折块分离。B、C. 阻挡钉可以斜置，也可以由内向外置入。

要点与失误防范

进针点	• 进针点应位于关节面前缘，胫骨外侧髁间嵴的内侧。对于胫骨干骺端骨折，进针点过于偏内或偏外侧都会导致外翻和屈曲成角畸形
正中置入导针	• 在正侧位片透视时将导针沿正中插至远端。如果位置偏移，那么扩髓器和髓内钉都会沿着导针发生偏移，进而导致复位不良
测量髓内钉长度	• 在侧位片上进行测量。正位片上测量容易导致髓内钉选择偏长，会在进针点过于突出，从而导致膝关节疼痛或关节面破坏
股骨牵开器或外固定支架复位	• 股骨牵开器或外固定支架固定针应避开髓内钉，最佳位置为胫骨近端置于偏后侧，远端尽量置于关节面上的软骨下骨。如果固定针近端位置偏前或远端位置偏近都会影响扩髓和髓内钉置入
单皮质钢板复位	• 对于干骺端骨折，钢板可以提供稳定和维持复位，即使在髓内钉置入后拆除钢板，也会导致复位丢失。然而，对于骨干骨折，需要在髓内钉置入后拆除钢板，以防止骨折端过于坚强固定
阻挡螺钉/Pöller钉	• 使用髓内钉配套的交锁钉作为阻挡钉，因为普通螺钉容易在髓内钉置入时受损 • 不要取掉阻挡钉，因为它可以提供稳定性并维持复位 • 使用钻头时需要小心谨慎，以避免断裂。髓内钉置入后取掉阻挡钉会影响稳定性
后踝	• 对于胫骨远端骨干骨折或干骺端骨折，在术前、术中和术后检查评估后踝情况十分重要 • 如果漏诊后踝骨折或关节面骨折，容易在术后负重时发生踝关节半脱位或关节面骨块移位

术后处理

- 允许可耐受的负重，除非是关节面骨折的患者。
- 后方夹板或助行器辅助行走。
- 早期活动度锻炼。
- 术后2~3周拆线。
- 术后6周门诊复查。
  - 评估股四头肌功能。
- 术后6周复查后，每隔6~8周进行一次复查随访，直至骨折达到临床愈合和影像学愈合。

预后

- 对非手术治疗的患者进行长期随访，发现有持久性功能不良、功能障碍，包括膝关节僵硬、疼痛以及肌力下降[7,15,22,23]。
- 术后出现膝前疼痛很常见（50%~60%），术前应该告知患者[5,11]。
- 年轻人更常发生膝关节疼痛，该疼痛通常很轻微，但是在屈膝、下蹲或跑步时加剧。
- 膝关节疼痛的发生率与手术入路无关。
- 有一半患者在髓内钉取出后疼痛消失，1/4的患者疼痛得到缓解[6]。
- 长期随访发现，患者的术后功能基本恢复正常，但是一些主观或客观的评估提示存在一些后遗症，包括膝关节疼痛、持久性肿胀、肌力下降和关节炎，但是大多数并不显著。
- 畸形愈合和关节炎的发生并无明确关系。
  - 有学者认为轻度畸形可导致骨关节炎的发生率升高[12,32]。

并发症[4,25]

感染
- 闭合骨折：大约1%。
- 开放骨折。
  - Ⅰ度：5%。
  - Ⅱ度：10%。
  - Ⅲ度：15%以上。
- 软组织情况决定感染风险和预后。

骨折不愈合
- 闭合骨折：3%。
- 开放骨折：大约15%，甚至更高，根据软组织损伤情况而定。
- 影响因素：
  - 非扩髓小直径的髓内钉或过小的交锁钉都会导致延迟愈合或不愈合，还会导致交锁钉断裂。
  - 闭合骨折伴严重的软组织损伤，如闭合脱套损伤。
  - 开放骨折往往伴有严重的软组织损伤。
    – 针对骨缺损可采用植骨治疗。
    – RhBMP-2在胫骨开放骨折中作为人工骨已获得美国食品药品管理局（FDA）批准[8]。它可以降低不愈合率达29%，并减少二次手术干预概率。使用BMP-2联合同种异体骨作为骨移植物治疗骨皮质缺损的胫骨骨折的愈合率与自体骨移植相似，并能避免自体骨供区的并发症[10]。
  - 骨筋膜室综合征。
  - 骨折类型：横行骨折。
  - 患者自身因素：
    – 吸烟。
    – 服药史：二膦酸盐类药物，非甾体抗炎药。
    – 糖尿病。
    – 血管疾病。
    – 营养不良：白蛋白浓度＜34 g/L和淋巴细胞计数＜1 500/mm[3]。
  - 感染。

畸形愈合
- 胫骨骨折髓内钉治疗的畸形愈合率高达37%。
  - 胫骨近侧干骺端骨折的畸形愈合率可高达84%。
  - 正确的手术技巧可以避免畸形愈合的发生。

（林森 译，李晓林 审校）

参考文献

[1] Baumgartner M, Tornetta P, eds. Orthopaedic Knowledge Update: Trauma 3. Rosemont, IL: American Academy of Orthopaedic Surgeons, 2005.

[2] Bone LB, Sucato D, Stegemann PM, et al. Displaced isolated fractures of the tibial shaft treated with either a cast or intramedullary nailing. An outcome analysis of matched pairs of patients. J Bone Joint Surg Am 1997;79(9):1336-1341.

[3] Bono CM, Sirkin M, Sabatino CT, et al. Neurovascular and tendinous damage with placement of anteroposterior distal locking bolts in the tibia. J Orthop Trauma 2003;17:677-682.

[4] Cannada LK, Anglen JO, Archdeacon MT, et al. Avoiding complications in the care of fractures of the tibia. J Bone Joint Surg Am 2008;90(8):1760-1768.

[5] Court-Brown CM, Gustilo T, Shaw AD. Knee pain after intramedullary tibial nailing: its incidence, etiology, and outcome. J Orthop Trauma 1997;11:103-105.

[6] Court-Brown CM, McBirnie J. The epidemiology of tibial fractures. J Bone Joint Surg Br 1995;77(3):417-421.

[7] Digby JM, Holloway GM, Webb JK. A study of function after tibial cast bracing. Injury 1983;14:432-439.

[8] Govender S, Csimma C, Genant HK, et al. Recombinant human bone morphogenetic protein-2 for treatment of open tibial fractures: a prospective, controlled, randomized study of four hundred and fifty patients. J Bone Joint Surg Am 2002;84-A:2123-2134.

[9] Hooper GJ, Keddell RG, Penny ID. Conservative management or closed nailing for tibial shaft fractures. A randomised prospective trial. J Bone Joint Surg Br 1991;73(1):83-85.

第52章 髓内钉治疗胫骨近端和远端干骺端骨折

Intramedullary Nailing of Metaphyseal Proximal and Distal Fractures

Robert Ostrum and Michael Quackenbush

定义

- 在各种高能量或低能量的创伤中都可能发生胫骨近端或远端干骺端骨折。
- 骨折可能局限于干骺端也可能累及关节面。
- 简单骨折多由低能量损伤造成,但是粉碎性骨折一般时高能量以及高速度所致。

解剖

- 胫骨近端干骺端骨折指部位位于胫骨近端到峡部区域的骨折(图1A)。
- 胫骨远端干骺端骨折指部位位于胫骨远端到峡部区域的骨折(图1B)。

发病机制

- 胫骨骨折的常见原因是高能量碰撞(行人和车碰撞),比如汽车或摩托车车祸。
- 低能量损伤,比如一些运动损伤或坠落伤,也可以造成胫骨近端或远端干骺端骨折。

自然病程

- 胫骨骨折可发生在任何年纪,受伤机制多种多样。

- 治疗目标包括恢复长度、纠正旋转和调整力线,以使其恢复到之前的活动和功能。
- 在评估和治疗过程中,为了预防并发症的发生,对骨折伴发的损伤如神经血管损伤或骨筋膜室综合征需及时发现并加以处理。

病史和体格检查

- 患者常有最近受伤史。
- 体格检查时胫骨骨折常有不同的体征表现:
  ○ 患肢疼痛并无法负重。
  ○ 双小腿长度不等长。
  ○ 肉眼可见的畸形包括皮肤隆起。
  ○ 挫伤/擦伤。
  ○ 神经损伤。
  ○ 开放骨折。
  ○ 骨筋膜室综合征。
  ○ 足的感觉缺失(不常见)。

影像学和其他诊断性检查

- 标准的X线正侧位片即可诊断胫骨近端或远端骨折(图2A、B)。
  ○ 需要拍摄膝关节和踝关节X线片,避免遗漏关节面的骨折。
- 骨折累及近端或远端关节面往往需要拍摄CT用来评估关节累及和(或)移位情况,有助于术前方案制订(图3A、B)。

鉴别诊断

- 创伤。
  ○ 膝关节骨折。
  ○ 踝关节骨折。
- 软组织损伤。
  ○ 踝关节损伤。
  ○ 膝关节损伤。
- 骨筋膜室综合征。
- 周围血管损伤。
- 病理性进程(肿瘤/恶性)。
- 感染。

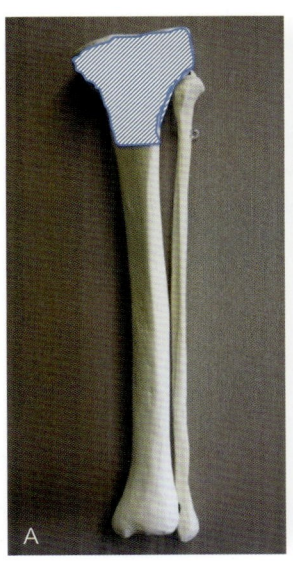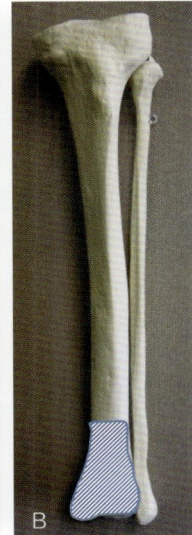

图1 A. 人造胫骨模型正面观。阴影区域为近端干骺端。
B. 阴影区域为远端干骺端。

[10] Jones AL, Bucholz RW, Bosse MJ, et al. Recombinant human BMP-2 and allograft compared with autogenous bone graft for reconstruction of diaphyseal tibial fractures with cortical defects: a randomized, controlled trial. J Bone Joint Surg Am 2006;88(7): 1431-1441.

[11] Keating JF, Orfaly R, O'Brien PJ. Knee pain after tibial nailing. J Orthop Trauma 1997;11:10-13.

[12] Kettelkamp DB, Hillberry BM, Murrish DE, et al. Degenerative arthritis of the knee secondary to fracture malunion. Clin Orthop Relat Res 1988;(234):159-169.

[13] Krettek C, Miclau T, Schandelmaier P, et al. The mechanical effect of blocking screws ("Poller screws") in stabilizing tibia fractures with short proximal or distal fragments after insertion of small-diameter intramedullary nails. J Orthop Trauma 1999;13: 550-553.

[14] Kubiak EN, Widmer BJ, Horwitz DS. Extra-articular technique for semiextended tibial nailing. J Orthop Trauma 2010;24(1): 704-708.

[15] Kyro A, Lamppu M, Bostman O. Intramedullary nailing of tibial shaft fractures. Ann Chir Gynaecol 1995;84:51-61.

[16] McKee MD, Schemitsch EH, Waddell JP, et al. A prospective, randomized clinical trial comparing tibial nailing using fracture table traction versus manual traction. J Orthop Trauma 1999;13: 463-469.

[17] McQueen MM, Christie J, Court-Brown CM. Acute compartment syndrome in tibial diaphyseal fractures. J Bone Joint Surg Br 1996;78(1):95-98.

[18] Mills WJ, Barei DP, McNair P. The value of the ankle-brachial index for diagnosing arterial injury after knee dislocation: a prospective study. J Trauma 2004;56:1261-1265.

[19] Milner S, Greenwood D. Degenerative changes at the knee and ankle related to malunion of tibial fractures. J Bone Joint Surg Br 1997;79(4):698.

[20] Nork SE, Barei DP, Schildhauer TA, et al. Intramedullary nailing of proximal quarter tibial fractures. J Orthop Trauma 2006;20: 523-528.

[21] Orfaly R, Keating JE, O'Brien PJ. Knee pain after tibial nailing: does the entry point matter? J Bone Joint Surg Br 1995;77(6):976-977.

[22] Pun WK, Chow SP, Fang D, et al. A study of function and residual joint stiffness after functional bracing of tibial shaft fractures. Clin Orthop Relat Res 1991;(267):157-163.

[23] Puno RM, Teynor JT, Nagano J, et al. Critical analysis of results of treatment of 201 tibial shaft fractures. Clin Orthop Relat Res 1986;(212):113-121.

[24] Ricci WM, O'Boyle M, Borrelli J, et al. Fractures of the proximal third of the tibial shaft treated with intramedullary nails and blocking screws. J Orthop Trauma 2001;15:264-270.

[25] Schmidt A, Finkemeier CG, Tornetta P. Treatment of closed tibia fractures. In: Tornetta P, ed. Instructional Course Lectures: Trauma. Rosemont, IL: American Academy of Orthopaedic Surgeons, 2006:215-229.

[26] Tornetta P III, Collins E. Semiextended position of intramedullary nailing of the proximal tibia. Clin Orthop Relat Res 1996; (328):185-189.

[27] Tornetta P III, Riina J, Geller J, et al. Intraarticular anatomic risks of tibial nailing. J Orthop Trauma 1999;13:247-251.

[28] Tornetta P III, Steen B, Ryan S. Tibial metaphyseal fractures: nailing in extension. Presented at Orthopaedic Trauma Association Annual Meeting, Denver, October 16-18, 2008.

[29] Väistö O, Toivanen J, Kannus P, et al. Anterior knee pain after intramedullary nailing of fractures of the tibial shaft: an eight-year follow-up of a prospective, randomized study comparing two different nail-insertion techniques. J Trauma 2008;64:1511-1516.

[30] Väistö O, Toivanen J, Kannus P, et al. Anterior knee pain and thigh muscle strength after intramedullary nailing of a tibial shaft fracture: an 8-year follow-up of 28 consecutive cases. J Orthop Trauma 2007:21:165-171.

[31] Väistö O, Toivanen J, Paakkala T, et al. Anterior knee pain after intramedullary nailing of a tibial shaft fracture: an ultrasound study of the patellar tendons of 36 patients. J Orthop Trauma 2005;19:311-316.

[32] van der Schoot DK, Den Outer AJ, Bode PJ, et al. Degenerative changes at the knee and ankle related to malunion of tibial fractures. 15-year follow-up of 88 patients. J Bone Joint Surg Br 1996;78:722-725.

[33] Walker RM, Zdero R, McKee MD, et al. Ideal tibial intramedullary nail insertion point varies with tibial rotation. J Orthop Trauma 2011;25:726-730.

[34] Weninger P, Schultz A, Traxler H, et al. Anatomical assessment of the Hoffa fat pad during insertion of a tibial intramedullary nail—comparison of three surgical approaches. J Trauma 2009;66:1140-1145.

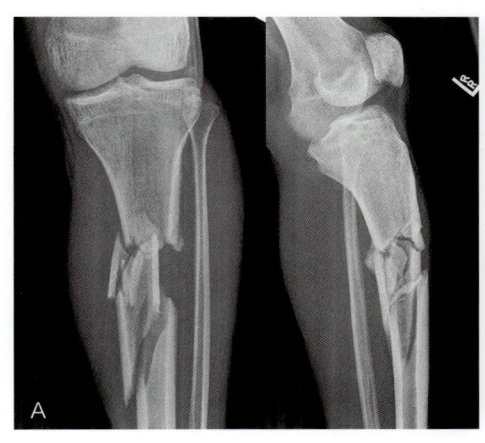
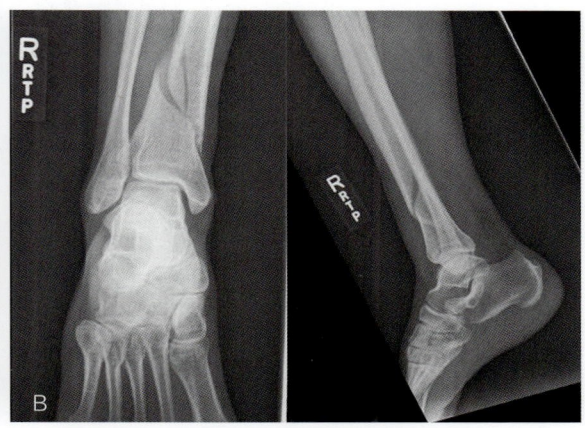

图2　A. 正侧位X线示胫骨近端骨折。B. 正侧位片示胫骨远端骨折。

非手术治疗

- 非手术治疗一般适用于低能量损伤，骨折很少或没有移位。
- 患者对功能要求不高或本身有合并症，可以采用非手术治疗获得成功，无需手术干预。
- 非手术治疗包括使用长腿夹板固定，待肿胀消退后，改换长腿石膏固定。
  - 远端骨折当影像学提示骨折有愈合迹象时可换成短腿石膏或支具固定。
- 最初6周严禁负重，当体征提示骨折愈合迹象（疼痛减弱）或影像学提示骨折愈合迹象（骨痂形成），可以逐步进行负重训练，可使用支具或不使用。

手术治疗

胫骨近端骨折

- 由于髌骨的牵拉力量和异常的进针点，采用髓内钉治

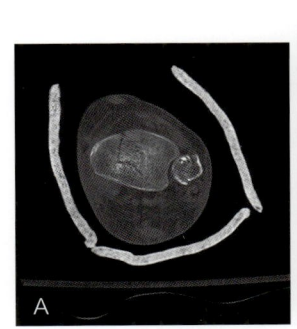
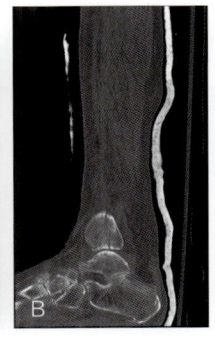

图3　A、B. CT扫描横断面（A）及矢状面（B）均提示胫骨远端骨折累及关节面。

疗胫骨近端会是一项挑战。
- 膝关节屈曲到60°可以暴露髓内钉进针点，但是也会导致股四头肌、髌骨和髌韧带牵拉近端骨折块，从而造成膝反屈畸形。
  - 此外，选择髓内钉通常的进针点，即胫骨外侧髁间棘的偏内侧，在冠状面上会导致外翻畸形。防止发生这些畸形的技术有：
    - 明智地使用阻挡钉。
    - 采用髌上入路。
    - 采用膝关节半伸直位。
    - 使用髓内钉前，先用复位钳、钢板复位。

术前计划

- 回顾所有影像学资料帮助计划手术入路。
- 骨折累及近端的胫骨平台或远端的胫距关节，使用髓内钉前，先选用闭合或切开复位内固定。
  - 骨松质螺钉（6.5 mm）放置在胫骨平台的后方可避免妨碍髓内钉的入路和进针点。
  - 根据固定方式，小的节段螺钉和（或）钢板应该各用于远端骨折。
- 获得并维持复位可能还需要其他的工具，术前计划好可以避免术中不必要的延误。
  - 其他可能会需要的工具举例如下（图4A、B）：
    - 复位钳，"尖头"顶棒，克氏针。
    - 小的节段套装（用于暂时的钢板固定）。
    - 大的节段（6.5 mm，7.3 mm）松质空心拉力螺钉。
    - 外固定支架或牵开器。
    - 牵引床（跟骨牵引）。

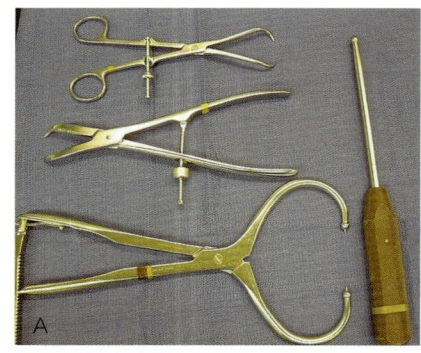

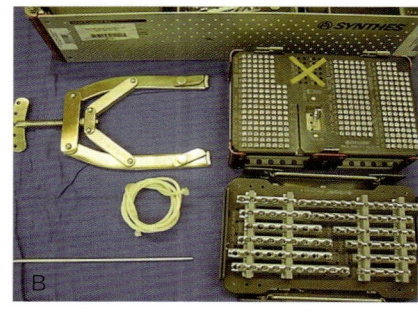

图4　A、B. 术前计划包括额外的工具，这可能包括小的节段钢板和螺钉（Synthes, Paoli, PA）、特殊的复位钳或牵开装置。

体位

- 患者仰卧位躺在可透视床上，可以在患肢的髋部下方放置一个垫枕。
- 可透视三角支架可以辅助膝关节极度屈曲位的髓内钉置入（图5），然而膝枕可以放置在膝关节下方用于膝关节半伸直位入路（图6）。

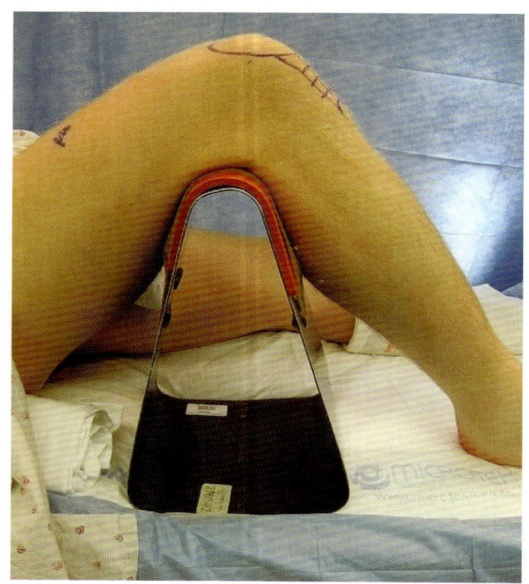

图5　标准的胫骨髓内钉置入需要膝关节摆放成极度屈曲立。可透视的三角支架有助于体位的摆放。

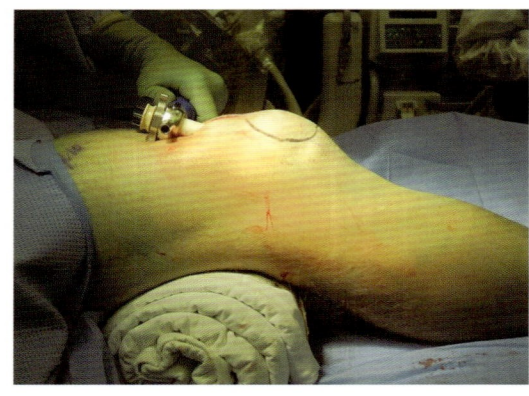

图6　髌上入路胫骨髓内钉患者体位。膝关节下垫垫子以维持膝关节于屈曲30°~40°位置。髌上入路胫骨髓内钉需要图示的特殊工具。

入路

- 标准的髓内钉置入使用位于髌骨下极和胫骨结节之间的切口（图7）。
- 做皮肤切口，由远及近剥离皮下组织。
- 确认髌韧带位置，可在髌韧带内侧或穿过髌韧带做一个切口。
  - 导针的放置和正确的进针点极其重要，特别是近端骨折。
  - 避免切口太靠内侧，会影响获得正确的进针点。
- 半伸直位髓内钉置入采用髌上入路。
  - 自髌骨上极中点沿正中线向近端延长切开股四头肌腱（图8）。
  - 如果膝关节过紧，皮肤切口可从偏远端做起，并在髌旁内侧切开关节，这有利于抬高髌骨从而到达正确的进针点。
  - 半伸直入路需要特殊的器械（图9）和软组织导向器有助于保护髌股关节的软骨，从而避免对关节面不必要的破坏。

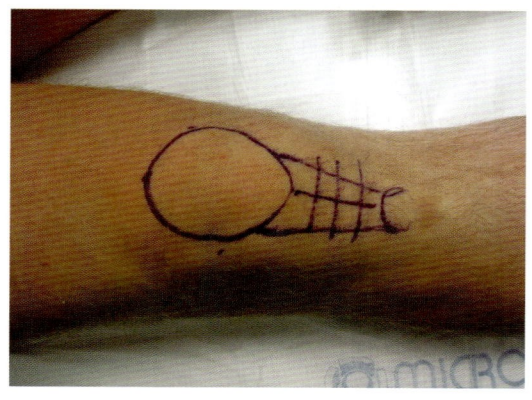

图7　位于髌骨下极道胫骨结节之间，用于标准髓内钉置入的皮肤切口。

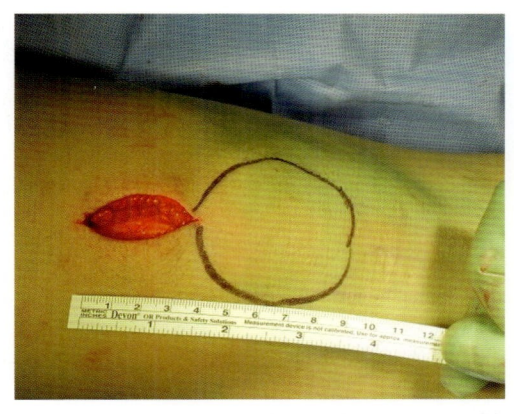

图8 采用髌上入路置入髓内钉，切口位于髌骨上极，距股四头肌腱3 cm左右。

- 导针的放置和进针点的选择取决于胫骨骨折是近端还是远端。
  - 胫骨远端骨折，进针点位于冠状面上胫骨外侧髁间隆起偏内侧，十字韧带前方胫骨近端的前部是合适的。

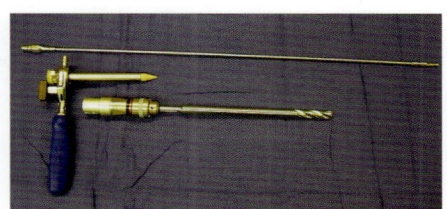

图9 髌上髓内钉入路需要特殊的器械，包括更长的套筒保护髌股关节的软骨，更长的开口器和更长的扩髓杆棒。

- 导针在正位片要沿着髓腔的中央进针并在侧位片上平行于前方的骨皮质。
- 胫骨近端骨折，导针的进针点要稍微更偏外侧一点，和外侧髁间隆起相一致并平行于胫骨近端的外侧骨皮质。
- 从侧位片看，进针点在关节外更偏前一点，但是在胫骨近端的平面上看，避免了和半月板接触，同时导针直接平行于前方的骨皮质是最佳的。

胫骨近端骨折

- 髓内钉固定胫骨近端骨折的进针点应由"经典"进针点进行改良。
- 固定胫骨近端骨折的髓内钉应该置入在胫骨平台的前面平坦部分，更靠外侧，在外侧髁间嵴，平行于胫骨近端外侧骨皮质。
- 在矢状面上，胫骨髓内钉应当平行于外侧皮质穿过以避免畸形（技术图1A）。
- 如果尽管采用合适的胫骨近端髓内钉置入技术后，仍然出现了畸形，术中接下来的手术方案可以采用阻挡钉。
  - 胫骨髓内钉套装里常常提供阻挡钉，使用阻挡钉防止髓内钉置入到后方从而导致膝反屈。
  - 在矢状面上，阻挡钉放置在髓内钉的后方，使髓内钉远离后侧骨皮质从而平行于前侧骨皮质（技术图1B）。
  - 如果骨折复位后髓内钉导针在位时发生膝反屈畸形，在扩髓前需放置阻挡钉，使得导针处于一个更加偏前的位置。
  - 有时候，导针置入太过偏后以至于阻挡钉只能在后侧骨皮质置于髓内钉前方，发生这种情况时，在扩髓前，将阻挡钉先置入到合适的位置，然后将导针拽回重新置入到髓内钉前方的位置。
  - 如果阻挡钉发挥作用，扩髓器必须撞击到阻挡钉或必须费力通过。
- 类似地，在冠状面上置入外侧的阻挡钉可以重新调整髓内钉位于近端节段的中央位置（技术图1C、D）。当膝关节摆放在三角支架上屈曲>60°，进针点偏内侧时，常常采用这一方法。

其他策略

- 为了合适的进针点和置入路径，其他的两个策略是髓内钉固定时将膝关节轻度屈曲，防止发生近端畸形。
- 半伸直位允许做一个小的正中旁关节切开术，同时膝关节只是轻度屈曲，将髌骨半脱位可以获得一个更加笔直的入路，同时位置上可更靠前方置入。
- 另一个方案是髌上入路髓内钉置入，这一方法最近流行起来，但是它需要额外更长的器械并且需注意不要损害到髌股关节的软骨。
  - 最好的置入角度时膝关节屈曲20°～50°，但是据报道有22%的患者有关节损坏。在髌骨上极开一个很小的置入孔，在髌股关节中间置入套筒。
  - 然后将导针在胫骨近端平坦的部分，就在前侧斜坡的上方置入。
  - 采用前面描述过的更加近端和外侧进针点使导针方向在各个平面位于中央位置。
  - 所有的扩髓过程在套筒里完成，防止破坏关节。
  - 可以在膝关节下方放置膝枕，保持膝关节轻度屈曲，在髓内钉固定过程中骨折仍维持复位（技术图2A～D）。

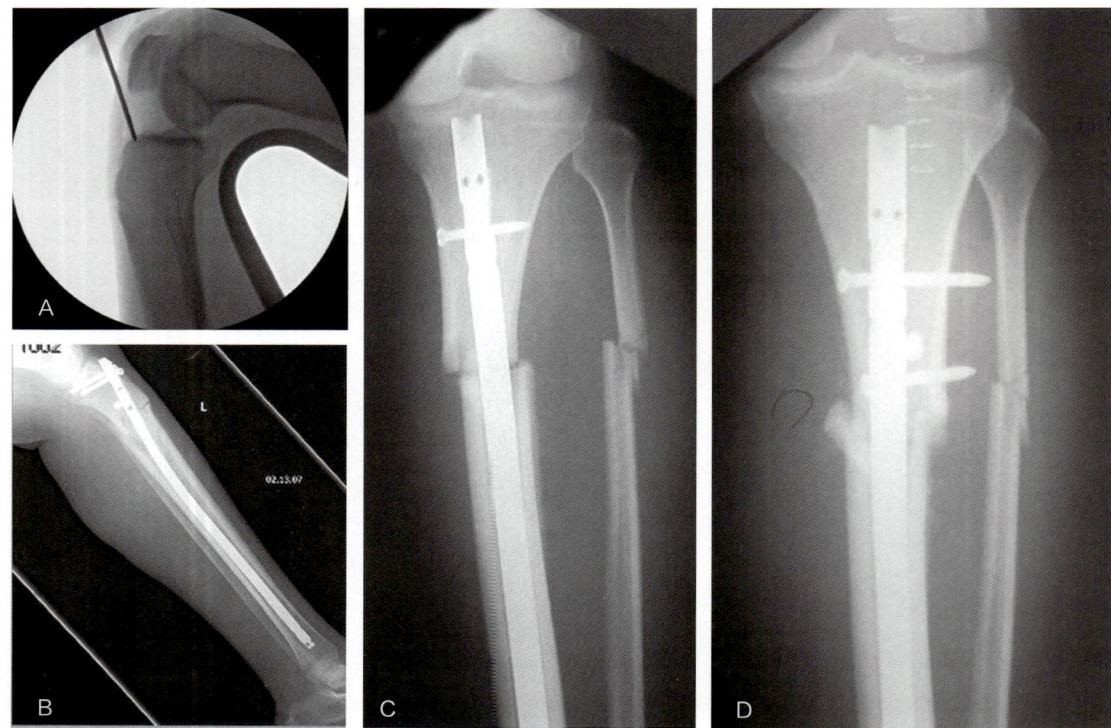

技术图1　A. 胫骨近端骨折导针进针点在胫骨平台的前方平坦的部分，更偏外侧，在外侧胫骨嵴并平行于近端的外侧骨皮质。在矢状面上，髓内钉置入应平行于前侧的骨皮质以避免畸形的发生。B. 胫骨近端的阻挡钉可以帮助髓内钉置入到正确的位置并有助于复位。C. 正位片上显示内侧进针点置入伴发的常见外翻畸形。D. 外侧放置阻挡钉以纠正畸形，阻挡钉会使得髓内钉"弹回"回复到中央位置。

- 最后，在置入髓内钉前，通过小切口进行骨折的直接复位。
  - 在前侧开一个小切口，使用一个尖端圆形突起的顶棒顶住胫骨近端节段，阻止屈曲畸形（技术图2E）。
- 采用经皮的复位钳复位骨折，并在扩髓和置入髓内钉的过程中维持复位（技术图2F）。
  - 在置入髓内钉前，可以使用一块小的节段钢板，通常是一块1/3管状板，用以精确复位骨折。

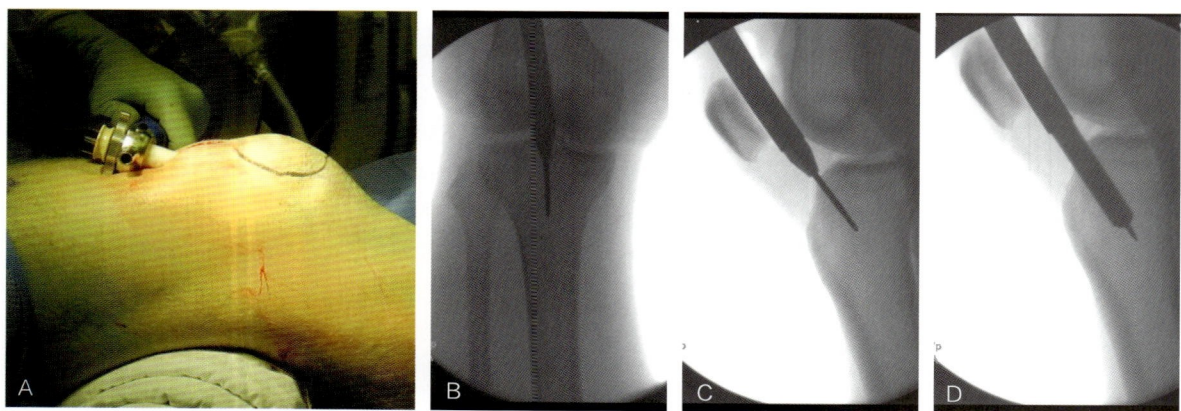

技术图2　A~D. 髌上入路。切开股四头肌腱做一个小切口。注意使用套筒保护软骨，导针随着扩髓器置入。

第52章 髓内钉治疗胫骨近端和远端干骺端骨折 569

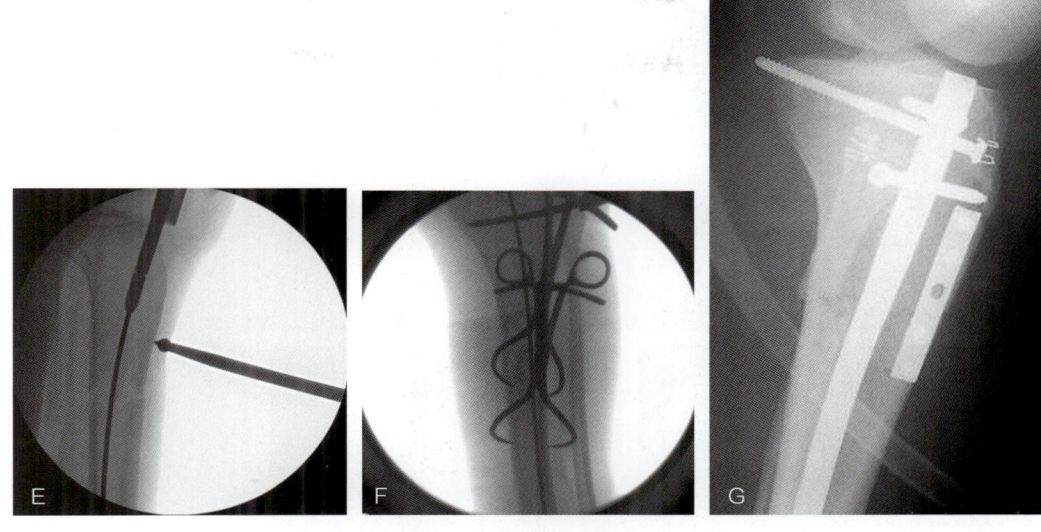

技术图2（续） E. 尖球头顶棒顶在近端节段使其在扩髓过程中维持复位。F. 当导针、扩髓器和髓内钉通过时可以使用经皮复位钳维持复位，这会导致轻微软组织损伤。G. 使用一块1/3管状钢板维持胫骨近端骨折的复位。一块五孔钢板在骨折线两侧各置入一枚螺钉已经足够。将钢板放置在前侧，这样不会影响髓内钉入路。一旦髓内钉锁定后，可以移除钢板或留置（如图所示）。

- 采用位于近端骨折上方的前外侧切口，拨开肌肉群，放置一块五孔钢板，并在骨折线两侧置入两枚螺钉。螺钉可以直接打进前侧骨皮质或采用单皮质固定以利于髓内钉的通过。如果有足够的软组织覆盖，在置入髓内钉后可以保留钢板在位。

胫骨远端骨折

- 和近端骨折类似，复位是髓内钉固定胫骨远端骨折的关键。
- 可以进行闭合复位，但是旋转性骨折通常腓骨不完整或这些伴有腓骨近端骨折的远端骨折采用闭合复位比较困难。
- 通常，可以使用经皮点式复位钳，有轻微的软组织损伤，然后使用尖端球状的顶棒居中放置在下方骨骺瘢痕位置。
- 为了纠正内翻或外侧的平移，可以在远端节段导针内侧放置一枚阻挡钉（技术图3A）。
  - 这可以使用髓内钉器械套装里同样的钻头和螺钉完成，放置位置应尽可能接近扩髓器导杆和髓内钉，这样置入时可以将其弹开。
- 另一种方案是固定腓骨骨折，特别是远端1/3胫骨骨折同时伴有腓骨骨折，这一方法的优缺点如下：
  - 优点：可以纠正旋转畸形和恢复长度，使髓内钉置入更加容易。
  - 缺点：粉碎性腓骨骨折复位不佳会导致畸形和胫骨愈合不良。
- 甚至，如果存在胫骨干骺端粉碎性骨折，固定腓骨会导致骨折处无法加压固定，之后需要腓骨截骨才能实现胫骨加压和愈合。
- 避免采用辅助钢板固定胫骨远端骨折后再用髓内钉固定治疗方案，因为小腿远端皮肤血供较差，切开钢板固定之后置入髓内钉会造成灾难性的皮肤和骨愈合问题。
- 针对远端骨折，远端应置入两枚交锁钉，两枚钉互相垂直或斜行，这样可以允许早期活动并降低了螺钉松动的概率和失去远端固定的风险。

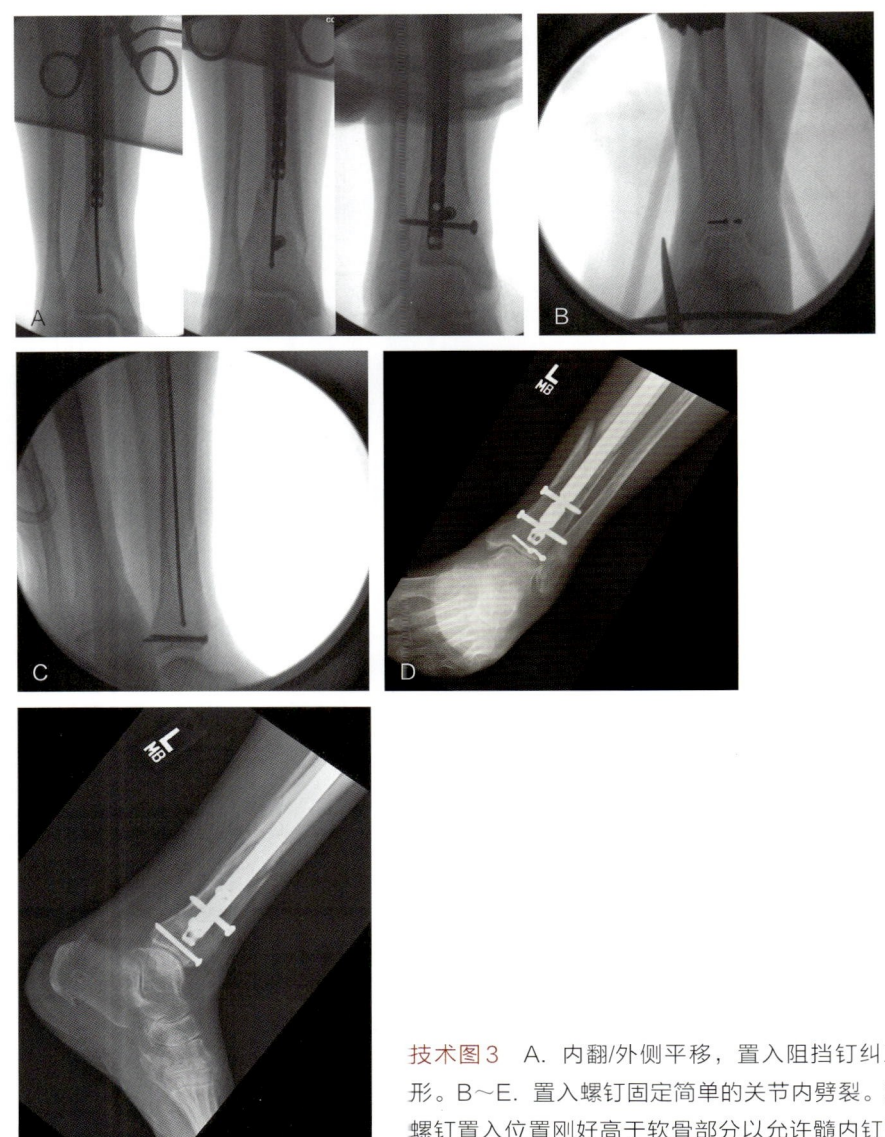

技术图 3　A. 内翻/外侧平移，置入阻挡钉纠正畸形。B~E. 置入螺钉固定简单的关节内劈裂。注意螺钉置入位置刚好高于软骨部分以允许髓内钉置入到达骺板处。

关节内劈裂

- 近端和远端的关节内劈裂伴有干骺端骨折可以采用经皮复位钳和螺钉固定。
- 近端骨折最常见的是前向后劈裂，可以采用空心或实心 6.5 mm 带垫圈螺钉由外向内穿过劈裂固定，螺钉远端需要到达胫骨平台的中部或之后的位置。
  - 因为髓内钉是在前方置入，经皮螺钉不会影响到髓内钉的通过。
- 远端骨折需要确定劈裂的方向。如果骨折在 X 线片上无法看见或明确，可以 CT 扫描以明确骨折的形态。
  - 一旦明确骨折类型，使用经皮复位钳和部分螺纹松质螺钉或全螺纹钉在骺板水平垂直骨折线置入。
  - 远端螺钉置入时需要尽可能远离髓内钉置入位置（技术图 3B~E）。

要点与失误防范

胫骨近端骨折和骨干骨折表现不同	• 正确的进针点可以纠正外翻和屈曲畸形。比传统的进针点稍微更偏外侧和更偏近端
选择进针点意义重大	• 在胫骨上,位于膝关节面的边缘,外侧髁间嵴的内侧[2]
在扩髓和置入髓内钉前完成复位并维持复位	• 由于近端或远端髓腔和髓内钉不匹配,髓内钉无法实现近端或远端干骺端骨折的复位。复位并维持复位,然后扩髓并置入髓内钉。经皮复位钳可以在扩髓和置入髓内钉时维持复位
膝关节伸直会有助于髓内钉固定近端骨折	• 采用半伸直体位,髌韧带对近端骨块牵拉较少,因此较少发生畸形。髌上入路需要特殊的器械并有可能损伤到软骨
近端骨折钢板固定会非常有帮助	• 可以使用任何类型的钢板,只需要确保钢板不会影响髓内钉的入路,可以保留在位,在损伤区域做切口需要谨慎
注意关节内是否累及	• 对骨折的严重程度有任何疑问应进一步进行CT扫描,如果有关节内累及,先处理关节内骨折再进行髓内钉治疗
阻挡钉可以帮助髓内钉导向,同时改善骨/内植物不匹配的复位不佳	• 阻挡钉可以微创置入,并可以用同样的螺钉作为交锁钉。放置在正确的位置可以重新导向髓内钉位于正确的方向

术后处理

- 术后可以使用夹板或靴子使患肢制动,保护软组织,绑上弹性绷带加压,冰敷和患肢抬高。
  - 当患者疼痛缓解可以有一定程度活动时,拆去夹板,这样可以避免马蹄挛缩畸形。
- 一般24小时后就无需使用抗生素,但是在开放性骨折所有伤口都关闭或骨筋膜室综合征筋膜切开术后仍需继续使用抗生素。
- 尽管需要影像学资料提示愈合时(一般10~12周)才能完全负重,积极的活动度训练包括跟腱拉伸和活动,有助于获得良好的功能。
  - 取决于骨折愈合的进程和内在骨折-髓内钉结构的稳定性,部分负重可在术后6周后进行。
- 术后两周需要预防深静脉血栓形成,有多发伤的患者或较晚才能活动的患者预防时间需要更长。
  - 低分子肝素经常用于多发患者或那些有高风险的患者,而对于能够活动的患者,低剂量阿司匹林已经足够。
- 术后2周拆线,术后6周复查影像学并检查活动度,3个月评估是否能进一步负重。
- 之后复查每6~12周一次,取决于骨折愈合和功能恢复的情况。

预后

- 闭合性胫骨骨折完全愈合大概24周。
- 胫骨干骨折的长期随访资料比较少。
- 吸烟、粉碎性骨折、复位的质量以及骨折是否开放等因素会影响胫骨骨折的愈合。
- 骨折累及关节面,尽管积极术后康复治疗关节活动,仍可能会有影响。
- 胫骨髓内钉治疗,无论是髌韧带内侧切口或髌韧带中间切开切口,依然有高达50%的患者会有膝关节疼痛症状,其中一半患者移除内植物后疼痛得到缓解。

并发症

- 类似于其他的骨科手术。
  - 感染。
  - 深静脉血栓。
  - 畸形愈合。
  - 骨折不连接。
  - 内植物激惹/疼痛(膝关节疼痛)。
- 选择合适的进针点并在置入髓内钉前有一个好的复位可以避免畸形愈合。
  - 在一些病例中,保留术中辅助固定的装置(如钢板、阻挡钉)可以提供额外的稳定性,促进愈合并防止之后的畸形发生。
- 胫骨骨折骨不连发生率不高,但当骨折为粉碎性或开放骨折累及大量软组织时其发生率会升高。
  - 术后没有感染或不是极其糟糕的骨折术后至少6个月不建议再手术[1],因为这些骨折可能只是需要更长的时间愈合。
- 肥大型骨不连通常是由于髓腔-髓内钉不匹配和不稳定所致。
  - 通常髓内钉动力化结合腓骨截骨使得骨不连端加压。肥大型骨不连一般不需要进行清创。

- 所有骨不连，无论开放或闭合均应进行髓内钉的培养，排除感染因素导致骨不连。
● 萎缩型或营养不良型骨不连可能需要增强稳定性，同时大部分仍需植骨治疗。
- 植骨有自体骨移植、异体骨移植或两者结合以获得治愈。

（林森 译，李晓林 审校）

参考文献

[1] Bhandari M, Guyatt G, Tornetta P III, et al. Randomized trial of reamed and unreamed intramedullary nailing of tibial shaft fractures. J Bone Joint Surg Am 2008;90:2567-2578.

[2] Schmidt AH, Templeman DC, Tornetta P, et al. Anatomic assessment of the proper insertion site for a tibial intramedullary nail. J Orthop Trauma 2003;17:75-76.

第53章 小腿筋膜切开术治疗急性骨筋膜室综合征

Fasciotomy of the Leg for Acute Compartment Syndrome

George Partal, Andrew Furey, and Robert V. O'Toole

定义

- 骨筋膜室综合征如果处理不当仍是极具危害性的骨科疾病,漏诊往往会导致严重的临床后遗症和法医学影响,使其成为骨科处理中最棘手的问题之一[5]。
- 骨筋膜室综合征的诱发因素很多,由于骨筋膜室间室内压升高超过肌肉内动脉血压,导致毛细血管血流灌注减少,软组织缺氧,最终导致细胞广泛坏死。这是不多的骨科急症中处理滞后会导致严重后果的一种疾病状态[10,13,29-31,34]。
- 骨筋膜室综合征如果漏诊,可能危及患肢甚至是致命的。肌肉坏死若未得到适当处理,可能导致急性肾功能衰竭和多器官功能障碍[24]。
- 所有会导致筋膜室内压增高的情况都会引起骨筋膜室综合征。
  - 由于筋膜不具通透性,所以阻碍了液体渗出筋膜室,导致筋膜室容积增大,内压增高。
- 骨筋膜室综合征的发生率为男性7.3/10万人,女性0.7/10万人。
- 本章描述急性骨筋膜室综合征,而非疲劳性(慢性)骨筋膜室综合征。
  - 疲劳性骨筋膜室综合征是由运动导致的一种慢性病症,与急性骨筋膜室综合征不同,疲劳性骨筋膜室综合征不是急症,其治疗方案本章暂不介绍。

解剖

- 小腿有4个筋膜室:前侧间室、外侧间室、后侧浅间室和后侧深间室(图1,表1)。
- 前侧间室的前方为筋膜,外侧为前侧肌间隔,后方为骨间膜。
  - 该间室内有4块肌肉,包括胫前肌、趾长伸肌、踇长伸肌和第三腓骨肌。
  - 神经血管束包括腓总神经深支和胫前动脉。
  - 腓总神经深支支配足背第1区皮肤感觉和前侧间室内所有肌肉的运动。
  - 胫前动脉紧贴骨间膜前方行走于该间室中,延至足部即为足背动脉。
- 外侧间室的前方为筋膜,后方为后侧肌间隔,内侧为腓骨。
  - 该间室只有两块肌肉,即腓骨长肌和腓骨短肌。
  - 腓总神经浅支支配该间室内2块肌肉的运动和除足背第1区以外的足背皮肤感觉。

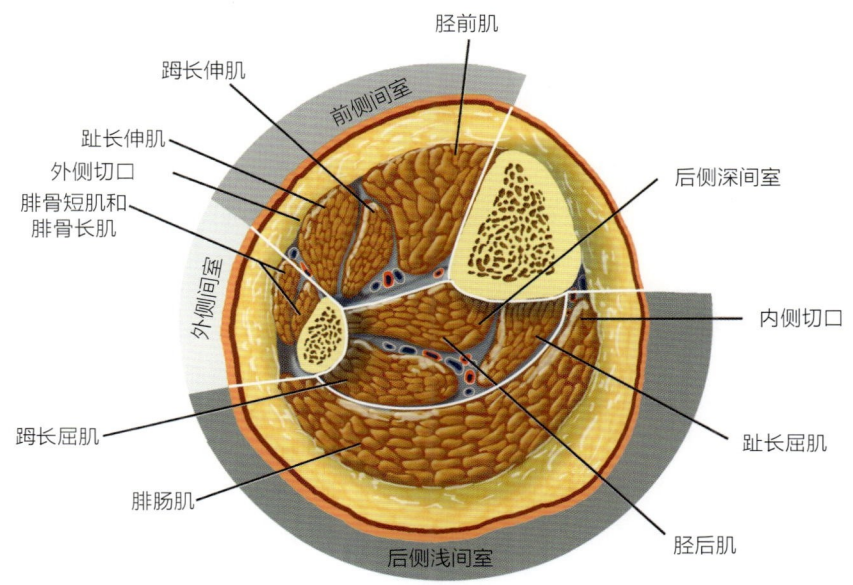

图1 小腿中段横切面解剖示意图。

表 1　小腿筋膜间室结构

筋膜间室	肌肉组成	主要动脉	神经
前侧间室	胫前肌 趾长伸肌 跨长伸肌 第三腓骨肌	胫前动脉	腓总神经深支
外侧间室	腓骨短肌 腓骨长肌	无	腓总神经浅支 腓总神经深支（小腿近端）
后侧深间室	趾长屈肌 胫后肌 跨长屈肌	胫后动脉 腓动脉	胫神经
后侧浅间室	腓肠肌 比目鱼肌	无	无

- 由于腓总神经深支在腓骨头水平绕行，因此在外侧间室近端，腓总神经深支和浅支同行其中。
- 该间室内没有主要血管，血供来源于腓动脉和胫前动脉。
- 后侧深间室内包括趾长屈肌、胫后肌和跨长屈肌。
  - 胫后肌尽管不是一个独立的间室，但是其有自己的筋膜包裹。
  - 后侧深间室内有整个后侧间室的主要神经血管束，包括胫神经、胫后动静脉、腓动静脉。
- 后侧浅间室包括腓肠肌、比目鱼肌和足底肌群，其受胫神经分支支配，血供来源于胫后动脉和腓动脉分支。
  - 该间室没有主要动脉穿行。

发病机制

- 尽管其发生的病理生理机制尚不清楚，但是主要机制大致为固定间室空间内的软组织可活动空间减小，或间室软组织体积增大。
  - 上述任何一种情况都会导致筋膜室内压增高超过正常值。
- 液体容量增加和损伤肌肉肿胀可由以下因素引起：
  - 筋膜室内出血（来自骨折端、大血管损伤或凝血系统疾病）。
    - 骨折是导致骨筋膜室综合征发生的最常见原因。据报道大约9.1%的胫骨平台骨折患者会出现骨筋膜室综合征[7]。
    - 钝性损伤是导致骨筋膜室综合征的第二大原因，约占23%[19]。
  - 毛细血管通透性增加（如烧伤、缺血、运动、蛇咬伤、静脉注射毒品、静脉补液等）。
- 间室容积减小可由以下因素引起：
  - 烧伤。
  - 包扎、敷料或石膏等过紧。
  - 局部的外力压迫，如患肢压在另一侧肢体上，或骨科牵引床上截石位的肢体压迫。
- 筋膜室内压升高影响了软组织的血流灌注，进而导致软组织缺氧、坏死。
  - 筋膜由于不具通透性，阻碍了间室内液体外流，导致筋膜室内压升高，超过了静脉压，进而导致静脉压扁或静脉压进一步升高[22]。
  - 最终结果是细胞的缺氧和坏死[24]。
  - 细胞坏死过程中，会出现细胞内钙离子升高，进而引起水分向组织内转运，导致软组织进一步肿胀、压力增高[12]。这种"毛细血管渗漏"会进一步使间室内压增高，导致恶性循环。Lindsay等[17]报道持续的肌肉缺血会导致ATP消耗殆尽，而缺血期消耗的能量多少决定了缺血造成的损害程度。
- 筋膜室内压对于肌肉以及神经功能的损伤是视时间而定的。
  - 时间越长会导致功能丧失更多。
  - 红色的肌纤维（如小腿前侧间室的肌肉）主要依赖于有氧代谢，和主要依赖无氧代谢的白色肌纤维相比（如腓肠肌），它们对缺血更加敏感[14]。
  - 在筋膜室压力持续升高超过6~8小时后，神经传导被阻断[10]。在动物实验研究中[13,30]，不可逆的肌肉损伤出现在8~12小时后。
- 筋膜室发生病理改变的内压临界值尚有争论，还需进一步研究。
  - 早期报道，若筋膜室内压达到30 mmHg，会导致不可逆的肌肉损伤[40]。
  - 目前临床医生在评估筋膜室内压时会结合考虑患者自身的血压，使用舒张压和筋膜室内压差的绝对值30 mmHg作为标尺[18]。

- 动物研究表明，相对于筋膜室内压，系统性压力更为重要。
  - Whiteman 和 Heckman[40]发现当筋膜室内压较平均动脉压升高 30 mmHg 或者较舒张压升高 20 mmHg，就会出现不可逆的缺血性改变。
  - 宾夕法尼亚大学肢体缺血的研究[4]也得出类似的结论。Bernot 等[4]将平均动脉压减去筋膜室内压的值用 ΔP 表示，其值降低表示血流灌注减少。他们发现，当筋膜室内压为 20 mmHg 时即可出现细胞缺氧坏死；但是筋膜室内压为 40 mmHg 时，氧分压降低，却没有出现缺氧，有氧代谢继续进行。
  - McQueen 等[18]将筋膜室内压为 30 mmHg 作为筋膜切开减压术的指征。临床上没有证据证明当筋膜室内压超过 30 mmHg 时不进行减压会导致不良预后。但是该数据现在最常作为判断骨筋膜室综合征的临界值。

自然病程

- 骨筋膜室综合征的预后取决于发生部位和处理时机。
  - 目前而言，缺血 6 小时是可以接受的上限时间。据 Rorabeck 和 Macnab 报道[31]，如果出现症状后 6 小时内进行筋膜切开减压术，肢体功能几乎可以完全恢复。
  - 肌肉在缺血 8 小时后即可出现不可逆性改变，神经在缺血 6 小时后即可出现不可逆性改变[10]。
- 骨筋膜室综合征对全身多系统产生广泛影响。
  - 肌肉坏死后，肌红蛋白、钾离子和其他代谢产物都会释放入血。
  - 引起许多代谢反应，包括肌红蛋白尿、低体温、代谢性酸中毒和高钾血症。而这些生化反应会导致肾功能衰竭、心律失常，甚至死亡。

病史和体格检查

- 诊断骨筋膜室综合征是一项临床挑战，并且不同医生之间可能会出现分歧[25]。除了采取筋膜切开减压这一经常出现在文献当中的标准，有关在患者身上诊断的研究由于缺乏可靠的金标准，往往存在局限。
- 骨筋膜室综合征总体而言仍然是一个临床诊断。但是体格检查在诊断中的作用仍未得到充分验证[38]。
- 成功治疗骨筋膜室综合征的关键在于早期诊断、早期治疗。因此，骨科医生必须熟悉其体征和症状，并对病史和查体结果进行详细记录。

骨筋膜室综合征的危险因素

- 患者的病史十分重要，其中某些病史会引起类似的临床症状。

- 骨筋膜室综合征的危险因素包括年龄<35 岁，男性，由于运动受伤[19,26,43]。
- 导致急性骨筋膜室综合征最常见的原因是骨折，其次是软组织损伤。
- 胫骨骨折有较高的骨筋膜室综合征发生率，发生率为 1%～11%[25,38]。胫骨近端骨折特别是高能量的胫骨平台骨折，其发生率大约在 15%～28%[3,9,33]，胫骨移位据报道高达 53%[20,36]。枪击所致的腓骨近端骨折[20]也有很高的骨筋膜室综合征发生率。
  - 需要注意到开放性骨折仍然会发生急性骨筋膜室综合征，一些研究发现其发生率和闭合性骨折没有差异[18,19]。
  - 存在以下特征需要引起临床医生的注意和怀疑：高能量损伤机制，接受抗凝药物治疗患者，或患者敷料包扎过紧等。

急性骨筋膜室综合征的体格检查

- 临床检查发现缺少足够的资料加以证实。有关这一方面引用最多的文献也只有 4 例病例[38]。
- 医学院所教的经典"Ps"[不合常情的剧烈疼痛，被动活动伴有疼痛，感觉异常，无脉，苍白，麻痹，压力异常（pain out of proportion, pain with passive range of motion, paresthesias, pulselessness, pallor, paralysis, and pressure on palpation）]症状在诊断骨筋膜室综合征并不实用，并且少有文献加以证实[38]。
- 与损伤程度不相称的剧烈疼痛是用于诊断的经典症状。患者损伤的严重程度和对疼痛的表述各有差异，导致这一评估难以在临床实践中开展。在儿科，患者需要的止疼药的量可作为评估骨筋膜室综合征的有效指标[2]。
- 伴有以下因素的患者疼痛难以进行明确，包括有头部受伤，使用酒精或吸毒者，插管患者或服用镇静剂患者，受伤如长骨骨折患者，服用大剂量止疼药患者，以及其他影响患者准确判断疼痛的因素。
  - 痛觉也会受到麻醉的影响，有文献报道硬膜外麻醉引起骨筋膜室综合征的概率是其他麻醉方式的 4 倍[23]。
  - 硬膜外麻醉会导致交感神经阻滞，进而血流灌注增加，导致软组织压力增高，肢体极度肿胀。
  - 同样，局部麻醉联合麻醉药物使用也会增加骨筋膜室综合征的风险[8,23]。
  - 无脉对诊断骨筋膜室综合征并没有什么帮助，因为脉搏存在并不能排除骨筋膜室综合征。大部分急性骨筋膜室综合征的患者脉搏正常。
  - 苍白同样无助于诊断。苍白反映局部血流灌注减少，其在实际临床查体中十分罕见。

- 间室内肌被动牵拉痛是骨筋膜室综合征的另一经典症状[12]。比如胫骨骨折,活动足趾通常并不会引起剧烈的疼痛。
- 感觉异常是十分有用的症状,但也是极易混淆的症状。
  - 据报道,局部缺血2小时就会引起神经功能的改变,因此感觉异常也可作为早期症状[11]。
- 触觉减弱是比较合适的骨筋膜室综合征的早期症状之一,触觉减弱表明神经检测外力阈值的能力下降,相反两点间辨别试验(反映神经密度的试验)早期不会发生改变。
  - 随着间室内压升高,感觉神经末梢首先受到影响,其次是运动神经末梢(例如前侧间室内,腓总神经深支首先受累,患者主述第一、二足趾间皮肤感觉异常)。
  - 由于神经纤维末梢首先受到影响,因此触觉改变早于压力觉和本体感觉的改变。
- 间室内肌肉活动减少是另一经典症状,但是它可能由缺血、紧束、疼痛或以上混合因素引起,尤其是患者还伴有肢体骨折(如胫骨干骨折)。
  - 排除骨筋膜室综合征时,需测量并记录所有间室内的肌力。仅记录踇趾的活动是不够的,因为这仅表明屈肌或伸肌在活动。NVI没有用,因为其不能准确指示出所测试的肌肉群。
- 触诊触及紧张的间室是骨筋膜室综合征的重要指标。后侧深间室难以直接触诊,因为该间室位于后侧浅间室的深面。最近的数据已经质疑临床医生仅仅基于触诊检查间室压力的能力[35]。
- 全面查体十分重要,患者所有主诉都应仔细调查,所有的阳性体征都应记录在案,以便其他医生根据记录辅助诊断。

影像学和其他诊断性检查

- 骨筋膜室综合征往往是根据临床症状做出诊断的。间室内压力测量是最常用于诊断的手段,特别是对查体资料有限的患者。
- 一旦患者被诊断为骨筋膜室综合征,应急诊行筋膜室切开减压术,谨慎避免任何耽误时间的情况。

筋膜室内压力测量

- 如果患者由于麻醉镇静或其他原因而不能提供临床线索,或诊断不明确时,可以测量间室内压。
- 目前对于能够定义骨筋膜室综合征的临界压力值尚有争论,但是仍然需要参照舒张压对间室内压进行测量[18]。
- 一些人争论如果单单采用ΔP值30 mmHg阈值进行诊断骨筋膜室综合征会导致比较高的假阳性率[27,41]。因此,笔者认为对那些没有急性骨筋膜室综合征临床征象的患者无需测量间室压力。
- 骨科医生必须掌握测量间室压力的技术。
- 测量技术不熟练可能会得到错误的数据,甚至可能漏诊骨筋膜室综合征。
- 当测量间室压力时,骨科医生必须熟悉局部解剖以确保可以准确测量所有的间室。
- 测量的位置十分重要。
- Whitesides 和 Heckman[40]报道间室内压最高处位于骨折端周围5 cm范围内,骨折线的近端或远端远离骨折端的压力逐渐降低。

间室内压测量

- 测量间室内压的方法很多,如Whiteside技术、Stic技术、Wick导管技术和狭缝导管技术。最常使用的方法为Whiteside技术和狭缝导管技术。
- 市面上有许多种类的电子测压计可以使用。Stryker压力测试仪是经常使用的一种(图2)。
- 动脉置管(16~18号针头)在手术室内操作方便,但是普通针头测出的压力较侧口导管或灯芯导管测出的压力高5~19 mmHg[21]。
- 所有4个间室的压力数值都应记录在案,每个间室测量两次。如果间室内有骨折,距离骨折端5 cm内测得的值最高[40]。对侧肢体可以进行对照测量。正常休息状态成年人的间室内压大约在8 mmHg,儿童大约在13~16 mmHg。
- 测量ΔP(ΔP=舒张压-间室内压)。
  - ΔP<30 mmHg是筋膜切开减压术的指征。McQueen等[19]报道发现当ΔP>10 mmHg时患者不行筋膜切开减压术,在长期随访过程中仍有较好的功能。临床医生应将这一研究解读为连续12小时的压力(而不是通常在临床一次的测量结果),同时需要考虑到在那一研究中只有3位患者发生了骨筋膜室综合征。
  - 尽管有一些动物试验数据提示更低的标准会更安全,以及有些人担心标准降低会导致偏高的假阳性率[27,41],临床医生必须意识到并确信ΔP 30 mmHg已经足够敏感,可以避免遗漏任何的骨筋膜室综合征。
  - 除非患者接下来将在手术室度过比较长的时间,否则需要测定术前舒张压,因为随着麻醉进行,舒张压会下降20个点[15]。

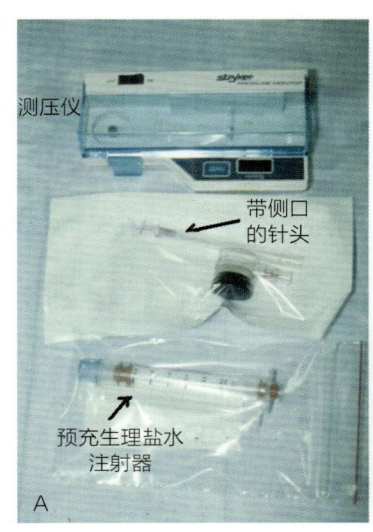
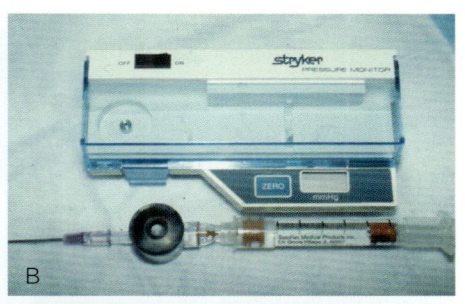
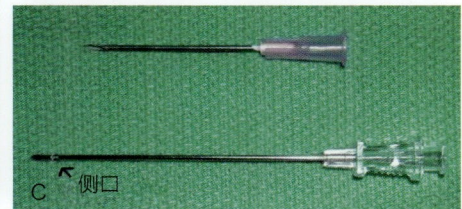

图2 Stryker筋膜室内压监测器。A. 套装内有筋膜室内压监测器，预先装入生理盐水的注射器，隔膜（传感器）和针头。B. 组装好的监测器。先将针头插入隔膜小室（传感器）锥形的一端，拿掉注射器头的盖子后，将注射器旋进传感器的另一端的锁紧接口，打开监测器的盖子，将传感器安置在里面（黑面朝下），将盖子盖起。接下来，将针筒远端的盖子抽离针筒就可以使用了。使用前，将针头抬高45°，缓慢推压针筒的活塞排掉空气。然后打开监测器，组装好的监测器以一定角度倾斜于皮肤的进针点。按下归零按钮设定初始值为零，针头随之置入至骨筋膜室内。C. 监测器针头有侧向开口以防软组织挤塞针头开口处。这一点区别于常规只有一个尖端开口的针头。

- McQueen等[19]提倡在胫骨骨折的前侧间室常规连续压力监测。他们中心用连续监测的技术以确定目前的ΔP 30 mmHg阈值，尽管目前测量技术并不包括连续测量。持续监测在北美尚未流行，可能是由于后勤保障的原因以及一些医生担心伴随监测的假阳性结果[27,41]。
- 红外成像技术是一项无创技术，它通过血液中氧合血红蛋白和去氧血红蛋白的浓度比较红外发射吸收的程度，从而确定组织中的氧含量实现连续监测。当患者有骨筋膜室综合征时可作为最终的监测手段，用在危重患者治疗时十分有效[1,28]。这一技术效果仍未得到验证，目前还不作为常规临床手段使用。
  - 实验室研究需要包括完整的代谢全套指标，完整的全血分析，肌酸磷酸激酶（CPK），尿肌红蛋白，血肌红蛋白，尿常规（如果尿中出现肌红蛋白意味着有横纹肌溶解症）及凝血全套指标（凝血酶原时间，部分凝血活酶时间，国际标准化比值）。
- 对于明确诊断的患者，不应为了获得完整的实验室检验结果而耽误临床手术治疗时机。
- 插管的创伤患者CPK或肌酸激酶升高可能是骨筋膜室综合征发生的征象。急性骨筋膜室综合征患者CPK通常为1 000～5 000 μg/L，甚至更高。一项最近的研究将CPK值4 000 μg/L作为急性骨筋膜室综合征发生的指标[39]。在一些病例中也可看到肌红蛋白血症。

鉴别诊断

- 符合以下任一患者可诊断为骨筋膜室综合征：
  - 患者有上文提到的可疑症状和体征。
  - 舒张压与间室内压差＜30 mmHg。
- 需要考虑的其他诊断：
  - 由骨折或其他创伤所引起的正常疼痛反应。
  - 术前镇痛药过量使用导致的疼痛耐受降低。
  - 肌肉裂伤。
  - 深静脉血栓形成和血栓性静脉炎。
  - 蜂窝织炎。
  - 腔肠动物或水母咬伤所致的软组织变质。

- 坏死性筋膜炎。
- 周围血管损伤。
- 周围神经损伤。
- 横纹肌溶解症。
- 最近有研究报道，被腔肠动物或水母咬伤者，其骨筋膜室综合征的发生是多因素的，对其进行筋膜切开减压术无法避免肌肉坏死，往往是由于毒汁直接的毒性作用和免疫反应所致。
  - 对这些患者应采用抗毒血清治疗，这已被证明可以降低肢体灌注不足的发生。

非手术治疗

- 所有疑似急性骨筋膜室综合征的患者都应在手术室内或床旁行紧急筋膜切开术。
- 对于急性骨筋膜室综合征的患者不适合采用非手术治疗，因为这是既威胁肢体又威胁生命的损伤，有效治疗必须是尽早进行筋膜切开术。
- 由于骨筋膜室综合征的基础是缺血性损伤，因此对于明确诊断的患者可以使用高压氧治疗，以提高血内的氧分压（PO_2）。
  - 医生必须确保患者血压正常，因为低血压会降低组织灌注压，进而导致软组织损伤。
- 对于可能发生骨筋膜室综合征的患者应及时拆除其患肢包扎的绷带或管型石膏。
  - 管型石膏一侧切开可以使室内压下降30%，瓣开管型石膏可以使压力下降65%，拆除衬垫可以使压力再下降10%，完全拆除管型石膏可以再降15%。因此，拆除管型石膏可以总共使间室内压降低85%～90%[42]。
- 抬高肢体高于心脏水平，可以降低肢体的平均动脉压，但不改变间室内压。因此发生骨筋膜室综合征的患肢不应抬高。
  - Wiger等[42]报道，肢体抬高35 cm，平均灌注压下降23 mmHg，但是间室内压保持不变。
- 静脉输液可以降低肌红蛋白对于肾脏的损伤。
  - "挤压综合征"是肌肉坏死的后遗症（如CPK＞20 000 IU），表现为非少尿型肾衰、肌红蛋白尿、少尿、休克、酸中毒、高钾血症和心律失常等。
  - 支持治疗包括给予通气支持，补液治疗，纠正酸中毒和透析。
  - 降低患者的代谢负荷十分重要，可以避免发生组织坏死和清除坏死组织。
- 对于高度怀疑骨筋膜室综合征的患者，使用麻醉药物时需要严密记录和检测。
  - 对于高度怀疑骨筋膜室综合征的患者，术后不鼓励使用局麻、腰麻或硬膜外麻醉进行疼痛控制，因为这会影响医生对患者进行系列检查。

晚发现的急性骨筋膜室综合征

- 非手术治疗只适用于那些由于漏诊晚期骨筋膜室综合征而出现不可逆肌肉坏死的患者。
  - 有学者认为这类患者不应进行手术治疗。手术只会增加感染风险和导致截肢。
  - 经常很难判断骨筋膜室综合征已经发生，对那些不确定的情形，优先选择筋膜切开减压术。
  - 有学者认为如果骨筋膜室综合征发生已经到终末阶段，除非舒张压与间室内压差＜30 mmHg，否则不应采用筋膜切开减压术，但是这一建议存在争议并且没有文献支持。

手术治疗

- 所有急性骨筋膜室综合征的患者都应及时进行筋膜切开减压，因为如果发生肌肉坏死和肾衰竭，这是既威胁肢体又威胁生命的损害。
- 骨筋膜室综合征的诊断和手术时机十分重要，因为缺血6小时后神经损伤即为不可逆损伤。
- 骨筋膜室综合征的患者应给予高度重视，并以急诊手术进行处理。
- 受累间室的筋膜切开术是骨筋膜室综合征的标准治疗。
  - 对于创伤患者，4个筋膜间室都应切开减压，不需要考虑其他间室是否受累。
- 筋膜切开术最好在手术室内进行。
  - 如果患者伤势过重无法搬运至手术室或没有可用的手术室，可以在床旁尽可能无菌的条件下进行筋膜切开术。
- 筋膜切开术的唯一常见禁忌证是慢性骨筋膜室综合征患者，即患肢不可逆损伤发生已经发生（见"非手术治疗"部分）。
- 对于患肢缺血时间超过6小时者，也可以预防性进行筋膜切开术，以预防再灌注损伤。

术前计划

- 一旦患者明确诊断为骨筋膜室综合征，应尽快送至手术室进行筋膜切开术。
  - 所有进一步的治疗都应等筋膜切开术完成后进行，除非是解决致命问题的治疗。
  - 筋膜切开术并不需要太多术前计划。
- 反复确认影像资料以排除骨折或脱位，必要时可在筋膜切开术完成后进一步完善影像学检查。
- 只有必需的术前检查应该在患者送至手术室前完成，其他的非必需检查都应在筋膜切开术完成后进行，而不应耽误手术。

体位
- 患者通常采用仰卧位并垫高患肢髋关节完成筋膜切开术。
- 患肢消毒铺巾，绑上止血带但不充气。

入路
- 小腿筋膜室切开减压有两种技术方法。
  - 双切口技术最常用，但也有使用单切口技术。
  - 双切口技术可以直接到达筋膜室，资历较浅的医生也可以顺利完成，值得提倡。为了避免切口之间的皮肤太窄，术前应标记好两侧的切口。
  - 也有人认为单切口技术适用于明确有胫前动脉损伤的患者，可以保存前方皮肤的完整性。

双切口技术

前外侧切口
- 前外侧切口可以打开前侧间室和外侧间室。
  - 前外侧切口位于腓骨与胫骨嵴之间的正中线，正对分隔前、外侧间室的肌间隔上方（技术图1A）。
- 筋膜切开术也可以通过小切口完成，但是笔者更推荐大切口，因为可以使减压更充分，更彻底。
  - 推荐内侧和外侧切口长度至少15～20 cm。
- 做一横行小切口明确肌间隔位置，使用剪刀剪开前侧间室和外侧间室的深筋膜。
  - 在做切口时应避免损伤腓浅神经，尽量不损伤肌间隔（技术图1B～F）。

后内侧切口
- 后内侧切口可以打开后侧浅间室和后侧深间室。
  - 切口位于胫骨后缘的后方2 cm处（技术图2A）。
  - 操作时避免损伤大隐静脉和神经，应将其向前方拉开。
- 做一横行小切口可以明确后侧浅间室和深间室之间的肌间隔，纵行切开两个间室的深筋膜（技术图2B～E）。
- 后侧深间室先打开深筋膜的远侧，再用剪刀在比目鱼肌桥下方朝近侧打开。如果可以看见胫骨的后侧，说明后侧深间室已打开。
- 一些术者松解一半以上比目鱼肌附着处，打开胫后肌群深筋膜。
- 剪开深筋膜时，剪刀尖尽量远离重要神经血管结构。

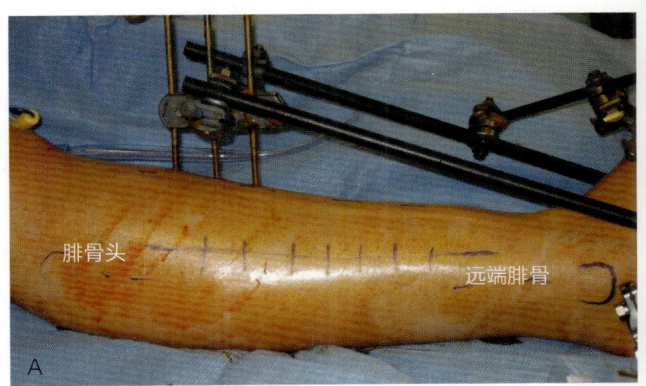 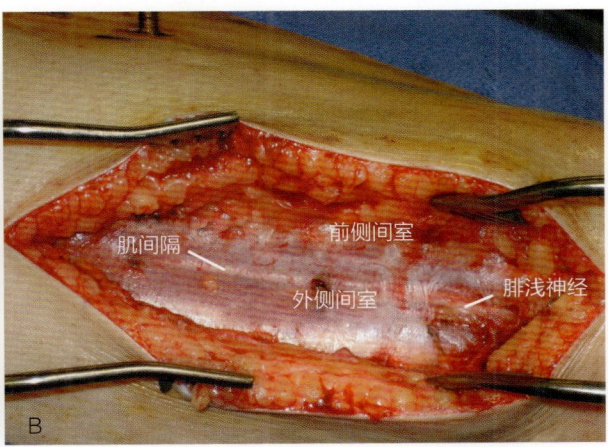

技术图1 双切口的前外侧切口。A. 前外侧切口位于腓骨和胫骨嵴之间的正中线，正对分隔前、外侧间室的肌间隔上方。B. 切口部位的放大图，筋膜尚未切开，显示前、外侧间室的肌间隔以及腓浅神经。

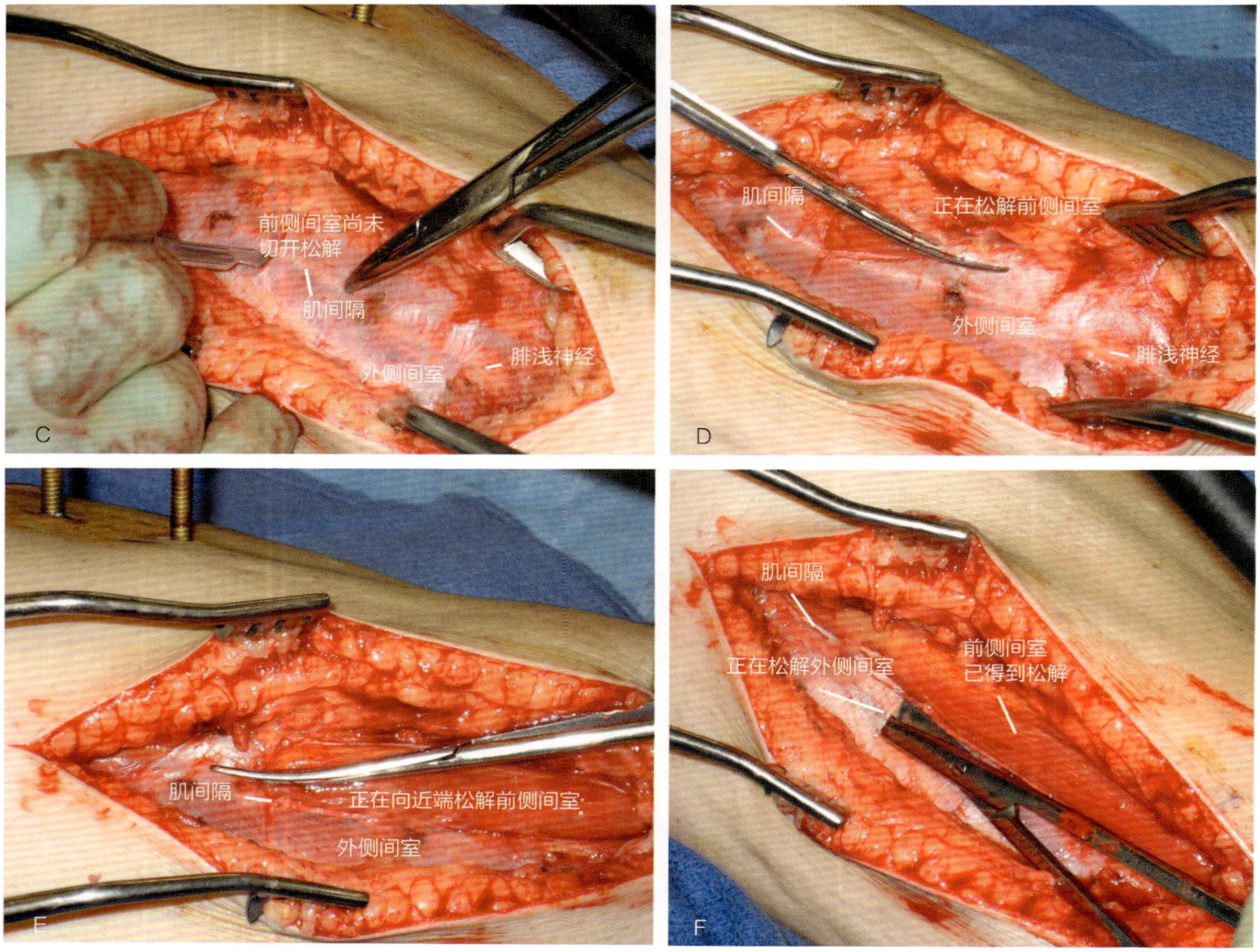

技术图1（续） C. 使用刀片在肌间隔上方做一横行小切口，避免损伤腓浅神经。D. 术者使用剪刀尖伸进筋膜，保证剪刀尖上翘，避免损伤腓浅神经，向远端剪开前侧间室筋膜。E. 调转剪刀尖，向近端打开筋膜。F. 使用剪刀尖向近端和远端分别打开外侧间室筋膜，保持剪刀尖上翘，避免损伤腓浅神经。

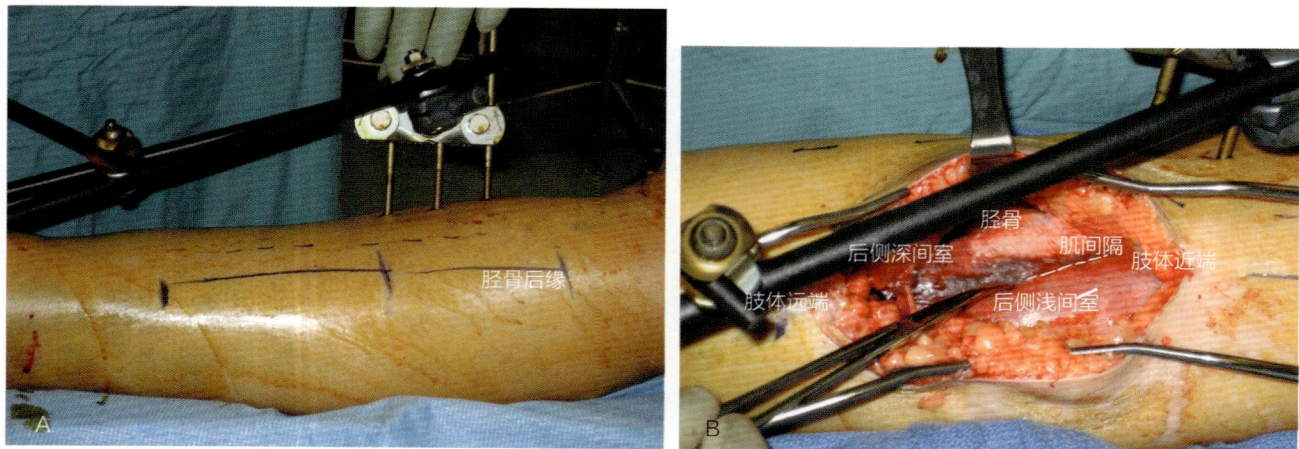

技术图2 双切口的后内侧切口。A. 后内侧切口位于胫骨后缘后侧2 cm处。B. 避免损伤大隐静脉，图示沿着后侧深、浅间室暴露的胫骨后缘。剪刀头位于后侧深间室上方。

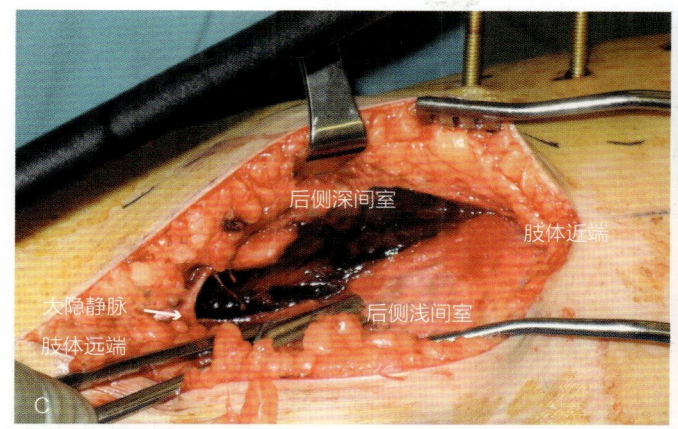
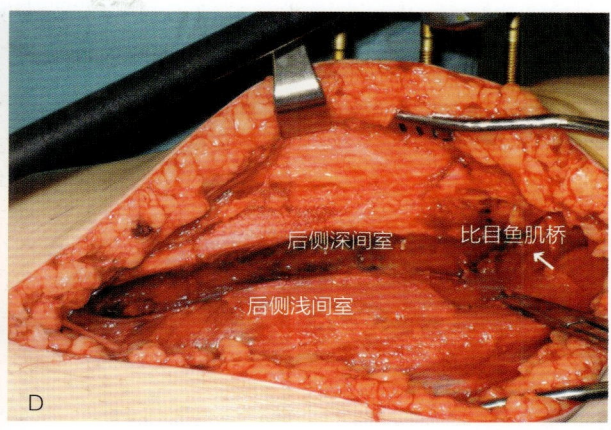
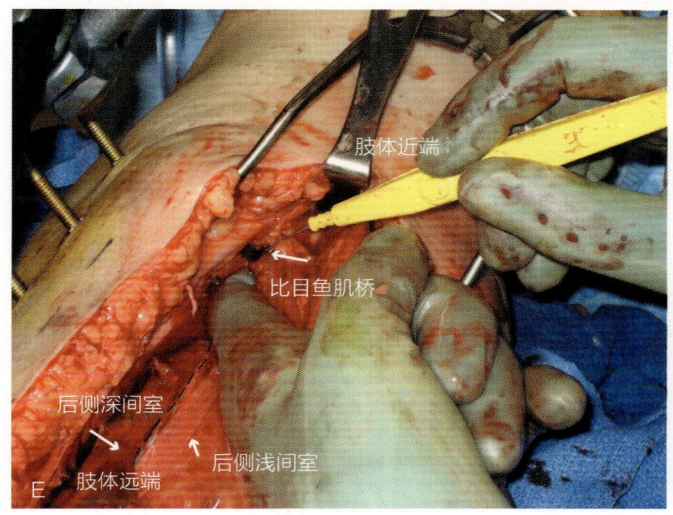

技术图2（续） C. 做一横行小切口可以明确后侧浅间室和深间室之间的肌间隔，使用剪刀打开后侧深间室的筋膜，在比目鱼肌桥下方打开近端筋膜。图示剪刀位于后侧浅间室的下方。D. 打开后侧深、浅间室筋膜，图示后侧浅间室内肌肉尚可，但是后侧深间室的肌肉血运较差，血管钳位于比目鱼肌桥下方，需要从起点处切断。E. 术者使用电刀切断比目鱼肌桥，注意保护深部重要组织。

单切口技术

- 单切口技术往往需要在重要的神经血管结构周围仔细分离，所以操作难度较大，因此临床上运用并不广泛。Bible等[6]报道单切口技术和双切口技术的感染或不愈合发生率没有差异。
- 单切口技术为外侧直切口，起自腓骨头水平（注意保护腓总神经），并沿腓骨后侧平行于腓骨延长切口，直至外踝上方（技术图3A）。
- 在腓骨的后方可以打开后侧浅间室和后侧深间室的筋膜（技术图3B）。
  - 找到比目鱼肌和踇长屈肌之间的深筋膜，由远至近打开深筋膜直至比目鱼肌起点处（技术图3C）[16]。
- 在腓骨的前方可以打开前侧间室和外侧间室，操作时避免损伤腓浅神经。

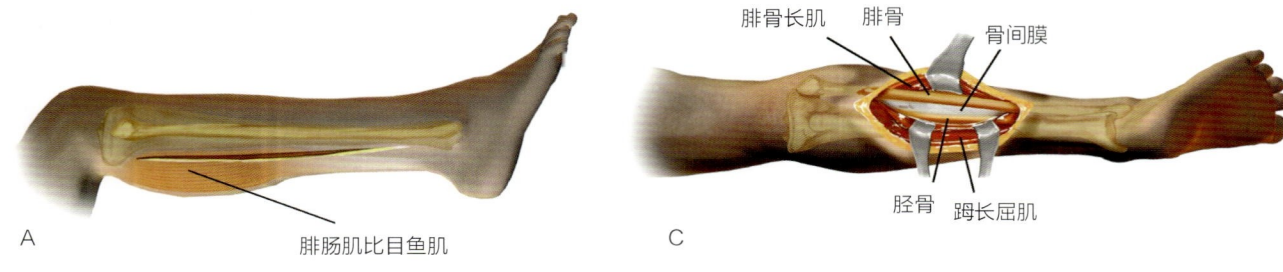

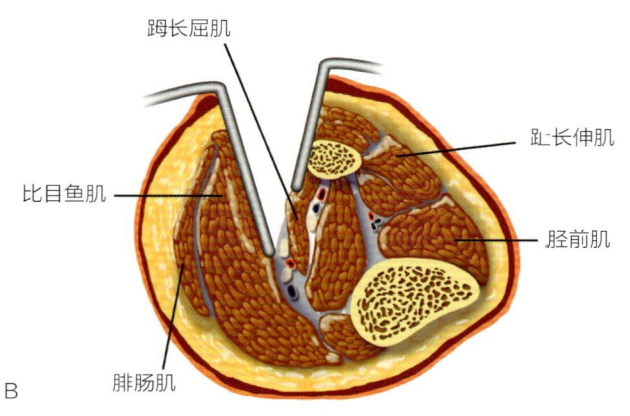

技术图 3 单切口技术。A. 图示切口位于腓骨后侧并平行于腓骨。注意避免损伤腓总神经浅支。B. 胫骨中段处的小腿横切面示沿腓骨后侧进入可以打开后侧深、浅间室。找到比目鱼肌和踇长屈肌之间的肌间隔,由远至近打开深筋膜直至比目鱼肌起点处。C. 图示沿胫骨后侧进入可以打开后侧深间室,由前分离至腓骨,可以找到分隔前侧和外侧间室的肌间隔,使用剪刀彻底打开两个间室的筋膜,避免损伤腓浅神经。

肌肉清创

- 不管筋膜切开术如何操作,失活的肌肉组织必须进行清创。
  - 肌肉活性是通过肌肉色泽和电刀轻柔钳夹或触碰时的收缩力来判断的。
  - 坏死肌肉没有功能必须完全解除,因为在筋膜切开术后坏死肌肉会成为细菌生长的培养基,进而导致感染。
- 在筋膜切开术后36～72小时,即肌肉活性更加明确时进行扩大清创。
- 如果筋膜切开术的患者同时伴有骨折,骨折需要通过内固定或外固定进行固定,患肢避免了管型石膏固定,便于临床查体、间室内压复测和创面护理。
  - 固定骨折时由于牵引或扩髓可能会激发骨筋膜室综合征的产生。

筋膜切开术后切口的关闭

- 筋膜切开术后不关闭伤口,因为皮肤会限制肿胀的肌肉。
- 筋膜切开术的切口可以使用湿敷料覆盖(技术图4A),或使用负压吸引的无菌海绵覆盖直至下一次清创(技术图4B)。
- 小腿筋膜切开术后,可以运用"鞋带"法(使用到橡胶管和钉皮钉)逐步缩小分离较大的切口,并最终关闭伤口。
  - 使用这种方法关闭切口需要几天时间,但是避免了植皮手术(技术图4C)。
- 如果采用双切口技术,术者尽量先关闭内侧切口,再关闭外侧切口。
  - 因为小腿外侧有较好的软组织覆盖,一旦发生切口无法闭合,也比较容易植皮覆盖。
- 有时可在切口周围做一些小的减张切口,以降低皮肤紧张度,促进切口关闭愈合(技术图4D)。

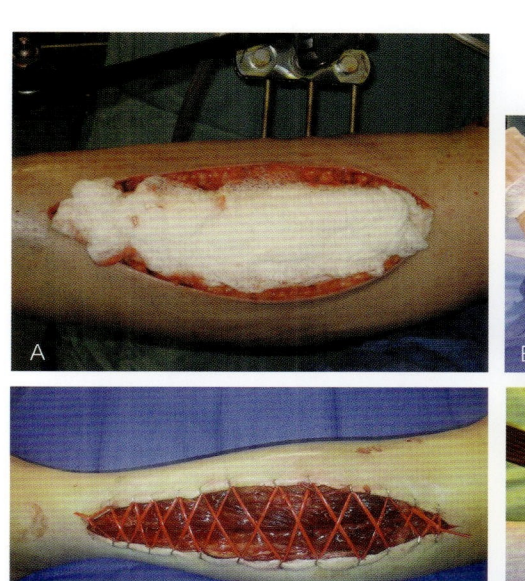
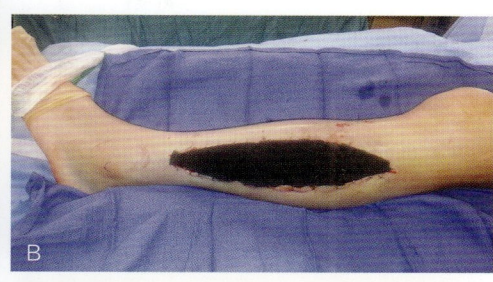
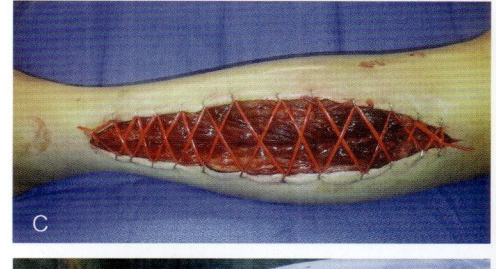
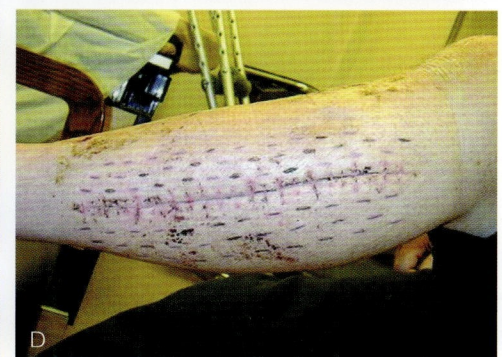
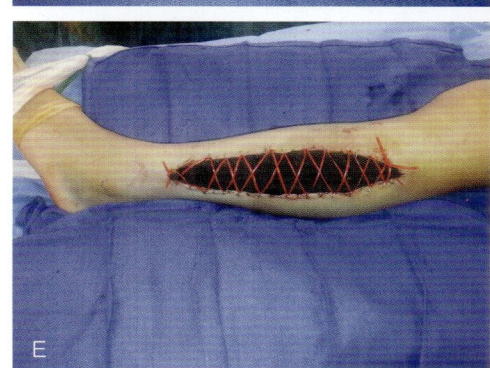

技术图4　筋膜切开术后闭合伤口。A. 使用湿敷料覆盖切开的创面。B. 使用负压吸引的无菌海绵覆盖创面，负压保持在100~125 mmHg。C. 运用"鞋带"法逐步缩小创面关闭切口。D. 在切口周围做一些小的减张切口，以降低皮肤紧张度，促进切口关闭愈合。E. 穿鞋带技术结合无菌负压系统。

要点与失误防范

法医学失误防范	● 一旦怀疑筋膜室高压，应测量并记录所有间室的内压。在患者病历上中详细记录临床查体结果和压力测试结果，若为阴性则记录该患者没有骨筋膜室综合征 ● 1993年，对于8例漏诊骨筋膜室综合征患者的诉讼赔偿是28万美元（所有8例患者都没有测量过间室内压）[37]
	● 术者应考虑到使用器械错误的可能性 ● 针头可能会置入肌腱、筋膜或错误的间室内。所有的压力读数必须和临床表现相结合
	● 术者要沿比目鱼肌缘和胫后筋膜对4个间室进行彻底减压
	● 筋膜切开术后敷料包扎不能过紧
	● 皮肤会引起压力增加，因此不应早期关闭伤口

术后处理

- 筋膜切开术后，患肢厚敷料包扎，足中立位。患肢抬高，高于心脏水平，以促进静脉回流，减少软组织水肿。
  - 足应维持中立位，防止马蹄足挛缩。

- 密切监护患者可能由骨筋膜室综合征带来的系统性影响。对于非手术处理者，可以考虑应用吸氧治疗、静脉补液、甘露醇和高压氧治疗等。
  - 静脉补液可以有效避免横纹肌溶解症。
- 根据损伤机制和骨筋膜室综合征的严重度来决定关闭

切口的时机。
- 大多数患者在筋膜切开术后5～7天可以关闭切口。
- 如果切口关闭困难，可以使用植皮法减少肉芽组织广泛生长，并减少肌肉和肌腱的暴露。如果神经血管或骨外露，则需要使用皮瓣手术进行覆盖。
- 如果一期闭合切口，可以在切口周围做些小减张切口。
- 持续高压氧治疗，通过氧诱导血管收缩减少软组织水肿。
  - 但是有些人持相反意见，他们认为骨筋膜室综合征后使用高压氧治疗会导致再灌注损伤。
- 其他药物诸如别嘌呤醇、羟嘌呤醇、超氧化物歧化物、去铁胺和羟乙基淀粉等有利于骨筋膜室综合征的恢复，它们都是用于清除自由基的抗氧化剂。

预后

- 骨筋膜室综合征如诊断或治疗较迟，预后往往较差。
- Sheridan和Matsen等[34]研究对50%患者在12小时内进行筋膜切开术，50%在12小时后进行筋膜切开术，在12小时内切开的患者有68%患肢功能良好，而在12小时后切开的患者中仅8%患肢功能良好。
- 如果骨筋膜室综合征没有得到及时治疗，就会发生严重的Volkmann缺血性肌挛缩，进而导致爪形趾、足背伸受限、感觉丧失、慢性疼痛，甚至截肢。
- 急性骨筋膜室综合征会导致住院天数延长两倍，住院部费用增加一倍以上。需尽可能避免不必要的筋膜切开术[32]。

并发症

- 77%患者出现损伤部位的感觉异常[18]。
- 40%患者出现干燥鱼鳞状皮肤，33%瘙痒症，30%皮肤色素沉积，25%肢体肿胀，26%瘢痕化，13%反复溃疡，13%肌肉僵硬，10%疼痛，7%肌腱硬化。
- 严重长时间的软组织缺血会引起肌肉坏死，并导致肌肉纤维化和肌肉挛缩。
  - 即Volkmann缺血性肌挛缩。
- 骨筋膜室综合征的长期后遗症是足背伸无力、爪形趾、感觉丧失、慢性疼痛，甚至截肢。
- 骨筋膜室综合征明确诊断12小时后才行筋膜切开术的患者有高达46%的感染率和21%截肢率[34]。
  - 延迟切开的并发症率（54%）较早期切开的并发症率（4.5%）高很多，因此，建议骨筋膜室综合征存在已超过24～48小时，且舒张压与间室内压的差值＞30 mmHg时，应积极应对急性肾衰竭进行支持治疗，不进行切开，二期再进行功能重建。

（林森 译，李晓林 审校）

参考文献

[1] Arbabi S, Brundage SI, Gentilello LM. Near-infrared spectroscopy: a potential method for continuous, transcutaneous monitoring for compartment syndrome in critically injured patients. J Trauma 1999;47:829-833.

[2] Bae DS, Kadiyala RK, Waters PM. Acute compartment syndrome in children: contemporary diagnosis, treatment, and outcome. J Pediatr Orthop 2001;21:680-688.

[3] Barei DP, Nork SE, Mills WJ, et al. Complications associated with internal fixation of high-energy bicondylar tibial plateau fractures utilizing a two-incision technique. J Orthop Trauma 2004;18:649-657.

[4] Bernot M, Gupta R, Dobrasz J, et al. The effect of antecedent ischemia on the tolerance of skeletal muscle to increased interstitial pressure. J Orthop Trauma 1996;10:555-559.

[5] Bhattacharyya T, Vrahas MS. The medical-legal aspects of compartment syndrome. J Bone Joint Surg Am 2004;86:864-868.

[6] Bible JE, McClure DJ, Mir HR. Analysis of single-incision versus dualincision fasciotomy for tibial fractures with acute compartment syndrome. J Orthop Trauma 2013;27:607-611.

[7] Blick SS, Brumback RJ, Poka A, et al. Compartment syndrome in open tibial fractures. J Bone Joint Surg Am 1986;68:1348-1353.

[8] Dunwoody JM, Reichert CC, Brown KL. Compartment syndrome associated with bupivacaine and fentanyl epidural analgesia in pediatric orthopaedics. J Pediatr Orthop 1997;17:285-288.

[9] Egol KA, Tejwani NC, Capla EL, et al. Staged management of highenergy proximal tibia fractures (OTA types 41): the results of a prospective, standardized protocol. J Orthop Trauma 2005;19:448-455.

[10] Hargens AR, Romine JS, Sipe JC, et al. Peripheral nerve-conduction block by high muscle-compartment pressure. J Bone Joint Surg Am 1979;61:192-200.

[11] Hargens AR, Schmidt DA, Evans KL, et al. Quantitation of skeletalmuscle necrosis in a model compartment syndrome. J Bone Joint Surg Am 1981;63:631-636.

[12] Heppenstall RB, McCombs PR, DeLaurentis DA. Vascular injuries and compartment syndromes. In: Bucholz RW, Heckman JD, eds. Rockwood and Green's Fractures in Adults, vol 1, ed 5. Philadelphia: Lippincott Williams & Wilkins, 2001:331-352.

[13] Heppenstall RB, Scott R, Sapega A, et al. A comparative study of the tolerance of skeletal muscle to ischemia: tourniquet application compared with acute compartment syndrome. J Bone Joint Surg Am 1986;68:820-828.

[14] Jennische E. Ischemia-induced injury in glycogen-depleted skeletal muscle: selective vulnerability of the FG-fibres. Acta Physiol Scand 1985;125:727-734.

[15] Kakar S, Firoozabadi R, McKean J, et al. Diastolic blood pressure in patients with tibia fractures under anesthesia: implications for the diagnosis of compartment syndrome. J Orthop Trauma 2007;21:99-103.

[16] Kelly RP, Whitesides TE Jr. Transfibular route for fasciotomy of the leg. J Bone Joint Surg Am 1967;49:1022-1023.

[17] Lindsay TF, Liauw S, Romaschin AD, et al. The effect of ischemia/reperfusion on adenine nucleotide metabolism and xanthine oxidase production in skeletal muscle. J Vasc Surg 1990;12:8-15.

[18] McQueen MM, Christie J, Court-Brown CM. Acute compartment syndrome in tibial diaphyseal fractures. J Bone Joint Surg Br 1996;78:95-98.

[19] McQueen MM, Gaston P, Court-Brown CM. Acute compartment syndrome: who is at risk? J Bone Joint Surg Br 2000;82:200-203.

[20] Meskey T, Hardcastle J, O'Toole RV. Are certain fractures at increased risk for compartment syndrome after civilian ballistic injury? J Trauma 2011;71:1385-1389.

[21] Moed BR, Thorderson PK. Measurement of intracompartmental pressure: a comparison of the slit catheter, side-ported needle, and simple needle. J Bone Joint Surg Am 1993;75:231-235.

[22] Morrow BC, Mawhinney IN, Elliott JR. Tibial compartment syndrome complicating closed femoral nailing: diagnosis delayed by an epidural analgesic technique: case report. J Trauma 1994;37:867-868.

[23] Mubarak SJ, Wilton NC. Compartment syndrome and epidural analgesia. J Pediatr Orthop 1997;17:282-284.

[24] Olson SA, Glasgow RR. Acute compartment syndrome in lower extremity musculoskeletal trauma. J Am Acad Orthop Surg 2005;13:436-444.

[25] O'Toole RV, Whitney A, Merchant N, et al. Variation in diagnosis of compartment syndrome by surgeons treating tibial shaft fractures. J Trauma 2009;67:735-741.

[26] Park S, Ahn J, Gee AO, et al. Compartment syndrome in tibial fractures. J Orthop Trauma 2009;23:514-518.

[27] Prayson MJ, Chen JL, Hampers D, et al. Baseline compartment pressure measurements in isolated lower extremity fractures without clinical compartment syndrome. J Trauma 2006;60:1037-1040.

[28] Reisman WM, Shuler MS, Kinsey TL, et al. Relationship between near infrared spectroscopy and intra-compartmental pressures. J Emerg Med 2013;44:292-298.

[29] Rorabeck CH. The treatment of compartment syndromes of the leg. J Bone Joint Surg Br 1984;66:93-97.

[30] Rorabeck CH, Clarke KM. The pathophysiology of anterior tibial compartment syndrome: an experimental investigation. J Trauma 1978;18:299-304.

[31] Rorabeck CH, Macnab L. Anterior tibial-compartment syndrome complicating fractures of the shaft of the tibia. J Bone Joint Surg Am 1976;58:549-550.

[32] Schmidt AH. The impact of compartment syndrome on hospital length of stay and charges among adult patients admitted with a fracture of the tibia. J Orthop Trauma 2011;25:355-357.

[33] Shah SN, Karunaker MA. Early wound complication after operative treatment of high energy tibial plateau fractures through two incisions. Bull NYU Hosp Jt Dis 2007;65:115-119.

[34] Sheridan GW, Matsen FA III. Fasciotomy in the treatment of the acute compartment syndrome. J Bone Joint Surg Am 1976;58:112-115.

[35] Shuler FD, Dietz MJ. Physicians' ability to manually detect isolated elevations in leg intracompartmental pressure. J Bone Joint Surg Am 2010;92:361-367.

[36] Stark E, Stucken C, Trainer G, et al. Compartment syndrome in Schatzker type VI plateau fractures and medial condylar fracture-dislocations treated with temporary external fixation. J Orthop Trauma 2009;23:502-506.

[37] Templeman D, Varecka T, Schmidt R. Economic costs of missed compartment syndromes. Presented at the Annual Meeting of the American Academy of Orthopaedic Surgeons, San Francisco, 1993.

[38] Ulmer T. The clinical diagnosis of compartment syndrome of the lower leg: are clinical findings predictive of the disorder? J Orthop Trauma 2002;16:572-577.

[39] Valdez C, Schroeder E, Amdur R, et al. Serum creatine kinase levels are associated with extremity compartment syndrome. J Trauma Acute Care Surg 2013;74:441-445.

[40] Whitesides TE, Heckman MM. Acute compartment syndrome: update on diagnosis and treatment. J Am Acad Orthop Surg 1996;4:209-218.

[41] Whitney A, O'Toole RV, Hui E, et al. Do one-time intra-compartmental pressure measurements have a high false positive rate in diagnosing compartment syndrome? J Trauma 2014;76(2):479-483.

[42] Wiger P, Blomqvist G, Styf J. Wound closure by dermatotraction after fasciotomy for acute compartment syndrome. Scand J Plast Reconstr Surg Hand Surg 2000;34:315-320.

[43] Wind TC, Saunders SM, Barfield WR, et al. Compartment syndrome after low-energy tibia fractures sustained during athletic competition. J Orthop Trauma 2012;26:33-36.

第54章 跟腱断裂的切开修补术
Open Achilles Tendon Repair

Sameh A. Labib

定义

- 跟腱是人体最强的肌腱,也是踝关节跖屈的主要力量[16]。
- 跟腱组织的突然拉伸会导致其完全或部分断裂,其发生率约为8~18/10万人[1,3]。
- 在跟腱完全断裂的病例中,断端之间相互分离,导致明显的跖屈无力,在临床触诊中可以发现皮下肌腱中断。
- 常常容易混淆的是,在其他踝关节屈肌腱的带动下,踝关节还能进行主动的跖屈活动。
- 因而,跟腱断裂的漏诊率为20%~25%[5]。

解剖

- 三块小腿肌肉——内、外侧腓肠肌,比目鱼肌——汇合在一起形成了小腿三头肌或跟腱(图1)。
- 跖肌起自股骨外侧髁,于腓肠肌及比目鱼肌之间斜向走行至跟腱内侧并止于跟骨。在尸体研究中发现,人群中约7.3%的人跖肌缺失[16]。
- 跟腱向远端行走,向内旋转90°,比目鱼肌位于腓肠肌内侧,止于跟骨结节后侧平面的内1/3[10]。
- 在跟腱的中部,距离跟腱止点近端2~6 cm处,为缺血区。
  - 缺血区也处于横截面最狭窄的部位,此处最容易发生病变,包括腱旁炎、跟腱炎、跟腱断裂[10]。
- 跟腱被腱旁膜包绕。腱旁膜是一层多变结构的细胞,而不是真正的滑膜组织。
- Webb等[17]报道了腓肠神经与跟腱位置之间存在变异。
  - 从跟腱止点测量,腓肠神经从距离止点平均9.8 cm处穿出跟腱到外侧,总长度平均为18.8 cm(图2)。

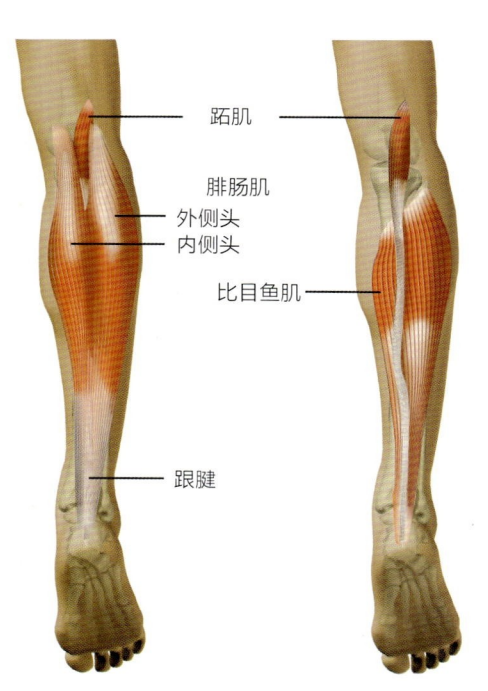

图1 小腿三头肌(跟腱)由内、外侧腓肠肌及比目鱼肌组成。

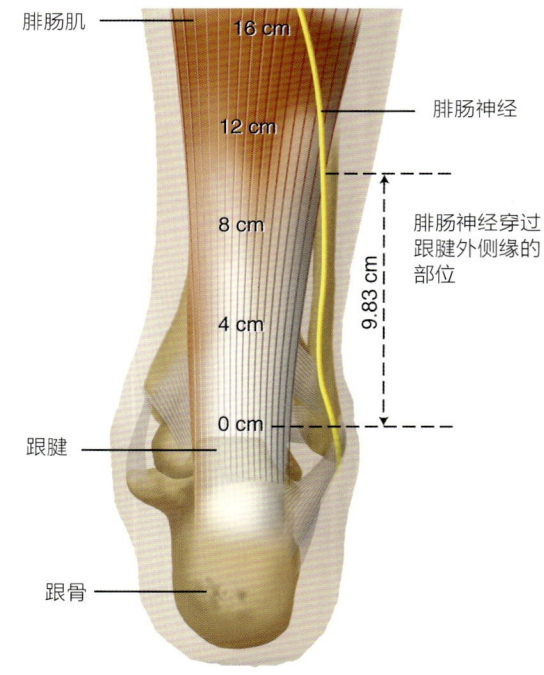

图2 腓肠神经相对于跟腱的位置(经允许引自Webb J, Moorjani N, Radford M. Anatomy of the sural nerve and its relation to the Achilles tendon. Foot Ankle Int 2000;21; 475-477)。

发病机制

- 跟腱断裂常由非接触损伤造成。常见的损伤机制是：在伸膝状态时用力蹬地；踝关节突然背伸；或处于跖屈位的足受到突然的背伸暴力等[13]。
- 跟腱断裂可以发生在高位，靠近肌肉-肌腱连接处(9%)，在肌腱中部(72%)，或在跟骨止点处(19%)[5]。
- 需要排除与跟腱损伤相伴的损伤，如踝关节韧带撕裂或踝关节、跗骨骨折等。

自然病程

- 绝大部分跟腱断裂没有前驱症状。
  - 一项对于断裂跟腱与未断裂跟腱之间的组织学比较研究发现，断裂组中有明显的组织学改变，而在年龄更大，但没有症状也没有跟腱断裂的研究对象组中并不存在这些改变。因此，跟腱炎可能在跟腱断裂中扮演了重要角色，但作用机制仍不明确[14]。
- 跟腱断裂常发生在男性。研究发现男女比例为12:1。
- 从流行病学方面来看，中年男性白领和从事休闲体育运动人员有较高的发病率。
  - 其他因素包括小腿肌肉不平衡、训练错误、足旋后及使用皮质类固醇和氟喹诺酮类药物[13]。
- 在一项纵向研究中发现，先前有跟腱断裂患者中6%出现对侧跟腱断裂，平均延迟时间为3.1年[1]。

病史和体格检查

- 绝大部分跟腱断裂发生在运动时。患者经常主诉足推进无力后突发的疼痛或被打样疼痛。
- 运动员会无法负重，而且会发现小腿远端肿胀及僵硬。
- 跟腱断裂的检查包括：
  - 小腿"凹陷征"。小腿后侧触诊发现明显的凹陷，提示跟腱完全断裂伴有断端分离。这个试验在断裂早期有较高的可靠性，灵敏度为73%[13]。
  - 腓肠肌挤压试验（Thompson试验）。患者俯卧，挤压小腿后侧，观察足的运动，并与健侧比较，灵敏度为96%[13]。
  - 屈膝试验。患者俯卧时主动屈曲膝关节，观察足的运动并与对侧比较，灵敏度为88%[13]。
  - 主动跖屈。这种方法的敏感性及可靠性较差，因为在其他踝关节跖屈肌的带动下，踝关节仍能有力地跖屈。

影像学和其他诊断性检查

- 踝关节前后位、侧位及踝穴位摄片，排除伴随的骨折或跟腱处的跟骨变化。
  - 在侧位片上，检查者需要寻找跟腱前方正常三角形脂肪垫破坏的证据(Kager三角；图3A)。
- 超声检查可以提供肌腱结构的动态改变并且精确测量跟腱断端之间的间隙。
  - 图像的质量取决于设备及检查者(图3B)。
- MRI在诊断跟腱断裂上有极高的敏感性及特异性。
  - MRI可以提供有关肌腱变性及其他相关损伤的有价值信息(图3C)。
  - MRI比超声在诊断慢性跟腱病变中更有优势[2]。

鉴别诊断

- 内侧腓肠肌断裂。
- 跖肌腱断裂。
- Baker囊肿破裂。
- 急性深静脉栓塞。

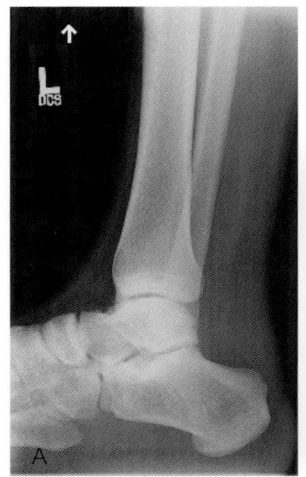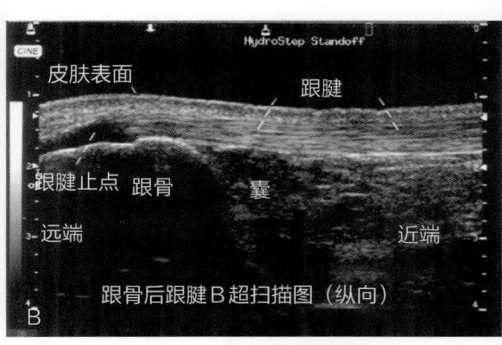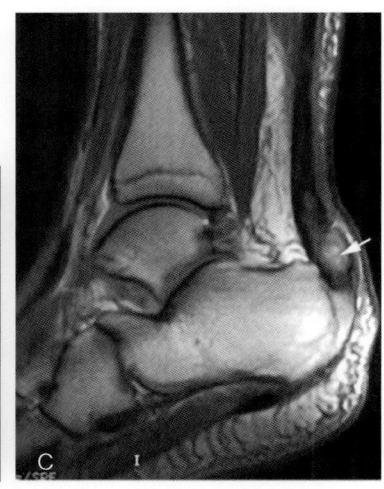

图3　A. 踝关节X线片显示Kager三角破坏。B. 正常跟腱的超声图像。C. 踝关节MRI（T1加权像）显示跟腱远端断裂。

- 小腿挫伤。
- 胫骨远端骨折。
- 踝关节后侧撞击或有症状的跗三角骨。

非手术治疗

- 传统治疗方法中,非手术治疗通常采用石膏固定足于跖屈位,以允许断端之间接触。之后将足放于中立位。治疗将持续12周。
  - 最近的一项回顾性研究表明,受伤48小时内早期诊断并采取非手术治疗,可以达到和手术修补相同的良好结果[18]。
  - 尽管如此,非手术治疗可能存在3倍于手术治疗的再断裂率,且在愈合后可能导致足蹬地无力[15]。
- 在过去4年中,一些一级研究显示,经过加速康复方案,手术修复和非手术治疗之间的功能效果相当[15,.9,20]。对这些研究进行系统综述清楚地表明,手术能明显降低再断裂率,但使并发症发生率增加[19]。此外,手术能提高Biodex试验[20]和跳跃试验[15]记录的跖屈强度。
- 基于上述信息,笔者仍然为年轻、有运动需求的患者提供手术修复,但也充分告知非手术治疗的可能性。
- 根据笔者的经验,非手术治疗通常可以在老年患者、久坐患者中采用。糖尿病患者、吸烟者、类固醇类使用者等存在切口愈合风险的患者也可采用非手术治疗[4]。

手术治疗

- 手术修补及早期活动对于日常活动活跃的年轻患者是首选。在绝大多数患者中,手术可以达到良好的功能结果及明显的低再断裂率。
- 有许多手术修补跟腱的技术,包括:切开修补、经皮修补、有限切开修补和扩大切开修补。
  - 通过对目前文献的广泛回顾,Wong等[21]认为,就手术结果以及并发症的发生率而言,切开修补结合早期功能锻炼能达到最好的治疗效果。

术前计划

- 拍摄X线片,如存在移位骨折,则同时进行手术治疗。
- 拍摄MRI,评价跟腱组织质量、断裂平面及测量断端分离的距离。
- 严重肌腱变性或断端存在较大分离时,则需要扩大切口或行跟腱延长及加固修补;术者需要在术前将上述因素完全考虑。

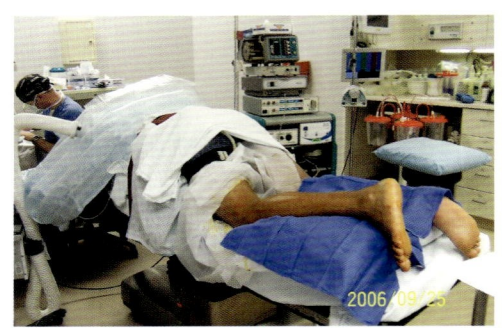

图4 患者俯卧位,双下肢铺巾准备。

体位

- 跟腱修补时,患者取俯卧位(图4)。笔者建议使用Wilson支架及泡沫头枕。
- 使用大腿止血带。不建议用小腿止血带,因为它会勒紧小腿肌肉,影响术中跟腱复位。
- 一些术者喜欢双侧小腿消毒铺巾,这有利于术中相互比较及精确恢复跟腱休息位的长度。但要清楚地标记出手术足。

入路

- 切开跟腱修补通常采用纵行内侧、中央或外侧切口。
- 先用牢固的不可吸收性缝合线进行断端端-端修补。
- 可以使用改良Bunnell、Kessler、Krackow及三股缝合法(triple-bundle)技术来修补跟腱[5]。
  - 在一项生物学研究中,Jaakkola等[6]发现三股缝合法技术(图5)的强度最大。他们肯定了使用多根缝线以及在远离断端的地方打结会得到更高的生物力学

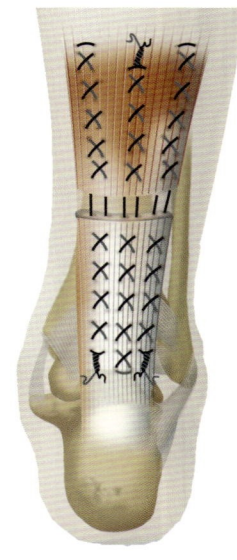

图5 跟腱修补的三股缝合法技术。

强度。然而,笔者也考虑到了大量缝线可能会影响跟腱的血供。
- 笔者的中心设计了改良的Krackow技术。缝合线的游离端穿过对侧断端进行横向打结(图6)。
  - 笔者这种方法就像包扎礼盒,因而也称之为"礼盒技术"。
  - 笔者在13对跟腱尸体上,对"礼盒技术"与标准的Krackow缝合技术进行抗拉力的对照试验,发现该缝合的牢度是标准Krackow技术的2倍[12]。
  - 笔者相信改良技术操作简单,使用的缝线材料较少,保护了跟腱血供。

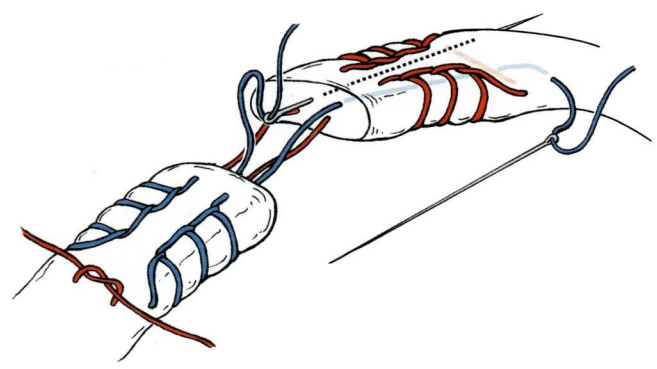

图6 改良Krachow缝合或"礼盒"技术(版权:Sam Labib)。

显露

- 跟腱内侧纵行切口可以极好地显露并暴露跖肌,避免损伤腓肠神经(技术图1)。
  - 将全厚皮肤及皮下层牵向外侧,仔细保护腱旁膜。
  - 因为腓肠神经和小隐静脉在腱旁膜的外侧经过,注意要加以保护。
  - 在中线的位置切开腱旁膜(这样可以远离皮肤切口)。
  - 在跟腱与腱旁膜平面有限切开,尤其是跟腱前方,这样有利于保护血供。

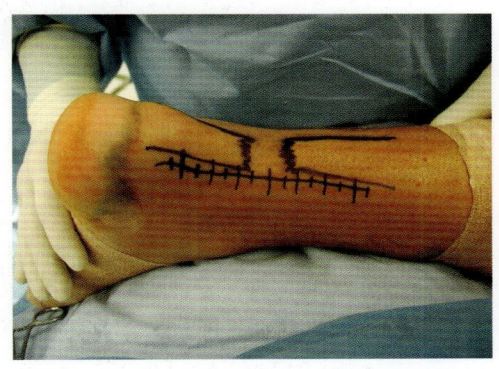

技术图1 以断裂处为中心的内侧纵行切口。

改良的Krackow缝合(礼盒)技术

- 对跟腱断端进行有限清理。
- 使用两根2-0的加强聚酯纤维缝合线(FiberWire, Arthrex, Inc., Naples, FL)。
  - 在跟腱的内、外两侧分别缝4个Krackow套结[9],两边缝合时不要超过跟腱宽度的1/3。
  - 同传统Krackow缝合不同,笔者的横向缝线是通过跟腱内部从一边穿到另一边的(技术图2A)。
- 用直针把缝线的两个头通过断端穿到对侧跟腱。
  - 经过横断面时,两组缝线要一深一浅。
  - 因此,共有4根线穿过跟腱断端。
- 在远离跟腱断端处打上外科结。换句话说,在Krackow套结的远、近端打结。
  - 在给缝线收紧打结后,断端通常能很好地对合靠拢,而且跟腱的长度也能得到恢复(技术图2B、C)。
- 使用3-0 Prolene缝线(单丝尼龙线)连续缝合跟腱断端。
- 使用3-0可吸收缝合线(Vicryl, Ethicon, Inc., Somerville, NJ)仔细修补腱旁膜(技术图2D)。
  - 缝合时可跖屈踝关节来放松跟腱。
  - 笔者相信沿中线切开腱旁膜有利于跟腱修补,也减少了皮肤与修复组织间粘连的概率。
- 用4-0可吸收缝线(Monocryl, Ethicon)缝合皮下组织。

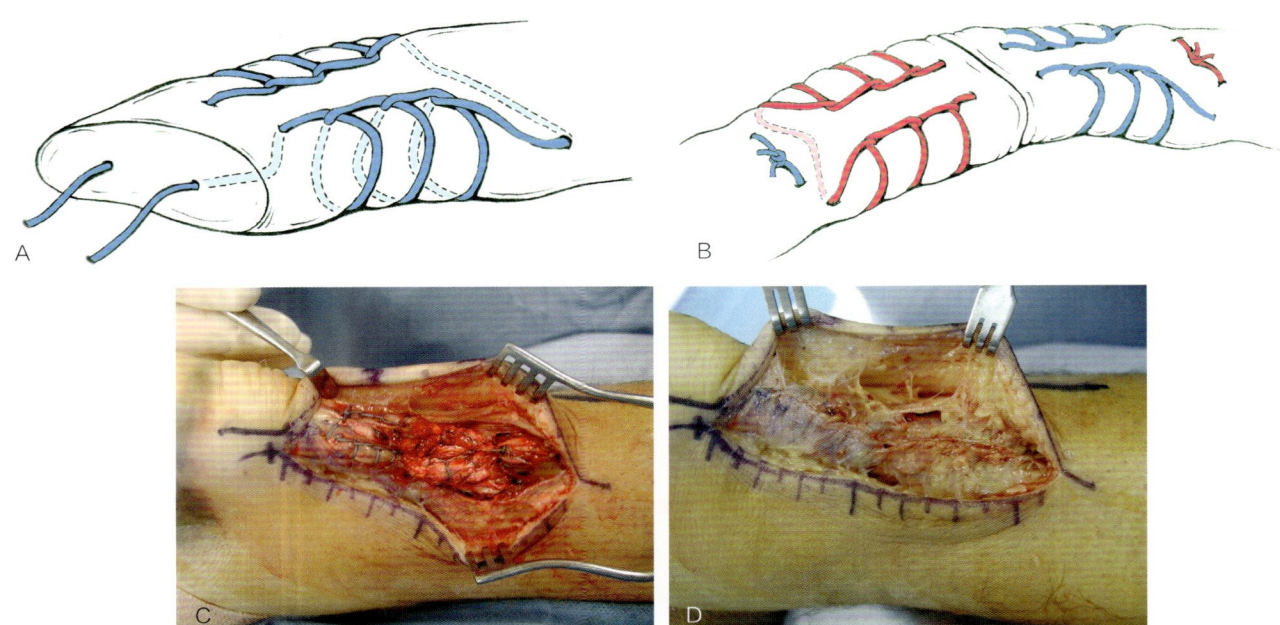

技术图2 A. 用"礼盒"技术缝合时，横向的缝线是穿过跟腱的内部的。B. "礼盒"缝合结束并已打结。注意，跟腱的张力可以通过横向的缝线来调节，并能帮助断端对位。C. "礼盒"技术完成。D. 跟腱腱旁膜缝合完毕的照片（图A、B的版权：Sam Labib）。

三股缝合法技术

- Beskin 等[6]喜欢使用 1-0 非可吸收线（Ethibond, Ethicon）切开修补跟腱。
- 放置3组缝线，共有6根缝线在远离跟腱断端处打结。
- 该技术提供了迄今为止最强大的缝合修复，但在技术上很难进行，需要大量的缝合材料，并可能导致肌腱愈合过程中出现血供损伤[6]。

一期加强缝合

- 许多作者建议一期行跟腱的加强修补手术，可采用跖肌腱、屈趾肌腱（技术图3）或人工肌腱[13]。
- 然而，Jessing 和 Hansen[7]的一项研究表明，没有证据显示跟腱加强修补术优于未加强的端-端修补术。

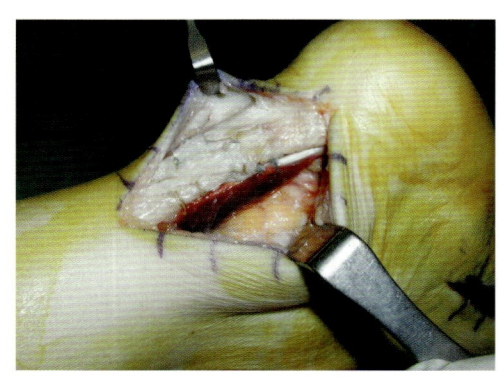

技术图3 踇长屈肌腱加强修复跟腱。

要点与失误防范

临床评价	• 其他屈踝肌肉的存在,可能造成对跟腱完全断裂的漏诊 • 超声或MRI检查可以用来明确诊断 • 仔细评价有无伴随骨折或其他肌腱损伤
非手术治疗	• 必须及早进行,如受伤48小时内可以采用石膏固定踝关节于跖屈位 • 需要纠正跟腱断端分离 • 要慎重考虑到患者的皮肤条件及是否合并血运障碍。控制不佳的糖尿病患者、吸烟者及类固醇类使用者是手术治疗的相对禁忌证
入路	• 中央入路可能会产生疼痛性瘢痕 • 外侧切口可能会损伤腓肠神经 • 皮肤条件差可能会导致伤口开裂
跟腱张力	• 过分修整跟腱断端可能导致明显的跟腱短缩,并增加跟腱修补时的张力 • 通过与健侧肢体比较,可以精确恢复跟腱长度
缝合技术	• 避免过紧地锁边缝合,那样会影响肌腱愈合及促进瘢痕形成 • 保护及修补腱旁膜有利于跟腱的修复与愈合

术后处理

- 早期功能活动有利于跟腱愈合[8]。
- 中度跖屈后采用小腿后侧夹板固定14天。Labib等[11]研究发现跟腱修补后,将踝关节固定于跖屈10°、20°、30°对结果没有明显差异。
- 检查切口情况,更换带后跟的非负重石膏靴,并开始每天主动活动。
- 患者维持非负重共6周。但最近研究也表明,早于6周负重也不会增加再断裂率或引起断端分离[8]。
- 在接着的6周内,允许患者渐渐恢复至完全负重。
- 3个月时,允许患者完全负重,并允许低对抗活动。
- 6个月时,允许患者无限制地运动。

预后

- 根据文献回顾,绝大多数赞成对健康活跃的人群采取切开修补跟腱并早期功能锻炼。手术的平均成功率在85%~95%[5]。
- Wong等[21]进行了大量文献回顾,就手术结果以及并发症的发生率而言,切开修补结合早期功能锻炼的治疗效果最好。
- 大部分作者同意手术修补可以明显降低再断裂率,并有良好的功能结果。但在考虑优势的同时也要考虑到可能存在的切口裂开或感染的危险性。
- 最近研究表明修补时放入生物膜可以明显提高手术效果并降低并发症[5]。

并发症

- 延迟诊断或漏诊。
- 术中跟腱缺血,造成切口感染。
- 无法保护及修补腱旁膜,造成瘢痕及皮肤收紧。
- 腓肠神经损伤及形成神经瘤。
- 切口裂开。
- 跟腱再断裂。
- 踝关节活动丧失。
- 小腿肌肉无力。

(邹剑 译,李晓林 审校)

参考文献

[1] Arøen A, Helgø D, Granlund OG, et al. Contralateral tendon rupture risk is increased in individuals with a previous Achilles tendon rupture. Scand J Med Sci Sports 2004;14(1):30-33.

[2] Aström M, Gentz CF, Nilsson P, et al. Imaging in chronic Achilles tendinopathy: a comparison of ultrasonography, magnetic resonance imaging and surgical findings in 27 histologically verified cases. Skeletal Radiol 1996;25:615-620.

[3] Bhandari M, Guyatt GH, Siddiqui F, et al. Treatment of acute Achilles tendon ruptures: a systematic overview and meta-analysis. Clin Orthop Relat Res 2002;(400):190-200.

[4] Bruggeman NB, Turner NS, Dahm DL, et al. Wound complications after open Achilles tendon repair: an analysis of risk factors. Clin Orthop Relat Res 2004;(427):63-66.

[5] Coughlin MJ, Mann RA, eds. Surgery of the Foot and Ankle, ed

7. St. Louis: Mosby, 1999:835-850.
[6] Jaakkola JI, Hutton WC, Beskin JL, et al. Achilles tendon rupture repair: biomechanical comparison of the triple bundle technique versus the Krackow locking loop technique. Foot Ankle Int 2000; 21:14-17.
[7] Jessing P, Hansen E. Surgical treatment of 102 tendo Achilles ruptures— suture or tenontoplasty? Acta Chir Scand 1975;141: 370-377.
[8] Kangas J, Pajala A, Ohtonen P, et al. Achilles tendon elongation after tendon repair: a randomized comparison of 2 postoperative regimens. Am J Sports Med 2007;35:59-64.
[9] Krackow KA, Thomas SC, Jones LC. A new stitch for ligament-tendon fixation. Brief note. J Bone Joint Surg Am 1986;68(5): 764-766.
[10] Labib SA, Gould JS. Achilles tendonitis. Orthopedic Board Review Hyperguide. Available at: http://www.ortho.hyperguide.com/Sports Medicine.
[11] Labib SA, Hage WD, Sutton K, et al. The effect of ankle position on the tension in the Achilles tendon before and after operative repair: a biomechanical cadaver study. Foot Ankle Int 2007;28: 478-481.
[12] Labib SA, Rolf R, Dacus R, et al. The "giftbox" open repair of the Achilles tendon: a modification of the traditional Krackow technique. Foot Ankle Int 2009;30:410-414.
[13] Maffulli N. The clinical diagnosis of subcutaneous tear of the Achilles tendon a prospective study in 174 patients. Am J Sports Med 1998;26(2):266-270.
[14] Maffulli N, Barrass V, Ewen SW. Light microscopic histology of Achilles tendon ruptures. A comparison with unruptured tendons. Am J Sports Med 2000;28:857-863.
[15] Olsson N, Silbernagel KG, Eriksson BI, et al. Stable surgical repair with accelerated rehabilitation versus nonsurgical treatment for acute Achilles tendon ruptures: a randomized controlled study. Am J Sports Med 2013;41(12):2867-2876.
[16] Sarrafian SK. Anatomy of the Foot and Ankle: Descriptive, Topographic, Functional, ed 2. Philadelphia: JB Lippincott, 1993.
[17] Webb J, Moorjani N, Radford M. Anatomy of the sural nerve and its relation to the Achilles tendon. Foot Ankle Int 2000;21:475-477.
[18] Weber M, Niemann M, Lanz R, et al. Nonoperative treatment of acute rupture of the Achilles tendon: results of a new protocol and comparison with operative treatment. Am J Sports Med 2003; 31:685-691.
[19] Wilkins R, Bisson LJ. Operative versus nonoperative management of acute Achilles tendon ruptures: a quantitative systematic review of randomized controlled trials. Am J Sports Med 2012;40(9):2154-2160.
[20] Willits K, Amendola A, Bryant D, et al. Operative versus nonoperative treatment of acute Achilles tendon ruptures: a multicenter randomized trial using accelerated functional rehabilitation. J Bone Joint Surg Am 2010;92(17):2767-2775.
[21] Wong J, Barrass V, Maffulli N. Quantitative review of operative and nonoperative management of Achilles tendon ruptures. Am J Sports Med 2002;30:565-575.

第55章 Pilon骨折的切开复位内固定
Open Reduction and Internal Fixation of the Pilon

Cory Collinge, Bryan W. Ming, and Michael Prayson

定义

- 在骨科手术范畴中，"Pilon"和"Plafond"这两个专业术语可以互为换用，翻译起来并不严格，均用于描述胫骨远端关节面的承重部分。
- 这些损伤约占所有下肢骨折的1%，占胫骨骨折的5%～10%。
- 大多数骨科医生在职业生涯中都可能会遇到这类损伤，因此对于从事创伤骨科的医生来说，基本了解这类损伤的特点以及相应处理显得十分重要。
- 目前切开复位内固定术（ORIF）依旧是多数Pilon骨折手术稳定的基本方法。
- 正如Rüedi和Allgöwer所确立的那样[15]，无论何种Pilon骨折手术目标都应包括精准重建关节面、恢复肢体长度和力线、稳定固定骨折和早期开展关节活动。
- 选择ORIF治疗Pilon骨折时亦会遇到一些困境，因为它可能加重损害胫骨远端周围菲薄的软组织包膜，最终引发伤口并发症和感染。
- 现代骨折治疗技术（比如使用临时性外固定行分期治疗）能最大限度减少在这个特殊部位行开放手术的并发症率。

解剖

- Pilon骨折累及胫骨远端负重关节面。约有90%的病患合并腓骨远端骨折。
- 距骨表面以软骨覆盖为主，位于踝穴中，头顶胫骨远端承重关节面，并受到踝关节内侧和外侧结构的约束。

发病机制

- 胫骨远端关节内骨折的损伤机制通常表现出一定程度的轴向压缩，由致密的距骨撞击胫骨远端关节面所致。
- 由此可见，骨折形态学上的差异归因于其他一系列相关变数，如扭转暴力的大小、致伤时足（距骨）的位置、骨质量和冲击能量的高低。
- 一般来讲，严重粉碎的关节内损伤通常是由高能量轴向暴力造成，而螺旋形骨折伴随轻微的关节面损伤则是由低能量旋转暴力造成。真正的屈曲型损伤并不常见，且多认为是由低能量或高能量所致。
- 尽管现在对Pilon损伤的严重程度缺乏明确的分级，但还是可以从骨折形态之外的其他方面（如病史、软组织损伤情况、合并损伤情况）来估算受损时所遭受的能量。
- 约15%～40%的Pilon骨折是开放性损伤，不仅反映了损伤的严重程度，同时有必要对软组织进行积极干预。
- 应仔细排查合并伤，因为5%～10%的患者是双侧Pilon骨折，30%患者伴有同侧下肢其他部位损伤，15%的患者骨折同时存在脊椎、骨盆或上肢部位损伤。
- 尽管胫骨远端存在多种复合损伤机制，但通常可以明辨那些具有特征性的损伤模式。而了解损伤模式是制订最佳治疗方案的关键所在。
- 低能量所致的胫骨干骺端或累及骨干的Pilon骨折，典型表现呈螺旋形骨折线，皮质尖端可以指导复位。
- 高能量轴向暴力导致穹窿关节面正上方的干骺端出现粉碎骨折，这是因为距骨撞击胫骨相对应的承重面所致。遇到这类损伤时，前方穹窿关节面通常粉碎，并且骨块压缩嵌入附近的干骺部骨质。
- 创伤骨科协会（OTA）编码和分类委员会根据AO/ASIF的思路建立了属于自身的字母和数字结合分类体系[6]。这套字母数字编码体系深受创伤骨科医生的欢迎，目前广泛用于骨折治疗的诊断报告。
- 胫骨远端骨折被划归为43-A型、43-B型和43-C型，根据不同的骨折特征细分成各亚组（图1）。
  - 骨折分为3个主要亚型，即A型（关节外型），B型（部分关节内型）和C型（骨折线延伸至关节内，且关节面骨块与胫骨干完全分离），再根据骨折粉碎程度、关节面压缩程度和整体移位程度进一步细分成不同亚型。
- Cole等[5]对连续38例AO/OTA 43-C3型（复杂关节）Pilon骨折的CT扫描图像进行绘制分析，发现这一类型的所有Pilon骨折在外侧下胫腓联合处有一处分离的骨块，在内侧亦有两处分离的骨块，冠状位上形成Y形骨折线，包含有三个主要骨折块（图2A、B）。同时前外侧或前内侧会存在数量不等的关节面粉碎骨块（图2B）。

| 胫腓骨远端关节外骨折 (43-A) | 胫腓骨远端部分关节内骨折 (43-B) | 胫腓骨远端完全关节内骨折 (43-C) |

简单干骺端骨折 (43-A1)　　单纯劈裂骨折 (43-B1)　　简单关节内及干骺端骨折 (43-C1)

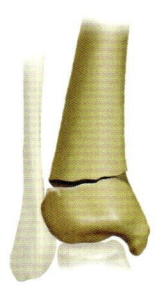 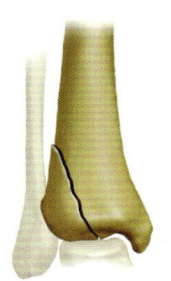 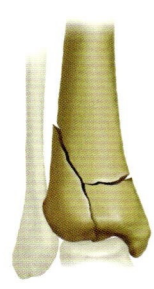

干骺端楔形骨折 (43-A2)　　劈裂压缩型骨折 (43-B2)　　单纯关节合并干骺端粉碎性骨折 (43-C2)

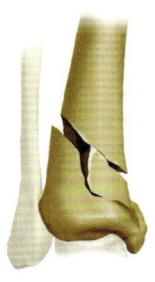 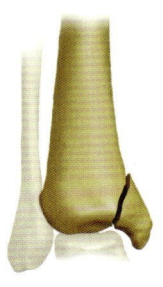 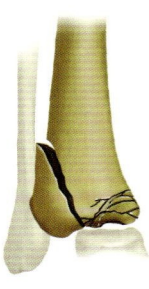

复杂干骺端骨折 (43-A3)　　粉碎性压缩骨折 (43-B3)　　粉碎性关节骨折 (43-C3)

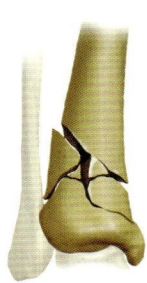 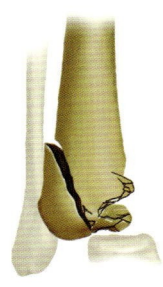 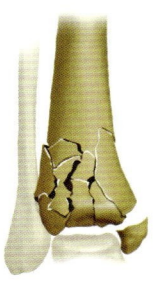

图1　OTA字母数字分类体系将胫骨远端骨折（OTA 43）分为43-A型（关节外）、43-B型（部分关节内）和43-C型（完全关节内）。根据骨折的形态特征，每种类型又分成不同亚组。

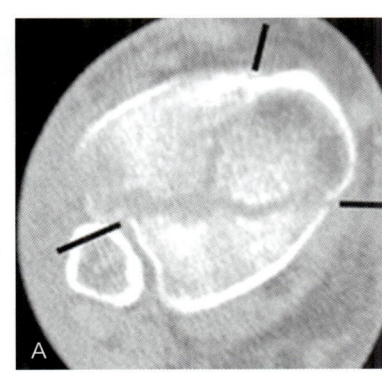 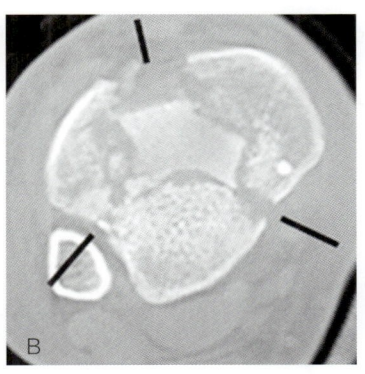

图2 A、B. 采集自43-C3型Pilon损伤的CT图像，图示为典型的骨折形态，表现为前外侧、内踝和后内侧骨折块。关节面的中央部分或前正中部分常可见不同程度的压缩和粉碎。

- 完全关节内粉碎性骨折（AO/OTA 43-C型）中所见的三大"主要"Pilon骨折块可作如下描述：
  - 首先出现穿靴后方骨折块，骨折线从关节面发出并向近端延伸1～4 cm［在部分关节内骨折中（AO/OTA 43-B型），穿靴后方骨性结构通常保持完整］。
  - 碎落下来的Pilon前外侧骨折块大小不等，其表面有下胫腓前韧带附丽。需要固定前外侧的Chaput结节，恢复下胫腓联合的解剖结构和功能。
  - 内踝骨折块是第3个特征性骨块。
  - 经常会遇到各种大小的游离骨软骨块（通常靠近前外侧近中央的位置，参见图2B），这些都是碎裂关节面的残余部分。
- 高能量骨折会累及胫骨骨干部分，并伴有腓骨骨折。腓骨骨折线位于踝关节水平之上。
- 最后，腓骨骨折和前外侧骨折块导致下胫腓联合功能受到破坏。同时固定腓骨和前外侧骨折块才能恢复下胫腓联合的解剖结构和功能。因此，几乎没有必要行下胫腓螺钉固定。
- 旋转暴力导致的是胫腓骨远端螺旋形骨折（图3），这点恰好与高能量损伤相左。腓骨骨折一般起自关节线水平。即便损伤累及关节面，通常也只造成简单的、不伴粉碎或无压缩的骨折。

自然病程

- 在疾病谱的一端，高能量垂直压缩损伤导致粉碎性关节内骨折，并危及周围软组织。在疾病谱的另一端，低能量旋转损伤几乎不伴轴向暴力，产生更近似螺旋形的骨折，软组织受累较少，预后更好些。
- 若某个特定骨折正好落在这个疾病谱范畴中，一般可以预测损伤的最终结果。
- 不巧的是，现有的分类体系无法清晰地区分损伤程度，所以提前明确这些骨折的预后并非易事，亦很难对已刊发的结果进行平等的互相比较。
- 手术治疗对这类骨折的最终预后起重要作用，主要是设计治疗计划来实现术前具体细化的目标，同时将并发症的风险率降至最低。
- 目前已经肯定的预后影响因素，包括避免并发症，恢复关节面平整以及保持关节面与骨干之间正确的对位对线。

病史和体格检查

- 有明确的外伤史，一般是高处坠落、机动车碰撞、摩托车撞击或运动性损伤。极少数情况下，患者只是单纯楼梯踏空或路缘失足。简单、低能量的受伤机制提醒我们要记得评估一下骨质疏松症情况。
  - 如果患者是高能量损伤所致，那么必须根据高级创伤生命支持方案（ATLS）全面评估该创伤患者。
- 务必明确所有合并损伤，并制订整体治疗计划。

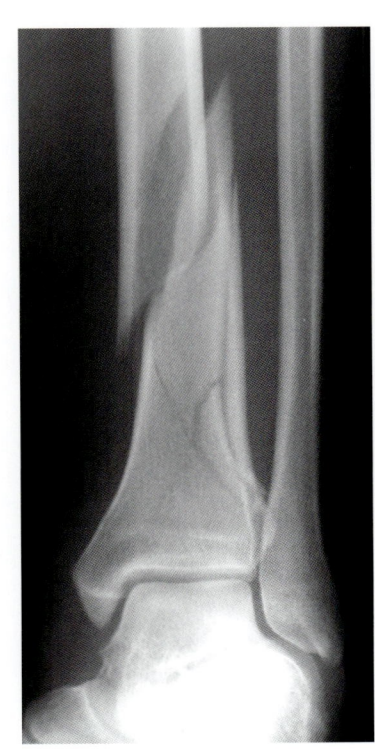

图3 低能量螺旋形43-A型骨折。

表1　闭合骨折的Tscherne-Gotzen分级系统

分级	描述
0	无或轻微软组织损伤
1	浅表皮肤擦伤伴轻到中度骨折移位
2	深而污染的擦伤，局部皮肤或肌肉有碾挫，中重度骨折移位
3	皮肤广泛受到碾挫、挤压或肌肉组织破坏，以及严重骨折

表2　开放性骨折的Gustilo-Anderson分级系统

分级	损伤类型	伤口大小	软组织情况
Ⅰ	低能量	< 1 cm	轻度损伤
Ⅱ	中等能量	> 1 cm	中度损伤
Ⅲ	高能量	> 10 cm	严重挤压损伤

- 伴有糖尿病、血管疾病、吸烟和慢性免疫性或炎症性疾病等都可能影响骨折治疗和危险分层。使用抗凝或抗栓药物、抗炎药物以及其他药物之前，需仔细评估其对手术风险或骨代谢的影响。
- 细致检查并特别留意软组织和神经血管状况，对此类骨折的评估和分类具有重要意义（表1～3）。
  ○ 伤口并发症潜在发生率一度达到史无前例的50%[12,20]，所以再怎么强调软组织损伤的处理也不为过。
  ○ 视诊并记录局部伤口、肿胀、瘀斑、水疱、皮肤缺血改变，以及慢性皮肤病变/血管性变化等情况。

- ○ 确认开放性骨折。
  ○ 明确该损伤的"特性"。
- 由于高能量损伤所致的动脉危象貌似比之前认知的更为多见，因此细致的血管检查是患者评估中的重要一环（这也许有助于解释早期ORIF会出现相对较高的并发症率）。
  ○ 由于存在侧支循环/血流逆行，可能一时间很难断定血管损伤（就好比有单支血管损伤，如胫前动脉）。踝关节动脉压迫试验（Allen试验），测量踝肱指数或辅以CT下的血管造影，这些都有助于进一步评估局部血运。
- 需要紧急手术干预的骨筋膜室综合征几乎难觅踪迹。

表3　下肢的检查方式

检查	技术	分级	意义
整体外观	观察局部肿胀、水疱、伤口、瘀斑情况	闭合性损伤（Tscherne-Gotzen分级）： 0级：间接暴力，软组织损伤可以忽略不计 1级：浅表挫伤或擦伤，简单骨折 2级：擦伤范围较深，肌肉/皮肤挫伤，直接外力所伤 3级：表皮广泛挫伤，皮肤/肌肉碾挫，皮下组织脱套，骨筋膜室综合征 开放性损伤（Gustilo-Anderson分级）： 1级：低能量损伤，伤口 < 1 cm 2级：中等能量损伤，伤口 1～10 cm 3级：高能量损伤，爆炸/碾挫，污染，> 10 cm 3a：软组织量覆盖伤口足够 3b：软组织量不够覆盖，需要软组织重建 3c：合并血管损伤需要修复	会增加手术风险，直到软组织情况改善
血管情况	触诊脉搏和听诊多普勒声调，并与对侧比较 "腿部Allen试验"用于评估单支血管损伤（如胫前动脉）。压迫胫后动脉，同时触诊足背动脉。如果足背动脉搏动消失，胫前动脉则可能受到损伤，足背的血流是通过前足的侧支循环逆行灌注	脉搏搏动分级： 0级：无 1级：几乎扪不到 2级：正常的 3级：洪大的 4级：动脉瘤样	伤口问题、感染和治疗失败的手术风险升高。寻求其他替代方式
神经情况	轻触觉和运动功能的检查	量化评定轻触觉	夏科氏病 法医鉴定
合并损伤（足部、距骨、膝部、髋部、腰椎）	视诊、触诊和活动度的检查	/	避免漏诊

影像学和其他诊断性检查

- 先通过踝关节的三个X线摄片位置来初步诊断胫骨远端Pilon骨折(前后位、踝穴位和侧位)(图4A)。
- 所有"复位性操作"包括使用外支架临时固定后,应再次重复拍摄上述位置的X线片。
- 众所周知,CT扫描可以加深术者对损伤的理解(见图2和图4F),而对于制订复杂损伤的术前计划更是至关重要[21]。
- 对于移位且粉碎的Pilon骨折,最好在临时外固定(图4C)恢复骨折长度后再做CT扫描。这样能大体复位骨折的多数骨块,更容易理解损伤的病理解剖结构(图4B、D、E)。
- 对怀疑伴有血管损伤者,在重建胫骨远端骨性结构之前,先考虑做CT下的血管造影以评估小腿远端各动脉分支(图4G)。隐匿性血管损伤尤指胫前动脉损伤,在高能量Pilon骨折中发生率较高;如果认识不充分可能会导致术后伤口并发症。

鉴别诊断

- 胫骨干骨折。
- 踝关节骨折或脱位。
- 距骨骨折。

非手术治疗

- 非手术治疗仅适用于非移位或轻微移位的,且稳定、几乎无粉碎和软组织损伤的骨折。

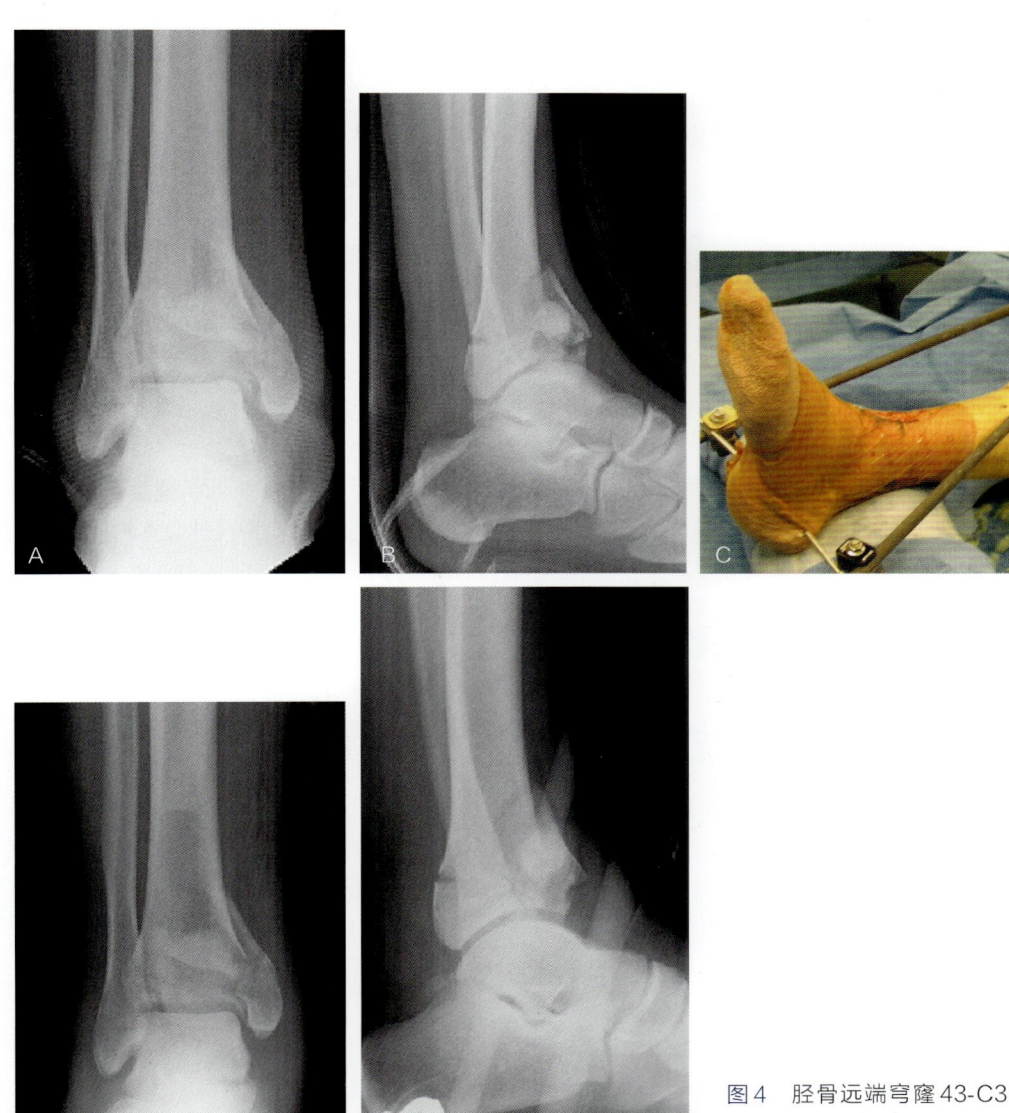

图4 胫骨远端穹窿43-C3型损伤。A、B. 损伤的X线片。C. 移动性牵引方式。大体照片显示早期用跨踝关节支架临时固定患肢。D、E. 闭合复位外固定后的X线片。

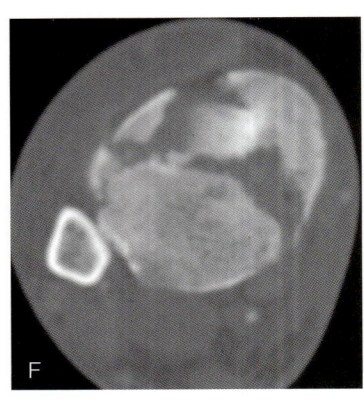
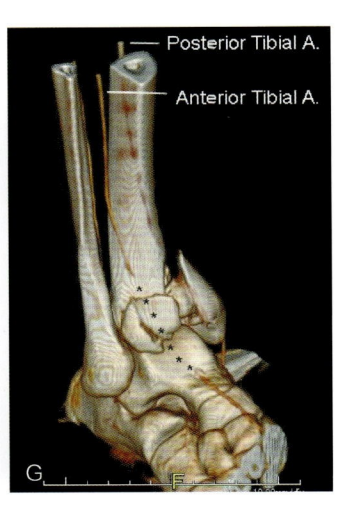

图4（续） F. 横断面CT显示骨折损伤类型。G. 三维重建下的CT血管造影。图中显示胫前动脉无血流灌注。

- 然而这种情况临床上并不常见，因为引起胫骨远端Pilon骨折所需的能量一般导致骨折明显移位和骨性不稳定。
- 尽管使用夹板或石膏固定的风险通常比手术治疗还要高，但对于体弱或存在神经病变的患者，可以考虑采取非手术治疗。
- 对于那些不太适合手术治疗的患者（如高龄、糖尿病、血管疾病患者等），试图用石膏或夹板固定不稳定的Pilon骨折时，将会面临渐进性畸形、皮肤破裂和截肢的风险。
- 其他部位存在肌肉骨骼损伤亦是较强的相对手术指征，因为手术稳定Pilon骨折可能更利于活动和康复过程。
- 正确的保守治疗方案需做到严禁负重的管型石膏或支具，直至影像学上显示骨折愈合迹象。
- 定期随访并警惕影像学变化，确保关节面维持平整以及下肢力线令人满意。
- 每位患者的保护性承重必须秉承个体化原则，但一般需要超过10~12周保护性承重才能维护力线的安全。

手术治疗

- 移位胫骨Pilon骨折通常需要手术处理。ORIF是治疗此类移位骨折的首选方式，以实现Rüedi和Allgöwer之前所述的治疗目标[15]。
- 软组织条件允许的话可以行ORIF，合理的时间窗（即伤后5~21天内），手术取决于周围软组织的外观相。
- 低能量骨折很少粉碎且软组织损伤轻微，可以接受立即手术。然而许多情况下，仅凭当时的外观来认识软组织的损伤程度还远远不够。可以谨慎地静观软组织变化，了解其损伤程度。
- 早期采取跨踝外固定支架或"移动式牵引"，以及分期ORIF已成功地将主要并发症率从50%降至0%~10%[13,18]。
- 大多数情况下，将胫骨干（位于欲置钢板区域的近端）与跟骨连接起来的简单架构就足以作为临时外固定器了（见图4C）。
  - 这种方法使肢体恢复到一定长度，在接近生理条件下帮助组织"恢复"。
  - 若复位胫骨远端穹窿下的距骨并恢复肢体长度后仍存在足跖屈的话，可以在第一和（或）第五跖骨置入半钉，并将足部维持在中立位。
- 开始临时外固定支架时可以固定合并的腓骨骨折（由术者自行决定），也可以等待ORIF的合适时机再做腓骨骨折。
  - 如果一期固定腓骨骨折，必须要做到解剖复位，否则分期重建Pilon时复位胫骨骨折可能会遇到困难。
  - 在临时外固定时，行合并腓骨骨折的ORIF，可能会增加腓骨侧伤口崩裂的风险。
- 外固定时通过后外侧入路对移位的胫骨远端后侧骨块进行一期ORIF，二期再做前入路的ORIF，有人认为这样可以提高关节复位质量。
- 伤后5天~3周内患者应常规返院，并计划进行胫骨的最终固定。
- 分期做胫骨开放手术前，需要观察的指标包括皮肤皱纹的恢复、水疱的上皮化和瘀斑的消退。
- 多数情况下，第二阶段（最终）Pilon手术中外固定可当作牵开器，骨折端稳定后再移除之。

术前计划

- 了解损伤的个体情况，包括软组织问题、患者基本状况以及骨折形态，这些对于制订最佳治疗计划至关重要。
- 做术前计划时，术者可通过"纸上演练"来模拟手术，尽

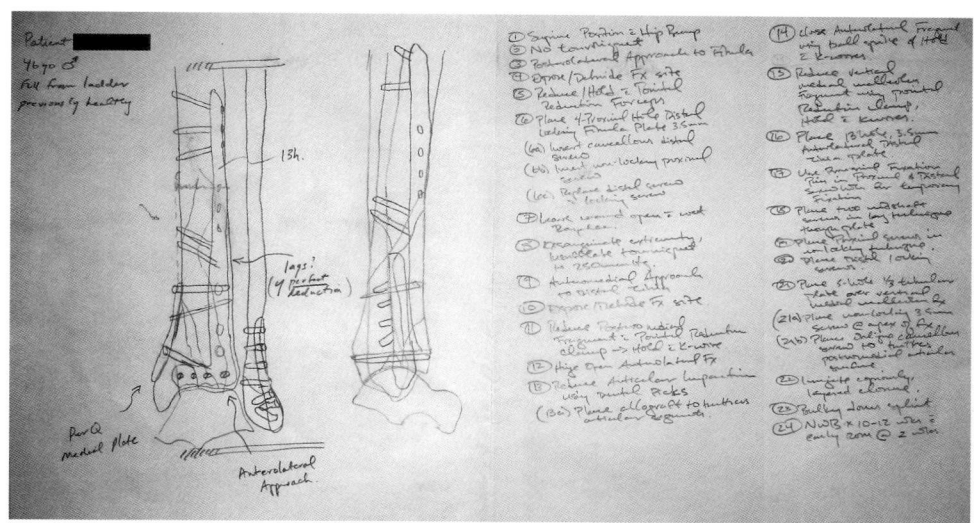

图5 胫骨远端Pilon骨折的术前重建规划图。

量减少风险,并避免术中不必要的时间浪费。
- 术前描图(图5)的好处在于确定具体器械、手术入路、预期复位方式和内固定方案(包括内植物如何选择与何处放置)。
- CT图像可以辅助术者挑选合适的入路来显露关节面骨折以及放置内植物(比如绝大多数AO/OTA 43-C型骨折到底选前内侧入路还是前外侧入路)。
  ○ 图6和图7展示了这个决策过程。

体位

- 大多数Pilon骨折选择前路手术,所以取仰卧位,患者躺在透光床上。
- 术中臀下放置垫枕来控制下肢外旋。
- 使用止血带好处在于获得清晰的术野,特别是踝关节。
- 消毒铺巾至膝上水平,若需要术中自体骨移植的话,就可以从Gerdy结节处获取。
- 消毒铺巾区域也要算上临时外固定半钉安放的位置。术中在这些半钉上安装外支架或通用(股骨)牵开器来实现骨折牵引。
- 这样的牵张有助于骨折复位和关节面的临时稳定,也用于辅助第一块钢板的放置和螺钉固定。
- 开始做后内侧入路时患者可能还处于仰卧位,术者只需外旋小腿即可。对侧髋部下方垫枕可以增加外旋程度,满足手术需要。
- 当打算做后外侧入路时患者最好是俯卧位(或侧卧位),以便小腿后方的手术操作。

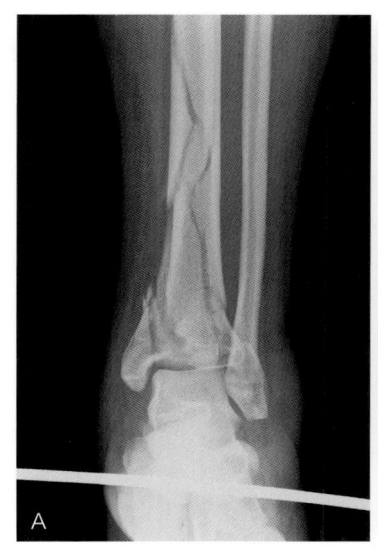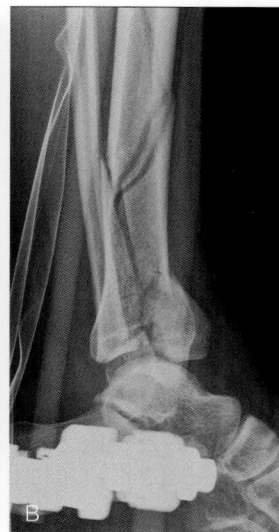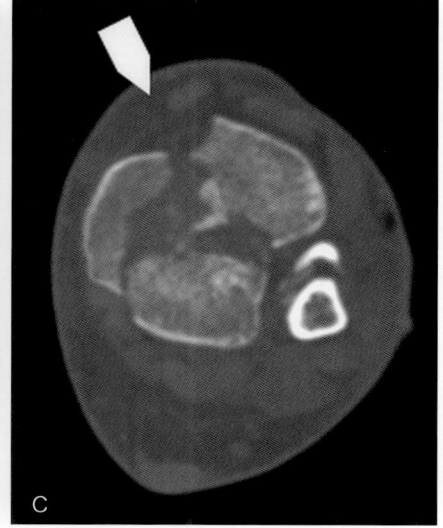

图6 A、B. 43-C型骨折伴内侧关节面粉碎和前方骨皮质劈裂的X线片。C. 相应的轴位CT断层。

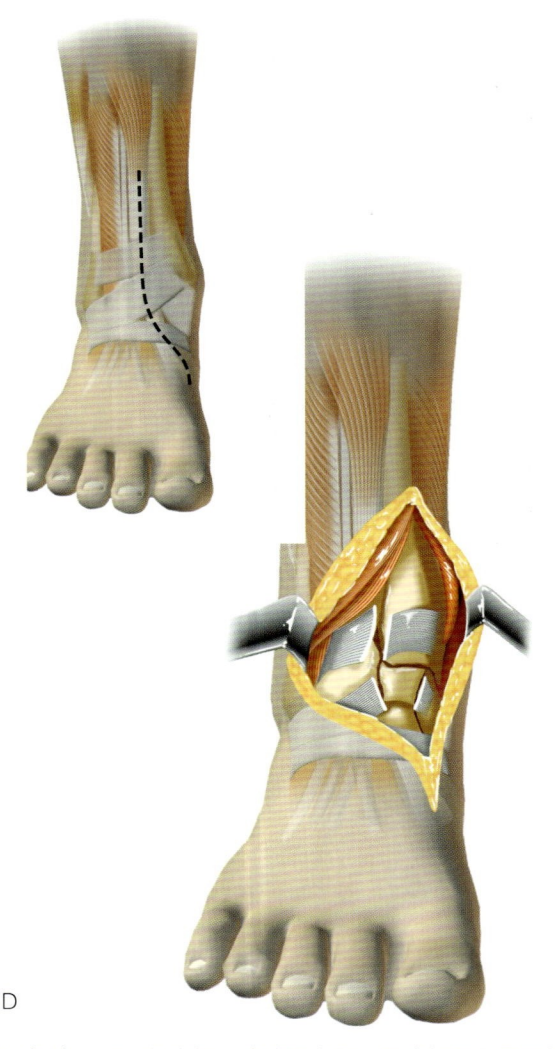

图6（续） D. 前内侧入路的示意图。手术切口位于前侧间室表面，胫骨嵴的外侧，踝关节水平弧向内侧。

入路

- 尽管在过去，胫骨Pilon骨折很流行做所谓"一招鲜吃遍天"的单一入路，但目前治疗这些骨折已出现较多不同的手术入路（图8）。
  - 原则上应采用更为直接的手术入路，减少手术分离和软组织回缩，以及获得最佳的内植物安放位置。
- 就像其他复杂损伤一样，建议根据Pilon骨折的个体情况选择手术治疗的最佳手术入路。
- 越是倾向"定制"的手术入路，理应遵循以下原则：
  - 良好的软组织处理技巧。
  - 维持各切口间适当的皮桥宽度（尤其是这些切口较长或进行延伸时）。

- 如有可能，应避免直接在贴近骨面之处做皮肤切口。因此，一旦出现皮肤伤口问题，产生的组织缺损问题可以用简单的皮肤移植或筋膜皮瓣来重建覆盖。
- 必须深思熟虑，充分利用切口显露重要骨折部位。切口之间距离达到"7 cm"的规则已不适用[10]。也就是说，皮桥应尽可能宽，仅在必要时纵向上重合，尽量减少破坏，并谨慎处理软组织。

前内侧入路

- 传统胫骨远端Pilon骨折的"AO"入路或前内侧入路采用前内侧切口，位于胫骨嵴外侧旁切开1 cm左右，并在胫骨前肌表面开始慢慢转向内侧，以便小心显露内侧柱（见图6A～D和图8）。
  - 笔者采用前内侧入路来处理位于内侧的大块关节面损伤，以及前方皮质裂纹沿胫骨远端向内侧扩展的骨折。
- 靠这个切口要到达关节面的最外侧部分，需要强力牵开踝关节前方软组织。当然也可以配合前内侧入路同时做一个前外侧小切口，来复位和固定前外侧骨折块。
- 全层切开，并沿胫前肌内侧缘延伸，不要产生多个组织分离界面。
- 务必小心处理皮下组织。
- 不允许破坏胫前肌的腱周组织。
- 避免广泛剥离骨折块表面的骨膜组织，小心保护骨块与附着的软组织就能保留它们的血运。
- 用微型椎板撑开器像翻书一样掀开前方骨折块，找到Pilon骨折中央和后方移位的关节面，以及干骺区域骨折。
- 弄清楚骨折情况后，即可进行复位和固定。

前外侧入路

- 最近许多术者开始采用前外侧入路，这类Pilon损伤的基本特征是骨折更偏向外侧（见图7A～D和图8）。
  - Herscovici等[9]对这种踝关节入路作了详尽的阐述[9]。
- 解剖界面紧贴趾长伸肌和第三腓骨肌的外侧缘。胫前神经血管束仍位于内侧。
- 术中可能会遇到腓浅神经的分支，应该保护之。
- 若前外侧入路与腓骨切口之间产生狭窄的皮桥，那么此入路应尽可能短小（比如4～5 cm长），仅用于复位关节面。
- 有时可以采用较短的前外侧入路解决关节面损伤，通过插入前外侧或前内侧穿皮钢板将重建后的关节面与完整骨干相桥接。
  - 然后着手固定近端，在损伤区域外大胆"切开"。

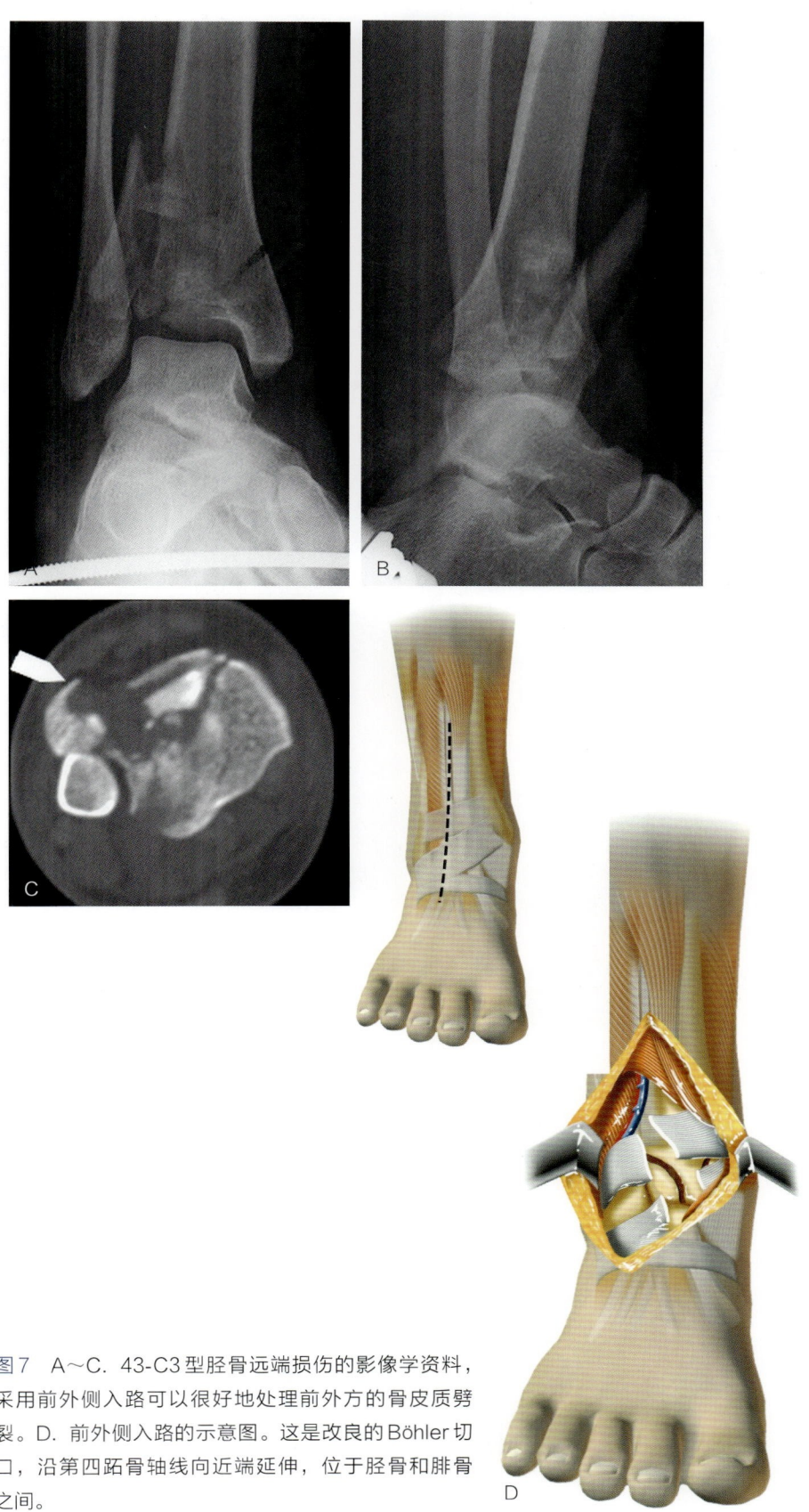

图7 A~C. 43-C3型胫骨远端损伤的影像学资料，采用前外侧入路可以很好地处理前外方的骨皮质劈裂。D. 前外侧入路的示意图。这是改良的Böhler切口，沿第四跖骨轴线向近端延伸，位于胫骨和腓骨之间。

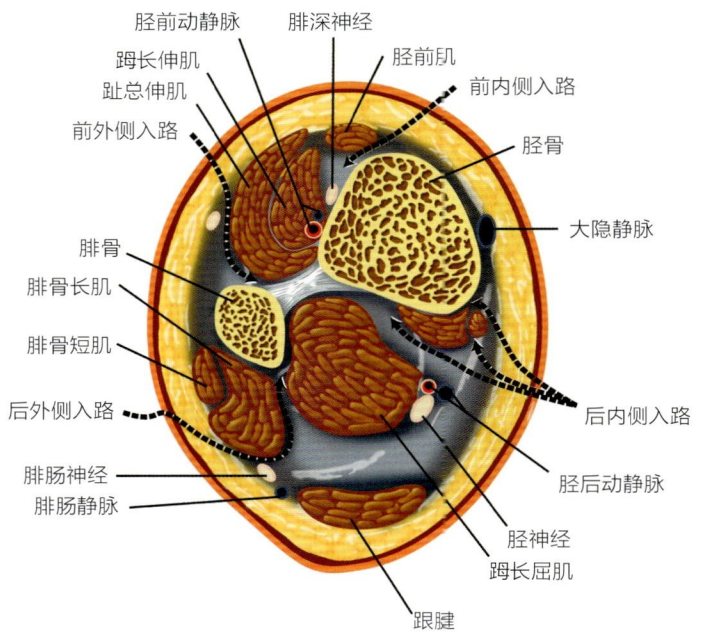

图8 要根据损伤具体情况来确定胫骨远端Pilon骨折的最佳手术入路。通过前方入路（前内侧或前外侧）可以解决逾90%的胫骨远端Pilon损伤，当然其他入路有时也有用。

- 或者，如果在一次手术中需要同时修复腓骨骨折和胫骨远端Pilon骨折，可以在下胫腓联合体表投影处做轻度弧形的皮肤切口，以便处理这两处骨骼。
  - 这里同样也会遇到腓浅神经，应当加以保护。

后内侧与后外侧入路

- 其他手术入路包括后内侧与后外侧切口途径（见图8）。
  - 这些入路并不常用，但与其他手术入路结合起来可能会作用非凡。
  - 这些入路都能以代价最小的方式显露关节面骨块，但是单独使用这些入路不能很好地解决复杂关节内损伤[11]。
  - 然而，这些入路对后方难复性骨块的复位和小支撑板的应用非常有效，这些支撑板可以加强后关节面骨块的固定稳定性。
- 后内侧入路采用胫骨内侧面后方皮肤切口，需要牵开胫后肌腱和胫后神经血管束（有一定风险）（见图8）。
  - 这种入路有3个不同的手术间隙来显露胫骨后内侧结构，如何选择需要根据具体骨折形态和术者想要探查的范围：
    - 胫后肌腱的前方间隙。
    - 胫后肌腱与趾长屈肌腱的间隙。
    - 趾长屈肌腱与胫后神经血管束的间隙。
  - 闭合切口时，需修复已切开的屈肌支持带。
- 胫骨远端后外侧入路会产生搬运和体位摆放问题，因为患者最好采取俯卧位（或侧卧位）。

- 后外侧入路的皮肤切口位于标准腓骨切口后方1~2 cm处，可以很容易与腓骨修复结合起来。
- 该入路是利用腓骨肌腱和趾长屈肌腱之间的间隙（见图8和图9）。使用这种入路，可以适当延伸并安全显露胫骨远端的后方结构。
- 胫骨后方皮质很少形成粉碎骨折，所以可作为复位的参照和评判。一般小型或微型骨块支撑板在此处大有用武之地。目前亦有市售针对胫骨远端后方的解剖预弯钢板。

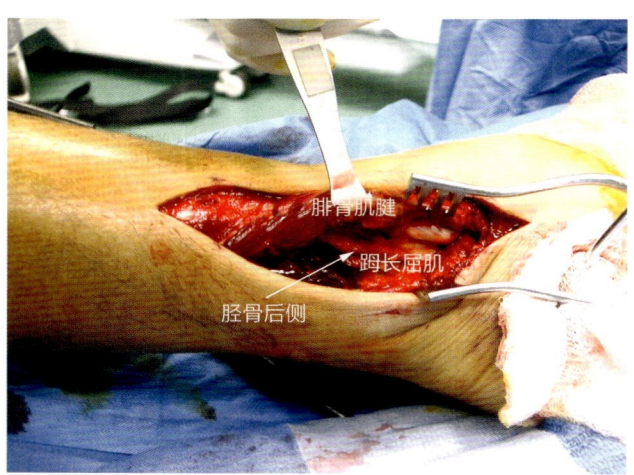

图9 后外侧入路采用的是腓骨肌和趾长屈肌之间的间隙，可以广泛显露胫骨远端后方结构。此入路也能轻松显露腓骨。

外侧入路
- 这不是常用的手术入路。仅限于前内侧软组织覆盖有问题的情况。
  - Grose等[7]详尽地阐述了这种手术入路。
- 在腓骨前缘做皮肤切口,从(腓骨或胫骨)骨折线的最近端到离关节面远端约4 cm处。
- 此处将会遇到腓浅神经,应给予保护。
- 腓骨后缘进行钝性分离,复位内固定腓骨干骨折。但是首先应当利用腓骨骨折间隙直视和评估胫骨骨折情况。
- 腓骨前缘的钝性分离会滑向骨间膜。
- 在骨间膜与骨间膜上方的前室内容物之间进行钝性分离,可以见到胫骨远端关节面。

腓骨骨折的复位和固定

- 修复腓骨骨折时应顾及手术时机和切口位置,必须全盘考虑,以免影响随后的胫骨手术入路。
- 先复位和固定腓骨以间接复位胫骨处骨折。
- 在这种情况下,必须精准复位腓骨骨折,否则将会影响胫骨处骨折复位。
- 假如下级转诊单位已经开展外固定支架做分期治疗,多数三级医疗中心更倾向于先不要固定腓骨骨折,从而为提供最终治疗的医生预留最大手术操作灵活度。
- 如果采用不同的手术入路治疗胫骨远端和腓骨骨折,一般来讲腓骨切口要位于后外侧,这样能与未来前内侧或前外侧切口保持合适的间距。
- 也可以考虑做腓骨远端的后外侧入路,因为它位于腓肠神经和腓浅神经的主分布区之间。

胫骨远端Pilon关节面的复位与固定

- 复杂关节内损伤修复时,首要任务是精确重建关节面对合关系,并给予坚强内固定。
- 如前所述,基于损伤形态来确定手术入路。并根据重要的损伤解剖结构来优化手术路径,比如对伴有内侧劈裂骨折和(或)集中在偏内侧的关节内骨折可以采用前内侧手术入路(技术图1A~C)。
- 一旦稳定关节面骨块后,可以通过切开方式或微创插板方式(或外固定支架)将关节面骨块与胫骨干相连。
- 很多时候关节面骨块复位和干骺端复位是同步进行的。
- 清除不可复位的游离骨块。
- 无论术者采取何种最佳手术入路,都必须仔细而精确地重建关节面。
  - 可以接受2 mm之内的关节面台阶。
- 利用关节牵开器(股骨牵开器或外固定支架),可以经前方入路显露前2/3关节面骨折。
- 小型椎板撑开器能"开书样"掀起垂直相的皮质骨块,方便找到压缩的关节面骨碎片(技术图1D、E)。

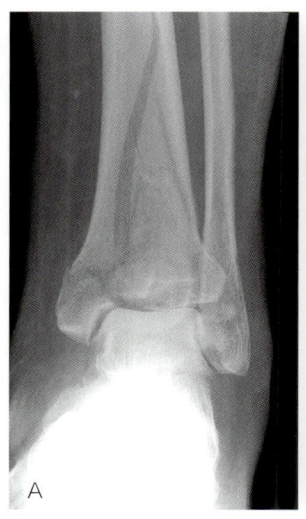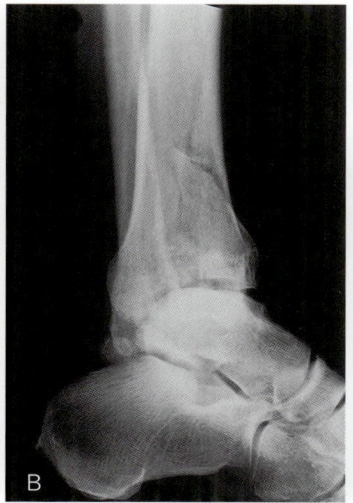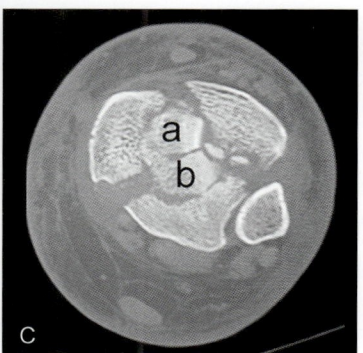

技术图1 A~C. 典型的胫骨远端43-A3型骨折病例。

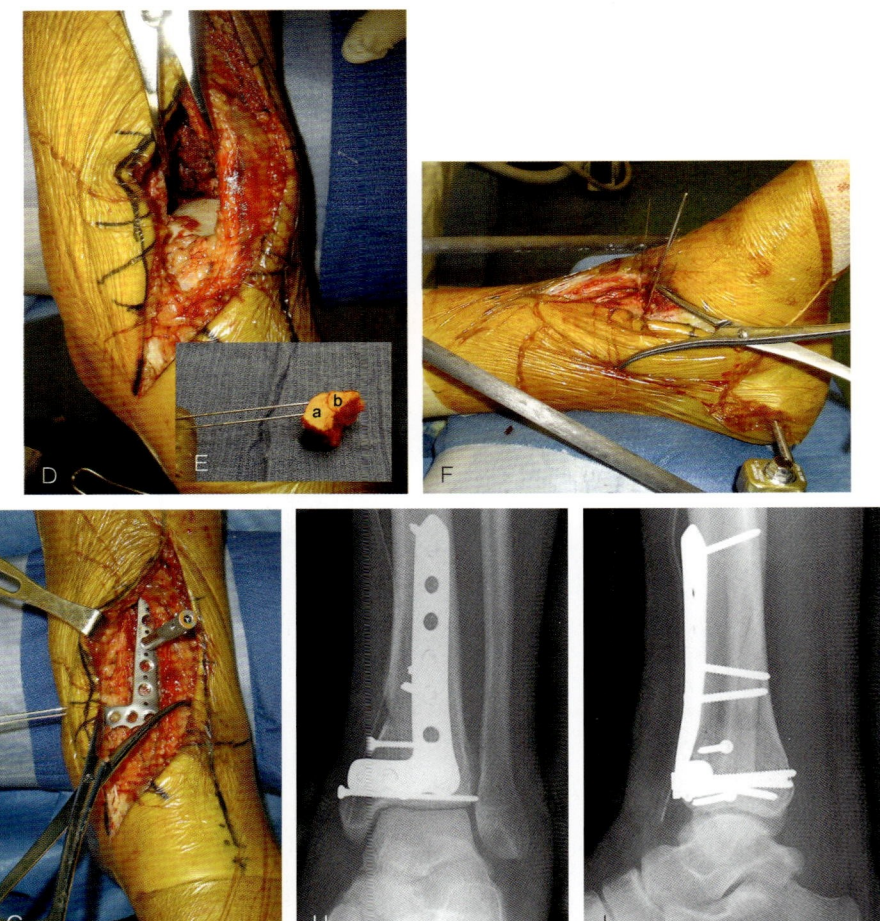

技术图1（续） D、E. 像翻书一样打开前方骨皮质劈裂处，并用椎板撑开器维持。这样的解剖分离操作还是不能满足骨折复位和钢板固定的必要空间。通常可以使用牵开器（或外固定支架）来增加显露程度，直视关节面的前2/3部分。某些极端的情况下如同展示的这例（如小图所示），用克氏针、微型螺钉和（或）可吸收针将主要关节面骨块在旁边手术桌上进行重建。F. 经切口或经皮放置复位钳和临时固定的克氏针（要小心操作）。G. 照片显示术中采用拉力螺钉技术和前路钢板，用前后方向的排钉技术更好地固定支撑关节面。H、I. 相关的术后X线片。

- 一块接一块地重建关节面骨块，直到处理完所有重要骨块。任何完整的关节面都可以作为复位基础。
- 有些时候，距骨穹顶可作为胫骨远端关节面的复位模板。
  - 重建过程中最好使用数枚克氏针作为临时固定（技术图1F、G）。
- 必须直视关节面情况和（或）透视下严格评估。
- 从前方入路很难显露胫骨远端后方关节面。踝关节位置会影响后方骨块的位置。
  - 必要时用钢针撬拨技术，尖锐的骨钩或点式复位钳，来充分复位后方骨折块。
  - 后方入路也许很有必要，特别是遇到移位的后方骨折线处于"低"位（靠近关节面）时，会产生较小的骨折块。
- 如有需要，临时固定针可用作空心螺钉导针。
- 小螺钉和微型骨片钉都很有用，应在拆除临时固定针之前放置它们（技术图1H、I）。
- 重建完关节面后，根据干骺端区域的压缩情况估算植骨的需要量。
- 谈到自体骨移植，Gerdy结节区最方便获取，产生的痛苦也比髂嵴区少，且大多数情况下能提供充沛的移植骨量。
- 如果还需要额外植骨或患者不愿承受自体骨移植带来的痛苦，那么人工骨或同种异体移植物是比较合适的替代方案（手术知情同意书中应提及使用移植骨的可能性）。

Pilon 骨折关节外(干骺区)的复位和内固定

- 一旦完成远端关节面复位,就可以将含关节面的骨段与近端骨干重新相连(许多情况下,这些操作同步进行)。
- 尽管有些术者喜欢在关节面有限内固定后使用外支架固定,但是笔者更偏好钢板固定。
- 目前,大多数内植物供应商都能提供符合胫骨远端"解剖型"设计的低切迹、固定小骨块钢板(具有锁定功能)。
- 这些内植物采用解剖设计,能良好贴合胫骨远端的前内侧或前外侧表面(技术图1F,技术图2)。
- 传统做法是使用小钢板,因为它容易折弯,能较精确匹配骨骼的轮廓。
- 率先使用非锁定螺钉将钢板帖服于骨骼,尽量减少软组织受到钢板突起的刺激。
- 根据骨质量、骨折粉碎程度和预期愈合时间等因素来决定如何安置余下的锁定螺钉,形成"混合"内固定架构。
- 前路(前内侧、前外侧)放置钢板治疗复杂胫骨远端关节内骨折,一般最好采用中和钢板或支撑钢板模式。
- 术中透视提示骨折复位良好和内固定位置令人满意后,再关闭切口。

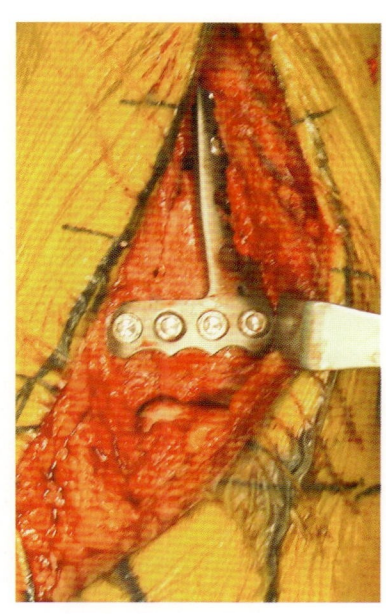

技术图2　术中影像显示采用拉力螺钉技术和前路钢板,用前后方向的排钉技术更好地固定支撑关节面。尽管压缩的关节面上方充填了取自Gerdy结节处的自体骨,但是也可以用同种异体骨或人工骨作为替代品。

关闭切口和伤口护理

- 关闭支持带,覆盖深面的骨骼和内植物。
- 放置引流或切口负压敷料,可以将伤口下积液对切口的压力降至最低。
- 关闭皮肤切口前用可吸收线缝合皮下层组织。
- 笔者使用细尼龙(4-0)间断缝合线,采用轻度张力的连续缝合法或Allgöwer-Donati缝合技术,拆线前采取无创伤软组织处理技术[16](技术图3)。
- 非常重要的是,要在无张力情况下关闭前内侧切口。切口关闭后前侧皮缘的任何实质性张力都可能导致一定程度的软组织坏死。为了做到前内侧切口无张力,极少情况下需要松开外侧切口或重返手术室做前内切口的延迟闭合。
- 踝关节中立位,用大量敷料稍加压包扎并夹板固定。
- 预防性切口负压治疗有利于防止感染和伤口哆裂[19]。
- 最后,离开手术室前仍抬高患肢,以减轻肿胀。

技术图3　采取创伤骨科技术关闭伤口,用细尼龙线缝合皮肤表层。

要点与失误防范

减少主要并发症的发生风险	• 应用现代软组织处理方法之前,切开治疗高能量胫骨Pilon骨折带来并发症高发生率(可达50%)。其实许多并发症都是可以预防的,所以骨科医生要切实把握住胫骨远端Pilon骨折的治疗机会,因为这将影响患者的最终结果 • 现代骨折治疗原则(如分期治疗方案、个体化的手术入路、软组织保护、间接复位和生物学固定)已将这类骨折并发症的发生率降低到可接受水平(约0%~10%)
手术目标	• Pilon骨折的手术目标包括精确重建关节面、恢复肢体长度和力线、骨折稳定固定以及早期开展关节活动。避免并发症是获得最佳临床结果的关键所在
软组织处理	• Pilon骨折行ORIF时,软组织条件必须有极大改善 • 这类损伤治疗必须坚持分期处理、个体化手术入路、软组织保护以及骨折间接复位
关节面复位技巧	• 复位关节面至关重要,通常先做 然后再复位骨骺区和骨干 • 采用外固定支架或股骨牵开器进行纵向牵引可间接复位骨折并显露关节内部结构。用小骨刀或骨膜剥离子抬起压缩的关节面碎块。抬起的骨块体积越大越好,由此产生的空腔可以考虑植骨填充。清除那些小的、无法修复的游离骨块。在位的距骨顶可作为关节面复位的模板。小心放置点式复位钳并结合多枚克氏针来辅助和维持骨折复位。最终骨折固定前和固定后,通过直视和(或)透视仔细审视复位效果,以便在离开手术室之前完成修正
干骺区复位技巧	• 一般情况下,关节面骨块复位和干骺区力线恢复同步进行 • 点式复位钳、小椎板撑开器和拉力螺钉对于干骺端的复位非常有帮助。必须从临床外观和影像学上全面仔细审视力线恢复情况。精确复位的腓骨是指导胫骨长度恢复的极好参照
骨折固定遇到的问题	• 关节面骨块固定一般使用2.4 mm螺钉、2.7 mm螺钉、3.5 mm螺钉和拉力螺钉,偶尔也会用到可吸收螺钉。通常在软骨下骨处置入螺钉,使骨块获得最佳的稳定性。对于完全关节内骨折或骨质疏松型骨折来说,解剖型胫骨远端锁定板是当之无愧的利器,但并非所有损伤都需要(或必须使用)这种钢板

术后处理

- 未来数周内必须抬高患肢以保护切口。
- 健康教育很要紧,患者可以最大程度理解伤口风险并配合抬高患肢以及其他术后治疗措施。
- 积极进行呼吸道护理,持续吸氧直至患者停用静脉麻醉药(呼吸抑制剂)并完全苏醒。
- 术后维持制动10~14天或维持制动直至切口完全愈合。
- 切口拆线时,开始踝关节活动训练,用可拆卸的骨折支具固定患肢。
- 影像学上证实骨折愈合充分后才开始肢体负重,在这之前要严格遵守非负重原则。术后骨折愈合一般需要10~12周时间。

预后

- Pilon骨折的ORIF理念是Rüedi和Allgöwer提出原则的直接延伸[15]。
- 回顾过去,ORIF早期效果欠佳的主要相关因素是周围软组织遭到破坏,而非骨折得到固定引起的[12,20]。
  - 这些失败要归咎于:胫骨远端菲薄、脆弱的软组织包裹,并且对软组织损伤的严重程度认识不足;术中过多剥离软组织;固定时使用大型内植物造成内固定突起。
- 现代Pilon骨折的处理技术将其并发症率控制在令人满意的范围内。
  - Sirkin等[18]与Patterson和Cole[13]都对C型Pilon骨折患者进行回顾性分析,这些患者均接受了分期治疗方案,即一期腓骨固定并结合跨踝关节的临时外支架固定。软组织恢复正常状态后,按部就班切开重建并钢板固定胫骨侧骨折(两项研究分别平均为13天和24天)。结果显示,采用分期治疗技术应对高能量Pilon骨折,最终深部感染率分别只有6%和0%。
  - 采用分期ORIF处理开放性Pilon骨折的短中期结果显示,尽管并发症率低(3%),但是功能评分结果要差于年龄匹配的正常组(未开放)[3]。
- 近期一项报告显示,给予AO/OTA C型Pilon骨折早期(88%在伤后48小时内)确切的ORIF基本上是安全的:深部感染率或伤口并发症率6%,这些患者需要再次手术干预[22]。所以作者得出的结论是,如果请有经验的创伤骨科医生来做,那么该方案还是安全有效的。
- 分期ORIF和其他方法治疗胫骨远端Pilon骨折的对比研究数量有限。
  - 回顾性比较3种严重Pilon骨折(92%为43-C型骨折)的治疗方案[2]:
    - 一期ORIF(15例,仅适用于闭合性骨折且无严重软组织损伤患者)。
    - 对关节面骨折一期微创复位固定,并结合长时间(至少4周)跨踝关节外支架固定(28例)。

- 采用分期治疗,关节面骨折一期微创复位固定结合跨踝关节外固定支架,然后二期改穿皮钢板固定(8例)。
  - 尽管这三组间伤口感染发生率无显著差异,但本研究发现,分期手术患者在疼痛、踝关节活动、日常生活活动功能量表(ADLs)以及再次关节融合术需要等方面都要好于比其他组表现。
- ORIF治疗胫骨远端Pilon骨折的50例患者与微创接骨板固定或外支架固定治疗的17例患者,两组结果进行比较[1]。有3项因素显著影响结果:骨折严重程度、手术复位质量和骨折治疗方式(ORIF效果更好)。
- 对比63例采用ORIF治疗43-B或C型Pilon骨折患者与16例有限切开复位关节面和环外固定治疗患者的功能结果[8]。无关乎何种治疗方式,治疗结果最差的均属于C3型骨折。与外固定支架相比,虽然ORIF的并发症更少,创伤后关节炎发生率更少,但这一结论可能反映出治疗上的选择偏倚,因为开放性损伤和较严重的粉碎性骨折均采用外固定支架治疗。
- 有两项研究报告了胫骨远端Pilon骨折ORIF术后的中长期随访结果。
  - 胫骨远端Pilon骨折ORIF术后至少18个月以上的30名患者完成SF-36量表调查,在每个SF-36子类别中均有不足之处,在生理功能和身体角色功能方面的结果差别最大[17]。
  - ORIF治疗胫骨远端Pilon损伤的80名患者,术后2年以上接受SF-36量表评估,SF-36量表中所有8项功能区域评分都不同程度有降低,包括生理功能、身体角色功能和躯体疼痛方面出现明显异常评分[14]。他们还注意到35%的患者报告了严重的踝关节僵硬,29%有持续肿胀,33%表述有持续疼痛。那些受伤前有工作的患者,术后43%在最后随访时没有上班工作。

并发症

- 胫骨远端Pilon骨折多为复杂损伤,如果处理不当,很可能出现并发症。
  - 这些并发症中的多数可以预防,因此骨科医生有机会积极干预胫骨远端Pilon骨折患者的最终结果。
  - 尽管不能改变损伤的严重程度,但可以选择合适的手术时机、良好的软组织处理,以及精确的关节复位和稳定的骨折固定,允许早期活动,为这类骨折患者达到治疗效果好和并发症少创造最佳条件。
- 应积极处理由这些治疗引起的伤口问题,以防深部感染。
  - 对于伤口边缘浅表坏死,无论是否口服抗生素,局部伤口护理就能成功处理。
  - 顺应性好的患者中可以随访到全层皮肤坏死(焦痂)形成者。他们懂得一旦伤口问题出现恶化,要立即返回医院。一旦焦痂开始脱落或引流出液体(变成"不稳定"的焦痂),就需要在抗生素治疗的同时清除它。如果掀起焦痂时痂下组织愈合不充分,患者可能需要正规清创术,并采取简单植皮、筋膜皮瓣或游离组织转移来覆盖创面,以上这些治疗方式取决于伤口的部位和面积大小以及需要多少"生物学"因素来帮助愈合和防止感染。
  - 这种情况下的前内侧伤口比前外侧伤口或其他部位伤口更为棘手,因为前内侧伤口会露出深面的胫骨骨质和钢板。
- 明确的深部感染会威胁肢体安全。一般需要静脉注射抗生素,分期手术包括外固定支架、软组织覆盖(通常采用游离组织移植)和延期植骨来解决问题。
- 关键是并非所有患者都适合做这种复杂的重建手术,遇到这种情况时,尽早膝下截肢是迅速恢复功能的有效手段。尤其对于那些有记录的或预计是无依从性患者来说,这种治疗真实有效。
- 畸形愈合通常发生在内翻位情况下。如果接受力线欠佳或未发现力线不良、骨折还没愈合和(或)固定失败,就会发生这种情况。
  - 畸形愈合重在预防,应关注内侧柱初始稳定性以及是否获得持续性支撑,以抗衡完整的,或钢板固定的,或已经愈合的腓骨。
- 某些外科医生完全避免固定腓骨。这种方法通常出现在关节面有限切开重建再结合胫骨外固定支架的病例中。
  - 然而,避免固定腓骨并不能明确减少成角畸形,甚至会增加其发生的概率。另外,单纯使用外固定支架更加难以维持肢体合适的长度。
- 胫骨或腓骨的力线异常可能影响踝关节功能,并导致疼痛性踝关节病。
  - 大多数作者认为力线上存在<5°的内外翻和<5°或10°的前屈/后仰是可接受的范围。
  - 畸形矫正手术通常不可避免要调整固定,需要细致的术前计划,可能需要转诊给那些创伤后重建经验丰富的外科医生。
- 骨不愈合或延迟愈合发生率约为5%或更多,且常合并畸形愈合。
  - 损伤情况和机体情况是影响胫骨远端Pilon骨折愈合内在因素。
- 干骺端严重粉碎、开放性骨折和骨缺损是导致骨愈合问题的主要因素。遇到这些情况,应考虑采取辅助措施。

- 应常规劝诫患者停止吸烟和避免使用非甾体抗炎药，以降低这些并发症的发生率。
- 对于高危骨折，即时或早期（4~8周内）植骨可加速胫骨干骺端愈合。治疗过程中，可以在早期（为加速骨折愈合）或晚期（作为骨不连手术的辅助手段）采用骨骼的外部刺激方式。
- 治疗胫骨远端明确的骨不连需要一个整体规划，需要考量软组织情况、顾及局部生物学因素和生物力学因素、感染情况、踝关节状况和其他因素。
  - 修复时通常需要重新调整肢体力线，无论是否植骨，接下来都要进行坚强固定。
- 首先应通过保守治疗来处理创伤后关节炎。倘若非手术治疗措施都无效，通常会选择踝关节融合术（外科医生的偏好方式）。全踝关节置换术的最新进展可能会让那些被严格挑选的患者内心燃起希望，但目前还不是标准化的推荐。
- 极少数情况下，对于无法保留关节面的严重骨折患者，考虑一期踝关节融合术来挽救肢体[4]。
- 治疗干骺端骨不连合并踝关节炎会特别棘手，因为夹在中间的胫骨骨块（位于骨不连部位和踝关节之间）通常很小，且骨质量较差。
  - 这种情况下的治疗方案，包括截肢（尤其如果存在感染），切除后行牵张成骨术，或行跨越骨不连和踝关节的内固定术同时给予植骨。

（陈宇杰　译，李晓林　审校）

参考文献

［1］ Babis GC, Vayanos ED, Papaioannou N, et al. Results of surgical treatment of tibial plafond fractures. Clin Orthop Relat Res 1997; 341:99-105.

［2］ Blauth M, Bastian L, Krettek C, et al. Surgical options for the treatment of severe tibial pilon fractures: a study of three techniques. J Orthop Trauma 2001;5:153-160.

［3］ Boraiah S, Kemp TJ, Erwteman A, et al. Outcome following open reduction and internal fixation of open pilon fractures. J Bone Joint Surg Am 2010;92:346-352.

［4］ Bozic V, Thordarson DB, Hertz J. Ankle fusion for definitive management of non-reconstructable pilon fractures. Foot Ankle Int 2008;29:914-918.

［5］ Cole PA, Mehrle RK, Bhandari M. The pilon map: assessment of fracture lines and comminution zones in AO C3 type pilon fractures. Presented at Orthopedic Trauma Association annual meeting, Hollywood, FL, October 8-10, 2004.

［6］ Fracture and dislocation compendium. The Orthopedic Trauma Association Committee for Coding and Classifications. J Orthop Trauma 1996;10(suppl 1):v-ix, 1-154.

［7］ Grose A, Gardner MJ, Hettrich C, et al. J Orthop Trauma 2007;21 (8):530-537.

［8］ Harris AM, Patterson BM, Sontich JK, et al. Results and outcomes after operative treatment of tibial plafond fractures. Foot Ankle Int 2006;27:256-265.

［9］ Herscovici D Jr, Sanders RW, Infante A, et al. Bohler incision: an extensile anterolateral approach to the foot and ankle. J Orthop Trauma 2000;14:429-432.

［10］ Howard JL, Agel J, Barei D, et al. Challenging the dogma of the 7-cm rule: a prospective study evaluating incision placement and wound healing for tibial plafond fractures. Presented at Orthopaedic Trauma Association annual meeting, Phoenix, AZ, October 5-7, 2006.

［11］ Ketz K, Sanders R. Staged posterior tibial plating for the treatment of Orthopaedic Trauma Association 43C2 and 43C3 tibial pilon fractures. J Orthop Trauma 2012;26(6):341-347.

［12］ McFerran MA, Smith SW, Boulas HG, et al. Complications encountered in the treatment of pilon fractures. J Orthop Trauma 1992;6:195-200.

［13］ Patterson MJ, Cole JD. Two-staged delayed open reduction and internal fixation of severe pilon fractures. J Orthop Trauma 1999; 13:85-91.

［14］ Pollak AN, McCarthy ML, Bess RS, et al. Outcomes after treatment of tibial plafond fractures. J Bone Joint Surg 2003;85-A (10):1893-1900.

［15］ Ruedi T, Allgower M. Fractures of the lower end of the distal tibia into the ankle joint. Injury 1969;1:92-99.

［16］ Sagi HC, Papp S, Dipasquale T. The effect of suture pattern and tension on cutaneous blood flow as assessed by laser Doppler flowmetry in a pig model. J Orthop Trauma 2008;22(3):171-175.

［17］ Sands A, Grujic L, Byck DC, et al. Clinical and functional outcomes of internal fixation of displaced pilon fractures. Clin Orthop Relat Res 1998;(347):131-137.

［18］ Sirkin M, Sanders R, DiPasquale T, et al. A staged protocol for soft tissue management on the treatment of complex pilon fractures. J Orthop Trauma 1999;13:78-84.

［19］ Stannard JP, Volgas DA, McGwin G III, et al. Incisional negative pressure wound therapy after high-risk lower extremity fractures. J Orthop Trauma 2012;26(1):37-42.

［20］ Teeny SM, Wiss DA. Open reduction and internal fixation of tibial plafond fractures. Variables contributing to poor results and complications. Clin Orthop 1993;292:108-117.

［21］ Tornetta P III, Gorup J. Axial computed tomography of pilon fractures. Clin Orthop Relat Res 1996;(323):273-276.

［22］ White TO, Guy P, Cooke CJ, et al. The results of early primary open reduction and internal fixation for treatment of OTA 43.C-type tibial pilon fractures: a cohort study. J Orthop Trauma 2010; 24:757-763.

第56章 踝关节骨折的切开复位内固定
Open Reduction and Internal Fixation of the Ankle

Sanjit R. Konda and Kenneth A. Egol

定义

- 踝关节是一种优化的铰链式结构，依靠相匹配的踝穴发挥最佳功能。
- 正常的胫距接触面积是维持踝关节正常功能必不可少的因素。
- 手术治疗移位、不稳定踝关节骨折的关键是恢复骨骼和韧带解剖结构及对应关系，重建踝穴[12]。
- 本章节将重点关注一种踝关节特殊损伤类型的治疗，特别是双踝骨折的治疗。

解剖

- 要弄清踝关节骨折，必须与胫骨远端和踝关节解剖学相关联。因为胫骨干移行至踝上区域时，致密骨皮质逐渐变为干骺端骨松质（图1A）。
- 胫骨侧关节面呈凹形，向远端延伸形成前、后唇。
  - 胫骨侧关节面又称胫骨穹窿顶（tibial plafond），这是法语单词，意为天花板。
- 距骨顶恰似楔形，嵌在踝穴内。其前缘宽后缘窄。
- 胫骨内侧终于内踝。
  - 内踝通过丘间沟分为前丘和后丘（图1B）。
  - 前丘相对更窄些，是内踝最远端的部分，亦是三角韧带浅层的起点部分。
  - 丘间沟和后丘较前丘宽，是三角韧带深层的起点部分。
  - 三角韧带止点（距骨内侧结节、足舟骨结节和载距突）也视为内踝骨-韧带复合体的组成部分。
- 外踝是腓骨远端终末部分。冠状位外踝较内踝约低1 cm，矢状位外踝较内踝偏后方约1 cm。
- 下胫腓韧带复合体使得腓骨远端与胫骨远端紧密联合在一起。以下韧带参与组成下胫腓韧带复合体：下胫腓前韧带、下胫腓后韧带、下横韧带和骨间韧带（图1C）。

发病机制

- 大多数双踝骨折是足部处在旋前位或旋后位，躯体扭转造成的[8]。Lauge-Hansen分型是阐述这类骨折的最佳分型方式[6]（图2）。

- 旋后-外旋型踝关节骨折分为四个阶段。
  - 第1阶段损伤表现为下胫腓前韧带的撕裂。
  - 外旋扭力继续向外侧传递时，腓骨发生螺旋状骨折。侧位片可见，骨折线从前下皮质向后上皮质走行。
  - 出现下胫腓后韧带撕脱或后踝骨折，说明进入了第3阶段。
  - 最后阶段造成内踝骨-韧带复合体损伤，伴三角韧带深层撕裂或内踝骨折。
- 旋前-外旋型损伤也同样经历4个阶段。由于致伤时足部处于旋前位，因此内侧结构最先受损。
  - 这种机制下所见腓骨骨折线通常高于下胫腓联合，侧位片上骨折线从前上向后下方走行。
- 旋后-内收型损伤伴有腓骨低位横行骨折，以及内踝垂直剪切型骨折。这种损伤类型同时伴有胫骨穹窿的压缩。
- 最后，直接折弯情况下出现旋前-外展类型损伤，表现为内踝撕脱骨折合并下胫腓联合上方的腓骨横行骨折或腓骨外缘粉碎骨折。

病史和体格检查

- 大多数创伤后踝关节疼痛的患者都会描述扭伤时的情形。极少数情况下，患者会忆述踝关节曾受过直接暴力伤。
- 合格的现病史应包含患者当前的系统疾病情况，如：周围血管病、糖尿病或周围神经病变。
- 体检的重点应放在视诊、触诊和神经血管检查。
  - 肉眼所见的任何畸形极可能是关节脱位，这点很重要。如果存在脱位，必须尽快复位踝关节并用夹板固定，避免皮肤受到顶压（随之而来的就是皮肤坏死）和神经血管受损。
  - 仔细检查踝关节周围是否有开放性伤口也十分关键。开放性骨折意味着急诊手术迫在眉睫。应记录踝关节周围皮肤的肿胀程度、瘀斑和压痛情况。
- 对于旋后-外旋型患者来讲，若仅表现为单纯腓骨骨折且踝穴正常，应加做重力下的应力检查。外踝骨折时若内侧间隙增宽超过5 mm，意味着骨折不稳定[7,9]。

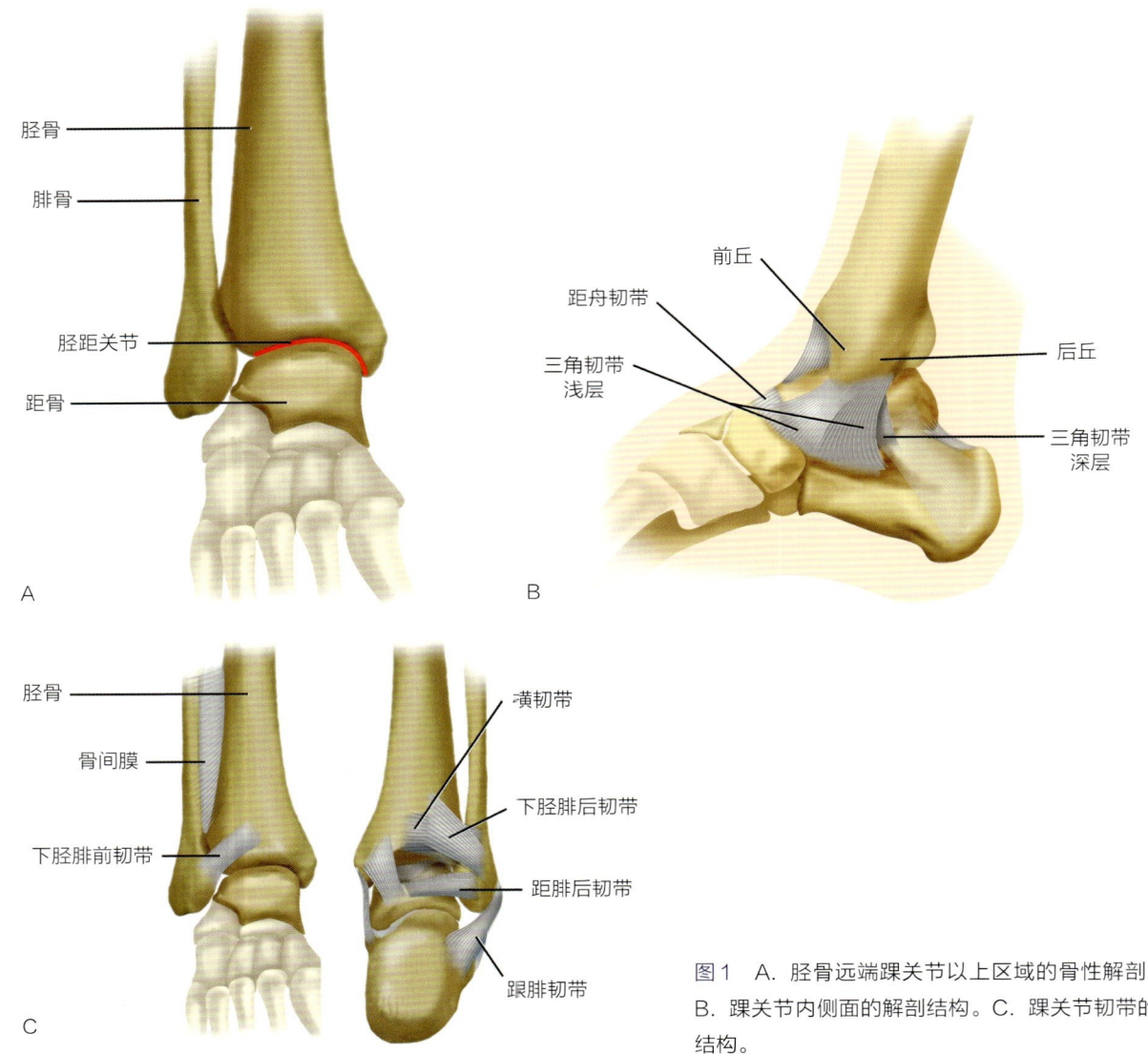

图1 A. 胫骨远端踝关节以上区域的骨性解剖结构。B. 踝关节内侧面的解剖结构。C. 踝关节韧带的解剖结构。

- 在挤压下胫腓联合试验中,若踝关节出现疼痛,提示下胫腓联合损伤。
- 还应检查腓骨近端、膝关节和胫骨全长。排查前,必须记录末梢动脉搏动情况、毛细血管再充盈试验和详细的神经感觉检查。

影像学和其他诊断性检查

- 影像学检查包括踝关节创伤系列位摄片:前后位、侧位和踝穴位(图3A~C)。
- 伴有内侧临床症状的单纯外踝骨折患者,或旋后-外旋型患者怀疑有踝关节不稳的话,则需手法外旋应力位摄片来评估踝关节是否稳定[2,7]。
  - 背伸踝关节,并将胫骨内旋15°,会得到踝关节轻度外旋位的透视影像[11](图3D)。
  - 外踝骨折合并内侧间隙增宽超过5 mm,提示踝关节存在不稳定[2](图3E)。
- 根据临床上的诊断需要,拍摄胫腓骨全长片。
- 踝关节内侧稳定性的恢复效果取决于内踝骨折块大小和位置。
  - 内踝骨折块的大小是决定内侧稳定性的关键因素。
  - 前丘骨折块仅有三角韧带浅层附着。约25%的旋后-外旋4型损伤伴有三角韧带深层断裂[10]。因此,固定这种类型的内踝骨折并不会增强踝关节稳定性。
  - 侧位片是关键所在。若骨块宽度>2.8 cm(丘上骨折),则三角韧带深层仍附着在骨块上,固定骨折就能重建踝关节稳定性。若骨块宽度<1.7 cm(前丘或丘间骨折),则骨折固定并不会恢复踝关节稳定性。若骨块宽度介于两者之间,则需要在固定踝关节骨折后进行术中外旋应力试验来评判踝关节稳定性[16]。
- CT扫描可能有助于评估旋转型踝关节骨折中后踝骨折的大小。

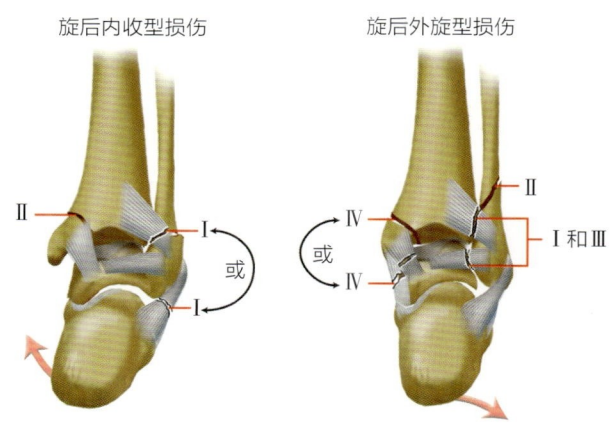

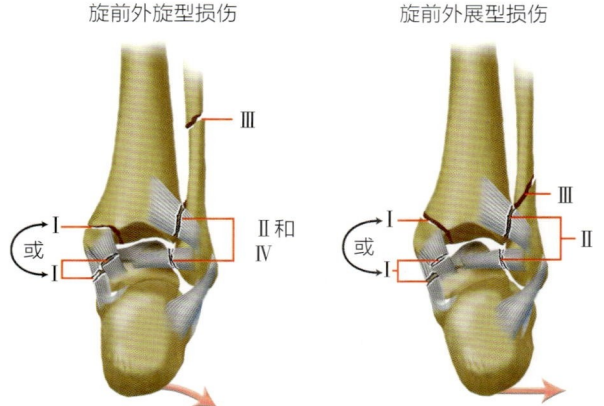

图2　踝关节骨折的Lauge-Hansen分型。

- MRI适用于那些有内侧症状但是应力试验模棱两可的孤立性外踝骨折。

鉴别诊断

- 踝关节扭伤。
- 外踝骨折。
- 内踝骨折。
- Maisonneuve骨折。
- 双踝骨折。
- 三踝骨折。
- 距骨外侧突骨折。
- 跟骨前突骨折。
- 距下关节脱位。

非手术治疗

- 非手术治疗适用于稳定型踝关节骨折。
  - 确认没有内侧损伤的孤立性外踝骨折,视为旋后－外旋2型损伤,可以接受功能性支具和适应性负重治疗。
  - 不稳定骨折类型,如旋后-外旋4型,伴有韧带损伤或真正双踝或三踝骨折的,也均可以非手术治疗。只要这些患者手术耐受性差(如胰岛素依赖型糖尿病),或伴有严重软组织问题,或不愿接受手术固定者。
- 若选择非手术治疗,要确保整个治疗过程中踝穴始终处于解剖复位,直至骨折愈合,这是关键所在。
- 应采用良好塑形的短腿石膏治疗不稳定型骨折,且须每周复查,确保踝穴始终得到复位。

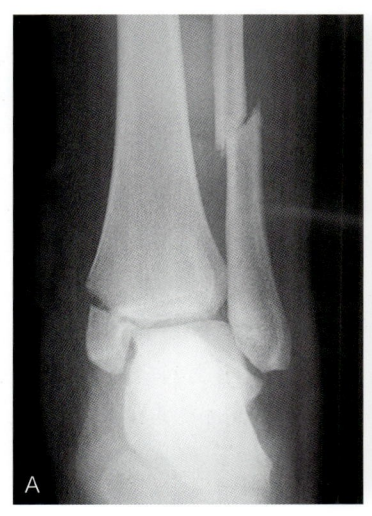 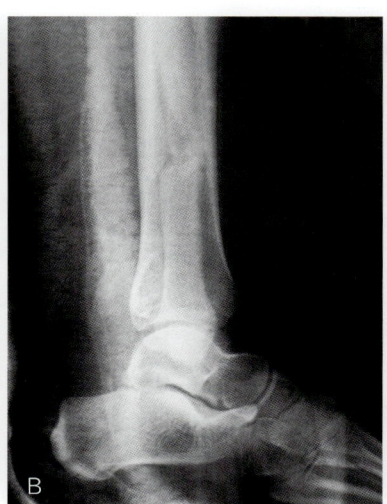 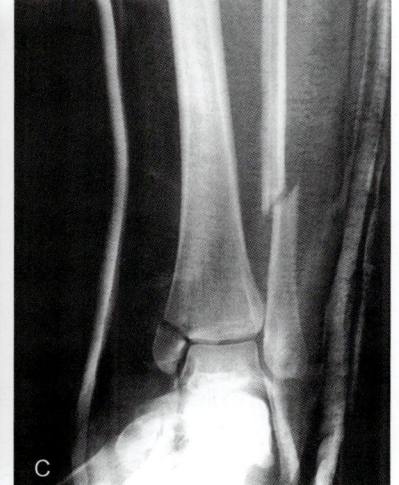

图3　A~C. 踝关节创伤系列位摄片:前后位(A)、侧位(B)和踝穴位(C)。

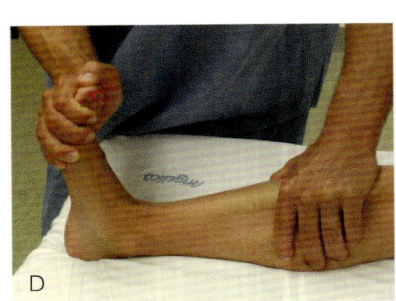
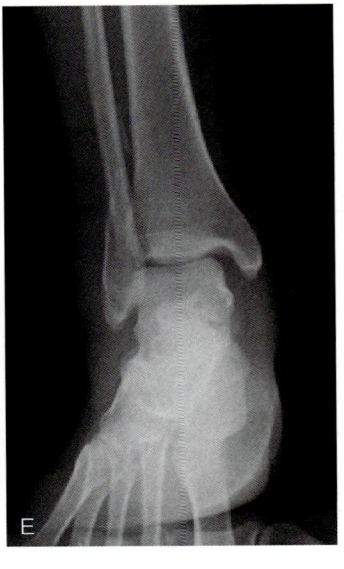

图3（续） D、E. 踝关节外旋应力试验的临床演示（D）和踝关节外旋应力试验的影像学图片（E）。

手术治疗

- 所有残存距骨倾斜或距骨半脱位的踝关节骨折，兑明踝穴仍未解剖复位，都具有手术指征。

术前计划

- 进入手术室之前要熟知手术部位的解剖，包括骨骼和韧带结构。
  - 应复习踝关节神经血管解剖，包括内侧大隐静脉和外侧腓浅神经的走行。
- 所用器械包括微型板及螺钉、大型骨盆复位钳、细克氏针和 3.5～4.0 mm 空心钉。若对骨折稳定性尚存疑问，不妨在麻醉下行应力位摄片以助鉴别。

体位

- 患者取仰卧位，同侧髋部稍垫高，以便腓骨侧显露。
- 手术过程如需使用充气止血带，可在患侧大腿上安置。给予患侧肢体消毒铺巾（图4）。
- 外侧腓骨固定完毕后，可撤去垫枕，方便踝内侧的显露和操作。
- 如果选择后路，患者取俯卧位，可经后外侧入路来显露胫骨后方结构。

入路

- 通过外侧切口直接显露腓骨。
- 通过稍弧形前内侧切口显露内踝。
- 通过腓骨后外侧入路可直接显露后踝。

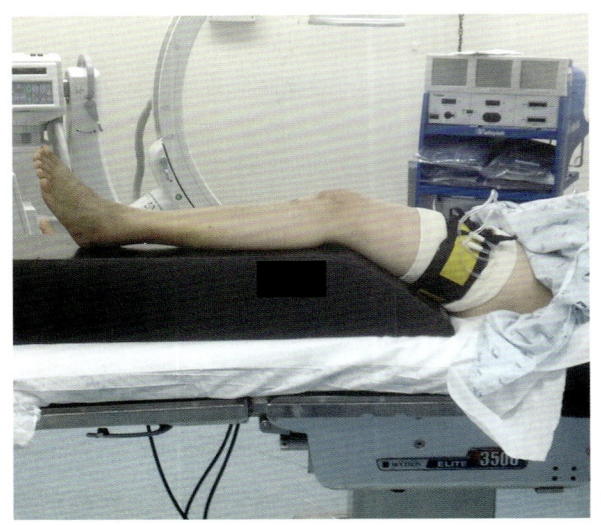

图4 患侧踝关节手术时取仰卧位。大腿上安置止血带，将卷好的垫枕置于同侧髋部下方使下肢内旋，髌骨朝向正前方。用斜枕（泡沫块或铺巾）垫高踝关节，这样的话侧位透视时就不用搬动踝关节。

外侧入路直接显露腓骨

显露

- 虽说常规是紧贴腓骨后缘做切口，但可根据软组织情况进行轻微调整（技术图1A）。
  - 按皮肤切口方向分离深部组织（技术图1B）。
  - 务必关注伤口近端以避免损伤腓浅神经，因为腓浅神经在外踝尖近端7 cm处经过手术区域（技术图1C）。
- 下一步切开腓侧筋膜，向后牵开腓骨长短肌腱和肌肉组织。
  - 骨折端稍稍推开骨膜组织，显露腓骨。
  - 应避免对骨折碎块的过度剥离以及防止医源性破坏下胫腓联合，因为下胫腓韧带止点位于腓骨前方。

外侧钢板放置

- 显露骨折端后，首先要清理骨折间隙（技术图2A），再进行骨折复位。
- 通常用小型"狮牙钳"或点式复位钳进行骨折复位。
  - 旋后-外旋型损伤时如遇骨折复位困难，人工牵引并结合旋前和内旋手法有助于对位。
  - 勿将复位钳放在骨折尖端，以免造成局部意外粉碎（技术图2B）。
- 如果复位钳的位置影响到置入拉力螺钉，可以先用临时克氏针固定骨折后移除复位钳（技术图2C）。
- 此时若选用外侧钢板，应在与骨折线垂直的前后方向置入拉力螺钉。
- 如果选用后方钢板（抗滑板技术），则由后向前经钢板置入拉力螺钉。
- 以上这两种情况，先用3.5 mm钻头钻透近侧皮质，然后通过孔道用2.5 mm钻头钻透对侧皮质（技术图2D）。
- 测量所需螺钉长度，沿钉道拧入3.5 mm自攻螺钉并通过骨折线。
- 然后直接在腓骨外侧放置1/3管型板（中和钢板技术）（技术图2E）。
- 近端螺钉孔用2.5 mm钻头钻孔，再拧入3.5 mm双层皮质螺钉。
- 远端孔内置入单皮质骨松质螺钉，注意不要穿透下胫腓联合关节。对于骨质疏松患者，可以在远端孔使用锁定螺钉（本例患者使用的是1/3管状锁定钢板）（技术图2F、G）。
- 关闭切口（技术图2H）。

恢复腓骨长度

- 如果遇到腓骨明显缩短（高能量损伤，骨折晚期出现骨痂），可能需要辅助技术来恢复腓骨的解剖长度。
  - 在钢板近端安置小型骨折撑开装置，通过骨折远段的钢板孔进行适当牵张，来恢复腓骨长度（技术图3A）。
  - 或者用一枚螺钉将外侧腓骨板固定在骨折远段，将挤推螺钉（3.5 mm骨皮质螺钉）放置在钢板近段。然后，用撑开器将钢板由近端向远端挤推，这样就可以牵开骨折端，恢复适当的腓骨长度（技术图3B）。

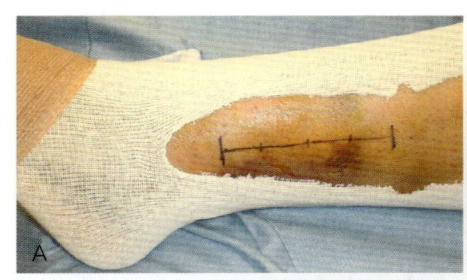
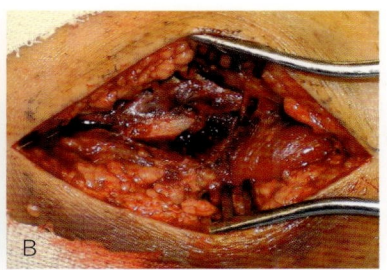
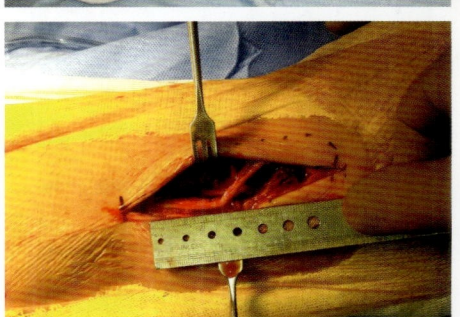

技术图1 腓骨外侧入路。A. 以骨折端为中心，沿着腓骨后缘做皮肤切口。B. 切开腓侧筋膜（外侧筋膜间室）显露骨折端。C. 辨认出穿越伤口近端的腓浅神经。

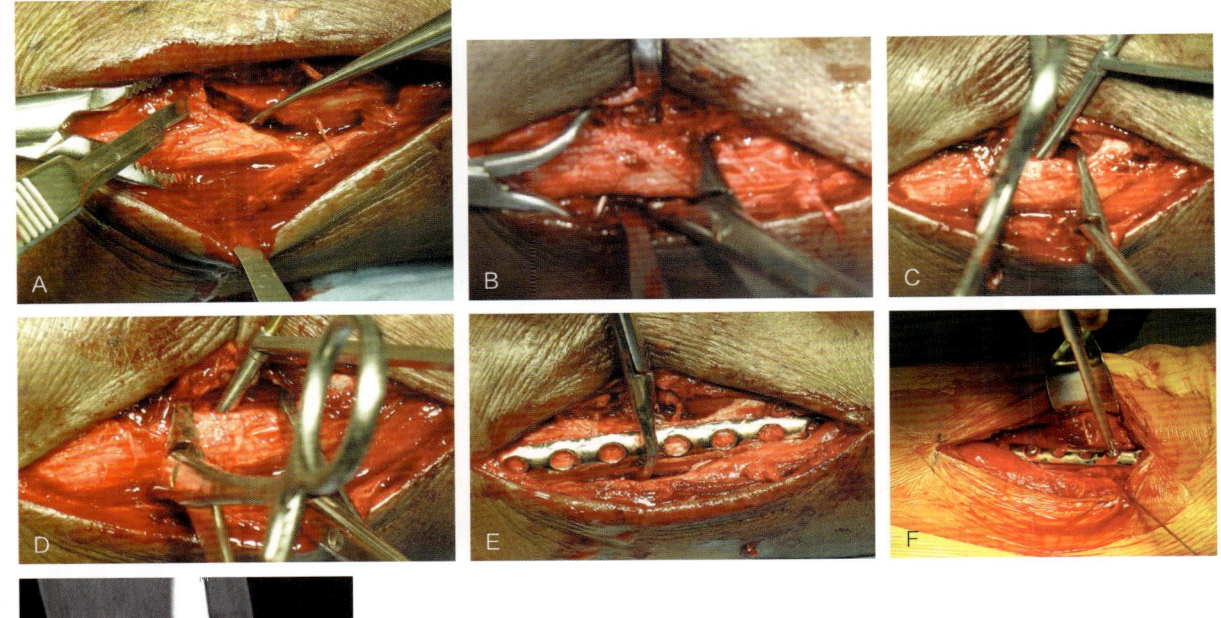

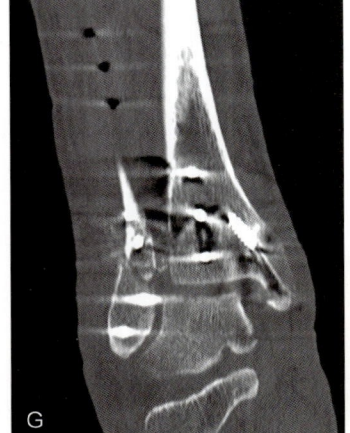

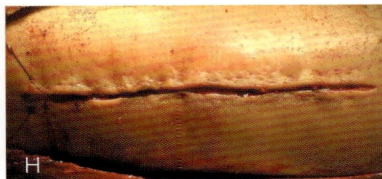

技术图2　A. 用小刮匙清理骨折端。B. 跨腓骨骨折端放置复位钳。留神勿将骨折尖端弄成粉碎骨折块。C. 置入拉力螺钉时，近侧皮质要用3.5 mm钻头扩孔。D. 然后用2.5 mm钻头打穿对侧骨皮质。E. 腓骨外侧面安置中和钢板。F. 遇到骨质疏松者，可在锁定1/3管型板的远侧孔内置入锁定螺钉。G. 远端螺钉穿出的案例，应予避免。H. 关闭切口。

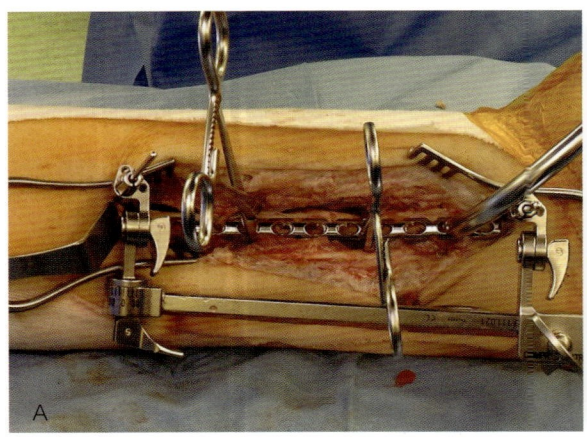
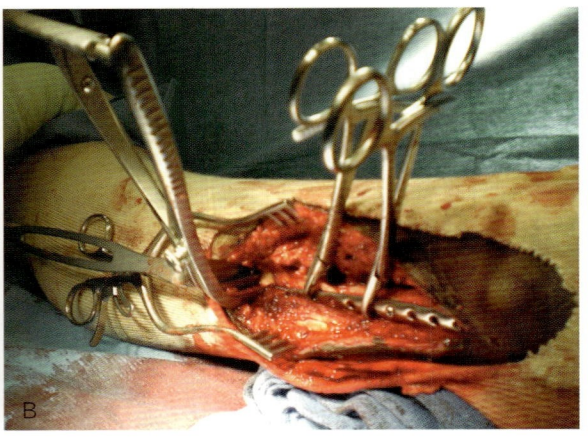

技术图3　A. 原始损伤后4周，腓骨骨折呈严重短缩，使用小型骨折撑开装置。用持骨钳将钢板维持于腓骨干轴线上。B. 用撑开器向远端挤推腓骨板（钢板只固定了骨折远段），来撑开短缩的骨折端。

内踝的前内侧入路

显露

- 通过稍弧形的前内侧切口显露内踝(技术图4A)。
  - 平行大隐静脉做手术切口,向前弧形或者向后弧形,以便直视踝关节的前内侧结构。
- 切开皮肤后仔细分离皮下组织,以免伤及大隐静脉和隐神经(技术图4B)。
- 锐性分离直达骨面,骨折远、近端各掀起1 mm骨膜。
- 如同翻书般掀开骨折块,检视距骨穹窿顶是否有软骨损伤。
- 必须冲洗关节与内侧间隙,清除阻碍骨折复位的血凝块或骨碎屑(技术图4C)。

手术固定

- 完成显露后,使用齿科器械或尖头小型复位钳复位内踝骨折(常为一大整块)(技术图5A)。
- 用细克氏针(直径1.25 mm)平行固定骨折块。或者用2.5 mm钻头钻出两个平行螺钉孔,并将钻头留在原位,以控制内踝骨块的旋转(技术图5B)。
- 透视确认骨折复位效果和克氏针位置后,用空心钻皮质开口,再置入适当长度的空心螺钉。或者在临时固定针旁置入非空心螺钉。
- 一般情况下,可选择4.0 mm半螺纹骨松质螺钉进行固定。若是骨块很小,可以使用3.5 mm或3.0 mm的空心螺钉进行固定。
  - 最新研究主张使用两枚3.5 mm螺钉运用双皮质拉力钉模式进行固定[14]。
- 建议使用两枚螺钉,这样能控制骨块旋转。然而如果骨块太小,由于锯齿形骨折线本身具有稳定性,那么用一枚螺钉固定也足够了。
- 内侧螺钉的埋头处理可以减轻内植物突出引发的不适感。
- 不宜用螺钉固定的粉碎性骨折,倒是可以用微型支撑钢板或"缝线张力带"技术来固定。后者是靠固定到三角韧带上来维持骨折的稳定性。
  - 缝合线张力带或钢丝张力带是固定在平行关节面,更靠近端的螺钉上。

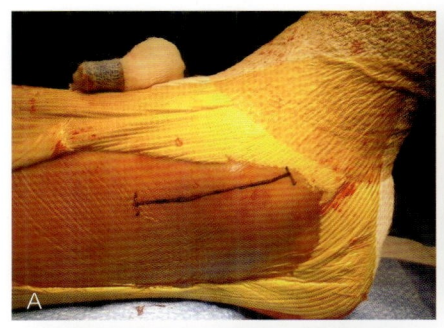 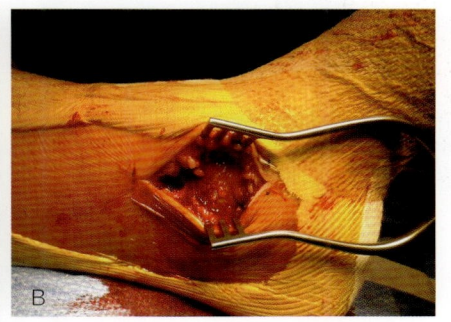

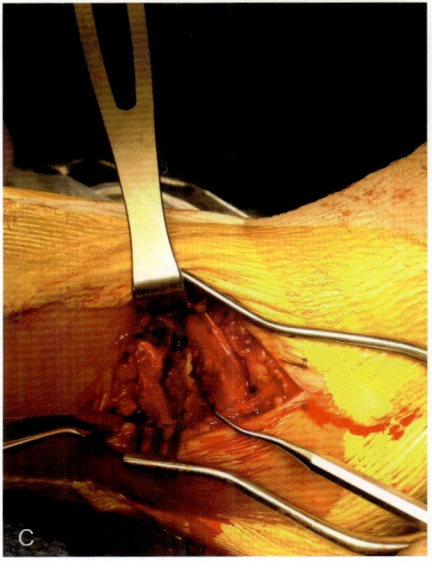

技术图4 A. 处理内侧损伤时,做内踝处弧形切口。B. 解剖分离时要倍加谨慎,勿伤及大隐静脉和隐神经,因为这些结构通常横跨切口区域。C. 显露骨折端并清理血肿,同时检视距骨穹窿顶有无关节软骨面损伤。

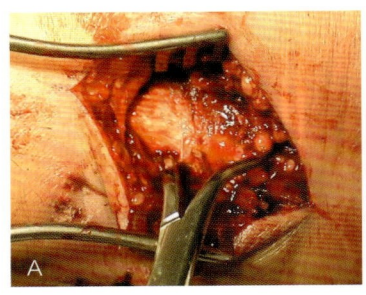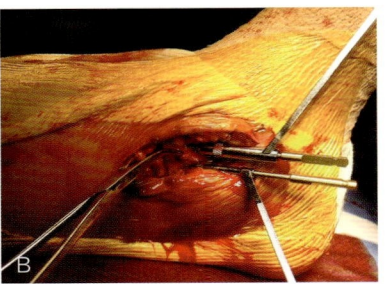

技术图5　A. 利用点式复位钳进行骨折复位。B. 采用两枚2.5 mm钻头平行钻过骨折端，并留置原位以控制骨块旋转。拧入第一枚半螺纹钉时，另一枚钻头要留在原位。

胫骨的后外侧入路

- 经腓骨后外侧入路（技术图6B）可直接显露后踝骨折（技术图6A）。
  - 手术界面位于跟腱与腓骨长短肌腱之间（技术图6C）。
  - 从腓骨后方掀起跨长屈肌一直到骨间膜，接着剥离胫骨后方余下的后侧筋膜室组织（技术图6D）。

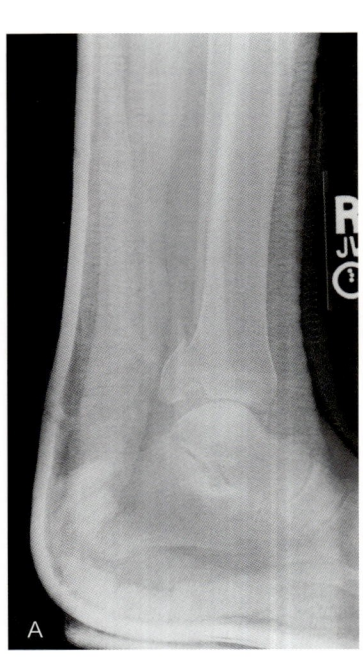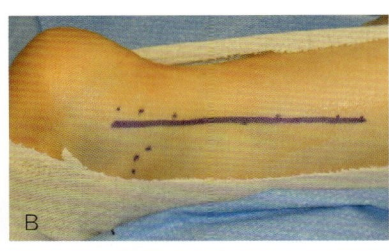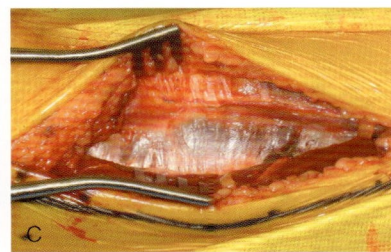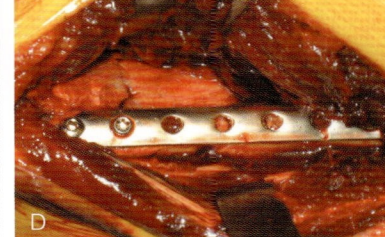

技术图6　后路钢板直接固定适用于较大的后踝骨折块。A. 复位后的侧位X线片显示后踝骨折范围超过1/3关节面。B. 患者取俯卧位，手术切口位于跟腱与腓骨后缘之间。C. 入路界面是跨长屈肌与腓骨长短肌腹之间的间隙。D. 腓骨骨折钢板固定后再做后踝骨折固定。

后踝骨折的固定

- 若闭合或间接复位良好的话，可以用空心拉力螺钉由前向后固定后踝骨折块。
- 如果采用切开复位的方式，则用螺钉由后向前固定后踝骨折块。
- 遇到较大骨折块时，亦可以使用欠塑形的抗滑钢板（1/3管型板）获得满意的支撑固定效果（技术图7）。

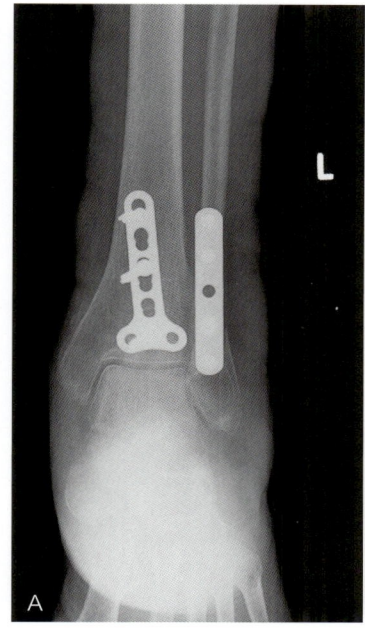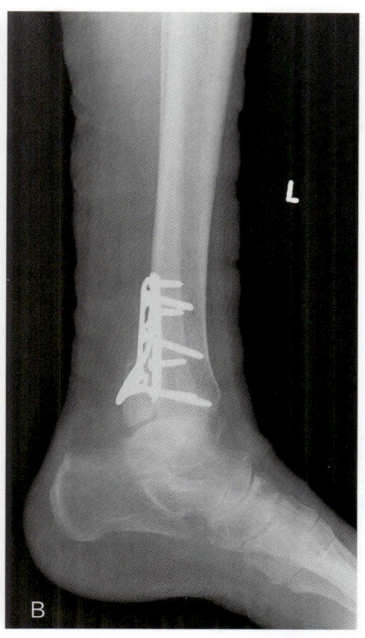

技术图7　A、B. 术后正位片（A）和侧位片（B）显示用胫骨后方支撑钢板固定后踝骨折块。

腓骨后侧钢板固定

- 腓骨后侧钢板手术入路与外侧放置钢板的入路相似。
- 若采用后侧钢板或抗滑钢板技术，是否在远端骨块置入常规螺钉或经骨折线置入一枚拉力螺钉，应视情况而定。
- 作者首选方式是将钢板放置在后方平坦的骨面上，利用钢板来辅助复位钳（技术图8A）。
- 作者喜欢放置经钢板由后向前的垂直拉力螺钉。
  - 根据这种钢板构型的生物力学特性，拉力螺钉应视具体情况而使用。
- 接下来，在位于骨折近端的钢板上安置至少两或三枚双层骨皮质螺钉。而在骨折远端的钢板上安置由后向前的双层骨皮质螺钉，应视具体情况而定。
- 骨质疏松症骨折中，为了达到更佳固定效果，作者倾向于在骨折远近端都安置由后向前的双层骨皮质螺钉（技术图8B）。

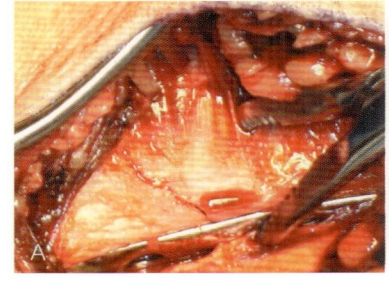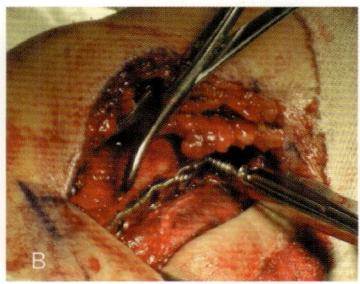

技术图8　另一种选择是沿着腓骨的后缘放置钢板。A. 这种安置方式标明内植物是作为抗滑钢板来使用。B. 从后向前安置拉力螺钉，每个螺钉均可实现双层皮质固定。

下胫腓联合的固定

- 完成踝关节内、外侧结构固定后，应评估下胫腓联合的完整性。
  - Cotton试验是用骨钩或持骨钳在腓骨上施加向外的拉力（技术图9A）。
  - 外旋应力试验也用于评估下胫腓联合的完整性。
  - 腓骨向外侧移位导致胫腓骨之间增宽数毫米以上，就属于病理性改变，是固定下胫腓联合的指征之一。
  - 应仔细审视侧位片，评估腓骨与踝关节面之间的对应关系。一般来说，标准踝关节侧位片中腓骨尖端应位于胫骨干后缘的前方，并以此与对侧踝关节作对比评估。
- 踝关节下方垫枕，跨下胫腓联合安置可把持锁扣的大型骨钳，其中一端在胫骨远端上，另一端在腓骨上（技术图9B）。
- 通过正位、踝穴位和侧位的透视影像，证实下胫腓联合已经获得复位。
- 虽然之前曾有过建议，通过背伸距骨来防止下胫腓联合收得过紧，但最近研究表明，实际上做不到过度紧缩已经解剖复位的踝穴。
- 如果怀疑下胫腓联合复位不良，应采取直视下复位，可以观察到腓骨远端前缘恰好落于胫骨的腓骨沟切迹内。

○ 下胫腓联合的复位不良率可高达40%，且功能恢复结果更差[1,15]。
- 可以选择一枚或两枚螺钉，穿透三层或四层皮质，以及采用3.5 mm或4.5 mm螺钉来固定下胫腓联合。虽然螺钉的大小与数量尚存争议，但是某些标准已达成一致。
  ○ 螺钉需平行于关节面，位于踝关节面近端1.5～2 cm左右。
  ○ 切不能采用拉力螺钉模式。
  ○ 如果用了腓骨外侧钢板固定，螺钉需要经过钢板远端的螺孔。
  ○ 若使用腓骨后方板固定，下胫腓螺钉最好位于钢板外，在腓骨外侧皮质。

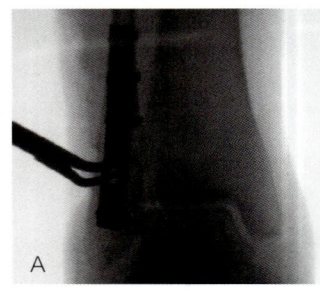 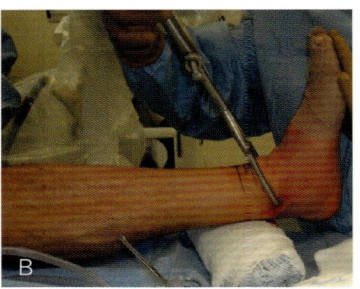

技术图9　A. 腓骨骨折固定好后，使用骨钩或持骨钳做Cotton试验，评估下胫腓联合的完整性。B. 小腿下方垫枕，采用大型骨钳横跨下胫腓联合，完成复位和固定。

要点与失误防范

损伤或误缝腓浅神经	- 在手术区域显露或推动该神经需要倍加谨慎（图5A）。这样可以有效减少术中和关闭切口时损伤该神经的概率
腓骨长度未恢复	- 这将导致内侧间隙持久性增宽 - 采用撑开器和钢板共同挤挂远端骨折块。评估下胫腓联合的解剖对应关系，利用对侧踝关节作为参照
骨质疏松骨折	- 多用辅助克氏针 - 多枚螺钉固定下胫腓联合 - 用腓骨后侧钢板固定技术，骨折远、近端都要用双侧皮质螺钉固定 - 使用锁定钢板固定技术
内植物穿入关节	- 仔细评估术中透视结果很重要 - 腓骨钢板的远端螺钉必须恒用单皮质固定技术 - 正位片是评估内踝固定情况的最佳方式
下胫腓联合复位不良	- 患侧踝关节下方垫枕，而非置于足下方。置于足下方会引起腓骨前向移位（图5B） - 良好的侧位透视可以评估下胫腓联合的复位效果 - 几乎不可能过度收紧已获得解剖复位的下胫腓联合
腓骨肌腱炎和内植物不适	- 腓骨外侧板引起不适感的风险比例较高 - 腓骨后侧板固定有较高的腓骨肌腱炎发病率

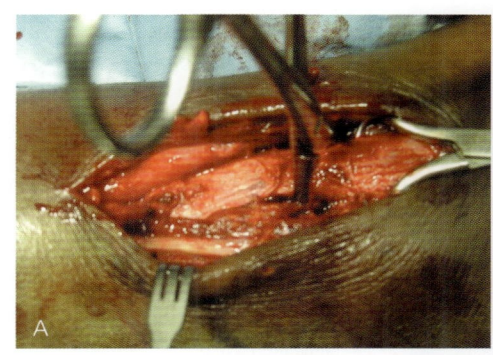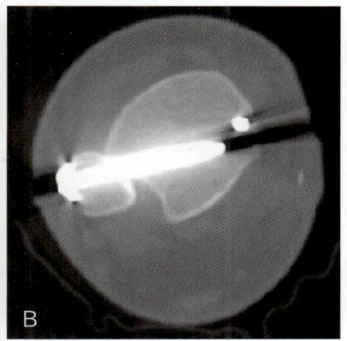

图5 A. 在切口前侧皮瓣中辨识并保护腓浅神经。B. CT扫描显示下胫腓联合复位不良。

术后处理

- 术后须用夹板/支具将踝关节固定在中立位,术后抬高患肢至少24小时。
- 术后10或14天移去夹板/支具,然后拆除缝线。
- 接下来,佩戴可拆卸的功能性支具,允许患者开始早期辅助下的主动和被动踝关节活动[3]。
- 允许患者开始加强等长运动训练。
- 患肢术后禁止负重至少6周时间。
- 术后6周,根据放射学的骨折愈合情况,患者逐渐开始部分负重。
  - 若骨折愈合缓慢且存留下胫腓联合螺钉时,要延迟负重时间。一般来说,笔者不会因为下胫腓联合损伤而改变负重计划,也不会常规取出下胫腓联合固定螺钉,但会告知患者开始负重后该螺钉断裂的可能性。
- 右侧踝关节骨折患者,术后9周内严禁驾驶机动车[4]。

预后

- 踝关节骨折术后一年,患者一般恢复良好。多数患者很少或轻度疼痛,极少部分患者会有功能活动受限。与术后6月的功能相比,会有显著提升。
  - 年轻患者,男性,无糖尿病史,以及美国麻醉协会风险评分较低者,都预示术后一年踝关节功能恢复良好[5]。
  - 告知患者及家属损伤后功能恢复的预期结果很重要。
- 针对老年患者(60岁以上),尽管恢复速度比年轻患者慢得多,但是随访发现,超过术后1年功能仍在稳步改善[5]。
  - 笔者的研究表明手术治疗老年不稳定踝关节骨折,术后1年随访结果发现已恢复适当功能。

并发症

- 轻微并发症包括表皮松解症(图6A),浅表感染,以及内固定引起的疼痛和腓骨肌腱炎[13]。
- 严重并发症包括骨不连(图6B)、内固定失效、深部感染和骨筋膜室综合征[13]。

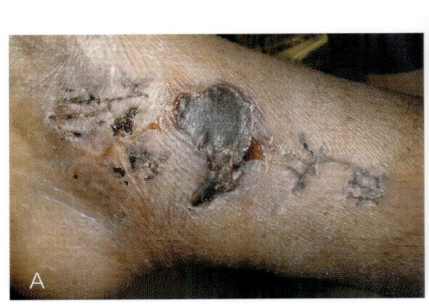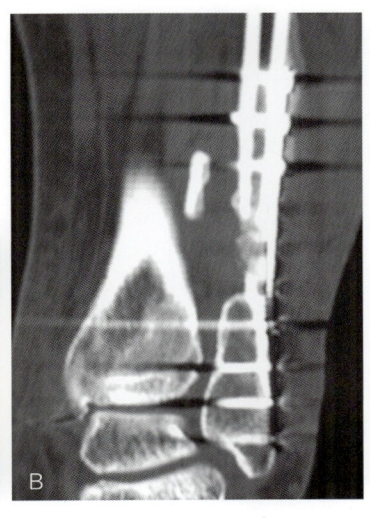

图6 A. 术后出现皮肤坏死和皮肤结痂脱落。B. 旋前-外展型损伤切开复位内固定术后6个月,CT扫描显示腓骨骨不连。

(陈宇杰 译,李晓林 审校)

参考文献

[1] Davidovitch RI, Weil Y, Karia R, et al. Intraoperative syndesmotic reduction: three-dimensional versus standard fluoroscopic imaging. J Bone Joint Surg Am 2013;95:1838-1843.

[2] Egol KA, Amirtharajah M, Tejwani NC, et al. Ankle stress test for predicting the need for surgical fixation of isolated fibular fractures. J Bone Joint Surg Am 2004;86A:2393-2398.

[3] Egol KA, Dolan R, Koval KJ. Functional outcome of surgery for fractures of the ankle: a prospective, randomised comparison of management in a cast or a functional brace. J Bone Joint Surg Br 2000;82(2):246-249.

[4] Egol KA, Sheikhazadeh A, Mogatederi S, et al. Lower-extremity function for driving an automobile after operative treatment of ankle fracture. J Bone Joint Surg Am 2003;85-A(7):1185-1189.

[5] Egol KA, Tejwani NC, Walsh MG, et al. Predictors of short-term functional outcome following ankle fracture surgery. J Bone Joint Surg Am 2006;88(5):974-979.

[6] Lauge-Hansen N. Fractures of the ankle. II. Combined experimental-surgical and experimental-roentgenologic investigations. Arch Surg 1950;60:957-985.

[7] McConnell T, Creevy W, Tornetta P III. Stress examination of supination external rotation-type fibular fractures. J Bone Joint Surg Am 2004;86-A(10):2171-2178.

[8] Michelson JD. Fractures about the ankle. J Bone Joint Surg Am 1995;77A:142-152.

[9] Pakarinen H, Flinkkilä T, Ohtonen P, et al. Intraoperative assessment of the stability of the distal tibiofibular joint in supination-external rotation injuries of the ankle: sensitivity, specificity, and reliability of two clinical tests. J Bone Joint Surg Am 2011;93:2057-2061.

[10] Pankovich AM, Shivaram MS. Anatomical basis of variability in injuries of the medial malleolus and the deltoid ligament. II. Clinical studies. Acta Orthop Scand 1979;50:225-236.

[11] Park SS, Kubiak EN, Egol KA, et al. Stress radiographs after ankle fracture: the effect of ankle position and deltoid ligament status on medial clear space measurements. J Orthop Trauma 2006;20:11-18.

[12] Pettrone FA, Gail M, et al. Quantitative criteria for prediction of the results after displaced fracture of the ankle. J Bone Joint Surg Am 1983;65(5):667-677.

[13] Phillips WA, Schwartz HS, Keller CS, et al. A prospective, randomized study of the management of severe ankle fractures. J Bone Joint Surg Am 1985;67A:67-78.

[14] Ricci WM, Tornetta P, Borrelli J Jr. Lag screw fixation of medial malleolar fractures: a biomechanical, radiographic, and clinical comparison of unicortical partially threaded lag screws and bicortical fully threaded lag screws. J Orthop Trauma 2012;26:602-606.

[15] Sagi HC, Shah AR, Sanders RW. The functional consequence of syndesmotic joint malreduction at a minimum 2-year follow-up. J Orthop Trauma 2012;26:439-443.

[16] Tornetta P III. Competence of the deltoid ligament in bimalleolar ankle fractures after medial malleolar fixation. J Bone Joint Surg Am 2000;82(6):843-848.

第 57 章 距骨骨折的切开复位内固定
Open Reduction and Internal Fixation of the Talus

David E. Karges

定义

- 距骨骨折是影响踝关节和后足功能的严重损伤。
- 移位性距骨骨折是骨科医生面临的手术挑战。这种损伤并不常见,骨折会被邻近的解剖结构遮挡一部分。
  - 总体来说,必须采取切开复位内固定精准恢复距骨原有解剖结构。
- 距骨骨折的预后与损伤严重程度相关。不良后果包括踝关节和距下关节僵硬、创伤性关节炎以及距骨坏死。

解剖

- 两大解剖因素在距骨骨折的预后中起到重要作用。
  - 距骨表面60%区域被关节软骨所覆盖,因此外部血流对距骨的营养灌注受到明显限制。
  - 距骨血供中断导致缺血性坏死风险增加,距骨血运破坏与开放性骨折或粉碎性骨折密切相关。距骨体的血供来源于绕距骨颈下方的跗管动脉。这条主要的营养血管发自胫后动脉。第二大血供来源是胫后动脉的三角肌支,沿着距骨内侧面进入距骨体。距骨颈、距骨头和距骨体外侧部分的血供源自足背动脉、跗骨窦动脉和跗骨窦外侧动脉。跗骨窦外侧动脉是腓动脉和足背动脉之间的交通支[3]。
- 最近乳胶灌注实体标本研究,应用钆增强 MRI 和大体解剖评估距骨血供的情况[6]。结果显示:
  - 腓动脉提供17%的距骨血流灌注。
  - 胫前动脉提供36%的距骨血流灌注。
  - 胫后动脉提供47%的距骨血流灌注。
- 距骨颈骨折可能不产生缺血性坏死的原因主要是距骨后侧部分有丰富的血供。
- 距骨有七个关节面。
  - 主要的三个关节面与胫骨远端和外踝构成关节,而另三个面与跟骨形成关节。
  - 距骨头部与足舟骨形成最后一个关节,这是中足运动的重要关节。
- 距骨严重骨折预示不同程度的关节僵硬,伴有运动范围缩小以及创伤性关节炎。

发病机制

- 不同受伤机制产生不同的距骨骨折形态。
- 距骨头骨折属于关节内骨折,是足跖屈位时,距舟关节受到轴向暴力产生的后果。
  - 这类骨折占所有距骨骨折的10%。
  - 这类骨折不太常见,但遇到孤立性距下关节脱位时,应予以排查。
- 距骨颈骨折线位于冠状面,是足背伸时距骨撞击胫骨远端前唇所致。由于后足同时受到旋后暴力,骨折线往往始于距骨颈内侧,并向外侧横行延伸。所以可能是关节外骨折、关节内骨折或是两者兼而有之。随着损伤能量的升高,后足旋后的暴力会产生内踝骨折。
  - 距骨颈骨折后,持续极度背伸和距骨体承受的轴向压力可能引起距骨体向后脱位,严重影响其滋养动脉的血供。
- 距骨体骨折最多占到所有距骨骨折的23%,其受伤机制与距骨颈骨折的相仿。
  - 距骨体骨折类型包括冠状位骨折、矢状位骨折、水平剪切骨折和负重面挤压碎裂骨折。
- 按解剖部位分述距骨体的骨突骨折:
  - 外侧突和后侧突骨折分别是踝关节过度内翻和外翻造成的。这类骨折在X线片上容易漏诊,并被误诊成踝关节扭伤。
    - Hawkins将距骨体外侧突骨折分类成撕脱型、孤立型和粉碎型。
  - 后内侧突与后外侧突骨折分别位于踇长屈肌的两边。这类骨折常见于后侧距骨体累及下方关节面的关节内骨折。

自然病程

- 由于受损后可能产生明确的并发症,所以对于任何移位性距骨骨折,术后都应加以防护。
  - 因为距骨头周围有坚韧的关节囊和距舟韧带附着,所以此处骨折通常不会移位。

- 移位性距骨头骨折有10%的骨坏死发生率，并导致继发性创伤后关节炎。
- 距骨颈骨折是指距骨外侧突前方的骨折。Hawkins开展距骨颈垂直型骨折的研究，通过描述三种距骨颈骨折类型来进一步阐明损伤后距骨的血供[4]。
  - Ⅰ型骨折是未移位距骨颈骨折。血运破坏仅限于距骨的前外侧区域。建议在诊断Ⅰ型骨折前进行CT扫描以明确骨折没有移位。回顾历史，Hawkins报告Ⅰ型骨折患者发生骨坏死率为13%（图1A）。
  - 在Ⅱ型距骨颈骨折中距骨穹顶有骨折块，它一般向后移位，通常清晰地表现为距骨体的半脱位。距骨头和距骨体内侧部分的血运得以保留。Ⅱ型距骨颈骨折缺血坏死发生率在20%～50%之间（图1B）。
  - Ⅲ型距骨颈骨折中骨折线呈横行，并伴有距骨本脱位。骨坏死的发生率在50%～100%之间，因为距骨体的所有主要血供都遭破坏（图1C）。
  - Ⅳ型距骨颈骨折亦有记载，它是Ⅲ型距骨颈骨折基础上再合并距舟关节脱位[2]。距骨所有血运均遭到破坏。Hawkins分型的意义在于能让骨科医生预判距骨颈骨折的结果。治疗上推荐切开复位和坚强内固定术[2]（图1D）。
- 距骨体骨折可以理解成骨折线向后侧突或外侧突的延伸。

病史和体格检查

- 距骨骨折通常是机动车事故或跌落伤引起的。
  - 严重的下肢创伤与安全气囊的关系已经广为人知。安全气囊展开后，躯干和下肢被挤向车身轿厢的底板。
  - 相信随着时间推移，后足高能量损伤的发生率会越来越多。全球范围内，交通伤依旧是首要的致残原因。预计到2020年，伤残调整寿命年损失排名中，交通伤害将从目前的第9位攀升到第3位[1]。
- 必须详细记录距骨受伤的病史和临床特征，因为损伤严重程度可能与患者长期预后相关联。
  - 初诊医生应关注足踝部疼痛、运动度、骨擦音、畸形、软组织肿胀、开放性骨折以及邻近部位骨折，并全面评估整条患肢神经血管情况。
- 详尽记录距骨骨折类型和局部软组织情况至关重要。
  - 局部软组织受压迫，在距骨颈Ⅲ型闭合骨折的前外侧通常可以发觉此现象，若非尽早减压，可能会导致皮肤全层压力性坏死。
  - 踝关节明显肿胀常见于距骨严重骨折，会出现进行性发展的水疱，危及手术切口的安全。
- 医生应该检查皮肤是否有肿胀、瘀斑、水疱和畸形，这些都是闭合性骨折的迹象。
  - 闭合性损伤伴轻度或中度肿胀（骨性解剖标志仍可触及的情况下），提示距骨颈Ⅰ型或Ⅱ型骨折或距骨骨突骨折。
  - 若闭合性损伤伴有局部严重肿胀，提示距骨颈Ⅲ型或Ⅳ型骨折或距骨体部骨折。
- 开放性距骨骨折可以表现为踝部横行、内侧或关节近端的创伤性撕裂伤。外侧、后方和足底处伤口并不常见。
- 应检查足踝部血管、神经和肌腱情况。

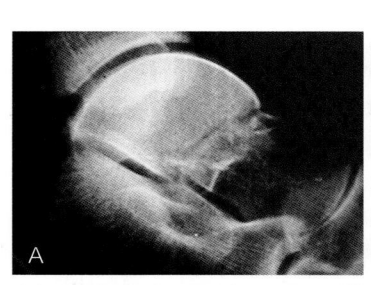
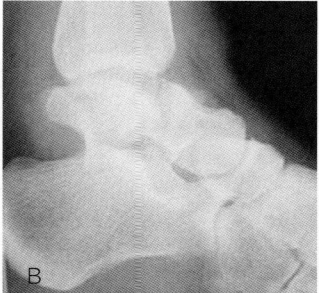
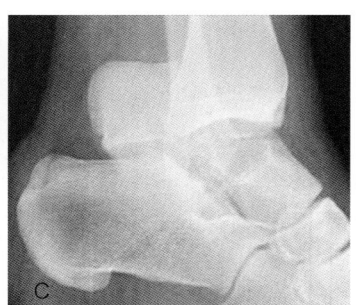
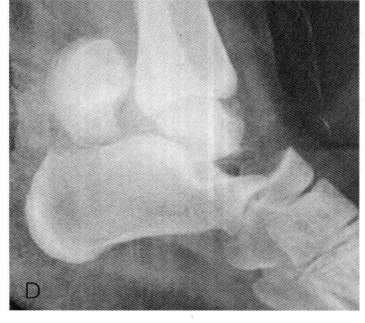

图1　距骨骨折的Hawkins分型。A. Ⅰ型：距骨前外血供遭到破坏。B. Ⅱ型：内侧血供尚完整。C. Ⅲ型：所有血供都受到损伤。D. Ⅳ型：所有与之毗邻的关节出现脱位。

影像学和其他诊断性检查

- 距骨骨折的影像学评价需要三个投照位X线片：踝关节前后位、踝穴位（内旋15°拍摄）和侧位片。
  - 踝关节正位和踝穴位显示距骨体在踝穴中的力线。侧位片能显示距骨的矢状位轮廓。
- Canale位摄片用来评估距骨颈骨折的内翻或外翻移位情况，尤其针对Hawkins Ⅰ型或Ⅱ型距骨颈骨折。必须屈曲膝关节，足部跖屈外翻，X线球管向头侧倾斜15°（图2A）。
- 由于距骨骨折属于高能量损伤，足部正位和斜位片应是踝关节三个标准投照位X线片的补充，以免遗漏相关的中足和前足损伤（图2B）。
- 除踝关节三个投照位系列片外，CT能提供重要的补充信息。30°斜冠状位CT成像十分重要，能明确距骨颈Hawkins Ⅰ型骨折，以及为延伸至后方外侧骨突的距骨体骨折制订手术计划。矢状位和冠状位CT重建能分别由内到外，从前向后，渐进式提供整个距骨病理解剖中有价值的信息。此外，CT能轻松诊断出X线片无法清晰观察到的骨突骨折（图2C）。

鉴别诊断

- 距骨骨突骨折。
  - 外侧骨突骨折。
  - 内侧骨突骨折。
- 距骨头骨折。
- 距骨颈骨折。
- 距骨体骨折。
- 距骨颈合并距骨体骨折。
- 距骨骨折脱位。
  - 累及体部。
  - 累及颈部和体部。
- 距骨压缩性骨折。

（上述距骨骨折也可以表现为开放性损伤，从而影响治疗策略。）

非手术治疗

- 距骨骨折包含一系列损伤形式，从孤立性骨折（如外侧突骨折）直到累及所有骨性部位的严重粉碎性距骨骨折，就整体而言采用保守治疗并不恰当。
  - 高能量损伤机制造成距骨骨折，促使骨折位移和关节面失去平整性。
- 距骨内侧和外侧骨突骨折，移位小（<2 mm）或骨折块<1 cm，通常采用非手术治疗。
  - 应尽早治疗这些损伤，要求采用衬垫良好，加压敷料的后托非负重支具。7～10天之后，踝部肿胀和急性疼痛会明显改善。旋即改为短腿、非负重管型石膏并持续6周，接着开始进行踝关节和距下关节活动，转为穿戴可脱卸的骨折保护靴，逐步负重训练。
  - 遇到严重粉碎的距骨骨突骨折，且无法手术重建，从最初处理到确切治疗均采用同样的非手术方式。
- 无脱位和无移位的孤立性距骨头骨折基本上都是稳定骨折。面对这类损伤往往需要对同侧足部和踝关节进行摄片评估，排除邻近部位的骨折。建议对这类损伤进行CT扫描（足踝部横断面图像），以排除合并的中足骨折。
  - 新鲜、孤立、无移位的距骨头骨折可以采用夹板固定7～10天，随后改用短腿石膏中立位跖屈固定4周，期间不能负重。接着必须佩戴可脱卸的骨折保护靴

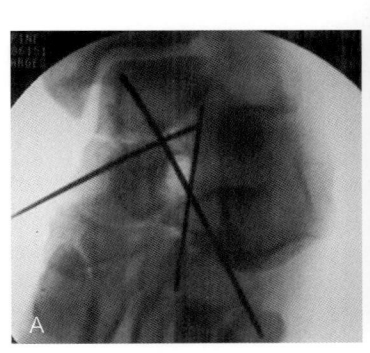 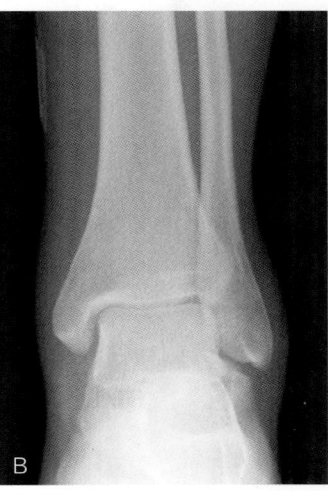 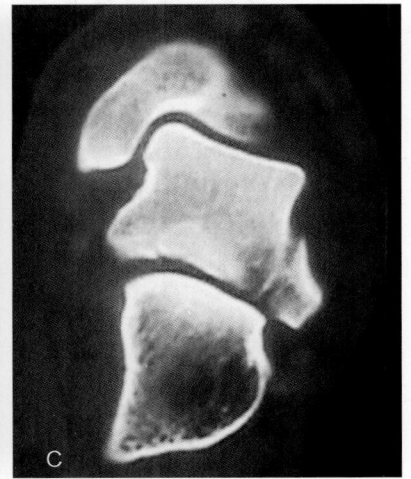

图2 距骨骨折的影像学资料。A. Canale位摄片显示距骨颈骨折内外侧均得到临时复位。B. X线片上距骨外侧突骨折并不明显。C. CT上可见距骨外侧突骨折。

来固定,并保证每天间歇性活动踝关节和距下关节,牵伸跟腱组织。受伤后6～8周内患者严禁负重。随后建议逐步负重、循序渐进增加活动范围、开展拉伸运动以及强化整个患肢力量。
- Hawkins Ⅰ型骨折属于无移位的距骨颈骨折。距骨仍处于踝关节和距下关节中的解剖位置,血供受到破坏的可能性很小。
  ○ 这类损伤可能存在一种亚组,表现为损伤初始的X线片上有过距骨颈移位。跖屈时闭合手法复位,距骨颈骨折可能得到复位。严格意义上的Hawkins Ⅰ型距骨颈骨折甚至在轻微背屈的时候也不会出现骨折移位。强烈建议用矢状位重建的CT来诊断Ⅰ型骨折,并确认距骨颈的解剖力线良好。
    - 若距骨颈骨折有移位,应将其归为Ⅱ型,需要采用手术来获得并维持骨折的复位效果。
  ○ 真正无移位的距骨颈骨折可以保守治疗,用短腿非负重石膏固定6～8周。建议密切随访观察距骨颈骨折是否出现移位。伤后6～8周,开始逐步负重、增加活动范围、开展拉伸运动以及强化力量。
- 一般而言,强大的暴力才会引起距骨穹窿顶骨折,导致关节面不平整,这是手术指征之一。距骨开放性骨折即便没有移位,也最好采用坚强内固定术,以便伤口护理和早期关节活动。

手术治疗

- 关于距骨骨折的手术时机一直争论不休,特别是移位性距骨骨折是否需要急诊手术处理。
  ○ 最近一项研究表明,创伤骨科医生并不认同"距骨颈移位骨折需要紧急手术"的观点。
  ○ 然而,重要的是要判别距骨骨折后软组织损伤以及患足神经血管损伤,是否会破坏距骨体血运。尤其是距骨体骨折脱位,常会影响其血供,易出现局部受压危及皮肤的现象,并可能造成胫神经功能受损。
  ○ 严重急性软组织肿胀或开放性后足创伤,都可能会妨碍脱位复位后距骨骨折安全、迅速的处理方式。
- 足踝部分期手术,先行外固定是广为接受的治疗方式之一,随后再根据实际情况采取确切的固定方式。
  ○ 务必急诊处理距骨开放性骨折。
  ○ 可根据伤口污染情况选择术前抗生素,包括头孢菌素类和庆大霉素。如果伤口污染严重或是农场环境造成的污染,还应加用青霉素。所有开放性损伤患者都应接受破伤风类毒素强化治疗。
  ○ 患者转入手术室,软组织清创环节结束后需要厉至少3～9 L生理盐水脉冲式冲洗伤口。
  ○ 延迟闭合伤口之前,除了部分固定或完全固定距骨骨折外,还可以采用临时外固定支架固定足踝,保证软组织和骨骼稳定性。
- 关于距骨体、颈和头骨折的手术指征,包括骨折移位、力线异常、关节半脱位、全脱位或不稳定。
  ○ 最近研究指出,距骨骨折移位或力线异常会影响足踝功能。现已证实,2 mm的骨折移位就会影响距下关节机能。
  ○ 目前尚无关于距骨突骨折公认的手术适应证。骨折块较大,新鲜移位性骨折,且CT扫描显示骨折线延伸至距下关节,最好采用切开复位内固定治疗。
- 移位性距骨颈骨折是最常见的手术指征之一。冠状面上骨折线起自内侧,并沿距骨颈内侧向外侧延展,直至骨骼完全断裂。
  ○ 距骨颈骨折有两种常见类型:关节外型和关节内型,后者指骨折线延伸进入距下关节。
    - 有移位的关节外型距骨颈骨折,且骨折线呈垂直型者,可以采取闭合复位方式。操作时,通过纵向牵引并跖屈前足,再将距骨头从足背压向足底。迅速复位可以消除这种类型骨折对软组织、神经血管和骨骼的不良影响。
    - 关节内型的骨折线呈斜向,并延伸进入至距下关节。闭合复位容易失败,因此这种类型骨折更需要尽早采取手术治疗。
- 严重距骨开放性骨折,或闭合性骨折且受累软组织影响即刻手术的切口,此时有效方法是采取临时外固定支架。
  ○ 临时外固定支架目的是保持距骨长度以利重建,以便处理软组织,并大致恢复力线。外固定支架只作为距骨骨折处理过程中的过渡性措施,保证内固定治疗的安全进行。
  ○ 无论开放或闭合的移位型距骨骨折,坚强内固定对于骨折愈合和早期活动最为有利。然而,近来有一项报道评估了压缩性距骨骨折的治疗效果,利用外固定支架作为确切固定手段类同于其处理单纯距骨脱位。这是最佳的治疗选择,能有效保证踝关节、距下关节和距舟关节的稳定性。

术前计划

- 距骨骨折的术前计划需要评估影像学资料,清晰掌握主要骨折块之间的对应关系。
  ○ 对于距骨颈或距骨体部的粉碎性骨折,术前CT扫描是常规要求。术者必须熟悉距骨形态以及各方位的曲面轮廓,以便手术重建。

- 虽然清晰的术中视野以及显露各骨折块是无法回避的手术难点，但是正确摆放体位，适合的手术入路，充足的手术室照明（头灯），重视复位技巧以及选择合适的内植物都有助于极大程度解决这些问题。所有这些考虑因素都是术前计划中的重要环节。
- 切开治疗的原则包括：恢复关节面平整，最大限度保留距骨血供，并允许踝关节和距下关节早期活动。
- 采用透 X 线的手术床和头灯能改善术中视野。
- 备一套尖端细而锋利、硬实的骨膜剥离器；牙科探针；Freer 剥离子（黏膜下剥离子）；小型持骨钳；微型/小型椎板撑开器；小型牵引装置或外固定架，通常不仅用于距骨骨折固定，而且适用于所有关节内骨折的精准重建。
- 用于距骨骨折固定，通常需要处理小骨块皮质螺钉（3.5 mm）固定系统和微型螺钉/钢板（2.7 mm 或 2.0 mm）固定系统。
  - 建议备用超长微型螺钉（2.7 mm 或 2.0 mm 系统），最长螺钉要达 60 mm。
- 处理粉碎骨折时，选择微型内植物特别管用。
  - 目前微型固定系统主要是不锈钢成分。
  - 部分作者推荐采用钛材质内植物，以便今后 MRI 检查评估骨坏死情况。
  - 置入超长微型螺钉（>30 mm）前为了避免拧入困难，或减去螺钉头部，或小心地顺距骨体致密的骨质进行攻丝。
  - 骨软骨碎块太小，不能使用微型骨块固定系统时，可采用生物可吸收螺钉或无头螺钉固定。

体位

- 手术重建移位性距骨头、距骨颈、距骨体以及外侧骨突骨折时，患者最好采用仰卧位。
  - 仰卧位时，做内侧、前外侧和外侧切口都比较容易操作（图 3A、B）。
  - 采用这种常用体位，也方便术中透视。
  - 术前应在患者同侧臀部下方放置适当高度的垫枕，以免踝关节外旋。
- 距骨体后部骨折可采取后内侧或后外侧手术入路。采用这些切口时，最好的方式是患者取俯卧位（图 3C）。
  - 骨折移位很小或无移位时取俯卧位或侧卧位，对于不常用的由后向前固定方式很有效。
  - 不要在透 X 线的手术床尾安装附加装置，这样便可实现全方位透视。

入路

内侧和前外侧入路

- 想要做到移位性距骨头、距骨颈和距骨体骨折的解剖复位，需要同时显露距骨的内侧面和外侧面。内侧和前外侧双切口入路能有效避免距骨颈和关节面的复位不良。

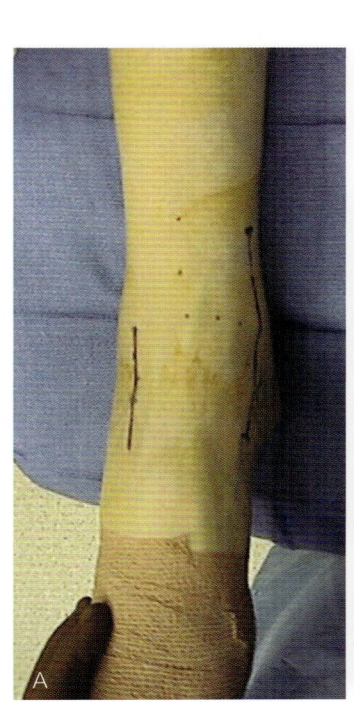
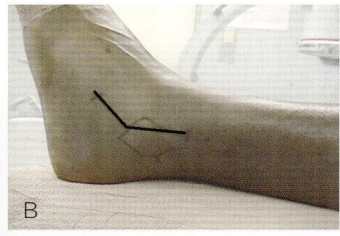
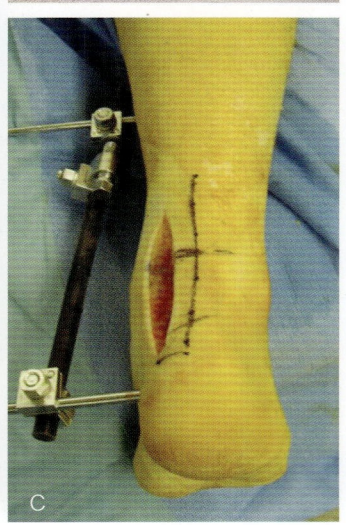

图 3 A. 做内侧和前外侧入路时，患者取仰卧位。B. 仰卧位做直接外侧入路。C. 俯卧位做后方入路。

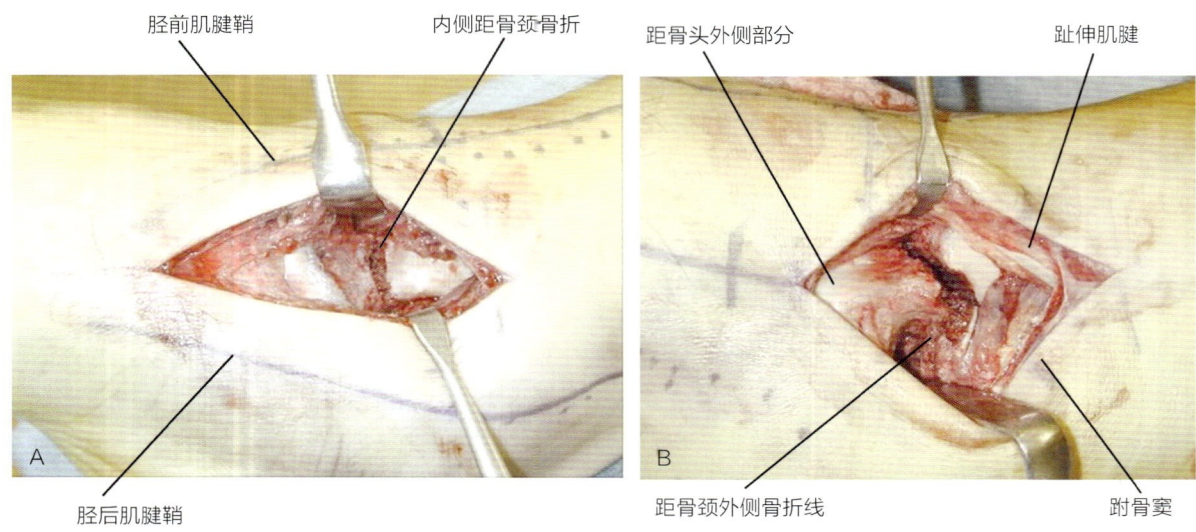

图4　A. 内侧入路。B. 前外侧入路。

- 双切口手术入路给人的初始印象可能是,毫不在意距骨的生物学环境以及漠视屈指可数的滋养血管。其实只要谨慎操作,就不用担心损伤那些来自足底或足背的距骨血供。
- 内侧入路的体表定位是从内踝背内侧尖端沿足长轴,向远端延伸至距舟关节(图4A)。
  - 手术切口位于胫后肌腱背侧5 mm处。
  - 切口向远端延伸正好越过足舟骨结节,可以显露距骨头、距骨颈和距骨体远端的内侧面。
  - 该切口可以向两端延伸以增加显露范围。
- 前外侧切口位于内侧切口外侧5～6 cm处,并与之平行(图4B)。
  - 该切口应沿着下胫腓联合连线或位于连线的内侧。
- 若前外侧切口太偏外侧,则很难显露并重建距骨颈的外侧部分。
  - 如果发现外侧突粉碎骨折,切口可以稍稍偏外些。
- 做完皮肤切口准备分离皮下组织时,术者务必留意腓浅神经的外侧分支。
- 锐性切断外侧支持带,并将伸趾肌腱牵向内侧,显露趾短伸肌的肌腹。
- 切断趾短伸肌的近端止点,将其向远端反折,这样就容易显露距骨的外侧关节囊。
- 沿距骨颈长轴切开外侧关节囊。
  - 只有通过两侧切口之间的联动,才能做到复杂距骨骨折的解剖复位。

经踝关节入路

- 距骨内侧切口的重要改进方式是经内踝截骨入路。对于有移位的距骨体骨折或复杂距骨颈骨折来讲,这样操作可以极大增加显露范围。
- 作者更倾向于沿着内踝轴线纵向延长内侧切口,直接延伸到内踝上方(图5A)。
- 显露踝关节并在不破坏骨膜的情况下,必须在内踝前、后丘的尖端预先钻两个平行的孔(图5B),并逆行攻丝,以便后期置入3.5 mm骨皮质螺钉或4.0 mm半螺纹骨松质螺钉。
- 使用超薄摆锯片,朝向内踝肩区进行倾斜截骨术。
  - 即将截至内侧软骨面时,暂停摆锯。
  - 用宽而薄的骨刀轻击内层骨皮质,完成截骨(图5C)。
- 此时需要切断内踝前关节囊和部分后关节囊,以便向下翻转内踝骨块。轻柔操作可以保护滋养距骨体内侧的三角肌支。
- 需要做经内踝入路的患者联合前外侧切口时会更有优势,因为重建过程能清晰显露距骨颈近端和距骨体。

后方入路

- 距骨体后方有孤立性骨块或移位性Hawkins Ⅲ型骨折可能需要后内侧或后外侧入路来完成骨折复位和固定。
- 切口起自跟骨体部中央,旁开跟腱内侧或外侧约6～8 cm处纵行切开(图6)。

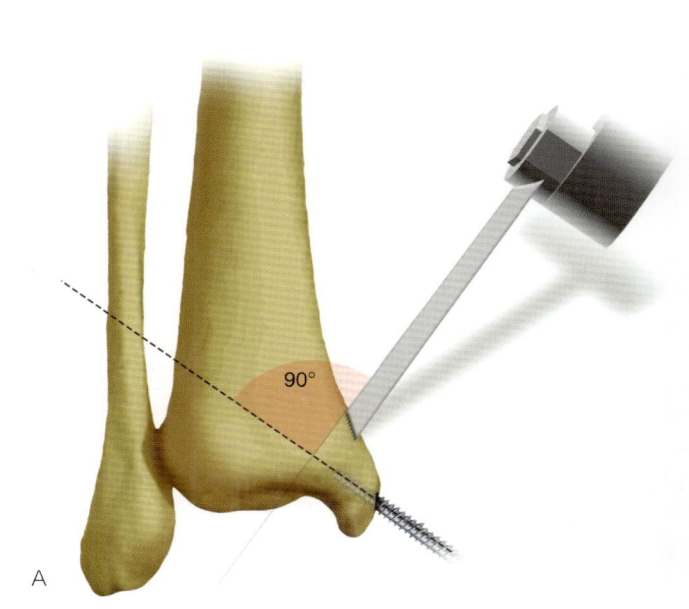
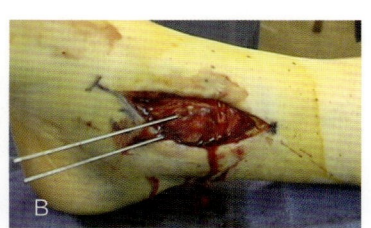
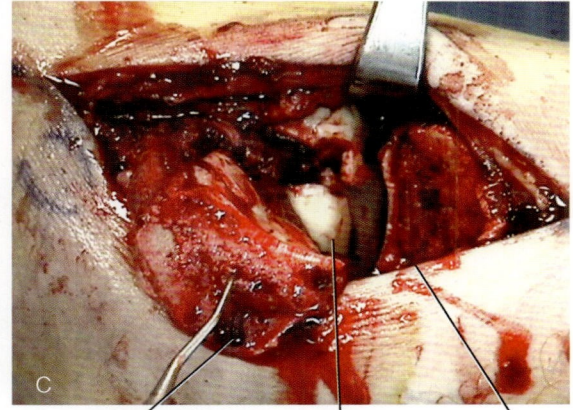

图5　A. 经内踝截骨术。B. 内踝骨块预钻孔。C. 完成内踝截骨。

内踝截骨块　　距骨顶　　胫骨远端
向足底翻转　　粉碎性骨折　穹隆顶

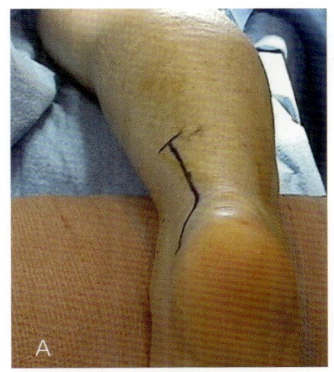
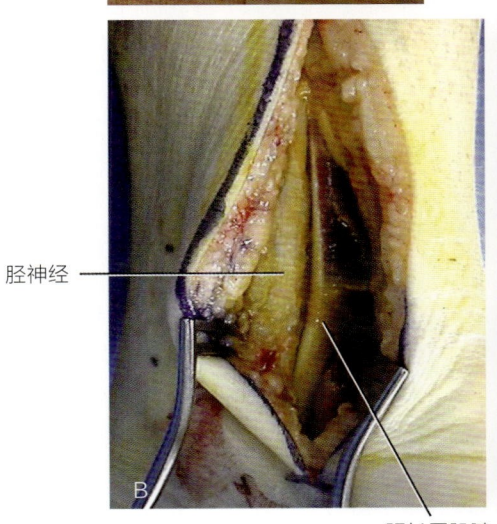
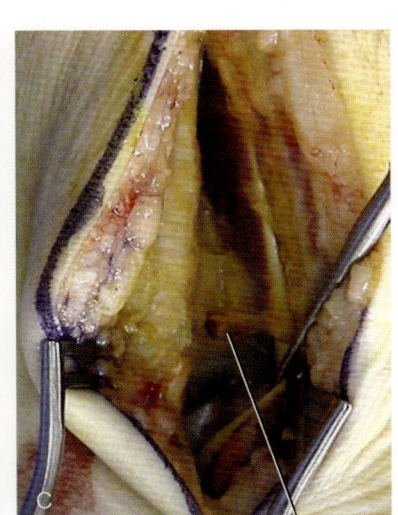

图6　A. 后内侧切口。B. 跨长屈肌遮掩了距骨后侧部分。C. 后方关节囊易形成关节内积血。

胫神经

跨长屈肌腱　　　踝关节后侧
　　　　　　　　关节囊

- 切口打开小腿后方筋膜室时,术者必须仔细辨识位于内侧的神经血管束结构,并轻柔牵开之。
  - Hawkins Ⅲ型骨折脱位中胫神经和胫后动脉可能紧贴在距骨体脱位骨块的后方,因此手术操作时格外谨慎。
- 安全牵开神经血管束后,踇长屈肌是正对距骨体后方的解剖标志。
- 然后将踇长屈肌牵向外侧,即可进一步操作。

外侧入路

- 应用直接外侧入路很容易显露距骨外侧突骨折。
- 外侧切口起自外踝尖近端3 cm处,按照足的长轴向远端呈弧形延伸约6~8 cm。
- 纵行切开外侧支持带和距下关节囊,显露距骨外侧突骨折(图7)。

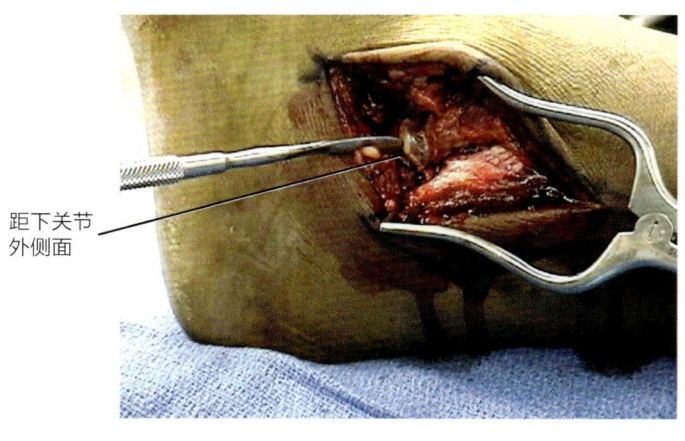

图7 用Freer剥离子复位距骨外侧突骨块。

距骨颈骨折的切开复位内固定

复位

- 打开内侧切口后,仅沿距骨颈和距骨头内侧做局部锐性分离,切除部分附着的软组织后显露距骨体、距骨颈、距骨头以及距舟关节。
- 内侧骨折处普遍较为粉碎,这会影响距骨内侧柱真实长度和力线的判断。
  - 置入微型撑开器,轻度牵张重叠压缩的内侧距骨颈,通过恢复内侧和背侧软骨面的平整性来间接重建骨颈长度和力线。
  - 采用牙科探钩和小型骨膜起子作为复位工具,完成解剖对位。
- 倘若距骨颈骨折线延伸进入距下关节,那么距骨体骨块基本处于跖屈、旋转状态。
  - 如果要纠正距骨体骨块的跖屈、旋转状态,术者应在后外侧做穿刺切口,经皮在距骨体上置入4.0 mm的外架半钉,利用操纵杆技术撬拨复位。

初步固定

- 距骨颈复位后,接下来经距骨头朝向距骨体后方,逆行置入单枚光滑克氏针,维持距骨颈内侧骨折的复位状态。
  - 假如距骨颈内侧过于粉碎而失去复位参考时,术者应在内侧置入微型撑开器,不胜其烦地尝试恢复内侧距骨颈力线。
- 距骨颈透视必不可少,重点检视距骨颈内侧的真实长度和对位,以评估骨折移位和力线恢复情况。
- 接着,经骨折线再逆行置入光滑或头部螺纹导针。
- 然后,术者转向显露距骨颈外侧部。
  - 关节外的骨折线直通距骨滑车穹顶的外侧肩部。
  - 此处骨折线较为单一,几乎无粉碎,通过旋转内侧的克氏针可以相对轻松地实现骨折复位。
- 复位后,从距骨头外侧经骨折线逆行置入克氏针,临时固定距骨颈外侧部骨折。
- 术中透视确认骨折是否得到精确复位。
  - 用Canale位透视距骨颈,密切关注图像细节,确保距骨颈骨折没有异常对位。

螺钉固定

- 轻柔半脱位内侧距舟关节,露出距骨头处关节面,即可对距骨颈内侧骨折行最终固定(技术图1)。

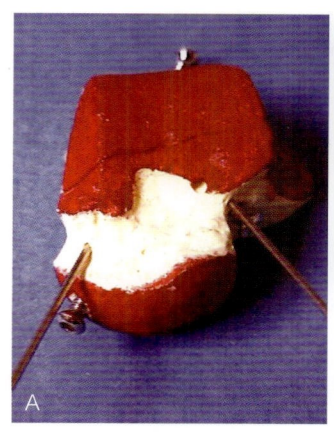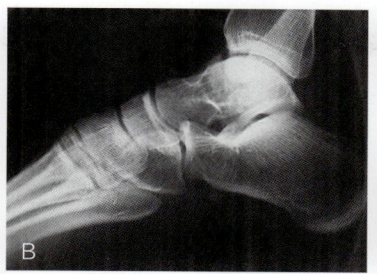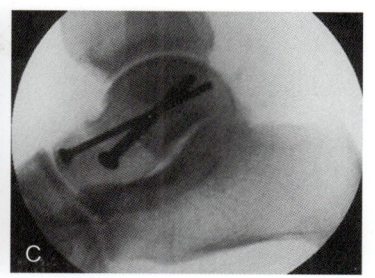

技术图1 A. 内侧属于关节内骨折，外侧属于关节外骨折的模型骨，并结合后方螺钉固定。B. Hawkins Ⅱ型骨折。C. 术后固定情况。

- 用一枚3.5 mm埋头加压螺钉由前向后固定到距骨体的后部。
- 距骨颈外侧骨皮质非常致密，是关节外置入第二枚加压螺钉的最佳部位。
- 距骨颈骨折类型决定了置入平行加压螺钉的可能性微乎其微。
  - 内侧螺钉很容易朝向后外方，而外侧螺钉朝向后内方。
  - 这种固定方式不会影响骨折愈合。

钢板固定

- 距骨颈骨折不能使用穿骨折碎片的螺钉，原因是小钢板固定对粉碎或者节段的距骨颈骨缺损效果好。
  - 这些病例进行内侧或者外侧距骨颈表面固定时，4或5孔的2.0 mm小钢板比较容易塑形和重建人工骨皮质（技术图2）。
  - 钢板固定对于内侧和外侧距骨颈粉碎性骨折的节段性骨缺损特别有用。在这两种情况下，用逆行螺钉固定来维持真正距骨颈长度和力线是不可靠的。

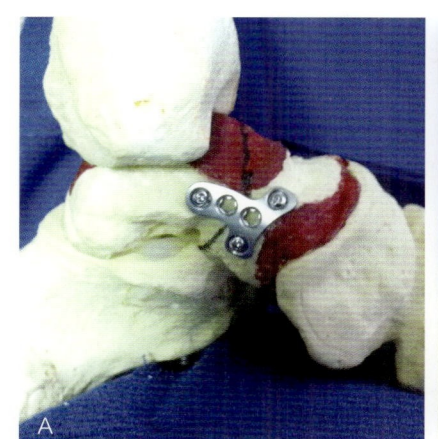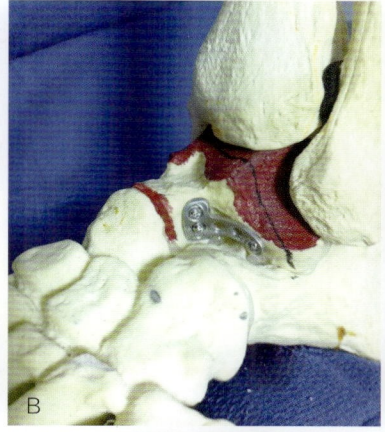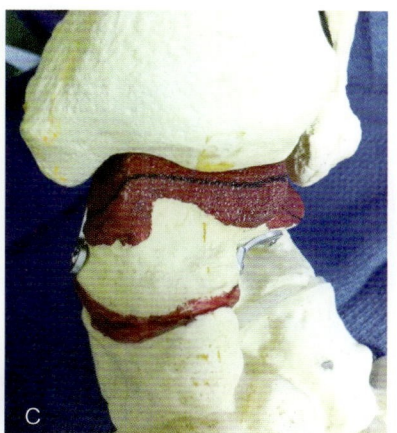
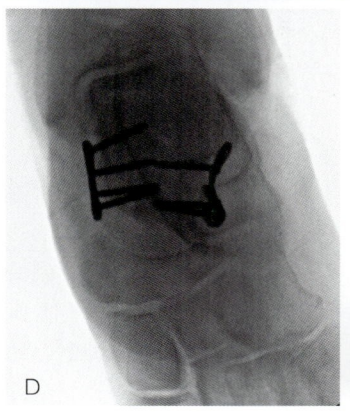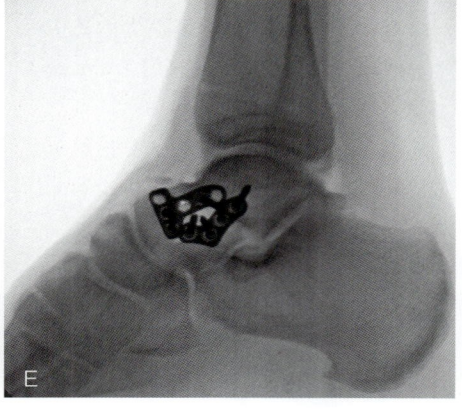

技术图2 A. 距骨颈骨折内侧放置微型钢板并结合螺钉固定的模型骨。B. 距骨颈骨折外侧放置微型钢板的模型骨。C. 正位片显示低切迹微型板的位置。D. 钢板固定的术中正位影像。E. 术中侧位片显示微型钢板位置。

伴有距骨体脱位的距骨颈骨折的切开复位内固定

- 距骨颈骨折伴有距骨体向后方脱位（Hawkins Ⅲ型骨折）处理难度明显增大。
  - 虽然距骨体骨折脱位合并距骨头骨折（Hawkins Ⅳ型骨折）属于严重的全距骨损伤，但是经内侧和前外侧入路却很容易复位距舟关节。

距骨体骨折的复位

- 无论何种损伤类型，首要目标是复位距骨体骨折块，这样可以消除其对神经血管束的张力，也可以减轻其对局部皮肤的压力。
  - 由于深层三角韧带的附着，所以距骨体通常向后内侧脱位。然而，距骨体可能直接后方或后外侧脱位。
- 对于开放性 Hawkins Ⅲ 型骨折脱位，常表现为内侧横行伤口，术者通过伤口可以直达距骨体骨块。
  - 对于闭合性 Hawkins Ⅲ 型骨折来说，倘若内侧入路无法显露距骨体骨块，可能需要采取后内侧或后外侧切口。
- 合并内踝或外踝骨折倒是极大程度有助于脱位距骨体的复位，尤其是伴随下胫腓联合韧带断裂者。
- 在有影像设备和镇静药物的急诊室内可以尝试复位距骨体脱位。
  - 万事俱备后，建议尝试一次闭合复位。
  - 后足极度跖屈内翻，握住并牵拉后跟，可以牵开距下关节。
  - 然后，将脱位的距骨体骨块向前推。
  - 如果存在的话，脱位的距骨体骨块内侧主要附着三角韧带深层结构。倘若深层三角韧带完整，它既短小又无弹性，而且几乎无活动度，降低了闭合复位的成功概率。
- 如果闭合复位失败，建议立即转入手术室，全身麻醉下进行复位操作。

经皮复位

- 尤其当脱位的距骨体是单一骨块，经皮复位是非常有效和迅速的方式。
- 患者取仰卧位，小腿下方垫一块宽大结实的无菌枕。
- 沿跟骨长轴从跟骨结节后方置入一枚 4 mm 外固定半钉，直达跟骨前突的软骨下骨水平。
- 接下来，在胫骨远端致密的软骨下骨处由内向外，穿双层骨皮质置入 4 mm 半钉。
- 最后经 1.5 cm 纵行切口，小心向深部的距骨体置入另一根 4 mm 半钉。
- 必须清楚上述半钉的安置方位。
- 对于已撕裂的踝关节后关节囊来说，跟骨长轴的半钉在牵引时极具力学优势。
- 术者利用半钉牵开胫骨远端和跟骨，同时助手采取操作杆技术，尝试向前复位距骨体骨块。

距骨滑车骨块的复位

- 距骨滑车骨块无法经皮复位，一定要经内侧切口入路进行复位。
  - 切开复位时，应备好经皮的 4 mm 半钉。
  - 做完内侧切口，在内侧安置椎板撑开器或中号股骨撑开器来牵开关节。
  - 使用距骨体后方半钉，关节内撬拨复位距骨体骨块。
- 复位完距骨头，距骨颈和距骨体，再用拉力螺钉或微型板结合螺钉完成固定。

距骨体骨折的切开复位内固定

- 距骨体骨折复位固定最好采用内侧和前外侧双入路，有时还需结合内踝截骨方式。
  - 标准双切口入路可以解决横行且骨折线非常靠前的距骨体骨折，否则应备好经踝截骨入路。
- 距骨体骨折线并不是单平面的，矢状位和冠状位上都累及。抛开骨折平面不谈，原则上是通过内踝截骨窗口进行操作，用细尖头的牙科探钩，将后方骨块与前侧的距骨体骨块复位。
- 从内外侧分别置入光滑的细克氏针，临时固定距骨体骨折。
- 复位完距骨体骨折后，再临时固定合并的距骨颈骨折。
  - 置入（2.7 mm 或 2.0 mm）微型加压螺钉埋头固定距骨体骨折。
    - 这种骨折也可使用埋头螺钉。
  - 最后再用 3.5 mm 埋头加压螺钉或微型板结合螺钉固定距骨颈骨折。
  - 距骨体骨折脱位合并踝关节骨折属于较为复杂的情形，分离软组织时需要倍加谨慎，但是从另外一方面来说，术者能从踝关节骨折获得距骨体骨折更好的显露视野。

- 虽然复位内固定的顺序各有千秋，但是绝大多数情况是通过距骨前内侧入路扩展到近端中线附近，以便内踝骨折块向下翻转。复位距骨体矢状面劈裂骨折，并用加压螺钉（2.7 mm 或 2.0 mm）由内向外固定。恢复距骨颈内侧长度和力线，并临时固定。随后取前外侧切口恢复距骨颈外侧部分，并用坚强的微型板或螺钉固定。需要强调的是，最后固定距骨滑车关节面骨折。
- 对于踝关节骨折来讲，一般情况下通过外侧直切口或后外侧切口先做外踝骨折，并用钢板固定。随后再转向固定内踝骨折（技术图3）。

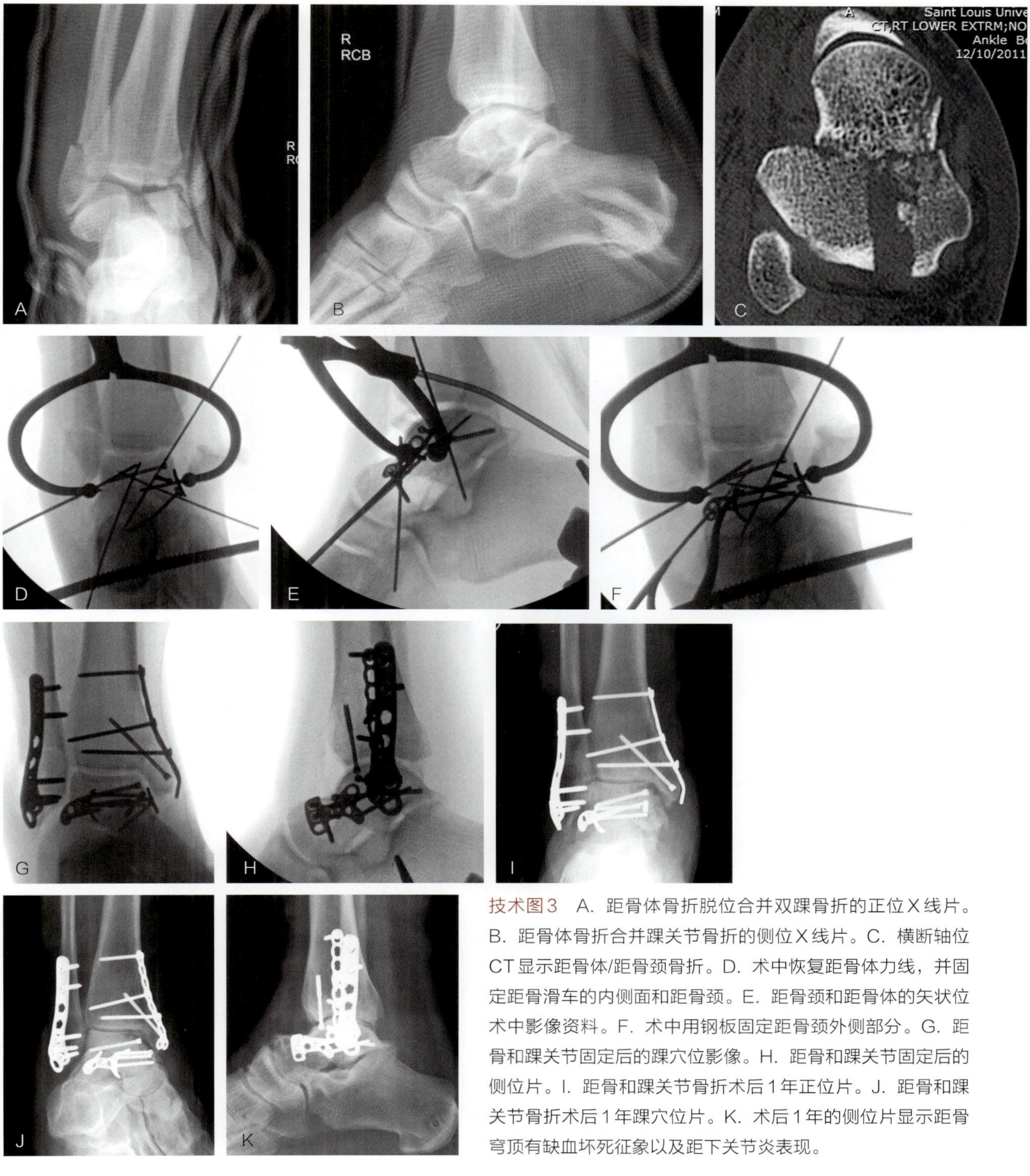

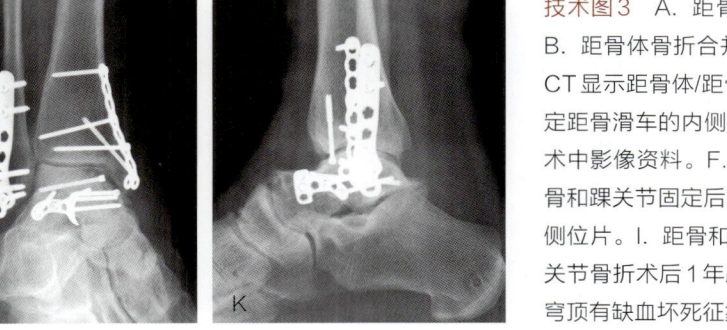

技术图3 A. 距骨体骨折脱位合并双踝骨折的正位X线片。B. 距骨体骨折合并踝关节骨折的侧位X线片。C. 横断轴位CT显示距骨体/距骨颈骨折。D. 术中恢复距骨体力线，并固定距骨滑车的内侧面和距骨颈。E. 距骨颈和距骨体的矢状位术中影像资料。F. 术中用钢板固定距骨颈外侧部分。G. 距骨和踝关节固定后的踝穴位影像。H. 距骨和踝关节固定后的侧位片。I. 距骨和踝关节骨折术后1年正位片。J. 距骨和踝关节骨折术后1年踝穴位片。K. 术后1年的侧位片显示距骨穹顶有缺血坏死征象以及距下关节炎表现。

距骨体后部骨折的切开复位内固定

- 移位性距骨体后部骨折属于关节内骨折,骨折线大部分位于冠状位(技术图4)。
- 作者喜欢采取俯卧位,小腿下方垫无菌枕,通过后内侧入路显露骨折。
- 止血带充气前,建议在胫骨内侧中下1/3和跟骨置入外架半钉。将来用于安装小号股骨撑开器,牵开踝关节与距下关节。
- 采用此入路时,术者最好佩戴头灯照亮术野。
- 在踝关节内外侧轻柔放置窄Hohmann拉钩,分别牵开胫后神经血管束和踇长屈肌腱。这样就能显露距骨体后方骨折块。
  - 用牙科探钩复位此骨折。
  - 由后向前置入光滑克氏针,临时固定骨折。
- 可以采用平行加压螺钉或塑形良好的微型板结合加压螺钉固定此骨折。
  - 将后方微型板塑弯成半弧形,保证其能支撑距骨后方骨块。

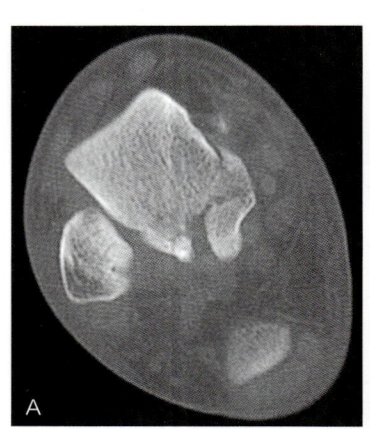
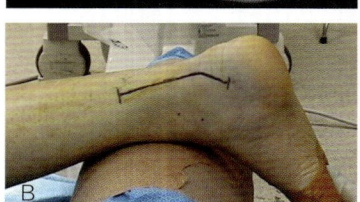
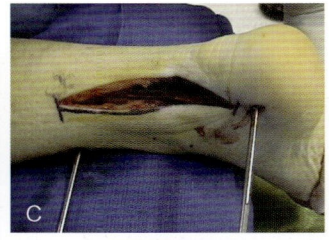
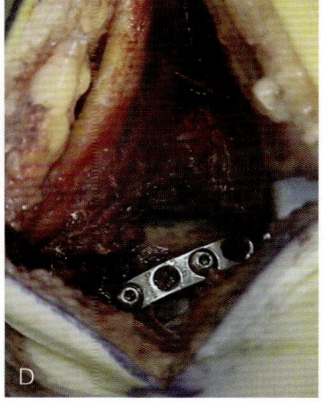
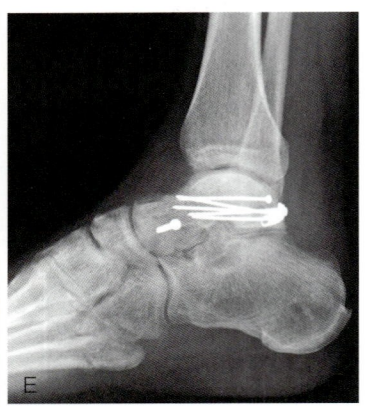

技术图4　A. 距骨体后方骨折的术前CT图像。B. 后内侧纵行切口。C. 术中半钉的安置部位,用来辅助撑开踝关节和距下关节。D. 术中使用微型板固定。E. 术后侧位片。

距骨外侧突骨折的切开复位内固定

- 距骨外侧突骨折切开复位内固定时,患者要采取仰卧位或侧卧位。
  - 如果足踝部还有其他手术要做,直觉上讲,患者应取仰卧位。
- 打开外侧切口后,术者应仔细评估距骨外侧突骨折情况(技术图5A、B)。
  - 轻柔拨动骨折块,评估距下关节情况。
  - 小骨折块上往往没有软组织附着。只有骨折块非常小的时候,才能去除。
- 即使没有软组织附着的较大骨块,也需要保留下来用于重建距骨外侧突骨折。
- 必须复位所有前方和后方的骨软骨块,并用多枚细而光滑的克氏针固定。
  - 使用Freer骨膜起子来确定距下关节面是否解剖复位。
  - 最后复位外侧突骨折的最外侧骨块,并用多枚克氏针临时固定。
- 最好用微型加压螺钉固定孤立性外侧突骨块。
- 遇到粉碎骨折,应采用微型螺钉结合微型板支撑固定,抵消距骨外侧突受到的轴向应力(技术图5C、D)。

第57章 距骨骨折的切开复位内固定　633

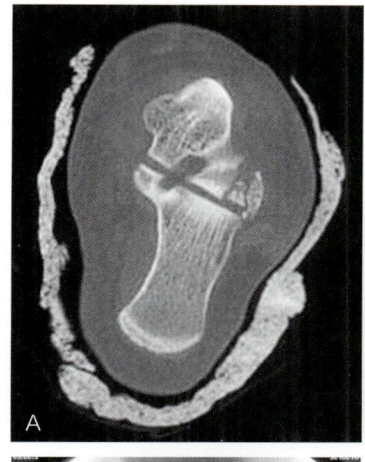
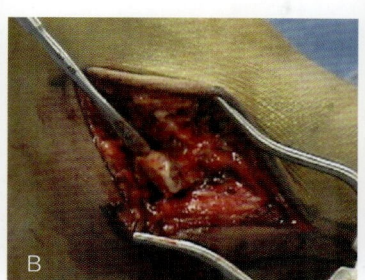
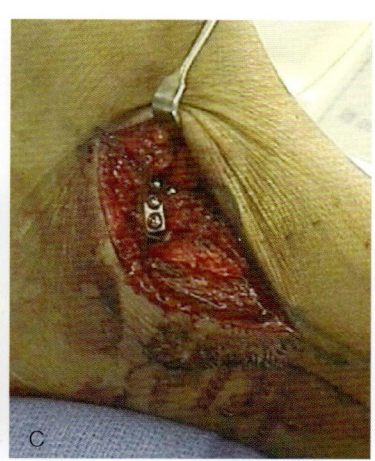
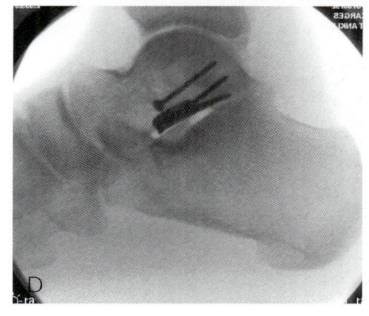

技术图5　距骨外侧突骨折。A. 术前CT影像资料。B. 术中所见骨折情况。C. 术中骨折固定情况。D. 术后影像资料。

外固定治疗

- 缺乏软组织附着的距骨块应立即置于杆菌肽溶液中，并迅速转送手术室。
- 消毒铺巾后，用杆菌肽溶液和生理盐水冲洗距骨块2或3次，并轻柔擦拭，再重新放回体内。
- 必须搭建足踝部外固定支架（技术图6）。

  ○ 第一步，先在胫骨中下1/3前缘置入2枚4.0 mm双皮质固定的半钉。
  ○ 在第1跖骨基底与第5跖骨基底各置入一枚4.0 mm双皮质固定的半钉。
  ○ 最后经跟骨结节由内向外置入一枚4.0 mm半钉或贯穿针。

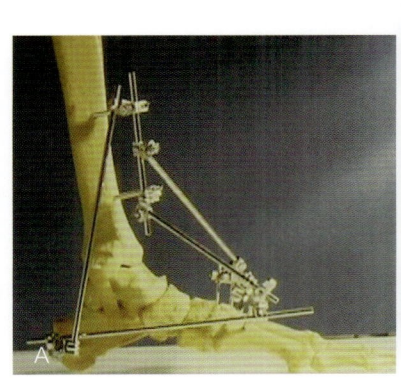
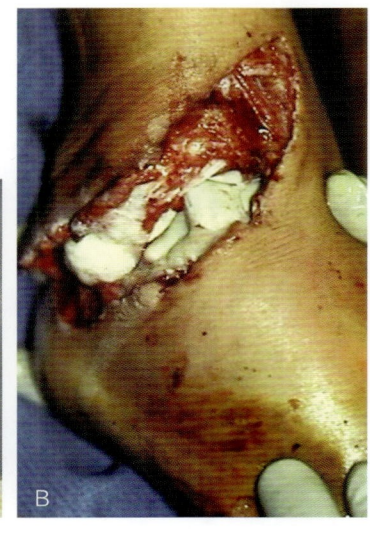

技术图6　A. 用4.0 mm半钉搭建足踝外固定框架模型。连接部：胫骨中下1/3，跟骨，第1跖骨与第5跖骨基底。B. 距骨周围开放性脱位。

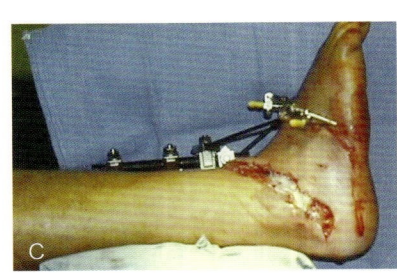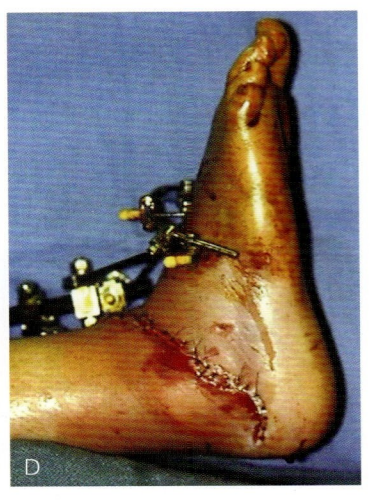

技术图6（续） C. 使用足踝外固定支架。D. 延迟闭合伤口。

- 外固定支架杆连接两处跖骨基底的半钉，构成中足单位。重要的是，在构成中足单位的半钉须留出足够长度，以便下一步安装胫骨连接杆。
- 接着，用单独一根长杆连接中足单位的内侧和胫骨远端半钉，踝关节保持中立位。
- 用第2根长杆连接中足单位外侧和胫骨近端半钉，纠正踝关节内翻，并协助踝关节处于背伸位。
- 最后添加剩余连接杆，将跟骨的半钉连接到足内侧、中足杆或任意胫骨半钉上，增加外固定框架的结构强度，并尽可能撑开距下关节。

要点与失误防范

内侧入路要避免进入距骨颈的足底侧，因为这里是胫后肌腱的附着处	足舟骨结节是重要的解剖标志，内侧入路时不要越过它。骨折肿胀使得该标志触诊不清
距骨颈位于后足长轴的偏内侧	前外侧入路绝不要位于下胫腓联合的外侧，除非需要探查距骨外侧突骨折或距下关节面粉碎需要清理
内踝肩部以远做截骨，距骨滑车会显露不清	截骨术应采用薄骨刀在踝关节水平截骨。截骨时，术者应保护好内踝后方的软组织
千万要留意，勿将距骨颈固定在内翻位和（或）使距骨颈出现延长	术中应采用C臂机透视Canale位（屈膝，足内翻，C臂球管偏向尾端倾斜15°）。透视标准距骨侧位影像，以免距骨颈出现延伸
内侧螺钉固定距骨颈，假如不做埋头处理，常会导致干骺区的固定不够牢靠	术者应避免距骨颈内侧采用穿皮固定方法
对于有移位的距骨颈骨折来讲，俯卧位时螺钉不可由后向前固定骨折	由后向前螺钉固定移位骨折不能起到复位作用

术后处理

- 手术和保守治疗距骨骨折的目标都是为了骨折愈合和恢复后足功能。
  ○ 虽然会继发出现创伤性关节炎和关节僵硬，一般很难恢复到创伤前状态，但是即使是最严重距骨颈和距骨体骨折患者也有机会完全恢复良好功能。
- 术后即刻给予无菌敷料包扎伤口，良好衬垫的短腿后托固定。
  ○ 踝关节固定在中立跖屈位。坚强的内固定保证踝关节和距下关节早期安全地运动。
- 出院前，教会患者每天自行更换敷料，并且学会使用弹力绷带对足踝加压包扎以减轻肿胀。

- 患者佩戴可脱卸的短腿骨折专用靴，术后8周内严禁负重。
  - 术后最初3～4周夜间必须佩戴骨折专用靴，预防跟腱早期挛缩。
  - 提醒患者积极开展踝关节和距下关节锻炼活动。
- 距骨损伤后过早给予门诊理疗，会引发踝关节疼痛加剧和肿胀加重。
  - 但是双上肢和健侧下肢在伤后即刻、亚急性期、伤后6周内都要强化肌肉力量和活动，这点很重要。
- 距骨滑车穹顶外侧出现部分缺血坏死现象相当常见。这可能是因为受伤后距骨体的血供只有内侧三角韧带深层尚完整。
  - Hawkins征是早期软骨下出现的透光带，意味着距骨体存在血供。伤后6～8周可以在正位片上发现此征象，表明骨质在吸收，这是局部处于活跃状态，血供尚存的证据。
  - 幸运的是，距骨滑车穹顶出现局灶性骨坏死的患者几乎很少出现迟发性塌陷。
  - 没有见到Hawkins征也不能排除骨坏死的存在，受伤3个月内可能都无法通过X线片证实Hawkins征。
  - 还没有证据显示距骨局部缺血坏死患者需要延长不负重的时间。目前尚不清楚负重对骨坏死进展的影响。暂不推荐采用旨在距骨再血管化的操作，如髓芯减压。
  - 告知患者早期应当采用髌腱承重式支具进行保护性负重，能减轻后足受到的轴向负荷，并避免反复负重训练，这些内容十分必要。
- 作者建议术后6周在门诊开始进行正规的理疗。最初2周时间不要负重，开始被动活动踝关节和距下关节，小腿等长训练，有条件的话进行泳池训练。
- 术后8周患肢开始逐步负重，强化肌肉力量和本体感觉训练，并增加活动范围。
  - 随着负重增加，患肢常表现为肿胀加剧。
  - 使用压力为20～30 mmHg的弹力长筒袜可减轻肿胀。
- 术后3个月时患者不应再穿骨折保护靴，转为能穿戴在鞋子中放置的踝关节支具。
  - 物理治疗这类损伤很容易持续3个月时间。
  - 正规理疗疗程结束时，应告知患者长期坚持锻炼的必要性。
- 保守治疗距骨骨折，石膏固定的制动时间一般为6周。
  - 拆除石膏后，需要佩戴可脱卸的骨折保护靴，并开始门诊理疗流程。
  - 根据理疗结果，循序渐进开始逐步负重。
- 术后随访需要拍摄3张踝关节系列位片。

预后

- 如果距骨骨折患者没有出现并发症或相关处理，也无需二期重建手术，那么就可以认为治疗结果是成功的。
  - 最新评估数据表明，距骨骨折手术时机与最后效果无相关性。延迟手术与缺血性坏死之间亦无联系。在距骨已得到复位的情况下，尤其是软组织状况不允许早期做切开手术时，强烈建议即刻采用临时外固定支架术。
  - 导致功能预后较差的风险因素包括距骨粉碎骨折，Hawkins分型等级较高，开放性骨折以及同侧肢体有合并损伤。
- 距骨缺血性骨坏死、创伤性关节炎、关节僵硬以及内翻畸形严重影响功能结果[7]。
  - 损伤程度愈严重，距骨体缺血性坏死发生率愈高。Hawkins征的预测准确度为75%。这是距骨滑车穹顶出现血管化很好的预测因子；反之未见到Hawkins征，并不一定意味着已出现缺血性坏死[5]。
    - 最近研究表明，距骨颈骨折总体上有50%的缺血性坏死发生率，其中31%的病例表现为距骨滑车穹顶塌陷[9]。
  - 继发性创伤后关节炎比缺血性坏死更常见，最常见于距下关节。
    - 胫距关节炎不会单独出现，总是伴随着距下关节炎同时出现。
  - 最近报道显示，距骨体骨折并发早期浅表伤口的发生率为20%。通过口服抗生素和局部伤口护理可以有效治疗所有患者。38%的患者出现缺血性坏死。伤后14个月，有一半患者表现出距骨滑车穹顶塌陷。距骨滑车穹顶骨折伴骨坏死和创伤性关节炎患者的功能评分最低。
  - 目前尚无关于最有效治疗距骨压缩性损伤的共识。这种损伤十分罕见，貌似预后差。
  - 最近一项研究回顾了距骨回植效果，鼓励尽一切可能保留距骨。此项研究中，8例患者为单纯性脱位，11例患者有距骨压缩伴不同形式的骨折。所有骨折脱位均得到稳定固定，无一例伤口需要肉芽创面愈合。所有8例严重距骨骨折患者均在1年内发生塌陷。平均随访42个月，2例患者出现感染。7名患者需要进行再次手术，包括取出内固定、踝关节置换术和距下关节融合、踝关节融合术、植骨术、清创术和皮瓣修复术。研究中并未出现高感染率，支持研究者的结论为：创伤后采用回植手术比距骨切除术更为有效[8]。

并发症

- 距骨骨折并发症包括：相关骨折和软组织愈合问题，延迟愈合，创伤性关节炎和缺血性坏死。
  - 开放性骨折必须按照标准化流程进行处理，包含清创术、预防性使用抗生素、固定骨折和延迟闭合伤口。
- 距骨骨折出现软组织并发症基本上都是浅表性的。
  - 但是如果遇到全层皮肤脱套，必须进行规范的清创手术，并用带蒂旋转皮瓣或游离皮瓣覆盖伤口。
- 文献报道，距骨颈骨折延迟愈合或不愈合的发生率为0%～10%。骨不连的首要原因是缺血性骨坏死。固定不良也可能导致距骨颈骨不愈合。
  - 如果没弄清骨不连的原因，则需要做MRI或CT扫描。尽一切可能，翻修内固定并结合自体骨移植治疗距骨骨不连（图8）。
  - 距骨体骨坏死需要清除坏死骨碎块和胫跟融合术，根据肢体长度决定是否采用自体或异体结构性植骨术（图9）。
- 对于距骨外侧突或后内突的粉碎骨折，保守治疗效果不可预测。
  - 如果患者完全负重后出现长时间持续疼痛，并且X线片或CT提示骨不愈合，那么手术切除这些骨折碎块通常就能奏效。因为这些撕脱骨块出现纤维性骨不连，是引起疼痛的常见原因。
- 距骨畸形愈合的主要原因是力线出现内翻畸形。为了规避距骨颈出现力线不良，初次手术时最好采用内侧和前外侧联合入路，并结合术中Canale位透视。
- 距骨骨折最常见并发症是距下关节炎和踝关节炎。距下关节炎的发生率最高，常规采用距下关节融合术来解决该问题（图10）。

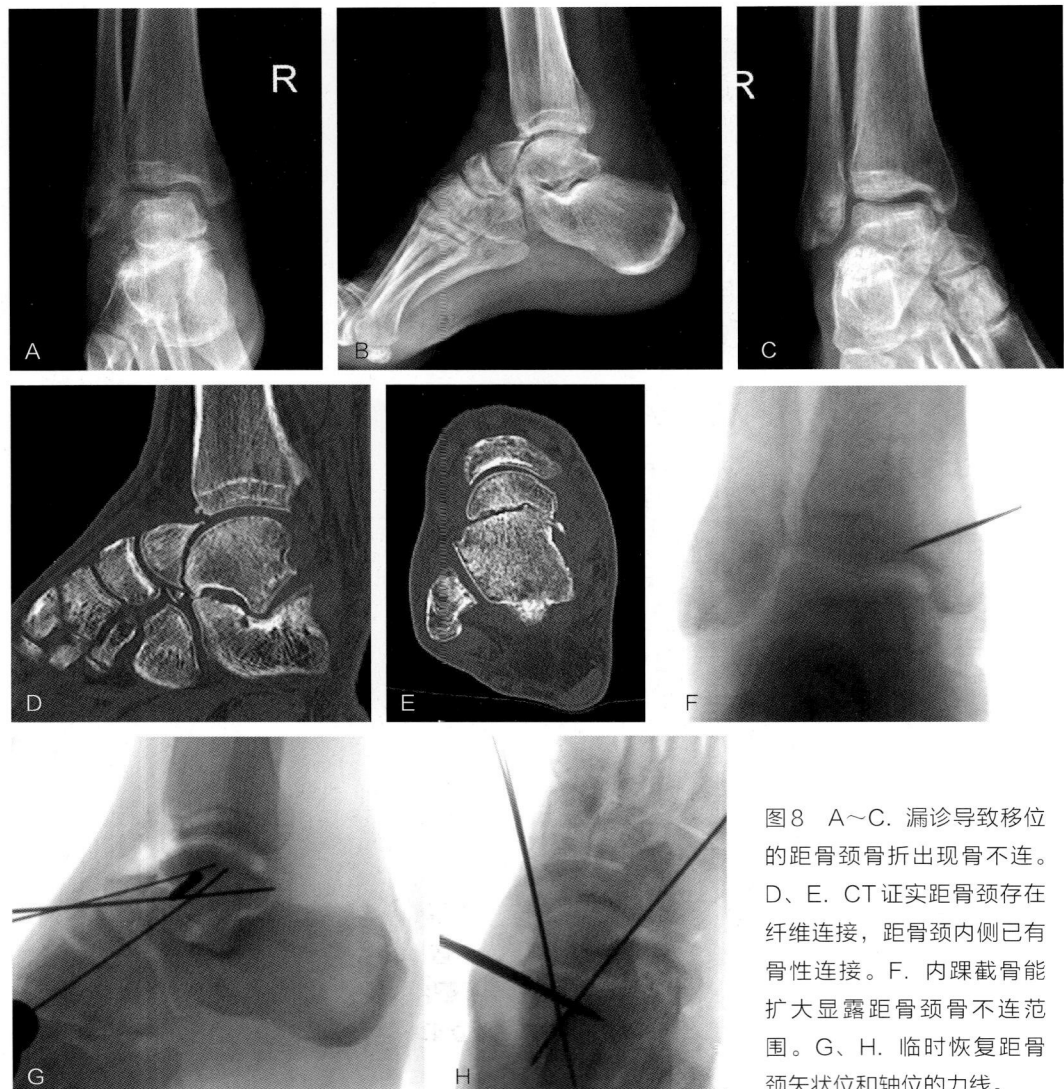

图8　A～C. 漏诊导致移位的距骨颈骨折出现骨不连。D、E. CT证实距骨颈存在纤维连接，距骨颈内侧已有骨性连接。F. 内踝截骨能扩大显露距骨颈骨不连范围。G、H. 临时恢复距骨颈矢状位和轴位的力线。

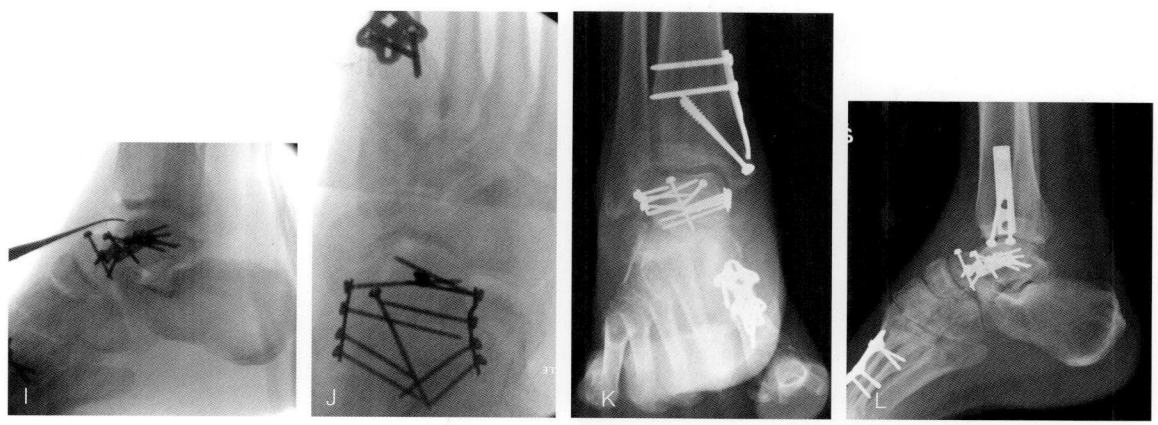

图8（续） I、J. 采用微型板固定距骨颈，并在骨不连处植骨。K、L. 距骨颈骨折和内踝截骨处完全愈合。

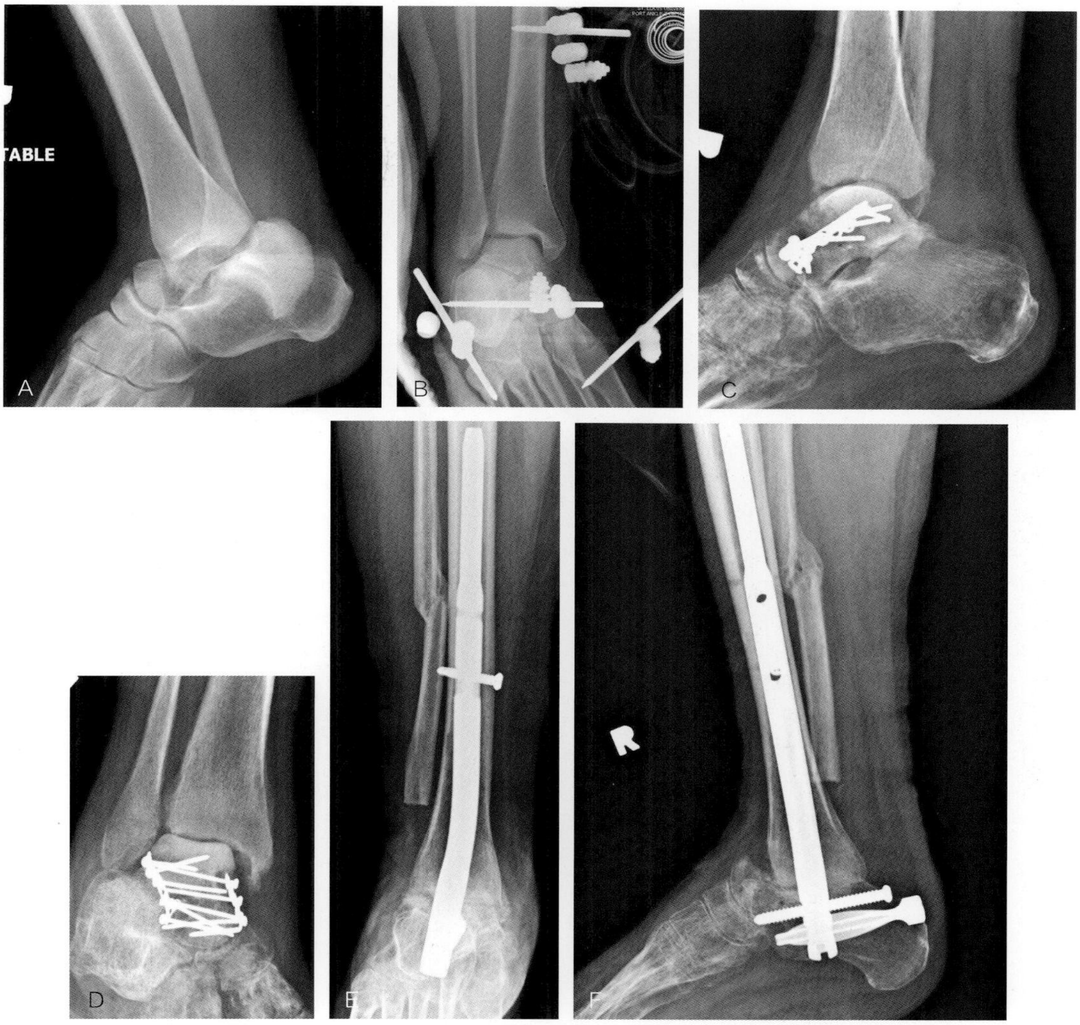

图9 A. 距骨颈骨折脱位伴内侧开放伤口。B. 迅速进行伤口冲洗和清创手术，复位距骨体脱位，初步关闭伤口，临时用跨足踝外固定支架固定，直至软组织肿胀消退可以安全进行切开复位内固定术为止。C、D. 距骨颈骨折已愈合，距骨体出现缺血坏死，并伴局部疼痛症状。E、F. 经腓骨入路切除距骨体，采用髓内钉技术行胫跟关节融合术。

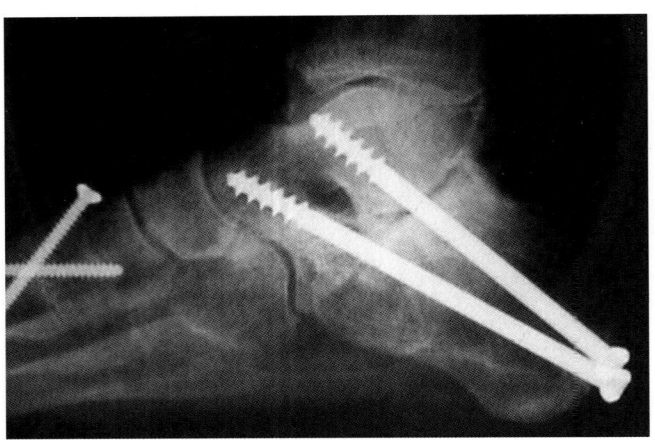

图10　采用距下关节融合术治疗距骨颈骨折继发的距下关节炎。

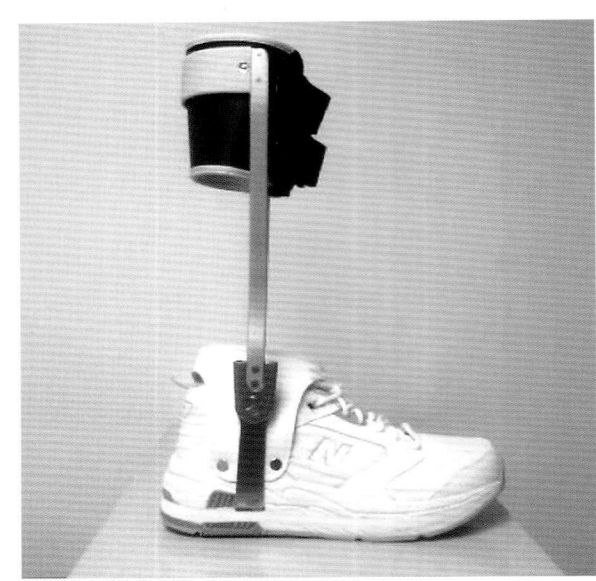

图11　传统髌腱承重式支具用于分担行走时后足承受的压力。

○ 非甾体抗炎药可以有效缓解关节炎症状。定制的踝关节支具亦能改善后足关节炎症状。髌腱承重式支具可以有效分担踝关节的负重应力，在日常活动和工作时间内患者症状能得到更多缓解（图11）。
○ 倘若保守治疗不能改善关节炎症状，应在后足（距下关节）和踝关节进行选择性利多卡因注射，再评估患者情况。无论是一处还是两处出现关节疼痛缓解，术者都能建议患者去做进一步功能重建手术。

（陈宇杰　译，李晓林　审校）

参考文献

［1］Burgess AR, Dischinger PC, O'Quinn TD, et al. Lower extremity injuries in drivers of airbag-equipped automobiles: clinical and crash reconstruction correlations. J Trauma 1995;38:509-515.

［2］Canale ST, Kelly FB. Fractures of the neck of the talus: long-term evaluation of 71 cases. J Bone Joint Surg Am 1978;60(2):143-156.

［3］Haliburton RA, Sullivan CR, Kelly PJ, et al. The extra-osseous and intra-osseous blood supply to the talus. J Bone Joint Surg Am 1958;40-A(5):115.

［4］Hawkins LG. Fractures of the neck of the talus. J Bone Joint Surg Am 1970;52(5):991-1002.

［5］Lindvall E, Haidukewych G, DiPasquale T, et al. Open reduction and internal fixation of isolated, displaced talar neck and body fractures. J Bone Joint Surg Am 2004;86-A(10):2229-2234.

［6］Miller AN, Prasarn ML, Dyke JP, et al. Quantitative assessment of the vascularity of the talus with gadolinium-enhanced magnetic resonance imaging. J Bone Joint Surg Am 2011;93(12):1116.

［7］Sanders DW, Busam M, Hattwick E, et al. Functional outcomes following displaced talar neck fractures. J Orthop Trauma 2004;18:265-270.

［8］Smith C, Nork S, Sangeorzan B. The extruded talus: results of reimplantation. J Bone Joint Surg Am 2006;88(11):2418-2424.

［9］Vallier HA, Nork SE, Benirschke SK, et al. Surgical treatment of talar body fractures. J Bone Joint Surg 2003;85-A(9):1716-1724.

第58章 跟骨骨折的手术治疗
Surgical Treatment of Calcaneal Fractures

Steven D. Steinlauf, James B. Carr[†], and Roy W. Sanders

定义

- 跟骨关节内骨折是指涉及跟骨关节表面的损伤，这种损伤通常伴随移位。
- 跟骨骨折移位发生在跟骨后关节面的上外侧从距骨下移位至腓骨下或腓骨和距骨外侧之间。如果进行非手术治疗的话通常会导致不良的预后。因此，所有这类损伤的患者应该进行手术治疗，除非他们的状况不允许手术。
- 软组织损伤是指涉及跟骨周围皮肤、脂肪、肌腱、肌肉以及神经结构的损伤，可从轻度青紫到开放性骨折濒临截肢。
  - 水疱和不同程度的皮肤瘀斑非常常见。
  - 皱褶征是指当损伤水肿消退后出现的皮肤皱纹。
- 初始的骨折线是跟骨骨折发生机制中早期出现的骨折线。如果了解病理，两种骨折线的出现，可以解释大多数的病理发现。这些内容会在"发病机制"一节中进一步阐明。
  - 微创手术是指除了外侧延长入路的所有入路。
  - 前侧突骨折是指仅涉及跟骨前侧部分的骨折。若无移位，可行非手术治疗；若有移位，通常需要手术治疗。
  - 腓骨环骨折是指腓骨肌上支持带撕裂，是腓骨肌腱的不稳定的指征。

解剖

- 跟骨是足部最大的骨，它的形态复杂使得精准的手术重建比较困难。
- 跟骨的功能是将承重力从小腿传送至足。
- 跟骨关节面与距骨相应的关节面组成距下关节。这个关节与跟骰关节一起提供减震功能，使得足能够适应地形的变化。
- 跟骨的四个关节面包括前、中、后和跟骰关节面。精确的关节连接是四个关节发挥完全功能的必要条件。

- 跟骨的内部结构反应它负重的情况。
  - 在近关节面区域，尤其是后关节面下，具有很致密的骨小梁。
  - 跟腱结合区域也有致密的骨小梁。
  - 在Gissane角正下方存在骨松质较少的正常区域，即中性三角区(neutral triangle)。基于这个原因，跟骨骨折复位后使用骨移植物填充此区域是几乎没必要的。
- 3～4 mm厚度骨皮质存在于中上区域（支撑区域）以及上外侧柱，它们基于骰骨和后关节面（前外侧片段）。这些区域的骨皮质将在跟骨内固定时发挥作用（图1）。
- 跟骨的软组织在创伤中很容易损伤。在移位的舌部和茎突骨折中尤其容易发生，并可导致后侧的软组织压力性坏死。管理好这个损伤组分是避免医源性外科并发症的关键。腓骨肌肌腱横过腓骨后沟并居于跟骨外侧面。腓肠神经在跟骨外侧拐弯，因此可能在暴露跟骨外侧时被损伤。
- 跟骨外侧软组织的血供包括跟外侧动脉、踝外侧动脉以及跗外侧动脉。
  - 在延展外侧切口和跗骨窦切口都有可能损伤跟外侧动脉。

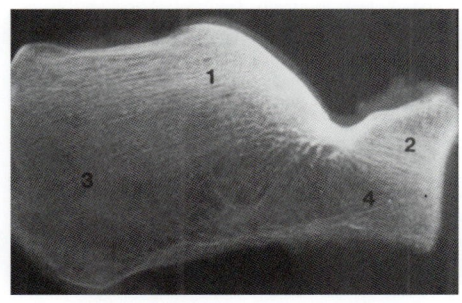

图1 跟骨标本的矢状面侧位X线片。骨小梁系统被标注1～4。最密集的位于关节面周围区域，最厚的骨皮质在前外侧部分和内侧壁区域。1，后关节面小梁系统；2，前侧隆起小梁系统；3，后跗小梁系统；4，前跗小梁系统。这些区域为内固定提供了良好的骨组织。

---

†：已逝世。

- 跟外侧动脉必须被很好地保护,以避免延长外侧切口的顶端出现伤口愈合问题。

发病机制

- 尽管似乎有无数种骨折发生,但是典型的骨折线、碎片和移位都能被总结出来。
- 跟骨骨折是被距骨向跟骨下降产生的剪切力和压缩力共同导致的。
- 出现两种主要骨折线:
  - 第一个发生在Gissane角,将跟骨分为前后两个骨折块。可出现中关节面或前关节面劈裂,骨折线可延长至外侧壁形成一个倒Y形(图2A、B)。
  - 第二种骨折把跟骨分为内侧和外侧两部分,并且把后关节面剪切成两块甚至更多的碎片。
    - 当距骨持续压迫跟骨,后关节面的外侧受到冲击进入跟骨体,而反冲作用会使后关节面错位。
    - 相同的骨折线继续延伸至骰骨关节面,并且与主要骨折线重合,产生前外侧碎片和内上碎片。
    - 两条骨折线产生的骨折成分包括内上碎片、前外侧碎片、后关节面和结节。
- 后关节面断裂为上外侧碎片,偶见中央碎片和与支持带相连的部分(内上碎片)。
- 与支持带相连的部分通常被称为固定片段,因为它很少有明显移位。然而,最近的研究表明,固定片段通常有一定的移位和骨折线。
- 这些成分发生特征性移位。
  - 骰骨位于后侧关节平面的突起之间。可以外翻或者内翻倾斜,通常被看成横向。骰骨就像一个楔子 阻止后侧关节平面下降(图3A)。
  - 后外侧关节平面被撞击并旋转进入跟骨体。
  - 后关节面分为3种模式,是构成Sanders分型的基础:
    - SandersⅡ:两个主要碎片(图3C)。
    - SandersⅢ:三个主要碎片(图3D)。
    - SandersⅣ:多块骨折碎片。
  - 内上骨折和距骨通过韧带链接保持力线关系,但是可以轻微移位使得跟骨前部分重叠。这种重叠发生在跗骨窦的主要骨折线上。
  - 内外侧骨折移位程度是可变的。它通常延伸至骰骨关节平面,伴有不同程度的移位(图3E)。
- 跟骨外侧壁向外侧移位到滑车脊,结合跟骨结节的转移,导致跟骨增宽和腓骨撞击。

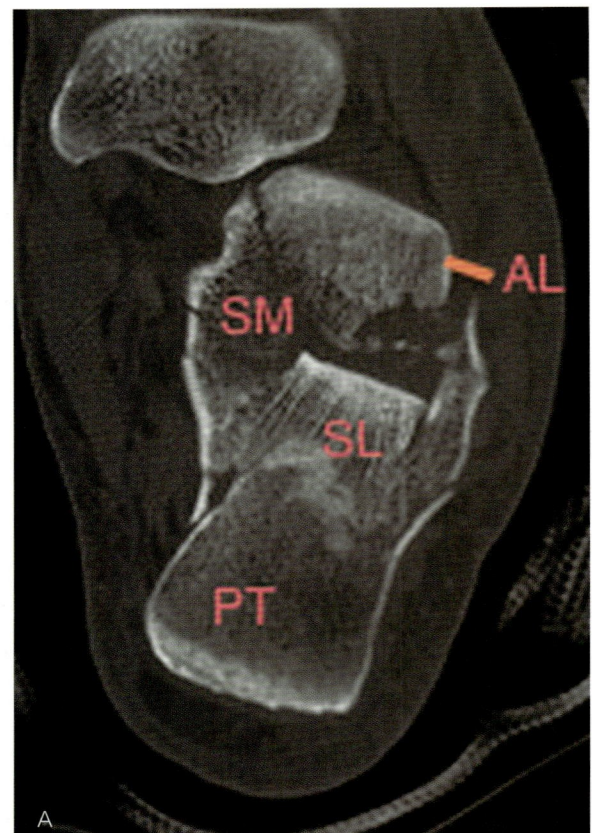

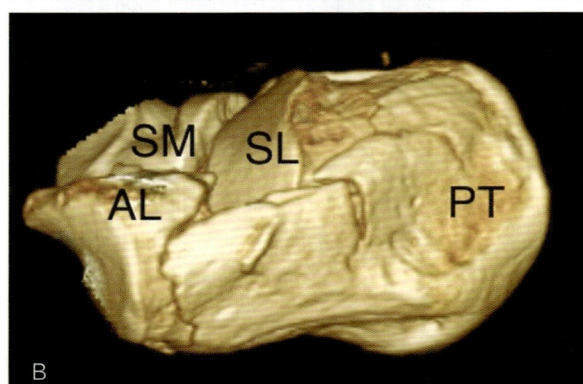

图2 A、B. CT扫描显示了关节凹陷型跟骨骨折和主要的碎片。AL,前外侧碎片;PT,后侧结节;SL,上外侧碎片;SM,内上片段。

- 在某些案例中严重的外侧壁爆裂,特别是高能量的开放性骨折,腓骨肌腱脱位,可能需要固定(图3F)。
- 第一种的骨折类型为关节凹陷型和舌型骨折,可以通过跟骨侧位片确定。
  - 舌型骨折维持跟骨与后关节面之间的连接,然而关节凹陷使得关节面与结节分离(图4A、B)。

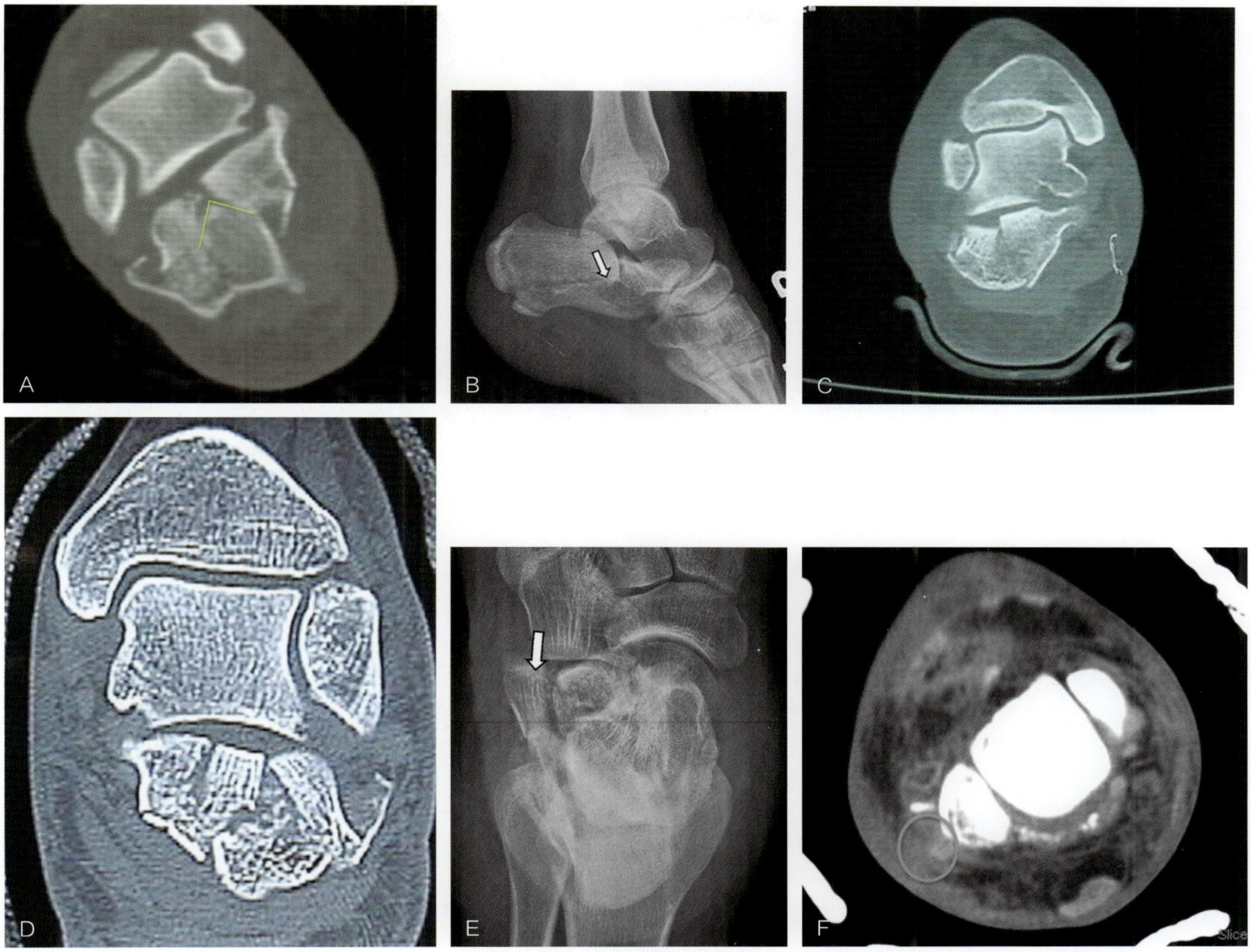

图3 A. 冠状位CT扫描显示了后结节如何作为楔块将上内侧和上外侧碎片分离。B. 后关节面移位并沿跖骨方向翻转（箭头所示）。C、D. 冠状位CT扫描显示Sanders Ⅱ型骨折，上内侧一个大碎片（C），以及Sanders Ⅲ型骨折（D）。E. 主要骨折线延伸至跟骨骰骨关节面。前外碎片由最外侧的碎片（箭头表示）取代。F. 轴位CT显示腓骨肌腱脱位（图E经允许引自 Paul Tornetta Ⅲ, MD）。

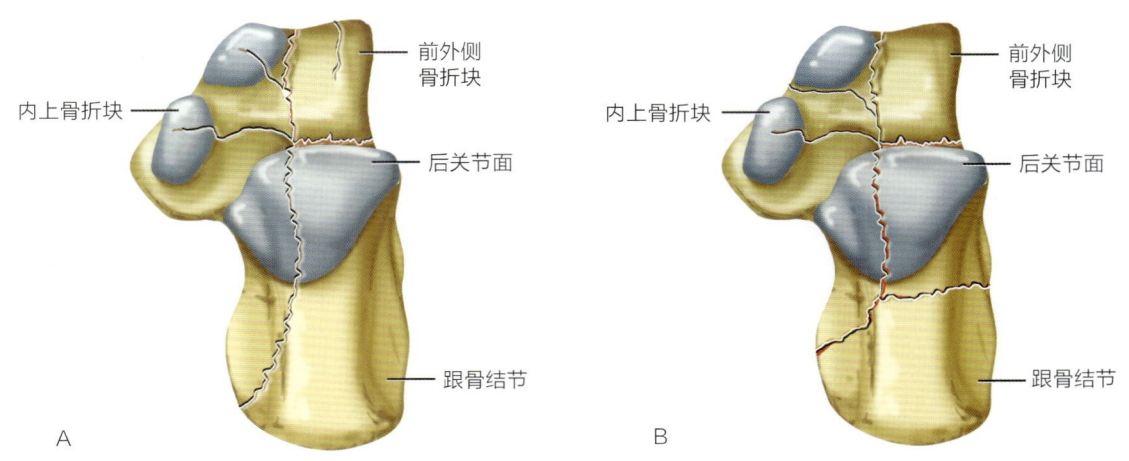

图4 A、B. 跟骨骨折类型：舌型（A）和关节凹陷型（B）。

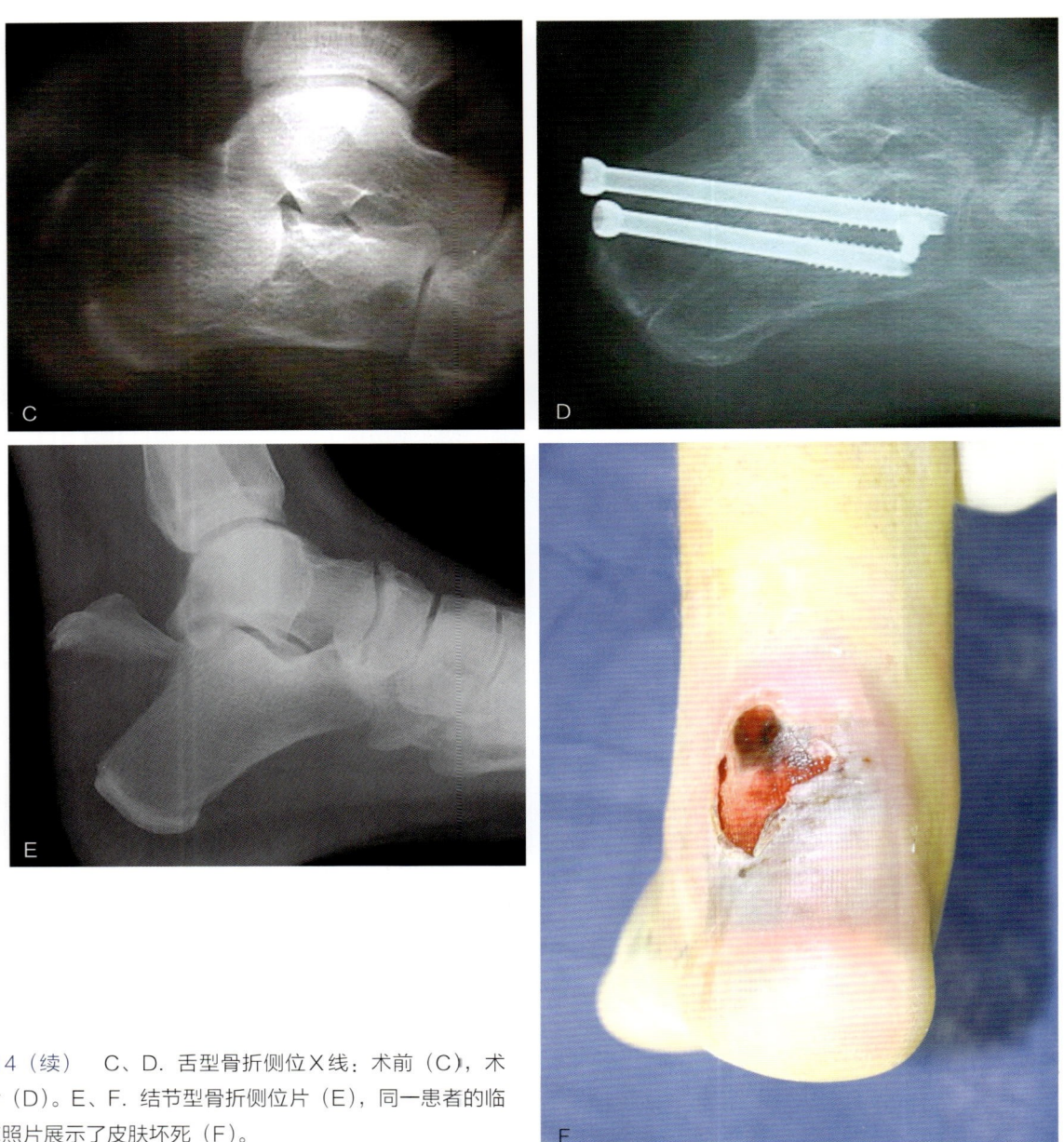

图4（续） C、D. 舌型骨折侧位X线：术前（C），术后（D）。E、F. 结节型骨折侧位片（E），同一患者的临床照片展示了皮肤坏死（F）。

- 由于这种解剖结构，某些舌型骨折有很大的一部分，甚至整个后侧关节面，都和跟骨结节相连（AO-OTA 73 C1）。因此，结节的复位会间接减少后关节面移位并恢复Böhler角。这种特殊的模式非常适合小切口或经皮技术（图4C、D）。
- 结节性骨折涉及跟腱的插入。它们不涉及后关节面。
- 继发于皮肤受压，结节型骨折和舌型骨折常导致皮肤破裂。因此，必须以紧急的方式处理它们（图4E、F）。
- 关节塌陷的复位最好采用切开复位。

自然病程

- 关节内跟骨骨折是一种严重的损伤，会损害足的功能。
- 保守治疗为损伤后早期运动，6~8周负重。这种方法能最大限度减少医源性损伤的发生。
- Lindsay和Dewar的一项经典研究中，只有17%的患者在长期随访中没有足部症状。
- 体力劳动能力丧失较为普遍，劳动者平均休息时间为4~6个月。
- 距下运动将会不同程度地丧失。
- 会出现胫骨距骨撞击和前踝关节前部疼痛，如果挤压畸形足够严重，可导致距骨进入跟骨体。

- 可能需要18~24个月的时间受伤后足部症状才能得到最大程度的改善。大部分的改善发生前12个月。
- 关键的是，可以看到患者的症状在不断缓解，直到最大程度的改善。
- 最近的一项随机前瞻性研究发现，如果对所有损伤患者都采用保守治疗，晚期距下关节融合的需求将增加5~6倍，总体比率约为17%。
  - 如果距下融合用于治疗创伤后关节病，对于那些在跟骨骨折后采取保守治疗的和允许继续畸形愈合的，其结果不是像跟骨骨折开放手术和内固定后再距下融合的令人满意。

病史和体格检查

- 病史通常是坠落伤或车祸。对于糖尿病患者，偶尔一次看似轻微的踝关节扭伤也会导致骨折。
  - 手术并发症重要的危险因素包括：吸烟，糖尿病，外周血管病变，类固醇的使用。
  - 视诊足和踝。
  - 肿胀分为轻微、中度和重度。
    - 严重软组织肿胀时，若采取手术治疗，伤口愈合并发症容易发生。
    - 破裂的水疱分为浆液性和血性。如果伤口未愈合，破裂水疱是皮肤细菌增殖的来源。血性水疱提示更深的真皮损伤。
    - 要注意皮肤是否挫伤。
    - 如果皮肤有皱褶征出现，意味着肿胀正在消退，手术切口并发症可能性减小。
    - 注意开放性损伤，如果有，则行外科急诊手术。
- 医生触诊足部和踝关节，检查是否有同侧的脊柱损伤或其他部位骨折。然后再次检查是否有其他损伤。
  - 在所有跟骨骨折中脊柱损伤约达10%。
- 评估骨筋膜室综合征。观察趾被动屈伸时的疼痛，明显的脚部肿胀，测量升高的间室压力（压力在舒张压30 mmHg以内）。
  - 5%~10%的跟骨骨折会引起骨筋膜室综合征。
- 进行神经学检查，检查足和趾的感觉功能，包括轻触和针刺。
  - 跟骨骨折，尤其是内侧开放性骨折，可损伤胫骨后神经和血管。

影像学和其他诊断性检查

- 足部正侧位X线片（图5A、B）是初步筛查方法。
  - 同时还要检查轴位片（Harris）（图5C）。可显示内侧壁，及上内侧碎片与结节的关系。
  - Broden位是用来观察距下关节的。它采取足部内旋，X线拍摄不同角度头侧成角（图5D、E）。通过不同角度的头侧成角拍摄，可看到后关节面的各个部分。这可用于术中X线检查来判断跟骨内侧壁和后关节面的复位情况。
- 脚踝的三个视图也很有帮助。正位和踝穴位可以显示

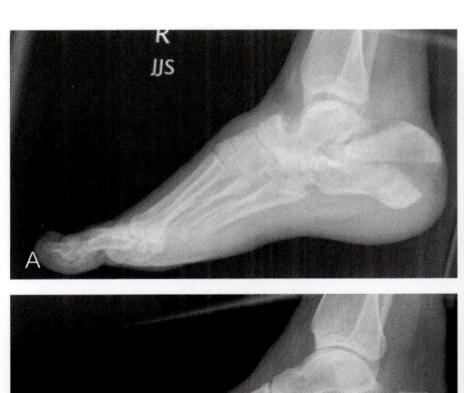
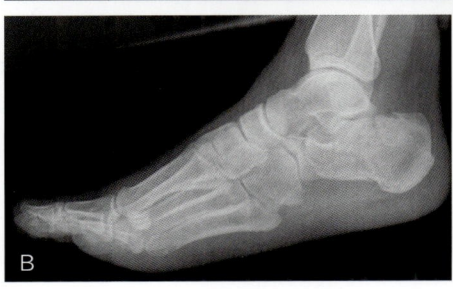
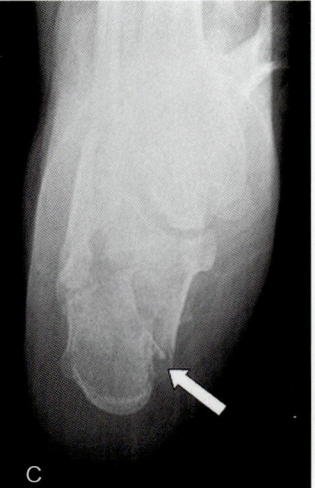
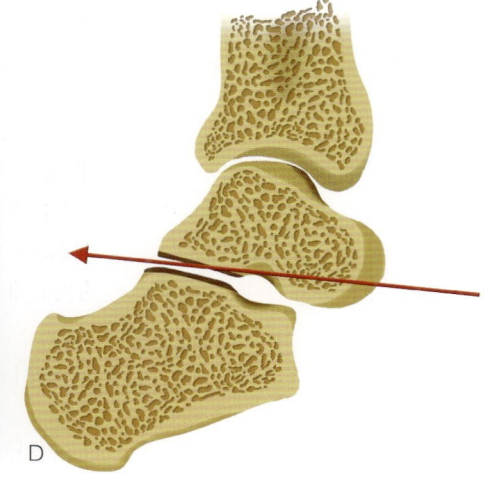

图5　A、B. 侧位片显示跟骨严重移位舌型Sanders Ⅱ型骨折伴有中足脱位（A）和Sangers Ⅲ型骨折（B）。C. Harris轴位展示了内侧壁的移位（箭头）。复位这种解剖一般采用内侧入路。D. Broden位片是通过将X线束以后侧关节面为中心，足部内旋，偏向头侧获得的。

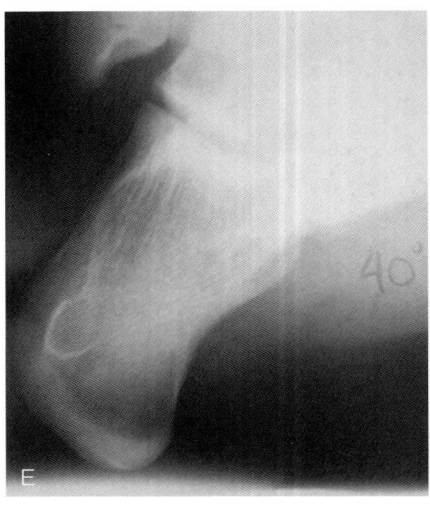
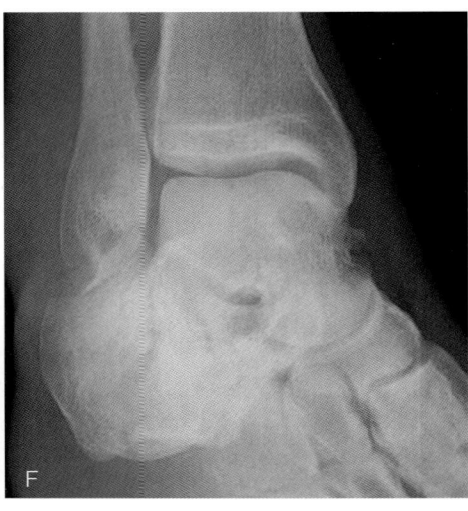
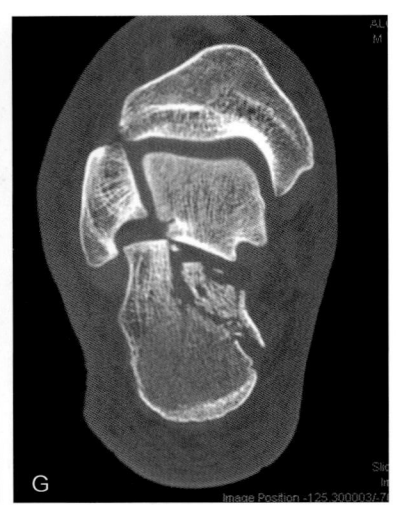

图5（续） E. 当射线向头侧集中，后侧突平面的前面斜度将被显示，并注意内侧壁的轮廓。当X线倾斜更多时，就会变成真正的Harris轴位片（如果去除内旋）。F. 踝穴显示了骨折脱立。G. 冠状位CT扫描同一患者，伴骨折脱位。

腓骨边缘骨折（提示腓骨不稳定）和骨折脱位（上外侧碎片可能移位到外侧沟）（图5F、G）。

- 如果骨折没有移位或微小移位，但不确定关节面是否对齐，则CT扫描检查是必需的。
- 如果骨折移位，则需要CT扫描以确定解剖结构和计划手术（见图3A、C、D、F）。
  - 需要双平面的CT扫描及重建，这将最好地描绘骨折块和移位情况。

鉴别诊断

- 距骨外侧突骨折。
- 严重踝关节扭伤。
- 距下关节脱位。
- 跟骨应力性骨折可以被误诊为后足软组织紊乱（如足底筋膜炎）。

非手术治疗

- 非手术治疗的适应证包括后侧关节面移位<2 mm，以及存在周围血管疾病或控制不良的糖尿病等疾病。
- 一些外科医生认为吸烟是相对禁忌证。它确实会导致更高的伤口并发症发生率。
- 小切口技术在这种情况下可以应用，并发症风险更低。
- 虽然切开复位内固定可在损伤后4周进行，但严重的骨折水疱或严重的组织损伤会妨碍手术治疗。
- 推荐的非手术治疗方法是加压制动，早期运动和5~8周延迟负重，将医源性风险降到最小，同时进行距下关节的早期活动。
- 在最初的2~3周，患者应在所有时间里穿戴凸轮鞋或夹板固定，以防止马蹄内翻足的发生。
- 开始负重后，患者继续进行活动度锻炼。
  - 随着骨折巩固的进展，逐步加强足部和踝部的肌肉强度。
- 一个垫有好鞋垫的鞋子通常能最好地缓解终痛。可能需要两种不同尺码的鞋。
  - 可以添加一个弧形鞋底以辅助脚趾活动阶段的步态。
- 如果发生创伤后关节病，可以使用各种矫正器来缓解症状。
- 在跟骨骨折脱位中非手术治疗是不推荐的，如果不进行复位的话，足部疼痛畸形是可以肯定会发生的。

手术治疗

- 移位的跟骨关节内骨折是一个困难的挑战。
- 即使是最好的治疗方法，足部疼痛和僵硬也很常见。医源性问题，例如感染等，在极端的情况下会导致截肢，或者至少导致不良的结果。
- 因此，仔细选择个体化的手术入路很重要，在达到跟骨解剖复位的同时还要注意避免医源性损伤。
- 适应证包括后关节面移位>2 mm以及跟骨骨折脱位。
  - 研究表明，某些患者群体，如接受工伤补偿的患者，手术治疗的效果往往较差，但这并不排除获得解剖性复位和减少晚期距下融合晚期机会的好处。

- 此外，并非所有领职工伤补偿的患者都表现不佳，有些人确实重返有收入的工作岗位，尽管在某些情况下受到限制。
- 任何外科手术方法或技术的选择都应始终以解剖复位为目标。尽管极端的粉碎可能会影响这一目标的实现。

术前计划

- 一旦选择了手术治疗，手术方法的选择将基于许多因素，包括外科医生的培训和经验以及病理解剖能力。
- 小切口技术和外侧延伸入路中手术的时机选择不同。时机最佳选择一般是在皱褶征出现和软组织包裹。
- 当使用跗骨窦和相似的小切口入路，手术应该在两周以内进行。如果这个时间窗内软组织包裹尚不合适，则外侧延伸入路可以在软组织条件较好时使用。
- 外侧延伸入路可以被使用在受伤后4周，如果需要的话。
- 受伤的病理解剖应该通过看后关节面骨折类型（Sanders Ⅱ型、Ⅲ型或Ⅳ型）、移位和在后关节面的主要骨折线的位置来分析。
  - 骨折越靠近内侧越难显露，涉及后关节面的骨折碎片越多，则越难解剖固定。
  - 经皮Essex-Lopresti技术适用于整个后关节面分离的骨折和舌型骨折。
  - 相反，关节凹陷型骨折需要切开复位后关节面。
  - 高度粉碎性Sanders Ⅳ型骨折的治疗应采用切开复位，并通过跗骨窦或外侧延伸入路进行一期融合。
- 其他需要进行移位分析的骨折成分包括上内侧骨块、前外侧骨块和结节。手术计划应针对每种病理机制制订复位策略和固定。
- 典型的复位顺序是首先纠正任何上内侧碎片的半脱位。
  - 接下来，上内侧碎片被复位并撑住跟骨结节。
  - 复位和固定后关节面。
  - 最后，复位和固定前外侧碎片。
- 上内侧碎片的尺寸和完整性是很关键的，因为固定螺钉很大程度上依赖于这个部位。小的或者粉碎性的上内侧碎片让坚强固定难以实现，可能要寻求其他技术。
  - 一个明显移位的上内侧碎片可能需要一个独立的内侧切口以协助复位和固定。
  - 上内侧碎片复位到结节上将会恢复跟骨形状并为移位的后侧关节平面碎片留有复位的空间。
  - 上内侧碎片可能嵌顿在跗骨窦内导致轻度半脱位。可通过术前矢状位重建的CT扫描和距骨下表面的上内侧碎片的不一致性识别这一点。
    - 纠正半脱位失败使得后关节面复位非常困难。
- 前外侧骨块应被准确置于复位的后关节面前方以此恢复外侧柱的长度。通过确保骨皮质重建来描绘Gissane关键角度。
  - 可以用拉力螺钉固定在上内侧碎片上，也可以用微型碎片板固定。一些外侧板可通过张力来把碎片拉到位。
  - 固定取决于所采取的入路。裂开的后关节面骨折需要从外侧到内侧插入拉力螺钉；它们的大小从2 mm到4 mm不等，这取决于骨折的情况。
- Sanders Ⅲ型骨折采用埋头钉或生物可吸收钉将骨折合成两大部分，将中内侧部分固定在更大块的内侧部分。
- 钢板的选择取决于入路。
  - 外侧延伸入路需要一些类型的小体积的外侧板。
  - 微创技术需要有效安排小钢板和特定钢板的位置，有时仅用拉力螺钉。
- 术前计划需设计成像，特别是X线。这将掌控手术中的前后位、侧位、轴位和Broden位。
  - 关节镜检查也可以帮助查看后关节面。它使得在骨折的治疗中更准确地复位，无论是外侧延伸入路或小切口入路。
    - X线检查与关节镜检查的关联性对于保证准确复位至关重要。

体位

- 外侧延伸入路采用侧卧位，受伤脚置于未受伤脚上方，支撑在稳定的中单或泡沫基板上，应用大腿止血带。
- 无论手术入路如何，C臂机都是放置在术者对侧。
- 同样的体位也可用于舌型骨折的经皮操作。如Tornetta所建议的，这允许在必要时转换为外侧延伸入路。
- 小切口入路为仰卧位，同侧臀部下垫入枕块。放置大腿止血带。
  - 受伤的小腿放在稳定的中单或泡沫塑料底座上。这使得侧面X线和内侧外固定器的放置更容易，这可能有助于复位。
- 对于采用外侧扩大入路治疗的双侧损伤者，患者呈俯卧位。小腿外旋以便于行外侧脚跟入路。
- 对于经跗骨窦入路治疗的双侧损伤，患者采取仰卧位。

- 关节镜与监视器放置在与C臂机相同的一侧,朝向床头。

入路

- 小切口技术将解决大多数但不是所有的跟骨骨折问题,但需要对骨折碎片、移位和变形力有一个全面的了解。
  - 并非所有的小切口技术都是一样的。
  - Essex-Loprest手法仅适用于舌型骨折。
  - 采用多个小切口进行关节复位和螺钉置入的技术,最适合无明显移位的简单关节凹陷型骨折。
  - 跗骨窦路径可充分显示后侧小关节,可用于Sanders Ⅲ型和Ⅳ型骨折。
    - 部分但并非全部Sanders Ⅲ型骨折也可以用这种方法治疗,并且只能由对跟骨骨折治疗有广泛了解的外科医生进行。
    - 通常情况下,外科医生在尝试小切口手术(如跗骨窦入路)之前,应先采用外侧延伸入路进行手术,可以更好地理解复杂的跟骨解剖学。
- 外侧延伸入路适用于所有骨折和移位。开放性骨折中的应用需要担心软组织并发症。

舌型骨折的小切口复位和固定

- 根据笔者的经验,如果开展急诊手术,小切口手术在技术上是更容易的而且不会增加感染风险。
  - 如果有任何疑问,术者应及时观察皱褶征及骨折水疱的愈合情况。
- 这种方法非常适用于有舌型骨折以及大部分和后关节面与跟骨结节相连的骨折(Sanders ⅡC)(技术图1A)。
  - 该技术可用于Sanders ⅡA和ⅡB骨折,但如果是经皮手术的话关节面复位手术难度较大。
  - 手术通常是在后侧皮肤受压坏死的紧急情况下进行的,这可能继发于后结节移位(技术图1B)。
- 该手术可采用仰卧位或侧卧位。如果X线不能确定确切的复位,加跗骨窦切口观察后侧关节面。
  - Tornetta更喜欢侧卧位,如果经皮手法不成功的话,可转换成外侧延伸入路。
- 患者仰卧位,同侧臀部下方垫有垫块,以协助显露脚跟。
- 麻醉组进行腘窝阻滞。这将允许用于门诊手术处理这种损伤。
- 使用两个小切口,一个在内侧,一个在跟腱止点外侧。
  - 坚固的斯氏针或导针使得6.5 mm或更大空心螺钉从后结节置入跟骨中。
  - 导针直接向移位的后关节面碎片的远端钻入(技术图1C)。
  - 然后用针作为杠杆工具来恢复跟骨骨折的Böhler角(技术图1D)。
- 从侧面用X线透视镜设备拍摄正常脚跟,并将其保存下来,以提供一个对比依据判断复位。

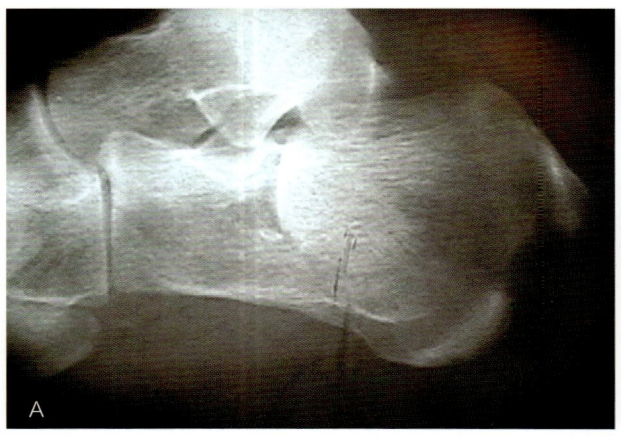 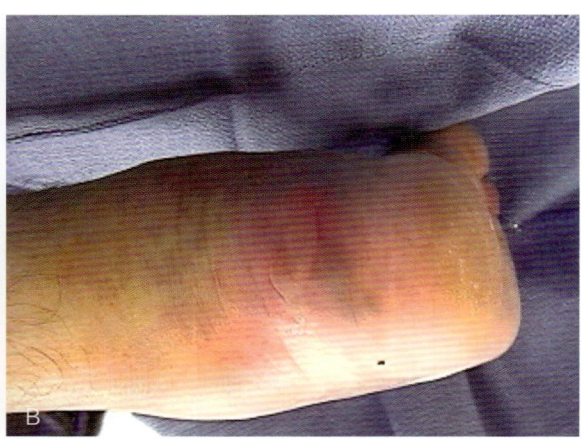

技术图1 A. 移位的舌型骨折显示了经皮复位损伤的典型移位和位置。前侧突没有粉碎,但矢状面骨折线需要拉力螺钉固定。B. 临床图片显示皮肤起疱和早期压力变化。

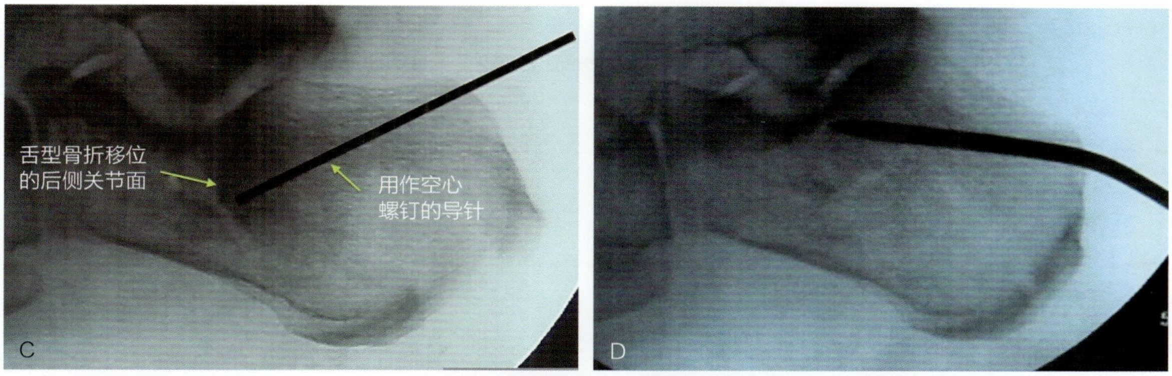

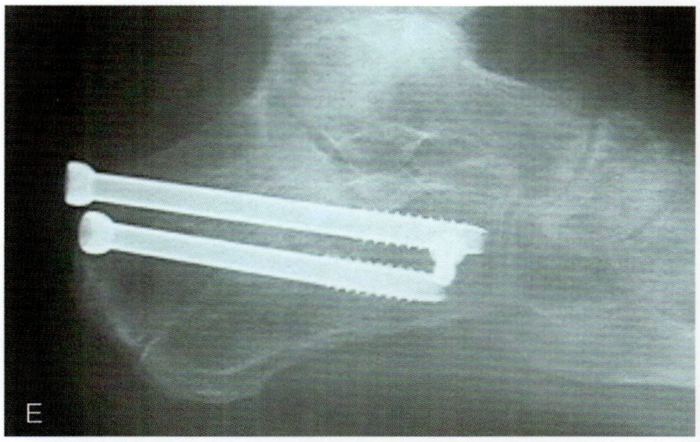

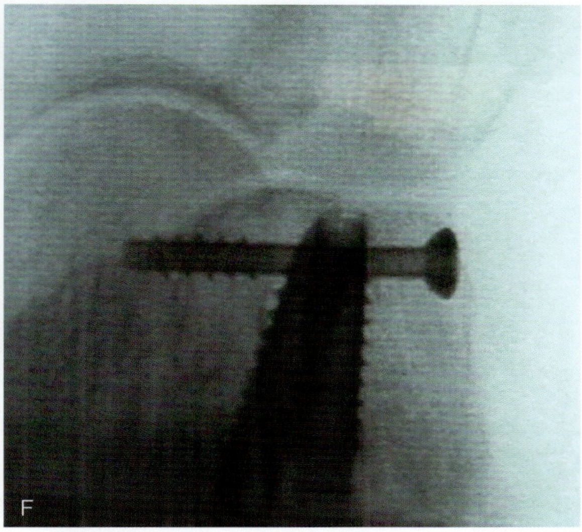

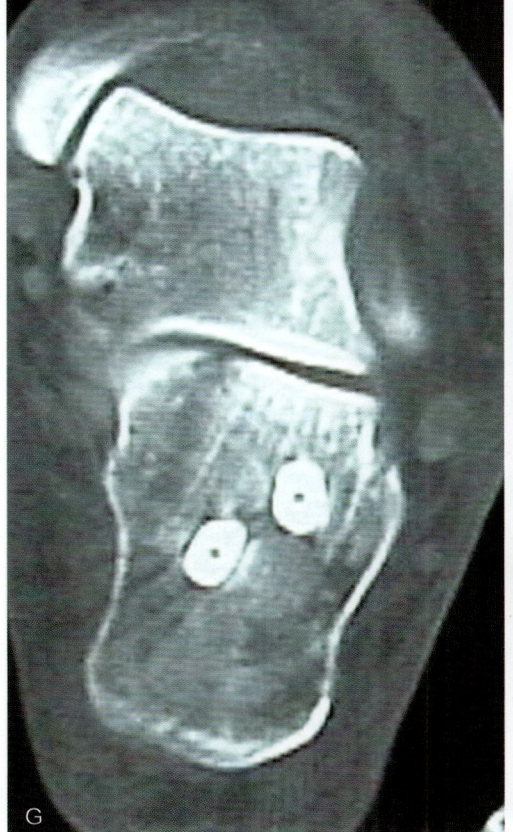
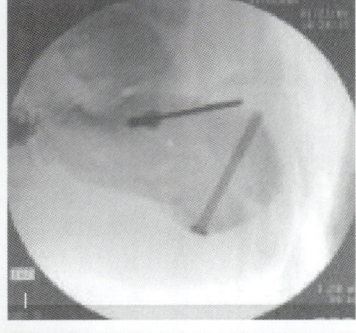
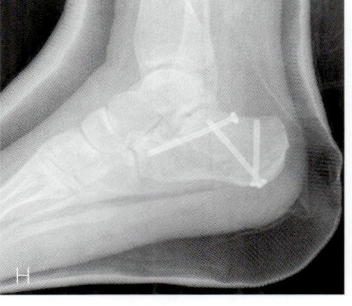

技术图1（续） C. 插入大型光滑针，用作大型空心螺钉的导针，以操纵骨折。D. 闭合复位。在这种情况下不需要跗骨窦入路。如果没有足够的复位，小切口是有帮助的。E、F. 复位和螺钉置入。注意前、中、外侧拉力螺钉放置于前、后螺钉之前。G. 冠状位CT显示足够的对齐。H、I. 舌型骨折的替代治疗方法。

- 骨折复位后,从第二切口钻入第二导针进入跟骨前段,复位过程中弯曲的引针换入新引针,新的引针也钻入跟骨前段。
  - 空心螺钉从结节进入跟骨前段(技术图1E～G)。
  - 替代或辅助治疗策略包括放置4.0 mm螺钉从足底结节到跟骨的上表面。这可以阻止舌型骨块的足底移位。
- 拉力螺钉也可用于稳定后关节面,通过从跟骨外侧进入上内侧碎片,并且在跟骨前侧骨折中稳定跟矢状骨折线(技术图1H、I)。

切开复位

- 如果Böhler角不可复位,或者后关节面存在台阶,应该实行切开复位。
  - 笔者更喜欢跗骨窦切口来达到手术复位。
- 切开4～6 cm的跗骨窦,暴露后关节面、前外侧的碎片和部分外侧跟骨壁(技术图2)。
- 在直视下复位后关节面,用X线确定复位。关节镜也是有用的。
- 结节处的牵引针可以帮助恢复跟骨高度。
- 横向中间的拉力螺钉横置于后关节面。一个小钢板用于桥接后关节面和前外侧碎片。
- 此时侧壁应手动按压。
- 分层闭合伤口。

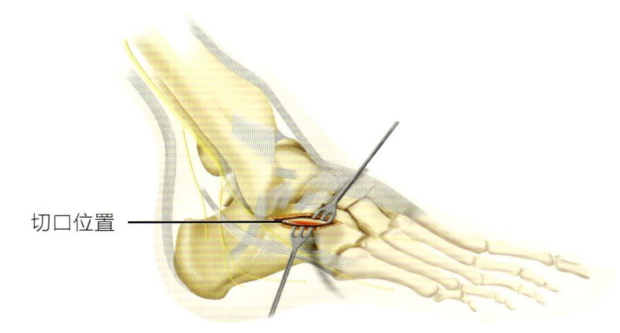

技术图2　小切口技术入路。

内外侧双入路

- 很少需要内侧和外侧联合入路。
  - 支撑带明显移位且不能通过外侧入路复位的骨折是一个例子。
  - 除此之外,现代内植物和技术在大多数情况下无需单独的内侧切口。
- 如果外科医生希望采用联合入路,应考虑以下几点。
- 一般情况下,除开放性骨折外,骨折时机应以皱褶征象及骨折水疱愈合情况为指导。
- 该技术是治疗后关节面移位超过2 mm,并有较大的上内侧碎片的Sanders Ⅱ型骨折的理想方法。它几乎可以应用于任何骨折模式,但对于Sanders Ⅲ型骨折和Sanders Ⅳ型骨折,有限的暴露使后关节复位更加困难。
- 在同侧臀下放置一个大包块。脚跟稍微离开床旳一端,以方便放置轴向直接固定。
- 麻醉组进行腘窝阻滞。

切口和解剖

- 内侧切口位于神经血管束后方且与之平行(技术图3A)。
  - 保护位于屈肌支持带的深处的跟骨内侧感觉支。这将直接暴露上内侧碎片并保持神经血管束在前侧皮瓣。
- 外侧入路从腓骨顶端向前延伸4～6 cm(见图2)。
  - 这将暴露后关节面和前外侧碎片。
  - 在内侧入路后做此切口。
- 此时,所有的断裂碎片都已被暴露并清理。
- 后关节面部分复位,以避免阻碍上内侧碎片及结节复位。
- 后结节需要牵引。这可以通过不同的技术实现,包括应用1.6 mm斯氏针。斯氏针从内侧到外侧被置入跟骨结节并用克氏弓牵引,助手牵引结节,可以矫正缩短(技术图3B)。
- 清理内侧骨折块,识别复位标志。

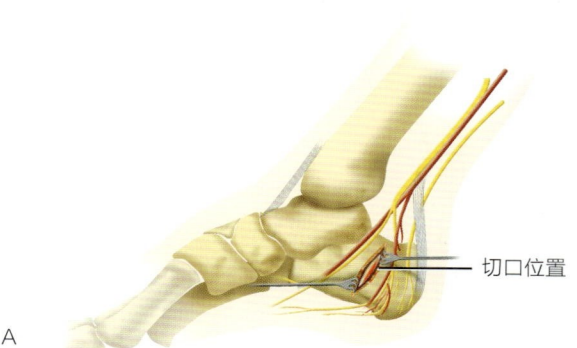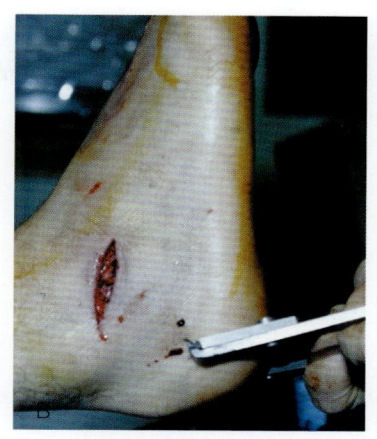

技术图3　A. 小切口技术的内侧入路。B. 一根紧张的1.6 mm克氏针置入下部结节用于牵引跟骨。足跟轻轻地离开床的底部，方便轴向固定。

内侧复位固定

- 复位和固定可采用以下两种策略之一。
- 第一种采用2.7 mm防滑板。
  - 可以在骨折部位附近的结节碎片上预钻一个孔，并测量长度。
  - 通过牵张和操作，获得上内侧骨块和结节的大概的复位，尤其是在长度方面。
  - 将2.7 mm 5孔T板或类似板放置于骨上，插入预测螺钉。当骨板收紧到骨，它将有助于减少结节的移位（技术图4）。
  - 所有平面均采用X线透视检查复位情况。
  - 如果满意，可以再置入其他螺钉，注意避开后关节面。
- 第二种方法是通过牵引结节获得复位。
  - 轴向空心螺钉打入内侧壁，其他作为拉力螺钉从下外侧结节打入上内侧碎片。
  - 后面的拉力螺钉是内侧防滑板的有效的辅助。

外侧复位固定

- 一旦内侧被复位，外侧就好处理了。
- 后关节面被操纵并复位。复位通过Broden位和关节镜检查（技术图5）。
- 一部分关节面复位后，另一部分关节面也会被近似复位。
- 一旦获得解剖复位，克氏针临时固定。两根外侧向内侧的拉力螺钉从后关节面的关节下方打入。
- 前外侧碎片现在解剖复位到后关节面。它可以通过桥接于后关节面和前外侧骨折块的微钢板固定或通过拉力螺钉固定。这些螺丝可以从前外侧碎片打入上内侧碎片，或从后结节打入前跟骨结节。
- 应手法按压外侧壁。
- 分层关闭伤口。

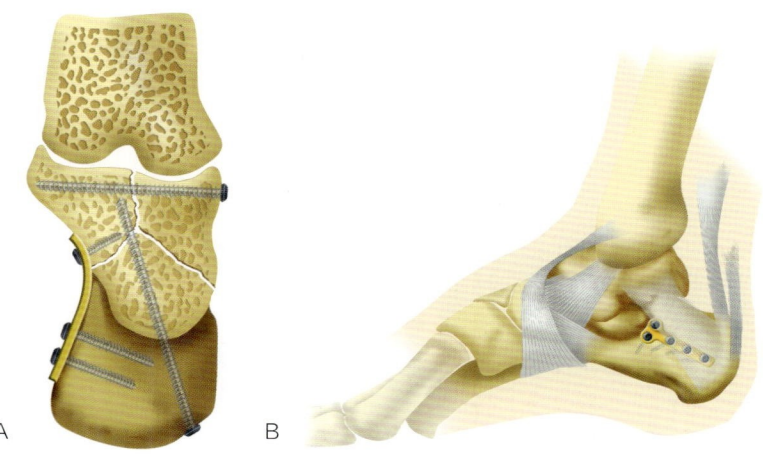

技术图4　A、B. 内侧板和外侧螺钉固定的轴向（A）和内侧（B）视图。

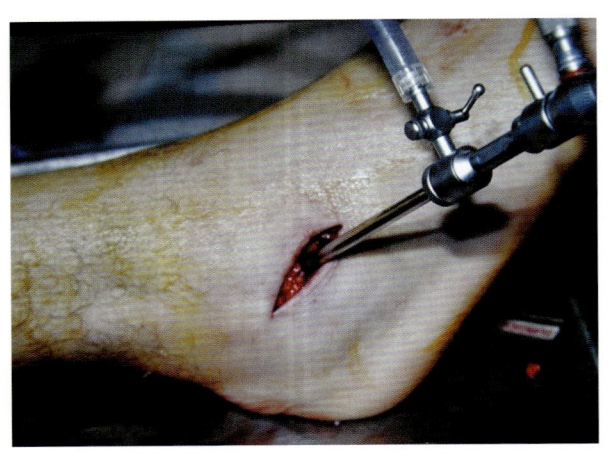

技术图5　关节镜外侧边开放切口进入，提供了放大的距下关节表面视野。

跗骨窦入路

- 为了降低伤口愈合问题的风险以及随后的感染，许多术者都在追求跗骨窦上方为中心的小切口技术，开展关节凹陷骨折的切开复位内固定。
- 这种方法非常适合 Sanders Ⅱ型和Ⅳ型骨折（技术图6）。
  - 一些有中部前缘碎片的 Sanders Ⅲ型骨折也可治疗。
  - 治疗 Sanders Ⅲ型骨折时应谨慎伴有后中央碎片的骨折。这些骨折很难通过跗骨窦切口复位，即使是有关节镜、特殊器械和内植物的协助。
    - 最终，小切口伴复位效果不佳不会有最理想的预后。
  - 开放性骨折可通过这种生物友好型入路被理想地治疗。
- 手术时机极其重要。如果软组织允许的话，骨折在14天以内治疗。
  - 如果肿胀和水疱妨碍了该时间窗内的手术，则应该考虑等待软组织处于最佳状态时使用外侧延伸入路。
- 患者仰卧位，患肢架在支架上。使用大腿止血带。
- 局部阻滞有利于术后疼痛的缓解。

初步复位

- 为了更好地通过跗骨窦入路进行切开治疗和内固定，后结节必须在尝试复位后关节面之前复位到支撑骨折块上。
  - 可采用多种技术。包括手法牵开，复位，然后使用临时克氏针或全螺纹非加压螺钉从后结节打入支撑骨折块，进行内固定。
  - 迄今为止最简单、重复性最好的操作方法，是应用一种临时的内侧外固定器（技术图7A～C）。
  - 这是通过一个小针杆框架系统实现的，还需要一个万向钳。
  - 4 mm半钉放置于胫骨后骨干区（双皮质），注意不要损伤隐静脉和神经。钉从内侧向外侧放置。
  - 第二根4 mm半钉在透视导引下从内向外打入后结节。
    - 钉必须置于所有骨折线后方。
    - 钉应放置在钢板的后方。
  - 每个钉连接到一个杆上，然后用一个万向螺栓将杆

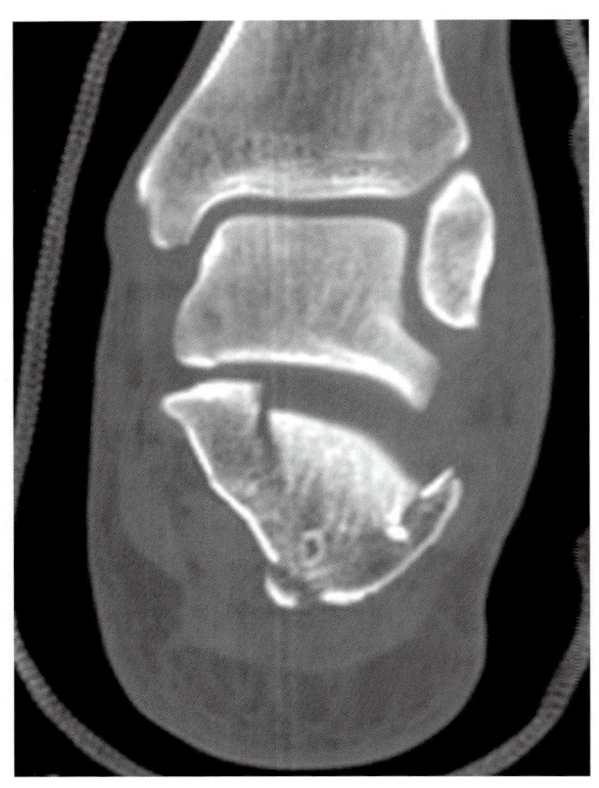

技术图6　关节镜外侧边开放切口进入。

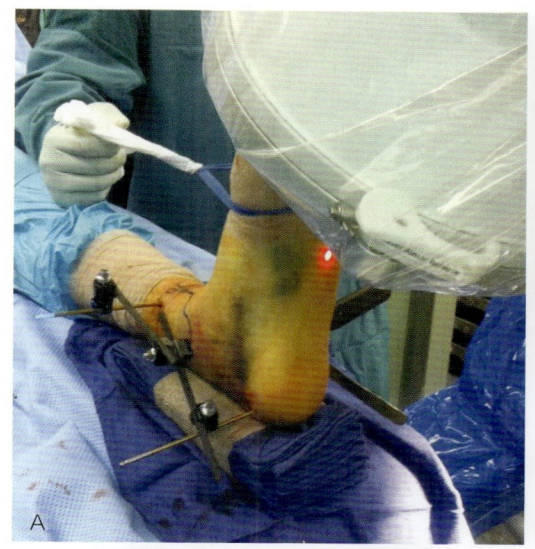
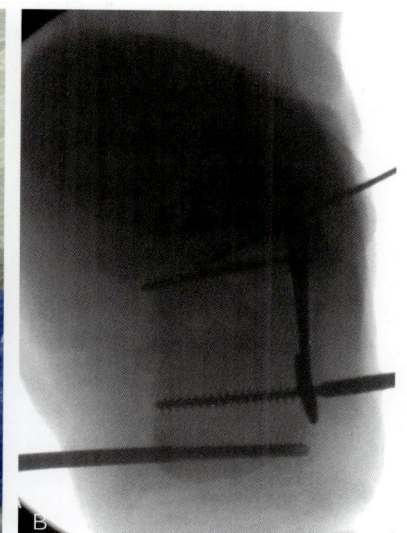
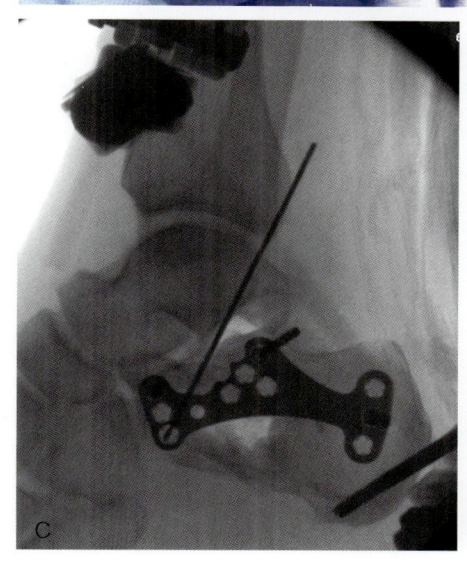

技术图7　A. 内侧外固定器在透视引导下放置，以确保获得足够的轴向对齐和高度。B. 后结节处的钉垂直于内侧皮质。当结节超过一定长度时，这确保了校正对齐。C. 结节处的钉放置在板最终固定位置的后面，并且不能过度穿透外侧皮质。

　　连接起来。
- 闭合复位完成，将后结节内翻或外翻纠正，并恢复到适当的高度。移位也被纠正。通过透视成像实现恰当的对位。
  - 外固定支架可能需要调整，以方便复位。

切开和组织分离

- 在文献中有描述过不同的跗骨窦切口。笔者喜欢稍微长一点的切口。这使得在皮肤张力更小的情况下，复位和钢板置入更加容易，并最终利于伤口愈合。
  - 切口始于外踝尖上方1 cm处，延伸至跟骨前突远端1 cm处，位于腓骨肌腱鞘的前方（技术图8A）。

- 锐性切开皮肤后，向下钝性分离，注意不要损伤腓肠神经的任何分支。趾短伸肌向前抬高，切开关节囊至后关节面，显露移位的关节碎片和血肿。
  - 外侧壁将通过掀开腓骨肌腱暴露并保证肌腱在腱鞘中（技术图8B）。
  - 跟腓韧带同样被掀开，但是仍保留与腓骨的连接。
  - 壁上的小碎片将需要轻轻地从覆盖的软组织中分离出来，放置在生理盐水的无菌容器中，或直接装回到身体里。
    - 整个外侧壁不需像扩大外侧手术入路那样被移开，以便有足够的视野从跗骨窦来观察脱位的后关节突。

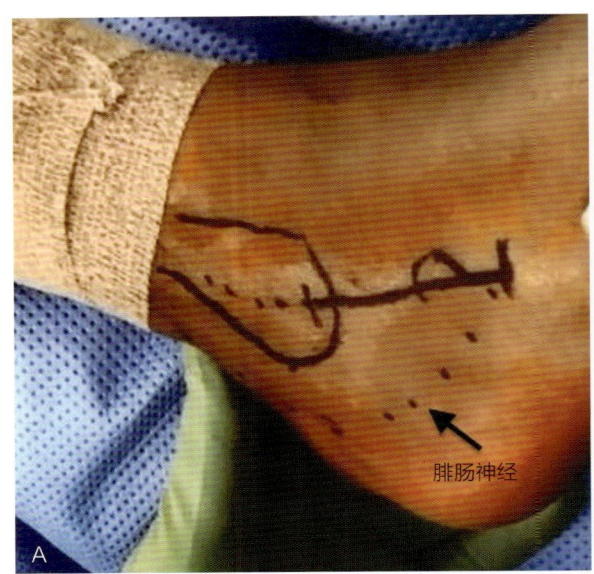
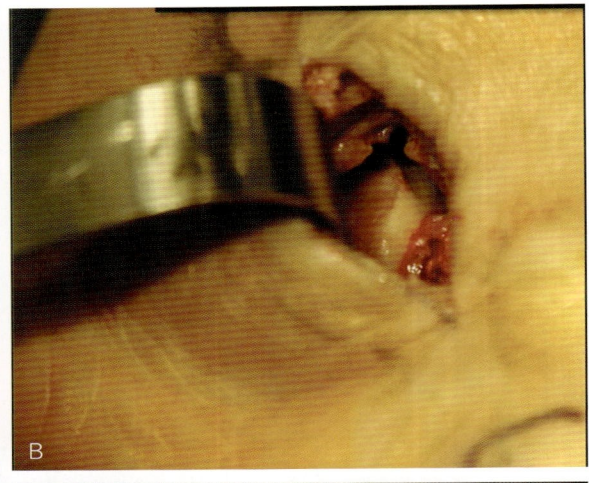
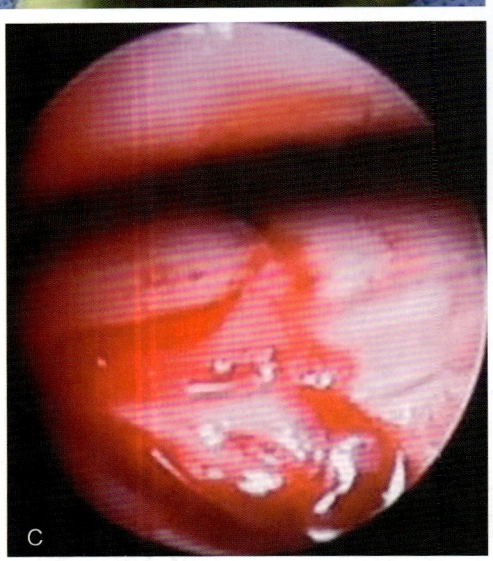
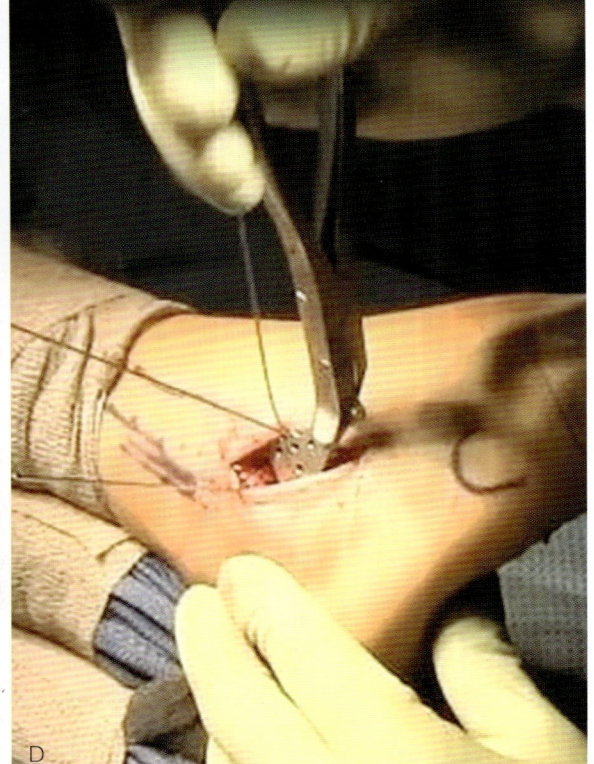
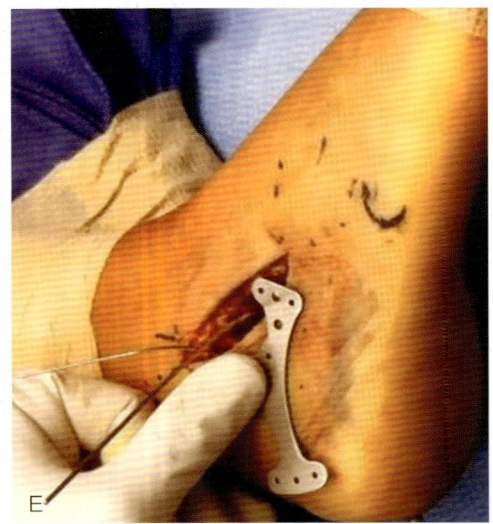

技术图8　A. 跗骨窦切口从腓骨尖上方1 cm延伸至前突上方。B. 可塑牵开器用于保护腓骨肌腱。C 关节镜检查确认关节排列。D. 用特殊设计的把持器置入钢板。E. 模板被放置在与内置板一致的位置上，以识别后螺钉位置。

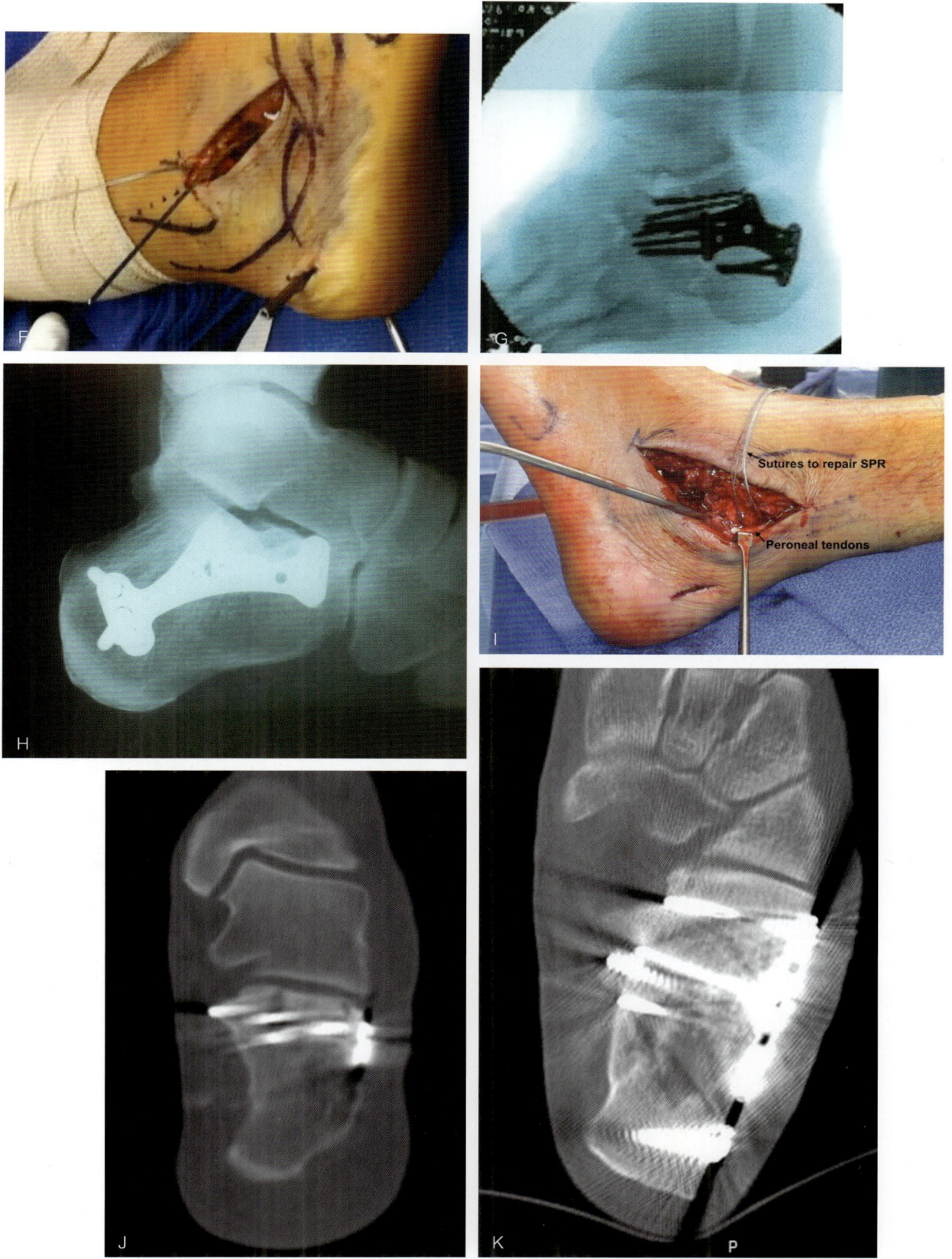

技术图8（续） F. 后螺钉置入。G. 最终的Broden位片。H. 最终侧视图。I. 术中照片展示了近端延伸的跗骨窦切口，用于稳定腓骨肌腱。腓骨上支持带用缝线锚定在腓骨上。J、K. 术后2年的CT扫描显示关节面对齐的维持和内翻的矫正。

- 如果要使用钢板来固定跟骨的所有部分,那么必须沿着后结节的外侧创建一条路径,可通过宽的钝性牵开器来完成。
- 跟骨前段同样通过锐性切开或钝性分离暴露于腓骨肌腱下。

复位和固定

- 后关节面应最先被复位。所有中心骨块都复位到维持(上内侧)骨块上并用临时克氏针固定。
- 如果根据透视和关节镜检查复位是合适的,则放置小的可吸收钉。上外侧的骨折块剥离到体外,小心不要损伤关节软骨,将它复位到支持骨块并且用临时克氏针固定。
- 如果通过透视和关节镜确认了充分的复位,则小拉力螺钉垂直于骨折线放置在关节面下方(技术图8C)。
  - 这些螺钉在大多数情况下是 2~3 mm。
  - 应注意将它们放置好,以免影响之后板的放置。
- 目标是将螺钉置入质量好的支持骨块内。如果良好的固定因为支持骨折块太小而难以完成,那么螺钉的角度必须改变。关节面作为螺钉的起始点越远端,越容易放置入支撑带的最宽部分。理想的起点是关节面远端约 10~15 mm。要注意不要穿透关节内侧表面。一旦后突关节面重建,前跟骨必须复位和固定至后关节面,来重建关键的 Gissane 角。
- 后结节必须确切地复位及固定到重建跟骨的其余部分。
  - 这可以通过多个螺丝或钢板和螺钉来实现。简单地说,就是跟骨三个主要部分需要放置到一起,任何稳定的内固定方式都是可以接受的。
- 笔者偏好用钢板来连接三个部分骨折块。这消除了后结节的多个螺钉头,以避免引起疼痛。
  - 通过透视模板确定钢板的大小后,在保护和掀开腓骨肌腱的情况下通过切口放入最终板。将其对齐到适当的位置,并放置螺钉(技术图8D)。
  - 第一个螺钉置入跟骨前段,紧挨着跟骰关节。跟骨前部则复位至后关节面,然后放置螺钉固定后关节面。第二颗螺钉和第三颗螺钉(如果必要的话)打入跟骨板的前部。
  - 然后将等大的模板或第二块大小相似的板按照置入板的方向放置在皮肤上(技术图8E)。这样就可以确定位于后结节上的板孔的位置。
  - 在后板上做一个小切口。尽管这些孔位于腓肠神经后方,但在解剖和螺钉置入时仍需小心,以免损伤腓肠神经的任何异常分支(技术图8F)。
  - 螺钉置入前需获得轴向透视图像,如果有足够的对齐,可放置两颗或三颗螺钉。如果没有足够的对准,则在螺钉置入前调整固定装置。
  - 非锁定螺钉通常就足够了,但在粉碎骨折或骨质较差的情况下,可以使用锁定螺钉。
  - 进行最终成像,确保恰当的钢板放置和复位(技术图8G、H)。
- 如果腓骨肌腱不稳定,则沿着腓骨远端延长切口。然后通过重建腓骨上支持带来复位和稳定肌腱。很少需要加深沟槽(技术图8I)。
- 通常不需要植骨。
- 分层闭合伤口。不需要放置引流管。
- 一个良好的填充夹板使得脚踝维持中立位。
- 术后可进行 CT 扫描。这将帮助术者判定他们的手术计划执行得如何,并帮助他们细化自己的技能(技术图8J、K)。

外侧延伸切口

- 时机应通过出现皱褶迹象和骨折水疱愈合来判断。这可能需要 3~4 周的时间。
- 该技术适用于所有伴有关节内移位的跟骨骨折类型。开放性骨折最好选择此入路。
- 侧卧位,患侧在上。C 臂机从术者的对面推入。在双侧损伤的情况下,患者俯卧位。
- 麻醉组放置腘窝神经阻滞。加压止血带是需要的。
- 与跟腱平行切开一个L形切口,沿足跟底皮肤边缘向前弯曲(技术图9A)。它可以在远处弯曲,以便更好地进入跟骨前部,但必须注意保护腓肠神经的分支。
- 在入路的顶端,切口深及骨头,掀开整个范围内的骨膜和骨膜瓣。在远端,要注意保护腓骨肌腱。在腓骨肌腱鞘附着区,肌腱向前拉伸,外展肌筋膜上方继续深层剥离。
  - 外侧壁爆裂时,小心地将腓骨肌腱沿侧壁提起,以避免医源性损伤。
- 一旦跟骨的整个侧面暴露出来,2~3 根克氏针可以插入距骨、腓骨和骰骨,以无接触技术牵开皮瓣(技术图9B)。

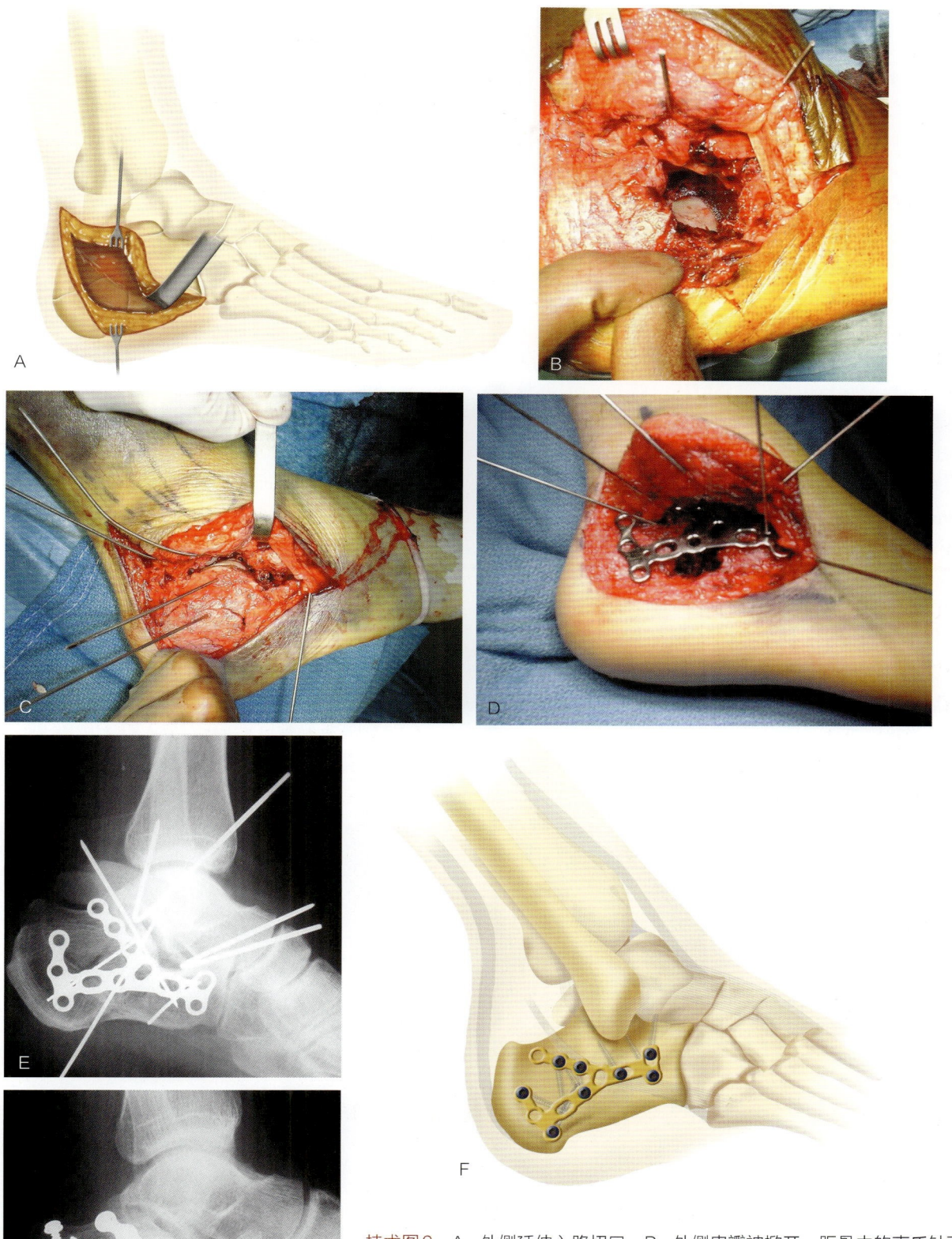

技术图9 A. 外侧延伸入路切口。B. 外侧皮瓣被掀开。距骨中的克氏针可以牵开软组织，帮助暴露。C. 外侧壁移除后，压缩的后关节面清晰可见。D. 克氏针提供了临时的固定，在后关节突后面的跟骨上放置钢板。板的其余部分留置以防止结节内翻移位。E. 术中侧位线片，有克氏针和钢板放置区域。F. 钢板侧位现实螺钉置入。G. 术后最终侧位片。螺钉打进跟骨邻近关节区域。

- 侧壁被打开，后关节面从移位位置被抬高（技术图9C）。
- 如果上内侧碎片于跟骨前部半脱位，则通过杠杆和穿过已复位的碎片的克氏针进行纠正。
- 将一根斯氏针从外向内打入主切口顶端的结节内，或从一个单独的后切口插入结节内，以方便操作碎片。另外，也可以使用张力钢丝。
- 关注内侧壁，在那里可以辨认出上内侧碎片。
- 通过对骨块的牵拉和操作，后结节复位至内侧壁，并由轴向克氏针固定在跟骨内侧壁内。
  - 对于陈旧骨折，使用弯曲钝性牵开器在内侧壁二释放后结节，使复位更容易。
- 现在可以复位和用克氏针临时固定后关节面，并放置外侧至内侧定向拉力螺钉。在Sanders Ⅲ型和Ⅳ型骨折中，中央碎块在上外侧碎块复位之前先复位，然后用可吸收钉或小的埋头螺钉固定在支撑性碎块上。Broden位片是必要的，以确保解剖复位。关节镜在实现解剖复位方面也非常有益。
- 前外侧骨块复位至后关节面，并钉入上内侧骨块。
- 现在外侧板被放置到跟骨的外侧表面（技术图9D、E）。不建议做板的预弯，除非在需要时在后侧关节突的弯曲的后部分附近。它在某种意义上就像一个巨大的垫圈，从外侧到内侧压迫跟骨。
  - 螺钉直接钉入跟骨结节和关节旁区域（技术图9F、G）。上内侧骨块通常为螺钉固定提供中最好的骨块，其位置沿着后关节面下方区域。
  - 注意避免穿透内侧骰骨关节突（向跟骨前侧弯曲）和内侧后侧关节突（向足底表面弯曲）。
  - 腓骨肌腱稳定性被评估。如有必要，通过重建腓骨上支持带来稳定肌腱。通常不需要加深沟槽。
- 仔细分层缝合伤口。
  - 缝合前止血，并考虑在放置深引流管或创面吸引器。Allgöwer-Donati-type缝合线用于皮肤缝合。
- 应用一个填充良好的夹板。

高度粉碎性Sanders Ⅳ型骨折

- 必须特别考虑到这些高能量骨折。单纯切开复位和内固定可导致非常不良的后果。因此，切开复位和内固定要结合一期距下融合（技术图10A～D）。
- 无论复位与固定是通过跗骨窦入路还是外侧延伸入路，技术如前所述。骨体和关节面的复位必须完成，即使这不是一个原位融合。
- 植骨融合是通过去除跟骨后中关节面以及距骨的表面的软骨来完成的。然后钻取软骨下骨，用骨松质移植物填补空隙。用两颗螺钉从后结节置入距骨内进行融合。
- 螺钉可以是空心的，也可以是实心的；可以是全螺纹

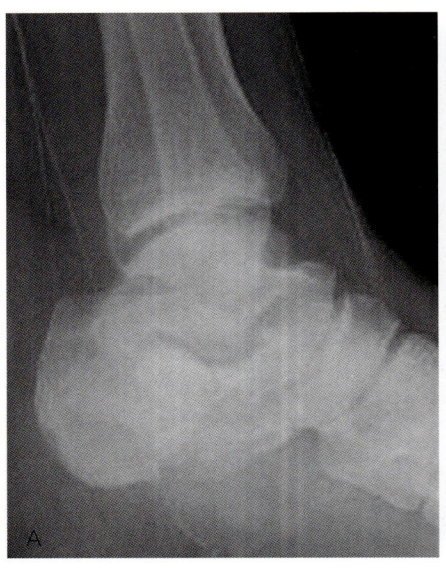
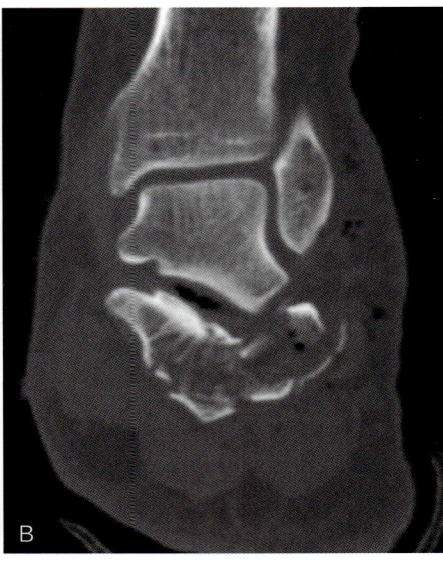
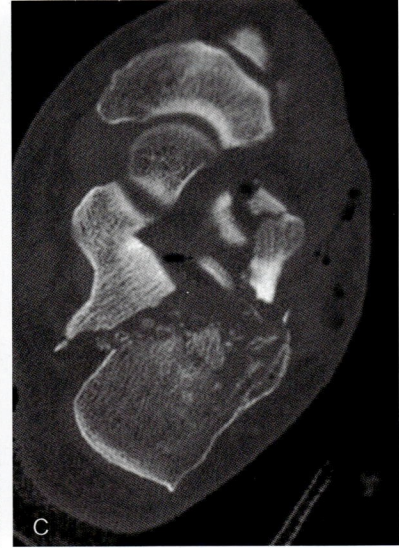

技术图10　A. X线显示高度粉碎性Sanders Ⅳ型骨折。B. 冠状位CT显示Sanders Ⅳ型骨折。C. 轴向CT。

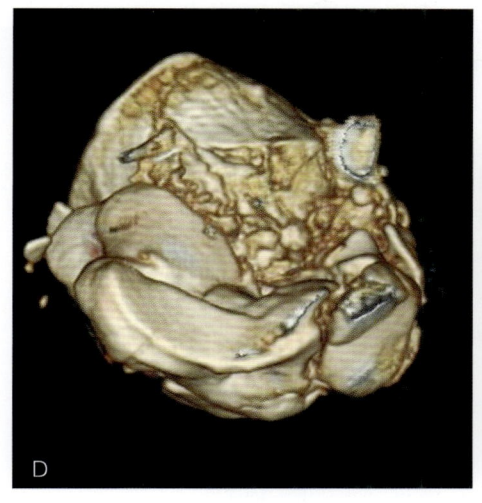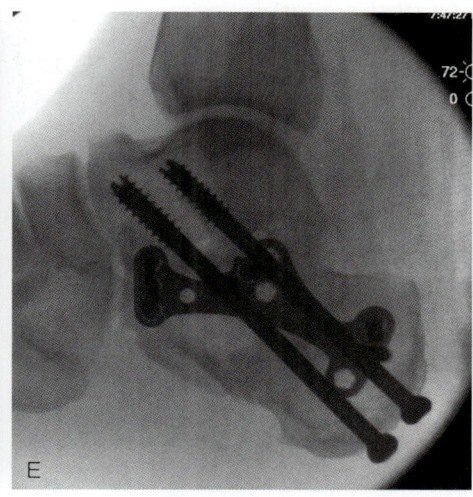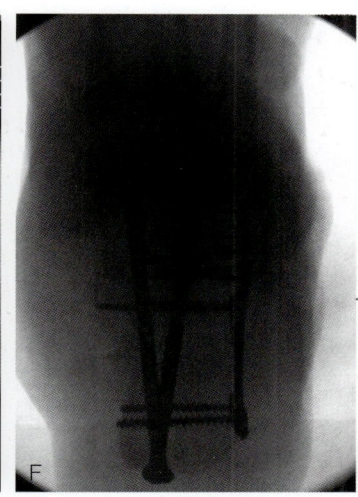

技术图10（续） D. 重建CT显示后侧关节突严重破坏。E. 外侧透视显示切开复位、内固定和一期距下融合。半螺纹空心钉用于加压距下关节。跟骨的三个主要部分各有一个锁定螺钉，可以加压跟骨而不使跟骨变形。F. 轴向透视显示充分的对位。

的，也可以是半螺纹的。这些螺钉的安装位置应与已经安装的钢板错开位置。
- 全螺纹螺钉的支持者认为，全螺纹螺钉的优点在于避免加压和随后的移位。

- 半螺纹螺钉可通过在重建跟骨的三个节段（前、后关节面和后结节）各放置一颗锁定螺钉，防止移位风险。这种技术提供了一种防止被距骨压缩的稳定跟骨（技术图10E、F）。

要点与失误防范

适应证	● 侵入性较低的入路需要准确的病理解剖，然后制订与病理解剖相匹配的手术计划。只有有相当外侧延伸入路经验的外科医生，可尝试跗骨窦入路及其他小切口入路治疗关节压缩骨折 ● 对于开放性骨折，应谨慎使用外侧延伸入路
骨折复位	● 切开方法的复位顺序是相同的：上内侧碎片至结节，后关节面至上内侧碎片，前外侧碎片到后关节面，外侧壁 ● 确切的后关节面复位很难实现，但这是良好预后的要求。透视和关节镜检查有助于观察高度一致的距下关节 ● 在Sanders Ⅲ型骨折中，中间段可通过埋头小拉力螺丝或可吸收钉被固定到上内侧骨块，从而转换成Sanders Ⅱ型
骨折内植物	● 超长、微型碎片螺钉对于螺钉和碎片大小的匹配至关重要，尤其是在后关节面 ● 在跟骨外侧表面应用直板可以避免脚跟内翻，联合使用钉操作结节避免内翻。简单地把结节拉到钢板上并不总是能纠正内翻 ● 特殊指征钢板用于跗骨窦入路，使复位和固定更容易
并发症	● 建议严格抬高足部并限制运动，直到伤口愈合
术后处理	● 没有糖尿病的患者可安全进行落地锻炼，帮助距下关节运动康复

术后处理

- 使用填充良好的双瓣短腿石膏或夹板。
- 叮嘱患者在拆除缝线之前应尽可能维持严格的足部抬高。
- 对于依从性好的非糖尿病患者，一旦伤口愈合，就可以停止石膏固定，开始进行一定范围的锻炼。
  - 对于跗骨窦入路，如伤口愈合良好，则应在1~2周进行活动。
  - 对于外侧延伸入路，如果伤口愈合良好，通常在2周后开始运动。
- 可同时启动落地负重，促进脚踝和距下运动。

- 理疗根据个人情况而定。
- 6周时,在疼痛允许的情况下进行负重拍片。预计术后12周能完全负重。

预后

- 尽管进行了适当的治疗,大多数跟骨骨折患者的足部功能都会一定程度丧失,并出现永久性症状。
- 虽然非手术治疗产生的医源性并发症最少,但它有近100%的畸形愈合率,距下融合的发生率更高。
- 总的来说,跗骨窦入路的小切口技术与外侧延伸入路的开放治疗和内固定术具有相似的临床和影像学结果。然而,小切口技术有较低的伤口愈合和感染风险。
- 症状改善可能需要长达一年的时间才能达到稳定。
- 在最近的一项随机研究中,非手术组和手术组的VAS疼痛评分相似,但非手术治疗导致晚期距下融合发生率是手术组的5.5倍。
  - 在同一项研究中,女性、非工人补偿者和非体力劳动者的手术治疗效果有所改善。
  - 解剖复位比非解剖复位效果更好。
- 软组织并发症经常导致不良预后。
- 尽管非常罕见,但外侧延伸入路导致截肢也有被报道。
- 尽管骨折脱位等损伤最好通过手术复位和固定治疗,但糖尿病患者应谨慎使用切开技术。
  - 在高危患者中,小切口技术似乎具有较低的伤口愈合和感染并发症风险。

并发症

- 非手术治疗的并发症包括畸形愈合、持续性足部疼痛和较高的距下融合可能。
- 严重挤压变形不仅影响距下关节,还影响足中部和踝关节。它们可能很难重建,因此建议进行初次治疗就要避免这种不良愈合。
- 吸烟、糖尿病和开放性骨折是软组织并发症的最重要危险因素。
- 手术治疗骨折中约2%发生感染。
- 皮瓣坏死可以发生在任何切口,但最有可能发生在外侧延伸入路。清创术和闭合术常能成功地治疗轻微的皮瓣丢失。如果大部分皮瓣丢失,建议咨询整形外科医生。
- 深部感染使用清创和根据培养结果的静脉抗生素治疗。
  - 保留钢板(如果能提供骨稳定性),直到骨愈合达到最佳状态。
  - 一旦骨愈合,移除钢板以根治感染。
- 胫骨后神经损伤可由骨折引起,损伤后常伴有严重疼痛,对麻醉药无反应。
  - 建议使用针对神经性疼痛的药物,并考虑咨询疼痛专家。
- 对于骨折后脚后跟疼痛的患者来说,带衬垫的鞋常常感到舒服。弧形底的鞋也可以减少不适。
  - 矫形可用于有症状的创伤后关节病患者。
- 晚期内植物相关症状在采用经皮或小切口技术的患者中罕见。如果有必要,症状往往会随着内植物的移除而改善。也可以通过使用小体积的钢板与外侧延伸入路减少症状。
- 疼痛性创伤后关节炎首先通过镇痛和矫形术进行治疗。如果保守治疗失败,可以进行距下融合术。
- 在涉及受伤工人的案例中,绝大多数患有单纯的单侧跟骨骨折的工人都能够重返工作岗位。限制爬楼梯和高处工作可能是必要的。

(黄晶焕 译,李晓林 审校)

参考文献

[1] Abidi N, Dhawan S, Gruen GS, et al. Wound-healing risk factors after open reduction and internal fixation of calcaneal fractures. Foot Ankle Int 1998;19:856-861.

[2] Benirschke SK, Sangeorzan BJ. Extensive intraarticular fractures of the foot: surgical management of calcaneal fractures. Clin Orthop Relat Res 1993;(292):128-134.

[3] Berberian W, Sood A, Karanfilian B, et al. Displacement of the sustentacular fragment in intra-articular calcaneal fractures. J Bone Joint Surg Am 2013;95:995-1000.

[4] Bézes H, Massart P, Delvaux D, et al. The operative treatment of intraarticular calcaneal fractures: indications, technique, and results in 257 cases. Clin Orthop Relat Res 1993;(290):55-59.

[5] Borrelli J Jr, Lashgari C. Vascularity of the lateral calcaneal flap: a cadaveric injection study. J Orthop Trauma 1999;13:73-77.

[6] Buckley R, Tough S, McCormack R, et al. Operative compared with nonoperative treatment of displaced intra-articular calcaneal fractures: a prospective, randomized, controlled multicenter trial. J Bone Joint Surg Am 2002;84-A(10):1733-1744.

[7] Burdeaux BD Jr. Fractures of the calcaneus: open reduction and internal fixation from the medial side: a 21-year prospective study. Foot Ankle Int 1997;18:685-692.

[8] Burdeaux B. Reduction of calcaneal fractures by the McReynolds medial approach technique and its experimental basis. Clin Orthop Relat Res 1983;(177):87-103.

[9] Carr JB. Mechanism and pathoanatomy of the intraarticular calcaneal fracture. Clin Orthop Relat Res 1993;(290):36-40.

[10] Carr JB. Surgical treatment of intra-articular calcaneal fractures: a review of small incision approaches. J Orthop Trauma 2005;19:109-117.

[11] Carr JB, Hamilton J, Bear L. Experimental intra-articular calcaneal fractures: anatomic basis for a new classification. Foot Ankle 1989;10:81-87.

[12] Carr JB, Scherl J. Small incision approach for intraarticular calcaneal fractures. Presented at: Orthopaedic Trauma Association annual meeting, 1998, Toronto, Ontario, Canada.

[13] Carr JB, Tigges R, Wayne JS, et al. Internal fixation of experimental calcaneal fractures: a biomechanical analysis of two fixation methods. J Orthop Trauma 1997;11:425-428.

[14] Ebraheim N, Elgafy H, Sabry F, et al. Sinus tarsi approach with transarticular fixation for displaced intra-articular fractures of the calcaneus. Foot Ankle Int 2000;21:105-113.

[15] Femino JE, Vaseenon T, Levin DA, et al. Modification of the sinus tarsi approach for open reduction and plate fixation of intra-articular calcaneus fractures: the limits of proximal extension based upon the vascular anatomy of the lateral calcaneal artery. Iowa Orthop J 2010;30:161-167.

[16] Fernandez D, Koella C. Combined percutaneous and "minimal" internal fixation for displaced articular fractures of the calcaneus. Clin Orthop Relat Res 1993;290:108-116.

[17] Folk JW, Starr AJ, Early JS. Early wound complications of operative treatment of calcaneus fractures: analysis of 190 fractures. J Orthop Trauma 1999;13:369-372.

[18] Gupta A, Ghalambor N, Nihal A, et al. The modified Palmer lateral approach for calcaneal fractures: wound healing and postoperative computed tomographic evaluation of fracture reduction. Foot Ankle Int 2003;24:744-753.

[19] Johnson EE, Gebhardt JS. Surgical management of calcaneal fractures using bilateral incisions and minimal internal fixation. Clin Orthop Relat Res 1993;(290):117-124.

[20] Kline AJ, Anderson RB, Davis WH, et al. Minimally invasive technique versus an extensile lateral approach for intra-articular calcaneal fractures. Foot Ankle Int 2013;34:773-780.

[21] Koski A, Koukkanen H, Tukiainen E. Postoperative wound complications after internal fixation of closed calcaneal fractures: a retrospective analysis of 126 consecutive patients with 148 fractures. Scand J Surg 2005;94:243-245.

[22] Letournel E. Open treatment of acute calcaneal fractures. Clin Orthop Relat Res 1993;(290):60-67.

[23] Levine DS, Helfet DL. An introduction of the minimally invasive osteosynthesis of intra-articular calcaneal fractures. Injury 2001;(32 suppl 1):SA51-SA54.

[24] Lindsay WR, Dewar FP. Fractures of the os calcis. Am J Surg 1958;95(4):555-576.

[25] McReynolds J. The surgical treatment of fractures of the os calcis. Orthop Trans 1982;3:415.

[26] Phisitkul P, Sullivan JP, Goetz JE, et al. Maximizing safety in screw placement for posterior facet fixation in calcaneus fractures: a cadaveric radio-anatomical study. Foot Ankle Int 2013;34(9):1279-1285.

[27] Radnay CS, Clare MP, Sanders RW. Subtalar fusion after displaced intra-articular calcaneal fractures: does initial operative treatment matter? Surgical technique. J Bone Joint Surg Am 2010;(92 suppl 1)(pt 1):32-43.

[28] Rammelt S, Amlang M, Barthel S, et al. Minimally-invasive treatment of calcaneal fractures. Injury 2004;(35 suppl 2):SB55-SB63.

[29] Rammelt S, Gavlik J, Barthel S, et al. The value of subtalar arthroscopy in the management of intra-articular calcaneus fractures. Foot Ankle Int 2002;23:906-916.

[30] Raymakers J, Dekkers G, Brink P. Results after operative treatment of intra-articular calcaneal fractures with a minimum follow-up of 2 years. Injury 1998;29:593-599.

[31] Sanders R. Displaced intra-articular fractures of the calcaneus. J Bone Joint Surg Am 2000;82(2):225-250.

[32] Sanders R, Fortin P, DiPasquale T, et al. Operative treatment in 120 displaced intraarticular calcaneal fractures Results using a prognostic computed tomography scan classification. Clin Orthop Relat Res 1993;(290):87-95.

[33] Schepers T. The sinus tarsi approach in displaced intra-articular calcaneal fractures: a systematic review. Int Orthop 2011;35(5):697-703.

[34] Stephenson J. Surgical treatment of displaced intraarticular fractures of the calcaneus: a combined lateral and medial approach. Clin Orthop Relat Res 1993;290:68-75.

[35] Thordarson DB, Krieger LE. Operative vs. nonoperative treatment of intra-articular fractures of the calcaneus: a prospective randomized trial. Foot Ankle Int 1996;17:2-9.

[36] Thordarson DB, Latteier M. Open reduction and internal fixation of calcaneal fractures with a low profile titanium calcaneal perimeter plate. Foot Ankle Int 2003;24:217-221.

[37] Tornetta P III. Open reduction and internal fixation of the calcaneus using minifragment plates. J Orthop Trauma 1996;10:63-67.

[38] Tornetta P III. Percutaneous treatment of calcaneal fractures. Clin Orthop Relat Res 2000;(375):91-96.

[39] Tornetta P III. The Essex-Lopresti reduction for calcaneal fractures revisited. J Orthop Trauma 1998;12:469-473.

[40] Zwipp H, Tscherne H, Therman H, et al. Osteosynthesis of displaced intraarticular fractures of the calcaneus: results in 123 cases. Clin Orthop Relat Res 1993;(290):76-86.

第59章 Lisfranc损伤的切开复位内固定
Open Reduction and Internal Fixation of Lisfranc Injury

Michael P. Clare and Roy W. Sanders

定义

- Lisfranc损伤是指跖跗关节和楔骨关节复合体的骨性及韧带结构的损伤，包括从稳定的部分扭伤到不稳定的中足骨折脱位。

解剖

- 内侧三个跖跗关节的骨性结构（内侧、中间和外侧楔骨，以及第1、2、3跖骨基底部）在冠状面上形成一个特殊的梯形，朝向足底的凹型类似古罗马拱门（图1A）。
- 在足纵轴面上，第2跖骨在内外侧楔骨间下凹；冠状面上第2跖骨位于"罗马拱门"顶端。因此，在整个中足复合体中，第2跖骨是最关键的一块（图1B）。
- 背侧和跖侧的跖跗韧带起到稳定跖跗关节的作用。
  - 在第2到第5跖骨基底部之间，背侧和跖侧的跖骨间韧带提供了进一步的稳定。
  - 在第1和第2跖骨间没有韧带连接，使该区域易于受到损伤。
  - Lisfranc韧带在跖侧连接内侧楔骨与第2跖骨基底部（图1C）。
- 中足内侧部独特的骨性排列赋予了足内侧柱和中间柱天然的骨性稳定性，加之跖侧强健的韧带结构，可以防止跖骨基底部的跖向移位，也有利于内侧足弓线发挥负重功能（图2）。
- 内侧的三个跖跗关节和邻近的楔骨间关节以及舟楔关节（内侧柱和中间柱）活动范围有限，所以，这些关节对足的功能影响不大。
  - 内侧柱是指第1跖跗关节和舟骨–内侧楔骨关节；中间柱包括第2、3跖跗关节，舟骨和外侧楔骨以及中间楔骨分别形成的关节。
- 第4、5跖跗关节（外侧柱）活动性较大，使足可以适应不平整的平面。
  - 这些关节是足具有正常功能所必需的。

发病机制

- Lisfranc损伤多为高能量损伤，如高处坠落或高速交通事故。但根据足的位置，Lisfranc损伤也可能是低能量损伤，如平地滑倒或摔伤。
- 这些损伤的原因包括轴向压力，中足背伸、跖屈、外展、内收或这些因素的结合。

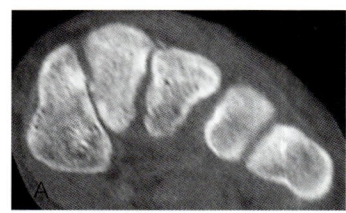
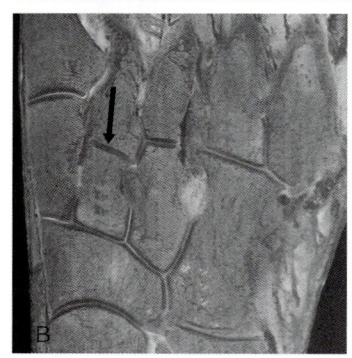
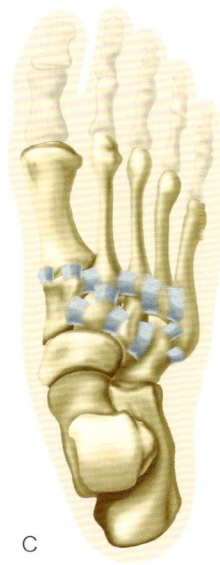

图1　A.轴向CT片显示跖跗关节呈古罗马拱门形状。B.解剖标本显示"古罗马拱门"的关键：第2跖骨基底部，凹陷于内侧和外侧楔骨之间（黑色箭头）。C.跖跗关节区域的韧带连接。

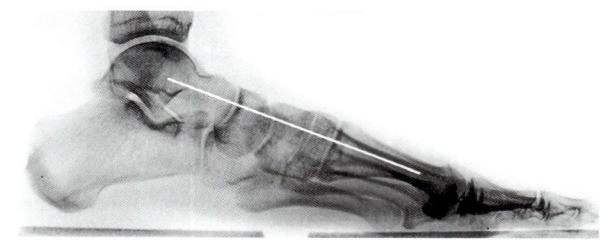

图2　正常负重时的足侧位片，显示内侧柱的正常排列以及承重第一线（白色线）。

- 病理解剖具有个体差异性和高度多样性，包括单纯的韧带损伤、单纯骨折以及二者的结合。
- Lisfranc损伤常包括第1、2、3跖跗关节，但也可出现所有的跖跗关节、楔骨间关节损伤，损伤甚至可以延伸到舟骨和骰骨近端或远端。
- 在单纯韧带损伤中，损伤后的稳定性取决于足底跖跗韧带的完整，一旦强健的足底跖跗韧带断裂，损伤即不稳定。
- 低能量的部分损伤（如扭伤）多见于跖屈位时受到轴向压力，如竞技性运动中。
  - 这一类损伤中，由于足底跖跗韧带保持完整，损伤是稳定的。

自然病程

- 稳定性损伤（部分扭伤、关节外骨折）经常需要延长恢复时间。一旦准确诊断之后，多数患者期望完全的恢复，并且不影响长期活动[7]。
- 不稳定损伤经过错误诊断或不恰当的治疗后，导致很差的效果，表现为持续疼痛，活动受限，手术关节会逐渐出现创伤后关节炎[2,3]，常需要挽救性的关节融合术[4,9]。
- 因此需时刻保持警惕；只依靠X线片，多达20%的Lisfranc损伤会出现误诊[3]。

病史和体格检查

- 应当获得患者受伤病史以及准确的受伤细节（足的位置、暴力方向、能量涉及范围）。
- 应当观察初始的肿胀情况及负重情况。
- 需要对患足和踝部进行全面检查，还应评估相关的损伤，触诊肿胀及有压痛的部位。
- 应当观察皮肤软组织情况。中足广泛肿胀和跖侧瘀斑提示Lisfranc损伤。
- 应触诊中足关节，有压痛提示Lisfranc损伤（参阅本书末"创伤外科体格检查表"P710）。
- 通过被动背伸跖骨头以及前足被动的外展和内收，可检查患者中足稳定性。前足被动活动引起的跖跗关节区域疼痛提示Lisfranc损伤。

影像学和其他诊断性检查

- 最初的影像学检查包括足部非负重时的前后位、斜位和侧位片。通过了解关节处移位情况，可以获得足够的诊断信息（图3A~C）。
- 负重下透视检查有助于诊断细微损伤，但负重时患者会有疼痛，常需要借助麻醉。
- 因此，笔者更倾向于负重下的足部影像学检查以了解细微损伤（图3D~H）；根据需要，可进行健侧足负重下检查以作为对照。
  - 负重时足前后位片可以显示关节内移位情况，包括第1、2跖跗关节（Lisfranc关节），楔骨间关节，舟骨楔骨关节；也可显示第1、2跖骨基底部的骨折，内侧楔骨和中间楔骨的骨折，向近端延伸到舟骨的骨折以及压缩性骨折。
    - 第2跖骨内侧缘应当与中间楔骨的内侧缘呈一直线（图3D）。
  - 斜位片可以显示第3、4、5跖跗关节内移位，第3、4、5跖骨基底部骨折，外侧楔骨骨折，以及骰骨骨折。
    - 第3、4跖骨内侧缘应分别与外侧楔骨和骰骨的内侧缘呈一直线（图3E）。
  - 侧位片可以显示背侧或跖侧的骨折和脱位，足内侧弓变平，承重的内侧柱和第一线情况（图3F）。
- CT扫描也对诊断细微的Lisfranc损伤有用，特别是不能负重拍片的多发患者或下肢多处损伤的患者；也可以判断延伸至舟骨、骰骨和楔骨的骨折（图4）。

鉴别诊断

- 部分Lisfranc损伤（扭伤）。
- 孤立的跖骨骨折。
- 舟骨-楔骨骨折。
- 跟骨前侧突骨折。
- 外踝扭伤。

非手术治疗

- 部分Lisfranc损伤（扭伤）是一种稳定损伤，负重X线片没有移位的患者可采用非手术治疗。
- 无移位或微小移位的跖骨基底部关节外骨折，负重X线片没有关节内移位的患者也可以用非手术治疗。
- 由于Lisfranc损伤常只有细微表现，而且误诊可导致不良后果，所以在不能作出诊断结论时，应在受伤2~3周后复查负重X线片。
- 非手术治疗包括制动、穿静脉压迫弹力袜以及预防骨

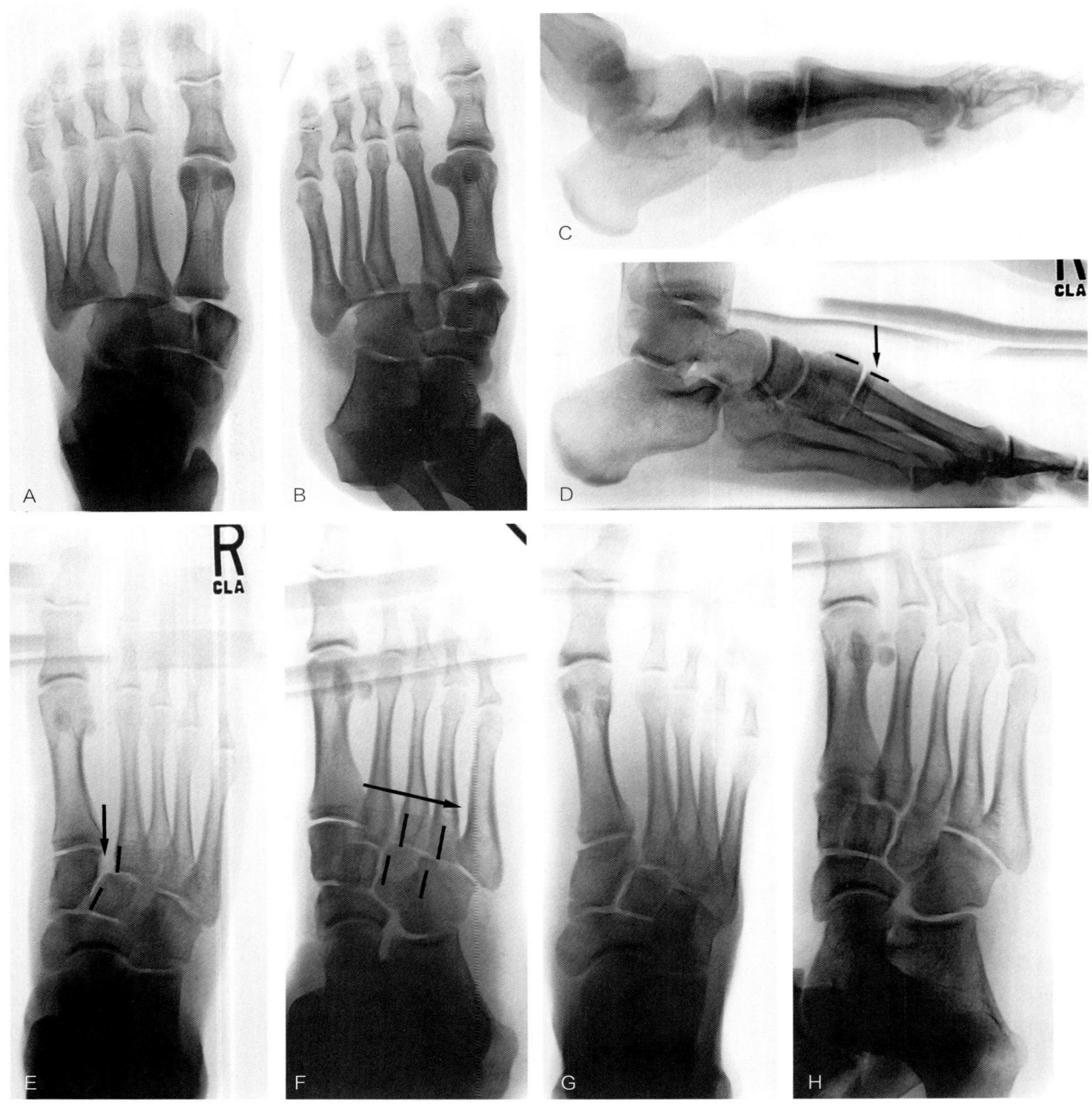

图3　A~C. 非负重前后位片（A）、斜位片（B）和侧位片（C）显示不稳定的、单纯韧带损伤的Lisfranc脱位，包括所有5个跖跗关节。在前后位和斜位片上明确显示出通过5个跖跗关节的侧方半脱位，侧位片上明确显示背侧移位。D~H. 负重侧位（D）、前后位（E）和斜位（F）X线片，以及非负重正位（G）和斜位（H）X线片，显示细微的Lisfranc损伤。在负重X线片上可以看到向外侧和跖侧半脱位（黑色箭头）。正常标志点偏离（黑色线）证明存在损伤。

折靴。
- 应允许患者在可承受范围内负重，鼓励患者早期关节活动。
- 患者应穿5~6周防骨折靴，直到复查负重X线片显示骨折对线良好且已连接。
- 此后，允许患者穿普通鞋并循序活动。

- 完全恢复，进行体育活动或其他剧烈运动需要3~4个月。

手术治疗

- 手术治疗主要用于不稳定的（有移位的）中足损伤，包括单纯韧带损伤、单纯骨性损伤或两者的结合。

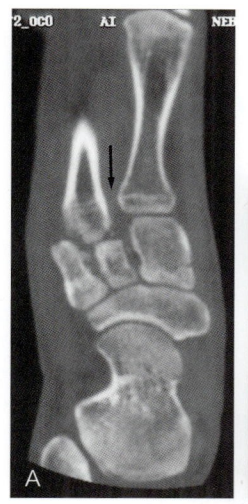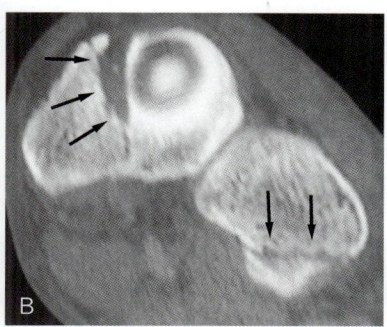

图4 A、B. CT扫描显示通过第2跖跗关节和楔骨间关节的移位（A），以及另一名患者的舟骨和骰骨的关节内骨折（B，黑色箭头）。

- 最新研究提示，单纯韧带性Lisfranc损伤最好采用切开复位并早期行内侧柱和中间柱的关节融合[6]。
- 任何脱位引起的皮肤和软组织高张力应当立刻复位并限制活动(图5)。
- 应延迟10～14天待软组织肿胀消退以后再确定做手术。

术前计划

- 首先回顾损伤时X线片、负重X线片和CT扫描[8]，将损伤分型。据此推断损伤的病理解剖情况。
- 单纯的韧带损伤需要用螺钉牢固固定内侧和中间柱的关节，用克氏针固定外侧柱关节。骨性损伤，特别是粉碎性骨折，需要微型桥接钢板固定[1,5]。

体位

- 患者取仰卧位，患侧髋部下垫一软垫。对侧下肢周围放置保护性垫，以保护腓总神经，并可把对侧下肢固定在手术台上。
- 在患侧膝关节下垫无菌垫，以方便中足手术操作，并易于透视。

入路

- 建议采用双切口入路(图6)。
  - 内侧切口沿拇长伸肌腱方向，过第1跖跗关节中点。该切口可显露第1、2跖跗关节。
  - 外侧切口以第3跖跗关节外侧缘为中点，根据需要，该切口可进一步延长，显露第4、5跖跗关节。

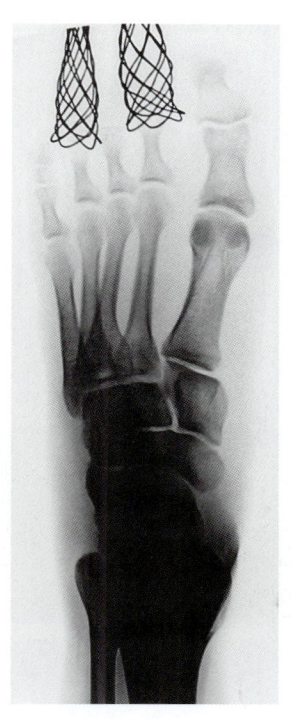

图5 Lisfranc脱位的闭合复位，移位的骨块顶起了皮肤。

- 第3个切口有时也需要，位于外侧部近端，以固定骰骨。
- 由于中足软组织有限，所以强调进行精确的软组织处理和保持全厚软组织覆盖。

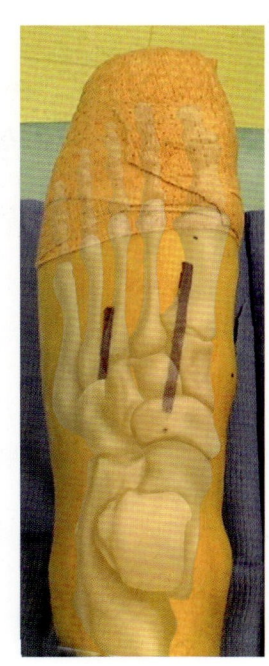

图6 术前设计的双切口位置。

内侧入路

- 内侧切口位于姆长伸肌腱正上方,通过第1跖跗关节中点。
  - 从背侧切开腱鞘,将姆长伸肌腱牵向外侧(技术图1A)。
- 切开腱鞘底部,从中间进行骨膜下剥离,向内侧剥离至第1跖跗关节内侧缘,形成全厚皮瓣。
- 再向外侧进行骨膜下剥离至第2跖跗关节外侧缘,再形成全厚皮瓣,将神经血管束保护在软组织瓣内(技术图1B)。
- 可以看清跖跗关节和楔骨间关节背侧的关节囊,也能看清关节是否稳定(技术图1C、D)。
- 即使在不涉及第1跖跗关节的情况下,笔者也更倾向于采用内侧切口显露第2跖跗关节和楔骨间关节,这样可以在全厚皮瓣内保护神经血管束。

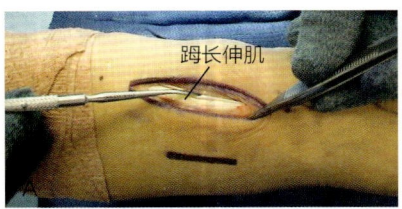
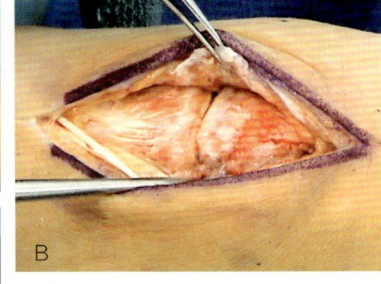
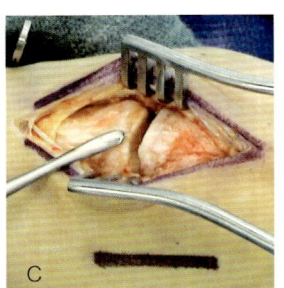
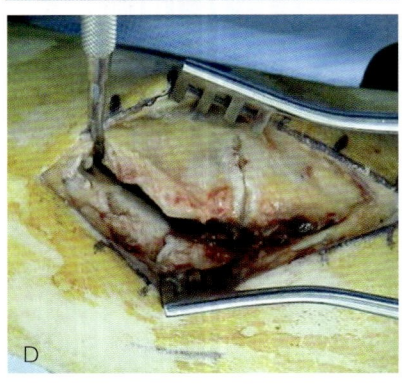

技术图1 A、B. 内侧切口。A. 在姆长伸肌腱内侧进行深部分离。B. 至骨膜下的全厚皮瓣被牵开,显露第1、2跖跗关节和内侧-中间楔骨间关节。C. 不稳定的第1跖跗关节。D. 不稳定的第2跖跗关节和楔骨间关节。图C、D为不同患者的照片。

外侧入路

- 在第3跖跗关节水平使用Freer骨膜剥离子插入全厚皮瓣下方,外侧切口位于其外侧缘正上方。
- 沿着伸肌支持带进行剥离,暴露伸趾总腱和趾短伸肌内侧缘,将其牵向外侧(技术图2)。
  - 剥离时应小心谨慎,避免破坏附近软组织内的神经血管束。
- 可以看清第3跖跗关节囊,向内侧进行骨膜下剥离至第2跖跗关节外侧缘,形成全厚皮瓣。根据需要,向外侧进行骨膜下剥离至第4、5跖跗关节。
- 可以看清跖跗关节和楔骨间关节背侧的关节囊,也能看清关节是否稳定。

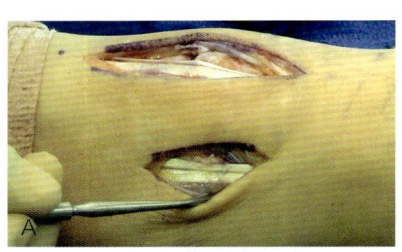
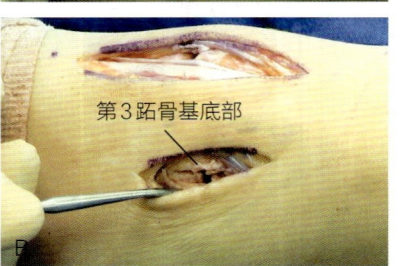

技术图2 A、B. 外侧切口。向内侧进行深部剥离至伸趾总腱和趾短伸肌腱(A),并暴露第3跖跗关节(B)和第2跖跗关节外侧缘(此图不显示)。

评估关节面并决策

- 对骨折线和所涉及的关节面进行清理,清理残留血凝块并评估软骨损伤情况。
- 如果累及内侧柱和中间柱超过50%的关节面,应当考虑一期关节融合,尽管目前对此仍有争议。
- 尽可能避免第4、5跖跗关节融合术。
- 如果进行一期关节融合,应仔细清除所涉及关节的软骨面,保留下方的软骨下骨。
  - 使用2.0 mm钻头对软骨下骨钻孔,促进血管向内生长,营养关节。
  - 将异体骨与高浓度血小板混合,植入所涉及的关节区域。

临时复位与最终固定

第1跖跗关节

- 如果有第1跖跗关节损伤,那么就应从内侧的第1跖跗关节开始复位。虽然准确的复位操作应根据损伤类型的不同而有所差异,但对于第1跖骨,通常是相对内侧楔骨进行旋后(外旋)复位。
- 矫正该旋转畸形非常关键,可以重建内侧柱并恢复"第一线"的负重功能。第1跖跗关节解剖复位后,可作为中足其他关节复位参照。
- 使用2.0 mm克氏针临时复位,通过透视证实复位(技术图3A)。
- 使用3.5 mm骨皮质螺钉对第1跖跗关节进行最终固定(技术图3B~D)。
  - 第1枚螺钉应从远端向近端打入,在骨干和干骺端交界处的背侧脊进针,朝着内侧楔骨跖侧-近侧方向。该螺钉一般长为45~50 mm。
  - 第2枚螺钉从近端向远端打入,在舟楔关节边缘进针,向骨干-干骺端交界处远端的皮质方向出针。该螺钉一般长为40~45 mm。
  - 在一期关节融合术中,这些螺钉作为拉力螺钉。
  - 对于体型较大的患者,可选用4.0 mm骨皮质螺钉以增加稳定性。

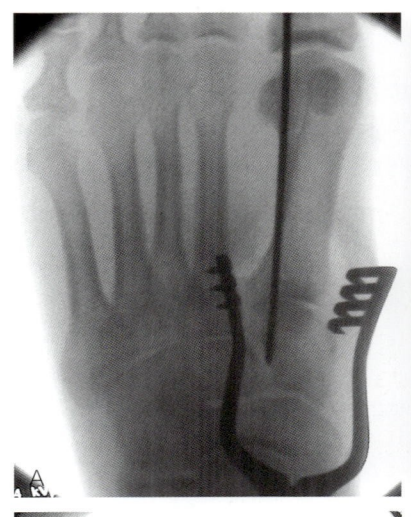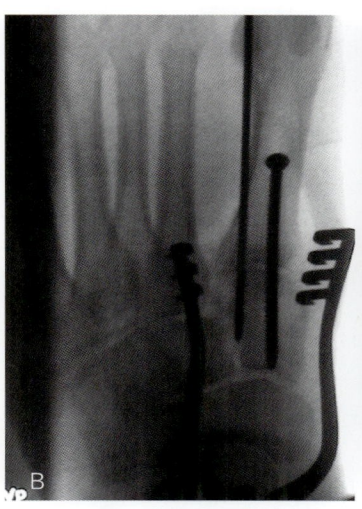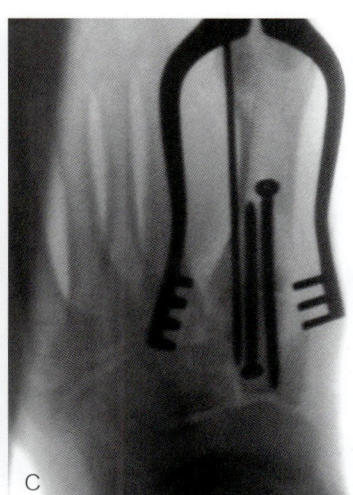
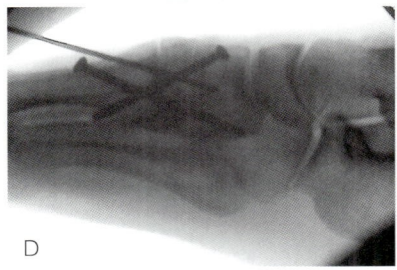

技术图3 第1跖跗关节的复位与固定。A. 临时复位。B. 远端向近端打入螺钉。C. 近端向远端打入螺钉。D. 为增加稳定性,采用双皮质螺钉固定。

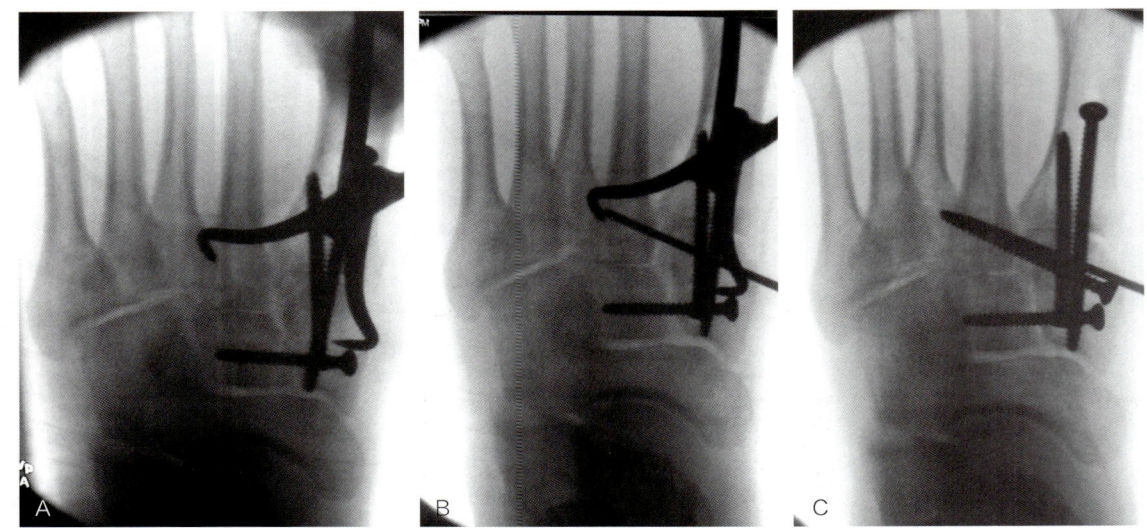

技术图4 Lisfranc关节的复位与固定。A. 点式复位钳。B. 克氏针临时固定。C. 螺钉固定。螺钉的轨迹显示了韧带结构的走向。首先进行楔骨间关节的复位和固定。

Lisfranc关节

- 将点式复位钳置于内侧楔骨和第2跖骨内侧缘之间,可以解剖复位Lisfranc关节;复位时应注意第2跖跗关节是否有背侧或跖侧移位。
- 通过透视来确定复位情况,使用2.0 mm克氏针设计螺钉位置,以进一步防止旋转(技术图4A、B)。
- 内侧楔骨通常有一段坚实的骨皮质区域,可以为螺钉固定提供良好的支撑。
  - 在此骨皮质区域的内侧皮肤上切一个小口,打入一枚3.5 mm骨皮质螺钉,向第2跖骨干骺端方向进钉;在一期关节融合术中,该螺钉应作为拉力螺钉(技术图4C)。

其他关节

- 如果涉及楔骨间关节,应在固定Lisfranc关节前,复位并固定楔骨间关节(技术图5A)。也可在复位第1跖跗关节前,复位并固定楔骨间关节。
  - 再次使用3.5 mm骨皮质螺钉,平行舟楔关节平面进入。一期关节融合术中,仍作为拉力螺钉使用。
  - 应注意防止破坏中间和外侧楔骨间的关节。
- 第2跖跗关节此时可临时复位,使用1.6 mm克氏针临时固定。
  - 使用2.7 mm骨皮质螺钉从远端向近端进行埋头固定可达到最终固定的目的。在一期关节融合术中,应作为拉力螺钉使用(技术图5B)。

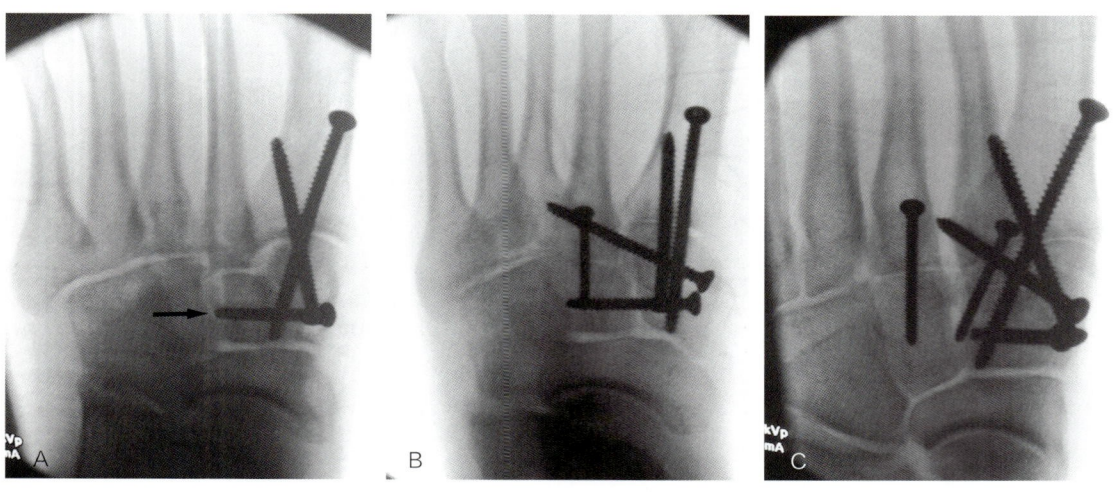

技术图5 A. 楔骨间关节的复位与固定。B. 第2跖跗关节的复位与固定。C. 第3跖跗关节的复位与固定。

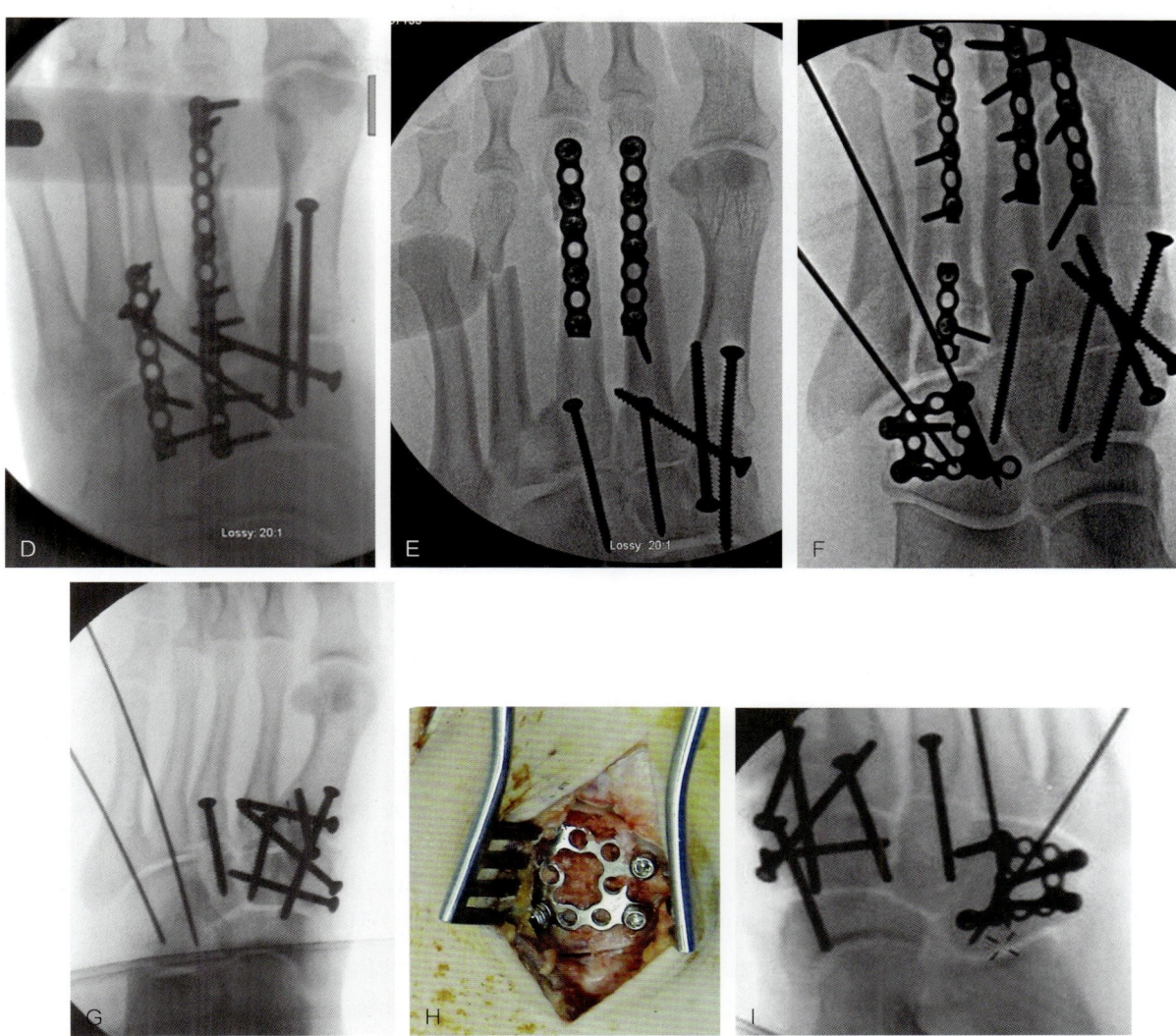

技术图5（续） D. 粉碎的第2跖骨和第2、3跖跗关节。E、F. 不同患者的第2、3跖骨和多段的第4跖骨。G. 克氏针固定第4、5跖跗关节。H. 利用单独近端外侧切口复位并固定骰骨。I. 透视片。

- 第3跖附关节复位和固定可采用相同的方式（技术图5C）。
- 在跖骨基底部骨折或有骨折脱位时，不但需要经关节固定，有时也需要用桥接钢板固定。
  - 建议使用较薄的重建钢板（2.0 mm或2.4 mm）和2.4 mm骨皮质螺钉进行固定（技术图5D~F）。
- 然后复位第4、5跖附关节，使用1.6 mm克氏针可以稳定固定。
  - 由于第3、4、5跖骨之间的跖骨间韧带基本完好，这些关节通过间接复位也可达到解剖复位，因此可以经皮固定。
  - 通过多个小切口，将克氏针折弯并埋于皮下，术后6周取出克氏针。取出术可以在诊室里局麻下进行，也可在手术室进行（技术图5G）。
- 对于骰骨骨折，应在固定第4、5跖附关节前复位并固定骰骨，这样可以确保外侧柱的长度。从这个意义上说，该手术是切开复位手术（技术图5H）。
- 最后透视确定关节复位和内植物位置（技术图5I）。

关闭伤口

- 首先应关闭内侧切口，踇长伸肌腱自底部（包括骨膜）用0号可吸收线缝合，关节内缝合都采用该方法，包括第1、2跖跗关节和楔骨间关节。
- 踇长伸肌腱鞘也用该方法缝合，根据情况修补肌腱（技术图6A）。
- 其他切口在皮下用2-0可吸收线缝合，皮肤层用3-0丝线采用改良的Allgöwer-Donati技术缝合（技术图6B）。
- 放松止血带，用无菌敷料包扎，加入软垫后用Weber夹板保护。

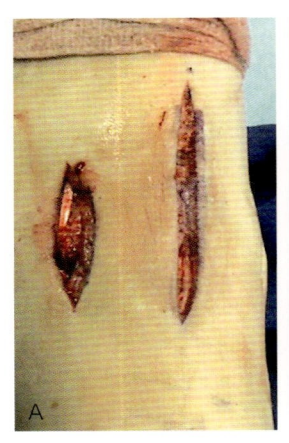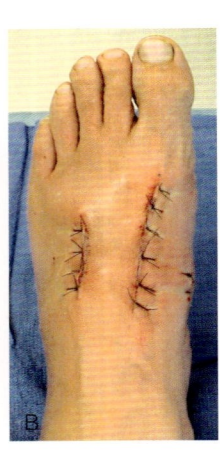

技术图6 关闭伤口。A. 伤口深层关闭包括缝合关节内部分和踇长伸肌腱。B. 缝皮采用改良的Allgöwer-Donati技术缝合。

要点与失误防范

对近侧关节（内侧、中间或外侧楔骨，楔骨间关节，骰骨）损伤的误诊	由于损伤类型存在多样性，必须保持高度警惕。术前应对X线片进行仔细观察，特别是近侧关节处。如果X线片不能确定诊断，应进行CT检查。术中应留意楔骨间关节背侧关节囊的完整性，并注意每个关节的稳定性
对第1、2跖跗关节的跖屈移位进行复位	应密切关注第1、2跖骨和它们所对应的楔骨的排列位置，防止背伸或跖屈移位，跖屈移位>2 mm将影响各跖骨的负重功能，可能导致转移性跖骨痛
纠正第1跖跗关节的外旋畸形	在内侧楔骨和第1跖骨上，通常有一条独特的背脊。根据背脊连贯性可进行精确复位
第1跖跗关节的最终固定	由于第1跖骨骨干部骨皮质坚硬，从远侧向近侧打入的螺钉应行埋头，以避免破坏骨
Lisfranc关节的最终固定	固定Lisfranc关节时，螺钉应（根据足的跖屈）向背侧呈一定角度以符合冠状面上正常的"罗马拱门"结构

术后处理

- 给患者穿静脉加压弹力袜和预塑形骨折靴，并督促患者进行早期锻炼。
  - 应在术后6周拔除横向固定外侧柱关节的克氏针。
- 术后10～12周，经过负重X线检查，确认复位仍可维持后，方可允许患者负重。
  - 患者逐渐适应普通鞋，根据自身情况开始进行日常活动。
- 在一期关节融合术后，患者应采用短腿石膏固定，术后10～12周禁止负重，直到负重X线确定已连接。
  - 让患者穿静脉加压弹力袜和预塑形骨折靴，负重时间仍按前述。
- 内固定可不必取出。除非出现相应症状或者患者强烈要求，可在术后1年取出内固定。

预后

- 对Lisfranc损伤采用切开复位内固定治疗，总体效果良好，患者很少出现运动障碍情况。准确的诊断和解剖复位是取得满意疗效的关键[5]。
- 单纯韧带损伤的患者采用切开复位内固定治疗，疗效存在不确定性；这些患者存在更高的创伤后关节炎发生率[5]。一期关节融合术对此情况特别有效：最近一项研究报道，一期关节融合术后超过90%的患者可恢复到受伤前状态[6]。
- 对创伤后关节炎进行晚期关节融合术作为挽救性手术，也可有效地减轻疼痛和改善功能[4,9]。

并发症

- 伤口延迟愈合,伤口开裂,深部感染。
- 畸形连接或骨不连。
- 后期移位(过早的内植物去除)。
- 血管神经损伤。
- 慢性疼痛。

(曹家庆 译,李晓林 审校)

参考文献

[1] Arntz CT, Veith RG, Hansen ST. Fractures and fracture-dislocations of the tarsometatarsal joint. J Bone Joint Surg Am 1988;70A:154-162.

[2] Curtis M, Myerson M, Szura B. Tarsometatarsal injuries in the athlete. Am J Sports Med 1994;21:497-502.

[3] Goossens M, DeStoop N. Lisfranc's fracture-dislocations: etiology, radiology, and results of treatment. Clin Orthop Relat Res 1983;176:154-162.

[4] Komenda GA, Myerson MS, Biddinger KR. Results of arthrodesis of the tarsometatarsal joints after traumatic injury. J Bone Joint Surg Am 1996;78A:1665-1676.

[5] Kuo RS, Tejwani NC, DiGiovanni CW, et al. Outcome after open reduction and internal fixation of Lisfranc joint injuries. J Bone Joint Surg Am 2000;82:1609-1618.

[6] Ly TV, Coetzee JC. Treatment of primarily ligamentous Lisfranc joint injuries: primary arthrodesis compared with open reduction and internal fixation: a prospective, randomized study. J Bone Joint Surg Am 2006;88A:514-520.

[7] Meyer SA, Callaghan JJ, Albright JP, et al. Midfoot sprains in collegiate football players. Am J Sports Med 1994;22:392-401.

[8] Myerson MS, Fisher TR, Burgess RA, et al. Fracture-dislocations of the tarsometatarsal joints: end results correlated with pathology and treatment. Foot Ankle 1986;6:225-242.

[9] Sangeorzan BJ, Veith RG, Hansen ST. Salvage of Lisfranc's tarsometatarsal joints by arthrodesis. Foot Ankle 1990;4:193-200.

第60章 Jones骨折的切开复位内固定
Open Reduction and Internal Fixation of Jones Fractures

Scott J. Koenig and Steven D. K. Ross

定义

- Jones骨折是指第5跖骨骨干和干骺端连接处的急性损伤(图1)。
- 该骨折起始于第5跖骨的外侧面,延伸至第4、5跖骨间关节。
- 不包括延伸至第4、5跖骨间关节以远的骨折。

解剖

- 第5跖骨近端的稳定性由外侧Lisfranc复合体、关节囊韧带、足底腱膜外侧和腓骨短肌提供[19]。
- 第5跖骨有两块主要的肌肉附着:
  - 腓骨短肌附着于第5跖骨结节的背侧面。
  - 第三腓骨肌附着于第5跖骨骨干与干骺端相接处的背侧面。
- 第5跖骨跖侧有足底筋膜紧密地附着。
- 骨干和干骺端近端连接处是血供的分水岭。
- 骨干部有一根滋养动脉,从骨干的近、中1/3处进入内侧骨皮质。基底部和结节部由骨骺和干骺端动脉滋养(图2)[21,22]。

发病机制

- 急性的Jones骨折常见于踝关节跖屈伴前足内收时的损伤。
- 跖骨外侧缘的张力可导致横向骨折。
- 骨折大多是运动损伤造成,特别是在足球和篮球运动员中多见。
- 该骨折不应与结节撕脱骨折和应力性骨折相混淆。
- 骨折发生在腓骨短肌与第三腓骨肌的区域[2],并延伸至第4、5跖骨间关节。
- 骨折通常与足内翻有关。

自然病程

- 1902年,Robert Jones爵士首先描述了Jones骨折,是一组包括他自己在内的4例经骨干和干骺端连接处的横行骨折[9]。

- 由于以往发表的很多报道都同时包括了急性Jones骨折和骨干的应力性骨折,所以非手术和手术治疗的效果很难评判。
- 许多研究就是针对非手术治疗和手术治疗的比较。
- 由于跖骨骨干和干骺端交界处是血供的分水岭,增加了骨折延迟愈合和不愈合的风险。
- 手术治疗方法有:内固定伴植骨、内固定不伴植骨和单纯的植骨治疗。多种固定技术已被验证。
- 治疗方式主要根据患者的功能需求而定。
  - 优秀的运动员、延迟愈合者和不愈合者常采用手术固定。

病史和体格检查

- 患者可能这样描述病史:参加对抗性运动时,在完成某个特殊动作后,足外侧缘出现急性疼痛。
- 患足外侧缘可有肿胀和瘀斑。
- 触诊第5跖骨基底部时引发疼痛。
- 体格检查应当包括:
  - 直接触诊第5跖骨基底部:该区域疼痛应怀疑有损伤。
  - 直接触诊跖跗关节复合体:出现疼痛可能为Lisfranc损伤。
  - 被动跖屈–背伸每个跖骨头:出现疼痛可能为Lisfranc损伤。
  - 尝试单足站立时抬起脚跟:出现疼痛可能为Lisfranc损伤。
  - 踝关节外侧韧带复合体不稳定性检查。

影像学和其他诊断性检查

- 诊断急性Jones骨折应包括患足前后位片、侧位片和斜位片。
  - 骨折定位用于区分结节性撕脱、Jones骨折和骨干应力性骨折。
  - 硬化改变可以区分急性损伤和慢性应力性损伤。
- 拍摄患足负重位X线片,以排除Lisfranc损伤。
- 通常不需要进行CT扫描和MRI检查。

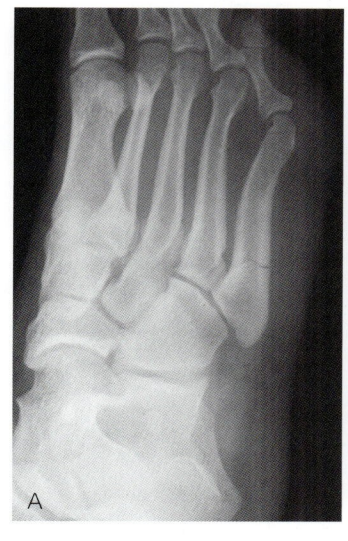

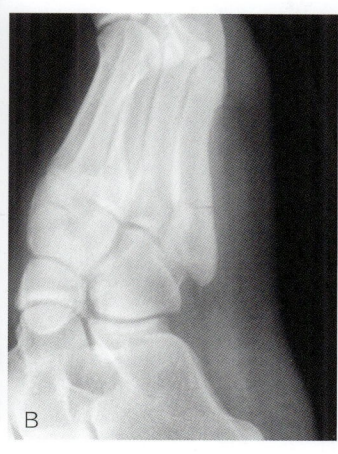

图1 A、B. 急性Jones骨折。骨折线位于1区与2区连接处；无皮质增生或骨膜反应。

鉴别诊断

- 需要与其他类型的第5跖骨近端骨折相鉴别。
  - 结节撕脱骨折。
    - 可以是关节外或延伸至骰骨-跖骨关节。
    - 骨折的机制一开始被认为是由于腓骨短肌撕脱所致，Richli等[16]阐明是由于外侧足底筋膜撕脱所致。
    - 易被误诊为籽骨或骨化中心[13]。
    - 相同的机制可导致踝关节外侧韧带损伤。
    - 由于附着的足底腱膜，属于稳定性骨折，可对症治疗。
  - 骨干的应力性骨折。
    - 继发于反复性的张力引起外侧骨皮质的微骨折。
    - 通常发生于骨干近端1.5 cm。
    - 前驱症状很常见。
    - 影像学表现为骨膜反应、皮质肥大和髓管狭窄。
    - Torg[24]将该骨折分为三种亚型(图3)：
      - 1型：急性骨折，骨折线边缘清晰，无髓腔硬化表现。通常只累及外侧皮质。
      - 2型：延迟愈合，骨折线累及双侧皮质，伴有骨膜下成骨、骨折线增宽以及髓腔硬化表现。
      - 3型：骨不连，X线显示骨吸收和硬化骨髓腔闭塞表现。
    - 治疗包括长期固定和不负重。即使进行治疗，骨不连也是一个常见的结果，并且也可能需要固定。
  - Lisfranc扭伤或半脱位。
  - 骰骨骨折。
  - 外侧踝关节韧带损伤。
  - 腓骨肌腱半脱位或断裂。

非手术治疗

- 除优秀运动员外，非手术治疗是所有患者的首选治疗方法。
- 短腿石膏固定6~8周，其间禁止负重，随后穿戴步行靴负重6周[17]。
- 禁止负重，患者的依从性是愈合的关键[17]。
- Torg[24]报道的15例患者中，伤后平均随访6.5周时，有93%已愈合。
- 根据Clapper[1]报道，急性Jones骨折采用短腿石膏固定并严禁负重8周，随后在石膏或步行靴的保护下开始负重，其愈合率达72%。
  - 报告愈合的时间长达21.2周[1]。
- 低脉冲超声或脉冲电磁刺激被认为是增强愈合的辅助手段[8,23]。

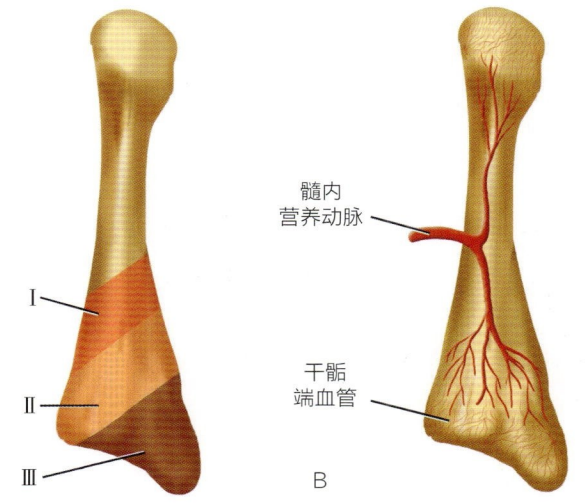

图2 A. 第5跖骨近端骨折的3个解剖区域。B. 第5跖骨的动脉血供。

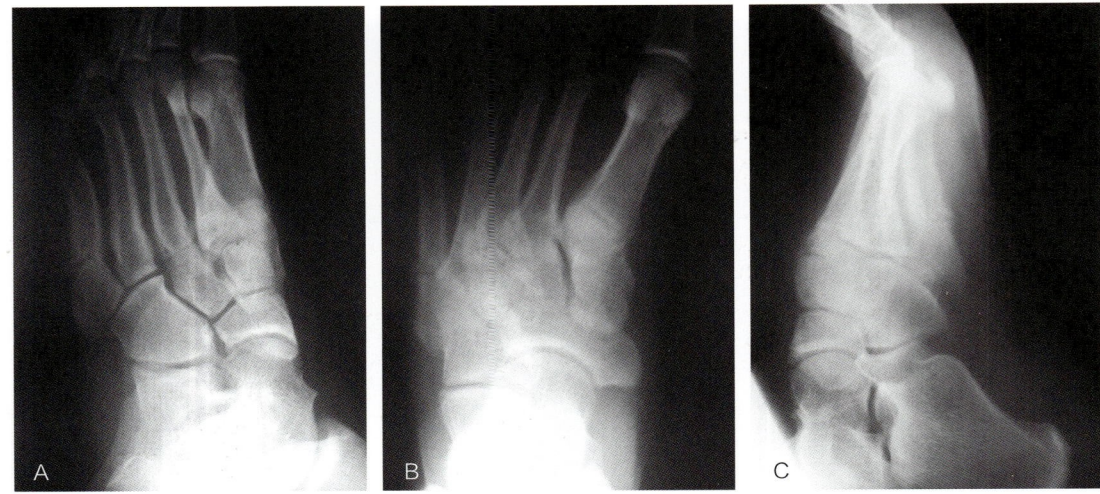

图3 A～C. Torg Ⅱ型骨二应力骨折。可见骨折线增宽和骨膜成骨。

手术治疗

- 非手术治疗仍然是急性Jones骨折的治疗选择。
- 急性Jones骨折的手术内固定指征目前仍无定论。
  - 对于优秀运动员、骨折移位患者以及延迟愈合或已发生骨不连的病例，提倡手术治疗。
  - 早期的研究报告显示，接受非手术治疗的运动员愈合时间较长，但这些报告对患者的依从性以及是否存在其他骨折机制（如轴向负荷或应力性骨折）提出了质疑[3,10]。
- 需要快速恢复活动的运动员或有此要求的患者，可进行髓内螺钉固定，这样会有一个可预测的更短的恢复期。
  - 螺钉内固定消除了非手术治疗后骨不连患者出现两个恢复期的可能性[17]。
  - 既往报道显示，早期内固定的愈合率高，并发症发生率低[3,14,15]。
- 当进行髓内螺钉固定时，应使用与髓腔匹配的最大直径螺钉，并靠内侧骨皮质提供支持力。
  - Shah等[20]在比较直径4.5 mm和5.5 mm的螺钉时发现，失效载荷没有显著差异。
  - 然而，直径<4.5 mm的螺钉会增加延迟愈合和不愈合的风险[5]。

治疗的目标

- 骨折复位。
- 最低限度的软组织暴露。
- 保护周围的组织结构。
  - 腓肠神经，腓骨短肌腱，腓骨第三肌腱，伸肌支持带的外侧面[4]。
- 注意术后负重事项。
- 预防医源性并发症。
  - 复位失败。
  - 螺钉长度不足（髓内螺纹没有跨过骨折线）。
  - 骨不连时未能清除硬化骨。
  - 因螺钉过大或置钉方向不当造成的医源性骨折。

体位

- 患者仰卧于射线可穿透的手术台上。
- 同侧臀部下垫高，以增加对足外侧的暴露。
- 术中应借助C臂机成像辅助手术过程，可倒置C臂机作为手术台面使用。
- 膝关节可以屈曲超过90°。这样可以更好地拍摄足部片（图4）。
- 不一定使用止血带，可以根据术者的喜好进行选择。

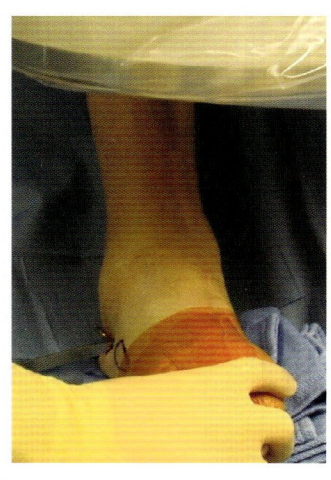

图4 透视时的控制。膝关节屈曲超过90°可允许前后位摄片。

经皮髓内钉固定

切口和解剖暴露
- 使用克氏针和透视确定正确的螺钉轨迹。
- 在足底筋膜和腓骨短肌腱之间的间隙,与足的跖侧面平行做一个2~3 cm长切口。
- 切口应起于第5跖骨结节尖端近侧2 cm处,切口位置应当用C臂机确认(技术图1)。
- 钝性剥离显露第5跖骨结节。
- 切口可能会遇到腓肠神经和腓骨短肌腱,应予以保护。

螺钉钻孔和导针置入
- 使用钻头导向器保护软组织,用2.5 mm钻头钻孔。
- 正确的钻孔位置位于结节尖端内侧,方向应与髓腔呈一直线(技术图2A)。
- 典型的位置为结节的背内侧或结节侧面的"高而内"侧点。
- 用C臂机确认正确的钻孔方向(技术图2B)。

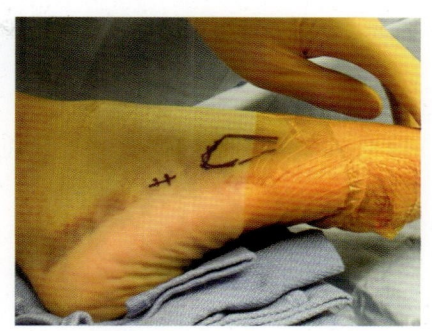

技术图1 皮肤切口起于第5跖骨结节的近端。

- 术者应沿髓腔方向钻孔,确保钻头通过骨折处。在双平面C臂机透视引导下,确保合适的深度。
- 拔除钻头但保持钻头导向器的位置,向髓腔插入一枚导针(技术图2C)。
- 导针徒手插入,防止破坏骨皮质。
- 用C臂机在两个方向透视,确保导针置于合适位置(技术图2D、E)。

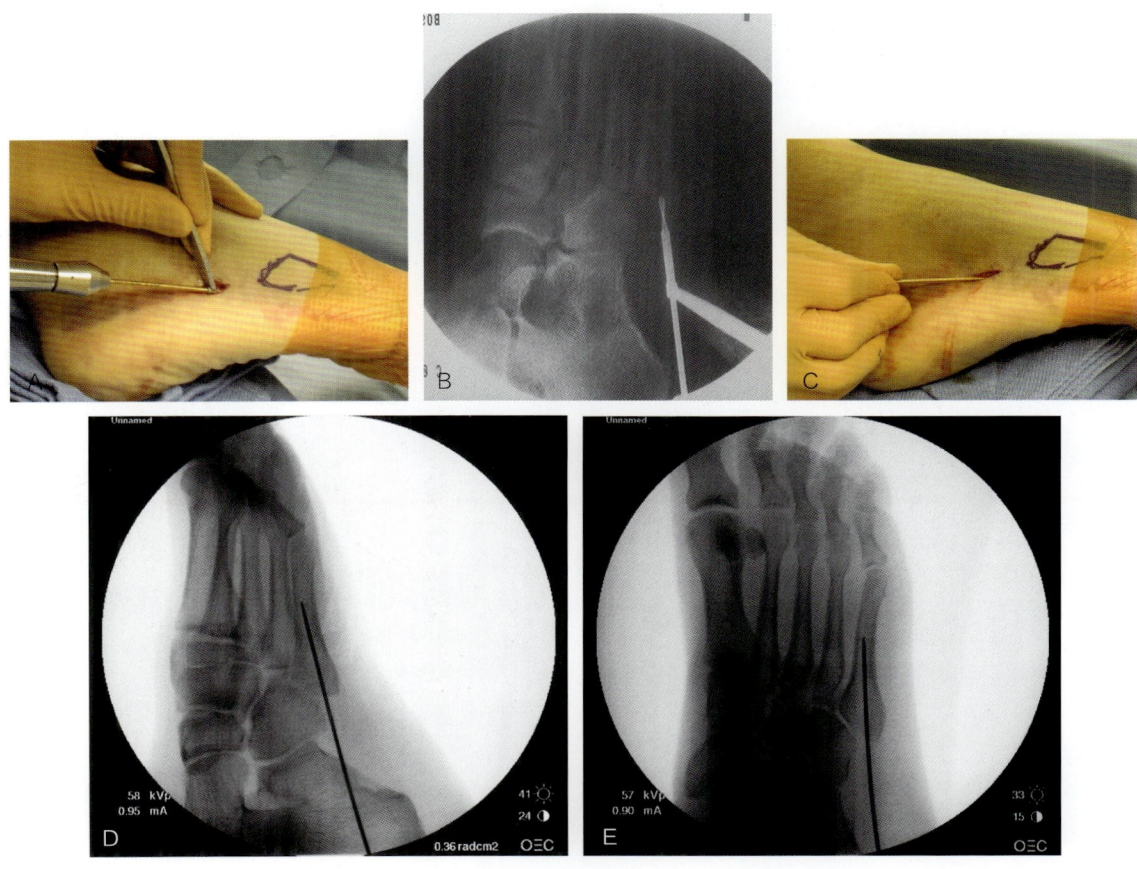

技术图2 A. 使用2.5 mm钻头和钻导开口。B. 透视确认入口位置。C. 向髓腔插入一枚导针。D、E. 透视确认导针位置。

螺钉置入

- 术者用3.2 mm钻头和导向器扩髓，仍保持导向器不拔出以保护软组织（技术图3A、B）。
- 钻头应钻至骨折线以远。
- 近端使用4.5 mm钻头扩孔，这样有利于螺钉埋入，避免累及软组织。
- 使用导针测量所需螺钉长度（技术图3C）。
- 打入长度合适的4.5 mm半螺纹螺钉，一部分螺钉头埋入髓腔（技术图3D、E）。
- 对于体型较大的患者，可使用直径5.5或6.5 mm的螺钉，使用直径合适的钻头钻孔、扩髓并扩大近侧皮质。
- 注意确保所有螺纹穿过骨折部位，不发生远端穿透，并使用合适直径的螺钉以避免骨干骨折。
- 避免使用过长的螺钉，以避免螺钉遇到跖骨的弧度造成骨折部位的牵张移位[7]。

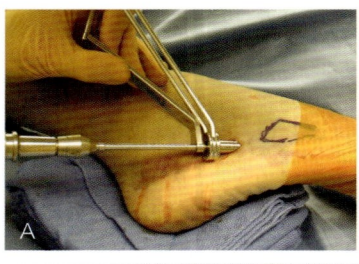
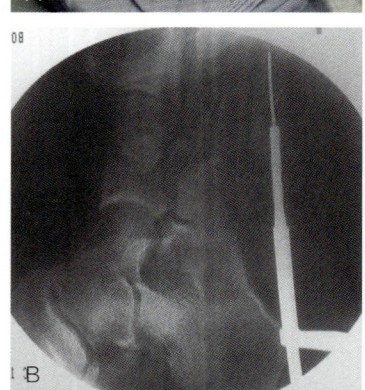
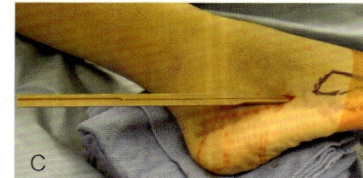
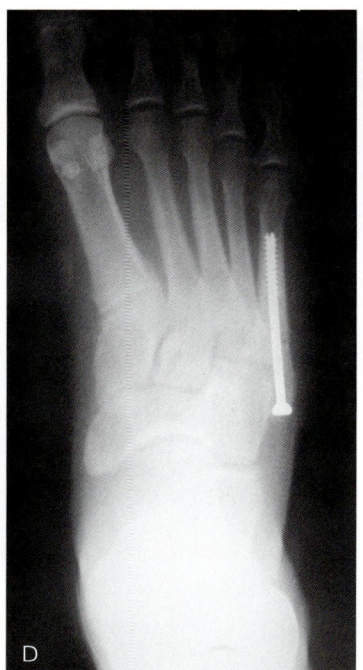
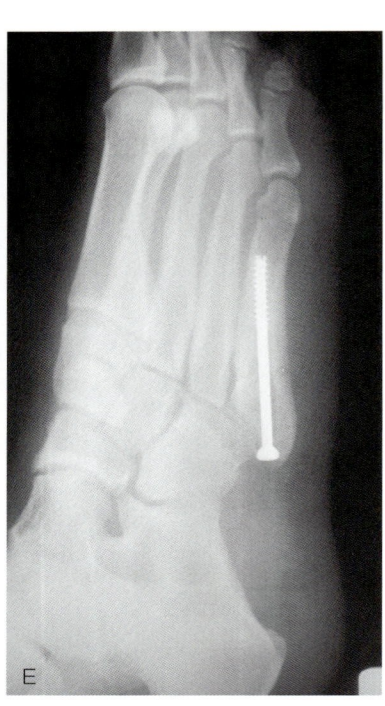

技术图3 A. 用3.2 mm钻头在导向器保护下扩髓。B. 透视。C. 测量所需螺钉长度。D、E. 术后足的正斜位片。

不伴内固定的植骨术

- 该技术与治疗舟骨骨不连的Russe技术类似[18,24]。
- 通过背外侧的弧形切口进入第5跖骨基底部（技术图4A）。
- 将骨折处暴露至骨膜以下，以骨折线为中心，标记出0.7 cm×2.0 cm的矩形，4个顶点予钻孔。
- 用一把锋利的骨凿去除所标记的矩形骨块（技术图4B）。
- 用刮匙和（或）钻清理髓腔，去除所有的硬化骨，重建髓腔。
- 然后从胫骨远端前内侧获得与切除骨块相同尺寸的自体骨皮质松质移植物。
- 修剪骨块使其与矩形缺损准确吻合并且不阻塞髓腔（技术图4C）。
- 缝合骨膜、皮下组织和皮肤。
- 为了避免应力增加，在关闭伤口前将第5跖骨取下的骨块植入胫骨取骨处。
- 患足用免负重石膏固定。

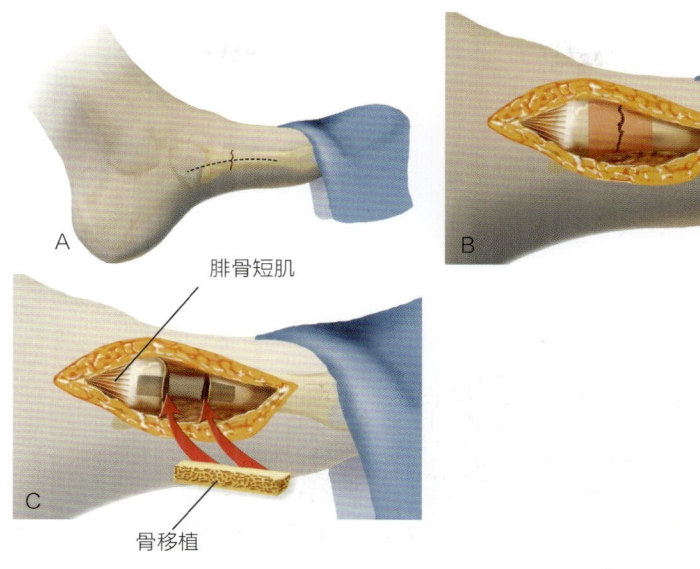

技术图4　A. 足背外侧弧形切口。B. 暴露骨折部位，用钻在骨折线的两端形成矩形缺损。C. 植骨块塑形并放入缺损区。

经皮髓内钉固定联合局部植骨术

- 手术过程如同上述经皮髓内钉固定术[12]。
- 经导针扩髓后，移除导针。
- 将一个细长的刮勺插入骨折底部，向骨折处堆积一些骨松质。
- 注意骨松质的取骨部位应限制在距骨折处7 mm以内。
- 完成局部植骨后，再次将导针插入髓腔。
- 按前文所述进行经皮髓内螺钉固定。

要点与失误防范

要点	• 对于非运动员，非手术处理仍然是治疗的选择 • 将导针置于结节基部最高点偏内的位置 • 使用尽可能大的直径螺钉固定充满髓内，在不引起医源性骨折的前提下获得骨内把持 • 所有螺纹必须穿过骨折线 • 螺钉不应超出跖骨曲线 • 运动员在骨折愈合后再参加比赛
失误防范	• 短螺钉的螺纹不能完全穿过骨折线，不能产生加压作用 • 螺钉长度过大或角度不合适会导致骨折端间隙 • 过大直径的螺钉可能导致医源性骨折

术后处理

- 术后立即穿行走靴固定，限制负重6周[19]。
  - 如果患者依从性很好也可以行石膏固定。
- 在此期间，允许关节活动度训练和轻柔的力量训练。
- 6周后复查X线，表现为骨折已愈合后方可去除保护靴并逐渐负重[19]。
- 前后位、侧位及斜位X线均表现为完全愈合并且症状允许情况下，可进行各种活动及竞技运动。
- 恢复竞技运动时，推荐使用功能护具或矫形器[7]。
- 运动员在运动生涯结束前不应去除内固定，以防止再次骨折发生[5]。

预后

- Portland等[15]治疗15例急性Jones骨折及Torg I 型骨折，平均6.25周达到100%愈合。
- DeLee等[3]报道急性Jones骨折采用经皮髓内螺钉固定成功率达100%，且无并发症报道。

- Mindrebo等[14]使用髓内钉固定治疗9例急性Jones骨折,平均术后6周达到100%骨愈合。1例患者因担心螺钉断裂而取出。
- 对于Jones骨折不愈合,Habbu等[6]提倡闭合髓内螺钉固定,不切开骨折部位。平均术后13.3周达到100%愈合。

并发症

- 手术和非手术治疗过程中严禁负重是预防骨不连的关键。
- 使用直径<4.5 mm的螺钉会增加骨不连的风险[5]。
- Larson等[11]分析了他们一些髓内螺钉固定失败的原因发现,运动员以及那些较早恢复运动的人失败的风险更高。
  - 年龄、性别、螺钉大小、是否植骨对骨折的愈合没有明显影响。
  - 特别是对运动员而言,在影像学骨愈合之前恢复完全活动,是固定失败的征兆。
- 治疗骨不连时,植骨骨块过小和不完全清除硬化骨与失败有关[25]。

(王伟 译,李晓林 审校)

参考文献

[1] Clapper MF, O'Brien TJ, Lyons PM. Fractures of the fifth metatarsal. Analysis of a fracture registry. Clin Orthop Relat Res 1995;(315):238-241.

[2] Dameron TB. Fractures and anatomical variations of the proximal portion of the fifth metatarsal. J Bone Joint Surg Am 1975;57(6):788-792.

[3] DeLee JC, Evans JP, Julian J. Stress fracture of the fifth metatarsal. Am J Sports Med 1983;11(5):349-353.

[4] Donley BG, McCollum MJ, Murphy GA, et al. Risk of sural nerve injury with intramedullary screw fixation of fifth metatarsal fractures: a cadaver study. Foot Ankle Int 1999;20(3):182-184.

[5] Glasgow MT, Naranja RJ, Glasgow SG, et al. Analysis of failed surgical management of fractures of the base of the fifth metatarsal distal to the tuberosity: the Jones fracture. Foot Ankle Int 1996;17(8):449-457.

[6] Habbu RA, Marsh RS, Anderson JG, et al. Closed intramedullary screw fixation for nonunion of fifth metatarsal Jones fracture. Foot Ankle Int 2011;32(06):603-608.

[7] Hartog Den BD. Fracture of the proximal fifth metatarsal. J Am Acad Orthop Surg 2009;17(7):458-464.

[8] Holmes GB. Treatment of delayed unions and nonunions of the proximal fifth metatarsal with pulsed electromagnetic fields. Foot Ankle Int 1994;15(10):552-556.

[9] Jones R. I. Fracture of the base of the fifth metatarsal bone by indirect violence. Ann Surg 1902;35(6):697-701.

[10] Kavanaugh JH, Brower TD, Mann RV. The Jones fracture revisited. J Bone Joint Surg Am 1978;60(6):776-782.

[11] Larson CM, Almekinders LC, Taft TN, et al. Intramedullary screw fixation of Jones fractures. Analysis of failure. Am J Sports Med 2002;30(1):55-60.

[12] Lawrence SJ. Technique tip: local bone grafting technique for Jones fracture management with intramedullary screw fixation. Foot Ankle Int 2004;25(12):920-921.

[13] Lawrence SJ, Botte MJ. Jones' fractures and related fractures of the proximal fifth metatarsal. Foot Ankle Int 1993;14(6):358-365.

[14] Mindrebo N, Shelbourne KD, Van Meter CD, et al. Outpatient percutaneous screw fixation of the acute Jones fracture. Am J Sports Med 1993;21(5):720-723.

[15] Portland G, Kelikian A, Kodros S. Acute surgical management of Jones' fractures. Foot Ankle Int 2003;24(11):829-833.

[16] Richli WR, Rosenthal DI. Avulsion fracture of the fifth metatarsal: experimental study of pathomechanics. AJR Am J Roentgenol 1984;143(4):889-891.

[17] Rosenberg G, Sferra J. Treatment strategies for acute fractures and nonunions of the proximal fifth metatarsal. J Am Acad Orthop Surg 2000;8(5):332.

[18] Russe O. Fracture of the carpal navicular. Diagnosis, non-operative treatment, and operative treatment. J Bone Joint Surg Am 1960;42-A:759-768.

[19] Sanders RW, Papp S. Fractures of the midfoot and forefoot. In: Coughlin MJ, Mann RA, Saltzman CL, eds. Surgery of the Foot and Ankle, vol 2, ed 8. Philadelphia: Mosby-Elsevier, 2007:2199-2235.

[20] Shah SN, Knoblich GO, Lindsey DP, et al. Intramedullary screw fixation of proximal fifth metatarsal fractures: a biomechanical study. Foot Ankle Int 2001;22(7):581-584.

[21] Shereff MJ, Yang QM, Kummer FJ, et al. Vascular anatomy of the fifth metatarsal. Foot Ankle 1991;11(6):350-353.

[22] Smith JW, Arnoczky SP, Hersh A. The intraosseous blood supply of the fifth metatarsal: implications for proximal fracture healing. Foot Ankle Int 1992;13(3):143-152.

[23] Strauss E, Ryaby JP, McCabe J. Treatment of Jones' fractures of the foot with adjunctive use of low-pulsed ultrasound stimulation. J Orthop Trauma 1999;13(4):310.

[24] Torg JS, Balduini FC, Zelko RR, et al. Fractures of the base of the fifth metatarsal distal to the tuberosity. Classification and guidelines for non-surgical and surgical management. J Bone Joint Surg Am 1984;66(2):209-214.

[25] Wright RW, Fischer DA, Shively RA, et al. Refracture of proximal fifth metatarsal (Jones) fracture after intramedullary screw fixation in athletes. Am J Sports Med 2000;28(5):732-736.

第61章 使用髓内钉进行胫距跟关节固定术
Tibiotalocalcaneal Arthrodesis Using a Medullary Nail

George E. Quill, Jr. and Stuart D. Miller

定义

- 胫距跟关节固定是一种同时固定踝关节及距下关节的手术方法。
- 在创伤后、神经性疾病或缺血性距骨体骨丢失的情况下，可采用胫距跟关节固定术。全距骨关节固定是指将所有与距骨相连的骨头固定在一起的手术方法：胫骨远端、跟骨、舟骨和骰骨。本质上，这是一种将踝关节固定和三关节固定合并在一起的手术。
- 在笔者看来，"medullary"一词指的是长骨内髓腔，而"intramedullary"这个词是一个多余的、不太有用的术语。
- 胫距跟关节固定的目的是建立一个无痛的踝关节和后足，其在生物力学上稳定并在功能位上固定。
- 笔者认为，胫距跟关节固定术是对严重踝关节和后足畸形、骨丢失和疼痛进行的挽救手术。

解剖

- 胫距跟关节固定术的目的是重建踝关节及后足的生理力线，并使足处于跖行位置（足与胫骨长轴成90°）且后足外翻5°～7°[3,10]。
- 通常情况下，冠状面上足部相对于胫骨纵轴的旋转与胫骨前部相一致。也就是说，足的第2跖列与胫骨的前内侧嵴相一致。
- 后足位置影响前足位置。由于长时间的踝关节及后足畸形，前足旋前、旋后、内收和外展都可能受到影响。胫距跟关节固定术的正确位置必须考虑前足的位置。理想情况下，在站姿阶段，足跟的承受压力分布与第1和第5跖骨头的承受压力分布几乎相等[11]。

自然病程

- 严重踝关节及后足畸形和病理过程会导致生理力学的丧失，如果不加以治疗，往往会迫使患者佩戴繁琐的支具，使用辅助装置或轮椅限制患者行走[7]。
- 胫距跟关节固定是一种较大的重建手术，通常用于其他致残性情况[5,6]。
  - Gellman等[2]指出，与未固定的对侧踝关节相比，踝关节固定后的背伸和跖屈分别为51%和70%。令人惊讶的是，胫距跟关节固定术后背伸和跖屈分别为53%和71%。
  - 然而，同一研究的另一个结论是，与单纯胫距关节固定相比，胫距跟关节固定后内外翻减少了40%。

病史和体格检查

- 考虑接受髓内钉胫距跟关节固定术的患者表现出不同的病理步态、负重和生存能力。
- 此患者可能活动受限，伴神经根性马蹄足、严重内翻导致的横断面畸形、广泛外翻导致的后足不稳及内侧结构的溃疡（图1）[6,9]。
- 神经肌肉或神经病理患者可能在不同的愈合阶段会出现溃疡、内在肌肌力丧失和多发骨折[6]。

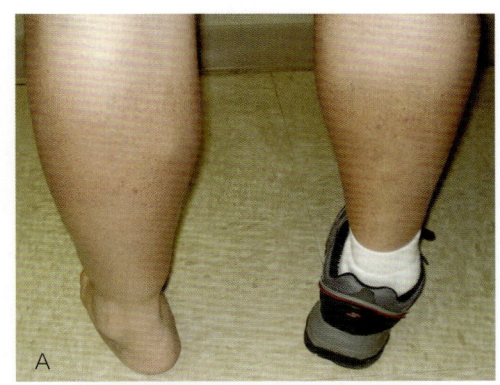

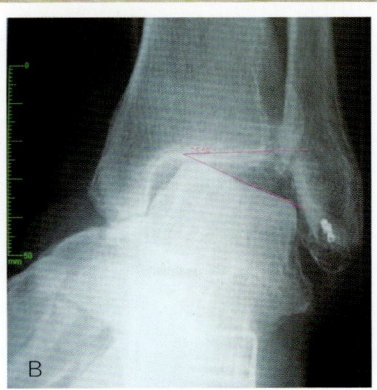

图1 A、B. 53岁工人负重位大体照（A）及负重踝关节正位片（B），先前行跟骨截骨及外侧韧带重建，后持续性踝关节及后足内翻不稳定。

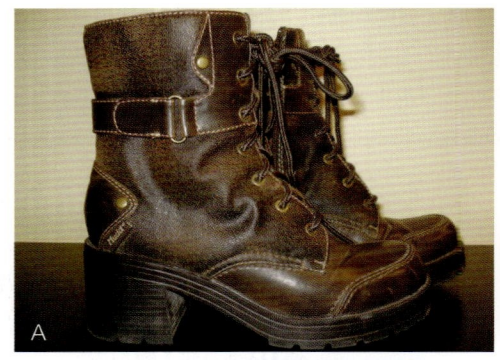
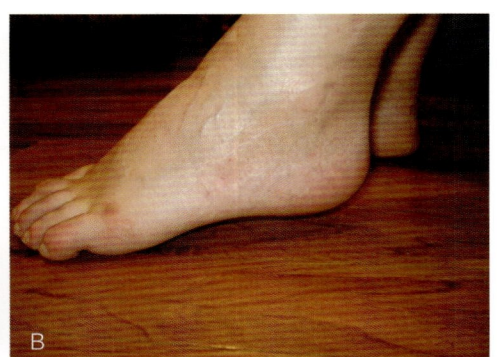
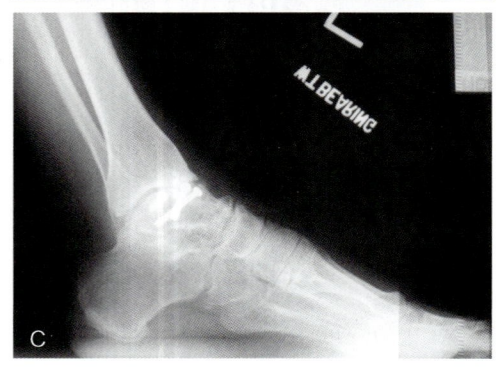

图2 A. 据报道，42岁女性2年前双侧距骨骨折后出现足下垂，这是这位女性唯一穿着舒适的双高跟高帮靴。B. 该妇女的左足出现最大程度的被动跖屈。C. 同一位女性的负重侧位片。注意距骨骨折切开复位内固定后出现跖屈畸形及创伤性关节炎。

- 创伤后患者通常存在受损的软组织包膜、先前放置的内固定及硬化的髓腔，这些在术前计划中必须考虑（图2）[7]。评估必须包括步态和负重姿势、评估软组织包膜，以及完整的神经肌肉检查。

影像学和其他诊断学检查

- 常规拍摄三张踝关节和足部负重X线照片。由于许多患者存在畸形，经常拍摄额外的长胶片踝关节X线片，或是从髋到足的下肢力线位片。
- 创伤性及骨性关节炎。
  - X线片可显示关节间隙狭窄、骨赘形成、软骨下硬化和囊肿，这些都是骨关节炎的特征。可发现创伤后畸形和内固定残留，且必须在术前计划中加以考虑（图3）[7~9]。
- 类风湿关节炎和其他炎症性关节炎。
  - X线片通常表现为关节周围侵蚀和骨量减少[4]。
- 神经病变性关节病或Charcot神经关节病。
  - 根据笔者的经验，X线通常表现为不同愈合阶段的多发骨折或微骨折、肥大性新骨形成和正常负重结构的丢失。
  - 可见骨吸收，伴有血管钙化和关节半脱位或脱位[6,12]。
- 平面断层扫描或CT扫描可进一步明确畸形、关节炎、骨丢失和先前存在的畸形或骨不连（图4）。
  - 笔者发现三维CT重建在常规检查中没有帮助。
  - CT有助于评估胫距跟关节固定术后骨愈合的情况。
- MRI可通过评估关节内及周围的积液、骨髓水肿、距骨血管、感染、关节周围肌腱和韧带病变对CT结果进行补充（图5）。

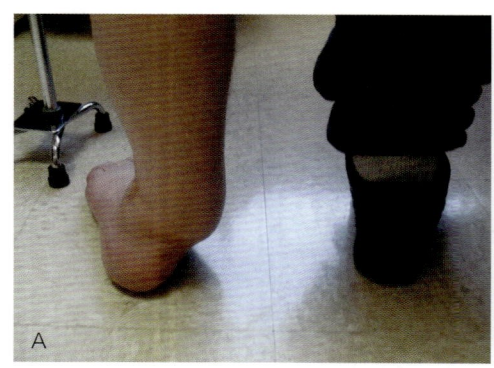
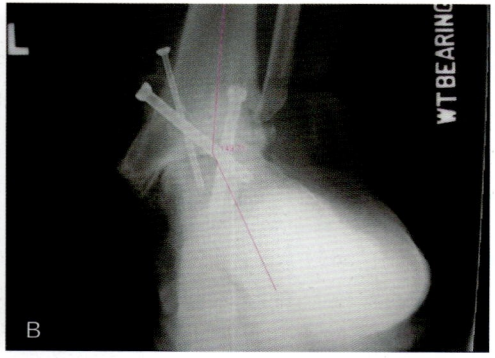

图3 A、B. 69岁肥胖男性，胫距关节固定术后出现外翻性骨不连，术前负重位大体照（A），正位片（B）。

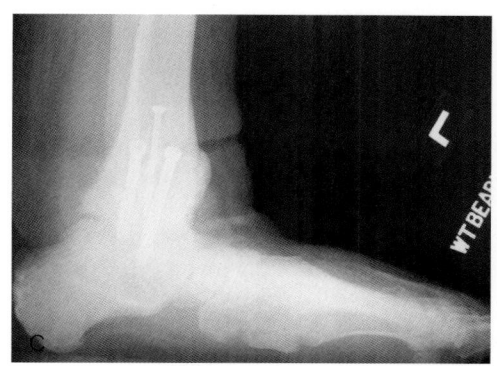

图3（续） C. 侧位片。

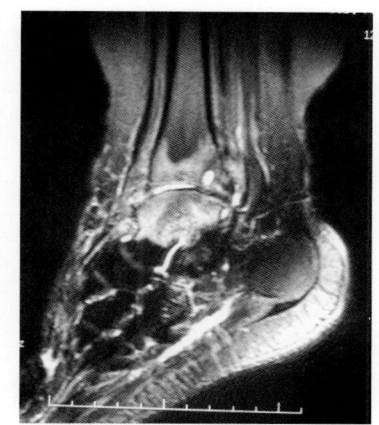

图5 MRI提示距骨广泛骨累及。

- 锝-99骨扫描有助于评估距骨骨折后的骨坏死，累及一个或多个关节的关节炎，应力性骨折，或肿瘤。
- 铟标记的白细胞扫描有助于诊断骨髓炎或化脓性关节炎。

鉴别诊断

- 原发性和继发性骨关节病，包括创伤性骨关节炎。
- 类风湿关节炎和其他炎症性关节炎（痛风、假性痛风、色素沉着绒毛结节性滑膜炎、化脓性关节炎、银屑病关节炎、脊椎关节病、Reiter综合征）。
- 神经病变性关节病（糖尿病、脊髓损伤、遗传性感觉和运动神经病变、脊髓空洞症、先天性疼痛淡漠、酒精中毒、周围神经疾病、脊髓痨和麻风病）。
- 传染性关节炎（脓毒症、开放性创伤或先前的骨折固定手术）。
- 因全身韧带松弛、混合性结缔组织病、胫后肌腱病、弹簧韧带功能不全引起的关节炎和关节半脱位。

非手术治疗

- 选择性（诊断性）局部麻醉剂注射有助于对患者疼痛来源进行定位。
- 胫距关节炎可伴有僵硬、疼痛的距下关节，但在X线片上相对正常。
- 距下关节内注射5～10 mL 1%利多卡因，可明确疼痛是否仅限于踝关节，但实际上踝关节和距下关节均会产生疼痛。
- 这对于考虑进行胫距关节固定还是胫距跟关节固定是有重要意义的。在进行踝关节固定术时，笔者并没有常规将距下关节固定放在一起考虑。在一些踝关节炎晚期合并严重畸形和距骨骨丢失的病例中，考虑将其他正常且无症状的距下关节进行固定来获得胫距跟固定。或者，在腓骨肌腱腱鞘中仔细注射来证明疼痛可能与肌腱有关，而与关节无关。
- 尽管治疗畸形患者具有挑战性，但笔者建议对抑制性疾病或缺血性肢体，尤其是那些畸形非固定、可被动矫正的患者进行支具治疗。对于手术条件差的患者，定制的聚丙烯踝-足矫形器（AFO）或带尼龙搭扣的踝上AFO可被作为胫距跟关节固定的替代方法（图6）[6]。

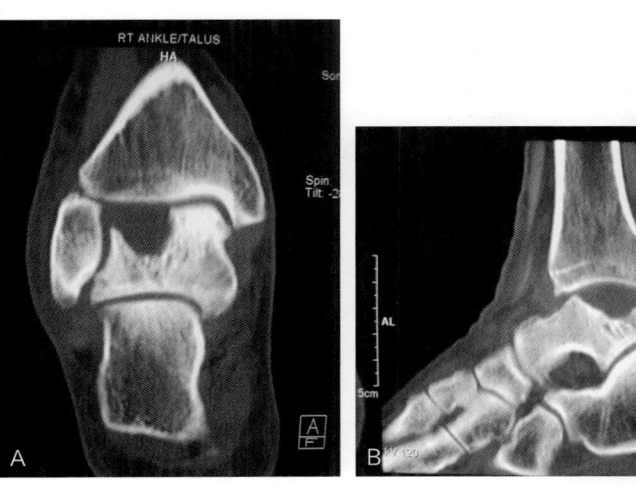

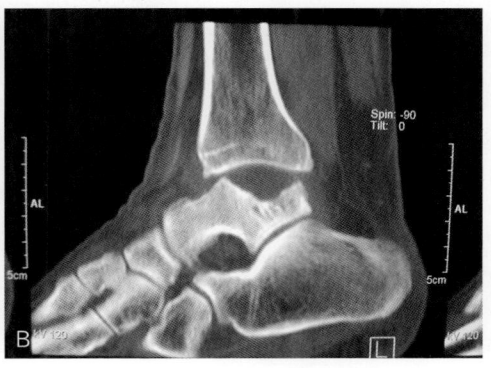

图4 A、B. 48岁男性伴有大量距骨软骨缺失。冠状位（A）及矢状位（B）CT。

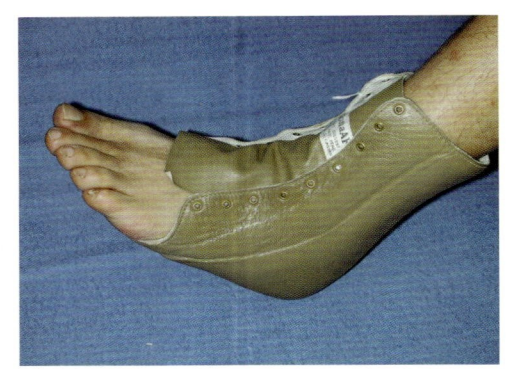

图6 塑模足踝矫形器可以提供稳定性并替代手术。

- 对于使用支具后可以使后足及踝关节达到跖行姿势的神经病变患者，建议使用双金属直立足踝矫形器配合连接牛津鞋，其中包括Plastazote内衬（完全接触性鞋垫）。
- 根据笔者的经验，复杂畸形患者使用聚丙烯鞋内支架会导致溃疡。
- 在严重畸形患者中，使用Charcot约束矫形步行器（CROW）也是有效的。
- 虽然笔者倾向于对创伤后关节炎和畸形患者进行胫距跟关节固定术，但给一些手术效果差的患者使用髌骨肌腱支撑器也能在减轻疼痛和改善功能方面取得一些成功。

手术治疗

适应证与禁忌证

- 胫距跟关节固定术的适应证：
  - 退行性、创伤后或炎症性关节炎。
  - 距骨缺血性坏死。
  - 踝关节严重不稳或麻痹，及后足无力。
  - 神经源性关节病。
  - 踝关节置换术失败伴距下关节受累。
  - 踝关节融合术失败伴距骨体骨丢失。
  - 马蹄内翻足严重畸形。
  - 神经肌肉疾病。
  - 肿瘤切除后骨骼缺损。
  - 假性关节病。
  - 连枷状踝关节。
- 内固定胫距跟关节固定术的绝对禁忌证：
  - 肢体血管功能障碍。
  - 活动性感染。
- 使用闭合髓内钉技术行胫距跟关节固定术的相对禁忌证：
  - 严重、固定畸形，且影响髓内钉置入时胫骨、距骨和跟骨的共线性复位。

术前计划

- 通过完整病史和体格检查，对软组织皮瓣、血管状态、畸形程度和整个肢体、对侧肢体进行评估，为术前计划收集必要的信息。
- 回顾所有的影像学检查，包括下肢长站立位摄片。这些患者中有很多是伴有其他疾病的，所以确保患者耐受手术。
- 确定可使用的内植物和器械，并安排围手术期护理。

体位

- 存在严重外翻畸形的患者仰卧在可透射线的手术床上，同侧臀部用软垫垫起来使肢体内旋（图7A）。可在后跟处放置另一个垫，使双下肢交叉有利于侧位摄片。
- 作为优选，患者若具有中性或内翻畸形，则采用侧卧位，患肢在上（图7B）[1,6,7]。
- 将骨突起垫好并使用腋窝垫。
- 使用沙袋及护胸支具将患者固定在手术床上。大腿使用充气止血带。
- 在止血带充气之前静脉注射预防性抗生素。

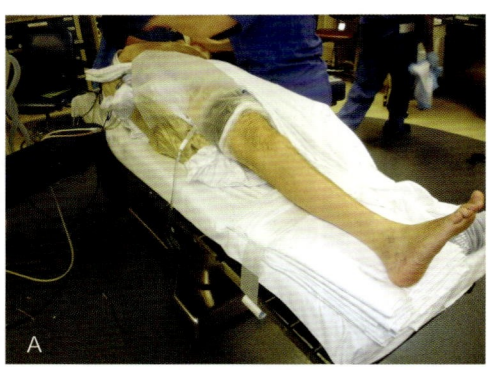

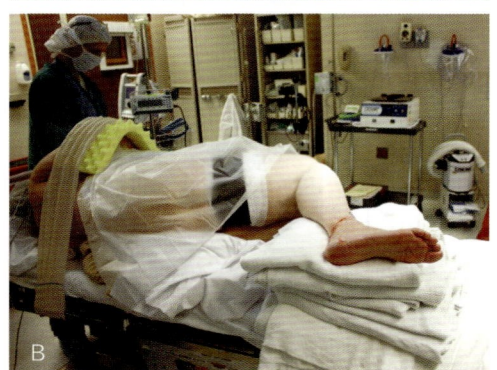

图7 A. 利用沙袋使患者呈改良侧卧位，允许显露足内侧及外侧。注意将折叠后的手术单垫在足下方。B. 侧卧位以使腿部与骨盆平齐。这个位置仍然可以通过髋关节外旋来看到内侧踝关节。

显露

- 对于术前严重外翻的患者,做一跨越内踝的纵行切口。起自踝上平面,延伸至内踝尖远端2～3 cm处。
  - 这允许在骨膜下显露踝关节,在病变的胫距关节骨及软骨处做内侧闭口截骨,并将楔形骨块去除。以此来纠正术前外翻畸形。
- 在此过程中,识别并保护内侧神经血管结构。
- 除了术前有严重外翻的情况,其他患者通常采用外侧经腓骨入路。纵行切口跨越腓骨远端直至跗骨窦,切口向前略微弯曲,使之延伸到腓骨远端。
  - 此入路可广泛显露踝关节和距下关节,能消除术后正常穿鞋时外踝摩擦的可能性,腓骨也可作为手术时大量骨松质和骨皮质松质移植材料的来源(技术图1)。
  - 如果患者存在明显的内翻畸形或相对于腓骨的胫骨长度丢失,在行后足融合时应特别考虑腓骨截骨。
  - 用微型摆锯斜向截断腓骨,截骨平面在胫距关节平面近端3 cm内以保护下胫腓联合。这样可以将术后胫腓骨远端活动造成的不适感降到最低。
- 需要明确的是,严重畸形患者经腓骨入路无论是否接受腓骨切除术,将不适合或永远不可能接受踝关节融合后转全踝关节置换术(TAA)。对于可能被认为是未来接受TAA的患者,应尽一切努力保留解剖结构尤其是腓骨,即关节固定术应通过前路或后路进行。

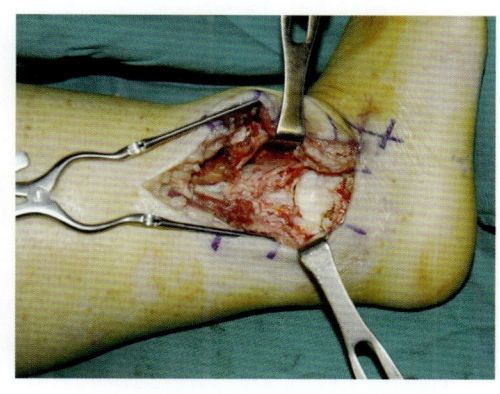

技术图1 外侧入路腓骨远端切除后显露胫距关节及距下关节。

踝关节切开术

- 通过跨越跗骨窦及距下关节的切口来进行踝关节外侧切开术,纠正任何可能出现的跨越胫距关节和距下关节的畸形,并通过去除残余的病变关节软骨来准备关节表面(技术图2)。
- 去除部分小楔形骨块以获得术后足部和踝关节的合适跖行姿势。
- 这些关节切开也为必要的植骨保留了空间。
- 通常,为达到合适的跖行姿势及去除内踝突起,需要联合内侧和外侧关节切开术。
- 对于术前踝关节外翻畸形,采用内侧入路进入胫距关节,结合独立的外侧经跗骨窦切口有限暴露距下关节,并将其去皮质、去松质化。

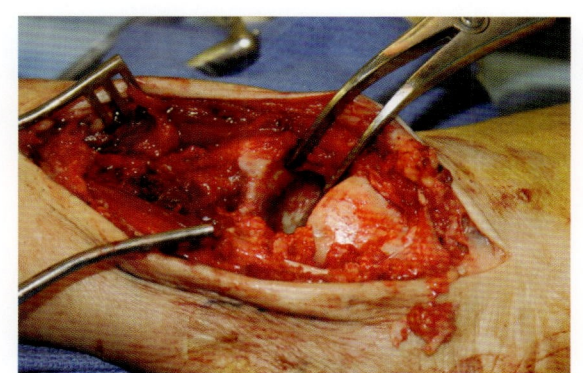

技术图2 外侧关节切开术,已切除腓骨,可以方便地进入踝关节及延伸至距下关节。

经足底切口插入导针及扩髓

- 同其他髓内固定步骤一样,导针插入及之后扩髓的进钉点是手术成功的关键。
- 正确的进钉点是内外踝尖中点,跟骨垫前方,跗横关节后2.5 cm,与胫骨纵轴相一致(技术图3A)。
  - 做一个足底2 cm纵向切口,在负重跟骨垫的前方。
  - 经切口锐性切开真皮层后,钝性分离至足底筋膜,并

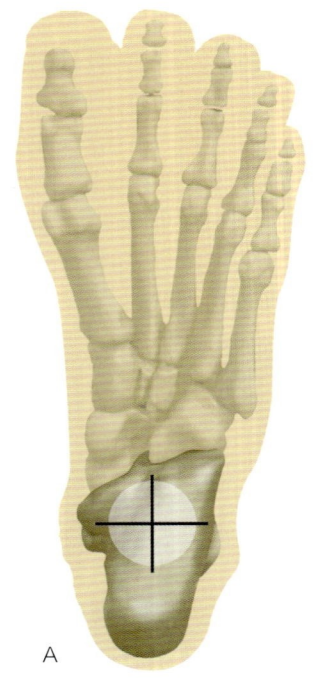
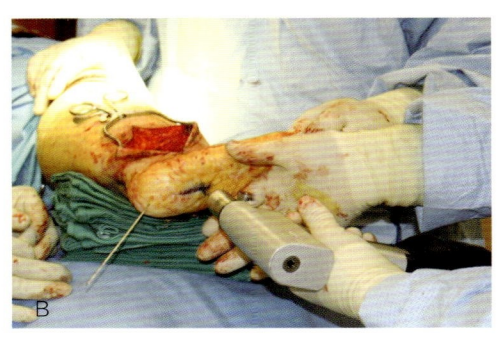

技术图3　A. 理想的导针及髓内钉进针点。由于畸形，为了建立距骨、胫骨与进针点之间的关系需要操作复位踝关节及距下关节，这通常可以实现。B. 导针与胫骨干轴线一致。

- 将其纵向切开。
  - 将内在肌牵至一边，保护神经血管，并将屈趾肌腱牵开。
  - 放置一根平滑的斯氏针或导针，通过其可穿入一根空心钻头。在跟骨皮质切除后，通过钻头可到达距骨和胫骨髓腔（技术图3B）。
- 确认空心钻的位置，应按顺序经过跟骨下皮质、跟骨体、距下关节、距骨体、穿过踝关节、最终达到胫骨远端髓腔。在手术中分别进行前后位和侧位透视。
- 移除空心钻后，将一根球头导针穿过跟骨和距骨进入胫骨远端髓腔。
- 通过导针安装一系列逐渐增大的、柔性的扩髓刀刃，并利用它们来扩大胫距跟髓腔。
- 建议最后的扩髓刀刃直径要比预计内植物的直径大0.5~1 mm。
  - 根据笔者的经验，大号扩髓可以避免术中及术后髓内钉近端顶点骨折，且不破坏结构稳定性。
- 在骨量减少的患者中过度扩髓可能导致术中胫骨骨折，然后需要使用一个较长的髓内钉跨越骨折线。如有疑问，可使用透视来检查刀刃的位置。
- 笔者注意到有一些文章报道，当髓内钉停留在胫骨干远端相对硬化的峡部时，在髓内钉近端发生胫骨骨折。
- 当关闭足底切口时，用简单的间断或水平褥式缝合使皮肤平整，避免皮肤边缘内翻。

选择髓内钉

- 在大多数情况下，长度15~18 cm的髓内钉可以足够进行胫距跟关节固定，髓内钉近端可至干骺端，远端至胫骨骨折风险最大的骨干峡部。
- 胫骨本身大小决定了髓内钉的直径。
  - 在大多数情况下，10 mm直径的髓内钉可以提供满意的稳定性来促进固定。
  - 尽管笔者知道增加髓内钉直径可以提供更大的固定强度，但仍担心为了放置大号髓内钉而过度扩髓后会损伤皮质，导致应力性骨折。
- 在严重的神经源性患者中，笔者使用了较长的、通过胫骨远端峡部的胫距跟髓内钉，长度至少是峡部水平胫骨直径的3倍。较长的髓内钉会减少胫骨远端应力性骨折，但需要在胫骨上行更多的扩髓。

通过固定部位放置髓内钉

- 将髓内钉锁定在其瞄准臂上,将两个钻头均通过钻头导轨插入最近端的孔内,之后将髓内钉及其瞄准臂拧紧,从而确保髓内钉插入前的最佳位置。
- 将髓内钉安装在瞄准装置上。由于髓内钉是从足底逆行插入的,会有轻度的内旋。因此当锁定螺钉从外侧穿向内侧时,会穿过胫骨但不会撞击远端腓骨(技术图4A)。
- 在插入过程中,髓内钉的远端至少埋入跟骨足底皮质5 mm,或埋入深度至少与预期的在踝关节及距下关节实现轴向加压的距离相一致。请务必不要使髓内钉突出在足底(技术图4B)。

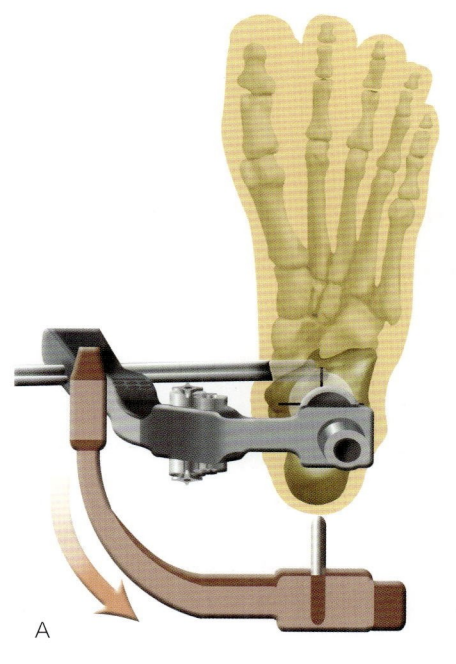
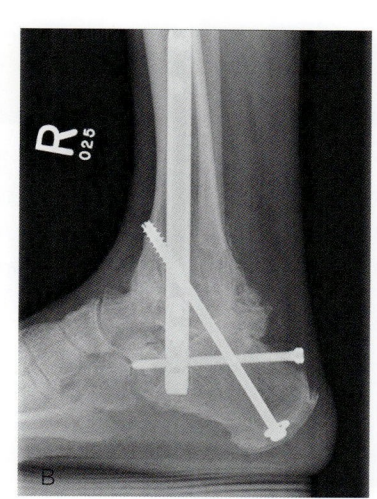

技术图4　A. 根据笔者的经验,轻度内旋髓内钉及其导向器,从后向前的螺钉通过导向器及髓内钉可以获得较好的跟骨位置。B. 随访时的X线片显示髓内钉轻度埋入避免足底突出。髓内钉很少会造成问题,因为跟骨部分是非负重的;实际上,髓内钉末端与跟骨皮质结合还能提供一些更多的支撑。

髓内钉内螺钉放置

- 在确定髓内钉的最终位置时,同时估计髓内钉内锁孔在胫骨远端、距骨体和跟骨体的位置。
- 最好但没有必要将所有的锁孔都上上螺钉。
- 如果锁孔位置在踝关节或距下关节固定的位置,那么在体格大的患者或神经源性疾病患者中很可能会出现髓内钉失效。早期报告的在距下关节失败的髓内钉病例通常是由于距下关节未能固定。
- 现代髓内钉设计的一个优点包括可以在不同角度放置锁钉。
- 髓内钉被打入胫骨近端螺钉后能决定最后的旋转。因此可以使用后前路螺钉引导器来检查(包括透视)跟骨后前路螺钉和距骨螺钉的最终位置(技术图5A)。
- 与髓内钉单一平面(相对于钉的长轴)锁钉相比,从后向前的跟骨锁定螺钉可以将髓内钉的扭转刚度增加至少40%,并以指数级提高跟骨的把持力(技术图5B)。
- 此外,在近端交锁螺钉插入之前,可以在关节固定的各个部位进行手动加压和紧缩。有些髓内钉使用髓外加压装置,而另一些则用足底后跟和胫骨螺钉的加压实现融合部位的加压。
- 一些髓内棒包括线性加压装置一种可以在踝关节和距下关节的固定部位提供最大15 mm压缩(技术图5C)。
- 一些髓内钉还提供了距骨近端螺钉向胫骨螺钉的加压,可进一步压缩踝关节7 mm(技术图5D)。
- 直到距骨和跟骨被锁定才能移除加压装置,这样在两个固定部位(踝关节和距下关节)均能获得加压带来的益处。

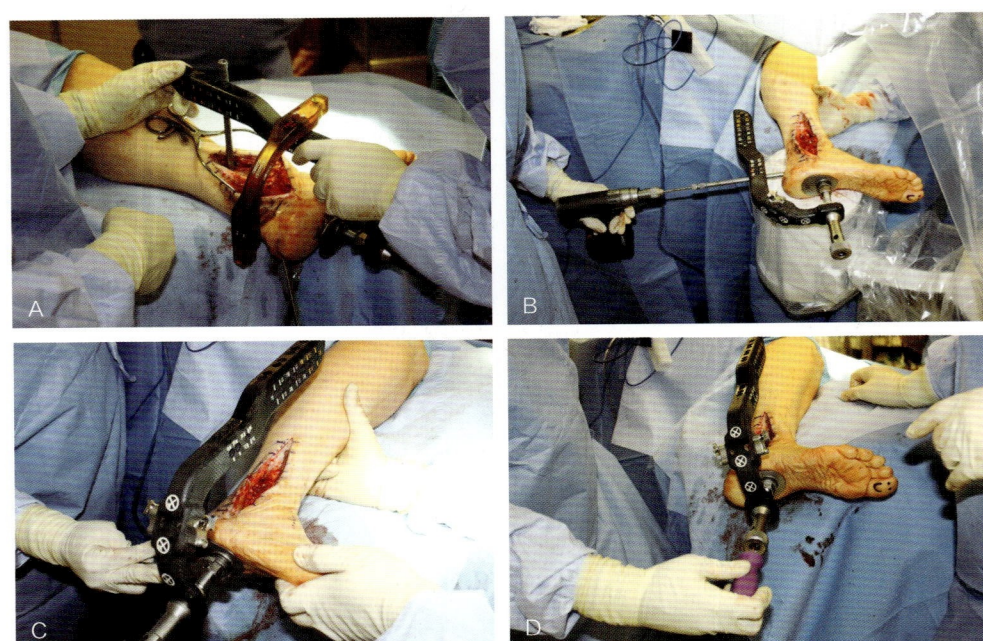

技术图5 A. 在钻取胫骨近端螺钉之前,力线导向器提供了对整体定位的快速检查。术者应确保后前方向螺钉在适当的高度击中跟骨的后部。B. 后前方向螺钉是在C臂机监视下进行预钻和测量,通常在跟骰关节后方确定长度。C. 用扳手拧紧螺栓使后跟板向胫骨螺钉加压;然后用通过距骨和跟骨的远端螺钉来保持这种髓内加压力。D. 术中观察金色螺丝刀向近端推进距骨螺钉7 mm,以加强踝关节压力。

置入尾帽

- 尽管一些医生认为尾帽是可有可无的,但笔者在移除瞄准装置后常规在髓内钉远端安放尾帽。它能抑制髓内出血,限制异位钙化,保护以后需要拔除时所需的髓内钉螺纹。
- 可在手术室获得正位和侧位X线片,以确定合适的力线、位置和固定。

植骨

- 自体或异体骨移植有助于提高愈合率。
- 扩髓产生的骨屑可以与自体腓骨混合填入胫距及距下关节固定处,甚至在髓内钉置入前就可以进行植骨。
- 髓内钉插入后,将植骨材料放置于固定部位的前部、外侧和后部。
- 对于较大的缺损,如摘除踝关节假体,可将同种异体股骨头切成适合缺损的大小,然后将髓内钉直接穿过异体骨(技术图6A~D)。
- 由于出血、手术中产生的松质骨面以及使用大量移植骨,建议闭合负压引流。
- 一些外科医生和研究人员推荐内部或外部电骨刺激器,以提高神经源性、多次手术或吸烟患者的骨愈合率。
- 笔者还对先前存在缺血性坏死的患者在关节固定部位使用骨刺激。

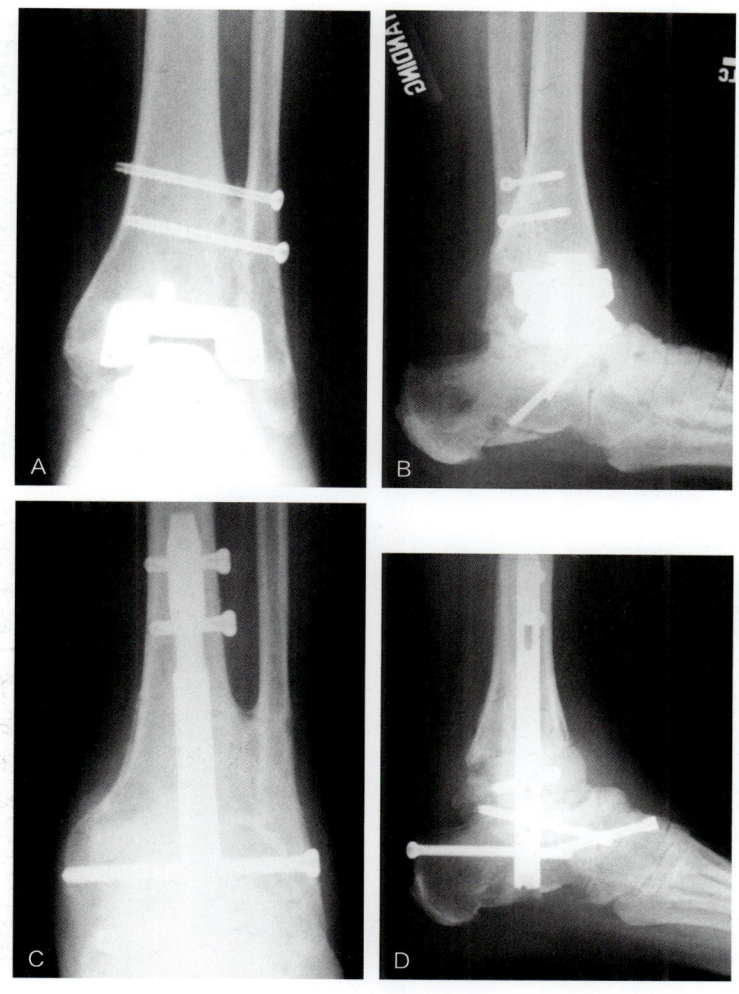

技术图6　A、B. 踝关节假体失败，术前正侧位片。C、D. 已放入异体股骨头（已和骨髓混合）的术后正侧位片，提示在复杂的翻修部位置入髓内装置可以提供极大的稳定性。

关闭切口

- 注意对合踝关节区域的组织。最好是逐层关闭。
- 脚尖到膝盖以下用无菌、不粘连的敷料及棉垫包扎。
- 这种敷料包括一个保持踝关节和足在中立位的后石膏夹板，和一个温和加压的棉垫。

典型病例

- 58岁男性患者，伴有创伤性距骨坏死，且使用支具失败。
- 技术图7A～C为术前X线片。患者因距骨穿窿塌陷引起胫距关节炎产生疼痛。随着距骨塌陷增加，足逐渐向胫骨前方移动，这在生物力学上是不利的。
- 技术图7D、E为术后X线片。已使用髓内钉完成胫距跟关节固定。足与胫骨的解剖关系已经重建。髓内钉没有在足底突出。尽管髓内钉的直径相对较大，但可以在从跟骨到胫骨前部方向放置一个额外的钉外空心螺钉以提供进一步支撑。此外，也作为放置在胫骨侧和跟骨背侧之间的一个支柱（就像法国大教堂的支柱），以增加融合面积。

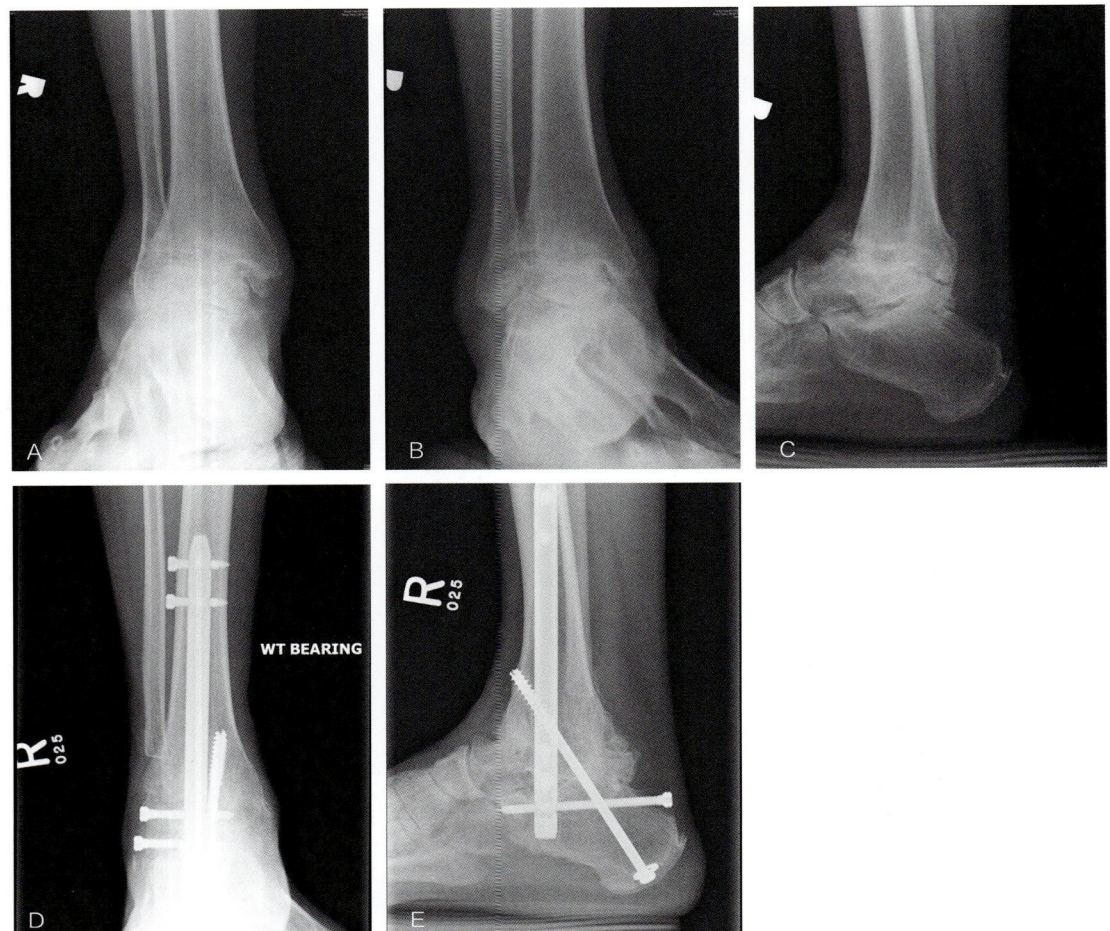

技术图7 A～C. 术前负重位踝关节X线片显示距骨穹窿缺血性坏死，距骨相对于胫骨轴线有一定程度的前移。A. 正位片。B. 踝穴位。C. 侧位片。D、E. 同一患者胫距跟关节固定术后的负重位踝关节X线片。关节固定部位的骨小梁桥接表明融合似乎是成功的。根据笔者的经验，在胫骨后部和跟骨背侧植骨能增加表面积来促进固定。注意，距骨与胫骨轴的生理关系已经重建。尽管髓内钉的直径相对较大，但可以通过一个附加的空心螺钉与髓内钉相邻，从而为结构提供更大的稳定性。D. 正位片。E. 侧位片。

要点与失误防范

- 胫距跟关节固定最重要的目的是在合理的跖行姿势下获得满意、无痛固定的踝关节和后足
- 根据笔者的经验，在手术完成前在手术台上进行X线和临床评估是获得跖行姿势的最重要方法
- 术中要点包括需要采用合理的体位，这样才能完全显露整个下肢
  - 建议患者采用能有限内旋、外旋髋关节的体位，而不是外侧卧位。这样可以方便显露内踝，并有利于优化C臂机下正位摄片
- 髓内钉的最佳插入点是跟骨足底中点外侧缘，并与胫骨长轴相一致
- 髓内钉及瞄准臂
  - 确保瞄准臂与髓内钉紧密相连。将髓内钉与其瞄准臂在适当的位置安装及对齐，可以减少术者在近端锁钉时的精力和困扰
- 开放性溃疡或伤口进行髓内钉胫距跟关节固定并非绝对禁忌，但在髓内钉固定前需要将溃疡或伤口清洁、非纤维素化和肉芽化

- 胫距跟关节融合时的旋转排列:满意的旋转排列可以通过与对侧未受累肢体对照、切除病变软骨和软骨下骨时保留胫距关节和距下关节自然凹凸关系而获得
- 有限协助下进行胫距跟关节固定:在扩髓过程中,从跟骨到胫骨后侧的固定针可以帮助保持位置不移动(图8)

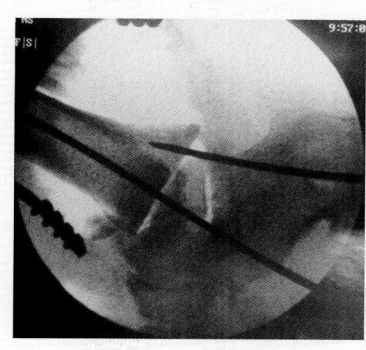

图8 从跟骨到胫骨后侧的固定针可以帮助保持扩髓及置钉时位置不移动。此固定针不在扩髓的路径中。

术后处理

- 大多数接受髓内钉胫距跟关节固定的患者可于术后第一天出院并口服止痛药,在24小时内接受静脉抗生素治疗。
- 典型病例需要采用短腿夹板或石膏进行非负重保护6周,之后4~6周使用短腿步行石膏进行可耐受承重的行走。
- 术后10~12周,患者穿着带硬底的可拆卸骨折矫形鞋,以便在术后12~16周过渡到穿正常鞋进行负重。
- 不到一半的患者在适当的跖行姿势下固定,即便神经肌肉功能正常,术后6~12个月仍将出现明显的跛行。
- 那些需要修改鞋的患者通常最好使用硬底或一个足底缓冲垫来弥补僵硬的固定关节。
- 后跟抬高可将短缩10~15 mm以内的肢体恢复等长;进行胫距跟骨关节固定的那侧肢体应是较短侧,以便在步态摆动期允许脚趾离地。
- 笔者绝大多数的患者术后使用非定制的、现成的鞋子进行行走。
- 在Quill博士的手术病例中,不到1%的病例需要移除髓内钉。

预后

- 相对于传统踝关节和后足固定,髓内钉术的优点包括:它是一种负荷分散装置,尤其适用于骨量减少或神经源性关节病患者。
- Quill博士的个人临床病例中,术后平均12.2周(10~20周)有93%的愈合率[10]。
  - 延迟骨不连发生在神经源性患者中,但大多数是无症状的。
  - 这组患者的美国骨科足踝协会(AOFAS)评分平均提高了52分。
  - 髓内钉相关问题包括因骨折或局部刺激取出932枚锁定螺钉中的17枚。
  - 有两例髓内钉断裂,均发生严重持续性外翻和距骨骨不连的神经源性病变伴肥胖患者中。
  - 一位类风湿关节炎伴骨量减少患者术中出现胫骨骨折。由于是不完全骨折,在常规石膏治疗后愈合。
- 实现和保持了良好的早期稳定性和早期坚强固定,较少的围手术期发病率和不适,并缩短了石膏使用时间。
- 髓内钉能保证术后即刻的位置和排列,术后患者的活动限制通常较少。
- 髓内钉胫距跟关节固定在治疗严重畸形、残疾和骨丢失的患者中占据了特殊的位置,否则这些患者将严重残疾或需要进行截肢。

并发症

- 按照上文介绍的方法,笔者没有遇到任何足底伤口愈合的问题。
- 遵循前文提到的技术可以避免损伤足底内侧和外侧神经,再没有什么比把大骨膜剥离器直接插至足底真皮层更锋利了。
  - 一把宽3/4 in(19 mm)的骨膜剥离器可以用来钝性分离与切口平行的跖筋膜纤维及内在屈趾肌,并在导针插入穿过足底之前将软组织拨向内侧及外侧。
- 髓内钉固定踝关节及后足的并发症包括与任何骨科手术相关操作的并发症,如感染、医源性疾病、麻醉围手术期并发症以及内植物突出等。
- 髓内钉固定胫距跟关节所特有的并发症包括延迟愈合、骨不连和畸形愈合,这可通过上述技术将其降至

最低。
- 打入近端螺钉时可能会遭遇腓浅神经,而打入远端螺钉时可能会暴露腓肠神经,应注意避免损伤。在切除内踝的情况下,胫神经很容易受到损伤。

（邹剑　译,李晓林　审校）

参考文献

[1] Adams JC. Arthrodesis of the ankle joint: experiences with the transfibular approach. J Bone Joint Surg Br 1948;30B(3):506-511.

[2] Gellman H, Lenihan M, Halikis N, et al. Selective tarsal arthrodesis: an in vitro analysis of the effect on foot motion. Foot Ankle 1987;8:127-133.

[3] Hefti FL, Baumann JU, Morscher EW. Ankle joint fusion—determination of optimal position by gait analysis. Arch Orthop Trauma Surg 1980;96:187-195.

[4] Iwata H, Yasuhara N, Kawashima K, et al. Arthrodesis of the ankle joint with rheumatoid arthrodesis: experiences with the transfibular approach. Clin Orthop Relat Res 1980;(153):189-193.

[5] Kile TA, Donnelly RE, Gehrke JC, et al. Tibiocalcaneal arthrodesis with an intramedullary device. Foot Ankle Int 1994;15:669-673.

[6] Papa J, Myerson M, Girard P. Salvage, with arthrodesis, in intractable diabetic neuropathic arthropathy of the foot and ankle. J Bone Joint Surg Am 1993;75(7):1056-1066.

[7] Papa JA, Myerson MS. Pantalar and tibiotalocalcaneal arthrodesis for post-traumatic osteoarthrosis of the ankle and hindfoot. J Bone Joint Surg Am 1992;74(7):1042-1049.

[8] Quill GE. An approach to the management of ankle arthritis. In: Myerson M, ed. Foot and Ankle Disorders. Philadelphia: WB Saunders, 2000:1059-1084.

[9] Quill GE. Pantalar arthritis. In: Nunley JA, Pfeffer GB, Sanders RW, et al, eds. Advanced Reconstruction Foot and Ankle. Rosemont, IL: American Academy of Orthopaedic Surgeons, 2004:209-213.

[10] Quill GE. Tibiotalocalcaneal and pantalar arthrodesis. Foot Ankle Clin 1996;1:199-210.

[11] Quill GE. Tibiotalocalcaneal arthrodesis. Tech Orthop 1996;11:269-273.

[12] Stuart MJ, Morrey BF. Arthrodesis of the diabetic neuropathic ankle. Clin Orthop Relat Res 1990;(253):209-211.

第62章 使用髓内钉进行胫距跟融合
Tibiotalocalcaneal Fusion Using an Intramedullary Nail

James K. DeOrio

定义
- 一种同时融合踝关节及距下关节的手术方法。

解剖
- 胫距关节由内踝、腓骨(外踝)、带神经血管束的前支持带和腱性结构,以及后方的姆长屈肌和跟腱构成。
- 胫后神经在内侧紧邻姆长屈肌腱。

发病机制
- 任何同时影响踝关节和距下关节的创伤或炎症过程都会导致这两个关节的疼痛。因此,踝关节也会受到不可修复的损伤而造成全踝关节受累,之后造成距下关节纤维增多而得不到保护。
- 由于髓内钉能稳定踝关节和距下关节,所以可以在麻痹状态下以及当距骨缺血累及踝关节和距下关节时使用。

自然病程
- 由于踝关节和距下关节损伤增加及运动丧失导致疼痛增加。若不接受手术,则预后差。

病史和体格检查
- 患者主诉踝前疼痛(踝关节)及跗骨窦(距下关节)疼痛。
- 上述关节活动受限,被动活动疼痛及出现深压痛。

影像学和其他诊断性检查
- 诊断性影像学包括标准站立踝关节前后位、侧位及踝穴位。
- 也需要额外拍摄站立全足片,包括跟骨位,以明确是否在踝关节及距下关节存在问题。
- 通常需要通过踝关节CT扫描来确诊。

鉴别诊断
- 炎症性关节病(类风湿关节炎、痛风、铁血黄素沉着症等)、创伤、踝关节置换失败、距骨和(或)胫骨缺血性坏死、痉挛性麻痹、Charcot关节病、踝关节融合失败合并距下关节炎、可切除肿瘤伴骨丢失。

非手术治疗
- 非手术治疗包括支具,矫正鞋,非甾体抗炎药,注射类固醇和麻醉药。

手术治疗
- 手术指征是踝关节和距下关节同时伴有疼痛性炎症。当单独踝关节融合或距下关节融合术都不足以产生相对无痛的功能肢体时,就能采用这一方法。
- 必须与患者讨论,是否存在任何原因使得他们并不适合接受踝关节置换和距下关节融合(图1)。
- 术前体格检查是必需的,需考虑到以前的切口、创伤、游离皮瓣、伤口愈合问题和畸形,以确保该手术方法是适当的。

体位
- 尽管可以在仰卧位甚至侧卧位完成胫距跟关节融合术,但由于跟骨螺钉最好是由后向前置入,因而推荐采用俯卧位。这一位置允许小腿从手术台上移开,以便于正位透视及旋转小腿后侧位透视。膝关节屈曲90°时可置入胫骨螺钉。
- 注意避免在手术台上将大腿固定,因为那样会阻止小腿从手术台上移开。

入路
- 入路包括是前侧入路、外侧入路和后侧入路。
  - 前侧入路的缺点是需要额外的切口来准备距下关节。
  - 不推荐外侧入路,因为需要切除腓骨,这种技术被认为是过时的,但可用在踝关节或距下关节不愈合而继发外翻畸形患者中[1]。
  - 后侧入路允许同时准备踝关节和距下关节,并且有一个理想的愈合模式。

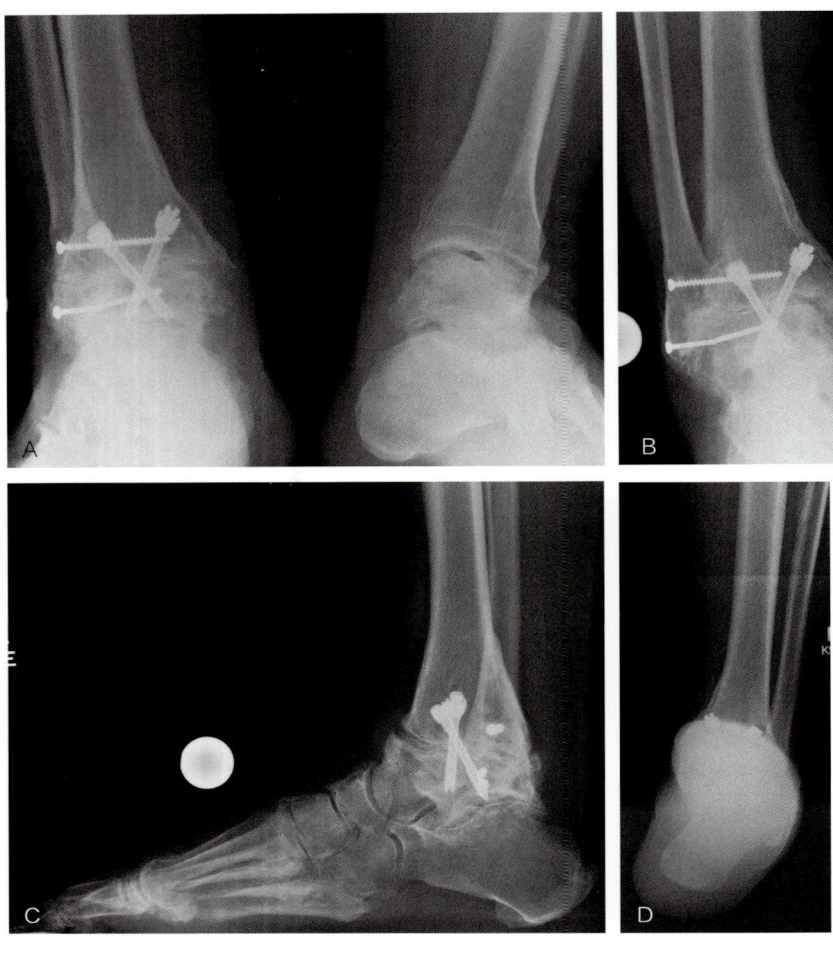

图1 65岁男性，270 lb（122 kg），10年前由于创伤行右踝关节融合术。表现为踝关节骨不连及严重距下关节炎。A. 正位片。B. 侧位片。C. 踝穴位片。D. Saltzman位片。

显露

浅层切口

- 切口可以位于跟腱外侧，但笔者更喜欢跟腱中线纵向切口[4]（技术图1）。
- 它起自跟骨后上方8 cm处，延伸到跟骨底面。
- 从中间向下劈开跟腱，向内侧和外侧分离跟腱在跟骨上的止点。记住，这是从后向前打入螺钉的位置，同时这也有利于同时显露踝关节和距下关节。
- 在足下垂的极端情况下，可以对跟腱进行Z字延长，或在止点处将跟腱完全剥离。

深层切口

- 切开跟腱后，切开深层支持带并显露姆长屈肌肌腹。
- 沿着肌腹向远端寻找姆长屈肌腱并将其在跟骨水平切断，以便于活动。向内侧牵开肌腹部。使用Henley拉钩有助于显露。

显露踝关节及距下关节

- 现在可显露胫骨后下唇，将其去除后可以方便进入踝关节。使用钝性骨膜剥离器剥离踝关节和距下关节，使其没有任何粘连。去除两个关节显露的软骨。可使用板样撑开器，无论是中型还是特大型都能够打开这些关节。有时也需要使用克氏针牵开器。

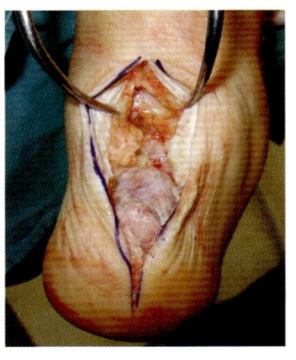

技术图1 通过前侧切口将先前的内固定取出后，通过后侧直切口打开跟腱显露踝关节及距下关节。

- 如果存在踝关节假体的话，首先需要去除聚乙烯。先取出距骨假体，然后是胫骨假体。使用小摆锯来切除任何骨性附着物，以保持最大的骨连续性。
- 如果胫骨处假体是位于髓内的，这可能需要在胫骨后侧开窗。这种情况下，小摆锯可以在假体干部操作并去除大部分长入的骨组织。
- 对于INBONE假体，其底板可以用敲击器取下。将扳手插入到最后的阀杆片周围，之后将敲击器与扳手连接。在INBONE假体干部放置一个大骨钩可以帮助抵消后侧撞击力，防止胫骨在踝关节水平断裂。

清理踝关节及距下关节

- 可以用刮匙、咬骨器去除软骨和软组织，用刀进行锐性切断，磨钻及摆锯切割距骨表面，甚至可以使用小髋臼锉（38 mm）来加快操作速度[2]。
- 在切口内进行操作时需要保护胫后神经。去除软组织后可以在胫骨中留下凹窝，必要时可插入股骨头。
- 如果距骨存在完全性缺血坏死，笔者喜欢切除距骨后半部分并用一个股骨头代替。
- 如果存在坚硬骨，可以使用4.5 mm钻头进行大范围钻孔来使骨破碎，以便于血管长入（技术图2）。

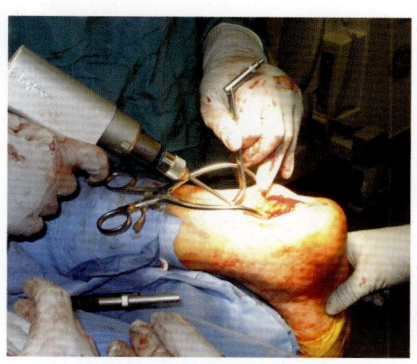

技术图2 当残留的软骨和软组织被去除后，使用4.5 mm钻头在踝关节及距下关节表面钻孔来打碎软骨下骨。

植骨

- 关节清洁干净且表面准备完成后，可进行植骨。笔者常规使用含骨形态发生蛋白（BMP）的骨条，将其放置在前侧、内侧和外侧[3]。在这上面放置多达40 mL解冻的冷冻骨松质。之后再用一个修剪后的股骨头来填充空腔。
- 通常修剪股骨头的侧面和底部，使其适合空腔并将其放在空腔内。
  - 这也可以在髓内钉插入之后进行，因为在准备髓内钉时需要将股骨头劈开。
  - 如果现在就完成的话，可以使用一些斯氏针将股骨头与周围骨组织固定在原位。

髓内钉插入前的小腿准备

- 根据不同公司的髓内钉，患者小腿的准备可能会有所不同。为了详细说明这里的手术方法，笔者将使用A3钉。
- 使用导针导向器将导针放置到跟骨脂肪垫中（技术图3A～D），或平行跟骰关节并距其后约20 mm，位于跟骨脂肪垫的中央处将导针徒手置入。
  - 如果瞄准时稍微偏外或偏前，当放入髓内钉时，足会被迫处于背伸及外翻，有助于避免跖屈及内翻。
  - 注意在技术图3C中，可以看到腓骨截骨。这样做是为了减少后足外翻。如果不这样做，患者就会使用足侧面行走。然而，没有必要移除腓骨，因为腓骨会增加对最终结构的支撑。
- 使用斜钻套筒找到外侧及后侧打入扩孔器的位置。
- 一旦导针置入到位，将硬扩髓器插入导针并扩至胫距关节（技术图4A～G），然后在胫骨内插入一根较长的球头导向杆。若预使用150～180 mm短髓内钉，则扩髓直径比钉大0.5 mm；若预使用210 mm的大髓内钉，则扩髓直径比钉大1.0 mm（技术图4H～K）。
- 添加异体股骨头移植和额外的骨松质，再次插入导针，透视检查其位置（技术图5），然后在植入的骨中重新扩孔来适应髓内钉。

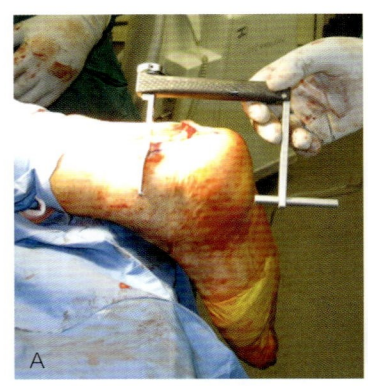
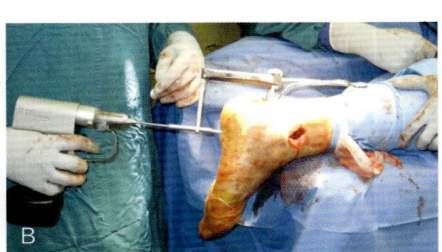
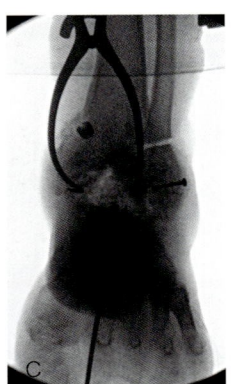
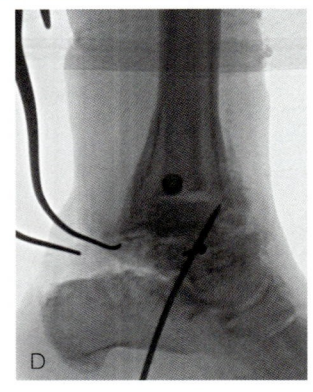

技术图3 A. 导针瞄准器针插入踝关节，其远端尖部位于距骨穹顶的前、外侧。B. 通过导向器将导针插入至胫骨穹窿。然后位于跟骨和距骨内。C、D. 分别在正位及侧位透视检测导针的位置。注意导针位于距骨穹顶的前外侧。然后，当足处于背屈和外翻位时，髓内钉就会向上进入胫骨，并使足处于正确位置。

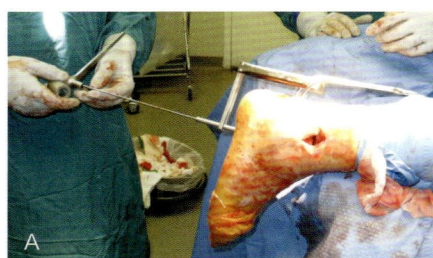
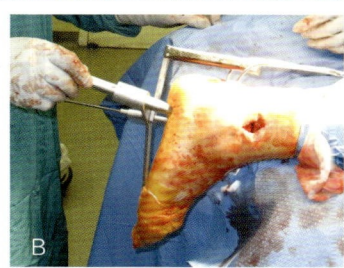
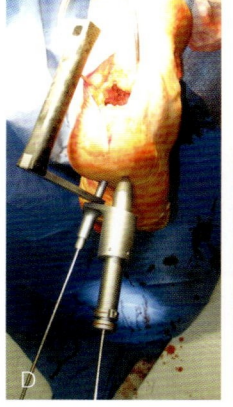
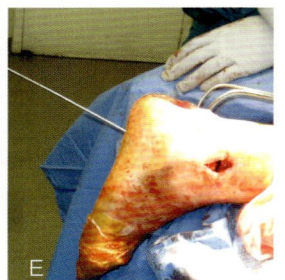
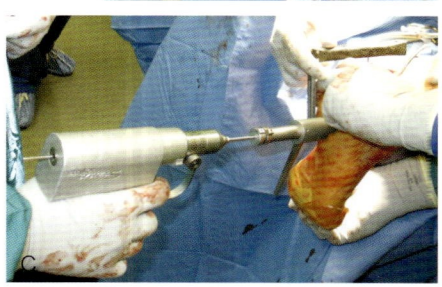

技术图4 A. 使用已经在位的中心导针，放置额外的导向器为A3钉的后外侧弯曲提供导向。B. 后外侧针的导向器已就位。C. 放置后外侧导针。D. 轴向摄片显示两根导针均位于踝关节。C臂机处于小腿顶部，以确保两根导针处于正确的位置。E. 导针指向前方，这样当足背屈时，髓内钉就会进入胫骨。移除第一根导针，并将后外侧导针扩口以适合髓内钉。

第62章 使用髓内钉进行胫距跟融合　693

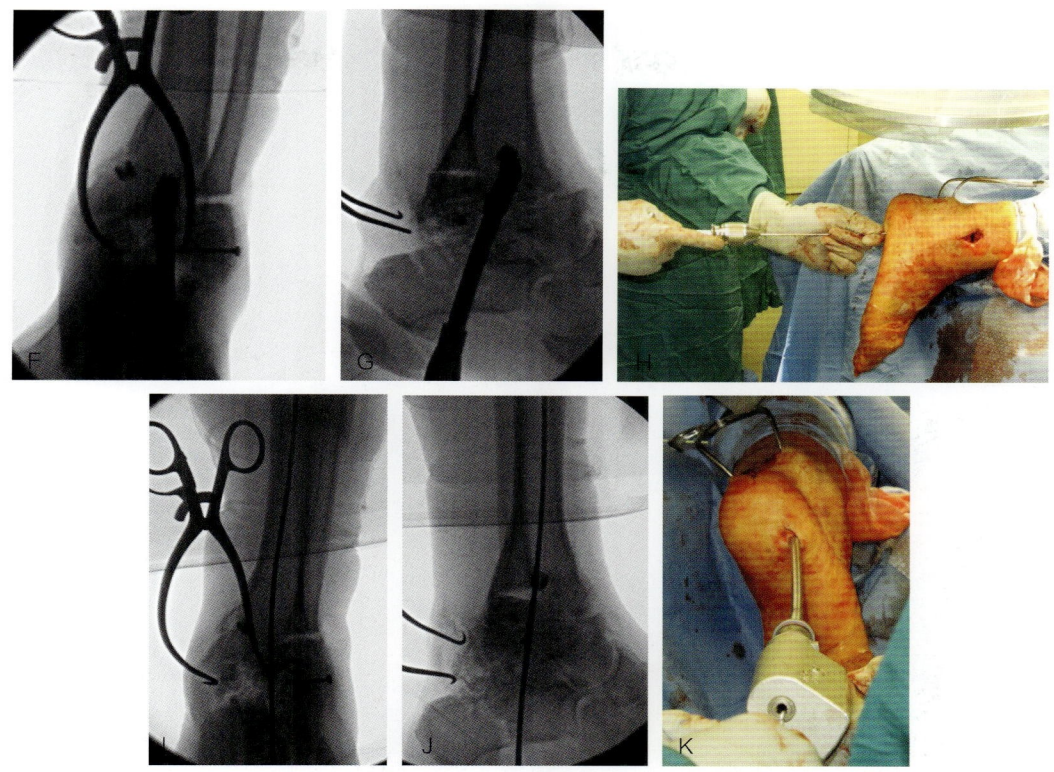

技术图4（续） F、G. 正位及侧位摄片显示第一次扩孔的范围。H. 移除扩孔器，一根球头导针被插入胫骨，与跟骨、距骨和胫骨处于一线。I、J. 正位和侧位透视显示球头导针在踝关节和小腿内。K. 在此导针上依次扩孔至比短钉直径大0.5 mm或比长钉直径大1 mm。

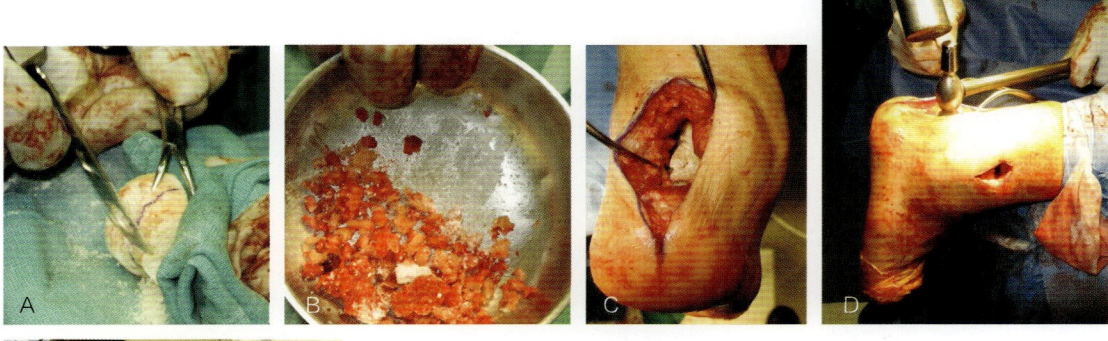

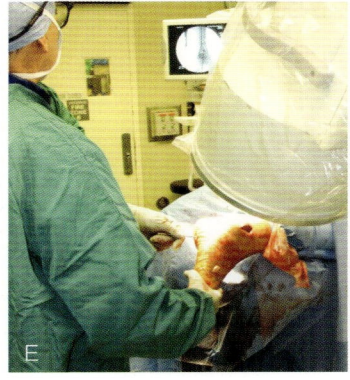

技术图5 A. 切开一个股骨头来填充踝关节的巨大骨缺损以保持小腿长度。B. 添加大量解冻的冷冻异体移植骨填充所有缺损。笔者通常添加1/4 g万古霉素粉末在每20 mL植骨中。C. 在给股骨头留出空间的同时，填充足够的植骨材料。D. 敲击股骨头使其保持在适当的位置，并在剩下的缺损处填充、敲击更多的植骨材料。E. 再次插入导针并穿过股骨头，用C臂机检查其位置。然后，将股骨头固定在位，利用导针在股骨头上扩孔以适合髓内钉。

插入髓内钉

- 根据制造商的具体要求组装髓内钉。
- 拆下球头导针,将髓内钉推入位置。
- 透视侧位片以确保髓内钉足够深,但也不要太深。
- 标记插入手柄位置,以便观察插入螺钉时这个位置是否改变(技术图6)。
- 如果足未处于正确位置,取出髓内钉并将跟骨和距骨重新扩口至13.5 mm,将髓内钉偏心地推入洞内,并获得更多的背屈或外翻。

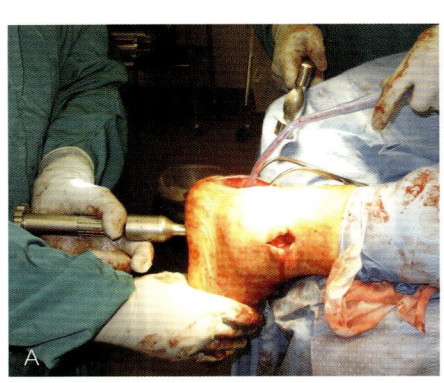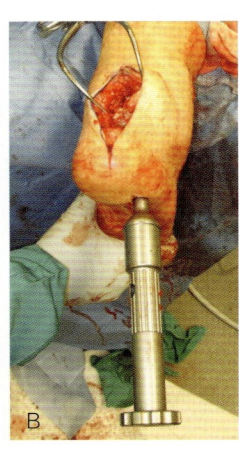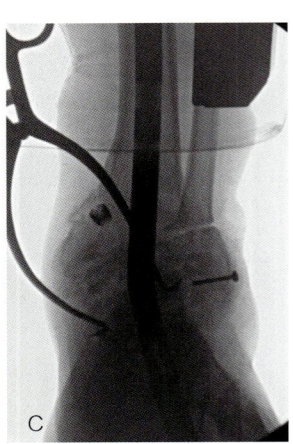

技术图6 A. 现在拔出扩口器和导针,插入胫距跟融合A3髓内钉。B. 髓内钉位于后足和小腿部,钉从跟骨后外侧进入,以便尽可能多地把持跟骨。C. 透视确认髓内钉的位置,并确保髓内钉已插入到合适的深度。

置入交锁螺钉

- 使用手柄,旋转导向器至C位。
- 随着髓内钉插入到正确的深度,在跟骨螺钉孔中钻孔,通常位于加压位置。将钻头留在骨内并通过透视检查预期螺钉的长度。
- 插入第二个钻头;同样方法确认其位置,确保它没有进入跟骰关节。
- 插入两根跟骨螺钉(技术图7A~C)。
- 将导向器旋转到T位置,并以相同的方式插入距骨螺钉(技术图7D、E)。
- 将导向器旋转到M位置。确保手柄已安装牢固,在胫骨上从内到外钻孔,测量其长度并插入螺钉。如果计划闭合胫距关节及距下关节的空间,则再次使用加压模式。增加第二枚螺丝(技术图7F)。
- 检查以确保髓内钉在正确位置,并进行一些加压(技术图7G、H)。
- 松止血带,以确保小腿充血(技术图7I、J)。

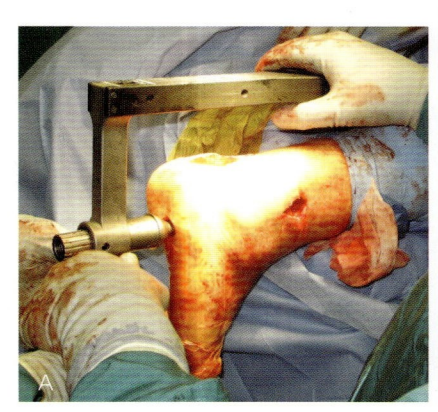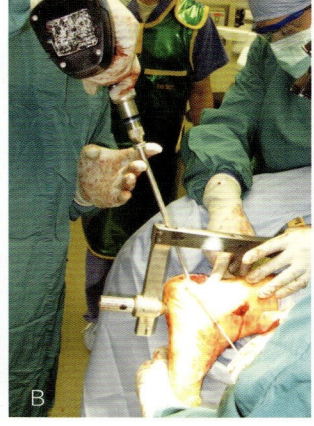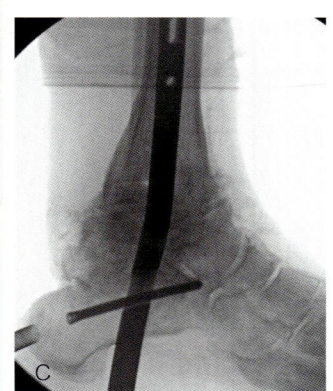

技术图7 A. 跟骨、距骨及胫骨的螺钉导向器已安装到位。B. 首先在跟骨上钻孔并打入螺钉。C. 确认其位置已经位于跟骨。现在将导向器放在T位并打入距骨螺钉。

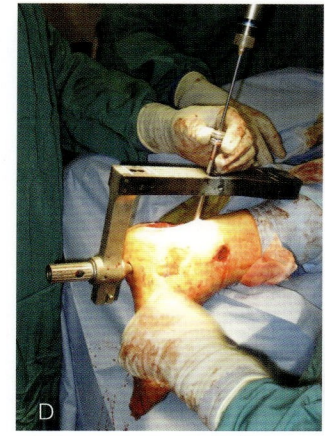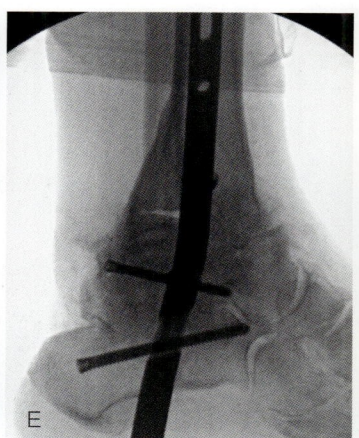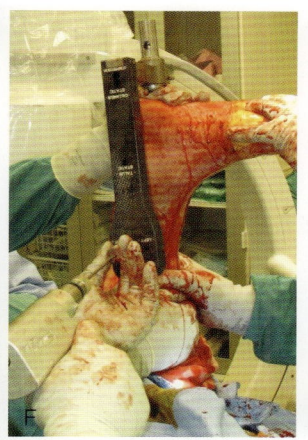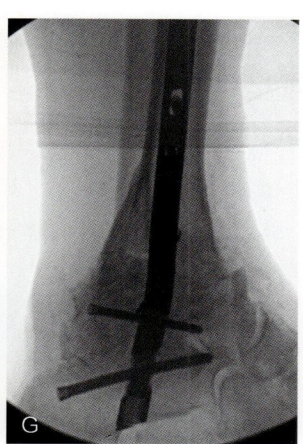

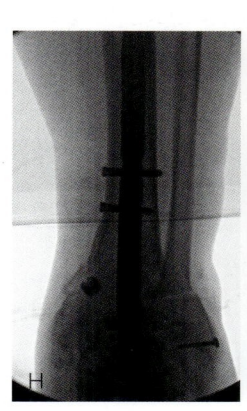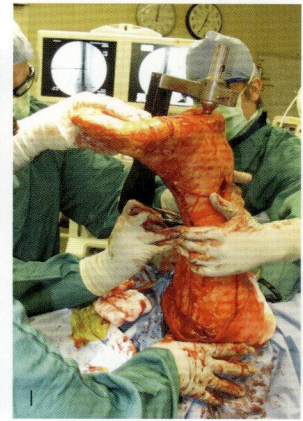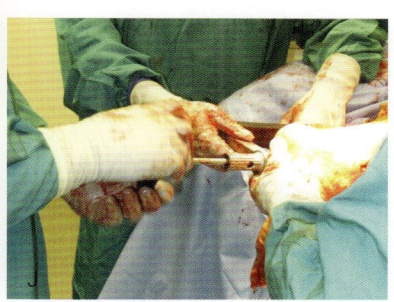

技术图7（续） D. 距骨上钻孔并打入距骨螺钉。E. 透视下确认其位置。F. 将导向器放在M位，在胫骨上钻孔并打入胫骨钉，透视确认。G、H. 最终正位及侧位显示A3髓内钉在位。I. 打入其他胫骨螺钉后松止血带。J. 用螺丝刀进行髓内钉最后的加压。

额外植骨

- 在股骨头周边上加入更多解冻的骨松质碎屑，并将其打压到位，小心不要打压胫后神经。
- 如果跟骨顶部没有植骨的话，则现在进行植骨。
- 后侧放置BMP骨片。

关闭切口

- 2-0可吸收缝线连续缝合跟腱并使用引流。使用引流可以避免患者和(或)护士告诉医生石膏内正在出血。
- 3-0可吸收缝线关闭皮下组织。
- 3-0尼龙线垂直褥式缝合关闭皮肤。

石膏固定

- 踝关节前方横行铺上两包4×8纱布，并在踝关节水平将其剪开。在外侧和后侧再铺上两包4×8纱布。
- 使用软卷垫，这样远、近端有5层纱布。
- 使用三条4 in(10 cm)玻璃纤维增强石膏，小心不要超过石膏垫顶部。

典型病例（经允许引自 Mark E. Easley, MD）

背景及影像学资料

- 65岁男性患者,伴有右侧慢性踝关节/后足疼痛。
  - 严重踝关节扭伤病史。
  - 使用支具失败。
- 体格检查。
  - 后足中立位。
  - 踝关节及距下关节僵硬。
  - 踝关节及距下关节压痛及活动痛。
- 影像学。
  - 踝关节早期关节炎,距骨穹窿外侧不规则(技术图8A)。
  - 后足关节炎伴后跟高度丢失及前踝撞击(技术图8B)。
  - 后足力线位显示后足力线中立位(技术图8C)。
- CT。
  - 冠状位(技术图8D)。
    - 严重距下关节炎。
    - 慢性前外侧距骨体骨不连。
    - 腓骨下撞击。
  - 矢状位(技术图8E)。
    - 严重距下关节炎。
    - 距骨体表面下侵袭/碎裂。
    - 前踝撞击。

髓内胫距跟融合术

- 俯卧位。
- 后侧入路(技术图9A)。
- 跟腱Z字延长。
- 保护后内侧血管神经束。
- 关节牵开。
  - 关节准备。
  - 关节复位。
  - 增加关节面接触提供融合率。
- 关节准备。
  - 清除不健康及缺血的骨块。
  - 残余踝关节及距下关节准备。
- 植骨。
  - 结构性异体骨:使用异体股骨头来代偿丢失的后足高度(技术图9B)。
  - 骨松质(技术图9C、D):填充空腔并加强融合。
- 临时固定并确认力线及骨位置满意。
  - 临床评估。
    - 背伸/跖屈中立位(技术图9E)。
    - 第2跖骨与胫骨嵴位于一直线(技术图9F)。
    - 后跟外翻:避免后跟内翻。

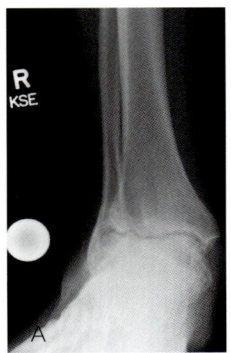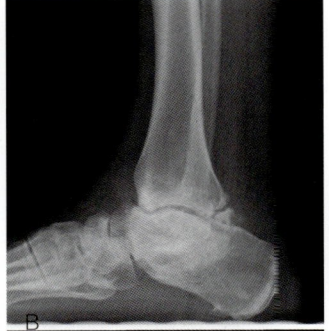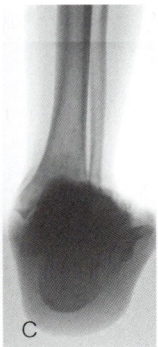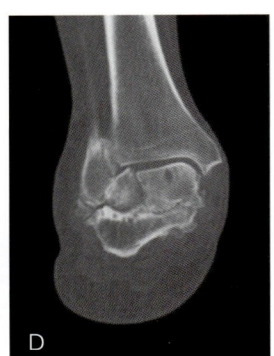

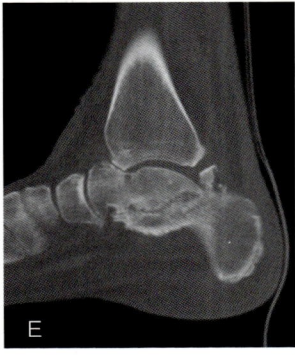

技术图8 65岁男性患者伴有右侧踝关节及后足疼痛。A. 负重踝关节正位提示距骨穹窿外侧不规则。B. 后跟高度丢失及距下关节炎。C. 后足力线位显示后足中立位。D. 冠状位CT提示严重距下关节炎及前外侧距骨穹窿骨不连。E. 矢状位CT提示严重距下关节炎、前踝撞击及后跟高度丢失。

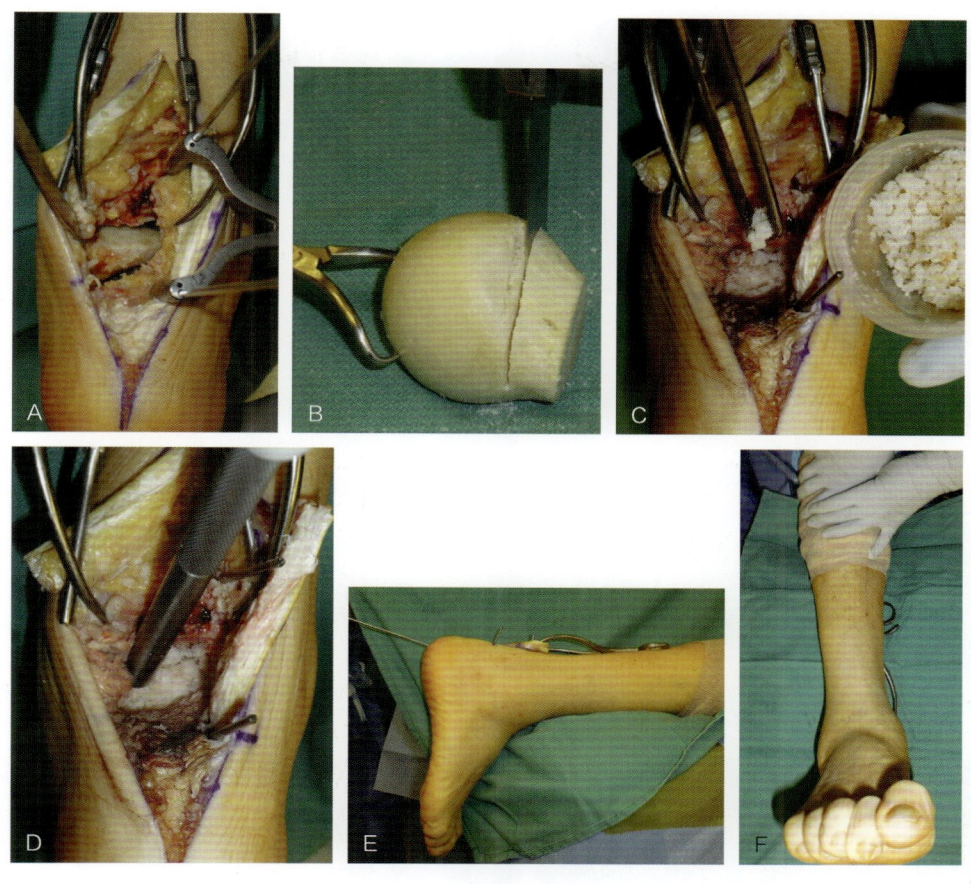

技术图9　A. 后路跟腱Z字延长。B. 异体股骨头移植。利用移植部分的颈部结构重建足跟高度及距骨穹窿缺血部分。C. 用骨松质增强结构植骨。D. 充分敲击移植骨。E、F. 理想力线与临时固定。E. 中立矢状面位。F. 中立旋转位。注意第2跖骨与胫骨嵴对齐。同时评估后跟外翻。

- 透视确认理想位置。

最终固定：髓内钉

- 合理放置及对位导针。
  - 从足底进入。
  - 术中透视正侧位确认合理位置。
- 通过导针扩口（技术图10A）。
  - 逆行从跟骨穿过距骨，从结构性异体骨到达胫骨远端中心。
  - 确定髓内钉的理想直径及长度。
- 利用导向装置放置髓内钉（技术图10B）。
  - 保持理想的踝关节及后足力线。
  - 透视确认髓内钉的理想位置，包括髓内钉插入的深度。
- 从后向前打入远端跟骨交锁螺钉。
- 放置临时近端动力固定。
- 通过系统，对融合部位进行加压（技术图10C）。
- 插入近端交锁螺钉（技术图10D）。
- 移除插入装置。

额外固定（由术者决定）

- 从胫骨远端内侧至距骨体内侧，螺钉固定（技术图11A、B）。
- 使用后侧钢板（技术图11C）。
- 最终术中透视。
- 在此病例中，跟腱延长4～6 cm提示后跟高度恢复（技术图11D）。

术后处理

- 短腿石膏保护性负重8周。
- 8周时在短腿石膏或步行靴中渐渐增加负重。
- 在12周时，逐渐过渡到踝关节固定的轻度硬底鞋和踝-足矫形器（AFO）。
- 穿着硬底鞋直到完全负重。
- 术后12～16周时进行CT扫描，以评估结构性植骨融合情况（技术图12）。

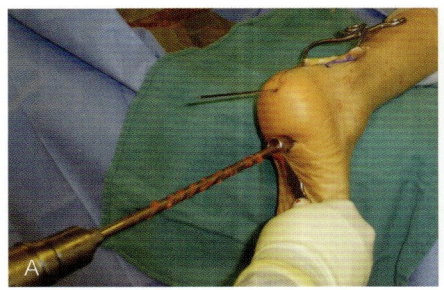
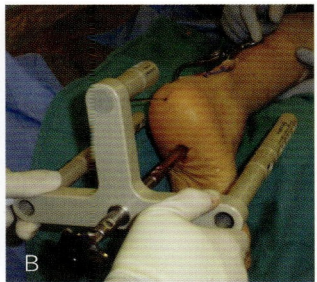
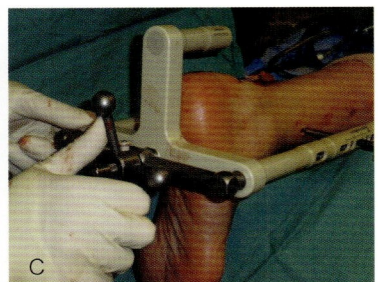
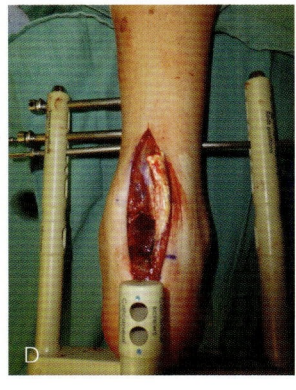

技术图10　A. 跟着寻针从跟骨开始扩孔，穿过距骨体和结构性异体骨直至胫骨。注意跟骨至胫骨后侧的临时固定可以维持扩孔期间的复位。透视确保最佳扩孔。B. 通过插入装置插入髓内钉。保持插入装置和髓内钉的最佳旋转。C. 一旦髓内钉位置正确且近端临时固定针放置完毕，开始加压。D. 插入近端交锁螺钉。注意通过近端临时固定来加压。

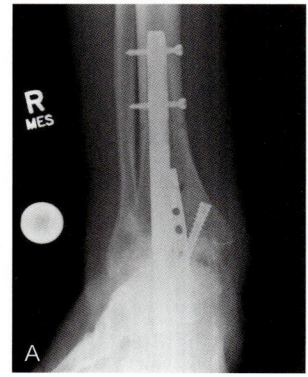
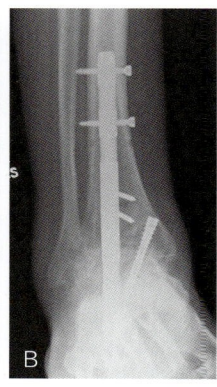
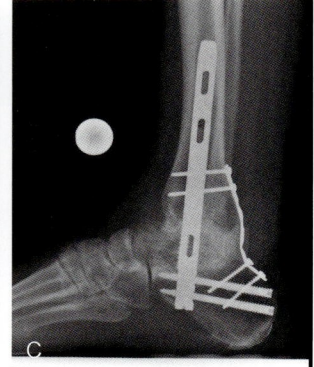
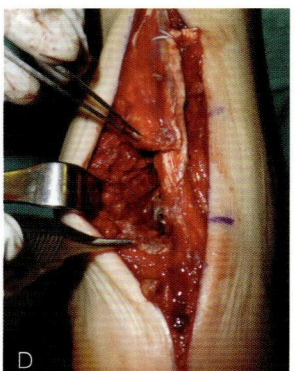

技术图11　A. 负重踝关节正位。B. 踝穴位。注意额外内侧螺钉。C. 侧位片。注意额外后侧钢板。D. 跟腱延长4～5 cm提示后跟高度恢复。

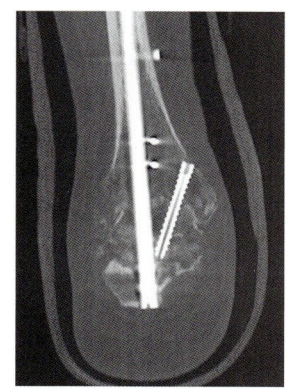

技术图12　术后12周CT冠状位扫描提示融合部位出现早期骨桥。

要点与失误防范

将髓内钉放于跟骨中心距离关节20 mm处,导针向内向前偏移3~4 mm使髓内钉处于正确位置	如果髓内钉置入后出现足跖屈或内翻,患者会不满意。移除髓内钉,重新在跟骨及距骨上扩髓可以使足背屈及外翻
避免压迫胫后神经	如果患者术后出现足感觉迟钝,可进行肌电图检查,并考虑踝管松解
髓内钉尾端不要超出跟骨足底皮质	使用透视及持续监测来确保髓内钉尾部在足底跟骨平面
确保手柄与髓内钉紧密固定	手柄只要有一点点松动都会引起螺钉置入偏差
跟骨交锁钉足够深(穿过皮质5 mm),不会影响患者术后康复	直视下检查螺钉尾部,确保其足够深
如果患者存在严重畸形且被腓骨阻挡而影响矫正,简单切断腓骨后可以得到正确矫正	以前去除腓骨是一门技术活,因为要避免腓骨与鞋之间的摩擦。如今使用股骨头植骨就不存在这样的问题了

术后处理

- 患者通常术后在医院过夜。他们在第二天早上出院,并要求他们每天保持"脚趾在鼻子上方"23小时,白天每小时起床一次,并且不要在腿负重。
- 术后3周第1次随访,去除石膏,拆除缝线,同样方式再使用石膏固定3周。
- 在6周时,拍摄标准X线片,并允许患者在可脱卸的靴中进行部分负重。
- 患者穿靴4周,要求行走时穿上,不穿时脱下。有必要的话可逐渐过渡到穿自己的鞋及弹力袜。
- 完全愈合约6个月,移植骨持续重建需2年(图2)。

预后

- 在一项对32位患者均进行异体股骨头移植的回顾性研究中发现,融合率只有50例,71%的功能恢复率及19%截肢率[6]。所有9例糖尿病患者均出现骨不连。
- 另一项30例诊断较轻的患者中,胫距关节及距下关节的融合率分别为86%和74%[5]。
- 最后,在欧洲多中心研究中,胫距跟关节融合率为84%。所有手术前还在工作的13名患者都在术后返回工作岗位[7]。
- 描述髓内钉解剖形态的较新文章正在进行研究,很快就会得到结果[8]。

并发症

- 骨准备不足、植骨不充分、稳定性差,可导致骨不连。
- 感染。笔者用双倍抗生素治疗这些大型病例,即术前24小时内头孢唑啉和一剂庆大霉素。用抗生素灌洗,1 L生理盐水放入1 g头孢唑啉,每80 mL骨松质放入1 g万古霉素粉剂。
- 位置不当。前面提到的导针插入需向前向外侧偏移3~4 mm,使足背伸及外翻。
- 胫后神经刺激。一定要记住胫后神经的位置,因为它恰好在踇长屈肌腱的内侧。

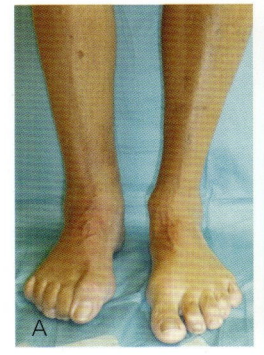 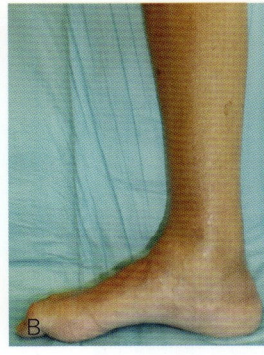 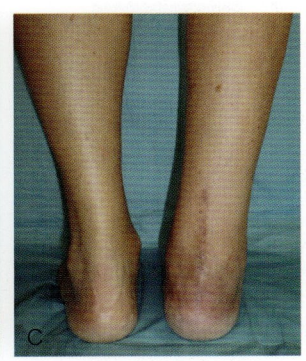

图2 技术图8~11的患者5个月后随访。A. 前面照。B. 侧面照。C. 后侧照。

(邹剑 译,李晓林 审校)

参考文献

[1] Berkowitz MJ, Clare MP, Walling AK, et al. Salvage of failed total ankle arthroplasty with fusion using structural allograft and internal fixation. Foot Ankle Int 2011;32(5):S493-S502.

[2] Cuttica DJ, Hyer CF. Femoral head allograft for tibiotalocalcaneal fusion using a cup and cone reamer technique. J Foot Ankle Surg 2011;50(1):126-129.

[3] DeVries JG, Nguyen M, Berlet GC, et al. The effect of recombinant bone morphogenetic protein-2 in revision tibiotalocalcaneal arthrodesis: utilization of the Retrograde Arthrodesis Intramedullary Nail database. J Foot Ankle Surg 2012;51(4):426-432.

[4] Fetter NL, DeOrio JK. Posterior approach with fibular preservation for tibiotalocalcaneal arthrodesis with an intramedullary nail. Foot Ankle Int 2012;33(9):746-749.

[5] Gross JB, Belleville R, Nespola A, et al. Influencing factors of functional result and bone union in tibiotalocalcaneal arthrodesis with intramedullary locking nail: a retrospective series of 30 cases. Eur J Orthop Surg Traumatol 2014;24:627-633.

[6] Jeng CL, Campbell JT, Tang EY, et al. Tibiotalocalcaneal arthrodesis with bulk femoral head allograft for salvage of large defects in the ankle. Foot Ankle Int 2013;34:1256-1266.

[7] Rammelt S, Pyrc J, Agren PH, et al. Tibiotalocalcaneal fusion using the hindfoot arthrodesis nail: a multicenter study. Foot Ankle Int 2013;34(9):1245-1255.

[8] Richter M, Evers J, Waehnert D, et al. Biomechanical comparison of stability of tibiotalocalcaneal arthrodesis with two different intramedullary retrograde nails. Foot Ankle Surg 2014;20:14-19.

创伤外科体格检查表
Exam Table for Orthopaedic Trauma Surgery

检查名称	操作方法	图示	分级和意义
手和腕关节			
Allen试验	要求患者用力握拳和张开几次,使手掌变苍白。检查者按压住桡动脉和尺动脉。松开一根动脉后观察手掌血运。重复试验,松开另一根动脉观察血运	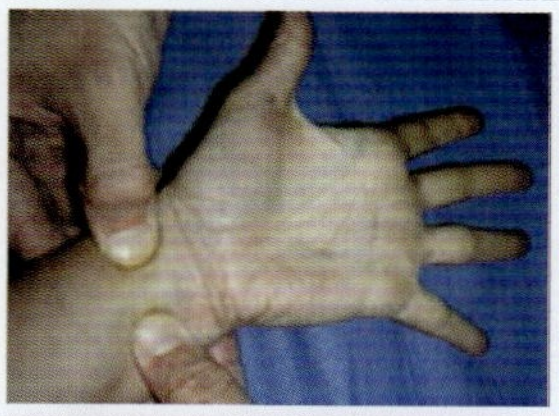	正常情况下,应该几秒后手掌恢复血运。如果无血运,说明试验的动脉对手部供血障碍。例如,患者是桡动脉为主要供血动脉,桡动脉损伤会引起手部缺血
腕管挤压试验	检查者在腕管水平直接压迫正中神经60秒或直到出现症状	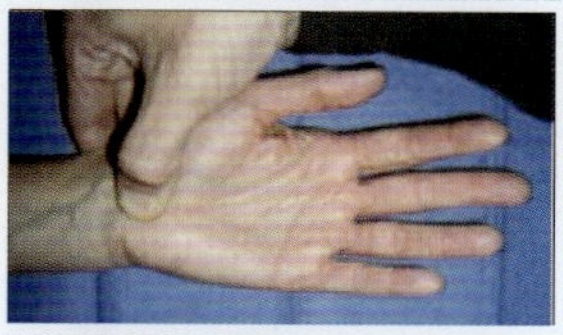	正中神经支配区域出现症状提示腕管综合征
屈腕试验	患者腕部极度屈曲肘关节伸直60秒或直到出现症状	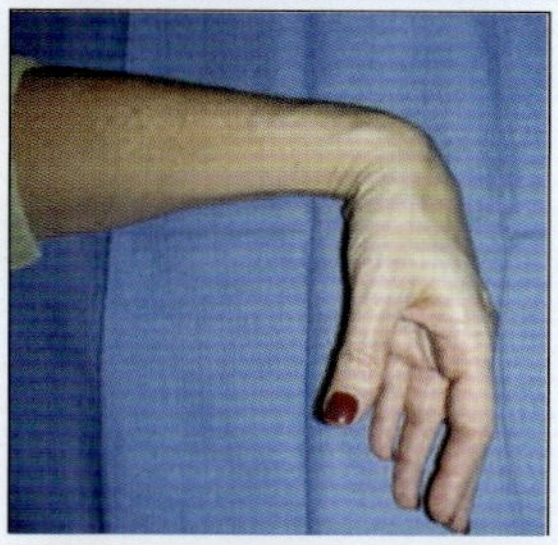	正中神经支配区域的出现症状表明腕管综合征
Froment征	嘱患者用示指和拇指夹住一张纸。检查者将纸抽出。双侧同时检查	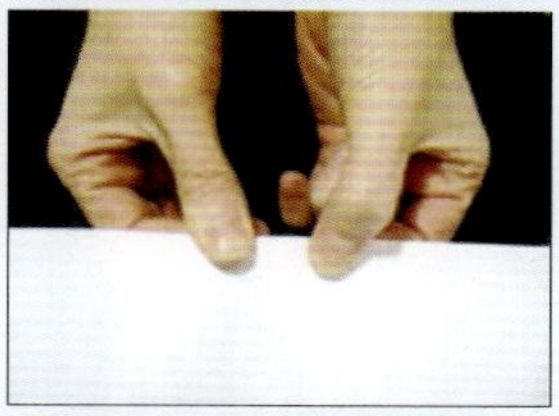	如果只能通过弯曲拇指指间关节来保持夹住纸张,则为阳性。患者拇收肌瘫痪,拇长屈肌代偿屈指间关节夹纸,尺神经损伤是常见原因
手指交叉试验	嘱患者交叉示指和中指	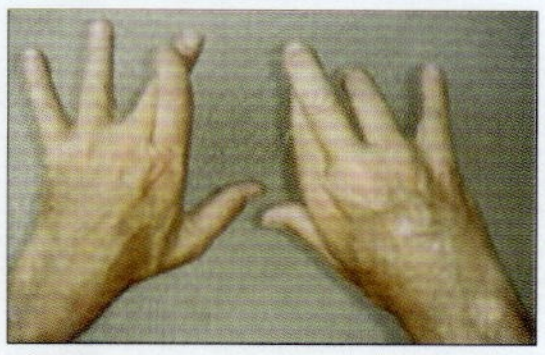	如果患者不能交叉手指,则阳性。本试验阳性说明背侧和掌侧骨间肌无力
手指级联视诊	观察患者手休息位时手指的位置	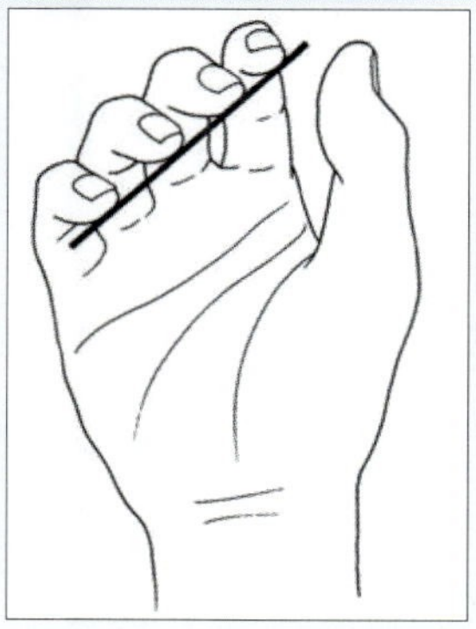	手指正常级联状态丧失提示屈肌腱断裂或屈肌腱功能的丧失

（续表）

检查名称	操作方法	图示	分级和意义
月骨-三角骨间隙触诊	在腕关节的背侧，约4-5关节镜入口稍远对月骨-三角骨关节进行深触诊	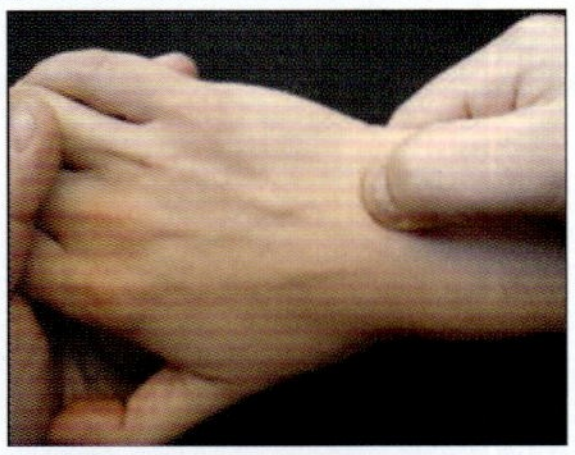	压痛阳性提示骨间韧带损伤或三角软骨复合体病变
舟状骨-月骨间隙触诊	在Lister结节远端1.5 cm处（略远于3-4关节镜入口处）舟月关节背侧深触诊。或者，检查者触诊第3掌骨，向近端移动直到感觉到凹陷。凹陷的近端是舟月关节，也可以在第2、4伸肌腱间室触诊	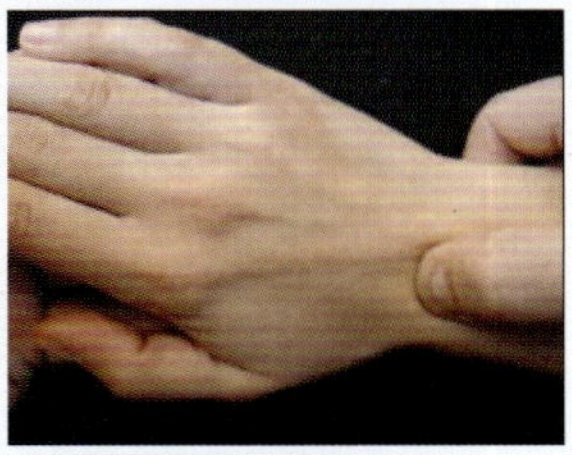	压痛可提示舟月骨间韧带损伤、舟状骨损伤、腱鞘囊肿或月骨缺血性坏死
舟状骨冲击试验	检查者一手抓住舟状骨，另一只手抓住月骨。前后方向冲击舟状骨，与对侧比较前后移位量	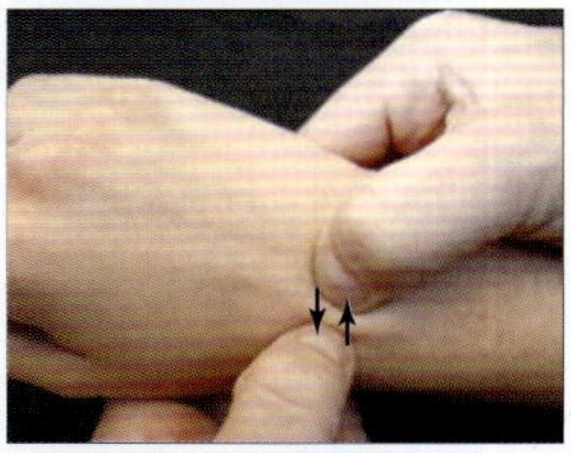	疼痛或者前后向松弛度增加需高度怀疑舟月关节不稳定
舟骨滑移（Watson）试验	检查者用同侧手的拇指将舟状骨结节（远极）向背侧按压，另一只手将患者腕部由尺偏位逐渐桡偏。腕关节尺偏时，舟状骨的远极被固定。腕关节逐渐桡偏时，固定舟状骨远极的力消失，检查者感到舟状骨滑移进入桡骨远端的舟骨窝。双侧对照检测	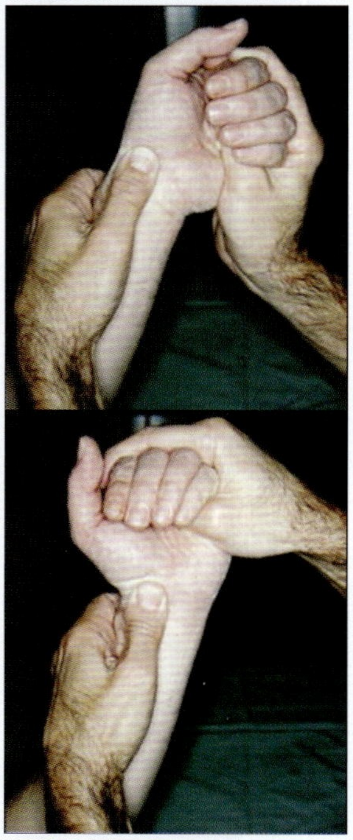	正常情况下，随着腕关节从尺偏到桡偏，舟状骨逐渐屈曲。检查者的拇指阻止了舟状骨的屈曲，使舟月分离，舟状骨近极半脱位，从而引起疼痛。当检查者拇指从舟状骨远极松开，可以听到"咔哒"声，提示舟状骨自动复位至舟状骨窝。11%无症状者中有"咔哒"声。如果"咔哒"声伴有疼痛即可诊断舟月韧带断裂。如果有疼痛，但没有"咔哒"声，可能是舟月韧带扭伤或部分损伤。本试验特异性不高，关节松弛、滑膜炎、桡骨舟状骨撞击或舟月关节炎的患者可能呈假阳性
解剖鼻烟窝触诊	腕关节自桡侧向尺侧偏斜时触诊位于第1和第3伸肌腱间隙的鼻烟窝	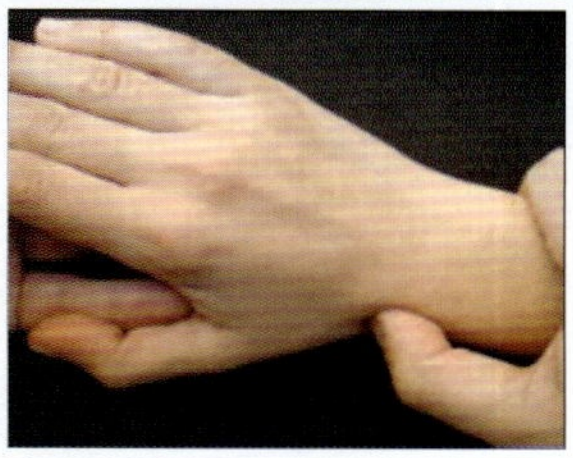	鼻烟窝压痛提示舟状骨周围滑膜炎、舟状骨不稳、桡骨茎突关节炎、舟状骨骨折或骨不连

(续表)

检查名称	操作方法	图示	分级和意义
月骨-三角骨关节冲击(Reagan)试验	检查者一手拇指和示指按住月骨,另一手按压住三角骨/豌豆骨。对月骨-三角骨关节前后方向施加压力	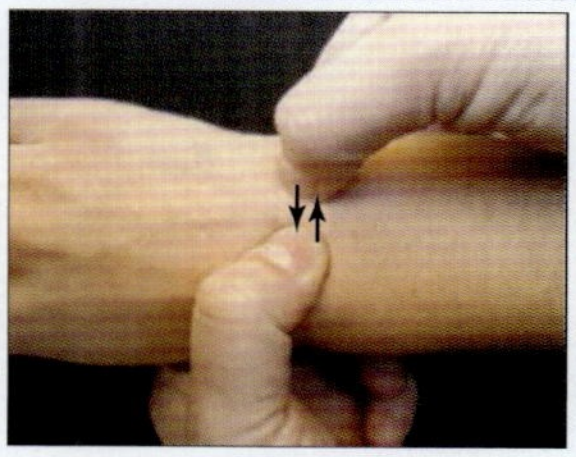	患者前后方向松弛度增加或伴有疼痛为试验阳性,提示月-三角韧带撕裂或关节病变
月骨-三角骨剪切(Kleinman)试验	肘关节放在桌面上,保持前臂旋转中立位。检查者对侧手的拇指放在月骨背侧,同侧手的拇指从患者手掌侧按压豌-三角关节,产生月-三角关节的剪切力	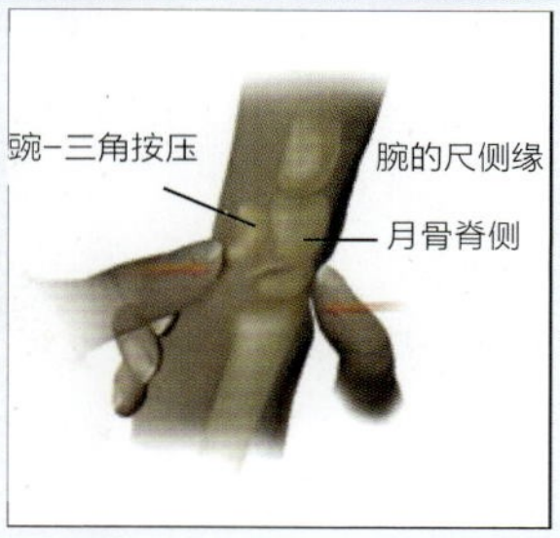	试验阳性表现为疼痛、捻发感、月-三角关节异常活动
Lichtman腕骨滑移试验	固定前臂,手部旋前位,检查者将患腕尺偏15°。检查者抓住患手并用手掌按压头状骨远端。检查者将患腕尺偏并施加轴向应力。腕关节桡偏重复该检查	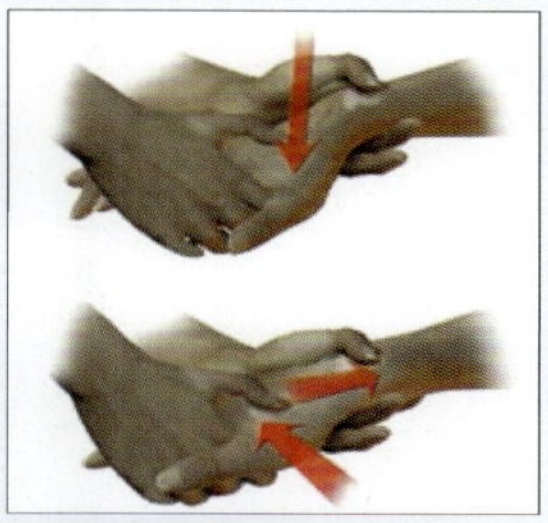	出现轻微到严重声响伴有疼痛,提示腕间不稳
月-三角挤压试验	在尺骨鼻烟窝处施加桡侧应力	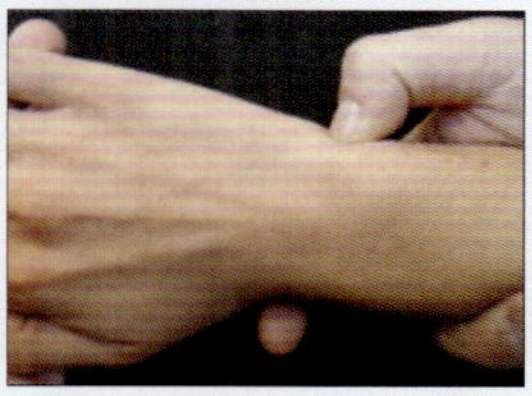	在检查时出现疼痛症状提示月-三角关节或三角-钩状骨关节病变
桡尺远侧关节(DRUJ)挤压试验	检查者一手按压尺骨头使之与乙状切迹对合,同时另一只手握住前臂中段被动旋转	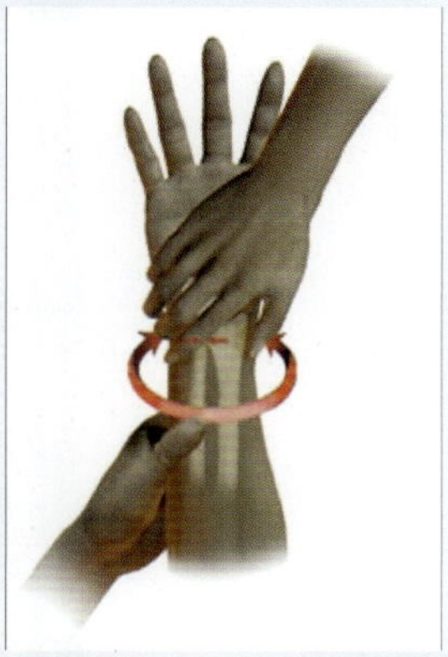	患者表现为疼痛加剧为阳性,提示腕关节炎及腕关节不稳定,可发现掌侧或背侧半脱位
DRUJ按压试验	患者双腕旋前,用手腕撑椅子起身或推压台面	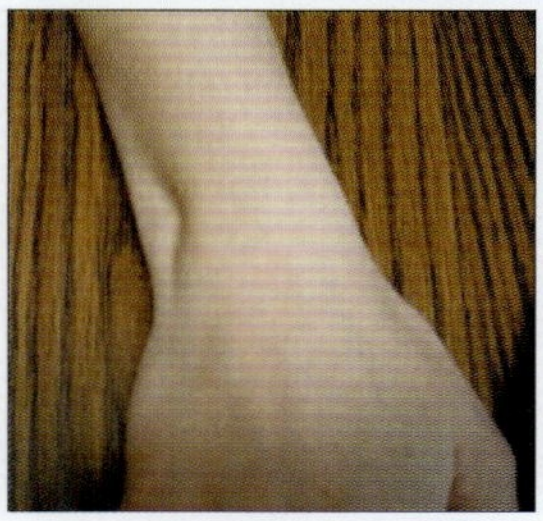	如患侧尺骨头下沉,表现为"酒窝征",提示腕关节不稳定。如果有疼痛,但未见尺骨头下沉则提示三角软骨复合体损伤可能

(续表)

检查名称	操作方法	图示	分级和意义
DRUJ稳定性试验	患者屈肘90°，检查者一手握住桡骨远端，另一只手的拇指和食指夹住尺骨头，腕关节位于中立位时向掌背侧推动尺骨头，或极度旋前或旋后腕关节试验。与对侧腕关节对照	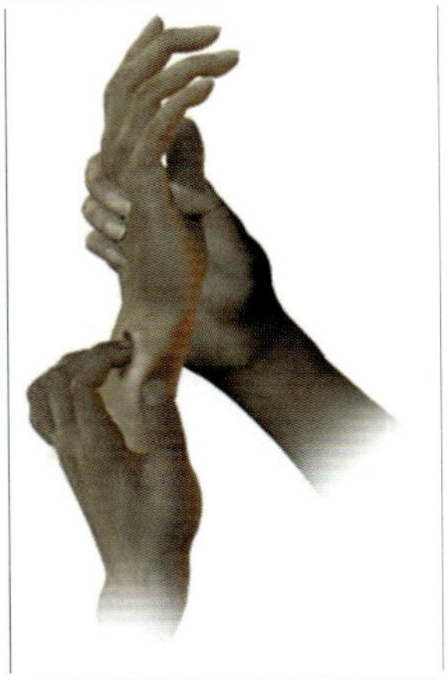	三角软骨复合体或韧带不稳定所致的DURJ不稳定，表现为稳定性比健侧下降。触及捻发感提示DRUJ关节炎。不稳定分级： 0级：正常。中立位时有1 cm活动度，极度旋转时无相对活动 Ⅰ级：极度旋前/旋后时有<0.5 cm活动度。硬性终点 Ⅱ级：极度旋前/旋后时有>0.5 cm活动度。软性终点，无脱位 Ⅲ级：DRUJ脱位，先极度旋转再按压可复位 Ⅳ级：关节脱位，按压关节有松软感
肘管Tinel征	在肘关节处敲击尺神经	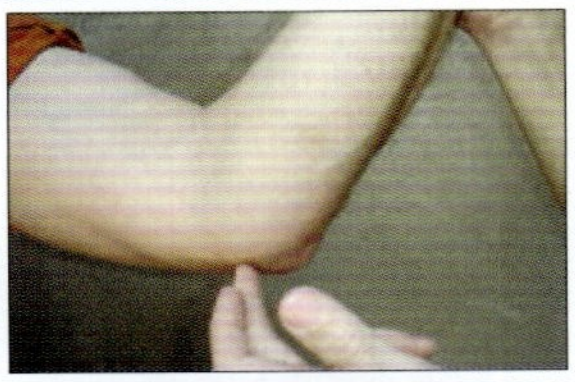	阳性结果是感受手的尺神经支配区域放射性麻木。此项检查对尺神经病变没有特异性
琴键征	检查者一手固定住桡骨，另一只手前后被动活动尺骨。该检查需要在旋前位、中立位和旋后位检查，与对侧对比	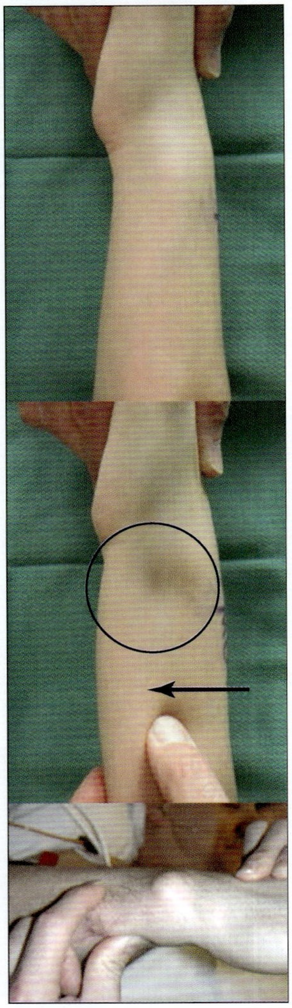	阳性特征是患腕关节与对侧腕关节相比出现疼痛性松弛，提示DRUJ滑膜炎相关不稳定。"摆动"与DRUJ失去结构性支持有关，提示三角纤维软骨复合体的外围完全撕裂。尺骨头的凹陷和回弹为阳性发现

（续表）

检查名称	操作方法	图示	分级和意义
三角纤维软骨复合体挤压试验	检查者尺偏、旋前并施加轴向压力于患者腕关节。被动旋前和旋后	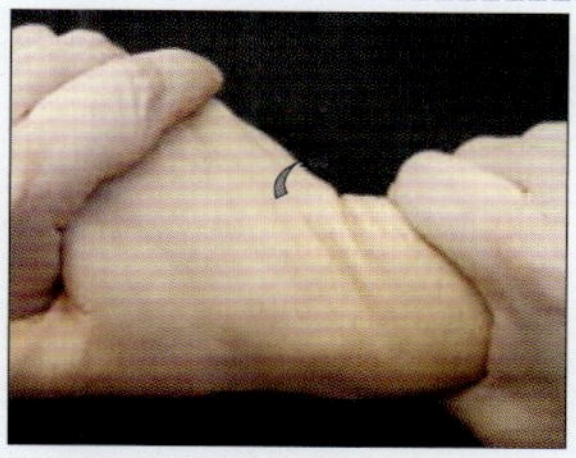	阳性体征为"咔哒"声或"咔哒"声伴疼痛，提示三角软骨复合体、三角骨－月骨关节和中腕病变。如果存在尺骨撞击综合征，在进行该动作时可会出现疼痛
掌指关节和近端指间关节不稳定性试验	检查者抓住患指，分别对掌指关节伸直位和屈曲位施加外翻应力和内翻应力。对近端指间关节重复上述试验。双侧对照，松弛度有差异提示韧带不稳定	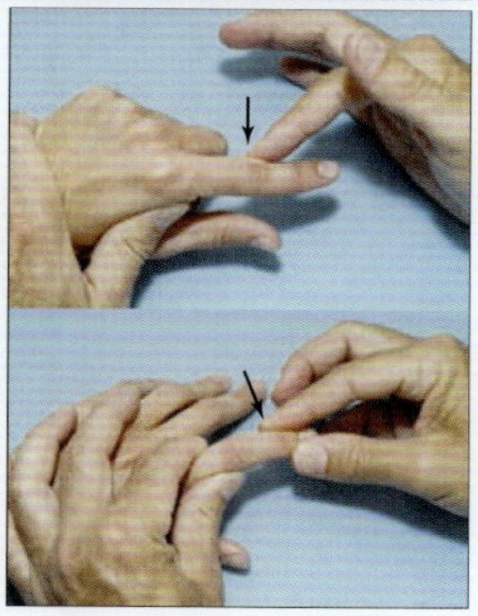	Ⅰ级：关节线张口与对侧比较无差异 Ⅱ级：关节线张口与对侧比较有差异，但有硬性止点 Ⅲ级：内翻/外翻应力下关节线完全张口，没有硬性止点 使掌指关节和近端指间关节过伸可以发现掌板不稳定及指骨脱位/半脱位

肩

检查名称	操作方法	图示	分级和意义
主动前屈	患者主动将上肢向前平举，直至超过头顶	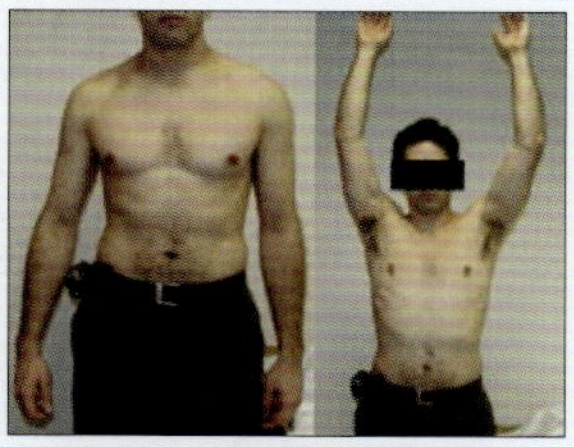	正常主动的前屈活动范围为170°～180°。前屈活动范围受限提示可能存在大范围的肩袖撕裂。肩袖止点及以上部位损伤所致的功能受限可以通过手术的方式改善前屈活动度
主动外旋	患者双侧上臂紧贴身体，屈曲肘关节90°，嘱患者自主将前臂最大程度外旋	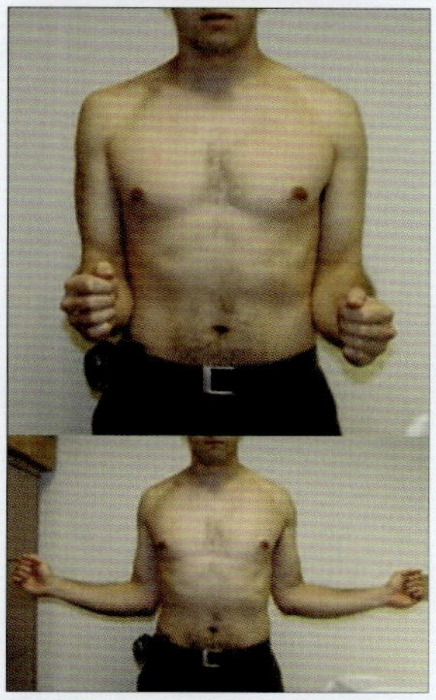	患肢的外旋活动范围较健侧减小。外旋范围减小提示撕裂或肌肉功能障碍导致部分或全部的冈下肌损伤
外展肌力试验	患者将上肢平举外展90°至肩胛骨水平，嘱患者对抗垂直向下施加的阻力	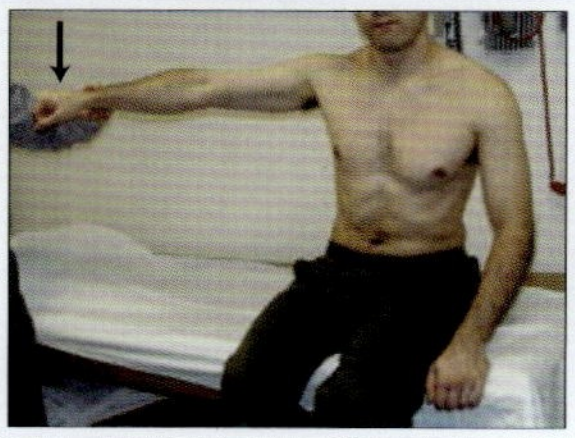	三角肌肌力分级：正常；减弱；无法对抗重力维持平举外展姿势。术后继发性三角肌肌力减退可导致肩关节活动都减小

（续表）

检查名称	操作方法	图示	分级和意义
外旋衰减征	将患者肩关节保持最大外旋，然后放松。嘱患者自行保持最大外旋	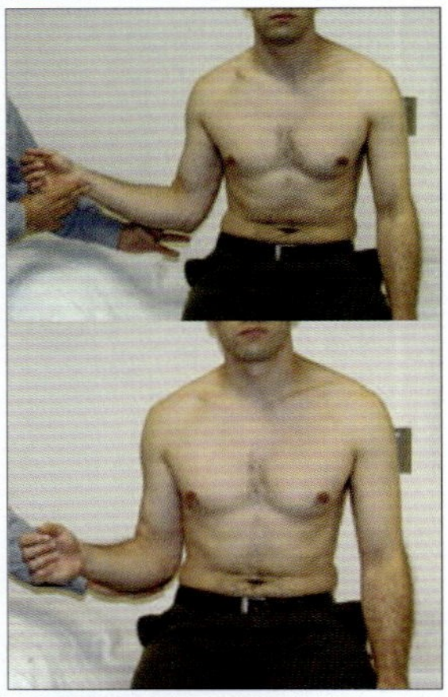	若患者无法保持肩关节最大外旋角度（衰减征≥20°），提示患者冈下肌撕裂
外旋肌力试验	患者维持肩关节最大外旋位置并对抗内旋阻力	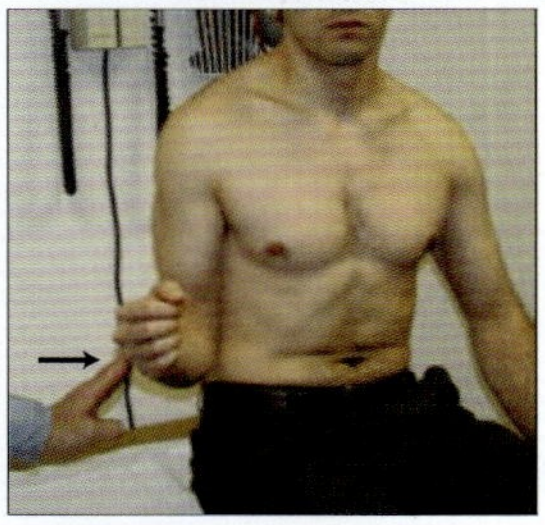	完全对抗阻力表明冈下肌完整；不能完全对抗阻力则表明渐进性冈下肌损伤或功能障碍
背后举起试验	患者将手背置于下背部，手心向后，嘱患者将手抬离背部	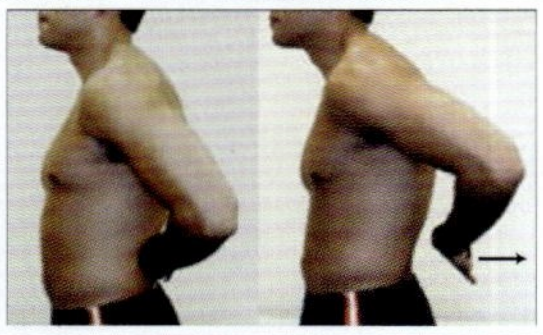	手背不能抬离背部为阳性表现。阳性结果提示肩胛下肌肌力减退或损伤
压腹试验（Napoleon试验）	要求患者手腕伸直，肩关节屈曲，手掌贴于腹部，维持肩关节最大内旋；同时检查者用力将患者手掌拉离腹部	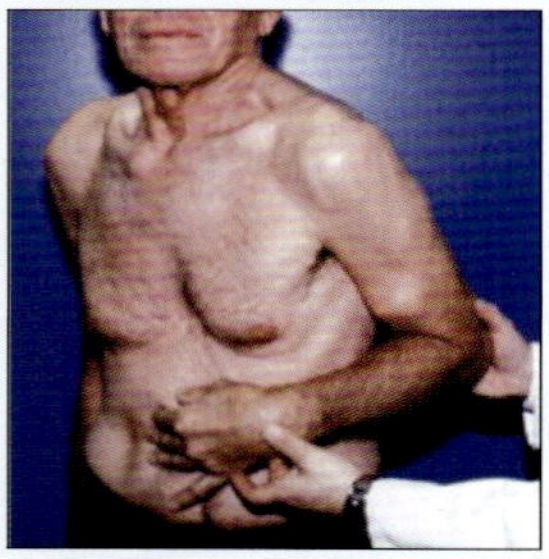	若患者需要屈腕后伸手臂以维持手心贴腹的姿势，则该试验阳性。该阳性结果表明肩胛下肌肌力减退或损伤
改良压腹试验	嘱患者手心贴腹，嘱患者向前移动肘关节至身体平面前方	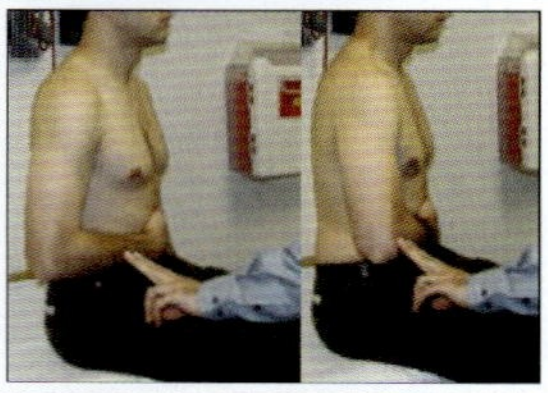	若患者不能完成向前移动肘关节的动作，则表明肩胛下肌功能障碍或损伤，以及肌肉转位失败的可能
熊抱试验	患者患侧手掌搭在对侧肩上，手指伸直，肘关节朝前。嘱患者对抗检查者抓住患者腕部抬离肩关节施加的阻力	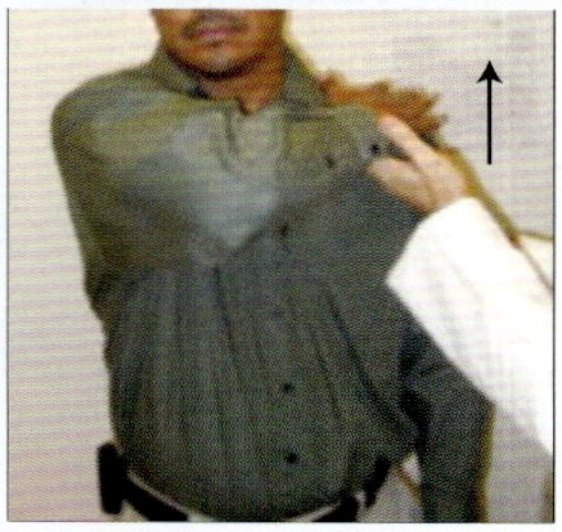	若检查者可以将手腕抬离身体，则表明患者肩胛下肌上段部分或完全撕裂。这可能是判断肩胛下肌有无撕裂最敏感的检查方法

(续表)

检查名称	操作方法	图示	分级和意义
肩峰撞击征	嘱患者将上肢上举。检查者一手固定患者肩胛骨避免其移动，然后一定应力将患者手臂完全向前抬起	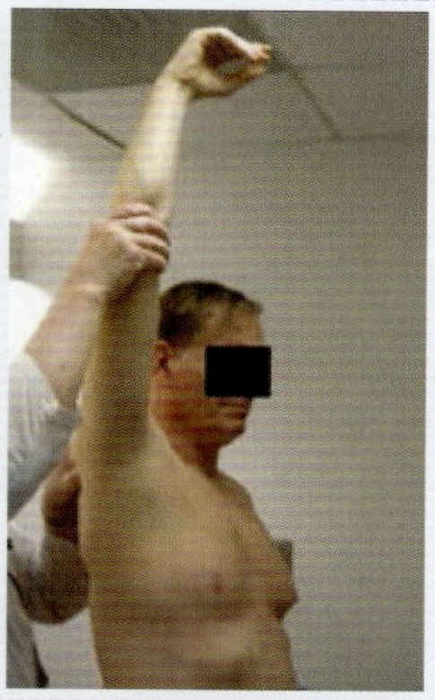	检查过程中出现疼痛症状则为阳性。应力下完全向前抬起患肢撞击固定的肩胛骨有助于定位肩袖损伤
手心朝下外展试验	检查者一手稳定住患者肩胛骨，另一只手将患者手臂内旋，然后用力将患者肘关节抬至肩胛骨平面	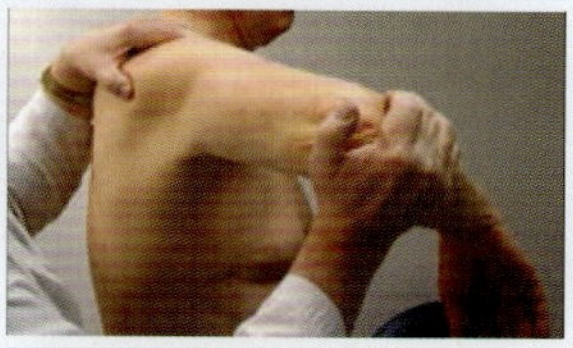	检查过程中出现疼痛则为阳性结果。当前臂处于内旋位时，冈上肌和冈下肌肌腱位于喙肩弓的正下方。在前臂内旋时抬高患者前臂至肩胛骨水平时，可使冈上肌和冈下肌肌腱与肩峰撞击
恐惧试验	患者前臂外展90°。检查者握住患者前臂缓慢外旋并伸直	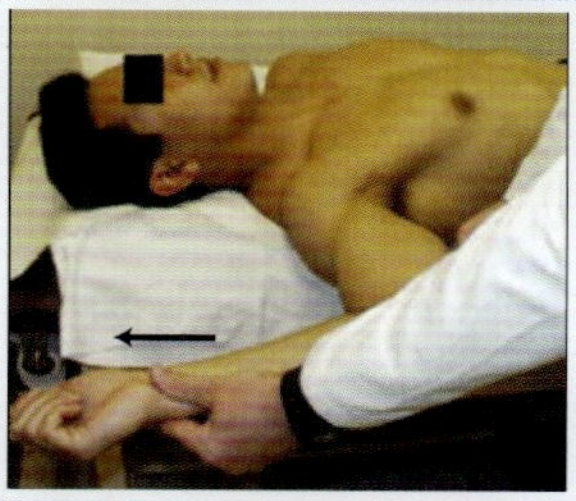	恐惧并非单纯的疼痛为阳性体征。恐惧试验的敏感性为72%，对肩关节前方不稳定的特异性为96%。该试验阳性结果表明肩关节前唇损伤。患者在此危险位置时感到肩关节不稳定。操作过程中的痛觉可能是由于关节内撞击所造成，而非关节不稳定引起
沟槽征	沿上肢下垂方向施加一向下的应力	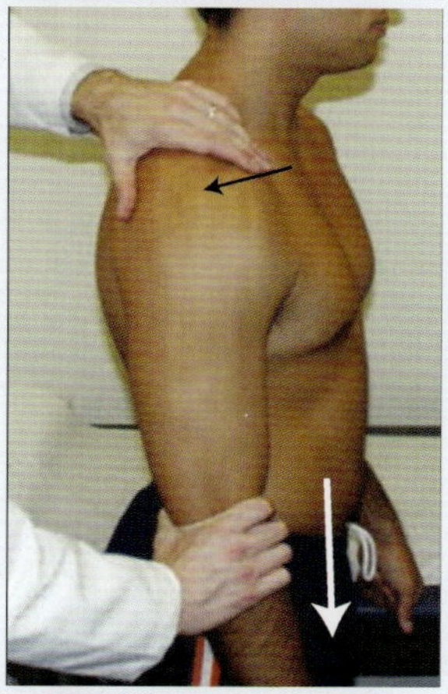	0：无移位 1+：移位<1 cm 2+：移位在1~2 cm 3+：移位>3 cm 该体征提示肩关节下方不稳定
Yergason征	患者肘关节屈曲90°，患者前臂从旋前位位置旋后，检查者握住患者的腕部对抗用力	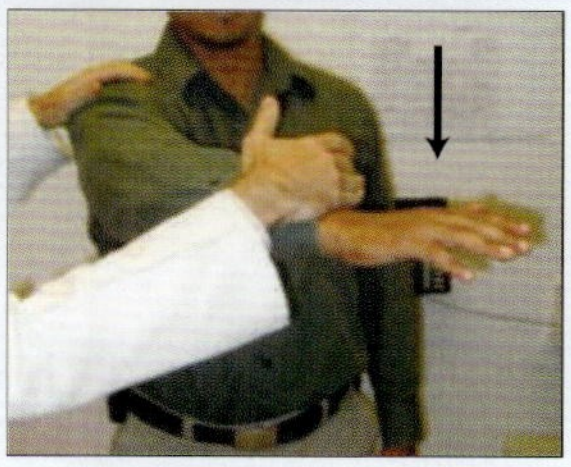	当肱二头肌肌腱于结节间沟半脱位时患者感觉疼痛为试验阳性。提示肱二头肌腱不稳

(续表)

检查名称	操作方法	图示	分级和意义
肩胛骨稳定性试验	当看到肩胛翼状突出时,检查者用双手将肩胛骨稳定于正常解剖位置上,然后嘱患者做上举运动	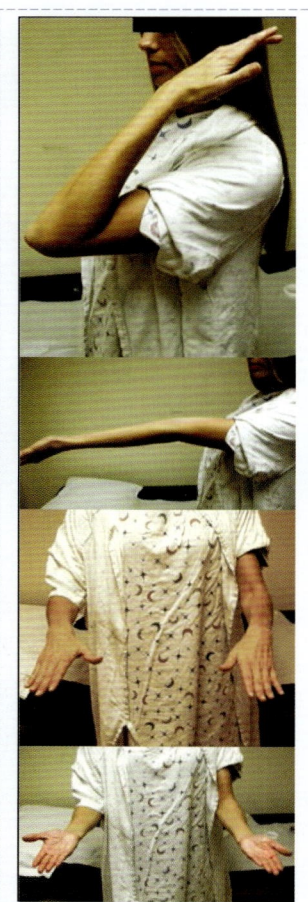	检查者必须评估患者是固定翼状肩胛还是可复性翼状肩胛,同时还必须评估患者举抬上臂有无改善,肩胛骨复位是否舒适。这对确定患者是固定翼状肩胛还是可复性翼状肩胛十分重要
肘			
肘关节活动度(ROM)	对比双侧肘关节的主动和被动活动范围(肘关节屈伸和前臂的旋转活动)。记录触诊及捻发音检查结果		正常活动范围:屈伸0°~145°,旋后85°,旋前80°。检查者应站在患者侧面观察活动过程有无暂顿现象。出现肘关节绞锁症状提示有游离体;肘关节僵直说明存在内在的关节囊挛缩

(续表)

检查名称	操作方法	图示	分级和意义
仰卧位外侧轴移试验	患者取仰卧位，伸展患侧上臂超过头部，外旋肩关节。检查者一手固定肱骨，另一手屈曲肘关节过程中施加外翻应力	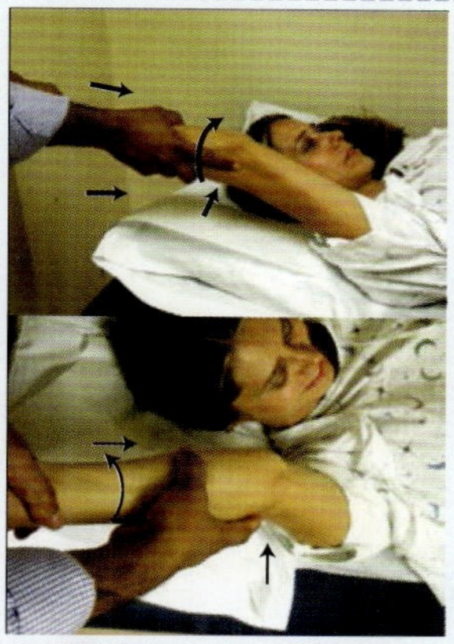	当肘关节轻度屈曲时，可触及桡骨头半脱位或完全脱位；当屈曲超过40°，桡骨头可复位，通常伴有明显的撞击声。该试验在患者清醒时很难进行；常常由于感到恐惧，患者不允许继续试验。检查可能需要在麻醉下进行
俯卧位轴移试验	患者取俯卧位，患肢垂于床旁，固定肱骨。检查者可以腾出手对桡骨头触诊	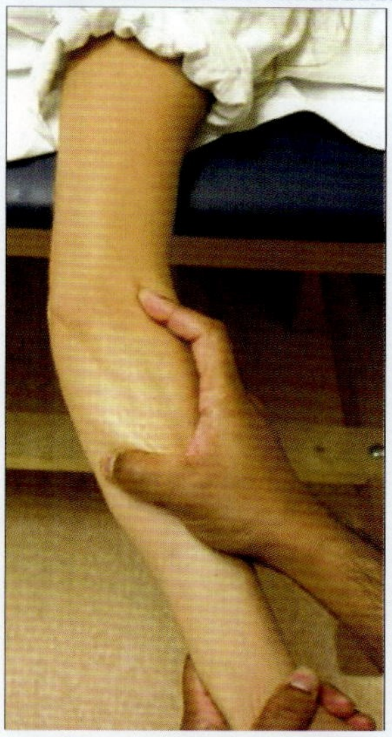	阳性结果提示桡骨头或肱尺关节半脱位。结果同轴移试验
肘关节抽屉试验	患者取俯卧位，检查者一手固定肱骨，同时对前臂进行牵拉使肱尺关节半脱位	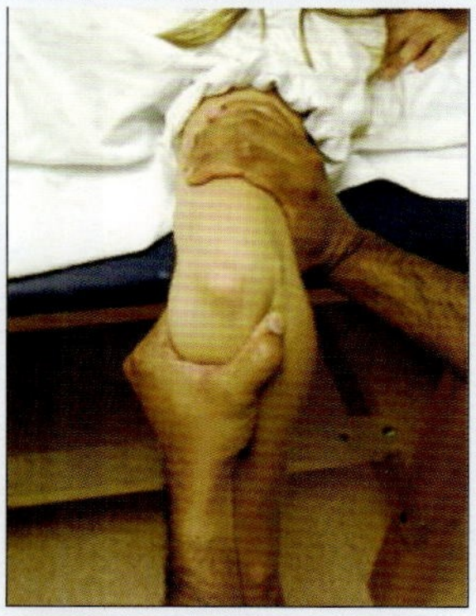	阳性结果提示肱尺关节半脱位
内翻应力试验	检查者固定患者肱骨，在肘关节旋后位、轻度屈曲位，施加内翻应力	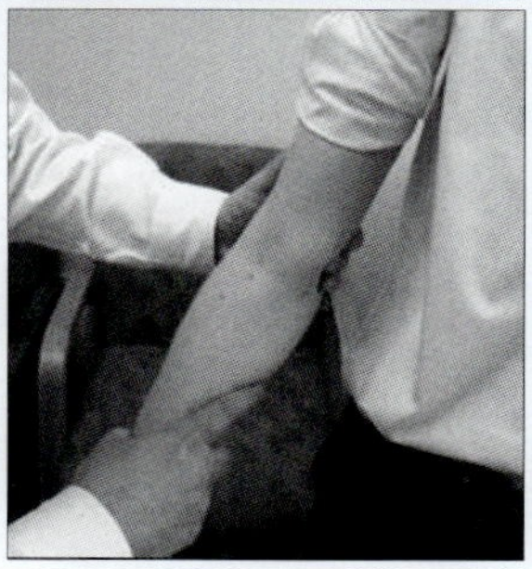	阳性结果提示外侧副韧带前束损伤

(续表)

检查名称	操作方法	图示	分级和意义
外翻应力试验	检查者固定肱骨，在肘关节轻度屈曲下，对尺侧副韧带侧束施加应力	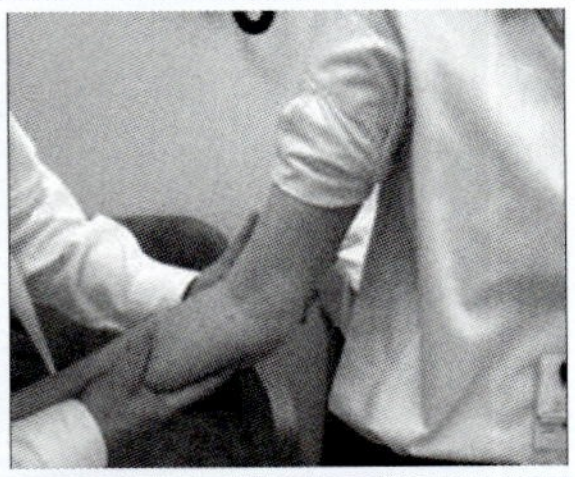	阳性结果提示尺侧副韧带侧束损伤
肘关节屈曲试验	患者取坐位，嘱患者将肘关节完全屈曲，腕关节中立位。1分钟内再次出现远端尺神经支配区域感觉异常是阳性结果	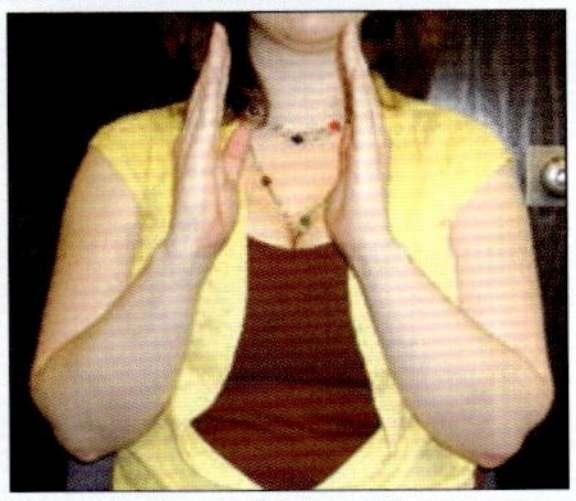	阳性结果提示肘部尺神经病变
下肢			
积液检查	检查者触诊并冲击触诊髌骨。少量积液可以通过挤压髌上囊发现	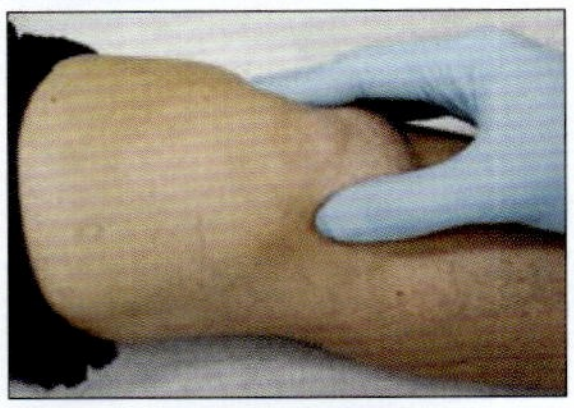	分为微量、少量、中量和大量。关节积液的存在是关节内损伤的间接证据。最常见的分级是主观分为少量、中量、大量。新发的伤后积液定位损伤于膝关节囊内
足跟撞击试验	检查者以拳或掌跟轻击患侧足跟	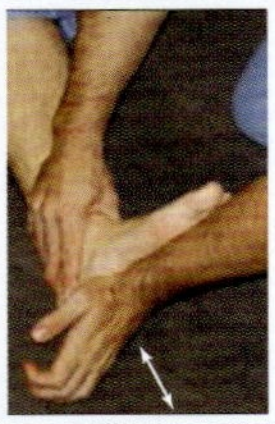	出现腹股沟疼痛而休息时不痛，提示髋部骨折
下肢旋转试验	针对可疑股骨颈骨折的患者，检查者轻柔地将其腿内旋、外旋，能引起疼痛即可	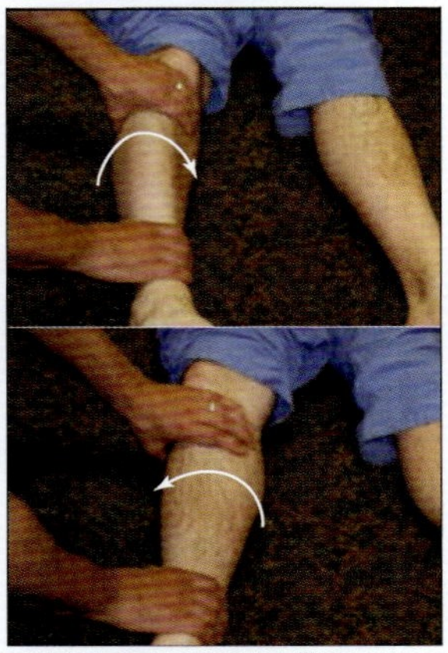	如腹股沟疼痛，考虑与股骨颈骨折有关，但亦可能由骨盆前环骨折引起
中足关节触诊	检查者直接触诊每个中足关节，尤其是内侧柱	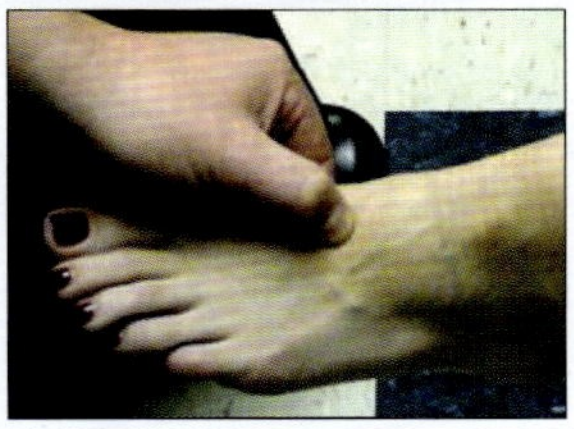	有无疼痛为标准。若存在中足触痛，提示Lisfranc损伤

（续表）

检查名称	操作方法	图示	分级和意义
中足稳定检查	检查者轻柔地将患者各个跖骨头背屈跖屈，将前足外展内收	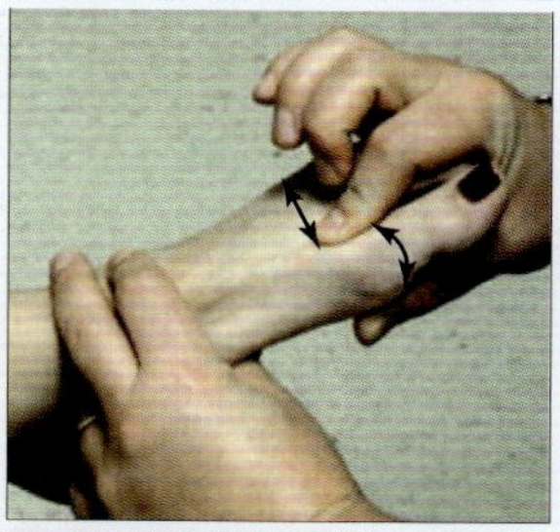	检查存不存在疼痛。在正常范围内被动活动前足，造成跖跗关节区域疼痛，则提示Lisfranc损伤
髌骨触诊	检查者触诊患者的髌骨、股四头肌腱和髌腱是否缺损，应注意与健侧对比有无上、下移位	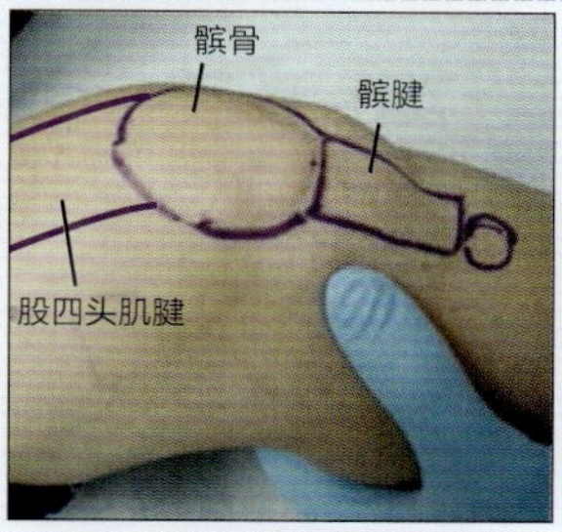	低位髌骨是髌骨向下移位，可与股四头肌腱断裂有关 高位髌骨与髌腱断裂有关 髌骨位置和髌骨触诊、股四头肌腱和髌腱缺损可帮助区别髌骨骨折和韧带断裂
髂翼挤压试验	检查者可以通过将双手掌置于两侧髂翼并向内挤压来检查骨盆环的稳定性	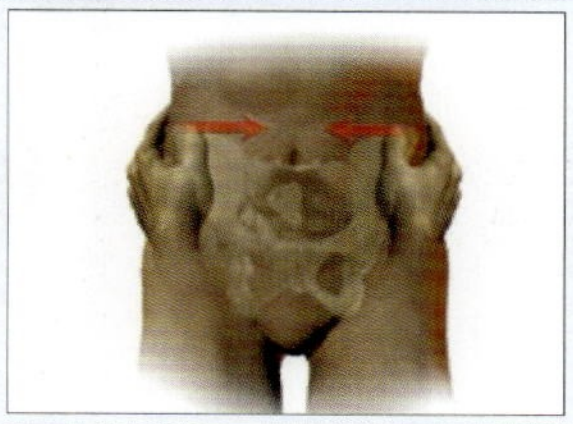	如果X线片已经确定移位可以避免这项检查
骨盆不稳定：外旋	患者大腿屈曲、外展、外旋。检查者将双手置于患者髂前上棘上施加前后向的力	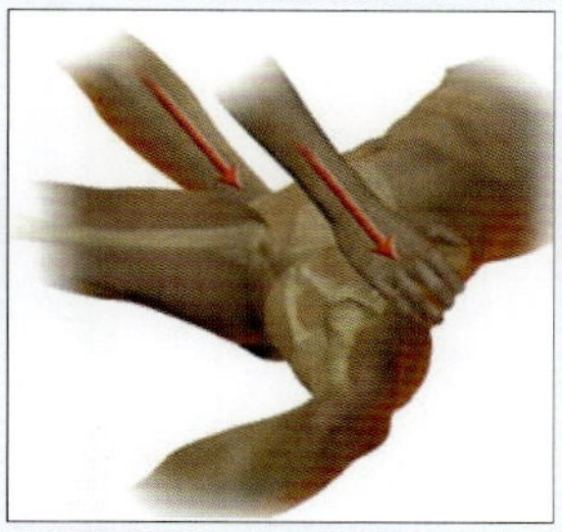	同时结合C臂机透视，可以看到骨盆明显变宽或骶髂关节间隙增大或耻骨联合变宽
骨盆不稳定：内旋	患者将腿伸直内旋，检查者将手置于髂前上棘的外侧，施加由外向内的压力	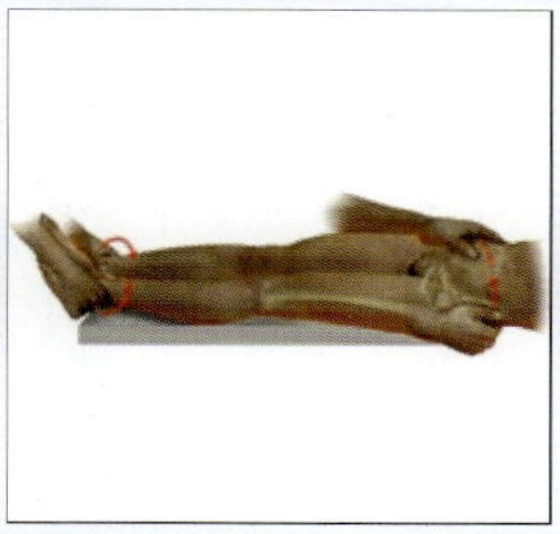	触及骨盆不稳定或骶髂关节间隙减小，或在C臂机透视下看到耻骨联合分离
骨盆不稳定：垂直不稳定	患者双腿伸直，检查者握住一侧足跟，另一只手牵引另一侧	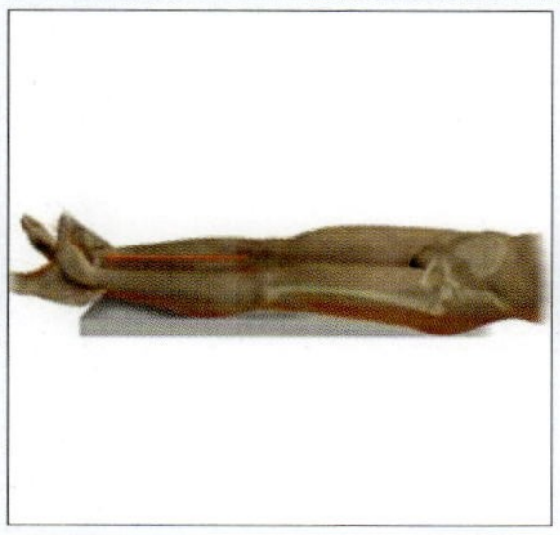	某些患者可见双下肢长度不一。此外可以透过C臂机看到双侧髋臼或髂前上棘不在同一水平面上

（续表）

检查名称	操作方法	图示	分级和意义
足与踝关节			
跟腱断裂：主动跖屈试验	患者仰卧，评估患者主动跖屈踝关节的力量	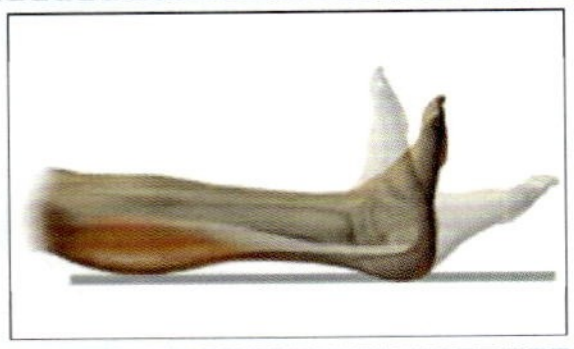	阳性：患者主动跖屈力量弱 分级：1~5级 该试验敏感性低，并不可靠。由于踝关节其他跖屈肌的共同作用，患者仍可能有力地主动跖屈踝关节
跟腱断裂：膝关节屈曲试验	患者俯卧位，主动屈曲膝关节。医生注意观察患足的位置并与对侧对比	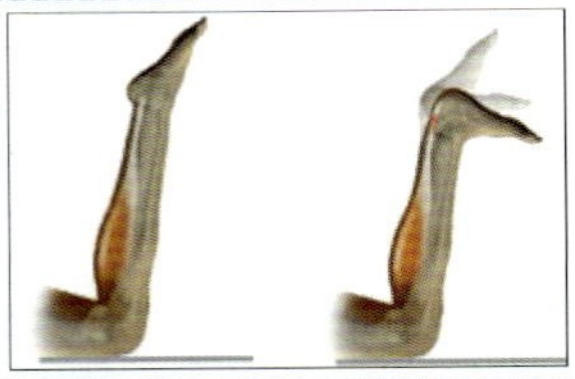	阳性：患足下垂至中立或背屈位 阴性：足部仍维持跖屈位 可靠性更低的试验，由于急性疼痛，很难完成该试验。敏感性88%
跟腱断裂：间隙触诊试验	轻柔触诊明确跟腱断端缺损	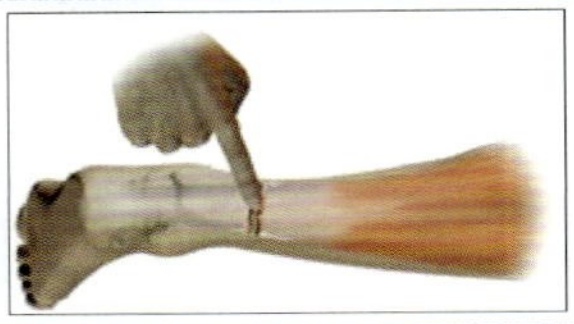	发现有或无断端间隙。触及间隙提示跟腱完全断裂且断端分离。跟腱断裂早期做该项检查可靠性更高，敏感性73%
跟腱断裂：Thompson或Simmonds试验	患者俯卧，检查者挤压腓肠肌肌层，踝关节跖屈受限（与健侧对照）	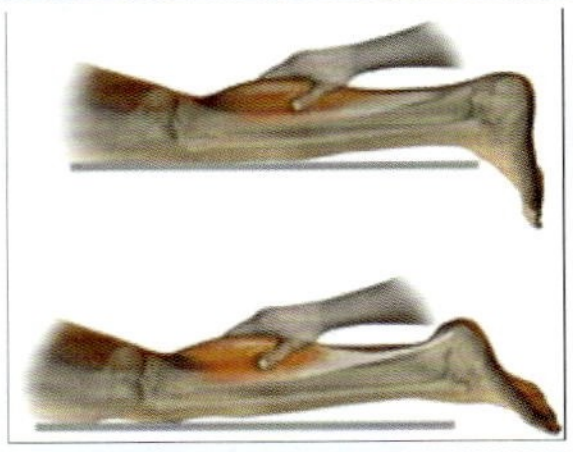	阳性：若跟腱断裂，踝关节跖屈受限；由于跟腱慢性断裂后断端有"假腱性"瘢痕形成，因此可靠性不及急性跟腱断裂
马蹄足挛缩	后足保持于中立位，内旋舟骨保持中足力线。然后保持前足旋前内收位。检查背伸患足同时屈曲和伸直膝关节	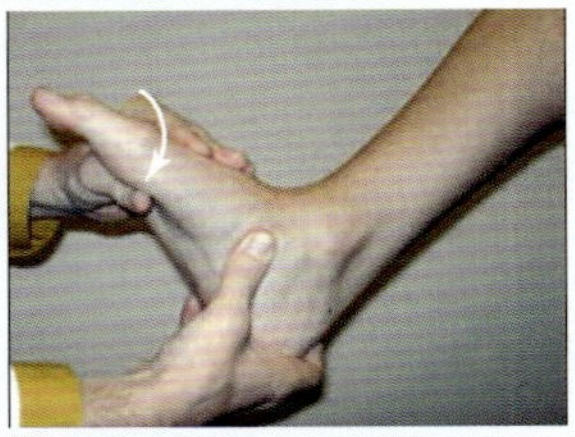	膝关节伸直：无法使患足中立背伸提示单纯腓肠肌挛缩。当屈曲膝关节时检查者无法使踝关节达中立位，则提示为腓肠比目鱼肌挛缩。如果踝关节呈5°马蹄足畸形，就需要行腓肠肌滑移术，或同时辅以跟腱延长术
马蹄足挛缩：Silfverskiold试验	患者取坐位，最大限度背伸踝关节，伸直膝关节时保持足部呈中立位。然后屈曲膝关节，再次背伸踝关节	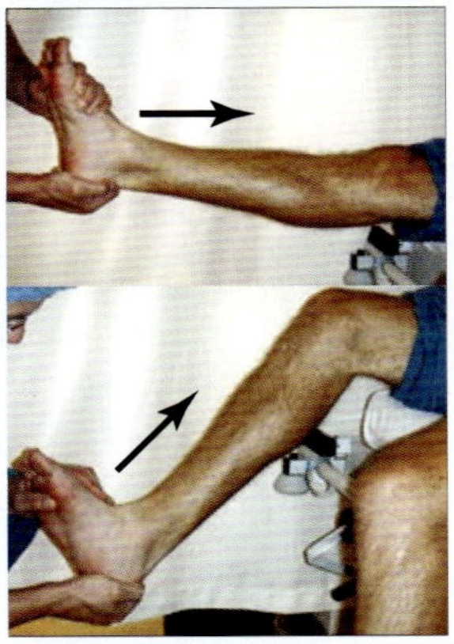	阳性：膝关节屈曲时患足从马蹄位矫正至中立位，提示腓肠肌挛缩，畸形可能加重踝关节不稳
跖趾关节垂直Lachman试验	检查者一手的拇指和示指固定跖骨，然后另一只手的拇指和示指以背-跖侧的方向推移近节趾骨	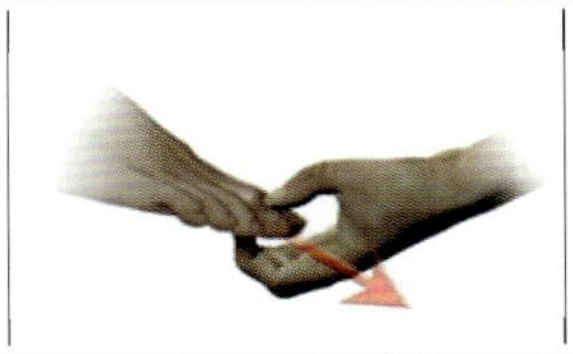	与对侧对照，松弛者为阳性

(续表)

检查名称	操作方法	图示	分级和意义
Mulder试验检查Morton神经瘤	患者俯卧位,膝关节屈曲90°,检查者用示指对足底的趾蹼间隙做深部触诊,维持触压,轻柔捏压前足	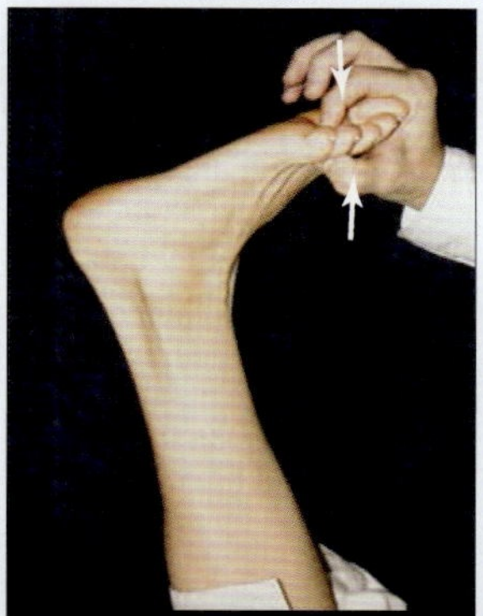 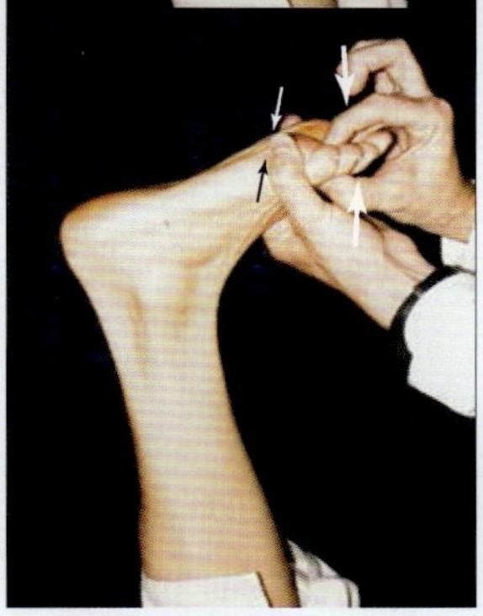	触诊闻及"咔哒"声及症状再现有助于明确诊断
神经痛的叩诊试验	沿背内侧蹬神经或第1趾蹼间隙的腓深神经踇趾终末支叩击	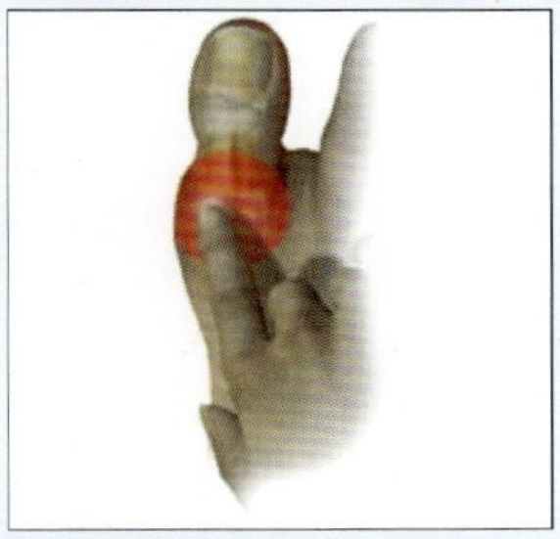	由于滑膜炎或背侧骨赘的压迫,可有感觉减退或放射样疼痛。大多数临床医生可简单记录叩诊试验阴性或阳性。较大的骨赘可压迫背内侧或外侧趾神经
胫距关节线触诊	用手指触诊内侧关节线,同时外翻踝关节	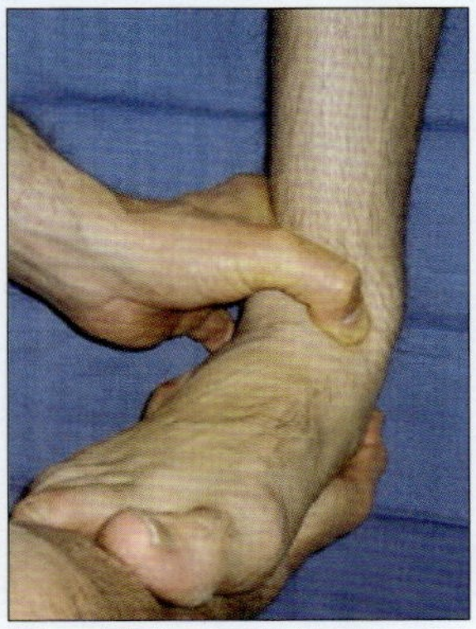	存在或不存在外翻倾斜。存在外翻倾斜提示三角韧带损伤

(王伟 译,李晓林 审校)

索 引（按首字汉语拼音排序）
Index

首字非汉字

Blumensaat 线 / 438
Broden 位片 / 643
Bryan-Morrey 入路 / 245
C 型钳 / 319, 331
Gissane 角 / 639
Jones 骨折 / 670
Kager 三角 / 587
Kocher-Langenbeck 入路 / 359
Kocher 入路 / 266, 278
Krackow 缝合 / 589
LC-DCP 钢板 / 154
Lauge-Hansen 分型 / 609
Lippmann 试验 / 388
Lisfranc 损伤 / 660
Masquelet 技术 / 139
Mayo 改良的 Kocher 入路 / 245
Neer 分型 / 166
Pauwels 分型 / 375
Pfannenstiel 入路 / 330
Pilon 骨折 / 542, 593
Pipkin 分型 / 367
Smith-Petersen 入路 / 369, 381
Velpeau 创伤腋位片 / 202
Watson-Jones 入路 / 379
Weber 钳 / 330
Young-Burgess 分类 / 326

B

半肩关节置换 / 201
髌骨骨折 / 492

C

侧方钢板 / 407
尺骨近端骨折 / 282
尺骨远端骨折 / 101
耻骨联合分离 / 326

D

骶骨骨折 / 337
骶髂关节 / 337
骶髂螺钉 / 348

E

二部分骨折 / 176

G

改良 Wrightington 入路 / 266
盖氏骨折 / 21
钢板-螺钉固定 / 153
钢板固定 / 152
钢缆钢板 / 420
高尔夫球杆畸形 / 489
跟骨骨折 / 639
跟腱断裂 / 586
弓状动脉 / 176
肱骨干骨折 / 220
肱骨近端骨折 / 166, 175, 184, 201
肱骨髁间骨折 / 243
肱骨髁上骨折 / 243
肱骨小头-滑车剪切型骨折 / 252
肱骨小头骨折 / 252
肱骨远端骨折 / 243
股骨干骨折 / 438, 449
股骨近端骨折 / 387
股骨近端髓内钉 / 387
股骨颈骨折 / 374
股骨髁上骨折 / 427
股骨逆行髓内钉 / 438
股骨顺行髓内钉 / 449
股骨头骨折 / 366
股骨远端骨折 / 465
股骨转子区骨折 / 402
骨筋膜室综合征 / 511, 573
骨锚定 / 530

骨盆不稳定 / 309
骨盆出口位 / 341
骨盆骨折 / 309
骨盆入口位 / 341
骨盆外固定支架 / 309
骨折脱位 / 337
关节镜 / 41
关节面力线不良 / 142
关节面台阶 / 142

H

踝肱指数 / 451
踝关节骨折 / 609
喙突骨折 / 233

J

机械轴 / 465
畸形愈合 / 128
假体周围骨折 / 415, 427
间室内压 / 576
肩峰骨折 / 233
肩胛骨关节内骨折 / 236
肩胛骨关节外骨折 / 230
肩胛盂骨折 / 236
截骨矫形术 / 128
截骨矫正术 / 142
解剖轴 / 465
经皮穿针固定 / 166
经皮克氏针 / 31
胫骨干骨折 / 530
胫骨近端干骺端骨折 / 564
胫骨平台骨折 / 511
胫骨平台后侧骨折 / 519
胫骨平台双髁骨折 / 502
胫骨穹窿顶 / 609
胫骨髓内钉 / 547
胫骨外固定支架 / 530
胫骨远端干骺端骨折 / 564
胫距跟关节固定术 / 677
胫距跟融合 / 689
距骨骨折 / 621
距骨颈骨折 / 628
距骨体骨折 / 630

K

髁间宽度 / 430
恐怖三联征 / 261, 292
髋臼骨折 / 356

M

孟氏骨折 / 282, 302

N

内侧副韧带 / 260
逆行交锁髓内钉 / 227

P

漂浮肩 / 158

Q

前臂骨不连 / 135
前臂骨干骨折 / 9
桥接钢板 / 94
切开复位内固定 / 9, 101, 119, 175, 230, 236, 243, 252, 260, 282, 292, 302, 326, 337, 366, 374, 402, 465, 492, 502, 593, 609, 621, 660, 670
全膝关节置换术 / 427
缺血性坏死 / 119

R

桡骨头骨折 / 271
桡骨头和桡骨颈骨折 / 260
桡骨远端骨折 / 31, 41, 53, 66, 75, 94
桡骨远端畸形愈合 / 142

S

三部分骨折 / 171, 176
三角肌胸大肌入路 / 203
三角纤维软骨复合体 / 21
三面皮质移植 / 139
上尺桡关节 / 128
顺行交锁髓内钉 / 224
四部分骨折 / 176
髓内钉 / 184, 220, 564
锁定钢板 / 410
锁骨骨折 / 152, 156
锁骨上神经 / 152

W

外翻嵌插型四部分骨折 / 172
外科颈骨折 / 170
腕掌关节骨折脱位 / 1

X

下尺桡关节 / 21, 128
小腿筋膜切开术 / 573
旋肱后动脉 / 176

Y

吲哚美辛 / 300

Z

张力带钢丝 / 495
掌侧钢板固定术 / 53
舟骨骨折 / 112, 119
肘关节骨折脱位 / 292
皱褶征 / 639